Springer-Lehrbuch

Vorwort zur zweiten Auflage

Seit Erscheinen der ersten Auflage haben uns unsere Leser viele sehr hilfreiche Rückmeldungen gegeben, um die Nutzung des Buches zu erleichtern, die angebotenen Informationen verdaulicher zu präsentieren und das Themenspektrum zu erweitern. Die vorliegende Neuauflage stellt den Versuch dar, diese Anregungen umzusetzen und neue, wichtige Entwicklungen in den Neurowissenschaften zu berücksichtigen. Zusammen mit den Autoren haben wir die themenspezifischen Kapitel aktualisiert und durch ein neues Kapitel über die neurobiologischen Grundlagen der Zahlenverarbeitung ergänzt. Darüber hinaus enthält die neue Auflage ein übergreifendes Kapitel, das in die vielfältigen, heute in den kognitiven Neurowissenschaften verwendeten Methoden, wie die funktionelle Bildgebung, die voxel-basierte Läsionsanalyse, morphometrische Verfahren und tierexperimentelle Ansätze einführt. Auch einem weiteren, immer wieder geäußerten Wunsch – der Aufnahme eines Glossars, das die wichtigsten verwendeten Begriffe zusammenfasst und erklärt – konnte entsprochen werden.

Unser Ziel war es auch in dieser Auflage, den Lesern einen Überblick über die Grundlagen kognitiver Leistungen und den mit ihnen verbundenen theoretischen Konzepten zu vermitteln, um so ein detailliertes Verständnis neuropsychologischer Störungen und der ihnen zugrundeliegenden Funktionen zu ermöglichen.

Wir danken allen Autoren sowie den Mitarbeitern des Springer-Verlags, insbesondere Frau Dr. Wahl, Herrn Barton und Frau Seeker, für die engagierte Zusammenarbeit bei diesem Bemühen und die Bereitschaft, die Verbesserungen und Ergänzungen in dieser Neuauflage zu ermöglichen.

Tübingen, im Frühjahr 2005
Hans-Otto Karnath
Peter Thier

Vorwort zur ersten Auflage

Die experimentelle Psychologie, die Biologie und die Medizin haben sich lange Zeit weitgehend unabhängig voneinander der Erforschung der »höheren Hirnleistungen« bei Mensch und Tier gewidmet. Wie wir unsere Sprache benutzen, um miteinander zu kommunizieren, wie Vergangenes im Gedächtnis gespeichert und dann wieder abgerufen werden kann, wie verschiedenste Wahrnehmungen, Gefühle, Absichten oder Gedanken unser Verhalten beeinflussen und wo genau im Gehirn all dies entsteht und verarbeitet wird, ist aus unterschiedlichsten Blickwinkeln betrachtet und untersucht worden. Die Bandbreite der eingesetzten Methoden reicht von der Registrierung der Antworten einzelner Nervenzellen bis zur Erfassung komplexer Reaktionen von gesunden Versuchspersonen und hirngeschädigten Patienten. In der Vergangenheit waren wesentliche Fortschritte im Verständnis höherer Hirnleistungen immer auch an die Einführung neuer Methoden gebunden. Dies gilt nicht zuletzt für die Einführung der modernen bildgebenden Verfahren, die es uns heute erlauben, die Lage und Ausdehnung von Hirnläsionen mit noch vor wenigen Jahren kaum denkbarer Präzision zu beschreiben. Auch hat die rasante Entwicklung der funktionellen Bildgebung mit der Möglichkeit, unser Gehirn »bei der Arbeit« zu beobachten, das Interesse am Studium kognitiver Funktionen beflügelt.

Für ein fundiertes Verständnis höherer Hirnleistungen ist die Verfolgung eines multidisziplinären Ansatzes unabdingbar, der bewährte Methoden wie die sorgfältige Untersuchung des Verhaltens gesunder Versuchspersonen und hirngeschädigter Patienten mit den neuen bildgebenden Methoden und den Möglichkeiten vergleichender und invasiver Ansätze, wie sie das verantwortungsvoll konzipierte Tierexperiment bietet, integriert. Das vorliegende Lehrbuch versucht diese multidisziplinäre Perspektive zu vermitteln. Jeder Buchteil fasst die Erkenntnisse aus der experimentellen Psychologie, der Anatomie und der Neurophysiologie sowie aus der klinischen Neurologie und Neuropsychologie zu den einzelnen Themen zusammen. Wir wünschen uns, dass diese Wahl der Darstellung geeignet ist, gleichermaßen Studenten der Psychologie, der Biologie und der Medizin, aber auch Angehörigen anderer Fach- und Berufsgruppen, die Faszination zu vermitteln, die mit der Erforschung kognitiver Funktionen verbunden ist. Dass dies nicht allein unseren persönlichen Wunsch wiedergibt, sondern ein breites Bedürfnis widerspiegelt, lässt sich an der wachsenden Zahl von Universitäten ablesen, die – was wir sehr begrüßen – zusätzlich zum traditionellen Fächerkanon eine fakultätsübergreifende Graduierten- und Postgraduiertenausbildung für kognitive Neurowissenschaften anbieten.

Bewusst verzichtet haben wir in diesem Lehrbuch auf die Darstellung der diagnostischen Verfahren zur Untersuchung neuropsychologischer Störungen sowie deren Behandlungsmöglichkeiten. Zu beiden Themenbereichen existieren bereits eine Reihe hervorragender Lehrbücher. Der Verzicht hat uns die Möglichkeit gegeben, in diesem Lehrbuch den vielfältigen Grundlagen kognitiver Leistungen und den mit ihnen verbundenen theoretischen Konzepten den Raum einzuräumen, der für ein detailliertes Verständnis neuropsychologischer Störungen und der zugrunde liegenden Funktionen unverzichtbar ist.

Dass dieses Buch entstehen konnte und dass diese Schwerpunktsetzung möglich wurde, ist der gemeinsamen Anstrengung aller beteiligten Autoren sowie dem Springer-Verlag zu verdanken. Wir wünschen allen Lesern, dass sie die gleiche Freude wie wir selbst bei der Beschäftigung mit diesem so spannenden und faszinierenden Gebiet erfahren mögen.

Tübingen, Juli 2002

Hans-Otto Karnath
Peter Thier

Inhaltsverzeichnis

Mitarbeiterverzeichnis

Ackermann, Hermann, Prof. Dr.
Neurologische Abteilung, Fachkliniken
Hohenurach, Immanuel-Kant-Str. 31,
72574 Bad Urach

Adolphs, Ralph, Prof. Dr.
Division of Cognitive Neuroscience,
Department of Neurology,
University of Iowa, 200 Hawkins Drive,
Iowa City, IA 52242–1053, USA

Altenmüller, Eckart, Prof. Dr.
Institut für Musikphysiologie und
Musiker-Medizin, Hochschule für
Musik und Theater Hannover,
Hohenzollernstr. 47, 30161 Hannover

Büchel, Christian, Prof. Dr.
Institut für Systemische Neurowissen-
schaften, Haus S10, Universitätsklinikum
Hamburg-Eppendorf
Martinistr. 52, 20246 Hamburg

Buchner, Axel, Prof. Dr.
Institut für Experimentelle Psychologie,
Heinrich-Heine-Universität,
Universitätsstr. 1, 40225 Düsseldorf

Bülthoff, Heinrich H., Prof. Dr.
Max-Planck-Institut für biologische
Kybernetik, Spemannstr. 38,
72076 Tübingen

Cramon, D. Yves von, Prof. Dr.
Max-Planck-Institut für Kognitions-
und Neurowissenschaften,
Stephanstr. 1a, 04103 Leipzig

Daum, Irene, Prof. Dr.
Institut für Kognitive Neurowissenschaft,
Abt. Neuropsychologie,
Ruhr-Universität Bochum,
Universitätsstr. 150, 44780 Bochum

De Bleser, Ria, Prof. Dr.
Institut für Linguistik/Kognitive
Neurolinguistik, Universität Potsdam,
Postfach 601553, 14415 Potsdam

Dieterich, Marianne, Prof. Dr.
Neurologische Universitätsklinik,
Langenbeckstr. 1, 55101 Mainz

Driver, Jon, Prof. Dr.
Institute of Cognitive Neuroscience,
University College London,
Alexandra House, 17 Queen Square,
London WC1N 3AR, UK

Elbert, Thomas, Prof. Dr.
Fachbereich Psychologie, Universität
Konstanz, Postfach D25,
78434 Konstanz

Elsner, Birgit, Dr.
Institut für Psychologie, Universität
Heidelberg, Hauptstr. 47–51,
69117 Heidelberg

Engel, Andreas K., Prof. Dr.
Institut für Neurophysiologie
und Pathophysiologie,
Universitätsklinikum
Hamburg-Eppendorf,
Martinistr. 52, 20246 Hamburg

Engelien, Almut, Dr.
Klinik für Psychiatrie und
Psychotherapie,
Universitätsklinikum Münster,
48129 Münster

Fahle, Manfred, Prof. Dr.
Institut für Neurobiologie,
Universität Bremen, Argonnenstr. 3,
28211 Bremen

Friederici, Angela D., Prof. Dr.
Max-Planck-Institut für Kognitions- und
Neurowissenschaften, Stephanstr. 1a,
04103 Leipzig

Gegenfurtner, Karl R., Prof. Dr.
Justus-Liebig-Universität Gießen,
Abteilung Allgemeine Psychologie,
Otto-Behaghel-Str. 10, 35394 Gießen

Goldenberg, Georg, Prof. Dr.
Städtisches Klinikum München GmbH,
Abteilung Neuropsychologie,
Englschalkingerstr. 77, 81925 München

Gräber, Susanne, Dr.
Gartenstr. 21, 72074 Tübingen

Haarmeier, Thomas, Priv.-Doz. Dr.
Zentrum für Neurologie,
Abteilung Allgemeine Neurologie,
Hoppe-Seyler-Str. 3, 72076 Tübingen

Hamm, Alfons O., Prof. Dr.
Institut für Psychologie, Ernst-Moritz-
Arndt Universität Greifswald,
Franz-Mehring-Str. 47, 17487 Greifswald

Ilg, Uwe, Prof. Dr.
Hertie-Institut für klinische Hirn-
forschung, Abt. Kognitive Neurologie,
Universität Tübingen,
Otfried-Müller-Str. 27, 72076 Tübingen

Jäncke, Lutz, Prof. Dr.
Institut für Psychologie,
Neuropsychologie, Zürichbergstr. 43,
8044 Zürich, Schweiz

Kammer, Thomas, Dr.
Universitätsklinik für Psychiatrie,
Psychiatrie III, Universität Ulm,
Leimgrubenweg 12–14, 89075 Ulm

Karnath, Hans-Otto, Prof. Dr. Dr.
Zentrum für Neurologie,
Sektion Neuropsychologie,
Universität Tübingen,
Hoppe-Seyler-Str. 3, 72076 Tübingen

Kerkhoff, Georg, Prof. Dr.
Universität des Saarlandes, FR Psycho-
logie, Klinische Neuropsychologie,
Postfach 151150, 66041 Saarbrücken

Konczak, Jürgen, Prof. Dr.
Institut für Sportwissenschaft,
Universität Regensburg,
Universitätsstr. 31, 93040 Regensburg

Krummenacher, Joseph, Dr.
Allgemeine und Experimentelle
Psychologie, LMU München,
Leopoldstr. 13, 80802 München

Lewald, Jörg, Priv.-Doz. Dr.
Fakultät für Psychologie,
Ruhr-Universität, 44780 Bochum

Logothetis, Nikos K., Prof. Dr.
Max-Planck-Institut für biologische
Kybernetik, Spemannstr. 38,
72076 Tübingen

Mallot, Hanspeter A., Prof. Dr.
Kognitive Neurowissenschaft,
Zoologisches Institut, Universität
Tübingen, Auf der Morgenstelle 28,
72076 Tübingen

Markowitsch, Hans J., Prof. Dr.
Universität Bielefeld, Abteilung für
Psychologie, Universitätsstr. 25,
33615 Bielefeld

Mayr, Ulrich, Prof. Dr.
Psychologisches Institut,
Universität Bonn,
Römerstr. 164, 53117 Bonn

Müller, Hermann, Prof. Dr.
Allgemeine und Experimentelle
Psychologie, LMU München,
Leopoldstr. 13, 80802 München

Nieder, Andreas, Dr.
Hertie-Institut für Klinische Hirn-
forschung, Abt. Kognitive Neurologie,
Universität Tübingen,
Otfried-Müller-Str. 27, 72076 Tübingen

Penner, Zvi, Priv.-Doz. Dr.
Fachbereich Sprachwissenschaft,
Universität Konstanz, Postfach D185,
78457 Konstanz

Perenin, Marie-Therese, Dr.
INSERM U371 »Cerveau et Vision«, 18
avenue Doyen Lépine, 69675 Bron,
Frankreich

Poeck, Klaus, Prof. Dr.
Em. Direktor der Neurologischen
Universitätsklinik, RWTH Aachen,
Pauwelsstr. 30, 52074 Aachen

Prinz, Wolfgang, Prof. Dr.
Max-Planck-Institut für Kognitions-
und Neurowissenschaften,
Stephanstr. 1a, 04103 Leipzig

Pritzel, Monika, Prof. Dr.
Fachbereich Psychologie, Universität
Koblenz-Landau, Abteilung Landau,
Im Fort 7, 76829 Landau

Reischies, Friedel M., Prof. Dr.
Klinik für Psychiatrie und Psychotherapie,
Charité – Campus Benjamin Franklin,
Eschenallee 3, 14050 Berlin

Rijntjes, Michel, Dr.
Neurologische Universitätsklinik,
Universität Freiburg – Neurozentrum,
Breisacher Str. 64, 79106 Freiburg

Rockstroh, Brigitte, Prof. Dr.
Universität Konstanz, Fachbereich
Psychologie, Universitätsstr. 10,
78457 Konstanz

Ruppertsberg, Alexa I., Dr.
Department of Optometry,
University of Bradford,
Bradford, BD7 1DP, UK

Schnider, Armin, Prof. Dr.
Clinique de Rééducation,
Hôpital Cantonal Universitaire,
Avenue de Beau-Séjour 26,
1211 Genève, Schweiz

Stoerig, Petra, Prof. Dr.
Institut für Experimentelle Psychologie,
Heinrich-Heine-Universität,
Universitätsstr. 1, 40225 Düsseldorf

Suchan, Boris, Dr.
Institut für Kognitive Neurowissenschaft,
Abt. Neuropsychologie,
Ruhr-Universität Bochum,
Universitätsstr. 150, 44780 Bochum

Sultan, Fahad, Dr.
Hertie-Institut für Klinische Hirn-
forschung, Abt. Kognitive Neurologie,
Otfried-Müller-Str. 27, 72076 Tübingen

Thier, Peter, Prof. Dr.
Zentrum für Neurologie,
Abteilung Kognitive Neurologie,
Hoppe-Seyler-Str. 3, 72076 Tübingen

Treue, Stefan, Prof. Dr.
Deutsches Primatenzentrum Göttingen,
Kellnerweg 4, 37077 Göttingen

Ullsperger, Markus, Dr.
Max-Planck-Institut für Kognitions- und
Neurowissenschaften, Stephanstr. 1a,
04103 Leipzig

Wallesch, Claus-W., Prof. Dr.
Klinik für Neurologie,
Otto-von-Guericke-Universität
Magdeburg, Leipzigerstr. 44,
39120 Magdeburg

Walter, Henrik, Prof. Dr. Dr.
Klinik für Psychiatrie und Psychotherapie,
Universitätsklinikum Frankfurt,
Heinrich-Hoffmann-Str. 10,
60528 Frankfurt a. M.

Weiller, Cornelius, Prof. Dr.
Neurologische Universitätsklinik,
Universität Freiburg – Neurozentrum,
Breisacher Str. 64, 79106 Freiburg

Weissenborn, Jürgen, Prof. Dr
Institut für Linguistik/Allgemeine
Sprachwissenschaft, Universität
Potsdam, Postfach 601553,
14415 Potsdam

Weniger, Dorothea, Dr.
Neurologische Klinik, Universitätsspital
Zürich, Frauenklinikstr. 26,
8091 Zürich, Schweiz

**Willmes-von Hinckeldey, Klaus,
Prof. Dr.**
Lehr- und Forschungsgebiet
Neuropsychologie, Neurologische
Klinik, RWTH Aachen, Pauwelsstr. 30,
52057 Aachen

Ziegler, Wolfram, Priv. Doz. Dr.
Städtisches Klinikum München GmbH,
Entwicklungsgruppe Klinische
Neuropsychologie, Dachauer Str. 164,
80992 München

Zihl, Josef, Prof. Dr.
Institut für Psychologie,
Neuropsychologie, LMU München,
Leopoldstr. 13, 80802 München

1 Die Entwicklung der modernen Neuropsychologie

Klaus Poeck

Der Terminus »Neuropsychologie« wird zu Unrecht dem amerikanischen Psychologen Hebb zugeschrieben, der 1949 einem Buch über die Organisation des Verhaltens den Untertitel gab: eine neuropsychologische Theorie. Die Bezeichnung gewann große Publizität, als im Jahre 1960 eine Sammlung der Schriften von Lashley über Experimente an Ratten und Affen erschien: die Neuropsychologie von Lashley. Dieser war 1937 als Research Professor of Neuropsychology an die Harvard-Universität berufen worden.

Tatsächlich aber geht der Terminus auf Sir William Osler zurück, der am 16.04.1913 bei der Eröffnung des Johns Hopkins Hospitals in einem Vortrag den Ausdruck Neuropsychologie verwendete. Lashley studierte zu dieser Zeit als Graduate Student an der Johns Hopkins Universität und dürfte diesen Vortrag gehört haben (Bruce 1985).

Heute definieren wir die Neuropsychologie als ein Forschungsgebiet, das die Beziehungen zwischen Gehirnfunktionen und Verhalten mit den Untersuchungs- und Auswertungsmethoden der experimentellen Psychologie untersucht.

Die Geschichte der modernen Neuropsychologie beginnt mit der Entwicklung des Konzeptes, dass Persönlichkeitseigenschaften und psychologische Funktionen eine bestimmte Lokalisation im Gehirn haben. Diese ersten Überlegungen hatten die antero-posteriore Dimension, also Stirnhirn vs. rückwärtige Hirnabschnitte und nicht Seitenasymmetrien (linke vs. rechte Hemisphäre) der Hirnorganisation zum Inhalt. In diesem Sinne sind als Pioniere Gall und Spurzheim zu nennen. Sie haben eine Reihe bedeutender neuroanatomischer Entdeckungen gemacht, für die sie aber heute nicht mehr bekannt sind. Sie haben festgestellt, dass die Zellen des Kortex mit subkortikalen Strukturen verbunden sind, sie haben die Pyramidenkreuzung und die Kommissurenverbindungen im Großhirn beschrieben und haben erkannt, dass das Rückenmark, wie das Gehirn, in graue und weiße Substanz untergliedert ist.

Bekannt wurde Gall (☐ Abb. 1.1) durch eine Lehre, die schon zu seinen Lebzeiten als falsch erkannt wurde. Sie erhielt den Namen Phrenologie und wurde in der Edinburgh Phrenological Society und der Zeitschrift »Phrenological Journal and Miscellany« gepflegt. Gall untersuchte die äußeren Merkmale des Schädels und brachte dessen Vorwölbungen und Vertiefungen mit den seiner Meinung nach wesentlichen Merkmalen von Persönlichkeit und Verhalten in Beziehung. Eine Vorwölbung sollte anzeigen, dass die darunter liegende Hirnwindung besonders gut ausgebildet

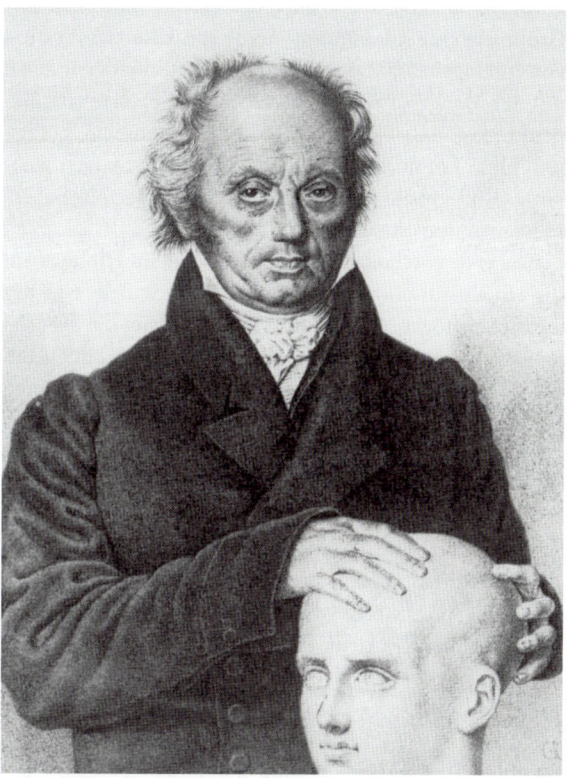

☐ **Abb. 1.1.** Franz-Josef Gall (1758–1828)

sei, eine Vertiefung sollte für Unterentwicklung der darunter liegenden Hirnwindung sprechen. Beide Arten von umschriebenen Varianten des Schädels zeigten für Gall besonders gute oder besonders schlechte Fähigkeiten an. Untersuchungen am Gehirn selbst maßen Gall und Spurzheim keine Bedeutung bei (Gall 1825). Hätten sie statt der Oberflächenmerkmale des Schädels dessen Innenfläche untersucht, so wären sie einer wissenschaftlichen Hirnforschung nahe gewesen. Obwohl die Phrenologie von der Wissenschaft nicht akzeptiert wurde, machte das Postulat, Persönlichkeitseigenschaften hätten eine bestimmte Hirnlokalisation, Gall bei den Herrschenden unbeliebt und führte zu seiner Exkommunikation.

Einen modernen Höhepunkt erreichte die Phrenologie in den Lehren von Karl **Kleist** (1934), der Verhaltenselemente wie »sittliche Wertvorstellungen« mit speziellen anatomischen Orten in der Großhirnrinde in Verbindung brachte.

Nach Gall kam **Flourens** (1842) aufgrund experimenteller Arbeiten an Tiergehirnen zu dem richtigen Ergebnis, das Großhirn sei der Sitz der Intelligenz, das Kleinhirn koordiniere die Motorik und die Medulla oblongata beherberge die Grundprinzipien des Lebens. Innerhalb der Großhirnrinde sah Flourens keine spezielle Lokalisation von Intelligenzfunktionen. Einbußen an Intelligenz seien mit der Menge an zerstörtem Hirngewebe korreliert. Bedenkt man, dass Flourens seine Experimente an Tauben und Hühnern durchführte, die nur einen winzigen Neokortex und ein sehr begrenztes Verhaltensrepertoire haben, muss man ihm großen Respekt zollen.

Die erste psychologische Funktion, die im Hinblick auf die Hirnlokalisation eingehend studiert wurde, war das Sprachvermögen. **Bouillaud** (1925) erklärte, die Sprache habe im linken Frontallappen ihren Sitz. Er begründete das damit, dass differenzierte Bewegungen v. a. mit der rechten Hand ausgeführt werden und postulierte daher, auch Sprachbewegungen würden vom linken Frontallappen gesteuert. Sprech- und Sprachvermögen wurden seinerzeit noch nicht unterschieden. Das Sprachverständnis rechnete man zur Intelligenz. Wenige Jahre später, 1836, stelle der Augenarzt Marc **Dax** in Montpellier mehr als 40 Fälle vor, bei denen Sprachstörungen nach einer Läsion in der linken Hemisphäre aufgetreten waren. Das Manuskript publizierte er allerdings erst nach Brocas erster Mitteilung (Dax 1865).

Am 18.04.1861 legte der Chirurg Pierre Paul **Broca** (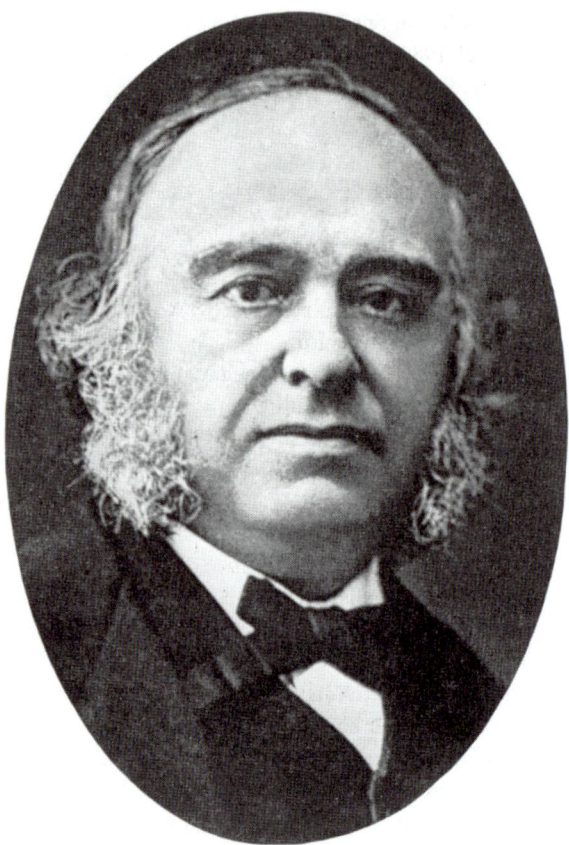 Abb. 1.2) in der Pariser anthropologischen Gesellschaft den äußeren Gehirnbefund des Patienten Leborgne vor, der

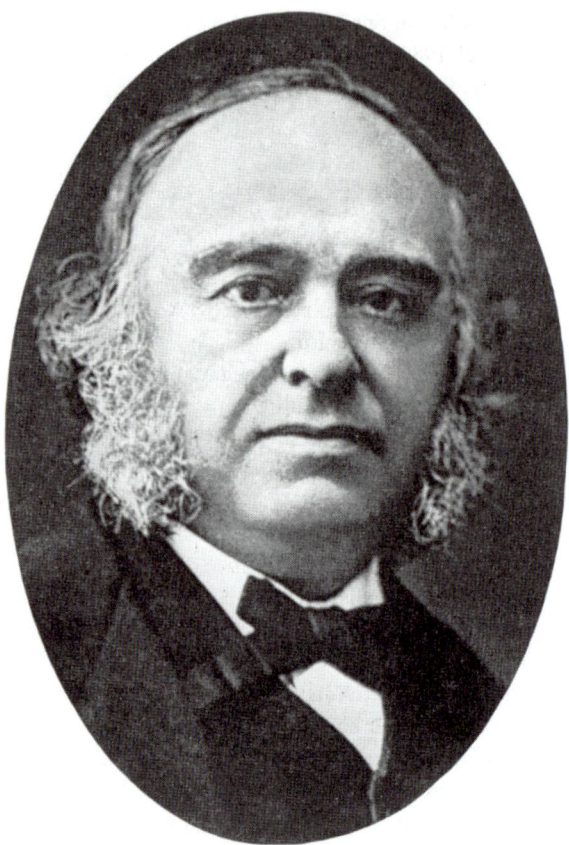

◘ **Abb. 1.2.** P. Paul Broca (1824–1880)

rechtsseitig gelähmt war und das Sprachvermögen so weit verloren hatte, dass er nur noch repetitiv die Silbe »tan« sprach, einen, wie wir heute sagen, fortlaufenden Sprachautomatismus. Broca erklärte, Leborgne habe alles verstanden, was zu ihm gesagt wurde. Die Anforderungen an das Sprachverständnis werden in einem Asyl des 19. Jahrhunderts aber sicher nicht groß gewesen sein. Broca war der Auffassung, dass das Zentrum der ischämischen Läsion der Fuß der linken 3. Stirnwindung sei. Tatsächlich hatte der Patient, wie man schon beim Betrachten der Oberfläche des Gehirns erkennen konnte, einen Infarkt im gesamten Versorgungsgebiet der linken A. cerebri media erlitten. Dies konnte Signoret (1980) nachweisen, indem er das Gehirn von Leborgne, das Jahrzehnte lang verschollen gewesen war, in einem Computertomographen untersuchte.

Entsprechend hatte der Patient auch nicht die Sprachstörung, die wir heute als Broca-Aphasie bezeichnen, sondern die schwerste Form der globalen Aphasie, die durch fortlaufende Sprachautomatismen, bei fehlendem oder sehr schwer gestörtem Sprachverständnis gekennzeichnet ist (Poeck et al. 1984b). Broca hatte die Sprachstörung seines Patienten als Aphemie bezeichnet. Der Name Aphasie stammt von Trousseau (1864).

Weniger bekannt ist, dass Broca den »grand lobe limbique« anatomisch abgrenzte, womit er den Papez-Funktionskreis des limbischen Systems vorwegnahm (Broca 1878).

Broca hielt an seiner Behauptung über den Sitz der Sprache (»la circonvolution du language«) anhand von 8 weiteren Fällen hartnäckig fest und blendete die Hirnläsionen aus, die bei seinen Patienten außerhalb des Fußes der linken 3. Stirnwindung vorlagen. Er wurde dafür von Pierre **Marie** wiederholt heftig angegriffen (»Die 3. linke Stirnwindung spielt nicht die geringste Rolle für die Sprachfunktionen«). Marie (1906) betonte die Rolle der Insel (»quadrilatère«) für das expressive Sprachvermögen, eine Behauptung, die später von Ojeman und Whitaker (1978) in elektrischen Stimulationsversuchen bestätigt wurde. Marie wandte sich gegen die Einteilung der Aphasien nach Untergruppen (»l'aphasie est une«).

Dennoch setzte sich in den 70er und 80er Jahren des 20. Jahrhunderts eine klinische Klassifikation der Aphasien durch. Man beschrieb 4 sog. Standardsyndrome (Broca-, Wernicke-, amnestische und globale Aphasie) und Nichtstandardsyndrome (die Leitungs- und die transkortikalen Aphasien). Die Standardsyndrome werden fast nur nach Infarkten im Territorium bestimmter Hirnarterien beobachtet. Eine nähere Analyse (Poeck 1983b) zeigte, dass die Struktur dieser Syndrome nicht psychologisch oder linguistisch kohärent ist, sondern auch nichtlinguistische Epiphänomene aufweist. Man muss diese Syndrome als Artefakte ansehen, deren Bestandteile sich nicht wechselseitig bedingen, sondern durch die Anatomie der zerebralen Gefäßversorgung zustandekommen. Es sind aber nützliche Artefakte, weil in Gruppenuntersuchungen Patienten, die eine ähnliche Symptomatik haben, damit klassifiziert werden können.

Der Name Carl **Wernicke** (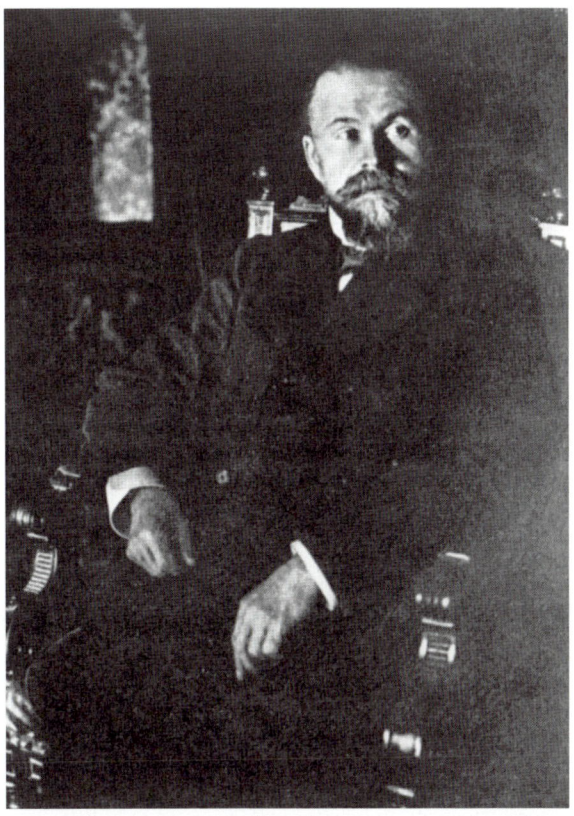 Abb. 1.3) ist im Bewusstsein der Neuropsychologie hauptsächlich an die Beschreibung der später nach ihm benannten Aphasieform geknüpft (Wernicke 1874). Ebenso wichtig ist, dass Wernicke als Erster das Konzept der Leitungsstörungen entwickelte: Eine psychologische Störung trete nicht nur dann auf, wenn ein bestimmtes Hirnrindenareal geschädigt sei, sondern ebenso dann, wenn die zu- und abführenden Bahnen eine Läsion aufweisen. Dies demonstrierte er am Beispiel der Leitungsaphasie, für die er eine Läsion des Fasciculus arcuatus postu-

Abb. 1.3. Carl Wernicke (1848–1905)

lierte, der die Hörregion mit der motorischen Sprachregion verbindet.

In gleicher Weise hatte **Dejerine** (1892) die reine, also ohne Agraphie auftretende Alexie bei linksseitigem Okzipitallappeninfarkt durch eine Läsion des rückwärtigen Balkens erklärt, welche die Faserverbindung zwischen der intakten rechten Sehregion und dem linken Gyrus angularis unterbrochen und dadurch visuell-sprachliche Assoziationen unmöglich gemacht hatte. Auch die visuelle »Objektagnosie« wurde so als Benennungsstörung für visuell, nicht aber taktil wahrgenommene Objekte erklärt.

Eine ähnliche hodologische (griech. »hodos« = Weg) Auffassung vertrat in England Henry Charlton **Bastian**, ein sehr origineller klinischer Forscher, der 2 Jahre vor Wernicke die »sensorische Aphasie« sowie die Worttaubheit und Wortblindheit, d. h. die reine Alexie beschrieben hatte (Bastian 1869). Er entwickelte auch den bemerkenswert modernen Gedanken, dass »Zentren« nicht topographisch unterscheidbare Areale im Gehirn seien, sondern distinkte Zell- und Fasermechanismen (!), die in einer mehr oder weniger diffusen und untereinander verwobenen Art existierten (Bastian 1880). Damit hatte er die heutigen Auffassungen über Netzwerkorganisation vorweggenommen.

Auf der Grundlage der Leitungstheorie beschrieb **Liepmann** (1905) die motorischen Apraxien, die er als »Aphasie der Extremitätenmuskeln« bezeichnete und führte für die falschen oder veränderten Bewegungen der Apraktiker, analog zur Aphasielehre, den Terminus Parapraxien ein. Eine isolierte Apraxie der linken Hand konnte er durch eine Läsion im mittleren Balken mit Unterbrechung der Kommissurenfasern zwischen den beiden motorischen Assoziationsfeldern erklären. Die Funktionen der neokortikalen Kommissuren wurden im Tierexperiment an der »Split-brain«-Präparation und auch am Menschen nach Durchtrennung des Balkens zur Behandlung medikamentös therapierefraktärer Epilepsie durch Sperry (1982) und auch Gazzaniga (1995) eingehend studiert.

Die Leitungstheorie umfassend zur Erklärung neuropsychologischer Störungen heranzuziehen war das große Verdienst von Norman **Geschwind**, nachdem er einen Patienten mit Agraphie nur der linken Hand beobachtet hatte (Geschwind u. Kaplan 1962). Die Arbeiten über Diskonnektionssyndrome beim Menschen und im Tierexperiment (Geschwind 1965) leiteten eine Richtung in der Neuropsychologie ein, in der die Anatomie wieder in ihr Recht eingesetzt wurde, in bewusstem Gegensatz zu holistischen Auffassungen wie sie von Goldstein und von Henry Head vertreten worden waren. Geschwind interpretierte viele neuropsychologische Syndrome als Folge einer Unterbrechung im Signalaustausch zwischen zwei Assoziationsfeldern. Gegen diese Interpretation ist der Einwand erhoben worden, es könne nicht sein, dass »Gedanken auf vorgeschriebenen Bahnen durch das Gehirn wandern« (Scheller, s. Poeck 1968). Das hat Geschwind nie behauptet, und für bestimmte Syndrome ist seine Theorie auch heute noch gültig.

Nach dem Zweiten Weltkrieg erlebte die Neuropsychologie in Europa einen lebhaften Aufschwung. Sie verdankte diesen vor allem der Einrichtung des »**Internationalen Neuropsychologischen Symposions**«, einem Zusammenschluss von Neurowissenschaftlern aus verschiedenen Disziplinen, die sich seit 1950 in der immer gleichen Juniwoche fast jährlich an wechselnden Orten in Europa trafen und mehrere Tage lang sehr intensiv Themen aus der klinischen und tierexperimentellen Hirnforschung diskutierten. Der Vater dieses Symposions war Henry Hécaen, Paris, unterstützt von bedeutenden Forschern wie Oliver Zangwill, O. Pötzl, R.C. Oldfield, Hans Hoff, Klaus Conrad und Richard Jung.

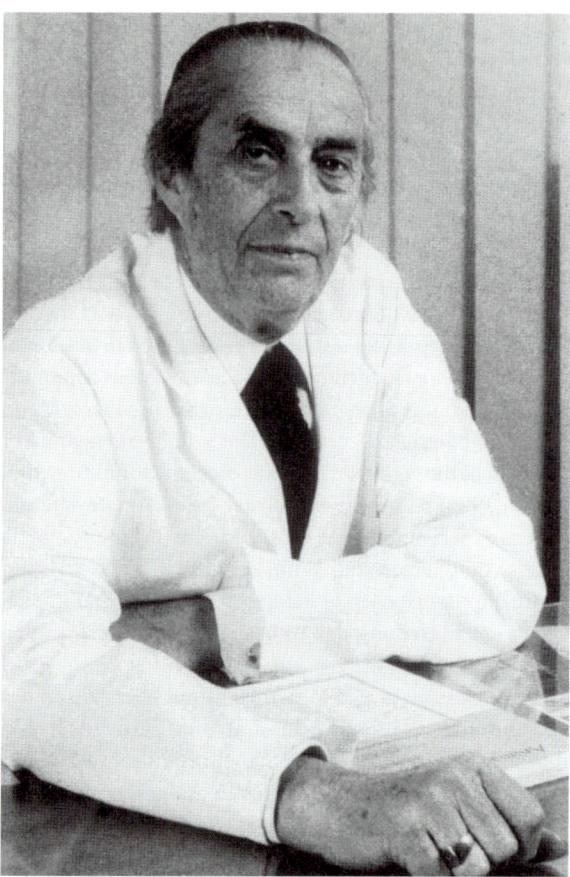

◘ Abb. 1.4. Henry Hécaen (1912–1983)

Hécaen (◘ Abb. 1.4) war ein bewundernswerter Integrator. Er verfasste viele Monographien über den »state of the art« der Hirnforschung (z. B. Hécaen u. Ajuriaguerra 1949) und begründete 1963 die Zeitschrift »Neuropsychologia«, das erste internationale Forum für die junge Wissenschaft.

Ein regelmäßiger Teilnehmer an den Symposien war Hans-Lukas **Teuber**, einer der bedeutendsten Forscher in der Neuropsychologie. Aus Deutschland vertrieben, hatte er nach dem Zweiten Weltkrieg an der New York University ein neuropsychologisches Laboratorium aufgebaut, in dem er mit hervorragenden Wissenschaftlern wie Josephine Semmes, Lila Ghent, Rita Rudel, Sidney Weinstein und Stan Battersby die Folgen von Hirnverletzungen auf die somatische Sensibilität, auf zentrale visuelle Funktionen, auf räumliche Orientierung und auf allgemeine Funktionen wie Problemlösen untersuchte. In der Gruppe wurde das Konzept der doppelten Dissoziation von Funktionen nach Hirnverletzungen entwickelt, und im Zusammenhang damit erweiterte das Team die Kenntnisse von der funktionellen Asymmetrie der Hirnhemisphären (Teuber 1969). Teuber förderte sehr großzügig jüngere Kollegen in Europa und auch in Deutschland, besonders nachdem er die Leitung des Department of Psychology in Cambridge, Mass., übernommen hatte.

Einen ähnlich großen Einfluss, besonders auf jüngere Kollegen in Italien und Deutschland, übte der Psychologe Arthur **Benton** aus, Professor für Neurologie und Psychologie in Iowa City. Benton war ein strenger Methodiker und ein kreativer Forscher. Seine Arbeiten über räumlich-konstruktive Leistungen, über nichtaphasische Beeinträchtigungen bei Patienten mit linksseitiger Hirnschädigung, über Rechts-links-Störung und Fingerlokalisation (Benton 1959) verband er jeweils mit der Entwicklung von validen Tests. Benton spielte eine Vaterrolle für zwei Gruppen, in Mailand und in Aachen, die sich Ende der 60er Jahre formierten, um neuropsychologisch zu arbeiten.

In der Mailänder Gruppe um **De Renzi** und **Vignolo** wurde 1964 »Cortex« gegründet, die zweite internationale Zeitschrift für Neuropsychologie, die ebenfalls großen internationalen Erfolg hatte. Die Aktivitäten der Gruppe erstreckten sich vor allem auf Untersuchungen zur Apraxie und zum visuellen Erkennen. Sie führten zur Gründung von weiteren Zentren in Rom, in Padua und in mehreren anderen Städten Italiens.

Die Aachener Gruppe war aus der Zusammenarbeit des Neurologen Poeck mit dem Psychologen Orgass hervorgegangen. In wenigen Jahren erweiterte sie sich um die Psychologen Hartje, Sturm und Willmes, die Linguisten Huber, Stachowiak und De Bleser und Logopäden, von denen hier Luisa Springer genannt wird. Aus der Gruppe gingen viele klinische und neurolinguistische Arbeiten über Aphasie hervor. Der Aachener Aphasietest (Huber et al. 1983) wurde in mehrere Sprachen übertragen. Im Laufe ihrer Arbeiten vollzog sich in der Gruppe, wie auch in anderen Gruppen in Mailand, in Großbritannien und in den USA eine Hinwendung von der Beschreibung und Diagnostik zur linguistisch orientierten Therapie aphasischer Sprachstörungen, die sich als sehr fruchtbar erwies. Auch für andere neuropsychologische Störungen (z. B. Beeinträchtigungen der Aufmerksamkeit) wurden an vielen Orten wissenschaftlich fundierte Therapieverfahren entwickelt.

Bentons Nachfolger in der Leitung des Laboratoriums in Iowa wurde der Neurologe Antonio **Damasio**. Dieser hatte zunächst, gemeinsam mit seiner Frau Hanna, einer erstklassigen Neuroradiologin, anhand von CT- und MRT-Befunden die Hirnlokalisation von neuropsychologischen Syndromen erforscht (Damasio u. Damasio 1989). Anfang der 90er Jahre wandte er sich der Erforschung von Phänomenen des Bewusstseins zu. Dabei ging er von Krankengeschichten und Untersuchungen dieser Patienten mit der Positronenemissionstomographie und der funktionellen Kernspintomographie aus (s. Infobox »Funktionelle Bildgebung«). Seine Beobachtungen führten ihn zu einer Theorie, die das Bewusstsein eng an Emotionen und Gefühle knüpft (Damasio 1999). Damasio zielte mit seinen Interpretationen auf eine philosophisch-anthropologische Theorie des Bewusstseins, die auf neuroanatomisch lokalisierbare Funktionen und Funktionsstörungen gegründet ist. Die individuelle Nomenklatur macht das Verständnis und den Vergleich mit den Ergebnissen und Theorien anderer Autoren allerdings schwierig.

Die moderne Neuropsychologie hatte damit begonnen, dass die anekdotische Beschreibung von Einzelfällen, deren Untersuchung mit nicht standardisierten Verfahren und die Interpretation der so erhobenen Befunde anhand der individuellen Erfahrungen und Meinungen des Untersuchers als ungenügend angesehen wurde. Die experimentelle Psychologie hatte seit Binet Methoden zur Erfassung und Auswertung von Gruppendaten entwickelt. Diese Kenntnisse und Vorgehensweisen beherrschten nach dem Zweiten Weltkrieg generell die internationale neuropsychologische Forschung. Die neu gewonnene Objektivität wurde aber damit bezahlt, dass durch diesen Zugang nur falsche vs. korrekte Lösungen erfasst wurden. Mechanismen und Prozesse dagegen und Veränderungen der Leistungen waren nicht leicht, jedenfalls nicht ohne sehr großen Untersuchungsaufwand, zu erkennen. Als Reaktion auf diese Begrenztheit der Aussagen führten kognitive Psychologen und Psycholinguisten wieder Einzelfalluntersuchungen ein, in denen pathologische Veränderungen von Prozessen im Detail analysiert wurden, allerdings um den Preis einer nur begrenzten Vergleichbarkeit der einzelnen Patienten.

Außerhalb des (auch in Europa) angloamerikanisch orientierten Hauptstroms neuropsychologischer Arbeit hatte in Russland **Luria** während des Zweiten Weltkrieges und danach eine Forschungsrichtung begründet, die letztlich zu einer neuropsychologischen Therapie führen sollte (Luria 1980). Luria studierte Prozesse der Erholung nach akuter Hirnverletzung und entwickelte die Theorie, dass Traumen bestimmte Funktionen nicht zerstörten, sondern hemmten und dass gehemmte Funktionen wiederhergestellt werden können. Dabei laufe ein charakteristisches Erholungsmuster ab. Luria experimentierte mit Pharmaka, mit Übungen und mit »restorativer Psychotherapie«. Restitution psychologischer Funktionen nach Hirnverletzung fasste er als das Ergebnis von Reorganisation mit Hilfe von neuronalen Strukturen auf, die von dem Trauma nicht betroffen gewesen waren (Luria et al. 1969).

Damit hat Luria eine Forschungsrichtung vorweggenommen, die in der jüngeren Zeit eine große Rolle spielt, die Entwicklung wissenschaftlich fundierter Therapieverfahren:

- Welche Prozesse liegen der spontanen Rückbildung von Funktionsstörungen zugrunde?
- Wie kann man rational begründet und überprüfbar die Rückbildung fördern?
- Welche Hirnstrukturen sind an der Rückbildung, an Restitution und Substitution beteiligt?

In dieser Forschung werden heute auch moderne, bildgebende Verfahren (▶ Kap. 2) eingesetzt. Es ist zu erwarten, dass die Therapieforschung wieder auf die Grundlagenforschung zurückwirken wird.

2 Methoden der kognitiven Neurowissenschaften

Christian Büchel, Hans-Otto Karnath und Peter Thier

Das Spektrum der in den kognitiven Neurowissenschaften eingesetzten Verfahren hat sich in den letzten Jahren enorm erweitert. Es reicht von Methoden der funktionellen Bildgebung, der Läsionsanalyse und morphometrischen Verfahren, über elektrophysiologische Techniken wie der Magnetenzephalographie bis hin zur Mikrostimulation und Ableitung von Aktionspotentialen im Tierexperiment. Diese unterschiedlichen Techniken werden mit dem Ziel eingesetzt, die Strukturen und Aktivitäten des Gehirns zu messen und dadurch seine verschiedenen Funktionen zu verstehen. Dies geschieht in dem Bemühen, zu neuen theoretischen Konzepten des menschlichen Verhaltens und Denkens zu gelangen. Wie in jeder Wissenschaft, so unterliegen auch die in den kognitiven Neurowissenschaf-
▼

ten eingesetzten Methoden gewissen Moden. Diese führen manchmal sogar zur »Betriebsblindheit«, bei der die mit einer bestimmten Untersuchungsmethode arbeitenden Wissenschaftler ihr Hauptaugenmerk lediglich auf Studien und Ergebnisse legen, die mit derselben Methode erhoben wurden (Fellows et al. 2005). Tatsächlich aber hat jede der verschiedenen Techniken ihre ganz spezifischen Stärken und Schwächen, die sich gegenseitig ergänzen und nicht ersetzen. Erst das Gesamtkonzert der Beiträge aus verschiedenen methodischen Richtungen erlaubt es, langsam ein verlässliches Bild der unterschiedlichen Hirnfunktionen des Menschen zu entwerfen. Dieses Kapitel soll eine Einführung geben.

2.1 Funktionelle Bildgebung

Die in diesem Abschnitt vorgestellten Verfahren der Positronenemissionstomographie (PET) und der funktionellen Magnetresonanztomographie (fMRT) messen neuronale Aktivität nur indirekt über Stoffwechselveränderungen, sind also metabolische bildgebende Verfahren. Diese Stoffwechselveränderungen in der Nachbarschaft aktivierter Neuronenpopulationen führen im gesunden Gehirn zu einem Anstieg des regionalen zerebralen Blutflusses (rCBF). Es ist diese »hämodynamische Antwort«, die indirekt mit der neuronalen Aktivität zusammenhängt, die bei der PET und fMRT gemessen werden. Beide Verfahren haben ihre Vor- und Nachteile. Der hohe Aufwand und die Strahlenbelastung rechtfertigen derzeit die Anwendung der PET für einfache Messungen des regionalen zerebralen Blutflusses (rCBF) mit $H_2^{15}O$ im Rahmen einer kognitiven Aufgabe nicht. Die Hauptanwendung der PET liegt auf der Bildgebung mit speziellen Liganden, die direkte Neurotransmitter-Wechselwirkungen sichtbar machen können, wie z. B. die Dopaminausschüttung bei komplexen kognitiven Aufgaben (Koepp et al. 1998). Insbesondere die Strahlenbelastung bei der PET begrenzt die Wiederholbarkeit von Untersuchungen. Die funktionelle Kernspintomo-

2

graphie ist dagegen beliebig wiederholbar. Mit demselben Gerät kann eine Vielzahl von weiteren Daten des gleichen Probanden gewonnen werden (anatomische Strukturen, diffusionsgewichtete Bilder etc.). Weiterhin bietet die fMRT die Möglichkeit, bei entsprechendem Design die Daten ereigniskorreliert auszuwerten, so dass auch einzelne Versuchsdurchgänge (ereigniskorrelierte fMRT) analysierbar sind. Diese Technik verbessert die zeitliche Auflösung und erlaubt es, Stimuli in randomisierter Reihenfolge zu präsentieren.

2.1.1 Positronenemissionstomographie (PET)

Aktivierungsstudien mit PET benutzen instabile Radioisotope, die in einem Zyklotron vor Ort hergestellt werden. Die mit Isotopen markierten Liganden sind natürlich vorkommende Moleküle, die sich entsprechend bekannter Modelle wie die physiologischen Substanzen im Körper verteilen und im untersuchten Organ unter Freisetzung eines Positrons zerfallen. Das Positron trifft schnell auf sein Antiteilchen, das Elektron, und beide zerfallen unter Aussendung von 2 Photonen (Gammaquanten), die sich in einem Winkel von 180° voneinander mit Lichtgeschwindigkeit entfernen. Ringförmig angeordnete Detektoren ermöglichen den Rückschluss auf den Ort des Zerfalls. Computertomographische Rekonstruktionsverfahren ermöglichen eine schichtweise bildliche Darstellung der Verteilungsmuster (◻ Abb. 2.1a). Die Messung des Blutflusses (rCBF) erfolgt mit ^{15}O- markiertem Wasser (H_2O). ^{15}O hat eine kurze Halbwertszeit von ca. 2 min und erlaubt so wiederholte Messungen des Blutflusses in einer Sitzung.

Zufällige Koinzidenzen bestimmen bei der PET die technisch möglichen Obergrenzen, um das Signal-Rausch-

Verhältnis durch die Applikation größerer Mengen des Radiopharmakons zu verbessern. Eine Alternative ist die Dosisfraktionierung. Anstatt eine Studie mit einer großen Menge Radioaktivität durchzuführen, werden verschiedene Studien im gleichen physiologischen Zustand wiederholt, wobei jeweils nur ein Teil der Gesamtradioaktivität injiziert wird. Die resultierenden Bilder werden dann gemittelt. Die Aufnahmezeit einer einzelnen Messung dauert zwischen 40 und 120 s und begrenzt damit die zeitliche Auflösung der PET. Typischerweise werden 6–12, in Einzelfällen 18 Wiederholungsdurchgänge während einer Sitzung durchgeführt. Zwischen den Durchgängen muss gewartet werden, um die Hintergrundaktivität sinken zu lassen. Bei $H_2^{15}O$ wartet man i. Allg. 8–12 min entsprechend 4–6 Halbwertszeiten, so dass eine Gesamtuntersuchungsdauer von etwa 2 h resultiert.

2.1.2 Funktionelle Magnetresonanztomographie (fMRT)

Die am weitesten verbreitete Methode zur Messung der Hirnaktivität beruht auf dem sog. BOLD-Kontrast (▶ Unter der Lupe »BOLD-Kontrast«). Durch gleichzeitige Messung des BOLD-Signals mittels fMRT und der elektrischen Ableitung von lokalen Feldpotentialen im visuellen Kortex beim Primaten konnte der direkte Beweis erbracht werden, dass das BOLD-Signal sehr stark mit den lokalen Feldpotentialen neuronaler Aktivität korreliert ist (Logothetis et al. 2001). Obwohl das BOLD-Signal durch die hämodynamische Latenz zeitlich verspätet (ca. 5 s) gegenüber den lokalen Feldpotentialen auftritt, zeigte sich eine sehr gute Übereinstimmung beider Signale.

Auch wenn der Mechanismus des BOLD-Effekts eng an die Oxygenierung gebunden ist, so sind bei weitem nicht alle Details der MR-Signaländerung bei der funktionel-

---

Unter der Lupe

BOLD-Kontrast (Blood Oxygenation Level Dependent Contrast)
Der BOLD-Kontrast (Kwong et al. 1992) kommt dadurch zustande, dass die Blutversorgung eines Hirngebietes sich unter Aktivität lokal ändert. Kurz nach der durch den Zellstoffwechsel verursachten Erhöhung der deoxygenierten Hämoglobin-(deoxyHb-)Konzentration stellt sich eine Erhöhung von Blutfluss (rCBF) und Blutanteil im Volumen (rCBV) ein; dies führt zu einer gegenüber dem Ruhezu-

stand verringerten Konzentration von paramagnetischem deoxyHb im Kapillarbett und in venösen Blutgefäßen (Frahm et al. 1994). Die damit verbundene Verlängerung der T_2^*-Relaxationszeit schlägt sich in einer Erhöhung des MR-Signals nieder, die bei einer Feldstärke von 1,5 Tesla im Bereich von wenigen Prozent liegt. Die fMRT ermöglicht die räumliche Lokalisation der aktivierten Areale mit einer Auflösung im Millimeterbereich.

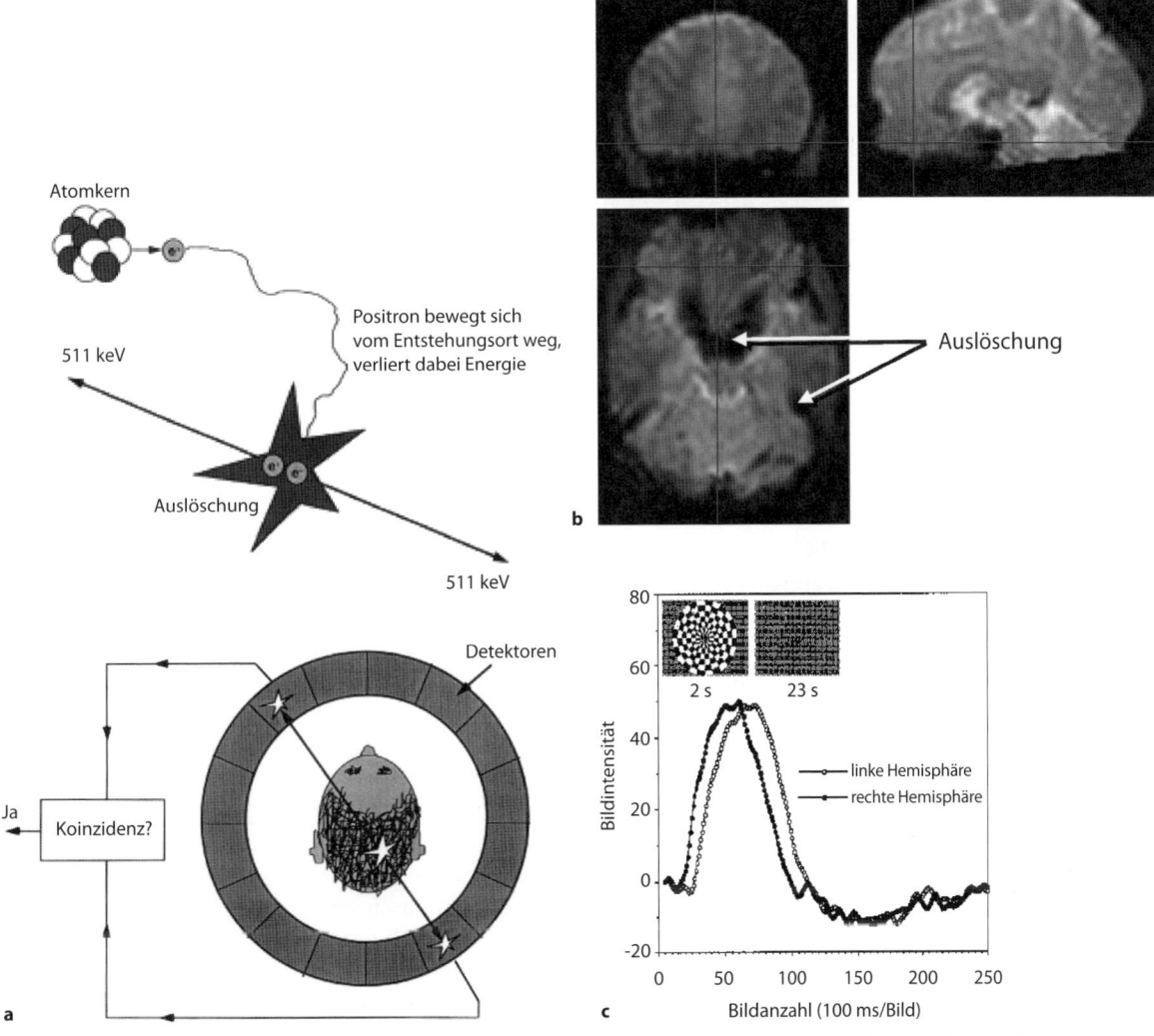

Abb. 2.1. **a** Prinzip der PET. Ein Positron zerfällt unter Aussendung von 2 Gammaquanten, die von ringartig angeordneten Koinzidenzdetektoren aufgezeichnet werden. Daraus kann dann der Ursprung des Positrons, d. h. der aktivierte Teil des Gehirns bestimmt werden; keV=Kiloelektronvolt. **b** Echoplanare funktionelle MR-Aufnahme. Im Bereich des orbitofrontalen und des inferotemporalen Kortex zeigen sich Auslöschungsphänomene (*Pfeile*). **c** Zeitliche Auflösung des BOLD-Signals. 2 kurz hintereinander im rechten bzw linken Gesichtsfeld dargebotene Reize führen zu unterscheidbaren BOLD-Antworten im rechten und linken visuellen Kortex. Die Latenz zwischen beiden Kurven beträgt nur wenige Hundert Millisekunden (Menon et al. 1998)

len Bildgebung geklärt. Insbesondere BOLD-Signaländerungen unter pathologischen Bedingungen wie im Randbereich von Angiomen oder Tumoren und bei Gefäßerkrankungen sind schwer einzuordnen (Ojemann et al. 1998).

Aus verschiedenen Gründen sind fMRT-Experimente auf schnelle Bildgebungsverfahren angewiesen. Erstens soll für neurowissenschaftliche Fragestellungen in der Regel die Aktivität des ganzen Gehirns zu einem möglichst genau definierten Zeitpunkt erfasst werden. Zweitens liefert eine Kernspinresonanzmessung an Protonen grundsätzlich ein niedriges Signal-Rausch-Verhältnis. Die Erhöhung des Signal-Rausch-Verhältnisses durch Mittelung über viele Messungen erhöht die Gesamtmesszeit wesentlich. Die Belastbarkeit von Testpersonen und v. a. Patienten setzt aber der Untersuchungszeit eine obere Schranke. Je länger die

2

Untersuchungszeit ist, desto größer ist außerdem die Wahrscheinlichkeit für Kopfbewegungen, die das Signal verfälschen können. In funktionellen Studien müssen daher schnelle Bildgebungssequenzen eingesetzt werden, z. B. die »Fast-Low-Angle-SHot-«FLASH-Sequenz (Haase et al. 1986) oder die Echo-Planar-Imaging-(EPI-)Sequenz (Mansfield u. Maudsley 1977). Wegen ihrer Schnelligkeit und ihrer starken T_2*-Empfindlichkeit hat sich EPI als Standardsequenz für fMRT durchgesetzt. EPI erlaubt die Aufnahme des ganzen Gehirns innerhalb von 1–2 s. Im Vergleich zu langsameren Techniken hat EPI eine etwas schlechtere räumliche Auflösung und ist empfindlich gegenüber Magnetfeldinhomogenitäten im Gehirn, die zu Auslöschungen und räumlichen Verzerrungen führen (◘ Abb. 2.1b). Insbesondere Regionen des basalen Temporallappens und des orbitofrontalen Kortex können deshalb mit EPI nur bedingt untersucht werden.

Ereigniskorrelierte fMRT (efMRT)

Obwohl die hämodynamische Antwort eine Zeitkonstante im Bereich von Sekunden hat, ist die Kopplung an das auslösende Ereignis (die neuronale Aktivität) sehr präzise und erlaubt Aussagen über zeitliche Unterschiede zwischen Aktivierungen. Menon et al. (1998) demonstrierten dieses Chronometrie genannte Verfahren, indem sie visuelle Stimuli im rechten und linken Gesichtsfeld im Abstand von 500 ms darboten. Die im rechten bzw. linken okzipitalen Kortex gemessenen hämodynamischen Antworten zeigten sehr präzise diese Latenz von 500 ms (◘ Abb. 2.1c).

Die beschriebene hohe zeitliche Auflösung der fMRT lässt sich allerdings nur mit der sog. »single trial« oder »event-related fMRI« erzielen. Diese ereigniskorrelierte fMRT (efMRT) ist ein den evozierten Potentialen in der Elektrophysiologie (EEG, MEG) analoges Verfahren. Einzelne Stimuli werden wiederholt präsentiert und die gemessenen Signale zeitlich in Bezug zu diesen Reizen gesetzt. Auf Hochfeldsystemen ist es durch die hohe Messempfindlichkeit möglich, mit Wiederholungszeiten im Bereich von 100 ms zu arbeiten. Dieses feine Abtastraster erlaubt es, die hämodynamische Antwort individuell auf einen bestimmten Stimulus zu messen (Menon et al. 1998) (◘ Abb. 2.1c).

> ❗ Die *ereigniskorrelierte fMRT (efMRT)* erlaubt, die BOLD-Antworten individuell auf einen bestimmten Stimulus hin zu messen. Stimuli werden zu definierten Zeitpunkten präsentiert und die Daten werden danach in Bezug auf diesen Zeitpunkt analysiert.

Neben der verbesserten zeitlichen Auflösung hat die efMRT noch den Vorteil, dass verschiedene Stimuli, die im konventionellen geblockten Design in verschiedenen Blöcken präsentiert werden müssten, einzeln, und wichtiger noch, randomisiert präsentieren werden können (Buckner et al. 1996). Dadurch wird die Entstehung eines für geblockte Experimente typischen »cognitive set« wirksam unterdrückt. Stimuli aus verschiedenen Bedingungen können randomisiert präsentiert und getrennt voneinander ausgewertet werden. Zu keinem Zeitpunkt des Experiments kann der Proband vorhersagen, welche Art von Reiz als nächstes präsentiert wird. efMRT ist zudem unempfindlicher gegenüber Bewegungsartefakten. Kommt es bei einer Aufgabe (z. B. einer Handbewegung) zu einer Bewegung des Kopfes, können die damit verbundenen Signaländerungen im Bild fälschlich als Aktivierung interpretiert werden. Bei efMRT können diese künstlichen Aktivierungen von echten, durch neuronale Aktivität getriggerten Antworten getrennt werden, denn jede echte Aktivitätsänderung kann erst mit der Latenz der hämodynamischen Antwort von ungefähr 2 s eintreten. Die efMRT hat allerdings auch Nachteile. So ist die Sensitivität bei der geblockten fMRT mit Blocklängen von ca. 20 s deutlich höher als die Sensitivität eines efMRT Designs (Friston et al. 1999).

Design von fMRT-Studien

Traditionell bedienten sich fMRT-Aktivierungsstudien des Prinzips der »kognitiven Subtraktion«, um einzelne Elemente kognitiver Verarbeitung zu isolieren. Aktivierungen durch hierarchisch aufeinander folgende Funktionen werden statistisch miteinander verglichen. Das Aktivierungsmuster bei Durchführung einer Aufgabe A wird mit dem Aktivierungsmuster bei Durchführung einer (Kontroll-)Aufgabe B verglichen.

Ein solcher Vergleich wird unter der Annahme unternommen, dass jede Stufe in der kognitiven Hierarchie alle Funktionen der vorhergehenden Ebene umfasst und dass es zu keiner Interaktion zwischen den einzelnen Komponenten kommt. Diese Annahme erscheint jedoch sehr fragwürdig (Friston et al. 1996). Interaktionen zwischen kognitiven Komponenten kommen auf allen Ebenen der Hierarchie vor. Um diese Interaktionen erfassen zu können benötigt man ein faktorielles Design (▸ Fallbeispiel »Das ›faktorielle Design‹ bei fMRT-Studien«). Ein faktorielles Design ist auch nötig, um den Effekt eines Pharmakons (Verum vs. Plazebo) auf eine Aktivierung (Aufgabe vs. Kontrolle) zu untersuchen oder wenn Patienten mit gesunden Probanden verglichen werden (Büchel et al. 1998b).

─ **Fallbeispiel** ───

Das »faktorielle Design« bei fMRT-Studien

Ein faktorielles Design benutzt z. B. eine Studie von Rose et al. (2005), die die Wechselwirkung zwischen visueller Objektwahrnehmung und Arbeitsgedächtnisbelastung untersucht hat. In dieser Studie sollte untersucht werden, inwieweit die Belastung (»load«) durch eine Arbeitsgedächtnisaufgabe, die der Proband bewusst durchführen musste, die Verarbeitung von im Hintergrund präsentierten Bildern moduliert. Die Basis dieser Studie ist die Theorie des »perceptual load«, d. h. der Idee, dass einer Hintergrundaufgabe nur soviele Ressourcen zur Verfügung gestellt werden, wie eine Vordergrundaufgabe nicht benutzt. In der Studie wurde die Hypothese getestet, dass die Objektverarbeitung unter einer aufwendigeren 2-Back-Aufgabe stärker (d. h. negativ) beeinflusst wird als unter einer einfachen 1-Back-Aufgabe. Um die Objektwahrnehmung zu testen, wurden die Bilder im Hintergrund in verschiedenen Sichtbarkeitsstufen präsentiert, d. h. 0, 25, 50, 75 und 100% Rauschen. Daraus ergibt sich ein 2-faktorielles Design mit den Faktoren Arbeitsgedächtnisbelastung (2 Faktorenstufen: 1-back und 2-back) und dem Faktor Bildsichtbarkeit (5 Faktorenstufen: 0, 25, 50, 75 und 100% Rauschen). Durch die Kombination aller Faktorenstufen der beiden Faktoren ergeben sich insgesamt 10 verschiedene Bedingungen. Den Haupteffekt der Arbeitsgedächtnisbelastung erhält man nun, indem man alle Bedingungen mit 1-Back- mit denen mit 2-Back-Arbeitsgedächtnisbelastung vergleicht,

d. h. fragt, wo im Gehirn signifikant mehr BOLD-Signal unter der 2-Back- im Vergleich zur 1-Back-Aufgabe auftritt. Dieser Haupteffekt zeigte sich v. a. in großen Teilen des parietalen und des dorsolateralen präfrontalen Kortex (◘ Abb. 2.2a).

Die Analyse des Faktors Bildsichtbarkeit ist aufwendiger, da hier mehr als 2 Faktorstufen auftreten. In diesem Fall ist der positive Haupteffekt der Bildsichtbarkeit durch die Regression zwischen der Bildsichtbarkeit und dem BOLD-Signal gegeben. Das heißt, ein Areal, das einen Haupteffekt Bildsichtbarkeit aufweist, sollte für 0% Sichtbarkeit wenig bis kein Signal enthalten, bei 25 und 50% etwas mehr und dann schließlich noch mehr Signal bei 75 und 100%. Dieses Verhalten zeigten insbesondere Areale im Bereich des ventralen visuellen Systems, d. h. dem »lateral occipital complex (LOC)« (Malach et al. 1995) (◘ Abb. 2.2b).

Die eigentliche Frage der Studie war jedoch, inwieweit erhöhte Arbeitsgedächtnisbelastung, die inzidentelle Verarbeitung der Bildstimuli im Hintergrund beeinträchtigt. Diese Analyse identifiziert Areale, die mit verbesserter Bildsichtbarkeit einen Anstieg des BOLD-Signals zeigen, wo dieser Anstieg jedoch unter 2-back flacher verläuft als unter 1-back. BOLD-Signalveränderungen, die dieser Interaktion entsprechen, wurden auch im LOC gefunden. Sie werden als Zeichen dafür gewertet, dass dort Objektverarbeitung durch eine Arbeitsgedächtnisbelastung verschlechtert wird (◘ Abb. 2.2b).

───

Eine weitere Alternative sind einfache Korrelationsdesigns, bei denen BOLD-Signaländerungen mit externen Variablen korreliert werden. Diese Variablen können einerseits im Experiment vorgegeben sein (z. B. Bildsichtbarkeit wie in dem dargestellten Fallbeispiel »Das ›faktorielle Design‹ bei fMRT-Studien«) oder aber vom Probanden während der Untersuchung generiert werden (z. B. individuelle Erinnerungsleistung oder Schmerzwahrnehmung (Büchel et al. 2002). Diese Technik erlaubt es, zerebrale Antworten auf eine bestimmte Reizklasse genauer zu charakterisieren, als dies mit einem kategorischen Design möglich ist. Weiterhin kommen parametrische Designs ohne Kontrollbedingung aus, da lediglich die Korrelation zwischen dem Parameter und dem gemessenen BOLD-Signal interessiert. Neben der einfachen Aussage, ob Signaländerungen mit dem interessierenden Parameter in manchen Teilen des Gehirns korreliert sind, erlaubt es diese Technik auch, verschiedene Gehirnregionen anhand ihres Antwortprofils zu unterscheiden.

Datenanalyse

Vieles des im Folgenden Angeführten wird in nahezu gleicher Weise beim PET und fMRT eingesetzt. Eines der Hauptprobleme, das sich aus der hohen Sensitivität und Auflösung der modernen Verfahren ergibt, ist die artifizielle Bewegung, die zu einer unterschiedlichen Positionierung der verschiedenen Bilder eines Patienten oder Probanden im Raum führt. Diese Bewegungen führen bei PET lediglich zu einer Unschärfe des Bildes, beim fMRT jedoch zu Signalveränderungen insbesondere im Bereich von kontrastreichen Übergängen, z. B. im Bereich der Ventrikel oder im Randbereich des Gehirns. Ein weiteres Problem sind physiologische Bewegungen. Das Gehirn bewegt sich innerhalb der Schädelkalotte mit jedem Herzschlag und bei jedem Atemzug, wobei die zentralen Strukturen im Hirnstamm und um die Ventrikel herum am meisten betroffen sind. Abhilfe ist hier durch ultraschnelle Bildgebungssequenzen und durch EKG-Triggerung möglich. Nach Ak-

2

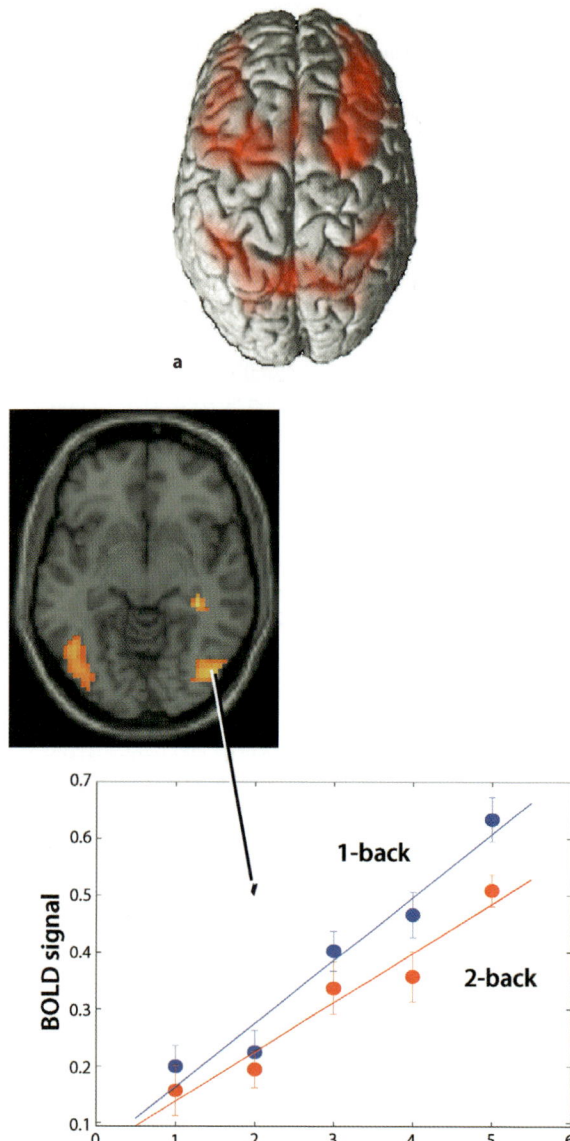

a

b

quisition der Daten wird versucht, durch eine Reihe von Bildverarbeitungsalgorithmen das Ausmaß der Bewegungen zwischen den einzelnen Durchgängen zu schätzen und zu korrigieren.

Um die Bilder verschiedener Probanden miteinander zu vergleichen, ist eine Transformation in einen standardisierten anatomischen Raum erforderlich. Der zur Zeit am meisten genutzte Referenzraum basiert auf dem stereotaktischen Atlas von Talairach u. Tournoux (1988), bei dem die Interkommissurallinie als Referenzlinie festgelegt ist. Im Rahmen einer internationalen Initiative hat man sich auf ein vom Montreal Neurological Institute bereitgestelltes Referenzgehirn geeinigt (Mittelwert aus 305 individuellen Gehirnen). Für die räumliche Transformation in diesen Referenzraum gibt es eine Reihe von Algorithmen, die PET- oder fMRT-Bilder räumlich auf dieses Standardhirn normalisieren können. Hieran schließt sich meist eine räumliche Glättung an, um verbleibende interindividuelle Unterschiede auszugleichen. Auch in der Zeitdomäne schließen sich mehrere Filteroperationen an, wobei sowohl hochfrequentes Rauschen – hauptsächlich durch das Gerät bedingt – wie auch niederfrequente Drifts entfernt werden.

> **❗ Um die fMRT- oder PET-Bilder verschiedener Probanden miteinander vergleichen zu können, ist eine Transformation in einen standardisierten anatomischen Raum erforderlich. Der zur Zeit am meisten genutzte Referenzraum basiert auf dem stereotaktischen Atlas von Talairach u. Tournoux (1988).**

Im Allgemeinen sind alle Bildgebungsmodalitäten korrelative Verfahren, d. h. man versucht, einen Zusammenhang zwischen dem Verhalten des Probanden (z. B. Lösen einer Aufgabe) und der Gehirnaktivität darzustellen. Intuitiv lassen sich alle diese Analysen mittels (multipler) linearer Regression darstellen. Bei einem einfachen Experiment mit Aktivierungs- und Kontrollaufgabe lässt sich dieser Regressionsansatz auf eine Subtraktionsanalyse reduzieren (dies entspricht einem einfachen Mittelwertsvergleich d. h. t-test, einem Sonderfall der linearen Regression). In einem komplizierteren Experiment, in dem etwa die Gehirnaktivität in Relation zur Sichtbarkeit von Bildern bestimmt werden soll, lässt sich dies nur über die Regressionsanalyse erklären.

> **❗ Im Allgemeinen sind die Verfahren der funktionellen Bildgebung korrelative Verfahren, d. h. man versucht, einen Zusammenhang zwischen dem Verhalten des Probanden (z. B. Lösen einer Aufgabe) und der Gehirnaktivität darzustellen.**

◻ Abb. 2.2. a Aktivierung bei einer Arbeitsgedächtnisaufgabe (*AG*). Starke Aktivierung des parietalen und frontalen Kortex bei einer schwierigen (2-back) im Vergleich zu einer leichten (1-back) Arbeitsgedächtnisaufgabe. Bei 2-back müssen immer 2 Buchstaben im AG bereit gehalten werden, bei 1-back lediglich einer. **b** Aktivierung im lateral okzipitalen Komplex (*LOC*). Betrachtet man die *rote und blaue Linie* gemeinsam, so zeigt sich, dass die Aktivität des LOC von der Sichtbarkeit der präsentierten Objekte abhängt (X-Achse). Weiterhin ist ersichtlich, dass der Anstieg unter der einfachen Arbeitsgedächtnisaufgabe (1-back) steiler erfolgt (blau) als unter der schwierigeren Aufgabe. Dies legt nahe, dass beide Prozesse miteinander interferieren

Obwohl multivariate Analysen in der Auswertung von funktionellen Bildgebungsdaten Anwendung finden, wird hauptsächlich univariat getestet, d. h. jeder Bildpunkt (Voxel) wird einzeln untersucht. Dadurch ergibt sich das Problem multipler Vergleiche, für die korrigiert werden muss. Da ein Bildpunkt nicht von seinen Nachbarn unabhängig ist, wäre eine Korrektur nach Bonferroni zu konservativ; alternativ dazu macht man sich Erkenntnisse zu Eigenschaften der »Gaussian Random Fields« zu Nutze um korrigierte p-Werte zu erhalten. Derzeit wird die Validität neuerer Verfahren wie der »False Discovery Rate« (FDR) untersucht.

Kopplung

Da mittels der fMRT die Gehirnaktivität in feiner Auflösung über die Zeit gemessen wird, kann Aktivität in einzelnen Voxeln auch als Zeitreihe dargestellt werden. Es ist somit möglich, die Gehirnaktivität durch Zeitreihenanalysen zu untersuchen. Eine einfache Möglichkeit ist, die Kopplung zweier Areale durch die Korrelation ihrer Zeitreihen zu beschreiben. Interessanter ist es aber, diese Korrelation in Abhängigkeit von einer kognitiven Aufgabe zu betrachten, d. h. kontextsensitive Kopplung zu untersuchen. So kann man sich vorstellen, dass die Kopplung zwischen einem frühen visuellen Areal, z. B. dem primär visuellen Kortex (Area V1) und einem späteren visuellen Areal, z. B. Area MT (ein nachgeschaltetes bewegungssensitives Hirnareal), davon abhängt, ob ein visueller Bewegungsstimulus beachtet oder nicht beachtet wird. In der einfachsten Variante lassen sich solche Kopplungsanalysen im Rahmen einer Analyse mit einem Standard-Softwarepaket durch-

führen (Büchel u. Friston 1997). So ist es z. B. möglich, den Einfluss einer Region auf andere Gehirnregionen abhängig von einer kognitiven Variable, wie z. B. Aufmerksamkeit, mittels einer sog. psychophysiologischen Interaktion (▶ Unter der Lupe »Psychophysiologische Interaktionsanalyse in der fMRT«) zu testen (Friston et al. 1997).

Andere Verfahren zur Schätzung von Kopplung zwischen Gehirnarealen sind die Strukturgleichungsmodelle sowie klassische Zeitreihenanalysen aus dem Bereich der autoregressiven Modelle. Eine erst kürzlich eingeführte Methode stellt das »Dynamic Causal Modelling« (DCM) dar (Friston et al. 2003). Anders als bei den etablierten Verfahren wird hier die Kopplung zwischen Gehirnarealen nicht auf der Basis der hämodynamischen Zeitreihe (BOLD-Signal) geschätzt, sondern es wird versucht, die Kopplung zwischen Arealen auf der neuronalen Ebene zu schätzen. Zu diesem Zweck wird ein Modell erstellt, das die beteiligten Gehirnareale enthält. Weiterhin muss festgelegt werden, inwieweit diese Gehirnareale miteinander in Verbindung stehen. Da aus vielen Voruntersuchungen die Funktion bekannt ist, wie sich neuronale Aktivität in das BOLD-Signal übersetzen lässt, ist es nun möglich vorherzusagen, welche BOLD-Antworten die einzelnen Areale generieren würden. Die Parameter, d. h. die Verbindungsgewichte zwischen den verschiedenen Arealen, sollen nun geschätzt werden. In einem Optimierungsschritt wird nun versucht, diese Verbindungsgewichte so »einzustellen«, dass die vom Modell generierte BOLD-Antwort der durch die fMRT beobachteten BOLD-Antwort möglichst gut entspricht. Als großer

Unter der Lupe

Psychophysiologische Interaktionsanalyse in der fMRT

Für diese Analyse wird in einem ersten Schritt aus einer Standardanalyse die Aktivitätszeitreihe in einer Quellregion identifiziert. Diese Zeitreihe wird dann in einer neuen Analyse als Regressor verwendet. Zusätzlich wird eine psychologische Variable definiert, die einen Einfluss auf die Kopplung zwischen der Quellregion und anderen Regionen haben soll. Diese psychologische Variable wird dummy-codiert, d. h. z. B. »-1« für nicht vorhanden und »+1« für vorhanden. Um zu testen, inwieweit die Kopplung zwischen der Quellregion und anderen Regionen von der psychologischen Variablen abhängt, muss zusätzlich ein Interaktionsterm erstellt werden. Dieser Interaktionsterm stellt das Produkt aus psychologi-

schem und physiologischen Regressor dar. Alle drei Regressoren werden dann in einem neuen allgemeinen linearen Modell getestet. Insgesamt hat dieses Modell drei Regressoren:

- die Zeitreihe der Quellregionen (physiologische Variable),
- die psychologische Variable (den dummy-codierten Vektor), die anzeigt, ob eine Bedingung aktiv war oder nicht, sowie
- den Interaktionsterm, d. h. das Produkt aus psychologischer und physiologischer Variable. Regionen, in denen sich Varianz durch diesen Interaktionsregressor erklären lässt, sind dann die, die mit der Quellregion eine erhöhte Kopplung eingehen, wenn die psychologische Variable – z. B. Aufmerksamkeit – präsent ist.

2

Vorteil dieser Methodik wird angesehen, dass ein ähnlicher Ansatz nicht nur für die fMRT möglich ist, sondern dass andere Modalitäten, die die neuronale Aktivität messen, z. B. EEG, in dieses Modell integriert werden können.

2.2   Strukturelle Bildgebung

2.2.1   Läsionsanalyse

Lange Zeit war die Analyse der Läsionen von Patienten mit Schlaganfällen oder anderen Hirnschädigungen die einzige Methode, etwas über die Lokalisation kognitiver Funktionen im menschlichen Gehirn zu erfahren. Die rasante Entwicklung funktionell bildgebender Verfahren (fMRT, PET) hat es in neuerer Zeit ermöglicht, die Repräsentation kognitiver Funktionen auch an gesunden Versuchspersonen zu studieren. Durch die neuen Techniken und die im Vergleich zur Läsionsanalyse sehr viel schnellere Durchführung von Experimenten mag daher der Eindruck entstanden sein, dass die Analyse von Läsionslokalisationen bei hirngeschädigten Patienten eine überholte Methode aus einer vergangenen Ära der Hirnforschung sei. Dies ist jedoch keineswegs der Fall. Dies soll an folgendem Beispiel verdeutlicht werden (für eine ausführliche Diskussion s. Rorden u. Karnath 2004).

Viele fMRT-Studien zur Repräsentation der Sprachfunktionen des Menschen haben gezeigt, dass ein weitverzweigtes Netzwerk nicht nur linkshemisphärischer, sondern auch rechtshemisphärischer Areale aktiviert wird, wenn gesunde Versuchspersonen Sprachaufgaben durchführen (▶ Kap. 33 und 34). Die fMRT zeigt uns also mit hoher räumlicher Genauigkeit all diejenigen Areale, die bei der Ausführung einer bestimmten kognitiven Funktion (in diesem Beispiel der Sprache) beteiligt sind. Doch welche Bedeutung haben die verschiedenen aktivierten Areale für die jeweilige Funktion? Tatsächlich entfernen die Neurochirurgen bei ihrer täglichen Arbeit Regionen in der rechten Hemisphäre (z. B. bei der Behandlung von Tumorerkrankungen), die sich bei der Durchführung von Sprachaufgaben in der fMRT aktiviert finden. Demgegenüber meiden sie solche Aktivierungsareale in der linken Hemisphäre. Die Neurochirurgen handeln so, weil sie wissen, dass bei der Resektion sprachassoziierter fMRT-Aktivierungsherde der rechten Hemisphäre keine Störungen der Sprachfunktionen zu befürchten sind, während die Verletzung solcher Herde der linken Hemisphäre zu schweren Sprachstörungen (sog. Aphasien; ▶ Kap. 34) führt. Offensichtlich kann die fMRT nicht un-

terscheiden, welche Bedeutung die bei einer bestimmten Aufgabe aktivierten Hirnareale für die jeweils untersuchte kognitive Funktion (hier der Sprache) haben. Welche aktivierten Areale sind für die Funktion die entscheidenden, unverzichtbaren Areale und welche sind nur gleichzeitig mit diesen aktiviert, haben aber möglicherweise eine ganz andere Funktion?

Während die fMRT diese Frage nicht sicher zu beantworten vermag, ist dies gerade die Stärke der Läsionsanalyse. So wissen wir seit Brocas (Broca 1861) erster Untersuchung der Auswirkungen von Hirnschädigungen auf die Sprachfunktionen (damals durch die Sektion der Gehirne von Verstorbenen), dass die perisylvischen Regionen der linken – und nicht der rechten – Hemisphäre entscheidend für die Sprache des Menschen sind. Läsionsanalysen zeigen uns also, welche Gehirnareale unverzichtbar für die Durchführung einer bestimmten Funktion sind, und erlauben so Rückschlüsse über den Ort, an dem diese Funktion im Gehirn des Menschen repräsentiert ist.

Exkurs

»The absence of evidence is not evidence of absence ...«

Nicht nur die Interpretation der Bedeutung von fMRT-Aktivierungsherden ist sehr schwierig (▶ Text), auch stellt die Interpretation von »nicht aktivierten« Arealen das vielleicht noch größere Problem der fMRT dar. Die Ergebnisse der fMRT resultieren aus einem statistischen Vergleich zwischen einer Experimental- und einer Kontrollbedingung. Die fMRT kann daher keine Regionen »entdecken«, die kontinuierlich in beiden Bedingungen aktiv sind. Diese Regionen mögen für die jeweils untersuchte kognitive Funktion von großer Bedeutung sein, aber solange der Blutfluss bei Durchführung der Experimentalbedingung nicht signifikant gegenüber der Kontrollbedingung ansteigt, werden diese Regionen durch die Methode nicht erfasst. Kurz gesagt: »The absence of evidence is not evidence of absence« (Rorden u. Karnath 2004).

Überlappung individueller Läsionslokalisationen

Aber nicht nur die fMRT, auch die Läsionsanalyse hat ihre ganz spezifischen Schwächen. Im Gegensatz zur räumlich hochauflösenden fMRT weisen Schlaganfallpatienten z. B. häufig große Schädigungsareale auf. Diese stören nicht nur die interessierende Funktion, sondern umfassen darüber hinaus weitere Areale, in denen ganz andere Funktionen repräsentiert sind. So zeigen Patienten nach einem linkshemisphärischen Schlaganfall häufig nicht nur Störungen der Sprache, sondern auch eine Lähmung der rechten Körperseite, einen Ausfall der Sehfähigkeit im rechten Gesichtshalbfeld etc. Um nun über eine Läsionsanalyse diejenigen Bereiche im menschlichen Gehirn zu identifizieren, die entscheidend für die interessierende Funktion (in unserem Beispiel die Sprache), nicht aber für die Motorik oder die Sehfähigkeit von Bedeutung sind, ist die Untersuchung einer großen Gruppe von Patienten erforderlich, die ähnliche Störungen der Sprachfunktionen aufweisen. Dies benötigt viel Zeit. Die von jedem Patienten mittels Kernspin- oder Computertomographie gewonnen Aufnahmen des Gehirns werden in ein gemeinsames räumliches Bezugssystem überführt (z. B. mittels SPM in Kombination mit der »Cost-function-masking«-Methode; Brett et al. 2001). Die individuellen Läsionen jedes Einzelnen der Gruppe können nun übereinandergelegt und so die für die Funktion kritische Hirnregion identifiziert werden. Für die Anfertigung solcher Überlappungsbilder steht z. B. das MRIcro-Softwarepaket (Rorden u. Brett 2000) zur Verfügung, das eine sehr genaue Lokalisation der Läsionsüberlappung ermöglicht (￭ Abb. 2.3 und 2.4, die mit MRIcro angefertigt wurden) und darüber hinaus kostenlos zu erhalten ist (http://www.mricro.com).

**Unerlässlich auch bei Läsionsanalysen:
Die Untersuchung von Kontrollgruppen**

Seit Brocas erster Läsionsanalyse (Broca 1861) glaubten viele Wissenschaftler, dass es zur Identifizierung kognitiver Funktionen im menschlichen Gehirn ausreichend sei, allein diejenigen Patienten zu untersuchen, die nach einer Hirnschädigung eine Störung der interessierenden Funktion aufweisen. Der gemeinsame Überlappungsbereich der individuellen Läsionen einer Gruppe von Patienten mit gleicher Störung wurde als derjenige Bereich des Gehirns angesehen, der maßgeblich für die untersuchte kognitive Funktion verantwortlich ist. Tatsächlich ist dies jedoch nicht der Fall, obwohl dieses Vorgehen – leider auch heute noch – in vielen wissenschaftlichen Studien und Lehrbüchern weit verbreitet ist.

Für eine Läsionsanalyse ist es nicht ausreichend, nur diejenigen Patienten zu untersuchen, die nach einer Hirnschädigung eine Störung der interessierenden Funktion aufweisen. Ebenso erforderlich ist es, eine Kontrollgruppe von Patienten zu erheben, die ebenfalls eine Hirnschädigung erlitten haben, aber die interessierende Störung nicht zeigen. Welche Fehler sich in die Interpretation von Läsionsanalysen einschleichen, wenn keine Kontrollgruppe berücksichtigt wird, soll in dem folgenden Beispiel illustriert werden.

Nehmen wir an, uns interessiere die (natürlich lange beantwortete) Frage, wo im menschlichen Gehirn die Sehfunktion, also der primäre visuelle Kortex (Brodmann Area [BA 17/V1]), lokalisiert ist. Um diese Frage zu beantworten, könnte man z. B. eine Gruppe von Patienten untersuchen, die nach Hirnschädigung einer Hemsiphäre einen halbseitigen Ausfall des Gesichtsfeldes (eine sog. Hemianosie; ▶ Kap. 8) erlitten haben. Tatsächlich haben Karnath et al.

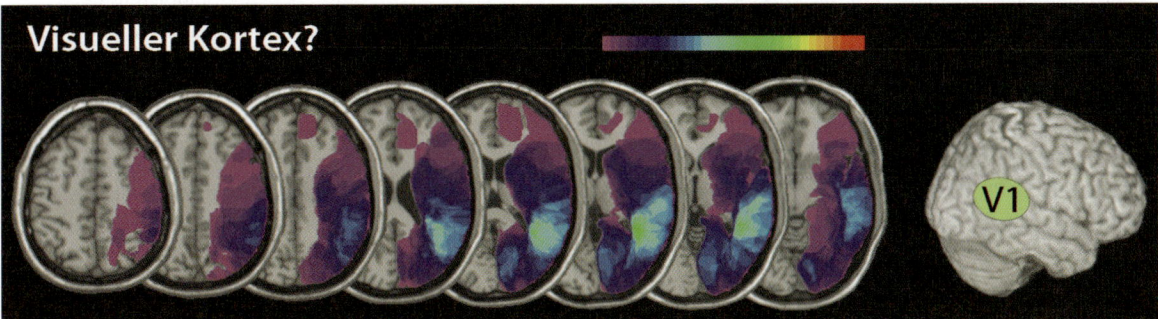

￭ **Abb. 2.3.** Um den primären visuellen Kortex des Menschen (BA 17/ V1) darzustellen, wurden die kernspin- und computertomographischen Daten von 36 Schlaganfallpatienten mit halbseitigen Gesichtsfeldverlusten (Hemianopsie) analysiert. Die individuellen Läsionslokalisationen der 36 Patienten wurden mit Hilfe des Softwarepaketes MRIcro (Rorden u. Brett 2000) übereinandergelegt, um diejenigen Areale zu identifizieren, deren Schädigung typischerweise zu einer Hemianopsie führt. Das Farbspektrum der Läsionsüberlappung repräsentiert für jedes Voxel die Anzahl der Patienten, die in diesem Voxel eine Hirnschädigung aufweisen (violett, n=1; rot, n=Maximum). Das Maximum der Überlagerung fand sich in der Übergangsregion zwischen temporalem und parietalem Kortex sowie der daruntergelegenen weißen Substanz. Die alleinige Überlagerung der Hirnschädigungen von 36 Patienten mit Hemianopsie führt uns also zu der (falschen) Schlussfolgerung, dass der primäre visuelle Kortex des Menschen in der temporoparietalen Übergangsregion des Kortex lokalisiert ist

2

dies an einer großen Gruppe von 36 neurologischen Patienten mit Hemianopsie getan (◧ Abb. 2.3). Das Ergebnis erstaunt alle, die bereits wissen, wo BA 17/V1 im menschlichen Gehirn lokalisiert ist. Ganz anders als erwartet ergab die Überlagerung der Läsionen der 36 Patienten kein Maximum im okzipitalen, sondern eines im temporo-parietalen Kortex (◧ Abb. 2.3). Aus diesem Ergebnis wäre also zu folgern, dass der visuelle Kortex des Menschen im Übergangsbereich zwischen dem temporalen und dem parietalen Kortex liegt (◧ Abb. 2.3).

Welchen Fehler haben wir in unserem Experiment gemacht? Der Fehler ist schlicht, dass wir bislang keine Kontrollgruppe berücksichtigt haben. Natürlich führen Hirnschädigungen ganz unabhängig von der jeweils untersuchten kognitiven Funktion allein durch den Verlauf der Blutgefäße des Gehirns zu einer bestimmten Lokalisation der Hirnschädigung. Um herauszufinden, welche Areale nun »durch Zufall (z. B. aufgrund des Verlaufs der hirnversorgenden Arterien) mitbetroffen« sind und welche tatsächlich entscheidend für den Funktionsausfall sind, ist die Untersuchung von Kontrollpatienten erfolderlich, die ebenfalls eine Hirnschädigung, aber keine Störung der interessierenden Funktion erlitten haben. In unserem Beispiel war das bei 104 Patienten der Fall (◧ Abb. 2.4a). Diese wurden in demselben Zeitraum wie die 36 Patienten mit halbseitigem Gesichtsfeldausfall in die Klinik eingeliefert. Erst durch den Vergleich der beiden Gruppen erhalten wir die tatsächliche (die »wahre«) Lokalisation des primären visuellen Kortex des Menschen (◧ Abb. 2.4b,c). Für diesen Vergleich stehen uns zwei Methoden zur Verfügung, die voxelbasierte Subtraktionsanalyse und die voxelbasierte statistische Analyse.

Methoden der voxelbasierten Analyse von Läsionslokalisationen

Subtraktionsanalyse. Ein Vergleich der Läsionslokalisationen von Patienten, die eine interessierende Störung zeigen, mit denen, die sie nicht zeigen, kann durch eine Subtraktionsanalyse erfolgen (◧ Abb. 2.4b). Unter Verwendung z. B. des Softwarepakets MRIcro wird für jedes Voxel der Prozentsatz an Patienten, die in der Gruppe ohne die interessierende Störung eine Schädigung dieses Voxels aufweisen, subtrahiert von dem Prozentsatz an Patienten, die in der Gruppe mit der interessierenden Störung eine Schädigung dieses Voxels aufweisen. Das Ergebnis wird farbkodiert dargestellt und zeigt diejenigen Voxel bzw. Hirnregionen, die typischerweise bei den Patienten mit dem Defizit (in unserem Beispiel: Hemianopsie) geschädigt waren und

gleichzeitig bei den hirngeschädigten Patienten ohne diese Störung typischerweise nicht betroffen waren. ◧ Abbildung 2.4b gibt das Ergebnis der Subtraktion der beiden Gruppen aus ◧ Abb. 2.4a mit und ohne Hemianopsie wieder. Wir erhalten jetzt einen guten Eindruck über die tatsächliche anatomische Lage von V1 im menschlichen Gehirn. Wir können erkennen, dass beim Auftreten von Hemianopsie (im Kontrast zu Hirnschädigungen ohne Hemianopsie) typischerweise der okzipitale Kortex und die subkortikal gelegene afferente Projektionsbahn zum visuellen Kortex, die Radiatio optica, geschädigt sind.

◧ Abb. 2.4a–c. Die korrekte Lokalisation des primären visuellen Kortex des Menschen erhält man erst durch einen Vergleich des Überlagerungsbildes der Patientengruppe mit Hemianopsie mit dem Überlagerungsbild einer Kontrollgruppe von Patienten, die ebenfalls eine Hirnschädigung, aber keine Hemianopsie erlitten haben. a Die Läsionsüberlappung der in Abb. 2.3 dargestellten Gruppe von 36 Patienten mit halbseitigem Gesichtsfelddefekt sowie einer Gruppe von 104 Patienten, die in demselben Untersuchungszeitraum in die Klinik eingeliefert wurden, die ebenfalls eine Hirnschädigung, aber keine Hemianopsie erlitten haben. Das Farbspektrum der Läsionsüberlappung repräsentiert für jedes Voxel die Anzahl der Patienten, die in diesem Voxel eine Hirnschädigung aufweisen (violett, n=1; rot, n=Maximum). b Vergleich der beiden Patientengruppen durch Subtraktionsanalyse. Dargestellt ist das Ergebnis der Subtraktion des Überlappungsbildes der Gruppe von 36 Patienten mit Hemianopsie minus dem Überlagerungsbild der Gruppe von 104 Patienten ohne Hemianopsie. In dem Ergebnisbild ist die Häufigkeit (in Prozent) der überlappenden Läsionen nach Subtraktion farbkodiert dargestellt. Das Farbspektrum der Überlappung repräsentiert für jedes Voxel die Häufigkeit der Läsion dieses Voxels in der einen Gruppe (hier: Hemianopsie) nach Subtraktion der Häufigkeit in der andere Gruppe (hier: keine Hemianopsie) in Farbstufen zu jeweils 20%. Diese reichen von *dunkelrot* (Differenz= 1–20%) bis *gelb-weiß* (Differenz=81–100%). Die verschiedenen Farben von *dunkelblau* (Differenz=1–20%) bis *hellblau* (Differenz=81–100%) markieren Regionen, die nach Subtraktion häufiger bei den Kontrollpatienten als bei den Patienten mit Hemianopsie geschädigt waren. Die Subtraktionsanalyse zeigt nun (richtigerweise), dass beim Auftreten von Hemianopsie (im Kontrast zu Hirnschädigungen ohne Hemianopsie) typischerweise der okzipitale Kortex und die subkortikal gelegene afferente Projektionsbahn zum visuellen Kortex, die Radiatio optica, geschädigt ist. c Direkter Vergleich derselben beiden Patientengruppen mit und ohne Hemianopsie durch voxelbasiere statistische Läsionsanalyse (*VAL*). Pro Voxel wird geprüft, ob sich die Häufigkeit der Schädigung dieses Voxels statistisch signifikant zwischen den beiden Gruppen unterscheidet. Dargestellt sind alle Voxel, die signifikant häufiger ($p<0{,}05$, korrigiert für multiple Vergleiche) bei den Patienten mit Hemianopsie als bei den Kontrollpatienten geschädigt war. Das Farbspektrum repräsentiert die Höhe der beobachteten statistischen Kennwerte. Wie die Subtraktionsanalyse ergibt auch die voxelbasiere statistische Läsionsanalyse VAL die (korrekte) Lokalisation des visuellen Kortex des Menschen und seiner subkortikal gelegenen, afferenten Projektionsbahn (Radiatio optica). (Aus Rorden u. Karnath 2004)

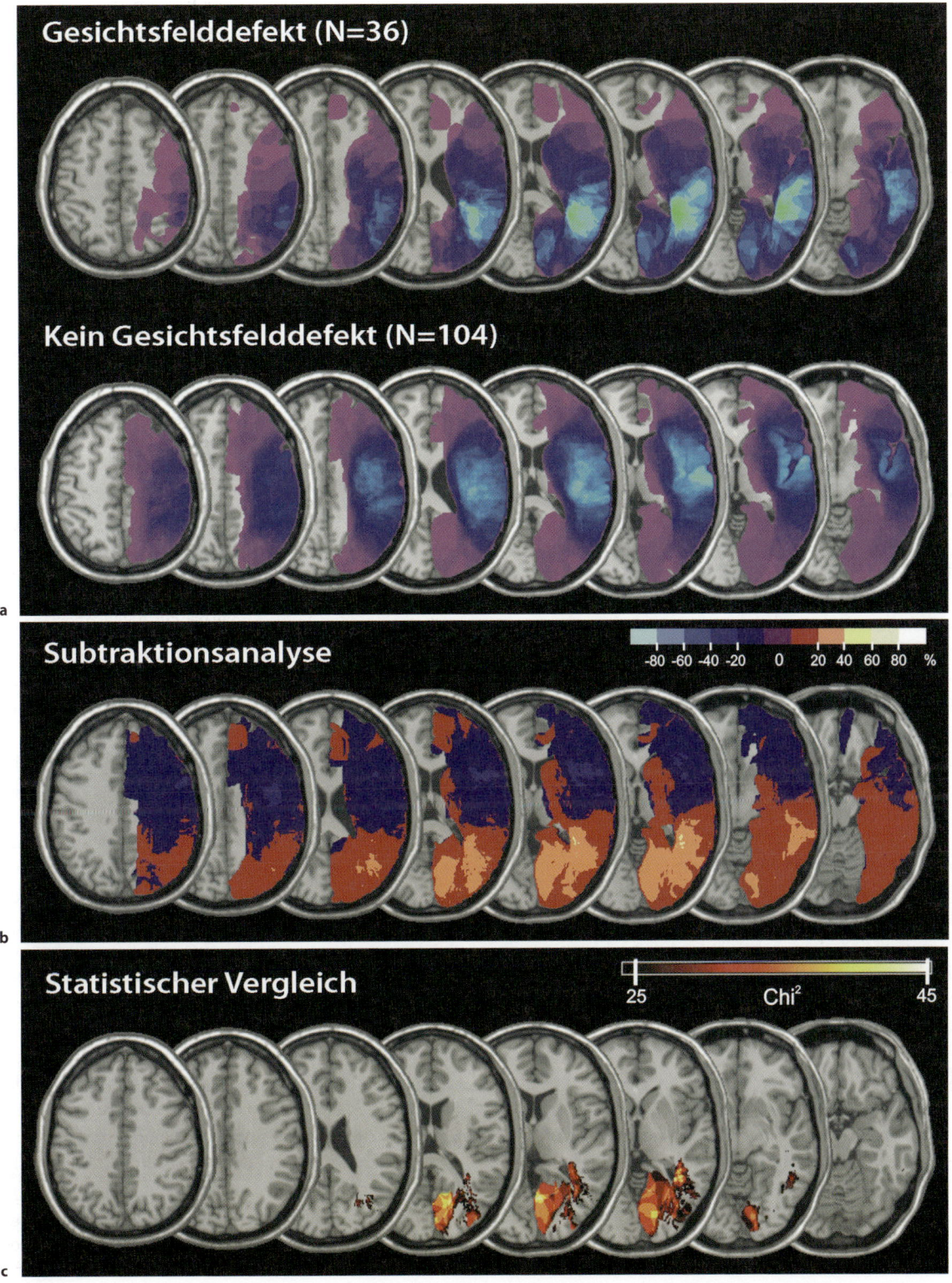

2

Statistische Läsionsanalyse. Ist die Anzahl der hirngeschädigten Patienten mit und ohne die interessierende Funktionsstörung groß genug, kann auch eine voxelbasierte statistische Analyse der Läsionsdaten durchgeführt werden. Hierfür stehen bislang drei Verfahren zur Verfügung:
- BrainVox (vgl. Frank et al. 1997),
- Voxel-based Lesion-Symptom Mapping (VLSM; vgl. Bates et al. 2003),
- Voxel-based Analysis of Lesions (VAL; vgl. Karnath et al. 2004).

Die Analyseprogramme sind unter folgenden Internetadressen kostenlos erhältlich: hanna-damasio@uiowa.edu (BrainVox), crl.ucsd.edu/vlsm (VLSM) und www.mricro.com (VAL). Die in den 3 Programmen jeweils implementierten Verfahren unterscheiden sich voneinander (hierzu ausführlicher Rorden u. Karnath 2004).

Exemplarisch soll hier das Prinzip der voxelbasierten statistische Läsionsanalyse (VAL) dargestellt werden, die in das Softwarepaket MRIcro integriert wurde. VAL bestimmt für jedes Voxel in der Gruppe mit und in der Gruppe ohne die interessierende Störung die Anzahl der Patienten, die eine Schädigung bzw. keine Schädigung dieses Voxels aufweisen. Hierdurch ergibt sich eine Vierfeldertafel, die z. B. mittels Chi-Quadrat-Test (χ^2-Test) dahingehend geprüft wird, ob die Anzahl der Schädigungen dieses Voxels in der Gruppe der Patienten mit der Funktionsstörung statistisch signifikant größer ist als in der Patientengruppe, die diese Störung nicht aufweist. Nach Korrektur für multiples Testen wird die Verteilung der signifikanten χ^2-Werte entsprechend der jeweiligen Höhe farbkodiert dargestellt. Wendet man die voxelbasierte statistische Läsionsanalyse VAL auf die beiden Patientengruppen aus ◘ Abb. 2.4a unseres Beispiels zur Frage nach der Lage des primären visuellen Kortex des Menschen an, erhält man das in ◘ Abb. 2.4c dargestellte Ergebnis. Sehr klar sind nun V1 sowie ein Teil der subkortikal gelegenen, afferenten Projektionsbahn zum primären visuellen Kortex, die Radiatio optica, zu erkennen.

> ❗ **Für eine Läsionsanalyse ist es nicht ausreichend, nur diejenigen Patienten zu untersuchen, die nach einer Hirnschädigung eine Störung der interessierenden Funktion aufweisen. Ebenso erforderlich ist es, eine Kontrollgruppe von Patienten zu erheben, die ebenfalls eine Hirnschädigung erlitten haben, aber die interessierende Störung nicht zeigen. Erst der Vergleich ▼**

beider Gruppen durch (a) Subtraktionsanalyse oder (b) statistische, voxelbasierte Analyse (BrainVox, VAL, VLSM) ermöglicht korrekte Lokalisationen kognitiver Funktionen im menschlichen Gehirn.

2.2.2 Voxel-basierte Morphometrie

Die Möglichkeit, mit Hilfe der MRT hochauflösende anatomische Bilder des menschlichen Gehirns in vivo zu erhalten und so etwas über den Zusammenhang von Struktur und Funktion des menschlichen Gehirns zu erfahren, haben die sog. morphometrischen Analysetechniken weiter bereichert. Insgesamt unterscheidet man die klassischen regionenorientierten morphometrischen Verfahren von den deformationsfeldbasierten und voxelbasierten Verfahren. Unter den regionenorientierten Verfahren nimmt die konventionelle Morphometrie den größten Stellenwert ein. In diesem Verfahren wird manuell eine »Region of Interest« (ROI) definiert und ausgemessen (z. B. die Querschnittsfläche des Balkens – des Corpus Callosum), um dann die Maße zwischen verschiedenen Probanden- oder Patientengruppen statistisch zu vergleichen. Diese Technik ist untersucherabhängig und dementsprechend nur von Personen durchführbar, die über entsprechende anatomische Kenntnisse verfügen. Das bedeutete, dass morphometrische Techniken i. Allg. nicht von kognitiven Neurowissenschaftlern angewandt wurden.

Im Gegensatz dazu wird bei der **voxelbasierten Morphometrie** jeder einzelne Bildpunkt (Voxel) untersucht (Ashburner u. Friston 2000). Gegenüber der klassischen Morphometrie hat die voxelbasierte Morphometrie den Vorteil, dass Veränderungen im Bereich des ganzen Gehirns und nicht nur in vorselektierten ROIs erfasst werden können. Weiterhin lässt sich aufgrund der computergestützten Auswertung eine hohe Objektivität erreichen.

In der voxelbasierten Morphometrie wird zuerst durch eine Segmentierung in jedem Bildpunkt festgelegt, inwieweit die Wahrscheinlichkeit besteht, dass es sich um graue oder weiße Substanz handelt (◘ Abb. 2.5a). Diese Wahrscheinlichkeitskarten werden dann nach Glättung zwischen verschiedenen Probanden- oder Patientengruppen mit einfachen statistischen Verfahren wie einem t-Test oder einer ANOVA verglichen. Bei der voxelbasierten Morphometrie muss die räumliche Normalisierung eingesetzt werden, um eine ungefähre Anpassung an den anatomischen Standardraum herzustellen. Dadurch erreicht man, dass grobe Strukturen verschiedener Gehirne miteinander vergleich-

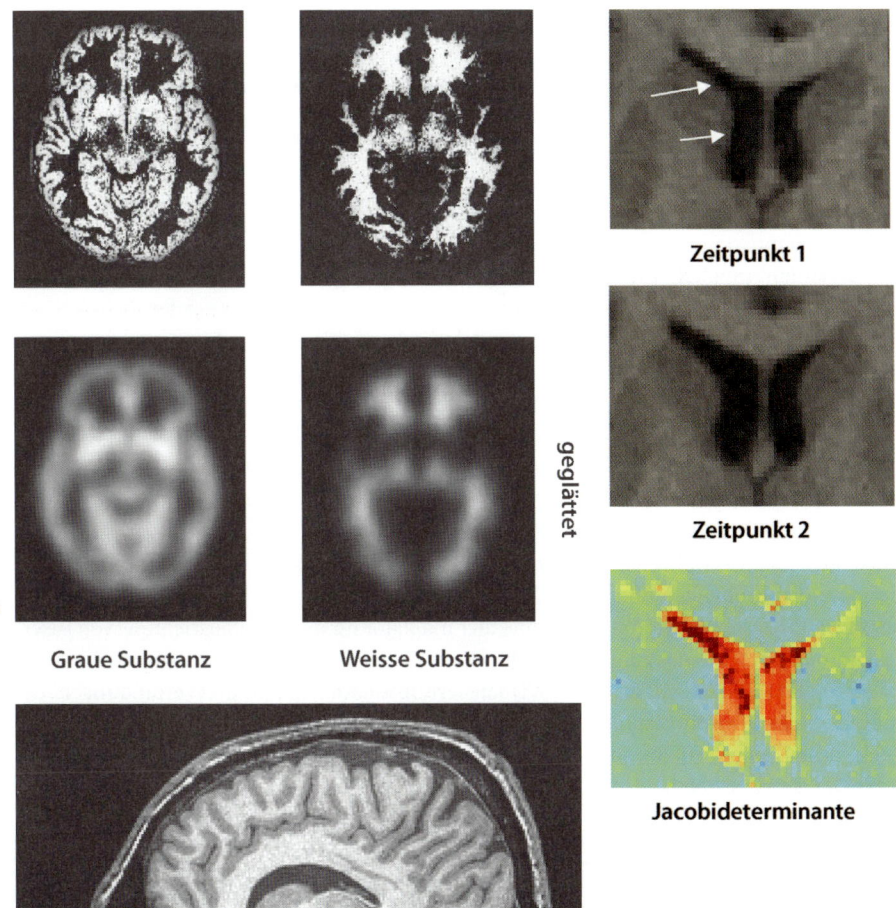

geglättet

Graue Substanz   Weisse Substanz

Zeitpunkt 1

Zeitpunkt 2

Jacobideterminante

a

b

c

□ **Abb. 2.5. a** Ergebnisse der Segmentierung eines hochaufgelösten T1-gewichteten MR-Bildes. Die automatische Segmentierung zerlegt das Bild anhand von Helligkeitsinformationen und Wahrscheinlich-keitskarten in graue (*links*) und weiße Substanz (*rechts*). **b** Deforma-tionsfeldbasierte Morphometrie. Die sequentielle MR-Aufnahme eines Patienten zeigt deutlich eine Veränderung im Bereich der Ventrikel mit einer Größenzunahme des linken Seitenventrikels. Die auf De-formationsfeldern beruhende Jacobideterminante (*unten*) zeigt deutlich den Ort der Volumenveränderung (*rot*) an. (Mit freundlicher Genehmigung von Dr. Christian Gaser) **c** Hochaufgelöstes T1-gewich-tetes MR-Bild mit einer Auflösung von 1×1×1 mm. Diese Bildqualität ist essentiell für moderne morphometrische Techniken.

bar sind. Wichtig ist hierbei, dass die räumliche Normali-sierung nicht mit einer zu hohen räumlichen Auflösung erfolgt, da ansonsten regionale Unterschiede zwischen den Gehirnen verschwinden würden. Seit einiger Zeit existiert ein Quasi-Standard (Good et al. 2001), nach dem derzeit die meisten voxelbasierten morphometrischen Studien ausgewertet werden. Diese Standardisierung hat den Vor-

teil, dass bei gleicher Wahl aller Parameter die Ergebnisse zwischen verschiedenen Zentren vergleichbar sind.

Einen anderen Weg beschreitet die **deformationsba-sierte Morphometrie**. Hierbei wird versucht, die MRT-Bil-der der Gehirne individueller Probanden auf ein Standard-gehirn räumlich zu normalisieren. Die dabei anzuwen-dende räumliche Normalisierung muss möglichst perfekt sein, d. h. es wird versucht, das Gehirn eines jeden Probanden möglichst genau auf das Standardgehirn abzubilden. Es ist nun möglich, für jeden einzelnen Bildpunkt zu berechnen, wie weit er verschoben werden muss, um möglichst genau das Standardhirn zu erreichen (Gaser et al. 2001). Diese Information lässt sich als Deformationsfeld über das Gehirn definieren, d. h. es lässt sich feststellen, welche Strukturen wie stark deformiert werden mussten, um dem Standardgehirn zu entsprechen. Es ist nun möglich, diese Deformationsfelder zwischen Probanden statistisch zu vergleichen. In der einfachsten Version dieses Verfahrens können über die sog. Jacobi-Determinante lokale Volumenvergrößerungen oder -verkleinerungen dargestellt werden (◘ Abb. 2.5b). Diese Volumenveränderungskarte lässt sich dann einfach univariat statistisch testen. Durch die großen interindividuellen Unterschiede ist dieses präzise Instrument jedoch weniger für Gruppenvergleiche als für Longitudinalstudien geeignet. Mit diesem Verfahren ist es möglich, Veränderungen bei einzelnen Probanden über die Zeit, z. B. bei neurodegenerativen Prozessen zu verfolgen (◘ Abb. 2.5b). In diesem Fall normalisiert man das zum zweiten Zeitpunkt gemessene Gehirnbild räumlich auf das erste und erhält durch die anzuwendenden Transformationen ein präzises Deformationsfeld, das genau beschreibt, an welchen Stellen und wie sich das Gehirn zwischen beiden Zeitpunkten verändert hat.

Wichtig für alle voxelbasierten und deformationsbasierten morphometrischen Techniken ist eine möglichst gute Auflösung der zugrunde liegenden MRT-Daten. Normalerweise werden diese Bilder mit einer Auflösung von 1×1×1 mm Kantenlänge aufgenommen (◘ Abb. 2.5c). Weiterhin ist darauf zu achten, dass die interessierenden Strukturen einen hohen Kontrast aufzeigen, damit die Seg-

mentierung präzise durchführbar ist. Für die morphometrische Untersuchung des Kortex ist eine möglichst präzise Unterscheidung zwischen grauer und weißer Substanz essentiell.

2.2.3 Diffusionstensor-Morphometrie

Die Diffusionstensorbildgebung (DTI) erlaubt die indirekte, nichtinvasive ortsaufgelöste Messung der Richtung von Axonbündeln in der weißen Hirnsubstanz von gesunden Probanden und von Patienten (Basser et al. 1994). Diese Tatsache beruht auf der geordneten Struktur der Axonbündel in der weißen Substanz. In vielen Bereichen verlaufen die Axone parallel zueinander und sind von Myelinhüllen umgeben, die die thermische Bewegung von Wasser quer zur Faser behindern, d. h. Wassermoleküle können einfacher entlang der Bündel diffundieren als rechtwinklig dazu. Die Hauptdiffusionsrichtung von Wassermolekülen ist somit ein guter Indikator für die Hauptausrichtung von Faserbündeln. Die DTI eröffnet dadurch in einzigartiger Weise die Visualisierung anatomischer Faserverbindungen, die bisher allenfalls durch Sektion nach dem Tode dargestellt werden konnten.

Zur Datenaufnahme von diffusionsgewichteten MRT-Bildern stehen verschiedene Messsequenzen zur Verfügung. Wie bei der fMRT kommt hauptsächlich die echoplanare Bildgebungstechnik (EPI) zum Einsatz. Der Vorteil dieses Verfahrens beruht auf der sehr schnellen Aufnahme von einzelnen Bildern. Nachteilig bei dieser Methode sind jedoch die Auslöschungen im Bereich des ventralen frontalen Kortex (◘ Abb. 2.6b) und des inferioren temporalen Kortex. Der Vorteil dieser Sequenz liegt neben der hohen

---

Unter der Lupe

Technik der Diffusionstensorbildgebung (DTI)
Um MRT-Bilder mit einer Diffusionswichtung zu versehen, wird vor der eigentlichen Bildaufnahme ein Magnetfeldgradient geschaltet, der die spätere Bildaufnahme diffusionssensitiv macht. Diese Magnetfeldgradienten können in jede beliebige Raumrichtung geschaltet werden und dementsprechend das danach gemessene Signal in jede Raumrichtung diffusionssensitiv machen. Aus mindestens 6 diffusionsgewichteten Bildern und einem nicht-diffusionsgewichteten Bild lässt sich der sog. Diffusionstensor schätzen. Dieser Diffusionstensor, eine 3×3-

Matrix, hat eine intuitive grafische Repräsentation, das Diffusionselipsoid. Dieses Diffusionselipsoid kann entweder elongiert oder quasi kugelförmig sein (◘ Abb. 2.6a). Ist das Diffusionselipsoid eine Kugel, bedeutet dies, dass die Diffusion in diesem Voxel in alle Raumrichtungen gleich gut möglich ist (isotrope Diffusion), dies ist z. B. der Fall in Flüssigkeiten wie dem Liquor. An anderen Stellen des Gehirns wird das Diffusionselipsoid eher der Form einer Zigarre entsprechen, d. h. die Diffusionshauptrichtung hat eine Vorzugsrichtung (die längste Achse der Zigarre). Diese längste Achse zeigt dann auch die Hauptrichtung der Diffusion an.

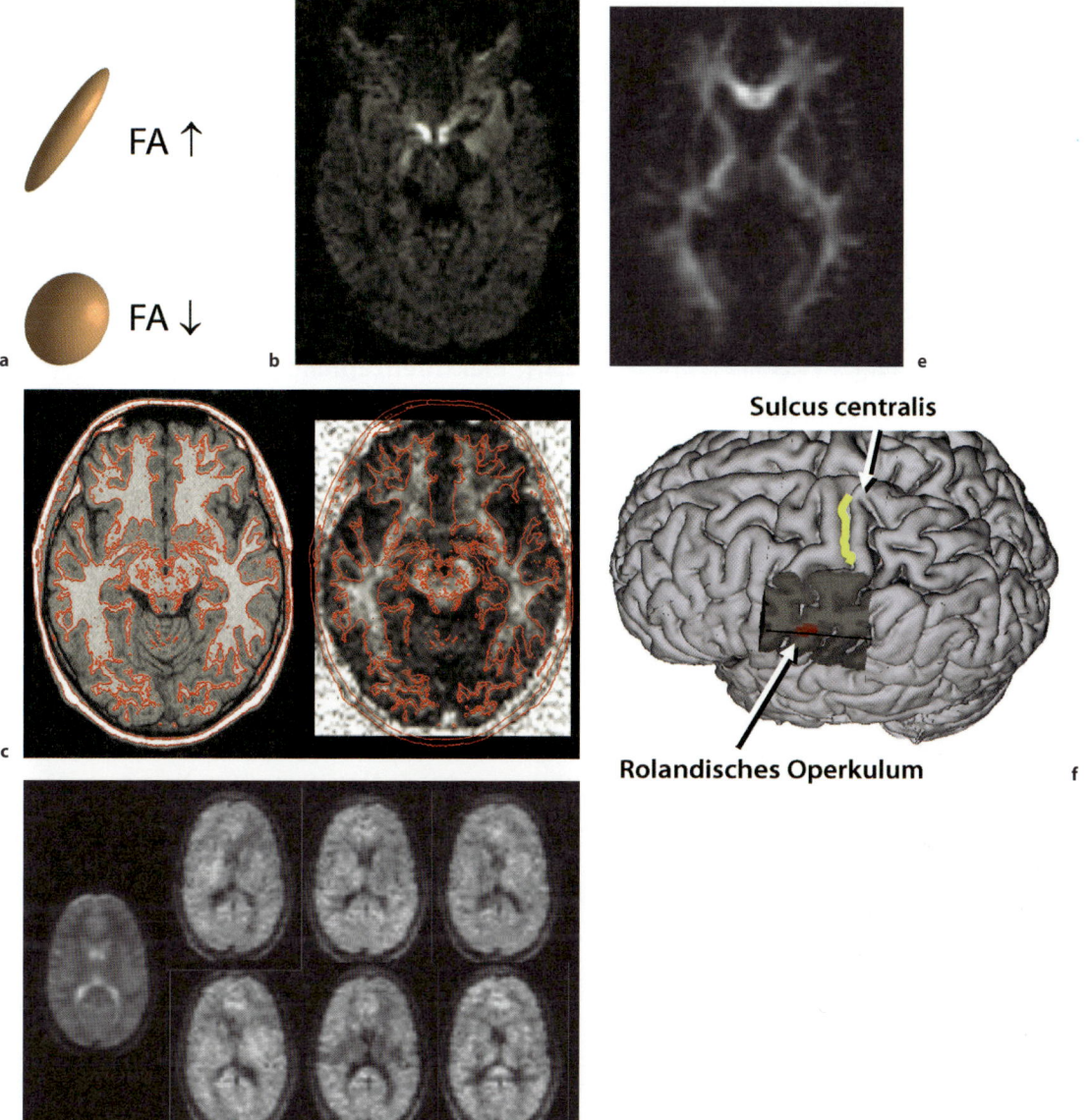

Abb. 2.6. **a** Ein ausgezogenes Diffusionsellipsoid zeigt an, dass die Diffusion in diesem Bildpunkt (Voxel) sehr gerichtet ist. Die fraktionelle Anisotropie (*FA*) ist hoch (*oben*). Im Gegenteil dazu ist die Diffusion ungerichtet, wenn das Diffusionsellipsoid kugelförmig ist. Der zugehörige FA-Wert ist gering (*unten*). **b** Diffusionsgewichtetes EPI-Bild. Die *hellen Stellen* zeigen Orte geometrischer Verzerrung. Außerdem sind frontal Signalauslöschungen sichtbar. **c** Verzerrungsfreie Diffusionsbildgebung mit STEAM. Die fraktionelle Anisotropiekarte auf der Basis von STEAM-MR-Bildern zeigt keinerlei Verzerrungen (*rechts*). Die auf einem hochaufgelösten T1-Bild (*links*) des gleichen Probanden einge-
zeichneten Konturlinien passen perfekt auf das diffusionsgewichtete Bild (*rechts*). **d** Zur Schätzung des Diffusionstensors sind mindestens 6 diffusionsgewichtete Bilder (*rechts*) und ein nicht-diffusionsgewichtetes Bild notwendig. **e** Bildliche Darstellung der fraktionellen Anisotropie (*FA*). Bereiche, in denen Fasern besonders gerichtet verlaufen, zeigen hohe FA-Werte und sind dementsprechend hell dargestellt, wie z. B. der vordere Teil des Balken (Corpus callosum). **f** Geringere FA im Bereich des rolandischen Operkulums bei Stotterern, nachgewiesen durch den voxelweisen Vergleich der FA-Werte bei einer Gruppe von Stotterern im Vergleich mit einer flüssig sprechenden Kontrollgruppe

Geschwindigkeit im sehr guten Signal-Rausch-Verhältnis. Im Gegensatz dazu steht die diffusionsgewichtete STEAM Bildgebung (Nolte et al. 2000), bei der das Signal-Rausch-Verhältnis deutlich geringer ausfällt, die Sequenzen aber nicht von Auslöschungs- und geometrischen Artefakten betroffen sind (◻ Abb. 2.6c).

Durch die sequenzielle Aufnahme von verschiedenen Bildern muss auch bei der diffusionsgewichteten Bildgebung eine mögliche Bewegung der Probanden ausgeglichen werden. Ähnlich wie bei der funktionellen Bildgebung geschieht dies durch eine Bewegungskorrektur. Nach der Bildvorverarbeitung muss dann für jedes Voxel der Diffusionstensor geschätzt werden. Obwohl 6 verschiedene diffusionsgewichtete Bilder und 1 Bild ohne Diffusionsrichtung theoretisch ausreichen, um einen Diffusionstensor zu schätzen (◻ Abb. 2.6d), werden mittlerweile vermehrt Schemata eingesetzt, bei denen diffusionsgewichtete Bilder in deutlich mehr Raumrichtung z. B. 60 aufgezeichnet werden und der Tensor aus diesem erweiterten Datensatz geschätzt wird. Nach der Schätzung des Tensors können daraus weitere Diffusionseigenschaften des Gewebes abgeleitet werden. Ein robuster Wert, der die Gerichtetheit der Diffusion in einem Voxel ausdrückt, ist die sog. fraktionelle Anisotropie (FA). Fraktionelle Anisotropie kann angesehen werden als Gerichtetheit der Diffusion in einem Bildpunkt. Dieser Wert stellt den Quotienten der Längen der verschiedenen Diffusionsachsen dar. Dieser Wert ist also besonders groß, wenn das Diffusionselipsoid sehr ausgezogen ist, und sehr gering, wenn das Diffusionselipsoid einer Kugel entspricht. Die FA eines jeden Voxels kann bildlich dargestellt werden. Es ist somit möglich, FA-Karten (◻ Abb. 2.6e) verschiedener Probanden miteinander zu vergleichen.

2.3 Elektrophysiologische Verfahren

Die Magnetenzephalographie (MEG) und die Elektroenzephalographie (EEG) sind Methoden, die im Vergleich zu den metabolischen Verfahren (fMRT und PET) eine deutlich höhere zeitliche Auflösung besitzen. Da die durch beide Methoden gewonnenen Messdaten ähnlich analysiert werden, schließt an die Beschreibung der Eigenheiten beider Methoden ein gemeinsamer Teil an, der die Analyse in Grundzügen beschreibt.

2.3.1 Elektroenzephalographie (EEG)

Das gemessene Signal beim EEG entspricht einer Summation von postsynaptischen Membranpotentialen. Diese Potentiale erschweren (inhibitorisches postsynaptisches Potential, IPSP) oder erleichtern (exzitatorisches postsynaptisches Potential, EPSP) die Entladung des Neurons. Dabei tragen hauptsächlich die senkrecht zur Kortexoberfläche stehenden Dendriten der Pyramidenzellen zu dem im EEG gemessenen bioelektrischen Signal bei. Neuronenverbände, die nicht parallel angeordnet sind, können deswegen mit dem EEG kaum gemessen werden. Dies muss im Gegensatz zu metabolischen Verfahren wie fMRT und PET gesehen werden, da Aktivität in solchen Neuronenverbänden mit diesen Verfahren durchaus nachgewiesen werden können.

Die von diesen Neuronenverbänden stammenden Spannungen im Mikrovoltbereich werden über Elektroden abgeleitet, die auf der Kopfhaut befestigt werden. Üblicherweise benutzt man im Rahmen kognitiver Experimente vorgefertigte EEG-Hauben, bei denen in eine Stoffkappe an

---

Fallbeispiel

Beispiele für den Einsatz der Diffusionstensorbildgebung

Das ursprüngliche Einsatzgebiet der diffusionsgewichteten MRT-Bildgebung ist die frühe Charakterisierung der Hirnschädigung beim Schlaganfall. Mittlerweile ist diese Technik jedoch zu einem wertvollen Werkzeug innerhalb der kognitiven Neurowissenschaften geworden. Ein eindrucksvolles Beispiel stellt die Lese-Rechtschreib-Schwäche (Dyslexie) dar. Hier konnte vor kurzem gezeigt werden, dass Verbindungen zwischen dem Parietal- und dem Temporallappen betroffen sind. In diesem sehr umschriebenen Faserbündel war die mit DTI gemessene Aus-

richtung der Fasern bei Kontrollpersonen weitaus gerichteter als bei Patienten mit Dyslexie (Klingberg et al. 2000). Interessant war weiterhin, dass auch innerhalb der Gruppen eine Korrelation der Anisotropie mit der Leseleistung bestand, d. h. auch bei den Kontrollen korrelierte die Leseleistung mit der Anisotropie dieser Verbindung. In einer weiteren Studie wurde das Stottern untersucht. Diese konnte zeigen, dass die fraktionelle Anisotropie im rolandischen Operkulum, einer wichtigen Verbindung zwischen frontalen Spracharealen und zentralen Sprecharealen, bei Stotterern vermindert war (Sommer et al. 2002; ◻ Abb. 2.6f).

definierten Positionen Elektrodenhalterungen eingearbeitet sind. Diese Hauben können unterschiedlich viele Elektroden tragen, angefangen von den klassischen 21 Elektroden nach dem 10-20-Prinzip, über 32, 64 bis hin zu 128 Elektroden. Die Kontaktstrecke zwischen Elektroden und Kopfhaut wird durch ein leitfähiges Gel hergestellt, wobei darauf geachtet wird, dass der Übergangswiderstand gering und vergleichbar an allen Elektroden ist. Das fachmännische Setzen einer EEG-Haube kostet einige Zeit und sollte vom Arbeitsaufwand nicht unterschätzt werden. Dies ist insbesondere bei der Untersuchung von weniger kooperativen Probandenkollektiven (Kleinkinder, Demenzpatienten) relevant. Alternativ zu den klassischen EEG-Hauben gibt es mittlerweile EEG-Netze, die nach Eintauchen in Flüssigkeit sehr rasch gesetzt werden können und durch den Einsatz von Verstärkern mit hoher Eingangsimpedanz ausreichende Datenqualität zulassen. Die dabei unausweichlich auftretenden hohen Übergangswiderstände fallen hierbei weniger ins Gewicht.

Um die Spannungen im Mikrovoltbereich zu verarbeiten, müssen sie von empfindlichen und gleichzeitig rauscharmen Verstärkern aufbereitet werden. Wichtig dabei ist, dass alle EEG-Verstärker differentiell arbeiten, d. h. Potentialdifferenzen zwischen 2 Eingängen messen. Dabei ist es für die entstehenden Potentiale wichtig, gegen welche Referenzelektrode sie gemessen wurden. Verschiedene Verfahren werden hierbei eingesetzt, z. B. Referenz an der Nase oder an beiden Ohrläppchen. Da nur Potentialdifferenzen zwischen den Eingängen sichtbar werden, will man vermeiden, dass die Referenzelektrode selbst Gehirnströme misst, da diese sonst aus allen anderen aktiven Elektroden »entfernt« würden. Im Rahmen der Verstärkung werden die abgeleiteten Signale auch noch von unerwünschten hohen (durch Tiefpassfilter) und niedrigen Frequenzen (durch Hochpassfilter) befreit. Einige Verstärker sind auch in der Lage, sehr niedrige Frequenzen, d. h. langsame Potentiale, zu verstärken. Diese werden als »Gleichstromverstärker« oder DC-Verstärker bezeichnet.

Durch die rasche Entwicklung der Halbleitertechnik konnten große Fortschritte bezüglich der Gerätegröße erzielt werden, so dass ein 32-Kanal-Verstärker die Größe einer Zigarrenkiste nicht überschreitet. Die ehemals übliche Registrierung der EEG-Kurven auf Papier ist für die Auswertung im Rahmen kognitiver neuropsychologischer Experimente ungeeignet, die Messdaten müssen vielmehr in digitaler Form vorliegen. Da mittlerweile die PC-Technologie günstige Hochleistungsgeräte hervorgebracht hat, finden sich immer mehr EEG-Verstärker, die lediglich das Signal aufbereiten und dann digital über USB and einen PC zur weiteren Speicherung und Nachverarbeitung übermitteln.

2.3.2 Magnetenzephalographie (MEG)

Die Entstehung des Signals bei der MEG beruht auf den gleichen Mechanismen wie beim EEG; gemessen werden jedoch geringe, durch diese Ströme induzierte Magnetfeldschwankungen. Daraus folgt, dass sich die ideale Orientierung der signalerzeugenden Strukturen zwischen der MEG und EEG um 90 Grad unterscheiden, weil ein stromdurchflossener Leiter ein Magnetfeld rechtwinklig zum Stromfluss erzeugt. Der Vorteil bei der Messung von Magnetfeldschwankungen besteht darin, dass magnetische Signale durch die das Gehirn umgebende Gewebe (Schädelkalotte, Liquor etc.) weniger beeinträchtigt bzw. weniger räumlich tiefpassgefiltert (»verschmiert«) werden als elektrische Signale. Die räumliche Lokalisation der Generatoren ist somit mit höherer Präzision möglich. Die messbaren Magnetfeldschwankungen sind jedoch sehr gering und liegen im Bereich von Femto-Tesla (10^{-15} Tesla). Um solch geringe Magnetfeldänderungen messen zu können, benötigt man spezielle Sensoren sog. Superconducting Quantum Interference Devices (SQUIDs). Um diese Detektoren supraleitend zu halten, müssen sie mit flüssigem Helium auf −269°C abgekühlt werden. Die geringe Stärke des vom Gehirn induzierten Magnetfeldes gibt aber nicht nur Probleme bei der Gestaltung der Sensoren, sondern bedeutet gleichzeitig auch eine hohe Anfälligkeit gegenüber Störquellen. So beträgt der magnetische Rauschpegel in einer typischen städtischen Umgebung 10^{-7} Tesla. Das bedeutet, dass Maßnahmen zur Störunterdrückung unternommen werden müssen. Zum einen werden MEG-Systeme in magnetisch abgeschirmten Kammern aufgebaut, zum anderen kommen spezielle Sensoren, sog. axiale Gradiometer zum Einsatz. Das Störunterdrückungspotential dieses Sensors beruht darauf, dass er nach vorn Hirnaktivität sowie Störquellen erfasst und im Abstand von wenigen Zentimetern nach hinten nur Störquellen. Durch gegensätzliche Spulenanordnung können so die Störquellen aus dem Summensignal »herausdifferenziert« werden. Da selbst geringste Ströme starke Magnetfeldänderungen hervorrufen, sollten jegliche Stimulationsgeräte, die während einer MEG-Messung benutzt werden, wenig elektromagnetische Energie abstrahlen. Trotzdem ist es möglich, durch pneumatische Geräte und über Linsensysteme taktil und visuell zu stimulieren

2

und über Lichtleiter Antworten der Probanden aufzuzeichnen.

Mittlerweile kommen meist nur noch Ganzkopf-MEG-Systeme zum Einsatz, die zwischen 100 und 300 Sensoren in einer helmartigen Anordnung enthalten. Üblicherweise werden Probanden im Sitzen untersucht; moderne Systeme bieten aber auch die Möglichkeit, im Liegen zu messen. Die Messvorbereitung ist sehr kurz im Vergleich zum EEG, da keine Haube mit Elektroden angebracht werden muss. Der Anschaffungspreis ist allerdings um ein Vielfaches höher als der des EEG, insbesondere durch die aufwendigen baulichen Maßnahmen (abgeschirmte Messkabine etc.).

2.3.3 Techniken der EEG- und MEG-Datenanalyse

Ereigniskorrelierte Potentiale (EKPs)

Die klassische Technik zur EEG- und MEG-Datenanalyse sind die ereigniskorrelierten Potentiale (EKPs). Bei dieser Technik werden Stimuli zu präzise definierten Zeitpunkten präsentiert und die an jeder Elektrode gemessenen Signale für ein bestimmtes Intervall um diesen Zeitpunkt herum extrahiert. Danach werden diese Signalabschnitte für einzelne Stimulusklassen über alle Wiederholungen gemittelt, um ein repräsentatives Mittelwertssignal zu erhalten und damit das Signal-Rausch-Verhältnis zu verbessern. Statistische Verfahren bezüglich Amplitudendifferenzen und -latenzen erlauben dann Aussagen über Unterschiede der einzelnen Komponenten der evozierten Antwort.

Ein klassisches Beispiel ist eine negative Komponente (N1, N200), die sich ca. 170–200 ms nach einem visuellen Objektstimulus in okzipitotemporalen Elektroden zeigt. Die Amplitude dieses Potentials ist abhängig von der Ob-

jektsichtbarkeit (Rose et al. 2005) und wird mit hoher Wahrscheinlichkeit im ventralen okzipitotemporalen Übergang erzeugt (Allison et al. 1994). Andere klassische EKP-Komponenten sind die P300 (Verleger et al. 1994), eine positive Welle ca. 300 ms nach Stimuluspräsentation und die N400 (Chwilla et al. 1995), die mit der semantischen Verarbeitung in Zusammenhang gebracht worden ist.

Zeitreihenanalysen

Seit geraumer Zeit haben Zeitreihenanalysen, die evozierte oszillatorische Aktivität nach einem Stimulus untersuchen, an Bedeutung gewonnen. Im Gegensatz zu den klassischen evozierten Potentialen sind die hierbei interessierenden Frequenzen höher, d. h. im Gammaband mit einer mittleren Frequenz von ca. 40 Hz (Herrmann et al. 2004). Es sei hierbei angemerkt, dass in der klassischen EKP-Analyse Frequenzen über 30 Hz scharf gefiltert werden, um die in niedrigeren Frequenzbereichen liegenden EKPs besser darstellen zu können. Besonderes Interesse hat die evozierte Aktivität im Gammaband hervorgerufen, da diese in vielen Tierexperimenten mit visueller Wahrnehmung in Verbindung gebracht wurde (Engel u. Singer 2001; Tallon-Baudry et al. 1997). Parallel dazu konnte evozierte Gammabandaktivität in einer Reihe von Humanuntersuchungen mit bewusster Stimuluswahrnehmung (Tallon-Baudry u. Bertrand, 1999) und Arbeitsgedächtnisprozessen (Tallon-Baudry et al. 1998) beobachtet werden. In neueren MEG Untersuchungen zeigen sich neben der klassischen um 40 Hz liegenden evozierten Gammaaktivität auch evozierte Frequenzkomponenten in einem deutlich höheren Frequenzband zwischen 50 und 110 Hz (Schoffelen et al. 2005). Diese auch als »high gamma« bezeichneten evozierten Oszillationen scheinen ähnlich wie die niedrigen Gammakomponenten mit der Stimuluswahrnehmung assoziiert zu sein.

Unter der Lupe

Zeit-Frequenz-Analyse

Das Konzept der evozierten Potentiale und oszillatorischen Aktivität beruht auf der Tatsache, dass interessante Signalanteile eine bestimmte Wellenform in zeitlichem Bezug zu dem Stimulus aufzeigen. Dieser zeitliche Bezug muss dabei konstant sein, damit das Signal durch Mittelung nicht verschwindet. Formal gesehen bedeutet dies eine konstante Phasenbeziehung des Signals zum Stimulus. Es ist aber nun möglich, dass der Stimulus ein Signal einer bestimmten Frequenz evoziert, dieses evozierte Signal aber von Durchgang zu Durchgang eine unter-

schiedliche Phasenbeziehung zum Stimulus hat. Ein einfaches Mitteln der Signalabschnitte verschiedener Durchgänge würde dann das Signal nicht verstärken, sondern abschwächen. Um diese induzierten oszillatorischen Signale sicher erfassen zu können, darf man das Signal nicht im Zeitraum mitteln, sondern muss es erst mittels Zeit-Frequenz-Analyse in den Frequenzraum überführen. Nach dieser Transformation ist eine Mittelung über Trials durchaus möglich und wird das induzierte oszillatorische Signal klar zeigen.

2.4 Stimulationsverfahren

2.4.1 Transkranielle Magnetstimulation (TMS)

Aktivierungen einer bestimmten Region in der fMRT kann eine funktionelle Relevanz nur nahelegen, jedoch nicht beweisen (▶ Abschn. 2.1.1). So stellt sich z. B. die Frage, ob die mit funktioneller Bildgebung bei visueller Deprivation nachgewiesen taktilen Aktivierungen im okzipitalen Kortex auch tatsächlich einer funktionell relevanten kortikalen Reorganisation bei Blinden entsprechen (Büchel et al. 1998c; Sadato et al. 1996). Traditionell wird die Frage der Notwendigkeit einer Region für eine bestimmte Aufgabe durch Läsionsmodelle (▶ Abschn. 2.1.1) getestet. Neben Patientenstudien bietet sich bei gesunden Probanden die transkranielle Magnetstimulation (TMS) an.

Das der TMS zugrunde liegende physikalische Konzept ist, dass durch einen sehr hohen Strom in einer geeigneten Spule kurzzeitig ein starkes fokussiertes Magnetfeld erzeugt wird. Wird diese Spule in unmittelbare Nähe des Schädels gebracht, wird durch das erzeugte Magnetfeld ein geringer Strom an der Gehirnoberfläche induziert, der wiederum zu einer Reizung von Neuronenverbänden auf der Kortexoberfläche führt. Bei Stimulation über dem motorischen Kortex kann durch die TMS z. B. eine periphere motorische Antwort – wie das Zucken eines Fingers – ausgelöst werden. Durch Variation der Stimulationsortes lässt sich so der Teil des Motorkortex bestimmen, bei dessen Stimulation es zu einer Antwort in einem bestimmten Muskel kommt.

Neben dieser Anwendung ist es mit der TMS auch möglich, transiente sog. »funktionelle (virtuelle) Läsionen« zu erzeugen, was insbesondere für die kognitiven Neurowissenschaften von Interesse ist. Außerhalb des motorischen Systems konnte 1989 erstmalig gezeigt werden, dass Einzelimpuls-TMS über dem okzipitalen Kortex zu einer verminderten Buchstabenidentifikation führt (Amassian et al. 1989). Darüber hinaus wird auch die repetitive transkranielle Magnetstimulation (rTMS) eingesetzt, um kortikale Regionen selektiv zu stören (Ilmoniemi et al. 1997). Diese hat sich als sehr effektiv herausgestellt, transiente »funktionelle Läsionen« zu erzeugen (Pascual Leone et al. 1991). So konnte die Hypothese, dass die Aktivierung des okzipitalen Kortex bei Blinden eine Rolle in der Verarbeitung taktiler Reize spielt (Büchel et al. 1998a; Sadato et al. 1996), mit rTMS bestätigt werden (Cohen et al. 1997). Zu weiteren Beispielen, bei denen rTMS im visuellen System gesunder Probanden erfolgreich als (virtuelle) »Läsionstechnik« ein-

gesetzt wurde, gehören v. a. Studien, die transiente Störungen im Bereich der bewegungssensitiven Region V5 erzeugt haben (Beckers u. Zeki 1995; Walsh et al. 1998). Diese Studien haben gezeigt, dass eine solche transiente »Läsion« zu einer eingeschränkten visuellen Bewegungswahrnehmung und Diskrimination führt.

2.4.2 Stimulation und Ableitung mit Elektroden im Rahmen neurochirurgischer Eingriffe

Die Wirkungen der transkraniellen Magnetstimulation sind räumlich ausgedehnt und überdies im Wesentlichen auf oberflächennahe Strukturen beschränkt. Die schlechte räumliche Auflösung und die Beschränkung auf oberflächennahe Strukturen kennzeichnet auch das EEG und das MEG (▶ Abschn. 2.3). Sie leiden nicht nur unter einer schlechten Auflösung, sondern überdies unter einer unvermeidbaren Uneindeutigkeit in der Lokalisation der Signalquellen (»Inverses Problem«). Diese Uneindeutigkeit basiert darauf, dass eine gegebene, von den Oberflächensensoren abgeleitete Feldverteilung durch verschiedenste, qualitativ völlig unterschiedliche Quellenkonstellationen im Gehirn erklärt werden kann. So kann etwa eine Zone mittelliniennaher Aktivität gleichermaßen Ausdruck einer einzelnen mittelliniennahen Quelle unterhalb dieser Zone oder aber Ausdruck der Überlagerung mehrerer lateraler Quellen sein. Schließlich darf nicht vergessen werden, dass elektromagnetische Aktivität sich nur dann an der Oberfläche bemerkbar macht, wenn die ihr zugrundeliegenden Dipole die richtige Orientierung haben. So ist etwa das EEG weitgehend »blind« für tangential zur Oberfläche der Großhirnrinde orientierte Dipole.

Die Ableitung von Aktionspotentialen und lokalen Feldpotentialen mit penetrierenden Elektroden vermeidet die angesprochenen Mehrdeutigkeiten und Unzulänglichkeiten der Ableitung mit Oberflächenelektroden. Die direkte Ableitung neuronaler Aktivität vom Kortex ist daher auch in der Ära der funktionellen Bildgebung ein unverzichtbarer Bestandteil in der Erforschung der Funktionen des Gehirns. Neben den bereits dargestellten methodischen Unzulänglichkeiten vergisst man nur zu leicht, dass die PET oder die fMRT nicht etwa neuronale Aktivität, sondern metabolische Parameter mit begrenzter räumlicher und zeitlicher Auflösung abbilden. Die direkte Stimulation des Kortex und die Ableitung neuronaler Aktivität vom Kortex stellt daher eine sehr wertvolle Informationsquelle für das

Verständnis der Grundlagen und Störungen höherer Hirnleistungen des Menschen dar.

Beim Menschen werden solche Stimulationen und Ableitungen durchgeführt, wenn das Einbringen von Elektroden aus therapeutischen Gründen im Rahmen von neurochirurgischen Operationen erforderlich ist, z. B. wenn es darum geht, Quellen epileptischer Aktivität in Vorbereitung eines epilepsiechirurgischen Eingriffs aufzuspüren. Die Renaissance der Epilepsiechirurgie und der rapide angewachsene Einsatz der Hirnstimulation über chronisch implantierte Elektroden in der Behandlung von Bewegungsstörungen wie etwa des Morbus Parkinson haben die Verfügbarkeit dieses Ansatzes in den letzten Jahren erheblich verbessert und zu vielen wertvollen Einsichten verholfen.

Als ein Beispiel für den Nutzen dieses Ansatzes sei an dieser Stelle auf Experimente mit chronisch im entorhinalen Kortex von Epilepsiepatienten implantierten Elektroden hingewiesen, mit denen Neurone nachgewiesen werden konnten, die gleichermaßen durch die Ansicht von Objekten wie auch durch deren Vorstellung aktiviert werden (Kreiman et al. 2000). Diese Beobachtung spricht also dafür, dass die unmittelbare Verarbeitung von objektbezogenen Sehinformationen und die spätere Erinnerung an das gesehene Objekt ein gemeinsames Substrat haben (zum Objektsehen ▶ Kap. 11). Der Einsatz penetrierender Elektroden im menschlichen Gehirn wird selbstverständlich durch die Bedürfnisse des Patienten bestimmt, dessen Behandlung sie ja verbessern sollen. Hieraus resultiert eine Reihe von Einschränkungen und Nachteilen:

1. Die Einsatzorte penetrierender Elektroden beschränken sich auf wenige Teile des Gehirns (v. a. auf die Hippocampusformation und ihre Nachbarschaft, Teile der Basalganglien sowie des temporalen Kortex).
2. Die abgeleiteten Strukturen sind i. Allg. selbst pathologisch verändert oder aber Teil gestörter größerer Netzwerke. Schließlich ist es ja erst das Vorliegen einer Erkrankung, das den Einsatz dieser invasiven Methode rechtfertigt.
3. Die verwendeten Elektroden sind relativ grob und bleiben i. Allg. nach der Positionierung am einmal eingenommenen Ort. Hieraus resultiert eine Beschränkung auf extrazelluläre Ableitungen, eine geringe Selektivität und eine erhebliche Verzerrung zugunsten sehr großer Neuronen.
4. Die Bereitschaft und die Fähigkeit der Patienten, sich an komplexen und zeitraubenden Experimenten, die nicht unmittelbar etwas mit ihrem Gesundheitsproblem zu tun haben, ist selbstverständlich sehr begrenzt.

2.5 Tierexperimentelle Ansätze

Tierexperimente erlauben die Analyse der neuronalen Aktivität beliebiger Teile des Gehirns, von der Analyse von Netzwerken über die der Eigenschaften einzelner Neurone bis hin zur Analyse neuronaler Kompartimente oder isolierter Ionenkanäle. Die hohe zeitliche und räumliche Auflösung, die die Beobachtung neuronaler Aktivität im Tierexperiment kennzeichnet, findet ihre Entsprechung in der hohen zeitlichen und räumlichen Auflösung, die die Methoden einer kausalen Beeinflussung des neuronalen Codes durch Mikrostimulation und die verschiedensten Läsionsverfahren aufweisen. Tierexperimente in den kognitiven Neurowissenschaften und anderen Bereichen der integrativen Neurowissenschaften stützen sich ganz überwiegend auf die Nutzung von Nagern und die von nichthumanen Primaten, also Affen. Für die Untersuchung von Affen spricht ihre phylogenetische Nähe zum Menschen, die ihren Niederschlag darin findet, dass eine Vielzahl sensorischer, motorischer, kognitiver und sozialer Funktionen in ähnlicher Weise wie beim Menschen organisiert sein dürfte und in aller Regel zumindest in rudimentärer Form nachweisbar ist. Eine wichtige Ausnahme von dieser Regel sind z. B. sprachliche Leistungen, die im Wesentlichen auf den Menschen beschränkt sind und deren phylogenetische Basis unverändert im Dunkeln liegt. Die phylogenetische Nähe von nichthumanen Primaten und Mensch findet ihren Ausdruck nicht zuletzt in der Ähnlichkeit des Baus ihrer Gehirne. Ein wesentlicher Nachteil von Affen für die experimentelle Arbeit sind ihre vergleichsweise langen Generationszeiten. Sie haben bislang die Übertragung der in der Nagerforschung seit vielen Jahren erfolgreich genutzten genetischen Methoden, die die Züchtung von Stämmen, deren Angehörige Veränderungen definierter Gene aufweisen, verhindert. Nager sind daher die bevorzugte Tiergruppe, wenn es darum geht, die Rolle definierter Gene für umschriebene Hirnleistungen zu untersuchen. Sie werden auch dann bevorzugt, wenn die eingesetzte Methode vergleichsweise viele Tiere erfordert. Das ist etwa bei genetischen Veränderungen, bei biochemisch-pharmakologischen Verfahren und bei elektrophysiologischen Experimenten der Fall, die dazu dienen, Kompartimente von Neuronen wie einzelne Dendriten, Synapsen oder isolierte Ionenkanäle zu untersuchen. Solche Experimente, die heute überwiegend unter Einsatz der Patch-Clamp-Technik durchgeführt werden, erfordern ein hohes Maß an mechanischer Stabilität des Gewebes. Sie ist am einfachsten in In-vitro-Präparationen erreichbar, in denen entnommene

Hirnblöcke über viele Stunden am Leben gehalten werden können.

Patch-Clamp-Technik

Bei der Patch-Clamp-Technik, einer von Neher u. Sakmann entwickelten und 1991 mit dem Nobelpreis gewürdigten elektrophysiologischen Technik werden Ableitungen mit Mikropipetten vorgenommen, deren Spitzen (Öffnungsdurchmesser 1 µm und weniger) sich durch Anlegen eines Unterdrucks in der Pipette eng mit der Zellmembran verbinden. Die Signale der Ionen-kanäle in der Membran unter der Pipettenspitze werden hierdurch weitgehend vom elektrischen Umge-bungsrauschen abgeschirmt, so dass die durch sie fließenden Ströme von nur wenigen Pikoampere (pA) messbar werden. In Modifikationen wird diese Technik eingesetzt, um intrazellulär von ganzen Neuronen oder Teilen von Neuronen abzuleiten oder Neurone mit Farbstoffen zu füllen und so mikroskopisch sichtbar zu machen.

2.5.1 Ableitung von Aktionspotentialen

Die vielleicht wichtigste tierexperimentelle Methode der kognitiven Neurowissenschaften ist die der elektrophy-siologischen Analyse des Gehirns wacher, sich definiert verhaltender Affen. Die Tiere lernen gegen Belohnung, wie etwa die Gabe von Obstsäften, die interessierende Verhal-tensleistung zu erbringen, während mit Mikroelektroden die Aktionspotentiale von Neuronen in beliebigen Teilen des Gehirns abgeleitet werden (Abb. 2.7). Diese Methode wurde ursprünglich von Evarts (1968) entwickelt, um zu klären, welche Bedeutung Neurone des primären motori-schen Kortex für die Kodierung von Armbewegungen haben; sie wurde einige Jahre später adaptiert, um den primären visuellen Kortex wacher Affen zu explorieren (Wurtz 1969). Heute werden im Unterschied zu diesen frühen Ansätzen überwiegend Multimikroelektroden-systeme mit bis zu mehreren Hundert Mikroelektroden eingesetzt, die es erlauben, von vielen Neuronen gleich-zeitig abzuleiten.

Die Mikroelektroden – meist kunststoff- oder glasiso-lierte Metallelektroden mit Spitzendurchmessern im Be-reich von Mikrometern – werden entweder chronisch im-plantiert oder aber täglich neu über permanent implantier-

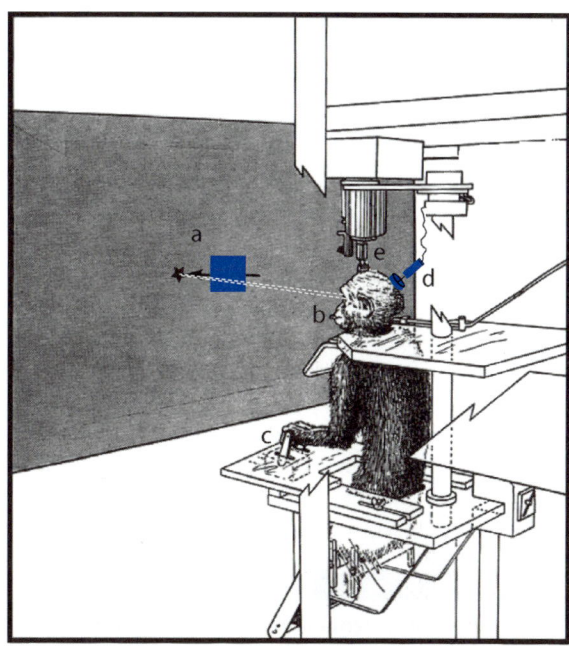

Abb. 2.7. Mikroelektrodenableitungen aus dem visuellen Kortex eines wachen, sich definiert verhaltenden Affen. Der Affe schaut auf einen Projektionsschirm *(a)*, auf dem ein kleiner Fixationspunkt *(schwarzer Stern)* erscheint, der im Auge gehalten werden muss. Er wird mit Gaben von Fruchtsaft über ein Trinkröhrchen *(b)* dafür be-lohnt, dass er feine Veränderungen in der Helligkeit des Sternes wahr-nimmt und durch Anziehen des Hebels *(c)* anzeigt. Hierdurch wird erreicht, dass der Affe den Stern im Auge behält und den zur gleichen Zeit erscheinenden (verhaltensirrelevanten) visuellen Reiz *(blaues Rechteck)* ignoriert. Der visuelle Reiz bewegt sich entsprechend der Pfeilrichtung durch das Gesichtsfeld des Tieres und trifft mögliche-weise auf das rezeptive Feld eines bewegungssensitiven Neurons. Durch Nichtbeachten des Sterns wird der Versuch unterbrochen und das Tier nimmt sich eine Pause. Am Kopf des Tieres sind die Ableitkam-mer mit Mikroelektrode und Vorverstärker *(d)* sowie ein gleichfalls chronisch implantierter Kopfhalter *(e)* zu erkennen, über den eine völ-lig schmerzfreie Immobilisation des Kopfes möglich wird; diese ist er-forderlich, um die visuellen Reize in definierten Teilen des Gesichtsfel-des plazieren zu können. (Adaptiert nach Motter u. Mountcastle 1981)

te Ableitkammern eingeführt. Das tägliche Training der Tiere, das auf eine verlässliche Mitarbeit in Verhaltens-experimenten abzielt, erfordert in aller Regel viele Monate. Experimente mit individuellen Tieren können sich über mehrere Jahre erstrecken und eine große Menge Daten lie-fern, was die Zahl der benötigten Individuen sehr gering hält. Elektrophysiologische Experimente an wachen Affen sind nicht nur mit Blick auf die geringe Anzahl der einge-setzten Tiere, sondern auch aus anderen Gründen – im Ge-gensatz zu ihrer gelegentlich verzerrten Wahrnehmung in der Öffenlichkeit – ein sehr schonender Ansatz. Der entscheidende Gesichtspunkt ist der, dass die Mitarbeit der Tiere in solchen Experimenten nicht erzwungen werden kann, sondern nur durch Belohnung erreicht wird. Verliert der Obstsaft oder was sonst als Belohnung eingesetzt werden mag seinen Reiz, weil das Tier z. B. gesättigt ist, dann muss das Experiment beendet werden. Es sei betont, dass die Ableitsitzungen nicht mit Schmerzen verbunden sind, weil sich die Mikroelektroden im Gehirn und damit in einem Teil des Körpers bewegen, der über keine Schmerzrezeptoren verfügt. Manipulationen an schmerzempfindlichen Strukturen, z. B. Schädelknochen, Haut und Hirnhäuten, beschränken sich auf einen einmaligen operative Eingriff in Vollnarkose mit adäquater postoperativer Analgesie entsprechend humanchirurgischer Standards, in dem die benötigten chronischen Implantate (z. B. die Ableitkammer) eingebracht werden.

> **Unter der Lupe**
>
> **Was und von welchem Ort leiten Mikroelektroden eigentlich ab?**
> Weil die Tiere sich im Experiment bewegen, kommt es zu unvermeidbaren Relativbewegungen zwischen Mikroelektrode und abgeleitetem Neuron. Aus diesem Grund werden in aller Regel von Mikroelektroden nur extrazelluläre Signale abgeleitet, deren Spitzen neben einem Neuron liegen, ohne in dieses einzudringen. In Ausnahmefällen ist es aber auch gelungen, mit besonders feinen Mikroelektroden aus dem Inneren isolierter Neurone abzuleiten.

2.5.2 Mikrostimulation und experimentelle Läsionen

Die Mikroelektroden, die zur Ableitung neuronaler Aktivität dienen, können auch für die Applikation winziger Strompulse (=Mikrostimulation) verwendet werden, mit denen der Aktivitätszustand kleiner Gruppen von Neuronen beeinflusst werden kann; so können Verhaltens- oder Wahrnehmungsleistungen, die von diesen Neuronen getragen werden, beeinflusst werden. Die Mikrostimulation ist anders als die TMS nicht eine Methode der Platzierung einer reversiblen Läsion, sondern ein Ansatz, der es erlaubt, das Aktivitätsniveau von Neuronen künstlich zu verändern. Infolge einer solchen künstlichen Aktivitätsförderung kann Mikrostimulation winziger Teile von

Area MT (=V5) des Affen zur Wahrnehmung von visueller Bewegung führen (Salzman et al. 1990). Andererseits löst die Mikrostimulation des primären motorischen Kortex oder anderer motorischer und okulomotorischer Repräsentationen spezifische Bewegungseffekte aus (Graziano et al. 2002). An Stelle von Mikroelektroden können auch Mikrokapillaren eingeführt werden, über die fokal die verschiedensten neurochemisch aktiven Substanzen, wie etwa Muscimol, appliziert werden können. Muscimol ist ein GABA-Agonist, der reversibel an GABA-Rezeptoren bindet und das Neuron, das Träger des Rezeptors ist, vorübergehend hemmt. Weil praktisch alle Neurone GABA-Rezeptoren tragen, resultiert eine vorübergehende Ausschaltung eines winzigen Gebiets im Bereich der Kapillarenspitze und damit die Möglichkeit, die Konsequenzen einer reversiblen Läsion zu studieren, die sich auf Neurone beschränkt und die durch das Gebiet ziehende Axone, deren Zellkörper an ganz anderer Stelle liegen, unbeeinflusst lässt (Hikosaka u. Wurtz 1983). Mikrokapillare erlauben selbstverständlich auch die Einbringung von weit selektiveren Pharmaka, mit denen es möglich ist, pharmakologisch distinkte Typen von Neuronen zu beeinflussen und damit ihre Bedeutung für die Informationsverarbeitung in einem neuronalen Netzwerk zu analysieren.

Eine Alternative zu reversiblen, neurochemischen Läsionen mit Muscimol, die sich v. a. für die reversible Ausschaltung größerer Teile der Großhirnrinde eignet, stellt das Kühlen des Gewebes dar. Über Kühlsonden wird vorübergehend die Gewebetemperatur in umschriebenen Regionen auf ca. 20°C reduziert, was die neuronale Aktivität während der Kühlung praktisch zum Erliegen bringt, ohne den Informationsfluss in Axonen, die durch das gekühlte Gebiet ziehen, wesentlich zu beeinflussen (Lomber et al. 1999).

Krankheitsbedingte Läsionen des menschlichen Gehirns sind irreversibel. Wenn es darum geht, ihre Folgen im Primatenmodell nachzuvollziehen, dann stehen zwei Ansätze zur Verfügung. Anstelle reversibel wirkender Pharmaka wie Muscimol können über die Mikrokapillare auch Substanzen wie Ibotensäure appliziert werden, die zu einem Zelltod führen, anders als die krankheitsbedingte Läsion, aber durchziehende Axone intakt lassen. Chirurgische Läsionen, die in der Anfangszeit der tierexperimentellen Hirnforschung eine große Rolle gespielt haben, erlauben es gleichzeitig, Neurone und Axone auszuschalten und damit der krankheitsbedingten Läsion am nächsten zu kommen.

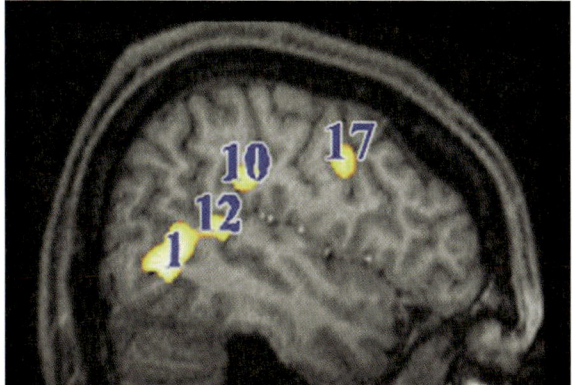

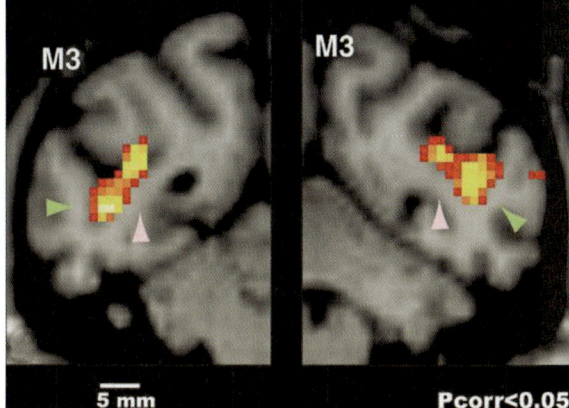

□ **Abb. 2.8a-c.** Funktionelle kernspintomographische Untersuchungen an wachen Affen als Brücke zwischen funktioneller Bildgebung am Menschen und der Einzelzellableitung aus dem Gehirn von Affen am Beispiel der Verarbeitung visueller Bewegung. **a** Durch visuelle Bewegung ausgeloste Bold-Antwort im Komplex MT/V5+ (*1*) und anderen Teilen der Großhirnrinde (*10*=PIC, *12*=STS, *17*=PreCS) des Menschen (aus Sunaert et al. 1999). **b** Bold-Aktivierung von MT/V5+ im Affengehirn durch vergleichbare Bewegungsreize (aus Vanduffel et al. 2001). Das Kürzel M3 identifiziert ein bestimmtes Affenindividuum in dieser Studie. **c** Darstellung der Entladungraten eines isolierten bewegungssensitiven Neurons aus dem kernspintomographisch abgegrenzten, und in (b) gezeigten MT/V5-Komplexes, als Funktion der Richtung des Bewegungsreizes für 4 verschiedene Geschwindigkeiten (Orban et al., unveröffentlicht).

Weite Teile des Primatengehirns stellen relativ unerforschtes Terrain dar; die Suche nach Neuronen, die einen Bezug zu einer interessierenden Funktion haben, kann sehr langwierig und u. U. auch frustran sein. Ein Verfahren, das es erlaubte, vorab potentiell vielversprechende Regionen für die anschließende Analyse mit Mikroelektroden abzugrenzen, wäre daher sehr nützlich. Das ist ein wesentlicher Grund, weshalb sich in den zurückliegenden Jahren eine Reihe von Labors erfolgreich bemüht haben, das Gehirn wacher und sich definiert verhaltender Affen funktionell kernspintomographisch (»Affen-fMRT«) zu kartieren. Affen-fMRT ist aber weit mehr als ein Werkzeug zur Förderung der Effizienz und Ergiebigkeit der elektrophysiologischen Analyse. Ihre entscheidende Bedeutung basiert darauf, dass sie den Brückenschlag von der funktionell kernspintomographischen Analyse des menschlichen Gehirns zur elektrophysiologischen und neurochemischen Analyse des Affengehirns erlaubt. Erst über diesen Brückenschlag kann eine Antwort auf die Frage erhofft werden, welche Eigenschaften die neuronale Informationsverarbeitung in Regionen hat, die in einem typischen fMRT Experiment durch eine BOLD-Antwort ausgewiesen werden (□ Abb. 2.8).

I Elemente der visuellen Wahrnehmung

3   Farbwahrnehmung und ihre Störungen

Karl R. Gegenfurtner

Farbe wird üblicherweise definiert als diejenige Empfindung, die es uns ermöglicht, zwischen zwei strukturlosen Flächen gleicher Helligkeit zu unterscheiden. Es lohnt sich, auf zwei Aspekte dieser Definition gleich zu Anfang näher einzugehen. Zunächst ist wichtig, dass Farbe eine Empfindungsgröße ist. Es ist nicht das Licht, das farbig ist (»The rays are not coloured« – Isaac Newton). Das Licht wird zunächst im Auge in Nervenimpulse umgewandelt. Erst durch die Verarbeitung dieser Impulse in den nachgeschalteten Hirnstrukturen kommt es zu der Empfindung, die wir »Farbe« nennen. Der zweite wichtige Aspekt der obigen Definition betrifft die Funktion des menschlichen Farbensehens. Obwohl die Frage nach der evolutionären Funktion

des Farbensehens noch heftig umstritten ist (Mollon u. Jordan 1988), lässt sich doch mit Sicherheit sagen, dass diese nicht hauptsächlich in der Unterscheidung von Flächen gleicher Helligkeit liegt. Zum einen tauchen solche rein spektralen Unterschiede von Oberflächen in unserer Umgebung nur äußerst selten auf. Zum anderen konnte in zahlreichen Untersuchungen in den letzten 20 Jahren gezeigt werden, dass die Unterscheidung von Flächen gleicher Helligkeit (»Isoluminanz«) für das menschliche visuelle System eine relativ schwierige Aufgabe darstellt (Shapley 1990).

Einen Hinweis auf die Rolle der Farbinformation bei der Wahrnehmung natürlicher Szenen gibt Abb. 3.1. Fast alle Objekte unserer Umwelt weisen unter natürlichen Beobachtungsbedingungen eine unregelmäßige Helligkeitsverteilung (Textur) auf. Es ist oftmals sehr schwer, Texturen natürlicher Objekte voneinander abzugrenzen, z. B. wenn wie bei ◘ Abb. 3.1 eine Blüte von Blättern unterschieden werden soll. Die Farbinformation ermöglicht uns, diese Unterscheidungen schnell und effizient zu treffen (Gegenfurtner u. Rieger 2000).

Farbe wird daher besser definiert als diejenige Empfindung, die es uns erlaubt, Objekte leicht voneinander zu unterscheiden, die aufgrund ihrer Textur nur schwer unterscheidbar sind.

Im Folgenden wird zuerst auf die physikalischen Eigenschaften der Reize eingegangen, die im menschlichen visu-

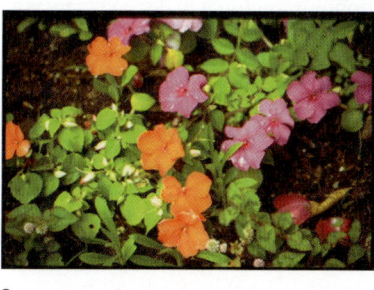 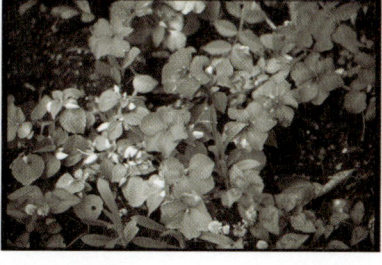 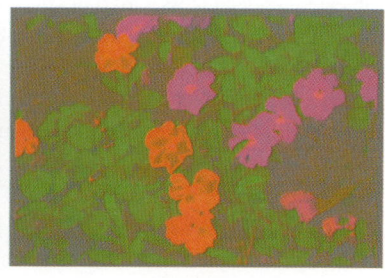

a   b   c

◘ **Abb. 3.1a–c.** Photographie einer Szene mit Blumen. **a** Original, **b** Schwarzweißversion, **c** isoluminante Version, bei der allen Bildpunkten dieselbe Helligkeit zugeordnet wurde. (Nach Gegenfurtner 2001)

ellen System Farbempfindungen auslösen. Anschließend werden die wichtigsten Schritte der Verarbeitung in der Netzhaut durch die 3 Typen von Photorezeptoren und in den anschließenden Gegenfarbkanälen besprochen. Schließlich wird auf die Verarbeitung der Farbinformation im visuellen Kortex eingegangen. Während die ersten Stufen der Farbverarbeitung in der Netzhaut und den retinalen Ganglienzellen wohl besser als jeder andere Aspekt der visuellen Wahrnehmung erforscht sind, ist über höhere Verarbeitungsmechanismen, die semantische oder emotionale Aspekte der Farbe betreffen, bisher nur wenig bekannt.

3.1   Retinale Verarbeitung

3.1.1   Licht und Farbe

Die physikalische Grundlage für die Farbwahrnehmung ist elektromagnetische Strahlung mit einer Wellenlänge in einem eng umgrenzten Bereich von ca. 400–700 Nanometer. Strahlung in diesem Wellenlängenbereich ist nur deshalb sichtbar, weil wir Rezeptoren in der Netzhaut des Auges besitzen, deren Pigmente durch Licht chemisch verändert werden können. Sie unterscheidet sich ansonsten in keiner Weise von anderen Strahlungen, wie z. B. Radiowellen, Infrarot-, Ultraviolett-, Röntgen- oder γ-Strahlen. Ein Großteil der Sonnenstrahlung, die die Erdoberfläche erreicht, liegt im sichtbaren Bereich. Daher ist anzunehmen, dass sich unser Farbsehsystem im Laufe der Entwicklung optimal an die Gegebenheiten unserer Umwelt angepasst hat.

Das Spektrum des in das Auge fallenden Lichts hängt von 2 Faktoren ab: von der Spektralverteilung der Beleuchtungsquelle und von der Reflektanz der Objekte, über die das Licht ins Auge reflektiert wird. Nur ein Teil des auf ein Objekt fallenden Lichts wird reflektiert. Der andere Teil der Strahlung wird absorbiert und zumeist in Wärmeenergie umgewandelt. Dunklere Objekte absorbieren mehr Licht und erwärmen sich daher stärker. Das ins Auge gelangende Licht ist das Produkt aus Beleuchtung und Reflektanz, sodass diese beiden Faktoren anschließend nicht mehr getrennt werden können. Ein rötlicher Farbeindruck kann danach gleichermaßen durch rötliche Beleuchtung eines weißen Stück Papiers, oder durch weiße Beleuchtung eines rötlichen Stück Papiers zustandekommen. Obwohl mathematisch beides zur gleichen Wellenlängenverteilung führt, kann unser visuelles System zumeist doch Rückschlüsse

auf die Reflektanz der Objekte ziehen. Diese Leistung, die durch die Ambiguität von Beleuchtung und Reflektanz notwendig wird, wird »Farbkonstanz« genannt. Der Vorteil der Farbkonstanz liegt darin, dass die Reflektanz eine invariante Eigenschaft der Objekte ist, und sich daher zur Objekterkennung sehr gut eignet.

> **Unter der Lupe**
>
> Farbe ist nicht gleich Wellenlänge. Während monochromatisches Licht zwar unter neutralen Beobachtungsbedingungen immer die gleiche Farbempfindung auslöst, ist die umgekehrte Zuordnung nicht möglich. Natürlich auftretende Objekte reflektieren immer Licht über einen weiten Bereich von Wellenlängen. Der relative Anteil in den verschiedenen Wellenlängenbereichen bestimmt letztendlich, welche Farbe gesehen wird. Des Weiteren kann das Umfeld auch massive Einflüsse auf die Farbwahrnehmung haben.

3.1.2   Verarbeitung in den Photorezeptoren

Im Auge wird das Licht von Photorezeptoren absorbiert. Es gibt 2 Klassen von Photorezeptoren: Stäbchen und Zapfen. Stäbchen sind sehr lichtempfindlich und ermöglichen das Sehen bei Dunkelheit und in der Dämmerung. Da alle Stäbchen dieselbe spektrale Absorption aufweisen, können sie nicht zwischen Wellenlängen- und Intensitätsunterschieden diskriminieren. Farbunterscheidungen sind daher beim Stäbchensehen nicht möglich. Unter Tageslichtbedingungen sind die Stäbchen vollständig gesättigt und unfähig Information zu verarbeiten. Dann sind die weniger lichtempfindlichen Zapfen aktiv.

Eine ganz besondere Form der genetisch bedingten, totalen Farbenblindheit ist die Stäbchenmonochromasie. Dabei sind nur Stäbchenphotorezeptoren in der Netzhaut vorhanden, was zu einer ganzen Reihe von Symptomen wie z. B. Photophobie, einer extrem schlechten Sehschärfe und massiven Fixationsproblemen führt. Diese Form der Farbenblindheit wurde von Oliver Sacks (1997) in dem Roman »Insel der Farbenblinden« beschrieben. Eine beeindruckende, subjektive Darstellung aus der Sicht eines Stäbchenmonochromaten findet sich auch in Nordby (1990).

Von den Zapfenphotorezeptoren gibt es 3 verschiedene Arten. Nach dem Spektralbereich ihrer höchsten Empfindlichkeit werden sie lang-, mittel-, und kurzwellenlängensensitiv genannt, oft auch nur kurz Rot-, Grün- und Blau-

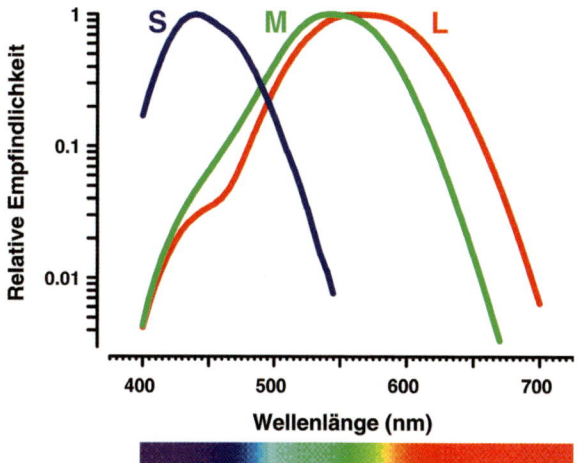

⬛ Abb. 3.2. Spektrale Absorptionskurven der menschlichen Rot-, Grün- und Blauzapfen

sorption der Zapfen hängt von ihrem Sehfarbstoff ab, dessen Proteine genetisch bestimmt sind. Jeremy Nathans und seinen Mitarbeitern ist es gelungen, die Gene zu identifizieren, die die Ausbildung dieser Proteine kodieren (Nathans 1992). Dabei hat sich herausgestellt, dass sich die Aminosäuresequenzen für das Rot- und das Grünpigment nur an wenigen Stellen unterscheiden (< 2%).

> **Unter der Lupe**
>
> Aus der Tatsache, dass die Zapfen das Farbensehen ermöglichen, wird oftmals der falsche Schluss gezogen, dass nur die Stäbchen für das Helligkeits- oder Schwarzweißsehen zuständig sind. Das stimmt nicht! Unter Tageslichtbedingungen liefern die Stäbchen keinerlei brauchbare Signale. Sie sind nur beim Dämmerungs- und Nachtsehen, z. B. bei Mondlicht, aktiv.

zapfen. In ⬛ Abb. 3.2 sind die Absorptionsspektren dieser 3 Zapfenarten dargestellt. Man erkennt, dass alle 3 Typen über einen großen Wellenlängenbereich hinweg Licht absorbieren. Die Kurzbezeichnungen sind also irreführend, vor allem wenn man berücksichtigt, dass das Maximum für die Rotzapfen in dem Wellenlängenbereich liegt, den wir als gelb wahrnehmen. Das Maximum der Blauzapfen liegt in einem Bereich, der eher violett aussieht als blau. Da sich diese Bezeichnungen aber eingebürgert haben, werden wir sie hier der Einfachheit halber auch beibehalten. Es muss aber nachdrücklich betont werden, dass andere mit R, G, B bezeichnete Farbsysteme, wie z. B. das C.I.E. RGB System, oder auch die Rot-, Grün- und Blauphosphore von Farbbildschirmen nichts oder nur sehr wenig mit den Absorptionseigenschaften der Zapfen gemeinsam haben.

Aus ⬛ Abb. 3.2 ist auch ersichtlich, dass die Absorptionsspektren für die Rot- und Grünzapfen sehr ähnlich sind. Die Absorptionsgipfel sind nur um ca. 30 Nanometer verschoben. Dies hat evolutionäre Gründe: Diese zwei Zapfentypen sind erst vor entwicklungsgeschichtlich relativ kurzer Zeit aus einem gemeinsamen Urzapfen entstanden. Die Ab-

Ein wesentlicher Grund dafür, dass die Genetik des Farbensehens so gut erforscht ist, liegt darin, dass sich die Gene für die Rot- und Grünpigmente auf dem X-Chromosom befinden. Fehlt eines dieser Gene, dann kommt auch der entsprechende Zapfentyp nicht vor. Man spricht von Rotgrünblindheit. Da Männer nur ein X-Chromosom besitzen, tritt diese genetisch bedingte Art von Farbensehstörung bei Männern sehr viel häufiger auf als bei Frauen. ⬛ Tabelle 3.1 gibt eine Übersicht über die relative Häufigkeit dieser Störung in der westeuropäischen Bevölkerung. Interessanterweise wird eine solche Farbenblindheit oftmals erst sehr spät oder nur zufällig bemerkt. Der entscheidende evolutionäre Vorteil, der sich aus dem 3. Zapfentyp ergibt, ist noch weitgehend unklar (Mollon u. Jordan 1988)! Es gibt mehrere Hypothesen, wonach sich die Unterscheidungsfähigkeit zwischen rot und grün hauptsächlich zum Auffinden reifer roter Früchte zwischen grünen Blättern eignet. Es ist aber mittlerweile erwiesen, dass sich für Rotgrünblinde die Struktur von natürlichen Szenen nicht wesentlich von der für normal Farbsichtige unterscheidet. Andere Formen von genetisch bedingter Farbenblindheit treten äußerst selten auf.

⬛ Tabelle 3.1. Relative Häufigkeiten (in %) von genetisch bedingten Rotgrün-Farbsehstörungen. Rotgrünblindheit (Anopia) taucht bei ca. 2,1% der männlichen Bevölkerung Europas auf. Rotgrünstörungen (Anomalie) treten bei weiteren ca. 5,9% auf. (Nach Sharpe et al. 1999)

Geschlecht	Anzahl	Rotzapfen		Grünzapfen	
		Protanomalie	Protanopie	Deuteranomalie	Deuteranopie
Männlich	45,989	1,08	1,01	4,63	1,27
Weiblich	30,711	0,03	0,02	0,36	0,01

3

3.1.3 Die Netzhaut

Die Zapfen sind auf der Netzhaut zu einem unregelmäßigen Mosaik angeordnet. Die Dichte ist in der Fovea am höchsten und nimmt zur Peripherie hin ab. In der Foveola (den zentralen 30') finden sich nur Rot- und Grünzapfen. Blauzapfen gibt es nur in der peripheren Retina, aber auch dort treten sie mit einer geringeren Dichte auf. Sie machen insgesamt nur 9 % aller Zapfen aus. Da die Sehschärfe von der Dichte der Zapfen abhängt, ist die Auflösung für Muster, die gezielt Blauzapfen anregen, relativ gering. Diese geringere Auflösung wiederum scheint aber perfekt an die Optik des Auges angepasst zu sein. Da Licht unterschiedlicher Wellenlänge wegen der unterschiedlich starken Brechung nicht gleichzeitig auf der Netzhaut fokussiert werden kann, entsteht vor allem bei kurzwelligem Licht eine retinale Unschärfe, die dem größeren Abstand zwischen den Blauzapfen entspricht. Das Zapfenmosaik ist auch in anderer Hinsicht sehr gut der Optik des Auges angepasst. Dort wo die Zapfendichte geringer ist als aufgrund des optischen Signals notwendig (in der Peripherie), sorgt die unregelmäßige Anordnung der Zapfen dafür, dass keine Wahrnehmungstäuschungen (durch »aliasing«) entstehen.

Die Frage nach der relativen Anzahl von Rot- und Grünzapfen hat die Farbforscher in den letzten 10 Jahren intensiv beschäftigt, wobei die Ergebnisse verschiedener Methoden zu höchst unterschiedlichen Ergebnissen geführt haben. Vor kurzem gelang es jedoch Roorda u. Williams (1999), das Photorezeptormosaik der menschlichen Netzhaut direkt abzubilden (◘ Abb. 3.3). Es zeigten sich große Unterschiede in der relativen Zahl von Rot- und Grünzapfen zwischen verschiedenen Probanden. Allerdings benutzten alle mehr oder weniger das gleiche Verhältnis, um aus Rot und Grün einen Gelbton zu mischen. Daher besitzt das Verhältnis von Rot- und Grünzapfen keinerlei Einfluss auf subjektive Farbeindrücke.

Unter der Lupe

Es wird oftmals behauptet, dass im peripheren Gesichtsfeld keine Farbwahrnehmung möglich ist. Zu Demonstrationszwecken wird dann ein buntes Objekt von der Fovea weg bewegt, bis die Farbe des Objekts nicht mehr erkannt wird. Dies zeigt jedoch nur, dass die räumliche Auflösung des Farbsehsystems geringer ist als die des Helligkeitssystems. Wenn die Objekte nur ausreichend groß sind, dann kann auch deren Farbe bei peripherer Darbietung erkannt werden.

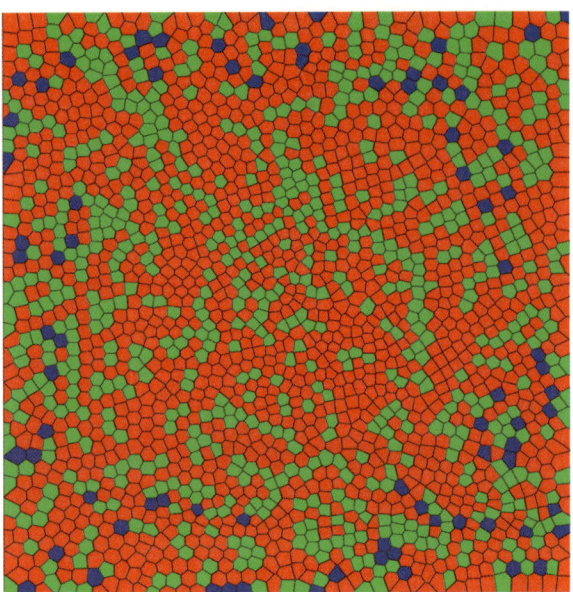

◘ **Abb. 3.3.** Simulation des Zapfenmosaiks der Fovea. Die Positionen der Zapfen entstammen anatomischen Messungen. Die Einfärbung wurde nach einem Zufallsschema durchgeführt unter der Annahme, dass Rotzapfen ca. doppelt so häufig sind wie Grünzapfen. (Die Abbildung wurde freundlicherweise von Herbert Jägle und Ted Sharpe von der Augenklinik Tübingen zur Verfügung gestellt)

3.1.4 Gegenfarben

Die von den Zapfen übermittelten Signale werden noch in der Netzhaut weiterverarbeitet, um die Weiterleitung der Signale in den visuellen Kortex möglichst optimal zu gestalten. Diese Verarbeitungsstufe lässt sich am besten als Verminderung der Redundanz der Aktivitäten benachbarter Zapfen charakterisieren. Die Zapfensignale weisen sowohl eine räumliche als auch eine farbliche Redundanz auf.

Räumliche Redundanz bezeichnet den Sachverhalt, dass benachbarte Bildpunkte meistens eine ähnliche Intensität aufweisen. Aus der Intensität an einem Bildpunkt lässt sich relativ genau die Intensität der benachbarten Bildpunkte vorhersagen. Werden hingegen die Differenzen zwischen benachbarten Bildpunkten betrachtet, so verschwindet diese Korrelation. Diese Art der vom visuellen System durchgeführten Differenzenbildung wird oftmals auch als »laterale Hemmung« bezeichnet. Implementiert ist sie durch die konzentrischen rezeptiven Felder der Ganglienzellen, in denen Zentrum und Umfeld antagonistisch organisiert sind.

Eine weitere Form der Redundanz in den Zapfen ergibt sich daraus, dass die Absorptionsspektren der Rot- und

Grünzapfen sehr ähnlich sind. Daher ist die Aktivität der beiden Zapfentypen hoch korreliert. Um diese Signale zu dekorrelieren und damit zu optimieren, wird die Aktivität in sog. Gegenfarbkanälen, oftmals auch als »kardinale Farbrichtungen« bezeichnet, weitergeleitet. Im Helligkeitskanal wird die Summe der Signale aus Rot- und Grünzapfen (R+G) gebildet, im Rotgrünkanal die Differenz der beiden (R–G). Im Blaugelbkanal schließlich wird die Differenz aus dem Signal der Blauzapfen und der Summe der Rot- und Grünzapfen gebildet (B–(R+G)). Diese Verrechnung der Farbsignale erfolgt in einem Netzwerk aus Horizontal-, Bipolar- und Ganglienzellen. Während über die Ergebnisse dieser Berechnung relative Klarheit herrscht, ist die genaue Implementierung derzeit Gegenstand heftiger Diskussion. Es scheint so zu sein, dass die 3 Gegenfarbkanäle nicht nur funktionell, sondern auch anatomisch unterschiedlich sind (Gegenfurtner u. Sharpe 1999).

Eine wichtige Implikation der Gegenfarbkanäle ergibt sich aus der starken Überlappung der Absorptionsspektren von Rot- und Grünzapfen. Es ist sehr schwierig, den Rotgrünkanal so zu aktivieren, dass die Differenz von Rot und Grün sich ändert, aber die Summe (die Helligkeit) konstant bleibt. Die größtmögliche Modulation der Zapfensignale bei einer solchen »isoluminanten« Reizung bleibt daher weit hinter der 100%igen Modulation zurück, die durch Helligkeitskontraste bewerkstelligt werden kann. Auf Bildschirmen beträgt diese maximale isoluminante Modulation bei mittleren Intensitäten nur ca. 10–15%! An dieser Stelle ist es auch wieder wichtig, auf den Unterschied zwischen Zapfen und Bildschirmphosphoren hinzuweisen. Letztere können nämlich auch bei Isoluminanz zu 100% moduliert werden. Für das Studium des visuellen Systems ist das allerdings irrelevant.

Für die folgende Diskussion der Wahrnehmungsleistungen des Farb- und Helligkeitssystems ist es allerdings sehr wichtig, solche peripheren Faktoren von zentralen Un-terschieden in der Verarbeitung zu trennen. Wir werden zunächst auf das Zusammenspiel von Farbe mit anderen visuellen Reizattributen eingehen, dann auf die Verarbeitung des Farbsignals an sich. Als Abschluss folgen einige Bemerkungen zur Farbkonstanz.

3.2 Kortikale Farbmechanismen

Ein allgemeines Prinzip kortikaler Informationsverarbeitung ist eine zunehmende Spezialisierung der Neurone. Dies trifft auch für die kortikale Verarbeitung der Farbe zu. In der Netzhaut gibt es genau 3 Klassen von Neuronen, die den kardinalen Farbrichtungen entsprechen (□ Abb. 3.4). Die Antworten dieser Neurone sind linear. Daher lässt sich die Antwort auf beliebige Reize exakt vorhersagen durch den bevorzugten Farbreiz eines Neurons. Im primären visuellen Kortex (V1) gilt dieses Prinzip der Linearität auch, aber hier finden sich Präferenzen für beliebige Farben. Die Einschränkung auf die 3 kardinalen Richtungen entfällt. Interessant ist, dass bisher kein neuronales Substrat für die sog. »Urfarben« nachgewiesen werden konnte. Die Vielfalt an Farbpräferenzen, die in V1 und V2 beobachtet werden kann, entspricht unserer Fähigkeit eine große Anzahl an Farben unterscheiden zu können.

Im sekundären visuellen Kortex (V2) treten dann auch Neurone auf, deren Reizantwort im spektralen Bereich nichtlinear ist. Sie antworten nur auf einen bestimmten Farbton, da ihre chromatische Bandbreite sehr eng ist. Zudem ist es in den höheren extrastriären Arealen (V2, V3, V4) auch so, dass Neurone zunehmend seltener auf reine (isoluminante) Farbunterschiede antworten. Da solche isoluminanten Unterschiede, wie schon eingangs erwähnt, nicht sehr oft in unserer Umwelt vorkommen, wäre eine Spezialisierung auf die Verarbeitung dieser Reize auch nicht sehr sinnvoll.

Unter der Lupe

Die Einteilung der Signalverarbeitung in 2 Zonen, der anfänglichen Verarbeitung in 3 verschiedenen Zapfentypen, gefolgt von 3 Gegenfarbkanälen, vereint die Theorien der Farbwahrnehmung von Helmholtz und Hering. Allerdings hatten beide dieser eminenten Forscher nicht ganz recht, was die Details betrifft. So nahm Helmholtz an, dass die Absorptionsspektren der Zapfen sich nur geringfügig überlappen, was für die Rot- und Grünzapfen gerade nicht zutrifft. Hering nahm an, dass die Gegenfarben den sog. Urfarben entsprechen, also denjenigen Farben, die von uns als reines Rot, Grün, Blau oder Gelb wahrgenommen werden. Auch dies ist nicht richtig. Während das Rot der »kardinalen Farbrichtungen« der Ganglienzellen in etwa einem Urrot entspricht, sieht die Gegenfarbe dazu blaugrün aus. Der Blaugelbkanal ist ebenfalls verschoben: Dem reinem Gelb entspricht ein grünlicher Gelbton und dem Blau ein Violett. □ Abbildung 3.4 zeigt wie die Gegenfarbkanäle aktiviert werden.

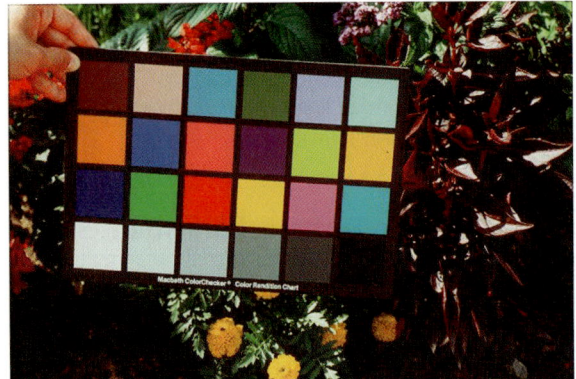

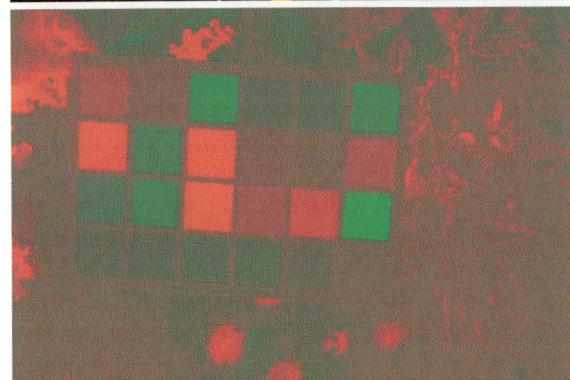

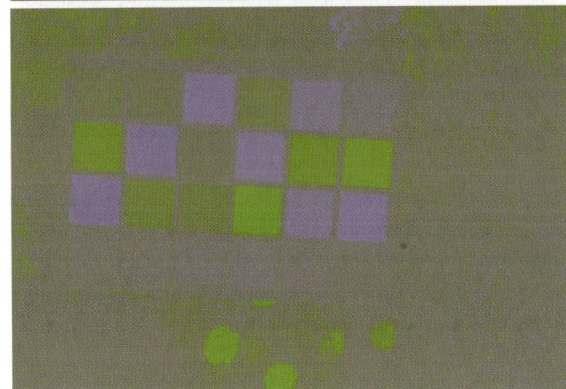

☐ Abb. 3.4a–c. Verarbeitung in den Gegenfarbkanälen. **a** Original, **b** Bild, wie es vom Rotgrünkanal gesehen wird, **c** Bild, wie es vom Blaugelbkanal gesehen wird

3.2.1 Das Farbzentrum im Gehirn?

Im Zentrum derzeitiger Forschung auf dem Gebiet der Farbwahrnehmung steht wohl die Frage, ob es im Gehirn eine bestimmte neuronale Strukur gibt, die vornehmlich für die Verarbeitung von Farbinformation zuständig ist. Eine solche »parallele« Verarbeitung wurde in der Vergangenheit aufgrund psychophysischer, physiologischer und klinischer Befunde postuliert (Livingstone u. Hubel 1988; Zeki 1990).

So ist z. B. das Erkennen von Formen und Strukturen bei ausschließlich durch Farbe definierten Reizen sicherlich anders als bei Helligkeitsmustern (Livingstone u. Hubel 1988). Dies lässt sich schon aus den oben erwähnten peripheren Faktoren folgern. Der höchstmögliche Kontrast im Rotgrünkanal ist wegen der großen Ähnlichkeit von Rot- und Grünzapfen sehr stark eingeschränkt. Wegen optischer Limitationen (chromatische Aberration) können jedoch nicht alle Wellenlängen gleichzeitig scharf auf der Netzhaut abgebildet werden. Deswegen können feine Details mit hohen Ortsfrequenzen vom Farbsystem nicht übertragen werden. Viele der Demonstrationen, die eine getrennte Verarbeitung von Farbe und anderen visuellen Reizattributen nahezulegen scheinen, beruhen auf derartigen peripheren, retinalen, Unterschieden. Die physiologische und anatomische Trennung in unterschiedliche Verarbeitungskanäle scheint dabei weitaus geringfügiger zu sein als ursprünglich angenommen (Lennie 1998; Gegenfurtner 2003).

Studien mit bildgebenden Verfahren zeigen oft eine erhöhte, farbspezifische Aktivierung in einem Bereich des menschlichen ventralen Okzipitalkortex, der oftmals »V4« genannt wird (Zeki 1990; Hadjikani et al. 1998; Engel et al. 1997 b). Die Aktivierung scheint sich allerdings qualitativ nicht von der im primären visuellen Kortex zu unterscheiden. Es kann also nicht geschlossen werden, dass in dem entsprechenden Areal nur Farbinformation verarbeitet wird oder dass andere Areale keine wichtigen Beiträge zur Verarbeitung der Farbinformation liefern. Interessanterweise handelt es sich dabei jedoch um denselben Bereich, der auch oftmals bei Patienten betroffen ist, die stark erhöhte Schwellen für Farbunterscheidung aufweisen (»zerebrale Achromasie«). Viele dieser Patienten weisen jedoch noch weitere Wahrnehmungsstörungen auf, z. B. Störungen der Gesichtserkennung oder eine allgemein verschlechterte Kontrastempfindlichkeit. »Reine« Störungen der Farbwahrnehmung sind selten (Zihl u. von Cramon 1986).

3.2.2 Farbkonstanz

Ein Thema, das Wahrnehmungsforscher und Informatiker in jüngster Zeit gleichermaßen stark interessiert hat, ist die Farbkonstanz. Die Effekte von Beleuchtung und Reflektanz lassen sich nicht trennen, da das auf die Rezeptoren fallende Licht das Produkt beider Faktoren ist. Trotzdem scheint es uns möglich zu sein, Objekte unter sich wechselnden Beleuchtungsbedingungen immer mit der gleichen Farbe wahrzunehmen. ◘ Abbildung 3.5 zeigt eine Waldlandschaft unter 3 verschiedenen Beleuchtungen, wie sie z. B. morgens, mittags und abends aussehen könnte. Wenn wir durch die Wiesen wandern, erscheint uns das Gras meist im selben Grünton, obwohl der Farbeindruck auf den Bildern deutlich unterschiedlich ist.

Eine Unmenge an Algorithmen wurde vorgeschlagen, um diese Farbkonstanz zu erklären. Mittlerweile zeichnet sich ab, dass das menschliche Sehsystem eine ganze Reihe von Hinweisreizen benutzt, um Farbkonstanz zu erzielen (Kraft u. Brainard 1999). Am wichtigsten ist dabei die Tatsache, dass die Mittelwertsfarbe in einer Szene sehr stark von der Beleuchtung abhängt, und dass Beleuchtungsänderungen meistens graduell vonstatten gehen, während Reflektanzänderungen oft abrupt sind.

Dieser Unterschied in den räumlichen Eigenschaften von Beleuchtung und Reflektanz kann am besten genutzt werden, wenn größere Flächen für eine Normalisierung benutzt werden. Dies erfordert daher rezeptive Felder mit entsprechender Größe. Neurone mit diesen Eigenschaften wurden in V4 gefunden und sie scheinen auch relativ komplexe Interaktionen von Zentrums- und Umfeldfarbe aufzuweisen. Wie daraus aber dann die Reflektanz von Objekten bestimmt wird, ist noch weitgehend unklar. Neurone, die auf Reflektanz antworten, wurden bislang nur selten und vereinzelt gefunden (Zeki 1980).

Störungen der Farbkonstanz wurden bislang in erster Linie an Probanden untersucht, die bereits andere massive Farbsehstörungen aufwiesen. In den Arbeiten von Rüttiger et al. (1999) und Clarke et al. (1999) sind aber Patienten beschrieben, deren Farbkonstanzleistungen gestört sind, obwohl sie keinerlei andere erkennbare Störungen in ihrer Farbwahrnehmung aufwiesen. Über das neuronale Substrat der Farbkonstanzleistung lässt sich noch keine Schlussfolgerung ziehen.

3.2.3 Kognition, Emotion und Farbe

In der weiteren kognitiven Verarbeitung der Farbinformation werden verschiedene Farbnuancen zu Kategorien zusammengefasst. Von diesen Kategorien gibt es ca. 7–11, die sogar über größere Kulturunterschiede hinweg relativ konstante Bezeichnungen aufweisen (Hardin u. Maffi 1997). Ein neuronales Substrat für derartige Kategorien wurde bislang noch nicht entdeckt. Zumindest in den frühen visuellen Verarbeitungsstufen, bis hin zum extrastriären Areal V4, findet sich keine bevorzugte Repräsentation dieser Kategorien. Die Zuweisung von Farbnamen zu Objekten scheint daher auf einer sehr hohen Verarbeitungsebene abzulaufen, während einfache Farbunterscheidungen schon durch Schaltkreise im primären visuellen Kortex erklärt werden können. Dies wird auch durch Ergebnisse aus der Entwicklung belegt. Kinder können Farben schon im Alter von ca. 4 Monaten unterscheiden, während die richtige Benennung erst sehr viel später, im Alter von 2–4 Jahren, erlernt wird (Bornstein 1985).

Noch wichtiger als kognitive erscheinen die emotionalen Aspekte, die oftmals mit der Wahrnehmung von Farben einhergehen. Eine enge Vernetzung der kortikalen Farbsehmechanismen mit limbischen Strukturen kann daher

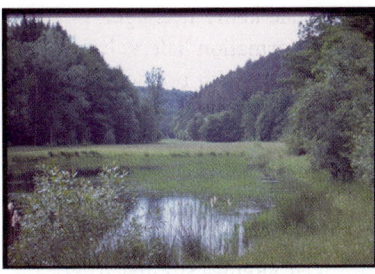
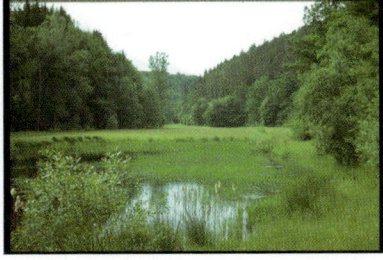
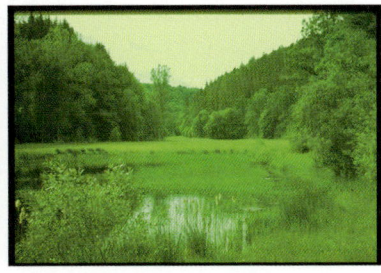

a   b   c

◘ **Abb. 3.5a–c.** Darstellung einer natürlichen Szenen, wie sie unter 3-verschiedenen Beleuchtungsbedingungen aussieht. Die Veränderung von morgens (**a**), mittags (**b**) und abends (**c**) erfolgt hauptsächlich entlang der blaugelben Gegenfarbachse

3

angenommen werden. Der Großteil dieser emotionalen Reaktionen ist sicherlich erlernt und hängt von kulturellen Faktoren ab. Es scheint aber auch einige universelle Phänomene zu geben. So geht die Farbe Rot generell mit gesteigerten emotionalen Reaktionen einher und ist in nahezu allen Kulturen der erste, wichtigste Farbname.

Zusammenfassung

Farbe wird wahrgenommen, wenn Licht im Auge von Photorezeptoren absorbiert und in Nervenimpulse umgewandelt wird, die dann im Gehirn zu Empfindungen interpretiert werden. In der Netzhaut unterliegen 3 verschiedene Typen von Zapfenphotorezeptoren, die jeweils über weite Bereiche des Spektrums empfindlich sind, der Farbwahrnehmung. Die von den Zapfen vermittelten Signale werden noch in der Netzhaut in den retinalen Ganglienzellen zu den effizienteren Gegenfarbsignalen umkodiert, von denen es wiederum 3 Klassen gibt. Im visuellen Kortex entsteht dann aus diesen Signalen eine Vielfalt von Mechanismen, die ganz spezifisch für bestimmte Farbkombinationen empfindlich sind. Auf diesen Mechanismen basieren Fähigkeiten wie z. B. Farbunterscheidung oder Farbkonstanz. Auf einer höheren, kognitiven Ebene wird aus den Farben dann eine kleine Anzahl von Kategorien (ca. 7–11) gebildet, die in nahezu allen Kulturen und Sprachen gleich sind. Die wichtigsten Ursachen für Störungen der Farbwahrnehmung sind der genetisch bedingte Ausfall eines Zapfentypen und erworbene Farbenblindheiten, die auf kortikalen Läsionen beruhen.

4 Bewegungssehen, Stereopsis und ihre Störungen

Thomas Haarmeier

Es war lange Zeit umstritten, ob das Sehen von Bewegung eine von anderen visuellen Systemen unabhängige Sehleistung darstellt oder eine auf der Analyse anderer sensorischer Größen wie Raum und Zeit basierende, also aus primitiveren sensorischen Prozessen abgeleitete Dimension ist. Wir wollen mit zwei klassischen Beobachtungen beginnen, die eindrucksvoll belegen, dass das Sehen von Bewegung ähnlich wie z. B. das Farbensehen tatsächlich als eigenständige visuelle Dimension zu verstehen ist. Die vermutlich älteste Evidenz hierfür ist der **Bewegungsnacheffekt**: Wenn wir lange Zeit bewegte Objekte betrachten, erscheinen uns nachfolgend beobachtete, physikalisch stationäre Dinge als entgegengesetzt zur vorher gesehenen Bewegungsrichtung bewegt. Dieses Phänomen wird oft anhand der 1934 von Adams beschriebenen »Wasserfallillusion« illustriert. Nachdem Adams einige Sekunden lang den Wasserfall von Foyers (Schottland) betrachtet hatte, überraschte ihn die Wahrnehmung nach oben bewegter Felsen, als er seinen Blick vom

▼

Fall abwandte. Der Beobachter erfährt eine irritierende perzeptuelle Dissoziation zwischen wahrgenommener Position und Bewegung – ein Beleg dafür, dass unsere Wahrnehmung von Bewegung keinesfalls eine einfache Repräsentation physikalischer Bewegung ist und nicht notwendigerweise aus einer Analyse der Positionsveränderung im Zeitverlauf abgeleitet wird. Als weiteres Beispiel für eine Bewegungswahrnehmung bei fehlender retinaler Bildverschiebung sei das Phänomen der **apparenten Bewegung** genannt. Apparente Bewegung ist uns allen schon, z. B. bei Leuchtreklamen begegnet: In Reihe angeordnete Lichter, die sequentiell aufleuchten, nehmen wir als ein bewegtes Objekt wahr. Auch im Kino erzeugt die rasche Abfolge der Bildsequenzen einen absolut lebendigen Bewegungseindruck, obwohl jedes der einzelnen Bilder ein stationäres Lichtmuster auf unsere Netzhaut wirft.

❶ **Die Evolution hat andere Lösungen für die Analyse visueller Bewegung gewählt als explizite Raum- und Zeitmessungen.**

4.1   Systeme des Bewegungssehens

4.1.1 Kortikales System

Die Annahme eines eigenständigen, auf die Analyse visueller Bewegung spezialisierten Systems erfuhr nachhaltige Unterstützung durch die Entdeckung von Neuronen, deren Entladungsmuster abhängig von der Richtung dargebotener Bewegungsreize war. Ein richtungsselektives Neuron ist – wie in ◨ Abb. 4.1 gezeigt – maximal aktiv, wenn in seinem rezeptiven Feld Bewegung in eine bestimmte Richtung präsentiert wird, hingegen kaum erregt durch Bewegung, die dieser Vorzugsrichtung entgegengesetzt ist. Dieser Befund, zunächst für Ganglienzellen der Kanin-

4

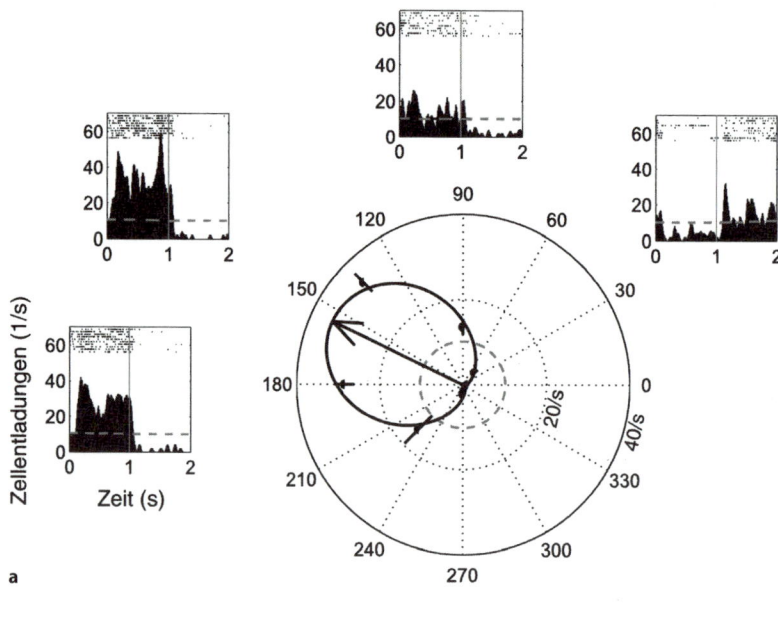

a

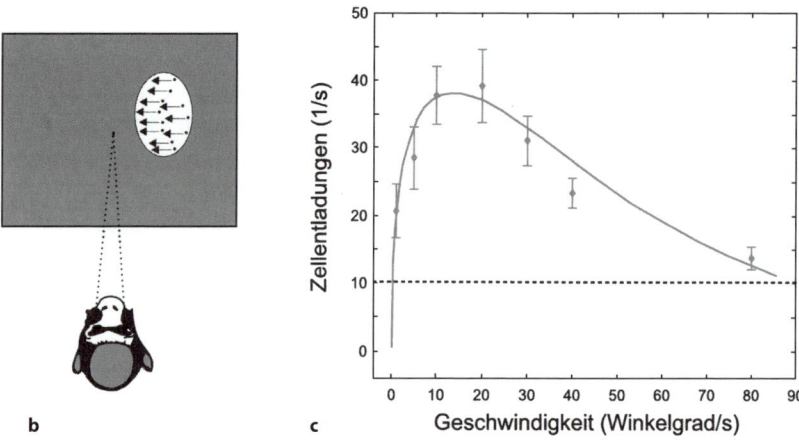

b   c

◘ Abb. 4.1a–c. Richtungs- und Geschwindigkeitsabhängigkeit der visuellen Antworten einer Zelle aus Area MT (Rhesusaffe). **b** Dem Versuchstier wurde unter Fixation ein bewegtes Punktmuster im rezeptiven Feld des abgeleiteten Neurons dargeboten. **a** Antworten des Neurons auf den Bewegungsreiz in Abhängigkeit der Bewegungsrichtung. In den Histogrammen ist die Zellaktivität, d. h. die Anzahl von Aktionspotentialen pro Zeiteinheit, für 4 untersuchte Bewegungsachsen aufgetragen. In der 1. Hälfte der Stimulation (0–1 s) wurde jeweils Bewegung in der im polaren Koordinatensystem angegebenen Richtung dargeboten, in der 2. Hälfte (1–2 s) Bewegung in entgegengesetzter Richtung. Das untersuchte Neuron ist maximal aktiv bei einer Bewegungrichtung von ca. 150° (Bewegung nach links oben).

Bewegung in entgegengesetzter Richtung führt zu einer Abnahme der Zellaktivität unter das Niveau der spontanen Entladungsrate (in den Histogrammen durch eine gestrichelte horizontale Linie angezeigt). In dem polaren Koordinatensystem sind die Zellantworten für die verschiedenen Bewegungsrichtungen in Gesamtheit dargestellt. Der *Pfeil* markiert die Vorzugsrichtung des Neurons, die sich durch Interpolation der einzelnen Meßwerte (Ellipse) bestimmen lässt.
c Abhängigkeit der Zellantworten von der Geschwindigkeit des Bewegungsreizes (Bewegungsrichtung: 180°, d. h. nach links). Das Neuron bevorzugt Stimulusgeschwindigkeiten zwischen 10 und 20 WiGrad/s (Messung: Uwe Ilg und Stefan Schumann)

chenretina (Barlow u. Hill 1963), später auch für kortikale Nervenzellen (Hubel u. Wiesel 1968) gezeigt, war der Beweis einer schon früh im visuellen Pfad entwickelten neuronalen Repräsentation visueller Bewegung. Auf der Grundlage umfangreicher anatomischer und elektrophysiologischer Untersuchungen, vorwiegend im Tiermodell mit Katzen und Affen durchgeführt, wurde schließlich ein funktionelles System charakterisiert, das seinen Ausgangspunkt von einer Subgruppe retinaler Ganglienzellen (sog. $P\alpha$-Neuronen) nimmt und ein reichhaltig verknüpftes Netzwerk verschiedener kortikaler Areale umfasst, die sich durch die Prävalenz richtungsselektiver Neurone auszeichnen (Abb. 4.2). $P\alpha$-Ganglienzellen selbst sind ebenso wie die von ihnen kontaktierten magnozellulären Neurone in den Schichten 1 und 2 des Corpus geniculatum laterale nicht richtungsselektiv, zeichnen sich jedoch bereits durch Eigenschaften aus, die der Analyse visueller Bewegung zweckdienlich scheinen: relativ große rezeptive Felder, schnelle, transiente Antworten und hohe Kontrastempfindlichkeit. Diese Eigenschaften unterscheiden sie von einem zweiten Ganglienzelltypus, den kleineren $P\beta$-Zellen, die farbsensitiv sind und – anatomisch von den $P\alpha$-Neuronen getrennt – Axone in die parvozellulären Schichten (3–6) des Corpus geniculatum laterale entsenden. Der Nachweis zweier unabhängiger Projektionen zu morphologisch und physiologisch unterscheidbaren Zielneuronen im Corpus geniculatum hat zu der Vorstellung zweier weitgehend separierter visueller Systeme geführt, eines M-Pfades (M = magnozellulär), welcher der Analyse von Bewegung dient und eines komplementären P-Pfades (P = parvozellulär), der Informationen über Farbe und Form prozessiert. Diese sicher vereinfachte und in jüngerer Zeit relativierte Sicht wurde gestützt durch den Nachweis, dass Signale der M-Zellen des Corpus geniculatum nach Verarbeitung in der primären Sehrinde den wesentlichen Eingang eines kleinen kortikalen Areals ausmachen, das alle Voraussetzungen eines »Bewegungszentrums« erfüllt. Dieses als **Area MT** (»middle temporal« area = V5) bezeichnete Areal, welches unabhängig voneinander von Zeki (1974) und Allman (1972) entdeckt wurde, ist bei Affen im Bereich der Hinterwand des Sulcus temporalis superior angesiedelt (Abb. 4.2) und umfasst Neurone, die in der überwiegenden Mehrzahl nicht nur richtungsselektiv sind (ca. 90 %, Abb. 4.1a), sondern auch sensitiv für die Geschwindigkeit des Bewegungsreizes (Abb. 4.1c) und binokuläre Disparität (▶ Abschn. 4.4) sind. Area MT ist keinesfalls das einzige oder erste kortikale Areal, das richtungsselektive Neurone enthält. Solche sind, wenngleich mit weitaus geringerer Häufigkeit, bereits in Schicht 4B der primären Sehrinde (V1) anzutreffen, ebenso in den sekundären Sehrealen (Abb. 4.2), die allesamt nach MT projizieren.

❗ **Area MT zeichnet sich dadurch aus, dass es eine vollständige retinotope Repräsentation visueller Bewegung des contralateralen Gesichtsfeldes aufweist und gegenüber anderen visuellen Qualitäten wie Farbe oder Textur vergleichsweise unempfindlich ist.**

Untersuchungen von Newsome und Mitarbeitern (Salzman et al. 1990) zeigten darüber hinaus, dass die Aktivität von MT-Neuronen im Affen mit der wahrgenommenen Bewegung korreliert: Durch elektrisch induzierte Aktivitätsveränderungen konnten sie in voraussagbarer Weise Modifikationen der wahrgenommenen Bewegungsrichtung zeitgleich präsentierter Reize herbeiführen. Experimentelle MT-Läsionen bei Affen ziehen im Gegensatz zu Läsionen der primären Sehrinde, die sämtliche visuelle Qualitäten betreffen, Skotome nach sich, die auf die Analyse visueller Bewegung beschränkt sind. Eine erste, eindrucksvolle Beschreibung einer solchen Bewegungsblindheit, einer »Akinetopsie«, beim Menschen verdanken wir Zihl et al. (1983).

Fallbeispiel

Die 43-jährige Patientin (L.M.) klagte über den Verlust jedweder Wahrnehmung visueller Bewegung. Wenn sie z. B. Kaffee in eine Tasse goss, erschien ihr die Flüssigkeit wie gefroren – regelmäßig brachte sie die Tasse zum Überlaufen, da sie das Steigen der Flüssigkeit nicht wahrnehmen konnte. Im Beisein anderer fühlte sie sich unsicher, da Personen unvermittelt an anderer Stelle auftauchten, als sie vorher waren: Die Bewegung der Person war ihr entgangen. Im Verkehr wagte sie kaum mehr eine Straße zu überqueren, da sie die Geschwindigkeit von Fahrzeugen nicht einschätzen konnte. Umfangreiche Untersuchungen bestätigten, dass die Patientin weitgehend blind für Bewegung war, während andere Sehleistungen wie Sehschärfe, Farbensehen, Erkennen und Lokalisation unbewegter Objekte oder zeitliche visuelle Auflösung erhalten waren. Ursache der Akinetopsie war eine 18 Monate zuvor erlittene zerebrale Durchblutungsstörung, die weite Teile des parietotemporalen Kortex beider Hemisphären zerstört hatte.

4

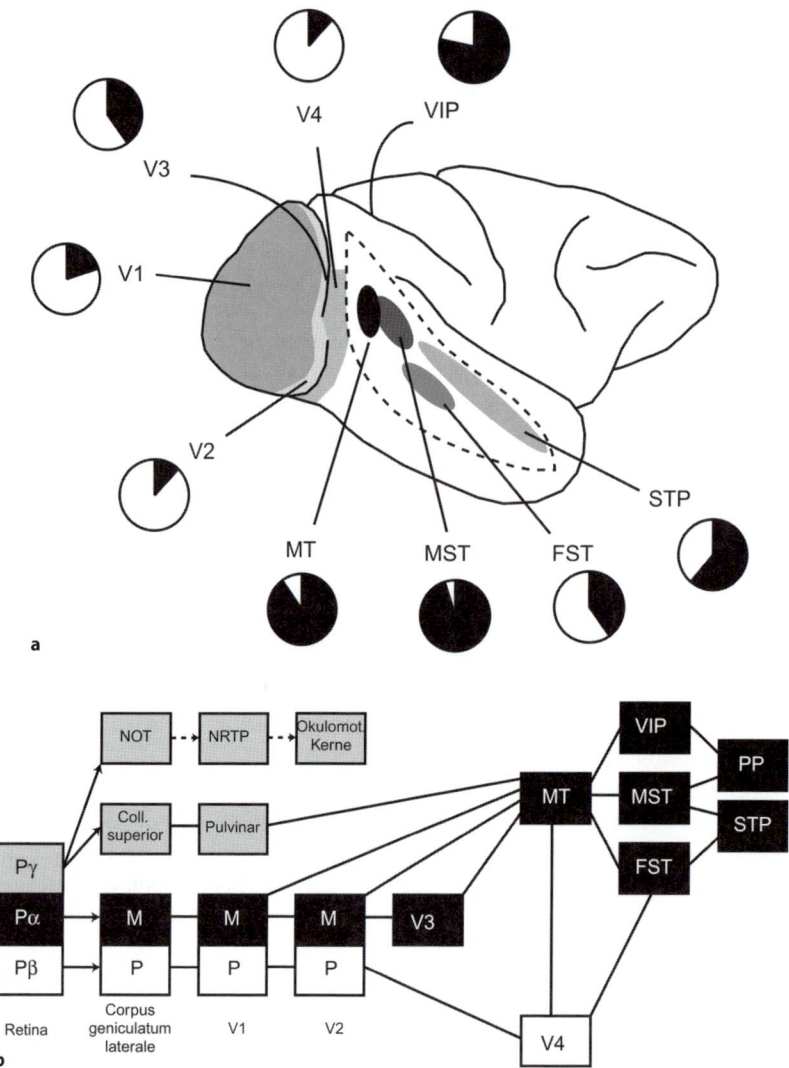

□ Abb. 4.2. **a** Seitenansicht eines Rhesusaffengehirns mit Lage des primär visuellen Kortex und einiger extrastriärer visueller Areale. Der Sulcus temporalis superior wurde geöffnet, um die in der Tiefe des Sulcus angesiedelten Areale freizulegen. Die schwarz markierte Fläche der Kreisdiagramme gibt die relative Häufigkeit richtungsselektiver Neurone in den verschiedenen Arealen wider. **b** Anatomisches Verschaltungsschema der verschiedenen visuellen Pfade, die ihren Ursprung von unterschiedlichen retinalen Ganglienzellen nehmen. Das Diagramm betont den hierarchischen Aufbau des visuellen Systems sowie die parallele Verarbeitung unterschiedlicher Reizaspekte durch den magnozellulären (*schwarz*) und parvozellulären Pfad (*weiß*), wenngleich zwischen diesen zahlreiche Querverbindungen bestehen. *V1* primäre Sehrinde; *V2,3,4* visuelles Areal 2,3,4; *VIP* ventral intraparietal; *FST* Fundus superior temporal; *STP* superior temporal polysensorisch; *PP* posterior parietal; *NOT* Nucleus tractus optici; *NRTP* Nucleus reticularis tegmenti pontis. (Mod. nach Albright u. Stoner 1995)

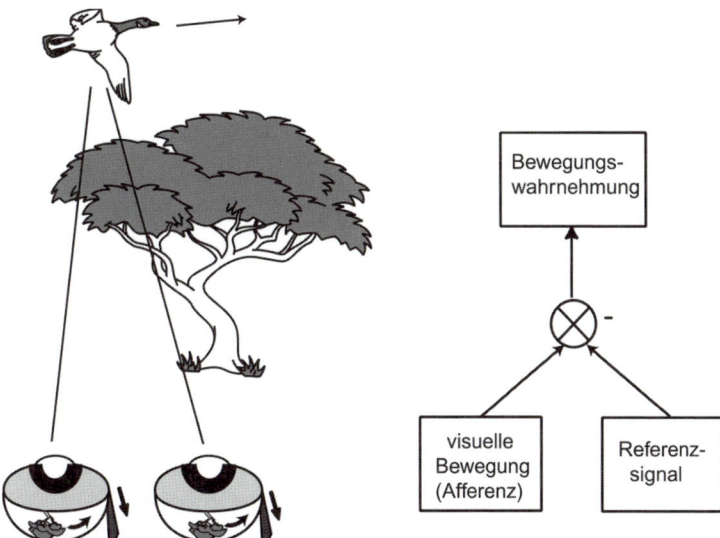

Abb. 4.3. Wenn wir einem bewegten Objekt mit den Augen folgen, verschiebt sich unweigerlich das Bild der physikalisch stationären Umwelt, wie das Bild des Baums im skizzierten Beispiel, auf der Netzhaut. Dennoch erfahren wir auch in solchen Situationen die Umgebung als stabil. Im Sinne des von Mittelstaedt und von Holst konzipierten Reafferenzprinzips wird diese Leistung durch ein die Augengeschwindigkeit anzeigendes Referenzsignal erreicht, das mit dem visuellen Bewegungssignal verglichen wird. Wenn beide Signale dieselbe Größe haben, d. h. wenn die Differenz Null beträgt, kann Stationarität trotz retinaler Bildverschiebung wahrgenommen werden

Während klinische Fallberichte wie der zitierte aufgrund der zumeist ausgedehnten Läsionen eine nur ungefähre Lokalisation des vermuteten MT-Homologs beim Menschen zuließen, gilt es heute aufgrund funktionell bildgebender Verfahren wie Positronenemissionstomographie (PET) oder funktioneller Kernspintomographie, die Blutflusssteigerung als Spiegelbild vermehrter neuronaler Aktivität nachweist, als gesichert, dass das humane MT-Homolog (hMT) im Bereich des aufsteigenden Astes des Sulcus temporalis inferior angesiedelt ist. Durch PET und funktionelle Kernspintomographie gewonnene Aktivierungen beim Menschen dürften Area MT benachbarten, gleichfalls bewegungssensitiven Kortex mit einbeziehen, weshalb gelegentlich richtiger vom humanen MT-Komplex (hMT+) gesprochen wird.

Anders als Zellen in Area MT, die in ihrer Gesamtheit visuelle Bewegung in einem retinalen Koordinatensystem abbilden und deren Aktivität in einfacher Weise von der Stimulusrichtung und -geschwindigkeit abhängt, anworten solche in Arealen, die MT nachgeschaltet sind, auf komplexere Bewegungsreize und erhalten nicht nur visuelle Informationen, sondern in größerem Ausmaß auch Signale anderen Ursprungs, sog. »extraretinale« Signale (▶ Kap. 28). Wesentlichster Rezipient von Projektionen aus Area MT ist die **Area MST** (»middle superior temporal« area), die beim Affen in der Vorderwand des Sulcus temporalis superior angesiedelt ist (◻ Abb. 4.2a). Im dorsalen Anteil von MST (MSTd) gelegene Neurone bevorzugen Stimulusrotationen oder sich kontrahierende bzw. expandierende Reizmuster – sind also durch visuelle Reize aktiviert, wie sie typischerweise infolge von Eigenbewegungen des Beobachters erzeugt werden (▶ Abschn. 4.3.2). Während Area MSTd demzufolge mit der Analyse der visuellen Folgen von Eigenbewegungen befasst zu sein scheint, finden sich im lateralen Anteil von MST (MSTl) Neurone, die sowohl durch langsame retinale Bildverschiebungen als auch durch Kopfdrehungen oder Augenfolgebewegungen, d. h. auch in Abwesenheit visueller Information, erregt werden. Durch Integration retinaler und extraretinaler Signale scheinen diese Neurone geeignet, die Bewegung eines visuellen Objektes in einem eigenbewegungsinvarianten Weltkoordinatensystem abzubilden. Speziell könnten solche Neurone dazu beitragen, dass wir retinale Bildverschiebungen, die wir selbst durch Augenbewegungen hervorrufen, nicht als Umweltbewegungen fehlinterpretieren. Die Wahrnehmung einer stabilen Umwelt trotz durchgeführter Augenbewegungen wird als Resultat einer zentralnervösen Verrechnung verstanden, in der ein visuelles Signal, das die retinale Bildverschiebung anzeigt, mit einem extraretinalen Signal, das die Geschwindigkeit der durchgeführten Augenbewegung kodiert, miteinander verglichen wird (◻ Abb. 4.3). Die Tatsache, dass einige der MST-Neurone in Abwesenheit von Augenbewegungen auf visuelle Bewegung antworten, hingegen stumm sind, wenn dieselbe retinale Bildverschiebung durch eine Folgebewegung ausgelöst wird, wird als Hinweis gewertet, dass sie zu einem solchen Vergleich beitragen könnten – diese Frage ist Gegenstand aktueller Forschung. Wir selbst hatten Gelegenheit, an einem Patienten die perzeptuellen Konsequenzen einer Störung dieser Leistung zu studieren (Haarmeier et al. 1997).

Fallbeispiel

Der 35-jährige Patient (R.W.) klagte seit Jahren über Schwindel und Übelkeit, die regelmäßig in Situationen auftraten, in denen er Augenfolgebewegungen einsetzte. So klagte er z. B. Schwindel, wenn er seine Kinder auf einem Karussell beobachtete, in Computeranimationen schnell bewegten Zielen folgte oder im fahrenden Auto Objekte der vorbeiziehenden Landschaft betrachtete. Diese Störung hörte regelmäßig und prompt auf, sobald er die Augen schloss. Umfangreiche Untersuchungen zeigten, dass die Analyse visueller Bewegung in Abwesenheit von Augenbewegungen bei R.W. ungestört war. Anders als Gesunde nahm er jedoch die durch Augenfolgebewegungen ausgelösten Bildverschiebungen auf der Netzhaut als Umweltbewegungen wahr, die Korrektur der Bildverschiebung durch ein geeignetes extraretinales Signal war ihm nicht möglich. Ursache der Störung war eine frühkindlich erworbene kortikale Schädigung, die Teile der parietotemporookzipitalen Regionen beider Hemisphären umfasste.

Die beschriebenen Fälle der Patienten L.M. und R.W. veranschaulichen den hierarchischen Aufbau des visuellen Bewegungssystems: Während L.M. gänzlich blind für visuelle Bewegung war, konnte R.W. retinale Bildverschiebungen durchaus wahrnehmen – bei ihm war jedoch eine weiterführende Analyse, eine ökologisch sinnvolle Interpretation der Bildverschiebung gestört.

❗ **Vereinfachend können wir sagen, dass die in Area MT bereitgestellte Information retinaler Bewegung in nachgeschalteten Arealen zunehmend mit anderen Informationsquellen zusammengeführt wird und schließlich in die Planung zielgerichteter motorischer Handlungen oder auch unsere bewusste Wahrnehmung von Bewegung mündet.**

So projizieren Area MT und MST beim Affen in weiter rostral gelegene Areale im Sulcus temporalis superior, in denen vermutlich eine weiterführende Integration unterschiedlicher sensorischer (visueller, vestibulärer und auch somatosensorischer) Eingänge stattfindet, in frontale Zentren, die der willkürlichen Kontrolle von Augenbewegungen dienen und den posterioren parietalen Kortex, der zur Raumorientierung und zu visuomotorischen Leistungen beiträgt.

4.1.2 Subkortikales System

Visuelle Bewegung wird nicht nur kortikal, sondern auch in einem subkortikal gelegenen, phylogenetisch älteren System verarbeitet und dient dort der reflektorischen Kontrolle von Augenbewegungen. Das **akzessorische optische System (AOS)**, bestehend aus einem Kerngebiet im vorderen Mittelhirn und dem benachbarten Nucleus des optischen Traktes, ist insbesondere bei Tieren ohne Fovea wie z. B. Kaninchen von Bedeutung und wurde für diese am besten untersucht. Es unterscheidet sich von dem oben beschriebenen Pfad durch die Tatsache, dass bereits die in seine Elemente projizierenden retinalen Ganglienzellen richtungsselektiv sind (◘ Abb. 4.2b). Interessanterweise scheinen solche Zellen eine von drei möglichen Bewegungsrichtungen zu bevorzugen, die der Zugrichtung der Augenmuskelpaare bzw. der Ausrichtung der 3 vestibulären Bogengänge entsprechen. Diese Eigenschaft bleibt in den Zielneuronen des akzessorischen optischen Systems bewahrt und dient der Auslösung einer reflektorischen Augenfolgebewegung in Richtung der dargebotenen Bewegung. Eine solche optokinetische Antwort ergänzt bei andauernder Kopfrotation die durch vestibuläre Reflexe angestrebte Blickstabilisierung. Richtungsselektive Ganglienzellen projizieren darüber hinaus in die oberflächlichen Schichten des Colliculus superior, der zu reflektorischen Augen-, Kopf-, und Handbewegungen beiträgt und seinerseits über den Thalamus Efferenzen in das kortikale Bewegungssystem entsendet. Die Kerngebiete des akzessorischen optischen Systems sind auch beim Menschen und bei nichthumanen Primaten anzutreffen.

❗ **Das akzessorische optische System beim Menschen steht unter Kontrolle der kortikalen »Bewegungszentren« und nimmt vermutlich nur noch rudimentäre Funktionen wahr.**

4.2 Bewegungsdetektion: Modellvorstellungen

Welche Mechanismen liegen der Detektion visueller Bewegung zugrunde, oder anders ausgedrückt, wie erschafft die Natur ein richtungsselektives Neuron? Dies ist die für das Verständnis des Bewegungssehens entscheidende Frage. Bezogen auf die Retina stellt sich das Problem folgendermaßen dar: Der Bewegungsdetektor muss in der Lage sein, während einer Bildverschiebung räumlich-zeitliche Kontinuitäten von Bildeigenschaften herzustellen, das heißt, er muss Bildmerkmale im Zeitverlauf wiedererkennen und aktuelle Positionen mit früheren in Bezug setzen können (◘ Abb. 4.4). In diesem Sinn ergeben sich zwei Facetten desselben Problems: Welche Bildeigenschaften erkennt der Detektor und welches sind die Mechanismen, die dem Vergleich dieser Eigenschaften in räumlich-zeitlichen Koordinaten zugrunde liegen? Die erste Frage hebt unmittelbar hervor, dass das Erkennen von Bewegung naturgemäß von einer vorausgehenden oder gleichzeitig erfolgenden Detektion irgend eines Bildmerkmals abhängt. Im einfachsten Fall könnte dieses Merkmal auf elementaren Größen wie Helligkeit oder Farbe beruhen, Größen, die durch die retinalen Photorezeptoren erfasst werden und bereits auf der Ebene der retinalen Ganglienzellen zu einem Bewegungssignal verarbeitet sein können. Auf der Grundlage theoretischer Überlegungen und Verhaltensbeobachtungen an Insekten konzipierten Reichardt und Mitarbeiter (Hassenstein u. Reichardt 1956) bereits in den 50er Jahren einen elementaren Bewegungsdetektor, der in seinen allgemeinen Prinzipien auch heute noch als

gültig angesehen wird und hier als Prototyp vorgestellt werden soll.

Grundgedanke des Reichardt-Modells ist die Vorstellung, dass Bewegung durch Multiplikation der Ausgänge zweier getrennter Rezeptoren errechnet wird, die ein im Zeitverlauf räumlich verschobenes Helligkeitssignal verarbeiten. Dieses Helligkeitsmerkmal wird in Form einer Korrelationsoperation wiedererkannt, indem die Signale der zwei Rezeptoren in einer nachgeschalteten Nervenzelle konvergieren. Das zeitgleiche Eintreffen der beiden Signale, die zunächst am ersten, danach am zweiten Rezeptor durch den Stimulus ausgelöst werden, wird durch verzögerte Fortleitung des zuerst generierten Signals erreicht. Diese Verzögerung stellt ein implizites Zeitmaß dar, das letzlich auf den Eigenschaften der Zellmembranen und Synapsen beruht. Das zeitgleiche Eintreffen der beiden Signale beinhaltet somit die Information, dass der Reiz in dieser Zeiteinheit die Strecke zwischen erstem und zweitem Rezeptor zurücklegte. Der richtungsabhängigen Antwort der nachgeschalteten Nervenzelle liegt schließlich eine räumliche Asymmetrie der sie erreichenden Afferenzen zugrunde: Während sich die Signale der benachbarten Rezeptoren bei Bewegung in Vorzugsrichtung durch zeitgleiches Eintreffen am Bewegungsdetektor potenzieren und dort eine kräftige Antwort auslösen, fehlen Afferenzen zuvor erregter Rezeptoren für die entgegengesetzte Bewegung bzw. treffen nicht synchron ein, die Multiplikation der Signale ergibt hier Null (◘ Abb. 4.5). Bis heute wurden zahlreiche Modifikationen des Reichardt'schen Bewegungsdetektors vorgeschlagen, die besser geeignet scheinen, die tatsächliche neuronale Implementierung der Bewegungsdetektion zu beschreiben. Es ist das Verdienst

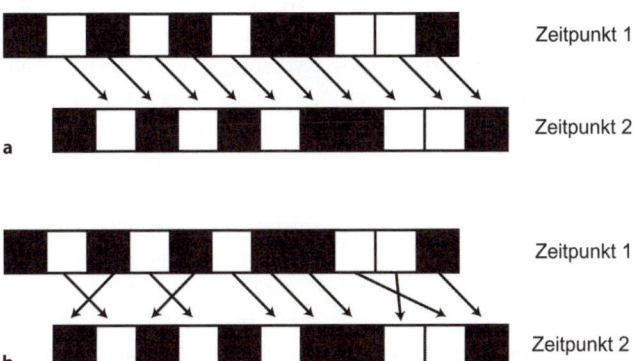

◘ Abb. 4.4a,b. Die Leistung, die der Bewegungsdetektion zugrunde liegt, wird hier anhand des »Korrelationsproblems« veranschaulicht. Bildmerkmale des bewegten visuellen Reizes (hier ist ein eindimensionaler Reiz mit hellen und dunklen Elementen gezeigt) müssen im Zeit-verlauf wiedererkannt werden. **a** Interpretation gleichgerichteter, kohärenter Elementverschiebungen; **b** abträgliche Interpretation chaotischer Bewegung. Die Verschiebung identifizierter Bildelemente pro Zeiteinheit kann als Maß der Bewegung dienen

4

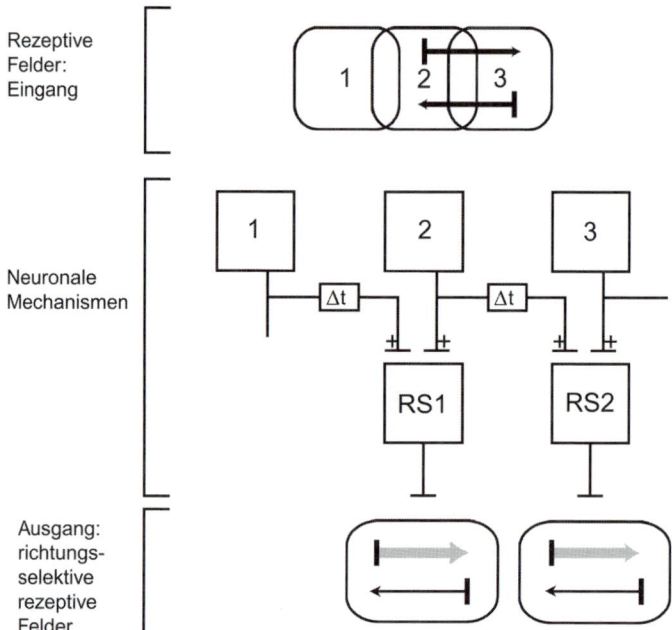

○ **Abb. 4.5.** Prinzip des von Hassenstein u. Reichardt (1956) konzipierten Bewegungsdetektors. Der Komparator enthält Eingangsneurone mit benachbarten und zum Teil überlappenden rezeptiven Feldern sowie nachgeschaltete, richtungsselektive Neurone (*RS*). Die Eingangsneurone (1–3) entsenden exzitatorische Axone, die entweder auf direktem Weg oder zeitverzögert, über Verbindungen, die sich asymmetrisch nach lateral ausbreiten, die richtungsselektiven Neurone erreichen. Im gezeigten Beispiel führt Bewegung nach rechts, d. h. die sukzessive Erregung der Eingangsneurone 1–2–3, zu einer direkten Stimulation der richtungsselektiven Neurone, die durch das zeitgleiche Eintreffen von

Signalen zuvor erregter Eingangsneurone potenziert wird (RS2 z. B. wird durch Neuron 2 und 3 erregt). Die Potenzierung dieser Signale fehlt aufgrund der asymmetrischen Eingänge der richtungsselektiven Neurone bei entgegengesetzter Richtung. Basierend auf elektrophysiologischen Beobachtungen wurden Modifizierungen dieses Grundmodells vorgeschlagen, die anstelle der exzitatorischen Signalübertragung inhibitorische Prozesse, an denen die amakrinen Zellen beteiligt sein könnten, favorisieren. Entsprechend ist in diesen Modellen die Verrechnung der konvergierenden Eingänge nicht multiplikativ, sondern subtraktiv

von Barlow und Levick, ausgehend von neurophysiologischen Untersuchungen von Zellen der Kaninchenretina das erste Modell eines retinalen Bewegungsdetektors entworfen zu haben, welches die Eigenschaften der Netzhautzellen berücksichtigt. Dieses Modell sieht eine Konvergenz exzitatorischer und inhibitorischer Signale anstelle der ausschließlich exzitatorischen Signalübertragung (○ Abb. 4.5) vor.

🛇 **Sämtlichen Konzepten liegt mathematisch das bereits von Reichardt und Mitarbeitern geforderte Grundprinzip der Autokorrelation zugrunde: Eine nichtlineare Verarbeitung asymmetrisch konvergierender Helligkeitssignale.**

Während die genannten Modelle befriedigende Lösungen für die retinale Bewegungsdetektion anbieten, sind sie nicht in der Lage, in gleicher Weise unser Sehen von »Bewegung 2. Ordnung« zu erklären. Dieser Begriff bezeichnet Bewegung, die durch komplexere Bildeigenschaften wie z. B.

Gradienten oder Objektgrenzen definiert ist (○ Abb. 4.6). Anders als durch Helligkeit und Farbe charakterisierte Bewegung 1. Ordnung erfordert die Analyse von Bewegung 2. Ordnung vermutlich **kortikale** Mechanismen, die die vorausgehende Detektion der abstrakteren Bildeigenschaft erlauben. Ungeachtet der Frage, ob die verschiedenen Reizaspekte (Helligkeit, Farbe oder Eigenschaften, die der Bewegung zweiter Ordnung zugrunde liegen) in unterschiedlichen Einheiten des visuellen Systems zur Bewegungsdetektion ausgenutzt werden, erscheint es wünschenswert, dass auf einer bestimmten Ebene Bewegung in einer Form repräsentiert wird, die von diesen Größen unabhängig ist, d. h. invariant gegenüber dem zugrunde liegenden Bildmerkmal die vorliegende retinale Bewegung anzeigt. Zahlreiche Untersuchungen legen nahe, dass Area MT eine solche Repräsentation bereithält, insofern viele MT-Zellen auch auf farbdefinierte Bewegungsreize oder auf Bewegung 2. Ordnung antworten.

◻ Abb. 4.6. Darstellung eines Stimulus, der Bewegungsreize 1. und 2. Ordnung enthält. Der Stimulus besteht aus einer Reihe texturierter Muster, die sich in zweierlei Form bewegen. Bewegung 1. Ordnung: Das durch Helligkeitskontrast definierte Muster bewegt sich in getrennten Banden gegensinnig in vertikaler Richtung und definiert dadurch eine Reihe von Grenzen (*vertikale Linien*), die unmittelbar sichtbar werden (tatsächlich wird keine solche Linie dargeboten, diese wurden zur Veranschaulichung ergänzt). Bewegung 2. Ordnung: Die Grenzen der Texturbanden bewegen sich kontinuierlich nach links. Auch diese Bewegung wird ohne Mühe wahrgenommen, wenngleich die auf Helligkeitskontrast beruhende Bewegung ausschließlich in vertikaler Richtung dargeboten wird. (Mod. nach Cavanagh u. Mather 1989)

4.3 Funktionen des Bewegungssehens

Während viele Tiere nicht über einen Farbsinn oder binokuläres Sehen verfügen, ist keine einzige Tierspezies bekannt, die nicht ein System zur Analyse von Bewegung entwickelt hätte. Diese Tatsache unterstreicht die fundamentale Bedeutung des Bewegungssehens, dessen funktionelle Beiträge im folgenden Abschnitt anhand ausgewählter Beispiele erörtert werden sollen.

4.3.1 Wahrnehmung von Objektbewegung in der Außenwelt

Der offensichtlichste Nutzen unseres Bewegungssehens ist die Erfassung von Objektbewegungen in der Außenwelt, auf deren Grundlage wir zukünftige Positionen von Objekten voraussagen und zielgerichtet handeln können. Diese Leistung ist bei vielen Tieren überlebenswichtige Voraussetzung für Beutefang oder Fluchtverhalten, auch für uns Menschen in der modernen Welt ist sie unentbehrlich im Straßenverkehr, für jede sportliche Aktivität oder auch für nonverbale Kommunikation (Gestik, Mimik, Lippenlesen). Es sei hier erneut daran erinnert, dass die Interpretation von retinaler Bewegung allein für die präzise Erfassung von Objektbewegungen unzureichend ist, da Bildverschiebungen in der Regel Resultierende aus Objektbewegungen und Bewegungen des Auges darstellen. Entsprechend dürfte diese Leistung kortikalen Arealen vorbehalten sein, die nicht nur durch retinale, sondern auch durch extraretinale Signale gespeist werden. Bewegung in einer ansonsten unbewegten Umwelt zieht unsere Aufmerksamkeit auf sich und erlaubt uns, die Ursache der Bewegung (und somit z. B. eine potentielle Gefahrenquelle) durch zielgerichtete Blickwendungen auf die Fovea centralis abzubilden und dadurch einer genauen Analyse zu unterziehen.

4.3.2 Wahrnehmung von Eigenbewegung

Bewegung auf unserer Netzhaut liefert uns darüber hinaus Informationen über unsere eigene Bewegung und ergänzt in dieser Funktion das vestibuläre und propriozeptive System. Jede Form von Eigenbewegung, sei es eine Translation, d. h. eine geradlinige Bewegung, oder eine Rotation, erzeugt ein komplexes Muster retinaler Bildverschiebungen, ein retinales Flussfeld (Gibson 1998), das aus der Projektion des Umweltbildes auf die bewegte Netzhaut resultiert. Wenn wir uns z. B. vorwärts bewegen und hierbei den Punkt, auf den wir zusteuern, fixieren, ergibt sich ein radiär aus der Fovea

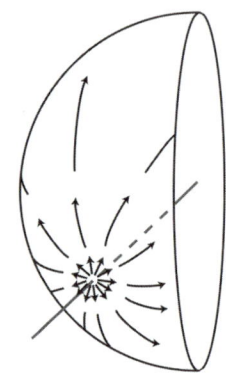

▣ Abb. 4.7. Darstellung des retinalen Flussfeldes, das durch translatorische Eigenbewegung, wie sie z. B. beim Radfahren auftritt, hervorgerufen wird. *Rechts* ist die Rückansicht eines transparenten Augapfels gezeigt, *Pfeile* geben die verschiedenen Bewegungsvektoren des Flussfeldes an. Im Falle reiner Vorwärtsbewegung und in Abwesenheit rotatorischer Augenbewegungen resultiert ein Flussfeld, das aus einem Zentrum expandiert. Dieser Expansionsfokus markiert die Richtung der Eigenbewegung

centralis expandierendes Muster retinaler Bildbewegungen (▣ Abb. 4.7). Unser visuelles System ist in der Lage, aus solchen Flussfeldern die Richtung der Eigenbewegung oder Kollisionszeitpunkte präzise zu errechnen. Das neuronale Korrelat dieser Leistung stellen vermutlich Neurone der Area MST dar, die – wie durch Einzelzellableitungen und Modellanalysen gezeigt wurde – auf Populationsebene geeignet erscheinen, die Richtung der Eigenbewegung aus optischen Flussfeldern ableiten und hierbei auch durch Augenbewegungen hervorgerufene Flussveränderungen berücksichtigen zu können.

Es sei angemerkt, dass der durch visuelle Stimulation hervorgerufene Eindruck von Eigenbewegung derart stark sein kann, dass er sich gegen propriozeptive und vestibuläre Signale durchsetzt. Dieses Phänomen, das als Vektion bezeichnet wird, begegnet uns regelmäßig bei Zugreisen. Wenn sich ein durch das Fenster betrachteter Zug auf dem Nachbargleis in Fahrt setzt, erliegen wir häufig der Illusion, es sei der eigene Zug, der sich zu bewegen begänne. Das visuelle System interpretiert die großflächige Bildverschiebung vorübergehend als Resultat einer eigenen Bewegung, obwohl die propriozeptiven und vestibulären Organe Ruhe signalisieren.

4.3.3 Monokuläre Tiefeninformation

Das Bild auf unserer Netzhaut ist unausweichlich zweidimensional. Dennoch muss das visuelle System eine dritte Dimension errechnen: Tiefe. Wir verbinden mit Tiefensehen in erster Linie die binokulären Mechanismen der Stereopsis (▶ Abschn. 4.4) – auch monokuläre Individuen oder Tiere ohne signifikante Binokularität sind jedoch in der Lage, sich in einer komplexen dreidimensionalen Welt zweckmäßig zu verhalten. Unter den monokulären Tiefeninformationsquellen ist die Bewegungsparallaxe vermutlich die wichtigste, da sie weitgehend unabhängig von den spezifischen Eigenschaften der visuellen Umgebung ist. Der Bewegungsparallaxe liegt die Tatsache zugrunde, dass sich Objekte, die sich in der Nähe des Beobachters befinden, schneller relativ zueinander und zum Betrachter bewegen als weiter entfernte Dinge: Die Geschwindigkeit ist umgekehrt proportional zum Quadrat des Beobachterabstandes. Es ist experimentell möglich, allein durch Bewegungsreize kräftige Eindrücke räumlicher Tiefe zu erzeugen.

4.3.4 Bildsegmentierung

Eine der elementarsten Funktionen des visuellen Systems ist es, das komplexe Lichtmuster, das auf die Netzhaut projiziert wird, in verschiedene physikalische Objekte zu segmentieren, »Figur« vom »Hintergrund« zu unterscheiden. Das Bewegungssehen leistet hierzu einen wertvollen Beitrag, da sich Punkte, die zu einem gemeinsamen Objekt gehören, in der Regel gemeinsam bewegen, im Sinne der von Wertheimer begründeten Gestaltpsychologie ein gemeinsames Schicksal teilen. Unterschiedliche Geschwindigkeitsprofile, die aneinandergrenzen, markieren somit mit hoher Wahrscheinlichkeit Objektgrenzen. Das visuelle System hat eine besondere Sensitivität für Geschwindigkeitsgrenzen entwickelt, die sich z. B. in der Existenz von »Center-surround«-

Zellen widerspiegelt. Solche Neurone, die in Area MT und MST anzutreffen sind, sind maximal aktiv, wenn den beiden Komponenten des rezeptiven Feldes, dem Zentrum und dem Umfeld, entgegengesetzte Geschwindigkeitsprofile dargeboten werden. Der Leser mag sich von der Potenz des Bewegungssehens, Bilder in Objekte zu segmentieren, überzeugen, indem er 2 Transparentfolien mit zufällig verteilten Punktwolken gleicher Farbe aufeinanderlegt. Ohne Bewegung sind die Punktwolken nicht unterscheidbar, verschiebt man jedoch die eine über der anderen, werden zwei unabhängige Wolken sichtbar. Ähnliche, als »structure from motion« bezeichnete Phänomene sind auch für dreidimensionale Objekte gezeigt worden.

4.3.5 Bildverschiebung als Stimulus für langsame Augenfolgebewegungen

Wir Menschen und Tiere mit einer Fovea wie nichthumane Primaten sind in der Lage, bewegten Objekten durch langsame Augenbewegungen zu folgen (▶ Kap. 28). Diese erlauben eine kontinuierliche Stabilisierung des Netzhautbildes auf der Fovea centralis und dadurch eine bestmögliche Analyse des bewegten Objektes. Das zentralnervöse System, welches langsame Augenfolgebewegungen generiert, erreicht eine Platzierung des Netzhautbildes des interessierenden bewegten Objektes im Bereich der Fovea nach Art eines Regelkreises, der fortlaufend die Abweichungen vom Ideal ermittelt und sie in Antworten umsetzt, die die Abweichungen weiter verkleinern. Das wichtigste Abweichungsmaß, das von diesem Regelkreis erhoben und minimiert wird, ist die Geschwindigkeit der retinalen Verschiebung des Objektbildes, also die wesentliche durch das System des Bewegungssehens ermittelte Größe. In ähnlicher Weise dürfte das Bewegungssehen auch zu skelettmotorischen Leistungen (z. B. zielgerichteten Kopf- oder Handbewegungen) beitragen.

4.4 Stereopsis

Das Sehen von Bewegung und die Wahrnehmung räumlicher Tiefe sind eng miteinandern verknüpft. Wie bereits oben angedeutet, stellen die mit Eigenbewegungen verbundenen retinalen Bildverschiebungen, die optischen Flussfelder, wesentliche Informationen über den Raum, in dem wir uns fortbewegen, bereit, da die retinale Bewegung stationärer Umweltdinge allein von der Bewegungsrichtung des Betrachters und seinem Abstand zum jeweiligen Objekt abhängt. In der Nähe des Betrachters befindliche Objekte bewegen sich z. B. schneller als entfernte (Bewegungsparallaxe), solche in Richtung der Eigenbewegung weniger als andere, die von dieser Richtung abweichen.

❶ Das Bewegungssehen verfolgt ein ähnliches Ziel wie die **Stereopsis**, mit der **binokuläre Mechanismen des Tiefensehens** angesprochen werden: Beide informieren uns über die Lage von Objekten im Raum und unsere eigene räumliche Beziehung zu diesen Umweltdingen. Tatsächlich hat das System des Bewegungssehens das wesentliche Element der Stereopsis inkorporiert: Es ist sensitiv für retinale Disparität.

Retinaler Disparität liegt die einfache Tatsache zugrunde, dass jedes unserer beiden Augen die Welt aus einem geringfügig anderen Blickwinkel betrachtet und deshalb ein etwas anderes Bild der Welt empfängt. Hieraus resultiert, dass die retinalen Bilder beider Augen nicht völlig deckungsgleich sind und einige Objektbilder auf unterschiedliche Retinapositionen projiziert werden. Wird ein bestimmtes Objekt fixiert, so befinden sich nur die Bilder derjenigen Umweltdinge auf korrespondierenden Netzhautpositionen, die sich auf einer gekrümmten Bahn, dem Horopter, befinden (❏ Abb. 4.8a), entferntere kommen auf nasale, nähere auf weiter temporale, nichtkorrespondierende Abschnitte zu liegen (❏ Abb. 4.8b). Der Abstand der beiden Netzhautbilder (= retinale Disparität) für eine gegebene Fixation hängt direkt von der Entfernung des Objektes zum Betrachter ab und stellt deshalb ein zuverlässiges Tiefenmaß dar. Retinale Disparität kann ausgenutzt werden, um auch bei Präsentation zweidimensionaler Bilder (Photos, Kino) kräftige Eindrücke räumlicher Tiefe zu erzeugen. Hierzu werden 2 Bilder, die aus geringfügig unterschiedlichen Blickwinkeln aufgenommen wurden, überlagert dargeboten. Durch Filter (z. B. Rotgrünbrillen) wird erreicht, dass das eine Bild von dem einen, das andere vom zweiten Auge gesehen und somit eine natürliche binokuläre Sicht simuliert wird. Die monokuläre Detektion von Objektgrenzen ist für das Tiefensehen hilfreich, jedoch keinesfalls notwendige Voraussetzung. Wir sind in der Lage, allein durch retinale Disparität definierte Objekte zu erkennen und diese unterschiedlichen Raumtiefen zuzuordnen (❏ Abb. 4.9).

Die neuronale Detektion von retinaler Disparität erfordert zwangsläufig binokuläre Mechanismen. Entsprechend ist sie auf Nervenzellen mit binokulären rezeptiven Feldern, also solche mit retinalen Eingängen aus beiden Augen angewiesen. Binokuläre Neurone, deren Aktivität von der

4

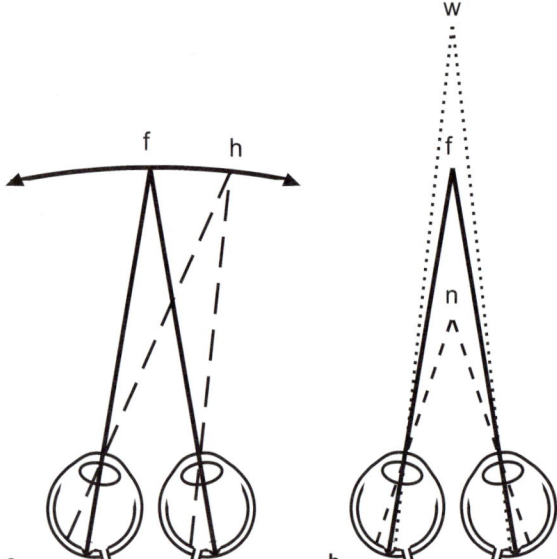

linkes Auge   **rechtes Auge**

○ **Abb. 4.8a,b.** Horopter und retinale Querdisparität. **a** Wird ein Objekt (*f*) fixiert, so liegen nur die Bilder derjenigen Objekte auf identischen Netzhautpositionen, die sich auf einer gekrümmten Bahn, dem Horopter, befinden. Im gezeigten Beispiel liegen die Bilder von Objekt *h* auf beiden Retinae linksseitig und mit gleichem Abstand von der Fovea entfernt. **b** Objekte außerhalb des Horopters werden auf nichtkorrespondierende Netzhautabschnitte projiziert. Weiter entfernt als der Horopter gelegene Objekte (*w*) kommen in beiden Augen auf nasale Abschnitte zu liegen (rechts bzw. links der Fovea), nähere (*n*) auf temporale Positionen. Aus der Abbildung ist auch ersichtlich, dass die retinale Disparität für nahe Objekte größer als diejenige für entfernte sein muss. Entsprechend trägt sie nicht zur Tiefenwahrnehmung extrem weit entfernter Objekte bei. (Die Entfernung von Sternen können wir weder monokulär noch binokulär einschätzen)

○ **Abb. 4.9.** Konstruktion eines Stereogramms aus Zufallsmustern (»random-dot pattern«). Das erste Muster (*links oben*) wird dem linken Auge präsentiert. Der Simulus für das rechte Auge (*rechts oben*) wird hergestellt, indem ein bestimmter Teil des Ausgangsmusters (z. B. ein Quadrat, *grau markiert*) horizontal verschoben und der frei werdende Teil (*weiß*) wieder zufällig gefüllt wird. Werden die oberen beiden Stimuli durch Schielen fusioniert, wird das Quadrat sichtbar und tritt aus der durch die anderen Punkte definierten Ebene hervor. Das Quadrat ist nur durch die Disparität definiert und in keinem der beiden Einzelmuster zu detektieren

Disparität abhängt, finden sich im Verlauf des visuellen Pfades zuerst in den oberflächlichen Schichten der primären Sehrinde, ebenso in V2, V3 sowie den Arealen MT/MST (○ Abb. 4.10) und scheinen geeignet, im Verbund größerer Zellansammlungen die Tiefe visueller Objekte zu kodieren. Anhand von Verhaltensbeobachtungen und elektrophysiologischen Untersuchungen beim Affen konnte gezeigt werden, dass die neuronale Aktivität von disparitätssensitiven Neuronen in Area MT mit der Wahrnehmung räumlicher Tiefe korreliert und experimentell induzierte Aktivitätsveränderungen dieser Neurone mit einer veränderten Tiefenwahrnehmung verbunden sind.

Disparität ist keinesfalls die einzige binokuläre Tiefeninformation. Wie bereits von Leonardo da Vinci erkannt und später von Wheatstone 1838 ausgeführt, bedingt die Tatsache, dass wir mit unseren beiden Augen die Welt aus geringgradig unterschiedlichen Perspektiven betrachten,

auch, dass wir mit dem einen Auge Objekte sehen, die für das andere verdeckt sind. Der Leser kann sich hiervon leicht überzeugen, indem er folgende Beobachtung nachvollzieht: Fixieren Sie mit einem Auge den Zeigefinger bei vorgestrecktem Arm und merken sich, welche Position in der Tiefe des Raums durch den Finger verdeckt ist; diese wird beim Wechsel des Auges sichtbar (hierbei werden Sie auch die retinalen Positionsveränderungen von Objekten außerhalb der Fixationsebene wahrnehmen). Solche Okklusionen reflektieren in einfacher Weise die Strahlengeometrie des betrachteten Raumes und beinhalten deshalb wertvolle Tiefeninformationen: Dinge, die für das linke Auge sichtbar, für das rechte jedoch verdeckt sind, befinden sich immer linksseitig vom näheren, verdeckenden Objekt, und dieses verdeckt um so größere Teile dahinter liegender Dinge, je weniger weit sie voneinander entfernt sind. Während gesichert ist, dass unser visuelles System solche Gesetzmä-

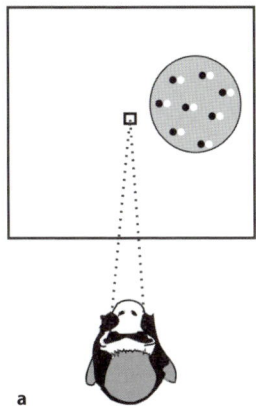

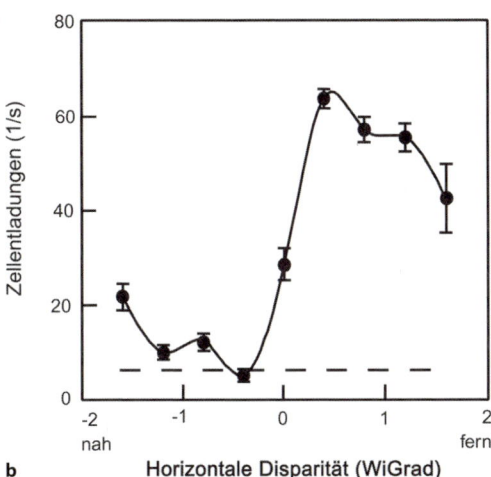

Abb. 4.10a,b. Disparitätsabhängigkeit der visuellen Antworten einer Zelle aus Area MT (Rhesusaffe). **a** Dem Versuchstier wurde unter Fixation ein bewegtes Punktmuster im rezeptiven Feld des abgeleiteten Neurons stereoptisch dargeboten. Der Bewegungsreiz bestand aus 2 überlagerten Bewegungsreizen (Punktmuster), die durch Rotgrünfilter dem rechten bzw. linken Auge dargeboten wurden. Jedem Punkt des ersten Musters entsprach ein anderer des zweiten Musters, der horizontale Abstand zwischen diesen, d. h. die Querdisparität, wurde systematisch variiert. Die Fixation wurde durch einen Hintergrundreiz mit Punkten ohne Disparität (nicht gezeigt) unterstützt. **b** Antworten des Neurons auf den Bewegungsreiz in Abhängigkeit von seiner Disparität. Das Neuron wird kräftig erregt durch Reize, deren Disparität eine entferntere Lage als die Fixationsebene anzeigt, jedoch kaum durch solche mit entgegengesetzter Disparität (*gestrichelte Linie*: spontane Entladungsrate des Neurons). (Mod. nach DeAngelis et al. 1998)

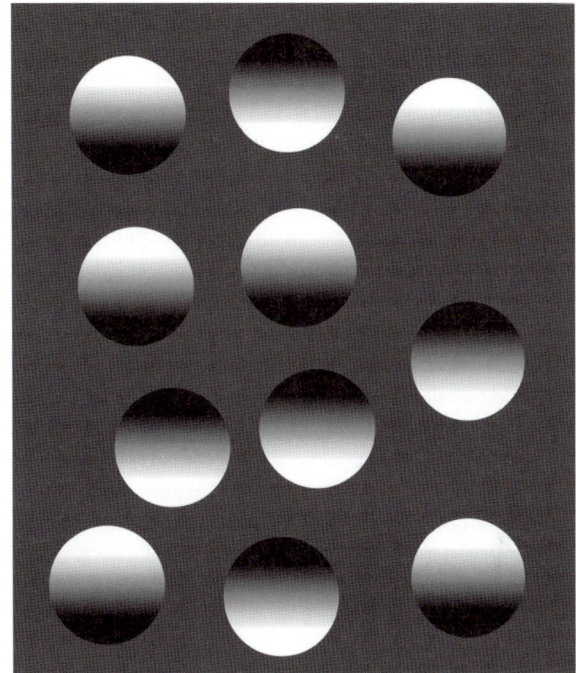

Abb. 4.11. Einfluss der Schattierung auf unsere Tiefenwahrnehmung. Die gezeigten Scheiben unterscheiden sich in ihrer Schattierung nicht, sondern allein in ihrer Orientierung. Diejenigen, die oben hell sind, erscheinen als Vorwölbungen, während die übrigen, die oben dunkel sind, als Vertiefungen imponieren. Stellt man die Abbildung auf den Kopf, kehrt sich die Wahrnehmung um; dreht man sie um 90°, bricht die Tiefenwahrnehmung zusammen – in dieser Situation haben wir keine Präferenz für die Lokalisation der Lichtquelle, als die wir natürlicherweise die von oben scheinende Sonne annehmen können. (Mod. nach Ramachandran 1988)

ßigkeiten für die Raumwahrnehmung ausnutzt, sind die neuronalen Prozesse, die dieser Leistung zugrunde liegen, bisher kaum untersucht.

Abschließend sei als weitere Tiefeninformationsquelle, die auch monokulär verfügbar ist, die Schattierung von Objekten genannt. Bei der Betrachtung der in ▢ Abb. 4.11 gezeigten schattierten Scheiben werden Sie feststellen, dass einige der Scheiben sich Ihnen konvex entgegenwölben zu scheinen, während andere wie hohle Vertiefungen aussehen. Stellt man die Abbildung auf den Kopf, so kehrt sich die Interpretation um: Erhöhungen werden zu Vertiefungen und umgekehrt. Bei genauerer Betrachtung werden Sie erkennen, dass es immer die oben heller schattierten Scheiben sind, die konvex gewölbt zu sein scheinen. Dieses Beispiel zeigt, dass wir auf der Grundlage der Schattierungen von Objekten deren dreidimensionale Form abschätzen, zudem, dass diese Abschätzung auf der festen Annahme beruht, dass das Licht aus einer Quelle von oben auf das betrachtete Objekt herabscheint (anderenfalls würden uns die unten hell schattierten Scheiben konvex erscheinen). Diese Annahme hat sich in der Evolution von Lebewesen, die sich auf einem Planeten mit einer Sonne entwickelten, offensichtlich als so zuverlässig erwiesen, dass es uns nur mit Mühe gelingt, den umgekehrten Wahrnehmungseindruck herbeizuführen. Die neuronalen Mechanismen, die dem Phänomen der »depth from shading« zugrunde liegen, sind bisher unerforscht.

Zusammenfassung

Netzhautbilder sind zweidimensionale Lichtmuster, die von den Photorezeptoren erfasst und in elektrische Signale übersetzt werden. Unser visuelles System ist in der Lage, aus der retinalen Verschiebung dieser Lichtmuster die Bewegung von unterscheidbaren Objekten in einem dreidimensionalen Raum abzuleiten. Diese Leistung stellt eine elementare Funktion dar, die von einem spezialisierten visuellen Pfad getragen wird. Den bahnbrechenden Konzepten von Reichhardt und Mitarbeitern zufolge wird visuelle Bewegung auf der Grundlage des Prinzips der Autokorrelation detektiert, ein Prozess, an dessen Ausgang richtungsselektive Neurone stehen. Solche Neurone sind bei Tieren ohne Fovea bereits in der Retina anzutreffen und finden sich bei Primaten v. a. im visuellen Kortex, dort mit höchster Prävalenz in den Arealen MT und MST. Die kortikalen Elemente des Systems des Bewegungssehens vereinen monokuläre mit binokulären Mechanismen und tragen zu verschiedenen Funktionen unseres Sehens, wie der Detektion von Objekt- oder Eigenbewegung, der Bildsegmentierung, dem Tiefensehen und der Generierung motorischer Leistungen bei.

5 Neuronale Grundlagen der Merkmalsintegration

Andreas K. Engel

Eine Leistung, die unser Gehirn ständig erbringen muss, ist die Integration von Sinnesdaten zu kohärenten Wahrnehmungseindrücken. Eine solche Integrationsfähigkeit ist Voraussetzung dafür, dass wir Objekte und Ereignisse in unserer Umwelt voneinander unterscheiden und klassifizieren können. Hierzu müssen die von den Sinnesorganen aufgenommenen Signale einem Strukturierungsprozess unterworfen werden, in dem elementare Sinnesdaten in gestalthafte Kontexte eingebettet und mit Bedeutung versehen werden. Ohne diese von den Sinnessystemen geleistete Integration bliebe unsere Wahrnehmungswelt eine Anhäufung bedeutungsloser Farbflecken, Geräusche und Gerüche. Obwohl die Bedeutung solcher Integrationsprozesse in der Wahrnehmungspsychologie schon sehr lange bekannt ist, wissen wir bis heute nur relativ wenig über deren physiologische Grundlagen. Erst in jüngster Zeit konzentriert sich die Hirnforschung verstärkt auf die Frage, durch welche Mechanismen integrative Prozesse wie Gestaltbildung und Figur-Grund-Trennung auf der biologischen Ebene realisiert werden.

Aus neurobiologischer Sicht stellen sich hier mehrere Probleme. Zum einen ist noch weitgehend ungeklärt, wie die Integration innerhalb einzelner Sinnessysteme – wie etwa dem Seh- oder Hörsystem – geleistet wird. Damit verbunden ist die Frage, wie Objekte der Außenwelt als kohärente Einheiten im Gehirn repräsentiert – also in neuronalen Aktivitätsmustern dargestellt und gespeichert – werden. Darüber hinaus ergibt sich das Problem, wie Information, die in verschiedenen sensorischen Systemen vorverarbeitet worden ist, zusammengeführt werden kann. Dies ist offensichtlich notwendig, um verschiedene Klassen von Objekteigenschaften, also z. B. die visuellen, akustischen und taktilen Aspekte eines Objekts, assoziieren zu können. Und schließlich stellt sich die Frage, wie die sensorischen Informationen mit der motorischen Aktivität verknüpft und koordiniert werden können. Das Verständnis dieses Prozesses, der als sensomotorische Integration bezeichnet wird, ist für die Erklärung von tierischem und menschlichem Verhalten ebenfalls von entscheidender Bedeutung.

5.1 Das Problem der perzeptiven Integration

Die integrative Funktion von Sinnessystemen lässt sich am Beispiel des Sehsystems paradigmatisch verdeutlichen. In jedem Augenblick analysiert das visuelle System eine Vielzahl von Merkmalen, die für die Wahrnehmung der Umwelt von Bedeutung sind, wie etwa die Farbe, Form oder Oberflächenstruktur von Objekten, ihre Entfernung vom Beobachter sowie ihre räumliche Orientierung und Bewegungsrichtung. Ein entscheidender Schritt in der visuellen Informationsverarbeitung besteht nun darin festzulegen, welche Merkmale und welche möglichen Objektbereiche zusammengehören. Da sich meist mehrere Objekte im Gesichtsfeld befinden, reicht es nicht aus, die an den verschiedenen Stellen im Sehraum auftretenden Merkmale zu erfassen. Um Objekte als Einheiten identifizieren und gegen andere Objekte abgrenzen zu können, ist es vielmehr von entscheidender Bedeutung, dass zusätzlich die Relationen zwischen den analysierten Merkmalen bestimmt wer-

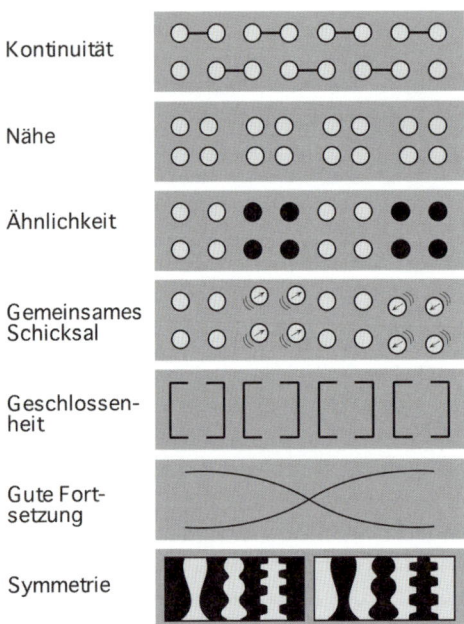

Abb. 5.1. Schematische Darstellung der Gestaltkriterien
Ein wichtiges Kriterium ist **Kontinuität**, d. h. miteinander verbundene Bildregionen werden im allgemeinen als Teil derselben Figur gesehen. Dasselbe gilt für Bildelemente, die **nahe** beieinander liegen oder sich **ähnlich** sind. Darüber hinaus gibt es den Gestaltfaktor des **»gemeinsamen Schicksals«**: Hiermit ist eine kohärente raum-zeitliche Veränderung von Elementen gemeint. Wenn sich eine bestimmte Teilmenge von Bildelementen in dieselbe Richtung bewegt, werden diese als Figur herausgehoben. Ferner spielt **Geschlossenheit** eine Rolle. Im allgemeinen wird man Bildelemente gruppieren, die einen geschlossenen Umriss bilden, und in der hier gezeigten Darstellung daher vier Quadrate sehen. Des weiteren sprachen die Gestaltpsychologen von der **»guten Fortsetzung«**. Dieser Gestaltfaktor wirkt sich im hier gezeigten Beispiel so aus, dass man 2 geschwungene Linien sieht, die sich überkreuzen, und nicht etwa 2 aneinanderstoßende Spitzen. Schließlich ist auch **Symmetrie** wichtig für die Bildung perzeptiver Gestalten. In den hier gezeigten Beispielen wird man die von symmetrischen Linien umschlossenen Bereiche als Vordergrundfiguren sehen.

um Figuren vom Hintergrund zu trennen und zu einer Objekterkennung zu kommen. Sie untersuchten systematisch die Regeln, nach denen unser Sehsystem Objektmerkmale zu kohärenten Einheiten – zu Gestalten – zusammenfasst. Die Ergebnisse ihrer Experimente waren die Grundlage für die Identifikation der Kriterien, die beim Prozess der Merkmalsbindung eingesetzt werden. Wie in ■ Abb. 5.1 illustriert, sind diese »Gestaltkriterien« elementarer Natur und bestehen beispielsweise in der Ähnlichkeit oder der kohärenten Veränderung von Elementen einer visuellen Szene. Die frühen Arbeiten der Gestaltpsychologen haben zusammen mit vielen Untersuchungen jüngeren Datums dazu beigetragen, dass die Gesetzmäßigkeiten der perzeptiven Integration auf der psychologischen Ebene plausibel beschrieben werden können.

Verglichen damit ist unser Wissen über die physiologischen Mechanismen der Merkmalsbindung und der Gestaltbildung noch außerordentlich dürftig. Auf der physiologischen Ebene ist die Integration im Wahrnehmungsprozess aus mehreren Gründen schwer zu verstehen. Zum einen gibt es keine Nervenzellen, die in der Lage wären, durch ihre Aktivität komplexe Objekte als Ganzheiten zu repräsentieren. Vielmehr ist es so, dass Neurone in den allermeisten Fällen nur auf einfache Merkmale und auf Teilaspekte von Objekten reagieren. Im Sehsystem beispielsweise antworten viele Nervenzellen dann besonders gut, wenn sie mit Hell-Dunkel-Konturen einer bestimmten Orientierung stimuliert werden. Andere Neurone reagieren auf die Farbe eines Objekts, und wieder andere kodieren die Bewegungsrichtung oder auch den relativen räumlichen Abstand von Objekten. Einzelne Neurone repräsentieren durch den Grad ihrer Aktivierung also lediglich elementare Objektmerkmale, keine komplexen Merkmalskonstellationen. Die Merkmalsanalyse erfolgt überdies nur lokal im Bereich der rezeptiven Felder der jeweiligen Nervenzellen. Die Information über komplexe Objekte wird im Gehirn also in jedem Fall arbeitsteilig durch sehr viele Neurone analysiert, von denen jedes durch seine Aktivierung jeweils nur einen relativ kleinen Teilaspekt der Objektbeschaffenheit kodiert.

Außerdem wirkt sich für die Erforschung der perzeptiven Integration der Umstand erschwerend aus, dass diese jeweils für ein Merkmal zuständigen Neurone nicht etwa in einem eingegrenzten Hirnareal aufzufinden wären, sondern über ausgedehnte Hirnbereiche verteilt sind (■ Abb. 5.2). Wie man heute weiß, zeichnet sich das Sehsystem durch eine hochgradig parallele Architektur aus (Felleman u. Van Essen 1991). Aus zahlreichen Untersu-

den. Aufgrund einer solchen Merkmalsbindung kann dann die Abgrenzung zusammengehörender Bildbereiche vorgenommen werden – ein Prozess, der als Segmentierung bezeichnet wird.

Auf der psychologischen Ebene sind die integrierenden Verarbeitungsschritte, die zu Merkmalsbindung und Segmentierung führen, inzwischen gut untersucht. Von der Gestaltpsychologie wurde bereits in den 20er und 30er Jahren hierzu eine ausgearbeitete Theorie vorgelegt (Rock u. Palmer 1991). Die Gestaltpsychologen erkannten, dass die Gruppierung oder Bindung von Merkmalen notwendig ist,

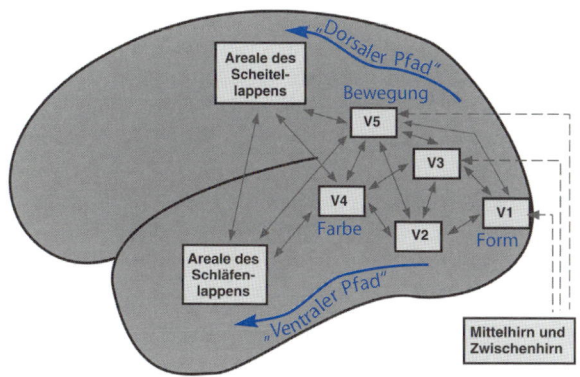

Abb. 5.2. Parallelverarbeitung im Sehsystem
In diese schematische Seitenansicht eines Gehirns sind die wichtigsten visuellen Hirnrindenareale und ein Teil der zwischen ihnen bestehenden Verbindungen eingetragen. Jedes der Kästchen vertritt – abgesehen vom primären (*V1*) und sekundären (*V2*) visuellen Kortex – einen Komplex aus mehreren Arealen (*V3, V4, V5*). Stark vereinfachend sind hier die drei Objektmerkmale »Form«, »Farbe« und »Bewegung« Arealen zugeordnet, in denen sie wahrscheinlich bevorzugt verarbeitet werden. Wichtig ist der reziproke Charakter der Verbindungen und das Vorhandensein mehrerer paralleler Eingänge von subkortikalen Strukturen. Basierend auf der Art ihrer Verknüpfung und ihrer funktionellen Charakteristik können die Areale 2 verschiedenen Verarbeitungspfaden zugeordnet werden, dem sog. »dorsalen Pfad« und dem sog. »ventralen Pfad«. Zum dorsalen (parietalen) Pfad gehört u. a. das Areal V5, zum ventralen (temporalen) Pfad das Areal V4.

chungen geht hervor, dass verschiedene Klassen von Objektmerkmalen in unterschiedlichen Kortexarealen analysiert werden, die verschiedene Merkmalsdimensionen – wie etwa Farbe, Form oder Bewegung – repräsentieren. So lassen sich beispielsweise bei Rhesusaffen mehr als 30 visuelle Areale identifizieren, in denen sich Neurone mit sehr unterschiedlichen Antworteigenschaften befinden. Beim Menschen liefern neuere Untersuchungen mit bildgebenden Verfahren Hinweise auf eine ähnlich starke Parzellierung. Diese Befunde belegen, dass Objekte nicht durch die Aktivität einzelner oder sehr weniger Neurone in der Hirnrinde repräsentiert werden, sondern durch ausgedehnte und über weite Bereiche verteilte Neuronenverbände – sog. »Assemblies«. Damit wird freilich deutlich, dass es hier tatsächlich ein Integrationsproblem oder – wie man auch sagt – ein Bindungsproblem gibt. Es stellt sich nämlich die Frage, auf welche Weise große Zahlen von räumlich verteilten Neuronen zu solchen Assemblies – und damit zu kohärenten Objektrepräsentationen – zusammengefasst werden können.

> Die neuronalen Mechanismen der Merkmalsintegration sind bislang ungeklärt. Auf der physiologischen Ebene besteht das Problem darin, dass sensorische Informationen von zahlreichen Hirnarealen gleichzeitig analysiert werden. Diese verteilten neuronalen Antworten müssen zu kohärenten Objektrepräsentationen zusammengefasst werden.

5.2 Ein Erklärungsmodell für die Gestaltbildung

In theoretischen Arbeiten wurde vorgeschlagen, dass ein zeitlicher Integrationsmechanismus die Lösung für dieses Integrationsproblem sein könnte (zur Übersicht s. Engel et al. 2001). Diese Hypothese, die im Folgenden erläutert werden soll, besagt, dass die von einem Objekt aktivierten Neurone durch eine Synchronisation ihrer Impulse zu Assemblies zusammengeschlossen werden könnten (Abb. 5.3). Die zeitliche Korrelation zwischen den neuronalen Impulsen sollten dabei – so die Vorhersage – die Genauigkeit von wenigen tausendstel Sekunden aufweisen. Somit wäre also das synchrone Feuern der Hirnrindenneurone Ursache für die ganzheitliche Struktur unserer Wahrnehmungen – etwa für die Gestaltnatur der visuellen Eindrücke. Die zeitlichen Korrelationen würden nämlich – wenn das Modell zutrifft – die Zusammengehörigkeit der Merkmale eines Objektes repräsentieren und wären auf diese Weise für die Erzeugung eines kohärenten Perzepts von entscheidender Bedeutung.

Aus dieser Überlegung folgt zugleich, dass sich zwischen den Impulsen von Neuronen, die verschiedene Objekte der Außenwelt repräsentieren, keine solchen zeitlichen Korrelationen finden lassen sollten. Träfe diese Vermutung zu, dann könnte das Hirn die Desynchronisation verschiedener Assemblies für eine Segmentierung und Figur-Grund-Trennung nutzen. Wie in Abb. 5.3 schematisch gezeigt, blieben mehrere – verschiedenen Objekten zugeordnete – Assemblies tatsächlich unterscheidbar, da ja durch die zeitlichen Beziehungen eindeutig festgelegt wäre, welche Teilmenge der aktiven Neurone jeweils zum selben Assembly gehört. Und das Gesamtmuster der aktiven Zellen im visuellen System würde auf diese Weise eine für andere Hirnregionen lesbare Struktur erhalten, die die separate Weiterverarbeitung von zusammengehöriger Information ermöglicht. Da synchrone Aktivität besonders gut dazu geeignet ist, nachgeschaltete Hirnrindenneurone zu aktivieren, erlauben es diese Zeitmuster dem Gehirn, bestimmte Assem-

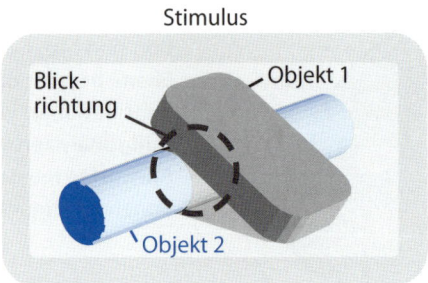

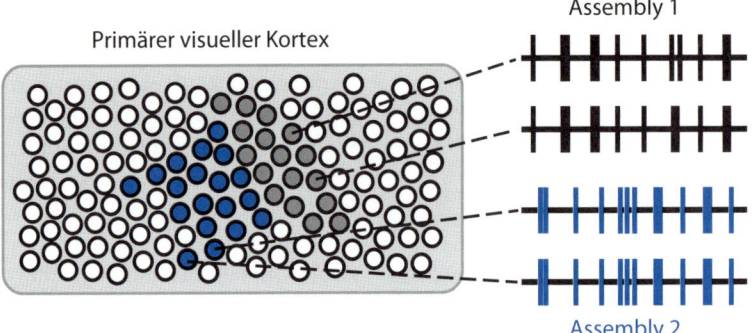

☐ **Abb. 5.3.** Lösung des Bindungsproblems durch neuronale Synchronisation am Beispiel einer visuellen Szene
Die Bindung von Objektmerkmalen erfolgt durch zeitliche Korrelation zwischen den neuronalen Antworten. Das Assembly-Modell nimmt an, dass Objekte im visuellen Kortex (*unten*) durch Verbände von synchron aktiven Neuronen repräsentiert werden. Im hier gezeigten Fall – durch *graue* und *blaue Kreise* angedeutet – würden die beiden gesehenen Objekte (*oben*) durch jeweils ein solches Assembly neuronal dargestellt. Diese Assemblies bestehen aus Neuronen, die elementare Objektmerkmale, wie etwa Farbinformation oder die Orientierung von Kontursegmenten, detektieren. Die Zusammengehörigkeit der Merkmale wird dabei durch die zeitliche Korrelation zwischen den Neuronen eines Assemblies kodiert (rechts). Diejenigen Neurone, die zum selben Zellverband gehören, erzeugen nach der Assembly-Hypothese ihre Impulse – die durch senkrechte Striche angedeutet sind – jeweils synchron. Zwischen den beiden Assemblies besteht keine feste zeitliche Beziehung. Diese Desynchronisation könnte beispielsweise dann zur Segmentierung genutzt werden, wenn Teile der Szene in den Blick kommen, in denen Teile verschiedener Objekte einander überlappen (*oben*)

blies im Verarbeitungsprozess zu selektieren und mit Aktivität in anderen Bereichen der Hirnrinde funktionell zu verknüpfen.

❗ **Merkmalsbindung könnte dadurch erzeugt werden, dass diejenigen Nervenzellen, die auf dasselbe Objekt reagieren, ihre elektrischen Impulse synchron erzeugen. Die Desynchronisation verschiedener Assemblies könnte dazu genutzt werden, um Figur-Grund-Trennungen herbeizuführen.**

5.3   Zeitliche Bindung im Sehsystem

In zahlreichen Arbeiten wurde inzwischen nachgewiesen, dass die Neurone des Sehsystems tatsächlich ihre Aktionspotentiale präzise im Millisekundenbereich synchronisieren können (zur Übersicht s. Engel et al. 2001).

Zudem weisen viele Forschungsergebnisse darauf hin, dass diese zeitlichen Korrelationen bedeutsam für die perzeptive Integration und somit für die Segmentierungsleistungen des Sehsystems sind. Entsprechende Versuche wurden vor allem am Sehsystem von Katzen und Affen gemacht. Diese Ergebnisse können sehr wahrscheinlich auf das menschliche Gehirn übertragen werden, da sich hier durch nichtinvasive Messung der Hirnaktivität (EEG, MEG) ähnliche Synchronisationsphänomene nachweisen ließen.

Sollte das Assembly-Modell zutreffend sein, muss eine Bindung der neuronalen Antworten auf Sehreize innerhalb einzelner visueller Areale stattfinden, um so die Zusammengehörigkeit von Objektteilen darstellen zu können, die sich an unterschiedlichen Orten im Gesichtsfeld befinden (wie in Kap. 6 dargestellt, enthalten die meisten visuellen Kortexareale eine systematische Karte des Sehraums). Dar-

Abb. 5.4a-c. Beispiel für neuronale Synchronisation im visuellen
Kortex der Maus
a Bei einem narkotisierten Versuchstier wurden Elektroden in den primären visuellen Kortex platziert. Durch visuelle Stimulation können
die Neuronen aktiviert werden. **b** Über die Elektroden können zwei
verschiedene Signale aus der Hirnrinde aufgezeichnet werden, die von
einzelnen Nervenzellen erzeugten Aktionspotentiale (*unten*), sowie
ein lokales EEG-Signal, das die Aktivität einer größeren Neuronengrup-
pe widerspiegelt (*oben*). Die Gruppierung der Aktionspotentiale zu
sog. Bursts und die dazu synchrone Oszillation des lokalen EEG-Signals
resultieren aus einer Synchronisation der Nervenzellen in der untersuchten Kortexregion. **c** Eine Analyse der in diesen Signalen enthaltenen Frequenzen zeigt, dass die Synchronisation sich überwiegend im
sog. Gamma-Band abspielt, d. h. im Frequenzbereich zwischen etwa
30 und 100 Hz.

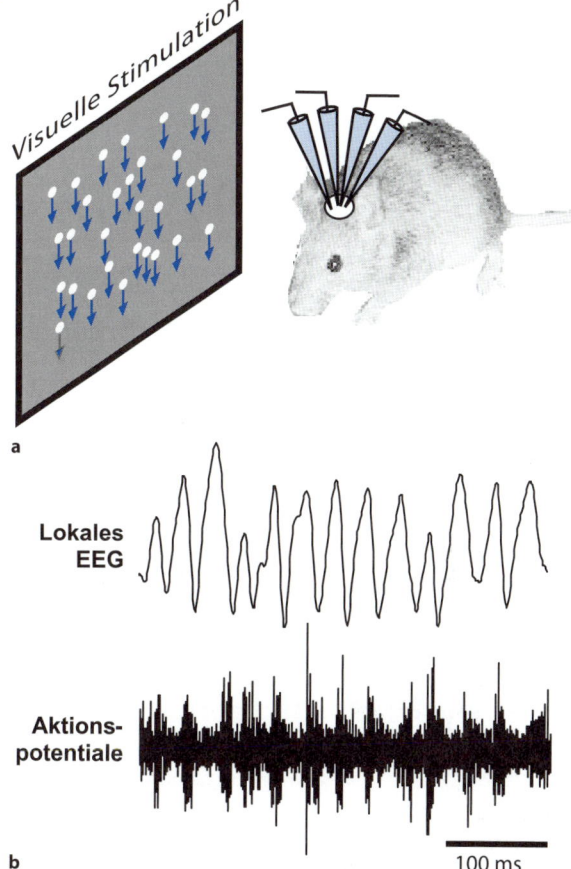

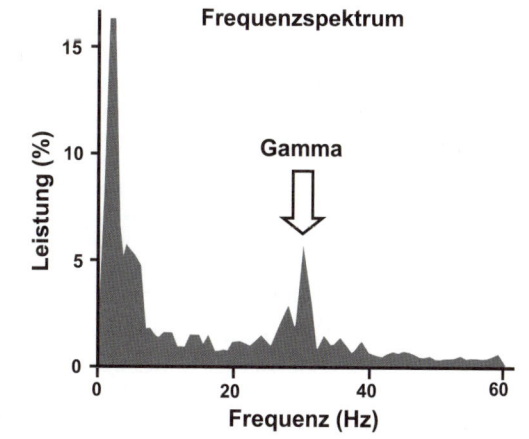

über hinaus muss bei Gültigkeit des Modells die neuronale
Synchronisation über sehr große Entfernungen im Gehirn
möglich sein, um eine Bindung zwischen visuellen Arealen
herbeiführen zu können, die unterschiedliche Objektmerkmale analysieren. Beide Voraussagen konnten experimentell bestätigt werden. Am Sehsystem von Katzen und Affen
zeigte sich, dass Neurone innerhalb einzelner kortikaler
Areale ihre Aktionspotentiale synchronisieren können.
Dies konnte kürzlich auch für den visuellen Kortex der
Maus gezeigt werden (Abb. 5.4). Zudem wurden solche
zeitlichen Korrelation auch über die Grenzen einzelner
visueller Areale hinweg beobachtet – so etwa zwischen dem
primären und sekundären visuellen Areal (V1 beziehungsweise V2, Abb. 5.2). Insgesamt legen die bislang erzielten
Ergebnisse den Schluss nahe, dass die Zellen im visuellen
Kortex tatsächlich durch Synchronisation zu Assemblies
zusammengefasst werden. Da diese Neurone jeweils nur im
Bereich ihrer rezeptiven Felder auf lokale Objektmerkmale
reagieren, könnte diese Synchronisation tatsächlich die
Merkmalsbindung vermitteln, denn in einem solchen Syn-
chronisationsprozess werden Informationen über verschiedene Stellen im Gesichtsfeld integriert. Interessant ist, dass
die hier angesprochenen Synchronisationsprozesse sehr
häufig bevorzugt in einem bestimmten Frequenzband
beobachtet werden, im sog. Gamma-Band, das Frequenzen
zwischen etwa 30 und 100 Hz umfasst (Abb. 5.4).

Weiterhin konnte gezeigt werden, dass diese zeitlichen
Korrelationen nicht immer in gleicher Weise auftreten,
sondern durch die Konfiguration der gezeigten visuellen
Reize beeinflussbar sind. Das Assembly-Modell sagt voraus, dass die Neuronen nur dann synchron aktiv sein sollten, wenn sie tatsächlich an der Repräsentation desselben
Objekts beteiligt sind. Wie in Abb. 5.5 schematisch gezeigt, bestätigen tierexperimentelle Untersuchungen diese

5

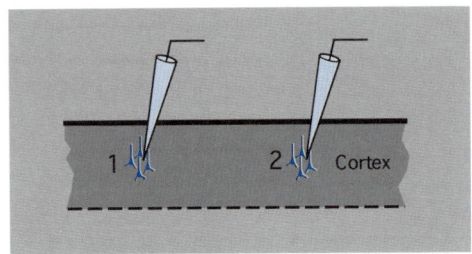

a

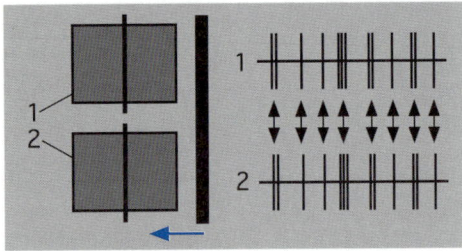

b

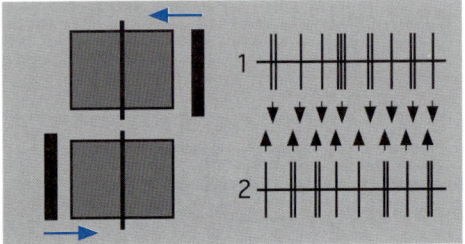

c

⊡ **Abb. 5.5a–c.** Experiment zur Reizabhängigkeit der Synchronisation von Neuronen

Die Synchronisation von Neuronen in der Sehrinde hängt von der Konfiguration der visuellen Reize ab. Das Schema zeigt ein typisches Experiment, in dem mit 2 Mikroelektroden aus dem visuellen Kortex eines Versuchstieres abgeleitet wird (**a**). Die Neurone können dann mit verschiedenen Reizkonfigurationen aktiviert werden. Bietet man ein einziges kohärentes Objekt an – in diesem Fall ein durchgehender vertikaler Lichtbalken, der über die rezeptiven Felder bewegt wird (**b**) –, so sind die Zellen an den beiden Ableiteorten synchron aktiv (*Pfeile*). Stimuliert man die gleichen Neurone dagegen mit 2 verschiedenen Objekten, beispielsweise 2 kleineren balkenförmigen Lichtreizen, die sich in verschiedene Richtungen bewegen (**c**), so sind die neuronalen Impulse nicht mehr synchronisiert. Man beachte die Versetzung der Pfeilspitzen gegeneinander.

Annahme (Gray et al. 1989). Die Experimente zeigen, dass die neuronalen Impulse im visuellen Kortex nur dann stark korreliert sind, wenn die Zellen tatsächlich auf dasselbe Objekt antworten. Werden die Neuronen dagegen durch verschiedene Reize aktiviert, so wird die zeitliche Kopplung schwächer oder verschwindet sogar vollständig – ein Beleg dafür, dass die Synchronisation im visuellen Kortex tatsächlich von der Konfiguration der gezeigten Reize abhängt.

❶ Physiologische Experimente belegen die vom Assembly-Modell vorhergesagten spezifischen zeitlichen Korrelationen. Die Ergebnisse machen es sehr wahrscheinlich, dass die Synchronisation die Grundlage für einen dynamischen Bindungsprozess ist, der die Bildung von Assemblies – und damit die Integration visueller Information – in flexibler Weise ermöglicht.

Von besonderem Interesse ist natürlich die Frage, ob die beobachteten Synchronisationsphänomene tatsächlich funktionell relevant sind. Die erwähnten Experimente belegen lediglich, dass im Sehsystem die Voraussetzungen für die Etablierung zeitlicher Bindungen gegeben sind. Sie liefern aber noch keinen Beweis dafür, dass den zeitlichen Korrelationen kausale Relevanz zukommt und dass sie vom Gehirn in der Weise genutzt werden, wie es das Assembly-Modell vorhersagt. Inzwischen gibt es jedoch viele Hinweise darauf, dass die Synchronisation in der Sehrinde mit im Verhalten messbaren Wahrnehmungsleistungen korreliert und zeitliche Beziehungen zwischen neuronalen Impulsen eine notwendige Bedingung für die Entstehung kohärenter Wahrnehmungseindrücke sind.

Hierfür sprechen z. B. Ergebnisse aus Untersuchungen, die an Katzen mit einer Fehlstellung der Augen durchgeführt wurden (⊡ Abb. 5.6). Menschen und Tiere bevorzugen bei einer solchen Störung – insbesondere beim konvergenten Schielen – häufig eines der beiden Augen für das aktive Sehen. Die Wahrnehmung durch das andere Auge wird dagegen mehr oder weniger dauerhaft unterdrückt, was zu einer Erkrankung führt, die als Schielamblyopie bezeichnet wird. Zu den Symptomen dieser Krankheit gehören unter anderem eine herabgesetzte Sehschärfe des betroffenen Auges, räumliche Verzerrungen des subjektiven Wahrnehmungsbildes sowie charakteristische Störungen der Mustererkennung, die besonders bei der Betrachtung feiner Details auftreten.

Zumindest einige dieser Defizite lassen sich als Ausdruck einer gestörten Gestaltbildung interpretieren und deuten auf eine Beeinträchtigung neuronaler Bindungsmechanismen hin. Physiologische Ergebnisse deuten darauf hin, dass diese Defizite tatsächlich auf eine Störung der intrakortikalen Synchronisation zurückgehen (Roelfsema et al. 1994). Wie in ⊡ Abb. 5.6 dargestellt, fanden sich bei Tieren mit Schielamblyopie hinsichtlich der Synchronisation deutliche Unterschiede zwischen Zellen, die vom normalen Auge innerviert werden, und Neuronen, die Eingänge vom amblyopen Auge erhalten. Zwischen letzteren

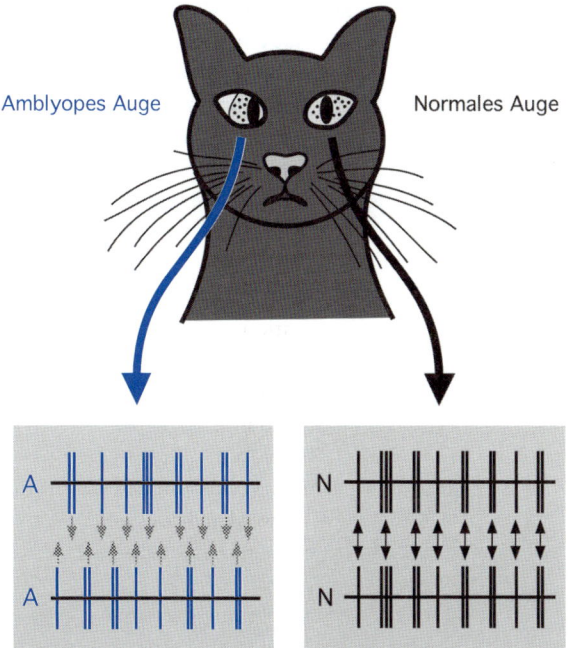

Abb. 5.6. Synchronisation in der Sehrinde von Tieren mit einer Schielamblyopie
Die Untersuchungen wurden an Katzen durchgeführt, die mit einem Auge einwärts schielten – in diesem Fall mit dem rechten Auge. Dieses Auge entwickelt dann eine Sehschwäche, die als Schielamblyopie bezeichnet wird. Der untere Bildteil illustriert die zeitlichen Korrelationen zwischen Zellen, die Signale vom amblyopen Auge (A, *links*) beziehungsweise vom normalen Auge (N, *rechts*) verarbeiten. Zwischen Neuronen, die vom normalen Auge aktiviert werden, tritt eine deutliche Synchronisation auf (*Pfeile*). Zwischen Zellen, die vom amblyopen Auge versorgt werden, gibt es dagegen keine Synchronisation.

treten nur sehr selten zeitliche Korrelationen auf. Die Antworten von Neuronen, die vom nichtamblyopen Auge aktiviert werden, zeigen dagegen eine normale Synchronisation. Daraus lässt sich schließen, dass das bei Schielern auftretende Wahrnehmungsdefizit in der Tat mit einer selektiven Störung der intrakortikalen Synchronisation einhergeht. Dies wiederum belegt, dass die zeitlichen Korrelationen für den Aufbau normaler Objektrepräsentationen notwendig und damit für die perzeptive Integration funktionell relevant sind.

Direkte Hinweise auf eine Beziehung zwischen kortikaler Synchronisation und perzeptiver Funktion ergeben sich darüber hinaus aus Untersuchungen zum sog. binokulären Wettstreit (Fries et al. 1997). Im Unterschied zu den bisher erwähnten Studien, bei denen die Versuchstiere meist narkotisiert waren, wurden diese Studien an wachen Tieren

mit chronisch implantierten Elektroden durchgeführt. In diesen Experimenten wurden dem linken und rechten Auge der Katze gleichzeitig verschiedene Muster präsentiert (■ Abb. 5.7). Diese widersprüchliche Situation löst das Hirn, indem es immer nur Information von einem Auge – dem gerade dominanten Auge – wahrnimmt. Die vom anderen Auge kommenden Signale werden unterdrückt und stehen nicht für die Wahrnehmung und Verhaltenssteuerung zur Verfügung. Die physiologischen Messungen ergaben, dass kortikale Neurone, die den dominanten beziehungsweise supprimierten Reiz repräsentieren, sich deutlich in ihrer Synchronisation unterscheiden. Zellen, die das dominante (wahrgenommene) Muster repräsentieren, verstärken ihre zeitliche Korrelation, während die Synchronisation zwischen denjenigen Neuronen abnimmt, die das supprimierte Muster kodieren (■ Abb. 5.7). Dieses Ergebnis spricht sehr stark dafür, dass der Aufbau einer kohärenten Objektrepräsentation und das Entstehen eines Wahrnehmungseindrucks nur dann möglich ist, wenn die hierfür relevanten neuronalen Populationen hinreichend synchronisiert sind.

> ❗ Experimente an wachen Tieren zeigen, dass neuronale Synchronisation mit Wahrnehmungsprozessen in Zusammenhang gebracht werden kann und tatsächlich für den Aufbau kohärenter Sinneseindrücke wichtig ist.

5.4 Intermodale und sensomotorische Integration

Inzwischen wissen wir, dass sich die am Beispiel der visuellen Informationsverarbeitung gewonnenen Erkenntnisse verallgemeinern und auch auf andere neuronale Systeme anwenden lassen, in denen die Informationsverarbeitung hochgradig parallel und arbeitsteilig erfolgt. Die in der visuellen Wahrnehmung zu beobachtenden Bindungsprobleme sind letztlich nur Spezialfälle eines allgemeinen Integrationsproblems, das in allen parallel organisierten neuronalen Netzen auftritt. So besteht selbstverständlich auch in anderen Sinnessystemen die Notwendigkeit, räumlich verteilte neuronale Aktivität zu organisieren und zu kohärenten Mustern zusammenzufassen. Aus der Sicht des Assembly-Modells ergibt sich damit die Vorhersage, dass zeitliche Bindungsmechanismen in anderen Sinnessystemen ebenfalls nachweisbar sein müssten. Darüber hinaus sollte eine Synchronisation auch zwischen den verschiedenen sensorischen Systemen sowie zwischen

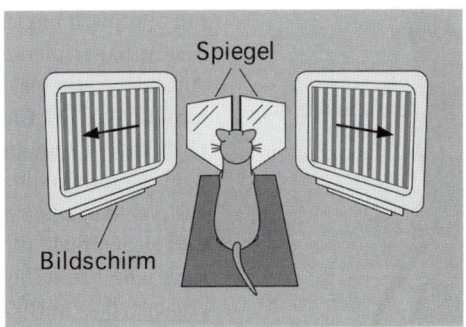

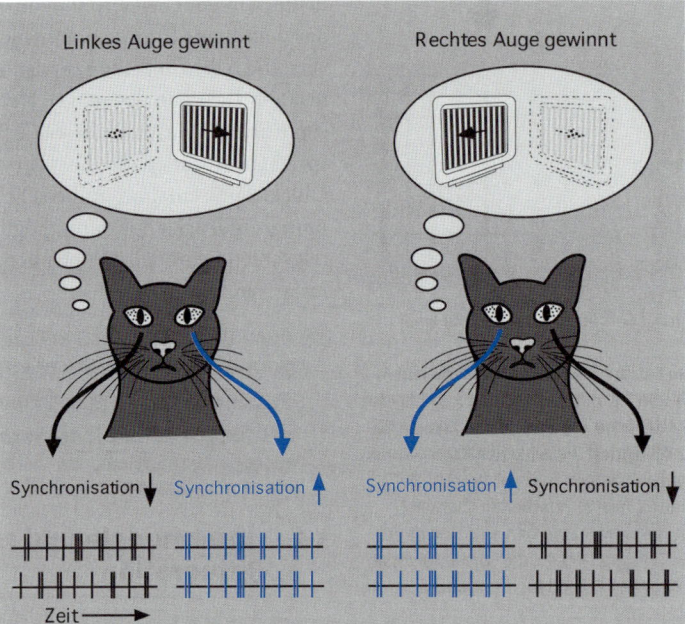

☐ **Abb. 5.7.** Neuronale Synchronisation bei binokulärem Wettstreit Um binokulären Wettstreit zu induzieren, werden 2 Spiegel vor den Augen des Versuchstieres platziert, sodass die Augen mit unterschiedlichen Mustern gereizt werden, die auf 2 Monitoren dargeboten werden (*oben*). Bei dieser Art der Reizung nimmt die Katze abwechselnd das linke und das rechte Streifenmuster wahr. Entscheidend ist, dass es zu einem Wechsel des Perzepts kommt, obwohl beide Reizmuster ohne Unterbrechung dargeboten werden. Dem Versuchstier wurden Elektroden in der Sehrinde chronisch implantiert, sodass die neuronale Aktivität – für das Tier schmerzfrei – im Wachzustand registriert werden kann. Die schematische Darstellung in der unteren Hälfte der Abbildung verdeutlicht das experimentelle Ergebnis. Es lassen sich in diesem Paradigma 2 perzeptive Zustände unterscheiden: Einerseits gibt es Episoden, in denen das dem linken Auge gezeigte Muster perzeptiv dominiert und das auf dem rechten Auge dargebotene Muster unterdrückt wird (*links*). Dann gibt es Episoden, in denen der umgekehrte Effekt auftritt und das rechte Auge die Wahrnehmung dominiert (*rechts*). In solchen Episoden wurde die Aktivität von Neuronen untersucht, die vom linken oder vom rechten Auge aktiviert werden. Wie unten angedeutet, synchronisieren immer diejenigen Neurone stärker untereinander, die den dominanten Reiz verarbeiten. Wenn also z. B. das linke Auge dominant ist, verbessert sich die Synchronisation unter den Zellen, die Information von diesem Auge erhalten. Die zeitliche Korrelation zwischen den Neuronen, die vom rechten Auge aktiviert werden, nimmt dagegen ab. Bei Dominanz des rechten Auges verhält es sich umgekehrt.

sensorischen und motorischen Zentren im Gehirn auftreten.

In der Tat wurden bereits in einer ganzen Reihe von Versuchen Beobachtungen gemacht, die auf eine weite Verbreitung ähnlicher Synchronisationsphänomene hindeuten. So ist etwa im Riechsystem eine präzise neuronale Synchronisation bereits für eine ganze Reihe verschiedener Tierarten nachgewiesen worden. Ähnliches gilt für das Hörsystem, wo in Tierexperimenten ebenfalls zeitliche Korrelationen gefunden wurden. In der menschlichen Hörrinde wurden entsprechende Synchronisationsphänomene durch Aufzeichnung der bei neuronaler Aktivität auftretenden elektrischen bzw. magnetischen Felder (EEG bzw. MEG) nachgewiesen. Für das somatosensorische System, das den Tastsinn vermittelt, wurde die Möglichkeit präziser neuronaler Synchronisation ebenfalls im Tierversuch aufgezeigt. Diese Vielfalt gleichlautender Ergebnisse spricht dafür, dass die Etablierung zeitlicher Bindungen in allen sensorischen Systemen möglich ist – was wiederum die Vermutung nahelegt, dass die neuronale Synchronisation ganz generell für integrative Prozesse bedeutsam ist. Für eine Bindung zwischen den verschiedenen Sinnesmodalitäten gibt es derzeit allerdings noch keine experimentellen Belege.

Es gibt hingegen klare Hinweise auf die Bedeutung zeitlicher Korrelationen für die sensomotorische Integration. So wurde von mehreren Arbeitsgruppen gezeigt, dass beim Rhesusaffen und beim Menschen eine Synchronisation zwischen somatosensorischen und motorischen Kortexarealen auftritt. Ähnliche Ergebnisse wurden an Katzen erzielt, die darauf trainiert worden waren, einen visuellen Reiz mit einer gezielten motorischen Reaktion zu beantworten (Roelfsema et al. 1997). In diesen Experimenten wurde neuronale Aktivität gleichzeitig in verschiedenen visuellen Arealen und im motorischen Kortex gemessen. Zugleich wurde auch der dazwischen liegende parietale Kortex untersucht, der den Signalfluss von den visuellen zu den motorischen Arealen vermittelt. Die Ergebnisse dieser Experimente zeigten zum einen, dass eine neuronale Synchronisation nicht nur innerhalb des visuellen Kortex auftritt, sondern im gesamten sensomotorischen Verarbeitungsweg zu finden ist. Ein weiteres Ergebnis bestand darin, dass sich die zeitliche Kopplung zwischen den Arealen in verschiedenen Phasen der Verhaltensaufgabe stark verändert. Eine präzise Synchronisation zwischen sensorischen und motorischen Neuronen trat in diesen Experimenten nur dann auf, wenn visuelle Information, die für die Steuerung der motorischen Reaktion relevant war, mit erhöhter Aufmerksamkeit verarbeitet wurde. Diese Befunde deuten darauf hin, dass neuronale Synchronisation tatsächlich eine Rolle für die sensomotorische Integration spielt und für die selektive Koordination sensorischer und motorischer Verhaltensaspekte wesentlich sein könnte.

> ❶ Die am Sehsystem erhobenen Daten zur Bedeutung neuronaler Synchronisation lassen sich wahrscheinlich generalisieren. Sehr ähnliche Verarbeitungsprinzipien scheinen auch in anderen Sinnessystemen und im motorischen System von Bedeutung zu sein.

5.5 Top-down-Mechanismen und zeitliche Dynamik

Viele der oben angesprochenen Experimente zeigen bereits, dass die neuronale Synchonisation, die in den verschiedenen Systemen auftritt, keineswegs ausschließlich von den verarbeiteten Reizen abhängt, sondern stark von sog. Top-down-Prozessen bestimmt ist. Hiermit sind systeminterne Faktoren wie etwa Aufmerksamkeit, Motivation oder Gedächtnis gemeint, die durch höhere Verarbeitungszentren gesteuert werden. Mehrere kürzlich durchgeführte Studien berichten Aufmerksamkeits- und Gedächtniseffekte auf die neuronale Synchronisation. So wurde in Messungen am visuellen Kortex von wachen Affen eine aufmerksamkeitsbedingte Verstärkung der Synchronisation beobachtet (Fries et al. 2001). Die Affen waren darauf dressiert, Hinweisreize auf einem Computerbildschirm zu beachten und ihre Aufmerksamkeit auf bestimmte Stellen des Bildschirms zu richten. Wurden dann visuelle Reize am erwarteten Ort gezeigt, führte dies zu schnellen rhythmischen Entladungen der Neuronen. Diese oszillatorische Aktivität zeigte charakteristische Frequenzen zwischen 30 und 100 Hz – also im bereits erwähnten Gamma-Band (Abb. 5.4). Diese Gamma-Oszillationen waren deutlich stärker ausgeprägt, wenn die Versuchstiere die Reize mit Aufmerksamkeit betrachteten, schwächten sich aber ab, wenn die Aufmerksamkeit anderen Reizen galt. Dieses Ergebnis wird durch methodisch vergleichbare Untersuchungen am somatosensorischen Kortex von Rhesusaffen bestätigt, in denen eine verstärkte Synchronisation beobachtet wurde, wenn die Neuronen Informationen über einen Reiz kodierten, den das Versuchstier mit Aufmerksamkeit betastet hatte.

Diese Ergebnisse lassen den Schluss zu, dass Aufmerksamkeitsprozesse nicht nur mit Veränderungen der Feuer-

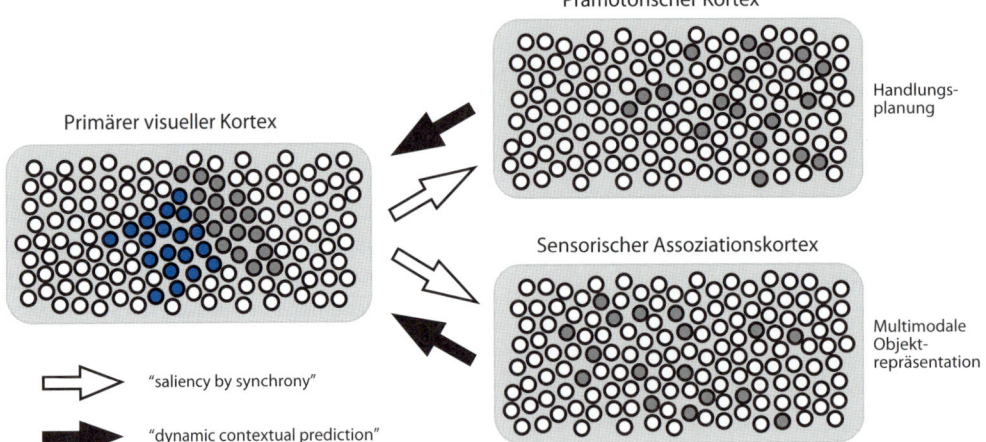

Prämotorischer Kortex

Handlungs-
planung

Primärer visueller Kortex

Sensorischer Assoziationskortex

Multimodale
Objekt-
repräsentation

⇨ "saliency by synchrony"

⬛➤ "dynamic contextual prediction"

☐ Abb. 5.8. Mögliche Rolle dynamischer Interaktionen zwischen verschiedene Kortexarealen
Die vom Assembly-Modell vorhergesagte neuronale Synchronisation
ist sehr wahrscheinlich eng an die Art der Wechselwirkung zwischen
verschiedenen Hirnarealen gekoppelt. Hierbei spielen möglicherweise
zwei Verarbeitungsprinzipien eine Rolle. Zum einen ist zu erwarten,
dass die in einem Areal entstehenden Synchronisationsmuster dazu
führen, dass die betreffenden Informationen mit hoher Präferenz in

andere Zentren weitergeleitet und dort bevorzugt verarbeitet werden,
ein Funktionsprinzip, das als »saliency by synchrony« bezeichnet werden könnte (*offene Pfeile*). Umgekehrt könnte zeitlich strukturierte
Aktivität in höheren Zentren die Bildung von Assemblies in frühen
sensorischen Arealen vorbereiten, noch bevor ein neuer Reiz verarbeitet wurde. Dieses Interaktionsprinzip, das die Wirkung von Top-down-
Prozessen verkörpern könnte, kann als »dynamic contextual prediction« bezeichnet werden (*schwarze Pfeile*)

rate einzelner Neurone einhergehen – was ebenfalls in zahlreichen Untersuchungen beobachtet wurde, sondern auch
mit einer Änderung der zeitlichen Kopplung zwischen all
den Neuronen, die sich an der Kodierung desselben Reizes
beteiligen. Verstärkt sich die Aufmerksamkeit bei besonders wichtigen Reizen, so verbessert sich die Synchronisation.
Da Nervenzellen in anderen Arealen besonders gut durch
zeitlich korrelierte Eingangssignale aktiviert werden, könnte
dies dazu führen, dass die durch synchrone Assemblies kodierten Informationen bevorzugt weiterverarbeitet werden
(☐ Abb. 5.8). Auf diese Weise ließe sich erklären, weshalb
die mit Aufmerksamkeit verarbeiteten Reize eine größere
kognitive und verhaltensbezogene Wirksamkeit zeigen als
unbeachtete Stimuli.

In ihrer Gesamtheit betrachtet, zeigen diese Experimente sowie zahlreiche weitere EEG- und MEG-Untersuchun-
gen, dass die Synchronisationsprozesse in sensorischen
Arealen sowohl von äußeren Reizen als auch von der inneren Dynamik des Gehirns bestimmt werden. Zahlreiche
Argumente legen nahe, dass Top-down-Prozessen und damit der inneren Dynamik kognitiver Systeme eine außerordentlich große Bedeutung zukommt. Nach einer weit
verbreiteten Auffassung, die auch wir teilen, ist das Gehirn
ein aktives System, das ständig Vorhersagen über zu er-
wartende Reize erzeugt. Diese »neuronalen Vorhersagen«

(☐ Abb. 5.8) könnten sich so äußern, dass in sensorischen
Arealen bestimmte zeitliche Muster bereits entstehen, bevor neue Reize eintreffen und verarbeitet werden. Hier
würde sich der Einfluss anderer Hirnareale auf neuronale
Synchronisationsprozesse geltend machen. Der neue Reiz
setzt nun seinerseits bestimmte zeitliche Kopplungsmuster
in Gang. Passen diese zur Erwartung, werden die betreffenden Signale weitergeleitet. Wird die Erwartung dagegen enttäuscht, kommt es zur Löschung der eingelau-
fenen neuronalen Botschaft. Die erwähnten Gamma-
Oszillationen könnten in diesem Szenario geeignet sein,
um einen Abgleich von Erwartung und Wirklichkeit herbeizuführen, da die in ihnen enthaltene Phaseninforma-
tion im Erfolgsfall zur Verstärkung der neuronalen Signale
dienen könnte. Durch einen Prozess der neuronalen »Resonanz« käme es dann zur selektiven Auswahl derjenigen
neuronalen Signale, die – abhängig vom jeweiligen Hand-
lungskontext – gerade zweckdienliche Informationen enthalten.

Zusammenfassung

Aus experimentellen Untersuchungen lässt sich die Vermutung ableiten, dass Merkmalsintegration auf neuronaler Ebene durch zeitliche Bindungsmechanismen vermittelt wird. Die bisher vorliegenden Ergebnisse sprechen dafür, dass neuronale Objektrepräsentationen in ausgedehnten und über weite Hirnbereiche verteilten Assemblies bestehen, die durch Synchronisation der jeweils relevanten Neurone gebildet werden. Die Synchronisationsphänomene, die den Aufbau solcher Assemblies erlauben, stellen sehr wahrscheinlich eine wesentliche Voraussetzung für den Prozess der Gestaltwahrnehmung dar. Diese Fähigkeit zur Generierung interner zeitlicher Bindungen könnte das integrative Prinzip sein, das es dem Gehirn ermöglicht, kohärente Perzepte aus dem durch die Sinne aufgenommenen Material zu konstruieren.

6 Visuelle Täuschungen

Manfred Fahle

Sinnestäuschungen üben eine anhaltende Faszination auf den Menschen aus, selbst in der heutigen Zeit der visuellen Überreizung durch allgegenwärtige Werbung, »schnelle« Computerspiele und Aktionsfilme voller Spezialeffekte. Wir betrachten die Täuschung und mögen unseren Augen nicht mehr trauen, von denen wir doch stets annahmen, dass sie uns die Wirklichkeit getreulich zeigen. Insofern vermitteln uns die Sinnestäuschungen eine tiefe philosophische Einsicht und einen Merksatz: Wir sind nicht imstande, die Wirklichkeit als solche zu erfassen, sondern lediglich eine mehr oder weniger wirklichkeitstreue Abbildung, wie schon Plato in seinem Höhlengleichnis illustrierte. Sinnestäuschungen vermitteln uns auch einen schwachen Eindruck davon, was Patienten empfinden, die unter bestimmten neuropsychologischen Erkrankungen, beispielsweise Halluzinationen, leiden.

Beginnt man, näher über das Verhältnis von Wahrnehmungsinhalten einerseits und den Objekten der äußeren Welt (so sie denn überhaupt existieren) nachzudenken, dann wird schnell klar, dass eine tiefe Kluft zwischen diesen beiden Bereichen besteht. Die Objekte bestehen aus mehr oder weniger schnell bewegten und unterschiedlich großen Körpern unterschiedlicher Form und chemischer Zusammensetzung. Ihre Repräsentationen im Gehirn dagegen bestehen aus Mustern elektrischer Aktivität von Gruppen unterschiedlicher Nervenzellen. Zusätzlich ist das zentrale Nervensystem nur in der Lage, einen Bruchteil der pro Sekunde durch die Sinnesorgane angelieferten Informationen auszuwerten; es muss daher diese Informationen massiv komprimieren. Die in der Regel so ausgezeichnete Übereinstimmung zwischen Wahrnehmung und äußerer Wirklichkeit, die uns ein geradezu absolutes Zutrauen in unsere Wahrnehmungen entwickeln lässt, muss vor diesem Hintergrund erstaunen. Nur der lange Prozess der Evolution konnte dafür sorgen, dass Sinnestäuschungen im engeren Sinne so selten sind, dass ihr Auftreten uns irritiert.

Bei der Kompression der Information scheint unser Gehirn eine große Menge an Tricks und Näherungslösungen zu verwenden, die zu einer deutlichen Beschleunigung der Musterverarbeitung führen. Nur so ist zu verstehen, dass Menschen auch heute noch den leistungsfähigsten Computern überlegen sind, wenn es um die Analyse komplexer visueller Szenen geht. Einige Sinnestäuschungen zeigen uns, welcher Preis für diese Näherungslösungen zu zahlen ist. Andere Täuschungen sind das Ergebnis von Rechenoperationen, die beispielsweise durch Kontrastverschärfung die Bildqualität verbessern sollen, was unter bestimmten ungewöhnlichen Bedingungen zu Fehlern wie der Wahrnehmung übertriebener Kontraste führt. Wieder andere Täuschungen beruhen auf sog. Konstanzleistungen, die zur unveränderten Wahrnehmung eines Objektes trotz sich ändernder äußerer Umstände führen, beispielsweise unter wechselnder Beleuchtung. Und man muss leider eingestehen, dass wir die neurophysiologischen Grundlagen einer ganzen Reihe weiterer Täuschungen noch immer nicht verstehen, diese Täuschungen also noch nicht überzeugend erklärt werden können. Im Rahmen dieses Artikels soll der Begriff der Täuschung sehr weit gefasst werden: Als jede Nichtübereinstimmung zwischen den physikalisch messbaren Eigenschaften eines Objektes und seinen subjektiv wahrgenommenen Merkmalen.

6.1   Grenzen der Wahrnehmung

Beginnen wir mit der banalsten und basalsten Täuschung: Wir nehmen die Welt keineswegs so wahr, wie sie ist, d. h. in ihrer Gesamtheit. Denn aus dem gesamten riesigen Spektrum aller elektromagnetischen Wellen sehen wir nur einen verschwindend geringen Bruchteil, nämlich den zwischen ~ 400 und 750 nm Wellenlänge. Dies ist sicherlich eine gute Wahl, denn in diesem Bereich ist die Strahlung aufgrund des Sonnenlichtes am stärksten (Wyszecki u. Stiles 1967). Doch es leuchtet unmittelbar ein, dass die Wahrnehmung ultravioletten oder infraroten Lichtes, oder von Röntgen- oder γ-Strahlen durchaus nützlich sein könnte und zu Änderungen unserer anschaulichen Vorstellungen über die äußere Wirklichkeit führen würde. Selbst innerhalb des sichtbaren Wellenlängenbereiches sind wir blind für alle zeitlichen Veränderungen mit Frequenzen von über etwa 65 Hz: Flicker oberhalb dieser Frequenz (Flickerfusionsfrequenz) wird als kontinuierlich erlebt, wie uns der Fernseher demonstriert, der mit 50 Hz flickert.

Auch **Blochs Gesetz** könnte man als Ausdruck einer Täuschung interpretieren. Dieses Gesetz besagt, dass die empfundene Helligkeit eines Reizes innerhalb gewisser Grenzen das Produkt aus physikalischer Intensität und Zeitdauer ist. Es werden also physikalisch sehr unterschiedliche Reize, kurz und intensiv oder länger und weniger intensiv, als identisch empfunden – eine gewisse Diskrepanz zwischen Wahrnehmung und Realität. Zudem ist nicht nur unser zeitliches, sondern auch das räumliche Auflösungsvermögen innerhalb des oben angegebenen Wellenlängenbereiches begrenzt: Wir sind nicht in der Lage, Punkte getrennt wahrzunehmen, die weniger als etwa 40 Bogensekunden voneinander entfernt liegen (»Sehschärfegrenze«). Am anderen Ende des Auflösungsspektrums erscheinen uns sehr flache Intensitätsgradienten, d. h. sehr allmähliche Übergänge oder Verläufe, als homogene Flächen.

6.2   Ein vorläufiges Ordnungsprinzip der Wahrnehmungstäuschungen

Der Begriff der Täuschung soll im Folgenden relativ weit gefasst werden und auch Nacheffekte berücksichtigen und ganz allgemein Reize, bei denen eine merkliche Diskrepanz zwischen physikalischer Reizstruktur und subjektiv erlebter Wahrnehmung existiert, mit Schwerpunkt auf solchen Täuschungen, deren physiologische Ursachen einigermaßen gut verstanden sind. Zusammen genommen werden diese Täuschungen überzeugend zeigen, dass visuelle Wahrnehmung nicht einen passiven Prozess der Abbildung der Außenwelt darstellt, sondern die (kortikale) Synthese eines möglichst wirklichkeitsgetreuen Bildes auf der Basis von häufig unzureichender und verzerrter Information.

6.2.1   Täuschungen der wahrgenommenen Helligkeit

Vermutlich die ältesten und bestverstandenen Vertreter dieser Klasse von Illusionen sind die sog. **Mach-Bänder** (Mach 1903). Ein rampenförmiger Intensitätsverlauf, wie er in ◻ Abb. 6.1 dargestellt ist, führt zur Wahrnehmung eines dunklen Streifens im dunkleren Bereich des Musters und eines hellen Streifens im helleren Bereich (◻ Abb. 6.2). Die Ursache dieser Illusion ist relativ gut verstanden. Benachbarte Neurone können sich bereits auf der Netzhautebene wechselseitig hemmen (laterale Inhibition; Hartline u. Ratliff, 1975; Kuffler, 1953). Aufgrund der lateralen Inhibition zwischen benachbarten visuellen Eingängen wird aus einem Eingangsmuster, wie dem von Mach verwendeten, ein neuronales Erregungsmuster, dessen räumliche Verteilung weitgehend der subjektiven Wahrnehmung entspricht. Die Täuschung beruht also auf den im visuellen System realisierten Mechanismen zur Kontrastverschärfung (◻ Abb. 6.1 und ◻ Abb. 6.3) und diese Kontrastverschärfung ist Folge der Tatsache, dass Konturen in der Regel wichtiger sind als langsame Intensitätsverläufe. Konturen signalisieren häufig die Begrenzungen von Objekten, und sollten daher auch unter ungünstigen Umweltbedingungen optimal detektiert werden.

Einige weitere Täuschungen beruhen auf dem gleichen neuronalen Mechanismus, so beispielsweise die Veränderung der subjektiven Helligkeit zweier Quadrate identischer Leuchtdichte in Abhängigkeit vom jeweiligen Hintergrund (**Simultankontrast**, ◻ Abb. 6.4), oder die Wahrnehmung unterschiedlicher Helligkeiten von zwei nebeneinanderliegen-

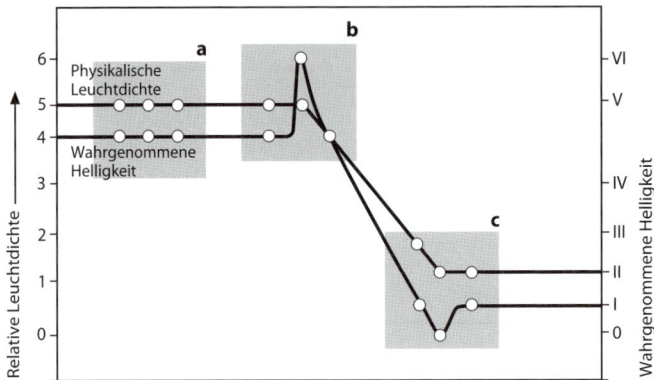

Abb. 6.1. Intensitätsverlauf zur Erzeugung von Mach-Bändern: Der rampenförmige Leuchtdichteverlauf wird aufgrund von Kontrastverschärfung (lateraler Inhibition) mit einer verstärkten Helligkeit an der oberen Kante des Verlaufs (**b**) wahrgenommen und mit einer vermin- derten Helligkeit an der unteren Kante des Verlaufs (**c**). Der Mechanismus des Übergangs von Leuchtdichte (linke Ordinate) zu (subjektiver) Helligkeit (rechte Ordinate) in den schraffierten Bereichen (**a–c**) ist in   Abb. 6.3 dargestellt

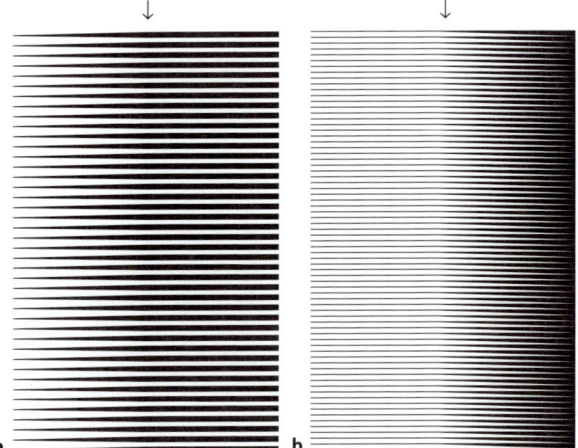

Abb. 6.2. Demonstration der Mach-Bänder. Die Breite der hellen Linien nimmt von links nach rechts ab, entweder innerhalb der linken (**a**) oder innerhalb der rechten Hälfte (**b**) der Abbildung, während sie in der jeweils anderen Hälfte der Abbildung konstant bleibt. Trotz des kontinuierlichen Verlaufs der Strichdichten, der einen Intensitätsverlauf wie in   Abb. 6.1 erzeugt, entsteht ein dunklerer (**a**) bzw. hellerer (**b**) Streifen (*unter dem Pfeil*) an den Kanten des Verlaufs, insbesondere bei Betrachtung aus größerem Abstand

den Mustern gleicher Intensität bei der **Craig-Cornsweet-Illusion** (Abb. 6.5). Diese Täuschung beruht auf dem scharfen Intensitätsübergang zwischen den beiden Flächen, während die beiden anschließenden, flachen Übergänge kaum wahrgenommen werden. Und wo ein Übergang besteht, da müssen wohl auch Unterschiede der angrenzenden Flächen bestehen – folgert unser Gehirn. Mehreren Autoren zufolge sind auch die dunklen Punkte, die an den Kreu-

zungsstellen des **Hermann-Hering-Gitters** auftauchen (Abb. 6.6; Hering 1861), durch laterale Inhibition bedingt. An den Kreuzungsstellen des Gitters »fehlen« die Kanten, und daher ist die laterale Inhibition dort geringer. Eine noch stärkere Täuschung, die vermutlich auf ähnlichen Mechanismen beruht, besteht aus den **szintillierenden Punkten** (Abb. 6.7; Schrauf et al. 1995).

Allerdings spielen nicht nur lokale, sondern auch globale und kognitive Mechanismen eine wesentliche Rolle bei der wahrgenommenen Helligkeit, beispielsweise, ob Intensitätsdifferenzen als Schatten erlebt werden oder nicht.   Abb. 6.8 zeigt als Beispiel die **reverse Helligkeitstäuschung** und   Abb. 6.9 demonstriert, dass ein als im Schatten liegendes Quadrat als »hell« erlebt wird, während ein Quadrat gleicher Intensität, das sich nicht im Schatten befindet, als dunkel wahrgenommen wird (Adelson 2000). (Objektiv gesehen reflektiert eine tiefschwarze Fläche bei Sonnenlicht eine weit höhere Intensität als eine weiße Fläche im Halbdunkel, obwohl uns das natürlich nicht so erscheint.) Die zugrunde liegenden neuronalen Mechanismen sind noch nicht vollständig bekannt, sie sind sicher auf »höheren« Ebenen der Informationsverarbeitung anzusiedeln.

Eine weitere Helligkeitstäuschung ist die Wahrnehmung – oder sollte man sagen, die unter normalen Umständen nicht erfolgende Wahrnehmung – des Gefäßmusters unserer Netzhaut. Dieses Gefäßmuster befindet sich zwischen den Photorezeptoren und den Gegenständen der Außenwelt und wird daher ständig auf den Photorezeptoren abgebildet. Aufgrund von Lokaladaptation der Rezeptoren – das

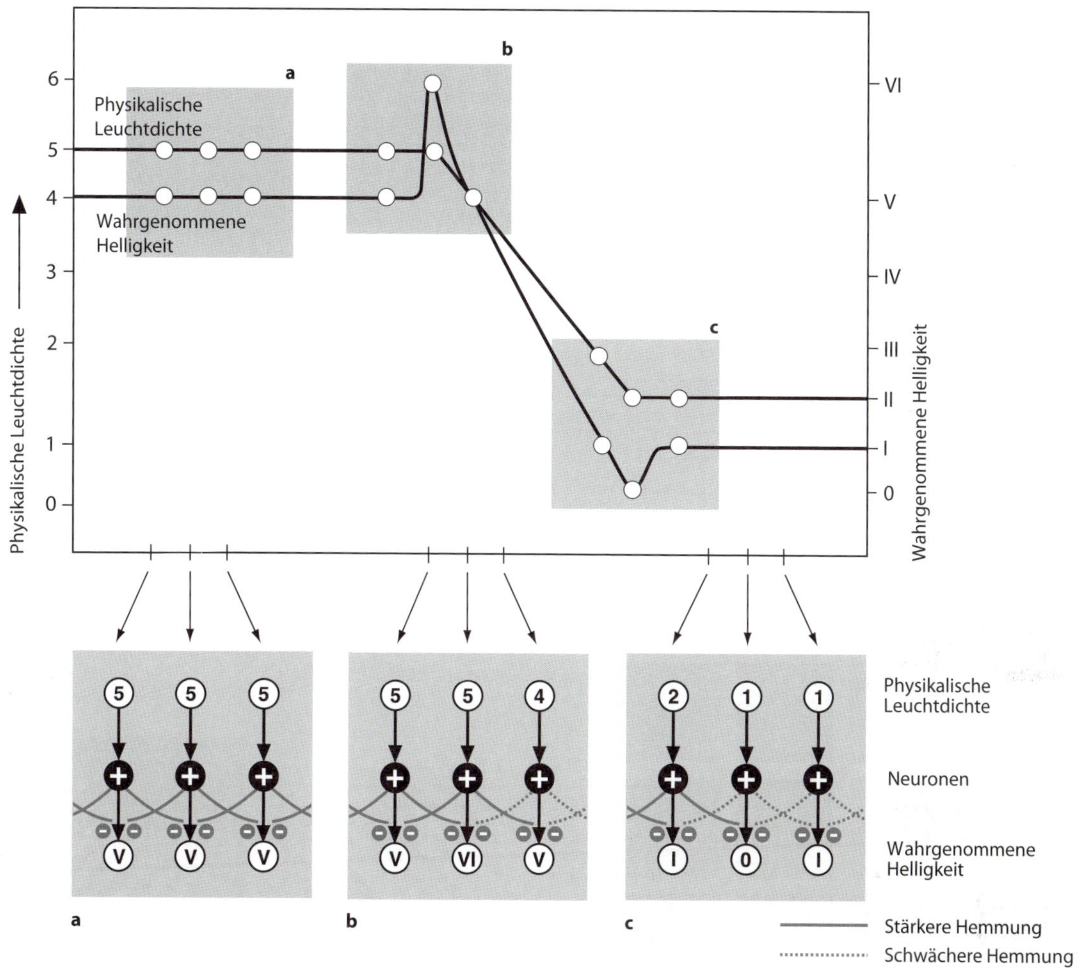

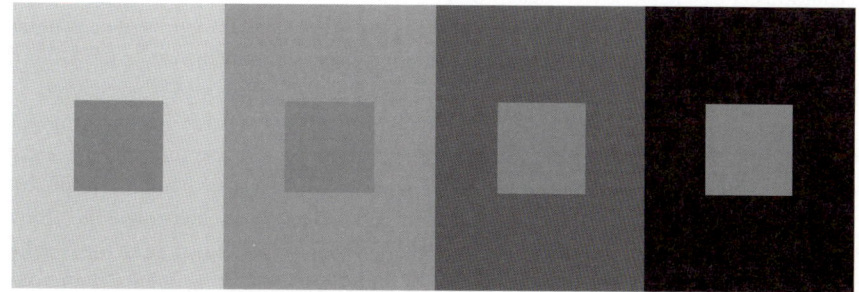

Abb. 6.3a–c. Mechanismen der Kontrastverschärfung durch laterale Inhibition (Abb. 6.1). **a** In Bereichen mit hoher Leuchtdichte werden alle Neurone stark erregt (Eingangserregung 5), die nachgeschalteten Neurone hemmen sich gleichmäßig gegenseitig, die Ausgangserregung aller Neurone ist gleich (Ausgangserregung V). **b** An der oberen Kante des Intensitätsverlaufs wird das rechte Neuron weniger stark erregt (4), es hemmt seinen linken Nachbarn weniger stark, daher wächst die Ausgangserregung dieses Nachbarn (auf VI) an. **c** An der unteren Kante des Verlaufs ist die Erregung auf der linken Seite stärker, daher übt das linke Neuron auf seinen rechten Nachbarn eine stärkere Hemmung aus, was zu einem Abfall von dessen Ausgangserregung (auf 0) führt

Abb. 6.4. Simultaner Helligkeitskontrast. Ein Quadrat auf dunklem Hintergrund erscheint heller als ein Quadrat identischer Leuchtdichte auf hellem Hintergrund

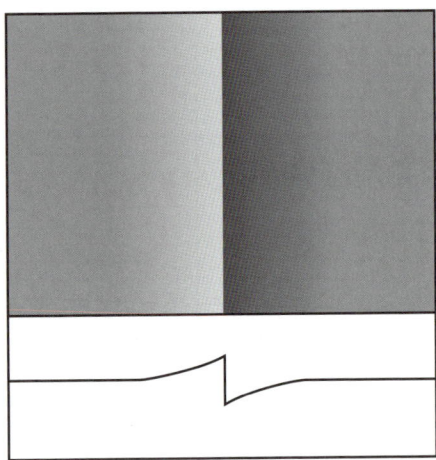

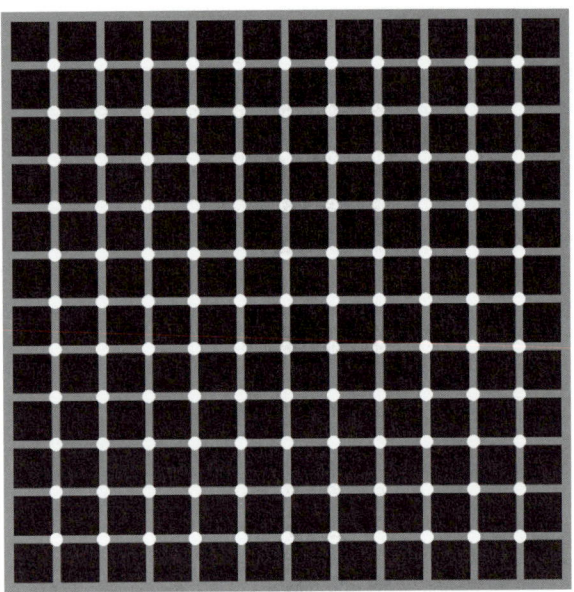

◘ Abb. 6.5. Craig-Cornsweet-Täuschung. Da langsame Intensitäts-
übergänge kaum wahrgenommen werden, erweckt der plötzliche Intensitätsübergang den Eindruck zweier unterschiedlich heller Flächen.
Abdecken der Mitte der Abbildung beweist, dass die Randbereiche
gleiche Intensität aufweisen

◘ Abb. 6.7. Die Täuschung aus **◘** Abb. 6.6 wird weiter verstärkt durch
Hinzufügen heller Punkte an den Kreuzungsstellen des Gitters. (Nach
Schrauf et al. 1995)

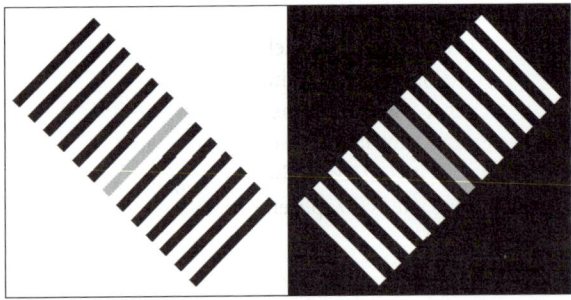

◘ Abb. 6.6. Hermann-Hering-Gitter. An den Kreuzungspunkten der
hellen Linien erscheinen illusionäre dunkle Punkte. (Nach Hering 1861)

◘ Abb. 6.8. Die umgekehrte Kontrasttäuschung. Das graue Rechteck
auf der linken Seite ist vollständig von weiß umgeben und sieht dennoch heller aus als das graue Rechteck auf der rechten Seite, das vollständig von schwarz umgeben ist. Der simultane Helligkeitskonstrast
würde das Gegenteil erwarten lassen. (Nach Economou et al. 1998)

Gefäßmuster beschattet ja stets das Bild der gleichen, sich
unter den Gefäßen befindlichen Rezeptoren und diese
adaptieren an die geringere Leuchtdichte – nehmen wir das
Gefäßmuster normalerweise nicht wahr. Doch wird das
Auge in einem dunklen Raum mit einer (Taschen-)Lampe
von der Seite her beleuchtet, dann fallen die Gefäßschatten
auf benachbarte Photorezeptoren und das Gefäßmuster
wird für eine Weile sichtbar – obwohl sich natürlich in der
Außenwelt kein Reiz befindet, der dem wahrgenommenen
Muster entspräche. (Die Lichtquelle sollte bei dieser De-

monstration relativ rasch um wenige Zentimeter auf- und
abbewegt werden, um die schnell einsetzende Lokaladap-
tion zu vermeiden.) Diese Erscheinung wird als **Purkinje-
Phänomen** bezeichnet.

Auch die **Phosphene**, d. h. Lichtempfindungen, die bei
Druck auf ein Auge entstehen (Grüsser u. Landis 1991;
► Kap. 7 in diesem Buch), stellen Helligkeitstäuschungen
dar, ebenso wie die »Blitze«, die durch Anheftungen des
Glaskörpers an die Netzhaut und durch Zug an diesen An-
heftungen entstehen, oder die durch transkranielle Mag-

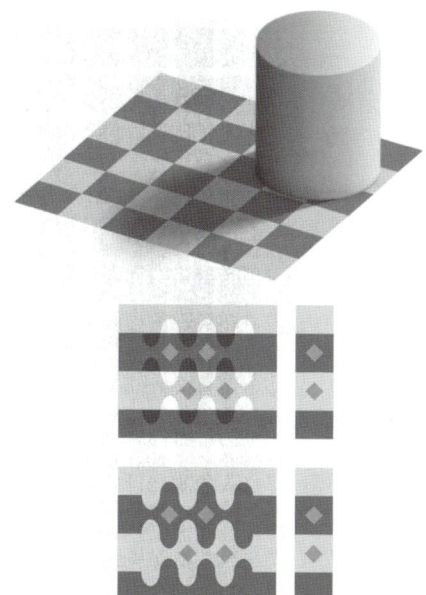

■ **Abb. 6.9.** Die hellen Quadrate innerhalb des Schattens haben objektiv die gleiche Intensität wie die dunklen Quadrate außerhalb des Schattens, sowohl in dem oberen, als auch in dem unteren Teil der Abbildung. (Nach Adelson 2000)

netstimulation oder direkte elektrische Reizung des Kortex erzeugten Helligkeitsempfindungen. All diese Sehempfindungen, ebenso wie die Flimmererscheinungen im Rahmen der »Migraine ophthalmique«, sowie die Halluzinationen bei manchen Hirninfarkten, hohem Fieber und produktiven Psychosen wie Schizophrenie, Alkoholentzugsdelirium

und nach Einnahme psychotroper Substanzen (LSD, Meskalin), haben kein reales Korrelat in der Welt außerhalb unseres Körpers.

Auch **Nacheffekte** sind Helligkeitstäuschungen. Wenn wir einige Zeit ein kontrastreiches Muster ohne Augenbewegungen fixieren und danach auf eine homogene Fläche blicken (■ Abb. 6.10a–c), dann nehmen wir – illusionäre – Nachbilder wahr. Unmittelbar nach Verlagerung des Blickes nehmen wir ein negatives Nachbild wahr, d. h. die helleren Anteile des zuvor betrachteten Musters erscheinen nunmehr dunkel und die zuvor dunklen erscheinen nun hell. Dieser Effekt kann leicht durch Lokaladaptation erklärt werden. Das Pigment (Rhodopsin) der stärker aktivierten Photorezeptoren wird stärker ausgebleicht als das der Photorezeptoren, auf denen die dunklen Musteranteile abgebildet wurden, ihre Empfindlichkeit nimmt daher ab. Werden darauffolgend alle Photorezeptoren mit der gleichen Leuchtdichte stimuliert, dann werden die weniger empfindlichen Photorezeptoren eine geringere Aktivität aufweisen als die (vorübergehend) empfindlicheren Rezeptoren und es entsteht das negative Nachbild.

6.2.2 Täuschungen der wahrgenommenen Farbe

Verwenden wir einige Bilder des Tageslichtfilmes, mit dem wir unter natürlicher (Sonnen-)Beleuchtung Aufnahmen gemacht haben dazu, ein paar Schnappschüsse bei Glühlampenbeleuchtung aufzunehmen, werden wir verwundert

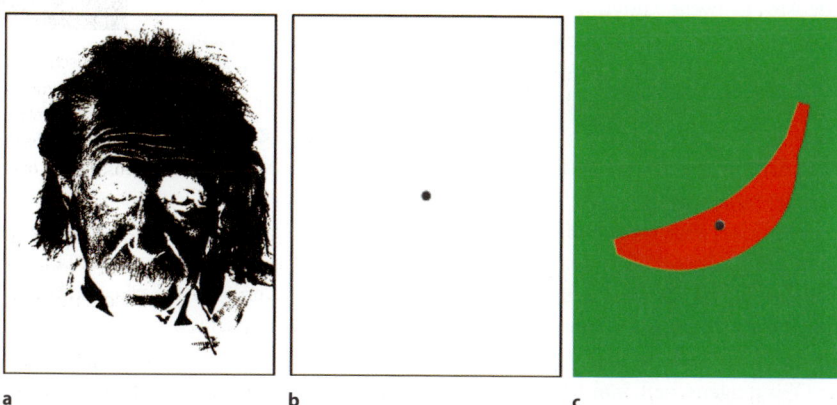

a   b   c

■ **Abb. 6.10a–c.** Chromatische und achromatische Nachbilder. **a** Achromatische Nachbilder. Betrachten Sie zunächst für 30 s die Nasenspitze des linken Bildes, danach die weiße Fläche mit Fixierpunkt (**b**). Sie sollten die dargestellte Person im »richtigen« Kontrast (also die

Umkehrung des Negativs) wahrnehmen. **c** Chromatische Nachbilder: Betrachten Sie zunächst für 30 s den Fixationspunkt in der Banane, danach die weiße Fläche mit Fixierpunkt (**b**) – die Banane nimmt im Nachbild eine etwas natürlichere Farbe an

◩ **Abb. 6.11.** Bei Überlagerung zweier Beleuchtungsquellen unterschiedlicher spektraler Zusammensetzung aus unterschiedlichen Richtungen entstehen farbige Schatten aufgrund der Fähigkeit des visuellen Systems zur Erzielung von Farbkonstanz: Die großflächige Mischung beispielsweise aus rot und weiß in dem Bereich, der von beiden Projektoren beleuchtet ist, wird als weiß empfunden, der »weiße« Schatten daher in der Gegenfarbe, also grün

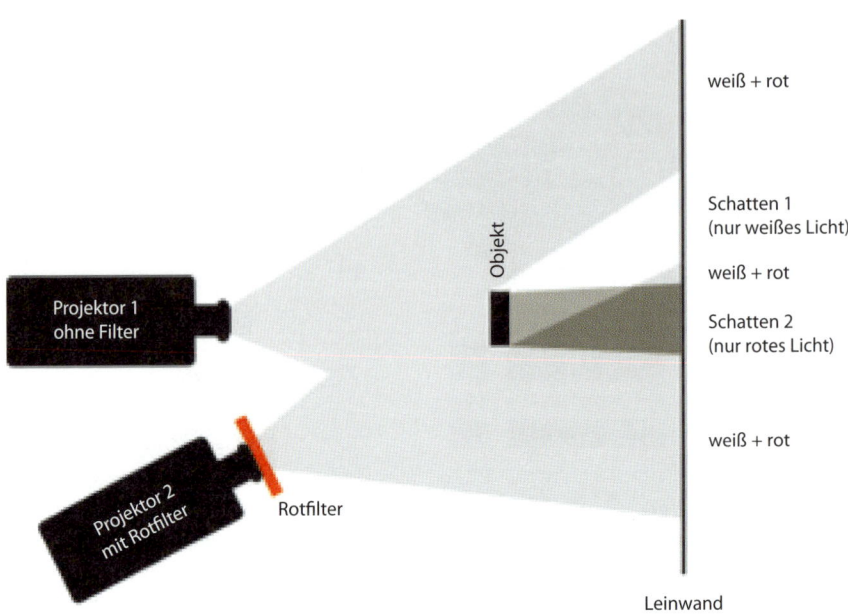

einen starken Gelbstich dieser Aufnahmen bemerken. Warum erscheinen alle Gegenstände gelber als sonst? Die Erklärung ist zunächst einfach. Die Farbe von beleuchteten Gegenständen ist ein Produkt ihrer Oberflächenbeschaffenheit (Reflektanz) und der Beschaffenheit der Beleuchtungsquelle (Farbtemperatur). Glühlampenlicht ist wesentlich »gelber« als Sonnenlicht, insofern gibt der Film die »Farbe« aller Gegenstände, d. h. die von ihnen ausgehende Wellenlängenverteilung, korrekt wieder. Doch uns Menschen interessiert natürlich weniger die aktuelle Wellenlängenverteilung des Reizes als die **Konstanz eines Objektes** unter den verschiedensten Umweltbedingungen, um es stets sicher wiedererkennen zu können, und daher erscheint uns ein bleiches Gesicht sowohl bei Glühlampenlicht als auch bei tiefstehender Sonne bleich (man vergleiche die Helligkeitskonstanzleistung aus ◩ Abb. 6.9 und Kap. 3).

Man kann trefflich darüber streiten, ob die Farbkonstanz unter verschiedenen Beleuchtungstypen, die unser visuelles System erreicht, als solches eine Täuschung darstellt. In gewissem Sinne lautet die Antwort »ja«, denn es besteht eine Diskrepanz zwischen physikalischem Reiz und subjektiver Wahrnehmung. Dennoch gilt eher »nein«, denn das Sehsystem erreicht durch die Farbkonstanz eine korrekte Beschreibung einer Objekteigenschaft, nämlich der Reflektanz seiner Oberfläche. Allerdings existieren eindeutige Wahrnehmungstäuschungen, die auf dieser Fähigkeit zur Farbkonstanz zu beruhen scheinen, beispielsweise die »**farbigen Schatten**«. Beleuchtet man eine Fläche mit 2 Projek-

toren, die unterschiedliche spektrale Zusammensetzung des Lichtes aufweisen, beispielsweise weiß und rot, dann erscheinen alle beleuchteten Gegenstände weitgehend in ihrer »normalen« Farbe, trotz des Rotstiches der Gesamtbeleuchtung. Die Bereiche jedoch, in denen der »rote« Projektor den Schatten eines Gegenstandes entwirft, die also nur Licht des weißen Projektors erhalten, erscheinen grün, also in der Gegenfarbe des roten Projektors – eine Täuschung (◩ Abb. 6.11).

Nach etwa halbminütiger, ruhiger Betrachtung eines vorzugsweise hoch gesättigten und kontrastreichen farbigen Musters (◩ Abb. 6.10c) und nachfolgendem Blick auf eine homogene Fläche (◩ Abb. 6.10b) erscheinen farbige Nachbilder, sehr ähnlich denen, die nach Betrachtung schwarz-weißer Muster entstehen. Allerdings unterscheiden sich die zugrunde liegenden neuronalen Mechanismen. Die farbigen Nachbilder werden durch die wechselseitige Hemmung der sog. Gegenfarb-Systeme, also rot versus grün und gelb versus blau erzeugt. Adaptation eines dieser Mechanismen durch länger dauernde Darbietung der zugehörigen Wellenlänge (»Farbe«) vermindert die Empfindlichkeit dieses Mechanismus und bei Darbietung einer weißen Fläche, die im nichtadaptierten Zustand alle Mechanismen gleich stark erregen würde, resultiert ein Überwiegen der Gegenfarbe des adaptierten Mechanismus. Es wird dann grün dort wahrgenommen, wo zuvor rot (lange Wellenlänge) dargeboten wurde, und die Wahrnehmung von blau folgt auf Adaptation mit gelb.

Eine ganz andere Art von farbiger Sinnestäuschung stellen die musterinduzierten Flickerfarben dar, wie sie mit Hilfe der Benham-Scheibe erzeugt werden können. Rotation der schwarz-weißen Benham-Scheibe führt zur Reizung retinaler Photorezeptoren mit einer Zeitdifferenz zwischen der Erregung benachbarter Rezeptoren, die im Millisekundenbereich liegt. Diese Zeitdifferenz aktiviert in den nachgeschalteten Netzwerken der Retina aus noch nicht völlig geklärten Ursachen je nach Größe der Zeitdifferenz unterschiedliche farbdetektierende Mechanismen (von Campenhausen 1981). Die resultierenden Farbeindrücke reichen von rötlich über grünlich und bläulich bis zu violett, sind allerdings stets stark ungesättigt.

Eine weitere Wahrnehmungstäuschung, die ungesättigte Farbe erzeugt, entsteht nach mehrminütiger abwechselnder Darbietung beispielsweise vertikaler orangefarbener und horizontaler blauer Streifenmuster. Nachfolgend dargebotene schwarz-weiße Gittermuster erscheinen mit leichter Farbtönung, orientierungsabhängig jeweils in der Gegenfarbe des betrachteten Gitters, hier also rot für horizontale Orientierung (McCollough-Effekt). Diese Täuschung kann über Stunden und Tage anhalten, transferiert aber nicht von einem Auge auf das Partner-Auge. Zur Erklärung werden Prozesse des neuronalen Lernens bzw. der orientierungsspezifischen Adaptation angenommen.

❶ Sowohl die subjektiv wahrgenommene Farbe als auch die Helligkeit eines Objektes können stark von den physikalischen Eigenschaften des Gegenstandes abweichen.

6.2.3 Täuschungen der wahrgenommenen Bewegung

Eine der bekanntesten Bewegungstäuschungen ist die sog. Barber-Pole-Illusion. Das zugrunde liegende Objekt besteht aus einem sich um seine Vertikalachse drehenden Zylinder, der mit einem spiralförmigen Streifen versehen ist (◨ Abb. 6.12a). Während der Drehung des Zylinders nimmt der Beobachter jedoch nicht etwa die rein horizontale Bewegung wahr, die der Drehung des Zylinders entspricht, sondern eine Bewegung nach unten. Die Erklärung dieses Phänomens beruht auf dem sog. Apertur-Problem: Wird eine homogene Linie innerhalb eines Fensters dargeboten, dann interpretiert das visuelle System jede Bewegung dieser Linie mangels weiterer Anhaltspunkte in der Regel als senkrecht zur Linienorientierung verlaufend (◨ Abb. 6.12b; Hildreth 1984). Der Reiz des »Barber-Poles« ist also physikalisch nicht eindeutig, und das visuelle System wählt eine der vielen möglichen Interpretationen des Reizes, die in diesem Falle aber nicht der physikalischen Realität entspricht. Im Falle einer lang gestreckten Apertur, beispielsweise eines Rechtecks, verläuft die wahrgenommene Bewegung darüber hinaus eher entlang der langen Seite des Rechteckes als senkrecht zu dieser Seite (Shimojo et al. 1989).

Ein verwandter Effekt ist die Wahrnehmung sog. »Plaids«, die aus 2 überlagerten Gittermustern unterschiedlicher Orientierung bestehen (◨ Abb. 6.13a). Die Bewegung von Gittermustern unterschiedlicher Orientierung wird jeweils senkrecht zu ihrer Orientierung erlebt, obwohl viele Kombinationen von Richtung und Geschwindigkeit mög-

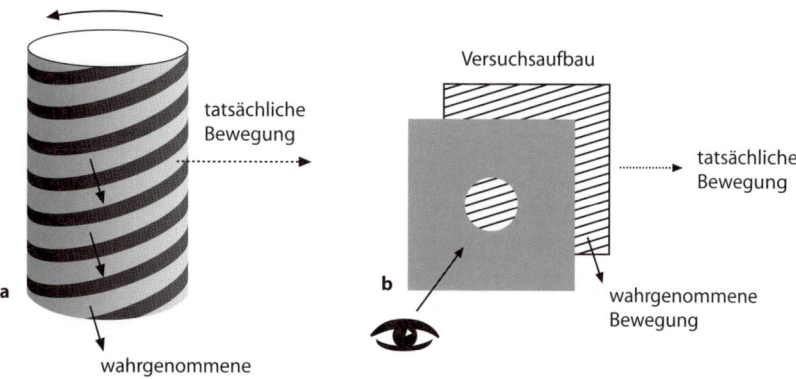

◨ **Abb. 6.12. a** »Barber-Pole«-Täuschung. Während sich der vertikale Zylinder in horizontaler Richtung bewegt, nimmt der Beobachter eine in vertikaler Richtung verlaufende Bewegung wahr. **b** Erklärung der Barber-Pole Täuschung auf der Basis des sog. Apertur-Problems: Bewegung durchgezogener, gerader Linien wird in der Regel als senkrecht zur Linienorientierung verlaufend interpretiert. Hinzu kommt die vertikale Richtung der längeren Kante der Begrenzung

Versuchsaufbau

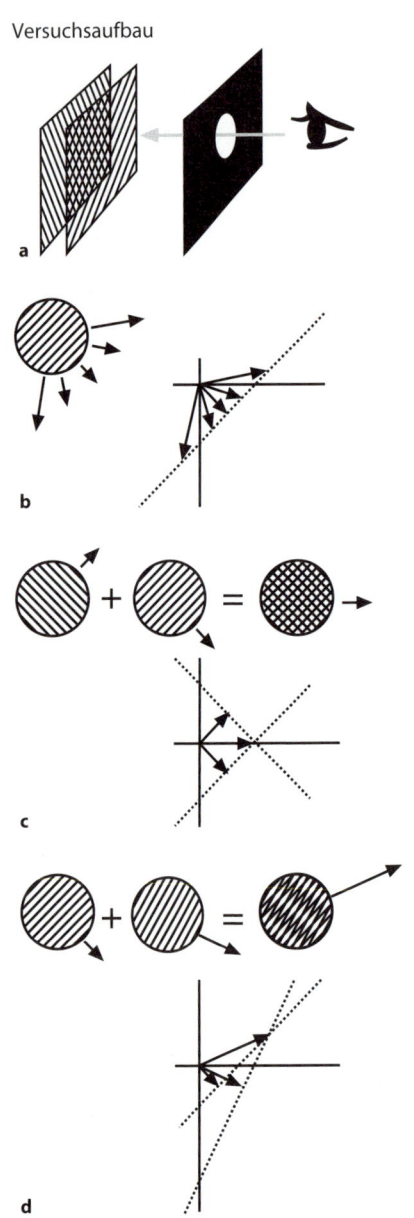

a

b

c

d

◀ **Abb. 6.13. a** »Plaid«-Muster bestehen aus der Überlagerung zweier unterschiedlich orientierter Gittermuster. **b** Bewegung eines Gittermusters innerhalb eines Fensters wird immer als senkrecht zum Verlauf der Gitterlinien erlebt, obwohl auch eine Bewegung schräg zu diesen Linien zugrunde liegen könnte, allerdings mit höherer Geschwindigkeit (*Pfeile*). Alle möglichen Bewegungen müssen auf der gestrichelten Hilfslinie enden. **c** Überlagerung zweier nach rechts oben bzw. rechts unten bewegter Gittermuster unterschiedlicher Orientierung führt zur Wahrnehmung einer Bewegung nach rechts, da nur diese Bewegungsrichtung auf dem Schnittpunkt zwischen den beiden Hilfslinien endet. **d** Eine langsame und eine schnellere Bewegung nach rechts unten führen hier überraschenderweise zur Wahrnehmung einer Bewegung nach rechts oben, da sich nur für diese Richtung die beiden Hilfslinien schneiden. (Nach Adelson u. Movshon 1982)

terscheiden (◻ Abb. 6.13c; Adelson u. Movshon 1982). Die resultierende Bewegungsrichtung und Geschwindigkeit muss nicht zwischen den Einzel-Bewegungsrichtungen der Elemente liegen, sondern ist durch den Schnittpunkt der beiden Geraden definiert, von denen jede die möglichen Trajektorien eines der Gitter beschreibt (◻ Abb. 6.13d). Offenbar kombiniert das visuelle System die Bewegungsinformationen der elementaren Bewegungsdetektoren zur Vektorsumme dieser beiden Bewegungen. Dies stellt gewissermaßen einen Lösungsversuch für das Aperturproblem dar, das im Falle der Barber-Pole-Täuschung zur Wahrnehmung der Bewegung senkrecht zu den Linienkanten führt.

Fernsehen und Film stellen eine weitere Bewegungstäuschung dar. In beiden Fällen nehmen wir eine natürlich erscheinende Bewegung wahr, obwohl lediglich eine Sequenz unbewegter Bilder dargeboten wurde. Es konnte sogar experimentell nachgewiesen werden, dass es Beobachtern nicht möglich ist, zwischen dieser Art von Scheinbewegung und echter Bewegung zu unterscheiden (Fahle et al. 2001). Entgegen der ursprünglichen Annahme, die von einer Unterdrückung der Lücken innerhalb der Scheinbewegung ausgegangen war, wissen wir heute, dass im visuellen System bereits auf einer relativ frühen Ebene die vollständigen Bewegungstrajektorien auf der Basis der dargebotenen Stationen der Scheinbewegung rekonstruiert werden (Burr u. Ross 1979; Morgan 1979; Fahle u. Poggio 1981), wie im Beispiel von ◻ Abb. 6.14 deutlich wird. Nur durch Rekonstruktion der Bewegungstrajektorien kann erklärt werden, warum das untere Segment des sich bewegenden Noniussehzeichens an Positionen wahrgenommen wird, an denen es sich auf der Netzhaut niemals befunden hat (vgl. auch Sigma-Bewegung: Grüsser u. Rickmeyer 1981; Theta-Bewegung: Zanker, 1993 sowie Kap. 28 in diesem Buch).

lich sind. Von der Senkrechten (relativ zur Gitter-Orientierung) abweichende Richtungen erfordern höhere Geschwindigkeiten, durch Pfeile unterschiedlicher Richtung und Lage in ◻ Abb. 6.13b symbolisiert. Die Endpunkte aller möglichen Trajektorien liegen auf einer Geraden (◻ Abb. 6.13b). Werden diese Gitter einander überlagert, wird nur noch eine einzige Bewegung(srichtung) wahrgenommen, solange sich die beiden Einzelgeschwindigkeiten und die Linienabstände der beiden Gitter nicht zu stark un-

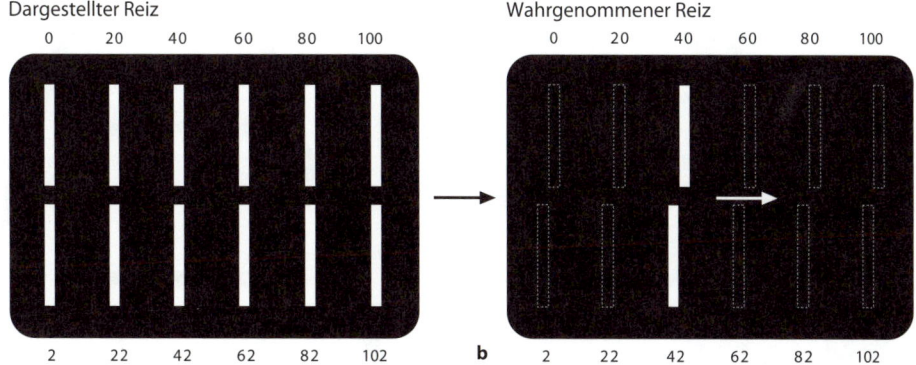

⬛ Abb. 6.14a,b. Raum-zeitliche Interpolation. **a** Wird ein (senkrechter) Doppelstrich kurz nacheinander an einer Reihe (horizontal) benachbarter Stationen dargeboten, so scheint er sich kontinuierlich zu bewegen. Diese Illusion von Scheinbewegung tritt auch beispielsweise bei den Sequenzen stationärer Bilder auf, aus denen Film und Fernsehen bestehen. Begründet wird die Täuschung nicht etwa durch bloßes Ignorieren der Lücken in der Bewegungsbahn, sondern durch aktive Interpolation der gesamten Bewegungsbahn (Trajektorie). **b** Eine zeitliche Verzögerung, z.B. des unteren Elementes an jeder Station der Trajektorie um jeweils 2 Millisekunden, wird daher als räumliche Versetzung wahrgenommen, d.h. als sog. Nonius-Versetzung. (Nach Fahle u. Poggio 1981)

Es existiert eine **Gruppe bewegter Punktwolken**, bestehend aus etwa 1–2 Dutzend Punkten, bei deren Betrachtung die Versuchsperson das Gefühl hat, sie sehe einen Menschen gehen, laufen, radfahren, springen oder mit einem Partner tanzen. Eine Täuschung? Vielleicht, denn eigentlich bewegen sich da nur eine Anzahl von Punkten auf recht komplexen Bewegungsbahnen. Andererseits entstanden die Bildsequenzen dadurch, dass Personen gefilmt wurden, während sie die oben angegebenen Tätigkeiten ausführten (Johannson 1973). Dabei blieb die Szene im dunklen, die Kamera »sah« nur die kleinen Lichter, die an den Haupt-Gelenken (Fuß, Knie, Hüfte, Hand, Ellenbogen, Schulter, Hals) angebracht waren. Offensichtlich ist es unserem Zentralnervensystem aufgrund seiner langen Erfahrung mit den Bewegungsformen unserer Artgenossen möglich, die zugrunde liegenden Bewegungen rein aufgrund dieser spärlich erscheinenden Informationen zu rekonstruieren.

Eine andere Art von Bewegungstäuschung besteht darin, dass ein in der Dunkelheit präsentierter **einzelner heller Punkt** kleine Bewegungen auszuführen scheint, obwohl er stationär ist. Die Ursache für diese Bewegungstäuschung sind kleine Augenbewegungen, die stets auftreten (z. B. Fahle 1991). Die dadurch entstehenden Bildbewegungen auf der Netzhaut werden jedoch in Anwesenheit ausgedehnter Sehobjekte nicht bewusst wahrgenommen, sondern neuronal unterdrückt. Elimination dieser kleinsten Augenbewegungen oder Mitbewegung des Netzhautbildes (»stabilisiertes Bild«) führt übrigens zum weitgehenden Verschwinden jedes Seheindrucks – vermutlich aufgrund der gleichen Mechanismen, die zum Verschwinden der Netzhautgefäße füh-

ren, also Lokaladaptationen. Und dieses Verschwinden aller Objekte hat natürlich kein Korrelat in der Außenwelt, ist also illusionär. Die letzte hier angeführte Bewegungstäuschung ist vermutlich die am längsten bekannte: die sog. Wasserfall-Täuschung (Adams 1912), die in Kap. 4 dargestellt wird.

6.2.4 Täuschungen der wahrgenommenen Größe

Ähnlich wie mit der wahrgenommenen Farbe von Objekten der Außenwelt verhält es sich mit ihrer Größe. Wieder erhebt sich die Frage, was denn die physikalisch richtige Wahrnehmung ist. Wie im Falle der Farbe könnte man argumentieren, es sei der physikalische Reiz, im Falle der Größe also die Größe des Netzhautbildes. Aber natürlich ist für unser Verhalten die tatsächliche Größe der Objekte wichtiger als die Größe des Netzhautbildes – und die Größe des Netzhautbildes ist eigentlich nur wichtig für eine Entfernungsschätzung der Objekte. **Emmerts Gesetz** (1881) besagt, dass die Größenwahrnehmung eines Sehobjektes in allen Entfernungen konstant bleibt, obwohl die Fläche des Netzhautbildes dieses Objektes mit dem Quadrat seines Abstandes abnimmt. (Dagegen verändern Nachbilder ihre Größe in Abhängigkeit vom scheinbaren »Betrachtungsabstand« des Nachbildes.) Uns erscheint ein Bleistift am anderen Ende des Zimmers nicht kleiner als der, den wir in der Hand halten, obwohl sein Netzhautbild und seine Repräsentation in der primären Sehrinde weit kleiner sind. Diese Fähigkeit der Größenkons-

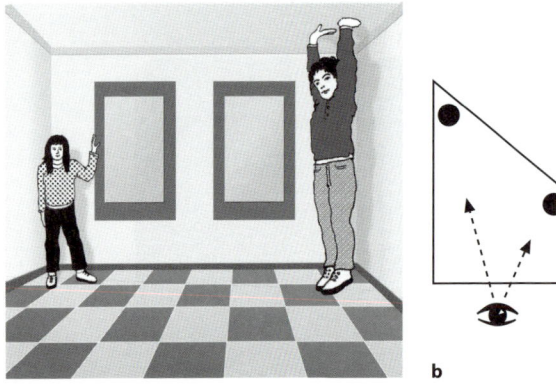

a   b

◻ **Abb. 6.15a,b.** Ames-Raum. **a** Das (monokulare) Bild des Beobachters enthält durch geschickten Aufbau des Raumes keine der üblichen
Tiefenhinweise (wie z. B. Paralaxe), die auf die ungewöhnliche Form des
Raumes schließen lassen würden. Das kleinere Netzhautbild der linken
Person wird daher als Folge von Kleinwuchs fehlinterpretiert und nicht
als höherer Beobachtungs-Abstand. **b** Geometrie des Ames-Raumes;
die linke Ecke des Raumes ist wesentlich weiter vom Beobachter entfernt als die rechte Ecke

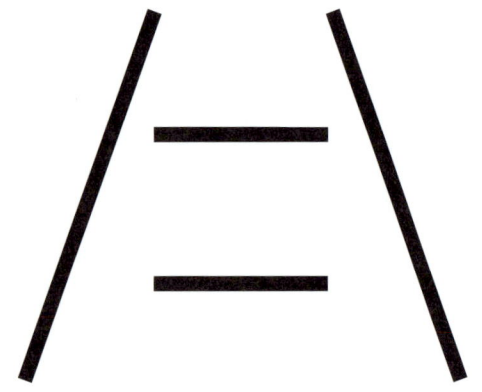

◻ **Abb. 6.16.** Ponzo-Täuschung. Die beiden übereinander anordne-
ten horizontalen Linien weisen exakt gleiche Länge auf. Durch die geneigten Linien wird eine gewisse Perspektive erzeugt, aufgrund derer
die obere Linie als weiter entfernt erlebt wird. Bei gleicher Größe des
Netzhautbildes wird aufgrund der neuronalen Größenkonstanz ein
weiter entferntes Objekt als größer wahrgenommen als ein nahes Objekt, was die Größentäuschung erklären dürfte

tanz in der visuellen Wahrnehmung sorgt dafür, dass uns
Gegenstände nicht deshalb ungewohnt erscheinen, weil sich
ihre Entfernung von unseren Augen verändert hat – Größenkonstanz erleichtert das Zurechtfinden in der äußeren
Welt ungemein.

Doch wie so oft hat auch dieses Erschließen des wirklichen Objektes, hier seiner Größe, aus der auf der Netzhaut
zur Verfügung stehenden Größeninformation seine Schat-
tenseite: Es kann getäuscht werden und führt dann zu fehlerhaften Größenschätzungen. Ein gutes Beispiel ist der
Ames-Raum. Insbesondere bei monokularer Betrachtung
scheint es sich um einen ganz gewöhnlichen Raum zu handeln, in dessen linker Ecke sich jedoch ein ungewöhnlich
kleiner Mensch befindet (◻ Abb. 6.15a). Die Täuschung
wird dadurch erreicht, dass diese Ecke des Raumes sehr viel
weiter entfernt liegt als die gegenüberliegende Ecke, das
Netzhautbild einer dort stehenden Person also wesentlich
kleiner ist als das der zweiten Person (◻ Abb. 6.15b). Da
beide Personen als gleich weit entfernt wahrgenommen
werden (die normalerweise in einem solchen Raum entstehende Paralaxe etc. wurde bei der Konstruktion geschickt
kompensiert; vgl. dazu Ames 1951), kann die normalerweise automatisch ablaufende Größenkonstanz nicht wirksam
werden, die ansonsten die Größe der Netzhautbilder mit
dem (geschätzten) Objektabstand gewichtet und beide Menschen trotz unterschiedlicher Größe der Netzhautbilder als
gleich groß erscheinen lässt.

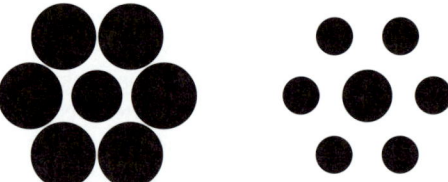

◻ **Abb. 6.17.** Ebbinghaus-(Titchener-)Täuschung. Ein mittelgroßer
Kreis inmitten großer Kreise wird als kleiner erlebt als ein Kreis gleichen
Durchmessers inmitten kleiner Kreise. Bei gleichzeitiger Darbietung
der beiden Anordnungen ist die Täuschung signifikant stärker als die
Summe der Effekte, die bei sequentiellem Vergleich jeder der Anord-
nungen mit einem isolierten Kreis auftreten

Auch die **Ponzo-Täuschung** (◻ Abb. 6.16) könnte auf eine
fehlgeschlagene Größenkonstanzleistung zurückgeführt
werden: Die schräg angeordneten Linien induzieren eine rudimentäre Perspektive, aufgrund derer die obere der beiden
horizontalen Linien weiter entfernt zu sein scheint als die
untere. Beide Linien erzeugen gleich große Netzhautbilder,
doch das Bild der scheinbar weiter entfernt liegenden Linie
wird aufgrund der Größenkonstanz vergrößert wahrgenommen und führt zu einer scheinbaren Längendifferenz der
Linien. Bei der **Ebbinghaus-Täuschung** (◻ Abb. 6.17, im
angelsächsischen Sprachraum als Titchener-Illusion bezeichnet) erscheint der von größeren Kreisen umgebene zentrale
Kreis als deutlich kleiner als der gleich große zentrale Kreis,
der von kleineren Kreisen umgeben ist. Dieser Effekt des

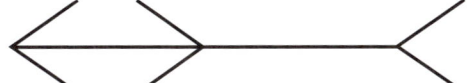

☐ **Abb. 6.18.** Müller-Lyer-Täuschung. Die linke Linie erscheint kürzer als die rechte Linie. (Nach Müller-Lyer 1889)

»Größen-Simultankontrastes« ist wesentlich geringer, wenn nur eine der beiden Gruppen dargeboten wird und die Größe des zentralen Kreises mit der eines isolierten einzelnen Kreises verglichen wird (Franz et al. 2000). Die Täuschung ist etwas schwächer ausgeprägt, wenn sie über ein motorisches Maß wie die maximale Öffnung einer Hand, die den zentralen Kreis greifen will, gemessen wird. Die **Müller-Lyer-Täuschung** (Müller-Lyer 1889) führt zu einer Längenüberschätzung der rechten Strecke (☐ Abb. 6.18) relativ zu der linken Linie.

6.2.5 Täuschungen der wahrgenommenen Orientierung und der zweidimensionalen Struktur: geometrische Illusionen

Diese Täuschungen gehören zu den ältesten und bekanntesten überhaupt. Sie betreffen die wahrgenommene Orientierung von Linien (beispielsweise bei der Zöllner'schen, Poggendorf'schen und Hering'schen Täuschung und bei Orientierungs-Nacheffekten) sowie die wahrgenommene Geometrie zweidimensionaler Reize (beispielsweise die Café-Wall-Illusion; Gregory 1968). Die **Zöllner'sche Täuschung** (1861) führt zu einer Orientierungstäuschung, die teilweise auf der subjektiven Überschätzung der Größen spitzer Winkel beruht (☐ Abb. 6.19). Für eine Übersicht über diese Täuschungen sei auf das Buch von Metzger (1975) verwiesen.

6.2.6 Täuschungen des Abstandes und der dreidimensionalen Struktur

Wie wir im vorletzten Abschnitt sahen, bestehen enge Beziehungen zwischen Täuschungen des wahrgenommenen Abstandes von Objekten und Täuschungen der Größenwahrnehmung – Fehleinschätzungen des Objektabstandes führen aufgrund von Fehlern in der Größenkonstanz zu Fehlern der wahrgenommenen Größe von Sehdingen. Andere Täuschungen des Abstandes von Objekten oder genauer gesagt, von

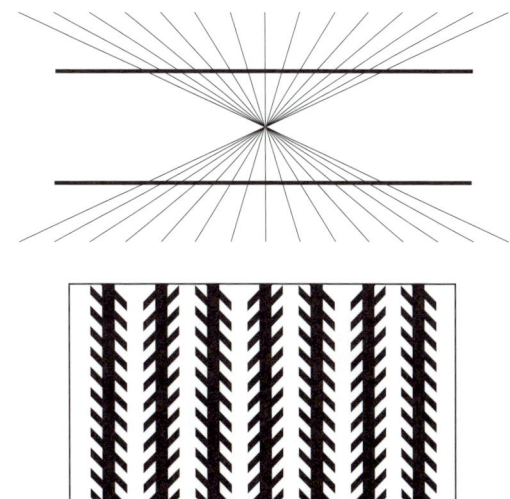

a

b

☐ **Abb. 6.19a,b.** Zöllner'sche Täuschung. Die parallelen Linien scheinen keinesfalls parallel zu verlaufen. (Nach Zöllner 1861)

Objektteilen führen dagegen nicht zu Größentäuschungen, sondern zur Wahrnehmung unmöglicher Objekte, wie dem **Penrose-Dreieck** (☐ Abb. 6.20), dem **Torpedo des Teufels** (»the devil's torpedo«), oder der **unendlichen Treppe** und ähnlichen Wahrnehmungstäuschungen, wie sie insbesondere von Escher realisiert wurden. Dieser Typ von Täuschungen lässt sich am besten am Beispiel des Penrose-Dreiecks exemplifizieren. Beim Betrachten des zweidimensionalen Dreiecks interpretieren wir es als in der Papierebene liegend, was nicht mit der Schattenverteilung auf den einzelnen Segmenten des Dreiecks in Einklang gebracht werden kann. Die Illusion beruht darauf, dass uns diese »flache« Interpretation viel geläufiger ist als die komplizierte dreidimensionale Form, die aus einem bestimmten Blickwinkel das zweidimensionale Bild des Penrose-Dreiecks erzeugt (☐ Abb. 6.20).

Eine ganz einfache Art der Täuschung über den Abstand von Objekten ist seit langem bekannt und beruht auf der Tatsache, dass unser Gehirn die dreidimensionale Struktur der Welt aus den zweidimensionalen Bildern der beiden Netzhäute erschließen muss. Es konnte gezeigt werden (Torre et al. 1985), dass diese Aufgabe nicht eindeutig lösbar ist, also für bestimmte Bildpaare viele mögliche Lösungen bzw. Interpretationen bestehen, sodass die gerade vorliegende

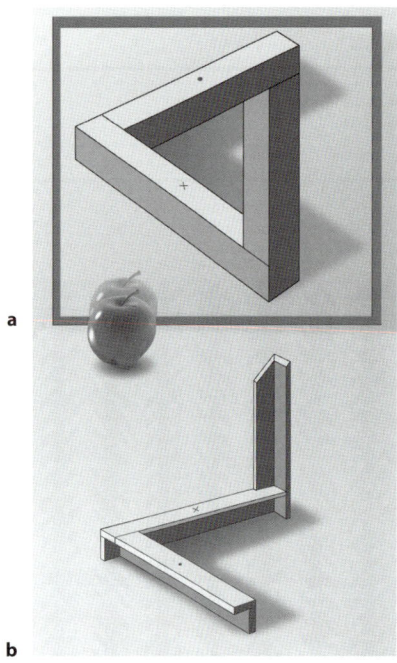

a

b

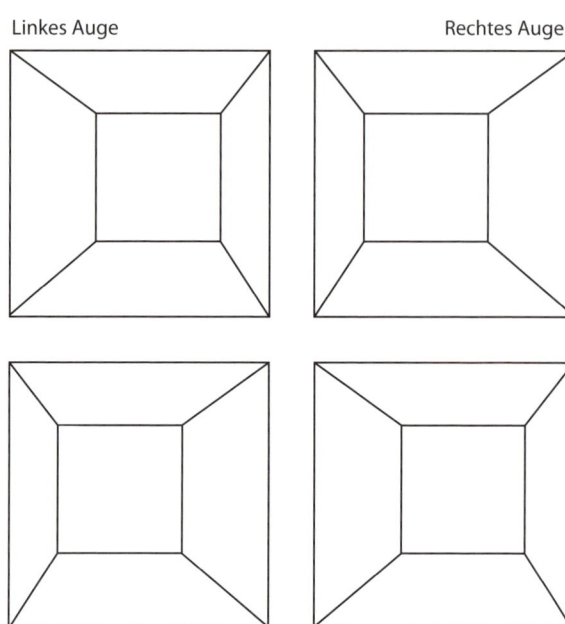

Linkes Auge   Rechtes Auge

▪ **Abb. 6.20a,b.** Penrose-Dreieck. **a** Die fast zweidimensionale, relativ flache Interpretation des Penrose-Dreiecks (Penrose 1958) gelingt stets nur für Teile des Musters, nie für seine Gesamtheit, was als »Unmöglichkeit« eines korrespondierenden realen Objektes interpretiert wird. **b** In Wirklichkeit existiert ein korrespondierendes Objekt, das jedoch sehr komplex ist und nur aus einem kleinen Blickwinkel die geforderte zweidimensionale Projektion erzeugt. Immerhin: Das Dreieck ist nicht unmöglich! Man beachte die korrespondierenden Punkte (×, •) im Penrose-Dreieck (**a**) und seinem Spiegelbild (**b**)

▪ **Abb. 6.21.** Die beiden Halbbilder dieser Abbildung repräsentieren jeweils eine zweidimensionale Projektion eines dreidimensionalen Objektes, für etwas unterschiedliche Blickwinkel, wie sie sich beispielsweise für die beiden Augen in einem bestimmten Betrachtungsabstand ergeben würden. Wird das linke Halbbild dem linken Auge dargeboten und das rechte dem rechten Auge, dann ist diese doppelte zweidimensionale Darbietung für einen unbewegten Beobachter völlig äquivalent zu (also ununterscheidbar von) der Darbietung des dreidimensionalen Objektes

Objektkonstellation unter Umständen nicht eindeutig bestimmt werden kann. Dazu weiter unten Näheres. Die Begrenzung auf 2 zweidimensionale Bilder bringt es aber außerdem mit sich, dass scheinbar dreidimensionale Objekte dadurch simuliert werden können, dass den beiden Augen 2 unterschiedliche zweidimensionale Ansichten des gleichen Objektes dargeboten werden, die aus den Blickwinkeln beider Augen aufgenommen wurden. Beispielsweise die Halbbilder von ▪ Abb. 6.21 können den beiden Augen getrennt dargeboten werden, sei es durch »Schielen« (evtl. unterstützt durch Konvexlinsen vor beiden Augen), durch Farbdruck (Anaglyphen) und entsprechende farbige Filter vor beiden Augen, Darbietung mit polarisiertem Licht und entsprechende Polfilterbrille oder zeitliches Nacheinander der beiden Bilder auf einem Bildschirm mit einer Spezialbrille, wie sie für bestimmte Computerspiele verwendet wird. Das entscheidende ist, dass beiden Augen die geometrisch richtigen Konturen in entsprechenden Gesichtsfeldbereichen angebo-

ten werden, damit aus zweidimensionalen Bildern scheinbar dreidimensionale Objekte werden. Wir haben uns an diese Täuschung so gewöhnt, dass wir sie häufig gar nicht mehr als solche empfinden.

Eine Variante der Täuschung, dreidimensionale Objekte durch zweidimensionale Abbildungen zu simulieren, ist das »magische Auge« (▪ Abb. 6.22). Die Reizmuster dieser Art kommen sogar mit einem einzigen Bild aus und können auf eine physikalische Trennung der Bilder beider Augen verzichten. Sie erfordern nur einen minimalen Schielwinkel: Durch geschickte Generierung sich wiederholender Musterbestandteile reicht es aus, wenn das linke Auge um eine Periode rechts oder links des rechten Auges fixiert, um binokulare Disparitäten zwischen beiden Augen zu erzeugen, die zu einem Tiefeneindruck führen.

Wie oben bereits angedeutet, existieren für bestimmte stereoskopische Reize zwei oder mehr mögliche Interpretationen, d. h. mögliche dreidimensionale Objekte, beispiels-

◘ **Abb. 6.22.** »Magisches Auge«. Die sich in horizontaler Richtung wiederholenden Streifen oder sonstigen Strukturen in den typischen Abbildungen des »magischen Auges« erfordern vom Betrachter nur eine geringere »Schiel-Leistung« als die Muster von ◘ Abb. 6.21, bei denen die Fixierpunkte beider Augen etwa 5 cm voneinander entfernt liegen müssen. Hier dagegen ist ein Abstand von weniger als 2 cm ausreichend, d. h. Fixation der beiden Augen auf benachbarten Streifen, um leicht unterschiedliche Netzhautbilder beider Augen mit entsprechenden binokularen Disparitäten zu erzeugen

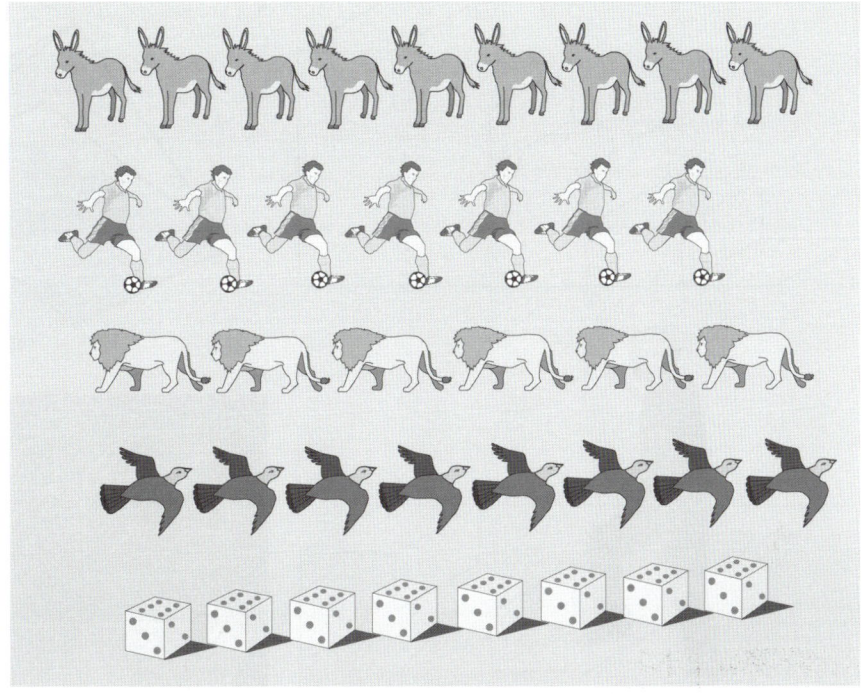

weise für den in ◘ Abb. 6.23a gezeigten **Necker-Würfel**. Durch Zusatzstrukturen kann eine der Interpretationen auf Kosten der anderen verstärkt werden (◘ Abb. 6.23b). Die **ambivalente Treppe** (◘ Abb. 6.24a,b) kann ebenso wie die **Rubin'sche Vase** (allerdings ist hier nicht die dreidimensionale Struktur betroffen; ◘ Abb. 6.25a,b) durch Zusatzreize eindeutig gestaltet werden. Ähnliches gilt für das in ◘ Abb. 6.26a gezeigte Reizpaar. Sinha u. Poggio (1996) konnten Versuchspersonen darauf »prägen«, eine der vielen möglichen dreidimensionalen Interpretationen zu wählen, indem sie ihnen zuvor eine bewegte Animation genau dieser Interpretation darboten. Rotation eines Objektes dieser Konfiguration führte dann zur Wahrnehmung »normaler« rigider Bewegung, Rotation eines Objektes einer anderen möglichen Konfiguration jedoch zur Wahrnehmung von Bewegung plus Objektdeformation (◘ Abb. 6.26b; Näheres bei Sinha u. Poggio 1996). Diese Unterscheidung zwischen rigider und nichtrigider Objektbewegung ist insofern eine Täuschung, als andere zulässige dreidimensionale Interpretationen des Objektes jeweils eine rigide Bewegung durchgeführt hätten.

Die Trajektorie, d. h. Bewegungsbahn einer sich in einer Ebene bewegenden Kugel, kann durch Addition eines entsprechenden Schattens in die Tiefe, d. h. aus der Ebene, ge-

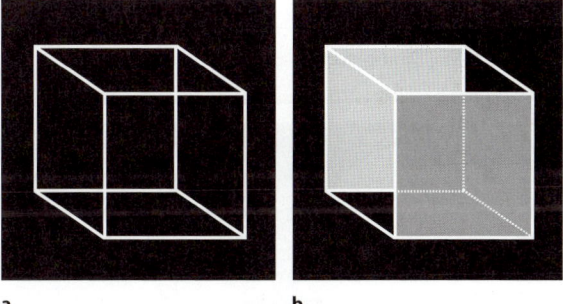

a   b

◘ **Abb. 6.23a,b.** Necker-Würfel. Zwei unterschiedliche dreidimensionale Interpretationen sind möglich. Geringe Modifikationen des Reizes beseitigen eine der möglichen Interpretationen, die andere wird konstant wahrgenommen (s. auch ◘ Abb. 6.24 und 6.25)

kippt werden oder durch Addition eines anderen Schattens noch stärker auf die Ebene fixiert werden (Kersten et al. 1997). Die beiden möglichen Bewegungsbahnen des Schattens sind in ◘ Abb. 6.27 zusammen mit der Bewegungsbahn skizziert, eine bewegte Version des Effektes kann z. B. unter »www.illusionworks.com« betrachtet werden.

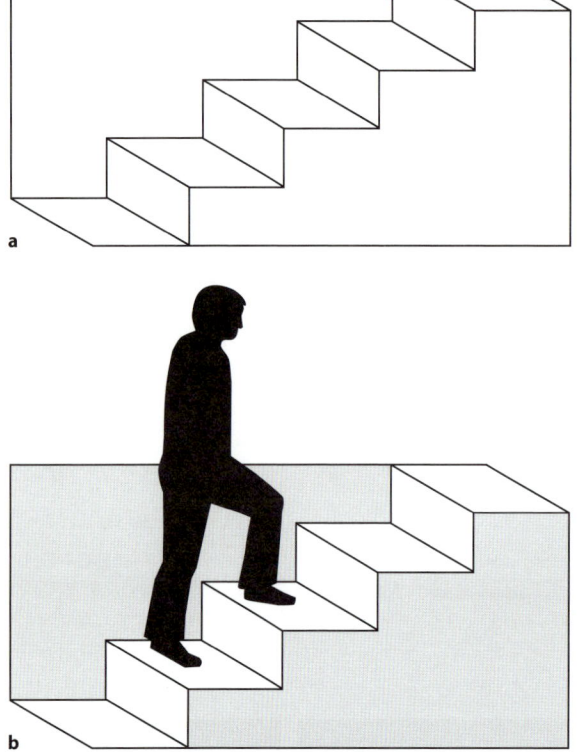

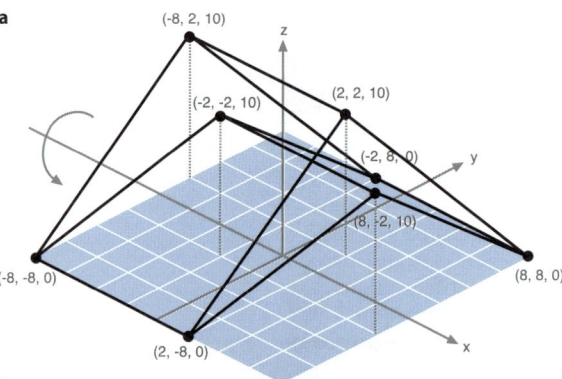

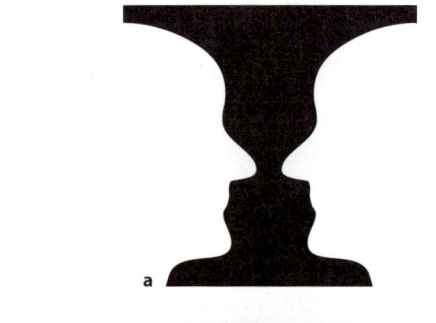

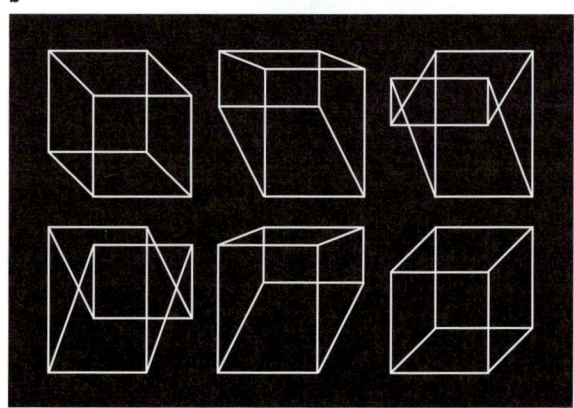

Abb. 6.24a,b. Schröder'sche Treppe

Abb. 6.26a,b. Das oben dargestellte dreidimensionale Objekt erscheint aus einem bestimmten Blickwinkel wie ein Würfel (**a**), d. h. seine zweidimensionale Projektion entspricht der eines Würfels (**b**, *links oben*). Rotiert man das dreidimensionale Objekt, dann entstehen nacheinander die unten dargestellten Projektionen. Der Beobachter nimmt daher ein Objekt wahr, das seine Form während der Rotation ändert. Werden die durch Punkte im dreidimensionalen Objekt dargestellten »Ecken« des Objektes durch Linien miteinander verbunden, deren Projektion nicht der eines Würfels gleicht, dann wird ein einziges Objekt wahrgenommen, das seine Form während der Rotation nicht zu verändern scheint. (Nach Sinha u. Poggio, 1996)

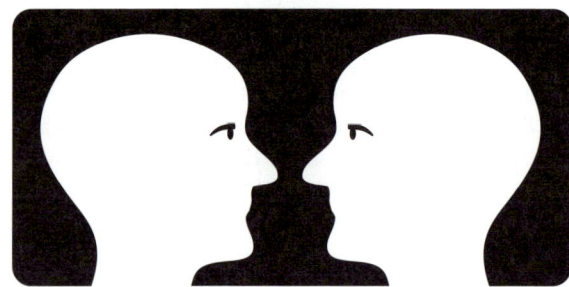

Abb. 6.25a,b. Rubin'sche Vase/Gesichter-Figur

6.2.7 Täuschungen der wahrgenommenen Textur und Ortsfrequenz

Der Begriff der Ortsfrequenz beschreibt, wie viele (Sinus-)Linien pro Sehwinkelgrad ein periodisches Muster (Gitter) enthält. Das menschliche visuelle System scheint etwa 5–6 primär voneinander unabhängige Übertragungs- und Verarbeitungskanäle für unterschiedliche Ortsfrequenzen aufzuweisen – gewissermaßen getrennte Verarbeitungswege für grobe Umrisse und feinste Details (und mehrere Abstufungen zwischen diesen Extremen; Campbell u. Robson

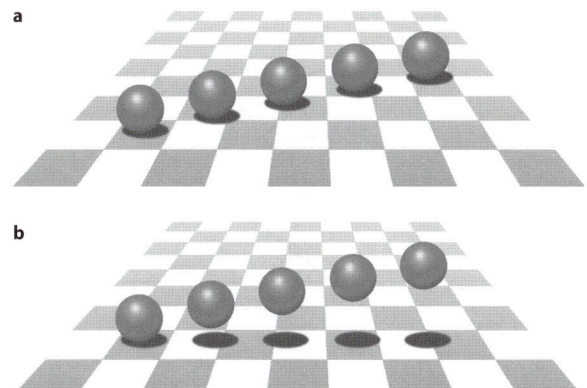

a

b

◘ Abb. 6.27. a Eine sich in der Papierebene von links vorne nach rechts hinten bewegende Kugel wird in der Regel auch auf dieser Bewegungsbahn wahrgenommen, insbesondere wenn sich ein Schatten unter ihr mitbewegt. **b** Bewegt sich der Schatten jedoch auf einer horizontalen Bewegungsbahn, dann scheint sich die Kugel nicht mehr nur schräg hin und her zu bewegen, sondern sich gleichzeitig auf und ab zu bewegen, d. h. sich über die Fläche zu erheben. (Nach Kersten et al. 1997)

1968). Diese Kanäle scheinen einander wechselseitig zu hemmen, ebenso wie wir es oben bei den unterschiedlichen Farb- und Bewegungskanälen sahen, und daher kann auch ein deutlicher Nacheffekt erzeugt werden. Man fixiere zunächst innerhalb des Rechtecks zwischen den Gittermustern in der linken Hälfte von ◘ Abb. 6.28a (Blakemore u. Sutton 1969). Nach etwa 30 s sollte dann der Blick auf den Punkt zwischen den Mustern von ◘ Abb. 4.28b verlegt werden. Für eine kurze Zeit scheint der obere Teil von ◘ Abb. 6.28b ein größeres Muster zu enthalten als die untere Hälfte. Die Erklärung liegt auf der Hand: Durch die Betrachtung von ◘ Abb. 6.28a wurde in der oberen Hälfte des Gesichtsfeldes der Kanal für etwas höhere Ortsfrequenzen adaptiert und in der unteren Gesichtsfeldhälfte der für etwas niedrigere (gröbere) Ortsfrequenzen als sie in (◘ Abb. 6.28b) dargeboten werden. Da die wahrgenommene Ortsfrequenz gewissermaßen das Ergebnis des Wettbewerbs zwischen verschiedenen Ortsfrequenzkanälen ist, erleiden bei Betrachtung von ◘ Abb. 6.28b im oberen Bereich die hohen Ortsfrequenzen einen Nachteil aufgrund der vorangehenden Adaptation und das Maximum der Erregung verschiebt sich etwas zu gröberen (niedrigeren) Ortsfrequenzen hin, während die Adaptation im unteren Bereich die

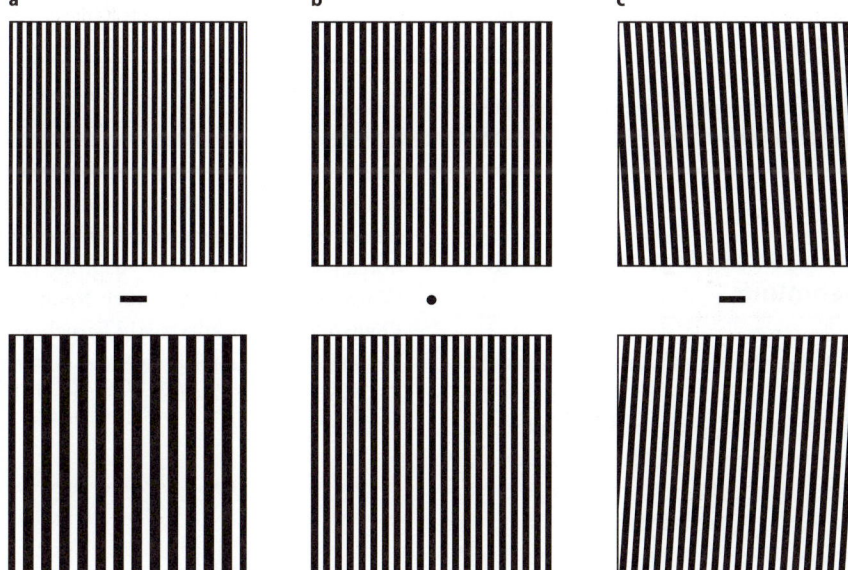

a   **b**   **c**

◘ Abb. 6.28a–c. Illusionäre Veränderung der Frequenz eines Streifen- oder Gittermusters (»Ortsfrequenz«) durch Adaptation: Nach längerer Betrachtung eines Streifenmusters mit unterschiedlichen Ortsfrequenzen (**a**) verschiebt sich die wahrgenommene Frequenz zweier Gitter identischer Frequenz (**b**) jeweils von der »adaptierten« Frequenz weg (nach Blakemore, Sutton, 1969). Illusionäre Veränderung der wahrgenommenen Orientierung eines Gittermusters: Nach längerer Betrachtung zweier in unterschiedliche Richtungen geneigter Gittermuster (**c**) scheinen zwei senkrechte Gittermuster (**b**) jeweils von der adaptierten Orientierung weggedreht zu sein

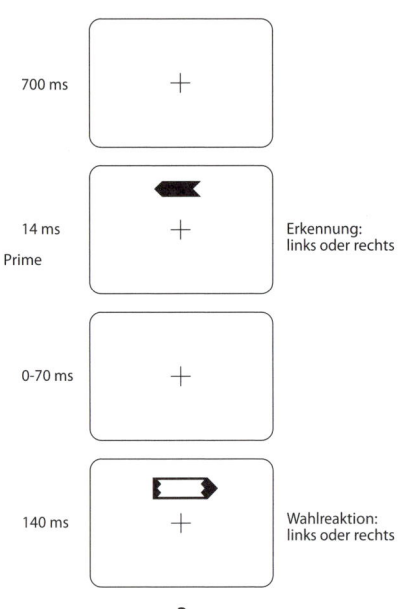

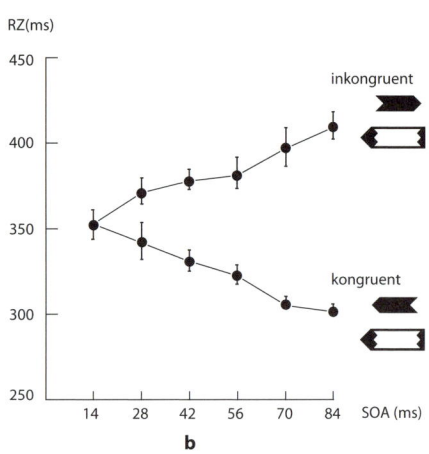

Abb. 6.29a,b. Reizkonfiguration, die zum »unbewussten« prägen (»Priming«) von Wahrnehmungsreizen verwendet werden kann (**a**). Obwohl der erste Reiz (»Prime«) nicht bewusst analysiert wird und der Betrachter nicht angeben kann, welcher Reiz dargeboten wurde, beeinflusst dieser erste Reiz die Reaktion auf einen nachfolgenden

zweiten (Ziel-)Reiz (**b**): Die Reaktionszeiten (*RZ*) für übereinstimmende Richtungen von Prime und Zielreiz (*kongruent*) sind wesentlich kürzer als die für gegensätzliche Richtungen (*inkongruent*). (Nach Vorberg et al. 2003)

niedrigen Ortsfrequenzen betrifft und daher zu einer Verschiebung der wahrgenommenen Ortsfrequenz hin zu höheren Werten führt. Ein ähnlicher Nacheffekt besteht auch für die wahrgenommene Orientierung von Gittermustern: Man adaptiere an ■ Abb. 6.28c und fixiere danach ■ Abb. 6.28b.

6.2.8 Täuschungen der Eigenbewegungswahrnehmung

Eine mäßig starke Eigenbewegungstäuschung entsteht bei Betrachtung bewegter Punktemuster, deren Elemente aus einem zentralen Expansionsfokus in alle Richtungen expandieren, oder, in Umkehr dieser Bewegung, aus allen Richtungen konzentrisch auf einen zentralen Fokus konvergieren, wie es beispielsweise bei manchen »Bildschirmschonern« der Fall ist. Diese Reizmuster imitieren den Verlauf der Bewegungstrajektorien von Objekten, die bei Blick geradeaus und Bewegung nach vorne bzw. rückwärts entstehen. Daher ist es nicht verwunderlich, dass bei großflächiger Darbietung dieser Muster die Illusion einer Eigenbewegung nach vorne bzw. hinten resultiert.

6.3 Vorbewusste Wahrnehmung

Es sollte beachtet werden, dass Reize, die so kurzfristig dargeboten und von einer Maske so schnell gefolgt wurden, dass sie nicht bewusst analysiert werden konnten, dennoch die Wahrnehmung später dargebotener Reize stark beeinflussen können. Ein Beispiel ist in ■ Abb. 6.29 dargestellt: Ein kurzfristig dargebotener kleinerer Pfeil kann die Reaktion auf einen nachfolgenden, größeren Pfeil beeinflussen (Vorberg et al. 2001; vgl. auch Neumann u. Klotz 1994). Ebenso kann ein kurzfristig dargebotener Nonius seine Versetzung an ein nachfolgendes Gitter vererben, obwohl der Nonius nicht bewusst gesehen wurde (Herzog u. Fahle 2002).

Zusammenfassung

Nichtübereinstimmung zwischen den Eigenschaften eines physikalischen Objektes und der subjektiven Wahrnehmung dieses Objektes kann erstens Folge des begrenzten Auflösungsvermögens des visuellen Systems sein. Das Auflösungsvermögen kann in räumlicher (z. B. Nichtwahrnehmbarkeit des »Kornes« eines Zeitungsbildes aus einiger Entfernung), zeitlicher (Flicker-Fusion oberhalb von ca. 65 Hz) oder kontrast- oder wellenlängenbezogener Hinsicht begrenzt sein. Zweitens können Täuschungen Nebeneffekte relativ einfacher Filteroperationen sein, mit deren Hilfe das visuelle System die von den Photorezeptoren vermittelten Informationen über die Außenwelt aufbereitet, um ein besseres, d. h. stärkeres Signal zu erhalten, beispielsweise durch Kontrastverschärfung. Eine dritte mögliche Quelle von Wahrnehmungstäuschungen stammt aus der Uneindeutigkeit der dem visuellen System zu Verfügung stehenden Information, auf deren Basis es eine möglichst zutreffende Repräsentation der Sehdinge konstruieren muss.

Diese Nichteindeutigkeit liegt teilweise bereits im Reiz begründet, wie beispielsweise bei der Rekonstruktion (bestimmter) dreidimensionaler Objekte auf der Grundlage der beiden zweidimensionalen Netzhautbilder. Täuschungen können auch durch den Zwang erzeugt werden, im visuellen System die von der Netzhaut gelieferte Information drastisch zu reduzieren, beispielsweise durch Elimination von gleichförmigen Flächen und Betonung der Konturen (z. B. Craig-Cornsweet-Täuschung). Während viele Wahrnehmungstäuschungen bereits aufgrund der bekannten Verarbeitungsmechanismen des visuellen Systems erklärt werden können, ist für das Verständnis der (neuronalen) Mechanismen einiger anderer eine bessere Kenntnis der Arbeitsweise unseres Kortex erforderlich. Wahrnehmungstäuschungen schärfen unser Bewusstsein dafür, dass eine große Kluft besteht zwischen den Dingen der Welt einerseits und ihrer Repräsentation in unserem Gehirn andererseits. Sie zeigen außerdem, dass wir die Funktionsweise unseres eigenen zentralen Nervensystems bisher nur sehr bedingt verstehen.

7 Visuelle Reizerscheinungen

Josef Zihl

Die Schädigung des visuellen Systems führt zu Funktionsausfällen (sog. Negativsymptome). Sie kann aber auch visuelle Wahrnehmungen ohne externe Entsprechung (sog. Positivsymptome) auslösen; diese werden als visuelle Reizerscheinungen bezeichnet. Ihre Auftretenshäufigkeit schwankt je nach Ätiologie und Beobachtungszeitpunkt zwischen 2 und 63%, ihre Dauer kann zwischen Sekunden bis Minuten variieren. In der Regel nehmen Häufigkeit und Intensität mit zunehmendem zeitlichem Abstand vom Ereignis ab. In Einzelfällen können visuelle Reizerscheinungen allerdings auch über Monate und sogar Jahre bestehen. Dabei handelt es sich für die Betroffenen nicht um visuelle Vorstellungen, sondern um reale Wahrnehmungen mit zum Teil verhaltenswirksamen Konsequenzen. Visuelle Reizerscheinungen lassen sich nach ihrer Erscheinungsform bzw. Struktur (einfach, komplex) klassifizieren. Die Erscheinungsformen erlauben Rückschlüsse auf die funktionelle Organisation des visuellen Systems auf der Basis subjektiven Erlebens und unterstützen das Konzept der funktionellen Spezialisierung des visuellen Kortex.

❶ Als visuelle Reizerscheinungen werden Seheindrücke ohne entsprechende externe Reize bezeichnet. Sie können aus einfachen Formelementen oder aus komplexen Bildern (Objekte, Gesichter, Szenen) bestehen und haben realen Charakter.

7.1 Formen

❶ Aufgrund ihrer Struktur bzw. Komplexität lassen sich visuelle Reizerscheinungen in einfache und komplexe Formen einteilen.

Einfache Reizerscheinungen bestehen typischerweise aus einfachen Formen (Punkte, gerade, schlangenförmige oder Zick-Zack Linien) oder einfachen Mosaikmustern (❏ Abb. 7.1), die entweder unbunt (meist weiß) oder bunt sind, wobei die unbunten Formen überwiegen. In manchen Fällen erscheint die Umwelt wie durch einen »Farbfilter« in einem intensiven Blau, Rot oder auch Gold. Der Großteil der Patienten berichtet diese Erscheinungen im Bereich des Gesichtsfeldausfalls (typischerweise einer Hemianopsie, d. h. eines halbseitigen Ausfalles). Einfache visuelle Halluzinationen werden meist nach der Hirnschädigung berichtet. Sie treten aber auch als Vorboten einer okzipitalen Durchblutungsstörung auf, dauern oft nur Sekunden bis Minuten und können sich bis zu 20-mal täglich wiederholen. Hinsichtlich Auftretenshäufigkeit und Form einfacher visueller Reizerscheinungen scheint es keine Hemisphärenunterschiede zu geben (Ffytche u. Howard 1999; Gloning et al. 1968; Kölmel 1984; Lance 1976).

Komplexe visuelle Reizerscheinungen umfassen komplexe geometrische Muster, Gegenstände, Tiere sowie unbelebte oder belebte Szenen (❏ Abb. 7.1). Die subjektive Einschätzung dieser Art von Reizerscheinungen durch die Patienten reicht von angenehm über neutral bis sehr unangenehm. Sie lösen nicht selten entsprechende Verhaltensweisen aus (z. B. Vermeidungsverhalten, Ansprechen einer imaginären Person). Komplexe visuelle Reizerscheinungen treten nie vor, sondern typischerweise mit einer Latenz von Stunden bis Tagen nach der Hirnschädigung auf. Sie erscheinen meist im Halbfeld kontralateral zur Hirnschädigung, wobei ebenfalls keine Links-rechts-Unterschiede festzustellen sind; sie können aber auch im gesamten Gesichtsfeld erscheinen (Gloning et al. 1968; Grüsser u. Landis 1991; Kölmel 1984).

Die bisher beschriebenen visuellen Reizerscheinungen werden vornehmlich nach einer Schädigung des zentralen visuellen Systems berichtet. Eine Schädigung des peripheren visuellen Systems (z. B. im Rahmen von Augenerkrankungen) kann jedoch ebenfalls sowohl einfache als auch komplexe visuelle Reizerscheinungen auslösen (sog. Charles-Bonnet-Syndrom; vgl. Kömpf 1998).

Abb. 7.1a–f. Einfache (**a–c**) und komplexe (**d–f**) visuelle Reizerscheinungen im blinden linken Halbfeld (*dunkle Bereiche*: Hemianopsie). Die unterschiedlichen Schraffierungen in **c** stellen unterschiedliche Farben dar. In **f** ist eine Kombination aus einfachen (*dunkle Punkte*) und komplexen Reizerscheinungen dargestellt. (Mod. nach Kölmel 1984; Lance 1986)

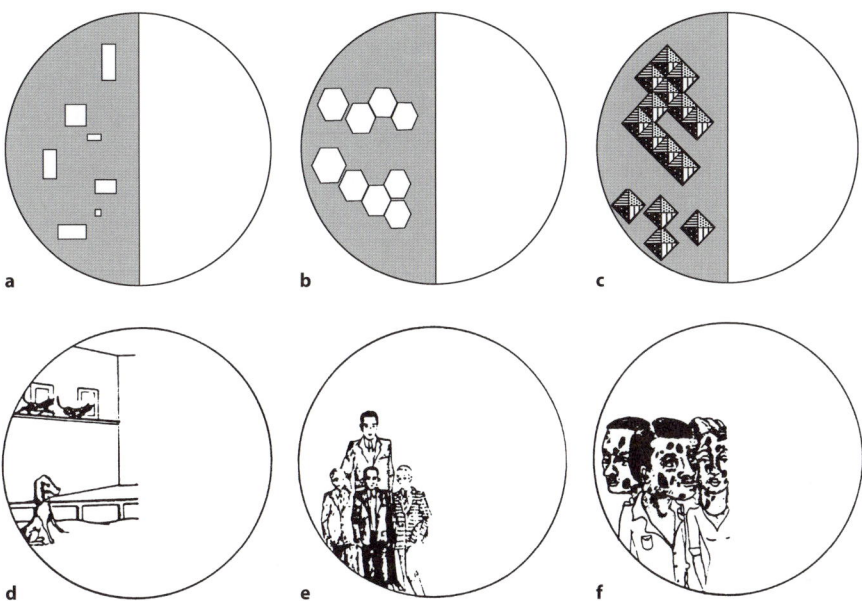

Ein sehr bekanntes visuelles Reizphänomen ist das sog. Flimmerskotom, das als typisches Symptom der ophthalmischen Form der Migräne, eines familiär gehäuften Kopfschmerzleidens mit verschiedenen Begleiterscheinungen wie Übelkeit, Überempfindlichkeit etc., gilt. Innerhalb des Gesichtsfeldzentrums entwickelt sich zuerst ein stark flimmernder Fleck, in dessen Zentrum der Patient keine oder eine verfälschte (»wie durch ein grelles Licht«) Wahrnehmung hat. Flimmerskotome bestehen ebenfalls aus unbunten einfachen Formen (helle Punkte, Zick-Zack-Linien, Bögen) und ähneln in ihrer räumlichen Anordnung einer mittelalterlichen Festungsmauer (daher der Begriff »fortification illusion«; Richards 1971). Sie dehnen sich allmählich und sehr langsam (etwa 3 mm/Minute) im betroffenen Halbfeld (seltener im gesamten Gesichtsfeld) zur Gesichtsfeldperipherie hin aus. Dabei nimmt die Größe des Musters zur Gesichtfeldperipherie hin zu (Baumgartner 1977; Grüsser u. Landis 1991; ■ Abb. 7.2).

Bei der Migräne mit Aura treten die beschriebenen visuellen Reizerscheinungen bereits vor dem Einsetzen der Kopfschmerzattacken auf. Die Aura kann von Minuten bis zu einer Stunde dauern und ist häufig von homonymen Gesichtsfeldstörungen sowie neurologischen Symptomen begleitet (Diener u. Limmroth 2003). Neben den typischen Fortifikationsmustern können zusätzlich Verschwommensehen, Palinopsien und Metamorphopsien auftreten (Liu et al. 1995).

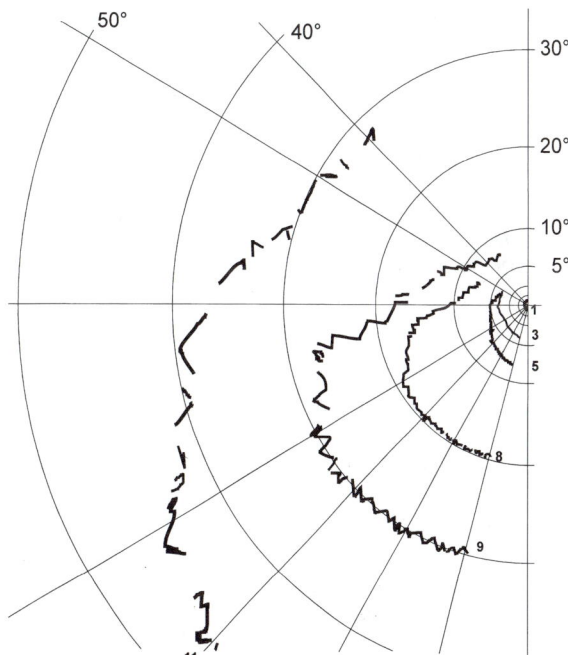

Abb. 7.2. Fortifikationsmuster in der linken Gesichtsfeldhälfte während einer Migräneattacke. Die Gradangaben beziehen sich auf die Exzentrizität im Gesichtsfeld; die Zahlen (1, 3, 5, 8, 9 und 11) geben die Zeit (in Minuten) nach Beginn der Migräne an. (Mod. nach Grüsser u. Landis 1991)

Schließlich bleibt noch zu erwähnen, dass auch pathophysiologische Prozesse außerhalb des visuellen Systems visuelle Reizerscheinungen erzeugen können. Dazu gehören z. B. Wirkungen halluzinogener Substanzen und Funktionsstörungen des aufsteigenden retikulären Systems nach Läsionen des Hirnstamms oder des Thalamus (»pedunkuläre Halluzinose«; vgl. Kömpf 1998). Visuelle Reizerscheinungen finden sich auch bei Parkinson-Erkrankung, Demenz vom Alzheimer-Typ und bei Schizophrenie (Ffytche u. Howard 1999; Manford u. Andermann 1998). Es handelt sich dabei ausnahmslos um komplexe und sehr lebendige Reizerscheinungen, die von den Patienten nicht immer zuverlässig als »irreal« eingestuft werden.

7.2 Pathogenese und funktionelle Bedeutung

❗ **Visuelle Reizerscheinungen werden meist als von umschriebenen zerebralen Schädigungen (»discharging lesions« nach Hughlings-Jackson) ausgehende Reizerscheinungen interpretiert.**

Ihr Entstehen wird auf verschiedene Ursachen zurückgeführt:
1. lokale pathophysiologische Prozesse (z. B. regionale Durchblutungsänderungen, raumfordernde Wirkung, toxische Substanzen, epileptische Herde),
2. Verlust der afferenten Informationszufuhr für extrastriäre visuelle Neuronenpopulationen durch eine Schädigung des afferenten (peripheren oder zentralen) visuellen Systems und
3. Hirnstammläsionen, die aufsteigende cholinerge und serotoninerge Projektionen schädigen (Manford u. Andermann 1998).

Mit Hilfe bildgebender Verfahren konnte bei Patienten mit visuellen Reizerscheinungen eine assoziierte Übererregbarkeit extrastriärer visueller Areale beobachtet werden (Wunderlich et al. 2000).

❗ **Visuelle Reizerscheinungen dürften ihre Grundlage in der modalitätsspezifischen sensorischen Aktivierung visueller kortikaler Areale haben, die auch im »Normalfall«, d. h. bei Vorliegen entsprechender externer visueller Reize, aktiv sind (Ffytche u. Howard 1999; Weiss u. Heckers 1999).**

Die Ursache für das Auslösen der Reizerscheinungen spielt dabei eine eher ungeordnete Rolle; sie dürfte jedoch ausschlaggebend dafür sein, wie groß der Gesichtsfeldbereich ist, in dem sie auftreten, und aus welchen Anteilen sie sich zusammensetzen (z. B. farbige Formen und Gesichter in einem Bild). Visuelle Reizerscheinungen spiegeln somit die funktionelle Spezialisierung des visuellen Kortex wieder: Farbige Reizerscheinungen entstehen durch die Erregung von Neuronen, die Farbe kodieren; das Erscheinen von Gesichtern durch Erregung von Neuronen, die Gesichter kodieren, etc. (Ffytche et al. 1998). Vereinfacht ausgedrückt lässt sich annehmen, dass die Erregung der ventralen (okzipitotemporalen) Verarbeitungsroute zur Erzeugung von Farben, Formen, Objekten, Gesichtern, Szenen etc. führt, während bei Erregung des dorsalen (okzipitotemporalen) Verarbeitungswegs einfache unbunte Reizerscheinungen mit Ortswechsel (z. B. Flickern; Bewegung) »produziert« werden (❑ Tabelle 7.1). Die Reizerscheinungen können auf ein Halbfeld (Hemianopsie) oder ein Viertelfeld (Quadrantenanopsie) beschränkt sein (Kömpf 1998; Vaphiades et al. 1996; Vogeley u. Curio, 1998), was als weiterer Hinweis auf die retinotope Organisation der extrastriären visuellen Areale gewertet wird. Typischerweise treten visuelle Reizerscheinungen im ausgefallenen Gesichtsfeldbereich auf. Eine fokale Schädigung des genikulostriären Systems, also des Corpus geniculatum und seiner Projektion nach V1 (Area striata), führt zu einer afferenten Deprivation aller topographisch korrespondierenden nachgeschalteten extrastriären kortikalen Areale. Neurone in diesen Arealen beginnen nun selbständig zu feuern – mit der Folge, dass der Patient visuelle Wahrnehmungen ohne externen Reiz erlebt, aber eben nicht irgendwelche, sondern die, die durch

❑ **Tabelle 7.1.** Übersicht über visuelle Reizerscheinungen und vermutete involvierte Strukturen des visuellen Systems. (Mod. nach Grüsser u. Landis 1991)

Formen	Strukturen
Einfache Lichterscheinungen	Retina bis striärer Kortex (V1)
Strukturierte Muster	V2, V3
Farbige Erscheinungen oder Muster	V2, V4
Bewegte Erscheinungen	V5
Gesichter, Tiere, komplexe Objekte	Mediobasaler okzipitaler Kortex (IT)

V visuelles kortikales Areal; *IT* inferotemporaler Kortex.

diese »pathologische« Entladung im entsprechenden extrastriären Areal generiert werden (Ffytche u. Howard 1999). Das Übergreifen von visuellen Reizerscheinungen vom Halbfeld kontralateral zur pathologischen Aktivierung auf das gesamte Gesichtsfeld lässt sich dadurch erklären, dass sich die Aktivierung über kallosale Fasern in visuelle Kortexareale der anderen Hemisphäre ausbreiten kann.

Die im Rahmen von Migräneanfällen auftretenden Fortifikationsphänomene entstehen vermutlich zuerst im fovealen Repräsentationsgebiet des striären Kortex und breiten sich dann in einer Art Erregungswelle vom Okzipitalpol über die gesamte primäre Sehrinde (V1) einer Hemisphäre bis in die Area V2 aus. Die Vergrößerung der Musterelemente stimmt dabei mit der Abnahme des kortikalen Vergrößerungsfaktors vom Zentrum zur Peripherie des Gesichtsfeldes gut überein. Als Ursache für die Genese und Ausbreitung wird die »cortical spreading depression« angenommen, die zu einer vorübergehenden Reduktion lokaler neuronaler Aktivität mit anschließender Übererregung und Ausbreitung auf benachbarte kortikale Areale (z. B. V2) führt (Olesen et al. 1990).

Epileptische Entladungen können ebenfalls benachbarte (temporookzipitale) visuelle Areale »stimulieren« und auf diese Weise komplexe visuelle Reizerscheinungen hervorrufen. Eine weitere Ursache für die Genese solcher Reizerscheinungen sind pathologische Erregungen in kortikalen visuellen Arealen aufgrund einer Schädigung des aufsteigenden retikulären Systems im Hirnstamm oder im Thalamus; die Folge ist eine Überaktivierung von Neuronen im visuellen Kortex. Ein »Hyperarousal« könnte auch das Entstehen komplexer visueller Reizerscheinungen z. B. bei Schizophrenie oder nach Einnahme bestimmter Drogen auslösen (Manford u. Andermann 1998). Modulierende Effekte des aufsteigenden retikulären Systems auf neuronale Aktivitäten im visuellen Kortex sind seit langem bekannt (Jacobs u. Azmitia 1992; Singer 1977); sie spielen möglicherweise auch für die Genese visueller Reizerscheinungen eine wichtige Rolle (Manford u. Andermann 1998).

Die vorgelegten neuropsychologischen und neurobiologischen Befunde weisen darauf hin, dass dieselben neuralen Systeme, die die Grundlage für die »normale« visuelle Wahrnehmung einschließlich der visuellen Vorstellung bilden, auch für die Generierung visueller Reizerscheinungen verantwortlich sind. Die unterschiedliche Einstufung visueller Reizerscheinungen durch Patienten als »irreal« (Pseudohalluzinationen) vs. »real« (Halluzinationen) weist darauf hin, dass Prozesse, die die Wahrnehmung überwachen, mitbetroffen sein können.

Zusammenfassung

Visuelle Reizerscheinungen lassen sich in einfache (z. B. Punkte, Linien, einfache geometrische Formen) und komplexe Erscheinungen (Formen, Objekte, Gesichter, Tiere, Szenen) klassifizieren. Sie können nach Schädigungen des peripheren oder des zentralen Sehsystems unterschiedlicher Ätiologie auftreten oder sind durch pathophysiologische Aktivitäten im visuellen Kortex bzw. durch eine pathologische Modulation kortikaler visueller Neurone aufgrund einer gestörten Funktionsweise des aufsteigenden retikulären Systems verursacht. Als gemeinsame Folge wird die Generierung einer »spontanen« Aktivität visueller kortikaler Areale vermutet. In Abhängigkeit vom Ort der Generierung kommt es zur Produktion einfacher oder komplexer visueller Wahrnehmungen, die in der Regel der bekannten retinotopen Organisation und der funktionellen Spezialisierung ventraler bzw. dorsaler visueller Areale folgen.

8 Zerebrale Blindheit und Gesichtsfeldausfälle

Josef Zihl

Gesichtsfeldausfälle stellen die häufigste Gruppe zerebraler Sehstörungen dar. Die quantitative (Ausmaß des Ausfalls) und qualitative (betroffene visuelle Teilleistungen) Charakterisierung der unterschiedlichen Formen partieller zerebraler Blindheit diente bereits zu Beginn der klinischen Hirnforschung als Grundlage für die anatomische Zuordnung dieser Ausfälle sowohl entlang der Projektion vom Auge ins Gehirn als auch im visuellen Kortex selbst. Der Vergleich der Assoziation und Dissoziation von Teilfunktionen, d. h. von betroffenen und erhaltenen visuellen Teilleistungen im Gesichtsfeld, erlaubte Rückschlüsse auf die funktionelle Organisation des zentralen visuellen Systems des Menschen, lange bevor bildgebende Verfahren zur Verfügung standen. In diesem Beitrag sollen diese Aspekte exemplarisch dargestellt und in ihrer Bedeutung für das Verständnis der neurobiologischen Grundlagen der visuellen Wahrnehmung diskutiert werden. Die vorliegenden Befunde weisen auf 2 grundlegende funktionelle Organisationsprinzipien des Gehirns hin: die funktionelle Spezialisierung der Verarbeitung und Kodierung von Informationen und die unbedingte Aufrechterhaltung der räumlichen und zeitlichen Kohärenz des Wahrgenommenen.

❗ Eine Schädigung des postchiasmatischen visuellen Systems führt zu einer Gesichtsfeldstörung (beeinträchtigtes Sehen) oder einem Gesichtsfeldausfall (Verlust des Sehens) im kontralateralen binokulären Halbfeld. Der vollständige Verlust des Sehens in einem umschriebenen Gesichtsfeldbereich wird als ▼

Anopie, die Beeinträchtigung der Sehleistungen als (zerebrale) Amblyopie bezeichnet. Der vollständige Verlust des Sehens in einem definierten Gesichtsfeldbereich oder im gesamten Gesichtsfeld wird als partielle oder totale genikulostriäre Blindheit bezeichnet. Daneben existieren auch »selektive« Formen von kortikaler Blindheit, z. B. für Farbe (Achromatopsie) oder Bewegung (Akinetopsie), die durch eine Schädigung extrastriärer visueller Areale verursacht sind.

8.1 Anatomie und Physiologie des visuellen Systems

Das Gesichtsfeld stellt eine wesentliche Voraussetzung der visuellen Wahrnehmungsfähigkeit des Menschen dar; es ermöglicht die Entdeckung von optischen Reizen in einem großen Bereich (etwa 180° horizontal, 100° vertikal) und erlaubt eine sehr detaillierte Analyse dieser Reize mit Hilfe hochauflösender visueller Funktionen im Zentrum. Periphere Grundlage für das Gesichtsfeld und seiner Leistungen ist die Netzhaut (Retina), deren Rezeptorarten und -verteilung (Zapfen im Zentrum, Stäbchen in der Peripherie) diese funktionelle Zweiteilung (Entdecken und Lokalisieren vs. Erkennen) ermöglichen. Kein anderes Sinnesorgan erreicht eine ähnlich hohe Integration simultaner Erregungen von Millionen von Rezeptoren zur Erzeugung komplexer räumlicher Abbildungen der Umwelt und besitzt eine ähnlich hohe Reichweite. Als einziges Sinnesorgan sind die Augen selbst beweglich und können damit auch intentional auf Reize bzw. Blickziele ausgerichtet werden. Das auf der Netzhaut entstandene Bild wird im Wesentlichen als räumliches Signalmuster kodiert und an höhere Zentren im visuellen System weitergegeben. Insgesamt ziehen jeweils rund 1 Mio. Afferenzen aus jedem Auge zur thalamischen Schaltstation im Zwischenhirn (Corpus geniculatum laterale, CGL), wobei die Kreuzung der nasalen Fasern aus der Netzhaut im Chiasma opticum, der Sehnervenkreuzung, dazu führt, dass das linke Gesichtsfeld in die

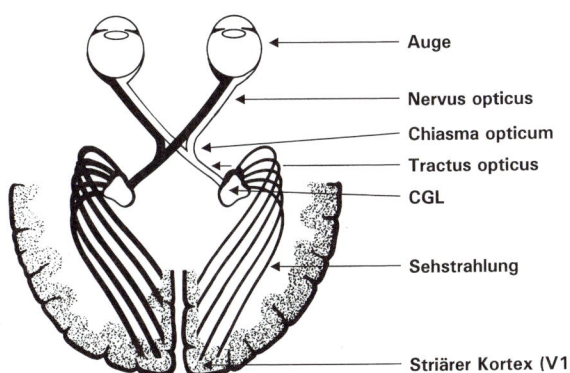

Abb. 8.1. Schematische Darstellung des visuellen Systems mit Kreuzung der zu beiden nasalen Retinahälften gehörenden Sehnervenfasern. Die beiden linken Gesichtsfeldhälften sind im rechten, die beiden rechten im linken striären Kortex repräsentiert. (Mod. nach Eysel 1998)

Auge
Nervus opticus
Chiasma opticum
Tractus opticus
CGL
Sehstrahlung
Striärer Kortex (V1)

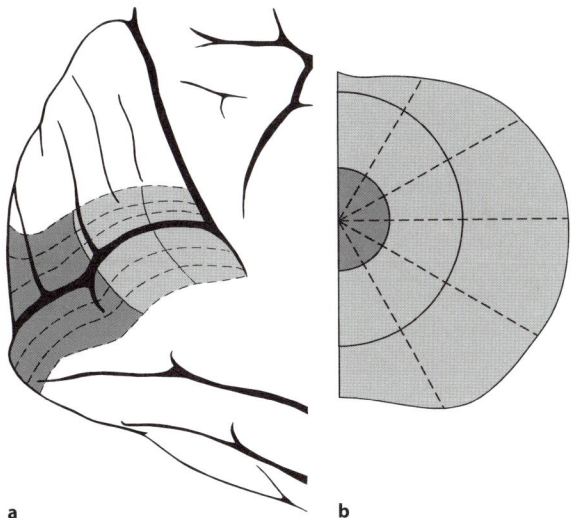

a   b

Abb. 8.2a,b. Topographische Repräsentation des Gesichtsfeldes (**b**) im striären Kortex (V1; seitliche Ansicht, **a**). Der dunkle Bereich stellt die inneren 10° der rechten Gesichtsfeldhälfte dar. (Mod. nach Eysel 1998)

rechte Hemisphäre und das rechte Gesichtsfeld in die linke Hemisphäre projiziert (sog. homonyme Repräsentation; ▫ Abb. 8.1).

Lediglich ein schmaler Streifen des Gesichtsfeldzentrums zeigt eine Überlappung; es wird angenommen, dass dieser zentrale Gesichtsfeldbereich in beiden Hemisphären repräsentiert ist. Im Verlauf der postchiasmatischen Sehstrahlung entspricht die Topographie der Sehnervenfasern zunehmend dem retinotopen Muster der primären Sehrinde (Area striata, Area 17 nach Brodmann, visuelles Areal V1). In der primären Sehrinde findet sich eine sehr präzise Abbildung der Netzhaut (Retinotopie), wobei das zentrale Gesichtsfeld am Okzipitalpol repräsentiert ist. Die primäre Sehrinde weist einen unterschiedlichen, vom Gesichtsfeldort abhängigen Vergrößerungsfaktor auf. [Als Vergrößerungsfaktor wird die Strecke im kortikalen Projektionsgebiet bezeichnet, die einer Änderung des Ortswertes im Gesichtsfeld um 1 Sehwinkelgrad (°) entspricht.] Der Vergrößerungsfaktor entspricht der Dichteverteilung der retinalen Ganglienzellen und hängt somit vom jeweiligen Gesichtsfeldort ab. Er beträgt im zentralen Gesichtsfeld 5–10 mm, in der Gesichtsfeldperipherie hingegen nur 0,005–0,01 mm. Beim Menschen nehmen die inneren 10° des Gesichtsfeldes etwa die Hälfte des Areals des striären Kortex ein (▫ Abb. 8.2).

❗ **Bereits in der Netzhaut beginnt die parallele Verarbeitung von optischen Reizeigenschaften, die nach zentral verstärkt wird und von einer zunehmenden Spezifität der Zelleigenschaften begleitet ist (▫ Abb. 8.3).**

Das M-System (magnozelluläres System) besteht aus Zellen mit großen rezeptiven Feldern geringer räumlicher, aber hoher zeitlicher Auflösung. Diese Zellen sind sehr kontrastempfindlich und tragen wesentlich zur Bewegungs- und Tiefenwahrnehmung bei, sind aber »farbenblind«. Das P-System (parvozelluläres System) besteht aus Zellen mit kleinen rezeptiven Feldern und hohem räumlichen, aber niedrigem zeitlichen Auflösungsvermögen und geringer Kontrastempfindlichkeit; sie bilden die Grundlage für eine hohe Detailauflösung (Sehschärfe) und für die Farbempfindlichkeit. Zellen des M-Systems projizieren im Wesentlichen in visuelle kortikale Areale, die auf die Kodierung globaler räumlicher Informationen und bewegter Reize spezialisiert sind (z. B. V3, V5). Zellen des P-Systems hingegen projizieren in visuelle kortikale Areale, die auf die Kodierung von Farbe und Form spezialisiert sind (z. B. V4, IT). Die Projektionswege für die beiden Systeme finden sich also in extrastriären Verarbeitungsrouten wieder: Das M-System setzt sich in okzipitoparietalen (dorsalen), das P-System in okzipitotemporalen (ventralen) Strukturen fort.

❗ **Das dorsale System spielt eine wesentliche Rolle für Leistungen der visuellen Raumwahrnehmung; es wird deshalb vereinfacht auch als »Wo«-System bezeichnet. Das ventrale System ist hingegen für die Analyse von Objektmerkmalen (z. B. Form, Farbe) sowie von Objekten und Gesichtern wichtig und wird deshalb als »Was«-System bezeichnet.**

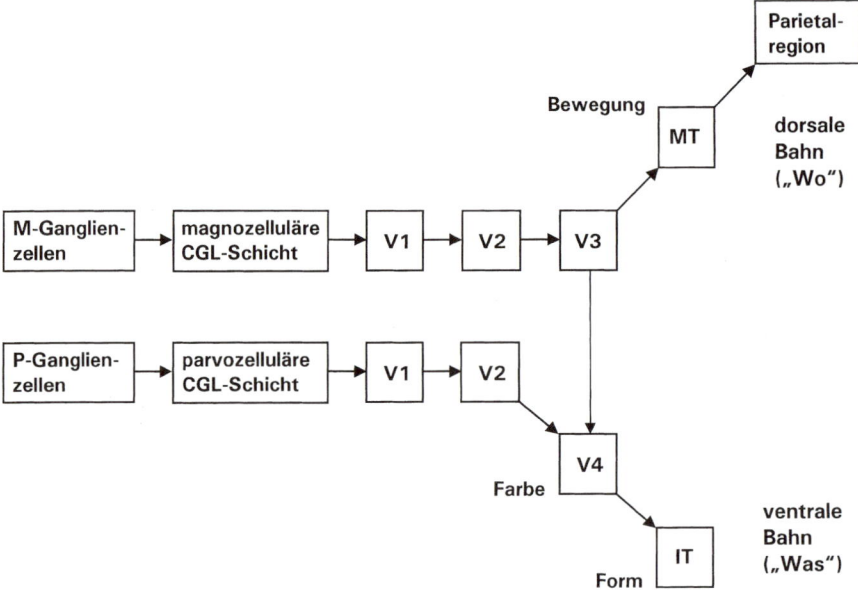

◘ **Abb. 8.3.** Schematische und vereinfachte Darstellung der retinogenikulostriären Bahn und einiger ihrer kortikalen Projektionsgebiete. *V* visuelles Areal; *MT* mediales temporales Areal (Area V5); *IT* inferotemporaler Kortex (vgl. auch ◘ Abb. 5.2). (Mod. nach Eysel 1998)

Die Areale beider Verarbeitungswege sind ebenfalls retinotop organisiert, auch wenn die Genauigkeit der retinalen Korrespondenz mit zunehmender Entfernung von V1 abnimmt (Übersichten in Cowey 1994; Eysel 1998; Ungerleider u. Haxby 1994; Zeki 1993).

8.2 Homonyme Gesichtsfeldstörungen

8.2.1 Formen

❗ **Schädigungen des postchiasmatischen Anteils der retinostriären Projektion führen zu einer Störung oder einem Verlust des Sehens im kontralateralen beidäugigen Gesichtsfeld.**

Da korrespondierende Gesichtsfeldregionen betroffen sind, werden die resultierenden Gesichtsfeldausfälle als homonym bezeichnet. Homonyme Gesichtsfeldausfälle werden üblicherweise danach klassifiziert, ob sie uni- oder bilateral auftreten, welche Form sie zeigen (Hemianopsie, Quadrantenanopsie, Skotom) und welchen Schweregrad sie aufweisen (Ausmaß an Restgesichtsfeld).

❗ **Anopie (oder Anopsie) bedeutet den vollständigen Verlust aller Sehleistungen im betroffenen Gesichtsfeldbereich.**

Die häufigsten Gesichtsfeldausfälle und ihre Charakteristika sind in ◘ Abb. 8.4 und in den ◘ Tabellen 8.1 und 8.2 zusammengefasst.

Unilaterale Gesichtsfeldeinbußen treten weitaus häufiger auf als bilaterale Ausfälle; sie kommen in etwa 90% der Fälle vor. Homonyme Hemianopsien stehen an der Spitze, gefolgt von Quadrantenanopsien und parazentralen Skotomen. Läsionen im Chiasmabereich und im vorderen Anteil des postchiasmatischen Systems (Tractus opticus, CGL, vorderer Anteil der Sehstrahlung, vgl. auch ◘ Abb. 8.1) verursachen aufgrund der geringeren Retinotopie in diesem Abschnitt meist inkomplette, oft sektorenförmige, unregelmäßige und nur gering korrespondierende Ausfälle. Nach Schädigung des hinteren Anteils der Sehstrahlung bzw. des striären Kortex finden sich hingegen Hemianopsien und Quadrantenanopsien mit hoher Korrespondenz der monokulären Gesichtsfeldgrenzen.

❗ **Der foveale Anteil des Gesichtsfeldes (Durchmesser: 3°) bleibt nach unilateraler Schädigung erhalten, weil er in beiden Hemisphären repräsentiert ist.**

Etwa 50% der homonymen Hemianopsien sind durch eine Schädigung des Okzipitallappens, 29% durch eine Schädigung der Sehstrahlung, 21% durch eine Läsion des Tractus opticus und des CGL verursacht. Hirninfarkte stellen die häufigste Ursache dar (ca. 70%); mit großem Abstand folgen Hirntumoren, neurochirurgische Eingriffe und traumatische Verletzungen. Bilaterale homonyme Gesichts-

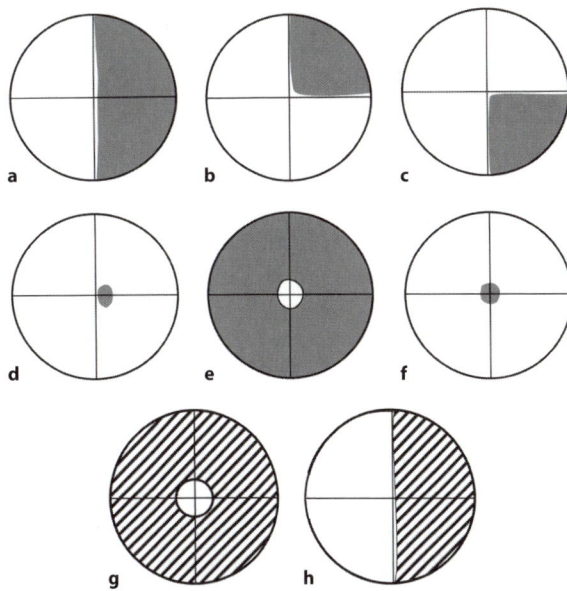

Abb. 8.4a–h. Formen homonymer Gesichtsfeldausfälle (*dunkle Bereiche*; beidäugige Gesichtsfelder): **a–d** unilaterale Ausfälle (**a** Hemianopsie; **b, c** Quadrantenanopsie oben bzw. unten; **d** parazentrales Skotom); **e** bilaterale Hemianopsie (Röhrengesichtsfeld); **f** Zentralskotom; **g, h** bilaterale bzw. unilaterale zerebrale Amblyopie (*schraffierte Bereiche*)

Tabelle 8.1. Häufigkeit (in Prozent) von unilateralen und bilateralen homonymen Gesichtsfeldstörungen bei 714 Patienten. (Mod. nach Zihl 2000)

	Häufigkeiten
Einseitige Ausfälle (n=634)	
Hemianopsien	65,2
Quadrantenanopsien	16,1
Parazentrale Skotome	7,7
Hemiamblyopie	11,0
Bilaterale Ausfälle (n=80)	
Hemianopsien	53,8
Quadrantenanopsien	10,0
Parazentrale Skotome	13,7
Zentralskotome	12,5
Amblyopien	10,0

Tabelle 8.2. Restgesichtsfeld (in Sehwinkelgrad; Häufigkeiten in Prozent) bei 634 Patienten mit unilateralen Gesichtsfeldstörungen. (Mod. nach Zihl 2000)

	Restgesichtsfeld			
	<2°	2°–4°	5°–10°	≥10°
Hemianopsien	34,1	40,3	18,0	7,6
Quadrantenanopsien	16,7	39,2	28,4	16,7
Parazentrale Skotome	34,7	38,8	22,5	4,0
Hemiamblyopie	31,5	34,3	23,9	10,2

feldausfälle können beide Halbfelder, beide obere und untere Quadranten oder beide parafoveale oder foveale Gesichtsfeldbereiche betreffen; je nach Schädigungsort und -ausmaß finden sich auch Kombinationen. Die schwerste Form einer bilateralen Hemianopsie ist das sog. Röhrengesichtsfeld mit einem Durchmesser von nur wenigen Sehwinkelgrad; foveale Sehleistungen können zusätzlich beeinträchtigt sein. Beim Zentralskotom hingegen ist die Gesichtsfeldperipherie erhalten, während umgekehrt das zentrale Gesichtsfeld keine Sehleistungen mehr aufweist. Dieser homonyme Gesichtsfeldausfall ist durch eine Schädigung des Okzipitalpols bedingt, z. B. durch eine Schussverletzung oder durch einen chronischen Sauerstoffmangel (Huber 1998; Zihl 1998; Zihl u. von Cramon 1986).

⦿ **Eine postchiasmatische Schädigung kann auch zu einem teilweisen Verlust aller Sehleistungen im betroffenen Gesichtsfeldbereich führen; solche Störungen werden als relative Ausfälle oder zerebrale Amblyopien bezeichnet.**

Typischerweise sind in diesen Fällen die Form- und Farbwahrnehmung stärker betroffen als die Lichtwahrneh-

mung, die in der Regel durch eine Schwellenerhöhung charakterisiert ist. Bewegte Reize werden im betroffenen Gesichtsfeldbereich besser entdeckt als stationäre; die Bewegungsrichtung kann jedoch nicht sicher identifiziert werden und die Lokalisationsgenauigkeit ist in manchen Fällen beeinträchtigt (Riddoch 1917; Zihl 1998; Zihl u. von Cramon 1986). Es handelt sich somit nicht um eine intakte visuelle Bewegungswahrnehmung bei fehlender Form- und Farbwahrnehmung. Die erhaltene Entdeckung und teilweise auch Lokalisation von Reizen wird von manchen Autoren als Hinweis auf ein intakt gebliebenes »Wo«-System interpretiert (Blythe et al. 1987). Die angeführten topographischen Gesetzmäßigkeiten bezüglich der Kongruenz und damit der Retinotopie gelten auch für diese Gruppe von homonymen Gesichtsfeldstörungen (Zihl 1998; Zihl u. von Cramon 1986).

Neben den beschriebenen Formen vollständigen oder teilweisen Verlusts aller Sehleistungen sind auch homonyme Gesichtsfeldstörungen berichtet worden, die durch den Verlust einer einzelnen Sehleistung charakterisiert sind. Der zentrale Bereich des Gesichtsfeldes ist dabei typischerweise ausgespart.

> ❗ Selektive Gesichtsfeldausfälle sind für die Farbwahr-
> nehmung (Hemiachromatopsie; Zeki 1990; Zihl u. von
> Cramon 1986), für die Formwahrnehmung (Poppel-
> reuter 1917), für die Größenwahrnehmung (Frassi-
> netti et al. 1999), für die Bewegungswahrnehmung
> (Schenk u. Zihl 1997) und für die visuelle Lokalisation
> von Reizen (Zihl u. von Cramon 1986) beschrieben
> worden.

Der selektive Verlust einzelner Sehleistungen im Gesichtsfeld unterstützt das Konzept der funktionellen Spezialisierung des visuellen Kortex (Zeki 1993) und das Modell der
beiden Verarbeitungsrouten, da z. B. Störungen der Farb-
und Formwahrnehmung sowie der Größenwahrnehmung
nur nach einer Schädigung okzipitotemporaler Areale, also
der »Was«-Route gefunden wurden. Die Beobachtung, dass
der selektive Verlust ein Halbfeld (oder gelegentlich auch
einen Quadranten) betreffen kann, weist auf die auch jenseits des striären Kortex geltende Retinotopie hin.

> ❗ Die kortikale Retinotopie scheint nicht nur für die Ver-
> arbeitung afferenter Informationen, sondern auch für
> visuelle Vorstellungen zu gelten.

Patienten mit einer unilateralen okzipitalen Läsion unter-
schätzen den Anteil eines Objekts oder einer Linie kontralateral zur Hirnschädigung nicht nur, wenn das Objekt
tatsächlich gezeigt wird (vgl. Zihl u. von Cramon 1986),
sondern auch in ihrer visuellen Vorstellung (Butter et al.
1997). Dies bedeutet, dass auch visuelles Vorstellen in topographisch organisierten visuellen Arealen stattfindet.

8.2.2 Funktionelle Folgen von Gesichtsfeldeinbußen

Die Korrelation homonymer Gesichtsfeldausfälle mit dem
Ort der Hirnschädigung hat wesentlich zur Entwicklung
allgemeiner topographischer Gesetzmäßigkeiten sensorischer Systeme auf subkortikaler und kortikaler Ebene beigetragen und so das Konzept des sensorischen »Mapping«
nachhaltig beeinflusst. Darüber hinaus ermöglichte das
Studium der funktionellen Folgen von Gesichtsfeldausfällen aber auch wichtige Einsichten in die Grundlagen
visueller Wahrnehmung, z. B. der simultanen Erfassung eines größeren Ausschnittes der Umgebung (»Überblick«)
oder des Lesens.

Gesichtsfeld und globaler Überblick

Der Ausschnitt, den wir ohne Kopf- und Augenbewegungen simultan überblicken können, ist ziemlich groß; unter
binokulären Bedingungen beträgt er etwa 180° horizontal und 100° vertikal. Durch den Einsatz von Augen- und
Kopfbewegungen kann dieser Bereich noch erheblich vergrößert werden. Der größte Teil des Gesichtsfelds wird zur
Gewinnung eines Überblicks genutzt, der dazu dient, einen
möglichst großen Ausschnitt der Umwelt (oder einer Reizvorlage) simultan zu erfassen und räumlich einzuordnen.
Bewegte oder unruhige Reize werden schneller und zuver-
lässiger entdeckt; bei stationären Reizen spielen Merkmale
wie z. B. Kontrast, Farbe und Größe sowie Figur-Grund
Eigenschaften eine zentrale Rolle. Der Entdeckung eines
Reizes folgt meist eine Zuwendebewegung, um die Fovea
zum Reizort zu transportieren, den Reiz zu fixieren und zu
analysieren. Fixationswechsel sind wichtig, damit der zentrale Gesichtsfeldbereich mit seinem hohen Auflösungsvermögen eingesetzt werden kann. Aus diesen Zusammenhängen wird klar, dass die Entdeckung und Lokalisation
eines Reizes eine unabdingbare Voraussetzung für seine Erkennung ist.

> ❗ Homonyme Gesichtsfeldausfälle engen den Über-
> blick ein und können dadurch nicht nur zu einer Ver-
> nachlässigung eines Teils der Umwelt führen, sondern
> auch eine Beeinträchtigung der Wahrnehmung der
> räumlichen Organisation der Umwelt verursachen, da
> der Gesamtausschnitt als Hintergrund für die räumli-
> che Orientierung nicht mehr als simultane Aufnahme,
> sondern nur noch in Form sukzessiver Bilder zur Ver-
> fügung steht.

Dies bedeutet eine besondere Herausforderung für das visuelle System: Wie kann die räumliche und damit auch zeitliche Kohärenz der Wahrnehmung trotz dieser Einschränkung wiederhergestellt werden? Angenommen, extrastriäre
– vor allem dorsale – visuelle Areale mit ihrer retinotopen
Organisation und ihren interhemisphärischen Verbindungen, die durch Blickwechsel gewonnene Informationen in
intakte homotope visuelle Areale der betroffenen Hemisphäre »überspielen«, sind für die räumliche Kohärenz des
Wahrgenommenen wichtig, dann sollten Patienten mit einer auf die Afferenz begrenzten Schädigung (Sehstrahlung,
striärer Kortex) keine wesentliche Beeinträchtigung des
Überblicks und der Organisation der Blickmotorik in Abhängigkeit von der räumlichen Struktur der aktuellen Umwelt oder Reizvorlage zeigen. Untersuchungen zur raumzeitlichen Steuerung der Blickmotorik haben diese Annahme

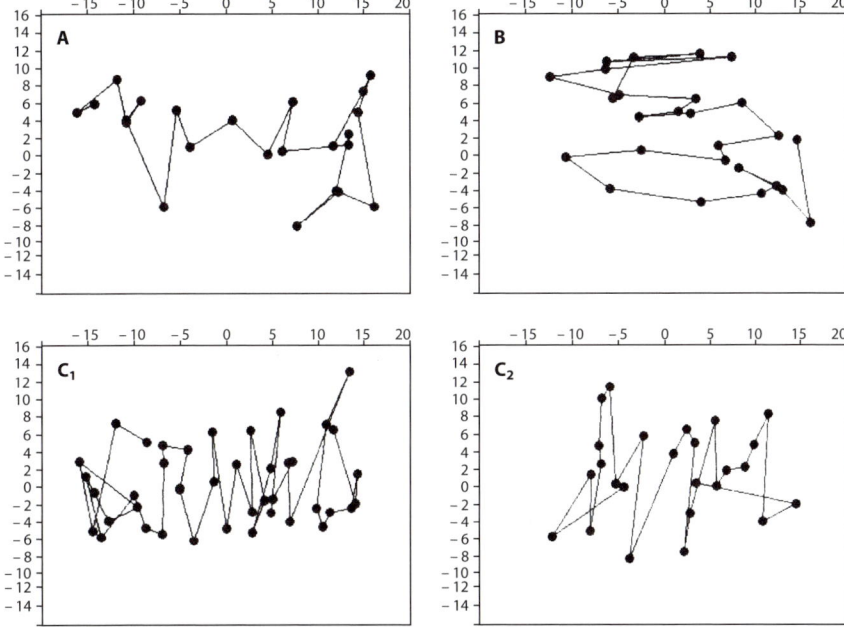

Abb. 8.5. Blickbewegungen (Aufnahmen mit einer Infrarot-Regis-triermethode) während des Abtastens eines Musters aus 20 zufällig verteilten Punkten (Größe der Reizvorlage: 40 × 30 Grad). Die Punkte geben die Fixationsorte an, die geraden Linien die sakkadischen Bewegungen. Die Gradangaben auf der x-Achse beziehen sich auf die Horizontalachse, die auf der y-Achse auf die Vertikalachse (0/0: Zentrum). *A* Normalpers-on (52 Jahre); *B* Patient (55 Jahre) mit rechtsseitiger Hemianopsie (2° Restgesichtsfeld; 3 Wochen nach Infarkt); *C1* Patient (52 Jahre) mit rechtsseitiger Hemianopsie (2° Restgesichtsfeld; 4 Wochen nach Infarkt), *C2* Patient wie *C1*, nach Training. Suchzeiten (in s): *A* 8,3; *B* 10,1; *C* 19,9; *D* 15,8

bestätigt (Zihl 1995b; Zihl u. Hebel 1997). Trotz zum Teil kompletter Hemianopsie (d. h. das Restgesichtsfeld beträgt nicht mehr als 1,5°) haben solche Patienten (sie stellen mit ca. 10% nur eine sehr kleine Gruppe dar) keine Schwierigkeit, sich einen zuverlässigen und vollständigen Überblick zu verschaffen. Die dafür erforderliche Zeit und die raum-zeitliche Organisation des Blickbewegungsmusters unterscheiden sich nur unwesentlich von den Ergebnissen vergleichbarer Normalpersonen.

Im Gegensatz dazu weisen Patienten mit einer zusätzlichen Schädigung vor allem okzipitoparietaler Strukturen und ihrer Faserverbindungen eine auffallende Veränderung ihrer okulomotorischen Abtaststrategie auf. Das Blickbewegungsmuster ist charakterisiert durch klein-amplitudige Sakkaden (Blicksprünge; ▶ Kap. 28), eine deutlich erhöhte Anzahl von Fixationen und vor allem Fixationswiederholungen, und eine fehlende Übereinstimmung mit der räumlichen Struktur der Reizvorlage (▣ Abb. 8.5). Dementsprechend erhöht ist auch die Suchzeit; sie kann das 3- bis 5fache der gesunden Kontrollgruppe betragen.

❶ Dorsale visuelle Areale spielen durch ihre retinotope Organisation, ihre Spezialisierung in der Verarbeitung visuell-räumlicher Informationen und ihre homo- und heterotopen kallosalen Verbindungen eine wichtige Rolle für die räumliche Kohärenz des Wahrgenommenen. Durch die zeitlich abgestimmte und integrierte Aktivierung wird in Kooperation mit ventralen Arealen auch die zeitliche Kohärenz garantiert.

Tatsächlich berichten Patienten mit dieser Störung, dass sie die Welt nicht mehr mit einem Blick, sondern nur noch in Form mehrerer getrennter »Aufnahmen« erfassen können, die sie dann mehr oder weniger mühsam »innerlich« zusammensetzen müssen. Diese Störung kann durch ein entsprechendes Training deutlich reduziert werden; allerdings besteht in der Regel weiterhin ein erhöhter Zeitbedarf (▣ Abb. 8.5). Somit kommt ein weiterer Aspekt hinzu: Das Gehirn akzeptiert offensichtlich nun ein etwas vergrößertes Zeitfenster als neue Einheit für »simultan«, was auf eine gewisse Plastizität der Kodierungsprinzipien im extrastriären Kortex hinweist. Der Verlust der striären Re-

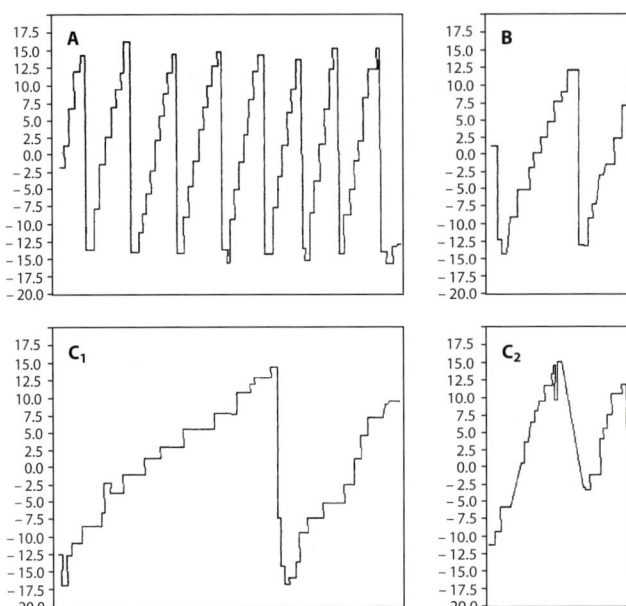

■ **Abb. 8.6.** Darstellung der horizontalen Augenpositionen (y-Achse, Angaben in Winkelgrad) von Blickbewegungen während des Lesens. Die Aufnahmen wurden mit einer Infrarot-Registriermethode gemacht. Die x-Achse stellt jeweils 20 s dar. Oben auf der y-Achse entspricht dem Anfang der Zeile; unten entspricht dem Zeilenende. Versuchspersonen wie in ■ Abb. 8.5. Lesegeschwindigkeiten: *A* 192, *B* 144, *C1* 48, *C2* 120 Wörter pro Minute

präsentation eines Gesichtsfeldbereichs führt somit nicht automatisch zu einem Verlust des Überblicks und der räumlichen Orientierung; dieser Verlust kann offensichtlich durch intakte dorsale und vermutlich ventrale Areale sehr effizient kompensiert werden, deren primäre Aufgabe eben darin besteht, den Überblick und die visuell-räumliche Orientierung im Überblicksbereich zu garantieren. Die rezeptiven Felder dieser Areale sind um ein Vielfaches größer als die des striären Kortex und reichen zum Teil über die vertikale Mittellinie in das andere Halbfeld. Zusätzlich sind sie über kallosale Fasern miteinander verbunden, sodass der Bereich der Außenwelt, der mit dem ausgefallenen Gesichtsfeldbereich korrespondiert, durch Blickwechsel mit dem erhaltenen Gesichtsfeld aufgenommen und der (betroffenen) kontralateralen Hemisphäre wieder zugespielt werden kann (Zeki 1993). Diese Areale bedienen sich dabei im Wesentlichen der Okulomotorik, wobei nicht nur posteriore, sondern auch frontale Mechanismen zur Steuerung beitragen (Pierrot-Deseilligny et al. 1995; Zihl u. Hebel 1997). Diese Steuerung betrifft auch Blickziele im ausgefallenen Halbfeld; sind solche Blickziele kodiert, können auch komplexe blickmotorische Sequenzen effizient ausgeführt werden (Zangemeister et al. 1995; Zihl 1995b).

Gesichtsfeld und Lesen

Ein noch eindrucksvolleres Beispiel für diese Form der Substitution bietet das Lesen. Zum effizienten Lesen ist ein zentraler Gesichtsfeldausschnitt erforderlich, der etwa 8° Durchmesser aufweist. Dieses sog. Lesefenster ist asymmetrisch: für Menschen mit der Leserichtung von links nach rechts umfasst es links von der Fovea etwa 3–4 Buchstaben, rechts von ihr hingegen bis zu 15 Buchstaben (Rayner u. Bertera 1979). Es ermöglicht die simultane Aufnahme eines längeren Textausschnittes und bildet die Grundlage für die regelrechte und kontinuierliche Weiterführung der Fixation. Das Blickbewegungsmuster ist durch eine geordnete Abfolge von Fixationen und sakkadischen Sprüngen charakterisiert, wobei die durchschnittliche Fixationsdauer 200–250 ms beträgt (■ Abb. 8.6).

❗ **Patienten mit einem Verlust des parafovealen Gesichtsfeldes (z. B. bei Hemianopsie oder parazentralem Skotom) verlieren aufgrund der Beeinträchtigung des »lokalen« Überblicks die geordnete Abfolge von Fixation und sakkadischen Sprüngen und zeigen eine Beeinträchtigung ihrer Leseleistung.**

Die Lesestörung ist von der Seite des Ausfalls abhängig: Patienten mit linksseitigem Ausfall haben Schwierigkeiten, den Zeilenanfang zu finden und »übersehen« oft Vorsilben oder kürzere Wörter, während Patienten mit rechtsseitigem Ausfall das Wortende nicht finden können. Besonders im letzteren Fall ist die Fixationsdauer erhöht und die sakkadischen Bewegungen sind verkleinert. Ähnlich wie für den globalen Überblick findet sich jedoch eine kleine Gruppe von Patienten, deren Lesebewegungen bereits wenige Wochen nach dem Auftreten des Gesichtsfeldausfalls denen von Normalpersonen (wieder) sehr ähnlich sind; ihre Leseleistung ist wenn überhaupt nur geringfügig reduziert. Nach einem spezifischen Lesetraining zeigen jedoch auch beeinträchtigte Patienten eine deutliche Steigerung der Leseleistung. Die Lesebewegungen normalisieren sich jedoch nicht völlig; die Fixationsdauer bleibt gegenüber vergleichbaren Normalpersonen häufig verlängert und die Lesegeschwindigkeit reduziert (○ Abb. 8.6). Auch dieser Befund lässt sich als Hinweis auf ein flexibles Zeitfenster selbst bei einer so komplexen Leistung wie der visuellen Texterfassung interpretieren. Die sakkadischen Sprünge müssen, vor allem bei rechtsseitigem Gesichtsfeldausfall, im wahrsten Sinne des Wortes ins Leere gehen; trotzdem stellt sich wieder ein annähernd kohärenter Leseprozess ein.

Die Vermutung liegt deshalb nahe, dass, ähnlich wie für die Gewinnung des globalen Überblicks, extrastriäre visuelle Areale mit ausreichender Retinotopie, großen rezeptiven Feldern und kallosalen Verbindungen vermehrt ins Spiel kommen, und zusammen mit anderen kortikalen Mechanismen der visuellen Blicksteuerung den für normales Lesen erforderlichen parafovealen Gesichtsfeldbereich effizient substituieren können. Die Analyse der Läsionsorte bestätigt diese Annahme. Patienten mit einer genikulostriären Schädigung zeigen eine spontane Anpassung ihrer Lesebewegungen an den Ausfall; das Fehlen dieser Anpassung ist mit einer extrastriären, vornehmlich dorsalen Schädigung assoziiert (Zihl 1995a).

Fovea und visuelle Blickrichtung

Solange das zentrale Gesichtsfeld, die Fovea, intakt bleibt, ist auch eine zentrale Fixation gegeben. Allerdings findet sich bei Patienten mit Hemianopsie häufig eine Verschiebung der subjektiven Geradeausrichtung, und zwar in Richtung des Gesichtsfeldausfalls. Diese Verschiebung, die sich z. B. auch in der Linienhalbierung zeigt, ist jedoch vermutlich keine Folge der Hemianopsie, sondern stellt eine eigenständige Störung dar (Zihl u. von Cramon 1986). Patienten mit dieser Verschiebung weisen jedoch keine Fixationsstörung im Sinne einer exzentrischen Fixation (d. h. außerhalb der Fovea) auf. Im Gegensatz dazu führt ein Zentralskotom, das

typischerweise nach hypoxischer Hirnschädigung auftritt, auch zum Verlust der zentralen Fixation und der sakkadischen Genauigkeit beim Aufsuchen von Blickzielen (Zihl 2000). Patienten mit einem Zentralskotom nach fokaler bilateraler striärer Schädigung (z. B. nach Kopfschussverletzungen; vgl. Teuber et al. 1960) weisen ebenfalls einen Verlust der zentralen Fixation auf. In diesen Fällen scheint es somit kortikal keine zuverlässige Gesichtsfeldmitte mehr zu geben, die als zentrale »Landmarke« für die visuelle Kodierung des Raumes dienen könnte.

❗ **Die kortikale Repräsentation der Fovea in V1 stellt auch eine wichtige zentrale räumliche Referenz für die Steuerung der Blickbewegungen einschließlich der Fixation dar.**

8.3 Zerebrale Blindheit

❗ **Die vollständige Zerstörung beider genikulostriären Projektionen führt zum vollständigen Verlust aller Sehfunktionen im gesamten Gesichtsfeld (»Rindenblindheit«).**

In ungefähr 25–30% der Fälle bleibt diese Blindheit bestehen; der Rest der Patienten zeigt eine gewisse Spontanerholung. Die Rückkehr des Sehens vollzieht sich typischerweise innerhalb von 2–3 Monaten und folgt einem charakteristischen Muster. Zuerst kehrt die Lichtwahrnehmung zurück, wobei bewegte und flickernde Reize besser wahrgenommen werden können als stationäre. In dieser Phase beschreiben die Patienten die Welt als grau oder »wie durch einen Nebel«. Es folgt die Wahrnehmung von Farben, die allerdings noch »schmutzig« erscheinen, und von groben Konturen und Formen. Die Rückbildung kann auf jeder dieser Stufen beendet sein, nur in seltenen Fällen kehrt auch die Objektwahrnehmung zurück.

Aus der Abfolge der Rückkehr der Sehleistungen ist eine Hierarchie der zentralnervösen Organisation der visuellen Wahrnehmung abgeleitet worden (Teuber et al. 1960), wobei die Lichtwahrnehmung als »primitivste«, die Objektwahrnehmung als »höchste« Stufe angenommen wird. Wahrscheinlicher ist, dass für die Wahrnehmung von Licht, von Hauptfarben und von groben Konturen weniger neuronale Einheiten erforderlich sind; zudem finden sich Neurone, die auf Licht oder einfache Konturmerkmale reagieren, in zahlreichen visuellen kortikalen Arealen (Cowey 1994). Alternativ kann angenommen werden, dass nicht alle visuellen Areale vollständig geschädigt worden sind, sodass z. B. einzelne Farbtöne oder einfache Formen wahrgenommen werden können. Die Aussparung extrastriärer Areale in Fällen zerebraler Blindheit zeigt sich z. B. auch im Erhalt visueller Vorstellungen und Gedächtnisinhalte z. B. über Formen, Farben, Objekte oder geographische Inhalte (vgl. Chatterjee u. Southwood 1995). Diese Beobachtung unterstützt auch die Annahme, dass der genikulostriäre Anteil des visuellen Systems für die Generierung (korrekter) visueller Vorstellungen nicht erforderlich ist.

Bilaterale extrastriäre Läsionen können zum Verlust einzelner visueller Leistungen führen, z. B. der Farb- oder Bewegungswahrnehmung (Zeki 1990; Zihl et al. 1983). In diesen Fällen sind die Lichtwahrnehmung, die Formwahrnehmung und die Raumwahrnehmung im Gesichtsfeld nicht beeinträchtigt.

> ❶ Zerebrale Blindheit gibt es nicht nur als genikulostriäre Blindheit, bei der alle Sehleistungen ausgefallen sind, sondern auch als extrastriäre Blindheit; sie betrifft dann einzelne Sehleistungen im gesamten Gesichtsfeld, ohne dass das striäre Gesichtsfeld (für Lichtreize) beeinträchtigt ist.

Zusammenfassung

Die Netzhaut wird nach topographischen Regeln im primären visuellen Kortex abgebildet (»kortikale Retina«), wobei der zentrale Bereich eine weitaus größere Rindenfläche einnimmt als die Peripherie (sog. kortikaler Vergrößerungsfaktor). Die funktionelle Spezialisierung des visuellen Systems beginnt bereits in der Retina und setzt sich im extrastriären Kortex fort. Das M-System ist auf die Übertragung und Analyse bewegter Reize sowie globaler räumlicher Informationen spezialisiert; es bildet auf kortikaler Ebene die dorsale Verarbeitungsroute und wird als »Wo«-System bezeichnet. Das P-System ist auf die Analyse von Formen und Farben spezialisiert; auf kortikaler Ebene setzt es sich als ventrale Verarbeitungsroute fort und wird als »Was«-System bezeichnet. Die retinotope Organisation der extrastriären dorsalen und ventralen visuellen Areale lässt in Abhängigkeit vom Ort der Hirnschädigung selektive Ausfälle visueller Teilleistungen in den entsprechenden Gesichtsfeldarealen erwarten.

Partielle zerebrale Blindheit manifestiert sich in homonymen Gesichtsfeldstörungen mit teilweisem oder vollständigem Verlust aller oder einzelner Sehleistungen im betroffenen Gesichtsfeldbereich. Selektive Verluste von Teilleistungen der visuellen Wahrnehmung im Gesichtsfeld unterstützen das Konzept der funktionellen Spezialisierung des visuellen Kortex und legen eine topographische Organisation dieser Teilleistungen nahe. Diese topographische Organisation scheint auch für visuelle Vorstellungen zu gelten.

Gesichtsfeldausfälle verkleinern den Überblick und beeinträchtigen dadurch »höhere« Leistungen der visuellen Wahrnehmung, z. B. die simultane Erfassung eines größeren Ausschnitts der Umgebung oder das Lesen. Die in manchen Fällen beobachtbare spontane Anpassung weist auf eine effiziente Substitution des verlorenen Gesichtsfeldbereichs durch sakkadische Augenbewegungen hin. Extrastriäre, visuelle Areale sind auch an der Steuerung der Blickmotorik und an der räumlichen und zeitlichen Kohärenz des Wahrgenommenen beteiligt. Für die visuelle Kodierung des Raumes und die visuelle Steuerung der Blickmotorik spielt auch die »kortikale Fovea« eine wichtige Rolle.

9 Blindsehen

Petra Stoerig

Eine Läsion, die die primären Sehrinde (V1) zerstört oder denerviert, verursacht einen homonymen Gesichtsfeldausfall, dessen Lage, Größe und Dichte perimetrisch bestimmt

▼

wird. Lage und Größe spiegeln die Topographie der Abbildung des Gesichtsfeldes in V1 wider, während die Dichte angibt, ob die Blindheit relativ oder absolut ist. Bei einem relativen Ausfall kann der Patient noch geeignete, d. h. meist hochkontrastige, schnell bewegte Muster wahrnehmen, während weniger auffällige und stationäre Reize nicht gesehen werden. In absoluten Ausfällen dargebotene Reize kann der Patient Reize dagegen nicht sehen, solange ihre Leuchtdichte unterhalb der Streulichtschwelle liegt (◘ Abb. 9.1; ► »Unter der Lupe«). Obwohl kein bewusstes Sehen möglich ist, lassen sich in Feldern absoluter kortikaler Blindheit die in diesem Kapitel behandelten nichtreflexiven visuellen Restfunktionen nachweisen. Dazu werden Untersuchungsmethoden verwendet, die das vom Patienten erlebte Nichtsehen umgehen. Zwei Arten von Verfahren sind zu unterscheiden.

Unter der Lupe

Kritik, Kriterium und Kontrolle
Drei kritische Einwände gegen das Blindsehen sind wiederholt diskutiert worden:

1. Überzufällige Leistungen können durch Streulicht verursacht sein, das in funktionstüchtige Gesichtsfeldanteile fällt (Campion et al. 1983).
Kontrolle: Zum Ausschluss von streulichtbedingten Artefakten sind verschiedene Ansätze verwendet worden. Der natürliche blinde Fleck, an dem der Sehnerv aus dem Auge austritt, ist ein rezeptorfreier Ort der Netzhaut, sodass dort dargebotene Reize nur aufgrund von Streulicht erkannt werden können. Sind die Reize zu schwach, um hier eine signifikante Entdeckungsleistung zu ermöglichen, kann ihre Entdeckung im Gesichtsfeldausfall nicht durch Streulicht bedingt sein (◘ Abb. 9.1). Streulichteffekte lassen sich auch ausschließen durch die Verwendung von den eigentlichen Reiz umgebenden Masken oder durch das Fluten des Übergangsbereiches zwischen normalem und blindem Feld mit Licht höherer Leuchtdichte, wodurch etwa vom Reiz ausgehendes Streulicht auf dem Weg ins normale Feld verschluckt wird.

2. Das Entscheidungskriterium, aufgrund dessen der Patient antwortet, kann in den Blindsehuntersuchungen laxer sein als beim Ausmessen des Gesichtsfeldausfalls (Campion et al. 1983).
Kontrolle: Zur Kontrolle des Entscheidungskriteriums des Patienten sind der Signalentdeckungstheorie entnommene Verfahren eingesetzt worden, die das Kriterium absichtlich verändern. Sie zeigen, dass die überzufällige Leistung unabhängig von solchen Veränderungen des Kriterium auftritt (Stoerig et al. 1985).

3. Die impliziten Restleistungen werden nur bei Patienten beobachtet, deren Läsionen kleine Teile der primären Sehrinde aussparen. Das Blindsehen würde dann durch solche Inseln funktionellen Gewebes und nicht durch die sekundären Sehsysteme vermittelt (Fendrich et al. 1992).
Kontrolle: »Inseln« funktionellen Gewebes in der primären Sehrinde können zum Blindsehen in allen Fällen beitragen, in denen sie vorhanden sind. Zur Erklärung des Phänomens reichen sie nicht aus, weil Patienten und Affen mit operativ entfernter Rinde Blindsehen zeigen und sich auch mit hochauflösenden bildgebenden Verfahren bei den Patienten keine Aktivierung im lädierten oder denervierten V1 feststellen lässt (Goebel et al. 2001).

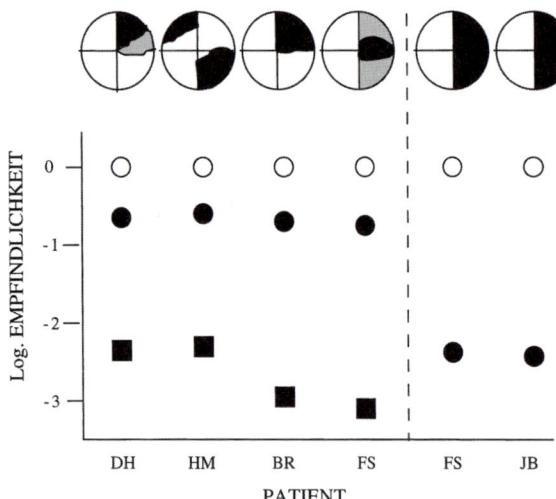

Abb. 9.1. Die Empfindlichkeit für einen 116′ großen, weißen Reiz, der auf einem ebenfalls weißen Hintergrund von 10 cd/m² Leuchtdichte für je 200 ms dargeboten wurde. Verglichen werden die Empfindlichkeit im normalen Halbfeld (○) mit der mit 2AFC-Verfahren an der entsprechenden Stelle im kortikal blinden Halbfeld gemessenen Empfindlichkeit, die 0,3–1 log. Einheiten niedriger ist (●). Im Unterschied zu dieser vergleichsweise geringen Herabsetzung liegt die Streulichtempfindlichkeit, die durch Darbietung des Reizes im natürlichen blinden Fleck bestimmt wurde, 2–3 log. Einheiten unter der Empfindlichkeit im normalen Feld (■) (Stoerig u. Cowey 1997). Während die links von der Trennlinie gezeigten Daten von Patienten stammen, deren Läsionen V1 zerstört oder denerviert haben, sind rechts die von zwei hemisphärektomierten Probanden dargestellt. Gleich, ob der Reiz innerhalb oder außerhalb des blindes Flecks präsentiert wurde, ließ sich im blinden Halbfeld dieser Patienten (*FS, JB*) nur eine durch Streulicht verursachte Entdeckung nachweisen (Stoerig et al. 1996). Die Zeile oberhalb des Diagramms zeigt die Lage und Ausdehnung der Gesichtsfelddefekte (*schwarz*: absolute Skotome, *grau*: relative Skotome)

9.1 Untersuchungsverfahren zum Nachweis von Blindsehen

9.1.1 Direkte oder »Forced-Choice«-Verfahren

Direkte oder Forced-Choice-Verfahren verlangen, dass die Patienten raten, **ob** innerhalb ihres Gesichtsfeldausfalls ein Reiz dargeboten wurde, **wo** er dargeboten wurde oder **welcher** von einer kleinen Auswahl von Reizen dargeboten wurde. Mit diesen der tierexperimentellen Forschung entlehnten Methoden, die nicht fragen, ob der Patient etwas wahrnimmt, sondern seine Reaktionen auf den Reiz aufnehmen, wurde gezeigt, dass die Patienten an verschiedenen Positionen im Ausfall dargebotene Stimuli überzufällig lo-

Tabelle 9.1. Schwellenwerte für das normale und das blinde Feld. Bei den angegebenen Werten erreichte die Leistung der Patienten ein statistisches Signifikanzkriterium

Funktion	Normales Feld	Blindes Feld
Entdeckung	1 cd/m²	3–10 cd/m²
Orientierung	2–3°	10°
Wellenlänge	3–6 nm	20–30 nm

kalisieren können: Sie bewegen die Hand oder die Augen deutlich häufiger ungefähr dahin, wo der Reiz wirklich war, als an die anderen möglichen Positionen (Pöppel et al. 1973; Weiskrantz et al. 1974). Weiter können Sehreize, die an einer festen Position im Ausfall in zufälliger Reihenfolge mit Leerreizen gezeigt werden, überzufällig entdeckt (Stoerig et al. 1985) und unterschieden werden, wenn sie sich in ihrer Größe, Leuchtdichte, Orientierung, Wellenlänge, Form, Bewegung oder Bewegungsrichtung ausreichend unterscheiden (für Übersichten s. Weiskrantz 1986; Stoerig u. Cowey 1997).

So weit Entdeckungs- und Unterscheidungsschwellen mit diesen viele Reizdarbietungen erfordernden Rateverfahren gemessen wurden, waren sie im Verhältnis zur normalen Gesichtsfeldhälfte durchschnittlich um 0,5–1 log. Einheit erhöht (Abb. 9.1; Tabelle 9.1). Zu beachten ist, dass es sich bei diesen Schwellen nicht um Wahrnehmungsschwellen handelt, sondern um die niedrigsten Werte, bei denen das Rateverhalten statistisch vom Zufall verschieden ist.

Als Beispiel einer Unterscheidung von im Ausfall dargebotenen, nicht bewusst abgebildeten Reizen ist in Abb. 9.2 die Verarbeitung bewegter Reizmuster gezeigt. In Abb. 9.2a zeigt sich der Einfluss der Läsion: Wurden großflächige Punktemuster verwendet, die sich mit 30°/s nach rechts oder links bewegten, konnten die untersuchten kortikal blinden Patienten, gleich ob sie bilaterale (O_b) oder unilaterale (O_u) Okzipitalläsionen erlitten hatten, die Bewegungsrichtung fast fehlerlos unterscheiden. Hemisphärektomierte Patienten, denen die Großhirnrinde einer Hirnhälfte entfernt wurde (H), gelang diese Unterscheidung nicht (Perenin 1991). Neben Ausdehnung und Lage der Läsion spielen Reiz und Aufgabe eine Rolle. Bei einer nur 5.5° messenden rotblauen Spirale, die sich um die eigene Achse drehen konnte, konnten Patienten mit einseitigen Okzipitalläsionen (Abb. 9.2b) sowohl unterscheiden, ob die Spirale stationär oder rotierend dargeboten wurde, als auch ob sie sich rechts- oder linksherum drehte. Obwohl die Ergebnisse für beide Unterscheidungen statistisch hochsignifikant sind, ist die Unterscheidung der Rotationsrichtung offen-

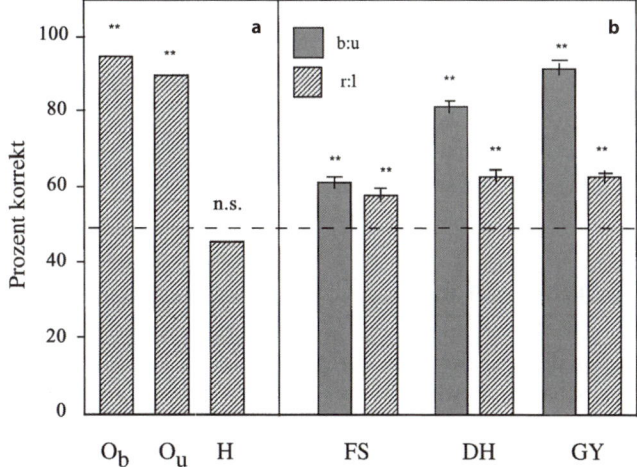

Abb. 9.2. a Bewegungsverarbeitung bei Patienten mit beidseitiger (O_b) Okzipitalläsion, einseitiger (O_u) Okzipitalläsion und Hemisphärektomie (*H*). Die Bewegungsrichtung – rechts oder links – eines großflächigen Punktermusters konnte nur der hemisphärektomierte Patient nicht unterscheiden. (Nach Perenin 1991). **b** Die Unterscheidung einer stationären von einer sich um die eigene Achse drehenden 5.5° messenden Spirale (*dunkel*, b:u) gelingt den 3 Patienten mit einseitigen Okzipitalläsionen (*FS, DH, GY*) besser als die der Rotationsrichtung derselben Spirale (*schraffiert*, r:l); ** $p < 0.001$

bar schwieriger als die zwischen bewegtem und unbewegtem Reiz.

> ❗ **Nicht nur die Größe der Läsion, sondern auch die Eigenschaften des Reizes und die Aufgabe sind für die nachweisbare Leistung wesentlich.**

Hinzu kommt als weiterer Faktor das Training. ▪ Abbildung 9.3 zeigt diesen Effekt bei einer Objektunterscheidungsaufgabe, die mit der Form- und der Wellenlängenunterscheidung zu den schwieriger nachzuweisenden Restfunktionen zählt. Hier wurden als Reize Bilder natürlicher Objekte verwendet, wobei im Zwei-Wahl-Rasterverfahren (2AFC) ein grüner Apfel von einer orangefarbenen Orange bzw. ein grüner Apfel von einem grünen Kohlkopf unterschieden werden sollte. Die Bilder wurden für 300 ms einzeln in den vom Ausfall betroffenen Gesichtsfeldarealen dargeboten, und der Patient entschied per Tastendruck nach jeder Darbietung, welches der beiden Objekte gezeigt worden war. Durch eine Rückmeldung nach jeder Antwort wurde der Patient informiert, ob er richtig oder falsch geraten hatte. In einem der Signalentdeckungstheorie entlehnten Verfahren wurde das Verhältnis der beiden Stimuli variiert, um die Unterscheidungsleistung unabhängig vom Entscheidungskriterium der Versuchsperson zu erfassen. In den Kurven, welche die ersten tausend Darbietungen wiedergeben (▪ Abb. 9.3 oben) zeigte sich eine signifikante Leistung nur für das verschiedenfarbige Reizpaar (▪ Abb. 9.3

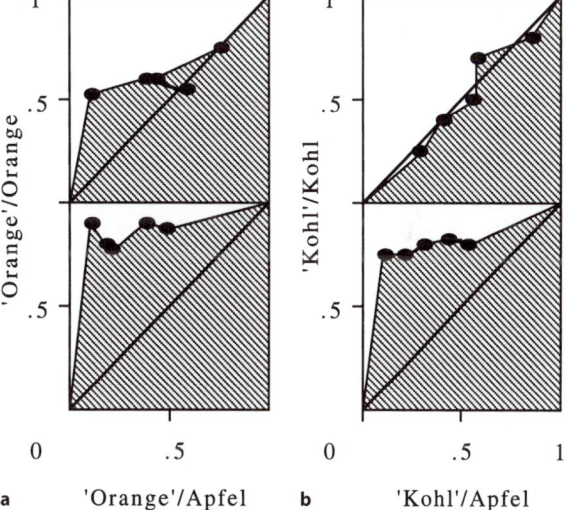

a 'Orange'/Apfel   **b** 'Kohl'/Apfel

Abb. 9.3a,b. Unterscheidung von Bildern natürlicher farbiger Objekte beim hemianopen Patienten GY. **a** Unterscheidung eines grünen Apfels von einer orangefarbenen Orange; **b** Unterscheidung desselben grünen Apfels von einem grünen Kohlkopf. *Oben* sind jeweils die auf den 1. Tausend Darbietungen beruhenden Kurven, *unten* die auf den letzten Tausend beruhenden Kurven gezeigt. Insgesamt wurden 2500 Darbietungen pro Paar gegeben. Die Unterscheidungsleistung verbesserte sich im Lauf der Untersuchung. Bei den ersten 1000 Darbietungen erzielte der Patient signifikante Leistungen nur bei dem Paar, das sich in Form und Farbe unterschied; bei den letzten 1000 hatte sich die Unterscheidung für beide Paare stark verbessert. Auf der Diagonalen liegende Punkte geben zufälliges Antwortverhalten wider

links); die letzten Tausend der insgesamt 2.500 Darbietungen ergaben dagegen für beide Reizpaare eine signifikante Unterscheidung (■ Abb. 9.3 unten).

> ❗ Die Erfahrung, die der Patient mit seinen visuellen Restfunktionen erworben hat, entscheidet mit darüber, ob und in welchem Ausmaß sie nachweisbar sind.

9.1.2 Indirekte Untersuchungsverfahren

Statt zu verlangen, dass der Patient die An- oder Abwesenheit des Reizes oder seine Eigenschaft errät, wird mit indirekten Verfahren gemessen, ob die Reaktion des Patienten auf einen im normalen Halbfeld gezeigten, bewusst abgebildeten Reiz durch die zusätzliche Darbietung eines zweiten Reizes im blinden Feld signifikant beeinflusst wird. Ein Beispiel ist die perzeptuelle Vervollständigung, die ein wahrgenommener Reiz durch in den blinden Anteil fallende Reizanteile erfährt. Wird z. B. ein Reiz genau auf der Grenze zwischen normalem und blindem Feld dargeboten, sodass seine eine Hälfte ins normale, die andere ins blinde Feld fällt, dann berichtet der Patient, er habe mehr von der Figur gesehen, als wenn nur die sichtbare Hälfte der Figur an ihrer Position im normalen Feld gezeigt wird (Marcel, 1998). Bahnungs- und Interferenzeffekte zwischen den beiden Halbfeldern zeigen sich auch in den Reaktionszeiten der Patienten. Zum Beispiel verändert sich die Reaktionszeit auf einen gesehenen Reiz in Abhängigkeit von der Präsentation eines zweiten, ungesehenen Reizes (Marzi et al. 1986) und durch Darbietung von Zusatzstimuli, die den Zielreiz im normalen oder im blinden Halbfeld flankieren und mit ihm übereinstimmen oder von ihm verschieden sind. Die Identifikation des Zielreizes – seiner Farbe (rot oder grün) oder seiner Form (E oder O) – gelingt schneller, wenn der flankierende Reiz kongruent ist, während der inkongruente Reiz die Reaktion auch dann verlangsamt, wenn er im blinden Feld erscheint (Danckert et al. 1998).

Die indirekten Verfahren sind angenehmer für die Patienten, weil sie von ihnen nur Antworten auf gesehene Reize fordern, verlangen aber ebenfalls viele Reizdarbietungen, um etwaige Effekte vom Zufall abzugrenzen. Dass sie empfindlicher sein könnten als direkte Verfahren, wird nahegelegt durch eine Untersuchung an hemisphärektomierten Patienten, die schneller auf einen Reiz im normalen Halbfeld reagierten, wenn gleichzeitig ein zweiter im blinden Halbfeld erschien (Tomaiuolo et al. 1997); mit direkten

Verfahren ließ sich bei diesen Patienten keine überzufällige Entdeckungsleistung nachweisen (■ Abb. 9.1, 9.2; King et al. 1996; Stoerig et al. 1996).

Wir wissen bislang noch nicht, was im blinden Feld eigentlich unmöglich ist. Die negativen Befunde, die verschiedentlich für spezifische Patientengruppen mit Läsionen des visuellen Kortex veröffentlicht wurden (z. B. Marzi et al. 1986; Schärli et al. 1999) könnten besagen, dass diese Läsionen die jeweils untersuchte Funktion endgültig zerstört hatten; sie könnten aber auch besagen, dass die Patienten zu wenig Gelegenheit hatten, sich die entsprechende Fähigkeit anzueignen. Die zweite Hypothese passt besser zur Verbesserung der Leistung über die Zeit (s. auch Bridgeman u. Staggs 1982) und zu den erfolglosen Ergebnissen verschiedener Versuche, Patienten mit überzufälligen Restleistungen von Patienten ohne solche Restleitungen durch eine Analyse ihrer umschriebenen Okzipitalläsionen zu trennen. Nur bei hemisphärektomierten Patienten scheinen sich zumindest mit Rateverfahren keine überzufälligen Restleistungen nachweisen zu lassen (Perenin 1991; King et al. 1996; Stoerig et al. 1996).

> ❗ Die in Feldern absoluter kortikaler Blindheit nachgewiesenen visuellen Restleistungen – das überzufällige Raten, die vom ungesehenen Reiz beeinflusste Reaktion auf den gesehenen – werden Blindsehen (oder Blindsight) genannt.

9.2 Funktionelle Neuroanatomie des Blindsehens

Wie werden die residualen Sehfunktionen neuronal vermittelt? Die Läsion in der primären Sehrinde verursacht eine absteigende Degeneration, die im Laufe weniger Monate die Projektionsneurone im Corpus geniculatum laterale (CGL) dezimiert und transneuronal die Ganglienzellen der Netzhaut angreift. Durch den viel langsameren, über Jahre andauernden Prozess der retinalen Degeneration sterben bis zu 80% der Ganglienzellen im zentralen Teil der betroffenen Netzhauthälften. Die überlebenden Zellen, insgesamt etwa 50% der normalen Population, schicken ihre Axone zu den über 10 retinorezipienten Kernen, die in ■ Abb. 9.4 schematisch gezeigt sind, darunter auch ins degenerierte CGL, das im Normalfall den Löwenanteil der Fasern erhält. Alle diese Kerne projizieren direkt oder indirekt zur extrastriären Sehrinde (für eine Übersicht s. Stoerig u. Cowey 1997). An Affen mit abgetragener oder gekühlter primärer Sehrinde durchgeführte Einzelzellablei-

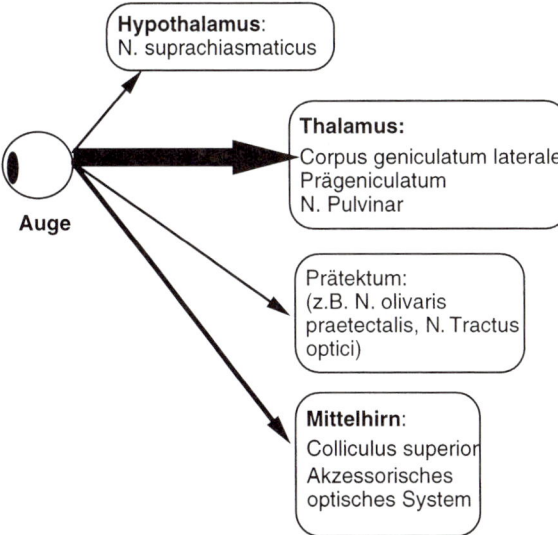

Abb. 9.4. Die Axone der Ganglienzellen der Netzhaut ziehen zu den retinorezipienten Kernen. Die *Dicke der Pfeile* deutet die Stärke der Projektion an: Im Normalfall ist die Projektion zum Corpus geniculatum laterale (CGL) mit Abstand am stärksten; die zum Colliculus superior kommt an 2. Stelle. Nach einer Läsion der primären Sehrinde degenerieren die Projektionsneurone im CGL und die Degeneration greift transneural auf die Ganglienzellen der Netzhaut über, wodurch die retinogenikuläre Projektion deutlich reduziert wird. Die Entfernung der Kerne vom Auge wird durch die *Länge der Pfeile* symbolisiert: Der N. suprachiasmaticus liegt augennah gleich über der Sehnervenkreuzung, während die längsten Axone als Bracchium colliculi zum Mittelhirn ziehen

tungen haben gezeigt, dass durch Reizung des betroffenen Gesichtsfeldes auch kortikal noch visuelle Antworten auslösbar waren. Solche vom V1-Eingangssignal unabhängigen Nervenzellen fanden sich vorwiegend in okzipitoparietalen Rindengebieten, die zur visuellen Handlungssteuerung beitragen. Hier behielten die noch erregbaren Zellen ihre normalen Eigenschaften, etwa ihre Richtungsselektivität, weitgehend bei, während die Zellen in den okzipitotemporalen Arealen, die eher der Objektwahrnehmung dienen (Mishkin et al. 1983), dagegen kaum auf im gegenüberliegenden Gesichtsfeld gezeigte Sehreize ansprachen (für eine Übersicht s. Bullier et al. 1993).

Diese an anästhesierten Tieren durchgeführten Untersuchungen legen nahe, dass man auch beim menschlichen Patienten noch kortikale Antworten auf im blinden Feld gezeigte Reize auslösen kann, dass diese aber nur in den dorsalen, okzipitoparietalen Rindengebieten zu finden sind. Die Entwicklung der funktionellen bildgebenden Verfahren hat in den letzten Jahren die Überprüfung dieser Hypo-

Tabelle 9.2. Die Aktivierbarkeit (+) ipsiläsionaler extrastriärer Sehrindengebiete durch Stimulation im Gesichtsfeldausfall. Während sich bei blindseherfahrenen Patienten (*FS, GY*) dorsale und ventrale Areale aktivieren ließen, sprachen bei den blindsehnaiven Patienten (*WF, HK*) nur dorsale Areale an. Eine Restaktivierung in V1 konnte bei keinem der Patienten entdeckt werden (eigene unveröffentlichte Daten)

Patient	V1/V2	Bewegungskomplex V3/V5	Farbkomplex V4/V8
WF	–	+	–
HK	–	+	–
FS	–	+	+
GY	–	+	+

these am Menschen möglich gemacht. Dabei zeigte sich erwartungsgemäß eine durch Stimulation des blinden Feldes mit bewegten Reizen ausgelöste Aktivierung in okzipitoparietalen Arealen wie V3 und dem Bewegungskomplex hMT+ (▶ Kap. 4), die nicht auf Aktivierung von Gewebe im geschädigten V1 angewiesen ist (Barbur et al. 1993; s. Infobox »Kritik, Kriterium und Kontrolle«). Entgegen der Hypothese zeigte sich jedoch auch Aktivierung in okzipitotemporalen Sehrindengebieten, wenn anstelle bewegter Reizmuster farbige Bilder natürlicher Objekte zur Stimulation verwendet wurden (Goebel et al. 2001). Interessanterweise scheint diese ventrale Aktivierung, die sich auch durch bewegte Farbreize auslösen lässt, mit der Blindseherfahrung der Patienten zu korrelieren. fMRT-Messungen bei 4 Patienten zeigten nämlich eine ipsiläsionale ventrale Aktivierung durch Stimulation im blinden Feld nur bei den 2 blindseherfahrenen, nicht aber bei den 2 blindsehnaiven Patienten; dorsale Aktivierung war dagegen bei allen 4 Patienten zu beobachten (▶ Abb. 9.5; ▶ Tabelle 9.2). Möglicherweise ist der Unterschied bei Mensch und Tier nicht (oder nicht nur) Ausdruck eines Speziesunterschiedes oder der nur in den Affenexperimenten induzierten Anästhesie, sondern Folge der unterschiedlichen Erfahrung, die die beiden Gruppen mit den visuellen Restleistungen gesammelt haben: Bei den physiologisch untersuchten Affen handelte es sich um blindsehnaive Tiere.

> **Die Untersuchungen der funktionellen Neuroanatomie des Blindsehens zeigen, dass die von der transneural teildegenerierten Netzhaut ausgehenden parallelen Bahnen auch nach einer V1-Läsion vom blinden Feld kommende visuelle Information verarbeiten und zur extrastriären Sehrinde leiten. Ergeb-**
> ▼

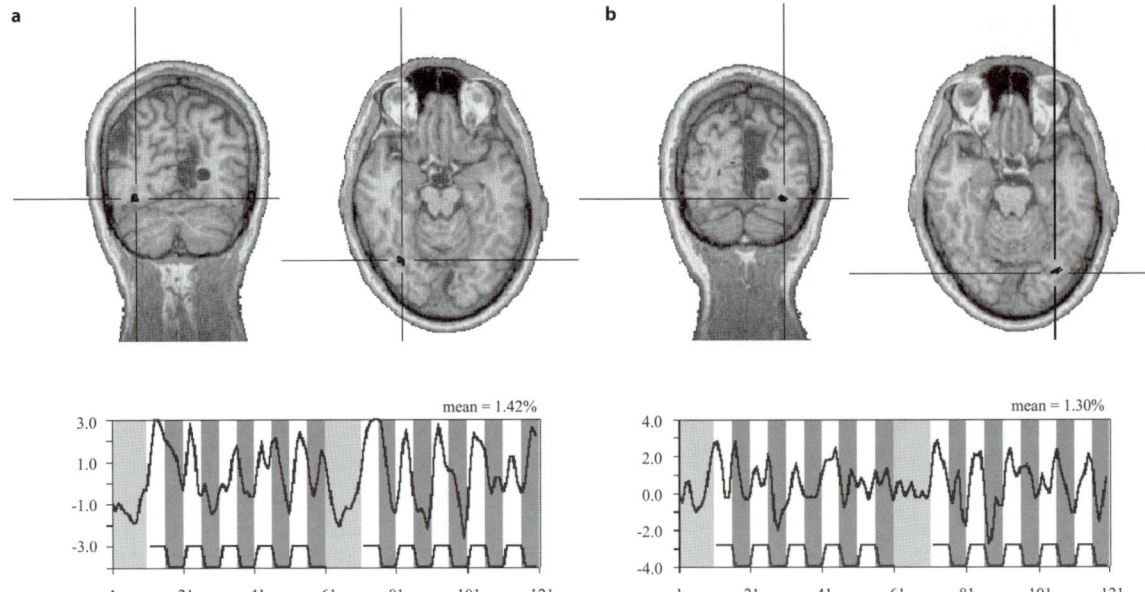

a **b**

🔲 **Abb. 9.5a,b.** Funktionelle Magnetresonanztomographie bei Reizung mit farbigen Reizen im normalen (**a**) und hemianopen Halbfeld (**b**) eines blindseherfahrenen Patienten. Gezeigt sind je ein Koronal- (**a, b** links) und ein Horizontalschnitt (**a,b** rechts) durch das aktivierte Areal im okzipitotemporalen Bereich. Die linkshemisphärische Läsion ist in den Koronalschnitten als dunkler Bereich entlang der Mittelachse zu erkennen; sie liegt oberhalb der gezeigten Horizontalsschnittebene. Der schwarze Punkt entspricht dem angeschnittenen Ventrikel. Die Aktivierung im Bereich des Farbkomplexes (*schwarz, im Fadenkreuz*)

errechnet sich über den Sauerstoffgehalt des Blutes, der sich um die Orte höherer Aktivität kurzfristig anreichert. Das Maß, in dem die Veränderung des Sauerstoffgehaltes mit dem Stimulationsprotokoll – hier der An- und Abwesenheit des Reizes – korreliert (**a, b** unten) entscheidet über die Signifikanz des jeweiligen Fokus. Die Amplitude des Signals ist in der entsprechend der radiologischen Konvention jeweils rechts gezeigten lädierten Hirnhälfte (**b**) etwas geringer als in der normalen Hirnhälfte (**a**) (1,30:1,42% Veränderung)

nisse aus physiologischen Untersuchungen am Affen und fMRT-Untersuchungen am menschlichen Patienten zeigen eine visuelle Weiterverarbeitung in okzipitoparietalen Gebieten, die unabhängig von der Blindseherfahrung auftritt. Eine okzipitotemporale Aktivierung wurde bisher nur bei blindseherfahrenen Patienten beobachtet.

9.3 Was nutzt das Blindsehen?

Inwiefern die Betroffenen vom Blindsehen profitieren, wurde bisher nur wenig untersucht. Eine Langzeitstudie an einer kortikal blinden Äffin, die sich im Lauf des Trainings zunehmend wie ein normales Tier verhielt, Hindernissen auswich, sich visuell orientierte und sogar im freien Gelände navigieren konnte (Humphrey 1974), zeigt, wie hilfreich Blindsehen sein kann. Im Einklang damit berichten Patienten, die aus eigenem Interesse über viele Jahre hinweg an

Untersuchungen teilgenommen haben und zunehmend bessere Restfunktionen zeigten, dass sie im täglichen Leben besser zurechtkommen, Hindernissen ausweichen und »mehr sehen, obwohl sie nichts sehen«. Ein gezielt auf den Nutzen im Alltag angelegtes Blindsehtraining, das im Unterschied zu den eingeführten Verfahren nicht nur auf ein besseres Ausnutzen des verbliebenen Gesichtsfeldanteils angelegt ist, sollte diese Erfolge vertiefen.

Abgesehen vom Nutzen für den Patienten erlaubt das Blindsehen Einblicke in die Funktionsweise des Sehsystems, in seine postläsionale Plastizität, aber auch in die neuronalen Grundlagen bewussten Sehens und seine Funktion (▶ Unter der Lupe »Offene Fragen«).

Unter der Lupe

Offene Fragen

— Warum ist das Sehsystem im Vergleich zum motorischen und somatosensorischen so therapieresistent?

— Warum vermitteln die ungeschädigten Teile des Sehsystems keine bewussten Sehfunktionen, wenn V1 verletzt ist?

— Ist V1 für das bewusste Sehen notwendig, weil es den größten Teil der visuellen Signale in die extrastriären Gebiete schickt, oder weil es für die Funktion der kortikokortikalen Verarbeitungsschleifen unerlässlich ist?

— Aufgrund welcher Veränderung im System kann im absoluten Ausfall wieder ein bewusstes Sehen entstehen?

— Wozu dient das bewusste Sehen, wenn doch bereits das Blindsehen angepasstes, visuell gesteuertes Verhalten ermöglicht?

Zusammenfassung

Unter Blindsehen versteht man die Vielzahl nichtreflexiver Sehfunktionen, die in retrogenikulär verursachten Gesichtsfeldausfällen nachweisbar sind, obwohl die Patienten die Reize, auf die sie reagieren, nicht bewusst sehen können. Diese Restfunktionen werden mit Rateverfahren und indirekten Methoden untersucht, die die Verarbeitung des ungesehenen Reizes durch seinen Einfluss auf die Reaktion auf gesehene Reize nachweisen. Sie sind erlernbar und werden durch das extragenikulostriäre Sehsystem unter Einbezug höherer Sehrindengebiete vermittelt.

II Erkennen von Objekten, Gesichtern und Geräuschen

10 Funktionelle Prinzipien der Objekt- und Gesichtserkennung

Heinrich H. Bülthoff, Alexa I. Ruppertsberg

Es ist oft nicht leicht, einem Laien zu erklären, warum das Erkennen von Objekten ein nicht triviales Problem darstellt, da wir es doch anscheinend so mühelos dadurch lösen, dass wir die Gegenstände einfach anschauen. Aber nehmen wir einmal an, wir wären blind geboren und hätten gelernt, durch unseren Tastsinn zwischen einem Würfel und einer Kugel zu unterscheiden. Könnten wir dann nach einer Operation, bei der wir das Augenlicht wiedergewonnen hätten, durch einfaches Anschauen und ohne Berührung sagen, welches der Würfel und welches die Kugel ist? Dieses Gedankenexperiment, das schon Philosophen wie Locke und Molyneux beschäftigt hat, macht deutlich, dass Sehen und Erkennen keine einfachen Probleme sind.

Es gibt tatsächlich einen Fall für den dieses Gedankenexperiment Realität geworden ist (Gregory 1974).

> **Fallbeispiel**
>
> S. B. hatte im Alter von 10 Monaten sein Augenlicht verloren und erst 50 Jahre später durch eine Augenoperation wiedergewonnen. Es zeigte sich, dass für S. B. viele taktile Erfahrungen in seine visuelle Welt übertragbar waren. So konnte er z. B. gedruckte Großbuchstaben ohne weiteres lesen und die Uhrzeit an einer Wanduhr ablesen. Kleinbuchstaben dagegen hatten für ihn keine Bedeutung, da er sie als blinder Schuljunge nicht gelernt hatte. Am bemerkenswertesten war aber, wie erstaunt S. B. immer wieder darüber war, dass der gleiche Gegenstand von verschiedenen Richtungen betrachtet, so unterschiedliche visuelle Eindrücke hinterließ.

Es ist in der Tat erstaunlich, wie unser visuelles System es fertig bringt, Objekte aus unterschiedlichen Blickrichtungen zu erkennen, obgleich doch die Abbilder der Objekte auf der Netzhaut des Auges so unterschiedlich sein können. So haben wir z. B. keine Mühe, alle Stühle in ◻ Abb. 10.1 zu erkennen, obwohl die Bild- und Objektunterschiede sehr groß sind.

Vergegenwärtigen wir uns anhand von ◻ Abb. 10.1 die Probleme, die unser visuelles System so spielend löst. Schnell haben wir festgestellt, dass alle Stühle bis auf einen vom gleichen Modelltyp sind. Das ist uns sogar möglich, obwohl alle Stühle aus unterschiedlichen Ansichten oder auch nur zum Teil sichtbar sind. Diese Erkennungsleistung bezeichnet man als **Objektkonstanz**. Die Abbildung demonstriert weiterhin deutlich, dass Objektkonturen zur Objekterkennung allein nicht ausreichen: Die gleiche Umrisslinie umfasst einmal einen Stuhl, das andere Mal den Schatten eines Stuhles. Entfernte Objekte werden auf der Retina (auch auf dem Bild) kleiner abgebildet. Durch Wissen über die Größe bekannter Objekte ist es jedoch klar, dass man sich auf den Stuhl im Hintergrund im nächsten Zimmer setzen kann, während der Stuhl auf dem Schreibtisch im Vordergrund

◧ **Abb. 10.1.** Eine Szene, in der einige der vielen Probleme der visuellen Wahrnehmung verdeutlicht sind

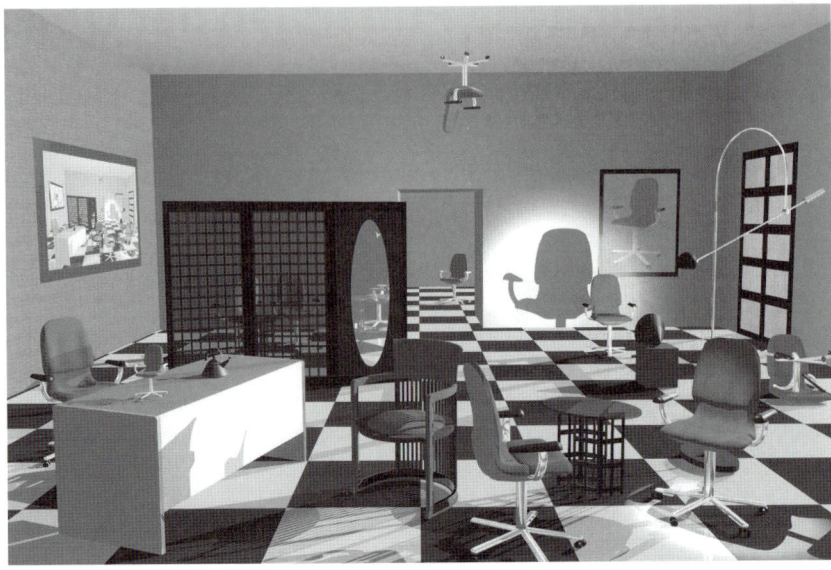

dafür zu klein ist, obwohl beide Stühle die gleiche Bildgröße haben. Es bleibt dem Leser überlassen, die folgenden Probleme bei der Objekterkennung in dieser bildhaften Veranschaulichung noch zu identifizieren: Stuhl an der Decke, Bild eines Stuhles, Stuhl hinter dem Paravent, zerbrochener Stuhl und Designer-Stuhl.

Vorwissen über Objekte

Warum sind wir Computern bei dieser Aufgabe so überlegen? Dadurch, dass wir Annahmen über die Welt machen, ist unser visuelles System in der Lage, von einem zweidimensionalen Abbild auf der Netzhaut auf die dreidimensionale Struktur von Objekten zu schliessen. Dies ist ein unterbestimmtes Problem, das im Prinzip nicht lösbar ist, denn es gibt unendlich viele dreidimensionale Objekte, die die gleiche zweidimensionale Projektion liefern. So kann z. B. die Vielfalt der Interpretationen der ◧ Abb. 10.2 dadurch reduziert werden, dass wir aufgrund unserer Erfahrung, einfachere und kompakte Formen bevorzugen. Um dieses Problem der inversen Optik zu lösen, postulierte Helmholtz schon im 19. Jahrhundert, dass unser Wissen und unsere Erfahrung unbewusste Schlüsse hervorbringen, die am wahrscheinlichsten für die jeweilige Situation sind und damit unsere Interpretation des Gesehenen leiten (unbewusste Inferenz). In den 20er Jahren des folgenden Jahrhunderts haben die Gestaltpsychologen diese Erfahrungen in dem **Gesetz der guten Form** und dem **Prägnanzgesetz** beschrieben (eine Übersicht findet man in Rock u. Palmer 1991).

Mittlerweile ist es Informatikern gelungen, solche Gestaltprinzipien in Algorithmen umzusetzen, sodass Computer zum Teil in der Lage sind, die Struktur von Objekten auch aus Strichzeichnungen zu bestimmen. Textur, Farbe, Form, Bewegungsmuster oder der räumliche Bezug von Objekten zueinander, wie z. B. die Klinke an einer Tür, sind zusätzliche Informationsquellen, die bei der Interpretation des Gesehenen helfen. Wenn nicht genügend redundante Information vorliegt, oder die sensorischen Daten nicht eindeutig zu interpretieren sind, kann es zu visuellen Illusionen kommen. So sind z. B. bei den bekannten Kippfigu-

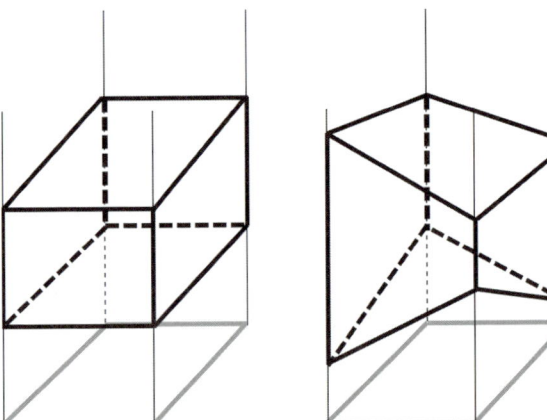

◧ **Abb. 10.2.** Das Problem der inversen Optik. Anhand der 2D-Projektion kann nicht eindeutig auf die 3D-Struktur des Objekts geschlossen werden. Beide dreidimensionalen Objekte (*schwarz*) liefern dieselbe Projektion (*grau*)

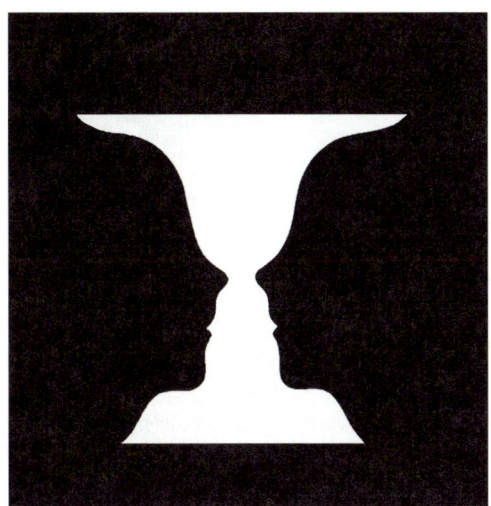

■ **Abb. 10.3.** Eine Vase oder zwei Köpfe? Beide Interpretationen sind möglich, jedoch nehmen wir immer nur eine Interpretation wahr. Spontan wechselt dann die Wahrnehmung, obwohl sich das Abbild auf der Retina nicht geändert hat

ren 2 Interpretationen möglich und es kommt zu einem fortwährenden Wechsel zwischen den beiden Möglichkeiten (■ Abb. 10.3).

❗ **Die Erkennung von Objekten ist ein unterbestimmtes Problem, weil aus einem zweidimensionalen Abbild auf der Retina auf die dreidimensionale Struktur des Objekts geschlossen werden soll.**
    Dieses Problem ist nur durch Vorwissen über Objekte und Szenen zu lösen.

10.1 Objekterkennung: Identifikation und Kategorisierung

Mit dem Begriff »Objekterkennung« wird sowohl die Kategorisierung von verschiedenen Objekten in Objektklassen als auch die Identifikation eines bestimmten Objekts bezeichnet. Um ■ Abb. 10.1 richtig zu interpretieren, müssen die einzelnen Objekte auch einzelnen Kategorien (z. B. Stuhl oder Tisch) zugeordnet werden. Für diese Kategorisierungsleistung ist es erst einmal nicht wichtig, zwischen den verschiedenen Stuhlmodellen zu unterscheiden, sondern trotz komplett unterschiedlicher Bildinformation (Form, Ansicht, Beleuchtung) die richtige Zuordnung zur Kategorie »Stuhl« zu finden. Wenn es aber darum geht, seinen eigenen Bürostuhl in dem Raum zu finden, so reicht es nicht, alle Stühle von der Kategorie der Tische zu unter-

scheiden, sondern es muss ein bestimmter Stuhl identifiziert werden. Auf der einen Seite soll also die Erkennungsleistung möglichst tolerant gegenüber Bildvariationen sein (z. B. durch Veränderung des Blickwinkels oder der Beleuchtung hervorgerufen), auf der anderen Seite soll unser Erkennungssystem aber auch sehr empfindlich gegenüber geringen Formveränderungen sein, um aus nur leicht unterschiedlichen Objekten der gleichen Kategorie ein bestimmtes (den eigenen Bürostuhl) erkennen zu können. Biologische Systeme können in der Regel schneller kategorisieren als identifizieren, während Computerprogramme, die für ganz bestimmte Erkennungsaufgaben entwickelt wurden – z. B. Teileerkennung auf dem Förderband oder Gesichtserkennung für Zugangskontrollsysteme – sehr schnell und auch zuverlässig identifizieren können. Dagegen ist die Kategorisierung, z. B. von Tischen und Stühlen, für den Computer sehr viel schwieriger und es gibt bis heute noch kein Computerprogramm, das z. B. alle Gegenstände in ■ Abb. 10.1 korrekt kategorisieren kann.

Hierarchien in der Objekterkennung

Es zeigt sich, dass die Zuordnung eines Objekts zu einer Kategorie auf unterschiedlichen Ebenen ablaufen kann: Das eigene Auto ist Bestandteil aller Autos der gleichen Marke, die wiederum eine Unterkategorie aller Autos sind, die wiederum eine Unterkategorie aller Fahrzeuge sind. Man bezeichnet die umfassende Kategorie (z. B. Fahrzeuge) als übergeordnete Ebene (»superordinate level«), die nächstuntere (z. B. PKW) als Grundebene (»entry-/basic level«) und die unterste (z. B. BMW) als untergeordnete Ebene (»subordinate level«). Auf die Grundebene wird als Erstes und am schnellsten zugegriffen, wenn man ein Objekt benennen soll. Kinder lernen die Bezeichnungen der Grundebene als Erstes. Experten hingegen verwenden bei Benennungen zuerst Begriffe, die für den Laien schon zur untergeordneten Ebene gehören (Rosch et al. 1976).

Objekte derselben Grundebenenkategorie weisen eine hohe Formähnlichkeit auf und bestimmen damit das Erscheinungsbild der Kategorie. Auf der übergeordneten Ebene ist die Formähnlichkeit sehr gering. In dieser Ebene scheinen die Kategorien eher durch andere gemeinsame Eigenschaften (z. B. Fortbewegungsfunktion bei Fahrzeugen) bestimmt zu sein.

Es herrscht grundsätzlich die Ansicht, dass es keine unterschiedlichen Arten von Objekten gibt, aber es wird mittlerweile die Möglichkeit diskutiert, dass das Gehirn zwischen hergestellten (»artifacts«) und in der Natur vorkommenden Objekten (»natural objects«) unterscheidet

(Caramazza u. Shelton 1998). Die Kategorisierung der hergestellten Objekte würde nach ihren funktionellen Eigenschaften, die der in der Natur vorkommenden Objekte nach ihrem äußeren Erscheinungsbild erfolgen. Betrachtet man z. B. die Menge der Stühle, so ist das gemeinsame Merkmal die Funktion; das Erscheinungsbild kann sehr stark variieren.

Die Benennung eines Objekts ist nicht das alleinige Ziel des Erkennungsprozesses, denn auch Tiere können Objekte visuell erkennen. Bienen z. B. benutzen Landmarken zur visuellen Orientierung, um ihren Stock oder eine Futterquelle wiederzuerkennen.

> ❗ Unter Objekterkennung wird sowohl die Kategorisierung als auch die Identifikation eines Objektes verstanden.
> Objekterkennung kann auf unterschiedlichen Ebenen erfolgen: auf der untergeordneten Ebene (Schäferhund), der Grundebene (Hund) oder auf der übergeordneten Ebene (Tier). Bei der Benennung von Objekten wird zuerst auf die Grundebene zurückgegriffen.

10.2 Modelle der Objekterkennung

Objekterkennung setzt einen Vergleich zwischen einem gesehenen Objekt und einer internen Repräsentation dieses Objekts in unserem Gedächtnis voraus. Wie kann diese interne Repräsentation aussehen und wie kann der Vergleich zwischen Gesehenem und Gespeichertem ablaufen? Welche Bildinformationen im Gehirn wie gespeichert werden, wird gegenwärtig intensiv mit den unterschiedlichsten Methoden untersucht. Elektrophysiologische Ansätze werden in Kap. 11 beschrieben und neuropsychologische Arbeiten zur Objektorientierung findet man in Kap. 13. Mit der psychophysischen Methodik kann man zwar nicht direkt in das Gehirn hineinschauen, aber man kann durch geeignete Aufgaben und durch die Antworten der Versuchspersonen auf die Prinzipien der Informationsverarbeitung im Gehirn schließen. In der Objekterkennungsforschung werden zumeist die Reaktionszeit und die Fehlerrate der Versuchsperson aufgezeichnet, die dann mit den konkreten Voraussagen von rechnergestützten Objekterkennungsmodellen verglichen werden können.

Der Hauptunterschied zwischen den verschiedenen Modellen besteht in der Festlegung des Repräsentationsraums und des Koordinatensystems, in dem Objekte kodiert werden. Eine mögliche Aufteilung der Modellvorstel-

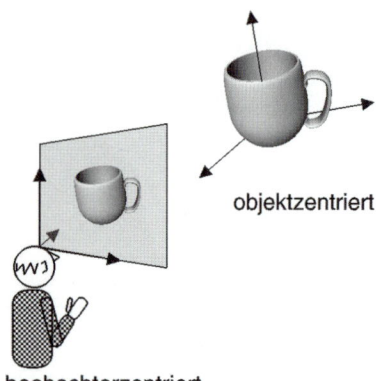

□ **Abb. 10.4.** Unterschiedliche Zentrierung eines Koordinatensystems. *Links:* Der Beobachter betrachtet das Objekt und speichert die Abbildung des Objekts (beobachterzentrierte Repräsentation). *Rechts:* Das Objekt wird in einem objekteigenen Koordinatensystem gespeichert (objektzentrierte Repräsentation)

lungen unterscheidet zwischen einer dreidimensionalen (3D) oder einer zweidimensionalen (2D) Repräsentation eines Objekts im visuellen Gedächtnis (□ Abb. 10.4). Weiterhin kann das Koordinatensystem entweder auf den Beobachter oder auf das Objekt zentriert werden. Damit ergibt sich im ersten Fall ein beobachterzentriertes (»view dependent«), im zweiten Fall ein objektzentriertes Koordinatensystem (»view independent«). In □ Tabelle 10.1 sind die Theorien nach dieser Unterteilung aufgelistet.

10.2.1 Modelle, die eine 3D-Repräsentation voraussetzen

Zwei Ansätze sollen hier näher betrachtet werden. Der erste Ansatz beruht auf einer 3D-objektzentrierten Repräsentation und setzt voraus, dass ein ähnliches 3D-Modell vom Bild rekonstruiert wird, bevor dieses mit ähnlichen Modellen im visuellen Gedächtnis verglichen werden kann. Der zweite Ansatz benutzt eine beobachterzentrierte 3D-Repräsentation, z. B. bestimmte Ansichten, um ebenfalls ein 3D-Modell zu rekonstruieren, das mit Hilfe geeigneter räumlicher Transformationen mit der beobachterzentrierten Repräsentation des visuellen Gedächtnisses in Übereinstimmung gebracht wird (Normalisierung).

Objektzentrierte 3D-Repräsentationen
Generalized Cylinders
Marr u. Nishihara (1978) schlugen vor, dass Objekte in einer hierarchischen Anordnung von generalisierten Zylindern

◘ Tabelle 10.1. Theorien und Voraussagen

		Theorie	Voraussagen
3D	Objektzentriert	Generalized Cylinders (Marr u. Nishihara 1978) RBC (Biederman 1987)	RZ: unabhängig vom Blickwinkel FR: unabhängig vom Blickwinkel
	Beobachterzentriert	Alignment (Ullman 1989)	RZ: abhängig vom Blickwinkel FR: unabhängig vom Blickwinkel
2D	Beobachterzentriert	Linear Combination of Views (Ullman u. Basri 1991) View Interpolation (Poggio u. Edelman 1990)	RZ: unabhängig vom Blickwinkel FR: unabhängig vom Blickwinkel RZ: un/abhängig vom Blickwinkel (abhängig von der Implementierung) FR: abhängig vom Blickwinkel

RZ Reaktionszeit; *FR* Fehlerrate.

repräsentiert sind. Acht Zylinder definieren beispielsweise die Klasse der Vierfüßer. Durch Variation der Orientierung, Länge und des Durchmessers der Zylinder werden Klassenunterschiede geschaffen. Für feinere Unterschiede kann ein Zylinder wieder in eine Vielzahl von kleineren Zylindern zerlegt werden, z. B. in den Oberschenkel, den Unterschenkel und den Fuß (◘ Abb. 10.5).

Recognition by Components

Biedermans Objekterkennungsmodell (»recognition by components«, RBC; Biederman 1987) basiert auf diesen Überlegungen und erweitert die strukturelle Beschreibung von Objekten durch zusätzliche geometrische Grundbausteine mit möglichst ansichtsunabhängigen Eigenschaften (»non-accidental properties«), sog. Geons. Ein Objekt wird hier durch die räumlichen Beziehungen von 24 Geons kodiert. Diese Art der Kodierung ist qualitativer Natur: So lange genügend (mehr als 3) Grundkörper sichtbar sind

und durch ihre Konfiguration dasselbe Objekt repräsentieren, ist diese Art der objektzentrierten Repräsentation unabhängig vom Blickwinkel und damit vom Beobachter. Sind Komponenten nicht mehr sichtbar, z. B. durch Verdeckung, muss eine neue Beschreibung erstellt werden. Die Repräsentation eines Objekts muss deshalb einige charakteristische Ansichten beinhalten, die jeweils ihre spezielle Komponentenbeschreibung besitzen und die nur innerhalb eines Bereiches objektzentriert sind.

So lange es für das visuelle System möglich ist, die Beschreibung des Objekts in Form seiner Teile zu extrahieren, sagen die oben beschriebenen strukturellen Ansätze voraus, dass es bei der Objekterkennung keine Abhängigkeit der Reaktionszeit vom Blickwinkel gibt und dass die Fehlerrate für alle Ansichten gleich niedrig sein sollte. Dies gilt auch dann noch, wenn Deformationen das Objekt verändern, nicht jedoch die Zusammensetzung seiner Teile und ihre räumliche Anordnung zueinander. Einzige Ausnahme

◘ Abb. 10.5. Generalisierte Zylinder zur Kodierung eines 3D-Objekts. Durch Variation des Durchmessers und der Länge können Teile des Objekts repräsentiert werden. (Nach Marr 1982)

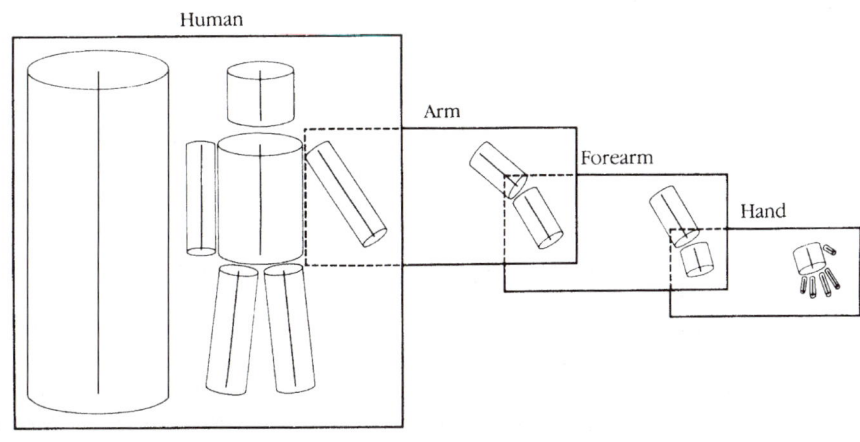

bilden Ansichten, bei denen durch Mangel an Information diese Beschreibung nicht extrahiert werden kann, wie z. B. wenn ein elongiertes Objekt so betrachtet wird, dass diese Achse perspektivisch stark verkürzt wird.

Beobachterzentrierte 3D-Repräsentationen
Recognition by Alignment
Ullman entwickelte die Methode der »Erkennung durch Anpassung« mit vorheriger Normalisierung (Ullman 1989). Dabei wird ein 2D-Bild mit der Projektion von gespeicherten 3D-Modellen verglichen, nachdem das Bild und die Projektion in Übereinstimmung gebracht wurden. Die dazu notwendige Transformation wird mit Hilfe von einigen wenigen Merkmalspunkten, die sowohl im Bild als auch im 3D-Modell vorkommen, berechnet. Diese Anpassung wird für jedes gespeicherte Modell berechnet und das Bild wird dem Modell zugeordnet, d. h. als solches erkannt, das die beste Übereinstimmung erzielt.

Von einem Modell, das ein Objekt mittels einer oder mehrerer Ansichten repräsentiert und einen schrittweisen Mechanismus zur Ansichtennormalisierung benutzt, erwartet man, dass die Reaktionszeit monoton von dem Abstand der Testansicht zur nächsten gespeicherten Ansicht abhängt. Dieses Muster gilt sowohl für bekannte wie für neue Testansichten. Für die Fehlerrate wird man jedoch nicht diese Abhängigkeit finden, weil die Information durch den Normalisierungsprozess nicht verloren geht.

10.2.2   Theorien, die eine 2D-Repräsentation voraussetzen

Bei Theorien, die auf einer 2D-Repräsentation aufbauen, werden blickpunktspezifische Repräsentationen gespeichert, die zur Abgleichung zwischen dem Gesehenem und der gespeicherten Ansicht, oder von der gespeicherten Ansicht abgeleiteten Ansicht, benötigt werden. Diese Theorien werden auch unter dem Begriff »Multiple-views-plus-transformation«-Theorie (MVPT) zusammengefasst. MVPT besagt, dass Objekte als verbundene Sammlungen von blickpunktspezifischen Ansichten repräsentiert sind. Die Erkennung erfolgt dann, wenn das Gesehene die Ansicht aktiviert, die mit einem bekannten Objekt korrespondiert (ansichtsbasierte Erkennung, »appearance-based recognition«).

> ❗ Unter Ansicht (»view«) soll die Information verstanden werden, die in einem Abbild eines Objektes oder einer Szene enthalten ist. Dies schließt nicht aus, dass 3D-Information in Form von binokulärer Disparität oder anderen Informationsquellen für räumliche Tiefe (Perspektive, Verdeckung Texturgradient, Schatten, Beleuchtung, usw.) enthalten ist, weshalb eine Ansicht mehr Information als eine Photographie besitzt.

Beobachterzentrierte 2D-Repräsentationen
Zwei Theorien sollen hier kurz skizziert werden, in denen das kodierende Koordinatensystem auf den Beobachter zentriert ist.

Linear Combination of Views
Ullman u. Basri (1991) propagieren ein Modell der »linearen Kombination von Ansichten«, das auf der Feststellung beruht, dass unter orthographischer Projektion sich die 2D-Koordinaten eines Objektpunktes als lineare Kombination der Koordinaten der korrespondierenden Punkte in anderen Ansichten desselben Objekts darstellen lassen.

Dieses Modell sagt eine gleichförmig erfolgreiche Erkennung voraus, solange die Ansichten zu dem von den Modellansichten aufgespannten Raum gehören.

View Interpolation
In dem Bildinterpolationsansatz (»view interpolation«, Poggio u. Edelman 1990) wird die Generalisierung von gespeicherten zu neuen Ansichten als eine Funktionsinterpolation in dem Raum aller möglichen Ansichten betrachtet. Mit Hilfe weniger Stützstellen in diesem Raum, d. h. mit wenigen Ansichten, ist es nicht nur möglich, Ansichten zwischen diesen Stützstellen zu erkennen, sondern auch begrenzt zu Ansichten außerhalb des aufgespannten Raums zu extrapolieren.

Man kann sich diesen Ansatz am besten anhand eines Zirkuszeltes vorstellen: Das Dach wird von den Mittel- und Randpfeilern getragen. Die gesamte Zeltplane deckt den Raum aller möglichen Ansichten eines Objekts ab, die Pfeiler entsprechen den gespeicherten Ansichten. Um von einer gespeicherten Ansicht zu einer neuen Ansicht zu generalisieren, läuft man entlang der gespannten Zeltplane von dem entsprechenden Stützpfeiler zu dem neuen Punkt auf der Zeltplane.

Zunächst sollte man keine Abhängigkeit der Reaktionszeit vom Abstand der Testansicht zur gespeicherten Ansicht erwarten, aber es kommt hierbei auf Details in der Umsetzung eines solchen Mechanismus an. Wenn nämlich der instantane Vergleich zu allen gespeicherten Ansichten durch einen schrittweisen ersetzt wird, dann würde man auch hier eine Abhängigkeit der Reaktionszeit finden. Die Fehlerrate sollte für bekannte Ansichten geringer sein als für neue in Abhängigkeit vom Abstand zu gespeicherten Ansichten. Ebenso kann man unterschiedliche Fehlerraten für bekannte Ansichten erwarten, da eine Ansicht zwar bekannt sein mag, jedoch nicht Bestandteil der Repräsentation ist.

10.2.3 Aufgabentypen beeinflussen das Ergebnis

Mit Hilfe der im psychophysischen Experiment erhobenen Daten können diese Modellvorstellungen bezüglich ihrer Voraussagen nun überprüft werden. Reaktionszeit und Fehlerraten hängen jedoch auch von der Ebene ab, auf der die Erkennung geleistet wird. Das heißt, sollen die Versuchspersonen einen Stimulus klassifizieren (Einordnung auf der Grundebene), so zeigen sie normalerweise ein fast fehlerfreies Verhalten unabhängig von der Orientierung des Stimulus. Wenn jedoch die Aufgabe gestellt wird, ein Objekt zu identifizieren, es also von einem ähnlichen Objekt derselben Kategorie zu unterscheiden (untergeordnete Ebene), dann ist die Erkennungsleistung der Versuchsperson sehr wohl von der Orientierung des Objekts abhängig.

Man findet jedoch auch auf der Grundebene Reaktionszeitabhängigkeiten von der Orientierung des bekannten Objekts, wenn die Versuchsperson aufgefordert wird, diese Objekte so schnell wie möglich zu benennen. Das heißt, die ursprünglich scheinbar ansichtsunabhängige Erkennung bekannter Objekte auf der Grundebene könnte auch das

Ergebnis eines ansichtsabhängigen Erkennungsprozesses sein, der sich auf einige sog. kanonische Ansichten des Objekts stützt.

10.2.4 Kanonische Ansichten

Bekannte Objekte werden aus bestimmten Blickwinkeln schneller erkannt als aus anderen (◘ Abb. 10.6). Versuchspersonen bezeichnen bestimmte Ansichten als »besser« als andere Ansichten. Wenn Versuchspersonen so schnell wie möglich Objekte benennen müssen, tendieren sie dazu, diese sog. kanonischen Ansichten schneller zu benennen und systematisch langsamer zu werden, je größer die Abweichung von der kanonischen Ansicht wird. Auf der Grundebene zeigt sich dieses Phänomen in den Reaktionszeiten, auf der untergeordneten Ebene auch bei den Fehlerraten. Dieses Phänomen lässt sich mit einer Repräsentation, die auf mehreren Ansichten pro Objekt beruht, sehr gut in Einklang bringen, während das für eine ansichtsunabhängige Repräsentation relativ schwierig ist.

10.2.5 Mentale Rotation

Werden 2 Bilder eines Objekts gezeigt, die durch eine Rotation ineinander überführbar sind, so besteht ein linearer Zusammenhang zwischen der Größe des Rotationswinkels und der Reaktionszeit zu entscheiden, ob diese beiden Bilder ineinander überführbar sind oder nicht. Hierbei drängt sich förmlich die Vorstellung auf, dass wir ein 3D-Modell in unserem Gehirn drehen, bis die beiden Bilder zur Überein-

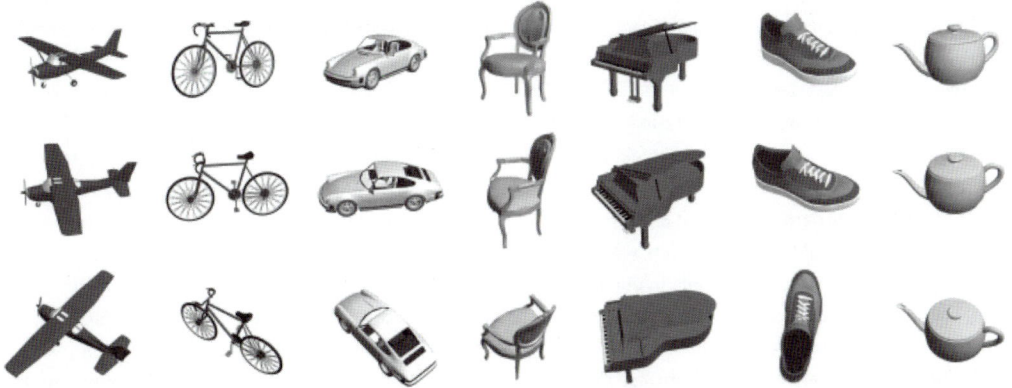

◘ **Abb. 10.6.** Die obere Reihe zeigt die kanonischen Ansichten für die dargestellten Objekte, die im Experiment bestimmt wurden. Darunter die Ansichten, die als untypisch eingestuft wurden

stimmung kommen. Dieses Phänomen der mentalen Rotation lässt sich aber auch mit einem ansichtsbasierten Erkennungsmodell erklären, das einen Normalisationsprozess zwischen dem Gesehenen und der gespeicherten Ansicht voraussetzt: Je größer die notwendige Normalisierung, desto länger braucht das Gehirn dazu. Auf der anderen Seite konnte gezeigt werden, dass durch Training diese Reaktionszeitunterschiede mehr und mehr verschwinden (Rock u. DiVita 1987). Physiologisch ließe sich diese Vorstellung dadurch umsetzen, dass durch Training haufig gesehene Ansichten mehr und mehr ansichtsbasierte Neurone rekrutieren und durch Summation dieser Neurone eher eine Erregungsschwelle von nachgeschalteten »Erkennungszellen« überschritten wird (Perrett et al. 1998).

> ❶ **Kanonische Ansichten werden schneller erkannt als andere Ansichten und existieren auch für unbekannte Objekte.**
>   Wir sind in der Lage, Objekte mental zu rotieren und benötigen dazu um so länger, je größer der Rotationswinkel ist. Je bekannter die Objekte sind, desto weniger gilt dieser strikte Zusammenhang.

Die oben diskutierten experimentellen Daten lassen sich schlecht mit einer Objekterkennungstheorie vereinbaren, die auf einer objektzentrierten Repräsentation aufbaut. Solche Theorien sagen keine unterschiedlichen Erkennungsleistungen für unterschiedliche Ansichten voraus und können deshalb solche Phänomene wie die kanonischen Ansichten nicht erklären.

Dagegen können andere Befunde wie z. B. mentale Rotation und ihr Verschwinden mit zunehmender Praxis und das Fehlen der Übertragung auf neue Testansichten mit dem Alignment-Modell erklärt werden. Dazu würde das visuelle System Objekte mit Hilfe weniger kanonischer Ansichten repräsentieren und würde mit einem der mentalen Rotation verwandten Prozess andere von den gespeicherten Ansichten abweichende Ansichten erkennen. Mit zunehmender Praxis würden mehr und mehr Ansichten gespeichert werden und damit die Reaktionszeiten verkürzt werden. Allerdings kann dieses Modell nicht die Abhängigkeit der Fehlerrate von der Ansicht erklären, die sich für Objekterkennungsaufgaben auf der untergeordneten Ebene ergeben. Eine plausible Alternative ist jedoch eine Repräsentation, in der Objekte durch eine Anzahl von spezifi-

---

Unter der Lupe

Psychophysische Methoden zur Objekterkennung

Um visuelle Objekterkennung zu untersuchen, verwendet man verschiedene Methoden und Aufgaben. Die Methoden kann man in explizite und implizite Aufgaben unterteilen. Bei **expliziten Aufgaben** wird von der Versuchsperson verlangt, sich auf bestimmte, vorher gelernte Objekte bei der Aufgabenlösung zu beziehen, d. h., die Versuchsperson soll 2 oder mehrere Objekte, die während eines Experiments dargestellt werden, vergleichen. In einer **Gleich-ungleich-Aufgabe** (»same-different task«) werden z. B. Bilder von 2 Objekten entweder gleichzeitig oder nacheinander gezeigt und die Versuchsperson muss dann entscheiden, ob die Bilder das gleiche Objekt darstellen.

In einer **Vergleiche-mit-Beispiel-Aufgabe** (»match-to-sample task«) wird ein vorher gelerntes Objekt (Beispiel) mehrmals unter verschiedenen anderen Objekten (Distraktoren) sequentiell dargeboten und die Versuchsperson soll durch einen Tastendruck angeben, wenn sie eine Übereinstimmung (»match«) feststellt. In einer **Alt-neu-Aufgabe** (»old-new task«) werden eine Reihe von Objekten gelernt, die dann in der Testphase von »neuen« Objekten unterschieden werden müssen. In all diesen Aufgaben werden oftmals zwischen der Lern- und Test-

phase Attribute der Objekte wie Orientierung und Größe verändert.

Bei **impliziten Aufgaben** müssen sich die Versuchspersonen nicht an vorher speziell gelernte Objekte erinnern, sondern diese Aufgaben beziehen sich auf allgemeines Wissen der Versuchspersonen von Objekten und sind mit der Information, die im Moment der Darstellung verfügbar ist, lösbar. Zum Beispiel sollen Versuchspersonen so schnell wie möglich dargebotene **Objekte benennen** (»object naming task«). In einer **Objektplausibilitätsaufgabe** (»object possibility decision«) sollen Versuchspersonen entscheiden, ob das gezeigte Objekt in einem dreidimensionalen Raum tatsächlich vorkommen kann. In den meisten Experimenten mit impliziten Aufgaben sehen die Versuchspersonen dieselben Objekte mehrmals während des Versuchs, z. B. in unterschiedlichen Abschnitten des Versuchs. Es hat sich jedoch gezeigt, dass sich die Erkennungsleistung verändert, je öfter die Versuchsperson ein Objekt gesehen hat. Man ordnet deshalb diese Aufgaben den **Vorbereitungsaufgaben** (»priming tasks«) zu. Wie bei den expliziten Aufgaben werden Attribute der wiederholt gezeigten Objekte, wie z. B. ihre Ansicht, ihre Größe oder ihre Position innerhalb des visuellen Feldes verändert.

schen Ansichten kodiert werden, weil es einfach nicht notwendig ist, ein Objekt dreidimensional zu rekonstruieren, oder eine ganze Sammlung von 3D-Modellen im Gehirn zu speichern. Der Unterschied zwischen ansichtsunabhängiger Objekterkennung auf der Grundebene und ansichtsabhängiger Objekterkennung auf der untergeordneten Ebene sollte nicht kategorisch gesehen werden, sondern beide Objekterkennungsarten sollten als Extreme an den Enden eines Kontinuums betrachtet werden.

10.3   Gesichtserkennung

Gesichter spielen für unser soziales Leben eine wichtige Rolle. Es gilt Freunde und Familie von Fremden zu unterscheiden, anhand des Gesichtsausdrucks zu erkennen, in welchem Emotionszustand sich eine andere Person befindet oder das Geschlecht und Alter einer Person festzustellen, um vielleicht mögliche Partner zu finden. Im Vergleich zu anderen Objektklassen ist die Ähnlichkeit zwischen Gesichtern hoch. Die strukturelle Beschreibung basierend auf den geometrischen Beziehungen von Mund, Nase und Augen ist für alle Gesichter gleich. Gleichzeitig ist die Menge der möglichen Gesichter unbegrenzt. Trotzdem sind wir in der Lage, selbst geringe Unterschiede zu bemerken. Wir haben es also mit einem Identifikationsproblem auf der untergeordneten Ebene zu tun. Durch Gesichtsausdrücke, Frisur und Alterungsprozesse sind Gesichter einer ganzen Reihe an strukturellen Veränderungen unterworfen, wie sie sonst bei anderen Objekten in dem Maße nicht auftreten.

Ein anderer Aspekt ist die Art und Weise, wie ein Gesicht und dessen Einzelmerkmale verarbeitet werden. Im Gegensatz zu Erwachsenen analysieren Kinder die Merkmale des Gesichts einzeln. Erst im Alter von ca. 8 Jahren wird das Gesicht als Ganzes wahrgenommen (holistische Wahrnehmung; Diamond u. Carey 1977). Ausdruck der holistischen Gesichterwahrnehmung ist auch der Gesichtsinversionseffekt: Stellt man ein Bild eines Gesichts auf den Kopf, so ist es sehr viel schwieriger die abgebildete Person zu identifizieren. Inwieweit dieses Verhalten Ausdruck eines Lernverhaltens ist und auch auf andere sehr bekannte Objekte zutreffen kann, wird derzeit noch erforscht.

Gesichter werden v. a. deshalb als eine spezielle Klasse angesehen, weil es Hirnschädigungen gibt, die dazu führen, dass Patienten bekannte Gesichter nicht mehr erkennen können (Prosopagnosie; ▶ Kap. 12). Ihre Fähigkeit Objekte zu erkennen, ist davon nicht betroffen. Man ging davon aus, dass bei dieser Krankheit ein Hirnareal geschädigt ist, das ausschliesslich der Gesichtserkennung dient. Mit Hilfe der funktionellen Kernspintomographie (fMRT) konnte jedoch eine Hypothese untermauert werden, nach der diese Agnosie nicht so sehr mit der Objektklasse zusammenhängt, sondern damit, dass es sich bei der Gesichtserkennung um eine Leistung handelt, die Expertenwissen voraussetzt. Eine Region im Gyrus fusiformis, die speziell der Gesichtserkennung zugeschrieben wurde, zeigte starke Aktivierung, wenn Auto- und Vogelexperten Autos bzw. Vögel identifizieren sollten. Außerdem konnte der graduelle Aufbau dieses Expertentums anhand von immer stärker werdender Aktivierung demonstriert werden (Gauthier et al. 2000).

Ähnlich dem Phänomen der kanonischen Ansichten für Objekte findet man bei Gesichtern eine bessere Erkennung, wenn sie in einer 3/4-Ansicht gezeigt werden (ca. 30° aus der Frontalansicht nach links oder rechts gedreht). Allerdings gilt dieser Zusammenhang nur für die Erkennung von unbekannten Gesichtern: Werden unbekannte Gesichter von einer 3/4-Ansicht gelernt, erkennen die Versuchspersonen die Frontalansicht besser.

Es gibt nur wenige Modelle, wie Gesichter im Gehirn repräsentiert werden. Die bestehenden Modelle greifen meist einen Aspekt der Gesichtswahrnehmung heraus und lassen viele andere Aspekte unerklärt. Ein Gesichtserkennungsmodell wird in Kap. 12 erläutert.

Zusammenfassung

Objekterkennung ist ein sehr komplexes Problem. Neben der Tatsache, dass Objekte von unterschiedlichen Ansichten aus unterschiedlich aussehen, aber trotzdem zu einem Objekt zusammengehören, besteht noch das unterbestimmte und damit eigentlich unlösbare Problem von einer zweidimensionalen Abbildung auf die dreidimensionale Struktur des Objekts zu schliessen. Dies wird erst dadurch möglich, dass wir Vorwissen über unsere Welt besitzen und damit die Interpretationsmöglichkeiten drastisch einschränken. Objekterkennung umfasst sowohl die Kategorisierung von Objekten in eine Kategorie, als auch die Identifikation eines bestimmten Objektes. Die Anforderungen an das System sind deshalb konträr: Neben der Generalisierung steht die Spezifität. Man unterscheidet 3 Hierarchieebenen, auf denen Objekterkennung stattfinden kann. Die derzeit diskutierten Objekterkennungsmodelle unterscheiden sich vor allem darin, ob eine dreidimensionale Rekonstruktion des gesehenen Objekts stattfindet oder nicht. In dem hier favorisierten Modell werden Objekte durch eine Anzahl von spezifischen Ansichten repräsentiert, dadurch werden gemessene Reaktionszeitunterschiede und Fehlerraten auf unterschiedlichen Hierarchieebenen am besten erklärt.

10

11 Neuronale Implementierung der Objekt- und Gesichtserkennung*

Nikos K. Logothetis

1982 postulierten Leslie Ungerleider und Mortimer Mishkin zwei anatomisch unterschiedliche und funktionell spezialisierte kortikale Projektionssysteme zur Verarbeitung visueller Eindrücke, die im primären visuellen Kortex (Area 17, auch V1 genannt) des Okzipitallappens ihren Ursprung nehmen: ein dorsales okzipitoparietales Projektionssystem, das sich über die visuellen Assoziationsareale des Parietallappens erstreckt, und ein ventrales okzipitotemporales, das die visuellen Areale des Temporallappens einbezieht. Beide Projektionssysteme unterhalten eine wechselseitige Verbindung mit einer Reihe limbischer Strukturen und dem präfrontalen Kortex, wo die Informationen von verschiedenen Sinnesmodalitäten integriert werden.

Auf der Basis von Läsionsstudien schlugen Ungerleider und Mishkin vor, dass das dorsale Projektionssystem für die Verarbeitung räumlicher Informationen zuständig sei, während das ventrale System für die Repräsentation visueller Objekte verantwortlich sei. Später bestätigten funktionelle, bildgebende Untersuchungen die Existenz einer solchen funktionellen Dissoziation im visuellen System des Menschen (Haxby et al. 1991). Es wurde aber auch eine andere

▼

Erklärung für diese Dissoziation vorgeschlagen, die auf neuropsychologischen Untersuchungen an Patienten beruht (Milner u. Goodale 1995). Ihr zufolge dient der dorsale Schaltkreis der Kontrolle visuell geführter Handlungen und prozessiert vermutlich überwiegend Informationen, derer wir uns nicht bewusst sind, während der ventrale Schaltkreis bewusste visuelle Wahrnehmungen vermittelt, einschließlich solcher, die während einer Handlung erfahren werden. In jedem Fall wird der inferiore temporale (IT) Kortex gegenwärtig für die Endstrecke des ventralen Verarbeitungssystems gehalten, das ausschließlich der visuellen Objekterkennung dient.

11.1 Struktur und Konnektivität des inferioren temporalen Kortex (IT-Kortex)

Der IT-Kortex stimmt grob mit den Brodmann-Arealen 20 und 21 überein und erstreckt sich von knapp vor dem Sulcus occipitalis inferior bis zum Temporalpol und vom Fundus des Sulcus temporalis superior (STS) bis ungefähr zur lateralen Wand des Sulcus occipitotemporalis (◻ Abb. 11.1a–c). Bisher gibt es keine Einigung darüber, wo die mediale Grenze des IT-Kortex zum sog. perirhinalen Kortex verläuft. Neuere anatomische Befunde deuten aber darauf hin, dass diese Grenze in der Nähe des vorderen medialen Teils des Sulcus temporalis medialis lokalisiert sein könnte (Murray u. Bussey 1999).

Ableitungen mit Mikroelektroden zeigten, dass die verschiedenen Unterabschnitte des IT-Kortex (▶ Infobox) Neurone mit unterschiedlichen physiologischen Eigenschaften besitzen (Baylis et al. 1987). Während visuelle Antworten in TPO und IPa auch durch bewegte Reize ausgelöst werden können, sind die bevorzugten Reize, die zu einer Aktivierung der Neurone in den Areae TE1, TE2, TE3, TEm sowie TEa führen (◻ Abb. 11.1), komplexe stationäre visuelle Muster einschließlich Gesichter und Hände von

---

* Übersetzung: J. Thome.

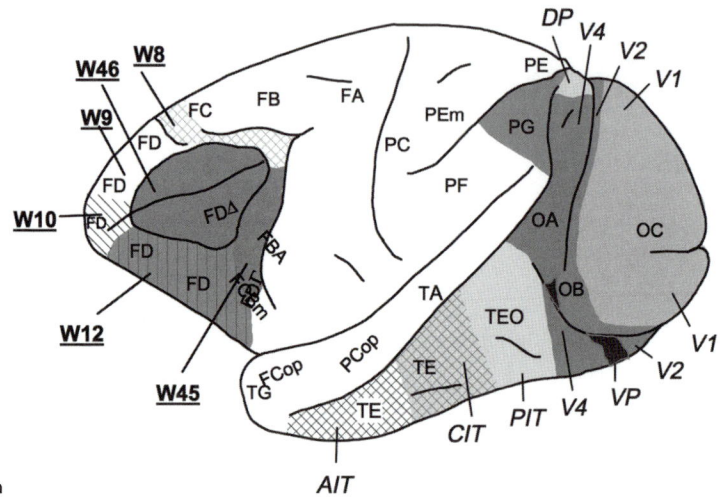

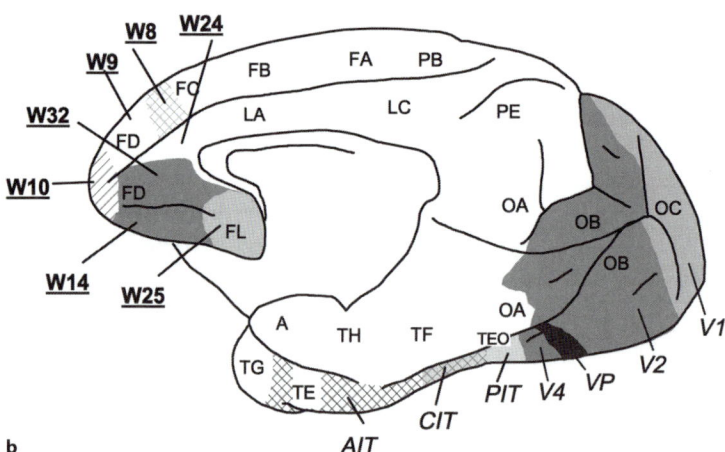

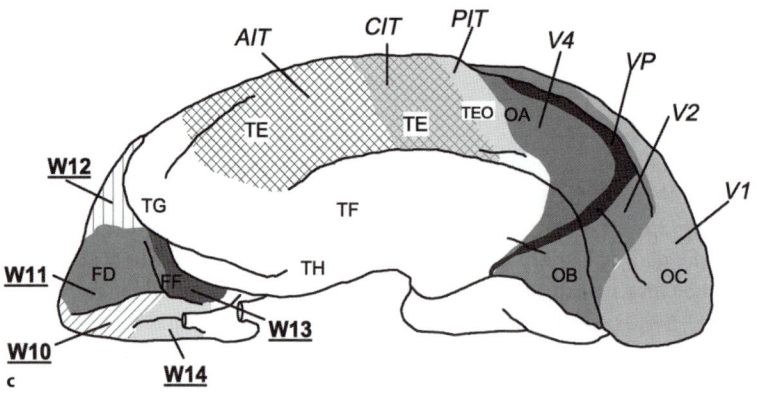

Abb. 11.1a–c

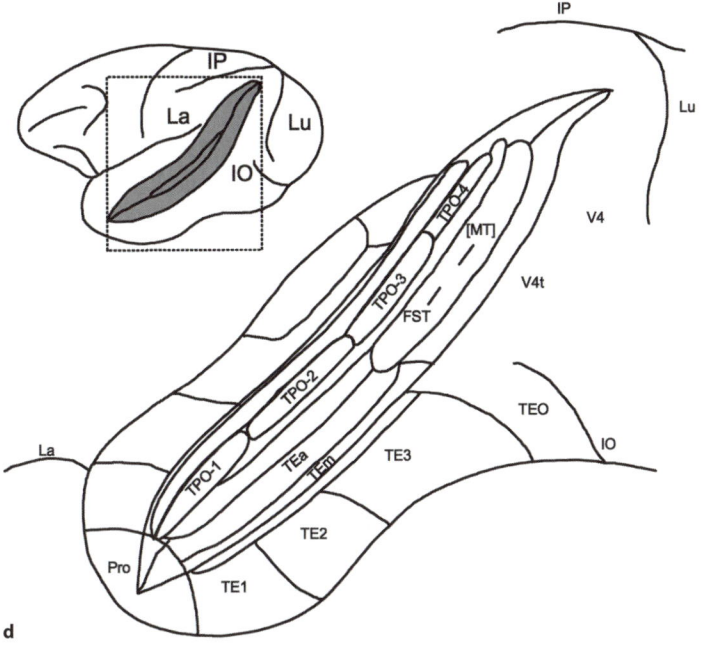

d

◘ Abb. 11.1a–d. Laterale (**a**), mediale (**b**) und ventrale (**c**) Ansicht eines Gehirns von Macaca mulatta (nach Von Bonin u. Bailey 1947). Eingezeichnet sind die wichtigsten visuellen Areale wie sie von Van Essen und Mitarbeitern beschrieben wurden (Felleman u. Van Essen 1991). Die Namen der Untereinheiten nach Von Bonin u. Bailey (1947) erscheinen direkt auf der Abbildung des Gehirns, während die Bezeichnungen anderer Forscher neben den jeweils relevanten Arealen stehen. Die unterstrichenen Bezeichnungen, die mit *W* beginnen, zeigen die präfrontalen kortikalen Areale, wie sie von Walker (1940) beschrieben wurden. **d** zeigt die Parzellierung des ventrolateralen temporalen Kortex, wie sie von Seltzer u. Pandya (1994) vorgeschlagen wurde. Der Sulcus temporalis superior (*STS*; graues Areal in **d**) wird offen dargestellt, um die Lokalisation der innen gelegenen sensorischen Areale darzustellen. Markierte Sulci: *Lu* lunatus; *IP* intraparietalis; *La* lateralis; *IO* occipitalis inferior. Markierte Areale: *W8–W46* die präfrontalen Areale, wie sie von Walker (1940) beschrieben wurden; *AIT, CIT, PIT* anteriorer, zentraler und posteriorer IT-Kortex; *VP* ventralis posterior; *V1–V4* visuelle Areale 1 bis 4; *DP* prelunatus dorsalis; *MT* temporalis medialis; *FST* Boden des superioren temporalen Kortex; *Pro, TE1, TE2, TE3, TEO* architektonische Untereinheiten der inferioren temporalen Region; *Pro* temporopolarer Kortex; *TPO1–4* architektonische Untereinheiten des oberen Abschnitts des *STS* (Seltzer u. Pandya 1994). (Nach Logothetis 1998)

Unterabschnitte und anatomische Verbindungen des IT-Kortex

Basierend auf zytoarchitektonischen Kriterien (Von Bonin u. Bailey 1947) und später auch aufgrund von beobachtbaren Defiziten nach umschriebenen Läsionen (Iwai u. Mishkin 1969), wurde der IT-Kortex ursprünglich in einen posterioren (TEO) und einen anterioren (TE) Abschnitt unterteilt. Auf der Basis von zyto- und myeloarchitektonischen Kriterien und aufgrund seiner afferenten kortikalen Verbindungen wurde das TE-Areal später weiter unterteilt in 5 mehr oder weniger parallele, rostrokaudal orientierte kortikale Sektoren, die TE1, TE2, TE3, TEm und TEa (◘ Abb. 11.1d) genannt wurden. Die ersten drei Areale liegen auf dem Gyrus temporalis inferior. Area TEa liegt gänzlich innerhalb des unteren Anteils des Sulcus und TEm sitzt auf der unteren Lippe des STS. Der Fundus und der obere Anteil des STS sind unterteilt in eine Anzahl von anderen Arealen wie z. B. IPa und TPO, die visuelle, auditorische und somatosensorische Afferenzen erhalten. Afferenzen zur Area TEO stammen in erster Linie aus der Area V4 (obwohl es auch direkte Eingänge aus V2 und V3 gibt) und sind topographisch organisiert (s. hierzu Logothetis 1998). Zusätzlich kommen einige wenige Afferenzen zur Area TEO aus V3A, V4t und MT (◘ Abb. 11.1). Rückprojektionen zur Area TEO stammen aus der Area TE, aus der parahippocampalen Area TH, der Area TG und dem perirhinalen Kortex (Brodmann-Areae 35 und 36). Fasern aus TEO projizieren andererseits zurück zu den Areae V2, V3, V3A, V4 und V4t (◘ Abb. 11.1). Darüber hinaus ist TEO mit einer Anzahl von Arealen des dorsalen Projektionssystems verschaltet wie z. B. mit den Areae MT, FST, IPa, PP und LIP.

Menschen und Affen. Die Unterschiede in den Antworteigenschaften dieser Areale deuten auf die starken reziproken Verbindungen der Areale TEO und TE mit einer Anzahl von kortikalen und subkortikalen Strukturen, die
unterschiedliche Funktionen besitzen.

Das IT-Areal ist einerseits mit dem peristriären visuellen
Kortex und andererseits mit den polysensorischen Arealen
des Sulcus temporalis superior, dem temporopolaren Kortex, dem präfrontalen Kortex und mit dem limbischen
System verschaltet (▶ »Unter der Lupe«). Der IT-Kortex ist
daher in der Lage, multiple Aspekte des Sehens zu integrieren, visuelle Informationen an multisensorische Konvergenz-
zonen weiterzugeben und mit Strukturen zu interagieren,
die eine wesentliche Rolle spielen bei Prozessen der Ent-
scheidungsfindung, des Kurzzeit- und Langzeitgedächtnisses sowie bei Gefühlen und emotionalen Reaktionen.

Die Funktionsweise der Neurone des IT-Kortex hängt
tatsächlich von der Verbindung mit anderen Arealen ab.
Beispielsweise hängt die Fähigkeit der IT-Neurone, eine Assoziation zwischen Bildpaaren zu kodieren, von Feedback-
signalen aus dem limbischen Kortex ab. Eine Unterbrechung
der Eingänge aus dem entorhinalen und dem perirhinalen
Kortex zerstört die Reaktionen der Nervenzellen auf eine
Paarassoziation, lässt aber die Antworten auf jeden für sich
allein präsentierten Stimulus intakt (Higuchi u. Miyashita
1996).

❗ Der inferiore temporale Kortex (IT-Kortex) belegt einen großen Anteil des Temporallappens und erstreckt
sich kaudal von der Spitze des Sulcus occipitalis inferior bis zum Temporalpol und vom unteren Teil des
Sulcus temporalis superior zum anterioren Teil des
Sulcus temporalis medialis. Der posteriore Teil des IT-
Kortex besteht aus der Area TEO, der anteriore Teil des
IT-Kortex aus der Area TE. Basierend auf zyto- und
myeloarchitektonischen Kriterien können 5 Unter-
abteilungen in Area TE unterschieden werden. Diese
bilden mehr oder weniger parallel angeordnete, rostrokaudal orientierte Sektoren. Unterschiedliche Zonen besitzen Nervenzellen mit unterschiedlichen
physiologischen Eigenschaften. TE erhält in erster Linie Afferenzen aus der Area TEO sowie aus der Area
V4 und projiziert sowohl zu den posterioren visuellen
Arealen als auch zu den polysensorischen Arealen des
Temporal- und Frontallappens.

11.2 Basale Eigenschaften von Neuronen im inferioren temporalen Kortex

Gross und Mitarbeiter waren die ersten, die beim Affen mit
Mikroelektroden visuell evozierte Antworten im IT-Kortex
ableiten konnten (Gross 1994). Eine große Anzahl von Untersuchungen bestätigte ihre Befunde und weitete sie aus.
Dabei kristallisierte sich heraus, dass der inferiore temporale
Kortex die letzte, ausschließlich visuelle Region im ventralen System ist. Mehr als 85% der Nervenzellen in dieser Region werden durch verschiedene einfache oder komplexe
Muster erregt oder inhibiert (❑ Abb. 11.2).

Die Eigenschaften der Neurone des IT-Kortex verändern
sich, wenn man sich vom am weitesten posterior gelegenen
Teil der Area TEO zu dem am weitesten anterior gelegenen
Teil der Area TE bewegt. Während die Zellen in TEO ähnliche Eigenschaften wie die in der Area V4 haben und auf
einfache Reize antworten, bevorzugen die Zellen in der
Area TE eher komplexe Muster. Zu den sich verändernden
Charakteristika gehören Topographie, Größe des rezeptiven Feldes und Stimulusselektivität.

Die Area TEO weist eine grobe visuotope Organisation
auf. Sie besitzt eine fast vollständige Repräsentation des
kontralateralen visuellen Halbfeldes mit rezeptiven Feldern,
die größer sind als die der visuellen V4-Neurone. Im Gegensatz dazu ist die Area TE nicht visuotop organisiert. Die
Zellen besitzen große, ipsilaterale, kontralaterale oder bilaterale rezeptive Felder, die fast immer die Fovea einschließen und häufig einen gewissen Grad an okulärer Präferenz
aufweisen, wobei nur die Hälfte der Neurone gleichermaßen
von jedem Auge stimuliert wird. Die Antwort der Zellen
auf Reize, die am Ort des schärfsten Sehens, der Fovea, präsentiert werden, ist üblicherweise stärker als auf Reize von
anderen Stellen des rezeptiven Feldes. Das liegt vermutlich
daran, dass der IT-Kortex starke Projektionen aus solchen
Teilen des extrastriären Kortex erhält, in denen das zentrale
Gesichtsfeld repräsentiert ist, und nur wenige Projektionen
von extrastriären Regionen, die dem peripheren Sehen dienen. Es gibt einen systematischen Anstieg in der Größe der
rezeptiven Felder entlang der posterior-anterioren Ausdehnung des IT-Kortex mit rezeptiven Feldern in TEO von nur
1,5–2,5 Grad bis zu solchen in TE, die einen Durchmesser
von 25–30 Grad erreichen.

❗ Der inferiore temporale Kortex wird auf der Basis anatomischer und funktionaler Kriterien in zwei Haupt-
bestandteile unterteilt. Der posteriore Anteil wird
▼

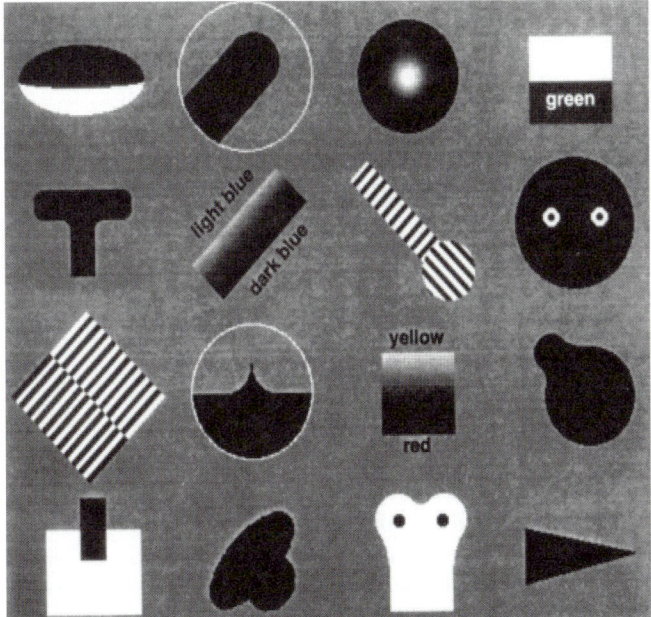

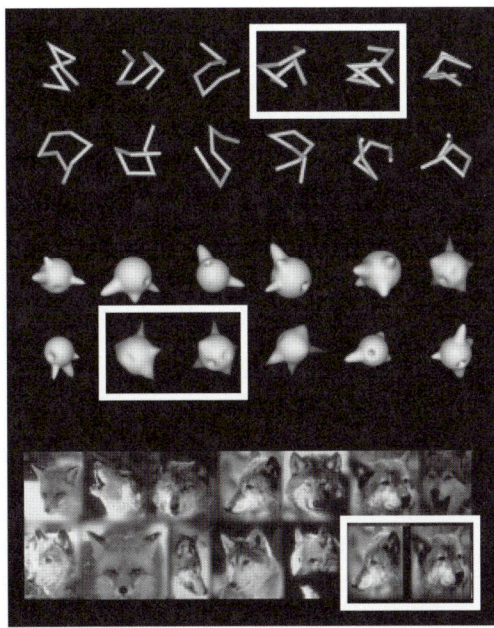

a

b

◻ Abb. 11.2a,b. Stimuli, die zur Testung der Selektivität von Neuronen des inferioren temporalen Kortex verwendet werden. **a** Stimuli, die von Tanaka (1996) und Mitarbeitern benutzt wurden. Die Neurone, die selektiv auf solche Reize antworten, wurden von diesen Autoren »elaborierte« Zellen genannt. **b** Stimuli, die zur Testung der konfigurationalen Selektivität von IT-Zellen benutzt wurden

TEO genannt und ist grob visuotop organisiert. Ähnlich wie die Zellen der Area V4 besitzen die Zellen in TEO rezeptive Felder von der Größe einiger weniger Winkelgrade und antworten auf vergleichsweise einfache Reize. Im Gegensatz dazu besitzen die Zellen in TE große rezeptive Felder, die immer die Fovea einschließen. Wenngleich diese Neurone auch noch auf einfache Reize reagieren, hängt ihre Antwort oft von der Präsentation der gesamten Konfiguration eines Stimulus ab. Einige Zellen zeigen eine unveränderliche Konfigurationsselektivität, indem sie auf eine bestimmte Ansicht eines Objektes antworten, nicht aber auf isoliert präsentierte Teile dieser Ansicht.

Das Antwortverhalten von TE-Neuronen auf Reize, die aus der ipsilateralen Gesichtsfeldhälfte kommen, hängt von starken Projektionen ab, die aus der gegenüberliegenden Hemisphäre über das Splenium des Corpus callosum und die vordere Kommissur verlaufen. Die chirurgische Unterbrechung des Spleniums (Spleniotomie) reduziert das Auftreten ipsilateraler Aktivierungen um ca. 50%. Die Kombination einer Spleniotomie mit einer Unterbrechung der anterioren Kommissur schaltet die ipsilaterale Aktivierung gänzlich aus. Interhemisphärische Verbindungen spielen auch eine wichtige Rolle bei der Generierung von Positionsinvarianz (▶ unten), die im Antwortverhalten vieler Nervenzellen dieses Areals beobachtet wird.

Viele IT-Neurone reagieren selektiv auf eine Reihe von Stimulusattributen wie z. B. Farbe, Orientierung, Oberflächenbeschaffenheit, Bewegungsrichtung oder Form. Die Analyse einer Population von Neuronen, die für Farbe selektiv sind, lässt vermuten, dass die Antworten von Neuronen des IT-Kortex explizit die **empfundene** Farbe kodieren. Von besonderem Interesse ist auch die Selektivität von IT-Neuronen für die Form eines Reizes.

Neurone im IT-Kortex antworten selektiv auf eine Reihe natürlicher oder künstlicher Objekte (Gross et al. 1984), auf parametrische Formdeskriptoren oder auf mathematisch geschaffene zweidimensionale Muster, die benutzt werden können, um ein beliebiges zufälliges Bild zu generieren. Es wurde auch festgestellt, dass eine Gruppe von Zellen im inferioren temporalen Kortex auf den Anblick biologisch wichtiger Objekte wie Gesichter und Hände antwortet (▶ unten). Gesichtszellen, die sogar bei Affen in einem Alter von nur 5 Wochen gefunden wurden, entladen deutlich stärker bei der Wahrnehmung von Gesichtern als bei jedem anderen einfachen oder komplexen Reiz.

Viele IT-Neurone zeigen verschiedene Grade von Invarianz auf Bildtransformationen. Die absolute Antwort der Zellen weist nur selten Größen- oder Positionskonstanz auf (Logothetis u. Pauls 1995). Dennoch wird ihre Selektivität für Form, d. h. ihre relative Präferenz für den optimalen Stimulus gegenüber verschiedenen suboptimalen Stimuli, über weite Veränderungen von Stimulusgröße und -position aufrechterhalten. In diesem Sinn können mehr als die Hälfte aller IT-Neurone als größen- und positionsinvariant angesehen werden. Die Antwort der restlichen Neurone zeigt Größenspezifität, was darauf hinweist, dass zumindest ein gewisser Grad an Objektrepräsentation größenspezifisch gespeichert werden könnte.

> ❗ Der inferiore temporale Kortex verfügt über die komplette Maschinerie, die für die Bildung von Objektbeschreibungen notwendig ist. Die Zellen antworten selektiv auf Stimulusattribute wie Farbe und Struktur, auf einfache und komplexe Muster und auf komplexe natürliche Objekte wie Gesichter. Sie zeigen darüber hinaus einen gewissen Grad an Invarianz gegenüber einer Translation des Reizes, einer Veränderung seiner Größe oder Form, Letzteres in dem Sinne, dass Neurone auf eine bestimmte Form antworten, unabhängig davon, ob diese Form durch Unterschiede in der Bildintensität, Farbe oder Disparität von zufälligen Punktstereogrammen determiniert ist.

Eine wichtige Frage, die durch all diese Befunde aufgeworfen wird, ist natürlich die Frage nach dem Kodierungsschema, das benutzt wird, um visuelle Objekte zu repräsentieren. Werden Objekte explizit durch das Feuern einiger weniger »gnostischer« Einheiten repräsentiert? Werden sie durch das Feuern einer kleinen Population von Neuronen repräsentiert, wobei jede Nervenzelle einige Eigenschaften, Aspekte oder Einzelgesichtspunkte kodiert? Oder werden sie lediglich implizit repräsentiert durch eine große Population von Zellen, wobei jede als ein spezialisierter Musterfilter arbeitet, der bestimmte Formen mit unterschiedlichen Oberflächeneigenschaften von Objekten wie Struktur, Farbe oder Helligkeit kombiniert?

Die bisher gewonnenen Befunde lassen vermuten (beweisen aber keinesfalls), dass mindestens zwei mögliche neuronale Mechanismen für Objektrepräsentation existieren. Ein System mag die Prototypen von Objekten kodieren, die in Teile zerlegt und durch Indizierung dieser Teile und ihrer räumlichen Beziehungen erkannt werden. Ein zweites, separates System mag benutzt werden, wenn eher die ganzheitliche Konfiguration und nicht die individuellen Eigenschaften wichtig sind. Es könnte in erster Linie von einer kleinen Population von Neuronen mit starker Konfigurationsselektivität abhängen.

11.3   Selektive neuronale Antworten auf Objekteigenschaften und Kombinationskodierung

Sorgfältig durchgeführte Studien zu den Eigenschaften von IT-Neuronen haben ergeben, dass Neurone mit relativ ähnlichen Antworteigenschaften in Modulen zusammengefasst sind, die sich über die gesamte Tiefe des IT-Kortex erstrecken (Tanaka 1996). Eine Organisation in Säulen ist eine wohlbekannte Eigenschaft auch in vielen anderen kortikalen Gebieten. Im primären visuellen System wird eine solche »Cluster«-Anordnung bei Neuronen gefunden, die sich mit Blick auf einfache Stimulusattribute unterscheiden, wie z. B. die bevorzugte Position im Gesichtsfeld, die okuläre Präferenz oder die bevorzugte Orientierung oder Bewegungsrichtung. In der Area TE bezieht sich die modulare Organisation weniger auf die retinotope Organisation, sondern reflektiert stattdessen ähnliche Präferenzen für Kombinationen aus Formen und anderen Stimulusattributen.

Tanaka und Kollegen haben intensiv eine Klasse von musterselektiven Neuronen untersucht, welche sie »elaborierte Zellen« nennen (◘ Abb. 11.2a). Der Grad der Komplexität, der erforderlich ist, um eine »elaborierte Zelle« zu stimulieren, scheint i. Allg. von der Area TEO zur Area TE anzusteigen. Zusätzlich zeigten Zellen von unterschiedlichen Modulen größere Differenzen in der Formselektivität als Zellen innerhalb eines einzelnen Moduls. Basierend auf diesen und ähnlichen Befunden wurde vorgeschlagen, dass die Repräsentation der allgemeinen »Klasse« eines Objekts in der über verschiedene Module hinweg herrschenden Aktivität ausgedrückt werden könnte, während detaillierte Diskriminationen prinzipiell über die Detektion der geringen Unterschiede in der Aktivität von Neuronen innerhalb eines einzelnen Moduls erfolgen könnten.

Bislang bleibt unklar, ob die kritischen Eigenschaften der »elaborierten Zellen« ein »komplettes Arsenal« allgemeiner Formdeskriptoren darstellen, welche jedes komplexe Objekt oder jede komplexe Szene repräsentieren könnten. Ein solches Schema würde in vielerlei Hinsicht der »Recognition-by-components«-Theorie ähneln (► Unter der Lupe »Erkennen durch Komponenten«), die von Biederman vorgeschlagen wurde (Biederman 1987), obwohl es bis heute nichts gibt, was darauf hindeutet, dass im IT-Kortex Zellen existieren,

Erkennen durch Komponenten (»recognition by components«)
Erkennung durch Komponenten (»recognition by components«; RBC) bezeichnet eine Theorie, die von Irv Biederman im Jahr 1987 vorgeschlagen wurde. Diese Theorie basiert auf der Annahme, dass ein Objekt in volumetrische Teile zerlegt werden kann, die **Geone** genannt werden. Diese Teile besitzen einfache räumliche Beziehungen zueinander, die für alle Objektbetrachtungen unverändert bleiben. Das Erkennen besteht in der Indizierung dieser Teile und der Detektion ihrer strukturalen Beziehungen.

Biederman und Kollegen schlagen vor, dass das (Wieder-)Erkennen der meisten allgemeinen Objekte durch auf **Geonen** beruhende strukturale Beschreibung erreicht werden kann, wenn die folgenden 3 prinzipiellen Bedingungen erfüllt sind: 1. Die Objekte sind »zerlegbar«, 2. sie haben unterschiedliche Teilbeschreibungen, und 3. unterschiedliche Blickwinkel führen zu derselben Konfiguration von **Geonen**. Diese Bedingungen werden tatsächlich häufig erfüllt. Sie werden nicht erfüllt, wenn spezifische Exemplare identifiziert werden müssen oder wenn die (wieder-)zuerkennenden Objekte nicht in einfachere Teile zerlegt werden können.

die für die räumlichen Relationen zwischen diesen einfachen Elementen kodieren. Dennoch ist die Idee, dass Prototypen durch eine relativ geringe Anzahl von Modulen (schätzungsweise ca. 1300) repräsentiert werden könnten, sowohl theoretisch ansprechend als auch biologisch plausibel.

Ist ein solches System ausreichend, um individuelle Exemplare einer gegebenen Objektkategorie zu repräsentieren bzw. individuelle Objekte eindeutig zu identifizieren, wenn eine ganzheitliche Konfigurationsinformation notwendig ist? Die Perzeption einer Gesamtkonfiguration ist häufig entscheidend für Diskriminierungen auf untergeordneter Ebene, wie es z. B. bei der Gesichtserkennung der Fall ist. Könnte die Repräsentation einer ganzheitlichen Konfiguration durch das Kombinationskodierungssystem erreicht werden, das oben beschrieben wurde? Obwohl diese Möglichkeit nicht ausgeschlossen werden kann, zeigen zwei Befundkonstellationen, dass im visuellen System von Affen vermutlich alternative Strategien benutzt werden, wenn die Konfiguration oder metrische Information der bestimmende Faktor einer Kategorisierungsaufgabe ist. Zunächst scheint eine große Anzahl von Neuronen in TE und STS die Gesamtform, und nicht spezifische Eigenschaften oder Teile biologisch wichtiger Objekte zu kodieren. Darüber hinaus haben Ableitungen vom inferioren temporalen Kortex von Affen, die darauf trainiert waren, individuelle Objekte aus zwei neuen Objektklassen zu identifizieren, gezeigt, dass in TE Neurone vorhanden sind, die auf eine begrenzte Untergruppe von Objekten antworten, wie es gesichtsselektive Neurone beim Anblick von Gesichtern tun (Logothetis u. Pauls 1995). Bevor wir eine solche trainings- und bekanntheitsinduzierte Antwortselektivität diskutieren, sollen kurz die gesichtsselektiven neuronalen Antworten im IT-Kortex beschrieben werden.

11.4 Gesichtsselektive neuronale Aktivität

Im Allgemeinen sind Zellen, die auf Gesichtsausdrücke und Blickrichtung antworten, überwiegend auf dem oberen Teil und dem Fundus des STS lokalisiert (Perrett et al. 1985). Die meisten dieser Gesichtsneurone reagieren 2- bis 10-mal sensitiver auf Gesichter als auf einfache geometrische Stimuli oder dreidimensionale Objekte. Sie zeigen eine starke Translations- und Positionsinvarianz. Ihr Antwortverhalten wird aber beeinflusst, wenn ein dreidimensionaler Kopf um eine vertikale Achse gedreht wird. Eine detaillierte Analyse durch David Perrett und Kollegen zeigte, dass es insgesamt 5 Zelltypen im STS gibt, wobei jeder Typus auf eine Betrachtungsposition des Kopfes maximal antwortet. Die 5 Zelltypen waren im Einzelnen spezialisiert auf folgende Ansichten: frontales Gesicht, Profil, Hinterkopf, Kopf oben und Kopf unten. Zwei weitere Subtypen, welche nur auf das linke oder nur auf das rechte Profil antworten, legen die Vermutung nahe, dass diese Zellen eher an der visuellen Analyse als an der Repräsentation spezifischer behavioraler oder emotionaler Antworten beteiligt sind. Die Blickwinkelselektivität dieser Neurone bleibt unabhängig von sehr starken Veränderungen in der Beleuchtung bestehen. Beispielsweise wird eine Zelle eher auf den frontalen Anblick als auf das Profil antworten, unabhängig davon, ob die Gesichter von vorn, oben, unten oder von einer seitlichen Lichtquelle beleuchtet werden. Das maskenhafte Verdecken oder die isolierte Repräsentation von Gesichtsteilen zeigte, dass unterschiedliche Zellen auf unterschiedliche Eigenschaften oder Untergruppen von Eigenschaften reagieren. Für die meisten Zellen im oberen Teil des STS gilt, dass verschiedene Gesichter keine differenzierte Zellaktivität hervorrufen, was die Vermutung nahelegt, dass diese Zellpopulation eher das Objekt »Gesicht« kodiert, als auf das Vorhandensein bestimmter Gesichter zu reagieren. Dennoch scheint eine kleine Gruppe (10%) von blickwinkelselektiven Gesichtszellen in dieser Area eine gewisse Sensitivität hinsichtlich Unterschieden zwischen individuellen Gesichtern zu zeigen.

Läsionsexperimente an Affen zeigten erstmalig, dass die Entfernung des Kortex im Bereich des rostralen STS Defizite in der Perzeption des Blickwinkels und des Gesichtsausdrucks verursacht, aber nicht in der Gesichtserkennung (Heywood u. Cowey 1992). Perrett und Kollegen haben vorgeschlagen, dass STS-Gesichtszellen »soziale Aufmerksamkeit« bzw. die Richtung der Aufmerksamkeit eines anderen Individuums signalisieren könnten. Eine möglicherweise homologe Population dieser Art von Gesichtszellen wurde kürzlich auch für Menschen beschrieben (Puce et al. 1998). Insbesondere wurde herausgefunden, dass ein Gebiet im STS des Menschen (posterior Teil des geraden Segments des STS) an der Perzeption von Blickrichtung und Mundbewegungen beteiligt ist, nicht aber an der Wahrnehmung vergleichbarer Nichtgesichtsbewegungen. Darüber hinaus wird in einer ganzen Anzahl von Studien mit funktioneller Bildgebung am Menschen von einer Aktivierung in benachbarten Arealen für die Perzeption von unterschiedlichen biologischen Bewegungen (d. h. Lippen- oder Körperbewegungen) berichtet.

Gesichtsselektive Neurone, die auf die Identität von Gesichtern reagieren, werden in einer Region gefunden, die sich über den unteren Teil des STS erstreckt: in den Arealen TEa/m. Diese Gesichtszellen generalisieren hinsichtlich retinaler Position, sind aber in einem größeren Umfang sensitiv hinsichtlich Orientierung und Größe als Zellen im oberen Teil des STS. Weitere Untersuchungen zeigten, dass Gesichtsneurone des anterioren IT-Kortex Kombinationen aus den Distanzen zwischen Gesichtsteilen wie Augen, Mund, Augenbrauen und Haar erkennen können. Diese Zellen zeigen eine bemerkenswerte Redundanz hinsichtlich der Kodierungscharakteristika, da offensichtlich schon zwei Dimensionen ausreichen, um den größten Teil der Varianz in einer Population untersuchter Neurone zu erklären.

Im Vergleich dazu zeigte eine Population von Gesichtsneuronen im oberen Teil des STS ebenfalls eine abgestufte Repräsentation von Gesichtsstimuli, wobei diese Population allerdings eher den Bekanntheitsgrad mit den Gesichtern (und möglicherweise auch einige andere soziale Eigenschaften des Stimulus wie z. B. Dominanz) zu kodieren

schien. Gesichtsselektive Neurone sind bemerkenswert sensitiv für Veränderungen der Gesichtskonfiguration, und ihre Antwort vermindert sich deutlich, wenn Gesichtseigenschaften reduziert werden oder die räumliche Beziehung verändert wird. Dabei sind Gesichter nicht die einzigen Objekte, die selektive Antworten in diesen Arealen hervorrufen.

❶ **Gesichtszellen antworten auf Gesichter signifikant stärker als auf irgend einen anderen visuellen Stimulus (sie antworten mindestens doppelt so stark und häufig noch stärker auf Gesichter). Während sie eine beträchtliche Positions- und Translationsinvarianz zeigen, weisen sie Selektivität für Rotationen in der Tiefe oder in der Bildebene auf. Besonders wichtig ist die Tatsache, dass sie ganzheitliche Information zu kodieren scheinen. Die Gesamtkonfiguration eines Gesichts ist häufig kritisch für die Entladung eines Neurons. Nach derzeitigem Kenntnisstand repräsentiert die Population der Gesichtszellen in Area TEa/m (untere Teil des STS) das wahrscheinlichste Homolog des Gesichtsareals beim Menschen im Gyrus fusiformis, da diese Zellpopulationen vermutlich die Identität von individuellen Gesichtern verarbeiten.**

Beispielsweise antworten einige Zellen im inferioren temporalen Kortex auch auf den Anblick des gesamten menschlichen Körpers oder von Körperteilen. Etwa 90% dieser Neurone reagierten auf den menschlichen Körper so, dass die Antworten selektiv für bestimmte Blickwinkel waren, während der Rest dieser Neurone gleich gut auf jeden beliebigen Anblick des Stimulus antwortete. Ein besonders interessanter Befund, der dazu führen kann, die simplizistische Ansicht von »sozialen« Gesichtszellen im oberen Teil des STS und Identitätsgesichtszellen im unteren Teil des STS in Frage zu stellen, ist der, dass Zellen im Areal TEa für Handlungen zu kodieren scheinen. Diese Zellen konnten selektiv für verschiedene Vorgänge bestimmter Aktionen der Hand (bewegen, drücken oder ziehen) aktiviert werden, und für viele dieser Zellen waren die Antworten unabhängig von dem Objekt, an dem die Handlungen ausgeführt wurden.

Die funktionelle Kernspintomographie (fMRT) des Gehirns anästhesierter Affen zeigt die Vielfalt neuronaler Regionen, die bei der Präsentation verschiedener Gesichter oder allgemein bewegter Objekte aktiviert werden. Insbesondere wurde die durch bewegte Objekte induzierte Aktivierung mit der Aktivierung verglichen, die durch verzerrte Bilder derselben Objekte hervorgerufen wurde. Während

11.5 · Ist komplexe konfigurationale Selektivität spezifisch für bewegte Objekte?

125   **11**

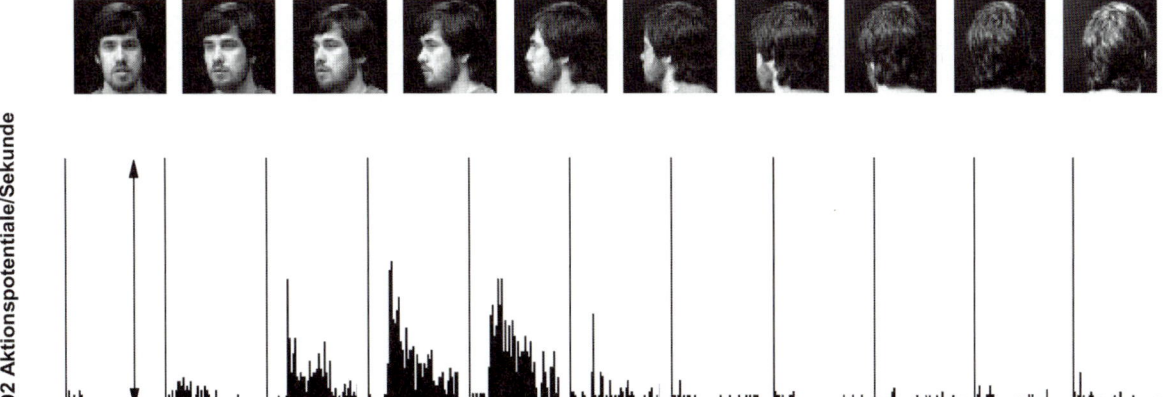

Abb. 11.3. Eine Zelle, die im oberen Teil des STS abgeleitet wurde. Die Zelle reagiert selektiv auf den seitlichen Anblick eines Gesichts. (Nach Logothetis 1998)

der Stimulationsphase wurden die Objektbilder kontinuierlich in Sequenzen von langsamem Gleiten und plötzlichen Ortswechseln über die Retina bewegt, um den Effekt von Augenbewegungen beim Fixieren zu imitieren (Gleitbewegungen und Mikrosakkaden). Aktivität im STS, in der Amygdala, im Caput des Nucleus caudatus und im frontalen Kortex konnte tatsächlich verlässlich in jedem getesteten Tier in mehr als einer experimentellen Sitzung induziert werden. Die Antwort eines IT-Neurons auf Gesichter ist in ▪ Abb. 11.3 dargestellt.

11.5 Ist komplexe konfigurationale Selektivität spezifisch für bewegte Objekte?

Um diese Frage zu beantworten, wurden Affen darauf trainiert, individuelle Exemplare einer neuen Klasse von computergenerierten Objekten zu erkennen (Logothetis et al. 1994). Bei diesen Objekten handelte es sich um Sphäroide oder drahtartige Strukturen, die aus 7 Segmenten gleicher Länge, Dicke und Farbe zusammengesetzt waren (Buelthoff u. Edelman 1992). Diese wurden dem Tier aus verschiedenen Blickwinkeln auf einem Bildschirm präsentiert. Nach einigen Monaten Training wurden die Affen zu Experten im Wiedererkennen einzelner Exemplare dieser Klasse trotz großer Ähnlichkeit zwischen den Zielobjekten und Distraktoren – eine Aufgabe, die dem Wiedererkennen individueller Gesichter nicht unähnlich ist. Ähnlich wie bei der Gesichtserkennung (Hill et al. 1997) zeigte sich, dass das Wiedererkennen der Drahtkonstruktionen blickwinkelabhängig war. Objektkonstanz wurde erst nach Exposi-

tion der Objekte unter verschiedenen Blickwinkeln erreicht (Logothetis et al. 1994). Ableitungen vom vorderen Teil des inferioren temporalen Kortex (überwiegend vom vorderen, oberen Teil des Sulcus temporalis medialis) während dieser Wiedererkennungsaufgabe zeigten, dass tatsächlich eine Anzahl von Zellen hochselektiv für bekannte Anblicke dieser kürzlich erlernten Objekte war (Logothetis et al. 1995; Logothetis u. Pauls 1995). Die Neurone antworteten am besten bei einem bestimmten Blickwinkel auf das Objekt und zeigten das charakteristische »view-tuning«, das oben für die Gesichtszellen beschrieben wurde (▪ Abb. 11.4).

Um die minimale Stimuluskonfiguration herauszufinden, die gerade noch signifikante Antworten der Neurone hervorrufen würde, wurde eine Methode zum Auslöschen, Verzerren oder Verdecken der dargestellten Drahtsegmente entwickelt. Durch systematische Reduktion der Komplexität des Stimulus mit Hilfe dieser Technik zeigte sich, dass einige Zellen tatsächlich eher auf eine einfache Eigenschaft wie z. B. einen Winkel selektiv reagierten als auf die gesamte Drahtkonfiguration. Im Gegensatz zu solchen Zellen zeigten andere drahtselektive Neurone eine extreme Sensitivität für Veränderungen in der Stimuluskonfiguration. Das heißt: Eine Reduktion des Stimulus war nicht möglich ohne eine signifikante Reduktion der neuronalen Antwort.

Die Eigenschaften solcher Neurone gleichen sehr stark denen von gesichtsselektiven Zellen – ein Befund, der nahelegt, dass das Kodieren von visuellen Objekten durch das Gehirn nicht nur durch die biologische Signifikanz einer Objektklasse, sondern auch durch die Art der Wiedererkennungsaufgabe determiniert ist. Das Feuern einer Gruppe von gesichtsselektiven Neuronen wurde oft als Repräsentation eines Gesichts angesehen (Rolls 1994). Ganz

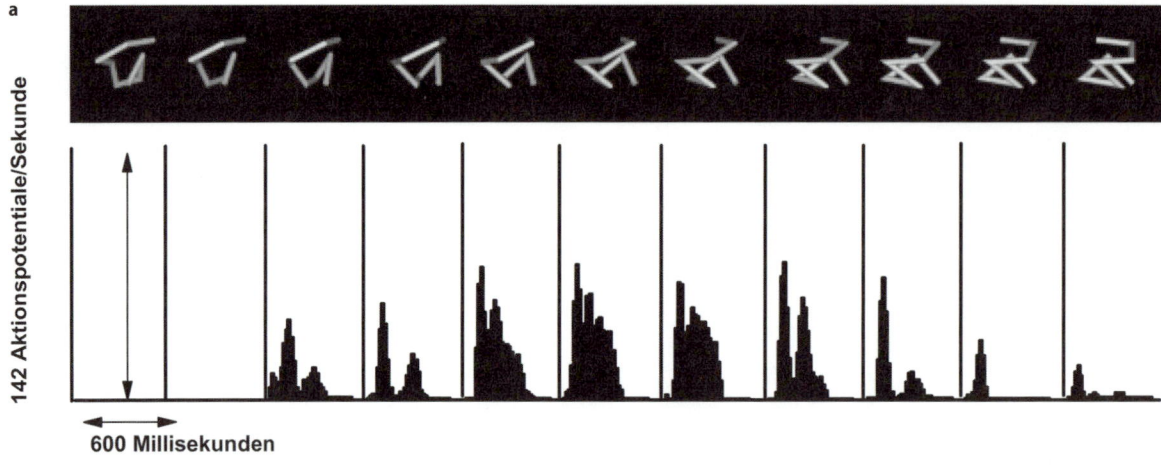

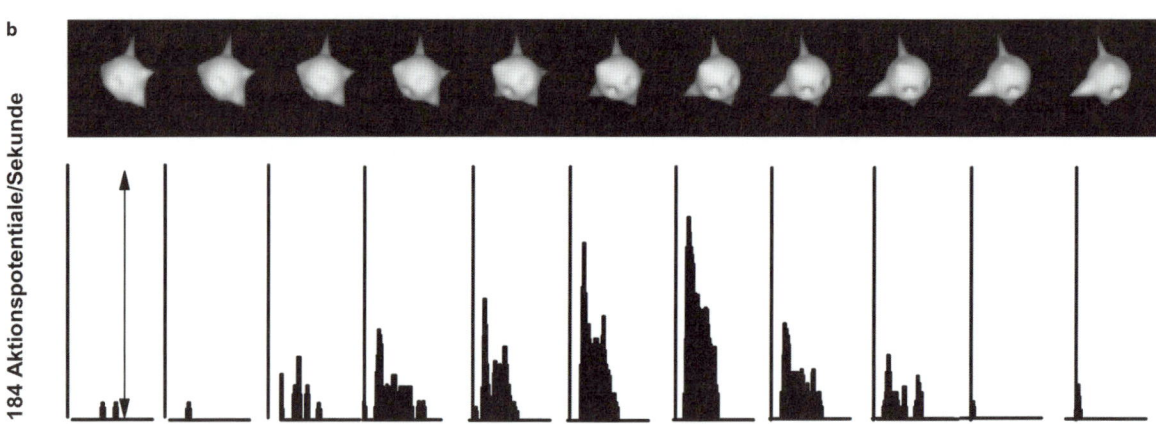

◻ **Abb. 11.4. a** Abhängigkeit der Antwort einer Zelle, die im vorderen Teil des Sulcus temporalis medialis des Temporallappens abgeleitet wurde, von der Orientierung der Drahtkonstruktion (»Büroklammer«). **b** Eine ähnliche Selektivität für die Orientierung eines amöbenähnlichen, künstlichen Objektes bei einem anderen Neuron. Zu beachten ist, dass das Neuron am besten bei einem bestimmten Blickwinkel auf das Objekt antwortet, aber auch auf die Ansicht reagiert, die aus einer Rotation um 180° um die vertikale Achse entsteht. Weil »Büroklammer«-Objekte nur ein Minimum an Selbstüberdeckung aufweisen, erscheinen Ansichten, die sich um 180° unterscheiden, als Spiegelbilder, obwohl sie es in der Realität nicht sind

ähnlich kann das Feuern von Neuronen, die auf komplexe Nichtgesichtsmuster oder -ansichten antworten, als die Darbietung der Repräsentation eines beliebigen Gegenstandes aufgefasst werden. Diese Art des Kodierens kann spezifisch für Gesichter sein oder einfach für jene Objektklassen, deren strukturell ähnliche Mitglieder von einem Lebewesen systematisch identifiziert werden müssen.

Zusammenfassung

Der inferiore temporale Kortex wird gegenwärtig als das neuronale Substrat der Objekt- und Gesichtererkennung angesehen. Er belegt einen großen Teil des Temporallappens und reicht kaudal von der Spitze des Sulcus occipitalis inferior bis rostral zum Temporalpol und vom unteren Abschnitt des Sulcus temporalis superior zum vorderen Teil des Sulcus temporalis medialis. Der inferiore temporale Kortex wird aufgrund anatomischer und funktioneller Kriterien in zwei große Untereinheiten gegliedert (TEO und TE). Er besitzt die gesamte notwendige Maschinerie zur Bildung

▼

11.5 · Ist komplexe konfigurationale Selektivität spezifisch für bewegte Objekte?

127

11

von Objektbeschreibungen. Die Zellen antworten selektiv auf Stimulusattribute wie Farbe und Struktur, auf einfache und komplexe Muster und auf komplexe natürliche Objekte wie Gesichter. Gesichtszellen reagieren auf Gesichter signifikant stärker als auf jeden anderen visuellen Stimulus und scheinen ganzheitliche Information zu kodieren. Doch ist diese Art der Kodierung nicht spezifisch für Gesichter. Jede zufällige homogene Klasse künstlicher Objekte, welche das Lebewesen individuell kennenlernen, erinnern und wiederholt wiedererkennen muss, kann eine konfigurationale Selektivität im Antwortverhalten von IT-Neuronen induzieren. Solche konfigurationsselektiven Zellen, ganz gleich ob auf Gesichter oder auf andere erlernte Objekte spezialisiert, zeigen auch eine blickwinkelspezifische Selektivität. Es ist denkbar, dass die schrittweise Entwicklung von Objektkonstanz mit der durch Bekanntheitsgrad induzierten Entwicklung konfigurationaler Selektivität in einer zunehmend größeren Anzahl von Zellen des inferioren temporalen Kortex zusammenhängt.

12 Visuelle Objektagnosie und Prosopagnosie

Georg Goldenberg

Im Folgenden werden die Störungen des visuellen Erkennens bei erhaltenen »elementaren« Sehleistungen dargestellt. Die Existenz solcher Syndrome ist seit über 100 Jahren bekannt. Ihre Abgrenzung und Klassifikation wurden aber kontrovers diskutiert (▶ »Unter der Lupe«). Sie hängen ganz wesentlich davon ab, welche kognitiven Modelle des visuellen Erkennens ihrer Analyse zugrunde gelegt werden.

Wir beginnen dieses Kapitel mit der Darstellung von Grundzügen eines kognitiven Modells visuellen Erkennens und seiner zerebralen Grundlagen. Dann werden anhand der im Titel angeführten klinischen Syndrome einzelne Aspekte des Modells und seiner anatomischen Entsprechungen beschrieben und diskutiert.

Unter der Lupe

Geschichte des Agnosiebegriffs

Der Begriff »Agnosie« wurde von Sigmund Freud (1891) in die Literatur eingeführt. Im Buch »Zur Auffassung der Aphasien« schlug er vor, Benennstörungen aufgrund mangelhafter visueller Wahrnehmung als »agnostisch« zu bezeichnen. Diese Definition würde auch Benennstörungen bei Blindheit umfassen und tatsächlich war eines von Freuds Beispielen ein Fall von kortikaler Blindheit. Zwei kurz davor erschienene Arbeiten begründeten eine differenziertere Analyse des Verhältnisses von visueller Wahrnehmung und Sprache: Freund (1889) postulierte, dass Benennstörungen durch eine Diskonnektion zwischen visuellen Objektvorstellungen und der sprachlichen Repräsentation von Objektnamen entstehen könnten. Er prägte dafür den Begriff »optische Aphasie«. Lissauer (1890) unterschied zwischen einer »apperzeptiven« und einer »assoziativen« Phase des Objekterkennens. In der apperzeptiven Phase werden die Elemente der visuellen Wahrnehmung – Helligkeit, Farbe, Form – zur visuellen Vorstellung des Objektes integriert. In der

assoziativen Phase wird die visuelle Vorstellung mit Vorstellungen aus anderen Sinnesmodalitäten verknüpft und damit das Objekt erkannt. Wenn diese Verknüpfung nicht gelingt, resultiert »associative Seelenblindheit«. Fehlbenennungen sind die Folge des mangelhaften Erkennens. Die von Freund (1889) beschriebenen Fälle wurden von Freud (1891) als Beispiele der »agnostischen« Benennstörung erwähnt, während Lissauers (1890) Beschreibung nicht zitiert wurde.

Einem Vorschlag Liepmanns (1908 b) folgend, wurde Lissauers »Seelenblindheit« mit der »Agnosie« gleichgesetzt. Es resultierten die Begriffe »apperzeptive Agnosie«, »assoziative Agnosie« und »optische Aphasie«. Ihnen ist gemeinsam, dass visuell wahrgenommene Objekte falsch benannt werden, obwohl elementare visuelle Leistungen und Sprachkompetenz zum Erkennen und Benennen ausreichen würden.

Hoff u. Pötzl (1937) beschrieben erstmals eine Störung des »Physiognomie-Gedächtnisses«. Zehn Jahre später schlug Bodamer (1947) den Ausdruck »Prosopagnosie«

▼

für gestörtes Erkennen von Gesichtern vor. Sowohl Hoff u. Pötzls als auch Bodamers Patient hatten auch Schwierigkeiten mit dem Erkennen von Gegenständen und Bildern, aus denen die Unfähigkeit, Gesichter zu erkennen, als besonders dramatische Manifestation herausragte.

Nach dem Zweiten Weltkrieg wurde die Berechtigung des Agnosiebegriffs in Zweifel gezogen. Bay (1951) behauptete, dass bei allen als agnostisch klassifizierten Patienten in Wahrheit Störungen elementarer Sehfunktionen vorliegen, die durch »Funktionswandel« zu agnostischen Symptomen umgestaltet werden. Diese Kritik negierte die Existenz einer kognitiven Zwischenstufe zwischen »elementarer«, mit physiologischen Methoden erfassbarer Sehfunktion und allgemeiner »Intelligenz«. Bays Kritik wurde durch die Beobachtung widerlegt, dass es Patienten mit ebenso schweren und sogar noch schwereren Störungen elementarer visueller Funktionen gibt, die dennoch keine Probleme mit dem visuellen Objekterkennen haben.

12.1   Grundzüge der kognitiven Architektur und der Anatomie visuellen Erkennens

Die Schwierigkeit des visuellen Erkennens von Objekten besteht darin, dass die stetig wechselnde und in ihren Möglichkeiten unbegrenzte Fülle von visuellen Empfindungen auf eine begrenzten Zahl von bekannten Objekten bezogen werden muss. Die Extraktion und Klassifizierung der für das Erkennen relevanten visuellen Informationen erfordert mehrere Schritte: Zunächst muss das zusammenhängende Objekt von anderen Objekten und dem Hintergrund abgegrenzt werden. Dann müssen aus den Details und Zufälligkeiten der aktuellen Wahrnehmung des Objekts charakteristische Merkmale herausgefiltert werden, die unter allen Blickwinkeln und Beleuchtungen und für alle Exemplare einer Gattung von Objekten konstant sind. Das Endprodukt der perzeptiven Phase ist eine strukturelle Repräsentation des Objekts. Das Ergebnis dieser Analyse findet Anschluss an das im semantischen Gedächtnis gespeicherte Wissen über die Objekte. Dieses Wissen enthält Informationen über Eigenschaften, die nicht unmittelbar aus der visuellen Wahrnehmung abgeleitet werden können und ist Voraussetzung für das Benennen des Gegenstandes.

Diese Schritte werden i. Allg. in zwei Phasen zusammengefasst: einer **perzeptiven** Phase, in der die relevanten Merkmale des Objektes extrahiert werden und einer **semantischen** Phase, in der sie Anschluss an das semantische Gedächtnis finden. Beim Benennen von Objekten kommt noch eine dritte, **lexikalische** Phase hinzu, in der die sprachliche Bezeichnung des Gegenstandes abgerufen wird.

❶ In der **perzeptiven** Phase des Objekterkennens werden die relevanten Merkmale des Objektes extrahiert. In der **semantischen** Phase finden sie Anschluss an das semantische Gedächtnis. In der **lexikalische** Phase wird die sprachliche Bezeichnung des Gegenstandes abberufen.

12.2   Visuelle Objektagnosie und optische Aphasie

In Übereinstimmung mit den oben skizzierten Phasen visuellen Erkennens werden 3 Formen der visuellen Objektagnosie unterschieden: Während bei der apperzeptiven Agnosie die perzeptive Phase des Erkennens gestört ist, misslingt bei der assoziativen Agnosie die semantische Phase. Bei der optischen Aphasie soll hingegen visuelles Erkennen erhalten, aber das Benennen der erkannten Bilder gestört sein. Die Störung scheint also auf die lexikalische Phase beschränkt zu sein.

❶ Während bei der **apperzeptiven** Agnosie die perzeptive Phase des Erkennens gestört ist, misslingt bei der **assoziativen** Agnosie die semantische Phase. Bei der **optischen** Aphasie soll selektiv die lexikalische Phase des visuellen Benennens gestört sein. Die Abgrenzung zwischen assoziativer Agnosie und optischer Aphasie ist aber kontrovers. Beide werden auch als modalitätsspezifisch visuelles Fehlbenennen zusammengefasst.

Patienten mit apperzeptiver Agnosie versagen bei Tests der Objektkonstanz, in denen verschiedene Ansichten oder verschiedene Exemplare eines Objekts einander zugeordnet werden müssen. Patienten mit assoziativer Agnosie können diese Tests lösen, versagen aber bei Aufgaben, in denen verschiedene Gegenstände nach visuell nicht wahrnehmbaren Eigenschaften wie Funktion oder Ort des Vorkommens einander zugeordnet werden sollen. Bei der optischen Aphasie sollten auch diese Aufgaben korrekt gelöst werden, aber die Patienten benennen die Objekte falsch, obwohl ihre sonstigen sprachlichen Fähigkeiten erhalten sind und sie außerhalb des visuellen Benennen keine vergleichbaren Fehler produzieren.

Wie wir sehen werden, ist die Abgrenzung der assoziativen Agnosie von der optischen Aphasie jedoch keineswegs eindeutig und wird kontrovers diskutiert. Wir werden daher zunächst die apperzeptive Agnosie behandeln und dann in einem gemeinsamen Abschnitt assoziative Agnosie und optische Aphasie.

12.2.1   Apperzeptive Agnosie

Bei der schwersten Form der apperzeptiven Agnosie nehmen die Patienten lokale Kontraste, Farben und Bewegungen wahr, sind aber nicht imstande, zusammenhängende Linien und Konturen zu verfolgen. Bei Krümmungen oder Unterbrechungen der Linie verlieren sie den Zusammenhang. Die perzeptive Phase ist damit schon in ihren allerersten Schritten behindert und die Rekonstruktion zusammenhängender struktureller Repräsentationen der Objekte unmöglich. Die Patienten versagen nicht erst, wenn sie verschiedene Ansichten oder Exemplare von Gegenständen einander zuordnen sollen, sondern schon bei der Entscheidung, ob zwei Formen gleich oder verschieden sind. Daher wird diese Form der apperzeptiven Agnosie als Formagnosie bezeichnet (Benson u. Greenberg 1969; Milner u. Goodale 1991; Steeves et al. 2004).

Bei der apperzeptiven Agnosie im engeren Sinn erkennen die Patienten einzelne Formen, aber es gelingt ihnen nicht, lokale Details und globale Umrisse eines Objekts zu integrieren und die charakteristischen Merkmale zu extrahieren (Goldenberg et al. 1985; Humphreys u. Riddoch 1987; Turnbull et al. 2004). Beim Versuch, Bilder zu benennen, beschreiben sie Einzelheiten (z. B.: Vorhängeschloss – »etwas mit einem U«) und versuchen, nach und nach den Zusammenhang des Gegenstands zu erschließen. Fehlbenennungen basieren typischerweise auf visueller Ähnlichkeit, entweder der Gesamtform (z. B.: Bügeleisen – »Schiff«) oder von Details (z. B.: Streichholzschachtel – »Ladenschrank«).

❗ Bei der **Formagnosie** nehmen die Patienten lokale Kontraste, Farben und Bewegungen wahr, sind aber nicht imstande, zusammenhängende Linien und Konturen zu verfolgen. Bei der **apperzeptiven Agnosie** im engeren Sinn erkennen die Patienten einzelne Formen, aber es gelingt ihnen nicht, lokale Details und globale Umrisse eines Objekts zu integrieren und die charakteristischen Merkmale zu extrahieren.

Anatomie

Patienten mit Formagnosie hatten durchwegs toxische oder anoxische Hirnschädigungen und die Formagnosie entwickelte sich aus einer initialen kortikalen Blindheit. Dieser Verlauf spricht dafür, dass die Schädigung die primäre Sehrinde betroffen hatte. Die Formagnosie könnte Ausdruck einer unvollständigen Erholung der primären Sehrinde sein oder aber auf zusätzliche Defekte der angrenzenden sekundären Rindenfelder hinweisen (Heider, 2000; James et al. 2003). Die apperzeptive Agnosie im engeren Sinne kann in der Rückbildung aus der Formagnosie entstehen. Sie kann aber auch durch umschriebene, vaskuläre oder traumatische, Läsionen hervorgerufen werden. Diese betreffen bilateral sekundär visuelle Rindenfelder. Wenn die Läsionen die primäre Sehrinde miterfassen, wird die Diagnose der agnostischen Störung durch Gesichtsfelddefekte kompliziert. Die Agnosie betrifft aber Objekte, die innerhalb der intakten Abschnitte des Gesichtsfeldes präsentiert werden.

Dissoziationen zwischen dorsaler und ventraler Route der visuellen Wahrnehmung

Sehen dient nicht nur dem visuellen Erkennen. Weitere Funktionen sind die visuomotorische Koordination und die Orientierung im Raum. Der Verschiedenartigkeit dieser Anforderungen begegnet das Sehsystem mit einer Aufteilung in Subsysteme: Das ventrale System zieht von der Sehrinde in den basalen Temporallappen und dient dem visuellen Erkennen. Das dorsale System erstreckt sich hingegen von der Sehrinde in den lateralen Parietallappen (◻ Abb. 5.2 in Kap. 5). Es wird diskutiert, ob die wichtigste Funktion des dorsalen Systems die Erfassung räumlicher Beziehungen zwischen Objekten ist (Mishkin et al. 1983) oder die visuelle Steuerung motorischer Aktionen (Goodale u. Milner 1992). Visuelle Agnosien betreffen das ventrale System. Funktionen des dorsalen Systems können daher auch bei den apperzeptiven Agnosien erhalten sein und können visuelle Informationen verarbeiten, die für das Objekterkennen nicht zur Verfügung stehen. Umgekehrt kann das Objekterkennen bei Patienten mit Störungen des dorsalen Systems erhalten sein.

Erhaltene visuomotorische Koordination wurde eindrucksvoll bei einer häufig untersuchten Patientin mit Formagnosie (D.F.) demonstriert. Die Patientin war unfähig, die Orientierung eines gesehenen schrägen Schlitzes anzugeben, aber sie konnte rasch und exakt eine Scheibe hineinstecken (Milner et al. 1991). Sie war unfähig, mit zwei Fingern die Breite eines gesehenen Objekts anzuzeigen, aber sie konnte mit präzise angepasstem Spitzgriff dasselbe Objekt ergreifen (Goodale et al. 1994). Die Verwertung der visuellen Information für die motorische Koordination war dabei an die tatsächliche Ausführung des Greifens gebunden. Wenn die Patientin die Greifaktion unmittelbar nach dem Zeigen des Objekts oder knapp neben dem sichtbaren Objekt demonstrieren sollte, brach die Anpassung der Griffweite an die Weite des Objekts zusammen. Demnach wäre nur das ventrale System fähig, eine visuelle Repräsentation zu bilden, die die motorische Aktion überdauert und auch für andere Zwecke als unmittelbar objektbezogene Aktionen ausgewertet werden kann.

Umgekehrt verbessert sich bei Patienten mit optischer Ataxie durch hochparietale Läsionen die Genauigkeit optisch gelenkten Greifens, wenn zwischen Wahrnehmung des Objekts und motorischer Ausführung ein Intervall von einigen Sekunden eingeschoben wird (Rossetti et al. 2005). Anscheinend können diese Patienten die visuelle Information für den Aufbau einer bewussten Repräsentation, aber nicht für die »Online«-Kontrolle der Motorik verwerten. Diese erhaltene Fähigkeit wird allerdings nicht auf die der Objekterkennung dienende »ventrale« Route bezogen, sondern auf eine dritte, »ventrodorsale« Route, deren Zentrum der untere Parietallappen ist (Rizzolatti u. Matelli 2003). Möglicherweise ist die Intaktheit dieser dritten Route Voraussetzung, um stabile Repräsentationen räumlicher Beziehungen aufzubauen, und kann diese Funktion auch von der ventralen Route des Objekterkennens nicht übernommen werden. Patienten mit bilateralen parietalen Läsionen sind daher unfähig, die räumlichen Beziehungen zwischen mehreren gleichzeitig präsentierten Stimuli zu beschreiben, obwohl sie Figuren erkennen, die aus der Zusammenschau dieser Stimuli entstehen (Cooper u. Humphreys 2000).

12.2.2 Assoziative Agnosie und optische Aphasie

Bei der assoziativen Agnosie wird die perzeptive Phase erfolgreich abgeschlossen, aber die semantische Phase des Objekterkennens versagt. Ursache des Versagens kann eine Schädigung des semantischen System sein, in dem Wissen über die Objekte gespeichert ist. Wenn dieses Wissen fehlt, kann es auch nicht über andere Kanäle als die visuelle Wahrnehmung aktiviert werden. Die Patienten erkennen daher Gegenstände auch nicht, wenn sie über taktile Exploration, charakteristische Geräusche oder Vorgabe von verbalen Definitionen präsentiert werden. Sie können auch keine Fragen über die Eigenschaften unerkannter Gegenstände beantworten und sich auch nicht bildlich vorstellen, wie diese Gegenstände aussehen. Diese Form der assoziativen Agnosie ist an beidseitige ausgedehnte temporale Läsionen gebunden, wie sie zum Beispiel nach Herpes-simplex-Enzephalitis oder bei der Alzheimer-Demenz auftreten.

Es gibt aber Patienten, deren perzeptive Fähigkeiten erhalten sind und die auch auditiv oder taktil präsentierte Gegenstände benennen können, aber visuell präsentierte Gegenstände falsch benennen. Solche Fälle wurden sowohl unter dem Titel assoziative Agnosie als auch unter dem Titel optische Aphasie beschrieben, wobei die Wahl der Bezeichnung von der Interpretation des Syndroms abhängt. Als neutrale Bezeichnung wurde daher modalitätsspezifisch visuelles Fehlbenennen vorgeschlagen (De Renzi et al. 1997).

❶ Die Abgrenzung der assoziativen Agnosie von der optischen Aphasie wird kontrovers diskutiert und beide werden auch als »modalitätsspezifisch visuelles Fehlbenennen« zusammengefasst.

Die Interpretation des **modalitätsspezifisch visuellen Fehlbenennens** ist eine Herausforderung für das eingangs skizzierte dreistufige Modell des visuellen Erkennens und Benennen, denn dieses Modell nimmt zunächst an, dass semantisches System und Lexikon nicht modalitätsspezifisch sind, sondern allgemeingültiges Wissen enthalten. Es fällt schwer zu erklären, warum dieses Wissen nur vom Sehen her nicht mehr abgerufen werden kann, wenn die dem Zugang vorausgehende perzeptive Phase erfolgreich abgeschlossen wurde. Der Begriff optische Aphasie verschärft die Herausforderung, weil er nahelegt, dass auch der Zugang zur Semantik erhalten ist, aber der weitere Weg zum Lexikon selektiv nur für die visuell aufgenommene Informationen versperrt ist.

Klinische Phänomene

Leistsymptom sind Fehlbenennungen von visuell dargebotenen Gegenständen. Die Patienten können dieselben Gegenstände perfekt oder zumindest weitaus besser benennen, wenn sie taktil oder auditiv dargeboten werden. Die Fehlbenennungen haben keine visuelle Ähnlichkeit mit dem gesehenen Gegenstand, sind aber häufig semantisch oder assoziativ mit ihm verbunden (z. B. für Huhn: »Bauernhof« oder für Schuh: »Hut«). Es kann vorkommen, dass einmal angestoßene semantische Felder perseveriert werden, und zu folgenden Bildern Bezeichnungen produziert werden, die zum aktuell gesehenen Bild keinerlei Bezug haben, aber mit einem vorher gesehenen Bild inhaltlich verwandt sind (Lhermitte u. Beauvois 1973; Goldenberg u. Karlbauer 1998).

Die meisten Patienten können richtiges Wissen über die fehlbenannten Gegenstände bekunden. Sie können sie nach Kategorien (z. B Tiere vs. Pflanzen) und manchmal auch nach funktionellen Zusammenhängen sortieren. Die Zuordnung nach Kategorien kann aber fehlerhaft werden, wenn über grobe Kategorieneinteilung hinaus feinere Abstufungen (z. B. Hunde vs. Katzen) verlangt werden (Hillis u. Caramazza 1995).

Manche Patienten können pantomimisch richtig den Gebrauch eines fehlbenannten Objektes anzeigen (Lhermitte u. Beauvois 1973; Coslett u. Saffran 1992), und manche Patienten benennen Bilder von Aktionen deutlich besser als Bilder von Gegenständen (Teixeira-Ferreira et al. 1997; Gainotti 2004).

Die Patienten können den richtigen Namen visuell dargebotener Objekte aus einer Auswahl von Namen aussuchen und auf ein genanntes Objekt in einer Auswahl von Bildern zeigen. Zumindest ist die verbal-visuelle Zuordnung deutlich besser als das Benennen. Größere Schwierigkeiten treten auf, wenn der Name eines Dings gesagt wird, das auf den vorgelegten Bildern nicht gezeigt ist. Dann kommt es vor, dass fälschlich auf ein vorhandenes Bild gezeigt wird (Hillis u. Caramazza 1995; Goldenberg u. Karlbauer 1998). Auf Vorgabe des Namens können die Patienten nicht nur Eigenschaften des Gegenstandes aufzählen, sondern diesen auch aus dem Gedächtnis zeichnen.

Anatomie

Die Läsionen beim modalitätsspezifisch visuellen Fehlbenennen betreffen den linken Okzipitallappen und das Splenium des Corpus callosum oder den Forceps major, der das Splenium in den Temporal- und Okzipitallappen der linken Hemisphäre fortsetzt (Abb. 12.1). Zumeist liegen ihnen

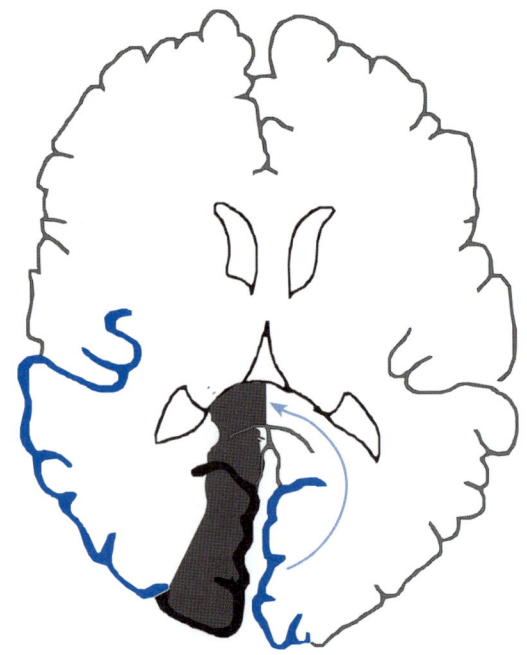

 Abb. 12.1. Visuoverbale Diskonnektion
Schematische Darstellung der kritischen Läsion für modalitätsspezifisch visuelles Fehlbenennen. Die Läsion des linken Okzipitallappens beraubt die linke Hemisphäre ihrer eigenen Sehrinde. Die Läsion des Spleniums schneidet visuelle Informationen, die in der intakten Sehrinde der rechten Sehrinde verarbeitet wurden, vom direkten Zugang zur linken Hemisphäre ab. Für die Symptomatik besonders kritisch ist die fehlende Verbindung zum linken Temporallappen, in dem das Wernicke-Sprachzentrum liegt, der aber auch für das semantische Gedächtnis besonders wichtig sein dürfte.

Infarkte der linken Arteria cerebri posterior zugrunde. Auf Grund der linksseitig okzipitalen Läsion besteht eine rechtsseitige Hemianopsie. Wegen der Spleniumsläsion können die visuellen Informationen der rechten Hemisphäre nicht in die sprachdominante linke Hemisphäre gelangen. Diese ist von der visuellen Information abgeschnitten und produziert Fehlbenennungen.

 Beim **modalitätsspezifisch visuellen Fehlbenennen** hat die linke Hemisphäre keinen direkten Zugang zur visuellen Information. Die Herausforderung für die kognitive Analyse der Störung besteht darin, zu modellieren, welche Komponenten der kognitiven Architektur von der visuellen Information abgeschnitten werden und wie daraus die einzelnen klinischen Phänomene resultieren.

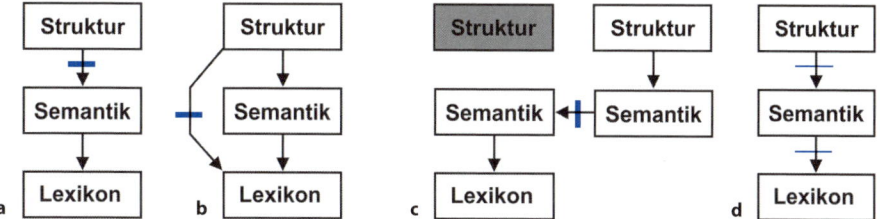

Abb. 12.2a–d. Modelle modalitätsspezifisch visuellen Fehlbenennens. Die blauen Linien zeigen jeweils an, wo der Fluss der Informationsverarbeitung unterbrochen sein soll. (Nach Goldenberg 1999a)

Modelle

Gestörter Zugang zur Semantik

Ein Modell (Abb. 12.2a) nimmt an, dass die Störung den Zugang von einer strukturellen Repräsentation, in der die perzeptive Phase endigt, zum semantischen System betrifft (Riddoch u. Humphreys 1987b; Hillis u. Caramazza 1995). Richtiges Sortieren von fehlbenannten Objekten wird darauf zurückgeführt, dass unvollständig und entstellt übertragene Information ausreicht, um grobe Zuordnungen zu machen, aber nicht, um das einzelne Objekt zu identifizieren. Erhaltene Pantomime wurde damit erklärt, dass die Art, wie ein Gegenstand gebraucht werden kann, direkt aus seinem Aussehen abgeleitet werden kann und keinen Zugang zur Semantik braucht.

In dieser einfachen Form hat das Modell keine besondere Erklärung für die Unidirektionalität der Diskonnektion, also für die richtige Zuordnung von Bildern zu vorgegebenen Namen. Um erhaltenes Benennen von Aktionen zu erklären, müsste man annehmen, dass diese in einem anatomisch getrennten semantischen System verzeichnet sind, zu dem der Zugang erhalten ist (Teixeira-Ferreira et al. 1997; Gainotti 2004).

Unterbrechung einer direkten Route von der Struktur zum Namen

Dieses Modell (Abb. 12.2b) nimmt an, dass neben dem Weg über die Semantik auch eine direkte Route von der strukturellen Repräsentation zum Namen existiert (Davidoff et al. 1993). Wenn nur diese unterbrochen ist, kann immer noch Wissen über den Gegenstand aktiviert werden, dieses reicht aber nicht aus, den Gegenstand eindeutig zu definieren und zu benennen.

Die Schwäche dieser Theorie liegt darin, dass es kaum andere Hinweise auf eine direkte, nicht semantische Route des visuellen Benennens gibt. Wenn es sie gäbe, müsste man erwarten, dass Patienten mit Störungen des semantischen Gedächtnisses Gegenstände benennen können, ohne irgendetwas über sie zu wissen. Bis jetzt gibt es keinen überzeugenden Beweis für die Existenz dieser Dissoziation. Auch würde man erwarten, dass der intakte Zugang zum semantischen System die Identität des Gegenstands soweit eingrenzt, dass Benennfehler bestenfalls in Synonymen oder sehr nahen semantischen Paraphasien bestehen.

Zwei semantische Systeme

Dieses Modell (Abb. 12.2c) nimmt an, dass die rechte Hemisphäre eigenständige semantische Kompetenz besitzt (Coslett u. Saffran 1992; De Renzi u. Saetti 1997). Sie erkennt die Bilder, aber kann ihr Wissen nur nichtsprachlich ausdrücken, z. B. beim Sortieren der Bilder nach Zusammenhängen und Kategorien. Außerdem kann sie Worte verstehen und daher Bilder zu vorgesprochenen Worten zuordnen.

Diese Theorie hat eine einleuchtende Erklärung für die Unidirektionalität der visuell-verbalen Diskonnektion. Die individuell verschieden ausgeprägte Fähigkeit, Wissen über die gesehenen Bilder durch Zuordnen und Sortieren zu bekunden, kann mit individuell verschieden ausgeprägter semantischer Kompetenz der rechten Hemisphäre erklärt werden. Die Fähigkeit mancher Patienten, passende Pantomimen zu Objekten auszuführen, ist allerdings schwerer auf die Kompetenz der rechten Hemisphäre zu beziehen. Sie stünde im Widerspruch zur Beobachtung, dass linkshirnige Läsionen zu Apraxie führen, zu deren Leitsymptomen die Unfähigkeit gehört, passende Pantomimen zu Objekten zu zeigen (▶ Kap. 30).

Superadditiver Effekt zweier Läsionen

Eine originelle Erklärung von Benennfehlern bei relativ gut erhaltenem Zugang zu semantischen Wissen über gesehene Dinge wurde von Martha Farah (1990) vorgeschlagen (Abb. 12.2d). Sie meinte, dass die Benennstörung durch »superadditive« Kombination von zwei unvollständigen Läsionen entsteht, die einerseits den Zugang von der visu-

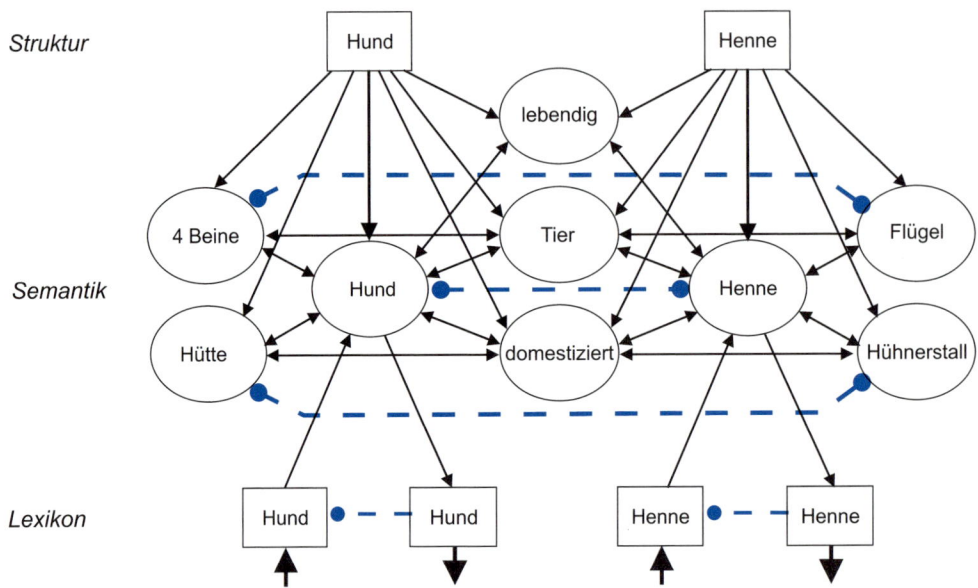

□ **Abb. 12.3.** Netzwerkmodell des modalitätsspezifisch visuellen Fehlbennens. Die roten Linien repräsentieren inhibitorische Verbindungen. Die Hemmung des rezeptiven Lexikons durch das expressive Lexikon erklärt, dass die Patienten zwar stets den richtigen Namen erkennen, wenn er ihnen vom Untersucher vorgeschlagen wird, aber nicht unbedingt, wenn sie selber in ihrer Suche darauf stoßen und ihn aussprechen. (Nach Goldenberg u. Karlbauer 1998)

ellen Analyse zur Semantik und andererseits den von der Semantik zur Sprache behindern.

Diese Hypothese hat keine fertigen Erklärungen für die Unidirektionalität der Diskonnektion und für das besser erhaltene Benennen von Aktionen. Ihr größtes Problem dürfte aber sein, dass es Patienten gibt, bei denen der Zugriff zu Objektnamen perfekt ist, wenn ihnen semantische Information verbal vorgegeben wird (Lhermitte u. Beauvois 1973; Hillis u. Caramazza 1995; De Renzi u. Saetti 1997). Die Annahme, dass trotzdem eine Behinderung des Wegs von der Semantik zum Lexikon besteht, die erst beim Bildbenennen manifest wird, ist wenig überzeugend.

Die bisher vorgestellten Modelle sind typische »Kasten-und-Pfeil«-Modelle (»box and arrow«). Sie beschreiben die Stufen, die der Informationsfluss durchläuft, aber befassen sich nicht mit der Bearbeitung der Informationen innerhalb der Kästchen. Die einzelnen Pfeile, die die abgeschlossenen Boxen verbinden, symbolisieren das abgeschlossene Ergebnis der Bearbeitung, das von einer Stufe zur nächsten weitergegeben wird. Ein alternativer Ansatz des Modellierens kognitiver Funktionen »öffnet« die Kästchen und modelliert die Verbindungen von Teilinformationen innerhalb der Bearbeitungsstufen und zwischen ihnen. Er nimmt an, dass zwischen den Bearbeitungsstufen zahlreiche parallele Verbindungen bestehen, die Teilinformationen übertragen

und Vorausaktivierungen verwandter Informationen bewirken. Daraus resultiert ein Netzwerk von gleichzeitig aktivierten Informationseinheiten in mehreren Bearbeitungsstufen. Erst wenn dieses Netz ein stabiles Gleichgewicht erreicht hat, ist die Informationsverarbeitung innerhalb der Stufen abgeschlossen. □ Abbildung 12.3 zeigt ein solches Modelle, das für die Erklärung modalitätsspezifisch visueller Fehlbenennungen vorgeschlagen wurde:

Das Modell (Goldenberg u. Karlbauer 1998) nimmt an, dass von der strukturellen Repräsentation eines Objektes gleichzeitig mit der semantischen Repräsentation dieses Objektes auch Repräsentationen verwandter Objekte aktiviert werden. Die Einengung auf das richtige Objekt kommt durch Hemmung konkurrierender Objekte zustande. Voraussetzung für die Hemmung ist, dass die Aktivität in der richtigen semantischen Repräsentation einen Schwellenwert oder eine kritische Differenz gegen die Konkurrenten überschreitet. Mit dieser Annahme lässt sich die Hypothese eines gestörten Zugangs von strukturellen Repräsentationen zur Semantik modifizieren: Der gestörte Zugang zur Semantik kann ausreichen, um das richtige Objekt mehr zu aktivieren als alle Konkurrenten, aber er reicht nicht, um den Schwellenwert für die Hemmung der Konkurrenten zu erreichen. Wird dem Patienten der richtige Name des Objektes gesagt, kommt es vom Lexikon her zu einer zusätzlichen Aktivierung der richtigen Repräsentation: Der Schwellenwert wird überschritten und die Konkurrenten werden gehemmt. Vorsagen eines falschen Namens kann die Aktivität in einer mitaktivierten Repräsentation soweit erhöhen, dass diese schließlich als richtige Benennung des Bildes akzeptiert wird. Dies erklärt sowohl das erhaltene Zuordnen von Bildern zu vorgesprochenen Namen als auch das Auftreten von Fehlern, wenn nur Namen genannt werden, denen kein Bild entspricht. Erhaltenes Kategorisieren von fehlbenannten Bildern kann damit erklärt werden, dass die gefragten Zuordnungskriterien (zum Beispiel semantische Kategorie) auf alle mitaktivierten Repräsentationen zutreffen. Schließlich wurde spekuliert, dass sich die Aktivität im semantischen System um so weiter ausbreitet, je mehr semantische Assoziationen zu einem gesehenen Objekt bestehen. Als Folge der weiteren Ausbreitung werden mehr Konkurrenten aktiviert. Benennen von Aktionen gelingt leichter, weil semantische Repräsentationen von Aktionen »enger« sind und weniger assoziative Verknüpfungen haben als die von Objekten (Jones 1984). Die bei manchen Patienten erhaltene Fähigkeit, den Gebrauch eines Objektes pantomimisch darzustellen, könnte damit erklärt werden, dass die Aufforderung, den Gebrauch des Objektes darzustellen, die semantische Bearbeitung auf das Erkennen der mit dem Objekt verbundenen Aktion einengt. Dadurch wird die Ausbreitung der Aktivität im semantischen System beschränkt.

Andere Ausformungen ähnlicher Vorstellungen finden sich z. B bei Humphreys u. Riddoch (1988), Plaut u. Shallice (1993) und Sitton et al. (2001).

❶ Netzwerk- und Kaskadenmodelle ermöglichen es, auch komplexe und widersprüchliche Phänomene zu modellieren, ohne die Plausibilität der Erklärung durch unbegrenzte Vermehrung kognitiver Subsysteme und ihrer Verbindungen zu strapazieren.

12.3 Prosopagnosie

Bei der Prosopagnosie ist das Erkennen von Gesichtern gestört. Das Leitsymptom ist die Unfähigkeit, Personen am Gesicht zu erkennen. Die Personen werden aber an ihrer Stimme, eventuell auch an der Kleidung, Brillen oder charakteristischer Körperhaltung erkannt.

Die Prosopagnosie kann Teilsymptom einer schweren apperzeptiven Agnosie sein. Diese Patienten sind meist auch unfähig, das menschliche Gesicht als solches zu erkennen und es von Tiergesichtern mit menschlichen Accessoires (etwa dem Foto eines Pudels mit Sonnenbrille und Halskette) oder von einem durch Versetzen der Positionen von Augen, Nase und Mund entstellten Foto zu unterscheiden. Theoretisch interessanter sind Patienten mit »reiner« Prosopagnosie, bei denen gestörtes Erkennen individueller Gesichtern mit erhaltenem Erkennen von anderen Objekten und auch erhaltenem Erkennen des menschlichen Gesichtes als solches kontrastiert. Der Rest des Kapitels wird sich daher auf solche Fälle konzentrieren.

12.3.1 Besonderheiten des Gesichtererkennens

Grundlage für die Diskussion der »reinen« Prosopagnosie sind Überlegungen über die Unterschiede zwischen dem Erkennen von Gesichtern und von anderen Objekten. Solche Unterschiede finden sich in allen Phasen des visuellen Erkennens.

Perzeptive Phase des Gesichtererkennens

Leitsymptom der Prosopagnosie ist die Unfähigkeit, individuelle Gesichter zu erkennen. Diese Aufgabe ist prinzipiell verschieden vom Erkennen von Objekten, wie es in der Diagnostik der Objektagnosie geprüft wird. Bei der Untersuchung der Objektagnosie besteht die Anforderung darin, die Art des Objektes zu erkennen. Der Patient soll die Brille als Brille erkennen und benennen, aber er muss nicht seine eigene Brille von der des Untersuchers unterscheiden können. Hingegen besteht das Problem bei der Prosopagnosie in der Unfähigkeit, ein bestimmtes Exemplar des menschlichen Gesichts zu identifizieren. Es liegt nahe, dass die Unterscheidung von Exemplaren eines Objekts höhere Ansprüche an perzeptive Differenzierung stellt als das bloße Erkennen der Art des Objekts.

Es ist selten möglich, ein individuelles Gesicht an einem einzigen Merkmal zu erkennen. Die Individualität ergibt sich i. Allg. erst aus der Integration vieler Merkmale und Einzelheiten. Dabei spielen nicht nur die Formen, sondern auch die exakten räumlichen Positionen von Details wie Augen oder Mund eine große Rolle. Während Gesichtererkennen geringfügige Unterschiede zwischen verschiedenen Individuen auswertet, ist es bemerkenswert resistent gegen Veränderungen von Einzelheiten und Merkmalen im Gesicht ein und desselben Individuums, wie sie z. B. langfristig durch Altern und kurzfristig durch die Mimik zustandekommen. Die perzeptive Phase erfüllt damit höchste Ansprüche an die Integration von lokalen Details, globalen Formen und räumlichen Verhältnissen und an die Extraktion von charakterischen und konstanten Merkmalen oder Merkmalskonstellationen.

Semantisches Wissen und Personenerkennen

Das semantische Gedächtnis enthält allgemeingültiges Wissen über die Dinge der Welt. Mit Bezug auf Gesichter könnte es Wissen darüber enthalten, wie sich menschliche Gesichter von denen anderer Lebewesen unterscheiden und welche Züge Gesichter von Menschen verschiedener Regionen der Welt charakterisieren. Es könnte auch Hinweise darauf enthalten, wie man aus dem Anblick des Gesichtes auf Geschlecht, Alter und vielleicht auch Charaktereigenschaften der Person schließen kann.

Solches allgemeingültiges Wissen reicht nicht aus, um aus dem Anblick des Gesichtes auf die Identität der Person zu schließen. Man nimmt daher an, dass außerhalb des semantischen Gedächtnisses »Identitätsknoten« (»person identity nodes«) existieren, die sowohl durch Sehen des Gesichtes als auch durch Wahrnehmung anderer Eigenschaften der Person aktiviert werden können. Die Knoten stellen die Verbindung zu biographischem Wissen über die erkannten Personen her, das im autobiographischen oder – für berühmte Personen – auch im semantischen Gedächtnis gespeichert ist, und vermitteln auch den Zugriff zum Namen der Person (◘ Abb. 12.4). Möglicherweise reicht die Aktivierung des Identitätsknoten auch ohne Zugriff zu Namen oder Wissen über die Person aus, um ein Vertrautheitsgefühl zu erwecken. Dies würde das alltägliche Phänomen erklären, dass einem eine Person bekannt vorkommt, aber man nicht weiß, wer sie ist.

Lexikalische Phase – Benennen von Personen

Eigennamen stellen eine besondere Klasse von Worten dar, die bei Sprachstörungen selektiv gestört oder aber auch selektiv erhalten sein kann. Die Mechanismen und Ursachen von Wortfindungsstörungen für Eigennamen sind aber ganz andere als die der Prosopagnosie. Daher wird bei der Untersuchung des Gesichtererkennens eine Identifizierung der Person durch Angabe von biographischen Merkmalen (z. B. »der amerikanische Präsident, der eine Affäre mit einer Praktikantin hatte«) auch ohne Abruf des Namens als ausreichend akzeptiert.

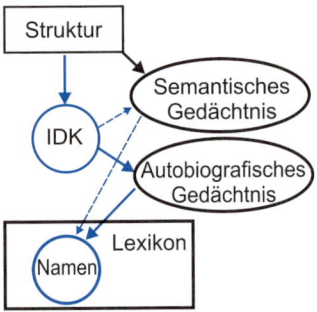

◘ **Abb. 12.4.** Modell des Gesichtererkennens. Die blauen Linien entsprechen jenen Prozessen, die der Identifizierung individueller Gesichter dienen; IDK Identitätsknoten. (Nach Bruce 1988)
Möglicherweise stellt das Wissen über einzelne berühmte Personen auch innerhalb des semantischen Gedächtnisses eine eigene, von anderem Wissen abgeteilte Sektion dar, auf deren Darstellung aber der Übersichtlichkeit halber hier verzichtet wird. Über den direkten Zugang von der strukturellen Repräsentation zum semantischen Gedächtnis kann Wissen über Geschlecht, Alter und andere allgemeine physiognomische Merkmale abberufen werden. Eine Übertragung der im Abschnitt »assoziative Prosopagnosie« geschilderten Phämomene auf dieses Modell wirft ähnliche Probleme auf wie sie für das modalitätsspezifisch visuelle Fehlbenennen dargestellt wurden.

❗ **Anders als beim Erkennen von Objekten geht es beim Erkennen von Gesichtern um die Identifizierung einzelner Exemplare einer Art. Diese Aufgabe stellt in der perzeptiven Phase höchste Ansprüche an die Integration von lokalen Details, globalen Formen und räumlichen Verhältnissen und an die Extraktion von charakterischen und konstanten Merkmalen oder Merkmalskonstellationen. Die Identität von Personen dürfte außerhalb des semantischen Gedächtnis in Identitätsknotens gespeichert sein, deren Aktivierung die Voraussetzung ist, um biografisches Wissen über die Person und ihren Namen abzurufen.**

Biologische Bedeutung von Gesichtern

Das Erkennen von Gesichtern ist eine Leistung von hoher biologischer und sozialer Wichtigkeit. Es erscheint daher plausibel, dass in der Evolution spezielle Mechanismen für das Erkennen von Gesichtern entwickelt und genetisch fixiert wurden. Gesichtererkennen ist aber auch eine Leistung, für die jeder einzelne Mensch im Laufe des eigenen Lebens enorme Erfahrung akkumuliert. Es könnte daher unabhängig von genetischer Fixierung eine durch Erfahrung und Lernen perfektionierte Fertigkeit sein.

12.3.2   Selektivität der Prosopagnosie

Der Vergleich des Gesichtererkennens mit dem Erkennen anderer Objekte wird dadurch erschwert, dass das Erkennen individueller Gesichter höhere Anforderungen an perzeptive Differenzierung stellt als das Erkennen der Art eines Objekts. Tatsächlich wurde berichtet, dass Patienten mit Prosopagnosie auch Schwierigkeiten mit der Unterscheidung von einzelnen Exemplaren anderer Objekte wie Autos, Kirchen oder Brillen haben oder sich schwertun, wenn sie unter gleichartigen Kleidungsstücken ihre eigenen herausfinden sollen (Lhermitte u. Pillon 1975; Damasio 1985; Gauthier et al. 1999). Es gibt aber Patienten mit Prosopagnosie, bei denen die Untersuchungen keine Störung der Unterscheidung von Exemplaren andere Arten aufdeckten (Farah et al. 1995; Henke et al. 1998). Ein noch stärkeres Argument für die Existenz von perzeptiven Mechanismen, die ausschließlich auf Gesichter spezialisiert sind, lieferte die Beschreibung von Patienten mit apperzeptiver Objektagnosie, bei denen Gesichtererkennen erhalten und von der perzeptiven Störung ausgespart war (Moscovitch et al. 1997). Eine solche doppelte Dissoziation zwischen Objekt- und Gesichtererkennen weist darauf hin, dass sie von unabhängigen zerebralen Prozessen abhängen.

Als Kritikpunkt am Vergleich zwischen dem Erkennen individueller Gesichter und dem Erkennen von einzelnen Exemplaren anderer Gattungen wurde vorgebracht, dass dabei die herausragende Erfahrung und Expertise nicht berücksichtigt wird, die Menschen für das Erkennen von Gesichtern entwickelt haben (Tarr u. Cheng 2003). Normalpersonen haben weit weniger Erfahrung und Fertigkeit im Unterscheiden von Gebäuden oder Autos als im Unterscheiden von Gesichtern. Wenn Patienten mit Prosopagnosie Autos oder Gebäude ebensogut unterscheiden wie Kontrollpersonen, könnte das daher kommen, dass Normalpersonen diese Stimuli weniger gut unterscheiden können als Gesichter und daher das Niveau, auf dem dabei perzeptiven Leistungen geprüft werden, niedriger ist. Um erhaltenes Gesichtererkennen bei apperzeptiver Objektagnosie zu erklären, müsste allerdings auch diese Kritik annehmen, dass die Verfeinerung und Routine des Gesichtererkennens zur Ausbildung von selektiven neuronalen Verschaltungen geführt hat, die weiter funktionieren können, wenn die neuronalen Grundlagen anderer perzeptiver Fähigkeiten schwer beeinträchtigt sind.

Relevant für die Frage, ob solche selektiven neuronalen Mechanismen angeboren oder durch Erfahrung erworben

sind, ist die Beobachtung von Personen, die es zu herausragender Expertise in der Unterscheidung einzelner Exemplare von Arten gebracht haben, für die eine genetisch fixierte Spezialisierung unglaubwürdig ist. Tatsächlich wurde der Fall eines Bauern beschrieben, bei dem sich nach bilateralen temporookzipitalen Läsionen eine initiale Prosoagnosie weitgehend zurückbildete, der aber unfähig blieb, die einzelnen Rinder seines Hofes nach dem Aussehen zu erkennen (Assal et al. 1984). Die Auffassung, dass der wesentliche Unterschied zwischen menschlichen Gesichtern und anderen visuellen Stimuli das Ausmaß der Expertise ist, wurde durch eine fMRT-Studie an Vogelexperten und Autoexperten bestärkt. Diese Personen zeigen beim Erkennen der Stimuli, für die sie Experten sind, Aktivierungen in denselben umschriebenen temporookzipitalen und okzipitalen Arealen, die beim Erkennen von menschlichen Gesichtern aktiviert werden (Gauthier et al. 2000).

> ❶ Der Nachweis einer doppelten Dissoziation zwischen perzeptiven Störungen des Objekterkennens und des Gesichtererkennens spricht dafür, dass es spezialisierte perzeptive Mechanismen für das Gesichtererkennen gibt. Diese Spezialisierung könnte genetisch fixiert oder aber durch die große Übung im Gesichtererkennen erworben sein.

12.3.3   Assoziative Prosopagnosie

Die Idee, dass es eine »assoziative« Prosopagnosie gibt, bei der die perzeptive Analyse intakt ist, aber die Weiterleitung über die Identitätsknoten zum biographischen Wissen unterbrochen ist, wird durch zwei Reihen von Beobachtungen unterstützt: Zum einen gibt es Patienten mit Prosopagnosie, die verschiedenen Ansichten unbekannter Gesichter einander zuordnen und die Alter, Geschlecht und Emotionen aus dem Gesichtsausdruck ableiten können (De Renzi u. Di Pellegino 1998). Offensichtlich reicht hier die perzeptive Bearbeitung, um Objektkonstanz für individuelle Gesichter zu erzeugen und um allgemeines Wissen über den Gesichtsausdruck zu aktivieren. Zum anderen konnte experimentell gezeigt werden, dass manche Patienten mit Prosopagnosie auf bekannte Gesichter anders reagieren als auf unbekannte, obwohl sie die Gesichter nicht erkennen und auch kein Vertrautheitsgefühl wahrnehmen. Zum Beispiel reagieren sie auf die Präsentation von bekannten Gesichtern mit einer Erniedrigung des elektrischen Hautwiderstandes (Bauer u. Verfaellie 1988). Wenn man versucht, ihnen zu nicht erkannten Fotos von Prominenten die

Namen der Personen beizubringen, braucht es mehr Lernversuche, um falsche Namen zu lernen als es braucht, um die richtigen Namen zu lernen (Sergent u. Poncet 1990). Es kann sogar die Zuordnung von gesehenen Gesichtern zu vorgesprochenen Namen intakt sein (De Renzi u. Di Pellegrino 1998). Es scheint, als wäre bei diesen Patienten die perzeptive Analyse der Gesichter erfolgreich abgeschlossen und als würden auch die Identitätsknoten für die gesehenen Gesichter aktiviert. Dennoch entsteht aber kein bewusstes Vertrautheitsgefühl und gelingt kein freier Abruf der assoziierten biographischen Information und des Namens der Person. Die Parallele zum modalitätsspezifisch visuellen Fehlbenennen von Objekten liegt auf der Hand.

> ❗ **Bei der assoziativen Prosopagnosie wird die perzeptive Phase des Gesichtererkennens erfolgreich abgeschlossen und anscheinend auch der Identitätsknoten aktiviert. Dennoch entsteht kein bewusstes Vertrautheitsgefühl und gelingt kein Abruf der assoziierten biographischen Information und des Namens der Person.**

12.3.4   Anatomie der Prosopagnosie

Ebenso wie bei der apperzeptiven Objektagnosie betreffen die Läsionen bei der Prosopagnosie basale Anteile sekundär visueller Rindenfeldregionen und sind nicht selten in diffuse Hirnschädigungen eingebettet. Zumeist sind die Läsionen bilateral (Damasio 1985), doch wurden Fälle dokumentiert, in denen die Läsion auf die rechte Hemisphäre beschränkt war (Landis et al. 1986b; De Renzi u. Di Pellegrino 1998). Dabei lässt sich kein eindeutiger Zusammenhang zwischen der Ein- oder Beidseitigkeit der Läsion und dem apperzeptiven oder assoziativen Typ der Prosopagnosie erkennen.

Zusammenfassung

Ausgangspunkt der Diskussion der visuellen Agnosien ist eine Unterteilung in eine perzeptive und eine semantische Phase des visuellen Erkennens, der sich beim Benennen des Objekts noch eine lexikalische Phase anschließt.

Bei der apperzeptiven Objektagnosie ist die perzeptive Phase des visuellen Erkennens gestört. Die Patienten sind unfähig, die für das Erkennen wesentlichen Merkmale des Objekts zu extrahieren und Objektkonstanz zu erzielen. Dabei kann die Verwertung gleichartiger visueller Informationen für die visuomotorische Koordination erhalten sein.

Die Abgrenzung der assoziativen Agnosie von der optischen Aphasie wird kontrovers diskutiert und beide werden auch als modalitätsspezifisch visuelles Fehlbenennen zusammengefasst. Leitsymptom sind Fehlbenennungen gesehener Objekte bei intakter perzeptiver Verarbeitung und sonst intakten Benennleistungen. Diese Kombination lässt sich nicht problemlos mit dem dreistufigen Modell des visuellen Benennens in Einklang bringen. Verschiedene Adaptierungen wurden vorgeschlagen, um ihr gerecht zu werden.

Die kognitive Architektur des Gesichtererkennens und -benennens weist in allen Phasen Besonderheiten gegenüber dem Objekterkennen auf. Die Prosopagnosie betrifft die Fähigkeit, individuelle Gesichter zu erkennen, während die Fähigkeit, ein menschliches Gesicht als solches zu erkennen, erhalten sein kann. Dissoziationen zwischen Prosopagnosie und Objektagnosie können am besten damit erklärt werden, dass es spezialisierte perzeptive Mechanismen für die visuelle Analyse von Gesichtern gibt. Dabei ist fraglich, ob diese genetisch fixiert oder durch Erfahrung erworben sind. Die Existenz einer assoziativen Prosopagnosie, bei der die perzeptive Analyse der Gesichter intakt, aber das Erkennen dennoch gestört ist, wirft ähnliche Probleme für die Gültigkeit kognitiver Modelle auf wie das modalitätsspezifisch visuelle Fehlbennenen.

13 Agnosie von Objektorientierungen

Hans-Otto Karnath

Während sich das vorangegangene Kapitel mit den Störungen des visuellen Erkennens – also der Identifikation – von Objekten und Gesichtern befasst, geht es im Folgenden um das visuelle Erkennen der räumlichen Orientierung von Objekten. Unsere Fähigkeit, Objekte aus vielen verschiedenen Blickwinkeln zu erkennen, ist erstaunlich. Auch wenn es darum geht, Objekte wiederzuerkennen, die sich gegenüber früheren Begegnungen nun in anderen Orientierungen darbieten, können wir dies in der Regel ohne Schwierigkeiten. Wie unser Gehirn diese Aufgaben bewältigt, ist Gegenstand einer Diskussion, bei der sich im wesentlichen zwei Positionen gegenüberstehen: die sog. »standpunktabhängigen« und die »standpunktunabhängigen« Theorien (hierzu ausführlicher ▶ Kap. 10).

Um Objekte unabhängig von ihrer Position, ihrer Größe oder des jeweiligen Blickwinkels zu erkennen, müssen wir sie mit gespeicherten mentalen Repräsentationen zuvor gesehener Objekte abgleichen. Standpunktabhängige Theorien des Objekterkennens gehen davon aus, dass diese Repräsentationen in Referenzsystemen abgelegt sind, die von der Position des Betrachters zum Objekt abhängen. Für das Erkennen eines Objektes ist es demnach erforderlich, das gesehene Bild in das gespeicherte Bild des Objektes zu überführen. Man stellt sich vor, dass dieser Abgleich durch Interpolieren zwischen dem aktuell gesehenen und dem gespeicherten Objekt (Bülthoff u. Edelman 1992) oder durch Transformation entweder des aktuell gesehenen Objektes und/ oder des gespeicherten Bildes, z. B. durch mentale Rotation, vorgenommen wird (Shepard u. Cooper

▼

1982; Tarr 1995; Ullmann 1996). Demgegenüber gehen standpunktunabhängige Theorien des Objekterkennens davon aus, dass die mentalen Repräsentationen zuvor gesehener Objekte in objektzentrierten Referenzsystemen gespeichert sind. Solche objektzentrierten Systeme sind von der Position des Betrachters zum Objekt unabhängig und basieren auf der individuellen Geometrie der Objekte, z. B. ihrer Hauptachse (Marr u. Nishihara 1978) oder besonders typischer, orientierungsfreier Merkmale (Corballis 1988). Danach ist es zum Erkennen eines Objektes nicht erforderlich, das aktuell gesehene Bild mit dem gespeicherten Bild des Objektes durch Transformations- oder Interpolationsprozesse zur Deckung zu bringen.

Vor dem Hintergrund solcher standpunktunabhängigen Mechanismen des Objekterkennens könnte man vermuten, dass eine entsprechend lokalisierte Hirnschädigung vielleicht eine Erkrankung hervorrufen könnte, die zu einer selektiven Störung des Erkennens der Orientierung von Objekten führt. Solche Kranken sollten nicht mehr in der Lage sein, die Orientierung eines Objektes zu bestimmen, obwohl sie diese Objekte aufgrund der objektzentrierten Speicherung nach wie vor einwandfrei identifizieren können sollten.

13.1   Symptomatik

Tatsächlich berichtete 1917 Friedrich Best über einen ersten Patienten (Z.), der nach einer Schussverletzung beider Hemisphären eine Dissoziation der Fähigkeiten zeigte, Objekte zu identifizieren versus ihre räumliche Orientierung zu bestimmen. Bests (1917) Untersuchung ergab Störungssymptome wie sie bei einem Bálint-Holmes-Syndrom zu finden sind (▶ Kap. 22). So war der Patient u. a. nicht in der Lage, die räumliche Position von Objekten in Bezug zu seinem Körper korrekt zu erfassen, die Richtung sich bewegender Reize sicher zu bestimmen oder sich räumliche Situationen (Wege und Bauten seiner Heimatstadt) mental vorzustellen. Neben diesen Störungen machte Best jedoch noch eine weitere, äußerst ungewöhnliche Beobachtung. Er

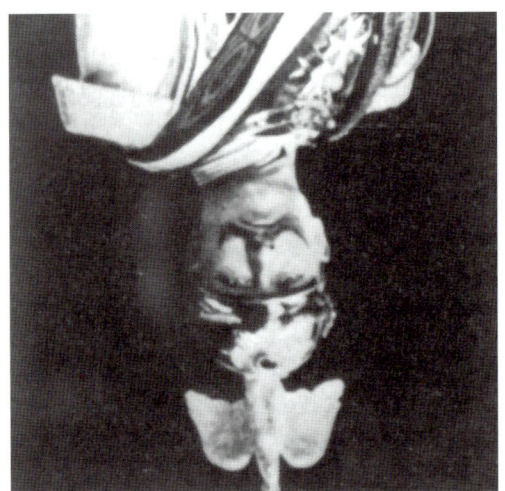

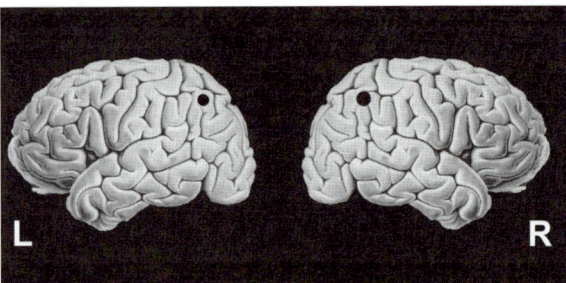

Abb. 13.2. Rekonstruktion der Schussverletzung des Gehirns von Z. nach der von Best (1917) durchgeführten Sektion. Durch den quer verlaufenden Schusskanal waren in beiden Hemisphären die beiden unteren Teile der Parietallappen (Lobulus parietalis inferior) zerstört. (Nach Ferber u. Karnath 2003)

Abb. 13.1. Best (1917) präsentierte seinem Patienten Z. das auf dem Kopf stehende Bild des damaligen Regenten, Kaiser Wilhelm II. Der Patient erkannte die abgebildete Person sofort, war jedoch nicht in der Lage anzugeben, in welcher Orientierung ihm das Bild präsentiert wurde. (Nach Ferber u. Karnath 2003)

präsentierte Z. Figuren, Bilder von Personen (■ Abb. 13.1) und andere Gegenstände entweder aufrecht orientiert oder auf dem Kopf stehend, d. h. um 180° gedreht. Z. war in der Lage, jeden Reiz unabhängig von seiner Orientierung richtig zu identifizieren. Interessanterweise war er jedoch nicht fähig anzugeben, in welcher Orientierung ihm die Reize präsentiert wurden. So konnte Z. die in ■ Abb. 13.1 dargestellte Person korrekt als den damaligen Regenten, Kaiser Wilhelm II., identifizieren; er war jedoch nicht in der Lage anzugeben, dass ihm das Bild auf dem Kopf stehend präsentiert wurde. Als Best dem Patienten eine Hand darbot, die entweder nach oben, unten, rechts oder links zeigte, konnte Z. zwar jedesmal erkennen, dass ihm eine Hand gezeigt wurde, er vermochte jedoch nicht anzugeben, in welche Richtung die Hand wies. Ebenso konnte Z. nicht zwischen den Buchstaben »n« und »u« unterscheiden. Durch Üben gelang es nicht, seine Leistung in diesen Aufgaben zu verbessern; es handelte sich also um ein stabiles Defizit. Die nach dem Tod des Patienten durchgeführte Sektion ergab, dass der quer durch beide Hemisphären führende Schusskanal beidseits die unteren Anteile der Parietallappen zerstört hatte (■ Abb. 13.2).

❶ Nach einer entsprechend lokalisierten Hirnschädigung können Patienten selektiv nicht mehr in der Lage sein, die Orientierung von Objekten zu bestimmen, obwohl sie diese Objekte nach wie vor einwandfrei identifizieren können.

Seit Bests (1917) Erstbeschreibung wurden weitere Patienten berichtet, die nach einer Hirnschädigung eine Dissoziation ihrer Fähigkeiten aufwiesen, zum einen Objekte zu erkennen und zum anderen die Orientierung dieser Objekte zu bestimmen. Solms et al. (1988) baten einen Patienten (W.B.) mit bifrontal gelegenen Abszessen, Buchstaben danach zu sortieren, ob sie aufrecht orientiert oder um 180° auf den Kopf gedreht waren. Obgleich W.B. alle Buchstaben unabhängig von ihrer Orientierung korrekt lesen konnte, klassifizierte er die Orientierung bei 35% der aufrecht präsentierten Reize und bei 82% der invertierten Reize falsch. Eine vergleichbare Beobachtung machten Robertson et al. (1997) bei einem Patienten (R.M.) mit bilateralen parietookzipital gelegenen Läsionen und Bálint-Holmes-Syndrom. Die Autoren präsentierten dem Patienten zwei Buchstaben entweder aufrecht oder um 180° invertiert. Während er die Buchstaben mit einer Ausnahme alle korrekt benennen konnte, bestimmte er ihre Orientierung zu 14% falsch, wenn sie aufrecht präsentiert wurden, und zu 64% falsch, wenn sie invertiert waren.

Turnbull et al. (1995, 1997) berichtete drei weitere Fälle. Eine Patientin (L.G.) wies multiple vaskuläre Infarkte auf; die anderen beiden Patienten hatten Infarkte im rechten Parietallappen (N.L.) und der rechten temporoparietalen Region (S.C.). Die Autoren präsentierten den Kranken Objekte randomisiert in verschiedenen Orientierungen. Wenn sie die Orientierung der Objekte angeben sollten, die sie zuvor perfekt identifiziert hatten, bestimmten die drei Patienten diese zu 57, 53 und 13% falsch. Karnath et al. (2000a) und Fujinaga et al. (2005) untersuchten je einen Patienten (K.B. und R.U.) mit bilateralen Insulten im parietookzipitalen Übergangsbereich (K.B. litt an einem

Bálint-Holmes-Syndrom). Wie die anderen Patienten hatten auch diese Kranken keine Mühe, Abbildungen von verschiedenen Objekten unabhängig von ihrer jeweiligen Orientierung richtig zu identifizieren. Dagegen waren auch sie bei einem Teil der Reize unfähig, die Orientierung der abgebildeten Objekte zu bestimmen. Weitere Fälle mit vergleichbarer Symptomatik wurden auch bei degenerativen Hirnerkrankungen beobachtet (Harris et al. 2001; Caterini et al. 2002).

> ❶ Die Unfähigkeit, die Orientierung von Objekten zu bestimmen (bei gleichzeitig ungestörtem Identifizieren dieser Objekte), ist häufig mit einem Bálint-Holmes-Syndrom nach bilateralen Läsionen im parietookzipitalen Übergangsbereich beider Hemisphären assoziiert.

13.2 Erklärungshypothesen

13.2.1 Die klassische Interpretation des Phänomens seit Best

Best (1917) interpretierte die auseinanderfallenden Fähigkeiten von Z. zum einen Objekte zu identifizieren und zum andern die Orientierung dieser Objekte zu bestimmen, als eine Art »Agnosie« und als Beleg dafür, dass unser Gehirn Objekterkennung ohne standpunktabhängige Information, d. h. ohne das Wissen darüber, vornehmen kann, welche Position das jeweils gesehene Objekt zum Betrachter einnimmt. Er schrieb, dass dieser Fall zeige, »dass die Zentren für räumliche Eigenschaften der Sehdinge eigentümlich scharf von den Zentren getrennt sind, die mit der Wiedererkennung der übrigen Eigenschaften der Sehdinge betraut sind« (ebd., S. 122). In Hinblick auf den Autopsiebefund von Z. nahm er an, dass der »Präcuneus in der Gegend der Fissura parieto-occipitalis mit angrenzenden Teilen des Gyrus parietalis superior das Zentrum der absoluten optischen Lokalisation« darstellt.

Turnbull et al. (1995, 1997) interpretierten das Phänomen ähnlich wie Best (1917). Vor dem Hintergrund der von Ungerleider u. Mishkin (1982) formulierten Theorie eines dorsalen und ventralen Verarbeitungspfades visueller Information (▶ Kap. 11), gingen die Autoren von zwei anatomisch getrennten Systemen menschlicher Objektverarbeitung aus: 1. einem ventral lokalisierten, objektzentrierten System zur Objekterkennung und 2. einem dorsal lokalisierten, betrachterzentrierten System, vornehmlich zur Analyse der räumlichen Aspekte von Objekten. Die

Beobachtung einer nach Hirnschädigung erhaltenen Fähigkeit, Objekte zu identifizieren, bei gleichzeitiger Unfähigkeit, deren Orientierung zu bestimmen, interpretierten Turnbull et al. (1995, 1997) als einen Vorgang, der – nach Schädigung des dorsalen Pfades – über den ventralen, objektzentrierten Verarbeitungspfad vorgenommen wird. Wie Best (1917) nahmen sie also an, dass es bei diesen Patienten zu einer umschriebenen Schädigung desjenigen Systems kommt, das die »räumlichen Eigenschaften der Sehdinge« verarbeitet und dass diese Patienten dementsprechend an einer generellen Agnosie für Objektorientierungen leiden.

Die Interpretation von Best (1917) und Turnbull et al. (1995) korrespondiert mit den standpunktunabhängigen Theorien menschlichen Objekterkennens (Marr u. Nishihara 1978; Corballis 1988). Diese gehen ja davon aus, dass die mentalen Repräsentationen gesehener Objekte in objektzentrierten Referenzsystemen gespeichert sind, d. h. von der Position des Betrachters zum Objekt unabhängig sind.

> ❶ Die klassische Interpretation des Phänomens durch Best (1917) geht davon aus, dass bei diesen Patienten ein neuronales System geschädigt ist, das auf die Analyse der Orientierung von Objekten spezialisiert ist.

13.2.2 Interpretation aus Sicht standpunktabhängiger Theorien des Objekterkennens

Unterstützung für die Annahme einer standpunktabhängigen mentalen Repräsentation gespeicherter Objekte kommt von einer neueren Studie einer Patientin mit intakter Objektidentifizierung bei gleichzeitiger Unfähigkeit, die Orientierung dieser Objekte zu bestimmen (Karnath et al. 2000a). Der Patientin (K.B.) wurden unterschiedliche Reize (Buchstaben, Bilder von Objekten, Tieren und Gesichtern) randomisiert in 4 Orientierungen (0°, –90°, +90°, 180°) dargeboten (❏ Abb. 13.3). Sie sollte jeden Reiz zunächst benennen und anschließend entscheiden, ob er »aufrecht« oder »nicht aufrecht« präsentiert wurde. K.B. wies die für diese Patienten so typische Dissoziation der Fähigkeiten auf, Objekte zu identifizieren und deren Orientierung zu bestimmen. Darüber hinaus zeigten die Ergebnisse aber auch, dass dieser Unfähigkeit die Orientierung zu bestimmen keine generelle Agnosie für Objektorientierungen zugrunde liegt. Nur wenn die Objekte nicht

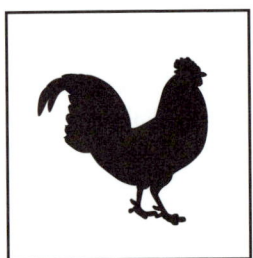
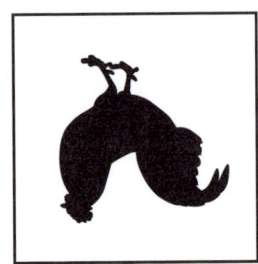
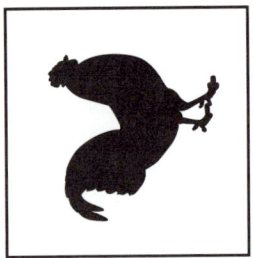
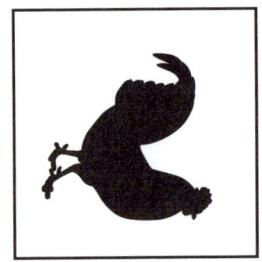

◘ Abb. 13.3. Beispiel für die in der Studie von Karnath et al. (2000a) verwendeten Stimuli. Jeder Reiz wurde randomisiert in 4-Orientierungen (0°, –90°, +90°, 180°) dargeboten

aufrecht positioniert waren (–90°, +90°, 180°) vermochte K.B. nicht, ihre Orientierung anzugeben (◘ Abb. 13.4). Demgegenüber war die Patientin nahezu unbeeinträchtigt, wenn die Objekte aufrecht orientiert (0°) waren.

Ein besser erhaltenes Erkennen von aufrechten gegenüber nichtaufrechten Orientierungen von Objekten bei diesem Krankheitsbild scheint keine Besonderheit der Patientin K.B. darzustellen. Dieselbe Beobachtung wurde auch von anderen Patienten mit diesem Störungsbild berichtet

(Harris et al. 2001; Caterini et al. 2002). Auch lassen sich den Studien der bisher untersuchten Patienten mit dieser Erkrankung (Best 1917; Solms et al. 1988; Robertson et al. 1997; Turnbull et al. 1995, 1997; Fujinaga et al. 2005) Hinweise entnehmen, dass bei ihnen zumindest ein Restwissen über die aufrechte Orientierung von Objekten vorhanden war, obgleich sie nicht systematisch auf das Vorhandensein einer Dissoziation der Fähigkeiten, aufrechte vs. nichtaufrechte Orientierungen von Objekten zu erkennen, getestet wurden.

Es scheint also so zu sein, dass unsere Fähigkeit, die aufrechte Orientierung von Objekten zu bestimmen, bei einer Hirnschädigung weniger stark gestört wird als unsere Fähigkeit, nicht aufrechte Orientierungen von Objekten zu erkennen. Diese Beobachtung spricht gegen die von Best (1917) und Turnbull et al. (1995, 1997) gegebene Interpretation der Erkrankung. Diese geht ja davon aus, dass bei den Patienten ein neuronales System geschädigt ist, das auf die Analyse der Orientierung und anderer räumlicher Eigenschaften von Objekten spezialisiert ist. Die Beobachtung, dass diese Patienten aber nicht generell unfähig sind, die Orientierung von Objekten zu bestimmen, sondern die Schwäche spezifisch bei Objekten in nicht aufrechten Orientierungen aufweisen, spricht gegen die Annahme zweier anatomisch streng getrennter Systeme, wovon das eine ausschließlich der Objekterkennung und das andere der Erfassung der Orientierung der Objekte dient. Zum selben Schluss kommt eine an gesunden Probanden durchgeführte fMRT-Studie (Altmann et al. 2005). Die Versuchspersonen hatten verschiedene Objekte zunächst zu identifizieren und dann ihre Orientierung zu bestimmen. Die kortikalen Aktivierungen deckten sich in beiden Aufgaben

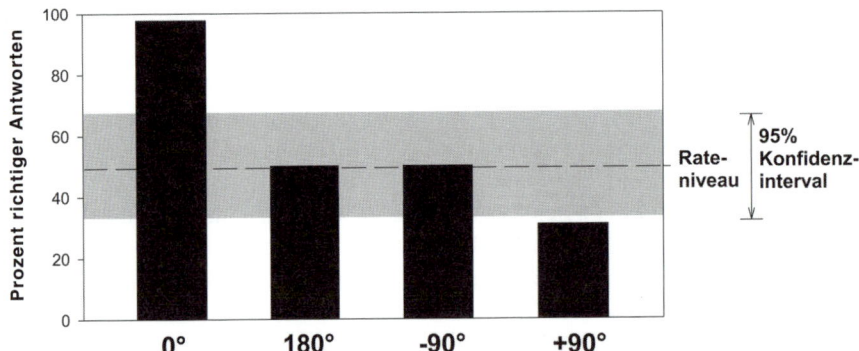

◘ Abb. 13.4. Prozent richtiger Bestimmungen der Objektorientierung durch K.B. (Antwortalternativen: „aufrecht" vs. „nicht aufrecht") bei randomisierter Darbietung der Buchstabenreize in 4-Orientierungen (0°, –90°, +90°, 180°). Die gestrichelte horizontale Linie bezeichnet das Rateniveau von 50% korrekter Antworten, die graue Region um diese Linie das 95%-Konfidenzintervall. (Nach Karnath et al. 2000a)

weitgehend und umfassten sowohl ventrotemporale als auch parietale Areale. Offensichtlich scheint die Objektidentifikation wie auch die Beurteilung der Objektorientierung sowohl den ventralen als auch den dorsalen Verarbeitungspfad visueller Information zu involvieren. Zusammen mit den an hirngeschädigten Patienten gewonnenen Befunden stützt diese Beobachtung die von Perrett et al. (1998) vorgeschlagenen Annahmen über neuronale Prozesse des Objekterkennens.

> ❶ Neuere Untersuchungen ergaben, dass es sich bei der Erkrankung **nicht** um eine **generelle** Agnosie für Objektorientierungen handelt, sondern vielmehr um eine Unfähigkeit, vornehmlich die Orientierung **nicht aufrechter** Objekte zu bestimmen. Das Erkennen der aufrechten Orientierung von Objekten ist deutlich weniger beeinträchtigt.

Perrett et al. (1998) gingen davon aus, dass wir um vertraute Objekte in nicht aufrechten Orientierungen zu erkennen, die aktuell gesehenen Objekte nicht erst mental rotieren müssen. Vielmehr nahmen die Autoren an, dass Objekte durch Neurone repräsentiert werden, die auf bestimmte Ansichten, Orientierungen und Größen von Objekten geprägt wurden. Die Anzahl der für eine bestimmte Objektorientierung geprägten Neurone hinge unmittelbar von der Erfahrung des Individuums mit Objekten in dieser Orientierung ab. Da sich selbstverständlich die meisten Objekte unserer täglichen Umgebung in einer aufrechten Orientierung befinden, muss angenommen werden, dass in unserem Gehirn entsprechend mehr Neurone existieren, die für aufrecht orientierte als für nicht aufrecht orientierte Objekte geprägt wurden. Karnath et al. (2000a) argumentierten, dass diese von Perrett et al. (1998) vermutete unterschiedliche Anzahl an Neuronen für Objekte in aufrechter vs. für Objekte in nicht aufrechter Orientierung möglicherweise erklären könnte, warum Patienten nach einer Hirnschädigung keine **generelle** Agnosie für Objektorientierung aufweisen, sondern deutlich besser bzw. ungestört sind, aufrechte Orientierungen von Objekten zu bestimmen. Bei einer größeren Anzahl Neurone, die für aufrecht orientierte Objekte geprägt wurden, würde man erwarten, dass sich das Wahrnehmungsvermögen für die aufrechte Orientierung von Objekten bei einer Hirnschädigung robuster verhält bzw. sich schneller wieder erholt als die Wahrnehmung nicht aufrechter Orientierungen von Objekten, da letztere auf einer vergleichsweise geringeren Anzahl Neurone basieren.

> ❶ Eine alternative Erklärung des Phänomens verzichtet auf die Annahme eines gestörten »Zentrums für die Analyse der Orientierung von Objekten«. Sie geht davon aus, dass Objekte durch Neurone repräsentiert werden, die auf bestimmte Ansichten, Orientierungen und Größen von Objekten geprägt wurden und dass in unserem Gehirn (aufgrund der täglichen Erfahrung) mehr Neurone für aufrecht orientierte als für nicht aufrecht orientierte Objekte existieren. Entsprechend sollte das Wahrnehmungsvermögen für die aufrechte Orientierung von Objekten bei einer Hirnschädigung robuster sein, als die Wahrnehmung nicht aufrechter Objektorientierungen.

Dennoch kann auch diese Interpretation des Phänomens wie auch die klassische Interpretation von Best (1917) nicht alle Fragen beantworten, die sich bei den bisherigen Untersuchungen der Patienten mit dieser eigentümlichen Störung des Erkennens von Objektorientierungen ergeben haben. So bleibt z. B. ungeklärt, warum den Patienten die erhaltene Fähigkeit, die aufrechte Orientierung von Objekten zu bestimmen, nicht hilft, eine davon abweichende, nicht aufrechte Orientierung zu erkennen. Warum konnte z. B. die Patientin K.B. (Karnath et al. 2000a) nicht einfach schlussfolgern, dass alle ihr präsentierten Objekte, die die aufrechte Orientierung nicht aufwiesen, logischerweise »nicht aufrecht« positioniert sein mussten? Offensichtlich scheint es sich hier um »implizites Wissen« über die aufrechte Orientierung von Objekten zu handeln, auf das nicht bewusst zugegriffen und das somit nicht flexibel genutzt werden kann. Ebenso bleibt unklar, warum die Patienten trotz ihres erhaltenen Wissens um die aufrechte Orientierung beim Kopieren von Objekten Fehler machen, die dazu führen, dass Objekte um 90° oder 180° verdreht werden. Es bleibt zukünftigen Studien dieser interessanten Erkrankung vorbehalten, diese Fragen weiter zu untersuchen.

Zusammenfassung

Nach einer entsprechend lokalisierten Hirnschädigung können Patienten selektiv nicht mehr in der Lage sein, die Orientierung von Objekten zu bestimmen, obwohl sie diese Objekte nach wie vor richtig identifizieren können. Eine auf dem Kopf stehende Romy Schneider wird z. B. richtig identifiziert, aber der Kranke erkennt nicht, dass das Photo der Schauspielerin eine umgekehrte, auf dem Kopf stehende Orientierung aufweist. Die klassische Interpretation dieses Phänomens durch Best (1917) geht davon aus, dass es zu einem Ausfall eines neuronalen Systems gekommen ist, das auf die Analyse der Orientierung von Objekten spezialisiert ist. Neuere Untersuchungen zeigten jedoch, dass es sich bei der Erkrankung **nicht** um eine **generelle** Agnosie für Objektorientierungen handelt. Vielmehr sind die Patienten unfähig, die Orientierung vornehmlich sol-

cher Objekte zu bestimmen, die eine nicht aufrechte Orientierung aufweisen. Das Erkennen der aufrechten Orientierung bereitet ihnen dagegen deutlich weniger Schwierigkeiten. Eine alternative Erklärung des Phänomens verzichtet daher auf die Annahme eines gestörten »Zentrums für die Analyse der Orientierung von Objekten«. Sie geht davon aus, dass Objekte durch Neurone repräsentiert werden, die auf bestimmte Ansichten, Orientierungen und Größen von Objekten geprägt wurden und dass in unserem Gehirn mehr Neurone für aufrecht orientierte als für nicht aufrecht orientierte Objekte existieren. Entsprechend sollte das Wahrnehmungsvermögen für die aufrechte Orientierung von Objekten bei einer Hirnschädigung robuster sein, als die Wahrnehmung nicht aufrechter Objektorientierungen.

14 Auditive Agnosien

Almut Engelien

Das zentrale Symptom auditiver Agnosien ist, Laute zu hören, ohne sie zu erkennen oder ihren Sinn zu verstehen. Auditive Agnosien können materialspezifisch oder generalisiert sein und der Prozess von Wahrnehmung und semantischer Erkennung kann auf verschiedenen Stufen gestört sein.

14.1   Klinische Merkmale auditiver Agnosien

Definition

Auditive Agnosie bezeichnet eine Beeinträchtigung der Fähigkeit akustische Signale zu erkennen, obwohl die Hörfähigkeit erhalten ist. So weisen solche Patienten eine normale Tonaudiometrie auf. Ein für dieses Krankheitsbild typischer Fall soll im Folgenden berichtet werden.

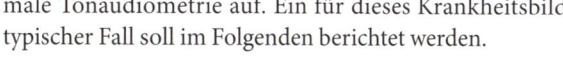 Eine normale Tonaudiometrie ist für auditive Agnosien typisch. Sie schließt grundlegende, zentral-auditive Wahrnehmungsstörungen (auditive Agnosien) nicht aus.

Abgrenzung der auditiven Agnosien von anderen kortikalen Hörstörungen

Es gibt zentrale Hörstörungen, bei denen der Patient ertaubt (Wernicke u. Friedländer 1883; Tanaka et al. 1991) bzw. nur durch selektiv auf das Hören gerichtete Aufmerksamkeit ein rudimentäres Hören erreichen kann (Engelien et al. 2000). Bei den auditiven Agnosien sind hingegen spätere Verarbeitungsstufen und -prozesse gestört, die zur Erkennung eines komplexen Lautes in seiner semantischen Bedeutung notwendig sind. Das akustische Signal muss für einfache und komplexe physikalische Parameter analysiert werden. Dies sind die Intensität und räumliche Lokalisation des Schallreizes, sowie die spektrale Zusammensetzung und der zeitliche Verlauf, sowie Muster von spezifischen Kombinationen der Grundparameter (► hierzu Kap. 18). Die Analyse dieser Schallparameter ermöglicht die Diskrimination verschiedener auditorischer Reize sowie die Ab-

---

Fallbeispiel

Der Patient erlitt zunächst einen ersten Schlaganfall in der linken Hemisphäre mit rechtsseitiger Halbseitenlähmung und Hemianopie sowie einer Aphasie, die sich im Verlauf von wenigen Wochen bis Monaten so gut zurückgebildet hatte, dass er normal sprechen, kommunizieren und Zeitung lesen konnte. Etwa ein Jahr später fühlte sich der Patient morgens plötzlich »durcheinander« und er reagierte zunächst nicht mehr auf Ansprache. Nach ca. 2 Tagen zeigte sich klinisch das Syndrom der auditiven Agnosie: Obwohl der Patient hörte und auf akustische Reize reagierte, verstand er dennoch nicht den Inhalt der an Ihn gerichteten gesprochenen Sprache und beschwerte sich, dass die Ihn behandelnden Ärzte zu undeutlich

sprechen würden. Bei der Untersuchung mit einfachsten Reizen am Bett des Kranken (z. B. mit einem Uhrticken und mit Händeklatschen hinter dem Rücken des Patienten), zeigte sich darüber hinaus eine Unfähigkeit auch für die Erkennung nonverbaler Geräusche. Diese klinischen Beobachtungen wurden später in einer systematischen Untersuchung der Wort- und Geräuscherkennung bestätigt. Die anderen kognitiven Funktionen waren normal. Die zerebrale Bildgebung des Patienten zeigte neben dem alten linkshemisphärischen Schädigungsareal eine neue, zweite, zerebrale Läsion in der rechten Hemisphäre (Oppenheimer u. Newcombe 1978).

grenzung von Klangereignissen vom akustischen Hintergrund. Die Verknüpfung von prototypischen Merkmalen des aktuellen Reizes mit (re-)aktivierten Wissensinhalten des semantischen Gedächtnisses ermöglicht die Erkennung von Geräuschen und Wörtern. In der auditorischen Modalität stellt sich das besondere Problem, dass mehrere Schallquellen kontinuierlich überlappen können. Die Identifikation von akustischen Objekten oder Wörtern wird typischerweise durch Benennen oder Zuordnen zu Auswahlmengen von Bildern geprüft (▶ auch Kap. 12).

> ❗ Auditive Agnosien gehören zu den kortikalen Hörstörungen und müssen von einer kortikalen Taubheit abgegrenzt werden. Unscharfe Sammelbegriffe wie »kortikal-auditorische Störung« oder »gemischte auditorische kortikale Störung« sollten nicht verwendet werden.

Klassifikation der verschiedenen auditiven Agnosien

Eine Grundannahme zum theoretischen Verständnis der auditiven Agnosien ist eine Verarbeitungshierarchie, die an verschiedenen kritischen Punkten gestört werden kann. Eine wichtige Unterscheidung ist die Beeinträchtigung von Diskriminationsfähigkeit (d. h. Gleich-ungleich-Entscheidungen) und Erkennungsfähigkeit. Patienten mit apperzeptiven auditiven Agnosien können komplexe akustische Reize nicht unterscheiden und nicht erkennen; Patienten mit assoziativen auditiven Agnosien können ebenfalls nicht identifizieren, haben aber eine wesentlich bessere Diskriminationsleistung (Vignolo 1969, 1982). Ein wichtiges Kriterium ist also die Leistung in Diskriminationsaufgaben, nach Darbietung von Geräuschpaaren.

Auditive Agnosien können verbales und nonverbales Geräuschmaterial betreffen. In der nonverbalen auditorischen Modalität sind verschiedene Kategorien von Geräuschmaterial bzw. -merkmalen zu beachten: Umweltgeräusche, die Objekten oder Handlungen zuzuordnen sind (wie z. B. Schlüsselklirren, Tellerklappern oder Vogelgezwitscher) und paralinguistische Qualitäten der gesprochenen Sprache (wie z. B. Stimmen oder emotionale Konnotation). Auch musikalische Reize kann man als besondere Kategorie nonverbalen Klangmaterials betrachten. Bislang wurden Patientenfälle meist allein entweder für die Verarbeitung von Musik oder für die Verarbeitung von Geräuschen und Sprache untersucht, sodass noch nicht sicher geklärt ist, in welchem Ausmaß diese Syndrome überlappen (▶ Abschn. 14.3 und Kap. 39 sowie Peretz 1993 und Peretz et al. 1994).

> ❗ Auditive Agnosien können verbales oder nonverbales Geräuschmaterial (oder beides) betreffen. Jede dieser Störungen kann prinzipiell in einer apperzeptiven Form und in einer assoziativen Form vorkommen.

Aphasische Symptome

Begleitend zu einer auditiven Agnosie können aphasische Symptome vorliegen, die relativ mild ausgeprägt sind, d. h. der Patient kann in anderen Sinnesmodalitäten Stimuli erkennen, die denen in Komplexität und Vertrautheit entsprechen, die in der gesprochenen Sprache oder als nonverbales Geräusch nicht erkannt werden. Auditiv agnostische Patienten können sprechen, wobei leichte Auffälligkeiten der Stimmlage (Verschiebung in höhere Tonlagen) und der Sprachmelodie (Dysprosodie) beschrieben wurden.

> ❗ Bei einem Patienten mit einer nur leichten Aphasie und auffällig schwerer Sprachverständnisstörung liegt wahrscheinlich auch eine auditive Agnosie vor. Die Agnosie für non-verbale Geräusche wird oft spontan nicht beklagt und muss systematisch geprüft werden, um zwischen einer reinen Worttaubheit und generalisierten auditiven Agnosie zu unterscheiden.

Ätiologie

Auditive Agnosien sind in den meisten Fällen durch zweizeitige Schlaganfälle der Temporallappen und/ oder des hinteren Thalamus in beiden Hemisphären bedingt. Die Insulte sind ischämisch und/oder hämorrhagisch und führen zu bilateralen Läsionen der Hörkortizes oder der subkortikalen Anteile der Hörbahn (Corpus geniculatum mediale, Radiatio acustica; ▶ hierzu »Unter der Lupe«). Materialspezifische, selektive auditive Agnosien können auch nach einseitiger Schädigung auftreten. Weitere Ursachen sind Enzephalitiden und Schädel-Hirn-Traumata. Sehr seltene Ursachen sind Medikamentenintoxikationen oder eine auditive Agnosie als erstmanifestierendes Symptom einer fokalen bzw. diffusen degenerativen zerebralen Erkrankung (z. B. Demenz vom Alzheimer-Typ und Morbus Pick).

> ❗ Auditive Agnosien sind in den meisten Fällen durch zweizeitige Schlaganfälle bedingt, die den Temporallappen und/oder den hinteren Thalamus beider Hemisphären schädigen.

Anatomische Grundlagen

Die Hörbahn beginnt in der Cochlea und erreicht nach Verschaltung in Kernen des Hirnstammes, des Zwischenhirnes und des hinteren Thalamus (Corpus geniculatum mediale) durch die Radiatio acustica die primären Hörkortexareale im oberen Temporallappen (◘ Abb. 18.3). Der primäre Hörkortex liegt auf der Heschl'schen Querwindung (Gyrus temporalis transversus) im Brodmann-Areal 41 und möglicherweise Anteilen von Areal 42. Vom primären Kortex ausgehend befinden sich in der oberen Temporalwindung (Gyrus temporalis superior) und im anschließenden Sulcus (Sulcus temporalis superior) multiple auditorische Kortexfelder in einer kaskadenförmigen Verbindungskette, die vorwiegend hierarchisch, teilweise aber auch parallel organisiert ist (Pandya 1995; Rivier u. Clarke 1997; Rauschecker 1998).

Die auditorischen Kortexareale sind strukturell asymmetrisch angelegt. Die Heschl'sche Querwindung liegt in der rechten Hemisphäre mehr anterior und ist häufiger mit einer Duplikatur angelegt. Das posterior anschließende Planum temporale ist in der linken Hemisphäre größer. Darüber hinaus gibt es mikroanatomische Unterschiede.

Direkte kortikokortikale Verbindungen existieren zwischen den unimodalen, d. h. nur für die auditorische Modalität zuständigen, Kortexrealen im oberen Temporallappen mit multi- oder heteromodalen Assoziationskortizes in der mittleren Temporalwindung, dem inferioren Parietallappen, und Strukturen des Frontalhirns. Funktionell anatomische Studien bei Agnosie-Patienten und Gesunden ergänzen in neuerer Zeit das neuropsychologische Wissen der komplexen Hörverarbeitung beim Menschen (▶ Abschn. 14.5 und für eine Übersicht z. B. Engelien et al. 2001).

14.2 Generalisierte auditive Agnosie

Die meisten auditiven Agnosien sind generalisiert. Die Prüfung der Verarbeitung nonverbaler auditiver Reize wurde in der älteren Literatur über die reine Worttaubheit oft gar nicht berücksichtigt und bleibt weiterhin sporadisch, sodass die Inzidenz der auditiven Agnosien wahrscheinlich unterschätzt wird. (Für Übersichtsarbeiten mit Hinweisen auf die Fallliteratur s. Ackermann u. Mathiak 1999; Engelien 2000; Griffiths et al. 1999.)

🛇 Ein Patient mit generalisierter auditiver Agnosie kann weder sinntragende Umweltgeräusche noch gesprochene Wörter in ihrer Bedeutung verstehen. Er kann hören, sprechen, und schreiben, wobei leichte aphasische Beeinträchtigungen vorhanden sein können.

Das einfachste Modell der auditiven Erkennungsleistungen ist das auf Lissauer (1890) zurückgehende hierarchische Zweistufen-Modell der Apperzeption und Assoziation (▶ Unter der Lupe »Geschichte des Agnosiebegriffs« in Kap. 12). Empirische Befunde bei auditiv-agnostischen Patienten haben dieses Modell bestärkt (z. B. Engelien et al. 1995; Eustache et al. 1990; Schnider et al. 1994; Vignolo 1969). Generalisierte auditive Agnosien enstehen nach bilateralen Läsionen der Temporallappen (◘ Abb. 14.1). Kritische Strukturen umfassen die obere Temporalwindung (Gyrus temporalis superior), die Heschl'sche Querwindung sowie deren afferente und efferente Verbindung bis hin zum audi-torischen Anteil des Thalamus (Corpus geniculatum mediale und weitere hintere thalamische Kerne). Im Detail sind Läsionsorte und -ausdehnung variabel. Aufgrund theoretischer Überlegungen schlug Mesulam (2000) vor, dass apperzeptive Störungen durch Läsionen in den unimodalen Assoziationskortizes oder durch eine Diskonnektion der Verbindungen vom primären sensorischen Kortex zu den unimodalen Assoziationsgebieten entstehen könnten. Semantisch-assoziative Defizite könnten entsprechend auf einer Diskonnektion zwischen unimodalen und heteromodalen Assoziationskortizes beruhen.

Systematische Reihenuntersuchungen zu Patienten mit uni- und bilateralen Läsionen auditorischer Kortizes existieren nur vereinzelt. In der neuesten derartigen Arbeit von Kaga et al. (1997) wurde bei 10 Patienten mit bilateralen Läsionen bestätigt, dass sie einfache Töne hören und sowohl für gesprochene Wörter als auch nichtverbale Geräusche Erkennungsdefizite haben.

14.3 Reine Geräuschagnosie

Eine reine Geräuschagnosie wurde bislang nur sehr selten beschrieben. Es ist sehr wahrscheinlich, dass die Inzidenz der reinen Geräuschagnosie stark unterschätzt wird, weil Patienten, deren Sprachverständnis nicht gestört ist, seltener medizinische Hilfe suchen und die Prüfung zentral-auditiver Funktionen nicht hinreichend in der klinisch-neu-

Abb. 14.1. Typische Läsions-
muster bei auditiven Agnosien

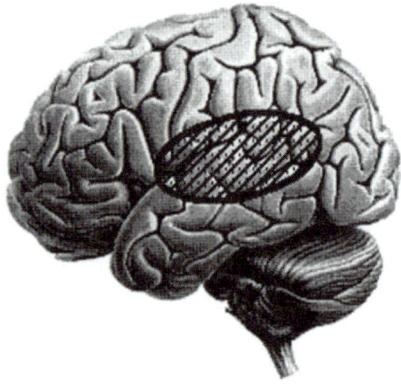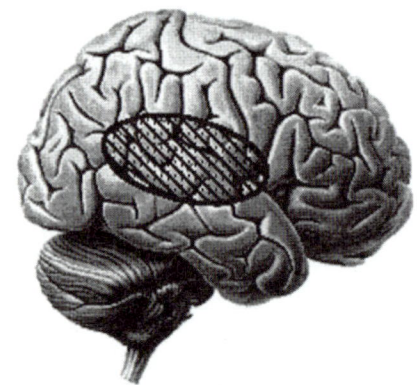

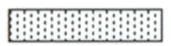

Typische Läsion bei
reiner Worttaubheit,
(nach unilateraler
Schädigung)

Typische Läsion für
alle auditiven Agnosien,
(am häufigsten generali-
sierte auditive Agnosien)

Typische Läsion bei reiner
Geräuschagnosie (nach unilateraler
Schädigung) sowie bei Phonagnosie
und auditiver Affektagnosie

rologischen und neuropsychologischen Untersuchung repräsentiert ist (Bauer u. Zawacki 1997). Es ist deshalb
denkbar, dass viele Patienten, die nicht aktiv über die Beeinträchtigung des Hörens nonverbaler Geräusche berichten
bzw. deren Beschwerden unspezifisch erscheinen, nach
Durchführung einer Tonaudiometrie und eines Sprach-
verständnistests nicht weiter getestet werden und so die
Diagnose einer möglicherweise vorliegenden auditiven
Agnosie verpasst wird (typische Fallberichte hierzu finden
sich z.B bei Spreen et al. 1965 und Fujii et al. 1990).

> ❶ Ein Patient mit reiner Geräuschagnosie kann sinntra-
> gende Umweltgeräusche nicht erkennen, gesproche-
> ne Sprache jedoch verstehen. Er kann schreiben und
> lesen, wobei leichte aphasische Beeinträchtigungen
> vorliegen können. Die Beeinträchtigung des Verar-
> beitens und Erkennens nonverbaler akustischer Rei-
> ze wird von den Patienten oft nicht beklagt und ist
> auch in ihrem spontanen Verhalten oft nicht zu ent-
> decken.

In klassischen Fallberichten über reine Geräuschagnosien
wurde vorwiegend die Verarbeitung von den nonverbalen
Geräuschen untersucht, die Objekte oder Handlungen
identifizieren. Im Prinzip sind auch paralinguistische Qualitäten der gesprochenen Sprache und Musik zu bedenken.
Die eingeschränkte Identifikation nonverbaler Geräusch-
quellen ist nicht immer mit einer verminderten Fähigkeit
der Rekognition von Melodien vergesellschaftet, da Funk-

tionen der Musikverarbeitung gestört sein können, wenn
die Fähigkeit zum Erkennen von Umweltgeräuschen erhalten ist und umgekehrt (▶ hierzu auch Kap. 39 sowie
Motomura et al. 1986; Peretz et al. 1994; Fujii et al. 1990;
Taniwaki et al. 2000).

Im Prinzip ist die Differenzierung von apperzeptiven
und assoziativen Formen für die reinen Geräuschagnosien
denkbar. Die Diskrimination von Geräuschen (Gleich-
ungleich-Unterscheidung) wurde in der Literatur nicht
ausreichend untersucht. Manche Autoren definierten eine
apperzeptive reine Geräuschagnosie aufgrund von Defiziten in der Verarbeitung von weniger komplexem, nichtse-
mantischem Geräuschmaterial wie z. B. zeitliche Auflö-
sungsfähigkeit für zwei rasch aufeinander folgende Click-
Reize.

Reine Geräuschagnosien entstehen nach bilateralen
oder rechtshemisphärischen Läsionen (■ Abb. 14.1). Kritische Strukturen umfassen die obere Temporalwindung
(Gyrus temporalis superior), die Heschl'sche Querwindung, Anteile des inferioren Parietallappens sowie deren
afferente und efferent Verbindung bishin zum auditorischen Anteil des Thalamus (Corpus geniculatum mediale
und weitere hintere thalamische Kerne).

14.4 Paralinguistische auditive Agnosien: affektive auditive Agnosie und Phonagnosie

Gesprochene Sprache vermittelt neben den Worten die Identität, das Alter, das Geschlecht und die Befindlichkeit eines Sprechers sowie den emotionalen Gehalt seiner Äußerung. Das Erkennen solcher paralinguistischen, nonverbalen Klangmerkmale der gesprochenen Sprache kann selektiv gestört sein.

Die Phonagnosie (Van Lancker et al. 1982) ist eine selektive auditive Agnosie für das Erkennen von Stimmen. Studien haben gezeigt, dass Patienten mit rechtshemisphärischen Läsionen Schwierigkeiten hatten, die Stimme von bekannten Persönlichkeiten zu identifizieren. Die affektive auditive Agnosie (Heilman et al. 1975) bezeichnet dagegen eine selektive auditive Agnosie für das Verständnis des emotinalen Gehaltes von gesprochener Sprache. Heilman et al. (1975) verglichen rechts- und linkshemisphärische Patienten mit temporoparietalen Läsionen hinsichtlich ihres Erkennens der emotionalen und der semantischen Bedeutung von gesprochenen Sätzen. Sie fanden, dass die Gruppe der Patienten mit rechtshemisphärischen Läsionen den emotionalen Ausdruck nicht erkennen konnten. Im Gegensatz zu den anderen auditiven Agnosien sind bislang keine Einzelfallstudien publiziert, in denen nur diese Hörleistungen spezifisch gestört waren.

> ❗ **Patienten mit Phonagnosie oder affektiver auditiver Agnosie können den semantischen Inhalt gesprochener Sprache verstehen, können schreiben und lesen. Leichte aphasische Beeinträchtigungen können vorhanden sein. Die Phonagnosie ist eine selektive auditive Agnosie für das Erkennen von Stimmen. Die affektive auditive Agnosie dagegen eine selektive auditive Agnosie für das Verständnis des affektiven Gehaltes von gesprochener Sprache. Die Erkennungsleistung für nonverbale Umweltgeräusche wurde bei diesen Patienten bislang nicht hinreichend untersucht.**

14.5 Ausblick: »Beiträge funktionell bildgebender Verfahren«

Nichtinvasive funktionell bildgebende Verfahren wie die funktionelle Magnetresonanztomographie (fMRT) und Positronenemissionstomographie (PET) erlauben Untersuchungen bei Patienten mit erworbenen Hirnläsionen und gesunden Probanden (▶ Kap. 2). Für Übersichtsarbeiten zur Anwendung in der auditorischen Modalität siehe z. B. Engelien et al. (2001) und Griffiths (2001). Beispielhaft seien hier nur 3 Arbeiten erwähnt, darunter eine Untersuchung eines Patienten mit auditiver Agnosie und zwei neuere Arbeiten aus der Grundlagenforschung bei Gesunden. Engelien et al. (1995) untersuchten einen Patienten bezüglich der semantischen Klassifikation von Umweltgeräuschen, nachdem er diese Funktion Jahre nach der zweiten Hirnläsion wiedererlangt hatte. Der Patient rekrutierte homologe Areale bilateral, während Gesunde dabei nur linkshemisphärische Netzwerke aktivierten. In Studien mit Gesunden untersuchten Thierry et al. (2003) die Bearbeitung semantischer Inhalte aufgrund von gesprochenen Wörtern oder nichtverbalen Geräuschen. Die Aktivierungen waren – wie die Läsionen bei Patienten mit auditiver Agnosie – vorwiegend im Bereich des posterioren G. temporalis superior und angrenzender Areale zu finden. Es zeigte sich eine gewisse Überlappung für die Stimulusmodalitäten, insgesamt wurden mehr rechtshemisphärische Aktivierungen für Geräusche und mehr linkshemisphärische für Wörter gefunden. Engelien et al. (2006) untersuchten mit einem neuen experimentellen Ansatz die Verarbeitung von sinntragenden Geräuschen und von speziell für jeden Reiz konstruierten Kontrollgeräuschen. Dabei zeigte sich, dass die semantische Komponente der nichtverbalen Geräusche vorwiegend zu linkshemisphärischen Aktivierungen führt und dass Regionen im frontalen und parahippokampalen Kortex, d. h. außerhalb der klassischen Läsionsareale, ebenfalls signifikant aktiv sind. Derartige Untersuchungen werden einen wichtigen Beitrag zur Weiterentwicklung der kognitiv-neuropsychologischen Modelle der höheren auditiven Verarbeitung beim Menschen leisten.

Zusammenfassung

Auditive Agnosien sind Beeinträchtigungen der Fähigkeit komplexe akustische Signale in ihrer semantischen Bedeutung zu erkennen, obwohl das einfache Hörvermögen erhalten ist. Wenn eine auditive Agnosie sowohl die verbale als auch die nonverbale auditorische Modalität betrifft, spricht man von einer generalisierten auditiven Agnosie, die bislang nur nach bilateralen Läsionen der perisylvischen Region beschrieben wurde. Selektive auditive Agnosien betreffen entweder nur nonverbale Geräusche (reine Geräuschagnosie), oder nur gesprochene Wörter (reine Worttaubheit). Beide können durch bilate- rale Läsionen hervorgerufen sein. In den Fallberichten, in denen die selektive auditive Agnosie nach einseitiger Hirnläsion auftrat, waren die Läsionen bei reiner Geräuschagnosie immer rechtshemisphärisch und bei reiner Worttaubheit immer linkshemisphärisch. Rechtshemisphärische Läsionen führen eher zu apperzeptiven auditiven Agnosien, linkshemisphärische Läsionen zu assoziativen. Nach rechtshemisphärischen Läsionen ist oft die Verarbeitung von nonverbalen akustischen Reizen besonders beeinträchtigt, wobei dies spezifisch Umweltgeräusche bzw. Musik betreffen kann

14

III Wahrnehmung und Orientierung im Raum

15 Raumorientierung und kognitive Karten

Hanspeter A. Mallot

Unter den Begriffen Navigation und Orientierung im Raum fasst man eine Reihe recht unterschiedlicher Verhaltensleistungen zusammen, von denen wir hier nur solche betrachten wollen, die mit einer Ortsveränderung (Lokomotion) verbunden sind. Die weitere Einteilung dieser Verhaltensleistungen geht von der Art und dem Umfang des Gedächtnisses aus, das für die einzelnen Leistungen erforderlich ist (◻ Abb. 15.1). Orientierungsreaktionen (Taxien, ◻ Abb. 15.1a) werden ohne Beteiligung eines Gedächtnisses aufgrund der aktuellen sensorischen Situation ausgeführt. Bewegt man sich z. B. so, dass die mittleren Bildbewegungen (der optische Fluss) im rechten und im linken Blickfeld etwa gleich sind, so kann man in der Mitte einer Straße navigieren, ohne eine mentale Repräsentation (ein Ortsgedächtnis) dieser Straße aufbauen zu müssen. Nä-
▼

hert man sich einer Seite der Straße zu sehr an oder taucht auf einer Seite ein Hindernis auf, so wird der optische Fluss auf dieser Seite größer. Stellt man die Balance der Bildbewegung durch Wegdrehen von der Seite des größten Flusses wieder her, so weicht man automatisch dem Hindernis aus.

Ort-zeitliche Manöver wie das »Andocken« an einem Hindernis oder die Wegintegration erfordern mindestens ein Arbeitsgedächtnis in dem die Phase des Manövers, in der man sich gerade befindet, gespeichert wird (◻ Abb. 15.1b). Im Fall der einfachen Wegintegration ist das Manöver eine Exkursion mit Rückkehr zum Startpunkt, wobei die Phase des Manövers in Form des so genannten Heimvektors (Startposition in Beobachterkoordinaten) gespeichert wird (▶ Abschn. 15.1).

Als Navigation im engeren Sinn beszeichnet man die Bewegung zu einem Ziel. Sie erfordert i. Allg. ein Langzeitgedächtnis, das mindestens Informationen über das Ziel selbst enthält (◻ Abb. 15.1c). Darüber hinaus können Informationen über Landmarken enthalten sein, die in mehr oder weniger indirekter Beziehung zum Ziel stehen (Zielführungs- und Wegweisefunktion von Landmarken, Routen; ▶ Abschn. 15.2). Am weitesten geht die Unabhängigkeit des Ortsgedächtnisses von den Navigationszielen bei der so genannten kognitiven Karte, einem Typ des Ortsgedächtnisses, mit dem Routen zwischen beliebigen Punkten generiert werden können.

Unter der Lupe

Virtuelle Realität

Eine Methode zur Untersuchung des Ortsgedächtnisses, die zunehmend an Bedeutung gewinnt, ist die Exploration virtueller Umgebungen. Die Umgebung wird im Computer modelliert und als Computergrafik dargestellt. Die Versuchsperson kann mit dieser Simulation interagieren, d. h., sie kann sich in der Umgebung bewegen, indem sie z. B. einen Joystick bedient oder in die Pedale eines angeschlossenen Fahrrades tritt. Virtuelle Realität erlaubt die

realistische Darstellung komplexer räumlicher Umgebungen unter gleichzeitiger vollständiger Kontrolle des Reizmaterials. Durch Inkonsistenzen, wie z. B. das Verstellen von Landmarken nach der Exploration (Mallot u. Gillner 2000) oder passive Verschiebungen der Versuchsperson während der Navigation (Warren et al. 2001) ergeben sich weitere Möglichkeiten für Experimente.

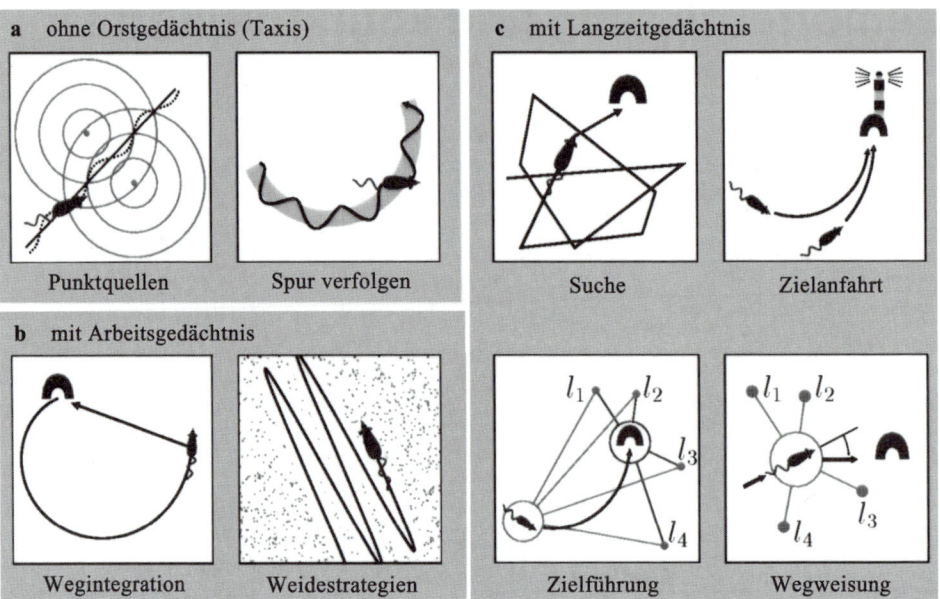

□ **Abb. 15.1a–c.** Lokomotorisches Verhalten. **a** Ohne Ortsgedächtnis funktionieren die Taxien, d.-h. reflexartige Orientierungsreaktionen in einem Reizfeld. Gezeigt sind zwei Beispiele einer »Tropotaxis«, bei der ein mit zwei Sensoren ausgestatteter Organismus die Reize beider Sensoren balanciert. **b** Ort-zeitliche Manöver und Wegintegration erfordern min- destens ein Arbeitsgedächtnis, in dem gespeichert ist, in welcher Phase des Manövers man sich gerade befindet. **c** Eine Erkennung des Ziels, z.-B. aufgrund visueller Merkmale, setzt ein Langzeitgedächtnis dieser Merkmale voraus; $l_1 - l_4$ Landmarken. (Aus Mallot 2000)

❗ **Navigation und Orientierung beruhen auf einer Reihe verschiedener Mechanismen, wie Wegintegration, Zielführung durch Landmarken und Wegweisung durch Landmarken.**

Die Hierarchie von Navigationsleistungen, die hier beschrieben wird, ist zunächt als logische und bis zu einem gewissen Grad auch als evolutionäre Einteilung gemeint. Dabei ist zu beachten, dass z. B. die Wegintegration auch dann eine große Rolle spielt, wenn ein Langzeitgedächtnis mit Landmarken zur Verfügung steht; die einzelnen »Stufen« der Hierarchie sind also nicht exklusiv. Ganz sicher spiegelt die Hierarchie nicht die zeitliche Abfolge des Erwerbs der verschiedenen Gedächtnisformen in der Ontogenese oder beim aktuellen Lernen wider. So kann man z.B. einfache Navigationsmechanismen für häufige Wege aus einem reicheren Gedächtnis ableiten; in diesem Sinne kann die kognitive Karte dem Routenwissen zeitlich vorausgehen.

15.1   Wegintegration

Auch bei Fehlen visueller Landmarken sind viele Tiere und der Mensch in der Lage, nach einer Exkursion zum Ausgangspunkt zurückzukehren, und zwar näherungsweise auf dem kürzesten Weg. Ein Mechanismus, der das ermöglicht, ist die Wegintegration (vgl. etwa Klatzky et al. 1999). Hierbei wird kontinuierlich die Eigenbewegung bestimmt und aus den momentanen Bewegungsschätzungen die aktuelle Position zusammengesetzt. Da man dabei viele Bewegungsschritte »koppelt«, heißt dieses Verfahren in der Seefahrt auch Koppelnavigation (»dead reckoning«). Den in Körperkoordinaten gegebenen Vektor vom aktuellen Standpunkt zur Startposition bezeichnet man als »Heimvektor«.

❗ **Wegintegration erlaubt die Rückkehr zum Ausgangspunkt einer Exkursion ohne Verwendung von Landmarken.**

Informationen über die Eigenwegungen können aus verschiedenen Quellen stammen. So liefert das Vestibularsystem Informationen über Beschleunigungen; die selbst ausgeführten Bewegungen können über den Lage- und Bewe-

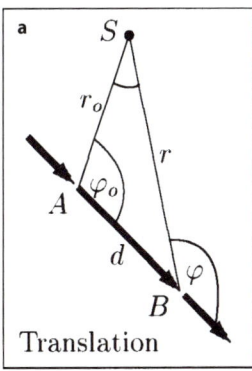
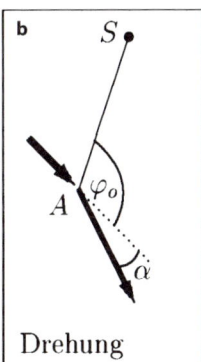

$$r^2 = r_o^2 + d^2 - 2r_o d \, \cos(\varphi_o + \alpha)$$

$$\tan(\varphi - \alpha) = \frac{r_o \sin \varphi_o}{r_o \cos \varphi_o - d}$$

Abb. 15.2a–d. Wegintegration als Dreiecksberechnung; *S* Startpunkt (»home«); *A* aktueller Standpunkt; *B* neuer Standpunkt nach Translationsschritt; r_0, *r* Abstand zum Startpunkt vor und nach der Bewegung; φ_0, φ Winkel zum Startpunkt vor und nach der Bewegung, relativ zur Vorausrichtung; *d* Schrittlänge; α Drehwinkel. **a** Translationsschritt. **b** Rotationsschritt. **c** Berechnung des neuen Abstandes r aus dem Kosinussatz. **d** Berechnung des neuen Winkels φ durch Anwendung des Sinussatzes auf φ und den Scheitelwinkel ∠ ASB = φ – (φ₀ + α). (**a** und **b** aus Mallot 2000)

gungssinn der Muskulatur (Propriozeption) oder durch die zentralen Steuersignale selbst (»Efferenzkopie«) erfasst werden. An visuellen Informationsquellen ist vor allem der optische Fluss zu nennen (Mallot 2000). Kompasssysteme, wie sie bei Insekten und Vögeln bekannt sind, sind beim Menschen bisher nicht nachgewiesen.

Die Aktualisierung des Heimvektors nach Maßgabe der momentanen Eigenbewegung berechnet man durch Anwendung der elementaren Trigomometrie auf das Dreieck aus Startpunkt, Anfangspunkt des aktuellen Schrittes und Endpunkt des aktuellen Schrittes (Dreieck ABS in ▪ Abb. 15.2a). Ist der Heimvektor etwa durch den Abstand r_0 zum Startpunkt und den Winkel zwischen Startpunkt und Bewegungsrichtung φ_0 gegeben, so ergeben sich die aktualisierten Werte für φ und r aus den in ▪ Abb. 15.2c,d angegebenen Formeln.

Im Experiment führt man Versuchspersonen entlang zweier Schenkel eines unregelmäßigen Dreiecks und bittet sie dann, zum Ausgangspunkt des Dreiecks zurückzugehen (»Dreiecksvervollständigung«). Versuchspersonen mit verbundenen Augen können dies etwa gleich gut wie kongenital blinde oder erblindete Versuchspersonen. Verschiedene Hypothesen über die Mechanismen der Wegintegration kann man durch die Analyse der bei der Dreiecksvervollständigung auftretenden Fehler überprüfen (vgl. Klatzky et al. 1999).

15.2   Navigation nach Landmarken

Der Begriff der **Landmarke** ist nur unscharf definiert. Wir unterscheiden zunächst zwischen der Funktion von Landmarken, also der Rolle, die sie bei der Navigation spielen, und der Erkennung von Landmarken, also den Bildverarbeitungsprozessen und Gedächtnisinhalten, durch die sie charakterisiert werden.

15.2.1   Funktionen von Landmarken

Einige Funktionen von Landmarken sind bereits in ▪ Abb. 15.1c angedeutet. Im einfachsten Fall, der Suche, gibt es keine Trennung zwischen Ziel und Landmarke. Bei der Zielanfahrt (»aiming«) ist das Ziel durch eine weithin sichtbare Landmarke charakterisiert, auf die man sich dann zubewegt. Hierzu muss sich der Beobachter zur Landmarke orientieren und dann sozusagen in Blickrichtung gehen. Ist das Ziel nicht selbst markiert, sondern befindet es sich z. B. an einem beliebigen Ort auf einer Waldlichtung, so hilft die Zielführung (»guidance«, »piloting«; O'Keefe u. Nadel 1978; Trullier et al. 1997) weiter. Hierbei geht man zu dem Ort, von dem aus eine Anzahl von Landmarken bestimmte Winkel zueinander einnimmt. Ein Ort auf der Lichtung wäre also z. B. dadurch charakterisiert, dass von dort betrachtet die Spitze des höchsten Baumes 30° links von der Spitze des zweithöchsten Baumes erscheint. Ein Standardexperiment zur Untersuchung des Zielführungsmechanismus benutzt ein kreisförmiges Wasserbecken, das mit einer undurchsichtigen Flüssigkeit gefüllt ist. Knapp unter der Oberfläche gibt es an einer Stelle eine kleine Plattform. Wirft man eine Ratte in das Becken, so lernt sie, zu der nicht selbst sichtbaren Plattform zu schwimmen, wobei sie nur die Konfiguration der über den Beckenrand sichtbaren Landmarken verwenden kann (»Morris water maze«).

Bei der Zielführung und mehr noch bei der Zielanfahrt definieren die Landmarken das Ziel der Navigation. Um längere Routen als Ketten von Zielführungen oder anderen Navigationsmechanismen aufbauen zu können, benötigt man als weitere Landmarkenfunktion die Wegweisung (»direction«, »recognition-triggered response«; O'Keefe u. Nadel 1978; Trullier et al. 1997). Hierbei wird im Gedächtnis neben der Landmarke selbst eine Aktion gespeichert, die ausgeführt wird, wenn die Landmarke erkannt, d. h., der durch sie markierte Ort erreicht wurde. Solche »Aktionen« können z. B. Richtungsentscheidungen sein, also etwa in der Art: »von hier gehe ich 50° nach links weiter«. Allgemeinere Handlungen wären z. B. »hier gehe ich die Treppe hoch« oder »hier folge ich der Wand«. Die Wegweisung leitet über zur »topologischen« Navigation (vgl. Kuipers 2000), die als Ortsgedächtnis ein Netzwerk (einen Graphen) aus Orten (bzw. den die Orte charakterisierenden Landmarken) und Handlungsanweisungen für die Navigation zwischen diesen Orten enthält (vgl. Trullier et al. 1997; Mallot 2000).

> ⊘ Landmarken, die weit vom Ziel entfernt sind, können auf zwei Weisen für die Navigation genutzt werden: Bei der Zielführung (»guidance«) bewegt man sich so, dass die Bilder der einzelnen Landmarken auf bestimmte retinale Orte fallen. Bei der Wegweisung (»direction«) schlägt man von einem durch die Landmarke markierten Zwischenziel eine erinnerte Richtung ein.

15.2.2   Erkennung von Landmarken

Sämtliche Rezeptorsignale, die ein Beobachter von einem gegebenen Standort und einer gegebenen Blickrichtung aufnehmen kann, kann man unter dem Begriff **lokale Positionsinformation** zusammenfassen. Dabei wird zunächst nicht zwischen verschiedenen Sinnesmodalitäten unterschieden. Die lokale Positionsinformation bildet für jeden Ort und jede Blickrichtung einen Datenvektor, dessen Dimensionalität N durch die Anzahl der Rezeptoren gegeben ist. Biologische Navigation benötigt keine Selbstlokalisati-

on in Form expliziter Koordinaten in einer Landkarte, sondern charakterisiert Orte grundsätzlich durch ihre lokale Positionsinformation. Dies wird bei den oben skizzierten Navigationsmechanismen Zielanfahrt, Zielführung und Wegweisung deutlich: Eine Kenntnis der Koordinaten eines durch Landmarken charakterisierten Ortes ist nicht erforderlich.

Mit Hilfe des Begriffs der lokalen Positionsinformation lassen sich die verschiedenen Ansätze zur Identifikation von Landmarken vergleichend diskutieren. Sie unterscheiden sich vor allem hinsichtlich des Grads der Invarianz bei der Wiedererkennung eines Ortes.

Schnappschüsse. Die einfachste Möglichkeit, lokale Positionsinformation zur Navigation zu verwenden, besteht in der direkten Nutzung der aufgenommenen Bilder (Cartwright u. Collett 1982; vgl. auch Mallot 2000, Kap. »Visuelle Navigation«). Dabei werden die Landmarken weder als Regionen im Bild segmentiert noch als Objekte identifiziert. Will man zu dem Ort zurückkehren, an dem man einen Schnappschuss aufgenommen hat, so muss man aus dem aktuell sichtbaren Bild und dem gespeicherten Schnappschuss »ausrechnen«, in welche Richtung man sich bewegen muss, um das aktuelle Bild dem gespeicherten weiter anzugleichen. Dieses Problem ist der Berechnung der Eigenbewegung aus dem optischen Fluss verwandt.

Geometrie und Textur. Neben der Grau- bzw. Farbwertverteilung, wie sie in Schnappschüssen verwendet wird, kann man auch Tiefeninformation als lokale Positionsinformation heranziehen. Ähnlich wie bei Schnappschüssen werden auch hier die Landmarken nicht notwendigerweise als Objekte identifiziert. Vielmehr wird die Verteilung der Grau- oder Farbwerte einfach durch eine Verteilung von Tiefenwerten ersetzt oder ergänzt. Experimentelle Evidenz für die Nutzung geometrischer Information zeigt ◻ Abb. 15.3 (vgl. Cheng 1986). Hermer u. Spelke (1994) zeigten in ähnlichen Experimenten, dass auch Kleinkinder im Alter von 18–24 Monaten die geometrische Information bevorzugen, während Erwachsene die Bildinformation (in diesem Fall Farbe) ebenfalls berücksichtigen.

Identifizierte Landmarken. Ein weiterer Bildverarbeitungsschritt besteht darin, Objekte in Bildern zu identifizieren und dann in Bildern von anderen Blickpunkten wiederzuerkennen. Wir bezeichnen solche Objekte als identifizierte Landmarken. Für die Navigation in relativ kleinen Umgebungen kann man hierzu einfach auffällige Bildmerkmale

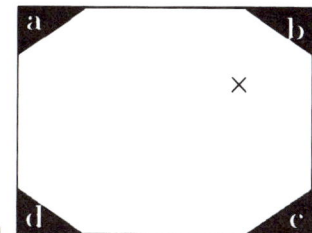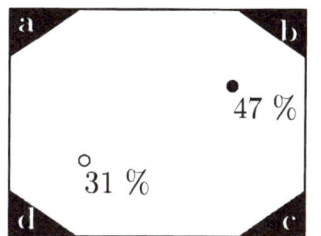

◻ Abb. 15.3a,b. Schema des Experimentes von Cheng (1986) zum Nachweis geometrisch definierter Landmarken bei Ratten. Verwendet wurde eine rechteckige Arena mit vier visuell und olfaktorisch gut unterscheidbaren Ecken, hier schematisch mit *a, b, c, d* bezeichnet. **a** Die Ratten fanden ein Futterdepot z.-B. an der mit × bezeichneten Stelle. **b** Nachdem ein Teil des Futters gefressen wurde, wurden die Ratten aus der Arena entfernt und nach kurzer Zeit in eine identische Arena wieder eingesetzt. In 47 von 100-Fällen suchten die Ratten den Rest des Futters an der richtigen Position (●), in 31-Fällen jedoch an der punktsymmetrisch gegenüberliegenden Stelle (○) An dieser Stelle ist die geometrische Konfiguration korrekt, nicht jedoch die Textur und Geruchsinformation. (Aus Mallot 2000)

verwenden, wobei das Problem der Identifizierung dann in das aus Stereopsis und Bewegungssehen bekannte Korrespondenzproblem übergeht (vgl. Mallot 2000). Im Allgemeinen erfordert die Landmarkenidentifikation aber eine vollständige Objekterkennung.

Die Identifikation von Landmarken erfordert eine recht aufwändige Informationsverarbeitung, erlaubt aber eine Reihe von sehr effizienten Navigationsmechanismen. Am wichtigsten ist hierbei wohl die Erkennung von Objekten (z. B. Türmen) aus neuen Ansichten was dann die Anwendung der Zielanfahrt als Navigationsmechanismus erlaubt.

In Wegauskünften und anderen sprachlichen Beschreibungen räumlicher Verhältnisse sind Landmarken benennbare Objekte oder Plätze. Ob die Benennbarkeit neben der Kommunikation über den Raum auch die Navigationsleistung selbst unterstützt, ist unklar.

> **❶ In der Umgangssprache bezeichnet man mit Landmarken meist auffällige und weithin sichtbare Objekte. Zur Charakterisierung eines Ortes kann man darüber hinaus aber auch unverarbeitete Bilder (»Schnappschüsse«) oder »Tiefensignaturen«, also z. B. den Winkel, mit dem sich zwei Straßen treffen, verwenden.**

Die hier gegebene Klassifizierung von Landmarken nach Identifikationsmethode und Funktion ist sicher nicht vollständig. So können Landmarken z. B. auch als Kompasse fungieren, nämlich dann, wenn sie weit entfernt vom Betrachter sind. Ein interessanter Fall ist die Wahrnehmung von Hangneigungen, die im Prinzip sowohl als lokale Positionsinformation, als auch als Kompass genutzt werden können, Letzteres zumindest dann, wenn man sich auf einem ausgedehnten Hang befindet. Schließlich muss man bedenken, dass Landmarken nicht überall definiert und

gespeichert werden, sondern nur dort, wo sie für künftige Wegfindeaufgaben relevant sind. In Verhaltensexperimenten mit Versuchspersonen kann man zeigen, dass Veränderungen an Landmarken besser wahrgenommen werden, wenn diese sich in der Nähe von Abzweigungen befinden (Aginski et al. 1997).

15.3 Zusammengesetzte Umgebungen

15.3.1 Routen und kognitive Karten

Bisher sind wir davon ausgegangen, dass die einmalige Anwendung eines der in ◻ Abb. 15.1 vorgestellten Mechanismen ausreicht, um ein Ziel zu finden. Im Beispiel der Zielführung etwa haben wir nur den Fall betrachtet, dass der Beobachter sich bereits im »Fangbereich«, d. h. in Sichtweite der gespeicherten Landmarkenkonfiguration befindet. Die Distanzen, die man mit solchen Mechanismen zurücklegen kann, können in Ausnahmefällen sehr groß sein; so wäre etwa der Flug vom Äquator zum Nordpol durch Anfliegen des Polarsterns eine einzelne Zielführung. Im Allgemeinen stößt dieses Verfahren aber schnell an seine Grenzen. So ist es offenbar nicht möglich, in einem Gebäude einen Nachbarraum mit Hilfe des skizzierten Schnappschussverfahrens aufzusuchen.

Einen Ausweg aus diesem Problem bietet der in ◻ Abb. 15.1 bereits angegebene Wegweisungsmechanismus. Hierbei wird zunächst eine bestimmte Landmarkenkonfiguration erkannt. Zusätzlich zu dieser Landmarkenkonfiguration enthält das Gedächtnis auch noch Informationen darüber, wie man von dem erkannten Ort zum Ziel gelangt. Ketten von

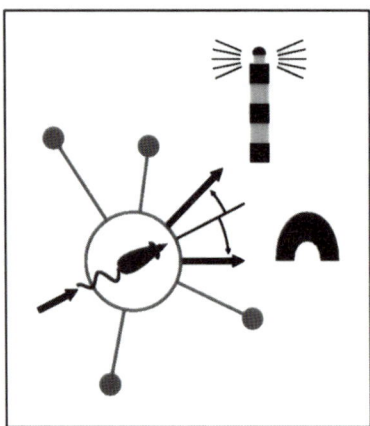

◘ Abb. 15.4. Zielabhängige Flexibilität ist das Kennzeichen kognitiver Leistungen. Der Beobachter erkennt zunächst anhand der Landmarkenkonfiguration den Ort, an dem er sich gerade befindet. Die Erkennung löst nun aber nicht, wie im Fall der einfachen Wegweisung, direkt eine Wendereaktion aus. Vielmehr »weiß« der Beobachter, dass er links gehen muss, um zum Leuchtturm zu kommen, und rechts, um zum Iglu zu gelangen. Je nach gerade verfolgtem Ziel kann er sich daher flexibel für eine Richtung entscheiden. Das Aussagenwissen (»deklaratives Gedächtnis«), das für diese Leistung erforderlich ist, bezeichnet man als kognitive Karte. (Aus Mallot 2000)

Wegweisungen definieren sog. Routen, die für die Navigation in komplexen Umgebungen sehr nützlich sind (vgl. O'Keefe u. Nadel 1978; Kuipers 2000).

Von kognitivem Verhalten spricht man, wenn ein Organismus in der Lage ist, je nach gerade verfolgtem Ziel flexibel auf eine Umweltsituation zu reagieren. In diesem Fall ist das Verhalten nämlich nicht nur von den aktuellen Sinneseingängen und Gedächtnisinhalten bestimmt, sondern wesentlich auch von den Zielen des Organismus sowie vom Wissen darüber, wie er diese Ziele erreichen kann. Im Fall der Raumkognition benötigt man also Wissensinhalte von der Art »wenn ich von hier zu Ziel A will, muss ich links gehen, wenn ich zu Ziel B will, rechts« (◘ Abb. 15.4). Das Gedächtnis, das solches Wissen enthält, nennt man eine kognitive Karte (O'Keefe u. Nadel 1978). Auf der Ebene der Verhaltensleistung ermöglicht es 1. latentes Lernen (im Gegensatz zu Verstärkungslernen), 2. zielabhängige Flexibilität bei der Planung von Routen und 3. Transfer von Wissen von einer Route auf eine andere, teilweise überlappende Route. Im Sinne der Neuropsychologie ist die kognitive Karte ein deklaratives Ortsgedächtnis, während die Route eine Form des prozeduralen Gedächtnisses darstellt.

❶ Als **kognitive Karte** bezeichnet man ein deklaratives Ortsgedächtnis. Es erlaubt zielabhängige Flexibilität bei der Navigation und kann latent, also ohne Verstärkung durch Erreichung eines Ziels, gelernt werden.

15.3.2   Die Struktur der kognitiven Karte

Die Definition der kognitiven Karte als deklaratives Ortsgedächtnis ist leicht operationalisierbar, macht aber keine weiteren Aussagen über die Struktur der Karte. Die einfachste Organisationsform, die man sich vorstellen kann, ist die eines Graphen (Netzwerkes) aus Landmarken und Aktionen, die von einer Landmarke zur anderen führen. Wie

Unter der Lupe

Repräsentation und Verhalten –
Was ist kartenartig an kognitiven Karten?

Der Begriff der kognitiven Karte wird zuweilen so interpretiert, dass es sich dabei um eine Art Luftbild handle, das sich die Versuchsperson vorstellt. Dies mag so sein, wenn die Umgebung aufgrund einer gezeichneten Karte oder eines Luftbildes gelernt wurde. Andererseits können aber Menschen, die lange in derselben Stadt leben, große Schwierigkeiten haben, wenn sie ihre bekannte Umgebung auf einem Stadtplan wiederfinden sollen.

Definiert man die kognitive Karte als ein deklaratives Ortsgedächtnis, so ist damit nichts über eine etwaige bildhafte Struktur dieses Gedächtnisses gesagt. Um aus dem Verhalten von Versuchspersonen auf Eigenschaften der kognitiven Karte schließen zu können, muss man Leistungen definieren, die bestimmte Typen von Wissen zwingend voraussetzen (»benchmarks«). Für die kognitive Karte selbst ist das die zielabhängige Flexibilität (◘ Abb. 15.4). Luftbilder wären stets vollständige metrische Karten, die zusätzlich z. B. das Auffinden von Abkürzungen über unbekanntes Gebiet und zwischen beliebigen Punkten zulassen müssten. Die Evidenz für solche Fähigkeiten ist gering.

Trotzdem spielen Landkarten als symbolisierte Luftbilder offenbar eine große Rolle in praktischen Navigationsaufgaben und sind auch interkulturell fast universell verbreitet (Thrower 1996). Sie gehören wohl eher in den Verhaltenskontext der Kommunikation über räumliche Gegebenheiten, als in den der Navigation selbst.

schon erwähnt, kann man sich solche Graphen leicht aus Wegweisungen aufgebaut vorstellen. Routen, als Ketten von Wegweisungen, unterscheiden sich von echten Graphen nur durch das Fehlen von Verzweigungen. Solche »kognitiven Graphen« können lokale Einzelinformationen enthalten, die bei der Integration in eine globale »Karte« zu Widersprüchen führen (vgl. Mallot u. Gillner 2000; Steck u. Mallot 2000).

Bettet man den Graphen aus Landmarken und Wegen in einen metrischen Raum ein, so entsteht das so genannte Überblickswissen. Die metrische Information kann dabei aus lokalen Abständen und Winkeln stammen, wie sie aus der Wegintegration immer vorliegen. Durch die Einbettung selbst entsteht weitere metrische Information, wenn das Netz der bekannten Nachbarschaftsbeziehungen hinrei-chend dicht ist (multidimensionale Skalierung). Im Verhalten äußert sich das Vorhandensein metrischer Informationen in der Fähigkeit, Abkürzungen über unbekanntes Gebiet zu finden. Im Fall einer vollständigen metrischen Karte müsste dies zwischen beliebigen Punkten möglich sein, also nicht nur für die Rückkehr zum Startpunkt einer Exkursion mit Hilfe des Heimvektors (Foo et al. 2005).

❗ Metrische Informationen (Abstände und Winkel) können auf unterschiedlichem Komplexitätsniveau der Raumrepräsentation vorliegen. So enthält der Heimvektor der Wegintegration genaue metrische Informationen, jedoch nur für den Ausgangspunkt. Für das Vorliegen vollständiger metrischer Informationen gibt es nur wenig Evidenz.

Zusammenfassung

Navigation und räumliche Orientierung beruhen auf einer Reihe von Mechanismen, die in sehr unterschiedlichem Ausmaß auf Gedächtnisleistungen zurückgreifen. Um einen markierten Weg entlang zu laufen oder einem Hindernis auszuweichen, ist gar kein Gedächtnis erforderlich. Wegintegration benötigt ein einfaches Arbeitsgedächtnis, in dem Abstand und Richtung des Ausgangspunktes kontinuierlich nach Maßgabe der momentanen Bewegung aktualisiert werden. Landmarkenwissen erfordert ein Langzeitgedächtnis, wobei im einfachsten Fall die Markierungen eines Zieles gespeichert werden. Komplexere Formen des Ortsgedächtnisses enthalten Landmarkenwissen mit indirekterem Bezug zum Ziel, so z. B. Konfigurationen der von einem Ziel aus sichtbaren Landmarken, Zwischenziele, die als Wegweiser dienen können, Ketten solcher Wegweiser, deren Endglied das Ziel ist (Routen) oder Netzwerke von Landmarken, von denen keine mehr als alleiniges Ziel ausgezeichnet ist (kognitive Karte). Das Vorhandensein dieser verschiedenen Arten von Ortsgedächtnis und die Art der in ihnen enthaltenen Information können aus Verhaltensexperimenten erschlossen

16 Anatomie und Physiologie des parietalen Kortex

Peter Thier

Die Erforschung der funktionellen Rolle des Parietallappens von Primaten begann mit den Pionierarbeiten des britischen Physiologen David Ferrier, der die Konsequenzen chirurgischer Läsionen und die Folgen der elektrischen Stimulation des Affenkortex, einschließlich des Parietallappens, untersuchte (Ferrier 1876). Ferrier beobachtete, dass Läsionen des Gyrus angularis, der die Grenze zwischen Okzipitallappen und Parietallappen bildet (Abb. 16.1), offensichtlich visuell geführtes Verhalten beeinträchtigten. Er interpretierte diese Störung fälschlicherweise als Ausdruck von Blindheit und schloss aus dieser Beobachtung, dass der Gyrus angularis der für das Sehen verantwortliche Teil des Gehirns sei. Diese Fehleinschätzung war die Ursache eines erbitterten Streites mit Munk (Glickstein 1985), der auf der Grundlage seiner eigenen Läsionsuntersuchungen richtigerweise den visuellen Kortex im Bereich des Okzipitallappens geortet hatte.

▼

Ferriers Fehleinschätzung des Parietallappens als eine primär für das Sehen verantwortliche Struktur drückte sich auch in seiner Interpretation der Folgen der elektrischen Stimulation dieses Teils des Gehirns aus: Die ◼ Abb. 16.1 zeigt die Reproduktion von Abbildungen, die seiner Originalveröffentlichung entnommen sind, in der er seine Beobachtungen der Konsequenzen der Stimulation der Großhirnrinde zusammenfasste: Die elektrische Stimulation der mit 13 und 13' bezeichneten Orte im vorderen (13) bzw. hinteren (13') Schenkel des Gyrus angularis rief Augenbewegungen zur Gegenseite hervor, die gelegentlich von Kopfbewegungen in dieselbe Richtung begleitet wurden. Ferrier interpretierte diese Bewegungen als reflektorische Reaktionen auf eine durch die Stimulation induzierte visuelle Sensation, die er auch für die gleichfalls nach Stimulation dieses Teils des Gehirns zu beobachtende Pupillenkontraktion verantwortlich machte. Dass die Stimulation zur Wahrnehmung eines visuellen Reizes führte, schien auch durch die Tatsache belegt zu werden, dass der Affe bei Stimulation häufig die Augen schloss, so als wolle der Affe den Einfluss eines intensiven Lichteinfalles meiden.

Der Gyrus angularis und seine Nachbarschaft im posterioren parietalen Kortex ist nicht der Sitz des Sehens, aber er ist, wie wir heute wissen, der Sitz einer Vielfalt visuomotorischer Funktionen, unter anderem zielgerichteter Augenbewegungen, die Ferrier als erster durch elektrische Stimulation auslöste.

Dass durch elektrische Stimulation dieses Teils des Parietallappens Augenbewegungen ausgelöst werden können, hat sehr früh dazu geführt, von einem parietalen Augenfeld zu sprechen, dessen präzise Lokalisation und Abgrenzung mit den Methoden Ferriers nicht möglich war. Ferriers Stimulationstechniken waren dem damaligen Stand entsprechend äußerst grob und unzuverlässig. Ferrier musste große Oberflächenelektroden verwenden und die Kontrolle und Dokumentation der verwendeten Stromstärke basierte nicht etwa,

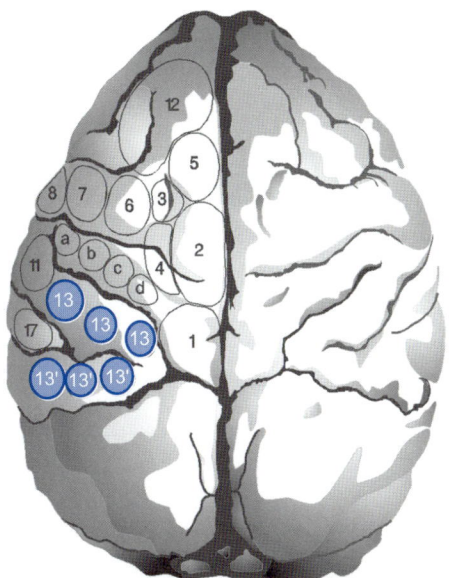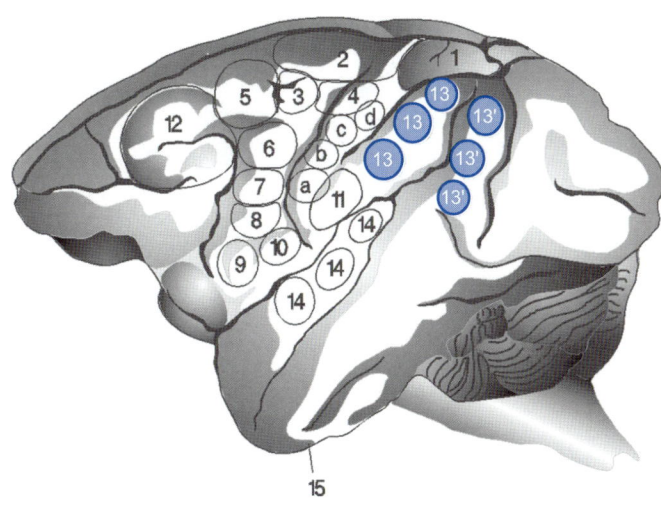

◘ Abb. 16.1. Ferriers Abbildung aus der 1. Ausgabe seines Buches »The function of the brain«, die die Wirkung der elektrischen Stimulation des Affenkortex zusammenfasst. Die Stimulationsorte 13 und 13′ befinden sich auf dem anterioren und posterioren Schenkel des Gyrus angularis. Stimulation an diesen Orten rief Augenbewegungen zur Gegenseite hervor, gelegentlich begleitet von Kopfbewegungen in dieselbe Richtung. Darüber hinaus wurden eine Pupillenkontraktion sowie ein Lidschluss beobachtet. Ferrier interpretierte diese reflektorischen Reaktionen als Ausdruck einer starken visuellen Stimulation, eine Interpretation die zu seiner Schlussfolgerung beitrug, dass es sich beim Gyrus angularis um den lange gesuchten visuellen Kortex handele. (Mod. nach Ferrier 1876)

wie heute, auf dem Einsatz präziser Elektronik, sondern auf subjektiven Erfahrungen des Experimentators. Die Wahl der Stromstärke basierte nämlich darauf, dass der Reiz zunächst auf die Zunge des Experimentators angewandt wurde und geprüft wurde, ob er dort zu Empfindungen führte. Ferrier hatte schließlich auch keine Möglichkeit, die Verhaltenskonsequenzen der Reizung, so beispielsweise die resultierenden Augenbewegungen, zu messen und zu quantifizieren, Verfahren, die uns heute selbstverständlich sind.

Wir verdanken unser modernes Bild der funktionellen Architektur des parietalen Kortex in erster Linie der Fortentwicklung der elektrophysiologischen und anatomischen Techniken, die eine detaillierte Analyse des Parietallappens von Affen ermöglicht haben. Ein wesentlicher Meilenstein war hierbei die Entwicklung von Techniken zur Registrierung von Einzelzellantworten aus dem Gehirn wacher, sich definiert verhaltender Affen.

16.1 Der »homogene« posteriore parietale Kortex als Sitz visuomotorischer Kommandos

Mountcastle und Mitarbeiter (Mountcastle et al. 1974) waren die ersten, die mit Mikroelektroden Einzelzellantworten aus dem Parietallappen wacher, sich definiert verhaltender Affen ableiteten. Der Parietallappen von Affen wird vorn durch den Sulcus centralis (SC) und hinten durch den Sulcus temporalis superior (STS) begrenzt und durch den intraparietalen Sulcus (IPS) in einen vorderen, oberen und einen hinteren, unteren Anteil gegliedert (◘ Abb. 16.2). Der vordere, obere Anteil enthält, unmittelbar an den SC angrenzend, die primären somatosensorischen Repräsentationen in den Areae 3, 1 und 2. Die sich anschließenden, bis zum IPS reichenden Abschnitte stellen somatosensorischen Assoziationskortex dar, der der zytoarchitektonischen Area 5 entspricht. In ihr finden sich, wie erstmals Mountcastle und Mitarbeiter zeigen konnten, überwiegend Neurone, die durch passive oder aktive Gelenkbewegungen, durch Hautberührung, Muskeldehnung oder manipulative Bewegungen aktiviert werden. Der zwischen IPS und STS gele-

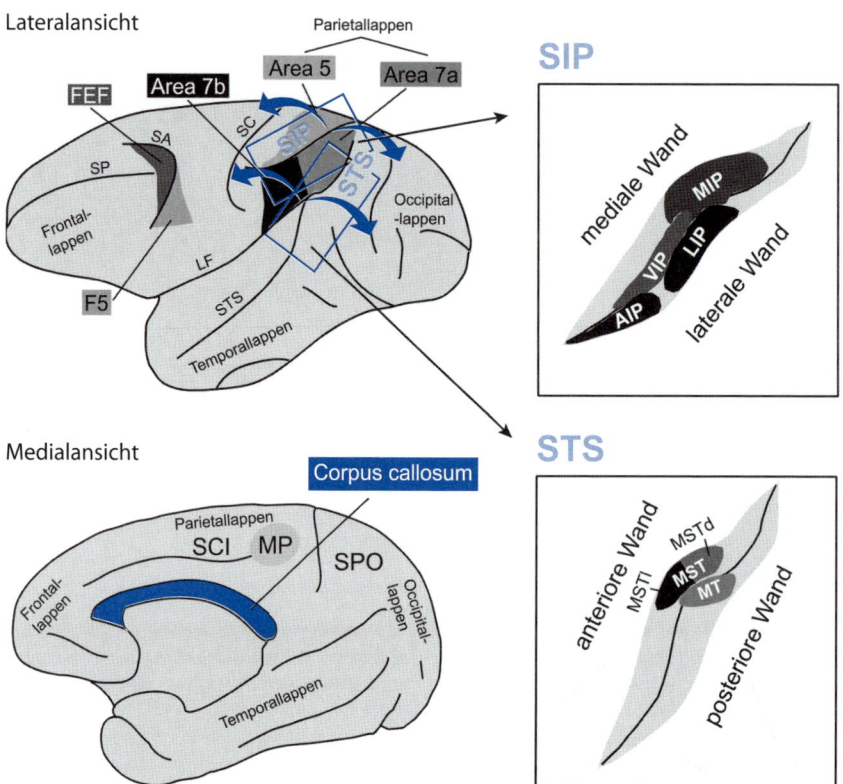

Abb. 16.2. Zeichnungen einer lateralen (links oben) und medialen (links unten) Ansicht des Affengroßhirns mit Lage und Grenze einer Reihe parietaler und prämotorischer Areale, die im Text diskutiert werden. Die Boxen auf der rechten Seite zeigen einen Blick in den entfalteten und (relativ zu links) vergrößert gezeigten Sulcus intraparietalis (obere Box) bzw. den dahinter liegenden superioren temporalen Sulcus (untere Box). SP Sulcus principalis; LF laterale Fissur; SC Sulcus centralis; SCI Sulcus cinguli; SPO Sulcus parietooccipitalis; STS Sulcus temporalis superior; SIP Sulcus intraparietalis; MP »medial parietal area«; FEF »frontal eye field«; AIP »anterior intraparietal area«; VIP »ventral intraparietal ara«; LIP »lateral intraparietal area«; MIP »medial intraparietal area«

gene Kortex, gelegentlich auch als parietales Operculum angesprochen, entspricht im Wesentlichen der zytoarchitektonischen Area 7, die, anders als Area 5, eine Struktur ist, in der zumindest in ihren dorsalen Anteilen (Area 7a) die visuelle Modalität dominiert. In den mehr ventral gelegenen Anteilen (Area 7b) finden sich hingegen vorwiegend Neurone mit somatosensorischen Eigenschaften neben Minderheiten visueller und bimodaler, visuell und somatosensorisch beeinflussbarer, Neurone. Mountcastle und Mitarbeiter, die in ihren frühen Untersuchungen Area 7 als einheitliche Struktur behandelten, unterschieden in Area 7 mehrere Typen von visuellen bzw. visuomotorischen Neuronen, und zwar u. a.:

— Neurone, die dann entladen, wenn das Tier ein relevantes stationäres Objekt fixiert (Fixationsneurone) oder ein bewegtes relevantes Objekt mit den Augen verfolgt (Folgebewegungsneurone),

— Neurone, die durch visuell geführte konjugierte, rasche Augenbewegungen aktiviert werden (Sakkadenneurone),

— Neurone, die durch die Bewegung der Hand auf ein relevantes Objekt (Projektionsneurone) oder die Manipulation visueller Objekte (Manipulationsneurone) erregt werden.

Die Beobachtung von Neuronen, die offenbar enge Beziehungen zu spezifischen visuell geführten Verhaltensweisen aufzuweisen schienen, veranlasste sie vorzuschlagen, dass es sich beim posterioren parietalen Kortex um eine Struktur handle, die die Kommandos für die Ausführung spezifischer Typen visuell geführter Handlungen generiere. Dieses Konzept wurde kurze Zeit später von Goldberg und Mitarbeitern (Robinson et al. 1978), die gleichfalls aus dem Parietallappen wacher Affen abgeleitet hatten, in Frage gestellt, nachdem sie überwiegend Neurone beobachtet hatten, die auf visuelle Reize ohne begleitende motorische Antwort reagierten. Viele dieser Neurone zeigten eine Zunahme ihrer visuellen Antworten, wenn der im rezeptiven Feld präsentierte visuelle Reiz das Ziel einer nachfolgenden Sakkade war, der Affe also vermutlich seine Aufmerksamkeit auf den entsprechenden Ort im Gesichtsfeld gelenkt hatte. Diese Beobachtung schien sich somit gut in das Konzept des posterioren parietalen Kortex als Substrat visueller Aufmerksamkeit einzufügen, für das ja auch der Nachweis von Aufmerksamkeitsstörungen bei hirngeschädigten Patienten (▶ Kap. 25) zu sprechen schien.

❶ **Der Parietallappen lässt sich in einen vorderen Teil, in dem die Somatosensorik die dominierende sensorische Modalität ist, und einen hinteren Teil, den posterioren parietalen Kortex, in dem das Sehen dominiert, gliedern. Die Trennung ist aber nicht wirklich scharf, und für praktisch alle Teile des Parietallappens gilt, dass sie multidimensionale Integrationsstrukturen sind, die zur sensorischen Kontrolle von Bewegung und zur Raumorientierung beitragen.**

Mountcastle und Mitarbeiter hatten in ihren frühen Untersuchungen des posterioren parietalen Kortex, wie oben ausgeführt, eine Reihe verschiedener Typen visuomotorischer Neurone gesehen mit Bezug zu unterschiedlichen Arten zielgerichteten Verhaltens, die sie allesamt Area 7 zuordneten, ohne die Möglichkeit regionaler Unterschiede zu berücksichtigen. In der Folgezeit wurde jedoch deutlich, dass der posteriore oder inferiore parietale Kortex, also die Teile des parietalen Kortex, die im Wesentlichen mit der Verarbeitung visueller Signale befasst sind, keineswegs die von Mountcastle und Mitarbeitern vermutete einheitliche Struktur darstellt, sondern eine komplexe Architektur aufweist, die durch das Nebeneinander visuomotorischer Areale gekennzeichnet ist, die für spezifische visuomotorische Aufgaben verantwortlich sind.

16.2 Parietale Grundlagen intermediärer räumlicher Koordinatensysteme

Die unterschiedlichen Typen von Neuronen, die Mountcastle und Mitarbeiter allesamt noch Area 7 zugeordnet hatten, lassen sich vielmehr, wie heute klar ist, einer Reihe hochspezialisierter visueller und visuomotorischer Areale zuordnen, in die sich der posteriore parietale Kortex zwischen IPS und STS zergliedern lässt. Das kaudalste dieser

parietalen Spezialistenareale stellt die Area MST dar, eine kortikale Area, die im Bereich der Vorderwand des superioren temporalen Sulcus (STS) angesiedelt ist, der den Okzipitallappen vom Parietallappen scheidet (◻ Abb. 16.2). Bei Area MST handelt es sich um eine Struktur, die als visuelle Area beschrieben wurde, die ähnlich der benachbarten Area MT, letztere im Bereich der Rückwand des superioren temporalen Sulcus lokalisiert, zur Extraktion visueller Bewegung beitrage (▶ Kap. 4). Spätere Untersuchungen zeigten dann aber, dass dieses Bild von Area MST zu einfach war.

MST besteht aus 2 sehr unterschiedlichen Anteilen, einem dorsalen und einem lateralen Anteil (Komatsu u. Wurtz 1988) (◻ Abb. 16.2). Im dorsalen Anteil (Area MSTd) lassen sich in großer Zahl visuelle Neurone nachweisen, die an der Analyse optischer Flussfelder beteiligt sind (Duffy u. Wurtz 1991). Solche Flussfeldneurone im dorsalen Anteil von Area MST haben typischerweise große rezeptive Felder. Sie antworten auf visuelle Reize, die Folge einer Eigenbewegung sind, beispielsweise auf ein expandierendes optisches Flussfeld, wie es infolge einer Translation des Betrachters entstehen würde. Der laterale Anteil von Area MST (Area MSTl) enthält anders als der dorsale Anteil überwiegend visuelle, bewegungssensitive Neurone, deren rezeptive Felder vergleichsweise klein sind. Viele dieser visuellen Neurone werden auch durch verschiedenste nichtvisuelle Signale beeinflusst – sind also genaugenommen multimodal. Neben Neuronen, die ausschließlich auf visuelle Bewegung antworten, gibt es nämlich auch Neurone, die durch langsame Augenfolgebewegungen erregt werden, ohne dass diese folgebewegungsinduzierte Erregung auf eine retinale Reizung im Rahmen der Folgebewegung zurückgeführt werden könnte. Langsame Augenfolgebewegungen bringen 2 Arten retinaler Reize mit sich. Zum einen das Ziel der Folgebewegung, typischerweise ein kleines Objekt, dessen Bild durch die Folgebewegung nahe der Fovea gehalten wird und zum anderen die Verschiebung des retinalen Abbildes des visuellen Hintergrundes durch die langsame Augenbewegung (▶ Kap. 28). Folgebewegungsneurone in MSTl entladen auch dann, wenn beide visuellen Reize eliminiert werden, vorausgesetzt die langsame Augenfolgebewegung hält an. Den Einfluss des visuellen Hintergrundes schließt man dadurch aus, dass man die langsamen Augenfolgebewegungen in vollkommener Dunkelheit ausführen lässt, ein visueller Hintergrund also nicht zu sehen ist. Den Einfluss des Zielobjektes schließt man hingegen durch dessen temporäre Elimination aus. Tastet man das in vollkommener Dunkelheit verfolgte Zielobjekt für einige hundert Millisekunden aus, dann wird die Augenfolgebewegung

◼ **Abb. 16.3.** Beispiel eines typischen Folgebewegungsneurons aus ▶
dem lateralen Teil von Area MST. (Nach Thier u. Erickson 1992)
Der Affe führt langsame Augenfolgebewegungen entlang der Vertikalen nach unten aus, geführt durch eine entsprechende Bewegung, eines kleinen roten Punktes, der als Blickziel fungiert. Dieser Punkt ist die
einzige sichtbare Struktur in einer ansonsten völlig dunklen Umgebung. Er wird in einem Zeitbereich, der durch die vertikalen schraffierten Linien abgegrenzt wird, ausgeschaltet, sodass der Affe in dieser
Zeit langsame Augenbewegungen in vollständiger Dunkelheit ausführt. Gezeigt werden 3 aufeinander folgende Durchgänge (1, 2, 3).
Das Neuron zeigt eine initiale Entladungstransiente, die von einer konstanten Entladung gefolgt wird, solange die Augenbewegung ausgeführt wird. Die gezeigte Bewegung nach unten erfolgt in der Vorzugsrichtung des Neurons. Das Neuron antwortet nicht auf das vorübergehende Verlöschen des Blickzieles, eine Beobachtung, die belegt, dass
die folgebewegungskorrelierte Entladung nicht einfach visuell induziert ist, und zeigt keine Antwort auf gelegentliche sakkadische Exkursionen (*Pfeil*). x, y x- und y-Komponenten der Augen- und der Blickziel-
position.

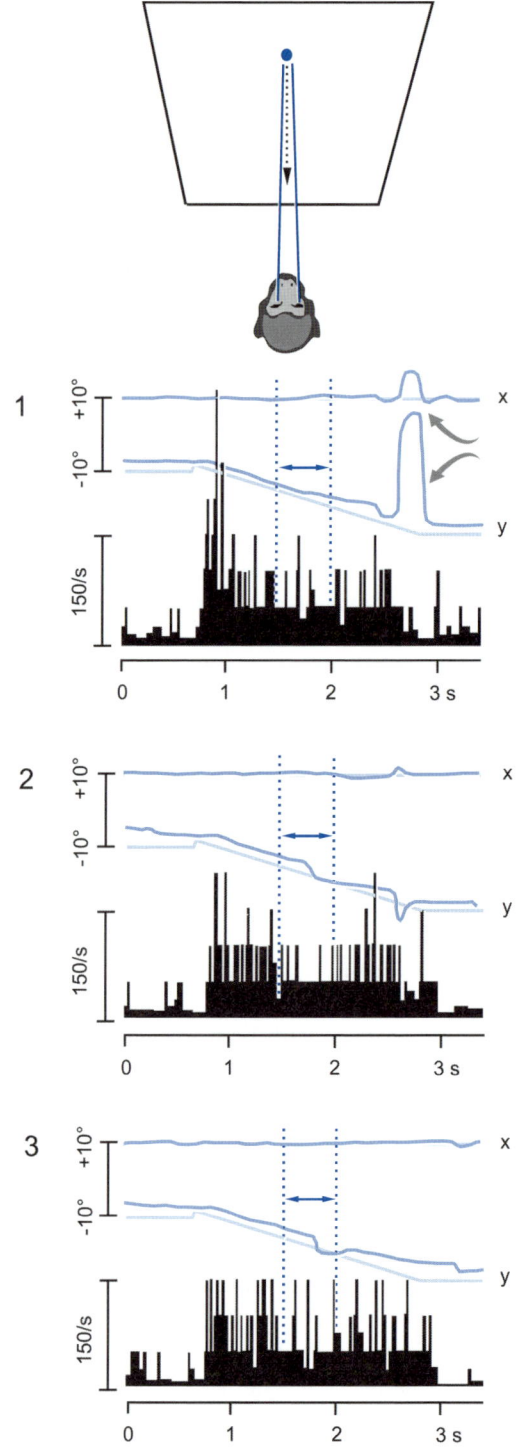

trotz vorübergehenden Fehlens eines Blickzieles fortgesetzt
und MSTl-Folgebewegungsneurone entladen so, als wäre
das Blickziel verfügbar (Newsome et al. 1988; Thier u.
Erickson 1992) (◼ Abb. 16.3). Diese Neurone werden selbst
dann erregt, wenn die langsame Augenfolgebewegung zu
keiner Zeit von einem realen visuellen Objekt unterhalten
wird, sondern vielmehr durch ein imaginiertes visuelles
Objekt getragen wird (Ilg et al. 1999). Es macht schließlich
für diese Neurone auch keinen Unterschied, ob die Folgebewegung mit den Augen ausgeführt wird oder alternativ
hierzu auf einer isolierten Kopfbewegung oder einer kombinierten Augen- plus Kopfbewegung basiert.

Die skizzierten Beobachtungen und weitere, hier nicht
erwähnte experimentelle Befunde legen nahe, dass diese
Neurone (mindestens) über 3 Bewegungseingänge verfügen:

— einen retinalen Eingang, der die retinale Verschiebung
des Bildes des Zielobjektes meldet,
— einen Augenbewegungseingang, der die Geschwindigkeit der Augenbewegung anzeigt, und schließlich
— einen Kopfbewegungseingang, der die Bewegung des
Kopfes relativ zur Außenwelt meldet.

Die Vorzugsrichtungen dieser 3 Eingänge sind identisch,
sodass ihre vektorielle Addition einen Vektor ergibt, der die
Ojektbewegung relativ zur Außenwelt beschreiben würde.
MSTl könnte also die Bewegung eines visuellen Objektes in
einem Weltkoordinatensystem abbilden, ein Koordinatensystem das weder retinal noch motorisch ist und sowohl
Grundlage der Wahrnehmung von Bewegung sein könnte

als auch die Grundlage motorischer Handlungen, die auf in der Außenwelt bewegte Objekte zielen (Dicke et al. 1998). Die Wahl der motorischen Handlung oder besser die des spezifischen Effektors wäre für diese Repräsentation unerheblich. Sie könnte gleichermaßen langsame Augen- als auch Kopf- oder Handbewegungen tragen. Der visuelle Eingang, den MSTl-Neurone verarbeiten, wird aus der benachbarten Area MT (◘ Abb. 16.2) bezogen. Area-MT-Neurone werden durch retinale Bildverschiebung aktiviert, d. h., sie repräsentieren Bewegung in einem retinalen Koordinatensystem. Mit anderen Worten, der wesentliche Schritt der Informationsverarbeitung auf dem Weg von Area MT nach Area MST ist in einer Überführung von Bewegungsinformation aus einem sensorischen Koordinatensystem in ein nichtsensorisches Koordinatensystem zu sehen.

Diese Koordinatentransformation erfordert, dass Informationen über die Bewegung der Augen relativ zum Kopf und die Bewegung des Kopfes relativ zur Außenwelt integriert werden. Es ist nach wie vor unklar, aus welcher Quelle die augen- und kopfbewegungskorrelierten Signale, die für die Etablierung einer Objektrepräsentation in Weltkoordinaten erforderlich sind, bezogen werden. Die Tatsache, dass auf den Raum bezogene Informationen in Area MST in einem intermediären, nichtsensorischen und nichtmotorischen Raumkoordinatensystem angeboten werden, ist eine Eigenschaft, die auch andere Teile des posterioren parietalen Kortex kennzeichnet. Wir werden hierauf im Abschnitt über das Konzept des »Gain-field«-Prinzips zurückkommen.

Area MSTl enthält Neurone, die durch langsame Augenfolgebewegungen aktiviert werden. Dass solche Neurone aller Wahrscheinlichkeit nach tatsächlich an der Generierung langsamer Augenfolgebewegungen beteiligt sind, zeigen Läsionsexperimente. Schaltet man den lateralen Anteil von Area MST auf einer Seite des Gehirns aus, wie man das beispielsweise durch die Injektion des Neurotoxins (Ibotensäure) erreichen kann, dann kommt es typischerweise zu einem ipsiversiven Folgebewegungsdefizit: Langsame Augenfolgebewegungen zur Seite der Läsion hin können nur noch mit einer reduzierten Augenbewegungsgeschwindigkeit ausgeführt werden (◘ Abb. 16.4; Dürsteler et al. 1987). Dieses Defizit ist unabhängig davon, wo im Gesichtsfeld das zu verfolgende Blickziel erstmals erschien. Es hängt ausschließlich von der Richtung der Augenbewegung ab. Man erinnere sich daran, dass Ferrier durch Applikation elektrischer Reize im Parietallappen Augenbewegungen hatte auslösen können. Könnte es sein, dass diese Stimula-

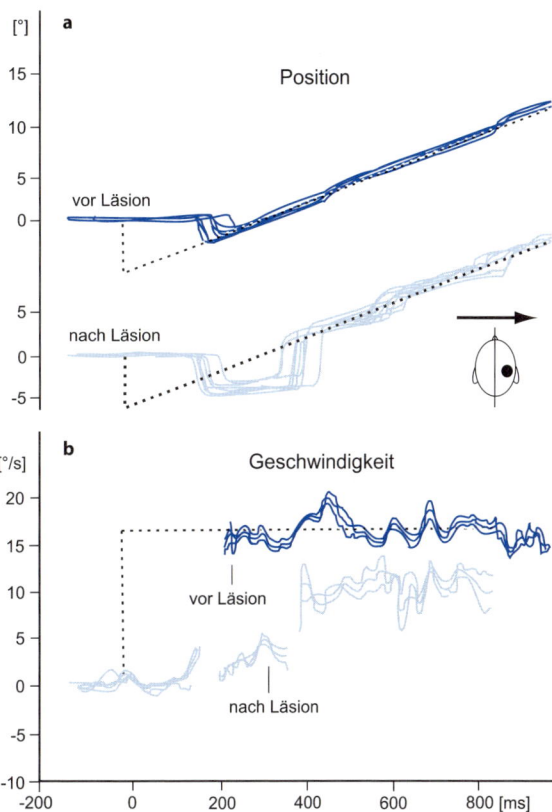

◘ Abb. 16.4a,b. Direktionales Augenfolgebewegungsdefizit nach chemischer Läsion an der Grenze zwischen Area MST und MT. (Mod. nach Newsome u. Wurtz 1988)
Die Läsion betraf die rechte Hemisphäre. Das Blickziel sprang im Anschluss an die Fixationsphase zunächst 5° nach links, um sich dann mit 16°/s nach rechts zu bewegen. Die mit »vor Läsion« bezeichneten Kurven zeigen die Augenbewegungen (**a** Positionsdarstellung, **b** Geschwindigkeitsdarstellung) des behandelten Affen vor der Injektion von 1 µl des Neurotoxins Ibotensäure, die mit »nach Läsion« bezeichnete die Augenbewegungen 24 h nach der Ibotensäureinjektion, die eine bleibende Läsion nach sich zieht. Die gestrichelte Linie repräsentiert die Bewegung des Blickzieles. Die durchgezogene Linie in der Positionsdarstellung (**a**) zeigt 10 superponierte Augenbewegungsantworten vor bzw. nach der Läsion. In der Geschwindigkeitsdarstellung (**b**) wird die mittlere Augengeschwindigkeit mit Standardabweichung vor und nach der Läsion gezeigt. Die Unterbrechung der Augengeschwindigkeitsspuren ist auf das Auftreten einer Aufholsakkade zurückzuführen, die aus dem Geschwindigkeitsprofil eliminiert wurde.

tionseffekte letztlich Folge einer Aktivierung von Area MST waren? Kaum, denn die direkte elektrische Stimulation von Area MST über sehr fokal wirkende Mikroelektroden ist nicht in der Lage, Augenbewegungen auszulösen. Nur, wenn der Affe bereits eine langsame Augenfolgebewegung unterhält ist es möglich, diese durch die Mikrostimulation zu beeinflussen: In Abhängigkeit von der Richtung der ausgeführten Augenfolgebewegungen kommt es zu einer Abnahme oder Zunahme der Augenfolgebewegungsgeschwindigkeit.

16.3 Parietale Substrate motorischer Intentionen

Ferriers Stimulationseffekte dürften eher Folge der Beeinflussung einer zweiten spezifischen visuomotorischen Area im posterioren parietalen Kortex, nämlich der Area LIP (»lateral intraparietal«), in der Hinterwand des IPS gelegen, gewesen sein. Die elektrische Stimulation von LIP über Mikroelektroden ruft Augenbewegungen mit hoher Geschwindigkeit, zweifelsohne Sakkaden entsprechend, aus, die, wie von Ferrier beobachtet, zur Gegenseite gerichtet sind. Ganz ähnliche Augenbewegungen lassen sich auslösen, wenn die Mikroelektrode nicht Neuronengruppen in Area LIP erregt, sondern Neurone in einem umschriebenen Bezirk der Medialseite des Parietallappens, Area MP (»medial parietal«) genannt, ein Teil des Kortex, der in den Experimenten von Ferrier wohl nicht berührt wurde. Beide Areae, LIP und MP, enthalten in hoher Dichte Neurone, die dann entladen, wenn der Affe Sakkaden auf visuell definierte Objekte ausführt. Diese Objekte müssen nicht notwendigerweise zum Zeitpunkt der Sakkade präsent und sichtbar sein. Es reicht aus, wenn die Position des interessierenden visuellen Ziels erinnert wird.

In solchen Experimenten hat der Affe einen zentralen Fixationspunkt im Auge zu behalten, ungeachtet des vorübergehenden Erscheinens eines zusätzlichen peripheren Reizes. Er muss sich aber dessen Position merken, um unmittelbar nach dem Verlöschen des zentralen Fixationspunktes eine räumlich korrekte Sakkade auf die erinnerte Position des bereits viele 100 ms früher verschwundenen peripheren Reizes ausführen zu können (gedächtnisgeführte »Sakkade«, ▶ Kap. 28). Viele der Neurone in Area MP und LIP zeigen eine Aktivierung in dem Intervall, in dem der Affe die periphere Position zu erinnern hat, eine Aktivierung, die richtungsspezifisch ist (◻ Abb. 16.5). Diese »Gedächtnisentladung« wird üblicherweise durch die visuelle Antwort auf das Erscheinen des peripheren Reizes eingeleitet und sie klingt mit der Entladung zum Zeitpunkt der Ausführung der Sakkade aus.

Was bedeutet diese »Gedächtnisentladung«? Ist sie tatsächlich Ausdruck der Aktivierung eines Kurzzeitspeichers

für Raumpositionen oder ist sie vielmehr Ausdruck der Tatsache, dass der Affe zwar die Sakkade unterdrückt, tatsächlich aber bereits sein »inneres Auge«, seine Aufmerksamkeit der peripheren Position zuwendet oder – und das wäre die dritte Möglichkeit – drückt sie die Intention, also die Bereitschaft, die Absicht, des Affen aus, in Kürze eine Sakkade auszuführen?

Die erste, auf den ersten Blick so naheliegende Erklärungsmöglichkeit einer Aktivierung eines Gedächtnisspeichers ist die, die tatsächlich besonders leicht ausgeschlossen werden kann, indem man Paradigmen wählt, die die Lage des peripheren Reizes und die der späteren Sakkade dissoziieren. Eine einfache Variante der Dissoziation besteht darin, den Affen eine gedächtnisgeführte Antisakkade ausführen zu lassen. Anstatt also auf die erinnerte Raumposition zu schauen, wird er dafür belohnt, dass er zum genau spiegelbildlichen Raumort schaut. Erscheint das periphere Ziel rechts vom Fixationspunkt, dann ist die spätere Sakkade nach links vom Fixationspunkt gerichtet. Viele der in LIP untersuchten Neurone zeigen eine Aktivierung in Vorbereitung der Sakkade, sofern die Sakkadenrichtung ihrer Vorzugsrichtung entspricht, obgleich das visuelle Ziel entgegen der Vorzugsrichtung präsentiert wurde (Zhang and Barash, 2000). Eine nennenswerte visuelle Aktivierung, die einen Speicher hätte aufladen können, findet also zu keiner Zeit statt.

Wie steht es dann um die Entscheidung zwischen den beiden verbleibenden Erklärungsmöglichkeiten, der zwischen attentionaler und intentionaler Aktivierung? Tatsächlich gibt es gute Argumente für beide Interpretationen und manches spricht dafür, dass letztendlich beide richtig sind, dass es sowohl Neurone gibt, die eine Sakkadenintention kodieren als auch solche, die durch Aufmerksamkeitsverschiebungen beeinflusst werden. Das vielleicht Überzeugendste für die Repräsentation einer Sakkadenintention in Area LIP kommt aus Experimenten, in denen alternativ die erinnerte Raumposition Ziel unterschiedlicher Handlungen, nämlich einer Sakkade oder aber einer Zeigebewegung sein konnte (Snyder et al. 1997). Man muss davon ausgehen, dass die Aufmerksamkeitsverschiebung auf den ausgewählten Gesichtsfeldort unabhängig von der Wahl des Effektors in jedem Falle stattfindet. Tatsächlich zeigen aber Neurone in Area LIP eine Aktivierung im »Gedächtnis«-Intervall, die an die Ausführung einer späteren Sakkade gebunden ist, eine Selektivität, die dafür spricht, dass sie eine Sakkadenintention repräsentiert. Läsionen von Area LIP führen zu Störungen von Sakkaden zur kontralateralen Seite. Besonders betroffen sind gedächtnisgeführte Sakkaden, während

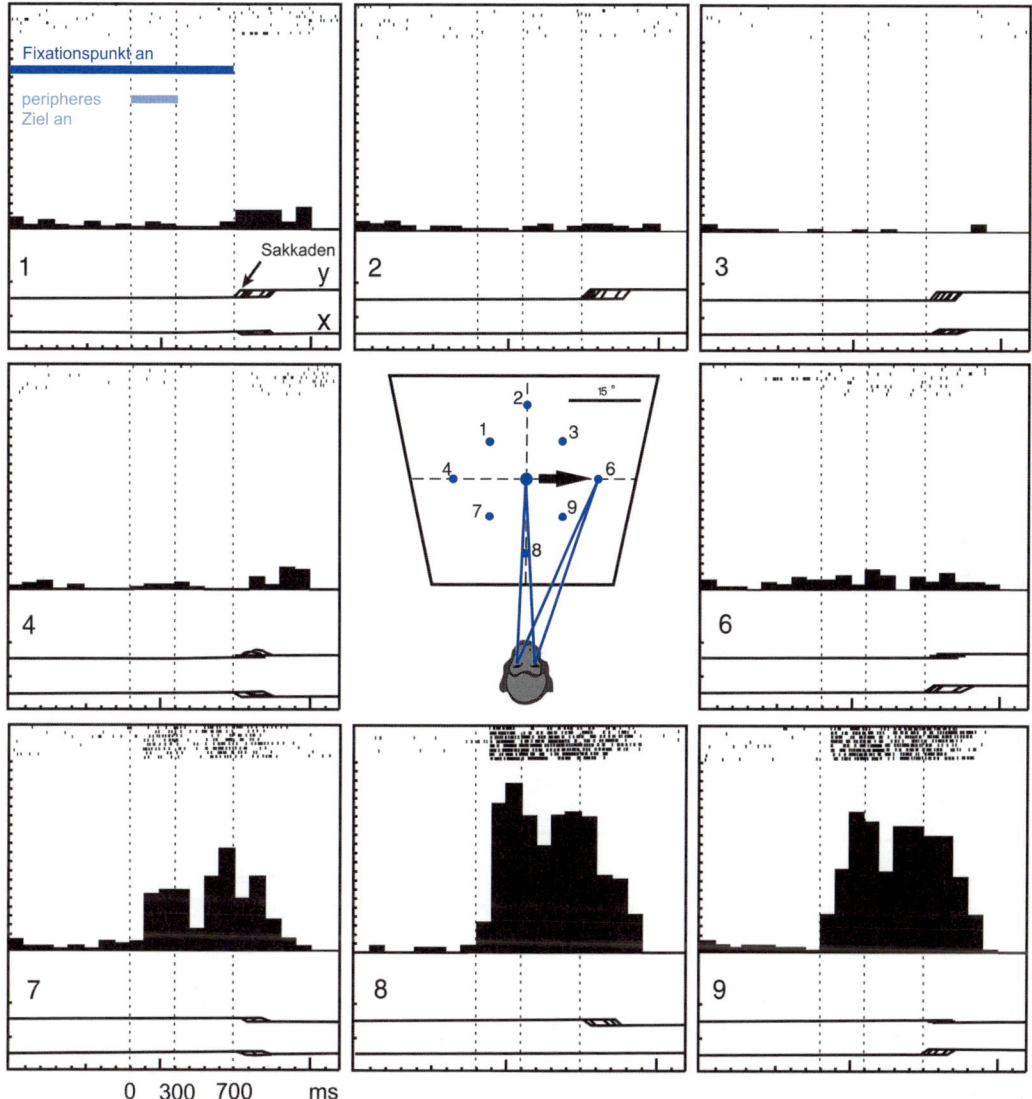

☐ Abb. 16.5. Beispiel eines typischen sakkadenkorreliert entladenden Neurons aus dem posterioren parietalen Kortex. (Nach Thier u.
Andersen 1998)
Die zentrale Graphik erklärt das Paradigma: Der Affe führt in vollkom-
mender Dunkelheit Sakkaden auf erinnerte Positionen in der frontoparallelen Ebene aus. Wie in der zentralen Graphik gezeigt, dienen
8 verschiedene Positionen, durch Zahlen identifiziert, in 15° Abstand
von der Geradeausposition auf den Kardinalachsen bzw. den Winkel-
halbierenden lokalisiert als Ziele. Wie dem Rahmen oben links zu entnehmen, wird die jeweils relevante Position durch ein für wenige hundert Millisekunden aufleuchtendes Blickziel angezeigt, während der
Affe den zentralen Fixationspunkt zunächst weiter im Auge behält.
Das spätere Verlöschen des Fixationspunktes ist für den Affen das Zeichen, die Sakkade auf die erinnerte Position zu beginnen. Die Antworten des aus der medialen parietalen Area MP abgeleiteten Neurons
wird durch Histogramme, die die mittlere Entladung des Neurons pro

Zeiteinheit wiedergeben sowie Rastergraphiken charakterisiert. Die
Rasterspuren sind oberhalb der Histogramme zu sehen. Sie kennzeichnen das Auftreten eines Aktionspotentiales durch einen Punkt. Jede
Punktreihe entspricht einem Versuchsdurchlauf. Die kontinuierlichen
Kurven unterhalb der Histogramme geben die x- und y-Kompenten
der Augenposition in den Durchgängen wieder. Gemeinsamer Bezugspunkt für die Rasterspuren, die Augenpositionsspuren und Histogramme ist der Zeitpunkt des Auftretens des peripheren Zieles. Die
erste schraffierte vertikalen Linie markiert das Einschalten des peripheren Blickzieles, die nächste dessen Verlöschen und die dritte
schließlich das Verlöschen des zentralen Fixationspunktes. Das gezeigte Neuron bevorzugt Sakkaden nach unten (Richtungen 7–9) und
zeigt eine Entladung, die durch das Erscheinen des peripheren Blickzieles entfacht wird, auch nach dessen Verschwinden anhält und erst
nach der Ausführung der Sakkade abklingt.

die Fähigkeit, einfache visuell geführte Sakkaden zu realisieren, weitestgehend unbeeinträchtigt bleibt (Li et al. 1999).

Über die Rolle der medialen Sakkadenrepräsentation in Area MP ist vergleichsweise wenig bekannt. Es liegen bislang keine Läsionsdaten vor und es ist unklar, ob diese Struktur, ähnlich Area LIP, an der Ausrichtung von Sakkadenintentionen und/oder räumlicher Aufmerksamkeit beteiligt ist. Sowohl Area LIP als auch Area MP unterhalten reziproke Verbindungen zum frontalen Augenfeld (Area FEF), eine Struktur, die gleichfalls erstmals von Ferrier auf der Grundlage von Stimulations- und Läsionsexperimenten beschrieben wurde. Sie unterhalten ferner Verbindungen zu subkortikalen Strukturen (superiorer Colliculus, Brückenkerne), über die sie Einfluss auf die prämotorischen Hirnstammstrukturen für Sakkaden nehmen. Mountcastle und Mitarbeiter hatten nicht nur Neurone im posterioren parietalen Kortex gesehen, die in Verbindung mit langsamen bzw. schnellen Augenbewegungen entladen, Neurone, die wir wie oben ausgeführt, heute spezialisierten parietalen Arealen zuordnen können, sondern auch Neurone, die durch Zeigebewegungen der Hand aktiviert wurden. Es ist inzwischen klar, dass auch diese Neurone in einer eigenständigen Area beheimatet sind, die in der Vorderwand des IPS angesiedelt ist und unterschiedlich Area MIP (»medial parietal«) oder »parietal reach area« genannt wird (Snyder et al. 1997). Hier finden sich Neurone, die durch eine Zeigebewegung der Hand und der Finger auf eine erinnerte Raumposition aktiviert werden. Dieselben Neurone schweigen, wenn der Affe eine gedächtnisgeführte Sakkade ausführt.

> ❶ Der posteriore parietale Kortex enthält mehrere umschriebene Areae, die in spezifischer Weise an der Planung und Ausführung zielgerichteter Augenbewegungen beteiligt sind. Es handelt sich in seinem hinteren Teil um Area MST, die mit ihrem lateralen Anteil (MSTl) zu langsamen Augenfolgebewegungen beiträgt und die weiter vorn angesiedelten Areae LIP und MP, die eine wichtige Rolle für zielgerichtete Sakkaden spielen. Diese Strukturen stellen aber keine »Augenfelder« im Sinne der Repräsentation einfacher okulomotorischer Kommandos dar. Es handelt sich bei ihnen vielmehr um Strukturen, die Blickziele in »übergeordneten« Koordinatensystemen aufbereiten, dazu beitragen, potentiellen Blickzielen Aufmerksamkeit zuzuwenden und die Vorbereitung einer geeigneten okulomotorischen Aktion zu ermöglichen. Der dorsale Anteil von Area MST
> ▼

(MSTd) ist eine hochspezialisierte Area für die Analyse visueller Flussfelder, eine Leistung, die eine entscheidende Rolle für die räumliche Orientierung spielt.

16.4 Gain-Modulation als parietales Rechenprinzip

Das rezeptive Feld einer visuellen Zelle umfasst definitionsgemäß den Teil des Gesichtsfeldes, dessen visuelle Stimulation eine messbare Erregung des betrachteten Neurons nach sich zieht. Die Größe der gemessenen neuronalen Antwort sollte dieselbe sein, unabhängig davon, wohin das Auge des Betrachters blickt, sofern nur gewährleistet ist, dass das Bild des visuellen Reizes immer auf ein und derselben Stelle des rezeptiven Feldes liegt. Visuelle Antworten in den frühen Stationen der Sehbahn entsprechen dieser Erwartung, nicht aber visuelle Antworten im parietalen Kortex. Dies wurde erstmals von Mountcastle, Andersen und Mitarbeitern mit Blick auf die Antworteigenschaften von visuellen Neuronen in Area 7a berichtet. Sie fanden, dass die Stärke der Antwort auf einen optimal im rezeptiven Feld des betrachteten Neurons platzierten visuellen Reiz in linearer Weise von der Position des Auges relativ zum Kopf des Affen abhing, eine Abhängigkeit, für die sich die Bezeichnung des »gain field« in der Literatur eingebürgert hat (Andersen et al. 1985; ◻ Abb. 16.6).

Nicht nur visuelle Neurone im Parietallappen haben **Gain fields**, sondern auch Neurone in Area LIP, die in Verbindung mit Sakkaden entladen und, wie weiter oben ausgeführt, eine Sakkadenintention kodieren. Führt ein Affe eine Sakkade einer konstanten Richtung und Amplitude von unterschiedlichen Startpositionen relativ zum Kopf aus, so zeigt sich bei sakkadenkorrelierten Neuronen der Area LIP, dass die Größe der sakkadenkorrelierten Antwort in linearer Weise abhängig ist von der Startposition relativ zum Kopf. Die Augenpositionsabhängigkeit visueller und sakkadenkorrelierter Antworten ist eine Eigenschaft, die, wie wir heute wissen, nicht beschränkt ist auf den parietalen Kortex, sondern auch für Neurone in weiten Teilen des visuellen Kortex im Okzipitallappen und im inferotemporalen Kortex gilt, eine Eigenschaft, die erhebliches theoretisches Interesse erfahren hat (Salinas u. Thier 2000). Grund ist, dass sie als Ausdruck eines effektiven Mechanismus verstanden werden kann, der es erlaubt, Informationen aus verschiedenen Modalitäten, in den skizzierten Beispielen Augenposition und visuelle Informationen bzw. Informationen über schnelle Augenbewegungen zusammenzuführen

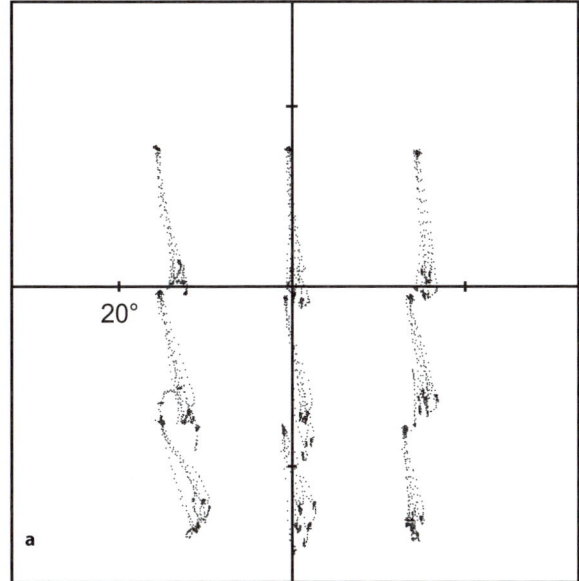

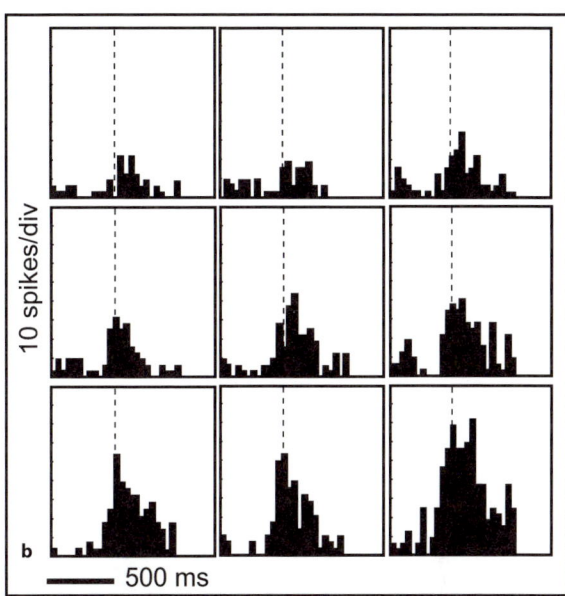

□ Abb. 16.6a,b. Beispiel eines sakkadenkorreliert entladenden Neurons aus der parietalen Area LIP. (Nach Andersen et al. 1990) Der Affe führte Sakkaden konstanter Amplitude (15°) nach unten von unterschiedlichen Startpositionen (**a**) aus. **b** Zugehörige neuronale Antworten in Form von Histogrammen, deren gemeinsamer Bezugspunkt der Beginn der sakkadischen Augenbewegungen (vertikale schraffierte Linie) ist. Die Entladung des gezeigten Neurons setzt vor der Sakkade ein und hält bis einige hundert Millisekunden nach der Sakkade an. Die Entladung ist umso stärker, je mehr die Startposition der Augen nach unten rechts verschoben wurde.

und für die Realisierung neuartiger Repräsentationen zu nutzen.

Die Bedeutung der **Gain fields** von Neuronen in Area LIP und in Area 7a dürfte in ihrem Beitrag zur Transformation der Blickzielkoordinaten aus retinalen Koordinaten in intermediäre räumliche Koordinaten liegen. Es handelt sich hierbei um eine wesentliche Funktion des Parietallappens, die wir bereits weiter oben am Beispiel der Transformation der Repräsentationen visueller Bewegung aus einem retinalen in ein Weltkoordinatensystem in Area MSTl diskutierten. Modellanalysen zeigen, dass visuelle Neurone, deren visuelle Entladung von der Augenposition abhängig ist, als Repräsentanten einer über eine große Zahl von Neuronen verteilten Repräsentation von Ortsinformationen in einem kopfzentrierten Koordinatensystem verstanden werden können. Macht man die visuelle Entladung nicht nur von der Augenposition, sondern darüber hinaus auch von der Kopfposition relativ zur Außenwelt abhängig, so resultiert eine Repräsentation des interessierenden Ortes in einem weltzentrierten Koordinatensystem. Die experimentellen Befunde, die eine Gain-Modulation der visuellen Antworten von Area-7a-Neuronen sowohl durch die Augen als auch durch die Kopfposition zeigen, sprechen somit dafür, dass in Area 7a tatsächlich eine räumlich verteilte Repräsentation von Orten in einem weltzentrierten Koordinatensystem vorliegt (Snyder et al. 1998). Diese Interpretation weist ganz offensichtlich eine Parallelität zu der für die Repräsentation visueller Bewegung in Area MST gegebene aus. Beide Areae könnten raumbezogene Informationen über Objekte in einem weltzentrierten Koordinatensystem abbilden, Area MSTl Informationen über deren Bewegung, Area 7a über deren Position. Es sei an dieser Stelle ergänzt, dass das Gain-field-Prinzip keineswegs auf einen Beitrag zur Realisierung der Transformation von Raumkoordinaten beschränkt ist, sondern vielmehr in eine Vielzahl von kortikalen Operationen auch außerhalb des parietalen Kortex einbezogen zu sein scheint (Salinas u. Thier 2000).

> ❶ Area MST und Area 7a des parietalen Kortex scheinen raumbezogene Informationen über Objekte in einem weltzentrierten Koordinatensystem abzubilden. Area MSTl repräsentiert Informationen über die Bewegung dieser Objekte, Area 7a über deren Position.

16.5 Das Ergreifen von Objekten und ihre Manipulation

Natürlich wollen wir nicht nur zu einem uns möglicherweise interessierenden Objekt hinschauen oder auf es hinzeigen. Vielmehr möchten wir das Objekt auch in die Hand nehmen können, um es auch taktil explorieren zu können oder es zu benutzen. Voraussetzung für das präzise Ergreifen eines Objektes ist die Berücksichtigung seiner Form und Orientierung. Nur wenn die Hand rechtzeitig vor dem Kontakt zum ergreifenden Objekt die geeignete Orientierung und Form annimmt, wird das Objekt sicher und verlässlich ergriffen werden. Diese Vorbereitung der Hand nach Maßgabe der Form und Orientierung des Objektes, hier Griffformation genannt, erfordert die Nutzung visueller Information über die Form und Orientierung des Objektes. Natürlich basiert auch die Bewegung der Hand zum Objekt, hier der Handtransport genannt, auf der Nutzung von visueller Information, nämlich solcher über die Lage des Objektes relativ zum Handelnden.

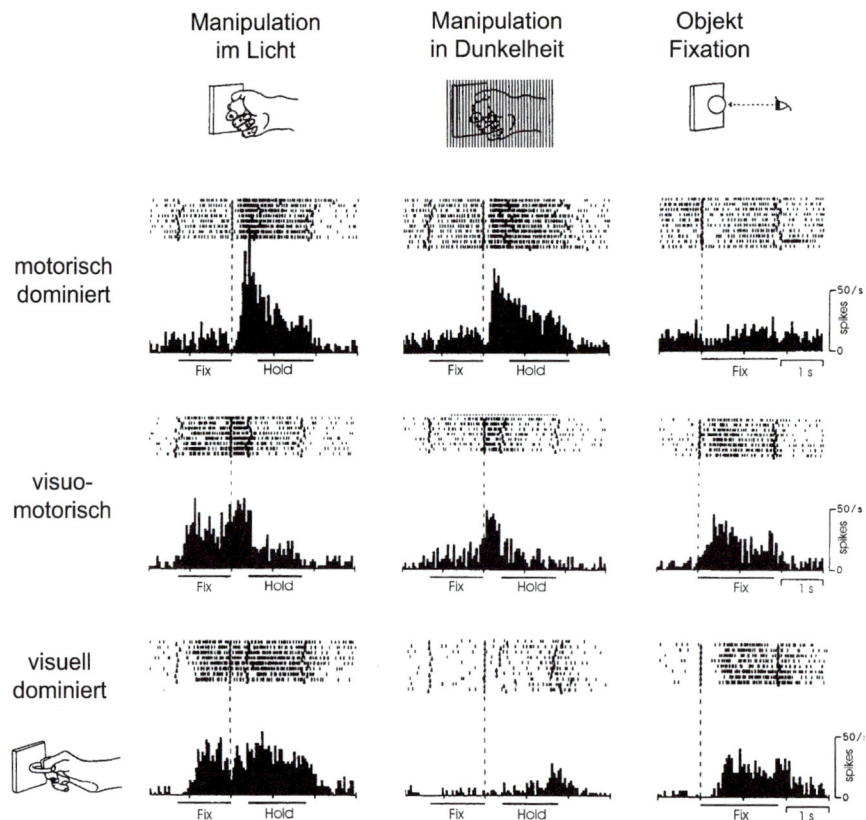

Abb. 16.7. Beispiele für die verschiedenen, mit der Manipulation von Objekten befassten Typen von Neuronen in Area AIP. (Nach Murata et al. 2000)
Die neuronalen Antworten, die durch objektgerichtete Handbewegungen ausgelöst werden, sind durch Histogramme und Rastergraphiken wiedergegeben (Erklärung in der Legende zu Abb. 16.5). Die linke Spalte zeigt die Antworten bei Manipulation unter normaler Beleuchtung, die mittlere Spalte bei Manipulation in Dunkelheit und die rechte Spalte zeigt Antworten bei passivem Betrachten der zuvor manipulierten Objekte. In dieser zuletzt genannten Situation werden Augenbewegungen durch Präsentation eines Fixationspunktes unterdrückt. 1. Zeile: Beispiel eines motorisch dominierten Neurons: Dieses Neuron entlädt während Objektmanipulation (der Affe zieht an einem Knauf) unabhängig davon, ob es zu sehen ist oder nicht. Die passive Betrachtung des Objektes führt hingegen zu keiner Entladung.
2. Zeile: Das ist anders bei visuomotorischen Neuronen, die sowohl durch Objektmanipulation (hier eine zu drückende Taste) bei Licht und in Dunkelheit als auch durch passives Betrachten des Objektes erregt werden. 3. Zeile: Visuelle Neurone in AIP werden hingegen ausschließlich dann erregt, wenn das visuelle Objekt (hier ein Hebel) zu sehen ist, nicht aber, wenn es in Dunkelheit manipuliert wird. In den gezeigten Beispielen markiert die vertikale Linie den Beginn der Manipulation bzw. der Präsentation des Objektes (rechte Spalte). Fix bezeichnet die Phase, in der das Objekt zu sehen ist, Hold die Phase, in der das manipulierte Objekt mit konstanter Handhaltung gehalten wird.

16

Verhaltensmessende Untersuchungen objektgerichteter Handbewegungen von Jeannerod und Mitarbeitern (Paulignan u. Jeannerod 1996) haben sehr frühzeitig Evidenzen dafür erbracht, dass die visuellen Analysen für Griffformation und Handtransport weitestgehend unabhängig voneinander verlaufen. Der Handtransport zum Objekt ist durch ein asymmetrisches Geschwindigkeitsprofil mit einem einzigen Gipfel charakterisiert. Wenn die Entfernung des Objektes zunimmt, dann nimmt die maximale Geschwindkeit der Hand zu. Die Handöffnung als wesentliche Komponente der Griffformation nimmt allmählich während des Handtransportes zu und erreicht ihr Maximum 100–120 msec nach dem Geschwindigkeitsgipfel des Handtransportes. Die maximale Griffweite überschreitet zu diesem Zeitpunkt die Größe des zu greifenden Objektes. Anschließend beginnt sich die Griffweite wieder zu verringern und sich dem Objekt anzupassen. Veränderungen der Objektposition beeinflussen den Handtransport, nicht aber die Griffweite und umgekehrt beeinflussen Veränderungen der Objektgröße die Griffformation, nicht aber den Handtransport – Beobachtungen, die die Existenz zweier unabhängiger Systeme für die visuelle Analyse für Griffformation und Handtransport nahe legen.

Diese Sicht wird auch durch die Tatsache unterstützt, dass parietale Läsionen je nach Lage selektiv Handtransport oder Griffformation schädigen können (Jeannerod et al. 1994). Die tierexperimentellen Befunde unterstreichen die Existenz dieser 2 getrennten Pfade für Handtransport und Griffformation. Die bereits früher charakterisierte Area MIP (»parietal reach area«) ist ein wesentliches Glied in der Kette der dem Handtransport dienenden visuomotorischen Transformationen. Die relevanten visuellen Informationen entstammen der auf der Medialseite des parietookzipitalen Überganges liegenden visuellen Area PO und werden von Area MIP und Area 7 m, letztere die Fortsetzung von Area 7 auf der Medialseite der Hemisphere, den dorsalen Anteilen des prämotorischen Kortex übermittelt (Caminiti et al. 1996; ◘ Abb. 16.2). Die weiter rostral im IPS gelegene Area AIP (»anterior intraparietal«) dürfte hingegen eine zentrale Rolle in der Vorbereitung der Griffformation spielen. Wie Sakata und Mitarbeiter gezeigt haben, finden sich in diesem Teil des intraparietalen Kortex in großer Zahl Neurone, die sich für die Form und Orientierung potentieller Greifobjekte interessieren (Sakata et al. 1997 b). Viele der hier anzutreffenden Neurone sind abgestimmt auf Objekte einer spezifischen Form und Orientierung und sie entladen dann maximal, wenn ein ihrer spezifischen Präferenz entsprechendes visuelles

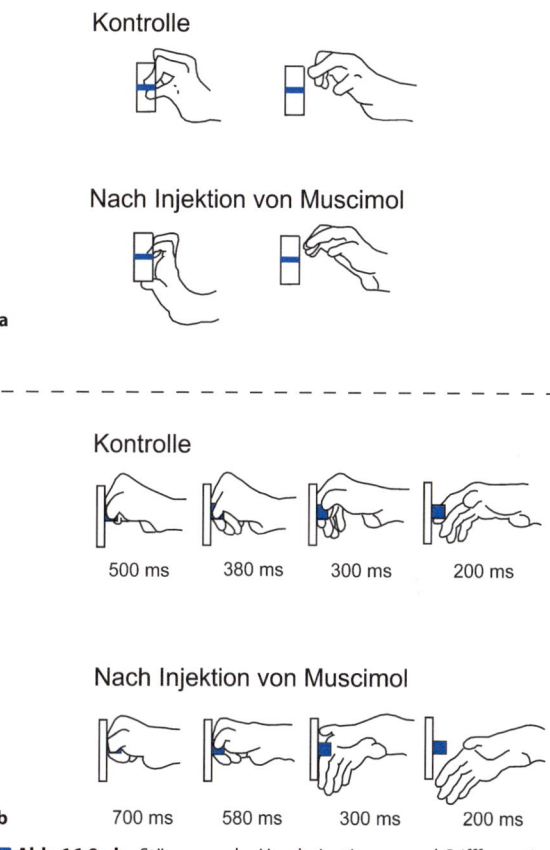

Kontrolle

Nach Injektion von Muscimol

a

Kontrolle

500 ms   380 ms   300 ms   200 ms

Nach Injektion von Muscimol

b   700 ms   580 ms   300 ms   200 ms

◘ **Abb. 16.8a,b.** Störungen der Handorientierung und Griffformation nach reversiblen, pharmakologischen Injektionen in Area AIP mit Muscimol. (Nach Gallese et al. 1997)
Muscimol ist ein GABA-Antagonist, der für Minuten bis Stunden zur Unterdrückung der neuronalen Aktivität im Gebiet der Injektion führt. Die obere Zeile in a bzw. b zeigt die ungestörte Handhaltung und -bewegung vor Injektion von Muscimol, die untere die Veränderung durch Ausschaltung von AIP. Der Affe hatte zum einen die Aufgabe, ein kleines Plättchen in einer Vertiefung mit einem Pinzettengriff (Daumen und Zeigefinger opponiert) zu ergreifen (a), und zum anderen, einen würfelartigen Knauf mit einem Seitgriff (Daumen gegen Zeigefingerseite) zu fassen (b).

Objekt präsentiert wird. Ein Teil dieser Neurone antwortet nicht nur auf die Präsentation geeigneter visueller Objekte sondern entlädt auch in Verbindung mit der Realisation einer zum Objekt passenden Griffformation (◘ Abb. 16.7). Lädiert man diese Area durch Injektionen von Neurotoxinen, so resultieren Störungen der Handorientierung und der Griffformation, Störungen, die erhebliche Einschränkungen der Fähigkeit dieser Affen nach sich ziehen, Objekte unter visueller Kontrolle zu ergreifen und zu manipulieren (Gallese et al. 1997; ◘ Abb. 16.8). Anekdotische Beo-

Spiegelneurone, Imitation und »Gedankenlesen«

Ein wesentliches Projektionsziel von Neuronen der Area AIP ist die von Rizzolatti und Mitarbeitern (Pellegrino et al. 1992) entdeckte und charakterisierte prämotorische Area F5 im Frontallappen (◘ Abb. 16.2), in der sich gleichermaßen Neurone nachweisen lassen, die mit Handbewegungen zu tun haben. Viele der Neurone in F5 entladen dann, wenn der Affe aktive Handbewegungen ausführt. So könnte ein typisches F5-Neuron beispielsweise dann entladen, wenn der Affe versucht, eine Erdnuss zu ergreifen und zu manipulieren. Eine solche neuronale Entladung legt nahe, dass F5-Neurone an der Planung und Ausführung spezifischer handmotorischer Leistungen beteiligt sein dürften. Dass F5 möglicherweise eine sehr viel weitergehende Funktion hat, wird durch die Beobachtung nahegelegt, dass viele dieser Neurone nicht nur dann aktiv sind, wenn eine spezifische Aktion von Affen ausgeführt wird, sondern gleichermaßen dadurch aktiviert werden, dass der Affe sieht, dass dieselbe Aktion von einem anderen, sei es ein Artgenosse oder sei es der Experimentator, ausgeführt wird (Pellegrino et al. 1992).

Solche Neurone sind von ihren Entdeckern »Spiegelneurone« (»mirror neurons«) genannt worden und als mögliches neuronales Substrat unserer Fähigkeit zu imitieren diskutiert worden. Diese Deutung erscheint aber problematisch, nachdem die Evidenzen für Imitation bei Affen kaum überzeugen können. Es erscheint wesentlich plausibler zu vermuten, dass solche Spiegelneurone Bestandteil eines »mind reading systems« sind, das es uns und auch nichthumanen Primaten erlaubt, die Wünsche, Absichten und Gedanken unseres Gegenübers zu erfassen (Gallese u. Goldman 1998). In diesem Konzept stellen die Spiegelneurone die Elemente dar, die es erlauben, die Mimik und Gestik des Gegenübers mit den eigenen mimischen und gestischen Äußerungen zu vergleichen. Entsprechen sie sich, dann wird den beobachteten Äußerungen der motivationale und emotionale Kontext zugeordnet, der auch den eigenen Äußerungen zusteht. Spiegelneurone sind aus der Sicht dieses Konzeptes die wesentlichen neuronalen Elemente eines Netzwerkes, das die Grundlage sozialer Interaktion und Kommunikation schafft, dessen subtilstes Werkzeug bei uns Menschen die Sprache darstellt.

Tatsächlich sprechen eine Reihe von Beobachtungen dafür, dass Area F5 des Affen einem der wesentlichen menschlichen Substrate von Sprache, nämlich der Broca-Area im linken inferioren Frontallappen, homolog sein könnte. Diese Spekulation basiert unter anderem darauf, dass dieser Teil des menschlichen Kortex in Verbindung mit dem rechten superioren Parietallappen in funktionell kernspintomographischen Experimenten aktiviert wird, wenn der Proband Gesten imitiert (Iacoboni et al. 1999).

---

bachtungen sprechen dafür, dass Neurotoxininjektionen in den weiter hinten angesiedelten Teilen des intraparietalen Sulcus, dort wo die »parietal reach area« zu vermuten ist, den Handtransport beeinträchtigen dürften. Die in Area AIP verarbeiteten visuellen Informationen dürften zum überwiegenden Teil aus dem ventralen visuellen Pfad für Formwahrnehmung (▶ Kap. 11) stammen.

❗ Der parietale Kortex bietet 2 weitestgehend getrennte Pfade an, über die objektbezogene visuelle Informationen für die Vorbereitung objektgerichteter handmotorischer Leistungen vermittelt werden. Die visuellen und visuomotorischen Signale, die den Handtransport auf das Objekt hin ermöglichen, verlaufen dorsaler als die Signale, die die Grundlage des Ergreifens des Objektes sind. Die Zielgebiete dieser beiden visuomotorischen Kanäle liegen in unterschiedlichen Teilen des prämotorischen Kortex im Frontallappen. Das Zielgebiet der Informationen, die die Griffformation ermöglichen, ist Area F5. Hier finden sich u. a. auch Neurone (»Spiegelneurone«), die sowohl durch die Ausführung als auch durch die Ansicht manipulativer Handbewegung aktiviert werden. Solche Neurone könnten die Grundlage von Imitation und »Gedankenlesen« sein.

16.6 Repräsentation des Nahraumes und Generierung eines Körperschemas

Der intraparietale Sulcus stellt eine kortikale Wasserscheide dar, die primär visuelle parietale Repräsentation im posterioren parietalen Kortex von primär somatosensorischen Repräsentationen im anterioren parietalen Kortex trennt.

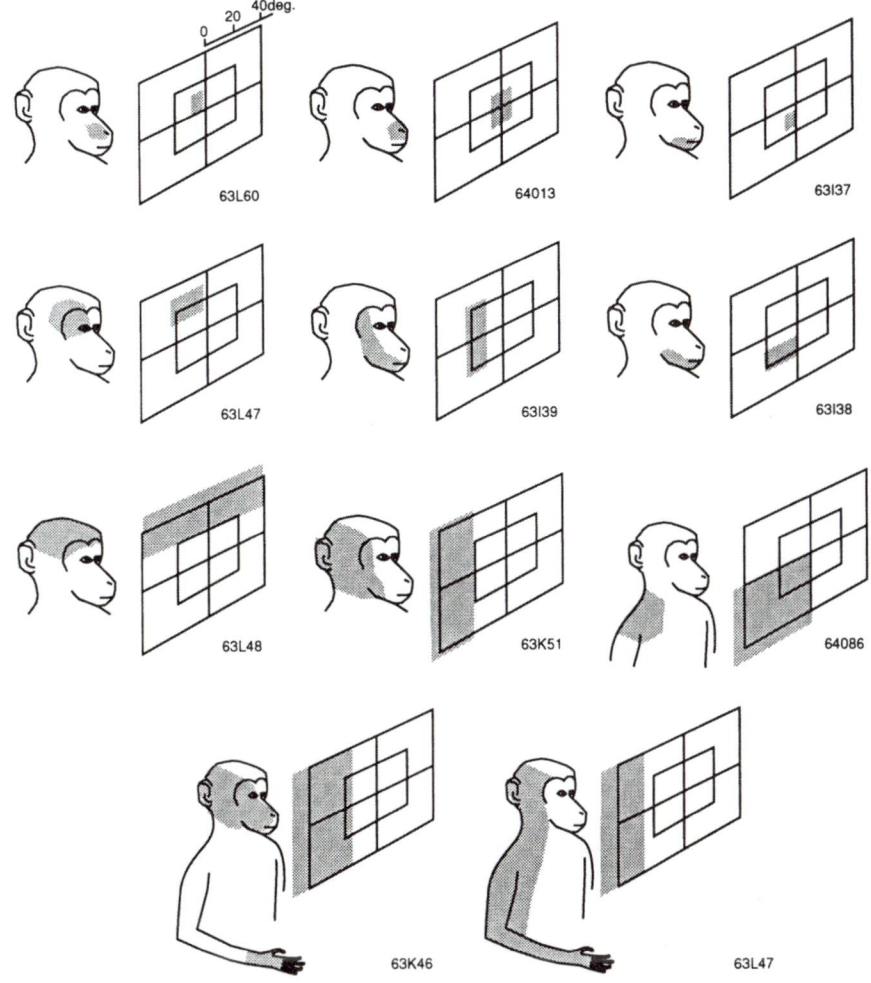

◘ Abb. 16.9. Schematische Darstellung der somatosensorischen und visuellen rezeptiven Felder von 11 repräsentativen, bimodalen Neuronen der Area VIP. Die somatosensorischen rezeptiven Felder sind durch graue Schraffur der Körperoberfläche, die visuellen rezeptiven Felder in Projektion auf einen Projektionsschirm vor dem Affen, gleichfalls durch graue Schraffur, ausgewiesen. Taktile Antworten wurden durch leichte Berührung der Haut ausgelöst. Visuelle Antworten wurden durch die Präsentation von Lichtmarken und kleineren oder größeren Zufallspunktemustern hervorgerufen, während der Affe einen unbeweglichen Fixationspunkt vor ihm im Auge zu halten hatte. (Nach Duhamel et al. 1998)

Mit Blick auf diese Position ist es nicht weiter erstaunlich, dass sich in der Tiefe dieses Sulcus Neurone finden lassen, die gleichermaßen von der visuellen wie auch von der somatosensorischen Modalität beeinflusst werden. Besonders gut untersucht sind solche bimodalen Neurone in der Area VIP (»ventral intraparietal«), auf dem Boden des IPS gelegen, die die Grundlage einer neuronalen Repräsentation des Nahraumes darstellen könnten. Neurone in VIP werden durch Berührung umschriebener Teile der Körperoberfläche des Affen, beispielsweise des Gesichtes oder von Teilen der Extremitäten erregt. Dieselben Neurone antworten auf visuelle Bewegung in der unmittelbaren Nachbarschaft der Körperoberfläche, sofern sie so gerichtet ist, dass sie zu einer Berührung der Teile der Körperoberfläche führen würde, für die sich das betrachtete Neuron interessiert (◘ Abb. 16.9; Duhamel et al. 1998). Neuere Untersuchungen sprechen dafür, dass die Repräsentation des Nahraumes sich nicht auf die taktilen und visuellen Modalitäten beschränkt, sondern vielmehr auch vestibuläre und auditorische Informationen einbezieht. In funktionell kernspintomographischen Experimenten konnte kürzlich eine Region im menschlichen IPS ausgewiesen werden, die ähnlich Area VIP beim Affen sowohl durch taktile als auch durch visuelle und auditorische Reize aktiviert werden kann, bei der es sich also u. U. um ein menschliches Korrelat von Area VIP handeln könnte (Bremmer et al. 2001).

Der parietale Kortex rostral des IPS, im Wesentlichen der zytoarchitektonischen Area 5 entsprechend, ist traditionell als eine durch somatosensorische Signale bestimmte Struktur betrachtet worden, deren Funktion die Kontrolle der Körperhaltung und Bewegung ist. Tatsächlich zeigen neuere einzellelektrophysiologische Untersuchungen der Area 5, dass es sich auch bei diesem Teil des Parietallappens um eine multimodale Struktur handelt, die über somatosensorische Signale über Berührung, Gelenkstellung, Muskeldehnung etc. hinaus auch visuelle Informationen berücksichtigt. Eine wesentliche Funktion dieser Multimodalität scheint die Realisierung eines Körperschemas zu sein, womit hier ein inneres Bild des Körpers gemeint ist, das die Körperteile und ihre Stellung zueinander und – ein entscheidender Aspekt – die Abgrenzung von Objekten der Umgebung berücksichtigt.

Diese Interpretation der Rolle von Area 5 wird durch Experimente unterstützt, in denen der Einfluss einer sichtbaren, realistischen Armattrappe auf die Kodierung von Armstellungen in Area 5 untersucht wurde. Die Experimentatoren schoben den realen linken Arm eines Affen, aus dessen Area 5 abgeleitet wurde, in 2 unterschiedliche Positionen (links vs. rechts) in der horizontalen Ebene. Der Affe konnte hierbei diese passive Veränderung der Lage seines Armes lediglich fühlen, nicht aber sehen, da der linke Arm unter einer Abdeckung gehalten wurde. Sehen konnte er hingegen eine realistische Attrappe seines linken Armes, die gleichsinnig mit seinem realen Arm nach links oder nach rechts bewegt wurde, oder, alternativ hierzu, nicht passend jeweils zu der der Lage des realen Armes entgegengesetzten Seite geschoben wurde. Neurone in Area 5 werden in diesen Experimenten sowohl durch die gefühlte Position des realen Armes als auch durch die gesehene Position des Attrappenarmes in direktionaler und synergistischer Weise beeinflusst. Diese Neurone bevorzugen bestimmte Armlagen relativ zum Körper und ihre Entladung erreicht dann ihr Maximum, wenn diese Lage stimmig sowohl durch die somatosensorischen Informationen (gefühlter Arm) als auch durch die visuellen Informationen (Sicht des Armes bzw. der Attrappe) angezeigt wird (Graziano et al. 2000).

16.7 Der parietotemporale Übergang und sein Beitrag zur Wahrnehmung der Orientierung des Subjektes

An verschiedenen Stellen der vorausgehenden Darstellung wurde auf die Bedeutung von Informationen über die Stellung und Bewegung des Kopfes relativ zur Außenwelt für die Etablierung von weltzentrierten Objektrepräsentationen hingewiesen. Informationen über die Stellung und Bewegung des Kopfes sind aber nicht nur erforderlich, um Objektrepräsentation aus retinalen Koordinatensystemen in Weltkoordinatensysteme zu überführen, sondern sie sind auch unverzichtbar, soll die Lage und Bewegung des Subjektes relativ zur Außenwelt beschrieben werden. Diese subjektzentrierte Perspektive könnte ein besonderes Anliegen eines Systems kortikaler Areale sein, die im Übergang zwischen parietalem und temporalem Kortex angesiedelt sind. Diese Topographie ist nicht zufällig, sondern aller Wahrscheinlichkeit nach Ausdruck einer Besonderheit des sensorischen Apparates. Die wesentliche Quelle der Wahrnehmung der Orientierung des Subjektes im Außenraum ist der Gleichgewichtsapparat, der eng mit dem Hören verknüpft ist.

Nachdem wir seit langem wissen, dass die frühen kortikalen auditorischen Repräsentationen im Bereich des oberen Temporallappens angesiedelt sind, erscheint es nicht unplausibel zu erwarten, dass auch die frühen vestibulären Repräsentationen in diesem Teil des Kortex zu vermuten sein könnten. Tatsächlich konnten Grüsser und Mitarbeiter zeigen, dass die Inselregion der lateralen Fissur eine vestibuläre Repräsentation enthält (◘ Abb. 16.10), von ihnen PIVC (»parietoinsular vestibular cortex«) genannt (Grüsser et al. 1990b). Neurone in PIVC werden durch

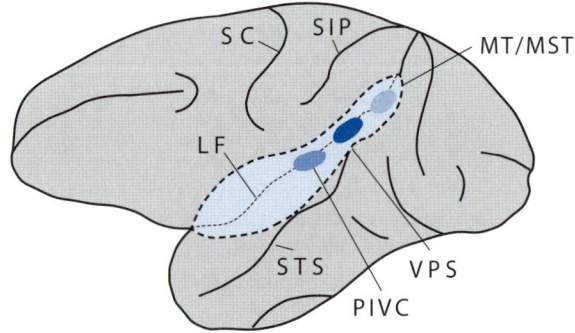

◘ **Abb. 16.10.** Seitenansicht der Affengroßhirnrinde mit Blick in die entfaltete laterale Fissur mit den Areae VPS und PIVC. SC Sulcus centralis; SIP Sulcus intraparietalis; STS Sulcus temporalis superior; LF laterale Fissur

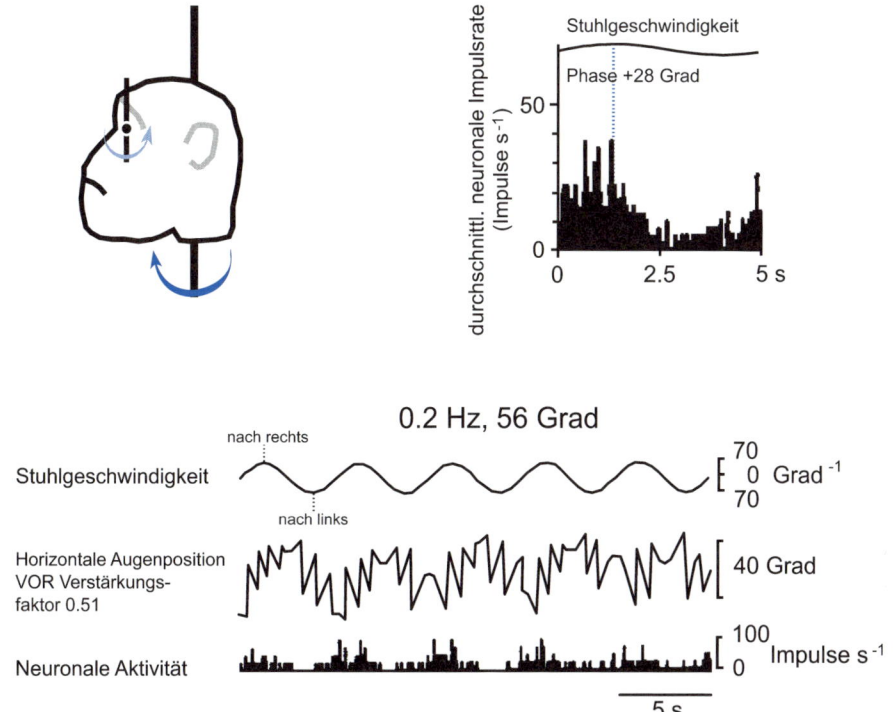

□ Abb. 16.11. Beispiel eines vestibulären Neurons aus PIVC, das durch sinusförmige Pendelung des Affen um die Hochachse (vgl. die Skizze des Affen) aktiviert wird. (Mod. nach Grüsser et al. 1990a) Kopf und Rumpf bewegen sich gemeinsam ohne Relativbewegung in vollständiger Dunkelheit. Die Kopfbewegung löst eine kompensatorische Augenbewegung in die Gegenrichtung (vestibulookulärer Reflex, VOR, ► Kap. 28) aus, deren Amplitude im Mittel 51% (= Verstärkungsfaktor 0.51) betrug. Der *untere Teil der Abbildung* zeigt eine kontinuierliche Registrierung der neuronalen Aktivität und der Verhaltensvariablen, der obere rechte Teil ein Histogramm, das die mittlere Entladung pro Zeiteinheit bezogen auf eine Periode der sinusförmigen Pendelung widerspiegelt. Das Histogramm zeigt, dass das Maximum der neuronalen Entladung mit der Kopfbewegung nach rechts zusammenfällt. Die Registrierung der Augenposition lässt den Wechsel langsamer, kompensatorischer Augenbewegungen nach links, die der Kopfbewegung entgegengesetzt sind, und schneller Rückstellbewegungen nach rechts erkennen. Letztere sind erforderlich, um zu verhindern, dass die Augen die mechanischen Grenzen ihrer Bewegung erreichen. Frequenz der sinusförmigen Kopf-/Stuhlbewegung 0,2 Hz, Amplitude 56°.

Drehung des Affen um spezifische, bevorzugte Achsen erregt (□ Abb. 16.11), wobei nicht nur vestibuläre, sondern auch visuelle und somatosensorische Stimuli zu dieser Aktivierung beitragen. Die visuellen Informationen, die über die Bewegung des Subjektes relativ zur Außenwelt informieren, nehmen aller Wahrscheinlichkeit nach ihren Ursprung in Area MST und dürften unter Vermittlung einer neu entdeckten visuellen Area am Ende des lateralen Sulcus (Area VPS) an PIVC übermittelt werden (Guldin u. Grüsser 1998; Thier et al. 2001).

Zusammenfassung

Die Funktion des parietalen Kortex ist die sensorische Kontrolle von Bewegung, die Wahrnehmung des Raumes und die Orientierung im Raum. Der parietale Kortex lässt sich in 2 Teile gliedern, einen vorderen Teil, der eher von somatosensorischen Signalen dominiert wird und einen hinteren Teil, in dem die visuelle Modalität eine größere Rolle spielt. Die Trennung ist nicht scharf und für beide Teile gilt, dass die beteiligten Netzwerke auch Informationen aus anderen sensorischen Modalitäten und Efferenzkopien berücksichtigen und durch kognitive Einflüsse wie Aufmerksamkeit und Intentionen beeinflusst werden. Die Betonung des Visuellen bringt es mit sich, dass im posterioren parietalen Kortex die Exploration des Fernraumes durch die Augen eine zentrale Rolle spielt und sich hier wesentliche kortikale Repräsentationen der Planung und Ausführung zielgerichteter Augenbewegungen nachweisen lassen. Verschiedene Typen zielgerichteter Augenbewegungen haben unterschiedliche parietale Substrate. Diese anatomische Segregation distinkter visuomotorischer und ganz generell sensomotorischer Funktionen gilt auch für zielgerichtete Handbewegungen und andere auf den Raum gerichtete Leistungen und erscheint als ein wesentliches Organisationsprinzip des parietalen Kortex, das vermutlich in analoger Weise auch für andere Teile des zerebralen Kortex gelten dürfte.

Eine wesentliche Aufgabe zukünftiger Forschung über sensomotorische Leistungen wird die Klärung der Frage sein, wie die Aktivitäten in der Vielzahl dieser distinkten parietalen Module für elementare sensomotorische Funktionen zu einer umfassenden, wohlabgestimmten sensomotorischen Leistung, die in aller Regel mehrere motorische Effektoren (Hand, Auge etc.) umfasst, zusammengefasst werden können.

17 Störungen der visuellen Raumorientierung

Georg Kerkhoff

Störungen der visuellen Raumorientierung treten häufig nach Läsionen extrastriärer kortikaler und subkortikaler Hirnstrukturen auf, insbesondere nach Schädigung der rechten Großhirnhemisphäre. Angaben zur Inzidenz reichen von von etwa 30–50% bei linkshemisphärisch geschädigten Patienten, sowie von 50–70% bei rechtshemisphärisch geschädigten Patienten. Räumliche Störungen sind häufig mit Problemen in wichtigen Alltagsleistungen assoziiert, etwa dem selbstständigen Anziehen, der Fähigkeit sich von einem Bett auf einen Stuhl umzusetzen (sog. Transfers), und sind ein wichtiger Prädiktor für den Verlauf nach einer (rechts-)hemisphärischen Hirnschädigung. Neben der klinischen Relevanz räumlicher Störungen bietet die Untersuchung von Patienten mit solchen Störungen auch die Möglichkeit, die zerebrale Organisation der verschiedenen »räumlichen« Leistungen näher zu analysieren.

▼

Bevor Definitionen und Unterteilungen verschiedener visuell-räumlicher Defizite vorgenommen werden, soll das klinische Erscheinungsbild anhand des folgenden Falles illustriert werden. Es handelt sich um eine Patientin mit bilateral-parietalen Läsionen, die aufgrund einer außergewöhnlich guten Introspektion und Einsicht anschaulich über ihre gravierenden räumlichen Probleme im Alltag berichten

---

Fallbeispiel

Anamnese einer Patientin mit komplexen räumlichen Störungen

U: Wie empfinden Sie Ihr räumliches Sehen seit der Krankheit?

P: Oft habe ich die Distanz … fehleingeschätzt, etwa wenn jemand auf mich zugekommen ist und dahinter vielleicht dann noch einer stand …

U: Sehen Sie die Tiefe (Entfernung) bei Treppenstufen? …

P: Bei Treppen, da fühle ich sowieso mehr mit den Beinen …, ich sehe die Entfernung nicht richtig …

U: Haben Sie das Gefühl, dass sich räumlich etwas für Sie verändert hat?

P: Also, … eigentlich kann ich mir jetzt erst allmählich einen Raum wieder vorstellen, plastisch, …

U: Sie hatten vorher keine Vorstellung?

P: Nein … Wenn ich auf einen Tisch schaue, das sagt mir nichts … das ist irgendwie leerer Raum … ich weiß dann nicht wie breit und lang der ist, wie weit es von einer Seite zur anderen ist … Wenn was drauf steht, ist es irgendwie besser … Ich sehe die Position der Gegenstände nicht so genau … Ein leerer Tisch ist für mich wie leerer Raum …

U: Stoßen Sie an Personen oder Hindernisse an?

P: Ja, ich bin unaufmerksam, und ich schätze den Abstand zu Personen oder zum Türrahmen einfach falsch ein … ich glaub, in alle Richtungen …

U: Finden Sie denn alles am eigenen Körper, wenn Sie irgendwo hinfassen möchten?

P: Das geht jetzt alles wieder. Überhaupt, wenn ich irgendeinen Bezugspunkt habe zu meinem Körper, dann geht es. Suppe essen, das geht, waschen, das geht auch.

U: Sich auf den Stuhl setzen, war das schwierig am Anfang?

P: Ja, furchtbar …

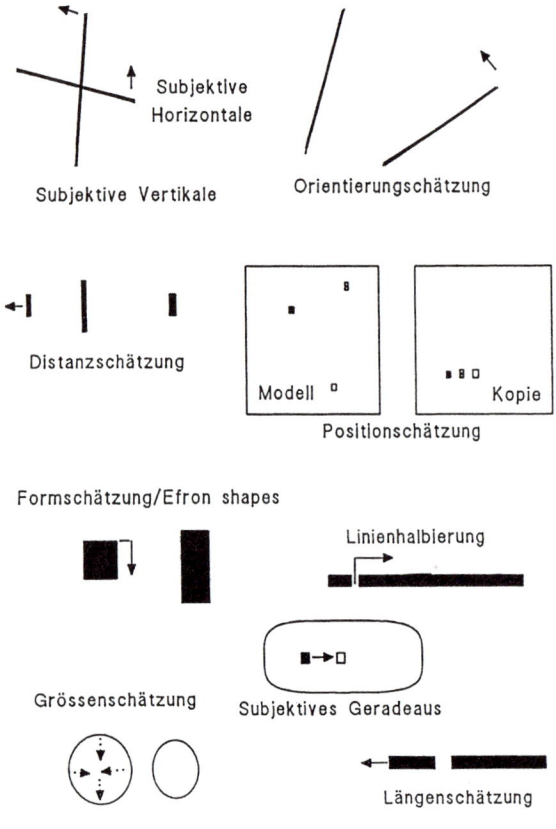

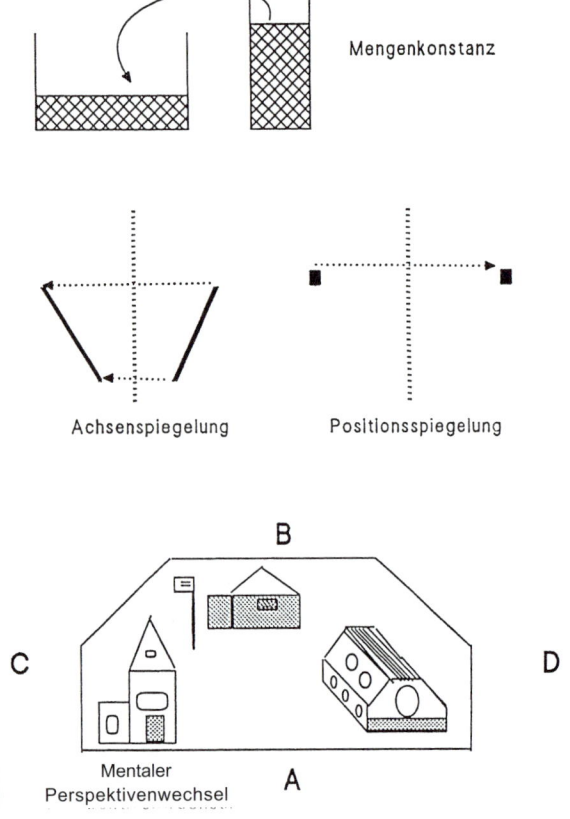

Abb. 17.1a,b. Übersicht über wichtige räumlich-perzeptive (**a**) und räumlich-kognitive Leistungen (**b**) in der visuellen Modalität. In der Abbildung rechts unten bezeichnen die verschiedenen Buchstaben unterschiedliche Perspektiven, aus denen Probanden die Szenerie beschreiben sollen. (Nach Kerkhoff 1999a)

konnte. Die Anamnese fand 3 Monate nach den Schlaganfällen statt.

Der vorliegende Fall zeigt, dass räumliche Störungen sowohl das Wahrnehmen des visuellen Raumes, als auch das Handeln und Orientieren der Patienten im Raum beeinträchtigen, jedoch nicht notwendigerweise das räumliche Orientieren am eigenen Körper.

17.1 Räumlich-perzeptive Störungen

Unter räumlich-perzeptiven Störungen werden Einbußen elementarer perzeptiver Leistungen verstanden. Hierzu zählt etwa die Fähigkeit zur Wahrnehmung der visuellen Vertikalen oder visuellen Geradeausrichtung, die Längen, Distanz- oder Positionswahrnehmung. Auch die Fähigkeit zur Erkennung des Neigungswinkels zweier Linien oder Gegenstände (Orientierungsschätzung) zählt dazu (Abb. 17.1a).

Subjektive Hauptraumachsen (visuelle Vertikale bzw. Horizontale)

Störungen der subjektiven Hauptraumachsen treten häufig nach rechtsseitiger, temporoparietaler, seltener nach entsprechender linksseitiger Hirnschädigung auf. Sie finden sich auch nach Thalamusläsionen (Nucleus ventroposterolateralis; VPL), Hirnstammläsionen sowie peripher vestibulären Schädigungen. Die Befunde lassen sich als Beeinträchtigung einer graviceptiven Bahn interpretieren, die vom Hirnstamm über Mittelhirnareale durch den hinteren Thalamus in den temporoparietalen (vestibulären) Kortex zieht (Brandt et al. 1994). Es kommt nach unilateralen temporoparietalen Läsionen nicht nur zu einer Verdrehung der Vertikalen, sondern zu einer Kippung des gesamten

Linkshemisphärische Läsion   Rechtshemisphärische Läsion

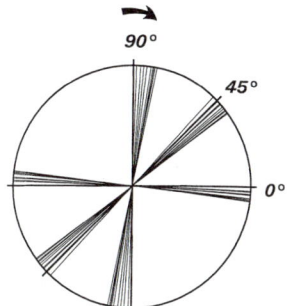
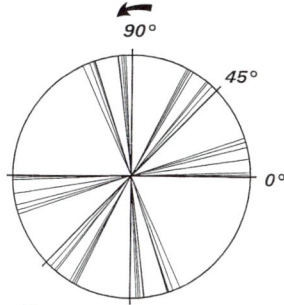

Kippung des visuellen Raumes

Abb. 17.2. Schematische Verdeutlichung der Defizite in der Wahrnehmung der Hauptraumachsen und der Orientierungsschätzung. Nach linkshemisphärischer Läsion (parietotemporaler Kortex) kommt es zu einer gleichsinnigen Verdrehung des subjektiven Raumes im Uhrzeigersinn (► Pfeilrichtung). Nach rechtshemisphärischer Läsion kommt es zu einer Kippung des Raumes gegen den Uhrzeigersinn (► Pfeil). Jeder Einzelstrich steht für das Resultat einer perzeptiven Einschätzung eines prototypischen Patienten

visuellen und taktilen Raumes in der Frontalebene, sodass die Vertikale, Horizontale und oblique (schräge) Orientierungen in einem vergleichbaren Ausmaß verdreht sind (Kerkhoff 1999b; ◘ Abb. 17.2). Neuere Studien zeigen (Saj et al. 2005), dass die subjektive visuelle Vertikale nicht nur in der Frontalebene verkippt wahrgenommen werden kann, sondern auch in der Pitch-Ebene (zum Beobachter hin bzw. von ihm weg). Diese Auffälligkeiten fanden sich bei Patienten mit parietotemporalen Läsionen und waren von einer Rückwärtsneigung des Oberkörpers bei den Patienten begleitet. Neben der spezifischen intrahemisphärischen Lokalisation fand sich in den meisten Untersuchungen eine deutliche Hemisphärenasymmetrie, wonach Patienten mit kortikalen, rechtshemisphärischen Läsionen deutlichere Störungen aufweisen als Patienten mit vergleichbaren linkshemisphärischen Läsionen. Neurophysiologische Studien von Sakata et al. (1997a) deuten auf ein physiologisches Korrelat der visuellen Achsenwahrnehmung hin. Die Autoren fanden Neurone im lateralen intraparietalen Assoziationskortex des Makaken, die selektiv auf die visuelle Achsenorientierung schmaler, langer Balken in der frontoparallelen Ebene reagierten. Die neuronale Aktivität dieser Zellen war besonders ausgeprägt im Nahbereich (Greifraum) und unter binokularen Bedingungen. Demnach dienen diese Neurone vermutlich zur Kodierung der Längsachse dreidimensionaler Objekte für Greifleistungen.

Visuelle Orientierungsschätzung

Störungen in der Orientierungsdiskrimination finden sich häufig nach rechtsseitiger, meist temporoparietaler Schädigung sowie Läsionen der Stammganglien rechts, seltener auch nach linksfrontalen Läsionen. Rechtshemisphärische Läsionen verursachen häufigere und schwerere Defizite als linkshemisphärische Läsionen. Orientierungsspezifität ist ein nahezu universelles Merkmal von Neuronen in der Mehrzahl der kortikalen und subkortikalen visuellen Areale (Van Essen u. DeYoe 1995). Neurone in »frühen« Arealen der Sehbahn sind retinotop organisiert und weisen kleine rezeptive Felder auf. Erst in späteren visuellen Arealen der dorsalen und ventralen Route reagieren Zellen weitgehend unabhängig von der Position des Objektes im Gesichtsfeld. Bildgebende Studien bestätigen, dass zahlreiche Hirnregionen an der visuellen Orientierungsschätzung beteiligt sind, darunter das obere rechte Scheitelläppchen (Lobulus parietalis superior), der rechte laterale okzipitale Kortex sowie prämotorische Areale beider Hemisphären.

Längenschätzung

Die Längenschätzung kann als eindimensionale Variante einer visuellen Formschätzungsaufgabe angesehen werden und spezifiziert die Größe oder Ausdehnung von Objekten, d. h. den Raum innerhalb eines Objektes oder einer Fläche. Demgegenüber geht es in der Distanzschätzung um räumliche Abstände zwischen Objekten. Störungen der Längenschätzung finden sich am häufigsten bei Patienten mit okzipitolateralen Läsionen (Cramon u. Kerkhoff 1993). Störungen der Längen- und Distanzschätzung sind dissoziierbar (Kerkhoff 2000) und haben teilweise überlappende sowie auch divergierende anatomische Substrate im temporoparietalen Kortex (Fink et al. 1997a).

Distanzschätzung

Ausgeprägte Defizite in der visuellen Distanzschätzung zeigen Patienten mit bilateralen »posterioren« Hirnläsionen. Diese Patienten haben auch häufig Probleme in der Entfernungsschätzung. Weniger ausgeprägte Defizite der zweidimensionalen Distanzschätzung finden sich bei Patienten mit unilateralen okzipitoparietalen Läsionen (Cramon u. Kerkhoff 1993), viele dieser Patienten weisen auch einen Neglect auf (Kerkhoff 2000).

Formschätzung (»Efron shapes«)

Diese Aufgabe gilt als elementare visuelle Formunterscheidungsaufgabe ohne semantische Anforderungen. Störungen in dieser Aufgabe finden sich meist bei Patienten mit bilateralen, okzipitotemporalen oder diffus disseminierten Läsionen, etwa nach einer zerebralen Hypoxie oder Kohlenmonoxydvergiftung. Diese Patienten sind relativ selten und weisen meist eine visuelle Formagnosie auf (hierzu ausführlicher ► Abschn. 12.2.1). Entsprechende Störungen der Formwahrnehmung finden sich jedoch auch gelegentlich nach ausgedehnten unilateralen, temporoparietalen Läsionen.

Linienhalbierung und subjektive Geradeausrichtung

Abweichungen in der Linienhalbierung und/oder subjektiven Geradeausrichtung finden sich sowohl bei Patienten mit Neglect (Ferber u. Karnath 1999) wie bei homonymen Gesichtsfeldausfällen (Kerkhoff 1993). Die Verschiebung der subjektiven Mitteneinschätzung erfolgt bei den Neglectpatienten in der Frühphase nach ipsiläsional, bei den Hemianopsiepatienten ohne Neglect nach kontraläsional, d. h. in Richtung des Gesichtsfeldausfalles. Entsprechende Verschiebungen der subjektiven Geradeausrichtung finden sich auch in alltagsnahen Situationen, etwa beim Gehen im Flur oder bei der Positionierung von Objekten auf einem Tisch. Ipsiläsionale Verschiebungen der Linienmitte oder Geradeausrichtung treten am häufigsten nach parietotemporalen Läsionen auf, kontraläsionale eher nach okzipitalen oder okzipitotemporalen Läsionen.

Positionsschätzung

In Studien zur relativen Positionsschätzung fanden sich in der Regel zwei unterscheidbare Defizite: ein Genauigkeitsverlust sowie eine systematische Verschiebung der reproduzierten Positionen (◘ Abb. 17.3). Der Genauigkeitsverlust äußert sich in einer Zunahme der Variabilität der Positionseinschätzungen durch den Patienten. Die systemati-

sche Verschiebung kovariiert oft mit der Verschiebung der subjektiven Geradeausrichtung bei Neglect oder Hemianopsie. Beide Aspekte treten häufig, jedoch nicht ausschließlich nach rechtshemisphärischer Hirnschädigung auf (Tartaglione et al. 1983), insbesondere bei Patienten mit superior-parietalen Läsionen (Cramon u. Kerkhoff 1993). Über die physiologischen Mechanismen der visuellen Positionsschätzung ist bekannt, dass Neurone im Parietallappen von Makaken die Position eines visuellen Reizes im Greifraum kodieren und mehrere Sekunden nach Verlöschen des Reizes noch feuern, teilweise auch im Dunkeln. Befunde von Galletti et al. (1993) zeigen, dass Neurone in der dorsalen visuellen Route des Makaken spezifische Sektoren des visuellen Außenraumes in kopfzentrierten Koordinaten kodieren, also unabhängig von der jeweiligen Position des Reizes auf der Netzhaut.

> ❗ Visuelle Raumorientierungsstörungen treten nach distinkten Läsionen unterschiedlicher parietookzipitaler Hirnregionen überwiegend der rechten Hemisphäre auf. »Posteriore« Läsionen dieser Hirnregionen verursachen vorwiegend Defizite in der Wahrnehmung der geometrischen Ausdehnung des Raumes oder der im Raum lokalisierten Objekte (Distanz, Länge). »Anteriore« Läsionen der parietookzipitalen Route verursachen dagegen eher Störungen in der Wahrnehmung der Hauptraumachsen und visuellen Orientierungsschätzung.

Dorsales und ventrales visuelles System

Grundlagenstudien an Primaten sowie PET-Untersuchungen (Ungerleider u. Haxby 1994) haben die Sichtweise zweier anatomisch und funktional spezialisierter, aber eng miteinander verknüpfter visueller Projektionssysteme ausgehend von Area 17 (primärer visueller Kortex) hin zu extrastriären kortikalen visuellen Arealen im Parietal- und Temporallappen etabliert (◘ Abb. 17.3). Das okzipitoparietale Projektionssystem (»dorsale visuelle Route«) ist vorwiegend mit der Analyse visuell-räumlicher Informationen (Bewegung, Tiefe, Position, Orientierung, 3D-Merkmale von Objekten) befasst und verläuft von Area 17 hin zu Arealen des oberen Temporallappens und des Parietallappens (MT, MST, Area 5 und 7). Das okzipitotemporale System (»ventrale visuelle Route«) dient dagegen der Mustererkennung, also der Analyse von Formen, Farben, Objekten und Gesichtern, sowie – in den vorderen temporalen Arealen – deren längerfristiger Speicherung. Der ventrale Strom führt von Area 17 in Areale des unteren Temporallappens

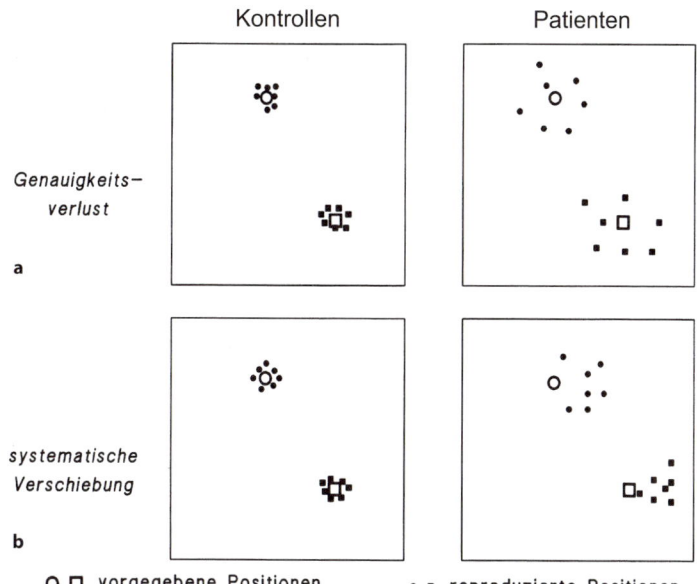

Kontrollen   Patienten

Genauigkeits-
verlust

a

systematische
Verschiebung

b

○ □ vorgegebene Positionen   • ▪ reproduzierte Positionen

🔲 **Abb. 17.3a,b.** Darstellung der beiden häufigsten Defizite in der visuellen Positionsschätzung. **a** Relativer Genauigkeitsverlust, der zu einer erhöhten Streubreite in der Reproduktion einzelner Positionen bei den Patienten führt. **b** Systematische Verschiebungen der reproduzierten Positionen in eine Richtung. Die Patienten sahen hierzu an einem PC-Bildschirm zwei räumlich versetzte Quadrate. Im linken Quadrat waren zwei Positionen vorgegeben, die im rechten Quadrat kopiert werden sollten (durch verbale Hinweise an den Untersucher). Die großen Symbole (Kreis, Quadrat) geben somit die vorgegebenen Originalpositionen wieder, die kleinen Kreise und Quadrate geben die Kopierleistung eines prototypischen Patienten wieder. Der Genauigkeitsverlust in der Positionsschätzung (**a**) könnte mit der Schädigung positionssensitiver Zellen im parietookzipitalen Kortex zusammenhängen, die systematische Verschiebung (**b**) beruht vermutlich auf einer Abweichung in der Subjektiven Mitteneinschätzung

(V4, inferotemporaler Kortex). Der dorsale Strom erhält seinen Input überwiegend aus **peripheren** Gesichtsfeldrepräsentationen, der ventrale Strom dagegen aus **fovealen** Gesichtsfeldrepräsentationen der vorgeschalteten extrastriären visuellen Areale. Die oben referierten Befunde zu räumlich-perzeptiven Störungen sind weitgehend mit diesem Modell der kortikalen Organisation visuell-räumlicher Leistungen vereinbar. Läsionen der dorsalen Route führen zu spezifischen räumlichen Einbußen, nicht aber zu Form-, Farb-, Objekt- oder Gesichterwahrnehmungsdefiziten. Für Läsionen der ventralen Route gilt das umgekehrte. Die vielfältigen Dissoziationen zwischen einzelnen visuell-räumlichen Leistungen lassen auf eine weitere funktionale Spezialisierung innerhalb der dorsalen visuellen Route schließen. Eine ausführlichere Darstellung weiterer Modelle, insbesondere zur Erklärung räumlich-konstruktiver Defizite findet sich in Kerkhoff (1999a).

❗ Das dorsale visuelle System ist für verschiedene räumliche Wahrnehmungsleistungen spezialisiert, das
▼

ventrale visuelle System für die visuelle Merkmals- und Detailanalyse (Form, Farbe, Objekte, Gesichter). Die postulierte Spezialisierung des dorsalen Systems für visuell-räumliche Leistungen passt gut zu Läsionsbefunden bei Patienten mit räumlichen Wahrnehmungsdefiziten. Vermutlich ist das dorsale System beim Menschen im Unterschied zum Primaten in der rechten Hemisphäre stärker organisiert.

17.2 Räumlich-kognitive Störungen

Von räumlich-perzeptiven Defiziten sind kognitiv-räumliche Störungen (oder Einbußen visueller Raumoperationen) zu unterscheiden, die über die Wahrnehmungsleistung hinaus oder ohne eine solche eine mentale Raumoperation erfordern (Beispiel: mentale Rotation, Perspektivenwechsel, Spiegelung; 🔲 Abb. 17.1b). Defizite im mentalen Perspektivenwechsel sowie in mentalen Rotationsaufgaben finden sich nach parietalen Läsionen. Funktionelle MRI-Studien zeigen, dass die frontalen Augenfelder, der obere

Scheitellappen und Areale des mittleren Temporallappens (MT/V5), die für die visuelle Bewegungsanalyse relevant sind, auch bei mentalen Rotationsaufgaben aktiviert werden (Cohen et al 1996). Interessanterweise fanden Sakata und Mitarbeiter (1994) rotationssensitive Neurone im Parietallappen von Makaken, die auf die Drehung von Objekten in verschiedene Richtungen selektiv reagierten. Über die anatomische Basis anderer räumlich-kognitiver Störungen ist wenig bekannt. Die klinische Erfahrung zeigt, dass parietale Läsionen auch andere räumlich-kognitive Leistungen wie die Achsen- oder Positionsspiegelung (◨ Abb. 17.1b) beeinträchtigen, ohne dass ein räumlich-perzeptives Defizit vorliegen muss. Diese Beobachtung spricht für eine modulare, verteilte zerebrale Organisation der verschiedenen räumlichen Leistungen.

❗ Räumlich-kognitive Leistungen erfordern eine mentale Raumoperation, die ohne einen perzeptiven Vergleich stattfinden kann oder über diesen hinaus notwendig ist. Klinische und funktionell-bildgebende Studien deuten auf die Bedeutung parietaler Hirnregionen für solche Leistungen hin.

17.3   Räumlich-konstruktive Störungen

Räumlich-konstruktive Störungen bezeichnen die Unfähigkeit, einzelne Elemente einer Figur mit der Hand zu einem Ganzen zusammenzusetzen. Sowohl das Zeichnen einer geometrischen Figur, das Montieren eines Gerätes wie auch das Zusammensetzen von Würfeln oder Papierschnipseln stellen räumlich-konstruktive Leistungen dar. Definitionsgemäß sollten räumlich-konstruktive Störungen nicht die Folge sensorischer Einbußen (räumlich-perzeptive Defizite) oder anderer Störungen sein (Neglect, Intelligenzminderung, Störung exekutiver Funktionen), wenngleich diese das Defizit verschlimmern können. Räumlich-konstruktive Leistungen sind Bestandteil vieler komplexer Handlungsabläufe im Alltag, sodass entsprechende Störungen erhebliche Alltagsprobleme verursachen, etwa beim Ankleiden oder bei Transfers vom Rollstuhl oder beim Packen eines Pakets.

Räumlich-konstruktive Störungen treten gleichermaßen nach rechts- wie nach linkshemisphärischen Läsionen parietaler und frontaler Hirnregionen auf. Als Ursache kommen häufig räumlich-perzeptive Defizite sowie Störungen exekutiver Funktionen in Betracht, auch wenn diese definitionsgemäß nicht ursächlich sein sollten. Die zugrunde liegenden neuropsychologischen und neurophysiologi-

schen Mechanismen sind derzeit nicht geklärt. Qualitative Fehleranalysen zeigen, dass es multiple Ursachen räumlich-konstruktiver Störungen bei hirngeschädigten Patienten gibt (etwa gestörte mentale Rotation, räumlich-perzeptive Defizite oder Plaunungsstörungen, vgl. Toraldo u. Shallice, 2004). Möglicherweise ist die Transformation visuell-räumlicher Informationen (die Wahrnehmung der Vorlage) in visuomotorische Aktionen (das Zeichnen oder Zusammenbauen) ein wesentliches Element räumlich-konstruktiver Störungen. An solchen Koordinatentransformationen sind parietofrontale Hirnregionen vermutlich maßgeblich beteiligt.

❗ Räumlich-konstruktive Defizite bezeichnen Einbußen im manuellen Konstruieren einer Gesamtfigur aus einzelnen Elementen. Es handelt sich um ein heterogenes Störungsbild, das häufig von gravierenden räumlichen Wahrnehmungsdefiziten sowie Störungen exekutiver Funktionen begleitet ist. Die Umwandlung visuell-perzeptiver Informationen in entsprechende Aktionen der Hand stellt möglicherweise einen Kernaspekt dieses Störungsbildes dar.

17.4   Räumlich-topographische Störungen

Als vierte Kategorie räumlichen Verhaltens sind räumlich-topographische Orientierungsstörungen von den drei vorgenannten Kategorien räumlicher Leistungen zu unterscheiden. Topographische Störungen bezeichnen räumliche Navigationsdefizite im vorgestellten oder realen dreidimensionalen Raum (ausführlich hierzu Aguirre u. D'Esposito 1999). Sie sind nicht notwendigerweise mit elementar-räumlichen oder räumlich-konstruktiven Leistungen assoziiert. Sie treten nach unilateralen rechts- oder linksseitigen (para)hippocampalen Läsionen auf, meist infolge eines mediobasalen Posteriorinfarktes. Die Patienten berichten über einen Vertrautheitsverlust in vormals bekannter Umgebung (Landis et al. 1986a), sie erkennen wichtige Landmarken nicht mehr, sodass sie sich im Alltag oft verlaufen, besonders bei ungünstigen äußeren Bedingungen (Dunkelheit, veränderte Perspektive). Die Beeinträchtigungen im mentalen Vorstellen und Navigieren im Raum führen dazu, dass diese Patienten oft auch keine Verknüpfungen zwischen verschiedenen vorgestellten Raumpositionen vornehmen können, etwa wenn sie eine Abkürzung eines Weges finden sollen.

17

Einsicht für räumliche Störungen?

Wenig beachtet aber erwähnenswert ist die Beobachtung, dass räumliche Störungen vom Patienten selten bewusst erlebt und kaum berichtet werden. Der eingangs geschilderte Fall ist eine seltene Ausnahme. So berichten Patienten mit gravierenden räumlich-perzeptiven Verschiebungen ihrer subjektiven Raumachsen (◘ Abb. 17.2) oder ihrer subjektiven Mitte selten über diese Probleme. Auch bei einer Demonstration der Störungen im Rahmen einer quantitativen Untersuchung erleben diese Patienten selten das Resultat als »Defizit« oder pathologische Veränderung. Im Gegensatz dazu berichten Patienten mit motorischen oder sprachlichen Defiziten oft bereitwillig darüber und lassen auch einen entsprechenden Leidensdruck erkennen. Warum?

David Milner (1995) hat die Hypothese aufgestellt, dass Leistungen, die überwiegend innerhalb des dorsalen visuellen Projektionssystems erbracht werden (wie viele räumlich-perzeptive und visuomotorische Leistungen) subjektiv nicht bewusst erlebt werden und im Gedächtnis nur kurzzeitig repräsentiert sind, sodass auch im Falle einer Schädigung dieser Areale keine subjektive Bewertung der eigenen Einschränkungen möglich ist. Demgegenüber seien Leistungen des ventralen Systems längerfristig präsent, werden eher dauerhaft gespeichert und sind deshalb eher der eigenen Introspektion zugänglich.

Topographische Orientierungsstörungen treten ebenfalls bei Patienten mit Neglect auf, hier sind sie jedoch die Folge der Nichtbeachtung der kontraläsionalen Raumhälfte (▶ Kap. 21). Schwerste topographische Orientierungsstörungen treten auch nach bilateralen parietalen oder parietookzipitalen Läsionen im Rahmen eines Bálint-Holmes Syndroms auf (hierzu ausführlicher ▶ Kap. 22). Bei diesen Patienten dürfte die Ursache der gestörten räumlichen Orientierung im Unterschied zu den weiter oben beschriebenen Fällen eher aus den Störungen der elementaren visuellen Raumwahrnehmung, der optischen Fixationsstörung sowie dem eingeschränkten visuellen Aufmerksamkeitsfeld resultieren.

Als ein mögliches physiologisches Korrelat für die Fähigkeit zur dreidimensionalen räumlichen Orientierung kommen Zellen im Hippocampus und Parahippocampus von Makaken und Ratten in Betracht (»place cells«), die die Position des Individuums sowie entsprechende Positionsveränderungen im dreidimensionalen Raum kodieren (Rolls 1999b; Maguire 1999). In Humanstudien mit bildgebenden Verfahren, in denen die Probanden simulierte Navigationsaufgaben (über Video) durchführen, finden sich Aktivierungen in hippocampalen und parahippocampalen Arealen der rechten und linken Hemisphäre (Maguire 1999). Damit zeigt sich ein deutlicher Unterschied zu den typischen Aktivierungsmustern in verschiedenen Hirnregionen der dorsalen visuellen Route bei räumlich-perzeptiven oder räumlich-kognitiven Aufgaben.

❶ **Räumlich-topographische Störungen bezeichnen Orientierungsprobleme im realen oder vorgestellten dreidimensionalen Raum. Sie treten sowohl nach Läsionen der ventralen Route (hippocampal, parahippocampal) als auch der dorsalen Route auf (posterior parietal). Die Ursache der Orientierungsstörung nach hippocampalen Läsionen ist vermutlich ein Defizit in der Aktualisierung der eigenen Raumposition. Dagegen ist die topographische Orientierungsstörung nach parietalen Läsionen vermutlich eher die Folge eines Neglects oder eines Bálint-Holmes Syndroms.**

Zusammenfassung

Störungen der visuellen Raumorientierung treten häufig nach rechtshemisphärischen, seltener nach linkshemisphärischen, kortikalen und subkortikaler Hirnläsionen auf. Unter räumlich-perzeptiven Störungen werden Einbußen elementarer perzeptiver Leistungen verstanden, wie etwa der Wahrnehmung der visuellen Hauptraumachsen. Die Topographie der verschiedenen räumlich-perzeptiven Defizite und der mit ihnen assoziierten Läsionsorte ist gut mit dem »Two-visual-systems-Modell« vereinbar, wonach distinkte Regionen der dorsalen visuellen Route für unterschiedlich perzeptive Leistungen spezialisiert sind. Hiervon abgegrenzt werden räumlich-kognitive Störungen, die unabhängig vom perzeptiven Vergleich ein Defizit in mental-räumlichen Prozessen beschreiben, wie etwa die mentale Rotation. Demgegenüber besteht das Kernelement räumlich-konstruktiver Störungen in der beeinträchtigten Transformation visueller Informationen in motorische Aktionen der Hand. Die vierte Kategorie räumlichen Verhaltens betrifft räumlich-topographische Störungen, die als Orientierungsstörung im vorgestellten oder realen 3D-Raum definiert sind. Als ein wesentliches Störungselement ist hier die beeinträchtigte Aktualisierung (»updating«) der Beobachterposition im 3D-Raum zu nennen. Multiple Dissoziationen zwischen verschiedenen räumlich-perzeptiven Defiziten, sowie zwischen räumlich-perzeptiven, -kognitiven und -topographischen Störungen sprechen für eine verteilte zerebrale Organisation der verschiedenen räumlichen Leistungen. Die mangelnde Einsicht für räumliche Defizite wird dadurch erklärt, dass zahlreiche räumliche Leistungen automatisiert funktionieren und nicht bewusst erlebt werden, sodass auch im Falle läsionsbedingter Einbußen diese introspektive Sicht fehlt.

17

18 Auditives Orientieren im Raum und seine Störungen

Jörg Lewald

Neben dem visuellen System repräsentiert das auditive System die einzige Sinnesmodalität, die uns räumliche Informationen über entfernte Ereignisse in unserer Umwelt liefert. Im Gegensatz zur visuellen Lokalisation ist Richtungshören jedoch auch im rückwärtigen Raumbereich möglich. Lässt man den sehr engen Winkelbereich des fovealen Sehens außer Acht, so ist die auditive räumliche Auflösung zudem

▼

in der Regel besser als die visuelle. Meist nehmen wir daher ein Ereignis zunächst mit dem Gehör wahr, richten dann erst Kopf und Augen darauf aus, um es schließlich visuell zu lokalisieren und zu identifizieren. In dieser Orientierungsreaktion liegt eine der wesentlichen Funktionen des Richtungshörens. Auditive und visuelle Raumwahrnehmung ergänzen sich dabei wechselseitig und stehen auch auf der Ebene der zentralnervösen Verarbeitung in einem engen Zusammenhang. Neurophysiologische Untersuchungen haben gezeigt, dass die räumliche Information beider Modalitäten im Gehirn integriert wird. Daher betreffen auch verschiedene neuropsychologische Störungen der räumlichen Orientierung in analoger Weise beide Sinnesmodalitäten.

18.1   Physikalische Grundlagen

Da die räumliche Position einer Schallquelle nicht direkt auf einem Sinnesepithel repräsentiert ist, muss das Gehör sie durch eine komplexe zentralnervöse Verarbeitung von den an beiden Ohren eintreffenden Schallsignalen ableiten. Die Fähigkeit der auditiven Lokalisation hängt daher nicht nur von physiologischen, sondern ganz entscheidend auch von den physikalischen Prozessen ab, die die Schallwellen auf ihrem Weg bis zu den Trommelfellen beeinflussen. Im folgenden Abschnitt werden daher zunächst einige für das Richtungshören wesentliche Phänomene der physikalischen Akustik besprochen.

18.1.1   Schallwellen

Schallwellen sind Longitudinalwellen aus periodischen Druckschwankungen, die sich mit einer Geschwindigkeit von etwa 340 m/s ausbreiten. Die Druckamplitude wird als **Schalldruck** bezeichnet und in Pa (N/m^2) angegeben. In der Hörforschung benutzt man jedoch meist das logarithmische Maß **Schalldruckpegel** (L) mit der Einheit dB (De-

18

ziBel), welches das Verhältnis des Schalldrucks p zu dem Bezugsschalldruck 20 µPa (p_0) kennzeichnet:

$$L = 20 \cdot {}_{10}\log p/p_0 \text{ [dB]}$$

Die Häufigkeit der Schalldruckschwankungen entspricht der **Frequenz** mit der Einheit Hertz (Hz = s^{-1}). Ihr Kehrwert ist die **Periodendauer** der Schwingung. Mit der Schallgeschwindigkeit c ergibt sich aus der Frequenz f die **Wellenlänge** λ:

$$\lambda = c/f \text{ [m]}$$

Ein **Ton** besteht aus nur einer Wellenlänge bzw. Frequenz. Im alltäglichen Leben haben wir es aber meist mit Klängen oder Geräuschen zu tun, die sich aus mehreren Frequenzanteilen zusammensetzen. Die Häufigkeitsverteilung des Schalldrucks in Abhängigkeit von der Frequenz bildet das **Spektrum** eines solchen komplexen Schallsignals.

18.1.2 Binaurale Richtungsparameter

Der menschliche Kopf stellt – wie jeder akustisch starre Gegenstand – ein Hindernis für die freie Schallausbreitung dar. Dies führt zu Unterschieden der an beiden Ohren eintreffenden Schallsignale, die als **binaurale Richtungsparameter** bezeichnet werden. Diese Parameter stellen die wichtigste Quelle der akustischen Richtungsinformation dar. Sie liefern allerdings ausschließlich Informationen über den **Seitenwinkel** (d. h. über die Abweichung einer Schallrichtung von der Medianebene des Kopfes in der Horizontalebene).

Interaurale Pegeldifferenzen

Aufgrund der akustischen Hinderniswirkung des Kopfes bildet sich ein **Schallschatten**. Bei seitlichem Schalleinfall erhält das schallabgewandte Ohr einen niedrigeren Schalldruckpegel als das schallzugewandte Ohr (■ Abb. 18.1a). Da der Kopf für lange Wellenlängen ein geringeres Hindernis darstellt, nimmt diese **interaurale Pegeldifferenz** mit der Frequenz zu. Bei einer Frequenz von 500 Hz liegen die maximal auftretenden Pegeldifferenzen um 6 dB, bei 5 kHz um 20 dB und in bestimmten Frequenzbändern oberhalb von 8 kHz können sie 35 dB überschreiten (Blauert 1974). Generell wird dabei die interaurale Pegeldifferenz mit der Abweichung der Schallrichtung von der Medianebene des Kopfes größer; doch steigt die Funktion nicht monoton an und wird mit zunehmendem Seitenwinkel flacher.

❶ **Die durch den Schallschatten am Kopf entstehende interaurale Pegeldifferenz ist nur bei hohen Frequenzen ausreichend groß, um eine Information über den Schalleinfallswinkel in der Horizontalebene zu liefern.**

Bei komplexen Signalen mit mehreren spektralen Komponenten – wie dies z. B. bei der Sprache der Fall ist – führt die Frequenzabhängigkeit der Schallabschattung zu unterschiedlichen Klangfärbungen an beiden Ohren (**interaurale spektrale Differenz**), da am schallabgewandten Ohr die hochfrequenten Anteile stärker abgeschwächt sind als die tieffrequenten.

Interaurale Zeitdifferenzen

Schallwellen müssen zum schallabgewandten Ohr einen größeren Weg zurücklegen und erreichen es daher später als das schallzugewandte Ohr (■ Abb. 18.1a). Bei seitlichem Schalleinfall existiert daher immer auch eine **interaurale Zeitdifferenz**. Nimmt man den Kopf als Kugel mit dem Durchmesser $d = 17$ cm an, so lässt sich die interaurale Zeitdifferenz Δt aus dem Seitenwinkel α (bezogen auf die Medianebene des Kopfes) und der Schallgeschwindigkeit c berechnen:

$$\Delta t = (d/2) \cdot (\alpha + \sin \alpha)/c \text{ [s]}$$

für $-\pi/2 \leq a \leq +\pi/2$. Bei genau seitlichem Schalleinfall ($\alpha = \pi/2 = 90°$) ergibt sich damit eine maximal mögliche Zeitdifferenz von 0,64 ms. Diese geometrische Berechnung stimmt mit den tatsächlich am Kopf auftretenden Zeitdifferenzen nur bei hohen Frequenzen ($f > 2$ kHz) annähernd überein. Bei tieferen Frequenzen ($f < 500$ Hz) sind interaurale Zeitdifferenzen durch die zusätzliche Wirkung akustischer Beugungseffekte wesentlich größer. Hier hat sich die folgende Formel als geeignet erwiesen (Kuhn 1977):

$$\Delta t = (3d/2) \cdot (\sin a)/c \text{ [s]}$$

Aufgrund der Abweichungen des Kopfes von der idealen Kugelform (Nase, Ohrmuscheln) wird der effektive Kopfdurchmesser hierbei mit $d = 18{,}6$ cm etwas größer als der anatomische angenommen. Damit ergibt sich für $\alpha = 90°$ eine Zeitdifferenz von 0,82 ms.

Man muss zwischen zwei verschiedenen Arten der interauralen Zeitdifferenz unterscheiden. Die erste Möglichkeit ist die **interaurale Phasenlaufzeit**. Hierunter versteht man die zeitliche Differenz, mit der ein bestimmter Punkt

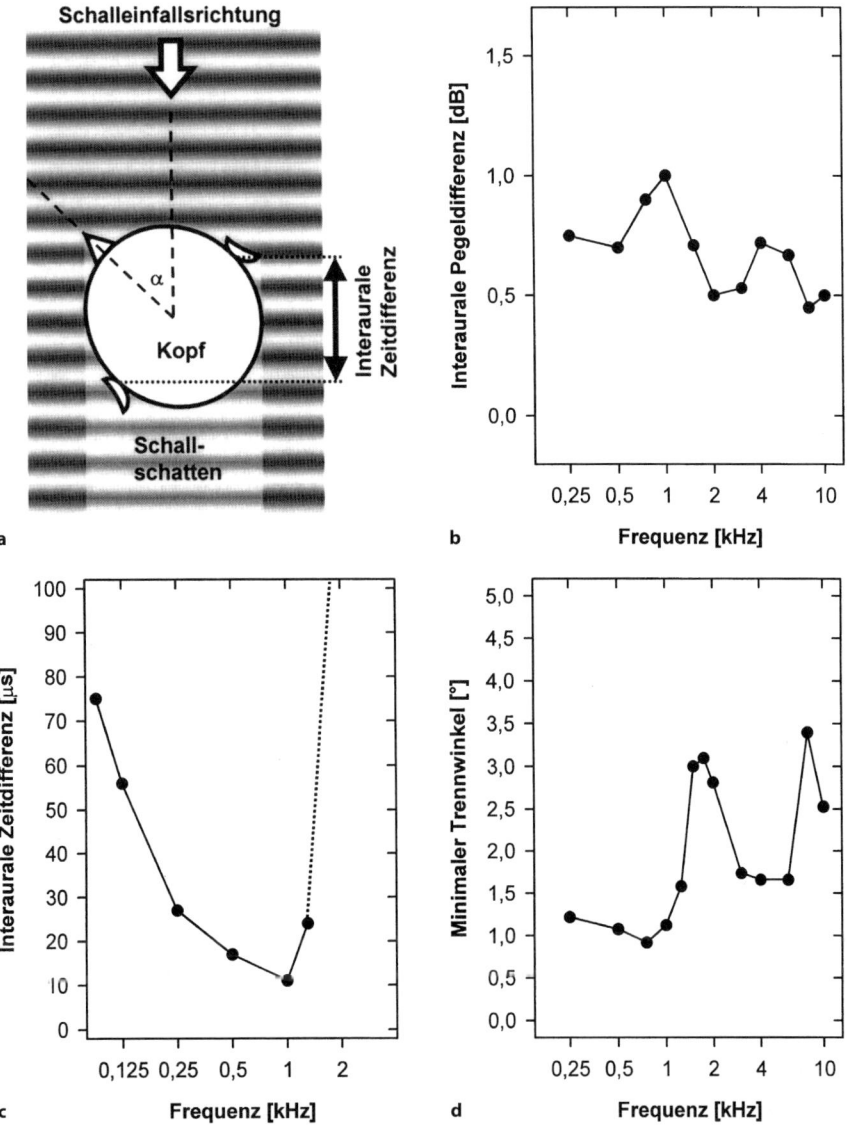

◘ Abb. 18.1a–d. Bei seitlicher Schalleinfallsrichtung sind die Laufzeiten der Schallwellen zu beiden Ohren unterschiedlich (interaurale Zeitdifferenz). Außerdem entsteht ein Schallschatten, sodass auch der Schalldruckpegel an beiden Ohren unterschiedlich ist (interaurale Pegeldifferenz; **a**). Während die Unterschiedsschwellen für interaurale Pegeldifferenzen kaum von der Frequenz des Schalls abhängen (**b**), sind interaurale Phasenlaufzeitdifferenzen von Sinustönen nur bei tiefen Frequenzen wahrnehmbar (**c**). Aus den in **b** und **c** dargestellten Kurvenverläufen lässt sich die Frequenzabhängigkeit der Unterschiedsschwellen für Änderungen des Schalleinfallswinkels (minimale Trennwinkel) erklären (**d**). (Nach Klumpp u. Eady 1956; Mills 1958, 1960)

in der Grundschwingung des Schalls (Phase) beide Ohren erreicht. Handelt es sich um periodische Schwingungen im Schalldruckverlauf (z. B. Dauertöne), kann diese Form der Richtungsinformation allerdings doppel- oder mehrdeutig werden. Wenn die halbe Periodendauer der Schwingung kleiner wird als die Laufzeitdifferenz, kann ein bestimmter Punkt im Schalldruckverlauf am schallzugewandten Ohr nämlich zwei oder mehreren Punkten der Schwingung am schallabgewandten Ohr zugeordnet werden, die in der Phasenlage identisch sind, sich aber jeweils um eine Periodendauer unterscheiden. Dies ist bei Frequenzen oberhalb von etwa 800 Hz der Fall. Bei Geräuschen ohne

Periodizität im Verlauf des Schalldrucks können diese Ambiguitäten nicht auftreten. Insbesondere die Laufzeitdifferenzen einzelner kurzer Schalldruckimpulse (z. B. Klicks), wie sie in natürlichen Geräuschen häufig enthalten sind, stellen einen wichtigen Teil der Richtungsinformation dar.

Die zweite Möglichkeit der Ausnutzung von interauralen Zeitdifferenzen ergibt sich, wenn die Grobstruktur (**Hüllkurve**) des Schallsignals amplitudenmoduliert ist, also zeitliche Schwankungen im Schalldruckpegel aufweist. Bei seitlichem Schalleinfall treffen dann korrespondierende Punkte der Hüllkurve an den Ohren zu unterschiedlichen Zeitpunkten ein und können somit als zusätzliche Richtungsparameter dienen (**interaurale Hüllkurven-Zeitdifferenzen**).

❶ Zwei verschiedene Arten der interauralen Zeitdifferenz können zur Bestimmung des Schalleinfallswinkels in der Horizontalebene ausgenutzt werden:
1. Zeitdifferenzen in der Feinstruktur (Phase) des Schallsignals und
2. Zeitdifferenzen in der Amplitudenmodulation (Hüllkurve).

18.1.3 Monaurale Richtungsparameter

Monaurale Richtungsparameter resultieren aus Signalverzerrungen, die am Kopf und an der Ohrmuschel durch Überlagerung des direkt einfallenden und des reflektierten Schalls entstehen. Vor allem durch die Struktur der Ohrmuschel kommt es zu einer Verstärkung oder Abschwächung bestimmter Frequenzkomponenten des Signals. Diese Effekte verändern sich mit der horizontalen und vertikalen Position der Schallquelle, sodass allein aus der spektralen Zusammensetzung eine Information über die Richtung des Schalleinfalls abgeleitet werden kann. Im Gegensatz zu interauralen Differenzen ermöglichen diese spektralen Parameter auch das Richtungshören in der Vertikalebene und eine Vorn-hinten-Unterscheidung. Allerdings können nur breitbandige Signale eine solche monaurale Richtungsinformation liefern.

❶ Insgesamt stehen dem auditiven System im Wesentlichen die folgenden physikalischen Richtungsparameter zur Verfügung:
1. interaurale Schalldruckpegeldifferenzen,
2. interaurale spektrale Differenzen,
▼

3. interaurale Phasenlaufzeiten,
4. interaurale Hüllkurven-Zeitdifferenzen und
5. monaurale spektrale Parameter.

18.2 Leistungsfähigkeit der auditiven Lokalisation

18.2.1 Lokalisation in der Horizontalebene

Je nachdem, welche Schallsignale und psychophysischen Methoden zur Messung verwendet wurden, sind Angaben über die räumliche Auflösung des Gehörs unterschiedlich (Übersicht bei Blauert 1974). Die höchste Lokalisationsgenauigkeit wird nahe der Geradeausrichtung erreicht.

❶ Der kleinste noch wahrnehmbare Unterschied in der Schalleinfallsrichtung (**minimaler Trennwinkel**) liegt im Bereich von 1–3°.

Mit zunehmendem Seitenwinkel wird die Lokalisation unschärfer. Bei Seitenwinkeln über 30° variieren die minimalen Trennwinkel – je nach Frequenz und spektraler Zusammensetzung des Schallsignals – von 2° bis über 40° (Mills 1958). Zusätzlich kann es auch zu systematischen Fehlern in der Lokalisation kommen, z. B. zu Überschätzungen des Seitenwinkels. So wird eine Schallquelle, deren tatsächlicher Seitenwinkel nur etwa 80° beträgt, als genau 90° links bzw. rechts wahrgenommen.

Der minimale Trennwinkel des Richtungshörens in der Horizontalebene ist bei schmalbandigen Signalen und Tönen in charakteristischer Weise von der Signalfrequenz abhängig (◻ Abb. 18.1d). Die Auflösung ist zwischen 250 Hz und 1 kHz sowie zwischen 3 und 6 kHz maximal, verschlechtert sich aber in dem dazwischen liegenden Frequenzbereich (bei etwa 1,5 kHz) deutlich. Diese Diskontinuität lässt sich – wie im folgenden Abschnitt erklärt wird – aus der Ausnutzung interauraler Pegel- und Zeitdifferenzen in verschiedenen Frequenzbereichen ableiten.

18.2.2 Wahrnehmung interauraler Pegel- und Zeitdifferenzen: die Duplex-Theorie des Richtungshörens

Im Abschn. 18.1.2 wurde gezeigt, dass dem Gehör interaurale Zeit- und Pegeldifferenzen zur Verfügung stehen, um horizontale Schallrichtungen zu ermitteln. Welche dieser Richtungsparameter nutzt das auditive System nun tatsächlich bei der Lokalisation? Um diese Frage zu klären, wurden binaurale Unterschiedsschwellen gemessen. Dabei benutzt man dichotische Schallsignale, die über Kopfhörer präsentiert werden und entweder nur Zeit- oder nur Pegeldifferenzen zwischen den beiden Stereokanälen aufweisen. Da hier – im Gegensatz zur natürlichen Situation im freien Schallfeld – nur **ein** Richtungsparameter isoliert dargeboten wird, kommt es zu einer »internalisierten« Wahrnehmung des Schallereignisses: Es wird **intrakranial** – etwa entlang der Ohrlinie – gehört. Sind beide Stereosignale identisch, erscheint der Schall im Kopf zentriert. Zur Abgrenzung vom Begriff der Lokalisation (im freien Schallfeld) spricht man hierbei von **Lateralisation**; die Auflösungsgrenze wird als **Lateralisationsunschärfe** bezeichnet.

> ❗ Die Lateralisationsunschärfe für interaurale Zeitdifferenzen (Phasenlaufzeiten) liegt für verschiedene dichotische Signale (Töne, Klicks, Rauschen) im Bereich von 10–20 µs.

Rechnet man mit den oben aufgeführten Formeln diese Zeitdifferenzen in Winkel um, ergeben sich etwa 1–3°. Dies stimmt genau mit den kleinsten, im freien Schallfeld gemessenen Trennwinkeln überein. Die Lokalisationsleistung scheint also hinreichend durch Auswertung interauraler Zeitdifferenzen erklärbar. Bei Tönen oder schmalbandigen Schallsignalen ist die Lateralisationsunschärfe für Phasenlaufzeiten allerdings sehr stark von der Grundfrequenz des Signals abhängig. Die Auflösung ist zwischen 250 Hz und 1 kHz maximal; oberhalb dieses Bereiches nimmt sie rapide ab und bei 1,5 kHz sind interaurale Phasenlaufzeiten praktisch nicht mehr wahrnehmbar (◻ Abb. 18.1c).

Die Auflösungsgrenze für interaurale Hüllkurven-Zeitdifferenzen liegt mit 20–50 µs deutlich höher als bei Phasenlaufzeiten. Da Hüllkurvendifferenzen insbesondere bei Frequenzen oberhalb von 1,5 kHz gut wahrnehmbar sind (Hafter 1984), können sie zur Lokalisationsleistung im hochfrequenten Hörbereich beitragen, sie aber nicht allein erklären. Hierzu müssen zusätzlich interaurale Pegeldifferenzen ausgewertet werden.

> ❗ Das Gehör kann interaurale Phasenlaufzeiten nur im tieffrequenten Bereich bis 1,5 kHz als Richtungsparameter nutzen. Die Lateralisationsunschärfe für interaurale Pegeldifferenzen beträgt 0,5–1,5 dB.

Bei Tönen oder schmalbandigen Signalen ist die Wahrnehmung interauraler Pegeldifferenzen im mittleren Hörbereich (0,2–8 kHz) weitgehend frequenzunabhängig (◻ Abb. 18.1b; Übersicht bei Blauert 1974). Bezieht man die Lateralisations-

unschärfe auf Messungen der am Kopf tatsächlich auftretenden Pegeldifferenzen, ergibt sich für den Frequenzbereich oberhalb von 2 kHz eine recht gute Übereinstimmung mit den im freien Schallfeld gemessenen minimalen Trennwinkeln.

Die Tatsache, dass interaurale Phasenlaufzeiten nur im tieffrequenten Hörbereich wahrnehmbar sind, interaurale Pegeldifferenzen dagegen nur bei höheren Frequenzen in einer hinreichenden Größenordnung am Kopf auftreten, führte zur sog. **Duplex-Theorie**.

> ❗ Die Duplex-Theorie postuliert die Existenz von zwei verschiedenen Mechanismen des Richtungshörens in unterschiedlichen Frequenzbereichen:
> 1. die Auswertung interauraler Phasenlaufzeiten bei tiefen Frequenzen und
> 2. die Auswertung interauraler Pegeldifferenzen bei hohen Frequenzen.

Die Duplex-Theorie in dieser ursprünglichen Form hat allerdings nur für reine Töne mit konstanter Amplitude Gültigkeit (Hafter 1984). Bei der Lokalisation komplexer Signale, wie sie im Alltag auftreten, kommt es zu einem Zusammenwirken verschiedener Parameter. Beispielsweise können dann auch Zeitdifferenzen in Form von Hüllkurven-Zeitdifferenzen im hochfrequenten Hörbereich relevant sein. Die beiden Mechanismen der Duplex-Theorie sind auch nicht unabhängig, sondern können miteinander interagieren. Ein Beispiel hierfür ist das sog. **Trading-Phänomen**: Verschiebt man die intrakranial wahrgenommene Position eines dichotischen Schallsignals durch Veränderung der interauralen Pegeldifferenz von der Medianebene des Kopfes zur Seite, so kann durch eine gegensinnige Veränderung der interauralen Zeitdifferenz das Schallsignal wieder im Kopf zentriert werden.

18.2.3 Vorn-hinten-Unterscheidung und Lokalisation in der Vertikalebene

Interaurale Zeit- und Pegeldifferenzen sind immer mehrdeutig. Entlang eines seitlich vom Ohr ausgehenden Kegelmantels sind sie (idealisiert) für alle Raumwinkel identisch: Eine seitlich vorn in der Horizontalebene liegende Schallquelle produziert die gleichen binauralen Richtungsparameter wie eine auf derselben Seite hinten gelegene Schallquelle. Bei breitbandigen Signalen kann diese Vorn-hinten-Ambiguität durch Wahrnehmung monauraler spektraler Parameter aufgelöst werden. Monaurale Parameter werden offenbar auch zur Wahrnehmung der Höhenposition einer Schallquelle ausgenutzt. So können wir mit einseitig verstopftem Ohr fast genauso gut Höhenpositionen lokalisieren wie unter binauralen Bedingungen.

> ⊕ **Die absolute Auflösungsgrenze für die Lokalisation in der Vertikalebene liegt für breitbandige Schallsignale bei 4–9° und ist damit etwa 3-mal so groß wie in der Horizontalebene.**

Bei Tönen kann es wegen des Fehlens spektraler Parameter zu Vorn-hinten-Verwechslungen kommen. Auch werden Töne in der Regel – unabhängig von ihrer tatsächlichen Höhenpositionen – nahe der Horizontalebene wahrgenommen. Hierbei zeigt sich das Phänomen, dass Töne »hoher« Frequenz meist auch in der vertikalen Position höher als »tiefe« Töne erscheinen.

18.3 Beeinflussung der auditiven Lokalisation durch andere Sinnesmodalitäten

Die auditive Lokalisation wird durch Information aus anderen Sinnesmodalitäten beeinflusst. Insbesondere sind propriozeptive, vestibuläre und visuelle Einflüsse auf das Richtunghören beschrieben worden.

18.3.1 Einflüsse der Augen- und Kopfposition

Wendet man die Augen weit zur Seite, so scheint sich die Position einer Schallquelle zur Gegenseite hin zu verschieben (Lewald 1998). Bei maximaler Exzentrizität der Blickrichtung (45°) beträgt dieser Verschiebungseffekt etwa 3° (◘ Abb. 18.2a). Ein ähnlicher Effekt tritt auf, wenn der Kopf (relativ zum Rumpf) sehr weit zur Seite gewendet ist. Bei 60° seitlicher Kopfposition kommt es zu einer systematischen Fehllokalisation von 4–8° zur Gegenseite hin (◘ Abb. 18.2b; Lewald et al. 2000). Beide Verschiebungseffekte sind linear mit der Augen- bzw. Kopfposition korreliert. Während die physiologischen Ursachen für den Augenpositionseffekt noch unklar sind, konnte durch transkutane Vibration der Halsmuskeln gezeigt werden, dass der Kopfpositionseffekt hauptsächlich auf propriozeptiver Information beruht, die dem ZNS durch die Afferenzen der Muskelspindeln der Halsmuskeln zugeleitet wird (◘ Abb. 16.2c; Lewald et al. 1999). Möglicherweise spiegeln

solche Effekte Koordinatentransformationen wider, bei denen die ursprünglich auf den Kopf bezogenen auditiven Raumkoordinaten in neurale Repräsentationen des Raumes überführt werden, die auf die Retina oder den Rumpf bezogen sind Neurophysiologische Befunde (▶ Abschn. 18.4) lassen darauf schließen, dass durch derartige Koordinatentransformationen in verschiedenen Arealen des Gehirns für die auditive und die visuelle Lokalisation gemeinsame Bezugssysteme hergestellt werden. Auch bei Augen- und Kopfbewegungen ist damit eine stabile Raumwahrnehmung mit übereinstimmenden auditiven und visuellen Koordinaten möglich.

18.3.2 Vestibulärer Einfluss

Nach kalorischer Stimulation des Bogengangsystems (Spülung eines Gehörganges mit Eiswasser) kommt es zu einer deutlichen Verschiebung in der Lateralisation dichotischer Reize (◘ Abb. 18.2d). Um ein ursprünglich im Kopf zentriertes Schallereignis nach kalorischer Stimulation wieder in die Medianebene zurückzuholen, muss der Schalldruckpegel auf der Seite der Stimulation um etwa 7 dB erhöht werden (Lewald u. Karnath 2000). Wird das Bogengangsystem durch eine Drehbeschleunigung des gesamten Körpers stimuliert, ist eine entsprechende – jedoch sehr viel kleinere – Verschiebung der auditiven Lateralisation in Richtung der Drehung nachweisbar (Lewald u. Karnath 2001). Ähnliche Einflüsse auf die auditive Lateralisation können auch hervorgerufen werden, wenn durch Neigung des Körpers zur Seite die vom Statolithensystem aufgenommene Sinnesinformation moduliert wird (Lewald u. Karnath 2002). Diese Effekte deuten auf eine zentralnervöse Integration von auditiver Richtungsinformation und vestibulärer Information hin. Die vestibuläre Information (über Positionsänderungen des Kopfes im **Raum**) ermöglicht somit zusammen mit der propriozeptiven Information (über die Position des Kopfes relativ zum **Rumpf**) auch bei Bewegungen von Kopf und ganzem Körper eine hinreichend genaue Lokalisation von Schallquellen.

18.3.3 Auditiv-visuelle Interaktion

Auch wenn ein auditiver und ein visueller Reiz sich in der räumlichen Position ein wenig unterscheiden, werden sie trotzdem unter bestimmten Bedingungen am selben Ort wahrgenommen. Dies ist dann der Fall, wenn sie in einem

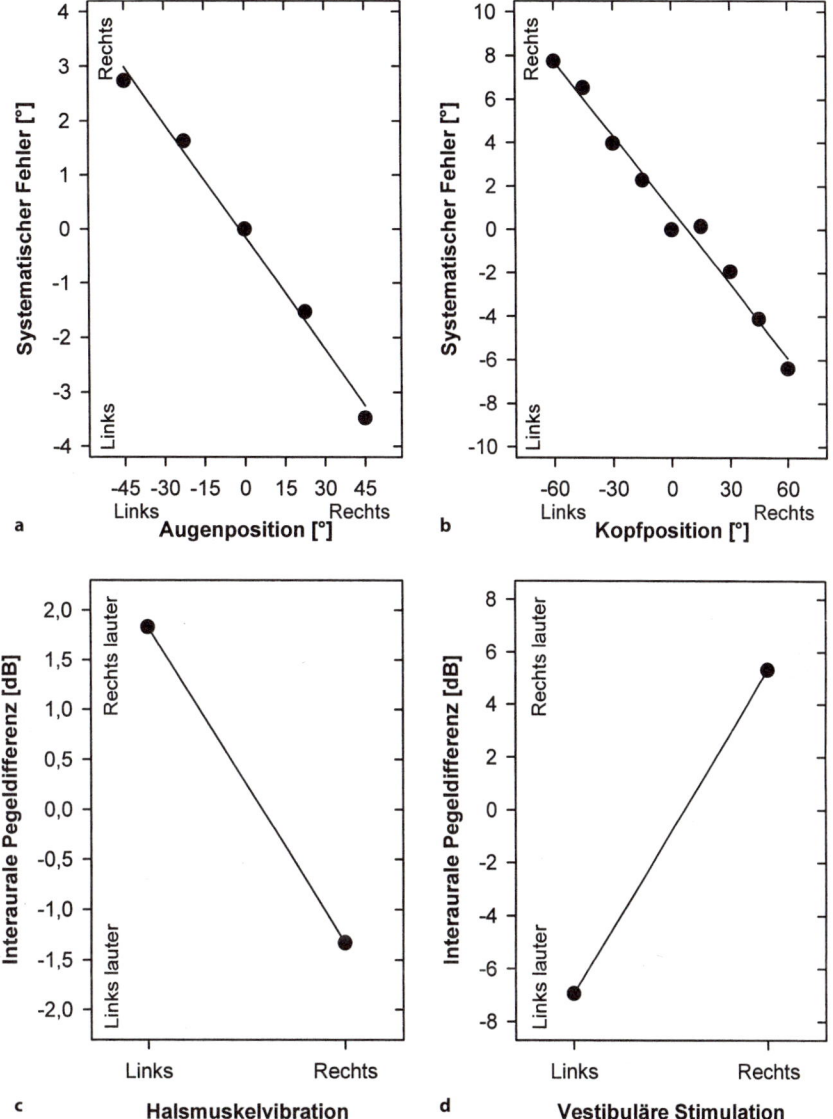

Abb. 18.2a–d. Intermodale Beeinflussung der auditiven Lokalisation. Werden die Augen (**a**) oder der Kopf (**b**) zur Seite gerichtet, wird eine Schallquelle zur Gegenseite hin verschoben wahrgenommen. Bei propriozeptiver Stimulation durch einseitige Vibration der Halsmuskeln wird ein dichotischer Schallreiz in der Medianebene des Kopfes wahrgenommen, wenn der Pegel am Ohr auf der Gegenseite lauter eingestellt ist (**c**). Nach vestibulärer Stimulation durch Spülen des Gehörgangs mit Eiswasser, muss der Schalldruckpegel auf der Seite der Stimulation erhöht werden, damit der Schall im Kopf zentriert wahrgenommen wird (**d**). (Nach Lewald 1998; Lewald et al. 1999, 2000; Lewald u. Karnath 2000)

engen zeitlichen Zusammenhang auftreten. Beide Stimuli verschmelzen dann zu einem einheitlichen Perzept eines licht- und schallemittierenden Objektes. Erst wenn die räumliche Abweichung einen Betrag von ca. 3° überschreitet oder wenn der zeitliche Unterschied zwischen auditivem und visuellem Reiz größer ist als etwa 100 ms, werden sie als zwei disparate Ereignisse wahrgenommen. Dieser im psychophysischen Experiment gemessene Effekt könnte möglicherweise mit den Eigenschaften bimodaler (auditorisch-visueller) Neurone zusammenhängen, bei denen räumliche und zeitliche Interaktionen für Licht- und Schallreize nachgewiesen worden sind (Stein u. Meredith 1993; ▶ Abschn. 18.4).

18

Präsentiert man in einem Experiment über einen Zeitraum von mehreren Minuten eine Folge von synchronen auditiven und visuellen Reizen, die einen konstanten Unterschied in der räumlichen Position aufweisen, kommt es zu einem Nacheffekt. Die Probanden lokalisieren dann Schallreize in absoluter Dunkelheit mit einem systematischen Fehler. Befand sich beispielsweise der visuelle Reiz links vom auditiven Reiz, werden danach auditive Reize etwas zu weit links wahrgenommen. Dies führte zu der Annahme, dass unsere Repräsentation des Hörraums unter normalen Bedingungen permanent durch die visuelle Rauminformation kalibriert werden könnte (Lewald 2002).

18.4   Zentralnervöse Verarbeitung auditiver Richtungsinformation

18.4.1   Reizantworten einzelner Zellen

Im **Hörnerven** werden Zeitstruktur (Phase und Hüllkurve) sowie Schalldruck eines am Ohr eintreffenden Schallsignals durch das zeitliche Muster bzw. die Anzahl der Aktionspotentiale kodiert. Aufgrund der in der Cochlea erfolgten Frequenzanalyse enthält die Summe der Reizantworten im Hörnerven bereits eine monaurale spektrale Richtungsinformation. Ein binauraler Vergleich findet innerhalb der Hörbahn erstmals in der Oliva superior statt (◘ Abb. 18.3; Galambos et al. 1959). Die neuronalen Reizantworten werden hier durch Variation interauraler Differenzen und folglich auch durch Veränderung der Schallrichtung in der Horizontalebene moduliert. Innerhalb des Olivenkomplexes besteht dabei eine funktionelle Differenzierung in zwei Unterkerne.

❗ Im **Nucleus medialis olivae superioris** werden interaurale Zeitdifferenzen verarbeitet und im **Nucleus lateralis olivae superioris** interaurale Pegeldifferenzen.

In Analogie zur Duplex-Theorie werden somit auf den unteren Hörbahnstufen Zeit- und Pegeldifferenzen zunächst in zwei getrennten Kanälen verarbeitet, von denen beide die Schallrichtungen in der Horizontalebene kodieren. Diese

◘ **Abb. 18.3.** Die wichtigsten Kerngebiete und Verbindungen der afferenten Hörbahn. Dargestellt sind nur die Verbindungen für eine Cochlea. (Nach Neff et al. 1975)

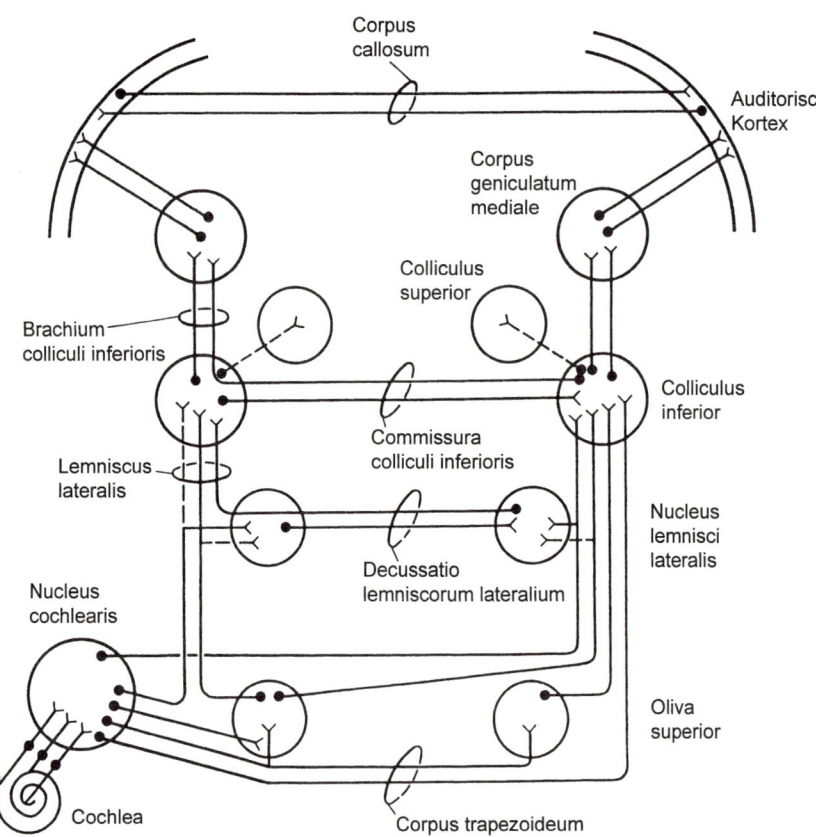

beiden Kanäle konvergieren im Colliculus inferior, wo eine Integration der verschiedenen Richtungsparameter erfolgt.

> ❶ Neurone im externen Unterkern des Colliculus inferior weisen spezifische Empfindlichkeiten für bestimmte Schallrichtungen auf. Entsprechend ihrer räumlichen Selektivität sind sie dort so angeordnet, dass sie eine topographische Repräsentation des akustischen Raumes (**Spatiotopie**) bilden.

Eine Spatiotopie findet sich auch in den an den Colliculus inferior angrenzenden tiefen Schichten des Colliculus superior, wo eine Integration der auditiven und der visuellen Rauminformation erfolgt. Bimodale Neurone, die räumlich überlappende auditive und visuelle rezeptive Felder aufweisen, bilden hier eine topographische Repräsentation der horizontalen und vertikalen Raumkoordinaten für beide Sinnesmodalitäten. Um Divergenzen bei Augenbewegungen zu kompensieren, werden die ursprünglich auf den Kopf bezogenen auditiven Raumkoordinaten dabei in ein auf die Retina bezogenes Koordinatensystem transformiert. Dieses deckt sich weitgehend mit der Repräsentation des visuellen Raumes in den oberen Schichten des Colliculus superior (Jay u. Sparks 1984).

Von den Colliculi inferiores gelangt die auditive Richtungsinformation über die Corpora geniculata mediales zum primären auditorischen Kortex (AI), der wie der visuelle Kortex aus Kolumnen aufgebaut ist. Auch hier gibt es räumlich selektive Neurone, die jedoch keine klare Spatiotopie bilden.

Neurophysiologische und neuroanatomische Untersuchungen bei Affen deuten darauf hin, dass die Hörinformation jenseits des primären auditorischen Kortex möglicherweise funktionell getrennt in zwei verschiedenen Bahnen verarbeitet wird:

1) die räumliche Information über die Position der Schallquelle in einer dorsolateralen Bahn, welche den kaudalen superioren temporalen Kortex, den posterioren Parietalkortex und den dorsolateralen präfrontalen Kortex einschließt, und
2) nichträumliche akustische Parameter – v. a. Frequenz- und Amplitudenmodulationen von Vokalisationen – in einer ventrolateral zu präfrontalen Arealen verlaufenden Bahn (Rauschecker u. Tian 2000).

Im visuellen Kortex (Brodmann-Areae 17, 18 19) sowie in verschiedenen Bereichen des Assoziationskortex, insbesondere im präfrontalen Kortex und im posterioren Parietalkortex, wurden bimodale Neuronen gefunden, die –

ähnlich wie die im Colliculus superior – räumlich selektiv auf auditive und visuelle Reize antworten (Morrell 1972; Vaadia 1989; Mazzoni et al. 1996). Im posterioren Parietalkortex scheint bimodale Rauminformation in einem Koordinatensystem vorzuliegen, das auf den Rumpf bezogen ist, also auch bei Kopf- und Augenbewegungen stabil bleibt.

> ❶ Sowohl im Colliculus superior wie auch in verschiedenen kortikalen Arealen wird auditive und visuelle Rauminformation in bimodalen Neuronen integriert, die für beide Sinnesmodalitäten überlappende rezeptive Felder aufweisen.

18.4.2 Funktionelle Bildgebung und transkranielle Magnetstimulation

Die kortikalen Substrate des räumlichen Hörens beim gesunden Menschen wurden mit Hilfe der funktionellen Magnetresonanztomographie (fMRT) der Positronenemissionstomographie (PET) sowie mit der repetitiven transkraniellen Magnetstimulation (rTMS) untersucht (▶ Kap. 2). Wie aufgrund der tierexperimentellen Befunde zu erwarten war (▶ Abschn. 18.4.1), zeigten sich bei funktioneller Bildgebung Aktivierungen insbesondere im Bereich temporaler, parietaler und frontaler Areale, wenn die Probanden akustische Reize lokalisierten oder lateralisierten (Bushara et al. 1999; Weeks et al. 1999; Alain et al. 2001). Hierbei scheint eine Dominanz der rechten Hirnhemisphäre vorzuliegen. Schließlich treten bei der auditiven Lateralisation auch Aktivierungen im Bereich des primären visuellen Kortex auf – allerdings nur dann, wenn die Augen zur Seite gerichtet sind (Zimmer et al. 2004). Möglicherweise spielt der visuelle Kortex eine Rolle bei den im ▶ Abschn. 18.4.1 erwähnten Koordinatentransformationen, die bei Augenbewegungen eine stabile Übereinstimmung der (auf den Kopf bezogenen) auditiven Koordinaten mit den (auf die Retina bezogenen) visuellen Koordinaten gewährleisten.

Wird ein Kortexareal über mehrere Minuten mit einer Folge von Magnetimpulsen stimuliert (rTMS), kann durch die damit induzierten repetitiven elektrischen Strompulse die Verarbeitung akustischer Reize in der betreffenden Region verändert werden (▶ Kap. 2). Dies führt zu spezifischen systematischen Fehlern in der auditiven Lokalisation oder Lateralisation, die innerhalb eines Zeitraums von einigen Minuten nach Ende der rTMS-Periode gemessen werden können. Solche Effekte konnten bisher nach rTMS des Gyrus temporalis superior, des posterioren Parietalkortex sowie des visuellen Kortex nachgewiesen werden (Lewald et al. 2002,

18

2004). Die durch rTMS induzierten systematischen Fehler hatten eine ähnliche Größenordnung wie die in ▶ Abschn. 18.3 beschriebenen Einflüsse sensorischer Stimulation.

❗ Untersuchungen mit funktioneller Bildgebung und transkranieller Magnetstimulation beim gesunden Menschen deuten darauf hin, dass insbesondere Bereiche des oberen Temporallappens und des posterioren Parietalkortex bei der auditiven Lokalisation beteiligt sind. Zudem scheint auch der visuelle Kortex eine Rolle bei neuralen Mechanismen zu spielen, die für die stabile Übereinstimmung der auditiven und visuellen Rauminformation bei Augenbewegungen sorgen.

18.5 Neuropsychologische Störungen

Störungen der auditiven Raumwahrnehmung bei kortikalen Läsionen sind bisher nur wenig untersucht worden und die vorliegenden Befunde sind teilweise widersprüchlich. Es zeigte sich jedoch, dass zwei Areale für die Lokalisation von Schallquellen von besonderer Bedeutung sind: der auditorische Kortex im oberen Temporallappen und der posteriore Parietalkortex.

18.5.1 Läsion des auditorischen Kortex

Läsionen des Temporallappens, die den auditorischen Kortex einschließen, führen in der Regel zu einer deutlichen Verschlechterung des Richtungshörens. Es lassen sich weitgehend analoge Störungen nachweisen, wenn man die Lateralisation mit dichotischen Reizen und die Lokalisation im freien Schallfeld prüft.

Yamada et al. (1996) zeigten, dass die Unterschiedsschwellen für interaurale Pegeldifferenzen bei Patienten mit unilateralen Läsionen auf der linken Seite gegenüber einer Kontrollgruppe etwa auf das Doppelte erhöht sind und nach bilateralen Läsionen auf mehr als das 4fache. Für interaurale Zeitdifferenzen sind die Unterschiedsschwellen nach unilateralen Läsionen links etwa 4-mal so groß; nach bilateralen Läsionen können Zeitdifferenzen nicht mehr unterschieden werden. Ein intakter rechter auditorischer Kortex scheint somit zur Verarbeitung interauraler Zeitdifferenzen eine notwendige Voraussetzung zu sein, während relativ große interaurale Pegeldifferenzen auch ohne Beteiligung beider auditorischer Kortizes wahrnehmbar sind.

Dementsprechend zeigten Untersuchungen zum Richtungshören im freien Schallfeld nach bilateralen Läsionen des Temporallappens meist deutliche Defizite, aber eine prinzipiell noch vorhandene Lokalisationsfähigkeit der Patienten. Bei diesen zum Teil widersprüchlichen Resultaten (Übersicht bei Neff et al. 1975) ist allerdings fraglich, ob die bilateralen Läsionen vollständig waren. Aufschlussreicher sind in dieser Hinsicht tierexperimentelle Studien. Nach Läsionen beider auditorischer Kortizes fanden Heffner u. Heffner (1990), dass Affen – wenngleich mit einer erhöhten Fehlerquote – noch zwischen Schallreizen links und rechts der Medianebene unterscheiden konnten. Sie konnten dagegen nicht mehr zwischen zwei Schallquellen in derselben Raumhälfte unterscheiden oder sich auf eine Schallquelle zubewegen. Dies bedeutet möglicherweise, dass der Schall nicht mehr mit einem Ort im Raum assoziiert, sondern nur noch lateralisiert werden konnte.

❗ Bilaterale Läsionen des auditorischen Kortex führen zu schweren Störungen der auditiven Orientierung im Raum. Eine einfache Links-rechts-Zuordnung von Schallrichtungen ist aber noch eingeschränkt möglich.

Nach unilateralen Läsionen des menschlichen auditorischen Kortex kommt es dagegen meist nur zu einem geringfügigen bleibenden Defizit bei der Lokalisation von Schallreizen, die auf der Seite kontralateral zur Läsion dargeboten werden (Neff et al. 1975). Nach Läsionen des rechten Temporallappens scheinen die Defizite offenbar etwas stärker zu sein als nach Läsionen auf der linken Seite. Doch selbst nach der chirurgischen Entfernung einer Hemisphäre ist die Lokalisation in der Raumhälfte ipsilateral zur entfernten Hemisphäre kaum beeinträchtigt und kann auch kontralateral noch relativ genau sein (Poirier et al. 1994).

18.5.2 Läsion des Gyrus temporalis superior und des posterioren Parietalkortex

Nach Läsion des rechten Gyrus temporalis superior kommt es häufig zu einer komplexen Störung der räumlichen Wahrnehmung, die als Neglect bezeichnet wird (▶ Kap. 21). Dieses Phänomen scheint mit Störungen der auditiven Raumwahrnehmung korreliert zu sein, die sich sowohl bei der Lateralisation von dichotischen Reizen als auch bei der Lokalisation von Schallreizen im akustischen Freifeld zeigen.

Bisiach et al. (1984) fanden bei Patienten mit rechtsseitigen temporoparietalen Läsionen systematische Fehler in der Lateralisation dichotischer Reize, deren interaurale Pegeldifferenzen variiert wurden: Waren die Signale an beiden Ohren identisch, war das intrakraniale Perzept weit zur rechten Seite – also zur Seite der Läsion –verschoben. Erst wenn der Pegel am linken Ohr 10–20 dB lauter eingestellt war als rechts, wurde das Schallereignis als im Kopf zentriert wahrgenommen. Bei Variation interauraler Zeitdifferenzen konnten Tanaka et al. (1999) neben einer allgemeinen Verschlechterung der Lateralisationsschärfe ebenfalls eine systematische Verschiebung der Lateralisation zur rechten Seite hin nachweisen: Der Reiz wurde in der Medianebene wahrgenommen, wenn das Signal am linken Ohr 0,5 ms früher als am rechten Ohr präsentiert wurde. Diese systematischen Fehler in der Lateralisation zeigten sich besonders stark ausgeprägt, wenn nach rechtsseitigen Läsionen zugleich ein Neglect der linken Raumhälfte vorlag (Bisiach et al. 1984). Bei linksseitigen Läsionen waren Verschiebungen der auditiven Lateralisation dagegen nicht nachweisbar.

In den oben genannten Studien wurden Patienten mehrere Wochen bis Monate nach einem Schlaganfall untersucht. Testet man die Patienten in der akuten Phase des Neglects, zeigt sich ein deutlich abweichendes Bild. Zimmer et al. (2003) stellten bei etwa der Hälfte der Patienten eine völlige Unfähigkeit der auditiven Lateralisation fest, während die andere Hälfte lediglich einen geringfügigen systematischen Fehler (50 μs interaurale Zeitdifferenz) zur ipsiläsionalen Seite zeigte. Diese Störungen der auditiven Lateralisation scheinen somit keine direkte Folge des akuten Neglects zu sein. Vielmehr ist zu vermuten, dass beide Störungen auf die Läsion unterschiedlicher neuraler Schaltkreise zurückzuführen sind, die sich teilweise in denselben Gehirnarealen (insbesondere im Gyrus temporalis superior) befinden. Dass in der chronischen Phase des Schlaganfalls größere systematische Fehler in der auditiven Lateralisation gemessen wurden, könnte dagegen auf längerfristigen Anpassungsprozessen beruhen, bei denen die infolge des Neglects veränderte Wahrnehmung des visuellen Raumes zu Veränderungen der auditiven Raumwahrnehmung führt (▶ Abschn. 18.3.3).

Da dichotische Schallreize nach rechtsseitigen Läsionen nach rechts verschoben wahrgenommen werden, sollte man auch bei der Lokalisation von Schallquellen im Raum eine deutliche Rechtsverschiebung erwarten. Bisherige Untersuchungen zu dieser Frage ergaben jedoch widersprüchliche Resultate. Instruierte man Patienten mit einem Neglect der linken Raumhälfte, mit der Hand auf eine Schall-

quelle zu zeigen, so waren sie dazu generell in der Lage, wichen aber meist nach rechts von der Schallrichtung ab (Pinek et al. 1989; Pinek u. Brouchon 1992). Es bestand also – wie bei der Lateralisation dichotischer Reize – ein systematischer Fehler zur ipsiläsionalen Seite hin. Sollten Patienten mit Neglect zur linken Seite dagegen entscheiden, ob die Position einer Schallquelle mit ihrer subjektiven Geradeausrichtung übereinstimmte (auditive Geradeausrichtung), erhielt man einen gegenteiligen Befund: Eine Schallquelle wurde dann »geradeaus« wahrgenommen, wenn sie sich tatsächlich etwa 10–20° rechts der anatomischen Medianebene befand; die Lokalisation war also nach links verschoben (Vallar et al. 1995). Dieser Widerspruch konnte bisher jedoch nicht aufgelöst werden. Allerdings muss bei der letzteren Untersuchungsmethode berücksichtigt werden, dass hier die räumliche Vorstellung von einer Geradeausrichtung (in Bezug auf den eigenen Körper) das Referenzsystem für die Lokalisation des Schalls darstellt. Unter diesen Bedingungen können systematische Fehler in der Lokalisation sowohl aus Störungen der auditiven Raumwahrnehmung wie auch aus Störungen der Wahrnehmung der eigenen Körperstellung resultieren. Da die subjektive Geradeausrichtung bei einem Neglect typischerweise zur rechten, ipsiläsionalen Seite verschoben ist (Karnath 1994b), ist denkbar, dass allein dies schon zu einer entsprechenden Rechtsverschiebung der auditiven Geradeausrichtung führen könnte.

❗ Bei akuten Läsionen, die den rechten temporoparietalen Kortex einschließen und zu einem Neglect zur linken Raumseite führen, kommt es entweder zum völligen Verlust der Fähigkeit der auditiven Lateralisation oder zu einem systematischen Fehler, der zur rechten, ipsiläsionalen Seite hin gerichtet ist. Die auditive Geradeausrichtung im freien Schallfeld ist ebenfalls zur rechten Seite hin verschoben.

Zusammenfassung

Bei der auditiven Lokalisation wirken unterschiedliche zentralnervöse Mechanismen zusammen. Interaurale Differenzen in Zeit und Schalldruckpegel dienen hauptsächlich zur Bestimmung des Schalleinfallswinkels in der Horizontalen. Für das Richtungshören in der Vertikalen sowie die Unterscheidung zwischen Schalleinfall von vorn und hinten werden zusätzlich spektrale Parameter genutzt. Die Auflösungsgrenze des räumlichen Hörens liegt bei 1°. Wo die Position einer Schallquelle wahrgenommen wird, hängt dabei nicht nur von auditiven Richtungsparametern ab, sondern kann auch durch visuelle, propriozeptive und vestibuläre Sinnesinformation beeinflusst werden. Besondere Bedeutung für das Richtungshören haben vor allem der Gyrus temporalis superior und der posteriore Parietalkortex. Läsionen dieser Areale führen zu systematischen Verschiebungen in der auditiven Lokalisation oder einem völligen Verlust der Lokalisationsfähigkeit. Läsionen des auditorischen Kortex haben dagegen lediglich eine generelle Verschlechterung der Lokalisationsgenauigkeit zur Folge.

19 Vestibuläres System und Störungen der vestibulären Raumorientierung

Marianne Dieterich

Das vestibuläre System ist für zwei Wahrnehmungsleistungen besonders wichtig: das Erkennen der Lage im Raum und die Bestimmung der Bewegung im Raum. Dazu arbeitet das vestibuläre System eng mit den anderen Sinnessystemen zusammen, besonders eng mit dem visuellen, aber auch mit dem somatosensorischen, propriozeptiven und akustischen System. Diese sensorischen Systeme liefern Informationen über den uns umgebenden Raum. »Raumwahrnehmung« bedeutet also eine ständige Integration von verschiedenen sensorisch-perzeptiven und motorischen Prozessen, was nach heutiger Kenntnis vorwiegend in Arealen des parietalen Kortex geleistet wird. Daneben gibt es kurzfristige Arbeitsspeicher für räumliche Informationen im präfrontalen Kortex und längerfristige Speicher im Hippocampus des medialen Temporallappens. Daran sieht man, dass die Raumorientierung nicht an einem einzelnen Ort im Großhirn repräsentiert ist, sondern durch ein neuronales Netz von Arealen im frontalen, temporalen und

▼

parietalen Kortex. Die einzelnen miteinander verbundenen Regionen sind dabei auf jeweils unterschiedliche Funktionen spezialisiert.

❗ **Das vestibuläre System leistet**
   1. **das Erkennen der Lage im Raum und**
   2. **die Bestimmung der Bewegung im Raum.**

19.1   Gibt es einen »vestibulären Kortex« beim Menschen?

In tierexperimentellen Studien der letzten 30 Jahre konnten verschiedene separate Areale im temporalen und parietalen Kortex identifiziert werden, deren Neurone vestibuläre Signale verarbeiten (Abb. 19.1). Elektrophysiologisch definiert wurden Area 2v an der Spitze des intraparietalen Sulcus unter natürlicher vestibulärer und optokinetischer Reizung, Area 3aV (Nacken, Rumpf, Arm und vestibuläre

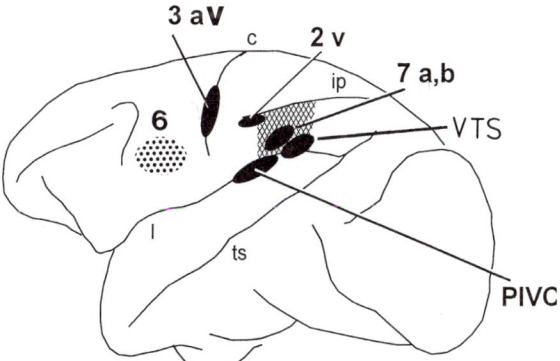

◻ **Abb. 19.1.** Schematische Darstellung eines Affengehirns, in das die elektrophysiologisch bestimmten Areale eingetragen sind, die vestibuläre Informationen erhalten: Area 2v an der Spitze des Sulcus intraparietalis (*ip*), Area 3aV im Sulcus centralis (*c*), Area 6, Area 7 im inferioren Parietallappen, der parietoinsuläre vestibuläre Kortex (*PIVC*) in der Tiefe der hinteren Insel im Sulcus lateralis (*l*) und die nach parietal angrenzende visuelle temporale sylvische Area (*VTS*)

Region der Area 3a) im zentralen Sulcus unter vestibulärer und somatosensorischer Reizung, Area 7 im inferioren Parietallappen unter vestibulookulärer Stimulation und der parietoinsuläre vestibuläre Kortex (PIVC) am posterioren Ende der Inselregion unter vestibulärer (Drehbeschleunigungen), somatosensorischer und visueller Reizung (Grüsser et al. 1990a,b; Guldin u. Grüsser 1996). Diese verschiedenen **multisensorischen** Areale sind miteinander und insbesondere mit dem PIVC verbunden. Sie erhalten nicht nur aufsteigende vestibuläre Informationen aus beiden Vestibulariskerngebieten im Hirnstamm, sondern projizieren auch absteigend zu diesen Kernen (Guldin u. Grüsser 1996). Die tierexperimentellen Ergebnisse lassen bereits vermuten, dass es beim Primaten keinen primären vestibulären Kortex gibt, sondern verschiedene **multisensorische** Areale, die unter mehreren sensorischen Eingängen auch solche für vestibuläre Informationen aufweisen.

Unsere Kenntnisse zu homologen vestibulären Arealen des menschlichen Kortex sind bis heute noch spärlich. Sie beruhen auf alten Berichten über elektrische Kortexreizung bei Patienten mit Epilepsie, auf klinischen Untersuchungen vestibulärer Funktionsstörungen bei Patienten mit akuten Thalamus- und Großhirninfarkten sowie auf ersten Aktivierungsstudien mit Positronenemissionstomographie (PET) und funktioneller Magnetresonanztomographie (fMRT), auf die noch näher eingegangen wird. Die Befunde zeigen, dass die Lokalisation identifizierter Kortexareale des Affen nicht »1 zu 1« auf den menschlichen Kortex übertragen werden kann.

19.1.1 Multisensorische vestibuläre Kortexareale: der parietoinsuläre vestibuläre Kortex

Neurone des parietoinsulären vestibulären Kortex (PIVC) wurden von Grüsser und Mitarbeitern (1990a,b) in verschiedenen Spezies nichtmenschlicher Primaten elektrophysiologisch und mit Hilfe anatomischer Studien untersucht. Nachdem tierexperimentell enge Verbindungen vom PIVC zu den verschiedenen anderen vestibulären Kortexarealen (vorwiegend Area 3aV und 2v/7ant als »innerer kortikaler vestibulärer Kreis«; zusätzlich Area VTS, 6a, 23c, 8a) sowie zu beiden Vestibulariskernen im Hirnstamm nachgewiesen wurden, entwickelten Guldin u. Grüsser (1996) das Konzept, dass der PIVC ein Integrationszentrum (»core region«) des gesamten kortikalen vestibulären Systems dar-

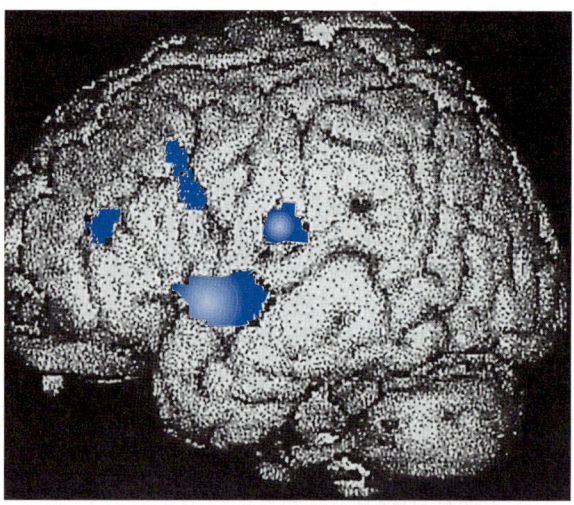

Abb. 19.2. Blutflussanstiege (Aktivierungen) in einer PET-Aktivierungsstudie bei 9 gesunden Rechtshändern vor und während vestibulärer kalorischer Reizung des rechten Ohres mit 44 °C warmem Wasser (p < 0,01; korrigiert für multiple Vergleiche). Ein Blutflussanstieg findet sich u. a. in verschiedenen temporoparietalen Arealen, z. B. in der hinteren Insel (größeres unteres Areal), im Gyrus temporalis superior, im unteren Parietallappen, im Gyrus praecentralis und im präfrontalen Kortex. Die drei abgebildeten Areale in der oberen Reihe entsprechen am ehesten einem Areal im präfrontalen Kortex, dem frontalen Augenfeld, und Area 7 (von links nach rechts)

stellt, d. h. ein Integrationszentrum für alle übrigen Areale, die vestibuläre Information verarbeiten.

Dieses Konzept scheint auch für den Menschen zu gelten. Zur Frage der Lokalisation und der Multimodalität eines solchen Integrationszentrums PIVC in der hinteren Insel wurden Hirnaktivierungsstudien mittels fMRT durchgeführt. Um das vestibuläre System zu erregen, wurde z. B. die elektrische (galvanische) Reizung des Vestibularisnerven eingesetzt. Diese löst eine Aktivierung von Otolithen- und Bogengangsafferenzen mit einem Gefühl der Körperkippung und einer tonischen Augenverrollung aus. Als Korrelat dieser vestibulären Erregung fand sich eine Aktivierung in der hinteren Insel und im angrenzenden Parietallappen (BA 40) beider Hemisphären (◘ Abb. 19.2), die in ihrer Lokalisation dem menschlichen Homolog des PIVC und der angrenzenden Area 7 beim Rhesusaffen entsprechen (Bucher et al. 1998; Stephan et al. 2005). Die gleiche Region in der hinteren Insel stellt sich auch im fMRT unter rein visueller (optokinetischer) Stimulation Gesunder bei kleinem Gesichtsfeld dar, auch wenn keine Eigenbewegungsempfindung oder Körperbewegung ausgelöst werden. Hierbei wird eine bilaterale Aktivierung des visu-

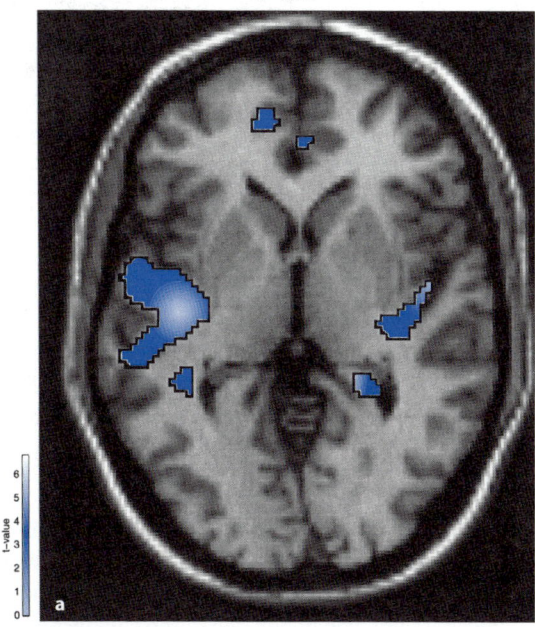

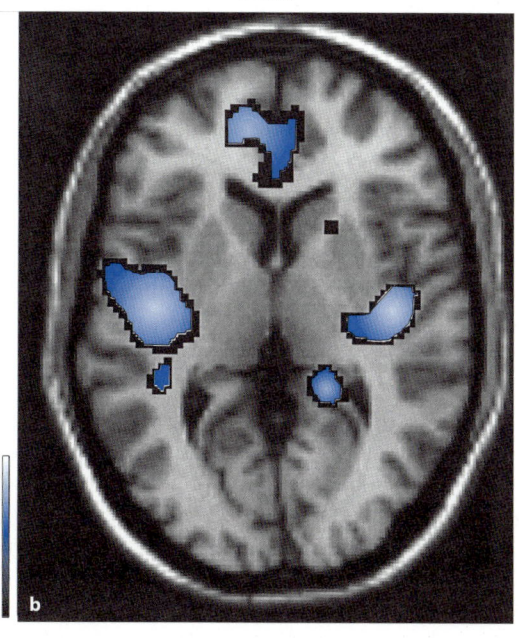

◘ Abb. 19.3a,b. Blutflussminderungen (Deaktivierungen) in einer PET-Aktivierungsstudie bei 10 gesunden Rechtshändern ohne und während visueller optokinetischer Stimulation mit einem kleinen Gesichtsfeld, das keine Eigenbewegungsempfindung auslöst (p < 0,01). Während visueller Reizung wird eine Aktivierung in Arealen des visuel-len Kortex und gleichzeitig eine Deaktivierung u. a. in der hinteren Insel (**a**; z = 0 mm) und im angrenzenden inferioren Parietallappen (**b**; z = 5 mm) beidseits sowie im Hippocampus rechts und im anterioren Cingulum (**b**; z = 5 mm) ausgelöst

ellen Kortex (V1–V5) bei gleichzeitiger sog. »Deaktivierung« der hinteren Insel und des angrenzenden parietalen Kortex (BA 40) beidseits induziert (◘ Abb. 19.3).

Eine vergleichbare Lokalisation von Aktivierungsarealen in der hinteren Insel beider Hemisphären wurde auch bei Gesunden während einseitiger kalorischer Reizung des Vestibularapparates mit Eiswasser bzw. 44°C warmem Wasser mit der PET nachgewiesen. Bei dieser Reizung kommt es zu einer Aktivierung von Afferenzen des horizontalen Bogengangs eines Vestibularapparates, was mit Drehschwindel und raschen, horizontalen Augenbewegungen (horizontaler kalorischer Nystagmus) verbunden ist. Darüber hinaus wird ein Ensemble weiterer Areale im temporoparietalen Kortex beider Hemisphären aktiviert mit einer Dominanz der nichtdominanten Hemisphäre (d.h. bei Rechtshändern der rechten Hemisphäre) sowie der ipsilateralen Projektionen vom Vestibularapparat zum Kortex (Dieterich et al. 2003, 2005). Diese Stimulation löste im PET nicht nur einen regionalen Blutflussanstieg aus (Aktivierung), sondern gleichzeitig eine signifikante Blutflussminderung (Deaktivierung) des visuellen Kortex beidseits (BA 17, 18 und 19).

❶ Beim Menschen konnte eine multisensorische vestibuläre Region in der hinteren Insel als parietoinsulärer vestibulärer Kortex (PIVC) identifiziert werden. Die Region des PIVC zeigte eine Vermehrung des regionalen Blutflusses (Aktivierung) unter vestibulärer Reizung der Bogengänge und Otolithen und eine regionale Blutflussminderung (Deaktivierung) unter visueller optokinetischer Stimulation. Die bilaterale Aktivierung ist besonders stark in der nichtdominanten Hemisphäre, d.h. bei Rechtshändern in der rechten Hemisphäre. Zwischen dem vestibulären und dem visuellen System besteht unter verschiedenen Reizbedingungen eine gegenseitige hemmende Interaktion.

19.2   Kortikale Repräsentation des Raumes (Raumkarten)

Obwohl die Details der Funktion des Hippocampus noch nicht geklärt sind, ist aus tierexperimentellen Studien bekannt, dass die Hippocampusformation eine entscheiden-

19

de Rolle für das Ortsgedächtnis und die Navigation spielt (Nadel 1991, 1994). Im Hippocampus generieren »Ortszellen« (»place cells«) Karten für eine nichtegozentrische (allozentrische) Raumrepräsentation, die nicht topographisch geordnet ist. Eine einzelne Ortszelle kann mit ihrem ortsspezifischen rezeptiven Feld an mehreren Raumkarten mitarbeiten; diese Informationen werden gespeichert. Dies trifft auch auf den Menschen zu. Andere Zellen nehmen Veränderungen der Raumkoordinaten wahr. Der Hippocampus ist auch beteiligt an der Repräsentation von Eigenbewegung, die mit dem vestibulären System detektiert wird (Berthoz et al. 1995), und steht in Verbindung mit dem kortikalen multisensorischen vestibulären System (PIVC).

Zusammen mit weiteren Zentren ist der Hippocampus in ein System zur Raum- und Ortsrepräsentation (»spatial mapping system«) eingebunden, in dem Informationen z.B. über Objekte, Entfernung und Richtung dieser Objekte etc. zusammengetragen und verarbeitet werden. So wurden im Postsubiculum Zellen gefunden, die für die Ausrichtung des Kopfes zuständig sind (Ranck 1984) und enge Verbindungen zu den Ortzellen im Hippocampus haben. Kopfrichtungsabhängige Zellen wurden weiterhin im dorsolateralen Thalamus und Nucleus caudatus nachgewiesen, d. h. in afferenten und efferenten Stationen zum und vom Hippocampus. Zu diesem »Spatial-mapping«-System gehören auch Zellen im posterioren Parietallappen, die Körperbewegungen registrieren. Diese komplexe, in egozentrischen Koordinaten vorliegende Information über Bewegungen des eigenen Körpers muss in das nichtegozentrische (Umwelt-) Koordinatensystem des Hippocampus übertragen werden. Wie dies geschieht und wie diese Zentren genau zusammenarbeiten, ist bis heute unklar. Eine Hypothese nimmt z.B. **kognitive Karten** (▶ Kap. 15) der jeweiligen Umgebungen an, die im Hippocampus abgelegt sind und aus verschiedenen Perspektiven betrachtet werden können. Diese »Raumkarten« beziehen sich auf die verschiedenen hierarchisch geordneten Referenzen und werden immer komplexer, ausgehend von dem egozentrischen System der Retina über die Referenzrahmen Kopf, Rumpf und Körper bis zur ganzen Welt als nichtegozentrischen Referenzrahmen (Nadel 1999). Im Bezug auf die Raumrepräsentation kommt Navigationsaufgaben eine besondere Bedeutung zu, weil die Wegintegration auf verschiedene Weise gelöst werden kann. Dies kann mit Hilfe einer imaginären Raumkarte (wie bei einem Stadtplan) oder verschiedener Wegweiser in ganz bestimmter Anordnung geschehen (hierzu ausführlicher ▶ Kap. 15). Das bedeutet, dass wir verschiedene Formen der Information in verschiedenen Systemen benutzen können, die sich nicht immer decken müssen. Trotzdem muss am Ende eine Repräsentation des Raumes um uns herum definiert sein.

> ❗ An der Wahrnehmung und Speicherung von Informationen zur Raumrepräsentation (sog. kognitive Karten oder Raumkarten) sind verschiedene Hirnregionen beteiligt, von denen den unterschiedlichen Neuronen in der Hippocampusformation eine besondere Bedeutung zukommt.

19.3   Lage im Raum

Der tonische bilaterale Einfluss der peripheren Vestibularorgane stabilisiert Augen, Kopf und Körper entsprechend der Schwerkraft in einer aufrechten Position in den drei Ebenen des Raumes und bestimmt unsere Wahrnehmung von Vertikalität. In der Primärposition sind die Achsen der Augen und des Kopfes horizontal ausgerichtet und das Empfinden für horizontale und vertikale Strukturen entspricht der objektiven Horizontalen oder Vertikalen. Die Schwerkraftrezeptoren im Vestibularapparat sind die Oto-

---

Unter der Lupe

Vertikalenwahrnehmung – die subjektive visuelle Vertikale (SVV)

Die Orientierungswahrnehmung der visuellen Welt, die Vertikalenwahrnehmung, wird mit Hilfe der »subjektiven visuellen Vertikalen (SVV)« bestimmt. Die Messung kann mit einer Leuchtlinie im dunklen Raum erfolgen oder mit einer Linie vor einem gemusterten Hintergrund, der keine Orientierung erlaubt. Aufgabe des Probanden ist diese Linie genau erdvertikal senkrecht einzustellen. Der Gesunde kann die SVV in einem Bereich von $\pm2{,}5°$ genau senkrecht einstellen (Dieterich u. Brandt 1993a). Eine pathologische Auslenkung der SVV (Verkippung nach links oder rechts) zeigt eine periphere oder zentrale Otolithenfunktionsstörung an. Diese kann entlang der vestibulären Bahn vom Labyrinth über das Vestibulariskerngebiet im Hirnstamm und den posterolateralen Thalamus zu multisensorischen vestibulären Kortexarealen im Temporal- und Parietallappen, besonders zum PIVC, lokalisiert sein.

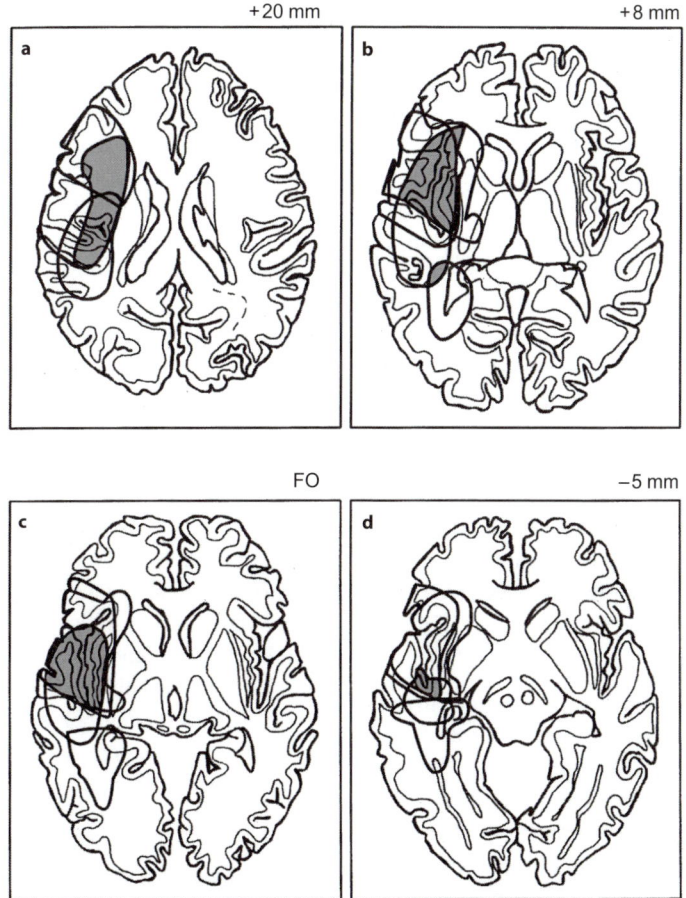

◘ Abb. 19.4a–d. Schädigungsareale von 7 Patienten mit akuten Infarkten der A. cerebri media im MRT, die eine signifikante Auslenkung der subjektiven visuellen Vertikalen zur Gegenseite aufwiesen. Dargestellt sind die Infarktgebiete auf unterschiedlichen Höhen (**a** 20 mm, **b** 8 mm, **c** 0 mm oberhalb und **d** 5 mm unterhalb der Linie zwischen der vorderen und hinteren Kommissur) des Duvernoy-Atlas. Das Überlappungsareal umfasst die hintere Insel in verschiedenen Höhen mit dem Gyrus insularis longus und brevis sowie dem Gyrus temporalis transversus und superior. Das *graue Gebiet* kennzeichnet die gemeinsame Überlappung von mindestens 6 der 7 Läsionsgebiete

lithen. Unser Empfinden für horizontale und vertikale visuelle Strukturen kann mit der »subjektiven visuellen Vertikalen (SVV)« gemessen werden (► Unter der Lupe).

19.3.1 Kortikale vestibuläre Funktionsstörungen

Als »thalamische Astasie« bezeichnet man eine Stand- und Gangstörung bei Patienten mit Thalamusläsionen, die sich im Stehen nicht aufrecht halten können und zur Seite fallen, ohne dass eine Hemiparese oder ein anderes neurologisches Defizit erkennbar ist (Masdeu u. Gorelick 1988).

Die Läsionen liegen vorwiegend im posterolateralen Thalamus. Es gibt mittlerweile Hinweise dafür, dass es sich bei der »thalamischen Astasie« um ein zentral-vestibuläres Syndrom aufgrund einer Funktionsstörung in den multisensorischen Kernanteilen des posterolateralen Thalamus (Vim, Vce, Vci) handeln könnte. Diese stellen eine Relais-Station für vestibuläre und somatosensorische Bahnen zum Kortex dar und wurden deshalb im Tierexperiment als »vestibuläre Thalamuskerne« bezeichnet. Patienten mit akuten einseitigen Infarkten im posterolateralen Thalamus weisen eine signifikante Störung der Raumorientierung mit pathologischer Auslenkung der SVV auf (Dieterich u. Brandt 1993b). Eine Funktionsstörung entlang der vestibu-

19

lären Bahn löst eine pathologische Verstellung des vestibulär bestimmten Sollwertes für die Vertikale aus, sodass der Patient im Stehen und Gehen den Körper auf den pathologisch verkippten, falschen Sollwert einstellt und fällt.

Ähnliche Symptome treten auch bei Patienten mit akuten Läsionen einer Hemisphäre auf, wenn der temporoparietale Kortex insbesondere die hintere Insel (PIVC) betroffen ist. Von 52 Patienten mit akuten Mediateilinfarkten zeigten 23 Patienten eine Fallneigung, meist zur kontralateralen Seite, sowie regelmäßig eine signifikante Kippung der SVV, ohne dass Augenbewegungsstörungen oder -fehlstellungen vorlagen. Überträgt man die im MRT sichtbaren Infarkte dieser Patienten auf einen anatomischen Atlas, so umfasst das gemeinsame Überlappungsareal eine Region in der hinteren Insel, die den Gyrus temporalis transversus (Heschl), den Gyrus insularis longus und den Gyrus temporalis superior einbezieht (◻ Abb. 19.4). Diese Region beinhaltet den PIVC. Im Gegensatz dazu führten akute Infarkte in anderen Versorgungsgebieten (A. cerebri anterior und posterior) zu keinen messbaren vestibulären Funktionsstörungen (Brandt et al. 1994).

❶ **Läsionsstudien zeigen, dass beim Menschen ein Areal in der hinteren Insel existiert, das bei Schädigung passagere vestibuläre Funktionsstörungen der Körperlage im Raum verursacht. Dies lässt sich klinisch mit der Bestimmung der subjektiven visuellen Vertikalen (SVV) nachweisen, die in der akuten Erkrankungsphase eine pathologische Auslenkung meist zur Gegenseite zeigt. Dies bedeutet, dass die Patienten die visuelle Welt als zu einer Seite verkippt wahrnehmen. Dieses Areal in der posterioren Insel entspricht dem beim Affen nachgewiesenen PIVC.**

19.3.2 »Room tilt illusions« (Verkehrtsehen)

Gelegentlich geben Patienten plötzlich für Sekunden ein Verkippen des Raumes zur Seite oder ein Auf-dem-Kopf-Stehen des Raumes an, d.h. Verkippungen meist um 90° oder 180°. Hierbei handelt es sich um vestibuläre Zeichen, eine Desorientierung im Raum (Brandt 1997). Beide Systeme, das visuelle und das vestibuläre, liefern uns dreidimensionale Koordinaten von Strukturen zur Orientierung im Raum. Diese beiden Informationen müssen kortikal integriert werden, um zu einer einheitlichen Vertikalenwahrnehmung zu gelangen (wir können nicht zwei verschiedene Vertikalen gleichzeitig wahrnehmen). Illusionen der

Raumkippung entsprechen passageren Fehlversuchen beim Übereinanderlagern der visuellen und der vestibulären Raumkoordinaten. Dies passiert bei Patienten mit akuten vestibulären Funktionsstörungen (z.B. Labyrinthausfall oder akuter Ausfall der Gleichgewichtsbahn durch Hirnstamminfarkt), bei denen die Raumkoordinaten vestibulär nicht mehr korrekt wahrgenommen werden und nicht mehr den Koordinaten des visuellen Systems entsprechen. Gewöhnlich dominiert nach einigen Sekunden das intakte visuelle System, dessen Informationen unseren Erfahrungswerten entsprechen. Das gestörte vestibuläre System wird ignoriert, sodass die Phänomene des Verkehrtsehens nur kurz andauern.

19.4 Bewegung im Raum

Das vestibuläre System detektiert lineare und rotatorische Kopfbeschleunigungen. Es ist jedoch nicht in der Lage, Eigenbewegung bei konstanter Geschwindigkeit wahrzunehmen; hierfür werden zusätzliche visuelle Informationen der relativen Umweltbewegung benötigt. Dies lässt bereits eine enge Zusammenarbeit zwischen dem visuellen und dem vestibulären System vermuten, die mit Hilfe aktueller Hirnaktivierungsstudien beim Menschen näher charakterisiert werden konnte. Ein typisches Beispiel für eine Reizsituation mit visuell induzierter Eigenbewegungsempfindung bietet der Bahnhof: Wir sitzen in einem stehenden Zug und sehen einen zweiten Zug auf dem Nachbargleis, der gerade langsam anfährt. Für einen Moment fällt es uns schwer zu entscheiden, welcher Zug gerade fährt, der eigene oder der benachbarte; wir empfinden uns selbst als fahrend, bis diese Illusion durch einen Blick auf den stationären Bahnhof als Hintergrund beendet wird. Allgemeiner bedeutet dies: Schaut man auf bewegte visuelle Stimuli, ergeben sich zwei Möglichkeiten der Interpretation, entweder empfindet man sich selbst als stationär (egozentrische Bewegungswahrnehmung) oder die Umwelt als stationär (exozentrische Bewegungswahrnehmung), d.h. die Reizmusterbewegung wird als relativ durch Eigenbewegung gedeutet (Vektion).

❶ **Das vestibuläre System detektiert lineare und rotatorische Kopfbeschleunigungen. Es ist jedoch nicht in der Lage, Eigenbewegung bei konstanter Geschwindigkeit wahrzunehmen; hierfür werden zusätzliche visuelle Informationen der relativen Umweltbewegung benötigt.**

19.4.1 Eigenbewegungswahrnehmung – visuell-vestibuläre Interaktion im Kortex

In einer PET-Studie wurde die visuell induzierte Eigenbewegungswahrnehmung untersucht, indem gesunde Probanden in eine sich (im oder entgegen dem Uhrzeigersinn) drehende Halbkugel mit randomisiertem Punktmuster blickten. Ist das Reizfeld groß genug (mindestens 40° × 40°), kommt es nach ca. 20 s zu einer physiologischen Eigenbewegungsempfindung (Rollvektion), obwohl der Proband sich objektiv nicht bewegt. Diese optokinetische Reizung eines größeren Gesichtsfeldes wurde eingesetzt, um die visuell-vestibuläre Interaktion im menschlichen Kortex bei Gesunden zu analysieren (Brandt et al. 1998a). Dazu wurde der regionale Blutfluss im PET bei Betrachtung verschiedener Bewegungen von unterschiedlichen Punktmustern miteinander verglichen. Als Korrelat der Eigenbewegungsempfindung fand sich eine bilaterale Aktivierung visueller Areale im medialen parietookzipitalen Kortex, die im Vergleich zu anderen Aktivierungsstudien und tierexperimentellen Untersuchungen am ehesten der parietookzipitalen Area PO entsprechen könnte. Eindeutig ist, dass dieses Aktivierungsareal **nicht** identisch ist mit der bewegungssensitiven Area MT/V5, noch mit den Arealen V3, VIP oder KO.

Interessanterweise zeigte sich bei dieser Analyse neben der bilateralen Aktivierung der parietookzipitalen Area gleichzeitig eine signifikante Blutflussminderung (Deaktivierung) in der hinteren Insel beidseits (Brandt et al. 1998a) entsprechend dem PIVC beim Affen (◘ Abb. 19.5). Dieser gleichzeitige Nachweis von »Aktivierungen« im visuellen Kortex und »Deaktivierungen« im multisensorischen vestibulären Kortex führte uns zu der funktionellen Interpretation, dass unter bestimmten Reizbedingungen eine reziproke hemmende visuell-vestibuläre Interaktion vorliegen könnte. Die Hypothese einer hemmenden multisensorischen Interaktion für die Eigenbewegungswahrnehmung ist funktionell sinnvoll und wird durch eine Reihe von psychophysischen und elektrophysiologischen Einzelbefunden gestützt. Sie bedarf jedoch noch der weiteren Überprüfung.

19.5 Reziproke hemmende Interaktion: ein grundlegender sensomotorischer Mechanismus?

Der Mechanismus der reziproken inhibitorischen Interaktion des visuellen und des vestibulären Systems ermöglicht es, das Eigenbewegungsempfinden bei multisensorischen Bewegungsreizen durch ein Sinnessystem zu bestimmen, um so bei widersprüchlichen Sinnesmeldungen Zweideutigkeiten in der Wahrnehmung zu vermeiden. Funktionell könnte dies bedeuten, dass die gleichzeitige Deaktivierung des vestibulären multisensorischen Kortex (PIVC) während visueller Vektion die Sensitivität des vestibulären Systems gegenüber gleichzeitigen Kopfbeschleunigungen reduziert. Dies würde die Wahrnehmung der optokinetisch induzierten Vektion stabilisieren und gegenüber Störreizen durch unwillkürliche Kopfbeschleunigungen in anderen Ebenen als der Fortbewegungsebene schützen. So können horizontale Richtung und Geschwindigkeit bei Autofahrten mit konstanter Geschwindigkeit nur über die Relativbewegungen zu visuellen Reizen der stationären Umgebung wahrgenommen werden. Gleichzeitige vestibuläre Reize in einer anderen z.B. vertikalen Richtung (etwa durch unwillkürliche Kopf- und Körperbewegungen bei unebener Fahrbahn) würden uns störende vestibuläre Informationen liefern. Sie können durch die »Unterdrückung« des vestibulären Systems vermindert werden.

Diese Hypothese der hemmenden Interaktion zwischen dem visuellen und vestibulären System wird durch verschiedene Befunde unterstützt. Die Schwellen für die Wahrnehmung von Körperbeschleunigungen (vestibuläres System) sind in einer Drehstuhl-Drehtrommel-Apparatur während visueller Stimulation mit Vektion (visuelles System) deutlich erhöht. Dagegen ist die Detektion von Objektbewegungen bei Gesunden während aktiver Kopfbewegung oder passiver Rumpfbewegung bei fixiertem Kopf signifikant verzögert. Patienten mit angeborenen oder erworbenen unwillkürlichen Augenbewegungen haben erhöhte Schwellen für die Wahrnehmung von Objektbewegungen. Auch Patienten mit peripheren Augenmuskellähmungen weisen eine Beeinträchtigung der Objektbewegungswahrnehmung an beiden Augen (trotz stationärer Kopfposition) auf. Diese hemmende Interaktion ist nicht auf das visuelle und das vestibuläre System beschränkt, sondern wird durch analoge Befunde im somatosensorischen System belegt. Bewegungen des Fingers erhöhen die Wahrnehmungsschwellen der Haut an der Fingerspitze

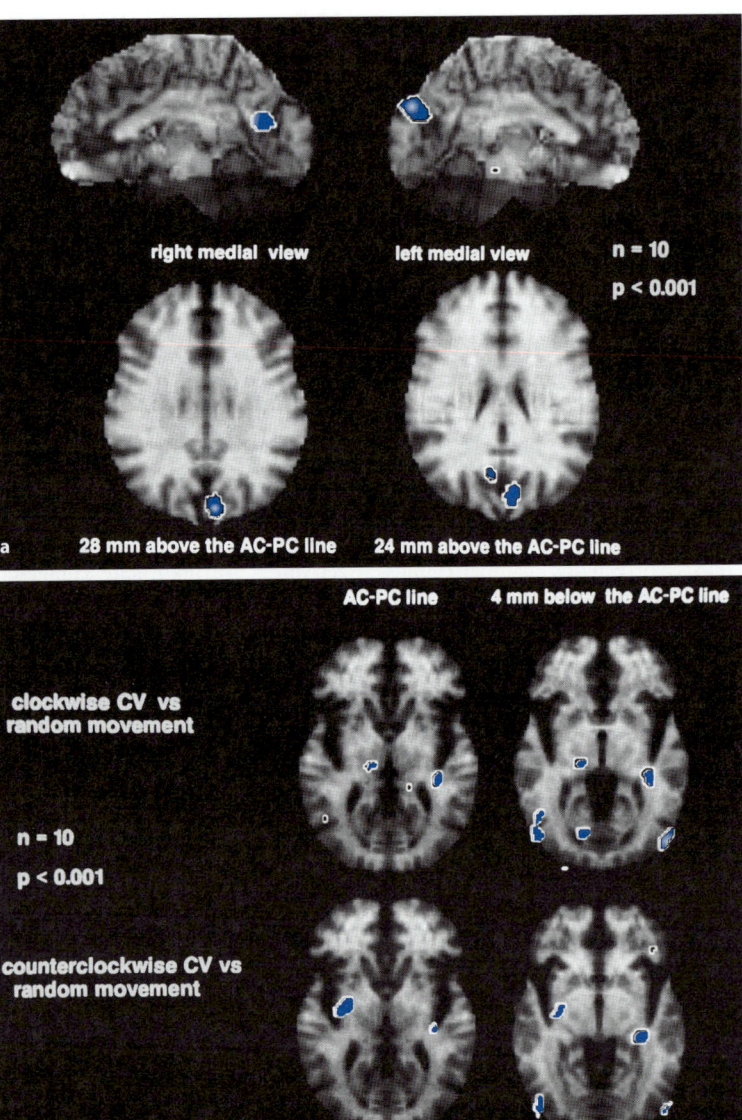

□ **Abb. 19.5.** **a** Bilaterale Aktivierungen im parietookzipitalen Kortex unter optokinetischer visueller Stimulation mit Induktion einer Eigenbewegungsempfindung im PET bei 10 Gesunden (p < 0,001; korrigiert für multiple Vergleiche). Dargestellt sind der relative Blutflussanstieg während visueller Musterreizung mit Eigenbewegungsempfinden im Vergleich zur Aktivierung während randomisierter inkohärenter Punktbewegung (ohne Eigenbewegungsempfinden).

b Bilaterale Blutflussminderungen (Deaktivierungen) unter der gleichen Bedingung wie oben (p < 0,001; korrigiert für multiple Vergleiche). Absolute Deaktivierungen (gegenüber der Ruhebedingung) finden sich bilateral in der hinteren Insel, relative Deaktivierungen bilateral im parietookzipitalen Kortex in der Area V5 (Blutflussabfall gegenüber randomisierter Musterbewegung, aber Blutflussanstieg gegenüber Ruhe) und somatosensorisch evozierte Potentiale werden durch Bewegung der gereizten Extremität teilweise unterdrückt (»gaiting«).

⚠ Der Mechanismus der reziproken, inhibitorischen, Interaktion zwischen dem visuellen und dem vestibulären System ermöglicht es, das Eigenbewegungsemp-
▼

finden bei multisensorischen Bewegungsreizen durch ein Sinnessystem zu bestimmen, um so bei widersprüchlichen Sinnesmeldungen Zweideutigkeiten in der Wahrnehmung zu vermeiden. Möglicherweise stellt das Prinzip der reziproken Inhibition einen grundlegenden Mechanismus dar, der uns erlaubt, den Eingang sensorischer Informationen von einer Modalität zur anderen zu verschieben.

Zusammenfassung

Der multisensorische parietoinsuläre Kortex ist das menschliche Homolog des bei Primaten nachgewiesenen parietoinsulären vestibulären Kortex (PIVC). Dieses Hirnareal ist an der Wahrnehmung von Schwerkraft, Eigenbewegung und Raumorientierung beteiligt. Insbesondere leistet das vestibuläre System das Erkennen der Lage im Raum und die Bestimmung der Bewegung im Raum. In Aktivierungsstudien des menschlichen Gehirns zeigten sich Aktivierungen des PIVC während kalorischer oder elektrischer (galvanischer) Reizung des peripheren Vestibularapparates. Die bilaterale Aktivierung war besonders stark in der nichtdominanten Hemisphäre, d. h. bei

Rechtshändern in der rechten Hemisphäre. Dagegen zeigte die Region des PIVC eine regionale Blutflussminderung (Deaktivierung) unter visueller optokinetischer Stimulation. Dies deutet auf eine reziproke hemmende Interaktion des visuellen und des vestibulären Systems hin. Der Mechanismus der hemmenden Interaktion ist sinnvoll, da er ermöglicht, das sensorische Gewicht während der Eigenbewegungswahrnehmung von einer sensorischen Modalität zur anderen zu verschieben, je nachdem welcher Stimulationsmodus vorherrscht: Körperbeschleunigungen (vestibulärer Eingang) oder Bewegungen mit konstanter Geschwindigkeit (visueller Eingang).

20 Die Pusher-Symptomatik

Hans-Otto Karnath

Die meisten Patienten, die nach einem Schlaganfall eine Halbseitenlähmung erlitten haben, sind trotz einer gewissen Unsicherheit ihrer Körperbalance wenige Tage nach dem Insult in der Lage, ihre Haltung so zu kontrollieren, dass sie stabil sitzen und (ggf. mit Hilfe) stehen können. Einige Patienten zeigen dagegen bereits beim Aufrichten vom Liegen in den Sitz am Bettrand, Angst zur nicht-gelähmten Seite zu fallen. Mit den nichtparetischen Extremitäten drücken sie sich mit aller Kraft zur gelähmten Seite (◻ Abb. 20.1). Dieses aktive Drücken der Patienten führte zur Bezeichnung des Störungsbildes als sog. »Pusher-Syndrom« (Davies 1985; Karnath u. Broetz 2003). Ohne Unterstützung durch den Untersucher drücken sich diese Kranken in eine solche laterale Neigung, dass sie zur hemiparetischen Seite fallen. Dem Versuch, die schräge Körperhaltung passiv durch Aufrichten des Körpers zu korrigieren, wird massiver Widerstand entgegengesetzt weil die Patienten das Gefühl haben zur nichtgelähmten Seite zu fallen. Demgegenüber zeigen sie keine Furcht, wenn ihr eigenes Drücken zu einer instabilen, zur Parese geneigten Körperposition führt.

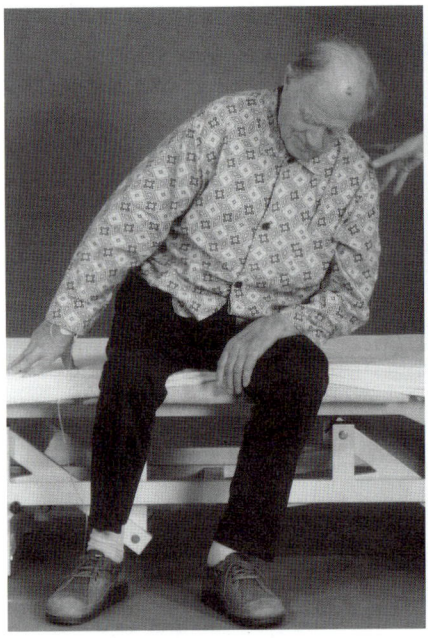
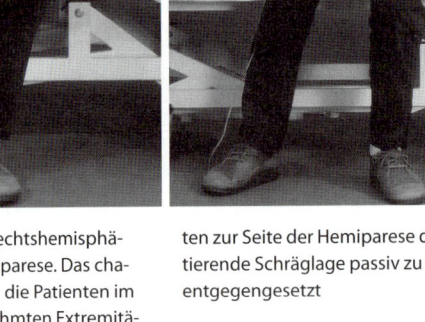

a   b

◻ **Abb. 20.1a,b.** Pusher-Symptomatik bei einem rechtshemisphärisch geschädigten Patienten mit linksseitiger Hemiparese. Das charakteristische Merkmal der Erkrankung ist, dass sich die Patienten im Sitzen (**a**) und im Stehen (**b**) aktiv mit den nichtgelähmten Extremitä-ten zur Seite der Hemiparese drücken. Dem Versuch die daraus resultierende Schräglage passiv zu korrigieren, wird heftiger Widerstand entgegengesetzt

❗ **Hirngeschädigte Patienten mit »Pusher-Symptomatik« drücken sich aktiv mit den nichtgelähmten Extremitäten zur Seite der Hemiparese. Dem Versuch, die daraus resultierende Schräglage passiv zu korrigieren, wird heftiger Widerstand entgegengesetzt.**

Die Pusher-Symptomatik stellt ein eigenständiges Krankheitsbild dar und ist nicht durch eine andere neuropsychologische Störung wie Neglect oder Anosognosie verursacht (Pedersen et al. 1996; Karnath et al. 2000c). Das aktive Drücken mit den nichtparetischen Extremitäten (❏ Abb. 20.1) unterscheidet dieses Krankheitsbild auch deutlich von dem gelegentlich auftretenden Gleichgewichtsverlust bei Patienten mit Hemiparese. Aufgrund der Lähmung kann es bei letzteren Patienten vorkommen, dass sie das Gleichgewicht verlieren und zur gelähmten Seite fallen. Gegenüber Pusher-Patienten bemerken solche Patienten jedoch den Gleichgewichtsverlust, sind aber aufgrund der Parese nicht in der Lage adäquat zu reagieren.

❗ **Das pathologische Drücken stellt ein eigenständiges Krankheitsbild dar und wird nicht durch andere neuropsychologische Störungen, wie z. B. Neglect oder Anosognosie, verursacht.**

20.1 Beschreibung der Störung

Das auffälligste Merkmal von Pusher-Patienten ist ihre spontan eingenommene, zur gelähmten Seite hin geneigte Körperlängsachse. Die Symptomatik kann je nach Schweregrad unterschiedlich stark ausgeprägt sein und sich im Sitzen und Stehen unterschiedlich zeigen. Am schwersten betroffen sind Patienten, bei denen das seitliche Drücken im Sitzen und Stehen dazu führt, dass sie zur gelähmten Seite fallen, wenn sie nicht gestützt werden.

Ein weiteres Merkmal der Pusher-Symptomatik ist der aktive Gebrauch der Extremitäten um die pathologische Lateralneigung der Körperlängsachse herbeizuführen. Im Sitzen wird die nichtgelähmte Hand neben dem Körper auf die Unterlage gestützt und der Ellenbogen aktiv gestreckt (❏ Abb. 20.1a). Bei Bodenkontakt mit den Füßen wird zusätzlich das Bein zur Seite geführt und im Knie- und Hüftgelenk gestreckt. Beide Aktivitäten führen zu einer Verlagerung des Körperschwerpunktes zur gelähmten Seite.

Das dritte Merkmal der Pusher-Symptomatik ist das für diese Patienten so charakteristische Verhalten bei passiver Korrektur zur objektiv aufrechten Position. Auf den Versuch, die Körperlängsachse durch Gewichtsverlagerung

aufzurichten oder gar das Gewicht auf die nichtgelähmte Seite zu verlagern, reagieren die Kranken mit heftigem Widerstand. Dieser äussert sich dadurch, dass der Krafteinsatz der im nichtgelähmten, ipsiläsionalen Arm und/oder Bein bestehenden Streckung verstärkt wird.

❗ **Die 3 Merkmale der Pusher-Symptomatik sind**
   1. **die zur gelähmten Seite hin geneigte Körpe längsachse,**
   2. **die Vergrößerung der Schubkraft durch Abspreizen und Strecken der nichtgelähmten Extremitäten und**
   3. **das Auftreten von heftigem Widerstand mit den nichtgelähmten Extremitäten bei dem Versuch, die Körperlängsachse passiv durch Gewichtsverlagerung aufzurichten.**

Den Kranken ist nicht bewusst, dass sie diese Schwierigkeiten haben. Fordert man den sitzenden Patienten auf, sich aus der seitlichen Schräglage aufzurichten, korrigiert er diese nicht, da er sich bereits als aufrecht sitzend empfindet. Versucht man, den Arm und/ oder das Bein, mit dem sich der Patient aktiv zur Seite drückt, von der Unterstützungsfläche abzuheben und passiv zu bewegen, reagiert der Patient mit einer Erhöhung des Widerstandes dieser Extremität und verhindert so die passive Bewegung. Bietet man dem Kranken aber ein Ziel an, das er mit der nichtgelähmten Hand z.B. ergreifen soll, kann er für kurze Zeit das pathologische Drücken aufgeben. Ebenso ist die Symptomatik weniger stark ausgeprägt, wenn auf der nichtgelähmten Seite keine feste Fläche zum Aufstützen mit der Hand vorhanden ist und/oder die Patienten ohne Bodenkontakt der Füße sitzen.

Verhindert man unter Laborbedingungen jegliche aktive Bewegungsmöglichkeit des Patienten, in dem man ihn auf einem Stuhl so positioniert, dass der Rumpf seitlich abgestützt ist, die Arme auf den Oberschenkeln aufliegen und die Beine frei hängen, ist ein Pusher-Patient in der Lage, über die visuelle Information der Umgebung (Schränke, Personen, Türen) zu erkennen, wann sein zunächst zur Seite gekippter Körper eine erdvertikale Orientierung erreicht (Karnath et al. 2000b). Dies zeigt, dass Pusher-Patienten kognitiv in der Lage sind, mit Hilfe visueller Hinweisreize eine objektiv schiefe von einer objektiv aufrechten Position zu unterscheiden. Jedoch kann diese visuelle Information von den Kranken nicht dauerhaft dazu genutzt werden, ihre eigene Körperposition zu kontrollieren.

20.2   Ursache

Karnath et al. (2000b) untersuchten die Fähigkeit von Pusher-Patienten, ihre eigene Körperposition in eine erdvertikal aufrechte Position zu orientieren. Hierzu wurde eine Sitzvorrichtung benutzt, mit deren Hilfe die Patienten seitlich nach links und nach rechts gekippt werden konnten, ohne dass sie dabei Kontakt zum Boden hatten. Auf diese Weise ließ sich diejenige Orientierung des Körpers bestimmen, die die Patienten subjektiv als »aufrecht« empfanden. Diese empirisch ermittelte Position wird im Folgenden als »subjektive posturale Vertikale (SPV)« bezeichnet.

Die Autoren fanden, dass Pusher-Patienten sich mit geschlossenen Augen in Dunkelheit dann als »aufrecht« orientiert empfanden, wenn ihr Körper im Mittel um 18° zur nichtgelähmten Seite gekippt war (◘ Abb. 20.2a). Dagegen war ihre Fähigkeit ungestört, einen leuchtenden Stab in Dunkelheit genau erdvertikal zu positionieren. Die Wahrnehmung der sog. »subjektiven visuellen Vertikalen« (hierzu Unter der Lupe ▸ Kap. 19) war also ungestört. Ebenso waren diese Patienten bei normaler Beleuchtung und geöffneten Augen in der Lage mit Hilfe visueller Konturen der Umgebung (z.B. Schränke, Türen) zu erkennen, wann ihr Körper eine objektiv erdvertikale Orientierung erreichte (◘ Abb. 20.2b). Die beiden letzteren Befunde zeigen, dass

die Erkrankung offensichtlich **nicht** durch eine Schädigung der bekannten visuell-vestibulären Integrationsprozesse (▸ Kap. 19) zur Wahrnehmung der Orientierung der visuellen Welt bedingt ist.

❗ **Pusher-Patienten verarbeiten visuelle und vestibuläre Informationen zur Bestimmung der Orientierung der visuellen Welt normal. Die Erkrankung ist demnach nicht durch eine Schädigung der bekannten visuell-vestibulären Integrationsprozesse bedingt.**

Dennoch empfinden sich die Patienten mit geschlossenen Augen als »aufrecht« sitzend, wenn sie objektiv zur nichtgelähmten Seite (ipsiversiv) geneigt sind. Man kann also sagen, dass dem pathologischen Drücken von Pusher-Patienten eine ipsiversiv verkippte subjektive posturale Vertikale (SPV), d.h. eine gestörte Wahrnehmung der Körperorientierung in Relation zur Gravitation, zugrunde liegt.

❗ **Die Pusher-Symptomatik beruht auf einer fehlerhaften Wahrnehmung der eigenen Körperorientierung im Raum. Mit geschlossenen Augen empfinden Pusher-Patienten ihren Körper als »aufrecht« orientiert, wenn er objektiv erheblich zur nichtgelähmten Seite gekippt ist.**

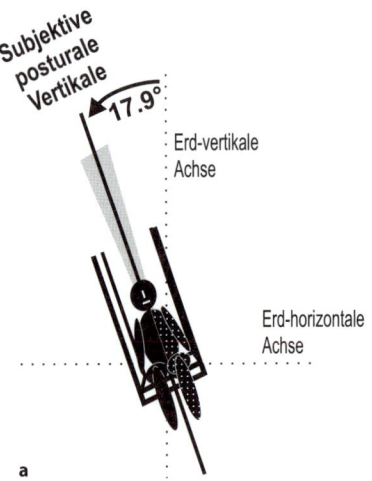
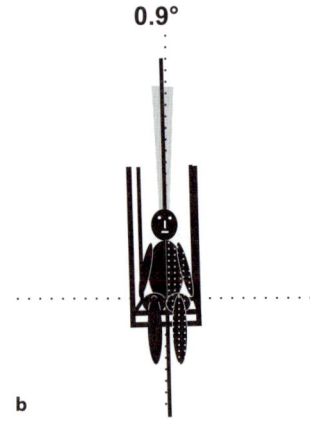

Abb. 20.2a,b. Schematische Darstellung der von Patienten mit Pusher-Symptomatik subjektiv als »aufrecht« empfundenen Orientierung ihres Körpers (= »subjektive posturale Vertikale [SPV]«). Das *weiße Punktmuster* markiert die paretische Körperseite der Patienten. Die SPV wurde bestimmt (**a**) mit geschlossenen Augen und (**b**) bei visueller Exploration der strukturierten Umgebung. Der *graue Bereich* beschreibt den Sektor, in dem sich die Pusher-Patienten als »aufrecht« orientiert empfanden. Die *schwarze Linie* innerhalb dieses Bereiches markiert die Achse subjektiver Vertikalität. (Nach Karnath et al. 2000b)

Patienten mit Pusher-Symptomatik weisen also ein Missverhältnis zwischen der visuell-vestibulären Information über die erdvertikale Orientierung einerseits und der rumpfbezogenen posturalen Information dieser Orientierung andererseits auf (Karnath et al. 2000b). Während die visuell-vestibuläre Information über die erdvertikale Orientierung der visuellen Umwelt im Vergleich zu Gesunden ungestört ist, weist die rumpfbezogene posturale Wahrnehmung der Aufrechten eine ipsiversive Verkippung auf. Wie führt nun eine **ipsi**versiv verkippte SPV zu dem **kontra**versiven pathologischen Drücken der Patienten? Eine denkbare Möglichkeit, das pathologische Drücken der Patienten zu erklären, ist, dass die Kranken versuchen, dieses Missverhältnis aufzuheben, indem sie ihren Körper aktiv zur gelähmten Seite drücken. Der »Kompensationsversuch« der Patienten führt objektiv dazu, dass ihr Körper kontraversiv, zur gelähmten Seite verkippt wird. Die Kranken nehmen eine zur Seite der Parese geneigte Körperorientierung ein und verlieren das Gleichgewicht. Der Versuch des Untersuchers, den zur Seite geneigten Körper der Patienten aufzurichten, ist diesem Bemühen, das Missverhältnis zwischen posturaler und visuell-vestibulärer Vertikale aufzuheben, scheinbar entgegengerichtet. Er verursacht das Gefühl seitlicher Instabilität und bedingt so den heftigen Widerstand der Patienten gegen diese Korrekturversuche.

Ebenso wäre es aber auch denkbar, dass das kontraversive Drücken der Patienten eine sekundäre Reaktion auf die unerwartete Erfahrung darstellt, dass sie das laterale Gleichgewicht verlieren, sobald sie versuchen, sich aufzurichten und aufrecht hinzusetzen. Die rumpfbezogene posturale Wahrnehmung der Aufrechten weist bei diesen Patienten eine Verkippung um ca. 18° zur ipsiläsionalen Seite auf (Karnath et al. 2000b). Wenn die Patienten also versuchen, sich »aufzurichten« und sich in diese subjektiv als »aufrecht« empfundene Sitzposition begeben, kommt es zu seitlicher Instabilität, da sie ihren Schwerpunkt zu weit zur ipsiläsionalen Seite verlagern. Das Drücken des Körpers in die entgegengesetzte Richtung (zur kontraläsionalen Seite) könnte die motorische Reaktion auf diese Empfindung darstellen.

Die genaue Klärung der Frage wie eine **ipsi**versiv verkippte SPV zu einem **kontra**versiven pathologischen Drücken führt, bedarf also noch weiterer Untersuchungen. Bislang klar und eindeutig belegt ist jedoch, dass der Pusher-Symptomatik ein schweres Missempfinden der eigenen Körperorientierung in Bezug zum Gravitationsvektor zugrunde liegt (Karnath et al. 2000b).

Wie kann man sich nun die Genese einer verkippten SPV bei ungestörten visuell-vestibulären Integrationsleistungen zur Wahrnehmung der Orientierung der visuellen Welt erklären? Pusher-Patienten empfinden ihren Körper ja zur nichtgelähmten Seite gekippt, obwohl visuell-vestibuläre Informationen über die visuelle Vertikale normal verarbeitet werden. Die genau umgekehrte Konstellation findet sich bei Patienten mit akuten, einseitigen Schädigungen des Vestibularisnervs (Bisdorff et al. 1996). Diese doppelte Dissoziation zwischen Patienten mit Läsionen des vestibulären Systems einerseits und Patienten mit Pusher-Symptomatik andererseits weist darauf hin, dass unser Gehirn zur Bestimmung und Kontrolle unserer Körperorientierung im Raum neben dem bekannten visuell-vestibulären System offensichtlich noch ein weiteres graviceptives System benutzt.

> ❗ **Das Auftreten der Pusher-Symptomatik zeigt, dass unser Gehirn zur Bestimmung und Kontrolle unserer Körperposition im Raum neben dem bekannten visuell-vestibulären System offensichtlich noch ein weiteres System benutzt, um die Richtung des Gravitationsvektors zu bestimmen (Hypothese über ein zweites Graviceptionssytem des Menschen).**

Wie muss man sich die Repräsentation von zwei verschiedenen graviceptiven Systemen in unserem Gehirn vorstellen? Eine Möglichkeit wäre, dass es sich um zwei anatomisch getrennte neuronale Systeme handelt, die denselben visuellen, vestibulären und propriozeptiven Input erhalten, diesen Input aber unterschiedlich verarbeiten. Während das erste System die afferenten Informationen zur Bestimmung der Orientierung der visuellen Welt nutzt, bestimmt das zweite System auf dieser Basis die Orientierung des Körpers bzw. des Rumpfes in Bezug zum Gravitationsvektor. Eine alternative Erklärungsmöglichkeit wäre, dass beide Graviceptionssysteme Input von (zumindest teilweise) verschiedenen peripheren Rezeptorsystemen erhalten. Letzteres vermutete Mittelstaedt (1992, 1998). Er nahm an, dass wir durch unsere Sinnesorgane im Kopf und im Nacken (Gleichgewichtsorgan, Muskelspindeln etc.) allein die Orientierung der visuellen Welt und die Orientierung unseres Kopfes zur Erdvertikalen bestimmen, während dagegen die Orientierung unseres Rumpfes mit Sensoren wahrgenommen wird, die unabhängig davon im Rumpf lokalisiert sind. Ein solches rumpfbezogenes Graviceptionssystem wurde bei Tauben tatsächlich nachgewiesen (Biederman-Thorson u. Thorson 1973; Delius u. Vollrath 1973). Auf dem Hintergrund von Untersuchungen an gesunden Versuchspersonen sowie an querschnittsgelähmten Patienten, vermutete Mittelstaedt (1998) solche Rumpfgravizeptoren auch beim Menschen. Als eine mögliche Informationsquelle dieses Gravizeptionssystems betrachtete er die Trägheit unserer Körpermasse. Das Blut in den großen abdominalen Gefäßen und/oder die Masse der abdominalen Organe könnten nach Auffassung Mittelstaedts das Substrat dieser Informationsquelle darstellen.

Unabhängig davon, welche der beiden Erklärungsmöglichkeiten für die bei Pusher-Patienten zu beobachtende Dissoziation zwischen der posturalen und der visuellen Vertikalen als die wahrscheinlichere angesehen wird, zeigen uns diese Patienten, dass es nach Hirnschädigung offensichtlich zu einer selektiven Störung der Wahrnehmung und Kontrolle der Körperorientierung bei gleichzeitig ungestörter Fähigkeit kommen kann, die Orientierung der visuellen Welt korrekt zu bestimmen. Letzteres weist darauf hin, dass wir neben dem bekannten visuell-vestibulären System offensichtlich über ein weiteres Gravizeptionssystem verfügen. Karnath et al. (2000b) vermuteten daher, dass die bei Pusher-Patienten geschädigte Hirnstruktur die neuronale Repräsentation dieses zweiten Gravizeptionssystems des Menschen darstellen könnte.

20.3   Lokalisation

Die Pusher-Symptomatik tritt etwa gleich häufig nach links- wie nach rechtshemisphärischen Hirnschädigungen (Pedersen et al. 1996) bzw. etwas häufiger nach rechtshemisphärischen Schädigungen (65% gegenüber 35%; Karnath et al. 2000c, 2005b) auf. An einer größeren Anzahl von Patienten mit schwerer Pusher-Symptomatik und computer- oder kernspintomographisch nachgewiesener Hirnschädigung untersuchten Karnath et al. (2000c, 2005b), ob der Erkrankung eine gemeinsame Schädigungslokalisation zugrunde liegt. Tatsächlich ergab die Analyse der Läsionslokalisation ein deutliches, eng begrenztes Maximum im Bereich des linken oder des rechten posterioren Thalamus (◘ Abb. 20.3). Darüber hinaus zeigte die Untersuchung von Patienten mit links- oder mir rechtsseitigen kortikalen Schädigungen ohne Thalamusbeteiligung, dass Teile der Inselregion und des Gyrus postcentralis an der Kontrolle der aufrechten Körperorientierung beteiligt zu sein scheinen (Johannsen et al. 2006). Interessant ist, dass die kortikalen mit den thalamischen Strukturen anatomisch direkt in Verbindung stehen. So ergaben anatomische Studien an Affen, dass die Nuclei ventrales posteriores (VPL/VPM) des

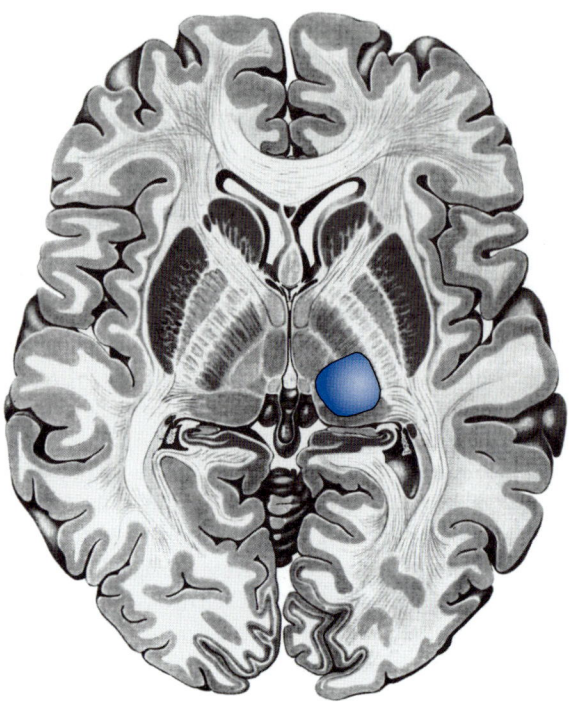

◘ **Abb. 20.3.** Die Analyse der Läsionslokalisationen einer größeren Anzahl von Pusher-Patienten ergab ein deutliches Maximum gemeinsamer Schädigung im Bereich des linksseitigen oder – wie hier dargestellt – rechtsseitigen posterioren Thalamus (Karnath et al. 2000c, 2005b). Darüber hinaus zeigte die Untersuchung von Patienten mit links- oder mit rechtsseitigen kortikalen Schädigungen ohne Thalamusbeteiligung, dass Teile der Inselregion und des Gyrus postcentralis an der Kontrolle der aufrechten Körperorientierung beteiligt zu sein scheinen

posterioren Thalamus zum primären somatosensorischen Kortex im Gyrus postcentralis (Brodmann-Areale 3a, 3b, 1 und 2), zum sekundären somatosensorischen Kortex im parietalen Operculum sowie zur Insel projizieren.

❶ **Pusher-Patienten weisen typischerweise eine Schädigung des linken oder des rechten posterioren Thalamus auf. Darüber hinaus scheinen auch Teile der Inselregion und des Gyrus postcentralis an der Kontrolle der aufrechten Körperposition im Raum beteiligt zu sein.**

Aufgrund elektrophysiologischer Befunde an Primaten wie auch psychophysischer Beobachtungen beim Menschen ging man bislang davon aus, dass der posterolaterale Thalamus bzw. einige in diesem Bereich gelegene Kerngebiete lediglich als »Relais-Station« der vestibulären Projektionsbahn (▶ Kap. 19) auf dem Weg vom Hirnstamm zum Kortex dient. Dic Befunde von Karnath et al. (2000b,c, 2005b) zeigen jedoch, dass dies nicht die einzige Aufgabe des posterioren Thalamus ist. Vielmehr scheint der posteriore Teil des Thalamus wie auch Teile der Insel und des primären sensomotorischen Kortex wesentlich für die Kontrolle der aufrechten Körperorientierung im Raum zu sein. Während die von Brandt und Mitarbeitern beobachteten Patienten mit Läsionen des multisensorischen (»vestibulären«) Kortex in der posterioren Inselregion (Brandt et al. 1994) und mit Läsionen des Thalamus (Dieterich u. Brandt 1993b) ebenso wie Patienten mit akuten, unilateralen vestibulären Läsionen (Bisdorff et al. 1996) eine Verkippung der visuellen Vertikalen, nicht aber eine Verkippung oder gar einen Verlust der aufrechten Körperposition im Raum aufwiesen, bewirkt die zur Pusher-Symptomatik führende Läsion im posterioren Thalamus genau das umgekehrte Bild. Pusher-Patienten zeigen eine Verkippung der rumpfbezogenen posturalen Wahrnehmung der Aufrechten bei gleichzeitig **ungestörter** Verarbeitung visuell-vestibulärer Information über die erdvertikale Orientierung der visuellen Welt. Offensichtlich verarbeiten die beiden Gravizeptionssysteme des Menschen die afferente sensorische Information aus der Peripherie unterschiedlich. Zukünftige Untersuchungen der Pusher-Symptomatik haben zu klären, wie unser Gehirn die Informationen aus den beiden Gravizeptionssystemen kombiniert, um unsere aufrechte Körperposition zu kontrollieren.

Zusammenfassung

Halbseitig gelähmte Patienten mit Pusher-Symptomatik drücken sich im Sitzen oder Stehen mit den nichtgelähmten Extremitäten mit aller Kraft zur paretischen Seite. Ohne Unterstützung durch den Untersucher geraten diese Kranken in eine solche laterale Neigung, dass sie zur hemiparetischen Seite fallen. Dem Versuch, die schräge Körperhaltung passiv durch Aufrichten des Körpers zu korrigieren, wird heftiger Widerstand entgegengesetzt und die Patienten haben das Gefühl zur nichtgelähmten Seite zu fallen. Die Pusher-Symptomatik stellt ein eigenständiges Krankheitsbild dar und ist nicht durch eine andere neuropsychologische Störung verursacht. Sie beruht auf einer fehlerhaften Wahrnehmung der eigenen Körperorientierung im Raum und tritt typischerweise nach einer Schädigung des linken oder des rechten posterioren Thalamus wie auch Teilen der Insel und des primären sensomotorischen Kortex auf. Mit geschlossenen Augen empfinden Pusher-Patienten ihren Körper als »aufrecht« orientiert, wenn er objektiv zur nichtgelähmten Seite gekippt ist. Demgegenüber verarbeiten die Patienten visuelle und vestibuläre Informationen zur Orientierungswahrnehmung der visuellen Welt normal. Die Erkrankung ist also nicht durch eine Schädigung des bekannten visuell-vestibulären Gravizeptionssystems bedingt. Man nimmt daher an, dass unser Gehirn zur Kontrolle unserer Körperposition im Raum neben diesem System noch ein weiteres Gravizeptionssystem benutzt, um unsere Körperorientierung im Raum zu bestimmen. Bei Pusher-Patienten scheint spezifisch das letztere System gestört zu sein. Es wird vermutet, dass der posteriore Thalamus an der neuronalen Repräsentation dieses zweiten Gravizeptionssystems des Menschen wesentlich beteiligt ist.

21 Neglect

Hans-Otto Karnath

Patienten, die nach einem Schlaganfall einen »Neglect« aufweisen, verhalten sich so, als ob für sie eine Seite des Außenraumes aufgehört hätte zu existieren. Die Störung tritt fast immer nach Schädigung der rechten, nicht sprachdominanten Hemisphäre auf und betrifft dann die linke Seite. Die Augen und der Kopf der Kranken weichen deutlich zur rechten Seite ab. Gegenstände, die sich auf der linken Seite befinden, werden nicht beachtet. Selbst das Lieblingsgetränk bleibt unberührt, wenn es sich links vor dem Patienten auf dem Tisch befindet. Das Geheimnisvolle dieser Erkrankung ist, dass die kontralaterale Vernachlässigung nicht durch Lähmungen, Gefühls- oder Gesichtsfeldstörungen bedingt ist. Der Patient lässt das Getränk also nicht deshalb unberührt, weil er es aufgrund eines z.B. halbseitigen Gesichtsfeldausfalles (Hemianopsie) nicht mehr sehen kann, sondern weil er sich (mit oder ohne gleichzeitig bestehende Hemianopsie) stets nur zur rechten Seite wendet und Gegenstände auf der linken Seite dementsprechend nicht beachtet. Den Patienten ist nicht bewusst, dass sie diese Schwierigkeiten haben; sie verhalten sich so, als ob alles in Ordnung sei.

Besucht man einen Patienten mit Neglect in den ersten Tagen nach dem Schlaganfall, so schaut er typischerweise bereits bei der Begrüßung an einem vorbei und reagiert auf die entgegengestreckte Hand entweder gar nicht oder nur unwillig. Die Augen und der Kopf des Patienten sind deutlich zur Seite der Hirnläsion, d.h. zu seiner rechten Seite, orientiert (◻ Abb. 21.1). Auch bei einem längerem Gespräch kommt es kaum vor, dass ein solcher Patient die abgewandte Kopf-/Körperhaltung auch nur kurz auf den Besucher ausrichtet. Spricht man ihn direkt von vorne oder von seiner linken (vernachlässigten) Seite an, so ignoriert er den Sprecher entweder ganz oder wendet sich zur rechten Seite, um ihn dort zu suchen.

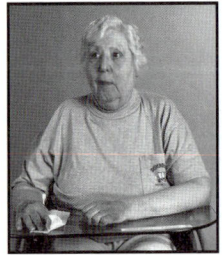 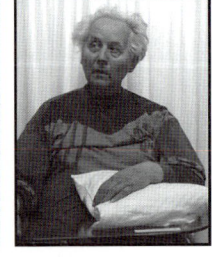

a   rechts   links   rechts   links

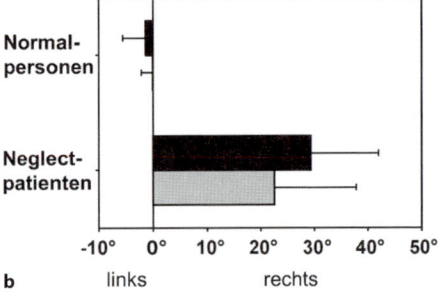

b   links   rechts

◻ **Abb. 21.1a,b.** Spontan eingenommene Augen- und Kopforientierung bei zwei rechtshemisphärisch geschädigten Patienten mit Neglect (a). Die Patienten haben keine besondere Aufgabe; sie sitzen vor der Kamera und warten. Patienten mit Neglect orientieren ihre Augen und den Kopf typischerweise zur rechten Seite. Man könnte den Eindruck gewinnen, dass sich dort ein Gegenstand befindet, der das Interesse der beiden Patienten erregt und daher von ihnen fixiert würde. Tatsächlich war der Raum aber bis auf den direkt vor den Kranken stehenden Fotografen leer. Misst man die spontane Augen- und Kopf(ruhe)stellung bei einer Gruppe von Neglectpatienten, dann weicht diese deutlich zur rechten Seite ab (*schwarzer Balken*) (b). (Aus Fruhmann-Berger u. Karnath, 2005)

> ❗ Neglect ist eine Störung, bei der bereits in Ruhe die Augen und der Kopf der Kranken deutlich zur Seite der Hirnschädigung (d. h. fast immer zur rechten Seite) abweichen. Personen, Gegenstände etc. werden dementsprechend nicht beachtet, wenn diese sich auf der gegenüberliegenden, linken Seite befinden. Es handelt sich um eine supramodale Störung, die sich im visuellen, sensorischen, auditiven und motorischen Bereich manifestieren kann, ohne dass hierfür Lähmungen, Hör-, Gefühls- oder Gesichtsfeldstörungen eine hinreichende Erklärung bieten würden.

21.1   Klinische Symptomatik

Ebenso wie Neglectpatienten nicht auf ihre Gesprächspartner eingehen können, wenn diese sich auf der vernachlässigten, linken Seite befinden, sind sie nicht in der Lage Gegenstände zu finden, die dort positioniert sind. In diesem Fall suchen sie vergeblich z.B. nach ihrer Brille oder einem Taschentuch, selbst wenn sie sicher wissen, dass diese Gegenstände irgendwo in ihrer Reichweite liegen müssen. Die Suchbewegungen, die die Patienten mit den Augen und der Hand ausführen, beschränken sich allein auf die Erkundung der ipsiläsionalen, also zumeist der rechten Seite (◻ Abb. 21.2 und 21.3). Aus demselben Grund kann man beobachten, dass die Kranken ihre eigene, linke Körperseite vernachlässigen. So rasieren sie beim Blick in den Spiegel den kontraläsionalen Teil des Gesichtes nicht, ziehen Kleidungsstücke auf dieser Seite nur unvollständig an oder lassen ihren linken Arm und das linke Bein schlaff zur Seite hängen, sodass der Eindruck einer halbseitigen Lähmung entsteht, obwohl Kraft und Beweglichkeit der Extremitäten im Prinzip ungestört sein können.

Die Neglectsymptomatik kann sich im visuellen, taktilen, auditiven und motorischen Bereich manifestieren. Die Vernachlässigung ist häufig in mehreren Modalitäten gleichzeitig ausgeprägt; sie kann aber auch nur eine Sinnesmodalität betreffen. Das Ausmaß der resultierenden Vernachlässigung von kontralateral lokalisierten Objekten variiert mit dem Schweregrad und dem Stadium der Symptomatik. Sie kann so mild ausgeprägt sein, dass lediglich wenige Gegenstände in der äußeren Peripherie der kontraläsionalen Seite nicht beachtet werden, aber auch so stark sein, dass sich die Suchbewegungen allein auf die äußere Peripherie der ipsiläsionalen Seite beschränken.

Beim Lesen lassen Neglectpatienten Wörter auf der kontraläsionalen Seite aus. Auch beim Schreiben oder

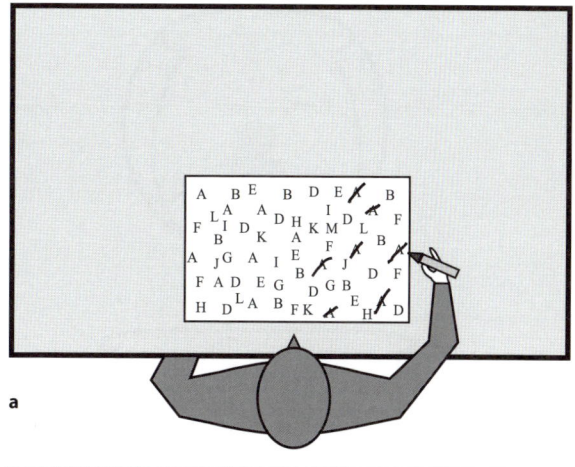

a

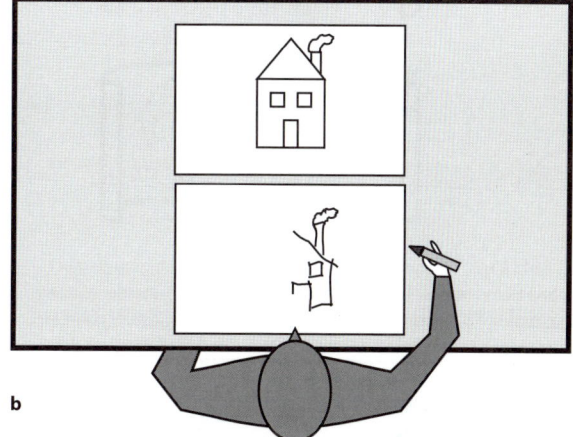

b

◻ **Abb. 21.2a,b.** Versuch eines Patienten mit linksseitigem Neglect (ohne Hemianopsie), aus einem Buchstabenfeld (**a**) ein bestimmtes Zielobjekt (Buchstabe »A«) herauszusuchen und zu markieren oder (**b**) ein Haus von einer Vorlage zu kopieren. In beiden Fällen werden nur die Objekte und Details auf der rechten Seite exploriert; die links gelegenen werden vernachlässigt

Zeichnen (◻ Abb. 21.2b) bleibt ein Teil der Vorlage auf dieser Seite frei. Registriert man die Augenbewegungen der Patienten beim Betrachten von visuellen Szenen, so findet sich ebenfalls eine Verlagerung des Explorationsfeldes zur Seite der Hirnläsion. Kontralateral gelegene Teile der Szene werden nicht betrachtet (◻ Abb. 21.3a). Diese Asymmetrie des visuellen Explorationsverhaltens findet sich ebenfalls bei völliger Dunkelheit; d. h. auch wenn gar kein Reiz vorhanden ist, blicken Neglectpatienten vornehmlich in die ipsiläsionale Richtung (Hornak 1992; Karnath 1997). Das gleiche Fehlverhalten, d.h. eine Verlagerung des Explorationsfeldes zur ipsiläsionalen Seite, lässt sich auch beim rein taktilen Erkunden der Umgebung mit der Hand (d.h.

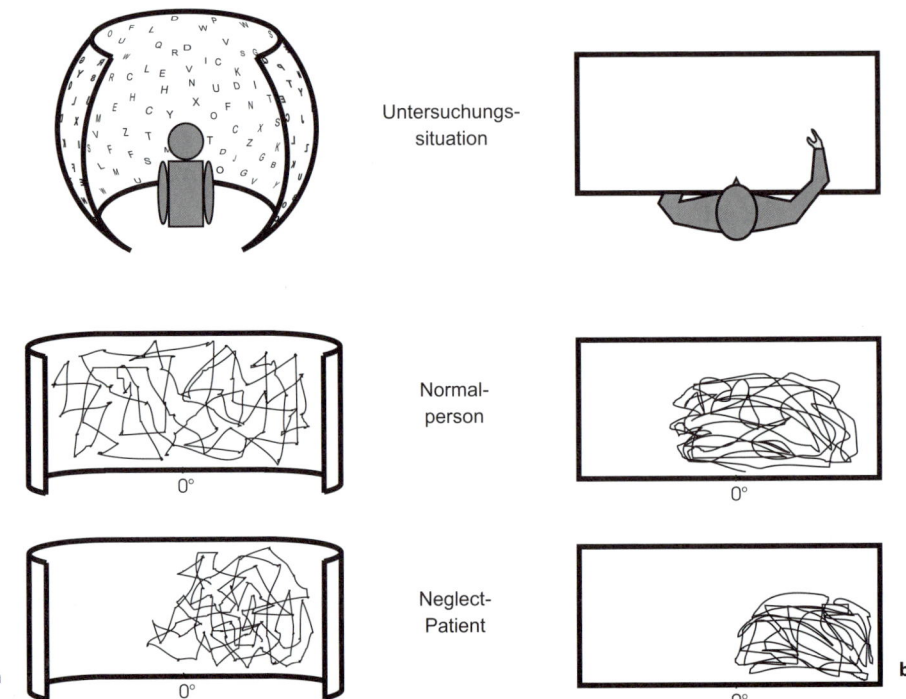

Abb. 21.3. Suchpfade eines Patienten mit linksseitigem Neglect (ohne Hemianopsie) bei der visuellen Exploration (**a**) und der taktilen Exploration (**b**) der Umgebung. Die Aufgabe besteht jeweils darin, ein bestimmtes Objekt entweder mit den Augen (**a**) oder allein mit der Hand bei geschlossenen Augen (**b**) zu finden. Im Vergleich zu Gesunden sind die Blickbewegungen wie auch die Tastbewegungen nach rechts verschoben und vernachlässigen einen großen Teil der linken Seite

bei geschlossenen Augen ohne visuelle Kontrolle) beobachten (Karnath u. Perenin 1998). Abbildung 21.3b gibt hierfür ein Beispiel. Aber auch in völliger Ruhe, d. h. wenn die Patienten gar keine Aufgaben ausführen, sind ihre Augen und ihr Kopf kontinuierlich zur Seite der Hirnschädigung orientiert (Abb. 21.1)

> **!** Das charakteristische Defizit von Patienten mit Neglect ist die Einschränkung ihrer Such- und Explorationsbewegungen auf den ipsiläsionalen Teil des Raumes, des eigenen Körpers und auch einzelner Objekte. Kontralateral gelegene Gegenstände oder Objekteigenschaften werden dadurch nicht bemerkt und vernachlässigt. Aber auch in völliger Ruhe, d. h. wenn die Patienten gar keine Aufgaben ausführen, sind ihre Augen und ihr Kopf kontinuierlich zur Seite der Hirnschädigung orientiert. Beim Neglect handelt es sich also um eine sehr basale Störung der Raumwahrnehmung, die nicht erst beim Ausführen höherer kognitiver Leistungen (Lesen, Schreiben, Zeichnen etc.) sichtbar wird.

21.2   Experimentelle Beobachtungen

21.2.1   Verschobenes Zentrum der Raumexploration

Vergleicht man die visuellen und die taktilen Explorationsbewegungen von Neglectpatienten mit denen gesunder Versuchspersonen, so findet man, dass die Neglectpatienten diese Bewegungen wie Gesunde in alle Richtungen ausführen (Konczak et al. 1999; Niemeier u. Karnath 2000). Im Gegensatz zu Gesunden ist jedoch die Verteilung der Explorationsbewegungen entlang der horizontalen Raumachse nicht symmetrisch um die sagittale Körpermittelebene nach links und rechts verteilt, sondern stattdessen symmetrisch um ein zur ipsiläsionalen, rechten Seite hin verschobenes »neu adjustiertes« Explorationszentrum angeordnet (Abb. 21.4). Vereinfacht ausgedrückt verhalten sich Neglectpatienten bei der Exploration des Raumes beinahe wie Gesunde, allerdings mit dem für die Erkrankung wesentlichen Unterschied, dass das Zentrum der Explora-

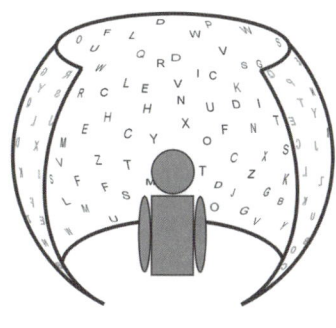
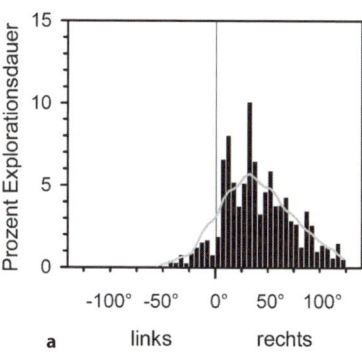
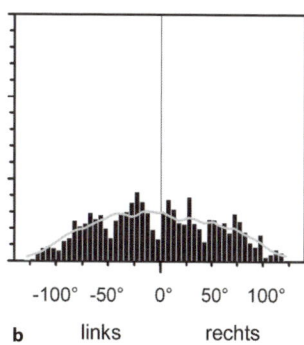

a   links   rechts

b   links   rechts

■ **Abb. 21.4a,b.** Verteilung der Explorationsbewegungen entlang der Horizontalen bei einer Gruppe von Neglectpatienten (**a**) und einer gesunden Vergleichsgruppe (**b**). Die Aufgabe bestand darin, in einem 280° großen Suchfeld (links) nach einem Zielreiz zu suchen. Dabei wurden die Augen- und die Kopfbewegungen der Probanden aufgezeichnet. 0° = Position der sagittalen Rumpfmittelebene. (Nach Karnath et al. 1998)

tionsbewegungen nach dem Schlaganfall nicht mehr mit der sagittalen Körpermitte übereinstimmt, sondern nun um einen bestimmten Winkelbetrag zur Seite der Hirnläsion verschoben ist. ■ Abbildung 21.4a zeigt diese Verschiebung des Explorationszentrums bei einer Gruppe von rechtshemisphärisch geschädigten Neglectpatienten. (Die Verschiebung beträgt bei dieser Gruppe ca. 30° zur rechten Seite.) Das Ausmaß der Verschiebung lässt eine Abschätzung der Schwere der Neglectsymptomatik zu. Je weiter das »neue« Explorationszentrum zur ipsiläsionalen Seite hin abweicht, um so deutlicher ist die Vernachlässigung der kontraläsionalen Seite.

Neben dieser horizontalen Verlagerung des Explorationszentrums ist das Suchverhalten der Patienten durch eine weitere Störungskomponente beeinträchtigt. Karnath et al. (1998) fanden, dass die Ausdehnung der Suchbewegungen um das verschobene Explorationszentrum bei Neglectpatienten spezifisch entlang der horizontalen Raumachse vermindert ist. (Die Ausdehnung der Bewegungen entlang der vertikalen Raumachse war dagegen ungestört.) Dies bedeutet, dass Patienten mit Neglect Explorationsbewegungen weniger weit zur linken und rechten Seite um das verschobene Explorationszentrum herum ausführen, als dies Gesunde um ihr (nicht verschobenes) Explorationszentrum tun. Der Bereich der Raumexploration ist bei Patienten mit Neglect also nicht nur zur rechten Seite verschoben, sondern auch entlang der Horizontalen verkleinert.

🛈 Patienten mit Neglect weisen einen entlang der horizontalen Raumachse (a) verkleinerten und (b) zur Seite der Hirnläsion verschobenen Explorationsbereich auf.
▼

Das Zentrum der Explorationsbewegungen stimmt nicht mehr (wie bei Gesunden) mit der sagittalen Körpermittelebene überein, sondern weicht um einen bestimmten Winkel zur ipsiläsionalen Seite ab.

21.2.2 Objekt- und raumzentrierter Neglect beruhen auf derselben Störung

Neben der Vernachlässigung, die das Auffinden oder Wahrnehmen von Objekten im kontraläsionalen Teil des Raumes betrifft, findet man auch eine auf das einzelne Objekt bezogene Störung (Behrmann u. Tipper 1999; Driver 1999). Konzentriert sich ein Neglectpatient auf ein bestimmtes Objekt, nachdem er es irgendwo in seinem (ipsilateral verlagerten) Suchfeld gefunden hat, kann es zu einer Vernachlässigung der kontralateralen Seite dieses Objektes kommen, obwohl sich diese kontralaterale Objektseite in dem von ihm ja eigentlich beachteten Teil des Außenraumes befindet. Es scheint als ob der zunächst auf den ganzen Außenraum gerichtete »Suchscheinwerfer« des Kranken nun auf dieses eine Objekt fokussiert worden wäre und dort (in dem nun wesentlich engeren Bereich des Scheinwerferlichtes) dieselbe Störung wie zuvor bei der auf den ganzen Raum gerichteten Einstellung aufweisen würde, nämlich eine Vernachlässigung der linken Seite des »ausgeleuchteten« Feldes.

Untersuchungen haben ergeben, dass es sich bei der sog. »objektzentrierten« und »raumzentrierten« Vernachlässigung nicht um zwei unterschiedliche Erkrankungen handelt, sondern dass beide Ausprägungen auf dieselbe Störung zurückzuführen sind (■ Abb. 21.5). Je nachdem, ob sich ein Neglectpatient gerade auf den ihn umgebenden

21

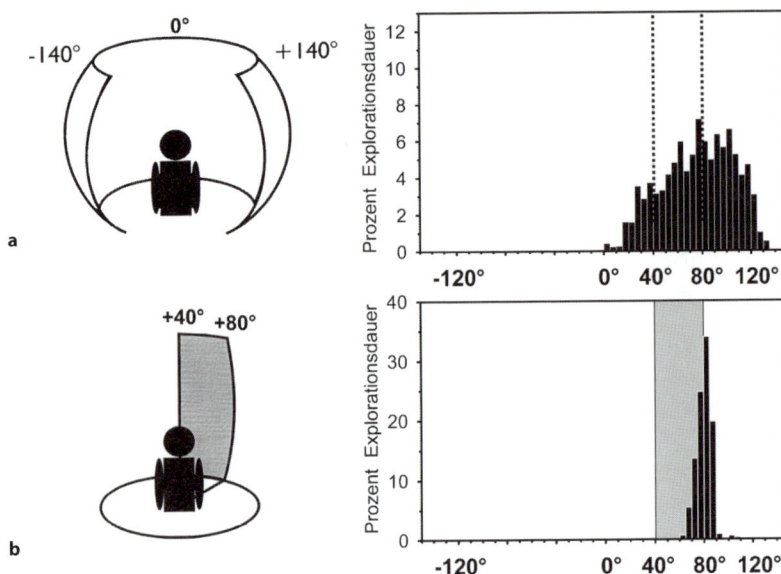

b

◻ **Abb. 21.5a, b.** Verteilung der Explorationsbewegungen (Augen- und Kopfbewegungen) entlang der Horizontalen bei einer Gruppe von Neglectpatienten. Die Aufgabe bestand zunächst darin, in dem in ◻ Abb. 21.4 bereits dargestellten 280° großen Buchstabensuchfeld nach einem Zielreiz zu suchen (**a**). Dabei wurden die Augen- und die Kopfbewegungen der Probanden aufgezeichnet. Bei dieser den gesamten umgebenden Raum betreffenden (»raumzentrierten«) Suche vernachlässigten die Patienten den gesamten linken Teil des Außenraums. Der rechte Teil des Raums (einschließlich des Bereichs zwischen +40° und +80°) wurde dagegen homogen nach dem Zielreiz abgesucht. Unmittelbar danach wurden dieselben Patienten gebeten, nach dem Zielreiz ausschließlich in dem Bereich zwischen +40° und +80° (grau markiert) zu suchen (**b**). Bei dieser »objekt-« bzw. »bereichs-zentrierten« Suche vernachlässigten die Patienten nun den gesamten linken Teil des markierten Bereichs, d. h. auch den Teil zwischen +40° und +60°, den sie zuvor bei der »raumzentrierten« Suche ohne Mühe noch vollständig exploriert hatten. Ein und dieselben physikalische Reize an ein und derselben Stelle des Außenraums können also einmal beachtet und dann wieder vernachlässigt werden, je nach dem ob diese Reize von dem Neglectpatienten als (ipsilateral lokalisierter) Bestandteil des ihn umgebenden Raumes oder als (kontralateral lokalisierter) Bestandteil eines dort markierten (hier grauen) Objekts/Bereichs wahrgenommen wird. (Aus Karnath u. Niemeier 2002)

Raum oder auf ein einzelnes, dort lokalisiertes Objekt konzentriert, findet man die kontralaterale Vernachlässigung entweder »raumzentriert« oder »objektzentriert« (Karnath u. Niemeier 2002). Ein und derselbe physikalische Reiz an ein und derselben Stelle des Außenraumes kann also einmal beachtet und dann wieder vernachlässigt werden, je nach dem ob dieser Reiz von dem Patienten als (ipsilateral lokalisierter) Bestandteil des ihn umgebenden Raumes oder als (kontralateral lokalisierter) Bestandteil eines einzelnen, dort vorhandenen Objektes wahrgenommen wird (Karnath u. Niemeier 2002).

21.2.3   Neglect ist kurzzeitig kompensierbar

Eine wesentliche Eigenschaft der Neglectsymptomatik ist, dass sie sich durch Darbietung von Hinweisreizen

(»cueing«) für kurze Zeit ganz oder zumindest teilweise kompensieren lässt. So führt die Darbietung von zusätzlichen oder von extrem auffälligen Reizen auf der kontraläsionalen Seite (»bottom-up«) zu einer deutlichen Verbesserung der Wahrnehmungsleistung. Als Hinweisreiz kann aber auch die eindringliche und anhaltende verbale Instruktion dienen, sich der zuvor vernachlässigten Seite zuzuwenden und sich auf die Bearbeitung der dort gestellten Aufgabe vornehmlich oder ausschließlich zu konzentrieren (Karnath 1988). Auf diese Weise lässt sich (»top-down«) das durch einen Neglect bedingte Ausbleiben von z. B. spontanen Bewegungen des kontralateralen Armes oder Beines überwinden oder die Patienten können auf zuvor vernachlässigte Gegenstände oder Reize nun adäquat reagieren. Unmittelbar nach Beendigung der externen Stimulation durch die Hinweisreize stellt sich der pathologische Zustand jedoch wieder ein.

> ❶ Je nachdem, ob die Aufmerksamkeit eines Neglectpatienten auf den ganzen, ihn umgebenden Raum oder nur ein einzelnes dort lokalisiertes Objekt gerichtet ist, kann die Vernachlässigung die kontraläsionale Seite des Raumes oder die kontraläsionale Seite des Objektes betreffen, d.h. entweder »raumzentriert« oder »objektzentriert« sein. In beiden Fällen lässt sich die Vernachlässigung durch externe Stimulation, z.B. durch verbale Aufforderung (»top-down«) oder die Darbietung von Hinweisreizen (»bottom-up«), kurzzeitig überwinden.

21.3   Lokalisation

Die Neglectsymptomatik tritt fast immer nach Schädigungen der rechten, nicht sprachdominanten Hemisphäre auf. So ergab die Untersuchung einer großen Gruppe von 602 Patienten mit akuten links- oder rechtshemisphärischen Schlaganfällen, dass 85% derjenigen Patienten, die eine Neglectsymtomatik aufwiesen, eine Schädigung der rechten Hemisphäre erlitten hatten (Pedersen et al. 1997). Vermutlich liegt diese Zahl aber noch wesentlich höher. Die gestörte Funktion scheint beim Menschen demnach ebenso dominant rechtsseitig lateralisiert zu sein, wie es die Sprachfunktionen in der linken Hemisphäre sind.

> ❶ Wie die Sprachfunktionen in der linken Hemisphäre, so ist die zu Neglect führende Funktion beim Menschen in der rechten Hemisphäre dominant repräsentiert.

Um zu erfahren, welche Läsionslokalisationen innerhalb der rechten Hemisphäre für das Auftreten der Neglectsymptomatik verantwortlich sind, wurden die Insultareale von Patienten mit und ohne Neglectsymtomatik verglichen (Vallar u. Perani 1986; Leibovitch et al. 1998). In beiden Gruppen fand sich die Schädigung am häufigsten im Versorgungsbereich der rechten A. cerebri media. Das Schädigungsareal der Patienten mit Neglect war ungefähr doppelt so groß wie das der Patienten, die keine Vernachlässigung aufwiesen, und bezog häufiger den temporoparietookzipitalen Übergangsbereich um den Gyrus supramarginalis im unteren Parietalkortex ein. Bei einigen Fällen wurden auch Schädigungen des Gyrus frontalis inferior beobachtet (Husain u. Kennard 1996). Neuere Untersuchungen an großen Gruppen hirngeschädigter Patienten unter Verwendung moderner, statistischer Verfahren der Läsionsanalyse (▶ Kap. 2, Abschn. 2.2.1) ergaben jedoch, dass die Schädigungen bei Neglectpatienten typischerweise den rechten oberen temporalen Kortex – den **Gyrus temporalis superior** und das Planum temporale – sowie die rechte **Inselregion** betreffen (◻ Abb. 21.6; Karnath et al. 2001, 2004).

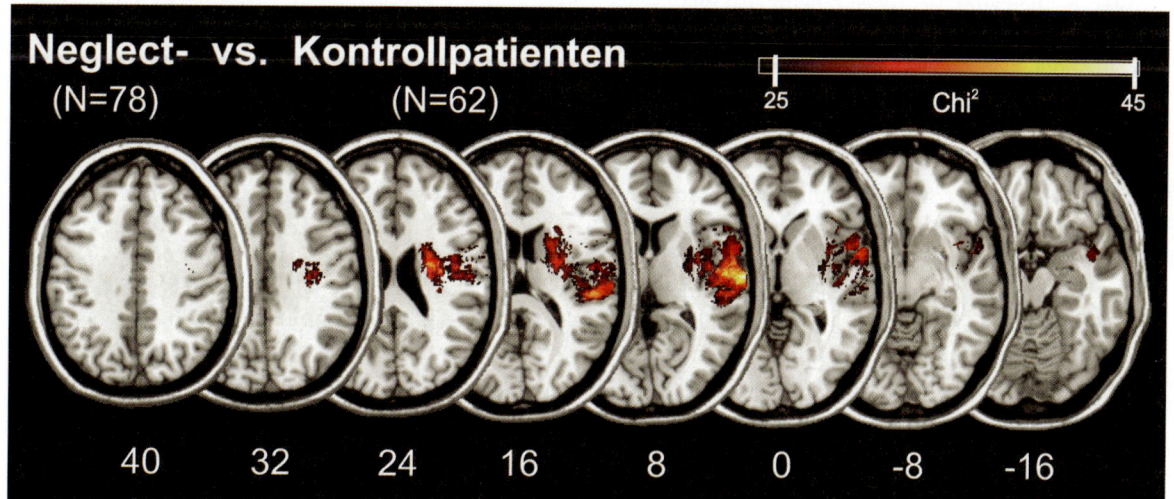

◻ **Abb. 21.6.** Voxelbasierte statistische Läsionsanalyse (VAL) (▶ Kap. 2, Abschn. 2.2.1) einer großen Gruppe von 78 Patienten mit Neglect. Dargestellt sind alle Voxel, die bei den Patienten mit Neglect signifikant häufiger (p<0,05, korrigiert für multiple Vergleiche) als bei 62 rechtshemisphärisch geschädigten Kontrollpatienten ohne Neglect ge- schädigt war. Das Farbspektrum repräsentiert die Höhe der beobachteten statistischen Kennwerte. Die Patienten mit Neglect wiesen typischerweise eine Schädigung im oberen temporalen Kortex (im Gyrus temporals superior) sowie der Inselregion auf (Aus Karnath et al. 2004)

Für eine Beteiligung des oberen temporalen Kortex an Prozessen der visuellen Raumexploration und der Aufmerksamkeitsverlagerung im Raum sprechen auch Untersuchungen gesunder Versuchspersonen mittels transkranieller Magnetstimulation (TMS) (Ellison et al. 2004) wie auch mittels funktioneller Bildgebung (fMRT) bei Durchführung explorativer Augenbewegungen (Himmelbach et al., eingereicht) bzw. bei verdeckter Verlagerung des Aufmerksamkeitsfokus (Hopfinger et al. 2000). Ebenso konnten Kahane et al. (2003) – wie zuvor schon Penfield (1957) – zeigen, dass die direkte elektrische Reizung des Gyrus temporalis superior bei neurochirurgischen Eingriffen zur Behandlung von Epilepsiepatienten bei den Betroffenen das Gefühl erzeugt, sich um die eigene, erdvertikale Kopf-Körper-Achse zu drehen. Der Gyrus temporalis superior scheint also an Wahrnehmungsprozessen beteiligt zu sein, die die Position unseres Körpers (in der horizontalen Raumebene) in Relation zur visuellen Umgebung betreffen.

Auch bei Affen wurde beobachtet, dass eine Schädigung des superioren temporalen Kortex (und nicht des unteren Parietalkortex) zur Vernachlässigung der kontralateralen Raum- und Körperseite führt (Luh et al. 1986; Watson et al. 1994). Karnath (2001) schloss daher, dass die der Neglectsymptomatik zugrunde liegende Funktion beim Menschen und Primaten in homologen Hirngebieten repräsentiert ist. Der phylogenetische Schritt in der Entwicklung des Gehirns vom Affen zum Menschen scheint also nicht – wie lange angenommen – in einer Verschiebung dieser Funktion vom temporalen auf den parietalen Kortex zu bestehen, sondern vielmehr in der Einschränkung einer ehemals bilateral im superioren temporalen Kortex repräsentierten Funktion (vgl. Luh et al. 1986; Watson et al. 1994) auf diesen Bereich allein der rechten Hemisphäre. Vermutlich ging diese Lateralisierung des räumlichen Bewusstseins mit der Entwicklung einer umschriebenen Repräsentation der Sprache in der linken Hemisphäre einher (Karnath 2001).

Anatomisch liegt der Gyrus temporalis superior zwischen den beiden Hauptverarbeitungspfaden visueller Information (◘ Abb. 5.2 und Abb. 8.3), dem »dorsalen System« im Parietallappen und dem »ventralen System« im unteren Temporallappen. Er erhält polymodalen Input aus beiden Systemen. Man kann daher annehmen, dass hier sowohl objektbezogene als auch raumbezogene Informationen verarbeitet und für das Explorieren und Orientieren im Raum genutzt werden (Karnath 2001). Dies könnte erklären, warum die Vernachlässigung bei denselben Patienten (je nach Aufgabenstellung) sowohl den kontraläsionalen Teil des

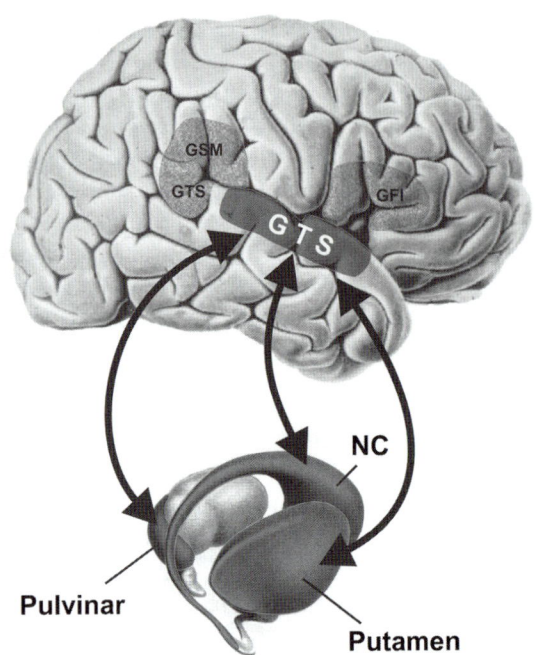

◘ **Abb. 21.7.** Das kortikosubkortikale Netzwerk, das für das Auftreten von Neglectsymptomatik verantwortlich ist. Die Hirnschädigung von Patienten mit Neglect (homogen graue Markierungen) betrifft vornehmlich die rechte Hemisphäre und bezieht typischerweise den oberen Temporallappen, den Gyrus temporalis superior (GTS) und die (hier nicht dargestellte) Inselregion, ein. Bei ca. einem Drittel aller Patienten mit Neglect werden subkortikal gelegene Schädigungsareale gefunden. In den Basalganglien betreffen diese das Putamen und (weniger ausgeprägt) den Nucleus caudatus (NC). Im Thalamus tritt Neglect nach Schädigung des Pulvinar auf. Anatomisch sind diese subkortikalen Strukturen direkt mit dem oberen temporalen Kortex verbunden und führen über eine Beeinträchtigung der kortikalen Blutperfusion zur Neglectsymptomatik. Läsionen, die allein den Gyrus supramarginalis (GSM) im unteren Parietallappen oder allein den Gyrus frontalis inferior (GFI) des Frontallappens betreffen, führen dagegen nur selten zu Neglect (*fleckige Markierungen*). (Nach Karnath et al. 2001, 2002, 2004).

Raumes wie auch die kontralaterale Seite von einzelnen Objekten betrifft (▶ Abschn. 21.2.2).

Neben kortikalen Schädigungslokalisationen finden sich auch subkortikale Läsionen der rechten Hemisphäre zusammen mit einem Neglect. Ca. 30% der Neglectpatienten weisen eine solche Schädigung auf. In den Basalganglien betrifft die Läsion das **Putamen** und (weniger ausgeprägt) den **Nucleus caudatus** (Karnath et al. 2002). Im Thalamus tritt Neglect nach Schädigung des **Pulvinar** auf (Karnath et al. 2002). Sehr wahrscheinlich ist jedoch nicht die Schädigung der Neurone in diesen subkortikalen Strukturen selbst die Ursache für das Auftreten des Neglects, sondern die »Fernwirkung« dieser Schädigung. Obwohl der Kortex durch den subkortikal gelegenen Infarkt morphologisch unversehrt geblieben ist, kommt es durch die subkortikale Schädigung zu einer Reduktion des Stoffwechsels und damit zu einer Funktionseinschränkung in umschriebenen Bereichen des Kortex. Unter Einsatz perfusionsgewichteter MRT (»perfusion-weighted imaging«, PWI), die die Darstellung von strukturell intakten aber in ihrer Funktion gestörten Hirnarealen erlaubt, fanden Karnath et al. (2005c), dass es bei Patienten mit subkortikal gelegenen Infarkten der Basalganglien typischerweise in denjenigen Arealen des Kortex zu einer pathologischen Perfusion und damit einer Funktionsstörung kommt, von denen bekannt ist, dass sie bei einer direkten Schädigung durch einen kortikalen Infarkt Neglectsymptomatik verursachen.

> ❗ Innerhalb der rechten Hemisphäre verursachen typischerweise Schädigungen, die den oberen Temporallappen – den Gyrus temporalis superior – und die Inselregion einschließen, einen Neglect (◻ Abb. 21.7). Seltener werden Läsionen der temporoparietalen Übergangsregion und des Gyrus frontalis inferior beobachtet. Subkortikale Schädigungen im Bereich der Basalganglien oder des Thalamus der rechten Hemisphäre führen über eine Veränderung der kortikalen Blutperfusion und einer dadurch bedingten Funktionseinschränkung in denselben kortikalen Arealen zur Neglectsymptomatik.

21.4   Erklärungsmodelle

21.4.1   Aufmerksamkeitshypothesen

Die Tatsache, dass Hinweisreize (»cueing«) die kontralaterale Vernachlässigung reduzieren oder kurzzeitig sogar aufheben können, und insbesondere die Feststellung, dass dieser Effekt auf sehr unterschiedliche Weise zu erreichen ist [intra- oder intermodal, durch sensorische Hinweisreize (»bottom-up«) oder durch verbale Instruktionen (»top-down«)], wurde als Beleg dafür betrachtet, dass dem Neglect eine Störung der Aufmerksamkeit zugrunde liegt.

So nahm Kinsbourne (1970) ein Übergewicht der (automatischen) Orientierung der Aufmerksamkeit in ipsilateraler Richtung als Ursache der kontralateralen Vernachlässigung an. Sein Modell basiert auf der Annahme zweier sich wechselseitig inhibierender Prozessoren, die die Orientierung der Aufmerksamkeit jeweils zur linken und zur rech-

ten Seite des Raumes bewirken (◻ Abb. 21.8a). Der in der rechten Hemisphäre repräsentierte Prozessor orientiert die Aufmerksamkeit zur linken Seite und umgekehrt verlagert der in der linken Hemisphäre lokalisierte Prozessor die Aufmerksamkeit zur rechten Seite. Wird nun eine Hemisphäre stärker als die andere aktiviert (z.B. durch die Darbietung von Reizen in der Peripherie einer Gesichtsfeldhälfte), so wird hierdurch die Aufmerksamkeit in die zur stärker aktivierten Hemisphäre kontralaterale Richtung verschoben. Umgekehrt führt die Schädigung einer Hemisphäre (◻ Abb. 21.8b) zur Schwächung des zur kontralateralen Seite hin orientierenden Prozessors und zu einem Überwiegen der Aufmerksamkeitsorientierung in die ipsilaterale Richtung. Bei einem Patienten mit einer Schädigung der rechten Hemisphäre kommt es demnach zur Vernachlässigung (»hypoattention«) der linken Seite und zu einem Überwiegen der Aufmerksamkeitshinwendung (»hyperattention«) zur rechten Seite (◻ Abb. 21.8b). Demzufolge sollten sich Patienten mit Neglect stets zum äußersten Rand der ipsilateralen Seite orientieren und so die kontralaterale Seite vernachlässigen.

Ebenso nahm Kinsbourne (1993) an, dass Neglectpatienten durch diese stete Hinwendung zur äußersten ipsilateralen Seite beginnen sollten, sich langsam im Uhrzeigersinn um ihre eigene vertikale Körperachse zu drehen. Dass ein solches Verhalten bei Patienten mit Neglect jedoch nicht beobachtet wird, wertete der Autor keineswegs als Argument gegen sein Modell, sondern erklärte es damit, dass die meisten Patienten mit Neglect ja durch den Schlaganfall auch eine halbseitige Lähmung erfahren hätten und deshalb motorisch nicht in der Lage wären, sich um ihre eigene Achse zu drehen (Kinsbourne 1993). Diese Erklärung überzeugt jedoch nicht.

Im Gegensatz zu Kinsbournes Annahme einer Aufmerksamkeitsorientierung in ipsilateraler Richtung stellten Posner und Mitarbeiter eine Störung der Verlagerung von Aufmerksamkeit in kontralateraler Richtung in den Vordergrund ihrer Erklärung der Vernachlässigung. Posner und Mitarbeiter unterschieden drei Teiloperationen der mentalen Verlagerung fokaler Aufmerksamkeitsprozesse:

1. die Lösung der Aufmerksamkeit (»disengagement«) vom gegenwärtigen Fokus,
2. die Verschiebung der Aufmerksamkeit (»shift«/ »movement«) und
3. die erneute Fokussierung auf ein neues Ziel (»engagement«).

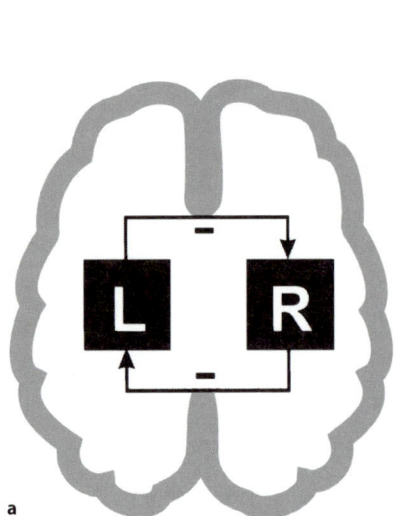
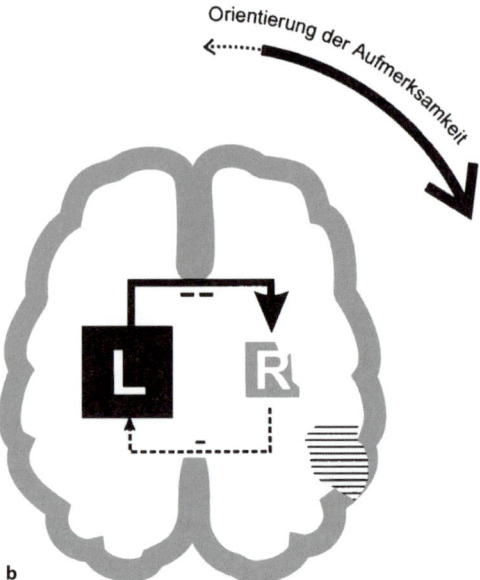

□ **Abb. 21.8a,b.** Nach Kinsbourne (1970) wird die Orientierung der Aufmerksamkeit zur linken und zur rechten Seite des Raumes durch zwei sich wechselseitig inhibierende Prozessoren der linken und der rechten Hemisphäre bewirkt (**a**). Der in der linken Hemisphäre repräsentierte Prozessor (*L*) orientiert die Aufmerksamkeit zur rechten Seite und umgekehrt verlagert der in der rechten Hemisphäre lokalisierte Prozessor (*R*) die Aufmerksamkeit zur linken Seite. Die Schädigung der rechten Hemisphäre (**b**) führt zu einem Ungleichgewicht zwischen den beiden Prozessoren; der linksseitige Prozessor dominiert nun über den rechtsseitigen und die Aufmerksamkeit wird zur ipsiläsionalen (rechten) Seite orientiert

Posner et al. (1987) untersuchten die manuellen Reaktionszeiten von Patienten mit parietalen Läsionen auf das Erscheinen visueller Reize rechts oder links von einem zentralen Fixationspunkt. Sie beobachteten, dass die Patienten immer dann beeinträchtigt waren, wenn sie ihre Aufmerksamkeit von einem Reiz lösen und zu einem anderen verlagern mussten, der sich in kontraläsionaler Richtung zu dem ersten Objekt befand. Als Ursache dieses Defizites der Aufmerksamkeitsverlagerung nahmen die Autoren eine Störung der Lösung der Aufmerksamkeit (»disengagement«) vom gegenwärtigen Fokus an (Posner u. Petersen 1990).

❶ **I. Aufmerksamkeitshypothesen**
Die Vernachlässigung kontralateraler Reize beruht auf
- **einem Übergewicht der (automatischen) Orientierung der Aufmerksamkeit in die ipsiläsionale Richtung (Kinsbourne 1970, 1993),**
- **einer Störung der Lösung der Aufmerksamkeit von einem Reiz, wenn die Aufmerksamkeit in kontraläsionaler Richtung verlagert werden soll (Posner et al. 1987).**

21.4.2 Repräsentationshypothesen

Bisiach und Mitarbeiter (Bisiach u. Luzzatti 1978; Bisiach et al. 1981) stellten sich die Frage, ob die Vernachlässigung von Neglectpatienten nur gerade sichtbare Objekte betreffen kann oder auch – von äußeren Reizen unabhängig – die gedankliche Vorstellung, d.h. die mentale Repräsentation des Raumes verändert. Die Autoren ließen Neglectpatienten mit rechtsseitig parietalen Hirnschädigungen den Mailänder Domplatz aus zwei sich räumlich gegenüberliegenden Perspektiven zunächst mental vorstellen und dann beschreiben. Interessanterweise fanden sie, dass von den Patienten in beiden Fällen nur die Gebäude und Details auf der rechten Seite des vorgestellten Bildes lebhaft und flüssig wiedergegeben wurden, während diejenigen der linken Seite ganz vernachlässigt oder in einem verärgerten und abwesenden Tonfall erwähnt wurden. Die zunächst vernachlässigte Seite des Domplatzes konnte also nach dem Wechsel der mentalen Perspektive wiedergegeben werden, während die zuerst beschriebene Seite dann vernachlässigt wurde. Dieses Experiment zusammen mit weiteren von Bisiach und Mitarbeitern durchgeführten Untersuchungen zeigt in beeindruckender Weise, dass die Vernachlässigung nicht allein auf der Seite von Perzeption und Handlung, sondern auch in der mentalen Vorstellung des Raumes, dem topographischen Gedächtnis, zu finden ist. Die Autoren schlossen aus ihren Beobachtungen, dass der kontralaterale Neglect aktuell vorhandener Information wie auch gespeicherter sensorischer Eindrücke durch das **Fehlen** ihrer inneren, mentalen Repräsentation hervorgerufen wird.

Statt eines vollständigen Verlustes der mentalen Repräsentation einer Raum- oder Körperseite postulierten neuere Modelle, dass der Vernachlässigung von Neglectpatienten möglicherweise eine verzerrte Repräsentation des Raumes entlang der Horizontalen zugrunde liegen könnte. Sie nahmen an, dass diese Dimension der Raumrepräsentation bei den Patienten gestaucht bzw. gedehnt sein könnte. So vermuteten Halligan u. Marshall (1991) eine lineare, den ganzen Außenraum betreffende **Kompression** der Raumrepräsentation (⬛ Abb. 21.9, Modell A). Sie verglichen diese veränderte Repräsentation mit der Veränderung, die eine am rechten Ende fixierte Spiralfeder erfährt, wenn sie mit gleichförmiger Kraft von links her eingedrückt wird. Andere Autoren postulierten eine anisometrisch veränderte Repräsentation des Raumes als Ursache der Neglectsymptomatik (Milner 1987; Bisiach et al. 1996). Im Gegensatz zu Halligan u. Marshall nahmen sie an, dass die horizontale Raumdimension bei den Patienten auf der kontraläsionalen Seite gedehnt und auf der ipsiläsionalen Seite gestaucht ist. Bisiach und Mitarbeiter (1996) vermuteten, dass diese anisometrische Verzerrung möglicherweise einer **logarithmischen Transformation** entsprechen könnte (⬛ Abb. 21.9, Modell B).

Karnath u. Ferber (1999) untersuchten die Vorhersagen dieser Hypothesen, indem sie die Wahrnehmung horizontaler Distanzen von Neglectpatienten bestimmten. Die Aufgabe bestand darin, Lichterpaare in einem vollständig dunklen Raum mit jeweils gleich weiten Abständen auf einem Halbkreis anzuordnen (⬛ Abb. 21.9, oben). Bei einer z.B. logarithmisch veränderten Repräsentation des Raumes wäre bei dieser Aufgabe zu erwarten, dass subjektiv »gleich weite« Abstände objektiv nach links immer größer werden sollten, wie dies in Modell B in ⬛ Abb. 21.9 dargestellt ist. Das Experiment ergab jedoch keinerlei Verzerrungen bei den Neglectpatienten; ihre Wahrnehmung von Distanzen entlang der horizontalen Raumachse unterschied sich nicht von derjenigen der Vergleichsgruppen. Dagegen fanden Pitzalis et al. (2004) Hinweise dafür, dass im kontraläsionalen Teil des Außenraums dargebotene visuelle Reize von Neglectpatienten als systematisch näher zum Zentrum

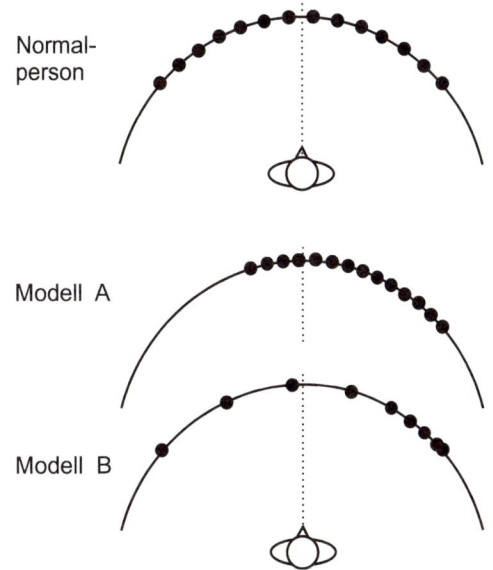

⬛ **Abb. 21.9.** Modelle gestörter Raumrepräsentation bei Neglect. Aus der Vogelperspektive ist der Rumpf als Ellipse dargestellt, der Kopf als Kreis. Auf dem Halbkreis vor der Person sind Objekte mit subjektiv »gleich weiten« Abständen angeordnet. *Modell A* postuliert eine lineare, den ganzen Außenraum umfassende Kompression der Repräsentation des Raumes entlang der Horizontalen (Halligan u. Marshall 1991); *Modell B* vermutet, dass es bei Neglect auf der ipsiläsionalen Seite zu einer zunehmenden Stauchung und auf der kontraläsionalen Seite zu einer zunehmenden Dehnung entsprechend einer logarithmischen Transformation kommt (Milner 1987; Bisiach et al. 1996)

hin wahrgenommen werden. Die Positionswahrnehmung visueller Reize im ipsiläsionalen, rechten Teil des Außenraums war dagegen vergleichbar mit der von Kontrollpatienten.

Als Beleg für das Vorliegen einer verzerrten Raumrepräsentation wurde auch die Beobachtung von Milner u. Harvey (1995) sowie von Bisiach et al. (1996) gewertet, dass Patienten mit Neglect ein im kontraläsionalen Teil des Raumes lokalisiertes Objekt im Vergleich zu einem ipsilateral präsentierten Objekt subjektiv als kleiner wahrnehmen. Neuere Untersuchungen zeigten jedoch, dass eine solche verzerrte Wahrnehmung der Objektgröße nach Hirnschädigungen unabhängig davon auftritt, ob eine Neglectsymptomatik besteht. So wurde dieselbe Störung z.B. auch bei Patienten gefunden, die eine halbseitige Gesichtsfeldstörung (Hemianopsie) aber keinen Neglect aufwiesen (Doricchi u. Angelelli 1999; Ferber u. Karnath 2001). Als Ursache der Neglectsymptomatik überzeugt diese Wahrnehmungsstörung daher nicht.

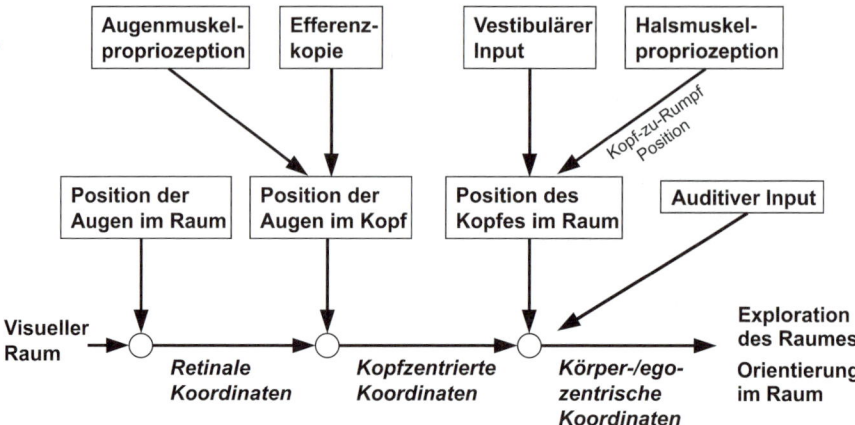

Abb. 21.10. Modell der neuronalen Transformation der multimodalen afferenten sensorischen Information in nichtretinale Koordinatensysteme. (Nach Karnath 1994a)

! II. Repräsentationshypothesen
- **Kontralateraler Neglect von aktuell vorhandenen Reizen wie auch von gespeicherten sensorischen Eindrücken ist durch das Fehlen ihrer inneren, mentalen Repräsentation bedingt (Bisiach et al. 1981).**
- **Der Vernachlässigung kontralateraler Reize liegt eine verzerrte mentale Repräsentation des Raumes im Sinne einer Stauchung und/oder einer Dehnung der horizontalen Raumdimension zugrunde (Milner 1987; Halligan u. Marshall 1991; Bisiach et al. 1996).**

21.4.3 Transformationshypothese

Einzelzellableitungen an Affen haben gezeigt, dass afferente Signale von verschiedenen peripheren Sinnesorganen – der Retina, den Muskelspindeln der Halsmuskulatur, den Cupulae des Vestibularapparates etc. – in kopfzentrierte, rumpfzentrierte und umgebungsbezogene Raumreferenzsysteme transformiert werden (Grüsser et al. 1990a,b; Andersen et al. 1993; ▶ auch Kap. 16). Solche Raumrepräsentationen höherer Ordnung bieten die Möglichkeit visuellräumliche Information unabhängig von z. B. aktuellen Augen- oder Kopfbewegungen und somit unabhängig von ständigen Veränderungen der retinalen Koordinaten abzubilden. Die Generierung überdauernder, stabiler Raumrepräsentationen ist für unsere Orientierung im Raum, die Bestimmung unserer Körperposition in Bezug zu Objekten im Außenraum wie auch für visuomotorische Explorationsleistungen von großer Bedeutung.

Um zu solchen Repräsentationen zu gelangen, muss unser Gehirn die afferente retinale Information mit den Signalen über die Augenposition im Kopf sowie über die Kopfposition kombinieren (◻ Abb. 21.10). Während die Augenposition über propriozeptive Signale der Augenmuskeln sowie der Efferenzkopie oder Reafferenz vermittelt wird, sind die Informationsquellen der Kopfposition die propriozeptiven Signale aus den kleinen Wirbelgelenken der oberen Halswirbelsäule und der Halsmuskulatur, während Afferenzen aus dem vestibulären System zusätzliche Auskunft über die Summe von Körper- und Kopfbewegungen im Raum geben. Neben visuellen, vestibulären und propriozeptiven Signalen ist darüber hinaus die Integration taktiler und auditiver Information von Bedeutung (Lewald u. Karnath 2000).

Es wird angenommen, dass bei Neglectpatienten diese neuronale Transformation der afferenten Information zur Implementierung von Raumrepräsentationen beeinträchtigt ist (Karnath 1994a, 1997; Ventre et al. 1984). So postulierte Karnath (Karnath 1994a, 1997; Karnath et al. 1998), dass diese Repräsentationen durch die Hirnschädigung in Bezug zur erdvertikalen Körperachse des Patienten zur ipsiläsionalen Seite rotiert sind (◻ Abb. 21.11). Das System erfährt sozusagen eine Neuadjustierung der Repräsentation des eigenen Körpers in Bezug zur visuellen Umgebung und verursacht hierdurch die typischen asymmetrischen und spezifisch entlang der horizontalen Raumdimension verkleinerten Explorations- und Suchbewegungen der Patienten mit der sich hieraus ergebenden Vernachlässigung kontralateral lokalisierter Information.

Andere Autoren gingen davon aus, dass das asymmetrische Verhalten der Neglectpatienten Folge eines (entlang

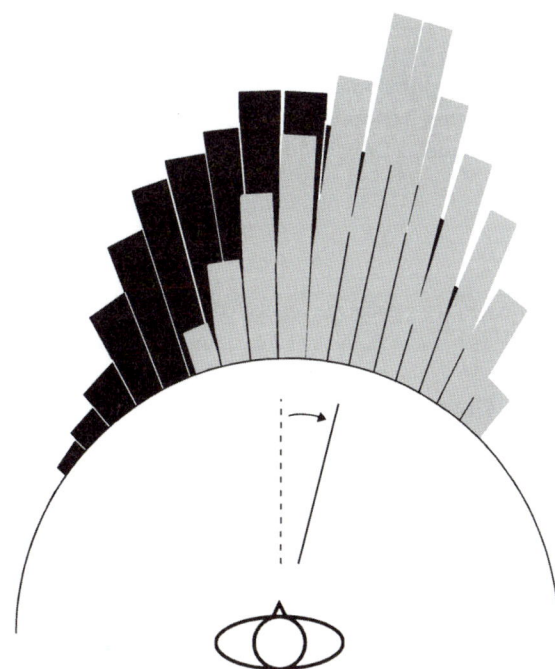

Abb. 21.11. Die zu Neglect führende Schädigung bewirkt eine Rotation der Raumrepräsentationen in Bezug zur erdvertikalen Körperachse des Patienten zur ipsiläsionalen Seite. Das System erfährt sozusagen eine Neuadjustierung der Repräsentation des eigenen Körpers in Bezug zur visuellen Umgebung und verursacht hierdurch die typischen asymmetrischen und spezifisch entlang der horizontalen Raumdimension verkleinerten Explorations- und Suchbewegungen der Patienten mit der sich hieraus ergebenden Vernachlässigung kontralateral lokalisierter Information. Die räumliche Orientierung des Körpers ist aus der Vogelperspektive dargestellt. Der Rumpf ist durch eine Ellipse symbolisiert, der Kopf durch einen Kreis. Die gestrichelte Linie symbolisiert das Zentrum einer solchen Raumrepräsentation bei einem Gesunden, das schwarze Histogramm die entsprechende Exploration des Raumes entlang der horizontalen Raumachse (in Prozent). Die durchgezogene Linie symbolisiert das Zentrum derselben Raumrepräsentation bei einem Patienten mit Neglect. Sie ist entlang der Horizontalen um die erdvertikale Körperachse zur rechten, ipsiläsionalen Seite rotiert. Das graue Histogramm zeigt die entsprechend veränderte Exploration des Raumes des Patienten. (Nach Karnath 1997; Karnath et al. 1998)

der Horizontalen) pathologischen Gradienten der »Salienz« (Auffälligkeit) räumlicher Positionen ist (Pouget u. Driver 2000). Dieser wiederum sei durch einen pathologischen Gradienten der für diese Raumpositionen kodierenden parietalen Neurone hervorgerufen. Diese an der Repräsentation des Raumes beteiligten Neurone seien beim Menschen wie bei Primaten auf die Parietallappen beider

Hemisphären verteilt. Da auf beiden Seiten Neurone überwiegen, die die jeweils kontralateral gelegenen Raumpositionen repräsentieren, würde eine einseitige Hirnläsion zu einem pathologischen Gradienten und zur Vernachlässigung der jeweils kontralateralen Seite führen. Gegen die letztere Annahme spricht jedoch, dass beim Menschen (im Gegensatz zum Affen) rechtsseitige Neglectsymptomatik nach linksseitigen Hirnschädigungen (im Vergleich zu linksseitigem Neglect nach rechtsseitigen Läsionen) nur sehr selten beobachtet wird (▶ Abschn. 21.3).

Für die Transformationshypothese spricht u.a. die Beobachtung, dass die Manipulation der an der Implementierung des Raumrepräsentationen beteiligten Informationskanäle die Neglectsymptomatik beeinflusst. So konnte die kontralaterale Vernachlässigung während vestibulärer kalorischer Stimulation durch Spülung des äußeren Gehörganges (Rubens 1985), während optokinetischer Stimulation durch einen sich bewegenden Hintergrund (Pizzamiglio et al. 1990) und während propriozeptiver Stimulation der posterioren Halsmuskulatur durch Vibration (Karnath et al. 1993) deutlich verbessert, ja sogar vorübergehend aufgehoben werden. Wurden vestibuläre und propriozeptive Stimulation miteinander kombiniert und gleichzeitig appliziert, addierten sich die Effekte, die bei alleiniger Anwendung der beiden Stimulationsarten beobachtet wurden (Karnath 1994b). Es wird daher vermutet, dass die visuelle, vestibuläre und propriozeptive Stimulation die Neglectsymptomatik über eine Korrektur der multimodalen Koordinatentransformation bei der Implementierung neuronaler Raumrepräsentationen beeinflusst.

❶ III. Transformationshypothese
Die neuronale Transformation der multimodalen sensorischen Information zur Implementierung überdauernder Raumrepräsentationen ist beeinträchtigt (Karnath 1994a, 1997; Ventre et al. 1984).
— Die Schädigung bewirkt eine Rotation der Raumrepräsentationen in Bezug zur erdvertikalen Körperachse des Patienten zur ipsiläsionalen Seite (❑ Abb. 21.11). Das System erfährt sozusagen eine Neuadjustierung der Repräsentation des eigenen Körpers in Bezug zur visuellen Umgebung und verursacht hierdurch die typischen asymmetrischen und spezifisch entlang der horizontalen Raumdimension verkleinerten Explorations- und Suchbewegungen der Patienten mit der sich hieraus ergebenden Vernachlässigung kontralateral

▼

lokalisierter Information (Karnath 1997; Karnath et al. 1998).

— Das asymmetrische Verhalten der Neglectpatienten ist Folge eines (entlang der Horizontalen) pathologischen Gradienten der »Salienz« (Auffälligkeit) räumlicher Positionen, der wiederum durch einen pathologischen Gradienten der für diese Raumpositionen in beiden Hemisphären kodierenden parietalen Neurone hervorgerufen wird (Pouget u. Driver 2000).

▼

Zusammenfassung

Neglect ist eine Verhaltensstörung, die typischerweise nach Schädigungen der rechten Hemisphäre auftritt, die den oberen Temporallappen um den Gyrus temporalis superior betreffen. Die Kranken beachten Personen, Gegenstände etc. nicht, wenn diese sich auf der zur Läsion kontralateralen Seite im Außenraum oder am eigenen Körper befinden. Die kontralaterale Vernachlässigung kann visuelle, sensorische und auditive Reize wie auch die Bewegung der kontralateralen Extremitäten betreffen, ohne dass hierfür Lähmungen, Hör-, Gefühls- oder Gesichtsfeldstörungen eine hinreichende Erklärung bieten würden. Darüber hinaus kann auch das räumlich-topographische Gedächtnis von der halbseitigen Vernachlässigung betroffen sein. Charakteristisch für die Erkrankung sind die bereits in Ruhe bestehende Abweichung der Augen und des Kopfes zur ipsiläsionalen Seite sowie die Einschränkung der Such- und Explorationsbewegungen auf diesen Teil des Raumes, des eigenen Körpers oder auch einzelner Objekte. Hierdurch wird die kontralateral gelegene Information vernachlässigt. Entlang der Horizontalen weisen Patienten mit Neglect einen verkleinerten und zur ipsiläsionalen Seite hin verschobenen Explorationsbereich auf. Das Zentrum der Explorationsbewegungen stimmt nicht mehr (wie bei Gesunden) mit der sagittalen Körpermittelebene überein, sondern weicht um einen bestimmten Winkel zur Seite der Hirnläsion ab. Je nachdem, ob sich ein Neglectpatient gerade auf den ihn umgebenden Raum oder auf ein einzelnes, dort lokalisiertes Objekt konzentriert, findet man die kontralaterale Vernachlässigung entweder »raumzentriert« oder »objektzentriert«. Wesentliche Eigenschaften der Neglectsymptomatik sind, dass sie durch Darbietung von Hinweisreizen, durch verbale Instruktion wie auch durch visuelle, vestibuläre und propriozeptive Stimulation beeinflusst werden kann. Es bestehen verschiedene Vorstellungen darüber welcher Mechanismus nach einer Hirnschädigung zu der kontralateralen Vernachlässigung führt. Diskutiert werden Störungen der Aufmerksamkeit, Störungen der mentalen Repräsentation des Raumes und des eigenen Körpers sowie die Störung neuronaler Raumkoordinatensysteme.

22 Bálint-Holmes-Syndrom

Hans-Otto Karnath

1909 beschrieb Bálint einen Patienten, der nach großen Läsionen im parietookzipitalen Übergangsbereich beider Hemisphären (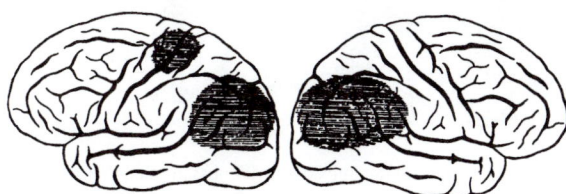 Abb. 22.1) eine Störung entwickelte, die er als »Seelenlähmung des Schauens« bezeichnete. Obwohl dieser Patient keine Ausfälle der Sehfunktion aufwies, bemerkte Bálint, dass in seinem Gesichtsfeld »nur ein einziges Bild Platz hat. Dies Bild kann beliebig groß sein, er sieht es vollkommen, nimmt hingegen während der Fixation eines noch so kleinen Bildes von einem anderen keine Kenntnis.«

Präsentierte Bálint dem Patienten nebeneinander ein Dreieck und einen Buchstaben, dann »sah er entweder das Dreieck oder den Buchstaben, aber nie das Dreieck und den Buchstaben zugleich«. Der Kranke selbst berichtete über seine Schwierigkeiten: »Wenn ich den einen Gegenstand sehe, sehe ich den anderen nicht, und es kostet Zeit, bis ich

Abb. 22.1. Bálints Zeichnung der bei der Sektion seines Patienten gefundenen Hirnschädigung. (Nach Bálint 1909)

– nach Aufforderung – den anderen finde. Ich bin nicht imstande, mehreren Teilen eines Bildes gleichzeitig meine Aufmerksamkeit zu schenken.« Erst wenn Bálint den Patienten explizit aufforderte, weitere Einzelheiten oder weitere Gegenstände anzuschauen, »erblickte er die Details eines Gegenstandes und auch die umherstehenden Objekte. Nur von selbst, spontan schaute er nicht. Man kann also sagen, dass ihm die Spontaneität des Schauens fehlte«.

Bálint (1909) fiel bei seinem Patienten eine weitere Störung auf, die er »optische Ataxie« nannte. Obwohl der Kranke durch die Hirnschädigung keine Lähmungen erlitten hatte, vermochte er nicht, sicher nach einem Gegenstand zu greifen. Auch diese Störung bemerkte der Patient selbst und berichtete z.B., dass er beim Anzünden einer Zigarre häufig die Mitte und nicht das Ende anzündet oder dass er beim Zerschneiden eines Stück Fleisches auf dem Teller das von der linken Hand mit der Gabel festgehaltene Fleisch mit dem in der rechten Hand gehaltenen Messer außerhalb des Tellers sucht. Wenn der Patient aufgefordert wurde, »einen vorgehaltenen Gegenstand mit der rechten Hand zu fassen, so griff er regelmäßig daneben und findet ihn erst dann, wenn seine Hand daran stößt«. Bálint bemerkte, dass es sich bei dieser Koordinationsstörung nicht um eine Apraxie (▶ Kap. 30) handelt, sondern dass speziell nur »diejenigen Bewegungen misslingen, welche der Kontrolle des Sehens unterworfen sind«. Wenn der Kranke dagegen aufgefordert wurde, einen Gegenstand zu greifen, den er nicht ansehen konnte, wie sein eigenes Ohr oder seine Nase, dann führte er die geforderte Greifbewegung gezielt und ohne Schwierigkeiten aus. Bálint folgerte daher, dass das Abweichen beim Ausführen zielgerichteter Bewegungen zu Objekten im Greifraum des Patienten nicht primär motorischen Ursprungs, sondern Folge eines visuellräumlichen Defizites ist.

Diese beiden von Bálint beschriebenen Symptome, 1. die Unfähigkeit, mehreren Teilen eines Bildes gleichzeitig Aufmerksamkeit zu schenken, die wir heute als »Simultanagnosie« bezeichnen, und 2. die »Optische Ataxie«, wurden 1918 von Holmes ebenfalls beobachtet und ergänzt. Holmes berichtete von 6 Patienten, die nach Schussverletzungen beider Hemisphären zusammen mit der von Bálint beschriebenen Symptomatik zwei weitere Defizite aufwiesen: 3. Blickbewegungsstörungen und 4. eine schwere Störung der räumlichen Orientierung.

Die Kombination dieser 4 Störungssymptome bezeichnen wir als »Bálint-Holmes-Syndrom«.

> ❗ Ein **Bálint-Holmes-Syndrom** ist die nach beidseitigen Läsionen des parietookzipitalen Kortex auftretende Kombination von:
> - **Simultanagnosie,**
> - **Blickbewegungsstörungen,**
> - **Störung der räumlichen Orientierung und**
> - **optischer Ataxie.**

Bereits Bálint war bei seinem Patienten aufgefallen, dass ihm »die Spontaneität des Schauens« fehlte. Als Holmes (1918) nun die Blickbewegungen seiner Patienten genauer untersuchte, bemerkte er, dass die Patienten unfähig waren, ihre Augen willentlich in unterschiedliche Richtungen zu bewegen, obwohl die Augenmuskulatur keineswegs gelähmt war. Selbst wenn die Patienten genau wussten, wo sich das Objekt befand, das sie anschauen sollten (wie z.B. die eigene Hand oder die Zimmerdecke), waren sie nicht in der Lage, ihren Blick willkürlich dorthin zu wenden. Ihr Blick wirkte wie »eingefroren« und wurde, wenn überhaupt, nur sehr zögerlich, langsam und zumeist in die falsche Richtung bewegt. Wenn sie jedoch ein unerwartetes Geräusch links oder rechts von ihnen hörten oder von Holmes in militärischer Art aufgefordert wurden, die »Augen links« oder »Augen rechts« auszurichten, dann bewegten sie die Augen reflexartig in die richtige Richtung. Holmes berichtete ferner, dass die Patienten nicht in der Lage waren, Blickfolgebewegungen auszuführen. Sie vermochten nicht, mit ihren Augen seinem Finger oder einem anderen Objekt zu folgen, das er langsam durch das Blickfeld der Patienten führte.

Neben diesen Blickbewegungsstörungen bemerkte Holmes (1918) bei seinen Patienten eine schwere Störung der räumlichen Orientierung. Obwohl Lähmungen die Kranken nicht hinderten, konnten sie sich nicht allein auf der Station, ja sogar nicht einmal allein in ihrem Krankenzimmer bewegen. Die Störung war bei einigen so schwer ausgeprägt, dass die Patienten bereits nach wenigen Schritten von ihrem Bett nicht mehr zu diesem zurückfanden. Obwohl die Patienten machmal sogar korrekt auf das angestrebte Ziel zeigen konnten, nahmen sie dennoch eine falsche Richtung, wenn sie versuchten dorthin zu gehen. Als Holmes einen solchen Patienten wenige Meter durch die Eingangstür der Nachbarstation geführt hatte, war die-

ser – trotz der geringen Entfernung – nicht mehr in der Lage selbstständig zum Ausgang zurückzufinden. Wenn die Patienten dagegen angehalten wurden, sich ohne visuelle Information im Raum zu orientieren, gelang dies deutlich besser. So konnten einzelne bei geschlossenen Augen Laute korrekt lokalisieren und sich auf diese zubewegen.

Im Folgenden werden die vier Störungssymptome des Bálint-Holmes-Syndroms dargestellt. Sie treten nicht nur in Kombination (d. h. als Bálint-Holmes-Syndrom), sondern bei entsprechender Läsionslokalisation auch isoliert auf.

22.1   Simultanagnosie

22.1.1   Beschreibung der Störung

Patienten mit einer »Simultanagnosie« haben – wie der von Bálint beschriebene Fall – keine Schwierigkeiten, ein einzelnes Detail eines komplexen Objektes oder ein einzelnes Objekt unter verschiedenen anderen Objekten richtig zu erkennen und zu beschreiben. Sie sind jedoch nicht in der Lage, mehr als ein Objekt oder mehr als ein Detail eines einzelnen, komplexen Objektes gleichzeitig wahrzunehmen. Dementsprechend gelingt es ihnen auch nicht, den

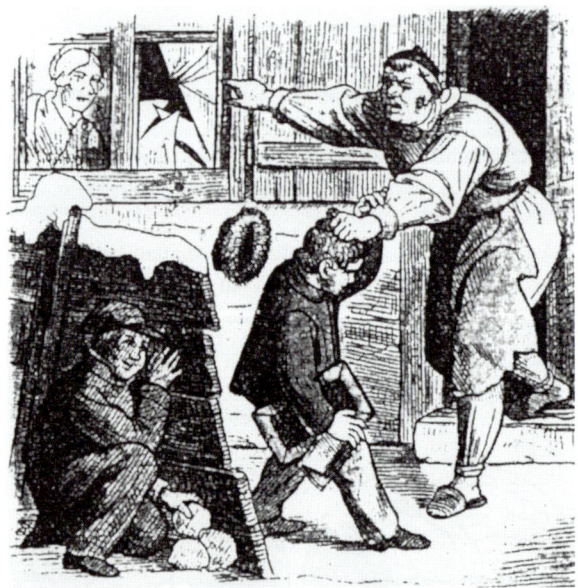

🔲 **Abb. 22.2.** Bild aus der Intelligenzprüfungssammlung nach Binet-Bobertag, das bei der Untersuchung von Patienten mit Bálint-Holmes-Syndrom verwendet wird. Die Aufgabe besteht darin, die abgebildete Handlung möglichst genau zu beschreiben

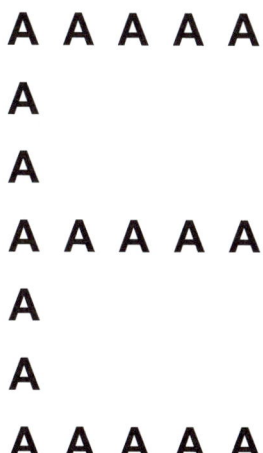

☐ **Abb. 22.3.** Beispiel eines hierarchisch strukturierten Buchstabens. Der große, globale Buchstabe (»E«) setzt sich aus mehreren einzelnen, kleinen Buchstaben (»A«) zusammen. Je nach Instruktion soll der Patient entweder den lokalen oder den globalen Buchstaben benennen. (Nach Navon 1977)

inhaltlichen Zusammenhang zu erfassen, der verschiedene Objekte miteinander verbindet. Werden die Patienten z.B. gebeten, eine aus mehreren Elementen zusammengesetzte Szene (wie die in ☐ Abb. 22.2) zu beschreiben, werden nur einzelne Teile des Bildes berichtet. Dementsprechend kann auch die dargestellte Handlung nicht richtig wiedergegeben werden. Es kommt zu Fehlinterpretationen. So beschreibt ein Patient mit Simultanagnosie das in ☐ Abb. 22.2 dargestellte Bild wie folgt (Wolpert 1924): »Der Junge wird an den Haaren gerissen. (Untersucher: Warum?) Wahrscheinlich hat er ein Geheimnis verraten. (U: Wie kommen Sie darauf?) [Der Patient zeigt auf den Jungen, der sich versteckt] Weil er da horcht. (U: Warum wird denn der Erste an den Haaren gerissen?) Ich weiß nicht, ich habe niemals für solche Sachen Interesse gehabt.«

❶ Als **Simultanagnosie** bezeichnet man die durch Hirnschädigung oder degenerative Hirnerkrankungen bedingte Unfähigkeit, mehr als nur ein Objekt einer Szene gleichzeitig wahrzunehmen.

Zeigt man Patienten mit Simultanagnosie die von Navon (1977) entwickelten hierarchisch strukturierten Buchstaben (☐ Abb. 22.3), bei denen jeder große, globale Buchstabe sich aus mehreren einzelnen, kleinen Buchstaben zusammensetzt, können sie meist nur den lokalen Buchstaben benennen (»A« in ☐ Abb. 22.3). Dagegen sind sie auch nach vielen Versuchen und mehreren Tagen Übung außer Stande, den globalen Buchstaben (»E« in ☐ Abb. 22.3) zu

erkennen (Rafal u. Robertson 1995; Karnath et al. 2000d). Auch wenn man die Patienten ausdrücklich bittet, sich nicht auf die lokalen Elemente zu konzentrieren, können sie dennoch nicht die globale Gestalt erkennen. Luria (1959) berichtete ein weiteres Experiment, das diese Einschränkung der visuellen Aufmerksamkeit auf das jeweils kleinste (Teil-) Objekt eindrücklich belegt. Der von ihm untersuchte Patient mit Bálint-Holmes-Syndrom konnte in Abhängigkeit davon, welche Farbe die einzelnen Teile einer Figur jeweils trugen, entweder die globale Gestalt der Figur oder nur eines ihrer lokalen Elemente erkennen. Luria präsentierte seinem Patienten einen Stern, der aus zwei zueinander versetzten Dreiecken gezeichnet wird (den sog. »Davidstern«). Wenn beide Dreiecke dieselbe Farbe hatten, erkannte der Patient in der Figur sofort einen Stern. War hingegen das eine Dreieck rot, das andere Dreieck blau gefärbt, berichtete er bei mehrfacher Darbietung derselben Vorlage entweder nur das rote Dreieck oder nur das blaue Dreieck, nie aber dass er zwei Dreiecke (ein rotes und ein blaues Dreieck) oder gar dass er einen Stern mit roter und blauer Farbe gesehen habe.

Die Patienten sind in der Lage, kurze Wörter oder auch kurze Sätze fehlerfrei zu lesen, jedoch verlieren sie in einem fortlaufenden Text die Zeile, lassen Wörter aus und klagen darüber, dass sie die vielen Worte verwirren oder behaupten einfach, dass sie nicht lesen könnten. Auch gelingt es ihnen nicht, auch nur zwei, manchmal unmittelbar neben- oder hintereinander angeordnete Objekte miteinander zu vergleichen. Fragen wie z.B. »Welches der beiden Objekte ist größer?«, »Welches ist länger?« oder »Welches liegt räumlich näher/weiter?« können sie nicht beantworten, da die Kranken zu jedem Zeitpunkt nur eines der beiden Objekte erfassen und keinen direkten Vergleich zwischen beiden vornehmen können.

Das bei Bálint-Holmes-Patienten auftretende Störungsbild der Simultanagnosie wurde auch als »dorsale Simultanagnosie« bezeichnet (Farah 1990). Es sollte damit von der sog. »ventralen Simultanagnosie« abgegrenzt werden, die mit buchstabierendem Lesen (»letter-by-letter reading«) einhergeht. Letztere Patienten können zusätzlich zu der Unfähigkeit, mehr als nur ein Objekt einer Szene gleichzeitig wahrzunehmen, auch Worte nicht ganzheitlich-lexikalisch erfassen. Sie sind in der Lage Einzelbuchstaben zu identifizieren und lesen Wörter lediglich dadurch, dass sie sie mühsam buchstabierend zusammensetzen. Abweichend von den parietookzipital gelegenen Läsionen, die bei der dorsalen Simultanagnosie gefunden werden, weisen solche Patienten mehr ventral lokalisierte Schädigungen in der inferioren temporookzipitalen Region der sprachdominanten linken Hemisphäre auf (Kinsbourne u. Warrington 1963; Levine u. Calvanio 1978).

Als Ursache der dorsalen Simultanagnosie finden sich neben Schlaganfällen im parieto-okzipitalen Übergangsbereich auch Atrophien dieses Areals. Diese sog. posteriore kortikale Atrophie (PCA) ist durch degenerative Hirnerkrankungen bedingt, betrifft vornehmlich den parieto-okzipitalen Übergangsbereich und führt neben einer Simultanagnosie nur selten zum Vollbild eines Bálint-Holmes-Syndroms (Tang-Wai et al. 2004).

❗ Dorsale Simultanagnosie. Unfähigkeit nach parietookzipitalen Hirnschädigungen (durch Läsion oder Atrophie) mehr als nur ein Objekt gleichzeitig wahrzunehmen. Kurze Wörter oder auch kurze Sätze können fehlerfrei gelesen werden.

Ventrale Simultanagnosie. Unfähigkeit nach inferioren temporookzipitalen Läsionen der linken Hemisphäre mehr als nur ein Objekt gleichzeitig wahrzunehmen. Nur Einzelbuchstaben können identifiziert und Worte nicht ganzheitlich-lexikalisch erfasst werden (»letter-by-letter reading«).

22.1.2   Erklärungsmodelle

Ungeklärt ist nach wie vor, welcher Störungsmechanismus der Simultanagnosie zugrunde liegt. Wolpert (1924) nahm an, dass bei diesen Patienten eine Art Agnosie für das Erkennen der visuellen Gesamtgestalt vorliegt. Luria (1959) ging davon aus, dass die Einengung des Erkennens auf nur eines von mehreren gleichzeitig präsentierten Elementen durch aktive kortikale Inhibitionsprozesse verursacht wird. Kinsbourne u. Warrington (1963) nahmen hingegen an, dass das Erkennen verschiedener Elemente einer Gesamtgestalt sequentielles Analysieren erfordert und dass dieser Prozess bei Patienten mit Simultanagnosie nur erheblich verzögert abläuft. Tatsächlich beobachteten Duncan et al. (2003) bei einem Patienten mit Simultanagnosie, dass dieser eine erheblich reduzierte Verarbeitungsgeschwindigkeit für visuelle Reize aufwies. Dementsprechend interpretierten sie das Störungsbild als Folge einer generellen Verlangsamung visuellen Verarbeitens, die zu einer Wahrnehmungsstörung für die meisten Elemente einer komplexen visuellen Szene führt. Wahrgenommen werden lediglich die prominentesten Elemente der Szene. Dagegen vermute-

ten andere Autoren als Ursache der Simultanagnosie Defizite in der simultanen Diskrimination einzelner Reizmerkmale wie Farbe, Größe und Form (Humphreys u. Price 1994) bzw. eine Störung der Integration solcher Reizmerkmale über räumliche Aufmerksamkeitsprozesse (»feature integration«; Robertson 2003).

Farah (1990) schlug eine andere Störung von Aufmerksamkeitsprozessen bei diesen Patienten vor. Sie vermutete, dass sobald die Aufmerksamkeit der Kranken auf einen Reiz gerichtet ist, kein weiterer Reiz im Gesichtsfeld es vermag, die Aufmerksamkeit auf sich zu ziehen (»Capture-of-attention«-Hypothese). Für diese Annahme sprechen Befunde, die ein verzögertes Loslösen (»disengagement«) der Aufmerksamkeit von einem Reiz bei Patienten mit Simultanagnosie beobachtet haben (Pavese et al. 2002; Nyffeler et al. 2005). Dagegen spricht jedoch, dass Patienten mit Simultanagnosie häufig ihren Blick (und damit ihren Aufmerksamkeitsfokus) frei über eine Szene bzw. ein aus mehreren Elementen zusammengesetztes Objekt bewegen können. Die Patienten sind z.B. zu einer freien visuellen Exploration des globalen Buchstabens von Navon-Reizen in der Lage (◨ Abb. 22.4) ohne dass sie jedoch dadurch auch zwangsläufig den globalen Buchstaben dieser Reize erkennen (◨ Abb. 22.4). Das Erkennen bzw. Nicht-Erkennen der globalen Gestalt eines hierarchisch zusammengesetzten Objekts hängt offensichtlich nicht allein von der Fähigkeit ab, den Aufmerksamkeitsfokus frei über ein Objekt bzw. eine Szene führen zu können.

Coslett u. Saffran (1991) nahmen an, dass die dorsale und die ventrale Simultanagnosie möglicherweise durch unterschiedliche Mechanismen hervorgerufen werden. Sie vermuteten, dass die ventrale Simultanagnosie nach linkshemisphärischen Läsionen Ausdruck einer allgemeinen Verlangsamung der Informationsverarbeitung ist, wohingegen die dorsale Simultanagnosie nach bilateralen parietookzipitalen Läsionen durch eine gestörte Integration räumlicher Information bei der Objektwahrnehmung hervorgerufen wird. Wie Kinsbourne u. Warrington (1963) gingen die Autoren davon aus, dass für die Verarbeitung verschiedener Objekte in einer Szene serielles Prozessieren der Einzelelemente nötig ist. Während die visuelle Aufmerksamkeit bei der Betrachtung einer solchen Szene von einem zum nächsten Objekt wandert, muss ein visueller Kurzzeitspeicher zur Verfügung stehen, um die seriell aufgenommene Information zur Verfügung zu halten. Die Ursache der Simultanagnosie sahen die Autoren in einer Störung der Weiterverarbeitung der in diesen Kurzzeitspeicher aufgenommenen Information. Gegen die Vorstel-

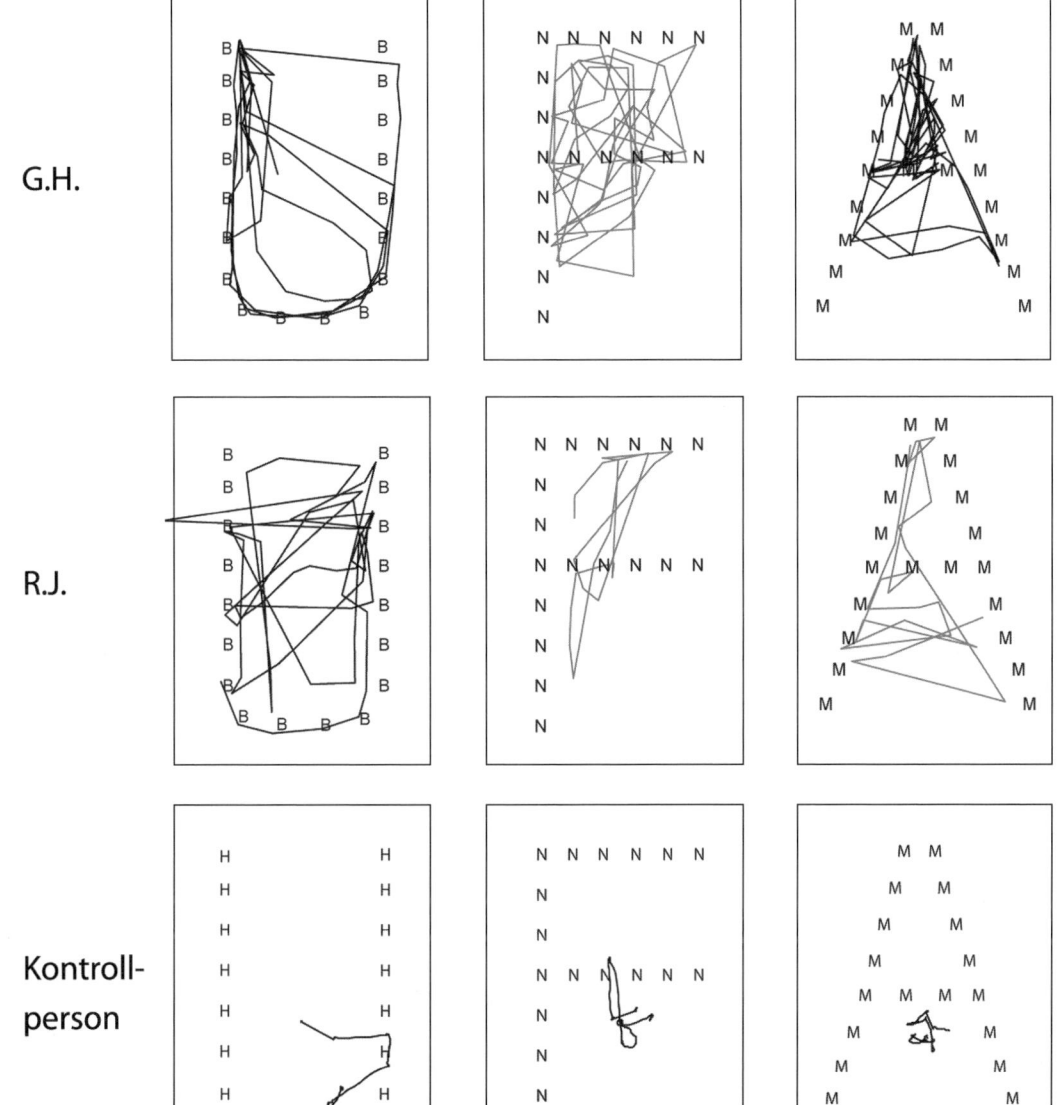

◘ Abb. 22.4. Blickbewegungen von zwei Patienten mit Simultanagnosie (G.H. und R.J.) und einer Kontrollperson während des Versuchs, den globalen Buchstaben eines hierarchischen Navon-Reizes (Navon 1977) zu identifizieren. *Schwarze Linien* repräsentieren die Blickbewegungen der Patienten, die ausgeführt wurden, wenn sie den globalen Buchstaben des Navon-Reizes erkannten; *graue Linien* stellen jene Blickbewegungen dar, wenn es nicht gelang, den globalen Buchstaben zu identifizieren. Die Augenbewegungen wiesen in den beiden Situationen keine charakteristischen Unterschiede auf. (Aus Clavagnier et al. eingereicht)

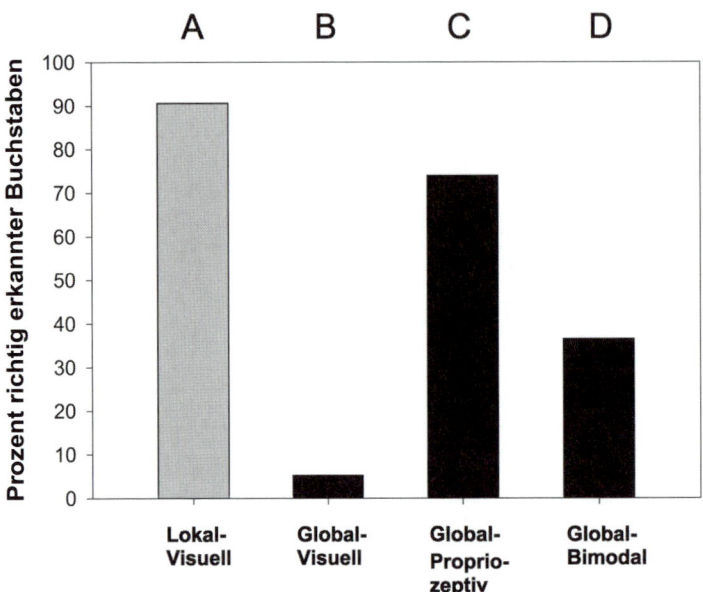

■ **Abb. 22.5.** Prozent richtig erkannter lokaler oder globaler Buchstaben von hierarchisch strukturierten Navon-Buchstaben (■ Abb. 22.3) bei einer Patientin mit Bálint-Holmes-Syndrom. (Nach Karnath et al. 2000d)
Dieselben 96 Reize wurden randomisiert in 4 verschiedenen Bedingungen präsentiert. In Bedingung A (*grau*) sollte die Patientin nur die lokalen Elemente benennen, d.h. die kleinen Buchstaben, aus denen sich der große, globale Buchstabe zusammensetzt. In den Bedingungen B–C (*schwarz*) ging es darum, den globalen Buchstaben zu erkennen. In den Bedingungen A und B schaute die Patientin die Reize an. In Bedingung C waren die Augen geschlossen und stattdessen wurde ihr Zeigefinger über den globalen Buchstaben geführt. In dieser Bedingung mit ausschließlich propriozeptivem Input war die Patientin in der Lage, den globalen Buchstaben zu einem hohen Prozentsatz richtig zu benennen. In Bedingung D sollte sie die Reize erneut anschauen, während ihr zusätzlich der Zeigefinger (wie in Bedingung C) über den globalen Buchstaben geführt wurde. Ihre Leistung war zwar deutlich besser als in Bedingung B mit ausschließlich visuellem Input; sie war aber deutlich schlechter als in Bedingung C mit ausschließlich propriozeptivem Input.

lung einer möglichen Einschränkung der Kapazität der visuellen Kurzzeitgedächtnisspeicherung als Ursache der Simultanagnosie spricht die Beobachtung, dass die Erhöhung der Anzahl der lokalen Elemente bei hierarchischen Navon-Reizen und damit der »Belastung« des visuellen Kurzzeitgedächtnisspeichers zu einem *verbesserten* und nicht zu einem verschlechterten Erkennen der globalen Gestalt dieser Reize führt (Huberle u. Karnath 2006).

Für die Diskussion des Störungsmechanismus, der zur Simultanagnosie führt, ist die Beobachtung interessant, dass die pathologische Einengung der Aufmerksamkeit in der visuellen Modalität nur begrenzt durch weitere Informationen aus einer anderen Modalität verbessert werden kann. Karnath et al. (2000d) beobachteten an einer Patientin mit Simultanagnosie und Bálint-Holmes-Syndrom, dass sie bei hierarchischen Reizen, wie sie in ■ Abb. 22.3 dargestellt sind, den großen, globalen Buchstaben visuell nicht erkennen konnte, jedoch die globale Gestalt propriozeptiv sofort erfasste, wenn sie die Augen schloss und ihr der Zeigefinger über den globalen Buchstaben geführt wurde (■ Abb. 22.5). Ohne visuellen Input gelang es ihr also, die globale Gestalt der Figur ausschließlich über propriozeptive Information zu erfassen. Sollte die Patientin in einer weiteren Untersuchungsbedingung die Reize erneut anschauen, währenddessen ihr zusätzlich der Zeigefinger über den globalen Buchstaben geführt wurde, war sie im Erkennen der globalen Gestalt zwar besser als wenn sie den Buchstaben allein visuell identifizieren sollte, jedoch deutlich schlechter als in der Bedingung mit geschlossenen Augen, in der sie die Information über die globale Gestalt der Buchstaben nur propriozeptiv erhielt (■ Abb. 22.5). Obwohl sie also über denselben propriozeptiven Input wie mit geschlossenen Augen verfügte, führte die gleichzeitig aufgenommene visuelle Information zu einer Verschlechterung der Erkennensleistung. Dieses Ergebnis zeigt, dass eine andere, intakte Modalität nicht einfach die gestörte visuelle Modalität bei der Wahrnehmung der globalen Gestalt von Objekten ersetzen kann. Das korrekte Identifizieren der globalen Gestalt über den **proprio-**

zeptiven Input wird gestört, wenn die visuelle Aufmerksamkeit pathologisch auf die lokalen Elemente fokussiert ist.

❗ Das bei Simultanagnosie gestörte visuelle Wahrnehmungsvermögen für die globale Gestalt von Objekten kann nur unvollständig durch die Information einer anderen, intakten Modalität ersetzt werden.

Weitere Befunde dieser Studie (Karnath et al. 2000d) wie auch Beobachtungen an einem weiteren Patienten mit Simultanagnosie (Rafal u. Robertson 1995) belegen darüber hinaus, dass die Störung nicht darauf beruht, dass die globale Gestalt von Objekten oder Szenen visuell gar nicht verarbeitet wird. Die Autoren konnten nachweisen, dass diese Information von den Patienten *unbewusst* verarbeitet wird, jedoch nicht wie von Gesunden zum bewussten Erkennen genutzt werden kann. Patienten mit Simultanagnosie versagen beim Erkennen der globalen Gestalt visueller Szenen also nicht deshalb, weil das geschädigte visuelle System

nicht mehr in der Lage ist, alle Merkmale der Szene zu erfassen. So können Patienten mit Simultanagnosie auch häufig – wie in ❑ Abb. 22.4 gezeigt – mit ihrem Blick alle einzelnen Elemente, die zusammen die globale Gestalt des Reizes ausmachen, explorieren, ohne dass es ihnen jedoch gelingt, dadurch die globale Gestalt zu erkennen.

❗ Die visuelle Information über die globale Gestalt von Objekten wird von Patienten mit Simultanagnosie unbewusst verarbeitet. Sie kann jedoch nicht genutzt werden, um die globale Gestalt zu erkennen.

22.2 Blickbewegungsstörungen

Während die Simultanagnosie nicht notwendigerweise mit Einschränkungen der Blickbewegungen beim Explorieren von Reizen einhergehen muss (❑ Abb. 22.4), bestehen bei Patienten, die an dem Vollbild des Bálint-Holmes-Synd-

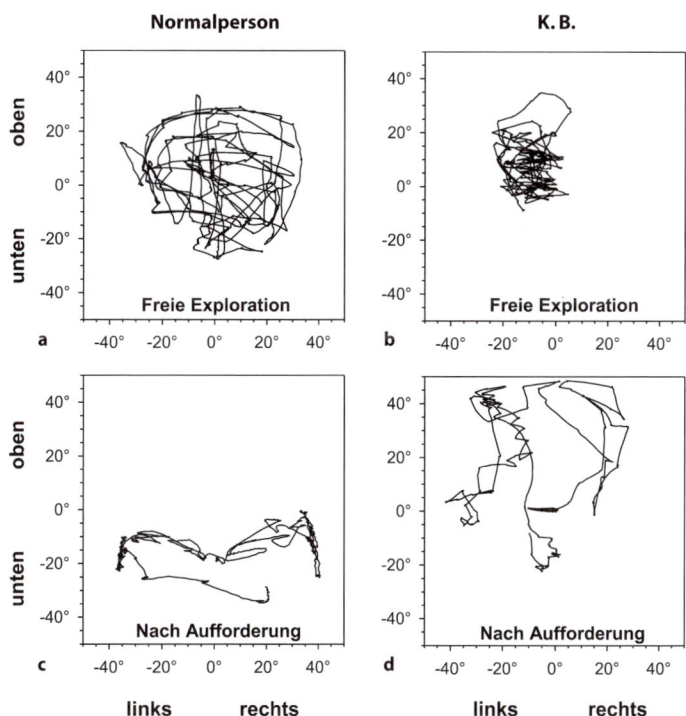

❑ **Abb. 22.6a–d.** Blickbewegungen einer Patientin mit Bálint-Holmes-Syndrom (K.B.; Karnath et al. 2000 d) während der Suche nach einem kleinen roten Lichtpunkt in einem völlig dunklen Raum (**b**). Im Kontrast dazu eine gesunde Versuchsperson vergleichbaren Alters (**a**). Tatsächlich wurde während der Aufzeichnung kein Reiz dargeboten. Die während der Suche nach dem nicht vorhandenen Reiz ausgeführten Blickbewegungsspuren zeigen, dass Patienten mit Bálint-Holmes-

Syndrom einen deutlich kleineren Teil des Raumes als Gesunde explorieren, auch wenn wie hier keine Information verarbeitet werden musste. Wenn die Patientin anschließend explizit aufgefordert wurde, ihren Blick soweit wie möglich nach links und nach rechts zu richten (**d**), konnte sie deutlich weiter zur Peripherie blicken, als sie dies spontan während der Suche nach dem (nicht vorhandenen) Lichtpunkt getan hatte (**b**)

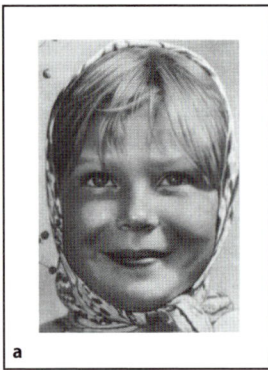
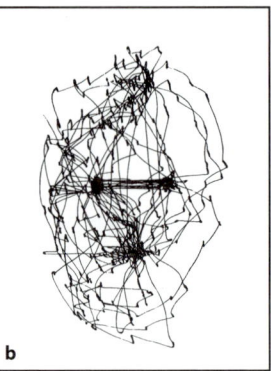
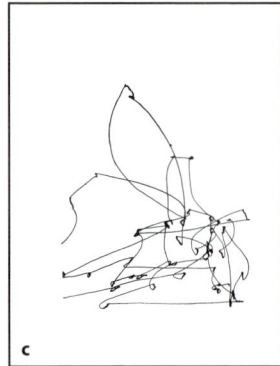

Abb. 22.7a–c. Blickbewegungsspur einer gesunden Versuchsperson (**b**) beim Betrachten eines Gesichtes (**a**). Deutlich sind die Positionen der Augen und des Mundes zu erkennen, die die Versuchsperson am häufigsten und längsten angeschaut hatte. Im Vergleich dazu die Blickbewegungsspuren eines Patienten mit Bálint-Holmes-Syndrom beim Betrachten desselben Gesichtes (**c**). Der Patient unternimmt deutlich weniger Explorationsbewegungen und verteilt diese wesentlich unsystematischer über die Vorlage. Die für das normale Betrachten eines Gesichtes so typische Konzentration der Blickbewegungen auf die beiden Augen findet sich nicht. (Nach Luria et al. 1963)

roms leiden, häufig erhebliche Beeinträchtigungen explorierender Blickbewegungen. Wenn ein Gesunder zur Exploration seiner Umgebung Blickbewegungen über einen weiten Bereich ausführt, zeigen solche Patienten erkundende Augenbewegungen nur in einem sehr engen Bereich (◘ Abb. 22.6). Auch wenn nur ein einzelnes Objekt angeschaut werden soll (◘ Abb. 22.7), zeigen diese Patienten ein deutlich eingeschränktes und dazu chaotisch verteiltes Blickbewegungsmuster. Fordert man einen Bálint-Holmes-Patienten auf, ein peripher dargebotenes Ziel anzuschauen, reagiert sein Blick entweder gar nicht oder zeigt unsystematische kleine Bewegungen. Dabei finden die Patienten allenfalls durch Zufall das dargebotene Ziel. Sakkaden, die wie bei Gesunden mit großen Amplituden direkt auf das Ziel ausgerichtet sind, werden nicht unternommen. Bittet man die Patienten, ein Objekt, das sie gerade ansehen, fest im Blick zu behalten, kann es vorkommen, dass sich der Blick von dem Objekt löst und zu »wandern« beginnt, ohne dass Korrektursakkaden zur Refixation des Objektes unternommen werden (◘ Abb. 22.8).

❗ Patienten mit dem Vollbild eines Bálint-Holmes-Syndroms führen keine bzw. räumlich nur sehr eingeschränkt und unsystematisch Sakkaden zur Exploration eines Gegenstandes oder einer aus mehreren Objekten bestehenden Szene aus. Sie wissen nicht, wo sich die Objekte befinden und wohin sie als nächstes schauen sollen.

Um die Ursache dieser Blickbewegungsstörungen zu verstehen, ist die Beobachtung von Holmes (1918) wichtig,

dass dieselben Patienten, die diese Störungen zeigen, reflexartig Blickbewegungen in die richtige Richtung ausführen können, wenn unerwartet ein Geräusch links oder rechts von ihnen auftritt bzw. wenn die von Holmes untersuchten Patienten verbal aufgefordert wurden, die »Augen links« oder »Augen rechts« auszurichten. Diese Dissoziation zwischen willkürlicher und reflexartiger Verlagerung des Blickes wurde mit wenigen Ausnahmen immer wieder bei Patienten mit Bálint-Holmes-Syndrom beobachtet. Dies zeigt, dass die Blickbewegungsstörungen dieser Patienten nicht durch eine Lähmung der Augenmuskulatur oder andere basale Störungen der Okulomotorik zu erklären sind. Vielmehr spiegelt die Störung des willkürlichen Blickbewegungsverhaltens solcher Patienten die Unfähigkeit wieder,

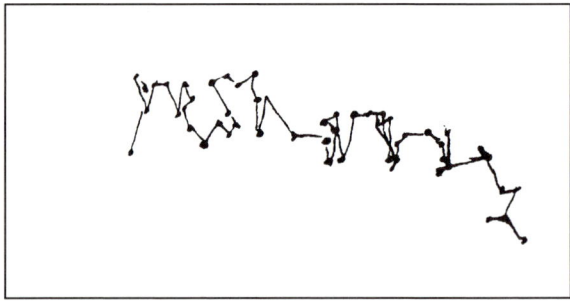

Abb. 22.8. Beim Versuch, einen festen Punkt zu fixieren, kann es wie bei dieser Patientin mit Bálint-Holmes-Syndrom vorkommen, dass der Blick von dem zu fixierenden Punkt »wegwandert«. Die Patientin unternimmt keinen Versuch, das verloren gegangene Ziel durch Korrektursakkaden wieder im Ort ihres schärfsten Sehens, der Makula, abzubilden. (Nach Tyler 1968)

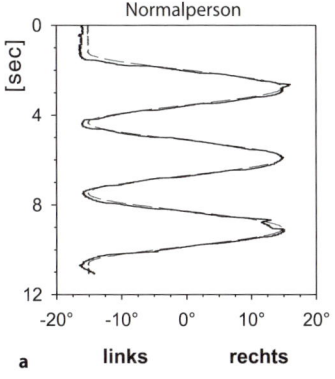

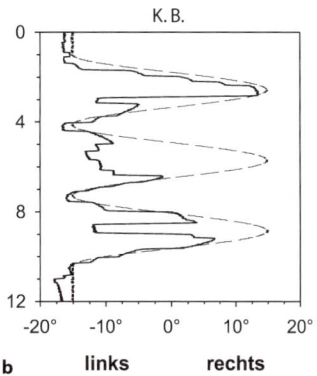

Abb. 22.9a,b. Blickfolgebewegungen einer Patientin mit Bálint-Holmes-Syndrom (K. B.; Karnath et al. 2000d). Die Aufgabe der Patientin bestand darin, einem kleinen roten Lichtpunkt (*gestrichelte Linie*) mit den Augen zu folgen (*durchgezogene Linie*), während er sich 3-mal langsam von links nach rechts bewegte. Der Vergleich mit einer gesunden Versuchsperson vergleichbaren Alters (**a**) zeigt, dass die Patientin dem Lichtpunkt nur unvollständig folgen konnte (**b**)

die Gesamtgestalt einer Szenerie durch systematische Verlagerung der visuellen Aufmerksamkeit zu erfassen.

Neben den Störungen der willentlichen Verlagerung des Blickes bei der Exploration von Objekten und Szenen, beschrieb Holmes (1918) ein weiteres Defizit der Patienten: die Blickfolgebewegungsstörung. Patienten mit dem Vollbild eines Bálint-Holmes-Syndroms können einem sich langsam durch das Blickfeld bewegenden Objekt entweder gar nicht folgen und blicken stattdessen unverändert in dieselbe Richtung, oder ihr Blick begleitet das Objekt nicht kontinuierlich, sondern nur unvollständig mit vielen Unterbrechungen (**Abb. 22.9**). Darüber hinaus treten bei langsamen Bewegungen eines Objektes in Richtung der Augen der Patienten keine Konvergenzbewegungen auf. Der optokinetische Nystagmus ist in horizontaler wie in vertikaler Richtung abgeschwächt oder aufgehoben. Dagegen ist der okulozephale Reflex auslösbar, wie auch die Sehschärfe, Kontrastempfindlichkeit, sowie das Stereo- und Farbsehen bei den Patienten in der Regel ungestört sind.

> ❶ Neben visuellen Explorationsbewegungen sind Blickfolgebewegungen, Konvergenzbewegungen und der optokinetische Nystagmus bei Bálint-Holmes-Patienten gestört.

22.3 Räumliche Orientierungsstörung

Im akuten Stadium der Symptomatik verhalten sich die Patienten, als ob sie blind wären. So zeigen sie keinen Blinkreflex oder andere Schutzreflexe, wenn man die Hand oder einen anderen Gegenstand rasch auf ihren Kopf zubewegt

(Holmes 1918). Sie kollidieren mit Hindernissen, die sich in ihrem Weg befinden, oder laufen ohne Vorsicht auf entgegenkommende Personen oder Wände zu. Von tatsächlich Erblindeten unterscheiden sich Patienten mit Bálint-Holmes-Syndrom dadurch, dass sie nicht wie diese in der Lage sind, sich nach einer Übungsphase in einer neuen Umgebung auch ohne visuelle Information sicher zu orientieren. Bálint-Holmes-Patienten erlernen die Topographie ihres Krankenzimmers selbst nach mehreren Wochen nicht. Werden sie z.B. zum Waschbecken geführt, finden sie nicht selbstständig zu ihrem Bett zurück, das manchmal nur wenige Schritte weit entfernt steht. Das Unvermögen der Patienten sich räumlich zu orientieren kann in einzelnen Fällen so weit gehen, dass sie nicht mehr fähig sind, sich richtig herum ins Bett zu legen oder auf einen Stuhl zu setzen. Selbst nach vielen Versuchen, vermochte es die in **Abb. 22.10** gezeigte Patientin nicht, sich in der korrekten Orientierung ins Bett zu begeben.

Genauso hilflos sind die Patienten beim Orientieren außerhalb geschlossener Räume und sogar in Umgebungen, die ihnen bereits vor der Erkrankung hoch vertraut waren, wie z.B. die eigene Wohnung. Interessant ist auch hier die bereits von Holmes (1918) berichtete Beobachtung, dass diese Unfähigkeit vor allem das visuelle System betrifft. Wenn die Patienten angehalten werden, die Augen zu schließen und sich auf im Raum dargebotene Laute zuzubewegen, so können sie dies deutlich besser als mit offenen Augen unter Verwendung visueller Information.

Vor Holmes war bereits Badal (1888) eine solche hochgradige räumliche Orientierungsstörung an einer Patientin aufgefallen, die neben der Unfähigkeit, sich in vertrauten

22

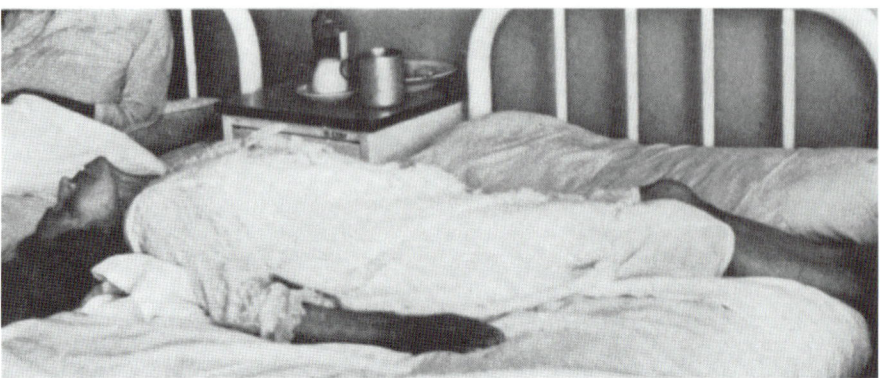

■ **Abb. 22.10.** Versuch einer Patientin mit Bálint-Holmes-Syndrom, sich ins Bett zu legen. Auch nach mehreren Versuchen gelang ihr dies nicht. (Nach Kase et al. 1977)

realen Umgebungen zurechtzufinden, auch eine Störung ihrer räumlichen Vorstellungsfähigkeit aufwies. So war sie nicht in der Lage, die Anordnung der Gebäude eines ihr gut bekannten Platzes wiederzugeben. Diese Störung des topographisch-räumlichen Gedächtnisses wurde seither immer wieder bei Patienten mit Bálint-Holmes-Syndrom beobachtet.

❗ Bálint-Holmes-Patienten haben eine schwere Störung der visuellen Orientierung im Raum, die sowohl die aktuelle Orientierung in fremden wie in vertrauten Umgebungen als auch das topographisch-räumliche Gedächtnis betrifft. Mit geschlossenen Augen (ohne visuelle Information) gelingen Orientierungsleistungen besser.

22.4   Optische Ataxie

Unter einer »optischen Ataxie« verstehen wir die fehlerhafte Ausführung zielgerichteter Bewegungen beim Ergreifen eines Objektes oder beim Zeigen auf ein Ziel. Die Patienten weichen grob von dem anvisierten Ziel ab und beginnen mit groben, unsystematischen Bewegungen, die Hand hin und her zu bewegen, bis durch Zufall das Ziel berührt wird. Erst dann gelingt es, das Objekt zu greifen. Schon Holmes (1918) erkannte, dass die Abweichungen der Hand sehr viel gröber ausfielen, wenn die Ziele außerhalb des von den Patienten gerade fixierten Bereiches lagen. Konnten die Patienten das Objekt hingegen direkt anschauen, wurden die Zielbewegungen genauer ausgeführt. Neben dieser Abweichung der Hand beim Erreichen eines Objektes kann bei den Patienten auch die zum Ergreifen dieses Objektes notwendige Anpassung der Fingerstellung und der Orientierung der Hand gestört sein (Perenin u. Vighetto 1988).

❗ Als **optische Ataxie** wird das grobe Abweichen vom Ziel und die fehlende Anpassung der Handorientierung bei zielgerichteten Bewegungen zum Ergreifen eines Objekts oder beim Zeigen auf ein Ziel bezeichnet, wenn diese im peripheren Gesichtsfeld des Patienten lokalisiert sind.

Da die optische Ataxie nicht nur im Zusammenhang mit einem Bálint-Holmes-Syndrom auftreten kann, sondern sogar häufiger isoliert nach unilateralen Schädigungen der linken oder der rechten parietookzipitalen Überganges-region auftritt (Karnath u. Perenin 2005), wird dieses Störungsbild ausführlicher in einem eigenen Kapitel beschrieben (► Kap. 29).

22.5   Lokalisation der Schädigung beim Bálint-Holmes-Syndrom

Von den bisher an Patienten mit Bálint-Holmes-Syndrom durchgeführten anatomischen Untersuchungen wissen wir, dass die Läsion typischerweise den parietookzipitalen Übergangsbereich beider Hemisphären betrifft (■ Abb. 22.11). Ein Bálint-Holmes-Syndrom wurde bislang nie nach Schädigung nur einer Hemisphäre beobachtet. Hingegen können einzelne Komponenten des Syndroms – wie die Simultanagnosie oder die optische Ataxie – isoliert nach unilateralen Hirnschädigungen auftreten.

❗ Beim Vollbild des Bálint-Holmes-Syndroms ist stets der parietookzipitale Kortex beider Hemisphären geschädigt.

Holmes (1918) vermutete, dass eine bilaterale Schädigung um den Gyrus angularis im posterioren Parietalkortex für

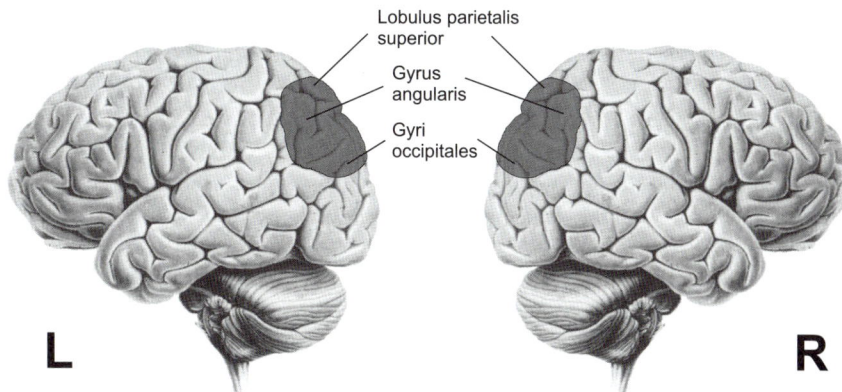

Abb. 22.11. Bei Patienten mit dem Vollbild eines Bálint-Holmes-Syndroms betrifft die Schädigung den parietookzipitalen Übergangsbereich beider Hemisphären (*graue Markierung*)

Lobulus parietalis superior
Gyrus angularis
Gyri occipitales

L   R

das Auftreten der Blickbewegungsstörungen der Patienten verantwortlich ist, während die Unterbrechung der Verbindungen zwischen dem okzipitalen Kortex und den übrigen Teilen des Gehirns zu der komplexen Störung der räumlichen Orientierung führt. Auch Rafal (1997) nahm an, dass bilaterale Läsionen des Gyrus angularis, des dorsorostralen Okzipitallappens und des Lobulus parietalis superior typischerweise zum Bálint-Holmes-Syndrom führen. Gegen diese zentrale Bedeutung des Gyrus angularis sprechen jedoch Fälle wie K.B. (Karnath et al. 2000d), bei denen der Gyrus angularis in beiden Hemisphären unversehrt war. Auch deuteten die Läsionslokalisationen bei K.B. darauf hin, dass die bilaterale Schädigung des parietookzipitalen Übergangsbereiches nicht unbedingt die Lateralseite des Kortex betreffen muss. In der rechten Hemisphäre fand sich die Schädigung ausschließlich im medialen parietookzipitalen Kortex.

Übereinstimmung besteht demgegenüber bei mehreren Autoren, dass Schädigungen des Gyrus supramarginalis und des Gyrus temporalis superior für das Auftreten des Krankheitsbildes nicht erforderlich sind. Diese Regionen scheinen vielmehr bei der Entstehung des Neglects eine entscheidende Rolle zu spielen (▶ Kap. 21, Abschn. 21.3).

22.6   Bálint-Holmes-Syndrom – eine Störung des visuellen Systems oder der multimodalen Informationsintegration?

Den 4 Störungssymptomen des Bálint-Holmes-Syndroms – Simultanagnosie, Blickbewegungsstörungen, räumliche Orientierungsstörung und optische Ataxie – ist gemein-

sam, dass es sich um Störungen handelt, die vornehmlich die visuelle Modalität betreffen. So zeigen diese Patienten eine Unfähigkeit, alle Objekte einer visuellen Szene gleichzeitig wahrzunehmen, sowie eingeschränkte explorierende Blickbewegungen. Darüber hinaus zeigen die Patienten eine schwere Störung der visuellen Orientierung im Raum, die sowohl ihre aktuelle Orientierung, ihr topographisch-räumliches Gedächtnis als auch die Orientierung ihrer Extremitäten zu Objekten in ihrem Greifraum betrifft.

Die Beobachtung, dass sich die Symptomatik deutlich bessern, ja sogar aufheben lässt, wenn die Patienten entweder reflexartig reagieren oder Aufgaben mit geschlossenen Augen, d.h. ohne visuelle Kontrolle, durchführen, mag dazu veranlassen, das Bálint-Holmes-Syndrom primär als eine Störung des visuellen Systems zu begreifen, die sich erst sekundär auf die beschriebenen Funktionen auswirkt. Die Beobachtung, dass sich die Verhaltensdefizite bei den Patienten aber gerade bei visuo-motorischen Koordinationsprozessen auswirken, könnte jedoch auch bedeuten, dass es gerade die Kombination des visuellen Inputs mit der Information aus anderen Modalitäten ist, die bei diesen Patienten gestört ist. Vom posterioren parietalen Kortex, also der Struktur, die bei diesen Patienten in beiden Hemisphären zerstört ist, wissen wir, dass er an Prozessen der multimodalen Integration von Information beteiligt ist, die für räumliche Leistungen genutzt wird (Andersen et al. 1993; Karnath 1997). Es ist daher denkbar, dass ein Aspekt des Bálint-Holmes-Syndroms eine Störung der multimodalen Integration von Information ist, die der Orientierung und dem Handeln im Raum dient. Die Patienten verhalten sich so, als ob ihnen kein externes räumliches Referenzsystem zur Verfügung stünde, in das sie die Objekte, die sie wahrnehmen, einordnen können. Die Beobachtung, dass bestimmte Leistungen dieser Patienten ohne visuelle Information besser ausgeführt werden können, würde aus dieser Sicht bedeuten, dass das Ergebnis einer fehlerhaften Integration des multimodalen Inputs für unser Handeln im Raum weniger nützlich ist als die Information einer einzigen, ungestörten Modalität.

Zusammenfassung

Als Bálint-Holmes-Syndrom wird die nach bilateralen Läsionen des parietookzipitalen Kortex häufig auftretende Kombination von 1. Simultanagnosie, 2. Blickbewegungsstörungen, 3. Störung der räumlichen Orientierung und 4. optischer Ataxie bezeichnet. Die Patienten sind unfähig, mehr als nur ein Objekt einer Szene gleichzeitig wahrzunehmen (Simultanagnosie). Sie führen nur sehr eingeschränkt und unsystematisch Sakkaden zur Exploration eines Gegenstandes oder einer Szene aus. Sie wissen häufig nicht, wo sich die Objekte befinden und wohin sie als nächstes schauen sollen. Ebenso sind Blickfolge- und Konvergenzbewegungen sowie der optokinetische Nystagmus gestört. Die Patienten weisen eine schwere Störung der visuellen Orientierung im Raum auf, die sowohl die aktuelle Orientierung in fremden wie in vertrauten Umgebungen als auch ihr topographisch-räumliches Gedächtnis betrifft. Darüber hinaus zeigen sie grobe Abweichungen bei zielgerichteten Bewegungen zu Objekten in ihrem Greifraum, wenn diese im peripheren Gesichtsfeld lokalisiert sind (optische Ataxie). Die Beobachtung, dass sich ein Teil der Symptomatik deutlich bessert, wenn die Patienten entweder reflexartig reagieren oder Aufgaben ohne visuelle Kontrolle durchführen, lässt vermuten, dass es sich beim Bálint-Holmes-Syndrom primär um eine Störung des visuellen Systems handelt. Die Tatsache, dass sich die Verhaltensdefizite aber gerade bei visuomotorischen Koordinationsprozessen auswirken, könnte aber auch bedeuten, dass es sich um eine Störung der multimodalen Integration von Information handelt, die zur Orientierung und zum Handeln im Raum genutzt wird.

IV Aufmerksamkeit

23 Funktionen und Modelle der selektiven Aufmerksamkeit

Hermann Müller, Joseph Krummenacher

William James (1890) stellte fest: »Everyone knows what attention is. It is the taking possession of the mind, in clear and vivid form, of one out of several possible objects or trains of thought. Focalisation, concentration of consciousness are of its essence. It implies withdrawal from some things in order to deal effectively with others« (S. 403f.). In diesem Definitionsversuch wird eine wesentliche Funktion von Aufmerksamkeit angesprochen: die der Auswahl oder »Selektion« von bestimmten Inhalten oder Informationen (die notwendig mit einer Deselektion von anderen Informationen einhergeht) mit dem Ziel, bestimmte Informationen (möglichst ohne Interferenz von anderen Informationen) dem Bewusstsein bzw. der Steuerung von Denken und Handeln zugänglich zu machen (*selektive Aufmerksamkeit*). Im Folgenden wird diese perzeptive Selektionsfunktion der Aufmerksamkeit und ihre Thematisierung im Rahmen der »modernen« Informationsverarbeitungs- bzw. Kognitionspsychologie eingehender betrachtet.

Die Selektionsfunktion der Aufmerksamkeit wird deutlich, wenn man sich vergegenwärtigt, dass zu einem gegebenen Zeitpunkt eine große Menge von auditiven, visuellen, taktilen Reizen auf unsere verschiedenen Sinnesorgane einwirken und sensorische Rezeptionsprozesse in Gang setzen, dass wir uns aber nur eines kleinen Ausschnitts aus dieser Informationsmenge bewusst werden bzw. nur ein kleiner Ausschnitt aus dieser Menge unsere fortlaufende Interaktion mit der Umwelt determiniert. Das heißt, aus der Gesamtmenge der eingehenden Information (sowie der im Gedächtnis gespeicherten Information) muss ständig die relevante Teilmenge ausgewählt werden, um effizientes und störungsfreies Handeln zu ermöglichen. Auf welche Weise die Aufmerksamkeit diese Funktion erfüllt, ist Gegenstand der Forschung zur selektiven Aufmerksamkeit.

❶ Eine der Hauptfunktionen der Aufmerksamkeit besteht in der Selektion von perzeptiver Information zur Verhaltenssteuerung.

23.1 »Klassische« Ansätze zur selektiven Aufmerksamkeit

23.1.1 Grundlegende Paradigmen und Befunde

Methodisch begründet sich die moderne Forschung zur selektiven Aufmerksamkeit auf drei Paradigmen, von denen zwei Aufmerksamkeit in der (sprachlich-)auditiven Modalität untersuchten: Cherrys (1953) Paradigma des dichotischen Hörens (»dichotic listening«), Broadbents (1954) »Split-span«-Paradigma und Welfords (1952) Paradigma zur Untersuchung der Psychologischen Refraktärperiode (»psychological refractory period«, PRP). Die experimentellen Untersuchungen mittels dieser Paradigmen führten zur ersten Informationsverarbeitungstheorie der Aufmerksamkeit, der »Filtertheorie« von Broadbent (1958), die den Ausgangspunkt für alle späteren Theorievorschläge und theoretischen Kontroversen bildet.

Cherry (1953) war an dem sog. Cocktailparty-Phänomen interessiert, d. h. der Frage, wie man es fertig bringt, einem bestimmten Gespräch in einem Raum zu folgen, in dem es einen Hintergrund von anderen Gesprächen gibt. Zur experimentellen Untersuchung dieser Frage entwickelte Cherry das Paradigma des dichotischen Hörens. In diesem Paradigma wird dem linken und dem rechten Ohr der Versuchsperson gleichzeitig je eine »Nachricht« zugespielt, wobei eine der Nachrichten zu »beschatten«, d. h. laut nachzusprechen (beachtete Nachricht), ist. Im Anschluss an Beschattungsdurchgänge waren die Versuchspersonen kaum in der Lage, die Bedeutung der nichtbeachteten Nachricht wiederzugeben oder zu berichten, ob sie von einer Sprache (Englisch) in eine andere (Deutsch) wechselte. Die Versuchspersonen merkten es jedoch, wenn die Stimme des Sprechers von der eines Mannes auf die einer Frau wechselte oder wenn ein »Beep«-Ton präsentiert wurde. Bei Darbietung zweier Nachrichten mit derselben Stimme in einem Ohr fanden die Versuchspersonen die Beschattung einer Nachricht (auf der Basis ihres Inhalts) äußerst schwierig. In Broadbents (1954) »Split-span«-Paradigma wird der Versuchsperson z. B. eine Sequenz von simultanen Ziffernpaaren, die eine Ziffer an das linke und die andere an das rechte Ohr, dargeboten (z. B. 2-7, 6-9, 1-5). Die Versuchsperson hat die Aufgabe, die Ziffern möglichst vollständig wiederzugeben. Dabei zeigte sich, dass die Wiedergabe bevorzugt nach Ohr (2-6-1, 7-9-5), nicht nach Darbietungspaaren (2-7, 6-9, 1-5), erfolgte. Broadbent (1958) schloss aus diesen Befunden,

- dass aufgabenirrelevante Nachrichten vor ihrer vollen Verarbeitung abgeblockt werden,
- dass physikalische Merkmale der Eingangsinformation effektive Hinweisreize (*cues*) sind, um die unterschiedlichen Nachrichten auseinanderzuhalten,
- dass nur physikalische Merkmale der nichtbeachteten Nachricht entdeckt werden können und
- dass folglich die Nachrichtenselektion auf der Basis physikalischer Reizmerkmale (z. B. Reizort, Ohr, Frequenz etc.) erfolgt.

> ⓘ Beim **dichotischen Hören** wird dem linken und dem rechten Ohr der Versuchsperson gleichzeitig je eine Nachricht zugespielt, wobei eine der Nachrichten zu beachten (z. B. laut nachzusprechen) ist. In der Folge ist die Versuchsperson kaum in der Lage, Inhalte der nichtbeachteten Nachricht zu berichten.

Eine weitere wichtige Quelle von Befunden für Broadbent waren Welfords (1952) Untersuchungen zur Psychologischen Refraktärperiode (PRP). Einer Versuchsperson wurden zwei Reize in schneller Aufeinanderfolge dargeboten, und die Versuchsperson musste so rasch wie möglich auf jeden der Reize reagieren. Dabei zeigte sich, dass die Reaktionszeit (RZ) auf den zweiten Reiz von der Zeitverzögerung zwischen dem Einsetzen des ersten und dem des zweiten Reizes abhängt (»stimulus onset asynchrony«; SOA): Bei kurzen SOAs ist die RZ um so länger, je kürzer die Zeitverzögerung ist. Welford interpretierte die RZ-Verlängerung im Sinne einer psychologischen Refraktärperiode, die auf einen »Engpass« (»bottleneck«) im Verarbeitungssystem zurückgeht: Die Verarbeitung des 1. Reizes muss abgeschlossen sein, bevor die des 2. Reizes beginnen kann (serielle Verarbeitung). Da die zwei Reize sensorisch (d. h. peripher) unmittelbar registriert werden, betrachtete man die PRP als Evidenz für eine zentrale Beschränkung in der menschlichen Informationsverarbeitungskapazität.

23.1.2 Filtertheorie der Aufmerksamkeit (Broadbent)

Broadbent (1958) versuchte, diese Befunde in seiner Filter-Theorie der Aufmerksamkeit zu integrieren. Nach dieser Theorie erlangen 2 gleichzeitig dargebotene Eingangsreize bzw. Nachrichten parallel, d. h. simultan, Zugang zu einem sensorischen Speicher. Nur einer der Reize darf einen selektiven Filter passieren auf der Basis seiner physikalischen Merkmale (z. B. Ohr). Der andere Reiz wird abgeblockt, verbleibt aber vorübergehend im Speicher für einen eventuellen späteren Zugriff. Der Filter ist notwendig, um ein kapazitätslimitiertes, strikt serielles Verarbeitungssystem (»limited-capacity channel«) jenseits des Filters vor Überlastung zu schützen. Dieses System verarbeitet die Eingangsinformation gründlich, d. h. semantisch. Nur Information, die dieses System durchläuft, kann bewusst und Bestandteil des Langzeitgedächtnisses werden.

Die Filter-Theorie macht also die folgenden »starken« Grundannahmen:

– Der Lokus der Nachrichten-Selektion ist früh (d. h. die Selektion erfolgt auf der Basis physikalischer Reizmerkmale).
– Die Weiterleitung von Nachrichten erfolgt nach dem Alles-oder-nichts-Prinzip.
– Die Art des Hinweisreizes, der der Nachrichtenselektion dient (d. h. physikalische Merkmale), reflektiert die Verarbeitungsstufe, die nichtbeachtete Nachrichten erreichen.
– Es gibt nur einen seriellen, kapazitätslimitierten zentralen Prozessor (Einkanal-Hypothese; vgl. Welford 1952).

Folglich erfordert Teilung der Aufmerksamkeit zwischen zwei (oder mehr) Eingangskanälen rasches Umschalten des Filters zwischen den Kanälen (»multiplexing«).

🛈 Nach Broadbents **Filtertheorie** kann man nur eine Nachricht zu einer Zeit (semantisch) verarbeiten und diese Nachricht wird mittels eines auf einer frühen Verarbeitungsstufe befindlichen Filtermechanismus (auf der Basis physikalischer Merkmale) ausgewählt; andere Nachrichten werden effektiv abgeblockt.

23.1.3 »Attenuations«-Theorie der Aufmerksamkeit (Treisman)

In der Folge wurde jedoch eine Reihe von Befunden berichtet, die mit diesen starken Grundannahmen unvereinbar waren und zu einer Revision der Filtertheorie führten. Diese Befunde betrafen die Frage, ob und wieviel Information vom nichtbeachteten Kanal verarbeitet wird. Zum einen zeigte sich, dass es zum Durchbruch nichtbeachteter Information durch den Filter kommen kann; z. B. entdeckt etwa ein Drittel der Versuchspersonen ihren eigenen Namen im nichtbeachteten Kanal. Zum anderen konnte gezeigt werden, dass Information im nichtaufgemerkten Kanal semantisch bis zu einer bestimmten Stufe verarbeitet werden und die Interpretation von Information im aufgemerkten Kanal beeinflussen kann. Zudem kann die Entdeckung kritischer Informationen im »nichtbeachteten« Kanal durch Übung wesentlich gesteigert werden.

Treisman (1960) versuchte, diesen Befunden in ihrer »Attenuations«-Theorie der Aufmerksamkeit Rechnung zu tragen, die eine abgeschwächte Weiterleitung und Verarbeitung nichtbeachteter Information zulässt (d. h. die Weiterleitung erfolgt nach dem Mehr-oder-weniger-Prinzip).

Weiterhin ist der Lokus der Selektion flexibel, wenn auch relativ früh, auf perzeptiver Stufe, angesetzt. Nach Treisman durchläuft die Analyse der Eingangsinformation eine Hierarchie von Verarbeitungsstufen (physikalisches Reizmuster → Silben → Wörter → etc.), wobei das erreichte Analyseniveau von der verfügbaren Verarbeitungskapazität abhängt. In diesem Zusammenhang entwickelte Treisman ein Modell der Worterkennung, demzufolge das Verarbeitungssystem eine Reihe von lexikalischen Einheiten enthält, von denen jede einem Wort entspricht. Jede Einheit integriert sowohl perzeptive als auch semantische Evidenz (d. h. Aktivation von perzeptiven und semantischen Verarbeitungseinheiten, mit denen sie verknüpft ist). Einheiten feuern, wenn ihre Aktivation eine Schwelle übersteigt, wodurch die Wortbedeutung bewusst werden kann. Die Einheiten haben unterschiedliche Aktivationsschwellen, abhängig von der »Salienz« (Auffälligkeit) und Auftretenshäufigkeit der entsprechenden Wörter. Wenn der Attenuator eine Reduktion des perzeptiven Inputs vom nichtbeachteten Kanal bewirkt, so kann eine Einheit nur dann feuern, wenn ihre Aktivationsschwelle hinreichend niedrig ist. Dies trifft z. B. auf die Einheit für den eigenen Namen zu, wodurch erklärbar wird, warum der eigene Name im nichtbeachteten Kanal zum »Durchbruch« kommt.

🛈 Nach Treismans »Attenuations«-Theorie dagegen schwächt der Auswahlmechanismus die Weiterleitung nichtaufgemerkter Informationen lediglich ab.

23.1.4 Theorie der »späten« Selektion (Deutsch und Deutsch)

Ein radikal anderer Vorschlag wurde von Deutsch u. Deutsch (1963) gemacht. Während sowohl Broadbent (1958) als auch Treisman (1964) annehmen, dass die Selektion (relativ) »früh« – am Eingangsende des Verarbeitungssystems – erfolgt, schlugen Deutsch u. Deutsch vor, dass die Selektion »spät« – näher am Ausgabeende (Reaktion) des Systems – erfolgt. Mit anderen Worten nahmen Deutsch u. Deutsch die volle Analyse aller Eingangsreize an: »A message will reach the same perceptual and discriminatory mechanisms whether attention is paid to it or not; and such information is then grouped or segregated by these mechanisms« (S. 83). Eine Weiterverarbeitung (wie z. B. Speicherung im Gedächtnis bzw. Determination der motorischen Reaktion) erfolgt dann nur für die Reize, die für die momentane Aufgabe am relevantesten sind. Dies setzt einen effizienten Prozess der Gewichtung aller Eingangsreize nach ihrer Relevanz voraus – bei einem seriell arbeitenden Prozessor wäre der erforderliche multiple Vergleichsprozess zu langwierig. Als Alternative zu einem seriellen Vergleich verwiesen Deutsch u. Deutsch auf die Analogie der parallelen Bestimmung des größten Schülers in einer Klasse durch das Absenken einer gemeinsamen Messlatte über den Köpfen aller Schüler: Der Schüler, dessen Kopf die Latte berührt, ist der größte. (In diesem Zusammenhang ist anzumerken, dass später entwickelte konnektionistische Ansätze in der Lage sind, das multiple Vergleichsproblem effizient zu lösen.)

> ❶ Nach der Theorie der späten Selektion von Deutsch u. Deutsch (1963) werden alle Nachrichten zunächst gleichermaßen (semantisch) verarbeitet und die Auswahl erfolgt erst auf einer späten Verarbeitungsstufe, basierend auf der Relevanz der konkurrierenden Nachrichten für die Verhaltenssteuerung.

23.1.5   »Frühe« versus »späte« Selektion

In der Folge kam es zu einer theoretischen Kontroverse zwischen Treisman und Deutsch u. Deutsch bezüglich des Ortes der Selektion, »früh« versus »spät«, die aber »unentschieden« ausging. Erst in neuerer Zeit gab es befriedigendere Versuche, dieses Problem zu lösen. Ein mögliche Lösung wurde von Johnston u. Heinz (1979) vorgeschlagen, die folgende Annahmen machten: Je mehr Verarbeitungsstadien vor der Selektion durchlaufen werden, um so größer ist der Bedarf an Verarbeitungskapazität; und die Selektion erfolgt so früh in der Verarbeitung, wie es die Aufgabenanforderungen erlauben, um den Kapazitätsbedarf zu minimieren. Ein alternativer Vorschlag wurde von Lavie (1995) gemacht. Lavie geht von der Annahme aus, dass »perceptual load plays a causal role in determining the efficiency of selective attention« (S. 463). Ob die Aufmerksamkeit früh oder spät wirkt, hängt von den Anforderungen der Aufgabe an die Zielreizselektion (»perceptual load«) ab. Sind die attentionalen Anforderungen gering, so werden irrelevante Distraktoren mitverarbeitet (weil Kapazität übrig ist) und können Antwortinterferenz verursachen. Beansprucht die Targetselektion dagegen die Aufmerksamkeit vollständig, so können keine Distraktoren verarbeitet werden. Experimentelle Belege fanden sich sowohl für den Vorschlag von Johnston u. Heinz als auch für die Hypothese von Lavie.

Es gibt also gute Evidenz dafür, dass der Lokus der Aufmerksamkeitsselektion flexibel ist und von spezifischen Aufgabenfaktoren abhängig sein kann. Folglich kann es auf die Frage, ob die Selektion »früh« oder »spät« erfolgt, als solche keine singuläre Antwort geben.

> ❶ Neueren Ansätzen zufolge ist der Lokus der Aufmerksamkeitsselektion (früh oder spät) flexibel und abhängig von spezifischen Aufgabenfaktoren.

23.2   Selektive visuelle Aufmerksamkeit

In den 60er und 70er Jahren des 20. Jahrhunderts hat sich die Aufmerksamkeitsforschung zunehmend der Frage der Selektion in der visuellen Umwelt zugewandt. Diese Forschung hat im Wesentlichen zu 2 Ansätzen geführt, die die selektive visuelle Aufmerksamkeit entweder als ortsbasiert oder objektbasiert begreifen.

23.2.1   Ortsbasierte Aufmerksamkeit

Paradigmen und Modelle

Der Ansatz der ortsbasierten Aufmerksamkeit beruht im Wesentlichen auf 2 Paradigmen: dem »Flankierer«-Paradigma von Eriksen u. Eriksen (1974) sowie dem »Spatial Cueing«-Paradigma von Posner (1980). Im Flankierer-Paradigma wird der Versuchsperson eine Reihe von Buchstaben, z. B. »BAB«, dargeboten, und sie hat eine bestimmte Reaktion auf den zentralen Zielbuchstaben (»A«) auszuführen. Falls die Flankierer-Buchstaben, »B«, mit einer damit inkompatiblen Reaktion assoziiert sind, kann es zu einer Interferenz mit der Reaktion auf »A« kommen (Verlängerung der RZ). Eriksen u. Eriksen konnten zeigen, dass sich dieser Interferenzeffekt dadurch reduzieren lässt, dass der Ort des Zielbuchstabens vor der Präsentation der Buchstabenreihe durch einen Markierstimulus angezeigt wird. Im Cueing-Paradigma von Posner (◻ Abb. 23.1) wird der Versuchsperson ebenfalls ein ortsbezogener Hinweisreiz (»spatial cue«) dargeboten, d. h. ein Hinweisreiz, der die Position eines nachfolgenden Zielreizes mit einer bestimmten Wahrscheinlichkeit (Validität) indiziert. Ein Beispiel ist ein zentraler Fixationspunkt mit 2 Kästchen links und rechts, wobei der Hinweisreiz z. B. das rechte Kästchen als wahrscheinlichen Ort des Targets anzeigt. In der Standardaufgabe hat die Versuchsperson die Aufgabe, auf das Einsetzen des Targets mit einem einfachen Tastendruck so schnell wie möglich zu reagieren (»einfache« RZ-Aufgabe). Eine wichtige Variable ist die Cue-Validität. Zum Beispiel

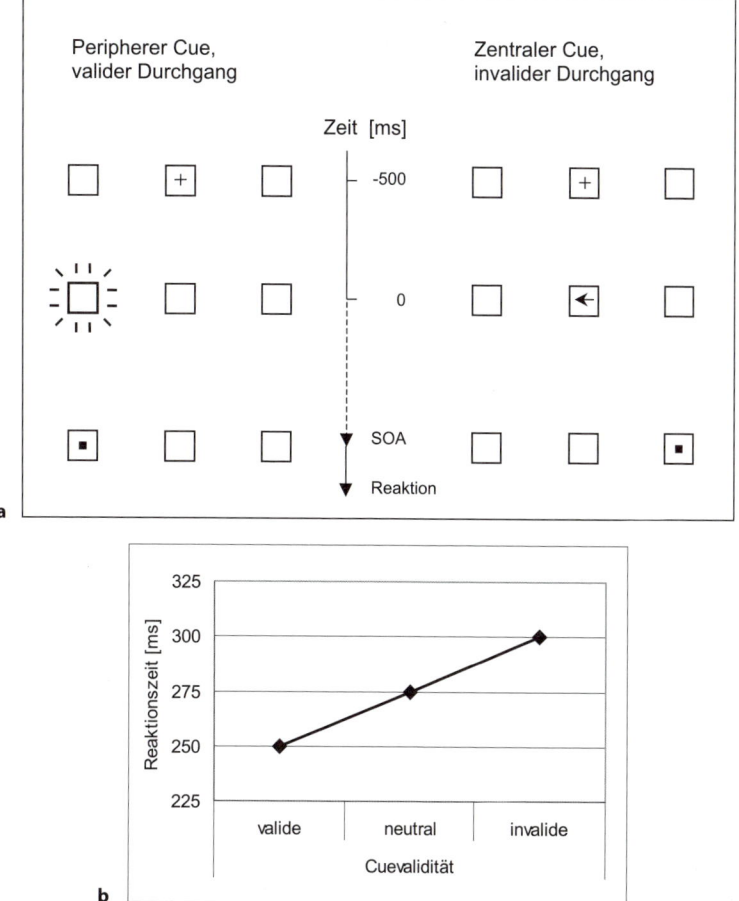

◻ Abb. 23.1a,b. Das Paradigma des Spatial Cueing. **a** *links*: Anzeige des linken Kästchens durch einen peripheren Hinweisreiz (»cue«), gefolgt von einem Target im angezeigten Kästchen (valider Durchgang); *rechts*: Anzeige des linken Kästchens durch einen zentralen Hinweis-reiz, gefolgt von einem Target im nichtangezeigten Kästchen (invalider Durchgang). **b** Resultierende Targetentdeckungsreaktionszeiten in Abhängigkeit von der Hinweisreizvalidität

mag der Zielreiz mit einer Wahrscheinlichkeit von 80% am indizierten Ort erscheinen und mit einer Wahrscheinlichkeit von 20% am nichtindizierten Ort. Neben validen und invaliden Durchgängen gibt es auch neutrale Durchgänge, in denen der Cue (z. B. ein zentrales Kreuz) nur als zeitliches Warnsignal, nicht aber als ortsbezogener Hinweisreiz fungiert (d. h. auf einen neutralen Cue hin erscheint das Target gleichwahrscheinlich im linken bzw. im rechten Kästchen).

Eine weitere wichtige Variable ist die Art des Cues. Zwei Arten lassen sich unterscheiden: zentrale Cues, in der Regel ein symbolischer Stimulus am Fixationsort (z. B. ein nach rechts zeigender Pfeil), und periphere Cues, in der Regel eine kurzzeitige Luminanzänderung direkt am indizierten Ort (z. B. ein Aufleuchten des rechten Kästchens). In Posners Cueing-Experimenten zeigte sich, dass die einfache RZ auf den Zielreiz schneller erfolgen konnte, wenn dieser am angezeigten Ort erschien (valider Cue) im Vergleich mit dem nichtangezeigten Ort (invalider Cue); genauer ergaben sich ein RZ-Gewinn für valide Cues und Kosten für invalide Cues relativ zu neutralen Cues.

❗ Durch ortsbezogene Hinweisreize (»cues«) kann die Aufmerksamkeit selektiv auf potentiell informationshaltige Stellen im visuellen Feld ausgerichtet werden.

Die Untersuchungen von Posner et al. (z. B. Posner et al.1980) führten zu der Vorstellung, dass die visuelle Aufmerksamkeit wie ein »Lichtkegel« (»spotlight«) funktioniert, der einen bestimmten Ort beleuchtet. Stimuli, die an einem attentional illuminierten Ort erscheinen, werden rascher und gründlicher verarbeitet als Stimuli an anderen Orten. Zwei kontroverse Annahmen des »Lichtkegel«-Ansatzes sind, dass der Durchmesser des attentionalen Lichtkegels von konstanter Größe ist und dass der Lichtkegel in kontinuierlich-analoger Weise, ähnlich einer glatten Augenfolgebewegung, von einem Ort and den anderen verlagert wird. Posner et al. (1988) schlugen vor, dass die Orientierung der Aufmerksamkeit durch drei separate Mechanismen gesteuert wird:

- einen »Move«-Mechanismus, der für die Verlagerung der Aufmerksamkeit von einem Ort an einen anderen verantwortlich ist,
- einen »Disengage«-Mechanismus, der die Aufmerksamkeit (vor der Verlagerung) von einem gegebenen Ort bzw. Objekt ablöst, und
- einen »Engage«-Mechanismus, der die Aufmerksamkeit (nach der Verlagerung) an den neuen Ort bzw. ein dort befindliches Objekt »anbindet«.

Die Untersuchungen mittels des Flankierer-Paradigmas (z. B. Eriksen u. Eriksen 1974) haben zu einer alternativen Vorstellung geführt, die die Aufmerksamkeit als eine variable »Gummilinse« (»zoom lens«) konzipiert. Das heißt, die Aufmerksamkeit kann entweder auf einen kleinen Bereich (von minimal 1° Durchmesser) fokussiert werden, mit hoher »Auflösung« innerhalb dieses Bereichs (fokussierte Einstellung), oder sie kann über einen weiten Bereich eingestellt werden mit entsprechend verringerter Auflösung (unfokussierte Einstellung). Mittels der Gummilinsen-Analogie hat man versucht, den Befund zu erklären, dass sich die Interferenzwirkung inkompatibler Flankierer auf die Zielreizreaktion mit zunehmender Zeitverzögerung (SOA) zwischen dem Hinweisreiz und der Buchstabenreihe reduziert. Die Vorstellung ist die, dass die Aufmerksamkeit auf den Cue hin in einem zeitverbrauchenden Prozess von einem unfokussierten Zustand in einen fokussierten Zustand übergeht.

Einigen neueren Vorstellungen zufolge ist die ortsbezogene visuelle Aufmerksamkeit im Sinne eines Gradienten-Modells zu begreifen (z. B. Downing 1988), demzufolge die attentionale »Auflösungskraft« innerhalb der aufgemerkten Region vom Maximum im Zentrum kontinuierlich zur Peripherie hin abfällt (wobei die Steilheit des Gradienten den

Aufgabenanforderungen entsprechend variiert). Eine neuere theoretische Entwicklung ist die des Gradienten-Filter-Modells von Cheal et al. (1994).

> ⓘ Ortsbezogenenen Theorien der Aufmerksamkeit zufolge funktioniert die Aufmerksamkeit als eine Art »Spotlight«, das eine bestimmte Stelle im Feld »beleuchtet« und damit der Informationsverarbeitung an diesem Ort Vorrang verschafft bzw. die Qualität der Verarbeitung verbessert.

Mechanismen der Aufmerksamkeitsorientierung

Wie auch immer die ortbezogene Aufmerksamkeit konzipiert wird, es besteht Übereinstimmung darüber, dass die Ausrichtung der Aufmerksamkeit auf einen Ort durch zwei komplementäre Mechanismen vermittelt werden kann (z. B. Müller u. Rabbitt 1989):

- **exogene** (reizgetriggerte, reflexive) Orientierung auf periphere Cues, die durch eine kurze Latenz ($\approx$50 ms), eine transiente Aktivation (50–200 ms) und eine relativ »automatische« Funktionsweise gekennzeichnet ist, und
- **endogene** (intentionale, willentliche) Orientierung auf zentrale Cues, die durch eine relativ lange Latenz (>200 ms), relativ lange aufrechterhaltbare Aktivation (>500 ms) und eine »kontrollierte« Funktionsweise gekennzeichnet ist.

Besonders effektive exogene Triggerreize sind transiente Luminanzänderungen, wobei plötzliche Reiz-Onsets wirksamer sind als Reiz-Offsets. Eine Reihe von Untersuchungen hat sich mit der Frage beschäftigt, auf welche Weise die beiden Mechanismen der Aufmerksamkeitsorientierung funktionieren: »automatisch« bzw. willentlich »kontrolliert«. Diese Untersuchungen zeigten, dass exogene Orientierung, im Gegensatz zu endogener Orientierung, unabhängig von einer Zweitaufgabe ablaufen und selbst durch örtlich nichtinformative Hinweisreize ausgelöst werden kann (Jonides 1980). Weiterhin kann endogene Orientierung auf valide Cues hin durch exogen die Aufmerksamkeit anziehende Triggerreize unterbrochen werden (Müller u. Rabbitt 1989). Dabei hängt die Unterbrechung von der Cue-Validität ab: Der Unterbrechungseffekt ist bei sehr hoher Validität reduziert (Yantis u. Jonides 1990). Dieses Befundmuster legt es nahe, dass die exogene Aufmerksamkeitsorientierung »top-down« modulierbar und somit nur »partiell« automatisch ist, während die endogene Orientierung kontrolliert abläuft.

❗ **Die Aufmerksamkeitsorientierung auf einen Cue hin kann entweder reizgesteuert (automatisch) oder willentlich gesteuert (kontrolliert) erfolgen.**

Ortsbasierte Aufmerksamkeit und sakkadische Augenbewegungen

Obwohl die Aufmerksamkeitsausrichtung an einen bestimmten Ort verdeckt (»covert«), d. h. ohne offenbare (»overt«) Augenbewegung erfolgen kann, besteht ein enger Zusammenhang zwischen verdeckter Orientierung der Aufmerksamkeit und sakkadischen Augenbewegungen. So ist die Richtung der Aufmerksamkeit an die Richtung einer Augenbewegung gekoppelt, und einer Augenbewegung an die Position eines peripheren Cues geht eine Ablösung (»disengagement«) der Aufmerksamkeit vom Fixationsstimulus und eine Verlagerung auf den neuen Stimulus in der Peripherie voraus. Dabei kann in einem Zeitfenster von 50–100 ms vor einer Sakkade nur das Objekt am Sakkadenziel diskriminiert werden. Die Ablösung der Aufmerksamkeit wird dadurch beschleunigt, dass der Stimulus am Fixationsort vor dem Einsetzen des peripheren Sakkadenziels ausgelöscht wird. (Hierdurch entsteht eine Zeitlücke zwischen dem fixierten und dem zu fixierenden Stimulus, was auch als »Gap«-Paradigma bezeichnet wird.) Dies führt zur Generierung von »Express«-Sakkaden, d. h. Sakkaden mit sehr kurzer Latenz.

»Inhibition of Return« (IOR): Hemmung der Reorientierung der Aufmerksamkeit an einen vorher aufgemerkten Ort

Ein weiterer, zuerst mittels des Posner'schen Cueing-Paradigmas demonstrierter Effekt besteht darin, dass sich die RZ auf ein Target an einer durch einen peripheren Cue indizierten Position verlangsamt (gegenüber der RZ auf ein Target an einer nichtindizierten Position), wenn die Zeitverzögerung (SOA) zwischen Hinweis- und Zielreiz länger als etwa 300 ms ist (Posner u. Cohen 1984). Das heißt, der frühe »Erleichterungs«-Effekt für die indizierte Position (SOAs < 300 ms) verkehrt sich in einen späten Inhibitionseffekt (SOAs > 300 ms), der als Ausdruck der Hemmung der Reorientierung der Aufmerksamkeit an einen kurz vorher aufgemerkten Ort interpretiert wird. Die Vorstellung ist dabei die, dass das (unmittelbare) Ausbleiben des Zielreizes an der indizierten Position zunächst zu einer Verlagerung der Aufmerksamkeit von der indizierten auf eine andere Position (z. B. den Fixationsort) führt, so dass, wenn der Zielreiz schließlich an der indizierten Position erscheint, eine Reorientierung der Aufmerksamkeit

auf diese Position erforderlich ist. Die erschwerte Reorientierung auf die indizierte (d. h. vorher aufgemerkte) Position wird dann im Sinne einer inhibitorischen Markierung dieser Position für erneute Aufmerksamkeitsverlagerungen intepretiert. IOR kann somit als ein Bias in der (gedächtnisbasierten) Steuerung der ortsbezogenen Aufmerksamkeit verstanden werden, der darauf hinwirkt, dass neue Orte im visuellen Feld abgesucht werden. Weitere Untersuchungen zum IOR-Effekt haben gezeigt, dass die Inhibition Orte bzw. Objekte in der Umwelt betrifft, deren Koordinaten unabhängig von Kopf- und Augenbewegungen sind. Außerdem steht IOR in engem Zusammenhang mit sakkadischen Augenbewegungen.

❗ **Die Steuerung der Aufmerksamkeitsorientierung involviert eine Tendenz, die Aufmerksamkeit nicht auf einen unmittelbar vorher aufgemerkten Ort zurückzuverlagern (»inhibition of return«).**

23.2.2   Objektbezogene visuelle Aufmerksamkeit

Neuere Theorien der selektiven visuellen Aufmerksamkeit gehen davon aus, dass die Aufmerksamkeit nicht auf einen abstrakten Ort im visuellen Feld gerichtet wird, sondern auf ein Objekt an einem bestimmten Ort. So werden in Posners Cueing-Paradigma die möglichen Zielreizorte z. B. durch Kästchen markiert, innerhalb derer ein Target erscheinen kann, so dass die Aufmerksamkeit auf das indizierte Kästchen ausgerichtet wird. Mit anderen Worten, die visuelle Selektion ist nicht ortsbasiert, sondern vielmehr objektbasiert.

Eine einflussreiche Demonstration von objektbasierter Selektion stammt von Duncan (1984). Er bot seinen Versuchspersonen kurzzeitig 2 überlappende Objekte dar: ein vertikal orientiertes Rechteck, das entweder groß oder klein (d. h. vertikal mehr oder weniger elongiert) war und entweder in der linken oder der rechten Seite eine kleine Lücke hatte, und eine (das Rechteck durchziehende) Linie, die entweder aus punkt- oder aus strichartigen Elementen bestand und entweder eine leichte Links- oder eine leichte Rechtsneigung aufwies. Jedes der beiden Objekte war also durch 2 unabhängige Attribute gekennzeichnet: Rechteck – Größe und Lückenseite; Linie – Textur und Neigung. Die Versuchspersonen hatten die Aufgabe, entweder ein Attribut eines der Objekte zu beurteilen (z. B. Größe des Rechtecks) oder duale Urteile zu fällen, die sich entweder nur auf ein Objekt bezogen (z. B. Größe des Rechtecks und Lückenseite) oder die sich auf beide Objekte bezogen (z. B. Größe des Rechtecks und Textur der Linie). Duncan fand, dass duale Urteile, die sich auf ein Objekt bezogen, so genau ausfielen wie Einzelurteile für dieses Objekt. Dagegen war die Genauigkeit von dualen Urteilen, von denen sich eines auf das eine und das andere auf das andere Objekt bezog, reduziert, obwohl beide Objekte am selben Ort (überlappend) dargeboten wurden und kleiner als 1° Sehwinkel (der nach Eriksen u. Eriksen, 1974, engsten Einstellung der Aufmerksamkeit) waren. Duncan schloss daraus, dass die entscheidende attentionale Limitation nicht in der ortsbezogenen Aufmerksamkeit liegt, sondern vielmehr darin, dass man nur auf ein Objekt zu einem gegebenen Zeitpunkt aufmerken kann. Diese objektbezogene Aufmerksamkeit macht dann die Attribute des entsprechenden Objekts der weiteren Verarbeitung zugänglich.

Weitere Belege für die Objektbezogenheit der visuellen Aufmerksamkeit wurden u. a. von Baylis u. Driver (1993) erbracht. Baylis u. Driver fanden, dass vergleichende Urteile der relativen Höhe von Knickpunkten in der Grenzkontur von separaten (Flankierer-)Objekten langsamer erfolgten als entsprechende Vergleichsurteile innerhalb eines (zentralen) Objektes, obwohl die kritischen Grenzkonturen und damit die Distanzen zwischen den zu vergleichenden Punkten in beiden Fällen exakt gleich waren. Baylis u. Driver folgerten daraus, dass nur ein Objekt zu einer Zeit für perzeptive Urteilsprozesse repräsentiert werden kann.

> ❗ Objektbezogenen Theorien der Aufmerksamkeit zufolge wird die Aufmerksamkeit nicht auf Orte im Feld ausgerichtet, sondern auf Objekte an diesen Orten. Dies heißt, die Verarbeitung ist objektlimitiert in dem Sinne, dass (selbst bei sich überlappenden Objekten an einem Ort) nur ein Objekt zu einer gegebenen Zeit verarbeitet werden kann.

Eine wichtige Frage dabei ist, welche Art von Objektrepräsentation der objektzentrierten visuellen Selektion zugrunde liegt: eine Repräsentation im Sinne von Marrs (1982) Vorstellung einer räumlich invarianten »3D-Modell«-Repräsentation oder eine »Primal-sketch«-Repräsentation, die aus einer Struktur von gruppierten lokalen Elementen besteht und somit ortsabhängig ist (»grouped spatial array«). Diese Frage wurde von Kramer et al. (1997) untersucht, die zeigen konnten, dass die initiale Objektselektion auf einer Repräsentation im Sinne einer Struktur von gruppierten Elementen basiert. Folglich ist die objektbasierte visuelle Selektion wesentlich ortsbezogen, d. h., sie findet in einem räumlichen Medium statt. Es lässt sich also ein Primat der ortsbezogenen Aufmerksamkeit konstatieren. Dabei ist freilich die Konzeption von »Ort« komplexer als in den klassischen Ansätzen zur ortsbasierten Aufmerksamkeit (▶ oben die Lichtkegel- und Gummilinsenmodelle; ◘ Abb. 23.1) antizipert. Vielmehr kann die Aufmerksamkeit auf komplexe Objektstrukturen gerichtet (bzw. diesen flexibel angepasst) werden.

23.3 Visuelle Suche

23.3.1 Parallele und serielle Suche

Ein weiteres wichtiges Paradigma in der Aufmerksamkeitsforschung, das sich als ein »Testfeld« für konkurrierende Theorien der selektiven Aufmerksamkeit erwiesen hat, ist das Paradigma der visuellen Suche (»visual search«, ◘ Abb. 23.2). Dabei wird der Versuchsperson ein Suchdisplay dargeboten, das neben einer variablen Anzahl von Distraktorstimuli einen Zielreiz enthalten kann. Die Gesamtzahl der Stimuli im Suchdisplay wird als Displaygröße (»display size«) bezeichnet. Das Target ist entweder anwesend oder abwesend; die Aufgabe der Versuchsperson besteht darin, möglichst rasch eine positive (Target anwesend) bzw. negative (Target abwesend) Entscheidung zu treffen. Die dafür benötigten Zeiten können als Funktion der Displaygröße n dargestellt werden (Such-RZ-Funktion), wobei sich die resultierenden Suchfunktionen in der Regel durch folgende (lineare) Gleichung beschreiben lassen: $RZ = a + b\,n$; dabei ist a die Basis-RZ, d. h. der y-Achsenabschnitt der Suchfunktion, und b die Suchrate, d. h. die Steigung der Funktion (gemessen in Zeiteinheiten pro Displayitem). Aufgrund der in verschiedenen Suchexperimenten erhaltenen Suchfunktionen hat man eine Unterscheidung zwischen zwei Modi der visuellen Suche vorgeschlagen: parallele und serielle Suche. Steigt die Suchfunktion nur wenig mit zunehmender Displaygröße an, so geht man davon aus, dass alle Items im Display simultan abgesucht werden, d. h. die Suche verläuft »parallel«. Dagegen nimmt man bei linear ansteigenden Suchfunktionen an, dass die einzelnen Displayitems sukzessive abgesucht werden, d. h. die Suche verläuft »seriell«. Produziert ein Suchexperiment ein 2:1-Steigungsverhältnis zwischen der negativen und der positiven Suchfunktion, so lässt sich aufgrund einer Reihe von Annahmen schließen, dass in negativen Durchgängen alle Displayitems erschöpfend abgesucht wurden (»exhaustive« Suche), während in positiven Durchgängen die Suche beendet wurde, sobald das Target entdeckt wurde (»selbstabbrechende« Suche). Damit ist freilich noch nicht erklärt, warum manche Suchen parallel und manche seriell erfolgen.

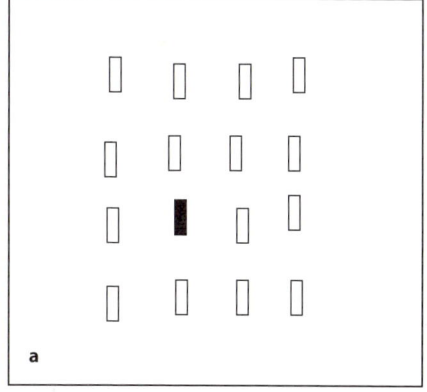

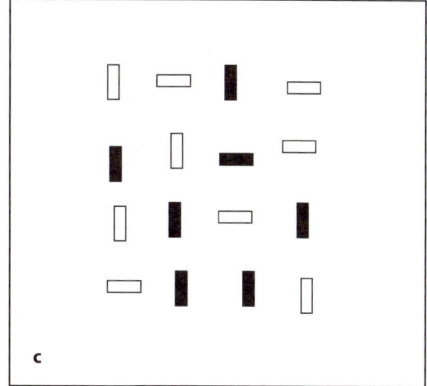

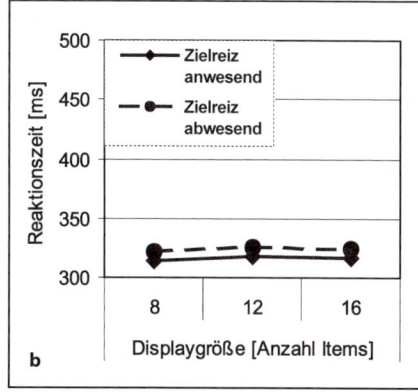

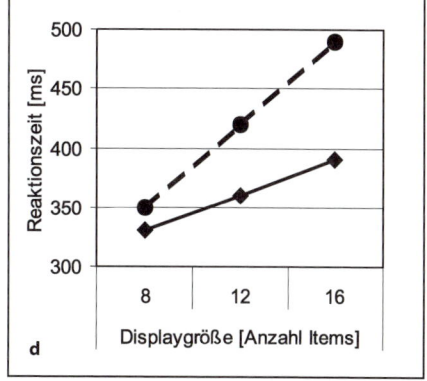

Abb. 23.2a–d. Das Paradigma der visuellen Suche. Parallele Suche **(a, b)**: Einfache Merkmalssuche nach einem schwarzen Target unter weißen Distraktoren **(a)** und resultierende flache Funktionen der Suchreaktionszeit in Abhängigkeit von der Displaygröße **(b)**. Serielle Suche **(c, d)**: Merkmalskonjunktionssuche nach einem schwarzen horizontalen Target unter schwarzen vertikalen und weißen horizontalen und vertikalen Distraktoren **(c)** und resultierende linear ansteigende Suchfunktionen **(d)**

> ❗ Das Paradigma der visuellen Suche liefert Hinweise darauf, welche visuellen Verarbeitungsprozesse Aufmerksamkeit benötigen und seriell erledigt werden und welche Prozesse präattentiv, auf einer parallelen Verarbeitungsstufe ablaufen.

23.3.2 Merkmals-Integrations-Theorie der visuellen Aufmerksamkeit (»feature integration theory of visual attention«)

Evidenz für parallele bzw. für serielle Suche ergab sich in Suchexperimenten, in denen sich das Target entweder durch ein einfaches »Merkmal« (»feature«) in einer gegebenen »Merkmalsdimension« (»feature dimension«) von den Distraktoren unterschied (parallele Suche) oder durch eine Kombination von Merkmalen (serielle Suche). Es wird angenommen, dass sich jeder Stimulus als eine Kombination aus basalen Merkmalen beschreiben lässt, wobei »ähnliche« Merkmale Dimensionen bilden; z. B. sind rot, grün, blau etc. Merkmale der Dimension Farbe; andere Dimensionen sind Orientierung, Größe, Tiefe, Bewegung etc. Man geht davon aus, dass Merkmalsdimensionen modulare Systeme sind, die aus spezialisierten, z. B. einen bestimmten Farbwert kodierenden, Merkmalsdetektoren bestehen. Eine weitere Annahme ist, dass ähnliche Merkmalsdetektoren topographisch, in »Merkmalskarten«, organisiert sind. Dabei entsprechen bestimmte Orte in den Karten bestimmten Stimulusorten im visuellen Feld, so dass die Möglichkeit besteht, korrespondierende Orte in den verschiedenen Karten einander zuzuordnen. Diese stark vereinfachten Vorstellungen leiten sich aus der Neurophysiologie der visuellen Wahrnehmung her (z. B. Zeki 1993). Daraus ergibt sich dann das sog. Problem der Bindung (»binding problem«): Wie werden die separat kodierten Objektmerkmale später zu einer wahrnehmungsmäßig kohärenten Objektrepräsentation verbunden?

Die einflussreiche Merkmals-Integrations-Theorie (MIT) der visuellen Aufmerksamkeit von Treisman (Treisman u. Gelade 1980) stellt einen wichtigen Versuch dar, diese Frage zu beantworten. Die Hauptevidenz für diese Theorie stammt aus visuellen Suchexperimenten, in denen sich das Target von den Distraktoren entweder durch ein einfaches Merkmal unterschied (»simple feature search«), z. B. Suche nach einem schwarzen Target unter weißen Distraktoren, oder durch eine Kombination von Merkmalen (»feature conjunction search«), z. B. Suche nach einem nach einem schwarzen horizontalen Target unter schwarzen vertikalen und weißen horizontalen und vertikalen Distraktoren. Bei der einfachen Merkmalssuche waren die Suchfunktionen flach (das Target scheint aus dem Display herauszuspringen – »popout«), woraus Treisman schloss, dass die Targetentdeckung auf parallelen, präattentiven Suchprozessen beruht. Dagegen stiegen die Suchfunktionen bei der Merkmalskonjunktionssuche linear an (mit einem Steigungsverhältnis von 2:1 zwischen den negativen und den positiven Funktionen), was als Indiz für serielle, attentionale Suche gewertet wurde. Das heißt, bei der Konjunktionssuche müssen die einzelnen Displayitems sukzessive mit fokaler Aufmerksamkeit abgetastet werden, wodurch die separat kodierten Merkmale des inspizierten Items in ein kohärentes Objekt integriert werden und in der Folge mit einer Targetbeschreibung (im Objektgedächtnis) abgeglichen werden können. Dabei wird die Zuweisung von fokaler Aufmerksamkeit an ein Objekt als ortsbezogen konzipiert: Die Aufmerksamkeit wird auf einen Ort in der Hauptkarte der Orte (»master map of locations«) gerichtet, wodurch der Output der verschiedenen Merkmalsdetektoren an dem entsprechenden Ort verfügbar wird. Der MIT zufolge besteht der »bottleneck« also in einem seriell arbeitenden, d. h. Aufmerksamkeit erfordernden, Bindungsstadium: Bindung kann nur für ein Objekt zu einer gegebenen Zeit erfolgen. Als einen weiteren Beleg für diese Theorie werden sog. »illusionäre Konjunktionen« (Treisman u. Schmidt 1982) angeführt, d. h. der Befund, dass die Merkmale nichtaufgemerkter Objekte (bei kurzzeitiger Displaydarbietung) falsche Bindungen eingehen können; ein Beispiel wäre die Bindung der Form von Objekt A mit der Farbe von Objekt B (die Halluzination nichtvorhandener Merkmale ist dagegen eher selten). Mit anderen Worten: Nur die Zuweisung fokaler Aufmerksamkeit garantiert korrekte Merkmalsintegration.

> ❶ Der Merkmalsintegrationstheorie von Treisman zufolge können zwar die einzelnen Attribute von Objekten im visuellen Feld parallel registriert werden, ihre Bindung in kohärente Objektrepräsentationen erfolgt aber durch die serielle Allokation von Aufmerksamkeit.

Nach der ursprünglichen Formulierung der MIT kam es zu einer Reihe von Befunden in visuellen Suchexperimenten, die sich nicht durch eine simple Dichotomie von parallel-präattentiver und seriell-attentionaler Suche erklären ließen. Insbesondere zeigte sich, dass die Steigungen der Suchfunktionen von absolut »flach« bis sehr »steil« variieren konnten, wobei die Ähnlichkeit des Targets zu den Distraktoren (sowie die Ähnlichkeit der Distraktoren untereinander) eine besondere Rolle spielt. Eine Reihe von Alternativen wurde vorgeschlagen, um diese Befunde zu erklären, insbesondere die Ähnlichkeitstheorie (»similarity theory«; Duncan u. Humphreys 1989) sowie die auf der MIT aufbauenden Modelle der gesteuerten Suche (»guided search«, GS; z. B. Wolfe 1994) und der Dimensions-Gewichtung (»dimensional weighting«; Müller et al. 1995).

Wie in der MIT wird auch im GS-Modell davon ausgegangen, dass auf der ersten Verarbeitungsstufe in einer parallelen Weise die einzelnen Merkmale aller sich in einem visuellen Feld befindenden Objekte extrahiert werden. Im Rahmen der MIT signalisieren diese merkmalsbasierten Repräsentationen das Vorhandensein eines bestimmten Merkmals an einem bestimmten Ort im visuellen Feld. Im GS-Modell hingegen bilden die merkmalsbasierten Aktivierungen innerhalb einer visuellen Dimension, wie Orientierung, Farbe, Bewegung etc., die Grundlage für die Berechnung sog. »Salienzsignale«, die dimensionsspezifisch das Vorhandensein sich auffällig von den Nachbarobjekten unterscheidender Merkmale an bestimmten Orten des Feldes signalisieren. Je unterschiedlicher dabei ein Item im Vergleich zu den anderen Items ist (z. B. in der Farbe), desto größer ist seine (Farb-)Salienz. Die dimensionsspezifischen Aktivierungen werden anschließend auf der zweiten Stufe der Verarbeitung ortsspezifisch über die verschiedenen Dimensionen integriert und steuern über diese Stufe die Zuweisung fokaler Aufmerksamkeit an die insgesamt auffälligsten Objekte. Diese erhalten dadurch Zugang zu höheren kognitiven Prozessen, wie Objekterkennung und Objekt-Reaktions-Zuordnung.

Auch im GS-Modell wird angenommen, dass die Prozesse der ersten Stufe parallel und automatisch ablaufen, d. h. dass sie unabhängig von limitierten Ressourcen und nicht durch kognitive, im speziellen attentionale Einstellungsprozesse modulierbar sind. Einige dieser Annahmen bezüglich der frühen Verarbeitungsstufen werden in aktuellen Arbeiten modifiziert und fanden Eingang in einen alternativen Ansatz der visuellen Suche, dem sog. Dimensions-Gewichtungs-Modell (»dimension weighting model«; Müller et al. 1995). So wird die Suchleistung (d. h. die RZ) durch die dimensionsbasierte Definition des Zielreizes moduliert. Ein signifikanter Anstieg der RZ wurde beobachtet, wenn sich die den Zielreiz definierende Dimension in zwei aufeinander folgenden Versuchsdurchgängen veränderte (z. B. von Farbe nach Orientierung). Dieser Befund wurde durch ressourcenlimitierte Prozesse auf der ersten Verarbeitungsstufe erklärt. Eine limitierte Ressource, attentionales »Gewicht«, wird von den dimensionsbasierten Mechanismen benötigt, um Salienzsignale zu berechnen. Das dabei generierte Muster der Ressourcenverteilung bleibt über Versuchsdurchgänge hinweg in Form eines dimensionalen »Gedächtnisses« erhalten. Dies manifestiert sich bei einem Wechsel der Dimension in verlängerten RZ, da in diesem Fall die Ressource zwischen dimensionsbasierten Verarbeitungsmechanismen verschoben werden muss. Weiter wurde u. a. gezeigt, dass die Effekte dimensionsbasierter Gewichtung nicht vollständig stimulusgetrieben sind, sondern dass sie vielmehr auch »top-down« moduliert werden können. Bei Darbietung eines symbolischen (sprachlichen) Cues vor jedem Suchdisplay führten valide Hinweisreize zu dimensionsbasierten RZ-Vorteilen, unabhängig davon, ob der Cue dimensions- (z. B. »Farbe«) oder merkmalsspezifischer Natur (z. B. »rot«) war. Darüber hinaus reduzierten valide Cues die Kosten, wenn sich die zielreizdefinierende Dimension vom vorherigen zum aktuellen Durchgang änderte. Allerdings kann die »Top-down«-Modulation die stimulusgetriebenen (»bottom-up«) Wechseleffekte nicht vollständig überschreiben (Müller et al. 2003).

Neben Fragen der spezifischen Rolle von Top-down- und Bottom-up-Prozessen, Mechanismen der ähnlichkeitsbasierten visuellen Gruppierung bei der Steuerung des Suchprozesses, sowie dem Problem, ob die Aufmerksamkeit die Objektbindung beeinflusst oder nur die Selektion präattentiv gebundener Objekte, rücken zunehmend auch Fragen zum Zusammenhang von Aufmerksamkeit und Bewusstsein sowie der Bedeutung rekurrenter Verarbeitung im vorliegenden Kontext in das Zentrum des Forschungsinteresses (z. B. Hochstein u. Ahissar 2002; Lamme 2003).

❗ Aktuelle Forschungsfragen sind, welche Rolle Top-down- und Bottom-up-Prozesse sowie Prozesse der ähnlichkeitsbasierten Gruppierung bei der Steuerung der Aufmerksamkeit spielen und ob die Aufmerksamkeit die Objektbindung beeinflusst oder nur die Selektion präattentiv gebundener Objekte, sowie der Zusammenhang von Aufmerksamkeit, Bewusstsein und rekurrenter Verarbeitung.

23.4   Zeitliche Faktoren der Selektion: Visuelle Markierung

Neuere Untersuchungen zeigen, dass neben Prozessen der räumlichen Selektion auch solche der Selektion in der Zeit existieren. In bestimmten Situationen, etwa wenn ein Zielreiz an verschiedenen Orten einer visuellen Szene erscheinen kann oder wenn die Merkmale eines zu identifizierenden Objekts nicht von Vornherein bekannt sind, könnte die Zielreiz-Entdeckung durch die Ausrichtung fokaler Aufmerksamkeit auf einen bestimmten (Nicht-Zielreiz-)Ort beeinträchtigt werden.

Zeitliche Selektion arbeitet durch einen Mechanismus der »visuellen Markierung« (»visual marking«) alter, d. h. zu einem bestimmten Zeitpunkt schon vorhandener, relativ zu neu erscheinender Objekte (bzw. Objektorte) in einem visuellen Feld. Dabei wird ein aktiver Verarbeitungsbias gegen die alten Objekte eingesetzt, der die Wahrscheinlichkeit, dass die Selektion durch alte Objekte beeinflusst wird, herabsetzt und damit die Wahrscheinlichkeit der Determination der Selektion durch neue Objekte erhöht.

Passive vs. aktive Priorisierung

Zwei passive Mechanismen sind hauptsächlich für die Priorisierung neuer Objekte verantwortlich: »inhibition of return« (IOR, ▶ oben) und die »Aufmerksamkeits-Kaperung« (»attentional capture«, AK). Mit Aufmerksamkeits-Kaperung wird das Phänomen bezeichnet, dass ein neues Objekt, das innerhalb einer Anordnung alter Objekte präsentiert wird, die Aufmerksamkeit auf sich zieht, selbst wenn die alten Objekte gleichzeitig mit dem Beginn der Darbietung des neuen Objekts eine ihrer Eigenschaften verändern. Allerdings sind diese passiven automatischen Mechanismen bestimmten Limitationen unterworfen: IOR erstreckt sich auf nur 4 bis 5 der zuletzt fokal beachteten Objekte, und maximal 4 Objekte können simultan für die prioritäre Zuweisung von Aufmerksamkeit vorgemerkt werden.

Hinweise auf eine aktive Priorisierung wurden von Watson u. Humphreys (1997) berichtet. Diese Autoren verwendeten eine Konjunktionssuchaufgabe, in der ein Set von Distraktoren (alte Items) für 1000 ms vor einem zweiten Distraktorset dargeboten wurde. In Zielreiz-anwesend-Durchgängen wurden die Zielreize immer zusammen mit dem Set neuer Distraktoren dargeboten.

In dieser »Vorschau«-(»preview«-)Bedingung war die Sucheffizienz so hoch wie in einer Vergleichsbedingung, in der nur das zweite Item-Set präsentiert worden war; dagegen war die Effizienz signifikant höher als in einer Baseline-Bedingung, in der in einer klassischen Konjunktionssuche alle Items (d. h. die beiden Sets) gleichzeitig dargeboten wurden. Diese Verbesserung der Suchleistung wird als Vorschau-Vorteil bezeichnet und ist ein Hauptcharakteristikum der visuellen Markierung. Weitere Charakteristika sind, dass der Vorschau-Vorteil nicht einfach auf einer Differenz basaler Merkmale zwischen alten und neuen Items basiert; dass er sowohl bei stationären als auch bei sich bewegenden Stimuli auftritt; und dass er bei bis zu 30 alten und 15 neuen Stimuli auftritt und daher nicht den Kapazitätslimitationen von IOR und AK unterworfen ist.

Der Vorschau-Vorteil wird reduziert, wenn Beobachter während der Vorschau-Periode eine (auditive oder visuelle) Zusatzaufgabe auszuführen haben (Humphreys et al. 2002). Können die alten Stimuli jedoch vor der Darbietung der Zusatzaufgabe enkodiert werden, wirkt sich nur eine visuelle Zusatzaufgabe negativ aus. Um eine optimale Verarbeitung der neuen Stimuli zu erreichen, müssen also aktive Prozesse einsetzen, während die alten Stimuli (allein) präsentiert werden. Zusätzlich legen die unterschiedlichen Effekte auditiver und visueller Zusatzaufgaben separate Prozesse der Enkodierung und der Aufrechterhaltung einer Repräsentation (der alten Stimuli) nahe.

Visuelle Markierung beinhaltet einen Prozess, der die alten Items eines Suchdisplays, die möglicherweise als »Gruppe« repräsentiert werden, als Gesamtheit von der Verarbeitung ausschließt, wenn neue Items im Display auftauchen. Diese Vorstellung wird gestützt durch Untersuchungen, in denen Beobachter in einer Vorschau-Aufgabe in einer Reihe von Versuchsdurchgängen die Anwesenheit eines weißen Lichtpunktes (d. h. eines »Probe«-Stimulus) entdecken mussten, der zusammen mit den neuen Items dargeboten wurde. Wurde der Probe-Stimulus am Ort eines der alten Objekte präsentiert, so war die Entdeckungslatenz im Vergleich zur Darbietung am Ort eines der neuen Objekte signifikant verlangsamt (Watson u. Humphreys 2000).

> ⓘ Prozesse der Selektion in der Zeit umfassen sowohl passive als auch aktive Effekte. Beim passiven Mechanismus der Aufmerksamkeitskaperung zieht ein neu dargebotenes Objekt die Aufmerksamkeit auf sich, selbst wenn sich ein Merkmal alter Objekte gleichzeitig mit dem Beginn der Darbietung des neuen Objekts verändert. Aktive Priorisierung findet sich in der Vorschau-Bedingung bei Konjunktionssuchen, bei denen alte Items visuell markiert und von der Verarbeitung ausgeschlossen werden, wenn neue Items in einem Suchdisplay auftauchen.

23.5   Limitationen der selektiven visuellen Aufmerksamkeit

Die Bedeutung von Aufmerksamkeitsprozessen zeigt sich in einer Reihe von Limitationen der visuellen Verarbeitung, die dann beobachtet werden, wenn Mechanismen der räumlichen oder zeitlichen selektiven Aufmerksamkeit überlastet sind. Diese Limitationen werden als durch »Unaufmerksamkeit verursachte Blindheit« oder »Unaufmerksamkeitsblindheit« (»inattentional blindness«), »Veränderungsblindheit« (»change blindness«) und »Aufmerksamkeitsblinzeln« (»attentional blink«) bezeichnet .

Unaufmerksamkeitsblindheit

Müssen Beobachter eine schwierige Diskriminationsaufgabe, für die räumliche Aufmerksamkeit erforderlich ist (z. B. Bericht darüber, welcher von zwei gering unterschiedlichen Armen eines Kreuzes der längere ist), unter hohem Zeitdruck ausführen, so sind sie nicht in der Lage, alle Merkmale eines unerwartet dargebotenen zusätzlichen Objekts (in einem Wiedererkennenstest) korrekt zu berichten (Unaufmerksamkeitsbedingung). Untersucht wurden dabei Merkmale wie die Form oder die Farbe sowie der Darbietungsort und die Anzahl zusätzlich dargebotener Objekte. Wird das zusätzliche Objekt jedoch erwartet (Bedingung geteilter Aufmerksamkeit), bzw. liegt die primäre Aufgabe in der Verarbeitung des unerwarteten Objekts (volle Aufmerksamkeit), so steigt die Wiedererkennensleistung an bzw. können die Merkmale korrekt berichtet werden. Es wird davon ausgegangen, dass die selektive räumliche Aufmerksamkeit (fast) ausschließlich auf das Objekt ausgerichtet wird, das Gegenstand der Diskriminationsaufgabe ist. Nicht erwartete Objekte können dann nur durch Prozesse verarbeitet werden, die keine Aufmerksamkeit erfordern. Aus dem genannten Grund wird auch von einer »attentionalen

Blindheit« für diese Objekte, oder verkürzend von »Unaufmerksamkeitsblindheit«, gesprochen (Mack u. Rock 1998). Interessant ist, dass verschiedene Objektmerkmale mit unterschiedlich hoher Wahrscheinlichkeit berichtet werden. Präsentationsort und Farbe eines unerwarteten Objekts werden sowohl in der inattentionalen als auch in der Bedingung mit geteilter Aufmerksamkeit mit relativ hoher Wahrscheinlichkeit (>70%) korrekt berichtet; Anzahl und Form zusätzlicher Objekte dagegen werden in der geteilten Aufmerksamkeitsbedingung nur mit einer Wahrscheinlichkeit von rund 50% (aber deutlich über dem Ratenniveau) erkannt.

Veränderungsblindheit

Selbst ausgeprägte Veränderungen eines Objekts oder Objektmerkmals werden oft übersehen, wenn der Fokus der Aufmerksamkeit (während der Veränderung) nicht auf den sich verändernden Teil des visuellen Feldes ausgerichtet ist (Veränderungsblindheit oder »change blindness«). Diese Voraussetzung ist insbesondere dann gegeben, wenn für die Entscheidung über eine mögliche Veränderung Blicksprünge zwischen zwei Bildern erforderlich sind, die an unterschiedlichen Orten gleichzeitig dargebotenen werden (Rensink et al. 1995). Veränderungen werden jedoch auch in zwei Bildern übersehen, die nacheinander an derselben Position dargeboten werden, wenn entweder zwischen den zwei Bildern kurzzeitig ein leeres (weißes) Bild präsentiert wird oder wenn zusätzlich zur Veränderung plötzlich ein ablenkender Stimulus (ein sog. »mudsplash«) dargeboten wird (Rensink et al. 1997).

»Aufmerksamkeitsblinzeln«

Mit Aufmerksamkeitsblinzeln (»attentional blink«) wird ein transientes Defizit der zeitlichen selektiven visuellen Aufmerksamkeit im Sinne einer eingeschränkten Fähigkeit zur Verarbeitung sequentiell dargebotener Stimuli bezeichnet. Zwei zu identifizierende visuelle Zielreize werden in einen Strom von zu ignorierenden Reizen eingebettet (z. B. 2 Buchstaben als Zielreize unter 10 Distraktor-Ziffern), wobei die Stimuli immer an derselben Position und mit einer Frequenz von rund 10 Objekten pro Sekunde präsentiert werden. Werden dabei die beiden Zielreize nacheinander innerhalb von weniger als 300–500 ms dargeboten, so sind Beobachter oft nicht in der Lage, den zweiten der beiden Zielreize korrekt zu identifizieren, obwohl der erste Zielreiz fast immer identifiziert wird. Liegt die Präsentation der beiden Zielreize dagegen um mehr als 500 ms auseinander, so kann der zweite Zielreiz nahezu perfekt identifiziert wer-

den. Eine notwendige Voraussetzung für das Auftreten von Aufmerksamkeitsblinzeln ist neben dem Zeitabstand der Präsentation des zweiten relativ zum ersten Zielreiz (<500 ms), dass die beiden Zielreize in einen Strom von Nicht-Zielreizen eingebettet sind. Das Aufmerksamkeitsblinzeln kann weder durch frühe sensorische Prozesse noch durch Limitationen des Arbeitsgedächtnisses erklärt werden (Raymond et al. 1992). Es wird vielmehr davon ausgegangen, dass der beeinträchtigten Verarbeitung des zweiten Zielreizes eine Limitation der selektiven Aufmerksamkeit zugrunde liegt: Nach der Entdeckung des ersten Zielreizes ist eine attentionale Verarbeitung erforderlich, um den Zielreiz genau zu identifizieren. Während das kapazitätslimitierte attentionale System den ersten Zielreiz verarbeitet, kann Aufmerksamkeit nicht einem zweiten Zielreiz zugewiesen werden. Die Folge ist, dass er übersehen wird. Interessanterweise tritt dieses Aufmerksamkeitsblinzeln dann nicht auf, wenn der zweite Zielreiz unmittelbar, also ohne Unterbrechung durch einen Nicht-Zielreiz, auf den ersten Zielreiz folgt; der zweite Zielreiz kann dann mit dem ersten attentional mitverarbeitet werden (»lag-1 sparing«, d. h. Effekt der Verschonung von Items mit Abstand eins).

Die Interpretation dieser Phänomene basiert darauf, dass Veränderungen in der visuellen Umwelt nur wahrgenommen werden können, wenn dem Ausschnitt, an eine Veränderung passiert, selektive Aufmerksamkeit zugewiesen wird (Rensink et al. 1997). Aufmerksamkeitszuweisung kann sich dabei auf Prozesse der Wahrnehmung oder des Gedächtnisses beziehen. Wahrnehmungsbezogene Erklärungen postulieren, dass es sich bei unserem introspektiven Eindruck einer vollständig und detailliert wahrgenommenen Umwelt tatsächlich um eine Illusion handelt. Vielmehr werden nur die Bestandteile der visuellen Umwelt bewusst repräsentiert, also im eigentlichen Sinne »wahrgenommen«, denen reizgetriggert oder aufgrund einer Handlungsintention fokale Aufmerksamkeit zugewiesen wird. Teile außerhalb des Aufmerksamkeitsfokus werden nicht bewusst repräsentiert, d. h. sie sind nicht verfügbar für weitergehende Verarbeitungsprozesse, die eine explizite (berichtbare) Repräsentation erfordern. Solche Umweltbestandteile sind diesem Ansatz zufolge nur scheinbar in der Wahrnehmung vorhanden, weil immer dann Aufmerksamkeit auf ein bestimmtes Objekt gerichtet ist, wenn es auf sein explizites Vorhandensein und seine detaillierten Eigenschaften hin untersucht werden soll (O'Regan 1992; O'Regan et al. 2000). Ein alternativer Erklärungsansatz (Wolfe 1999) geht von einer »Amnesie« bezüglich der Objekte und Veränderungen aus, denen keine Aufmerksamkeit zugewiesen wird (»inattentional amnesia«). Alle betroffenen Objekte werden zwar, wenn auch nur sehr kurzzeitig, im Verarbeitungssystem repräsentiert. Wird ein Stimulus aus dem visuellen Feld entfernt, so geht dessen Repräsentation unmittelbar verloren. Zugang zu bewusster Verarbeitung, z. B. für expliziten Bericht, findet aber nur die Information, die infolge der Zuweisung fokaler Aufmerksamkeit in eine länger verfügbare Gedächtnisrepräsentation überführt wird. Die beschriebenen Verarbeitungslimitationen sind folglich darauf zurückzuführen, dass bestimmte Objekte bzw. Veränderungen nicht berichtet werden können, weil expliziter Bericht die Ausbildung einer durch attentionale Prozesse konsolidierten Gedächtnisrepräsentation voraussetzt.

> ⓘ Limitationen der selektiven visuellen Aufmerksamkeit manifestieren sich in der **Unaufmerksamkeitsblindheit**, bei der die Identifikation eines zusätzlich dargebotenen Objekts nicht gelingt, wenn eine schwierige Diskriminationsaufgabe gelöst wird, in der **Veränderungsblindheit**, bei der ausgeprägte Veränderungen eines Objekts oder Objektmerkmals oft übersehen werden, wenn sie nicht im Aufmerksamkeitsfokus stehen, sowie im **Aufmerksamkeitsblinzeln**, einer Einschränkung der Fähigkeit zur Verarbeitung sequentiell dargebotener Stimuli. Erklärungen dieser Phänomene gehen davon aus, dass dem ▼
>
> Ausschnitt des visuellen Feldes, in dem eine Veränderung erfolgt, selektive Aufmerksamkeit zugewiesen werden muss, damit die Veränderung überhaupt wahrgenommen bzw. in eine Gedächtnisrepräsentation überführt werden kann.

23.6   Handlungsbezogene Selektion

Neben der in diesem Kapitel behandelten Funktion der perzeptiven Selektion besteht eine weitere Hauptfunktion der Aufmerksamkeit darin, das Verarbeitungssystem mit allen seinen Komponenten (von der Wahrnehmung bis zur motorischen Reaktion) so zu konfigurieren und fortlaufend zu rekonfigurieren, dass die in der jeweils zu erledigenden Aufgabe spezifizierten Handlungsziele möglichst effizient erreicht werden (**exekutive Aufmerksamkeit**). Aufbauend auf der Untersuchung von Mehrfachtätigkeiten (»dual task performance«) und der Steuerung von Verarbeitungsprozessen, hat sich die Rolle der Aufmerksamkeit bei der exekutiven Handlungskontrolle zu einer zentralen Frage der aktuellen Aufmerksamkeitsforschung entwickelt, die mittels neu entwickelter Paradigmen zur Untersuchung des Aufgabenwechsels (»task switching«) angegangen wird. Die Exekutivfunktionen der Aufmerksamkeit sowie das Zusammenbrechen dieser Funktionen werden in den Kap. 44 und 45 behandelt.

Zusammenfassung

Eine der Hauptfunktionen der Aufmerksamkeit besteht in der Selektion von perzeptiver Information zur Verhaltenssteuerung. Zur Untersuchung der auditiven Aufmerksamkeit wurde insbesondere das Paradigma des dichotischen Hörens eingesetzt, zur Erforschung der visuellen Aufmerksamkeit das Cueing-Paradigma sowie das Paradigma der visuellen Suche.

Die Befunde zur auditiven Aufmerksamkeit führten zu Ansätzen, denen zufolge man nur eine Nachricht zu einer Zeit verarbeiten kann, wobei diese Information mittels eines auf einer frühen Stufe arbeitenden Filtermechanismus (auf der Basis physikalischer Merkmale) ausgewählt wird; andere Nachrichten werden mehr oder weniger effektiv abgeblockt. Einer alternativen Erklärung zufolge werden alle Nachrichten gleichermaßen verar-

beitet, und die Auswahl erfolgt erst spät, basierend auf der Relevanz der Nachrichten für die Verhaltenssteuerung. Nach neueren Befunden ist der Lokus der Selektion flexibel und abhängig von spezifischen Aufgabenfaktoren.

Die Befunde zur visuellen Aufmerksamkeit führten zu alternativen Ansätzen, die die Selektion als orts- bzw. als objektbezogen konzipieren. Nach ortsbezogenen Theorien fungiert die Aufmerksamkeit als eine Art »Spotlight«, das nur eine Stelle im Feld »beleuchten« und damit die Informationsverarbeitung an diesem Ort fördern kann. Dagegen wird nach objektbezogenen Ansätzen die Aufmerksamkeit auf Objekte (nicht auf Orte) ausgerichtet, und nur ein Objekt kann zu einer gegebenen Zeit verarbeitet werden. Der Merkmalsintegrationstheorie zufolge können zwar die einzelnen Attribute von Objekten im visuellen

Feld präattentiv registriert werden, ihre Bindung in kohärente Objektrepräsentationen erfordert aber die Allokation von Aufmerksamkeit.

Aktuelle Modelle der visuellen Suche, die unterschiedlich steil ansteigende Suchfunktionen bzw. attentionale Modulationen früher Verarbeitungsprozesse erklären, sind das Modell der gesteuerten Suche bzw. das Dimensionsgewichtsmodell.

Neben Prozessen der räumlichen Selektion existieren auch solche der Selektion in der Zeit. Zeitliche Selektion arbeitet durch einen Mechanismus der visuellen Markierung alter, relativ zu neu in einem Display erscheinenden Objekten.

Durch selektive Aufmerksamkeit verursachte Limitationen sind die Unaufmerksamkeitsblindheit, die Veränderungsblindheit und das Aufmerksamkeitsblinzeln. Diese Phänomene werden so erklärt, dass eine Veränderung im Aufmerksamkeitsfokus stehen muss, damit sie überhaupt wahrgenommen bzw. in eine Gedächtnisrepräsentation überführt werden kann.

24 Neuronale Grundlagen von Aufmerksamkeit

Stefan Treue

Psychophysische Untersuchungen zur Rolle und Funktion von Aufmerksamkeit haben eine lange Tradition. Kapitel 23 hat zu diesem Ansatz die wichtigsten Ergebnisse und die darauf fußenden Modelle vorgestellt. Dabei ist klar geworden, dass Aufmerksamkeit die Verarbeitung sensorischer Informationen beeinflusst, also wahrscheinlich die Aktivität sensorischer Neurone in der Großhirnrinde moduliert. Um zu verstehen, wie Aufmerksamkeit in die Aktivität von Neuronen eingreift, braucht es direktere Methoden als die Psychophysik. Es sind vor allem zwei Techniken, nämlich die Messung der Aktivität einzelner Neurone im Kortex wacher Tiere und von funktionellen Arealen im menschlichen Kortex, die sich in den letzten Jahren zu den bevorzugten Ansätzen bei der Suche nach den neuronalen Grundlagen von Aufmerksamkeit entwickelt haben.

Der erste Ansatz bedient sich dabei Methoden aus der Elektrophysiologie, also der Messung der Signale einzelner Neurone mittels Mikroelektroden. Der zweite Ansatz verwendet z. B. die Positronenemmissionstomographie (PET) oder die funktionelle Magnetresonanztomographie (fMRT), die es erlauben, das räumliche Muster der Aktivität von Hirnarealen großflächig, allerdings auch nur mit beschränkter räumlicher Auflösung, zu kartieren. Ebenso werden die Elektroenzephalographie (EEG) und Magnetenzephalographie (MEG) eingesetzt, also die Messung kortikaler elektrischer und magnetischer Felder.

Bei Primaten, und damit auch beim Menschen, nimmt das visuelle System eine herausragende Stellung ein. Der

Verarbeitung von visueller Information ist der weitaus größte Anteil des sensorischen Kortex gewidmet. Diese Bedeutung spiegelt sich auch in der Konzentration der Forschung auf das visuelle System wider. Dabei haben vor allem Untersuchungen am visuellen Kortex von Rhesusaffen ganz wesentlich zu unserem Verständnis der funktionellen Organisation der visuellen Informationsverarbeitung beigetragen. Hier sollen nur die wichtigsten Organisationsprinzipien dargestellt werden, die nötig sind, um den Einfluss von Aufmerksamkeit auf die Verarbeitung sensorischer Informationen im visuellen System zu verstehen.

❗ **Die neuronalen Grundlagen von Aufmerksamkeit werden derzeit vor allem im visuellen System untersucht. Verwendet werden dabei überwiegend neurophysiologische Untersuchungen an Rhesusaffen und bildgebende Verfahren bei Menschen.**

24.1 Prinzipien sensorischer Informationsverarbeitung im visuellen Kortex von Primaten

Visuelle Information wird von den Netzhäuten aufgenommen und über den lateralen Kniekörper, eine wichtige neuronale Schaltstelle im Thalamus, an den primären visuellen Kortex (V1) weitergeleitet. Von hier fließen die Signale durch eine Kette von kortikalen Arealen, die sich durch eine zunehmende Spezialisierung ihrer Neurone auszeichnen. Entlang dieser Verarbeitungshierarchie werden die in V1 noch sehr kleinen rezeptiven Felder zunehmend größer, bis sie große Teile des visuellen Feldes abdecken, die Neurone also zum größten Teil ihre anfänglich ausgeprägte räumliche Selektivität verloren haben. Gleichzeitig nimmt die Selektivität für Stimuluseigenschaften, die sich in V1 auf grundlegende Aspekte (wie Orientierung, Farbe, Bewegungsrichtung, stereoskopische Disparität etc.) beschränkt hat, deutlich zu, bis zu Neuronen die z.B. nur noch auf bestimmte Gesichter oder andere komplexe Formen reagieren. In höheren kortikalen Arealen verwischt sich dann auch zusehends die Trennung der verschiedenen Sinnessignale sowie von sensorischer und motorischer Verarbeitung. Hier repräsentieren Neurone nicht mehr nur die visuellen Eigenschaften eines Reizes, sondern z.B. auch auditorische oder somatosensorische Signale, die Position der Augen und des Kopfes, d.h. die Blickrichtung und/oder den Plan, eine Augenbewegung oder eine andere motorische Bewegung durchzuführen. Solche »extraretinalen« Signale werden aber erst in Arealen relevant, die einige Verarbeitungsschritte hinter V1 liegen. Es ist daher möglich, Untersuchungen zur sensorischen Informationsverarbeitung in frühen kortikalen Arealen an narkotisierten Tieren durchzuführen. Hierzu wurden die Eigenschaften der Neurone in den verschiedenen visuellen Hirnarealen als Funktion des präsentierten Reizes charakterisiert.

Erst in den 70er-Jahren reiften die Methoden heran, um solche elektrophysiologsichen Ableitungen auch in nichtnarkotisierten Tieren durchzuführen. Hierbei werden Rhesusaffen in Verhaltensaufgaben trainiert und anschließend die Aktivität von Neuronen bestimmt, während die Tiere diese Aufgaben durchführen. In den 70er- und 80er-Jahren galt das Hauptinteresse dabei dem Verständnis der sensorischen Informationsverarbeitung mittels eines »Bottom-up«-Modells, also als ein System komplexer, hintereinandergereihter Filter, deren Gesamtaktivität die sensorischen Eigenschaften der Umwelt abbilden. Dieser sehr erfolgreiche Ansatz ist die Grundlage des reichen Wissensschatzes über die funktionelle Organisation des visuellen Systems von Primaten und damit auch des Menschen. Es ist aber zunehmend klar geworden, dass die Aktivität in manchen sog. visuellen Hirnarealen nicht nur die »bottom-up«-gefilterten Stimuluseigenschaften widerspiegelt, sondern auch von der momentanen Verhaltensrelevanz der jeweiligen Reize und damit der Ausrichtung von Aufmerksamkeit abhängt.

24.2 Aufmerksamkeit versus Vigilanz

Der Begriff Aufmerksamkeit wird für eine Vielzahl von Phänomenen und in verschiedenen neuronalen Systemen verwendet. Untersuchungen von Aufmerksamkeitseffekten mit elektrophysiologischen und bildgebenden Verfahren haben sich vor allem auf sensorische Systeme konzentriert. Hier wird Aufmerksamkeit i. Allg. als Einfluss der Verhaltensrelevanz eines Reizes auf dessen neuronale Verarbeitung und Repräsentation definiert. Dabei ist es wichtig, Aufmerksamkeitseffekte von solchen der Vigilanz abzugrenzen. Auch Veränderungen im Vigilanzniveau führen zu Änderungen bei der Verarbeitung und Repräsentation von Rei-

zen. Damit teilt Vigilanz mit Aufmerksamkeit den modulierenden Einfluss auf sensorische Verarbeitung. Wie schon William James in seiner eloquenten Definition (▶ Kap. 23) hervorhob, ist es die Selektivität, die Aufmerksamkeit von Vigilanz abhebt. Aufmerksamkeit ist daher charakterisiert durch eine selektive Modulation der Verarbeitung und Repräsentation eines oder mehrerer Reize. Diese beiden Kernaspekte, also die Selektivität von und die Modulation durch Aufmerksamkeit, werden auch als organisatorisches Gerüst für den Rest dieses Kapitels dienen. Elektrophysiologische und computertomographische Untersuchungen, die für sich in Anspruch nehmen, den neuronalen Grundlagen von Aufmerksamkeit auf der Spur zu sein, werden also diese beiden Aufmerksamkeitswirkungen in den von ihnen beobachteten neuronalen Signalen nachweisen müssen.

> ❶ Aufmerksamkeitseffekte bei der sensorischen Informationsverarbeitung lassen sich als Einfluss der Verhaltensrelevanz eines Reizes auf dessen neuronale Verarbeitung und Repräsentation definieren. Das neuronale Korrelat solcher Aufmerksamkeitseffekte sind **selektiv modulierende** Einflüsse auf die Aktivität sensorischer Neurone.

24.3 Selektivität von Aufmerksamkeit

Die Selektivität von Aufmerksamkeit kann in verschiedenen Dimensionen wirken. So haben psychophysische Experimente nicht nur räumliche Aufmerksamkeit, also die Selektion basierend auf der Reizposition, sondern auch Aufmerksamkeitsausrichtung auf Objekte und auf Eigenschaften, also z.B. auf eine bestimmte Farbe oder Orientierung nachgewiesen. Bei weitem die meisten elektrophysiologischen Untersuchungen sind aber der räumlichen Aufmerksamkeit gewidmet. Dies hat seine Ursache in der retinotopen Organisation der meisten Areale des visuellen Kortex. Diese Bewahrung der Topographie der visuellen Umwelt legt nahe, dass räumliche Selektivität eine besondere Rolle spielt, da sie sich in topographisch organisierten Arealen besonders leicht umsetzen lässt. In der Tat konnten räumliche Aufmerksamkeitseffekte mittlerweile in einer Vielzahl visueller kortikaler Areale nachgewiesen werden.

Eine der ersten Arbeiten, die eine solche selektive Filterwirkung von Aufmerksamkeit neurophysiologisch nachgewiesen haben, stammt von Moran u. Desimone (1985). In dieser Studie wurden Affen darauf trainiert, visuelle Reize an einer Position im visuellen Feld zu beachten und andere Reize zu ignorieren. Die Aktivität von Zellen, in deren re-

Aufmerksamkeit auf
linkem Balken

Aufmerksamkeit auf
rechtem Balken

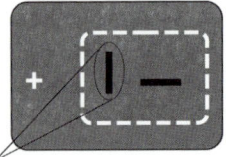 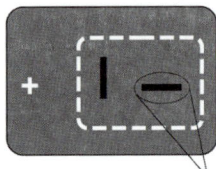

niedrige Zellantwort   hohe Zellantwort

━━ Balken mit der von der Zelle
     bevorzugten Orientierung

┃ Balken mit der von der Zelle
   nicht bevorzugten Orientierung

🔲 **Abb. 24.1.** Symbolische Darstellung des Effekts der Ausrichtung von Aufmerksamkeit auf einen von zwei Reizen innerhalb des rezeptiven Feldes eines Neurons im visuellen Kortex
Die beiden grauen Rechtecke stellen den Bildschirm dar, das weiße Kreuz den Fixationspunkt, das weiße Rechteck das rezeptive Feld des Neurons und die beiden schwarzen Balken die visuellen Reize. In diesem Beispiel steht der vertikale Balken für den von der Zelle bevorzugten Reiz. Eine Ausrichtung der Aufmerksamkeit auf diesen Reiz (symbolisiert durch den mit schwarzen Linien angedeuteten »Scheinwerferkegel der Aufmerksamkeit«) führt zu einer stärkeren Aktivierung des Neurons (vermutlich durch Erhöhung des Einflusses dieses Reizes auf das Neuron und die gleichzeitige Abschwächung des inhibierenden Einflusses des anderen Reizes).

zeptiven Feldern sowohl beachtete wie unbeachtete Reize lagen, ähnelte der Aktivität, die der beachtete Reiz allein auslöste, d.h. wenn sich im rezeptiven Feld ein sensorisch aktivierender Reiz und ein sensorisch inhibierender Reiz befanden, so stieg die Zellaktivität an, wenn die Aufmerksamkeit auf den aktivierenden Reiz gelenkt wurde, und fiel ab, wenn die Aufmerksamkeit auf den inhibierenden Reiz gerichtet wurde (🔲 Abb. 24.1).

Zusammenfassend lässt sich also feststellen, dass Bereiche des visuellen Feldes, auf die Aufmerksamkeit gerichtet wird, in ihrer Verarbeitung verstärkt und solche außerhalb des »Scheinwerferkegels der Aufmerksamkeit« (Jung 1975) supprimiert werden. Die räumliche Auflösung dieses Mechanismus ist dabei nicht an die Auflösungsgrenze rezeptiver Felder gebunden, sondern Aufmerksamkeitseffekte sind sogar besonders stark, wenn Aufmerksamkeit zwischen diversen Positionen innerhalb eines rezeptiven Feldes verschoben wird (▸ »biased competition model of attention« weiter unten). Aufmerksamkeit hat dabei einen verstärkenden Einfluss auf den beachteten Bereich. Wenn dieser Bereich einen Stimulus enthält, der auf das jeweilige Neuron einen hemmenden Einfluss hat, z.B. ein Reiz mit einer von einer orientierungsselektiven Zelle nicht präferierten Orientierung, dann führt der verstärkte Einfluss

dieses Stimulus zu einer Verringerung der Aktivität des Neurons. Umgekehrt führt die Stärkung eines präferierten Reizes durch Aufmerksamkeit zu einer erhöhten Aktivität der betroffenen Neurone.

Eine solche Modulation von Zellaktivitäten aufgrund einer Übereinstimmung ihrer räumlichen Präferenzen, also ihrer rezeptiven Felder, mit der Position des »Scheinwerferkegels der Aufmerksamkeit« lässt sich auch beim Menschen mit Hilfe funktioneller bildgebender Verfahren nachweisen. Dies gelingt besonders gut, wenn Aufmerksamkeit zwischen dem linken und rechten visuellen Halbfeld verschoben wird, da dann die Aufmerksamkeit die Aktivität in weit voneinander entfernten Arealen, nämlich in den entsprechenden kontralateralen kortikalen Verarbeitungszentren moduliert (z.B. Gandhi et al. 1999).

Die Weiterentwicklung funktioneller bildgebender Verfahren hat deren räumliche Auflösung in den letzten Jahren so weit gesteigert, dass nun eine Verschiebung räumlicher Aufmerksamkeit innerhalb eines visuellen Halbfeldes nicht nur im primären visuellen Kortex nachgewiesen (z. B. Brefczynski u. De Yoe 1999) werden konnte, sondern auch in dahinter geschalteten Arealen (McMains u. Somers 2004). Bildgebende Verfahren und elektrophysiologische Ableitungen zeigen dabei übereinstimmend eine zunehmende Stärke der durch Aufmerksamkeit bewirkten Modulation entlang der Verarbeitungsschritte der visuellen Signale, d. h. mit zunehmender Verarbeitungshierarchieebene im Kortex. Die ersten Modulationseffekte konnten jedoch schon im Corpus geniculatum laterale, also auf dem Weg von der Netzhaut in die Großhirnrinde nachgewiesen werden (O'Connor et al. 2002). Dies zeigt, dass es ein rein sensorisches Signal, also eine von kognitiven Faktoren unbeeinflusste Repräsentation visueller Reize in der Großhirnrinde wohl nicht gibt.

Obwohl es sich beim primären visuellen Kortex und seinen angrenzenden Arealen um Gebiete handelt, die auf die Verarbeitung sensorischer visueller Informationen spezialisiert sind, gibt es inzwischen eine Reihe von Berichten, dass Aufmerksamkeit die Aktivität in diesen Arealen schon bei der Ausrichtung von Aufmerksamkeit in Erwartung eines Reizes, also bevor dieser erscheint, erhöhen kann. Diese Modulation ähnelt derjenigen, die durch »mental imagery«, also der bloßen Vorstellung eines visuellen Reizes evoziert wird. Möglicherweise erzeugt daher die Aufmerksamkeitsmodulation ein mentales Bild des erwarteten Zielreizes, um dessen Detektion zu beschleunigen (Driver u. Frith 2000).

Ähnliche Studien haben zudem nachgewiesen, dass die großen Bereiche des visuellen Kortex, die das visuelle Feld außerhalb des momentanen »Scheinwerferkegels der Aufmerksamkeit« repräsentieren, in ihrer Spontanaktivität reduziert sind (Smith et al. 2000). Die erhöhte Sensitivität von Neuronen innerhalb des beachteten Bereichs wird also von der verringerten Aktivität in unbeachteten Teilen des visuellen Feldes begleitet.

Nichträumliche Aufmerksamkeit ist erst in jüngster Zeit elektrophysiologisch untersucht worden. Interessanterweise sind die dabei beobachteten Effekte keineswegs schwächer als die Effekte räumlicher Aufmerksamkeit. So ist die Ausrichtung von Aufmerksamkeit auf die bevorzugte Bewegungsrichtung von richtungsselektiven Neuronen genauso effektiv in ihrem Einfluss auf die Aktivität wie die Verschiebung räumlicher Ausrichtung in das rezeptive Feld (Treue u. Martinez-Trujillo 1999). Das heißt, dass Neurone in ihrer Aktivität durch Aufmerksamkeit auch moduliert

werden können, wenn der räumliche Schweinwerferkegel der Aufmerksamkeit außerhalb des rezeptiven Feldes bleibt und die Aufmerksamkeit nur zwischen einer bevorzugten Eigenschaft (Neuron wird aktiviert) und einer nicht bevorzugten Eigenschaft (Neuron wird gehemmt) wechselt. In gleicher Weise moduliert Aufmerksamkeit die Aktivität von Neuronen, wenn die räumliche Position unverändert innerhalb des rezeptiven Feldes liegt, aber die Aufmerksamkeit zwischen verschiedenen Aspekten eines komplexen Reizes, also z.B. von der Vorzugsrichtung (Neuron wird aktiviert) auf die Nullrichtung (Neuron wird gehemmt) des Neurons, wechselt. Räumliche und nichträumliche Aufmerksamkeit können dabei additiv kombiniert werden. Wenn also z.B. die räumliche Position von Aufmerksamkeit in das rezeptive Feld eines Neurons und innerhalb dieses rezeptiven Feldes Aufmerksamkeit auf die Vorzugsrichtung eines richtungsselektiven Neurons gelenkt wird, so ist die Aufmerksamkeitsmodulation der Aktivität dieses Neurons

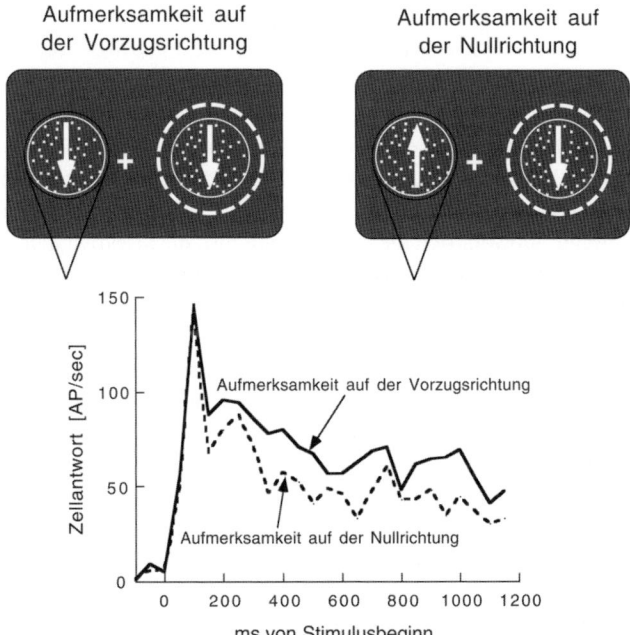

Abb. 24.2. Symbolische Darstellung der Stimulus- und Aufmerksamkeitskonstellationen zur Messung nichträumlicher Aufmerksamkeitseffekte bei einem richtungsselektiven Neuron
In diesem Beispiel ist die von dem Neuron bevorzugte Bewegungsrichtung abwärts. Die Aufmerksamkeit ist in den beiden Konstellationen auf den Reiz außerhalb des rezeptiven Feldes gerichtet. Dieser hat selbst keinen Einfluss auf die Aktivität des Neurons. Trotzdem führt die Ausrichtung von Aufmerksmkeit auf die Bewegungsrichtung dieses Reizes zu einer Modulation der Zellaktivität. Dies ist als Funktion der Zeit in der unteren Grafik dargestellt. Dort ist die Zeit seit dem Erscheinen der beiden Reize auf dem Bildschirm in Millisekunden auf der horizontalen Achse aufgetragen und die Aktivität des Neurons (in Aktionspotentialen pro Sekunde) auf der vertikalen Achse. Die Aktivität des Neurons ist deutlich höher, wenn Aufmerksamkeit auf einen Reiz gerichtet wird, der sich in die Vorzugsrichtung des Neurons bewegt, auch wenn dieser außerhalb des rezeptiven Feldes liegt, also selbst von der Zelle nicht verarbeitet wird.

besonders stark, da hier sowohl räumliche als auch nicht-räumliche Aufmerksamkeit einen verstärkenden Einfluss auf das Neuron haben (Abb. 24.2).

Ähnliche nichträumliche Aufmerksamkeitsmodulationen lassen sich beim Menschen mit funktionellen bildgebenden Verfahren nachweisen, wenn die Aufmerksamkeit zwischen Stimulusmerkmalen wechselt, die in verschiedenen visuellen Arealen verarbeitet werden. So konnte schon Corbetta mittels Positronenemmissionsmessungen (PET) nachweisen, dass die Konzentration von Aufmerksamkeit auf die Bewegung eines Reizes zu einer Aktivierung bewegungsverarbeitender Zentren im menschlichen visuellen Kortex führte, während die Ausrichtung von Aufmerksamkeit auf die Farbe desselben Reizes eine Aktivierung farbverarbeitender Areale hervorrief (Corbetta et al. 1990). Eine solche Aktivitätssteigerung in kortikalen Arealen, die für die momentane Aufmerksamkeitsausrichtung besonders geeignet sind, zeigt sich auch in neueren computertomographischen Experimenten mit objektbasierter Aufmerksamkeit. Hierbei machten sich Kanwisher und ihre Mitarbeiter (O'Craven et al. 1999) zunutze, dass der menschliche visuelle Kortex verschiedene Areale enthält, die auf die Verarbeitung von Gesichtern, Plätzen und Häusern bzw. Bewegung spezialisiert zu sein scheinen. Versuchspersonen wurden auf einem Computerbildschirm transparent übereinandergelagerte Abbildungen von einem Gesicht und einem Haus präsentiert, wobei sich entweder das Gesicht oder das Haus bewegte. Obwohl sich die drei Attribute (Bewegung, Gesicht, Haus) räumlich überlagerten, wurde bei der Ausrichtung von Aufmerksamkeit auf die Bewegung nicht nur das bewegungsselektive Areal, sondern auch das Areal aktiviert, das für die Verarbeitung des sich bewegenden Objektes (also das »Gesicht-« oder »Hausareal«) spezialisiert. Umgekehrt wurde das bewegungsselektive Areal dann besonders aktiviert, wenn die Aufmerksamkeit auf das bewegte Objekt gerichtet war. Diese Ergebnisse entsprechen den Vorhersagen objektbasierter Aufmerksamkeitsmodelle, die davon ausgehen, dass Aufmerksamkeit nicht auf einzelne Eigenschaften, sondern auf die Gesamtheit der Attribute eines beachteten Objektes gerichtet wird.

> ❶ Aufmerksamkeitseffekte sind spezifisch für die beachtete Position (räumliche Aufmerksamkeit) und Eigenschaft (eigenschaftsabhängige Aufmerksamkeit) und dann besonders stark, wenn Aufmerksamkeit auf einem von mehreren Reizen im rezeptiven Feld liegt.

24.4 Modulation neuronaler Aktivität durch Aufmerksamkeit

Neurone im visuellen Kortex zeigen sensorische Selektivität für eine Vielzahl von Stimulusparametern (Orientierung, Farbe, Bewegungsrichtung und -geschwindigkeit etc.). Diese Selektivität äußert sich in den meisten Fällen durch eine Tuningkurve. Diese Tuningkurven beschreiben die Antwortstärke eines Neurons in Abhängigkeit von einem Stimulusparameter. Sie stellen damit, ähnlich wie die Kennlinie eines elektronischen Filters, eine Beschreibung der sensorischen Eigenschaften des Neurons dar. Neurone, deren Aktivität nicht nur von den physikalischen Stimuluseigenschaften, sondern auch von Aufmerksamkeit beeinflusst werden, sollten Tuningkurven haben, die sich durch die Verhaltensrelevanz des Reizes verändern lassen. Das ist in der Tat der Fall. Es gibt übereinstimmende Berichte sowohl aus dem dorsalen wie dem temporalen Verarbeitungsweg, dass sich die Tuningkurven durch Aufmerksamkeit verändern. Diese Veränderung ist dabei normalerweise eine multiplikative Verstärkung der neuronalen Antwort. So erhöhen z.B. orientierungs- oder richtungsselektive Neurone ihre Antwort auf einen Reiz innerhalb des rezeptiven Feldes unabhängig von seiner Orientierung bzw. Richtung, wenn Aufmerksamkeit auf den Reiz gelenkt wird. Diese Erhöhung ist dabei ein konstanter Faktor. Eine solche multiplikative Streckung einer Tuningkurve ändert nicht deren Breite, also die Selektivität des Neurons (Abb. 24.3). Damit ähnelt der Effekt von Aufmerksamkeit auf die Verarbeitung eines Reizes sehr der Wirkung einer Helligkeits- oder Kontraststeigerung des visuellen Reizes. Diese Ähnlichkeit weist auf die enge Verzahnung zwischen der Verarbeitung sensorischer Informationen und der Modulation dieser Verarbeitung durch Aufmerksamkeit hin. Die Salienz eines Reizes, also seine »Gesamtwahrnehmbarkeit«, ist daher sowohl Ausdruck seiner sensorischen Eigenschaften wie auch des momentanen Aufmerksamkeitszustandes.

Dass Aufmerksamkeit die Breite von Tuningkurven in frühen sensorischen Arealen nicht schmälert, mag überraschen. Intuitiv wäre eine solche Erhöhung der Selektivität sicherlich die nächstliegende Grundlage für die durch Aufmerksamkeit erreichte Leistungssteigerung in der Verarbeitung beachteter Reize. Möglicherweise findet eine solche Selektivitätssteigerung in späteren Stufen der Informationsverarbeitung im Kortex statt, aber auch, wenn das nicht der Fall ist, führen schon die oben skizzierten Aufmerksamkeitseffekte zu einer verbesserten Verarbeitung verhaltensrelevanter sensorischer Signale. So ist der Zusammenhang

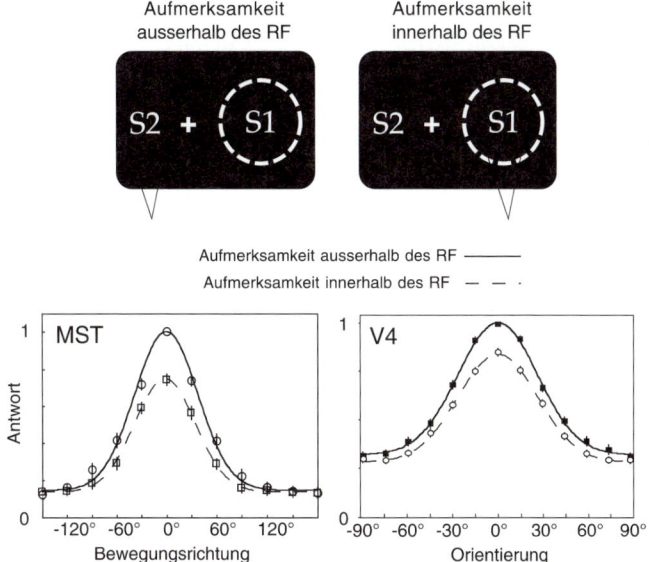

Abb. 24.3. Symbolische Darstellung der Stimulus- und Aufmerksamkeitskonstellationen zur Messung der Aufmerksamkeitsmodulation von Tuningkurven visueller kortikaler Neurone
Im rezeptiven Feld werden verschiedene Reize präsentiert. Im linken unteren Graphen (nach Treue 2001) ist die Aktivität von richtungsselektiven Neuronen im Areal MST dargestellt, wenn die im rezeptiven Feld präsentierten Reize sich in ihrer Bewegungsrichtung unterscheiden. Die gestrichelte Kurve stellt die Aktivität dar, wenn Aufmerksamkeit nicht auf den Reiz im rezeptiven Feld gelenkt ist, während die durchgezogene Linie die Aktivität unter identischen Stimulusbedingungen, aber mit Aufmerksamkeit auf den Reiz im rezeptiven Feld dar-

stellt. In der rechten Graphik (nach McAdams u. Maunsell 1999) sind die entsprechenden Daten für orientierungsselektive Neurone aus dem Areal V4 aufgetragen, wenn sich die im rezeptiven Feld präsentierten Reize in ihrer Orientierung unterscheiden. In beiden Arealen führt die Ausrichtung von Aufmerksamkeit in das rezeptive Feld zu einer Aktivitätszunahme, die sich nicht nur auf die Zellantwort auf die bevorzugte Richtung bzw. Orientierung beschränkte, sondern sich auf alle anderen Stimuli mit dem gleichen Faktor auswirkte. Dadurch bleibt die Tuningkurve in ihrer Breite, also in ihrer Selektivität unter den beiden Aufmerksamkeitsbedingungen unverändert.

zwischen der Diskriminationsleistung einer Population und der Túningbreite der Neurone keineswegs so direkt wie es auf den ersten Blick erscheinen mag. Eine Schmälerung der Tuningbreiten würde zwar die Diskriminationsleistung der einzelnen Neurone erhöhen, aber gleichzeitig wären wegen der geringeren Überlappung der Tuningkurven nun weniger Neurone an der Verarbeitung eines Reizes beteiligt, mit einem entsprechend geringeren Kombinationseffekt. Diese beiden Effekte wirken also gegeneinander. Eine multiplikative Erhöhung der Antwortstärke von Neuronen hingegen führt nicht nur zu einem verbesserten Verhältnis von Signal zu Rauschen und damit zu einer verbesserten Leistung der einzelnen Neurone, sondern sie vermeidet außerdem den negativen Nebeneffekt, dass weniger Neurone bei der Verarbeitung eines Reizes kooperieren können. Wie oben ausgeführt, führt Aufmerksamkeit nicht nur zu einer verbesserten Verarbeitung beachteter Reize, sondern senkt gleichzeitig die Verarbeitung unbeachteter Reize ab. Diese Wechselwirkung ist

wahrscheinlich der Grund, warum Aufmerksamkeitseffekte bei der Verwendung einzelner Reize schwächer sind und erst dann besonders zum Tragen kommen, wenn die sensorische Umwelt mit einer großen Zahl von konkurrierenden Reizen gefüllt ist.

> ❶ **Aufmerksamkeit bewirkt oft eine multiplikative Änderung der Antworteigenschaften (z.B. der Tuningkurven) von sensorischen Neuronen. Das führt zu einer verstärkten neuronalen Repräsentation des beachteten Reizes, ohne die Selektivität der sensorischen Neurone zu verändern.**

Die oben beschriebene multiplikative Streckung von Tuningkurven durch Aufmerksamkeit gleicht dem Effekt des Kontrasts von visuellen Reizen auf die Aktivitäten sensorischer Neurone. So entsprechen die Tuningkurven, die von einem unbeachteten und einem beachteten Reiz hervorgerufen werden, den Tuningkurven, die durch einen Reiz niedrigen und einen Reiz hohen Kontrasts erzeugt werden (Reynolds et al. 2000; Martinez-Trujillo u. Treue 2002). Dies sollte es für die Wahrnehmung schwierig machen, diese beiden Bedingungen zu unterscheiden; die Abwendung von Aufmerksamkeit von einem Reiz sollte also dessen wahrgenommenen Kontrast senken. Genau einen solchen Effekt konnte eine psychophysische Studie (Carrasco et al. 2004) der menschlichen Wahrnehmung nachweisen.

24.5 Aufmerksamkeitsmodelle

Eine Fülle von Modellen ist vorgeschlagen worden, um die Wirkung von Aufmerksamkeit auf die sensorische Informationsverarbeitung zu beschreiben. Allerdings sind nur wenige dieser Modelle auf der Grundlage von physiologischen Daten entwickelt worden. Zwei solcher Modelle sollen hier beispielhaft erwähnt werden.

Das »Biased-competition«-Modell von Desimone u. Duncan (1995) sieht die Rolle von Aufmerksamkeit vor allem als eine Verschiebung der Verarbeitung zwischen miteinander konkurrierenden Reizen. Aufmerksamkeit steigert dabei die Signalübertragung für jene Reize, die momentan beachtet werden, und senkt sie ab für die konkurrierenden, unbeachteten Reize. Dieses Modell wurde vor allem entwickelt, um zu erklären, warum Aufmerksamkeit die Verarbeitung von Einzelreizen kaum beeinflusst und erst zu deutlichen Effekten führt, wenn ein beachteter Reiz von einem oder mehreren unbeachteten Reizen umgeben ist. Mit diesem Modell lassen sich aber nur schwer die nicht-

räumlichen Aufmerksamkeitseffekte erklären, die auftreten, wenn nur ein einzelner Reiz im rezeptiven Feld präsentiert wird und Aufmerksamkeit außerhalb des rezeptiven Feldes zwischen verschiedenen Eigenschaften wechselt.

Das »Feature-similarity-gain«-Modell (Treue u. Martinez-Trujillo 1999) sieht daher Aufmerksamkeitseffekte als eine Beeinflussung der Sensitivität von Neuronen in Abhängigkeit von der Ähnlichkeit der momentan beachteten Reizeigenschaften und der Selektivität des Neurons (»feature similarity«). In diesem Modell können Aufmerksamkeitseffekte auch bei Einzelreizen auftreten, sind aber besonders stark, wenn Aufmerksamkeit zwischen zwei Reizen innerhalb des rezeptiven Feldes wechselt, da dann die Aktivierung des einen und die Inhibierung des anderen Reizes kombiniert werden.

> ❶ **Folgende Aufmerksamkeitsmodelle wurden auf der Grundlage physiologischer Befunde entwickelt:**
> — **»Biased-competition«-Modell** (Desimone u. Duncan 1995)
>   Aufmerksamkeit dient der Verschiebung der Verarbeitung zwischen miteinander konkurrierenden Reizen.
> — **»Feature-similarity-gain«-Modell** (Treue u. Martinez-Trujillo 1999)
>   Aufmerksamkeit beeinflusst die Sensitivität von Neuronen in Abhängigkeit von der Ähnlichkeit der momentan beachteten Reizeigenschaften und der Selektivität des Neurons.

Zusammenfassung

Die neuronalen Grundlagen von Aufmerksamkeit werden vor allem mit Methoden der Elektrophysiologie an Primaten und mit bildgebenden Verfahren bei Menschen untersucht. Das neuronale Korrelat von Aufmerksamkeiteinflüssen sind dabei Aktivitätsänderungen sensorischer Neurone aufgrund der Verhaltensrelevanz der von diesen Neuronen kodierten Reize. Aufmerksamkeit kann dabei die Aktivität von Neuronen systematisch und selektiv erhöhen oder erniedrigen und führt dazu, dass die Repräsentation beachteter sensorischer Signale verstärkt und die unbeachteter Signale abgeschwächt wird. Die psychophysische Beobachtung, dass Aufmerksamkeit sowohl räumlich als auch auf Objekte oder deren Eigenschaften ausgerichtet werden kann, spiegelt sich in entsprechenden Beobachtungen in elektrophysiologischen Experimenten und bei Untersuchungen mit bildgebenden Verfahren wider.

25 Störungen der Aufmerksamkeit*

Jon Driver

Zu jedem Zeitpunkt sind wir uns nur eines Bruchteils der Informationen, die unsere Sinne anregen, bewusst. Welche Informationen wir bewusst wahrnehmen, hängt nicht nur von der Anregung des Auges, des Ohres oder des Tastsinns ab, sondern auch davon, auf welche Aspekte wir unsere Aufmerksamkeit richten. Verschiedene Hirnschädigungen können unsere Aufmerksamkeitsleistungen beeinträchtigen. In diesem Kapitel werden Störungen der Aufmerksamkeit betrachtet, die zu 3 verwandten neurologischen Defiziten beitragen: dem Neglect (▶ Kap. 21), dem Bálint-Holmes-Syndrom (▶ Kap. 22) und der Extinktion. Obwohl sich diese Störungen in vielerlei Hinsicht unterscheiden, ist ihnen ein Merkmal gemeinsam. Die Patienten sind sich einiger Dinge der visuellen Welt nicht bewusst, während sie andere vollkommen klar wahrnehmen können. Diese Störung der bewussten Wahrnehmung von Information beruht nicht auf einer Störung der peripheren Informationsaufnahme. Dennoch können diese Kranken bestimmte Dinge nicht »sehen«, obwohl sie nicht blind sind. Diese Paradoxie kann aufgelöst werden, wenn man sich klarmacht, dass das »Sehen« auch im gesunden Gehirn von Aufmerksamkeit abhängt und dass die hier betrachteten Patienten unter Aufmerksamkeitsdefiziten leiden. Das Phänomen der Extinktion zeigt dies vielleicht am deutlichsten.

25.1   Unilaterale Extinktion

Extinktion bei bilateraler Stimulation ist ein neurologisches Symptom, das mit unilateralen – typischerweise rechts parietal gelegenen – Hirnschädigungen assoziiert ist (z.B. Vallar et al. 1994; Driver u. Vuilleumier 2001). Patienten, die unter visueller Extinktion leiden, sind in der Lage, einzelne Reize, die auf der rechten oder der linken Seite dargeboten werden, normal wahrzunemen und zu berichten. Wenn ihnen allerdings zwei konkurrierende Reize präsentiert werden, können sie typischerweise denjenigen Stimulus nicht berichten, der näher zur Gegenseite der Läsion, also kontraläsional, lokalisiert ist. Nach einer Schädigung z.B. der rechten Hemisphäre würde also der linke von zwei horizontal angeordneten Reizen nicht wahrgenommen werden, d.h. also derjenige Reiz, der zur rechten, geschädigten Hirnhälfte projiziert wird. Ein auf der Seite der Läsion präsentierter (ipsiläsionaler) Reiz »löscht« also einen auf der Gegenseite dargebotenen (kontraläsionalen) Reiz aus, der ansonsten entdeckt worden wäre (◘ Abb. 25.1). Dieses Phänomen wurde erstmals von Oppenheim (1885) beobachtet. Das Phänomen der »Löschung« (Extinktion) wird nicht nur im Bereich des Sehens beobachtet, sondern tritt auch in anderen Modalitäten auf, wie z. B. beim Hören oder Tasten (z.B. Bender 1952).

Die Paradoxie der Extinktion besteht also darin, dass die Patienten in der Lage sind, Reize auf der betroffenen Seite relativ normal wahrnehmen zu können, wenn sie einzeln dargeboten werden. Dies zeigt, dass sie normal sehen, hören oder fühlen können. Dennoch entgehen ihnen dieselben Stimuli, wenn sie gemeinsam mit einem anderen Stimulus präsentiert werden, der näher zur ipsiläsionalen Seite lokalisiert ist. Viele Wissenschaftler interpretieren dieses Phänomen als eine Störung der Aufmerksamkeit und nicht als sensorischen Verlust der Information (z.B. Posner et al. 1984; Driver u. Vuilleumier 2001). Kontraläsionale Stimuli entgehen der Aufmerksamkeit nur, wenn sie mit Reizen auf der ipsiläsionalen Seite »um Aufmerksamkeit kämpfen«. Diese Überlegung wird dadurch gestützt, dass die Extinktion von kontraläsionalen Stimuli während

---

* Übersetzung: J. Thome.

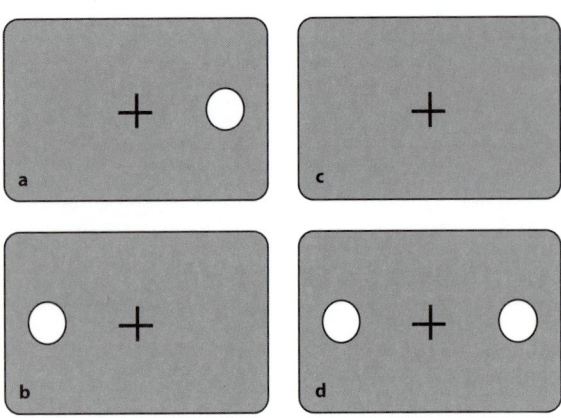

◻ **Abb. 25.1a–d.** Schematische Darstellung der Untersuchung auf visuelle Extinktion

Der Patient muss das Kreuz im Zentrum des Computer-Bildschirms fixieren und angeben, ob auf der rechten, auf der linken oder auf beiden Seiten ein Licht erscheint. Hier sind 4 verschiedene Darbietungen wiedergegeben: **a** Unilateraler Stimulus rechts, den rechtshemisphärisch geschädigte Patienten mit linksseitiger Extinktion typischerweise entdecken und angeben können. **b** Diese Patienten können auch einen unilateralen Stimulus links wahrnehmen und berichten, obgleich sich dieser in dem betroffenen, kontraläsionalen visuellen Halbfeld befindet. Die Patienten raten nicht einfach, wenn sie von einem solchen linksseitigen Stimulus berichten, denn typischerweise zeigen sie keine Reaktion wenn, wie unter **c** dargestellt ist, kein Stimulus präsentiert wird. **d** Die Störung von Extinktionspatienten fällt typischerweise erst dann auf, wenn Reize auf beiden Seiten konkurrierend dargeboten werden; der Stimulus auf der linken, kontraläsionalen Seite entgeht nun der bewussten Wahrnehmung, obwohl von demselben Reiz berichtet würde, wenn er alleine (wie in **b** dargestellt) präsentiert würde.

einer bilateralen Reizdarbietung reduziert werden kann, wenn der Patient aufgefordert wird, alle auf der ipsiläsionalen Seite dargebotenen Reize einfach zu ignorieren (Karnath 1988). Darüber hinaus zeigen Patienten relativ normale Reaktionen auf einzeln auf der kontraläsionalen Seite dargebotene Reize, wenn ihre Aufmerksamkeit durch ein vorausgehendes Hinweissignal auf diese Reize gerichtet wird. Dagegen treten schwere Defizite bei denselben unilateralen Reizen auf, wenn die Aufmerksamkeit der Kranken zunächst auf die andere, also die ungestörte ipsiläsionale Seite gelenkt wird (Posner et al. 1984). Dies ist besonders auffällig bei Patienten mit Läsionen der temporoparietalen Übergangregion (Friedrich et al. 1998).

Zu beachten ist, dass Situationen, bei denen Extinktion auftritt, also Situationen, in denen mehrere Reize gleichzeitig dargeboten werden, nicht nur in der Laborsituation bei wissenschaftlichen Experimenten eine Rolle spielen, sondern tatsächlich einen wichtigen Aspekt des täglichen

Lebens simulieren, da in den meisten Umgebungen mehrere Stimuli gleichzeitig um unsere Aufmerksamkeit konkurrieren.

> **Bewusste Wahrnehmung von Information hängt nicht nur von der Anregung unserer Sinne, sondern auch von unserer Aufmerksamkeit ab.** Das neurologische Phänomen der **Extinktion** nach Hirnschädigung, das typischerweise nach Läsionen des rechten inferioren Parietallappens beobachtet wird, ist wahrscheinlich durch eine solche Störung der Aufmerksamkeit und nicht durch ein primär sensorisches Defizit bedingt. Der betroffene Patient kann einzeln dargebotene Stimuli auf beiden Seiten des Raumes entdecken; er nimmt aber denselben Reiz auf der kontraläsionalen Seite nicht wahr, wenn er in Konkurrenz mit einem Stimulus auf der anderen, also der ipsiläsionalen Seite präsentiert wird. Die gleichzeitige Darbietung induziert also einen Wettlauf zwischen den beiden Reizen um die Aufmerksamkeit des Patienten. Die einseitige Hirnschädigung beeinflusst diesen Wettlauf zugunsten desjenigen Reizes, der zur intakten Hemisphäre projiziert wird (also z.B. den rechtsseitig dargebotenen Reiz bei Schädigung der rechten Hemisphäre).

Eine der wesentlichen Entwicklungen der letzten Jahre besteht darin, dass die früher voneinander getrennt stattfindende neurologische Forschung an Patienten mit Extinktion, Neglect (▶ Kap. 21) oder Bálint-Holmes-Syndrom (▶ Kap. 22), die psychologische Erforschung des Phänomens Aufmerksamkeit (▶ Kap. 23) und die neurowissenschaftlichen Arbeiten über die Aufmerksamkeit am Gehirn von Primaten (▶ Kap. 24) miteinander vernetzt wurden. Der folgende Teil des Kapitels beschreibt, wie Konzepte und Methoden aus Untersuchungen über Aufmerksamkeitsprozesse von Gesunden erfolgreich auf die Erforschung von Aufmerksamkeitsdefiziten bei Patienten mit den oben angeführten Störungen übertragen wurden.

25.2   Präattentive Gruppierung

Um die Funktion der visuellen Aufmerksamkeit zu beschreiben wurde häufig der Vergleich gewählt, dass sie wie ein »Lichtkegel« (»**spotlight**«) funktioniere (▶ Abschn. 23.2.1), wodurch die »beleuchteten« Stellen des visuellen Felds für die Informationsverarbeitung besonders hervorgehoben würden. Allerdings betonen neuere Studienergeb-

**Beziehung von Extinktion zu Neglect
und zum Bálint-Holmes-Syndrom**

Zwei andere neurologische Syndrome beinhalten vermutlich ähnliche Aufmerksamkeitsdefizite wie die Extinktion. Patienten mit unilateralem **Neglect** (▶ Kap. 21) ignorieren typischerweise sensorische Information, die auf der kontraläsionalen Seite lokalisiert ist. Sie vernachlässigen diese Information sowohl im täglichen Leben als auch in klinischen Tests wie dem Kopieren von Vorlagen oder dem Suchen und Durchstreichen von Zielen in Suchfeldern. Die Neglectsymptomatik beinhaltet ohne Zweifel viele Störungskomponenten, die bei der Extinktion nicht beobachtet werden (z.B. die fehlende Exploration des Raumes auf der kontraläsionalen Seite, z.B. Karnath u. Fetter 1995). Dennoch ist Extinktion als eine von mehreren Komponenten bei den meisten (wenn auch nicht allen) Neglectpatienten zu beobachten. Darüber hinaus weisen verschiedene Aspekte des Neglects (z.B. pathologische Zeichnungen, abnormales Such- und Explorationsverhalten) dieselben »kompetitiven« Eigenschaften auf, wie dies auch für das Auftreten von Extinktion von Bedeutung ist. Aufgaben, die auf der betroffenen kontraläsionalen Seite ausgeführt werden, gelingen sehr viel schlechter, wenn auf der ipsiläsionalen Seite zusätzlich konkurrierende Information vorhanden ist (z.B. Mark et al. 1988).

Das Bálint-Holmes-Syndrom (▶ Kap. 22) ist typischerweise mit einer beidseitigen Schädigung des Parietallappens und der parietookzipitalen Übergangsregion assoziiert (Bálint 1909; Holmes u. Horrax 1919). Dieses Störungsbild weist häufig eine typische Kombination mehrerer Symptome auf, obwohl in manchen Fällen diese Symptome auch unabhängig voneinander auftreten können. Die klassische Symptomkombination umfasst: Störungen der räumlichen Orientierung und eine fehlerhafte Lokalisierung visueller Objekte, was insbesondere durch ein grobes Abweichen der Hand beim Greifen nach Gegenständen (sog. optische Ataxie) auffällt, Blickbewegungsstörungen wie z.B. die Fixierung des Blicks, sowie eine schwere Simultanagnosie, d.h. die Unfähigkeit, mehr als ein Objekt gleichzeitig wahrzunehmen (▶ Abschn. 22.1). Dieses letztgenannte Symptom ist hier von besonderem Interesse, hat es doch einige logische Ähnlichkeiten mit dem Phänomen der Extinktion. Ebenso wie ein Patient mit Extinktion kann ein Bálint-Holmes-Patient mit Simultanagnosie recht unauffällig erscheinen, wenn er aufgefordert wird, ein einzelnes visuelles Objekt in einem ansonsten leeren Feld zu benennen. Wie bei der Extinktion wird die Störung erst offensichtlich, wenn 2 oder mehr Stimuli gleichzeitig präsentiert werden. Ein Bálint-Holmes-Patient mit Simultanagnosie wird typischerweise nur eines dieser Objekte benennen und sein Blick erscheint für mehrere Sekunden (z.T. auch länger) auf diesem Objekt wie »festgeklebt« (z.B. Holmes u. Horax 1919; Humphreys et al. 1994; Karnath et al. 2000d). Der Hauptunterschied zur Extinktion besteht darin, dass es schwieriger bzw. nicht möglich ist vorherzusagen, welches von zwei konkurrierenden Objekten von dem bilateral geschädigten Patienten mit Bálint-Holmes-Syndrom benannt werden wird. Im Gegensatz dazu entgeht den unilateral geschädigten Extinktions-Patienten stets derjenige Reiz, der näher zur kontraläsionalen Seite lokalisiert ist.

Bis auf diesen Unterschied scheint es aber eher Gemeinsamkeiten zwischen Simultanagnosie und Extinktion zu geben. Extinktion wird häufig allein auf eine Abweichung der räumlichen Aufmerksamkeit zur ipsiläsionalen Seite zurückgeführt (was die Nachteile auf der kontraläsionalen Seite während konkurrierender bilateraler Stimulation bedingt). Tatsächlich reicht ein solcher Störungsmechanismus aber nicht aus, um das Phänomen der Extinktion ausreichend zu erklären. Eine Abweichung der räumlichen Aufmerksamkeit zur ipsiläsionalen Seite mag erklären, warum die kontralaterale Seite während einer bilateralen Reizdarbietung der ipsilateralen Seite unterlegen ist (◼ Abb. 25.1); aber dies allein erklärt noch nicht, warum die Patienten eigentlich unfähig sind, zwei konkurrierende Stimuli gleichzeitig wahrzunehmen. Ein gesunder Beobachter würde immer noch von beiden Stimuli berichten, selbst wenn seine Aufmerksamkeit zunächst nur auf eine Seite gerichtet worden wäre. Extinktion beruht daher möglicherweise auf einem weiteren Defizit, das zu der Abweichung der räumlichen Aufmerksamkeit hinzukommt, nämlich auf einer verminderten Fähigkeit, mehrere Gegenstände zur gleichen Zeit wahrzunehmen (gerade so wie dies bei der Simultanagnosie beobachtet wird). Diese Überlegung wird auch dadurch gestützt, dass Extinktions- (und Neglect-) Patienten manchmal eine allgemeine, nichträumliche Einschränkung ihrer Aufmerksamkeitskapazität zeigen. Beispielsweise fanden Husain et al. (1997), dass solche Patienten verschiedene, in rascher Folge dargebotene visuelle Objekte schlechter als Kontrollpatienten erkannten, selbst wenn diese Objekte am selben, zentralen Ort präsentiert wurden.

nisse, dass visuelle Aufmerksamkeit **segmentierte Gruppen oder Objekte** für die Weiterverarbeitung herausgreift (z.B. Driver u. Baylis 1998) und nicht einfach bestimmte Stellen unabhängig von ihren Inhalten »beleuchtet«. Beispielsweise erfassen gesunde Beobachter zwei visuelle Elemente besser, wenn sie zu einem gemeinsamen Objekt, statt zu zwei unterschiedlichen Objekten gehören (selbst dann, wenn diese beiden Objekte an derselben Stelle übereinander gelagert sind; Duncan 1984).

Neuere Arbeiten zeigen, dass die visuellen Leistungen bei Patienten mit Extinktion, mit Neglect oder mit Bálint-Holmes-Syndrom ganz ähnlichen Einschränkungen unterliegt, wie dies durch die Mechanismen der Gruppierung einer visuellen Szene in gemeinsame und getrennte visuelle Objekte vorgegeben ist. Ebenso wie die Wahrnehmung eines Gesunden für zwei visuelle Elemente besser ist, wenn sie zu einem gemeinsamen Objekt statt zu zwei separaten Objekten gehören, verbessert sich auch die visuelle Extinktion, wenn die beiden Stimuli bei simultaner Darbietung von dem Patienten so gruppiert werden können, dass sie ein gemeinsames Objekt bilden (Mattingley et al. 1997; Driver u. Vuilleumier 2001). ◘ Abbildung 25.2 zeigt dies anhand von Reizkonstellationen, die bei Gesunden die Wahrnehmung scheinbar vorhandener Objekte, sog. »subjektive Figuren«, induziert (Kanizsa 1979). Entsprechend angeordnet können diese räumlich nicht miteinander verbundenen Elemente durch unser visuelles System so gruppiert werden, dass sie subjektiv den Eindruck eines einzelnen Objekts erwecken (▶ das weiße Rechteck in der Mitte von ◘ Abb. 25.2b). Patienten mit Extinktion wurden Reizanordnungen, wie sie in ◘ Abb. 25.2 zu sehen sind, dargeboten. Ihre Aufgabe bestand darin anzugeben, ob aus den schwarzen Kreisen (wie sie im ersten und letzten Feld der ◘ Abb. 25.2a und b dargestellt sind) kurzzeitig Stücke (jeweils ein Viertel des Kreises) rechts oder links oder auf beiden Seiten des zentralen Fixationspunktes entfernt wurden. In der Mitte der ◘ Abb. 25.2a und b ist der Fall dargestellt, bei dem die Kreissegmente auf beiden Seiten entfernt wurden. Die meisten linksseitigen Ereignisse wurden bei bilateraler Entfernung der Segmente nicht wahrgenommen (= linksseitige Extinktion), wenn kleine Bögen an den Kreisen (◘ Abb. 25.2a) die Wahrnehmung einer »subjektiven Figur« verhinderten. Dagegen wurde die linksseitige Extinktion dramatisch vermindert, wenn diese Bögen nicht vorhanden waren (◘ Abb. 25.2a), sodass die Illusion eines einzigen weißen Rechtecks erzeugt wurde. ◘ Abbildung 25.2c gibt repräsentative Ergebnisse wieder, die mit Extinktionspatienten bei dieser Aufgabe erhoben wurden.

Dieser allgemeine Befund, dass Extinktion reduziert wird, wenn die beiden konkurrierenden Ereignisse miteinander perzeptuell zu einem einzigen Objekt verbunden werden können, ist bis heute bei einer großen Anzahl verschiedener Patienten mit Extinktion und für eine Reihe unterschiedlicher Formen von Objekt-Gruppierungen beobachtet worden (Driver u. Vuilleumier 2001). Dies bedeutet, dass Extinktion kein Phänomen ist, das zwischen unterschiedlich stimulierten Regionen auf der Retina auftritt, sondern vielmehr zwischen Repräsentationen getrennter Objekte stattfindet, und zwar auf einer Verarbeitungsebene, wo diese Objektrepräsentationen bereits durch präattentive Segmentationsprozesse in separate Objekte getrennt wurden und nun um Aufmerksamkeit konkurrieren. Diese Interpretation stimmt gut mit Befunden überein, die zu präattentiver Objektgruppierung bei Gesunden erhoben wurden (Driver u. Baylis 1998).

Die neuronale Grundlage der Form von präattentiver Gruppierung wie sie in ◘ Abb. 25.2b dargestellt ist (d.h. die Bildung subjektiver Figuren) ist relativ gut verstanden. Neurophysiologische Untersuchungen an Affen (z.B. Von der Heydt et al. 1984) und funktionelle Bildgebungsstudien bei gesunden Probanden (z.B. Ffytche u. Zeki 1996) haben gezeigt, dass die Gruppierung von entsprechend angeordneten Elementen zu einem einzigen Objekt relativ früh im visuellen System stattfindet und zwar im Areal V2 des visuellen Kortex. Der primär visuelle Kortex ist bei vielen (allerdings nicht allen) Extinktions- und Neglectpatienten durch die Hirnschädigung unbeeinträchtigt. Die Läsionen betreffen typischerweise mehr anterior gelegene Hirnareale, wie z.B. den parietalen Kortex, die eher an räumlicher Aufmerksamkeit als an der Gruppierung des visuellen Inputs beteiligt sind. Dies mag erklären, warum das Aufmerksamkeitsdefizit der Patienten häufig auf dem Boden normaler Bildsegmentationsprozesse zu beobachten ist.

Um diese Hypothese zu stützen untersuchten Vuilleumier et al. (2001a) die Auswirkung der Darbietung von »subjektiven Figuren« (wie in ◘ Abb. 25.2b dargestellt) bei einer Gruppe von Neglectpatienten mit unterschiedlich großen Läsionen. Der positive Einfluss auf die Vernachlässigung durch Bildung »subjektiver Figuren« fand sich bei solchen Patienten erhalten, deren Läsionen die an visuellen Bildsegmentationsprozessen beteiligten posterioren okzipitalen Areale aussparten (◘ Abb. 25.3a). Dagegen fand sich dieser Effekt nicht bei Patienten, deren Läsionen auch den posterioren okzipitalen Kortex einschlossen (◘ Abb. 25.3b).

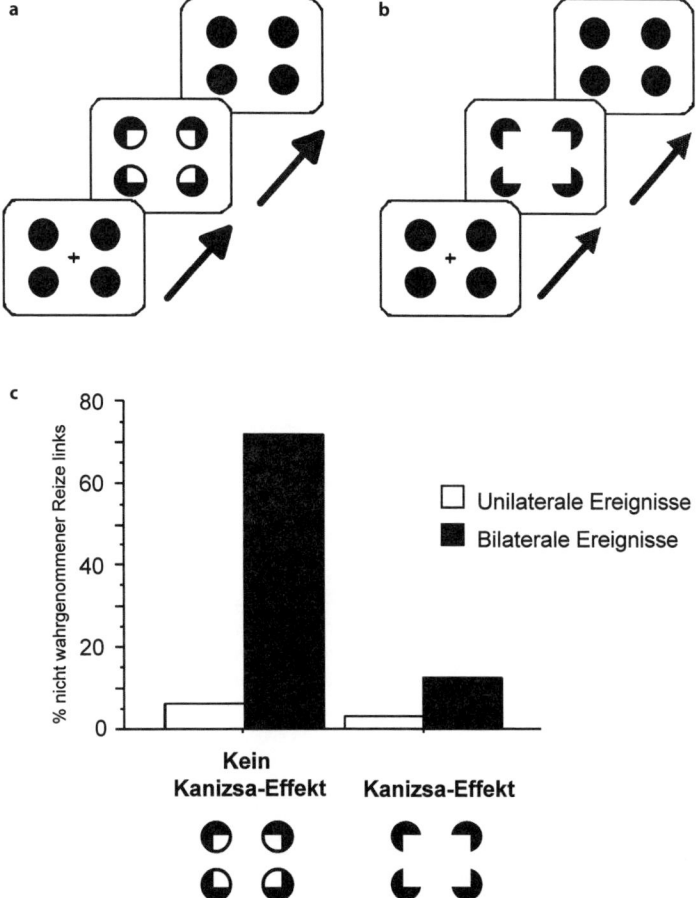

Abb. 25.2a–c. Verminderung der linksseitigen Extinktion durch Gruppierung in eine subjektive Kanizsa-Figur. (Nach Mattingley et al. 1997)
Dargestellt sind Beispiele für Sequenzen von bilateralen Ereignissen, wenn diese keine virtuelle Figur bilden (**a**) oder die illusorische Wahrnehmung eines weissen Rechtecks hervorrufen (**b**). Die *Pfeil*e symbolisieren die Zeit zwischen den aufeinander folgenden Darstellungen. In jedem Versuch wurden zunächst 4 schwarze Kreise um ein zentrales Kreuz, das fixiert werden musste, dargeboten. Dann wurden kurzzeitig Stücke (jeweils ein Viertel des Kreises) rechts oder links oder – wie hier in **a** und b dargestellt – auf beiden Seiten des zentralen Fixationspunktes entfernt. Diese Versuchsanordnung wurde benutzt, um eine Patientin mit einer Schädigung der rechten Hemisphäre und linksseitiger Extinktion zu untersuchen. Die Aufgabe bestand darin, die Seite (bzw. die Seiten) anzugeben, auf der die Kreissegmente kurzzeitig entfernt wurden. Der prozentuale Anteil von Ereignissen, die auf der linken, kontraläsionalen Seite nicht entdeckt wurden, ist in der Graphik (**c**) abgebildet. Die Patientin zeigte ein deutliches Extinktionsphänomen, wenn die Entfernung der Kreissegmente kein subjektives Kanizsa-Rechteck erzeugte (d.h., wenn kleine Kreisbögen – wie in **a** gezeigt – dies verhinderten). Demgegenüber wurde die Extinktion deutlich reduziert, wenn die auf beiden Seiten stattfindende Entfernung von Segmenten (wie in **b**) die Bildung eines subjektiven Objektes erlaubten. Unilaterale linksseitige Ereignisse wurden unter beiden Darbietungsbedingungen in den meisten Fällen korrekt entdeckt

Wie bei Extinktion und Neglect wird auch die Simultanagnosie beim Bálint-Holmes-Syndrom stark durch Faktoren der Objektgruppierung moduliert. In einer klassischen Studie, die seither mehrfach repliziert wurde, beobachtete Luria (1959), dass hirngeschädigte Patienten, die jeweils nur ein Element aus einer visuellen Szene berichten konnten, in der Lage waren, auch zwei oder mehr Elemente zu benennen, wenn diese so miteinander in Verbindung standen, dass sie perzeptuell zu einem einzigen Objekt gruppiert werden konnten (s. auch Humphreys u. Riddoch 1993).

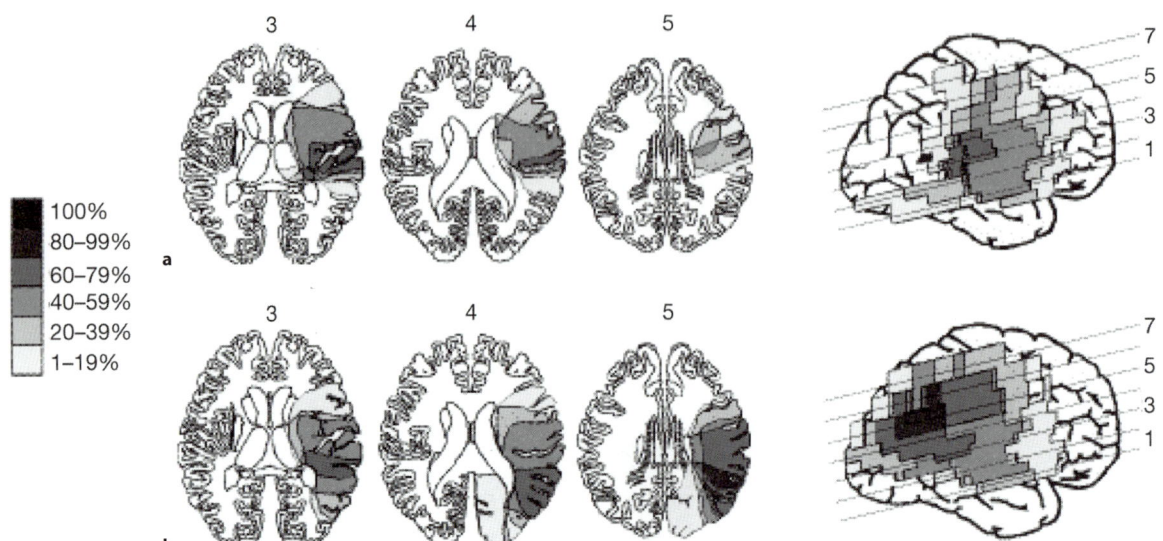

Abb. 25.3a,b. Überlappung von Hirnläsionen bei Patienten mit uni- lateralem linksseitigem Neglect, die entweder Gruppierungs-Effekte bei subjektiven Kanizsa-Figuren zeigten (a) oder aber solche Gruppierungs- effekte nicht zeigten (b). Die Läsionen wurden anhand von CT- oder NMR-Aufnahmen für jeden Patienten rekonstruiert. Drei transversale Schichten und die seitliche Ansicht der rechten Hemispäre sind darge- stellt. Die Skala der Grauschattierungen zeigt den Prozentsatz an über- lappenden Läsionen. a Patienten mit einer überlappenden Schädigung, die posteriore, okzipitale Hirnareale aussparte. b Patienten mit größe- ren Läsionen, die sich vom inferioren Parietalkortex zum lateralen Okzipi- tallappen erstreckten

> ❗ In vielen Fällen von Extinktion, Neglect und Bálint-
> Holmes-Syndrom beziehen sich die Defizite auf seg-
> mentierte Wahrnehmungsobjekte und nicht einfach
> nur auf unsegmentierte Regionen des visuellen Rau-
> mes. Diese Beobachtung stimmt gut mit objektbezo-
> genen Modellen normaler Aufmerksamkeitprozesse
> überein. Dies bedeutet, dass Objektgruppierungs-
> prozesse bei diesen Patienten erhalten sind und der
> Stufe der Informationsverarbeitung vorausgehen, auf
> der die Aufmerksamkeitsdefizite auftreten. Diese An-
> nahme ist gut mit der Beobachtung vereinbar, dass
> bei vielen der Patienten posteriore, okzipitale Hirn-
> areale von der Schädigung ausgespart sind; d. h. also,
> diejenigen Areale nicht betreffen, die bekannterma-
> ßen an der Objektgruppierung beteiligt sind.

25.3 Unbewusste Informationsverarbeitung

Eine der grundlegendsten Befunde bei Studien über nor- male Aufmerksamkeitsprozesse besteht darin, dass die be- wusste Wahrnehmung von Stimuli reduziert wird, wenn sie nicht beachtet werden (▶ Kap. 23). Typischerweise kön- nen Personen sehr wenig über dargebotene, aber nicht be- achtete Information berichten. Dennoch können indirekte Tests (z.B. wie nicht beachtete Information die Antworten auf beachtete Reize beeinflusst oder wie sich die Gehirnak- tivität verändert, während nicht beachtete Information dargeboten wird) zeigen, dass nicht beachtete Information mental manchmal sehr viel umfassender verarbeitet wird, als man dies aufgrund dessen vermuten würde, was eine Versuchsperson über diese Information berichten kann.

So wurden Methoden aus der Forschung über normale Aufmerksamkeitsprozesse angewandt, um damit die Frage nach einer möglichen unbewussten Informationsverar- beitung bei Patienten mit Extinktion, Neglect oder Bálint- Holmes-Syndrom zu untersuchen. Die Untersuchungen zeigten, dass die Gegenwart von (nicht bewusst wahrge- nommenen) Reizen auf der kontraläsionalen Seite die Ant- worten auf ipsiläsional lokalisierte Reize beeinflusst, die von den Patienten bewusst wahrgenommen werden. Bei- spielsweise forderten Marzi et al. (1996) Patienten mit linksseitiger Extinktion (nach rechtsseitiger Hirnschädi- gung) auf, immer dann einen Knopf zu drücken, wenn sie einen visuellen Stimulus sahen. Darüber hinaus sollten sie

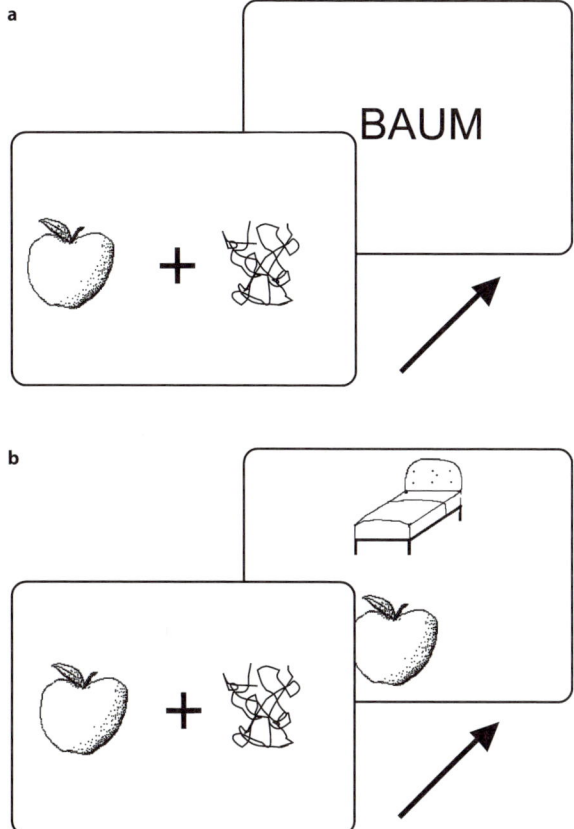

◘ **Abb. 25.4a,b.** Schematische Beispiele von Darbietungssequenzen aus der Studie von McGlinchey-Berroth et al. (1993). Die Pfeile zeigen die Abfolge der Darbietungen an
Jede Darbietung begann mit einem visuellen Objekt, das auf einer Seite von einem zentralen Fixationspunkt (in dieser Abbildung auf der linken Seite des Fixationskreuzes) zusammen mit einem Muster ohne Sinngehalt auf der anderen Seite für jeweils 200 ms dargeboten wurde. **a** Auf diese Darbietung folgte eine Buchstabenreihe. Die Aufgabe bestand darin, rasch zu urteilen, ob diese Reihe ein sinnvolles Wort oder eine sinnlose Buchstabenreihe darstellte. Bei einigen Darbietungen, war das Objekt semantisch mit dem nachfolgenden Wort verknüpft (wie hier in **a** zwischen dem Apfel und dem nachfolgenden Wort »Baum«). Ein solcher semantischer Bezug beschleunigte bei Neglectpatienten die Entscheidung dafür, dass es sich bei der nachfolgenden Buchstabenreihe um ein sinnvolles Wort handelte (womit »semantisches Priming« nachgewiesen wurde). Dieser signifikante Effekt war unabhängig davon, ob das vorausgehende, mit dem Wort in Beziehung stehende Objekt auf der rechten oder der (vernachlässigten) linken Seite erschien. **b** Im Gegensatz dazu stellte sich bei einer Kontrollaufgabe heraus, dass die Neglectpatienten unfähig waren, die Identität des linksseitig dargebotenen Objekts zu erfassen. Sie konnten nicht entscheiden, ob das obere oder das untere von 2 Objekten, die unmittelbar nach der Darbietung eines Objektes auf der linken Seite folgten, zu diesem linken Objekt passte. Rechtsseitig dargebotene Objekte konnten dagegen auf diese Art identifiziert werden

mündlich mitteilen, was sie gesehen hatten. Wie Gesunde drückten auch die Patienten den Knopf schneller, wenn ein Reiz gleichzeitig auf der linken und auf der rechten Seite dargeboten wurde (im Kontrast zu unilateraler Darbietung nur links oder nur rechts), obwohl sich die Patienten mit Extinktion keinerlei visueller Unterschiede zwischen den beiden Versuchsbedingungen (bilateral vs. unilateral) bewusst waren. Sie berichteten stets, dass sie nur einen Reiz auf der rechten Seite gesehen haben.

Weiterhin hat man herausgefunden, dass sogar die Farbe, die Form und sogar die Identität oder die semantischen Assoziationen des Objektes, das auf der nicht bewusst wahrgenommenen Seite dargeboten wird, Einfluss auf die Antworten nehmen können, die auf zentral oder auf der ipsiläsionalen Seite dargebotene Reize gegeben werden (z.B. McGlinchey-Berroth et al. 1993; Übersicht in Driver 1996). ◘ Abbildung 25.4 veranschaulicht die Ergebnisse der Untersuchung von McGlinchey-Berroth und Mitarbeitern. Sie fanden heraus, dass ein Objekt (der Apfel in dem abgebildeten Beispiel) die Geschwindigkeit beeinflussen kann, mit der über ein zentral dargebotenes Wort, das mit diesem Objekt in Beziehung steht (Baum in diesem Beispiel), entschieden wurde, obwohl die Patienten sich des Objektes, das diesen »Priming«-Effekt verursachte, nicht bewusst waren.

Solche Befunde lassen vermuten, dass die von Patienten mit Extinktion und Neglect nicht wahrgenommenen Reize unbewussten Verarbeitungsprozessen unterliegen und zwar in Hirnarealen, die durch die Hirnschädigung nicht betroffen sind. Wie oben erwähnt, sind bei vielen Patienten die primären visuellen Areale im posterioren, okzipitalen Kortex von den Läsionen ausgenommen (z. B. ☐ Abb. 25.3a). Diese könnten für einige der unbewussten Effekte von nicht wahrgenommenen Reizen verantwortlich sein. Allerdings ist es, nach allem was über die funktionelle Anatomie des visuellen Systems beim Menschen und bei anderen Primaten bekannt ist, wenig wahrscheinlich, dass diese Areale für die unbewussten Effekte verantwortlich sind, die die Analyse von Objektidentität und von semantischen Assoziationen betreffen. Hinweise aus der Neuropsychologie des Objekterkennens zusammen mit Arbeiten aus dem Bereich der funktionellen Bildgebung sowie neurowissenschaftliche Untersuchungen zum visuellen System des Affen deuten allesamt darauf hin, dass der »ventrale Signalverarbeitungspfad« vom Okzipitallappen zum Temporallappen (vgl. ☐ Abb. 5.2 in Kap. 5) das wahrscheinlichste morphologische Substrat für die Extraktion von Objektidentität und Semantik ist (Farah u. Aguirre 2000). Interessanterweise scheint dieser Pfad bei vielen Patienten mit Extinktion und mit Neglect ebenfalls von strukturellen Läsionen ausgenommen zu sein.

Einige kürzlich durchgeführte Studien haben die Möglichkeiten der funktionellen Bildgebung (insbesondere der ereigniskorrelierten funktionellen Kernspintomographie) genutzt, um die Hypothese zu testen, dass unbewusstes Verarbeiten von nicht wahrgenommenen Objekten nicht nur okzipitale visuelle Areale aktiviert, sondern auch ventrale Areale im Temporallappen, die für die Extraktion von Objektidentität und Semantik verantwortlich sind. Tatsächlich haben Rees et al. (2000) und Vuilleumier et al. (2001b) nachweisen können, dass die primären visuellen Areale im Okzipitallappen sowie Areale im ventralen Informationsverarbeitungspfad (z.B. Regionen des Gyrus fusiformis, die selektiv auf Gesichtsstimuli reagieren) durch nicht bewusst wahrgenommene, visuelle Objekte bei solchen Patienten relativ normal aktiviert werden können. Demnach könnte die verbliebene unbewusste Informationsverarbeitung bei Extinktion und Neglect als Ausdruck der Funktionen dieser Hirnareale aufgefasst werden.

Schließlich kann unbewusste visuelle Informationsverarbeitung auch bei Bálint-Holmes-Patienten auftreten (z.B. Coslett u. Saffron 1991; Karnath et al. 2000d), was vermutlich wiederum Aktivität in Hirnarealen reflektiert, die durch die Läsion nicht betroffen sind.

❶ Methoden, die man ursprünglich zur Untersuchung unbewusster Informationsverarbeitung bei Gesunden verwendet hat, wurden kürzlich genutzt, um die Verarbeitung von visuellen Reizen zu untersuchen, die der bewussten Wahrnehmung von Patienten mit Extinktion, mit Neglect oder mit Bálint-Holmes-Syndrom entgehen. Mit Hilfe funktioneller Bildgebung konnte gezeigt werden, dass Areale des visuellen Kortex im Okzipitallappen sowie Areale des ventralen visuellen Verarbeitungspfades im Temporallappen bei diesen Patienten durch Reize aktiviert werden, die ihrem Bewusstsein entgehen. Die unbewusste Informationsverarbeitung findet demnach in Arealen statt, die von der Hirnschädigung der Patienten ausgenommen sind. Diese unbeeinträchtigte Fähigkeit der Patienten könnte evtl. für neue Rehabilitationsstrategien genutzt werden.

25.4 Integration visueller Merkmale

Eine besonderes einflussreiche Theorie über visuelle Aufmerksamkeitsprozesse bei Gesunden hat Treisman mit der Merkmals-Integrations-Theorie der visuellen Aufmerksamkeit (»feature integration theory of visual attention«; z.B. Treisman u. Gelade 1980) formuliert. Diese Theorie (▶ Abschn. 23.3.2) postulierte ursprünglich, dass einfache visuelle **Merkmale** (»features«), wie z.B. die Orientierung von Winkeln, deren Bewegungsrichtung, deren Farbe etc., über das gesamte visuelle Feld auf einmal erfasst werden können und keiner fokalen Aufmerksamkeit bedürfen. Im Gegensatz dazu wurde angenommen, dass in einem Feld mit vielen Objekten die Kodierung einer bestimmten **Kombination** von Merkmalen, die ein Objekt ausmacht, die Zuwendung fokaler Aufmerksamkeit zu jedem einzelnen dieser Objekte erfordert. Erste Hinweise, die diese Überlegungen stützten, kamen von Studien zur visuellen Suche (»visual search«; ▶ Abschn. 23.3.1). Gesunde Beobachter können ein Zielobjekt, das durch eine hervorstechende Eigenschaft definiert ist (z.B. ein roter Gegenstand unter lauter grünen Objekten oder ein vertikaler Reiz unter lauter horizontalen

Objekten), ebenso schnell unter sehr vielen wie unter sehr wenigen Distraktoren entdecken. Dies lässt auf einen »parallelen« Suchprozess schließen, der alle dargebotenen Gegenstände zur gleichen Zeit erfasst. Im Gegensatz dazu werden dieselben Beobachter langsamer bei der Aufgabenbearbeitung, wenn sie nach einem Zielobjekt suchen müssen, das sich nur durch eine bestimmte Kombination von Merkmalen von den anderen unterscheidet (z.B. ein roter vertikaler Gegenstand unter roten horizontalen und grünen vertikalen Distraktoren). Es scheint so als ob in dieser Situation nun jedes dargebotene Objekt in dem Suchfeld eines nach dem anderen, sozusagen »seriell«, angeschaut werden müsste (Treisman u. Gelade 1980). Darüber hinaus können gesunde Beobachter nur kurz dargebotene visuelle Merkmale falsch kombinieren, indem sie irrtümlich Attribute unterschiedlicher Objekte miteinander verbinden (sog. »illusorische Konjunktionen«), wenn sie davon abgehalten werden, ihre Aufmerksamkeit der Reihe nach, also »seriell«, auf jedes einzelne Objekt zu richten (Treisman u. Schmidt 1982).

Es wurde einige Kritik an Treisman's Theorie vorgetragen, die zeigte, dass sie zumindest in ihrer ursprünglichen Form nur mit einigen Einschränkungen akzeptiert werden kann (Abschn. 23.3.2). Dennoch gilt weiterhin, dass Aufmerksamkeit bei gesunden Beobachtern weitergehende Auswirkungen auf Aufgaben hat, die Konjunktionsanalysen erfordern, als auf Aufgaben, die Merkmalsanalysen beinhalten (z.B. Prinzmetal et al. 1986). Welche Bedeutung hat dies nun für die Störungen der Aufmerksamkeit bei Extinktion, Neglect und Bálint-Holmes-Syndrom? Diese Defizite können offensichtlich allesamt das bewusste Erfassen einfacher Merkmale stören. Dennoch könnte es sein, dass die Funktion des Verknüpfens von Merkmalen (»feature-conjunction«) noch stärker gestört ist.

Untersuchungen an Extinktionspatienten

Cohen u. Rafal (1991) untersuchten diese Möglichkeit bei Extinktionspatienten mit unilateralen parietalen Schädigungen mit einer Aufgabe, bei der zunächst eine zentral präsentierte Ziffer benannt werden musste (um die zentrale Fixation sicherzustellen und die Aufmerksamkeit dort zu fokussieren). Anschließend sollte die Farbe und die Form eines in der Peripherie dargebotenen Zielbuchstabens angegeben werden. Dieser Buchstabe wurde zusammen mit einem konkurrierenden Distraktor präsentiert, der immer aus einem O bestand, aber verschiedene Farben haben konnte. Getrennt für die auf der ipsi- und auf der kontraläsionalen Seite dargebotenen Buchstaben wurde die Anzahl von irrtümlich genannten Merkmalen (z.B. wenn eine Far-

be benannt wurde, die nicht gezeigt wurde) und die Anzahl von irrtümlich genannten Konjunktionen (z.B. wenn dem Zielbuchstaben fälschlich die Farbe des Distraktors O zugeschrieben wurde) registriert.

Die Mehrzahl der Patienten mit Extinktion konnte diese Aufgabe gar nicht ausführen. Für die Buchstaben auf der kontraläsionalen Seite berichteten sie so selten von einer wahrgenommenen Farbe oder Form, dass das Verhältnis von Merkmals- zu Konjunktionsirrtümern nicht verlässlich gemessen werden konnte. Wenn die Leistungen in der Merkmalsaufgabe (d.h. das Identifizieren einer Farbe auf der kontraläsionalen Seite) schon mehr oder weniger zufällig erfolgt, kann natürlich kaum ein größeres Defizit bei Konjunktionsaufgaben (d.h. dem Angeben der richtigen Kombination von Farbe und Form des Zielbuchstabens) gemessen werden. Cohen u. Rafal untersuchten allerdings auch eine Patientin, die nur eine sehr geringe Extinktion aufwies. Im Vergleich zum ipsiläsionalen Feld machte sie im kontraläsionalen Halbfeld mehr Konjunktions- als Merkmalsfehler. Cohen u. Rafal schlossen daraus, dass die parietale Schädigung der Patientin insbesondere die Fähigkeit zur Merkmalskonjunktion für Reize auf der kontraläsionalen Seite beeinträchtigt hatte.

Untersuchungen an Neglectpatienten

Riddoch u. Humphreys (1987a) führten mit mehreren Neglectpatienten Suchaufgaben nach einfachen Merkmalen und nach Merkmalskonjunktionen durch, wobei immer Distraktoren in beiden visuellen Halbfeldern dargeboten wurden. Wie bei Gesunden wurden die Reaktionszeiten für Ziele bei der Merkmalssuche kaum durch die Anzahl der konkurrierenden Distraktoren beeinflusst. Darüber hinaus bestanden nur geringe Unterschiede in den Antwortgeschwindigkeiten für Ziele auf der ipsi- und der kontraläsionalen Seite. Im Gegensatz dazu wurde (wie bei Gesunden) die Suchgeschwindigkeit durch zusätzliche Distraktoren in der Konjunktionsaufgabe verlangsamt. Allerdings entdeckten die Patienten die auf der kontraläsionalen Seite präsentierten Ziele sehr viel langsamer als diejenigen Ziele, die auf der ipsiläsionalen Seite dargeboten wurden. Diese Daten erscheinen die Schlussfolgerung zu erlauben, dass v.a. Konjunktionsaufgaben durch das Aufmerksamkeitsdefizit beeinträchtigt werden. Allerdings zeigten die Fehlerhäufigkeiten, dass den Patienten sowohl bei der Konjunktions- als auch bei der Merkmalsaufgabe viele Zielobjekte auf der kontraläsionalen Seite entgingen; die Leistung beim Erkennen von einfachen Merkmalen war also auf der kontraläsionalen Seite nicht völlig ungestört.

25

Eglin et al. (1989) untersuchten Neglectpatienten ebenfalls mit Konjunktions- und Merkmalssuchaufgaben. Im Unterschied zu den vorangegangenen Studien, in denen verbal die An- oder Abwesenheit eines Zieles zu beurteilen war, sollten die Patienten in ihrer Studie das Ziel durch Hinzeigen markieren. Diese Modifikation des Versuchsdesigns sollte dazu beitragen, dass es nicht zu dem häufigen »Übersehen« kam, wie es von Riddoch u. Humphreys (1987a) beobachtet wurde und die Interpretation der Reaktionszeitdaten erschwert hatte. Bei jeder Darbietung wurden Reize entweder nur auf der ipsiläsionalen oder nur auf der kontraläsionalen Seite oder auf beiden Seiten dargeboten. (Unglücklicherweise durften die Patienten ihre Augen dabei frei bewegen.) Wie bei Gesunden verlangsamte eine Erhöhung der Anzahl der Distraktoren die Lösung der Konjunktionsaufgabe stärker als die der Merkmalsaufgabe. Dieser Effekt war gleich für Darbietungen auf der ipsiläsionalen wie auf der kontraläsionalen Seite (vielleicht weil Augenbewegungen stattfanden). Bei bilateralen Darbietungen wurden die Antworten auf Zielobjekte auf der kontraläsionalen Seite erheblich durch das Hinzufügen von Distraktoren auf der ipsiläsionalen Seite verzögert. Demgegenüber verzögerte das Hinzufügen von Distraktoren auf der kontraläsionalen Seite die Antworten auf Zielobjekte der ipsiläsionalen Seite nicht. Letzteres war bei der Konjunktionsaufgabe sehr viel stärker als bei der Merkmalsaufgabe zu beobachten.

Zusammenfassend lässt sich also sagen, dass mehrere Untersuchungen zeigen konnten, dass räumliche Aufmerksamkeitsdefizite in Konjunktionsaufgaben stärker betont sein können als in Merkmalsaufgaben. Dennoch ist es bislang nicht bewiesen, dass ein solches Überwiegen des Defizites spezifisch dann auftritt, wenn Merkmals**konjunktionen** gefordert sind. Die bisherigen Daten können nicht ausschließen, dass ein solcher Effekt durch jede beliebige Veränderung verursacht wird, die eine Suchaufgabe anspruchsvoller macht.

In der Tat beobachteten Humphreys u. Riddoch (1993), dass bei Neglectpatienten Suchleistungen für kontraläsionalen Ziele überproportional beeinträchtigt wurden, wenn die Merkmalsaufgaben schwieriger gemacht wurden. In ähnlicher Weise berichteten Robertson und Eglin (1993), dass Schwierigkeiten von Neglectpatienten bei Suchaufgaben für die kontraläsionale Seite stark zunehmen, wenn das Zielobjekt lediglich durch die Abwesenheit eines Merkmals definiert ist (z.B. ein O unter vielen Qs) anstatt durch die Anwesenheit eines Merkmals (z.B. ein Q unter vielen Os). Dies stimmt mit der Beobachtung überein, dass auch für

Gesunde Suchaufgaben für abwesende Merkmale schwieriger sind (Treisman u. Gormican 1988).

Untersuchungen an Bálint-Holmes-Patienten

Es gibt nur wenige Studien zu visuellen Suchaufgaben bei Bálint-Holmes-Syndrom (s. Humphreys u. Riddoch 1993). Karnath et al. (2000d) untersuchten eine Bálint-Holmes-Patientin mit diesem Aufgabentyp. Sie fanden, dass die Patientin ein Q unter Os ganz normal entdecken konnte, aber das Erkennen von Os unter Qs ungewöhnlich langsam erfolgte. Dies deutete darauf hin, dass die Entscheidung, auf welches Objekt die Bálint-Holmes-Patientin zuerst schaut, durch ähnliche Faktoren determiniert sein mag wie jene, die das Suchverhalten von Gesunden beeinflussen. Zur Möglichkeit »illusorischer Konjunktionen« haben die meisten Fallberichte betont, dass Bálint-Holmes-Patienten die Eigenschaften eines einzelnen, von ihnen wahrgenommenen Objektes richtig miteinander verknüpfen können (z.B. Farah 1990). Allerdings basieren solche Beobachtungen üblicherweise auf Aufgaben, die die **Form** eines bestimmten Objekts betreffen (d.h. die spezifische Konjunktion von Linien mit unterschiedlicher Orientierung etc.) und nicht auf Aufgaben, die Merkmalskonjunktionen über unterschiedliche Dimensionen hinweg prüfen (z.B. indem die Form mit der passenden Farbe verknüpft werden muss). Friedman-Hill und Mitarbeiter (1996) untersuchten solche dimensionsüberschreitenden Konjunktionen von Farbe und Form bei einem Patienten mit Bálint-Holmes-Syndrom. Bei dem Patienten fiel eine ungewöhnlich hohe Rate von »illusorischen Konjunktionen« auf. Wenn ihm 2 Formen in 2 unterschiedlichen Farben gezeigt wurden, kombinierte er mit hoher Wahrscheinlichkeit bei seinen Antworten fälschlich die Farbe des einen Stimulus mit der Form des anderen, selbst dann, wenn die Reize relativ lange dargeboten wurden. Dieser Befund bestätigt möglicherweise Treismans These, dass die räumliche Position eine besondere Rolle in der aufmerksamkeitsabhängigen Integration von Merkmalen über Dimensionen hinweg spielt. Bálint-Holmes-Patienten sind typischerweise unfähig, Stimuli korrekt zu lokalisieren, und zwar sowohl in ihren bewussten Urteilen als auch in ihrem motorischen Verhalten (z.B. beim groben Fehlgreifen nach visuellen Objekten). Ein solcher Verlust der Information über die räumliche Position eines Objektes schließt möglicherweise korrektes Wissen darum, welche Farbe zu welcher Form gehört, aus.

! Defizite von Patienten mit Extinktion, mit Neglect oder mit Bálint-Holmes-Syndrom finden sich bei Aufgaben, die sowohl einzelne visuelle Merkmale wie auch Merkmalskonjunktionen betreffen. Dennoch kann die Lösung von Merkmalskonjunktionsaufgaben in einigen Fällen deutlich stärker beeinträchtigt ▼ sein als die Suche nach einzelnen Merkmalen. Bálint-Holmes-Patienten können schwere Defizite aufweisen, wenn sie aufgefordert werden, Farben mit Formen zu kombinieren, was mit ihrer stark beeinträchtigten Fähigkeit zur räumlichen Orientierung und Lokalisation zusammenhängen könnte.

Zusammenfassung

Die bei Extinktion, Neglect und beim Bálint-Holmes-Syndrom auftretenden Defizite betreffen auch Aufmerksamkeitsleistungen. Ein räumliches Abweichen der Aufmerksamkeit zur ipsiläsionalen Seite fällt nach einseitiger Hirnschädigung bei Patienten mit Extinktion und bei Patienten mit Neglect auf. Beim Bálint-Holmes-Syndrom findet sich dagegen eine verminderte Fähigkeit, mehrere gleichzeitig vorhandene Objekte wahrzunehmen. Eine solche »Simultanagnosie« kann auch zu Extinktion und Neglect beitragen. Kürzlich konnten Fortschritte erzielt werden, indem Konzepte und Methoden aus der Aufmerksamkeitsforschung an Gesunden zur Untersuchung dieser Erkrankungen herangezogen wurden. Es fand sich, dass den Aufmerksamkeitsdefiziten bei Extinktion, Neglect und beim Bálint-Holmes-Syndrom relativ normale Objektgruppierungsprozesse vorausgehen. Diese sind wahrscheinlich in posterioren, okzipitalen Hirnarealen lokalisiert, also in Arealen, die typischerweise von den Läsionen dieser Patienten ausgenommen sind. Das unbewusste Verarbeiten von Reizen, die der Aufmerksamkeit der Patienten entgehen, findet vermutlich im visuellen Kortex und entlang des ventralen Informationsverarbeitungspfades vom Okzipitallappen zum Temporallappen statt. Schließlich können die Aufmerksamkeitsdefizite bei diesen Erkrankungen das Urteilen über einfache visuelle Merkmale von Objekten beeinträchtigen, und sogar noch weiterreichende negative Auswirkungen auf die Konjunktion von Merkmalen (»feature conjunction«) haben.

V Sensomotorik und Handeln

26 Grundlagen zielgerichteter Motorik

Peter Thier

Die Fortentwicklung der feinmotorischen Leistungen unserer Hände, die unserer Fähigkeit zugrunde liegt, Werkzeuge zu verwenden, ist wahrscheinlich eine der wesentlichen treibenden Kräfte in der menschlichen Evolution gewesen. Die Hand ist für den Menschen so zentral, dass viele Metaphern, die unterschiedliche Arten des Handgebrauchs beschreiben, ihren Einzug in die Umgangssprache genommen haben. Wir »begreifen«, was jemand sagt, wir »bekommen etwas in den Griff« etc. Angesichts der profunden Bedeutung unserer Hände scheint es gerechtfertigt zu sein, handmotorische Leistungen in das Zentrum einer Einführung der Grundlagen zielmotorischer Leistungen zu stellen. Diese Betonung handmotorischer Leistungen ist aber auch deswegen gerechtfertigt, weil viele der Randbedingungen, die Handbewegungen bestimmen, auch für andere motorische Leistungen, wie beispielsweise die Kontrolle von Stand und Gang, gelten.

Gelegentlich ist dann aber doch ein Exkurs in andere Bereiche der Motorik hilfreich. Das gilt beispielsweise für die Diskussion eines der zentralen Probleme der Motorikforschung, nämlich das der Implikation der übergroßen Zahl von Freiheitsgraden, ein Problem das eng mit dem Namen des russischen Physiologen Nikolai Bernstein (1935) verbunden ist. Worum handelt es sich bei diesem »**Problem der Freiheitsgrade**«, gelegentlich auch ganz einfach das »Bernstein-Problem« genannt? Wir betrachten hierzu den einfachen Akt einer ausfahrenden Handbewegung auf ein

Objekt zu. Wie viele Variablen müssen wir berücksichtigen, wenn wir die Position und die Orientierung des zu ergreifenden Objektes im Raum beschreiben wollen. Wenn wir von einem kartesischen Koordinatensystem ausgehen, dann können wir die Position des Zentrums des Objektes durch Angabe der X-, Y- und Z-Koordinaten in einem kartesischen Raumkoordinatensystem bestimmen. Wir benötigen ferner 3 weitere Variablen, die die Orientierung des Objektes auf 3 rechtwinkelig zueinander orientierten Achsen, nämlich der Hoch-, der Gier- und der Rollachse beschreiben.

Wir betrachten als Nächstes die vielen verschiedenen Möglichkeiten, mit denen wir Hand und Arm bewegen und orientieren, wenn wir versuchen, das betrachtete Objekt zu erreichen und zu ergreifen. Selbst wenn wir einfachheitshalber davon absehen, dass wir das Objekt mit unterschiedlicher Kraft greifen können, bleibt doch eine unendlich große Zahl von Möglichkeiten, Hand und Arm relativ zum interessierenden Objekt und relativ zum Körper zu halten, zu orientieren und zu bewegen. Das ist eine einfache Konsequenz der Tatsache, dass wir sehr viel mehr Variablen benötigen, um die Position der Hand und des Armes relativ zum Objekt und relativ zum Raum zu beschreiben als die insgesamt 6 Variablen, die uns eine vollständige Beschreibung der Lage und der Orientierung des Objektes geben. Wir brauchen deswegen so viele Variablen, weil der menschliche Körper über eine Vielzahl von Gelenken verfügt, die in ihrer Gesamtheit weit mehr als 100 Freiheitsgrade aufweisen. So hat beispielsweise das Schultergelenk 3 Freiheitsgrade, die es ihm erlauben, den Arm nach vorne, nach hinten, nach außen oder nach innen zu bewegen und den Oberarm schließlich nach außen oder innen zu rotieren.

Das Objekt kann auf der Grundlage vieler verschiedener Kombinationen von Gelenkpositionen und Orientierungen erreicht und ergriffen werden. Grundsätzlich ist dieser ungemeine Kombinationsreichtum segensreich. Selbst wenn ein bestimmtes, normalerweise an einer Bewegung beteiligtes Gelenk krankheitsbedingt versteift wäre und z.B. der Arm hierdurch einen Teil seiner Freiheitsgrade einbüßen würde, wäre der Greifende immer noch in der Lage, das

26

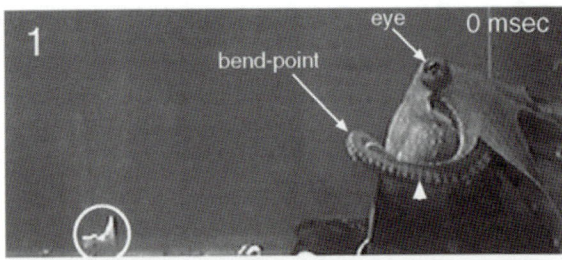

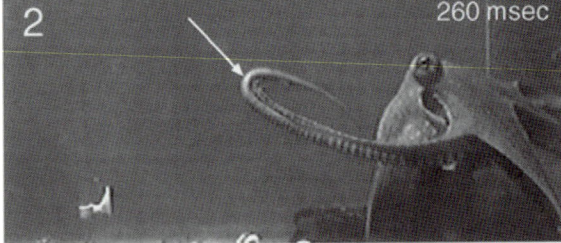

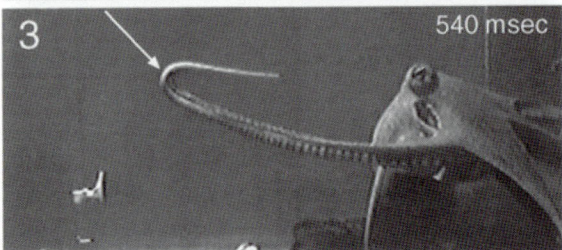

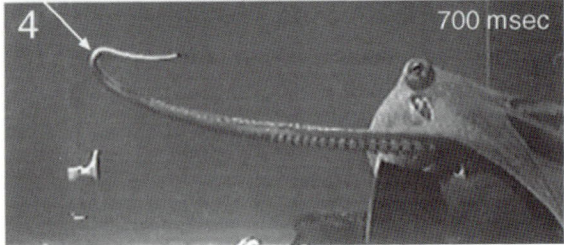

☐ **Abb. 26.1.** Den Armen eines Oktopus sind sowohl rasche als auch äußerst präzise Bewegungen möglich. (Nach Gutfreund et al. 1996) Es handelt sich bei diesen Armen um Muskelschläuche mit Muskeln, deren Bewegungen durch keinerlei skelettartige Komponenten eingeschränkt werden. Hieraus folgt, dass sie über eine nahezu unbegrenzte Anzahl von Bewegungsfreiheitsgraden verfügen. Nichtsdestoweniger folgen die Bewegungen einigen wenigen, einfachen, stereotypen Mustern. Diese Tatsache ist Ausdruck einer effizienten Kontrollstrategie, die die immense Redundanz der Bewegungsmöglichkeiten einengt und so die neuronale Kontrolle der Bewegung vereinfacht. Zu sehen sind 4 Videobilder, zu unterschiedlichen Zeiten während der Entwicklung einer Armbewegung auf ein Greifziel (eine Plastikscheibe, durch einen weißen Ring ausgewiesen) geschossen. Die Zeiten relativ zum Start der Bewegung werden oben rechts in den Einzelbildern angegeben. Der Oktopusarm streckt sich durch die wellenförmige Bewegung eines Beugungspunktes (»bend-point«), der am Armansatz entspringt, zum Ende des Armes. Die Beugung erfolgt immer dorsal, sodass die Saugringe (*Pfeilkopf*) ventral zu liegen kommen. Die Bewegung des Beugungspunktes verläuft innerhalb einer einzigen Ebene entlang eines leicht gekrümmten Pfades, eine Bewegung, die man als Folge einer lokalen, von proximal nach distal wandernden Kontraktion der dorsalen longitudinalen Muskulatur bei gleichzeitiger Versteifung der transversen Muskulatur verstehen kann. Eine solche stereotype Bewegung dürfte aller Wahrscheinlichkeit nach verschiedenste Kostenminimierungsfunktionen (Minimierung der eingesetzten Energie, Optimierung der Glattheit der Bewegung etc.) befriedigen, zum anderen aber auch das inverse dynamische Problem erheblich vereinfachen.

Es handelt sich hier um Effektoren, die Muskelschläuche sind, deren Bewegungen durch keinerlei skelettartige Komponenten eingeschränkt werden und denen daher eine nahezu unbegrenzte Anzahl von Bewegungsfreiheitsgraden zur Verfügung steht.

❗ Wie kann das Gehirn aus der unendlichen Fülle möglicher Bewegungsstrategien die richtige auswählen und mit Erfolg umsetzen? Diese Frage macht das »Problem der Freiheitsgrade« aus. Mögliche Antworten: durch Effektorenkopplung oder durch die Minimierung der mit der Bewegung verbundenen »Kosten«.

26.1 Effektorenkopplung versus Kostenminimierung

Mögliche Lösungen des »Bernstein-Problems« lassen sich zwei Gruppen zuordnen: Die erste Gruppe von Antworten geht auf Bernstein selbst zurück. Bernsteins Vorschlag ist, dass die Anzahl der verfügbaren Freiheitsgrade der Bewegung tatsächlich viel kleiner ist als es ein erster Blick auf die beteiligten Gelenke und ihre Bewegungsmöglichkeiten

interessierende Objekt zu erreichen und zu ergreifen. Er müsste dann nur eine alternative Bewegungsstrategie wählen, die auf Bewegungen und Haltungen basierte, die unabhängig vom betroffenen, nicht länger beweglichen Gelenk wären. Es ist theoretisch möglich, das interessierende Objekt zu erreichen, solange die Zahl der verfügbaren Freiheitsgrade nicht kleiner ist als die Zahl der Variablen, die die Objektposition und Orientierung beschreiben.

Was ist dann aber das Problem? Das (Bernstein-)Problem besteht darin, dass das Gehirn einen Weg finden muss, aus der unendlichen Fülle möglicher Bewegungsstrategien eine auszuwählen und mit Erfolg umzusetzen. Eine extreme Ausprägung erreicht dieses Problem im Falle des Rüssels eines Elefanten oder der Arme eines Oktopus (☐ Abb. 26.1).

nahelegt. Die zweite Gruppe von Lösungsvorschlägen betont den Aspekt der mit der Haltung und der Bewegung verbundenen »Kosten« und schlägt vor, dass das Gehirn eine biomechanische Lösung bevorzugt, die mit einer Kostenminimierung einhergeht.

Wir werfen zunächst einen Blick auf die von Bernstein favorisierte Lösung der Minimierung der zu berücksichtigenden Effektoren durch Kopplung. Mit dem Begriff des Effektors sind die verschiedenen, an der Bewegung beteiligten und für die Bewegung verantwortlichen Körperteile wie etwa Muskeln oder größere Teile eines Armes, wie etwa der Oberarm, gemeint. Das Konzept der **Effektorenkopplung** sieht nun vor, dass die beteiligten Effektoren in **Synergien** eingebunden sind, die sie ihrer Unabhängigkeit berauben. Beispiele solcher Synergien sind u. a. Reflexe, wie etwa der **asymmetrische, tonische Nackenreflex** von Säuglingen: Der Säugling wendet sein Gesicht einer Seite zu und mit dieser Kopfwendung einher geht eine Beugebewegung des Armes zu der Seite, der der Blick zugewandt wird, während der Ellenbogen der gegenüberliegenden Seite gestreckt wird.

Auch Handbewegungen sind durch Kopplungen gekennzeichnet, die ganz offensichtlich mit einer Reduktion der Zahl der Freiheitsgrade einhergehen: Man versuche beispielsweise mit der einen Hand einen Kreis zu zeichnen und mit der anderen Hand zur gleichen Zeit ein Quadrat. Diese Aufgabe ist kaum befriedigend zu bewältigen, während das gleichzeitige Zeichnen von Kreisen mit beiden Händen keinerlei Probleme bereitet. Ein weiteres Beispiel, das Effektorenkopplung in der Armmotorik belegt, zeigt sich beim Versuch, die Arme oszillatorisch mit unterschiedlichen Frequenzen zu bewegen. Wie man sofort feststellt, wenn man versucht, diese Aufgabe umzusetzen, gibt es starke Interaktionen zwischen den Armen, die man mathematisch gut beschreiben kann, wenn man davon ausgeht, dass die Arme im Prinzip zwei gekoppelte Oszillatoren darstellen. Es gibt nicht nur Interaktionen zwischen den beiden Armen, sondern auch Kopplungen innerhalb eines Armes: Es fällt Probanden üblicherweise sehr viel leichter, den Ellenbogen und das Handgelenk eines Armes gleichzeitig zu beugen oder alternativ hierzu diese Gelenke zu strecken als umgekehrt das Handgelenk zu beugen und den Ellenbogen gleichzeitig zu strecken oder umgekehrt das Handgelenk zu strecken und den Ellenbogen zu beugen.

Solche Kopplungen und Interaktionen, die sich durch viele weitere Beispiele ergänzen ließen, existieren also ganz zweifelsohne. Dass sie von der Natur »erfunden« wurden, um das Problem der übergroßen Zahl der Freiheitsgrade zu

lösen, erscheint aber nichtsdestoweniger eher fraglich zu sein. Wie bereits früher ausgeführt, ist es im Prinzip möglich, handmotorische Aufgaben auf vielfältige Arten und Weisen zu lösen, ungeachtet der Tatsache, dass solche Kopplungen und Interaktionen existieren, und mit Blick auf viele Kopplungen von Effektoren, die sich nachweisen lassen, bleibt unklar, welchen Nutzen sie überhaupt haben können. Ein Beispiel, das den Unsinnscharakter mancher Kopplungen belegt, geht auf Schöner u. Kelso (1988) zurück. Wenn man seine beiden Zeigefinger in Antiphase mit relativ geringer Frequenz oszilliert und sich dann entschließt, beide mit einer höheren Frequenz zu bewegen, dann neigen sie dazu, in eine In-Phase-Bewegung überzugehen. Startet man hingegen bei geringer Frequenz mit einer In-Phase der Bewegung und erhöht dann die Bewegungsfrequenz, dann fallen die Finger keineswegs in eine Antiphasenbewegung, sondern sie bleiben in Phase.

Wir betrachten einen letzten Befund, der die Vorstellung, dass Effektorenkopplung dazu dient, das Problem der zu großen Zahl von Freiheitsgraden zu lösen, zuwiderläuft. Wie bereits von Bernstein betont, neigen Probanden dann, wenn es darum geht, neue Aufgaben zu erlernen, dazu, die Gelenke zu versteifen und so die Zahl der zu kontrollierenden Variablen zu reduzieren, sprich, die Zahl der beteiligten Freiheitsgrade zu mindern. Mit zunehmender Übung werden dann die beteiligten Gelenke zunehmend »befreit« und es wird das reiche Repertoire der Relativbewegungen zwischen Effektoren ausgenutzt, um die Bewegung zu optimieren. Ein Beispiel für diese Art des motorischen Lernens bieten etwa Sportschützen, die zu Anfang ihrer Karriere, in Ihrem Bemühen, die Pistole im Raum zu stabilisieren, dazu neigen, ihr Handgelenk zu versteifen. Erfahrene Schützen erlauben ihrem Handgelenk hingegen das ihm mögliche volle Bewegungsrepertoire, um unbeabsichtigte Bewegungen im Ellenbogengelenk durch geeignete Ausgleichsbewegungen des Handgelenkes zu kompensieren und umgekehrt (Rosenbaum et al. 1996).

> ❗ Das Konzept der Effektorenkoppelung sieht vor, dass die beteiligten Effektoren (z.B. Elemente des Arms wie Oberarm, Unterarm, Handwurzel etc.) in Synergien eingebunden werden und hierdurch ihrer Unabhängigkeit beraubt werden.

Eine sehr viel überzeugendere Antwort auf das Problem der zu großen Zahl der motorischen Freiheitsgrade stellt das Konzept der Kostenbeschränkung oder **Kostenminimierung** dar, ein Konzept, das vergleichsweise neueren Datums ist. Wie bereits erwähnt geht dieses Konzept davon aus,

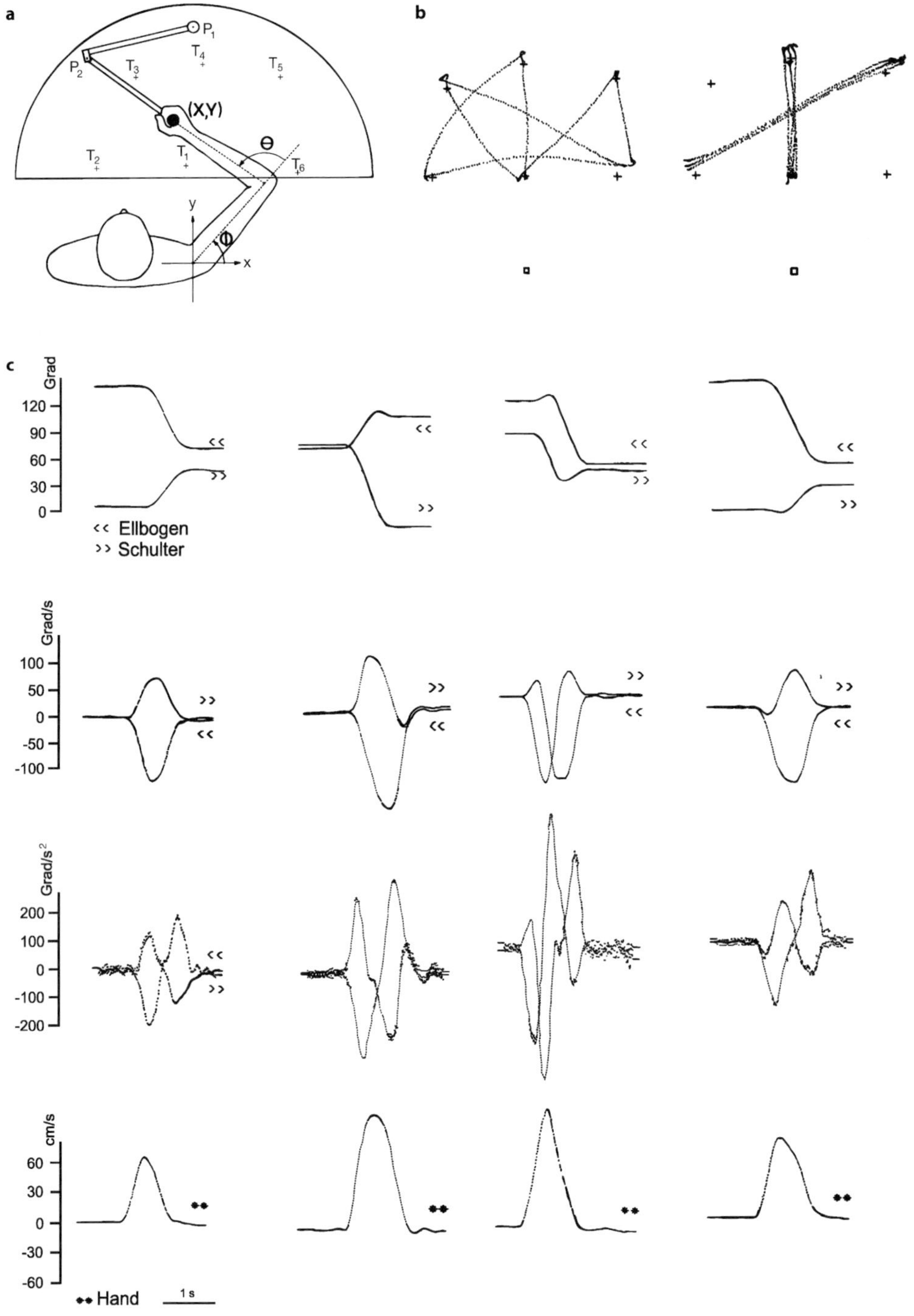
a
P1
P2
T1
T2
T3
T4
T5
T6
(X,Y)
Θ
Φ
x
y
b
c
Grad
120
90
60
30
0
<< Ellbogen
>> Schulter
Grad/s
100
50
0
-50
-100
Grad/s2
200
100
0
-100
-200
cm/s
60
30
0
-30
-60
Hand
1 s

dass aus der großen Fülle von Stellungen und Bewegungen diejenigen ausgewählt werden, deren Ausführung mit einer Minderung des mit ihnen verbundenen Aufwandes, der mit ihnen verbundenen »Kosten«, einhergeht. Wie werden die mit der Bewegung verbundenen Kosten gemessen – oder anders gefragt, welche Kosten werden minimiert? Das ist eine Frage, die seit Beginn der 80er Jahre erhebliches Interesse gefunden hat und nach wie vor kontrovers diskutiert wird. Hogan und Mitarbeiter (Hogan 1984; Flash u. Hogan 1985) schlossen aufgrund ihrer Analyse von Bewegungen, die von einem Punkt zu einem anderen in der horizontalen Ebene ausgeführt wurden, dass das Nervensystem versuche, die Glattheit (»smoothness«) der Bewegung zu optimieren, also Abweichungen von der Glattheit zu minimieren. Die Schlussfolgerung, dass das Nervensystem versuche, ein Maximum an Glattheit zu erzielen, basiert auf der Beobachtung, dass Handbewegungen, die von einem Punkt zum anderen führen, immer geraden Trajektorien folgen und dass die tangentiale Geschwindigkeit solcher Bewegungen sehr gut durch eine Glockenfunktion zu beschreiben ist, obwohl die Trajektorien der beteiligten Gelenke in Koordinatensystemen, die den »Gelenkraum« aufspannen (z.B. Flexion vs. Extension im Ellenbogengelenk usw.) alles andere als glatt und stereotyp sind (Abb. 26.2).

Eine Alternative zu der von Flash u. Hogan propagierten Ansicht, dass Glattheit maximiert werde, ist die von Uno und Mitarbeitern (1989) vertretene Vorstellung, dass das Nervensystem sich für solche Trajektorien entscheide, die mit einer Minimierung der für die Realisierung erforderlichen Veränderungen der Drehmomente, die auf die Gelenke wirken, verbunden seien. Diese Schlussfolgerung erfährt eine Unterstützung durch die Beobachtung, dass eine Last, die die Hand, die sich zwischen zwei Punkten hin und her bewegt, die Hand unter Umständen erheblich von der Ideallinie zwischen den beiden Punkten wegführt. Diese Abweichung von der Geraden wird durch das Modell von Uno und Mitarbeitern, anders als durch das von Flash u. Hogan, korrekt vorausgesagt.

Die Debatte über die Frage, welche Kostenfunktion minimiert wird, hält bis zum heutigen Tage an und verschiedene Alternativen zu den beiden erwähnten Minimierungsprinzipien sind vorgeschlagen worden. Die vielleicht spekulativste zu minimierende Kostenfunktion, die vorgeschlagen wurde, ist eine neuronale Funktion, die die Gesamtheit der für die Planung und Realisation einer Bewegungstrajektorie erforderlichen neuronalen Aktivitäten ausdrückt.

Kostenminimierung dürfte auch die Strategie sein, die der Octopus einsetzt, um mit dem Problem der übergroßen Zahl von Bewegungsfreiheitsgraden fertigzuwerden. Wie in Abb. 26.1 gezeigt, folgen die Armbewegungen des Oktopus einigen wenigen, stereotypen Mustern, die die immense Redundanz der Bewegungsmöglichkeiten einengen. Ob hier primär der Energieaufwand, der neurale Aufwand oder die Glattheit der Bewegung optimiert werden, muss offenbleiben.

> ❶ Kostenminimierungsfunktionen wählen aus der Vielzahl möglicher Bewegungsbahnen diejenige aus, die mit einem Minimum an Aufwand (oder »Kosten«) verbunden ist. Welche Kostenfunktion vom Zentralnervensystem minimiert wird, ist strittig. Diskutiert werden etwa die Minimierung der Abweichungen von einer möglichst glatten Bewegungsbahn oder die Minimierung der Veränderungen der die Bewegung generierenden Drehmomente.

26.2   Das Listing'sche Gesetz

In der Diskussion um die Kontrolle von Armbewegungen spielt das Problem der zu großen Zahl von Freiheitsgraden

◄ **❏ Abb. 26.2a–c.** Untersuchung von Handbewegungen in der horizontalen Ebene. (Nach Morasso 1981)
a Experimenteller Aufbau zur Untersuchung von Handbewegungen in der horizontalen Ebene. Betrachtete Variablen: X, Y die kartesischen Koordinaten der Hand; Θ, Φ Winkelkoordinaten der Gelenke, deren Bewegungen erlaubt waren (keine Handgelenksbewegungen erlaubt). Mögliche visuelle Handziele: $T1$, …, $T5$. Es wurde nur immer ein Handziel präsentiert. Wenn ein Handziel ausgeschaltet wurde, wurde gleichzeitig ein zweites eingeschaltet. Die Probanden hatten die Aufgabe, von einem Handziel zum anderen zu wechseln. **b** Beispielhafte Handtrajektorien einer Versuchsperson in der horizontalen Ebene. Die *Kreuze* geben die Zielpositionen an, das *Quadrat* die Position der Schulter. **c** Gelenkbewegungen und Handtrajektorien für 4 verschiedene Bewe-

gungen derselben Versuchsperson als Funktion der Zeit. Jede Spalte beschreibt eine Bewegung. Spalte 1: Bewegung von T1 nach T4; Spalte 2: T3 nach T4; Spalte 3: T2 nach T5; Spalte 4: T1 nach T5. Reihe 1: Gelenkwinkel; Reihe 2: Gelenkgeschwindigkeit; Reihe 3: Gelenkbeschleunigung; Reihe 4: tangentiale Handgeschwindigkeit. Die Muster der Gelenkbewegung sind stark abhängig von der gewählten Trajektorie, teilweise mit eingipfeligen, teilweise mit doppelgipfeligen Geschwindigkeitsprofilen. Die Profile der tangentialen Handgeschwindigkeit hingegen sind monomorph eingipfelig glockenförmig mit wenig Abhängigkeit von der Wahl der räumlichen Trajektorie. Eine einfache Erklärung dieser Befunde wäre die, dass die zentralen Kommandos, die diesen Bewegungen zugrunde liegen, die Bewegung der Hand im Raum und nicht die Bewegung einzelner Gelenke programmieren.

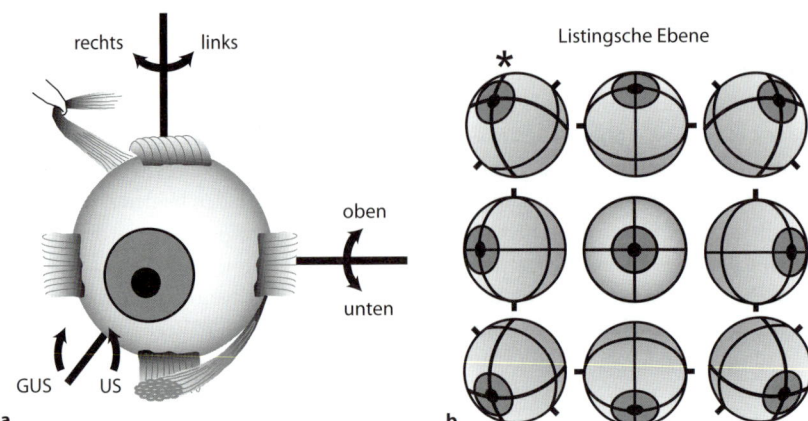

a

Listingsche Ebene

b

□ Abb. 26.3. a Das Auge wird von 3 antagonistisch organisierten Augenmuskelpaaren bewegt, die Rotationen um beliebige Achsen in einem dreidimensionalen kartesischen Koordinatensystem, das durch die horizontale, die vertikale und eine torsionale Achse aufgespannt wird, erlaubt (*GUS* ↶ ; *US* ↷). **b** Das Donder'sche Gesetz besagt, dass die Orientierung des Auges im dreidimensionalen Raum immer dieselbe ist, sobald es in eine spezifische Richtung schaut, unabhängig davon, auf welche Weise diese Blickrichtung eingenommen wurde. So könnte etwa die mit einem Stern ausgezeichnete Blickrichtung er- reicht worden sein, indem das Auge sich zunächst nach oben und dann nach rechts oder aber umgekehrt zuerst nach rechts und dann nach oben bewegte. Das Listing'sche Gesetz legt die mit einer spezifischen Blickrichtung verbundene Orientierung fest. Sie ist dadurch gegeben, dass die Achsen (in **b** *schwarz* eingezeichnet), um die das Auge gedreht werden muss, um von der Geradeausrichtung (der Primärposition) in die neue Blickrichtung zu gelangen, in einer Ebene, der Listing'schen Ebene, liegen müssen

etwa seit den 60er Jahren des 20. Jahrhunderts eine wesentliche Rolle. In der Okulomotorik ist dieses Problem aber weit länger, nämlich seit mehr als 100 Jahren bekannt. Das Listing'sche Gesetz stellt eine sehr frühe Antwort auf die Frage dar, wie das Problem der zu großen Zahl von Freiheitsgraden in der Okulomotorik gelöst werden könne. Jedes Auge wird von 6 Muskeln bewegt, die die Augen horizontal, vertikal, aber auch torsional, nämlich um eine innere mittsagittale Achse bewegen können (□ Abb. 26.3a). Eine vollständige Beschreibung der Augenbewegung erfordert also eine Spezifizierung von drei Variablen, einer X-, einer Y- und einer Torsionsvariablen Z. Zielgerichtete Augenbewegungen sind durch eine Reduktion der Zahl der beteiligten Freiheitsgrade von drei auf zwei gekennzeichnet, weil torsionale Bewegungen weitestgehend ausgeschaltet werden. Dies wird dadurch erreicht, dass nur solche Augenbewegungen zulässig sind, die auf Augenrotationen um Achsen basieren, die in einer Ebene (der Listing'schen Ebene) liegen, die senkrecht zur Geradeausrichtung der Augen steht.

> ❗ Die Augen verfügen über 3 Freiheitsgrade der Bewegung – horizontal (X), vertikal (Y) und torsional (Z), sodass für eine gegebene Blickrichtung (X, Y) im Prinzip unterschiedliche Orientierungen (Z) möglich sind.
> ▼

> Die Orientierung des Auges ist aber für eine gegebene Blickrichtung konstant (**Donder'sches Gesetz**). Zielgerichtete Augenbewegungen sind mit Orientierungen verbunden, die die torsionale Komponente minimieren (**Listing'sches Gesetz**).

Warum wird die torsionale Bewegungskomponente im Falle zielgerichteter Augenbewegungen minimiert? Ist die Vermeidung torsionaler Augenbewegungen Ausdruck biomechanischer Einschränkungen oder ist sie Ausdruck einer Kostenminimierungsstrategie, die es erlaubt, den Energieaufwand, der mit den okulären Augenbewegungen verbunden ist, zu minimieren? Eine Antwort, die Hermann von Helmholz Ende des 19. Jahrhunderts gab, ist unverändert aktuell. Er schlug vor, dass eine Ausschaltung torsionaler Bewegungskomponenten letztendlich einem verlässlichen Seheindruck diene. Würde das Listing'sche Gesetz nicht gelten, dann wären mit unterschiedlichen Augenpositionen in der frontoparallelen X/Y-Ebene unterschiedliche Verrollungen des Auges und damit unterschiedliche Orientierungen des Bildes ein und desselben Sehobjektes auf der Netzhaut die Folge. Ein Objekt, das in einer Augenposition vielleicht vertikal orientiert erschiene, würde dann vielleicht in einer anderen Augenposition als zur einen oder anderen Seite verkippt wahrgenommen werden.

26.3 Koordinatensysteme für Handbewegungen

Unsere Aufgabe sei es, einen Roboter zu bauen, dem es möglich ist, seine Hand von einem Punkt A zum Punkt B zu bewegen. Wir würden hierzu vermutlich zunächst die gewünschte Trajektorie, die A und B verbindet, in einem Raumkoordinatensystem beschreiben und in einem nächsten Schritt diese Trajektorie in die intrinsische Geometrie des Roboterarmes übersetzen, d.h. beschreiben, welche Bewegungen innerhalb der beteiligten Gelenke nötig sind, um die Roboterhand von A nach B zu bewegen. Wir würden dann schließlich die Kontrollsignale ermitteln, die erforderlich sind, um die nötigen Gelenkbewegungen zu realisieren.

Plant unser Gehirn Trajektorien so wie unser Computeringenieur in einem externen Koordinatensystem oder plant es Gelenkbewegungen? Wie die Betrachtung eines einfachen Beispiels lehrt, ist das erstere der Fall: Die Aufgabe sei es, die Hand über eine Strecke von etwa 10 cm von rechts nach links entlang der Horizontalen in einer frontoparallelen Ebene zu bewegen. Die Bewegung wird zunächst in einem Abstand von 30 cm vom Rumpf, in einem zweiten Durchgang in einem Abstand von etwa 1 m ausgeführt. Bewegt sich die Hand in einem Abstand von 30 cm vom Schultergelenk, dann ist die Bewegung im beteiligten Schultergelenk, in Winkelgrad bemessen, offensichtlich weit größer als die Bewegung im Schultergelenk, die erforderlich ist, um die Hand über 10 cm in einem Abstand von 1 m zum Rumpf zu bewegen. Nachdem die torsionale Bewegung im Schultergelenk bei geringem Abstand der Hand also wesentlich größer ist, wäre zu erwarten, dass die Trajektorie, die von der Hand ausgeführt wird, im Falle eines geringen Abstandes eher einem Kreissegment, denn einer geraden Linie entsprechen sollte. Tatsächlich findet man aber, dass das Ausmaß der Kurvatur der Handtrajektorie weitestgehend unabhängig vom Abstand ist. Das rührt, wie eine genauere Betrachtung der beteiligten Gelenkbewegungen zeigt, daher, dass Ausgleichsbewegungen im Ellenbogengelenk ausgeführt werden, die dazu führen, dass die Kurvatur der Bewegung gering und vor allem konstant gehalten wird. Unser Gehirn plant also ganz offensichtlich möglichst einfache Bewegungstrajektorien in einem externen Koordinatensystem, die durch unterschiedliche Kombination von Gelenkbewegungen realisiert werden können.

❗ **Handbewegungen werden in einem externen Koordinatensystem und nicht in Gelenkkoordinaten geplant.**

Zu derselben Schlussfolgerung führt die Betrachtung von Handbewegungen in der horizontalen Ebene (◘ Abb. 26.2). Die Versuchsperson bewegt ihre Hand zwischen unterschiedlichen, in der horizontalen Ebene angeordneten Zielen hin- und her. Die Muster der Gelenkbewegungen sind stark abhängig von der gewählten Trajektorie, teilweise mit eingipfeligen, teilweise mit doppelgipfligen Geschwindigkeitsprofilen einhergehend. Die Profile der Handgeschwindigkeit sind hingegen monomorph eingipflig, glockenförmig. Dieser Befund spricht dafür, dass die zentralen Kommandos die Bewegung im Raum und nicht die Bewegung einzelner Gelenke kodieren und dass sie darüber hinaus einem der genannten Kostenminimierungsprinzipien genügen dürften.

Die Vorstellung, dass das Gehirn tatsächlich Trajektorien in einem externen Bezugssystem programmiert, findet ihre Bestätigung durch Einzelzellableitungen aus dem primären motorischen Kortex wacher, sich definiert verhaltender Affen. Viele Neurone in diesem Teil des Gehirns bevorzugen gerade Bewegungstrajektorien in individuell konstanten Vorzugsrichtungen relativ zu einem externen Bezugssystem. Wie Georgopoulos und Mitarbeiter (1986, 1989) zeigen konnten, lässt sich die Bewegungsrichtung der Hand des Affen mit erstaunlicher Präzision aus dem »Populationsvektor«, eines Maßes der »Kollektivaktivität« einer größeren Gruppe solcher Neurone, voraussagen.

26.4 Das Problem der inversen Dynamik

Wie wird die geplante Trajektorie realisiert, oder mit anderen Worten, wie ist es dem Gehirn möglich, die Kräfte zu berechnen, die die beteiligten Muskelgruppen entwickeln müssen, um die gewünschte Trajektorie zu realisieren? Das ist die Frage, die gemeint wird, wenn man vom »Problem der inversen Dynamik« spricht. Gefragt wird also nicht, wie in der Newton'schen Mechanik üblich, welche Trajektorie resultiert, wenn vorgegebene Kräfte an einem Massenpunkt angreifen, sondern umgekehrt, welche Kräfte erforderlich sind, um eine vorgegebene Trajektorie zu realisieren.

Wir betrachten zunächst den einfachen Fall einer Eingelenksbewegung. Das Drehmoment $T(t)$, das von den an diesem Gelenk ansetzenden Muskeln produziert wird, ist gegeben durch die Gleichung $T(t) = I \times A''(t) + V \times A'(t)$, wobei $A(t)$ den Gelenkwinkel, I das Trägheitsmoment des bewegten Extremitätensegmentes und V die Gelenksviskosität beschreibt. $A'(t)$ und $A''(t)$ stellen die erste bzw. zweite Ableitung der Gelenkposition dar. Im Falle von mehrgelenkigen Armbewegungen nimmt diese Gleichung eine weit komplexere Gestalt an. Zunächst einmal sind die beteiligten Gelenkwinkel und ihre Ableitungen nicht mehr länger skalare Größen, sondern Vektoren, deren Dimensionalität der Zahl der Freiheitsgrade der beteiligten Gelenke entspricht. Entsprechend sind im Falle von Mehrgelenksbewegungen I und V keine Konstanten, sondern Matrizen. Eine weitere Komplikation erwächst daraus, dass I, das Trägheitsmoment der bewegten Segmente, nicht mehr konstant ist, sondern von der Armkonfiguration abhängt.

> ❗ Das Gehirn plant Bewegungen, charakterisiert durch kinematische Größen (z.B. Handposition und -geschwindigkeit als Funktion der Zeit) zunächst unbelastet von der Frage, wie diese physikalisch realisiert werden können. Diese Bewegungen müssen durch wohlbemessene Kräfte – also letztlich Muskelaktionen – umgesetzt werden. Wie werden diese Kräfte aus den vorgegebenen kinematischen Größen abgeleitet und optimiert? Das ist das Problem der inversen Dynamik.

Schließlich muss ein weiterer Term, der dynamische Interaktionen zwischen den beteiligten Gelenken beschreibt, berücksichtigt werden. Das Mehrgelenksäquivalent der Einzelgelenksgleichung lautet demnach: $T(t) = I(A(t)) \times A''(t) + c(A(t), A'(t)) + V \times A'(t)$, wobei $c(A(t), A'(t))$ der Interaktionsterm ist, der die nichtlinearen Interaktionen zwischen den Gelenken, die selbst bei vergleichsweise geringen Bewegungsgeschwindigkeiten eine nennenswerte Rolle spielen, beschreibt. Mit anderen Worten, das Gehirn hat eine recht komplexe Gleichung zu lösen, will es das Problem der inversen Dynamik bewältigen.

In der Robotik, in der anstelle von Muskeln Motoren die aktiven Elemente darstellen, werden zwei unterschiedliche Lösungswege beschritten. Der eine besteht darin, die Gleichung »online« zu lösen, wobei verschiedene, vereinfachende Annahmen gemacht und unterschiedlichste Algorithmen eingesetzt werden, ein Lösungsweg, der trotz der Vereinfachungen hohe Anforderungen an die Rechenleistung stellt. Eine Alternative ist die, die für die gewünschten Bewegungen, die durch einen Satz kinematischer Variablen $(A(t), A'(t), A''(t))$ definiert sind, erforderlichen Drehmomente vorab zu berechnen und in Tabellen (»look-up tables«) abzulegen, aus denen sie bedarfsweise ausgelesen werden können. Solche Tabellen sind nichts anderes als gut strukturierte Gedächtniselemente. Das Rechenproblem wird hier also überführt in ein Problem der Speicherung einer genügend großen Zahl von Gedächtnisinhalten und

deren ausreichend schnelle Abrufbarkeit. Dieser Lösungsweg hat zwei Nachteile: 1. Er benötigt, wie bereits angedeutet, ein enormes Maß an Gedächtniskapazität. 2. Verändern sich die Eigenschaften der Extremität, beispielsweise dadurch, dass eine Last aufgegriffen wird, oder dadurch, dass sich die Größe der Extremität im Verlaufe der Entwicklung verändert, so müssen die Tabellen überarbeitet werden.

Die Gelenke des Roboterarmes werden durch kleine Motoren bewegt und die Aufgabe des Ingenieurs besteht darin, geeignete Kontrollsignale für die beteiligten Motoren zu programmieren. Glücklicherweise ist die Beziehung zwischen diesen Kontrollsignalen und den von den Motoren entwickelten Drehmomenten sehr einfach und verlässlich. Im Falle eines biologischen Armes sind die Aktoren, die die Gelenke bewegen, Muskeln, die von Motoneuronen im Rückenmark kontrolliert werden. Die Entladung der Motoneurone weist aber keine einfache, konstante Beziehung zur Größe der von den Muskeln entwickelten Drehmomente auf. Die entwickelten Drehmomente hängen nämlich sowohl von der Gelenkposition als auch von der Geschwindigkeit der Gelenkbewegung ab, was die Komplexität des inversen dynamischen Problems in der Biologie weiter erhöht und manchen Autor zweifeln lässt, dass das Problem der inversen Dynamik in biologischen Systemen nach Art des technischen Vorbildes zu bewältigen sein könnte.

26.5   Die Theorie der Gleichgewichtspunkte

Eine Lösung, die sich grundsätzlich von technischen Lösungen unterscheidet, bietet die »Theorie der Gleichgewichtspunkte« (»equilibrium point theory«; Feldmann 1966a,b; Bizzi et al. 1992) an. Ihr Grundgedanke besteht letztlich darin, die **explizite** Lösung des inversen dynamischen Problems, d.h. die Berechnung von Drehmomenten auf der Grundlage von kinematischen Variablen, zu vermeiden. Die Theorie der Gleichgewichtspunkte nimmt an, dass man einen Muskel im Grunde genommen als Feder ist kann, die Kräfte produziert, deren Größe proportional der Federlänge ist. Eine mechanische Feder ist durch eine lineare Beziehung von Kraft F und Länge L gekennzeichnet: $F = k \times L$; k ist die Federkonstante, eine für die betrachtete Feder charakteristische Größe. Anders als die mechanische Feder ist die Federkonstante im Falle des Muskels nicht konstant. Ihre Variation führt zu unterschiedlichen Kraft-Längen-Funktionen. Welche Federkonstante bzw. welche Kraft-Längen-

Funktion gilt, wird durch die Entladung des den betrachteten Muskel innervierenden Motoneurons festgelegt: Vereinfacht gesagt, je stärker die Erregung des Motoneurons, desto mehr kontrahiert sich der Muskel und desto größer ist seine Steifigkeit, sprich seine Federkonstante.

> ❗ Die **Theorie der Gleichgewichtspunkte** stellt eine Lösung des **Problems der inversen Dynamik** dar, die dadurch gekennzeichnet ist, dass sie die explizite Berechnung dynamischer Variabler (Kräfte, Drehmomente) entbehrlich macht.

Ein Gelenk wird typischerweise durch zwei Gruppen antagonistischer Muskeln kontrolliert, eine Konfiguration, die wir in der nachfolgenden Betrachtung durch die Annahme zweier antagonistischer Muskeln vereinfachen wollen. Die Bewegung im Gelenk wird dann zum Stillstand kommen, wenn die Drehmomente, die die beiden antagonistischen Muskeln produzieren, genau gleich sind (◻ Abb. 26.4). Die Gelenkposition an der ein Kräftegleichgewicht erreicht wird, wird von den Kraft-Längen-Funktionen der beteiligten Muskeln abhängen. Will man eine andere Gelenkposition einstellen, so muss man lediglich die Kraft-Längen-Funktion eines der beiden Muskeln verändern. Will man kontinuierlich von einer Gelenkposition zur nächsten wechseln, dann erfordert das die Bewegung durch eine Folge von Kraft-Längen-Funktionen, die eine Sequenz von Gleichgewichtspunkten definieren, die zwischen Start- und Zielgelenkposition aufgereiht sind. Diese Folge von Gleichgewichtspunkten wird »virtuelle Trajektorie« genannt. Variiert man die Zeit, die verstreicht, bis eine neue Kraft-Längen-Funktion ausgewählt wird, dann verändert man die Geschwindigkeit, mit der die Bewegung entlang der virtuellen Trajektorie erfolgt.

Die faszinierende Konsequenz dieses Konzeptes der Gleichgewichtspunkte und der virtuellen Trajektorien ist die Tatsache, dass das Gehirn kein explizites Wissen der beteiligten Kräfte und Drehmomente haben muss, um eine Bewegung umzusetzen. Alles was das Gehirn zu tun hat, ist Gleichgewichtspunkte bzw. virtuelle Trajektorien auszuwählen. Kräfte und Drehmomente sind keine explizit kontrollierten Variablen. Sie folgen gleichsam automatisch aus der Wahl der Gleichgewichtspunkte.

Gibt es Evidenzen, die dieses Konzept unterstützen? Offensichtlich ist eine Voraussage der Theorie der Gleichgewichtspunkte, dass Probanden eine präzise Bewegung selbst bei völligem Fehlen von Rückmeldungen über den Erfolg der Bewegung ausführen können sollten. Der Zielpunkt der Bewegung entspricht einem Gleichgewichtspunkt, und

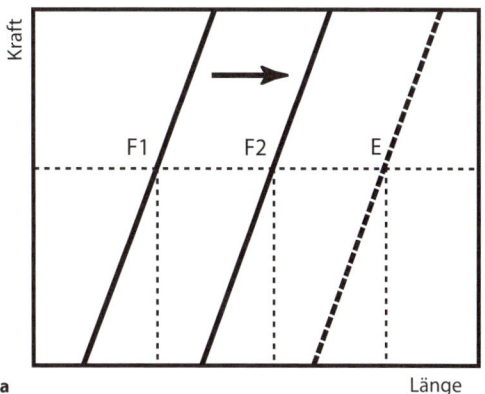

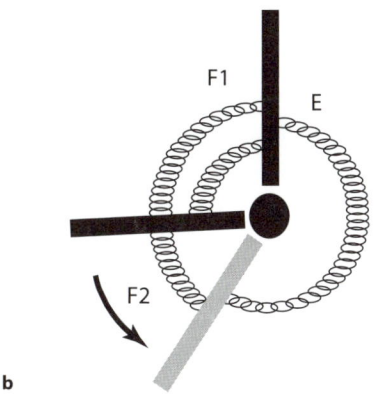

◻ **Abb. 26.4a,b.** Skizze, die den Grundgedanken der Theorie der Gleichgewichtspukte wiederzugeben versucht. **a** Körpersegment, an dem 2 antagonistische Muskeln (Flexor *F* und Extensor *E*) ansetzen. *F1* und *F2* stehen für zwei unterschiedliche Kontraktionszustände des Muskels F, Folge eines unterschiedlichen neuronalen Eingangs, der die Kraft-Längen-Funktion dieses Muskels (**b**) verschiebt. Damit der Muskel im Kontraktionszustand *F2* eine Kraft entwickeln kann, die in der Lage ist, die von *E* zu kompensieren, muss der Muskel stärker gedehnt werden. Mit dem Wechsel vom Kontraktionszustand *F1* zum Kontraktionszustand *F2* ist daher eine Extensionsbewegung verbunden

wenn der Arm diesen Punkt erreicht hat, dann sollte er sich nicht mehr weiterbewegen, selbst dann nicht, wenn keinerlei visuelle oder taktile Rückmeldung über die erreichte Armposition verfügbar wäre. Tatsächlich konnten Bizzi und Mitarbeiter (1984) zeigen, dass genau das der Fall ist.

Eine andere, gleichfalls prüfbare Voraussage der Theorie der stabilen Gleichgewichtspunkte bzw. der der virtuellen Trajektorien ist die Stabilität der ausgeführten Bewegungen. Wenn beispielsweise während der Ausführung einer Handbewegung eine nicht vorhersehbare Störung die Hand von der ursprünglich geplanten Trajektorie abweichen lässt,

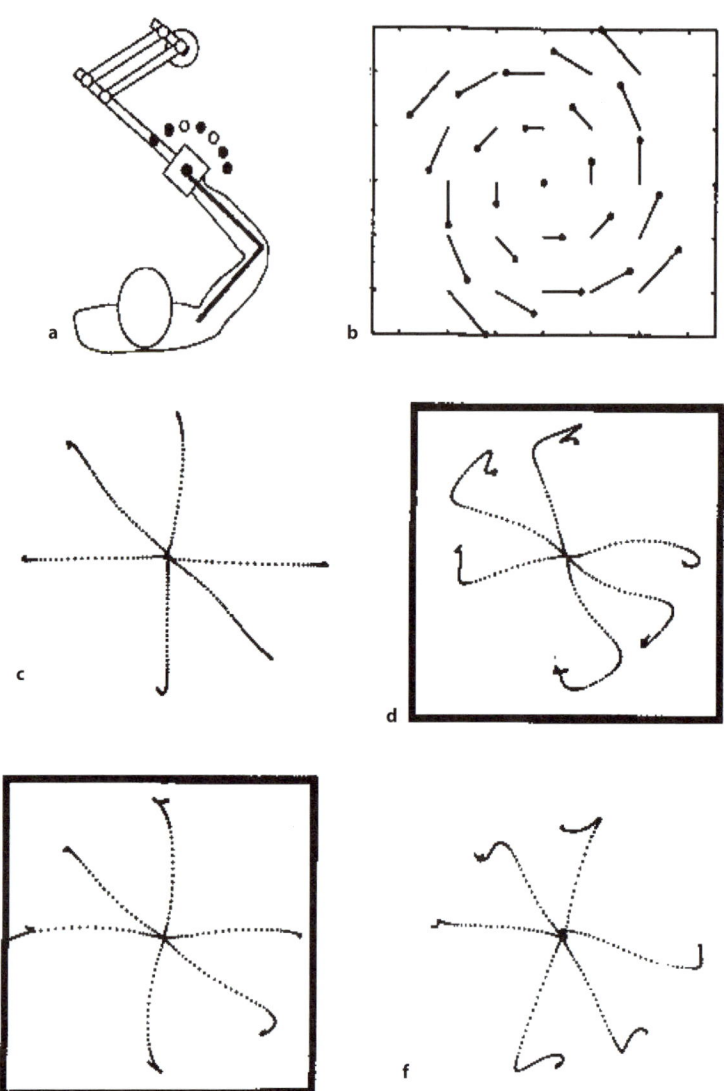

◘ Abb. 26.5. **a** Proband bewegt ein Manipulandum mit der Hand. Er hat die Aufgabe, einen Marker, der die Position des Manipulandums auf einem Monitor anzeigt, in kleine Zielzonen zu bewegen. Die Ziele sind im Abstand von 10 cm in einer Richtung von 0°, 45°..., 315° relativ zur Ruheposition angeordnet. **b** Darstellung eines externen Kraftfeldes, das in einem Teil des Versuches die Bewegung des Manipulandums beeinflusst. **c** Die Trajektorien, die nach einem initalen Training ausgeführt werden, sind gerade. **d** Es resultieren zunächst gekrümmte Trajektorien, wenn das in **b** wiedergebene externe Kraftfeld die Bewegung beeinflusst. **e** Nach längerem Üben in Gegenwart des Kraftfeldes werden die Trajektorien wieder gerade. **f** Wird das Kraftfeld nach dem Lernen beseitigt, dann stellt sich ein Nacheffekt in Form von Trajektorien ein, deren Krümmung der durch das Kraftfeld induzierten Abweichung entgegengesetzt ist. (Nach Gandolfo et al. 1996)

dann sollte die Hand ohne Verzögerung auf die ursprüngliche Bahn zurückkehren, sobald die Störung abgeklungen ist. Tatsächlich ist es genau das, was man findet.

Gibt es physiologische Evidenzen, die die Theorie der Gleichgewichtspunkte unterstützen? Bizzi et al. (1991) konnten zeigen, dass das lumbale Rückenmark von Frö-schen und von Ratten eine grobe Karte stabiler Gleichgewichtspunkte der unteren Extremität enthält. Aktiviert man diese Repräsentationen durch Mikrostimulation, so bewegt das Tier die untere Extremität in eine stabile Position im Raum. Mit anderen Worten, der stimulierte Ort scheint eine Gleichgewichtsposition zu repräsentieren.

Durch gleichzeitige Aktivierung mehrerer Orte im Rückenmark, die verschiedene Gleichgewichtspunkte repräsentieren, lassen sich intermediäre Positionen erreichen und durch Wechsel von einem spinalen Ort zu einem anderen lassen sich tatsächlich Bewegungen der Extremität entlang »virtueller« Trajektorien reproduzieren.

26.6 Motorisches Lernen und interne Modelle

Die Theorie der Gleichgewichtspunkte und das Konzept der »virtuellen Trajektorie« macht die explizite Berücksichtigung dynamischer Variablen bei der Ausführung der Bewegung verzichtbar. Das bedeutet aber selbstverständlich nicht, dass dynamische Variablen irrelevant wären. Dynamische Einflüsse, wie die von Lasten ausgehenden Kräfte, verändern die Lage der Gleichgewichtspunkte für gegebene Federkonstanten und damit auch die Eigenschaften der virtuellen Trajektorie. Sie sind dafür verantwortlich, dass die »virtuelle Trajektorie« von der geplanten abweichen kann. Die optimale Anpassung der realen Trajektorie an die geplante Trajektorie erfordert daher die Optimierung der virtuellen Trajektorie, die die Erfassung der dynamischen Interaktionen zwischen dem Handelnden und der Welt impliziert.

Die Berücksichtigung der Auseinandersetzung mit der »Physik der Welt« weist alle Eigenschaften des Lernens auf, wie ein Blick auf das Beispiel in ◩ Abb. 26.5 zeigt. Wiedergegeben sind in den Teilen a–f Handbewegungen eines Probanden, dessen Aufgabe es war, einen Marker, der die Position eines mit der Hand bewegten Manipulandums anzeigte, in kleine Zielzonen auf dem Monitor zu bewegen, die im Abstand von 10 cm in einer Richtung von 0°, 45°, …, 315° relativ zur Ruheposition angeordnet waren (◩ Abb. 26.5a). ◩ Abbildung 26.5c zeigt die geraden Trajektorien, die nach einem initalen Training ausgeführt werden und ◩ Abb. 26.5d die gekrümmten Trajektorien, die resultieren, wenn das in ◩ Abb. 26.5b wiedergebene externe Kraftfeld die Bewegung beeinflusst. Wird die Bewegung in diesem externen Kraftfeld geübt, dann werden die Trajektorien im Verlaufe der Zeit trotz des Fortbestehens des Kraftfeldes zunehmend gerader (◩ Abb. 26.5e). Diese Kompensation wird im Verlaufe weniger Stunden aufgebaut und konsolidiert. Wird das Kraftfeld nach dem Lernen beseitigt, dann stellt sich ein Nacheffekt in Form gekrümmter Trajektorien ein, eine Abweichung von der Geraden, die der durch das Kraftfeld induzierten Abweichung entgegengesetzt ist (◩ Abb. 26.5f). Diese Anpassungen an externe Kräfte zeigen ein hohes Maß an Spezifität. Sie sind beschränkt auf den Teil des Arbeitsraumes, in denen sie erfahren wurden und sie zeigen eine Abhängigkeit von der Orientierung der Hand, die das Manipulandum führt. Diese Anpassung kann als Ausdruck der Entwicklung eines spezifischen internen Modelles verstanden werden, das den durch Erfahrung erworbenen Einfluss der physikalischen Welt auf die Bewegung widerspiegelt und zur Optimierung der Trajektorien genutzt wird. Als denkbare anatomische Substrate solcher interner Modelle werden Netzwerke, die das Cerebellum, den primären motorischen Kortex und die Basalganglien enthalten, diskutiert.

Zusammenfassung

Motorische Leistungen wie zielgerichtete Handbewegungen sind durch ein ungewöhnliches Maß an Komplexität gekennzeichnet, das im Wesentlichen Folge der Vielschichtigkeit der geometrischen, mechanischen und anatomischen Randbedingungen motorischer Leistungen ist. Das Gehirn, das Bewegungen plant und ihre Ausführung kontrolliert, muss dieser Komplexität Rechnung tragen. Der diese Einführung beherrschende Gedanke ist der, dass das Gehirn dieser Aufgabe gerecht wird, indem es Wege findet, die Komplexität und damit auch die Anforderungen an seine »Rechenleistung« zu reduzieren. Eine zweifelsohne stark vereinfachende und nicht unwidersprochene Sicht ist die, dass das Gehirn zunächst gleichsam ideale Bewegungstrajektorien in externen Koordinaten entwirft. Die ideale Trajektorie genügt einem Minimierungsprinzip, das die mit der Trajektorie verbundenen »Kosten« möglichst klein hält. Erst in einem zweiten Schritt erfolgt die Berechnung von Gelenkbewegungen einschließlich der beteiligten dynamischen Größe, also der Kräfte und Drehmomente. Die Frage, wie die Umsetzung der Informationen über die Trajektorie in dynamische Größen bewerkstelligt wird, ist Gegenstand des Problems der inversen Dynamik. Die Theorie der Gleichgewichtspunkte stellt eine spezifische Lösung dieses Problems dar, dessen Eleganz darauf beruht, dass es die explizite Berechnung dynamischer Größen entbehrlich macht.

27 Psychologische Modelle der Handlungssteuerung

Birgit Elsner, Wolfgang Prinz

Menschen sind aktive Wesen. Wir gehen, spielen Klavier, treiben Sport, etc. Aber nicht jede unserer Bewegungen wird in der Psychologie als Handlung bezeichnet. Als »Handlungen« bezeichnet man nur solche Bewegungen, die auf ein bestimmtes Ziel ausgerichtet sind. Dabei können verschiedene Bewegungen eingesetzt werden, um dasselbe Handlungsziel zu erreichen.

Die Psychologie beschäftigt sich damit, warum Menschen Handlungen ausführen, und damit, wie sie es tun. Die Frage des »wie« ist Gegenstand der allgemeinen Psychologie und steht in diesem Kapitel im Vordergrund. Dabei geht es um die Planung und Steuerung von Handlungen, d.h. um alle kognitiven Prozesse, die einer Handlung unmittelbar vorausgehen und die ihren Ablauf begleiten (einen Überblick zum »warum« geben z.B. Schönpflug u. Schönpflug 1995).

> **Handlungen** sind motorische Aktivitäten, die helfen, einen angestrebten Zielzustand zu verwirklichen. **Bewegungen** sind dagegen zum einen die motorischen Anteile der Handlung und zum anderen motorische Aktivitäten, die nicht zielgerichtet sind.
>
> Psychologische Modelle der Handlungssteuerung beschreiben die kognitiven Prozesse, die an der Planung, Initiierung und Ausführung von Handlungen unmittelbar beteiligt sind.

Psychologische Modelle erklären das beobachtbare Verhalten durch allgemeine Gesetze, ohne zunächst auf die beteiligten Nervenprozesse einzugehen. Der Fokus der experimentellen Forschung liegt zumeist auf der Steuerung einfacher Handlungen, wie dem Drücken einer Taste oder dem Greifen nach einem Objekt, weil solche Handlungen auch dann noch vergleichbar sind, wenn sie von verschiedenen Personen ausgeführt werden. Die kognitiven Prozesse, die an der Planung und Steuerung einfacher Handlungen beteiligt sind, werden in Abschn. 27.1 beschrieben.

In der experimentellen Psychologie wurden Handlungen lange Zeit nur als Endprodukt der Wahrnehmung gesehen. Tatsächlich lassen sich Einflüsse von wahrgenommenen Reizen auf die Handlungssteuerung nachweisen. Auf dieses Thema wird im Abschn. 27.2 näher eingegangen.

Erst in neuerer Zeit wird zunehmend klar, dass selbst einfache Bewegungen durch Erwartungen und Ziele beeinflusst werden. Was eine Person tut, ist nicht nur von den gegebenen Reizen abhängig, sondern auch von ihren Absichten. Anhand der wahrgenommenen Effekte der Bewegung wird beurteilt, ob das erwünschte Handlungsziel tatsächlich eingetreten ist. Dies erfordert, dass der Betrachtungsrahmen der Handlungsforschung nicht mehr auf die Zeitspanne zwischen Reiz und Reaktion beschränkt wird (Abb. 27.1). In Abschn. 27.3 wird dargelegt, wie die Effekte von Bewegungen wahrgenommen werden und wie dieses Feedback die Planung und Steuerung von Handlungen

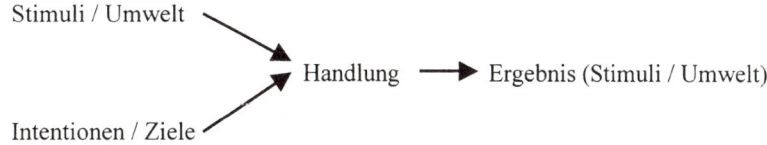

☐ **Abb. 27.1.** Kritische Ereignisse beim Ablauf einer Handlung

beeinflusst. Anschließend beschäftigt sich Abschn. 27.4 damit, welche Rolle die Intentionen des Handelnden für die Handlungssteuerung spielen.

❗ **Psychologische Modelle der Handlungssteuerung beschäftigen sich auch damit, wie die Pläne, Absichten und Ziele einer Person repräsentiert sind, und wie sie an der Handlungssteuerung mitwirken.**

27.1 Die Vorbereitung einfacher Handlungen

Zur experimentellen Untersuchung der kognitiven Prozesse, die an der Planung, Initiierung und Ausführung einfacher Handlungen beteiligt sind, bittet man einen Probanden zumeist, auf einen bestimmten Reiz hin so schnell wie möglich eine bestimmte Bewegung auszuführen. So soll der Proband beispielsweise beim Erscheinen eines X auf dem Bildschirm mit dem Zeigefinger auf eine Taste drücken. Obwohl die auszuführende Bewegung von vornherein bekannt ist, verstreichen zwischen dem Erscheinen des Reizes und dem Beginn der Bewegung durchschnittlich 180 ms. Diese Zeit wird als Reaktionszeit (RT) bezeichnet (☐ Abb. 27.2). Da die Länge der RT unter anderem von den Merkmalen der Reaktion abhängt, ist sie ein Indikator dafür, wieviel kognitive Vorbereitung die Bewegung benötigt.

❗ **In der Reaktionszeitforschung variiert man Eigenschaften des Reizes und/oder der Bewegung und misst die Auswirkungen dieser Variationen auf die Reaktionszeit (RT). Aus den Veränderungen schließt man auf die kognitiven Prozesse, die für die Identifizierung des Reizes und für die Vorbereitung der Bewegung nötig waren.**

Als Pionier der RT-Forschung gilt der Physiologe F.C. Donders. Er schlug bereits im Jahre 1868 vor, den Prozess zwischen dem Erscheinen des Reizes und dem Beginn der Reaktion in Teilprozesse zu zerlegen, die der Verarbeitung des Reizes und der Vorbereitung der Reaktion zuzuordnen seien. Diese Idee wurde in den 60er Jahren des 20. Jahr-

hunderts wieder aufgegriffen, und seitdem werden die an der Handlungsplanung beteiligten kognitiven Teilprozesse experimentell untersucht (Schmidt u. Lee 1999).

Allgemein nimmt man an, dass folgende Teilprozesse an der Handlungsvorbereitung beteiligt sind (☐ Abb. 27.3): Nachdem die Reizverarbeitung abgeschlossen ist, erfolgt zunächst die Reaktionsauswahl, d. h., aus einer Menge von Reaktionsmöglichkeiten wird die auszuführende Bewegung bestimmt. Anschließend erfolgt die Reaktionsprogrammierung, d.h. die Merkmale der auszuführenden Bewegung werden festgelegt und in einem »Handlungsplan« kodiert. Anschließend werden diese motorischen Kommandos für die Reaktionsausführung in Muskelaktivität übertragen.

Im Folgenden werden einige Faktoren dargestellt, die die Teilprozesse der Reaktionsvorbereitung beeinflussen.

27.1.1 Reaktionsauswahl

Wenn ein Proband nach einem Reiz eine von mehreren möglichen Reaktionen auswählen muss (z.B. einen linken oder rechten Tastendruck), ist die RT für diese Wahlreaktion länger als für die oben geschilderte Einfachreaktion. Die Auswahl der Reaktion ist demnach ein Teilprozess, der zusätzliche Verarbeitungszeit benötigt.

❗ **Die Auswahl einer Reaktion aus mehreren Alternativen benötigt kognitive Verarbeitungszeit. Die Größe der RT hängt unter anderem von der Anzahl der Reaktionsalternativen und von den Merkmalen des Reizes ab.**

Anzahl der Reaktionsalternativen

Je größer die Anzahl der in Frage kommenden Reaktionen ist, desto mehr Information muss verarbeitet werden, und desto länger ist die Zeit, die zur Vorbereitung einer Bewegung benötigt wird. Diese Beziehung ist so stabil, dass Hick (1952) eine mathematische Regel entwickelte, die die Vorhersage des RT-Anstiegs ermöglicht, sobald die Anzahl der Reaktionsalternativen bekannt ist.

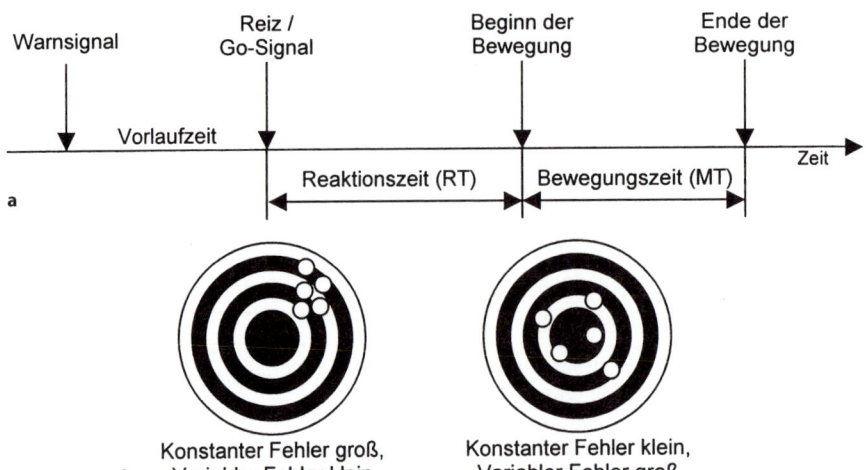

◻ Abb. 27.2a,b. Zeitliche Maße (**a**) und Fehlermaße (**b**) zur Erfassung von Bewegungen

a Zeitliche Maße zur Erfassung von Bewegungen: Erfassung der Zeit, die für die Planung und Ausführung von Handlungen benötigt wird (Zeiteinheit: Millisekunden).

— **Reaktionszeit (»reaction time«, RT):** Zeit, die zwischen dem Beginn eines Startsignals und dem Beginn der Bewegung verstreicht. Indikator für die Information, die eine Person verarbeiten muss, um eine Bewegung zu initiieren.

— **Bewegungszeit (»movement time«, MT):** Zeit, die zwischen dem Beginn und dem Ende der Bewegung verstreicht. Indikator für die Information, die eine Person verarbeiten muss, um eine Bewegung **auszuführen.**

b Fehlermaße zur Erfassung von Bewegungen: Vergleich des Ergebnisses einer Handlung mit einem vorher festgelegten Ziel.

— **Absoluter Fehler:** Absolute Differenz zwischen der aktuellen Leistung und dem Ziel in jedem Durchgang. Allgemeines Maß für die **Genauigkeit.**

— **Konstanter Fehler:** Summe der Differenzen zwischen Leistung und Ziel über mehrere Durchgänge (Über- vs. Unterschießen wird mit +/-Zeichen bewertet). Allgemeines Maß für die **Tendenz, in eine Richtung abzuweichen** (»bias«).

— **Variabler Fehler:** Standardabweichung der konstanten Fehler über mehrere Durchgänge. Allgemeines Maß für die **Konsistenz** der Leistung.

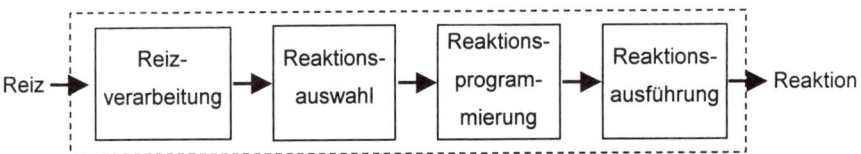

◻ Abb. 27.3. Schematische Darstellung der kognitiven Teilprozesse, die zwischen dem Erscheinen des Reizes und der Ausführung der Bewegung angenommen werden

Hicks Gesetz (Hick 1952)

$$RT = K * \log 2 (N + 1)$$

Die Gleichung drückt aus, dass die RT logarithmisch ansteigt, wenn die Anzahl der Reaktionsalternativen ansteigt. K ist eine Konstante (meist die RT der Einfachreaktion), N ist die Anzahl der Alternativen. log2 bezeichnet ein bit (»binary digit«) an Information und drückt aus, dass der RT-Anstieg durch die Anzahl der möglichen Ja/Nein-Entscheidungen (d.h. 1/0) zwischen den Reaktionsalternativen bestimmt wird.

◙ **Abb. 27.4a–d.** Kompatible und inkompatible Zuordnung von Reiz und Taste bzw. von Reiz und Hand bei Reaktionen mit ungekreuzten und mit gekreuzten Armen. Die Reaktionszeiten in **a** und **c** sind kleiner als in **b** und **d**

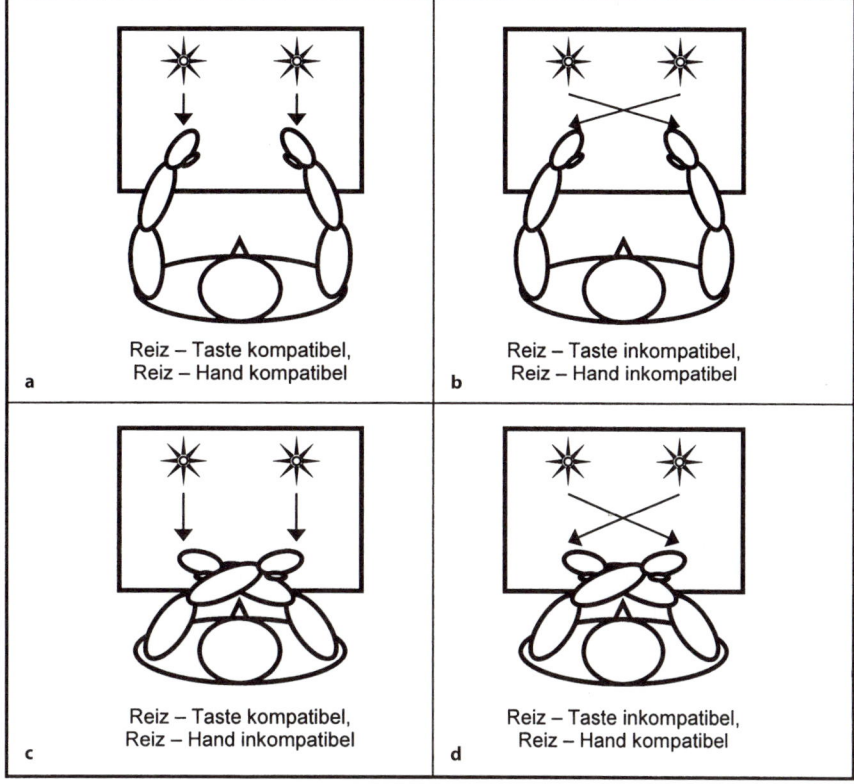

Reiz-Reaktions-Kompatibilität

Ein weiterer Faktor, der die RT beeinflusst, ist die Ähnlichkeit von Reiz und Bewegung (Reiz-Reaktions-Kompatibilität; ▶ Abschn. 27.2.1). Die RT ist umso kürzer, je ähnlicher die Merkmale des Reizes den Merkmalen der Bewegung sind. So wird auf einen Reiz, der auf der linken Seite des Bildschirms erscheint, schneller mit einem linken Tastendruck reagiert (kompatible Bedingung; ◙ Abb. 27.4) als mit einem rechten Tastendruck (inkompatible Bedingung). In gleicher Weise nimmt auch die Fehlerzahl ab, wenn die Reiz-Reaktions-Kompatibilität zunimmt.

Einige Modelle erklären den RT-Anstieg in den inkompatiblen Bedingungen durch einen Konflikt in der Reaktionsauswahl (z.B. Kornblum 1992). Der Konflikt entsteht, weil die Verarbeitung des Reizes auf zwei parallelen Routen erfolgt: Auf einer Route wird der Reiz nach der vorgegebenen Regel in eine Reaktion übersetzt (im inkompatiblen Fall: linker Reiz → rechte Taste). Auf einer zweiten Route werden automatisch die Merkmale der Reaktion aktiviert, die den Merkmalen des Reizes ähnlich sind (immer: linker Reiz → linke Reaktion). Im inkompatiblen Fall liefern die

Routen verschiedene Ergebnisse, was die Auswahl der korrekten Reaktion erschwert und die RT vergrößert. Zusätzlich wird der Konflikt nicht immer korrekt gelöst, sodass die automatisch aktivierte Reaktion ausgeführt wird, was die Fehlerzahl erhöht.

27.1.2   Reaktionsprogrammierung

Die Vorbereitung der Bewegung ist mit der Auswahl der Reaktion noch nicht abgeschlossen. Die Merkmale der Bewegung, wie die Richtung, die Geschwindigkeit oder das verwendete Körperglied, müssen noch spezifiziert und als Muskelkommandos an die Effektoren weitergeleitet werden.

Die experimentelle Psychologie nahm einige Zeit an, dass das kognitive System ähnlich funktioniert wie ein Computer. Die Vorbereitung von Bewegungen wurde deshalb als »motorische Programmierung« bezeichnet. Als Ergebnis dieses Prozesses stellte man sich ein »Motorprogramm« vor, d.h. einen Satz von Muskelkommandos, der vor dem Beginn einer Bewegung aufgestellt wird und der es erlaubt, die Bewegung auszuführen (Keele 1968). Inzwischen weiß man, dass das kognitive System anders als ein Computer funktioniert. Dennoch gibt es Evidenz dafür, dass die Merkmale einer Bewegung vor deren Beginn spezifiziert werden. Um die Implikationen der »Computermetapher« zu vermeiden, wird hierfür der Begriff »Handlungsplan« verwendet.

> ❗ Ein Handlungsplan wird vor Bewegungsbeginn erstellt und spezifiziert die Merkmale der auszuführenden Bewegung. Die Verarbeitungszeit, die für die Vorbereitung einer Reaktion benötigt wird, hängt unter anderem von der Komplexität und von der geforderten Genauigkeit der Bewegung ab. Die RT verringert sich, wenn Merkmale der Bewegung im Voraus bekannt sind.

Komplexität der Bewegung

Der klassische Beleg dafür, dass die Merkmale einer Bewegung vor deren Ausführung spezifiziert werden, stammt von Henry u. Rogers (1960). In ihrem Experiment sollten Probanden auf einen gleich bleibenden Reiz hin entweder so schnell wie möglich eine Taste loslassen (Bewegung A) oder die Taste loslassen und anschließend einen Tennisball greifen (Bewegung B) oder die Taste loslassen, den Ball berühren, einen Knopf drücken und einen anderen Ball greifen (Bewegung C). Selbstverständlich nimmt die Bewegungszeit (MT) mit der Komplexität der Bewegung zu. Interessanterweise ist aber auch die RT, d.h. die Zeit, die zwischen dem Reiz und dem Loslassen der Taste verstreicht, für Bewegung A (165 ms) kleiner als für B (199 ms) und kleiner als für C (212 ms). Wenn man davon ausgeht, dass der Handlungsplan für eine komplexe Bewegung mehr Komponenten umfasst, ist dieser RT-Anstieg leicht erklärbar: Der Handlungsplan wird vor Bewegungsbeginn erstellt, und dies dauert umso länger, je mehr Merkmale spezifiziert werden müssen.

Geforderte Genauigkeit der Bewegung

Je präziser die Genauigkeit einer Bewegung geplant werden muss, desto größer ist die RT. So dauert die Initiierung einer Zeigebewegung zu einem kleinen Ziel länger als zu einem großen Ziel (Sidaway et al. 1995). Die Begrenzung einer Bewegung auf einen engen räumlichen Rahmen erfordert zusätzliche Verarbeitungszeit, weil die Bewegungsmerkmale genauer spezifiziert werden müssen. Die geforderte Genauigkeit der Bewegung wirkt sich nicht nur auf die RT, sondern auch auf die MT aus. Dieses als »speed-accuracy

trade-off« bekannte Prinzip drückt aus, dass man Bewegungen entweder sehr genau, aber nur relativ langsam ausführen kann oder aber sehr schnell, aber nur relativ ungenau. Die Beziehung zwischen zunehmender Geschwindigkeit und abnehmender Genauigkeit lässt sich in einer mathematischen Regel beschreiben, die »Fitts' Gesetz« genannt wird. Wenn die Weite einer Bewegung und die Größe des Ziels bekannt sind, kann man errechnen, um welchen Betrag die Bewegungszeit ansteigen wird.

Unter der Lupe

Fitts' Gesetz (Fitts 1954)

$$MT = a + b * \log 2 \ (2D/W)$$

Die Gleichung drückt aus, dass die Bewegungszeit (MT) logarithmisch ansteigt, wenn die Weite der Bewegung (»distance« D) ansteigt oder wenn die Größe des Ziels (»target width« W) abnimmt. a und b sind Konstanten. $\log 2(2D/W)$ ist ein Index für die Schwierigkeit der Bewegung. Je größer dieser Index ist (d.h. je weiter die Bewegung oder je kleiner das Ziel), desto größer ist die erforderliche Bewegungszeit bei gleich bleibender Genauigkeit.

Vorabinformation über Bewegungsmerkmale

Wenn ein Teil der RT durch die Spezifikation von Bewegungsmerkmalen verursacht wird, sollte sich die RT verkürzen, wenn einige Merkmale im Voraus bekannt sind. Dies untersuchte Rosenbaum (1980) in einem Experiment, in dem die Probanden so schnell wie möglich eine aufleuchtende Zieltaste berühren sollten. Vor dem Aufleuchten der Taste wurde ein Vorbereitungssignal präsentiert, das die Seite (linker oder rechter Arm), die Richtung (zum Körper hin oder von ihm weg) und/oder die Weite (kurz oder lang) der Bewegung anzeigte. Je mehr Merkmale der Bewegung im Voraus angezeigt wurden, desto kürzer war die RT. Das kognitive System kann die Merkmale der Bewegung offenbar bereits vor dem Erscheinen des Reizes einzeln festlegen.

27.1.3   Initiierung der Bewegung

Der Zeitpunkt der Ausführung einer geplanten Bewegung kann in einem gewissen Rahmen frei gewählt werden. In einigen Experimenten wird auf ein Warnsignal hin eine Bewegung vorbereitet, die aber erst bei Erscheinen eines »Go«-Signals ausgeführt werden darf. Dies gelingt mühelos, solange das Intervall zwischen den Signalen sehr kurz ist. Bei längeren Intervallen (z.B. 8 s) vergrößert sich die RT auf das Go-Signal aber zunehmend (Klemmer 1956). Der Handlungsplan für eine Bewegung kann demnach nicht beliebig lange aufrecht erhalten werden.

> ❗ Das motorische System kann entscheiden, wann eine geplante Bewegung ausgeführt werden soll. Das Aufschieben oder Unterdrücken einer geplanten Bewegung benötigt aber kognitive Verarbeitungszeit.

Stoppsignalexperimente

Eine vorbereitete Bewegung nicht auszuführen, bedeutet für das kognitive System einen relativ großen Aufwand. Dies zeigen auch die Stoppsignalexperimente (Slater-Hammel 1960), in denen sich Probanden darauf vorbereiten, eine Bewegung zu einem bestimmten Zeitpunkt auszuführen (z.B. eine Taste loszulassen, wenn der Zeiger einer Stoppuhr eine bestimmte Position erreicht). In einigen Durchgängen erscheint aber ein Stoppsignal (der Zeiger bleibt kurz vor der Zielposition stehen) und der Proband soll die vereinbarte Bewegung nicht ausführen. Das Stoppen der Bewegung gelingt perfekt, wenn das Stoppsignal 180 ms vor Erreichen der Zielposition erscheint. Ist das Zeitintervall kürzer, gelingt das Stoppen nicht immer, und bei Intervallen, die kürzer als 100 ms sind, wird die vorbereitete Bewegung fast immer ausgeführt. In dieser Bedingung steht offenbar nicht genügend Zeit zur Verfügung, um die Muskelkommandos zu hemmen, die an die Effektoren gesendet werden. Die Stoppsignalexperimente unterstützen die Annahme, dass es einen zentralen Mechanismus gibt, der Bewegungen vorbereitet und initiiert.

27.2 Der Einfluss der Wahrnehmung auf die Handlungssteuerung

Die Planung und Ausführung von Handlungen ist nicht nur von den Merkmalen der Bewegung abhängig, sondern auch von den Merkmalen der Situation. Meistens sind unsere Handlungen sehr genau an die Umwelt angepasst. Dies setzt voraus, dass Wechselwirkungen zwischen dem bestehen, was wir wahrnehmen, und dem, was wir tun.

> ❗ Psychologische Modelle der Handlungssteuerung beschäftigen sich auch damit, wie wahrgenommene Reize die Planung, Initiierung und Steuerung von zielgerichteten Bewegungen beeinflussen.

27.2.1 Ähnliche Merkmale von Reizen und Bewegungen

In Abschn. 27.1.1 wurde bereits geschildert, dass die Handlungsvorbereitung erleichtert wird, wenn Reiz und Bewegung ähnliche Merkmale haben (vgl. Proctor u. Reeve 1990). So wird eine Reaktion schneller und korrekter ausgeführt, wenn ihre Position der des Reizes entspricht (◘ Abb. 27.4). Merkmale der Umwelt können demnach Bewegungen mit ähnlichen Merkmalen aktivieren oder gar hervorrufen. Dies ist jedoch nicht auf anatomische Besonderheiten zurückzuführen, wie etwa darauf, dass links dargebotene Reize und linkshändige Bewegungen in derselben (rechten) Gehirnhälfte verarbeitet werden: Werden linke und rechte Reaktionen mit gekreuzten Armen ausgeführt, ist die Kompatibilität von Reiz und Bewegung immer noch wichtiger als die von Reiz und Hand (◘ Abb. 27.4).

> ❗ Die Wahrnehmung eines Reizes beeinflusst die Handlungsvorbereitung und wirkt sich auf die RT und die Fehlerrate aus: Die Planung einer Bewegung, die ähnliche Merkmale aufweist, wird begünstigt, und die Planung einer Bewegung, die andere Merkmale aufweist, wird beeinträchtigt.

Wahrgenommene Reize beschleunigen die Handlungsvorbereitung auch dann, wenn sie den üblichen sensorischen Begleiterscheinungen der Bewegung entsprechen. So fällt das Nachahmen einer gesehenen Bewegung oder das Nachsprechen eines gehörten Wortes meist sehr leicht. Die kognitive Repräsentation einer Bewegung scheint demnach nicht nur die benötigten motorischen Kommandos zu umfassen, sondern auch die sensorischen Begleiterscheinungen bzw. die wahrnehmbaren Effekte der Bewegung. Hierauf kommen wir in den Abschn. 27.3 und 27.4 noch zurück.

Der Einfluss der Wahrnehmung auf die Handlungssteuerung stellte für die traditionellen psychologischen Modelle ein schwieriges Problem dar, denn diese Modelle nahmen an, dass eine scharfe Grenze zwischen den Prozessen der Reizverarbeitung und den Prozessen der Reaktionsvorbereitung besteht. Demnach sind die Endprodukte der Wahrnehmung und die Anfangsglieder der Handlungssteuerung getrennt repräsentiert, und zwischen den sensorischen und motorischen Repräsentationen müssen Übersetzungsprozesse vermitteln.

Ein alternatives Modell der Handlungssteuerung beruht dagegen auf der Idee, dass die Endprodukte der Wahrnehmung und die Anfangsglieder der Handlungssteuerung gemeinsam und in vergleichbarer Form repräsentiert sind (Prinz 1990). Demnach aktiviert die Darbietung eines Reizes kognitive Strukturen, die zugleich Merkmale von Bewegungen repräsentieren. Es bedarf keiner Übersetzung, sondern die Verarbeitung eines Reizes mit bestimmten Merkmalen aktiviert automatisch alle Reaktionen mit ähnlichen Merkmalen.

27.2.2 Erlernte Aufrufbeziehungen zwischen Reizen und Bewegungen

In einigen Fällen erleichtert die Wahrnehmung von Reizen die Ausführung von Bewegungen, obwohl keine Ähnlichkeit zwischen Reiz- und Reaktionsmerkmalen besteht. So gibt es für Greifbewegungen eine »direkte Route« der gesehenen Eigenschaften des zu greifenden Zielobjekts (z.B. Form, Größe und Position) zur motorischen Einstellung der Handöffnung (Jeannerod 1981). Die zum Greifen benötigte Öffnung der Hand wird bereits eingestellt, während die Hand noch auf das Objekt zubewegt wird. Die schnelle und genaue Transformation der Objektmerkmale in motorische Kommandos wird als Beleg für die Annahme gewertet, dass enge Verbindungen zwischen gesehenen Objekten und den Handlungen bestehen, die üblicherweise mit diesen Objekten ausgeführt werden.

Dies wird auch in Experimenten deutlich, in denen Probanden beim Erscheinen eines Go-Signals eines von zwei Objekten ergreifen sollen (Craighero et al. 1998). Kurz vor dem Go-Signal wird ein Bild dargeboten, das entweder das zu greifende Objekt zeigt (kongruenter Hinweis) oder aber das alternative Objekt (inkongruenter Hinweis). Die RT ist nach kongruenten Hinweisen kürzer als nach inkongruenten, und demnach scheint die Wahrnehmung des Hinweisreizes eine Greifbewegung für dieses Objekt zu aktivieren.

Solche experimentellen Befunde legen nahe, dass in der Repräsentation von Bewegungen Aufrufbedingungen spezifiziert sein können (Heuer 1990). Sobald wahrgenommene Reize mit den Aufrufbedingungen übereinstimmen, wird die Bewegung ausgelöst (aber ▸ Abschn. 27.4). In diesen Fällen brauchen die Merkmale der Bewegung nicht

mehr einzeln spezifiziert zu werden, sondern der Handlungsplan wird »als Ganzes« aktiviert. Wie sicher und schnell dieser Aufruf erfolgt, ist unter anderem davon abhängig, wie eng Aufrufbedingungen und Handlungsplan einander zugeordnet sind.

Die Enge der Zuordnung von Aufrufbedingungen und Handlungsplan wird durch Lernen und Erfahrung bestimmt. Dies gilt auch für die Verknüpfung zwischen gesehenen Objekten und Greifhandlungen: Probanden brauchen länger, um Greifbewegungen für unbekannte Objekte zu initiieren, und das Ergreifen dieser Objekte ist ungenauer als das Ergreifen bekannter Objekte (Gordon et al. 1993). Ist das Zielobjekt schon bekannt, wird offensichtlich weniger kognitive Vorbereitung benötigt, um die Greifbewegung zu planen.

❶ Wenn eine Bewegung häufig nach bestimmten Reizen ausgeführt wird, können die Reize als Aufrufbedingungen in die Repräsentation der Bewegung integriert werden. Sobald wahrgenommene Reize mit den Aufrufbedingungen übereinstimmen, wird der Handlungsplan als Ganzes ausgelöst.

27.3 Der Einfluss von sensorischem Feedback auf die Handlungssteuerung

Während sich Abschn. 27.2 mit sensorischer Information befasste, die vor einer Bewegung auftritt, geht es im Folgenden um die Rolle von sensorischer Information, die während einer Bewegung oder unmittelbar danach auftritt. Dazu gehört propriozeptives Feedback aus den Muskel-, Gelenk- und Hautrezeptoren ebenso wie visuelles Feedback über die Stellung von Gliedmaßen, taktiles Feedback über das Berühren von Oberflächen, auditives Feedback über bewegungskonsistente Geräusche oder von außen gegebene Information über den Verlauf und das Ergebnis der Bewegung (❑ Abb. 27.5).

Vor allem Modelle zum motorischen Lernen nehmen an, dass Handelnde nach einer Bewegung zunächst das Feedback bewerten, und ausgehend davon die Ausführung der nächsten Bewegung planen. Einen Überblick hierzu geben z.B. Winstein u. Schmidt (1989).

❶ In den psychologischen Modellen der Handlungssteuerung wurde und wird kontrovers diskutiert, welche Rolle das sensorische Feedback für die Planung, Initiierung und Steuerung von Bewegungen spielt.

◻ **Abb. 27.5.** Die Feedback-Familie.
(Nach Magill 1998)

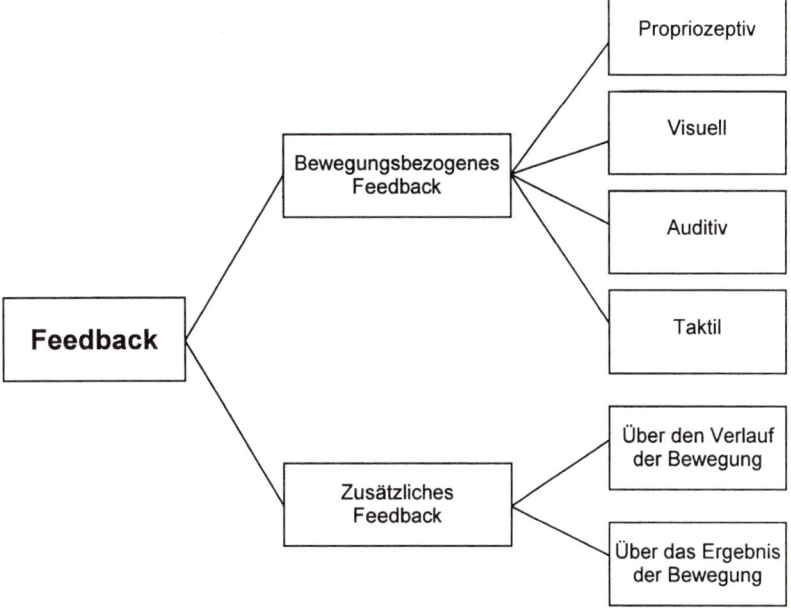

27.3.1 Ausführung von Bewegungen mit und ohne Feedback

Frühe Modelle der Handlungssteuerung nahmen an, dass Bewegungen nicht ohne Feedback ausgeführt werden können, weil Feedback jede einzelne Komponente einer Bewegungssequenz auslösen muss: Das Feedback der ersten Komponente löst die zweite Komponente aus, deren Feedback wiederum die dritte etc. Diese »Reaktionskettenhypothese« (James 1890) erwies sich jedoch als falsch, weil Bewegungen auch möglich sind, wenn Feedbacksysteme chirurgisch entfernt wurden oder durch Verletzungen beeinträchtigt sind. So durchtrennten Taub u. Berman (1968) die afferenten, somatosensorischen Nervenfasern von Affen und stellten fest, dass die Tiere immer noch greifen und klettern konnten. Neuere Befunde zeigen, dass deafferentierte Affen sogar neue Zeigebewegungen erlernen. Demnach können einige Bewegungen durchaus ohne propriozeptives Feedback ausgeführt werden. Auch Menschen, bei denen die afferenten Nervenfasern durch eine Krankheit geschädigt sind, können einige Bewegungen ohne visuelle Kontrolle ausführen (Schmidt u. Lee 1999).

Diese Befunde wurden als Beleg dafür gewertet, dass die Ausführung von Bewegungen ohne den Einfluss von Feedback möglich ist, und sie lieferten die Grundlage für die in Abschn. 27.1.2 erwähnte Definition des Motorprogramms

als »Satz von Muskelkommandos, der vor dem Beginn einer Bewegungssequenz aufgestellt wird, und der es erlaubt, die gesamte Sequenz völlig unabhängig von peripherem Feedback auszuführen« (Keele 1968). Allerdings ist die Fähigkeit, Bewegungen ohne propriozeptives Feedback auszuführen, sehr begrenzt: Zum einen sind die Bewegungen schwerfälliger und ungenauer, zum anderen ist auch ihre zeitliche Steuerung beeinträchtigt. So haben einige deafferentierte Patienten Schwierigkeiten damit, zu einem vorgegebenen Takt auf eine Taste zu klopfen (Schmidt u. Lee 1999).

Auch der Entzug von visuellem Feedback beeinträchtigt die Bewegungssteuerung, denn dieses Feedback wird immer dann benötigt, wenn eine Bewegung an die Position oder die Bewegung eines gesehenen Objekts angepasst werden muss (▶ Abschn. 27.2.2). In diesen Situationen wird visuelle Information über die Stellung der Effektoren und über die Position der Objekte verglichen und zur Onlinekontrolle der Bewegung verwendet. Ohne visuelles Feedback ist vor und während der Bewegung mehr kognitive Verarbeitung erforderlich.

❶ **Feedback wird benötigt, um die räumliche und zeitliche Genauigkeit von Bewegungen zu kontrollieren und um Bewegungen an die Position von gesehenen Objekten anzupassen.**

27.3.2 Zwei Mechanismen für die Bewegungssteuerung: Open-loop control und Closed-loop control

Inzwischen geht man davon aus, dass zwei Mechanismen an der Kontrolle von Bewegungen beteiligt sind (vgl. Schmidt u. Lee 1999): Die »open-loop control« ermöglicht die schnelle Ausführung von Bewegungen unabhängig vom Feedback (◻ Abb. 27.6), und die »closed-loop control« ermöglicht die adaptive Steuerung von Bewegungen anhand des eintreffenden Feedbacks. Die Mechanismen arbeiten bei der Steuerung vieler Bewegungen zusammen.

Die Rolle des sensorischen Feedbacks für die Steuerung von Handlungen wird von einigen Theorien besonders betont (z.B. Adams 1971; Schmidt 1975). Diese »Closed-loop-Modelle« gehen davon aus, dass das kognitive System vor der Bewegungsausführung einen Referenzwert erstellt, der die erwarteten Effekte der Bewegung spezifiziert. Die tatsächlichen Effekte der Bewegung werden mit diesem Referenzwert verglichen, sodass Abweichungen bzw. Fehler entdeckt und korrigiert werden können.

> ❗ Die »Open-loop control« ermöglicht die schnelle Ausführung von Bewegungen unabhängig vom Feedback, die »Closed-loop control« ermöglicht die adap-
> ▼

tive Steuerung von Bewegungen anhand des eintreffenden Feedbacks.

Unter »Closed-loop control« kann sensorisches Feedback für die Bewertung des Bewegungserfolgs genutzt werden. Ein Vergleich des erwarteten mit dem tatsächlichen Feedback ermöglicht die Entdeckung und Korrektur von Fehlern.

27.4 Der Einfluss von Intentionen auf die Handlungssteuerung

Die Abschn. 27.2 und 27.3 vermitteln den Eindruck, dass unsere Bewegungen vor allem durch die vorhandene Reizinformation bestimmt werden. Dies wurde tatsächlich lange Zeit von psychologischen Modellen der Handlungssteuerung postuliert. Neuere Modelle gehen aber davon aus, dass die Pläne, Absichten und Ziele der Person einen Einfluss darauf haben, wie stark wahrgenommene Reize eine Bewegung aktivieren können (vgl. Prinz 1998). So ist eine Person, die einen Krankenwagen mit Blaulicht fährt, sehr wohl in der Lage, an einer roten Ampel die automatisch aktivierte Bewegung »Bremsen« zu unterdrücken. Demnach bestimmen die Intentionen des Handelnden, wie effektiv wahrgenommene Reize für den Aufruf eines Handlungsplans sind.

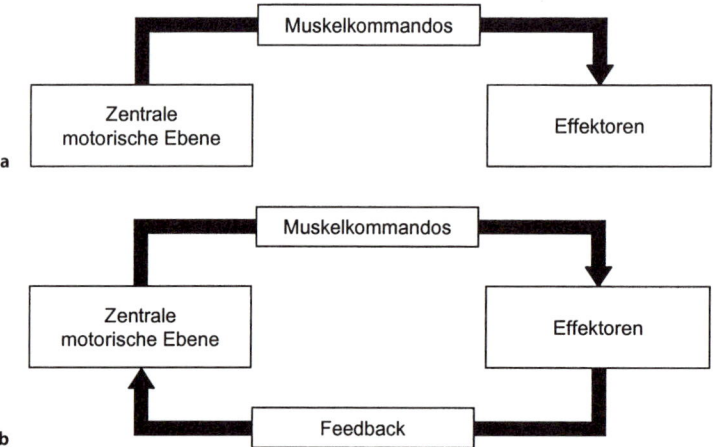

◻ **Abb. 27.6a,b.** Zwei Kontrollmechanismen für die Bewegungssteuerung: Open-loop control (**a**) und Closed-loop control (**b**)
a Open-loop control: Die Muskelkommandos enthalten alle Information, die für die Bewegungsausführung erforderlich ist. Feedback wird zwar produziert, aber es wird nicht zur Kontrolle der Bewegung verwendet (weil es nicht benötigt wird oder weil die Zeit nicht ausreicht, um es zu verarbeiten).

b Closed-loop control: Die Muskelkommandos werden durch afferente Informationen aus verschiedenen Rezeptoren ergänzt. Das Feedback informiert über die gerade ausgeführte Bewegung und ermöglicht eine kontinuierliche Anpassung der Muskelkommandos an die Erfordernisse der Umwelt.

❶ Intentionen sind Repräsentationen von Zielzuständen, die ausgeführte Bewegungen steuern. Intentionen bestimmen das Ziel der Handlung und beeinflussen die Auswahl und die Ausführung der Bewegung, die zur Zielerreichung eingesetzt werden soll.

Dies gilt auch für die Befunde zur Reiz-Reaktions-Kompatibilität (▶ Abschn. 27.2.1): Die Wahrnehmung eines Reizes erleichtert zwar die Planung einer ähnlichen Bewegung, aber der Proband kann sich selbstverständlich über diese Aktivierung hinwegsetzen und eine andere (z.B. die inkompatible) oder auch überhaupt keine Bewegung ausführen. Allerdings benötigt das Unterdrücken einer aktivierten Reaktion kognitiven Verarbeitungsaufwand und gelingt nicht immer einwandfrei, was sich in den erhöhten Reaktionszeiten und Fehlerzahlen in den inkompatiblen Bedingungen zeigt.

Auch die in Abschn. 27.2.2 beschriebenen Greifbewegungen sind nicht allein von den Eigenschaften des Zielobjekts abhängig, sondern werden durch übergeordnete Handlungsziele beeinflusst. So greifen Probanden dasselbe Objekt in unterschiedlicher Art und Weise, wenn sie es in eine kleine Schachtel legen oder wenn sie es in eine große Schachtel werfen wollen (Marteniuk et al. 1987). Demnach bestehen zwar Verbindungen zwischen Objekten und Handlungen, die häufig mit diesen Objekten ausgeführt werden, aber ihre aktivierende Wirkung ist abhängig von den Intentionen des Handelnden.

❶ Wie stark eine Bewegung durch die Wahrnehmung eines Reizes aktiviert wird, ist abhängig davon, welche Handlungsintentionen die Person gerade verfolgt.

In der Einleitung haben wir darauf hingewiesen, dass nur solche Bewegungen als Handlungen bezeichnet werden, die auf ein bestimmtes Ziel hin ausgerichtet sind. Handlungen werden ausgeführt, um erwünschte Veränderungen in der Umwelt herbeizuführen. Deshalb planen Personen ihre Bewegungen ausgehend von dem Zielzustand, den sie erreichen wollen. So werden Greifbewegungen, die eine Rotation der Hand erfordern, so geplant, dass sich die Hand am Ende der Bewegung in einer komfortablen Endposition befindet, d.h. dass das Handgelenk am Ende nicht gedreht ist (Rosenbaum u. Jorgensen 1992).

❶ Intentionen bewirken, dass der Zielzustand einer ausgeführten Bewegung bereits bei der Bewegungsplanung berücksichtigt wird.

Die Antizipation der Effekte einer Bewegung beeinflusst deren Planung ebenso wie die Merkmale wahrgenommener Objekte. Neuere Modelle der Handlungssteuerung nehmen deshalb an, dass in der Repräsentation von Bewegungen einerseits Aufrufbedingungen spezifiziert sind, die eine schnelle Reaktion auf Umweltreize ermöglichen. Andererseits sind in der Repräsentation von Bewegungen aber auch die Effekte spezifiziert, die beim Ausführen der Bewegung üblicherweise auftreten (Elsner u. Hommel 2001).

❶ Die kognitiven Mechanismen und Prozesse, die an der Planung, Initiierung und Ausführung willkürlicher Bewegungen unmittelbar beteiligt sind, erzeugen in einer bestimmten Situation ein Bewegungsmuster, das dazu geeignet ist, ein angestrebtes Handlungsziel zu erreichen.

Zusammenfassung

Psychologische Modelle der Handlungssteuerung beschreiben die kognitiven Prozesse, die an der Planung, Initiierung und Ausführung von zielgerichteten Bewegungen beteiligt sind. Ein Indikator für diese Prozesse ist die Reaktionszeit (RT), d.h. die Zeit, die zwischen dem Reiz und dem Beginn der Bewegung verstreicht. In Experimenten konnten 3 kognitive Teilprozesse isoliert werden, die an der Vorbereitung einfacher Bewegungen beteiligt sind: Reaktionsauswahl, Reaktionsprogrammierung und Reaktionsausführung.

Die Steuerung von Handlungen wird auch durch wahrgenommene Reize beeinflusst. Im Allgemeinen begünstigt die Wahrnehmung eines Reizes die Planung einer Bewegung mit ähnlichen Merkmalen. Aber auch zwischen unähnlichen Reizen und Reaktionen können Beziehungen gelernt werden, die den schnellen Aufruf der Bewegung ermöglichen.

Die Rolle des sensorischen Feedbacks wurde in den psychologischen Modellen der Handlungssteuerung kontrovers diskutiert. Inzwischen nimmt man zwei zusammenarbeitende Kontrollmechanismen an: Die Open-loop control, die unabhängig vom Feedback operiert, und die Closed-loop control, die eine adaptive Bewegungssteuerung anhand des Feedbacks ermöglicht.

Wie stark wahrgenommene Reize oder sensorisches Feedback die Handlungssteuerung beeinflussen, ist allerdings von den Intentionen des Handelnden abhängig.

28 Zielgerichtete Augenbewegungen

Uwe Ilg, Peter Thier

Augenbewegungen dienen dem Sehen, indem sie entweder das Bild der visuellen Umwelt auf der Retina stabilisieren (eigenbewegungskompensierende Augenbewegungen) oder aber das Bild eines interessierenden Objektes in der Fovea plazieren (zielgerichtete Augenbewegungen). Wir plazieren im Falle einer einem Objekt geltenden Augenbewegung sein Bild deswegen in der Fovea, um die Vorzüge der fovealen Bildanalyse, wie etwa die weit höhere Sehschärfe, nutzen zu können. Die Augen verfügen über 3 Freiheitsgrade der Bewegung, entsprechend den Rotationen um die Gier-, die Hoch- und die Rollachse. Wie in Kap. 26 zu Grundlagen zielgerichteter Motorik erörtert, sind zielgerichtete Augenbewegungen auch dadurch von eigenbewegungskompensierenden Augenbewegungen unterschieden, dass sie vollständig durch die Angabe der horizontalen und vertikalen Augenbewegungskomponenten beschreibbar sind und ihnen wesentliche torsionale Komponenten infolge von Rotationen um die Rollachse fehlen (Listing'sches Gesetz). Der Gewinn für das Sehen ist natürlich, dass die zu analysierenden visuellen Objekte mit retinalen Bildern einhergehen, deren Orientierung verlässlich durch die Orientierung der Objekte in der Außenwelt bestimmt und nicht durch u. U. variable Verrollungen des Auges verfälscht wird.

28.1   Eigenbewegungskompensierende Augenbewegungen

Bevor wir die zielgerichteten Augenbewegungen näher beleuchten, sei kurz auf die eigenbewegungskompensierenden Augenbewegungen eingegangen. Ihre Aufgabe ist es, Bewegungen der Augen mit dem Kopf, wie sie Folge unserer Lokomotion sind, und die damit unweigerlich verbundene Bildverschmierung, durch gegenläufige Augenbewegungen relativ zum Kopf zu kompensieren. Die Augen greifen hierzu auf zwei Quellen der Information über Eigenbewegung zurück, zum einen auf Meldungen aus dem Gleichgewichtsorgan, zum anderen auf visuelle Meldungen über retinale Bildverschiebung, die vom akzessorischen optischen System und dem mit ihm funktionell verbundenen Nukleus des optischen Traktes (NOT; ▶ Kap. 4) angeboten werden. Diese beiden Eingänge ergänzen sich. Das Gleichgewichtsorgan, das mit seinem Bogengangssystem und dem Otolithensystem empfindliche Sensoren für Rotationsbeschleunigung bzw. Linearbeschleunigung enthält, antwortet bevorzugt auf rasche Veränderungen der Kopflage relativ zum Außenraum. Das Gleichgewichtsorgan vermag über kurze Hirnstammreflexwege, die es mit den die Augenmuskeln kontrollierenden Motoneuronen verbindet, innerhalb von nur etwa 10 ms kompensatorische Augenbewegungen auszulösen. Die erhebliche Bedeutung dieses System für unser Sehen wird durch die Folgen eines krankheitsbedingten Ausfalles des Gleichgewichtsorganes verdeutlicht: Betroffene sind anders als Gesunde nicht in der Lage, Straßenschilder während des Gehens zu lesen, weil das Fehlen schneller, vestibulär vermittelter bildstabilisierender Reflexe zu ständiger Bildverschmierung beim Gehen führt. Erst wenn der Betrachter stehen bleibt, vermag er die Straßenschilder zu lesen. Der unverändert verfügbare visuelle Eingang kommt mit einer Latenz von etwa 50 ms viel zu spät, als dass der von ihm bediente bildstabilisierende visuelle (»optokinetische«) Regelkreis die Bildverschmierung, die durch das Laufen induziert wird, lindern könnte. Optokinetische Reflexe (OKR) kommen vielmehr dann ins Spiel, wenn es gilt, extrem langsame und anhaltende Eigenbewegungen, auf die die vestibulären

Sensoren nicht mehr ausreichend ansprechen, zu kompensieren.

❗ **Alle Augenbewegungen dienen dem Sehen. Eigenbewegungskompensierende Reflexe mindern die Bildverschmierung, die Folge einer Kopfbewegung relativ zum Außenraum ist. Sie nutzen hierzu sowohl vestibuläre als auch visuelle Signale. Zielgerichtete Augenbewegungen fördern die Objektanalyse, indem sie das Bild des interessierenden Objektes in der Fovea platzieren und dort halten.**

Eigenbewegungen führen anders als Objektbewegungen immer zu kohärenter Bildbewegung in großen Teilen des Gesichtsfeldes. Solche »Ganzfeld«-Bewegungen lösen langsame Folgebewegungen der Augen aus, die, wenn die Augen an die mechanischen Grenzen gelangen, durch schnelle (»sakkadische«) Rückstellbewegungen unterbrochen werden. Hieraus resultiert ein sägezahnartiges Augenbewegungsmuster, der optokinetische Nystagmus, der typischerweise von einem Gefühl der Eigenbewegung (»Vektion«), das sich mit einer Zeitkonstanten von einigen Sekunden aufbaut, begleitet wird. Wenn unter ungewöhnlichen Bedingungen ein adäquater optokinetischer Reiz nicht Folge einer Eigenbewegung, sondern Folge von Bewegung in der Außenwelt ist, dann resultiert eine Eigenbewegungsillusion. Ein Beispiel hierfür ist das Abfahren eines Zuges auf dem Nachbargleis, das typischerweise mit der falschen Einschätzung verbunden ist, dass sich der eigene Zug in Bewegung gesetzt hätte. Für eigenbewegungsstabilisierende Augenbewegungen gilt das Listing'sche Gesetz, das torsionale Augenbewegungen verbietet, nicht. Weshalb das so ist, wird unmittelbar deutlich, wenn man bedenkt, dass die adäquate Augenbewegungsantwort auf eine Rollbewegung des Kopfes eben gerade eine entgegengesetzte Verrollung der Augen ist. Der Umfang dieser Gegenrollung der Augen ist allerdings beim Menschen vergleichsweise gering und beträgt nur um die 10% der Kopfbewegung.

28.2 Warum zielgerichtete Augenbewegungen?

Unser räumliches Auflösevermögen ist nur im fovealen Gesichtsfeld sehr hoch. Dort können wir mehr als 60 Linien pro Grad Sehwinkel unterscheiden. Wäre das räumliche Auflösevermögen im gesamten Gesichtsfeld so hoch wie in der Fovea, so müsste unser Sehnerv den Durchmesser eines Elefantenrüssels haben. Die Beschränkung des hohen Auf-

lösungsvermögens auf die Fovea macht einen Augenbewegungsapparat erforderlich, der die Position des Auges so ausrichtet, dass das retinale Bild des zu analysierenden Objektes möglichst exakt auf die Fovea fällt. Die Ausrichtung der Fovea, des »Blickes« auf ein stationäres Objekt wird **Fixation** genannt. Der Wechsel des Fixationszieles wird durch **Sakkaden**, also durch schnelle, nur kurze Zeit währende Augenbewegungen bewerkstelligt.

❗ **Sakkaden und langsame Augenfolgebewegungen sind zwei Formen zielgerichteter Augenbewegungen, die sich funktionell ergänzen, aber weitgehend verschiedenen Organisationprinzipien genügen. Sakkaden verschieben Objektbilder aus der Peripherie der Retina in die Fovea und langsame Augenfolgebewegungen führen die Fovea nach, sollte sich das Objekt langsam und stetig relativ zum Betrachter bewegen. Beide werden unter natürlichen Bedingungen durch Kopfbewegungen unterstützt, die dafür sorgen, dass die Augen nicht an die mechanischen Grenzen stoßen. Kopfbewegungen und ggf. auch Rumpfbewegungen, die später einsetzen und langsamer ablaufen, sorgen schließlich dafür, dass die Augen mit Verzögerung in ihre Ausgangsposition relativ zum Kopf zurückgeführt werden.**

Nun sind die interessierenden Objekte nicht immer stationär. Auch bewegte Objekte werden zunächst durch Sakkaden fovealisiert. Daran anschließend setzen wir langsame und glatte **Augenfolgebewegungen** ein, um sie trotz ihrer Bewegung in der Fovea zu halten. Ist die Augenfolgebewegung unzureichend, etwa, weil die Geschwindigkeit der Objektbewegung zu groß ist, so werden **Aufholsakkaden** ausgeführt, die das Bild wieder in die Fovea schieben. Sowohl sakkadische als auch langsame Augenfolgebewegungen können durch **Kopfbewegungen** ergänzt werden.

28.2.1 Sakkaden

Sakkaden sind Augenbewegungen, die durch hohe Geschwindigkeit und kurze Dauer gekennzeichnet sind (◻ Abb. 28.1a,b). Die Dauer einer Sakkade ist kürzer als die sakkadische Reaktionszeit und kürzer als die Latenz visueller Antworten im Zentralnervensystem.

Hieraus folgt, dass der Verlauf einer Sakkade nicht durch visuelle Informationen, die während der Ausführung der Sakkade gewonnen würden, festgelegt werden kann. Diese Betrachtung macht verständlich, weshalb mit Blick auf Sak-

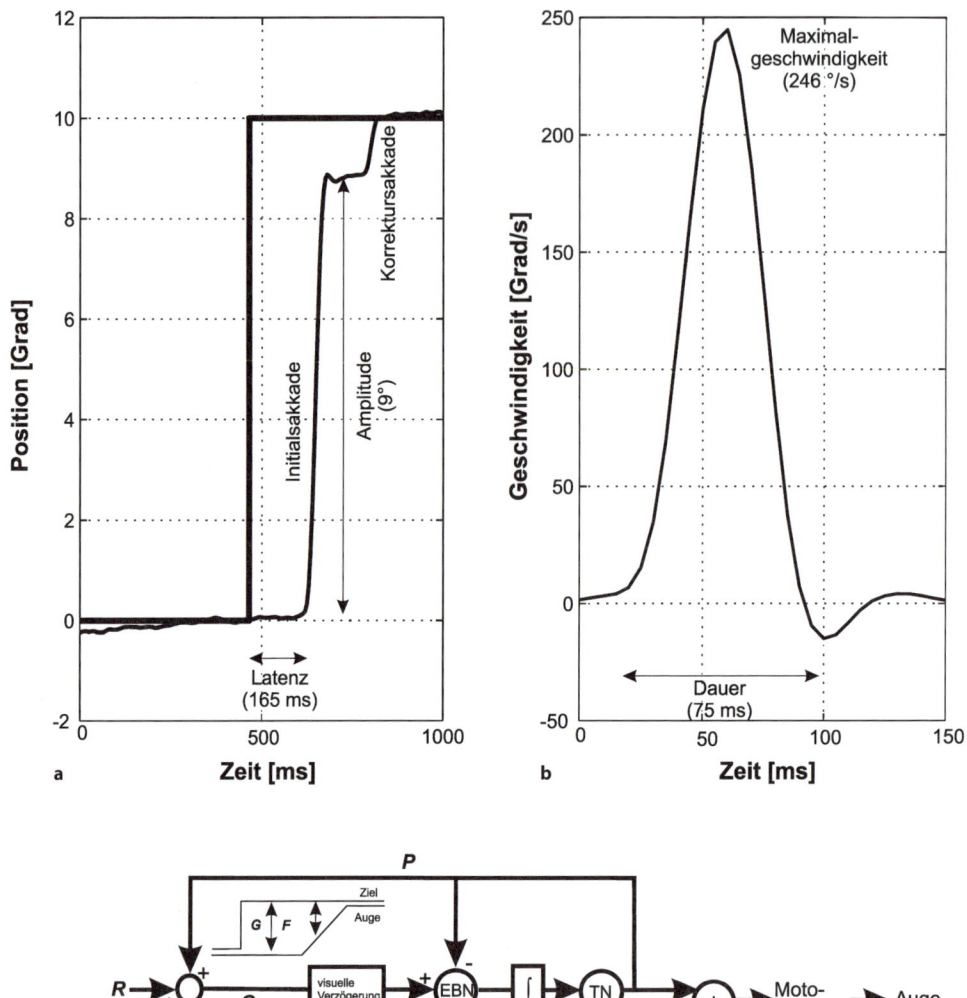

28

❑ **Abb. 28.1a–c.** Beispiel einer Sakkade. (Mod. nach Fuchs et al. 1985) **a** Die Position von Ziel und Auge ist gegen die Zeit aufgetragen. Die initiale Sakkade unterschießt zunächst das Ziel, sie ist also »hypometrisch«, was eine anschließende Korrektursakkade erforderlich macht. **b** Darstellung der Geschwindigkeit des Auges für die in a gezeigte-Sakkade (man beachte die gespreizte Zeitachse). Das hier gezeigte Geschwindigkeitsprofil ist relativ symmetrisch. Sakkaden mit größeren Amplituden weisen typischerweise asymmetrische Profile mit relativ längerer Abbremsphase auf. **c** Einfaches Sakkaden-Modell. Wird ein Sakkadenziel präsentiert, so wird durch Addition der Position des Zielbildes auf der Retina R und der momentanen Augenposition P relativ zum Kopf die Position des Zieles relativ zum Kopf berechnet. Diese Summe entspricht der gewünschten Amplitude G der Sakkade. Die Abweichung der Ist-Position des Auges von diesem Ideal, der motorische Fehler F, gegeben durch G–A, wird in eine Augenbewegung umgesetzt. Diese Umsetzung basiert auf einer Aktivierung von exzitatori-

schen Burst-Neuronen (*EBN*), die im Hirnstamm in der Nachbarschaft der Augenmuskelkerne angesiedelt sind, deren Entladungsrate proportional zu F ist und deren Entladungsrate die Geschwindigkeit der Augen bestimmt. Im Verlaufe der Sakkade wird F zunehmend kleiner. Die Sakkade endet, sobald F Null wird. Für F = 0 wird das Auge aber nur unter der Voraussetzung das Blickziel erreicht haben, dass die Parameter im Modell optimal gewählt wurden. Die Adjustierung und Optimierung der Parameter ist das Ergebnis sakkadischer Plastizität. Damit das Auge nach Erreichen des Sakkadenzieles und Abklingen des Einganges auf die *EBN* nicht sofort zurückdriftet, ist die Generierung eines Positionssignales erforderlich, das die Augen in der erreichten Position hält. Dieses Positionssignal wird von die Augenposition kodierenden Neuronen (*TN*; »tonic neuron«) angeboten, die das Ergebnis der Integration des von den *EBN* angebotenen Geschwindigkeitssignales repräsentieren. *EBN* und *TN* erregen die okulomotorischen Motoneurone, die ihrerseits die Augenmuskeln ansteuern.

kaden gerne von einer ballistischen Bewegung gesprochen wird. Der Begriff der ballistischen Bewegung hebt auf die Bahn eines sich mit hoher Geschwindigkeit bewegenden Geschossprofils ab, die vor Abschuss des Geschosses geplant wird und nach dessen Abschuss nicht mehr verändert werden kann. Tatsächlich ist dieser Vergleich nur bei oberflächlicher Betrachtung berechtigt. Anders als das Geschossprofil wird nämlich die Sakkade sehr wohl durch Informationen, die während der Sakkade gewonnen werden, beeinflusst. Allerdings handelt es sich bei diesen Informationen nicht um visuelle Signale, die mit Blick auf ihre Verzögerung viel zu spät kämen, sondern um ein intern geneiertes Signal, das die aktuelle Augenposition während der Sakkade approximiert. Dieses Ist-Signal wird mit der gewünschten Zielposition verglichen und die sakkadische Augenbewegung hält an, solange Ist- und Zielposition nicht identisch sind (◘ Abb. 28.1c). Dieser »interne« Regelkreis wird nur dann eine zielsichere Sakkade ermöglichen, wenn das geschätzte Ist-Signal mit der tatsächlichen Augenposition übereinstimmt. Visuelle Informationen können mit Blick auf ihre erhebliche Verzögerung keine Rolle bei der Ausführung der Sakkade spielen. Sie werden vielmehr genutzt, den Erfolg der Sakkade zu bewerten, sprich ihre Zielgenauigkeit zu beurteilen und im Falle einer zu großen Abweichung die Parameter des internen Regelkreises so zu verstellen, dass bei späteren Sakkaden die Zielgenauigkeit verbessert wird. Dieses sakkadische Lernen ist ein wichtiges Beispiel motorischen Lernens, dessen Ziel die Optimierung einer spezifischen visuomotorischen Transformation ist, nämlich die Überführung der Position des Blickzieles, die in retinalen Koordinaten vorliegt, in eine Augenbewegung einer bestimmten Richtung und Amplitude. Man kann dieses sakkadische Lernen durch die in ◘ Abbildung 28.2 vorgestellte einfache experimentelle Manipulation nachweisen, die eine künstliche Unstimmigkeit zwischen retinaler Information und der Größe der ausgeführten Sakkade erzeugt: Während die Sakkade auf das Blickziel ausgeführt wird, wird das Blickziel in Richtung der Sakkade verschoben.

Die Verschiebung des Blickziels während der Sakkade wird nicht wahrgenommen (sakkadische Suppression, ▶ unten). Das Ergebnis der Verschiebung ist, dass die Sakkade, deren Größe durch die ursprüngliche Lage des Blickzieles bestimmt war, zu kurz greift. Erst eine anschließende Korrektursakkade vermag dann das Bild des Blickziels in die Fovea zu schieben. Werden einige Dutzend solcher Versuche ausgeführt, dann zeigt sich typischerweise, dass die Größe der Sakkade in einer Art von vorauseilendem Gehorsam über den Wert hinaus vergrößert wird, der eigent-

lich mit Blick auf die initiale Lage des Blickzieles angemessen wäre. Es ist offensichtlich eine neue Beziehung zwischen retinalen und motorischen Größen gelernt worden. Sakkadisches Lernen ist, wie tierexperimentelle Studien zeigen, auf die Integrität eines umschriebenen Teiles der Kleinhirnrinde angewiesen. Wird der posteriore Vermis, eine in der Kleinhirnmitte gelegene Struktur, zerstört, so geht die Fähigkeit zum sakkadischen Lernen ein für alle Mal verloren (Barash et al. 1999).

Immer dann, wenn eine Initialsakkade nicht ausreichend präzise war, ist eine anschließende Korrektursakkade nötig (◘ Abb. 28.1a). Ihre Latenz ist üblicherweise deutlich kleiner als die Latenz der Initialsakkade. Das dürfte daran liegen, dass im Falle der Korrektursakkade bereits der Entschluss gefasst worden ist, einen Blickwechsel durchzuführen. Dieser Entschluss muss im Falle einer Initialsakkade erst noch gefällt werden und damit verbunden muss zunächst die Fixation des alten Ziels unterbrochen werden. Die Richtigkeit dieser Annahme wird durch die Existenz von **Express-Sakkaden** belegt: Wird das Fixationsziel bereits 200 ms vor dem Erscheinen des Sakkadenziels entfernt, so werden Sakkaden auf das im peripheren Gesichtsfeld angebotene Objekt nach deutlich verringerter Latenz (80–130 ms) ausgeführt. Diese die Latenz reduzierende Wirkung einer vorzeitigen Wegnahme des Fixationszieles gilt übrigens auch für die Initiierung langsamer Augenfolgebewegungen (▶ Abschn. 28.2.2). Die Tatsache, dass der Wechsel von der Fixation zur Ausführung einer Sakkade auf ein peripheres Blickziel größenordnungsmäßig 200 ms erfordert, erklärt, dass wir unter natürlichen Bedingungen, bei der Exploration von Szenen und beim Lesen, maximal bis zu 5 Sakkaden pro Sekunde ausführen.

❗ **Sakkaden sind Hochgeschwindigkeits-Augenbewegungen, die es uns erlauben, unseren Blick Objekten in definierten Orten des Raumes zuzuwenden. Die Auswahl der Raumorte basiert auf kurz vor der Sakkade verfügbaren sensorischen Informationen oder alternativ auf dem Abruf von Einträgen in einem Raumgedächtnis. Die Ortswahl unterliegt einer kognitiven Modulation und Kontrolle, die es uns erlaubt, in prinzipiell beliebiger Weise von den Raumkoordinaten des Objektes abzuweichen und im Extremfall auch vom Objekt wegzuschauen (»Antisakkaden«). Die Auswahl des gewünschten Raumortes ist an die Auswahl eines interessierenden Objektes und die Fällung der Entscheidung, ein spezifisches Objekt anzuschauen, gebunden. Die Auswahl- und Entscheidungspro-**
▼

zesse sind kortikale Funktionen, die wesentlich zur Latenz sakkadischer Augenbewegungen beitragen. Sakkaden bekommen den Charakter einer reflexartigen Reaktion vergleichsweise kurzer Latenz, wenn dieser kognitive Überbau ausgeklammert bleibt, wenn ein neues, hervorstechendes visuelles Objekt ▼

präsentiert wird, das eine unbedingte Orientierung über seine wesentlichen Eigenschaften durch eine fovealisierende Sakkade erzwingt. Das wesentliche Substrat dieser elementaren Orientierungsreaktion ist eine rein subkortikale Schleife, die den superioren Colliculus im Mittelhirn als wesentliches Element beinhaltet.

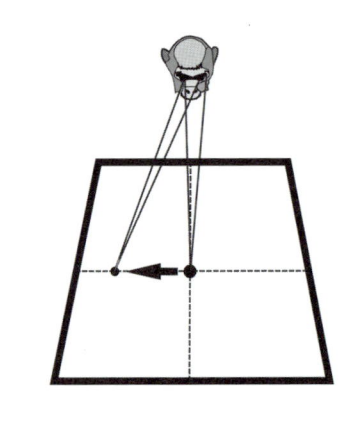

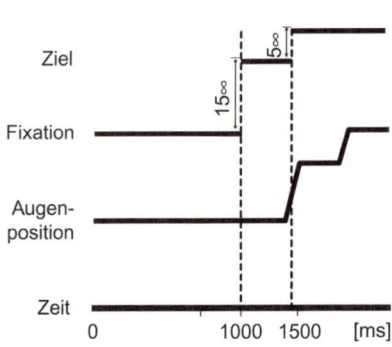

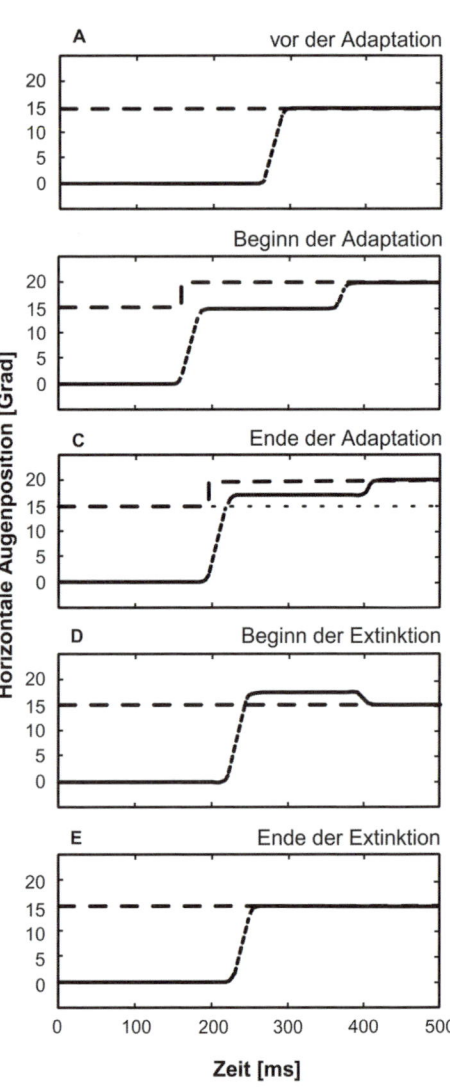

□ **Abb. 28.2.** Beispiel für die Adaptation der Sakkadenamplitude eines Rhesusaffen. Der linke Teil der Abbildung zeigt das Paradigma. Zum Zeitpunkt 0 erscheint das Ziel für eine Sakkade 15° rechts des Fixationspunktes. Kurz nach Beginn der Sakkade wird das Ziel um 5° in Sakkadenrichtung verschoben. *A* zeigt eine Sakkade vor Einführung der Verschiebung und *B* nach ihrer Einführung. Das Auge verfehlt das Blickziel und es wird eine Korrektursakkade ausgeführt. Nach einigen Wiederholungen wird dann aber die Größe der Initialsakkade zuneh-

mend vergrößert, sodass nur noch geringe Korrektursakkaden erforderlich sind. *D* zeigt die erste Sakkade nach Ausbleiben der zusätzlichen Verschiebung des Sakkadenziels. Das Auge überschießt zunächst das Blickziel. Erst nach einigen weiteren Durchgängen wird der Normalzustand erreicht (*E*), die an die Verschiebung des Sakkadenzieles angepasst vergrößerte Sakkadenamplitude wieder reduziert (= Extinktion). (Mod. nach Barash et al. 1999)

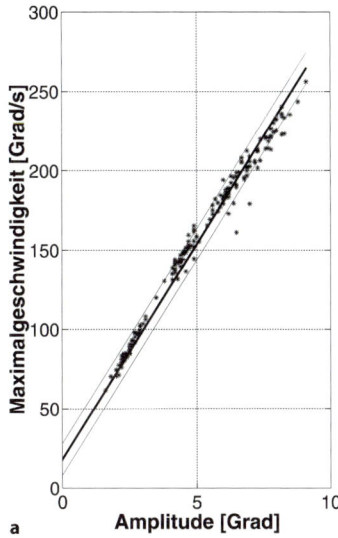
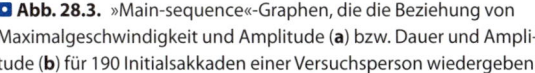
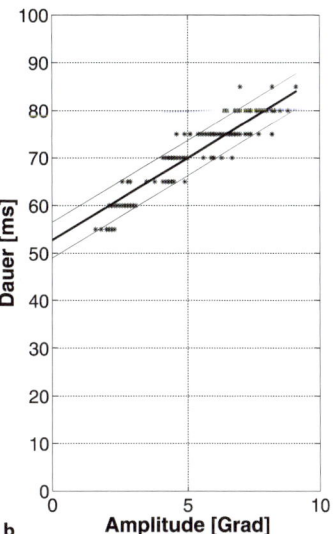

a   **b**

◻ **Abb. 28.3.** »Main-sequence«-Graphen, die die Beziehung von Maximalgeschwindigkeit und Amplitude (**a**) bzw. Dauer und Amplitude (**b**) für 190 Initialsakkaden einer Versuchsperson wiedergeben.

Es sind jeweils die Ausgleichsgeraden sowie deren 95%-Konfidenzintervalle eingezeichnet

Die Maximalgeschwindigkeit, Dauer und Amplitude einer Sakkade stehen in einem gesetzmäßigen Zusammenhang, für den sich der aus der Astrophysik entlehnte Begriff der »main sequence« eingebürgert hat. Je größer die Amplitude der Sakkade, desto höher ihre Geschwindigkeit und desto länger ihre Dauer (◻ Abb. 28.3). Es ist also nicht möglich, Sakkaden einer gegebenen Amplitude willkürlich langsamer oder schneller auszuführen. Das unterscheidet Sakkaden grundsätzlich von skelettmotorischen Aktionen, wie z. B. einer zielgerichteten Handbewegung, deren Richtung, Dauer und Geschwindigkeit willkürlich modifiziert werden können. Die »Main-sequence«-Beziehungen sind Ausdruck der Arbeitsweise des Sakkadengenerators im Hirnstamm.

Die in ◻ Abb. 28.3 verdeutlichten Main-sequence-Beziehungen gelten streng genommen nur für visuell geführte Sakkaden, also Sakkaden, die von einem Fixationsziel ausgehend auf ein sichtbares Ziel in der Peripherie des Gesichtsfeldes hin ausgeführt werden. Wir sind aber auch in der Lage, Sakkaden auf Ziele im Raum auszuführen, die nur noch in unserer Erinnerung bestehen. Solche **gedächtnisgeführten Sakkaden** werden typischerweise dadurch ausgelöst, dass man Probanden kurz ein peripheres Blickziel anbietet, die Sakkade auf das inzwischen verloschene Ziel aber erst einige 100 ms bis wenige Sekunden später erlaubt. Es handelt sich also um eine Aufgabe, die nur dann zu bewältigen ist, wenn auf den Inhalt eines räumlichen Kurz-

zeitspeichers, der die Koordinaten des Blickzieles konserviert, zurückgegriffen werden kann. ◻ Abb. 28.4 zeigt ein Paradigma, in dem solche gedächtnisgeführten Sakkaden ausgelöst werden können. Diese Sakkaden gehorchen zwar auch einer Main-sequence-Charakteristik, die aber von der für visuell geführte Sakkaden gezeigten Charakteristik durch im Mittel etwa 10–20% geringere Geschwindigkeiten abweicht. Etwas geringere Geschwindigkeiten kennzeichnen auch andere Sakkadenformen, die durch kognitive Faktoren beeinflusst werden.

Ein weiteres Beispiel von Sakkaden, die von der Main sequence einfacher visuell geführter Sakkaden abweichen, sind **Antisakkaden** (◻ Abb. 28.4), bei denen die Augen instruktionsgemäß in eine zur Position des peripheren Zieles spiegelbildliche Position bewegt werden. Es überrascht nicht, dass die Präzision gedächtnisgeführter Sakkaden und die von Antisakkaden deutlich geringer ist als die von visuell geführten Sakkaden. Weniger einsichtig ist die Tatsache, dass die Trajektorien gedächtnisgeführter Sakkaden in eigentümlicher, stereotyper Weise verzerrt sind. Sie überschießen nach oben, unterschießen nach unten und weichen entlang der Horizontalen nach oben ab (◻ Abb. 28.4), so als wäre der Ort des erinnerten Blickzieles seit seiner Präsentation nach oben verschoben worden. Diese charakteristische Verschiebung könnte eine Eigenschaft der kortikalen Kurzzeitspeicher für Raumin-

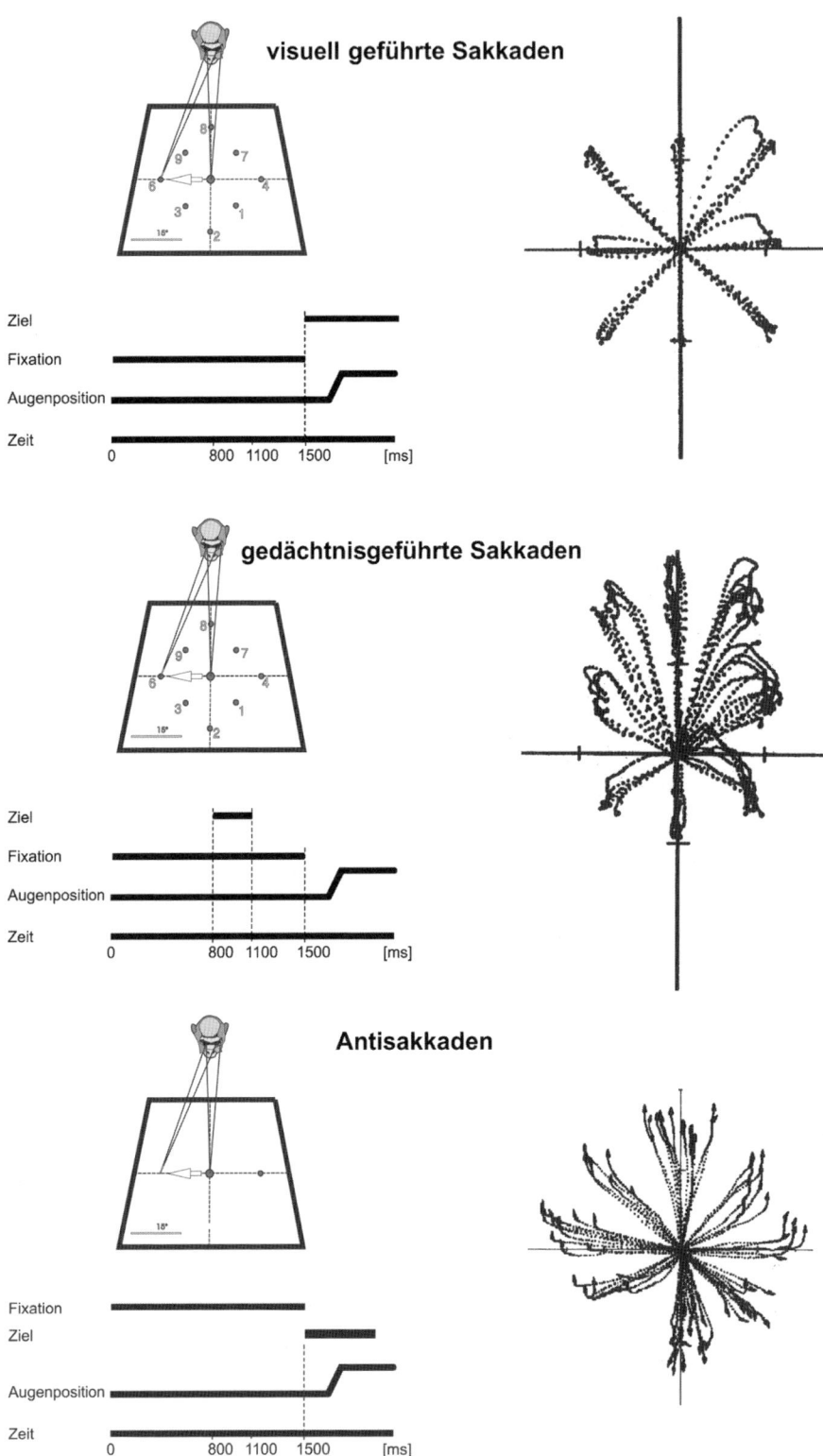

formationen sein. Diese Spekulation wird durch die Tatsache nahegelegt, dass Läsionen des frontalen und des parietalen Augenfeldes (▶ Kap. 16) bei Affen zu einem selektiven Ausfall gedächtnisgeführter Sakkaden führen, während visuell geführte Sakkaden weitestgehend unberührt bleiben.

Schließlich ist es auch möglich, Sakkaden auf Schallquellen oder taktile Reize in vollkommener Dunkelheit auszuführen. Auch für solche auditorisch oder somatosensibel geführten Sakkaden gelten gewisse Abweichungen von den Grundmerkmalen einfacher visuell geführter Sakkaden, die sich vor allem in einer reduzierten Maximalgeschwindigkeit manifestieren.

28.2.2 Langsame Augenfolgebewegungen

Bewegt sich das ursprünglich durch eine Sakkade fovealisierte Objekt, so entsteht die Notwendigkeit, die Augen mit dem Objekt mitzubewegen, um sicherzustellen, dass das retinale Abbild des Objekts weiter in der Fovea gehalten wird. Das bedeutet, dass die Geschwindigkeit der Augenbewegung exakt an die Geschwindigkeit des bewegten Objekts angepasst sein muss. Es handelt sich also um ein typisches Problem der Regelungstechnik, weshalb es nicht weiter überrascht, dass bis heute Versuche, Augenfolgebewegungen mit dem Instrumentarium der Regelungstechnik verstehen zu wollen, eine große Rolle gespielt haben. Die Folgebewegungen werden in solchen Ansätzen als Leistung eines Regelkreises verstanden, der die Geschwindigkeit der retinalen Bildverschiebung, die die Regelgröße darstellt, minimiert. Die retinale Bildverschiebung ergibt sich aus der Differenz der Zielgeschwindigkeit und der Augengeschwindigkeit. Sie wird in eine Augenbewegung umgesetzt, die diese Differenz weiter verkleinert.

Zu Beginn der Zielbewegungen ist das Auge noch stationär. Die retinale Bildverschiebung bleibt also zunächst unkompensiert (»Open-loop«-Phase). Die Augenbewegung setzt erst nach etwa 100 ms ein, wobei ein wesentlicher Teil dieser Verzögerung Ausdruck der visuellen Verarbeitung ist. In der sich anschließenden Initialphase der Augenbewegung, deren Dauer der der Open-loop-Phase entspricht, bewegen sich die Augen auf der Grundlage der visuellen Informationen, die während der Open-loop-Phase gewonnen wurde. Erst danach beginnt die Closed-loop-Phase, in der die durch die Augenfolgebewegung minimierte retinale Bildverschiebung das Eingangssignal des Regelkreises darstellt.

In der Initialphase der Augenfolgebewegung wird das Auge beschleunigt. Es kann bereits in dieser Phase die Geschwindigkeit des Zieles erreichen, ohne dass hierdurch aber der retinale Positionsfehler, der aus dem verzögerten Einsetzen der Augenbewegung resultiert, kompensiert würde. Für die Kompensation dieses Positionsfehlers sorgt erst eine Aufholsakkade, die typischerweise deutlich später als die langsame Augenfolgebewegung einsetzt.

Die Initiierung der Folgebewegung ist gekennzeichnet durch eine ausgeprägte Abhängigkeit von den physikalischen Eigenschaften des retinalen Bildverschiebungsreizes: Ein kleiner bewegter Reiz auf der Retina löst eine kleinere Beschleunigung aus als ein großer Stimulus. Bewegen sich zwei Objekte gleichzeitig, so beeinflussen beide die Augenbewegung, die dann dem vektoriellen Mittel der Bewegungstrajektorien der beiden Objekte folgt. Die Selektion eines Objektes setzt erst verzögert ein. Später, nachdem die Selektion abgeschlossen ist, folgen die Augen dann nur noch dem ausgewählten Objekt. Die bewegungsanalysierenden Mechanismen, die langsamen Augenfolgebewegungen zugrunde liegen, sind dieselben, die auch unserer Wahrnehmung visueller Bewegung zugrunde liegen. Zu ihnen trägt in erster Linie die Area MT/V5 bei (▶ Kap. 4).

Unabhängig von der Frage, ob Objektselektion die Zahl der die Augen beeinflussenden Objekte einengt oder nicht, könnten die bisherigen Ausführungen den Schluss nahelegen, dass langsame Augenfolgebewegungen an die Präsenz eines bewegten Bildes auf der Netzhaut gebunden seien. Tatsächlich sind wir i. Allg. nicht in der Lage, langsame, gleitende Augenbewegungen in vollkommener Dunkelheit auszuführen. Während wir einem sich sinusförmig entlang der Horizontalen bewegenden Objekt problemlos mit den Augen folgen können (◻ Abb. 28.5), führt der Versuch, Augenbewegungen mit einem ähnlichen Profil in Abwesenheit eines visuellen Blickzieles willkürlich auszuführen, zu einer Folge von Sakkaden, die die ideale Trajektorie nur unzulänglich approximieren (◻ Abb. 28.5).

◀ ◻ **Abb. 28.4.** Verschiedene Typen von Sakkaden. *Links*: Skizzierung der experimentellen Paradigmen. *Rechts*: Sakkadentrajektorien von Rhesusaffen in x-y-Darstellung. Man beachte die im Vergleich zu visuell geführten Sakkaden deutlich geringere Präzision von gedächtnisgeführten Sakkaden und die systematische Abweichung Verzerrung der Trajektorien gedächtnisgeführter Sakkaden nach oben. (gedächtnisgeführte Sakkaden mod. nach Gnadt et al. 1991; Antisakkaden nach Amador et al. 1998)

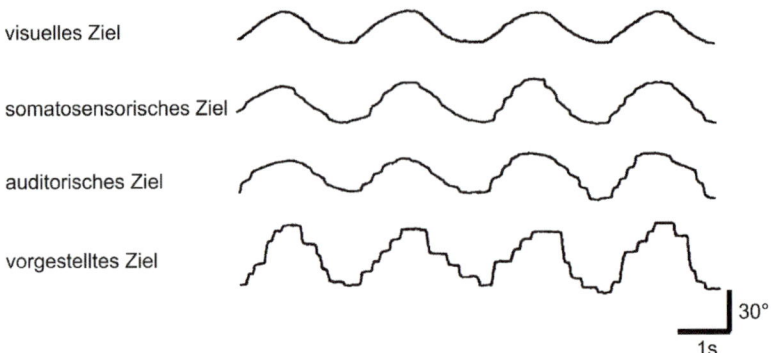

visuelles Ziel

somatosensorisches Ziel

auditorisches Ziel

vorgestelltes Ziel

30°

1s

◼ **Abb. 28.5.** Typische Augenbewegungen einer Versuchsperson beim Verfolgen eines bewegten visuellen Zieles, eines bewegten Berührungsreizes (somatosensorisches Ziel), eines bewegten Lautsprechers oder eines vorgestellten bewegten Zieles. Lediglich beim Verfolgen des imaginierten Zieles ist die Versuchsperson nicht in der Lage, langsame Augenbewegungen auszuführen. Die sakkadischen Anteile an der Folgebewegung sind beim Verfolgen eines somatosensorisch oder auditorischen Zieles deutlich größer als beim Folgen eines visuellen Zieles. (Mod. nach Hashiba et al. 1996)

Aus diesem Befund aber schließen zu wollen, dass langsame Augenfolgebewegungen notwendigerweise die Präsenz eines sich stetig im Gesichtsfeld bewegenden visuellen Objektes erforderten, wäre verfehlt. Entscheidend ist vielmehr die Wahrnehmung von Objektbewegung, die zweifelsohne i. Allg. sehr stark vom Sehen bestimmt wird, zu der aber auch andere Sinnesmodalitäten und nicht zuletzt die Imagination des Betrachters beitragen können. Die Sicht, dass Bewegungsperzepte nicht notwendigerweise an die visuelle Modalität gebunden sind, wird durch die Tatsache belegt, dass viele Versuchspersonen in der Lage sind, in vollkommener Dunkelheit einer bewegten Schallquelle oder einem taktilen Reiz mit glatten Augenbewegungen zu folgen (◼ Abb. 28.5).

❶ **Langsame Augenfolgebewegungen kompensieren die Bewegung eines interessierenden Objektes, dessen Bild in der Fovea stabilisiert wird. Sie können in allererster Näherung als Leistung eines einfachen Regelkreises verstanden werden, der retinale Bildverschiebung, die von Neuronen der kortikalen Area MT/V5 extrahiert wird, minimiert. Langsame Augenfolgebewegungen sind die einzige motorische Leistung, die bei Ausfall des Kleinhirns nicht nur beeinträchtigt wird, sondern komplett verloren geht.**

Die Bedeutung nichtvisueller Eingänge wird nicht zuletzt auch durch die Beobachtung unterstrichen, dass wir multimodal definierte bewegte Objekte i. Allg. besser mit den Augen verfolgen können als unimodal definierte Objekte. Ein Beispiel wäre etwa ein Finger unserer Hand, der über

die Haut des anderen Armes streicht und den wir mit den Augen zu verfolgen versuchen: Hier verbinden sich visuelle Informationen über die Bewegung des Fingers mit der Wahrnehmung taktiler Bewegung und einer Efferenzkopie des motorischen Kommandos (bzw. propriozeptiven Folgen des Kommandos), den Finger zu bewegen. Die neuronale Grundlage eines multimodalen Bewegungsperzeptes könnten multimodale Bewegungsneurone der parietalen Area MST sein (▶ Kap. 16).

Wie unzulänglich die vorherrschenden Versuche sind, Augenfolgebewegungen als Ausdruck eines einfachen Regelkreises zu verstehen, der retinale Bildverschiebung minimiert, zeigt bereits ein genauerer Blick auf die Augenfolgebewegungen, die auf ein periodisch bewegtes Ziel ausgeführt werden: Versuchspersonen sind in der Lage, dem Blickziel ohne jede Verzögerung zu folgen, obwohl allein die Latenzen des visuellen Systems Verzögerungen in einer Größenordnung von 50 ms und mehr erwarten ließen und Augenbewegungen, die von einem einfachen visuellen Regelkreis generiert werden, dem Blickziel mit einer entsprechenden Verzögerung folgen müssten. Hier wird offensichtlich der periodische und damit vorhersagbare Charakter der Blickzielbewegung genutzt, Verzögerungen der Augenbewegungsantwort zu vermeiden und hierdurch die Folgebewegungsqualität zu verbessern. Prädiktion ist eine kognitive Leistung, die in der sensorischen Analyse der visuellen Bewegung wurzelt, aber weit mehr als die Extraktion einer Trajektorie darstellt. Sie beinhaltet vielmehr die Ablage der ermittelten Bewegungstrajektorie in einem Gedächtnisspeicher, die Extrapolation der Trajektorie in die

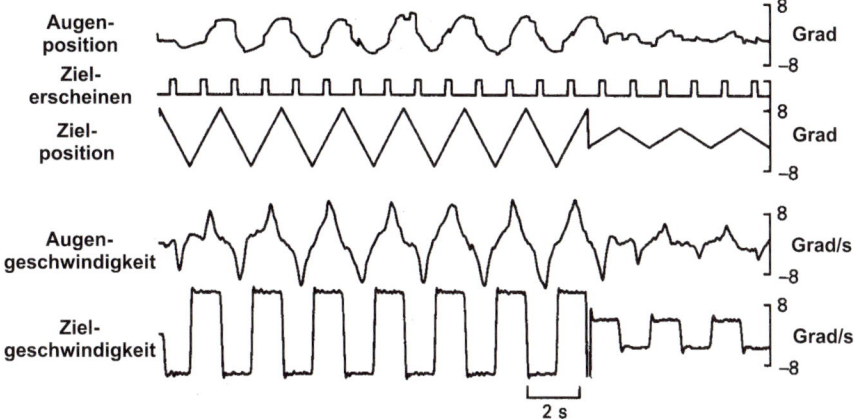

Abb. 28.6. Typische Augenbewegungen einer Versuchsperson beim Verfolgen eines tachistoskopisch präsentierten Zieles. Das Ziel bewegt sich periodisch mit konstanter Geschwindigkeit hin und her, wird aber für nur 240 ms während seines Durchganges durch die Gera- deausposition sichtbar. Es ist deutlich zu sehen, dass sich die Augen vor und nach Erscheinen des Blickzieles bewegen, so als würden sie einem ständig sichtbaren, periodisch bewegten Ziel folgen. (Mod. nach Barnes u. Asselman 1991)

Zukunft, über die noch keine externen Informationen vorliegen und die ständige Überprüfung der Güte des Ergebnisses und damit des Inhaltes des Speichers. Wie potent diese Mechanismen sind, belegt unsere Fähigkeit, allein aus der tachistoskopischen Präsentation eines Blickzieles in den Nulldurchgängen einer periodischen Bewegung eine komplette Trajektorie zu erschließen und einen imaginierten Punkt entlang dieser mental rekonstruierten Trajektorie verzögerungsfrei mit langsamen Augenbewegungen zu verfolgen (Abb. 28.6).

Langsame Augenfolgebewegungen können, wie dieses Beispiel unterstreicht, also ausgeführt werden, obwohl keine nennenswerte retinale Bildbewegung gesehen wird. Einzelzellableitungen aus dem präfrontalen Kortex von Affen sprechen dafür, dass die Fähigkeit der verzögerungsfreien Verfolgung von Blickzielen eine Leistung dieses Teils des Kortex sein dürfte (▶ Kap. 16).

28.3 Augenbewegungen und Wahrnehmung

Die Bevorzugung ausgewählter Objekte bringt zwangsläufig Nachteile für die Wahrnehmung der anderen, irrelevanten Teile der visuellen Szenerie mit sich. Diese Schlussfolgerung gilt gleichermaßen für Sakkaden und für langsame Augenfolgebewegungen. Sowohl Sakkaden als auch langsame Augenfolgebewegungen führen zu einer Verschiebung des visuellen Hintergrundes über die Retina,

dessen Geschwindigkeit der Augenbewegung entspricht. Eine solche augenbewegungsinduzierte Bildbewegung im Sinne von Bewegung der Welt zu interpretieren wäre fatal, müsste sie doch notwendigerweise unser Konzept einer verlässlich stabilen Welt gefährden. Glücklicherweise ist unser visuelles System in der Lage, dieses Problem der augenbewegungsinduzierten Bildbewegung in einer ökologisch zweckmäßigen Form zu bewältigen, wobei die Lösungsstrategien im Falle von Sakkaden und langsamen Augenfolgebewegungen unterschiedlich sind.

Die Dauer einer Sakkade ist mit wenigen 10 ms so kurz, dass wir es uns ganz offensichtlich gefahrlos leisten können, Seheindrücke und damit auch die Wahrnehmung von Bildbewegung während der Sakkade zu unterdrücken. Diese sakkadische Suppression setzt bereits kurz vor der Sakkade ein und hält bis kurz nach der Sakkade an. Wie jüngere Untersuchungen zeigen, ist die sakkadische Suppression auf Informationen beschränkt, die über die magnozellulären Anteile der Sehbahn vermittelt werden, während parvozellulär getragene Informationen (▶ Buchteil I »Elemente der visuellen Wahrnehmung«) ohne Einschränkung Zugriff auf die Wahrnehmung haben. Diese Selektivität ist zweckmäßig, weil es in erster Linie der magnozelluläre Weg ist, über den Bewegungsinformationen und damit auch Informationen über augenbewegungsinduzierte Bewegung die Wahrnehmung erreichen. Die Suppression des magnozellulären Systems während einer Sakkade scheint auf der Ebene des lateralen Kniehöckers (N. geniculatum laterale) anzusetzen. Eine Suppression des Seheindruckes, auch wenn sie auf das magnozelluläre System beschränkt ist, ist natürlich gänzlich inadäquat, wenn die Augenbewegung, wie im Falle langsamer Augenfolgebewegung länger währt.

Die Lösung, der sich unser visuelles System bedient, ist die Schätzung des Maßes an retinaler Bildverschiebung, die Folge der Augenbewegung ist, und die Subtraktion dieses Schätzwertes (»Referenzsignal«) von der retinalen Bildverschiebung (»Afferenz«). Ist die retinale Bildverschiebung ausschließlich Folge einer langsamen Augenbewegung, dann wird das Referenzsignal der Afferenz entsprechen und beide werden sich auslöschen, ein Ergebnis, das im Sinne von Stationarität der Welt interpretiert wird. Löschen sich beide Größen nicht aus und bleibt ein Rest, dann spiegelt er den Teil der retinalen Bildverschiebung wider, der seine Ursache in einer Bewegung in der Außenwelt hat und im Sinne von Bewegung der Außenwelt interpretiert wird. Ein Rest bleibt natürlich auch dann, wenn das Referenzsignal von der idealen Größe abweicht. In diesem Falle nehme wir eine illusionäre Bewegung der Welt wahr, die wir nach dem Erstbeschreiber die »Filehne-Illusion« nennen. Sie ist normalerweise so klein, dass sie nicht in der Lage ist, unser Konzept einer stabilen Welt zu gefährden. Wir verstehen sie daher am besten als Ausdruck einer tolerablen Unzulänglichkeit eines Mechanismus, der eine ökologisch zweckmäßige Reinterpretation visueller Bewegung erlaubt. Dieser Mechanismus, der auf Gedanken von von Helmholtz (1867) aufbauend erstmals von von Holst u. Mittelstaedt (1950) vorgeschlagen wurde, ist, wie verschiedene Befunde ausweisen, in den späten, parietotemporalen Anteilen des menschlichen visuellen Systems lokalisiert (Näheres ▶ Kap. 4).

> ❗ Sakkaden und langsame Augenfolgebewegungen führen zu Bildverschiebungen, die in aller Regel nicht wahrgenommen werden. Das liegt im Falle von Sakkaden daran, dass die Sensitivität der Anteile des visuelles Systems, die Bewegungsinformation vermitteln, reduziert wird, während das im Falle langsamer Augenfolgebewegung darauf zurückzuführen ist, dass die retinale Afferenz durch ein internes Referenzsignal korrigiert wird, das ausweist, wie viel die Augenbewegung zur Bildverschiebung beigetragen hat. Ein insuffizientes Referenzsignal führt zur Wahrnehmung einer illusionären Bewegung der Welt (»Filehne-Illusion«) während der Augenfolgebewegung.

Es gibt natürlich einen zweiten, komplementären Aspekt der Bewegungswahrnehmung während langsamer Augen-

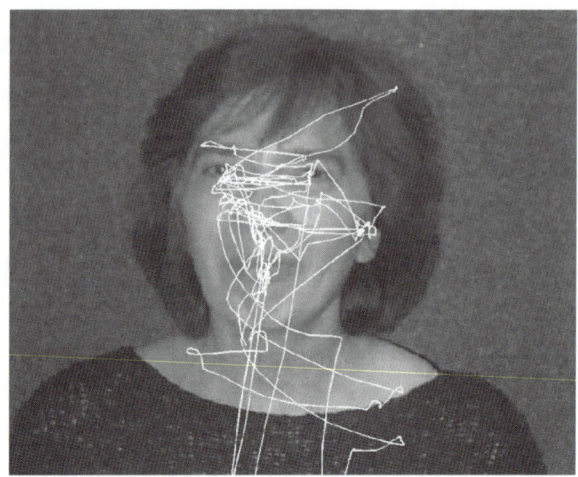

◻ **Abb. 28.7.** Trajektorien der Augen einer Versuchsperson beim Betrachten des Bildes in einer x-y-Darstellung

folgebewegungen, nämlich den der Wahrnehmung der Objektbewegung. Erfolgreiche langsame Augenfolgebewegungen stabilisieren das Bild des interessierenden Objektes in der Fovea, eliminieren die retinale Bildverschiebung also weitestgehend. Nichtsdestoweniger nehmen wir eine Objektbewegung war, was durch denselben referentiellen Mechanismus erklärt werden kann, der auch der Wahrnehmung der Hintergrundbewegung zugrunde liegt. Im Falle des Objektes ist die Afferenz gleich Null und die Referenzgröße entspricht der Augenbewegung, die Differenz beider, die Grundlage der Wahrnehmung ist, entspricht also der Referenzgröße.

Augenbewegungen lösen nicht nur visuelle Bewegung aus, sondern sie verändern natürlich auch die Position der Bilder auf der Retina. Obwohl sich also die Lage der Sehdinge ständig in einem retinazentrierten Koordinatensystem verändert, nehmen wir die Position der Sehdinge in der Welt und ihre Bezüge zueinander als stabil war. Wie wichtig diese »Ortskonstanz« der Sehdinge ist, wird unmittelbar deutlich, wenn man betrachtet, wie wir Sakkaden einsetzen, um Szenen zu analysieren: Wie das Beispiel der okulomotorischen Analyse eines Bildes in ◻ Abbildung 28.7 zeigt, nutzen wir Sakkaden, um dafür zu sorgen, dass die Teile eines Bildes fovealisiert werden, die die für die Interpretation des Bildes wesentlichen Elemente enthalten. Im Falle des in der ◻ Abbildung 28.7 gezeigten Gesichtes sind das die Augen, die Nase, der Mund und das linke Ohrläppchen, denen der Hauptanteil der Analysezeit zu teil wird, oder, anders gesagt, denen die Fovea zugewendet wird.

Hieraus folgt natürlich aber auch, dass die wesentlichen Elemente des Gesichts in einem retinalen Koordinatensystem, in dessen Ursprung (der Fovea) zusammenfallen. Die Tatsache, dass wir die Gesichtselemente in ihren korrekten räumlichen Bezügen wahrnehmen, erfordert die Überführung der Bilddaten in ein kopfzentriertes Koordinatensystem, was formal durch eine vektorielle Addition retinaler Vektoren, die die Lage der Bildpunkte auf der Retina notieren und eines Augenpositionsvektors, der die Stellung der Augen relativ zum Kopf beschreibt, erreicht werden könnte.

Dass dieses Vektormodell ungeachtet der Frage seiner neuronalen Implementierung eine Vereinfachung darstellt, zeigen Experimente, die einen starken Einfluss visueller und kognitiver Faktoren auf die Wahrnehmung des Raumes während Sakkaden ausweisen. So neigen wir beispielsweise dazu, ein Muster, das kontinuierlich sichtbar ist, als stationär zu interpretieren, obgleich es sich während einer Sakkade bewegt haben mag, während eine diskontinuierliche Präsentation eines perisakkadisch versetzten Objektes typischerweise als Bruch der Objektkonstanz erlebt wird (Deubel et al. 1998).

Zusammenfassung

Augenbewegungen dienen dem Sehen, indem sie entweder das Bild der visuellen Umwelt auf der Retina stabilisieren (eigenbewegungskompensierende Augenbewegungen) oder aber das Bild eines interessierenden Objektes in der Fovea plaziern (zielgerichtete Augenbewegungen). Die zwei Formen zielgerichteter Augenbewegungen sind die Sakkaden, die Objektbilder mit höchster Geschwindigkeit aus der Peripherie der Retina in die Fovea verschieben, und langsame Augenfolgebewegungen, die die Fovea nachführen, sollte sich das Objekt langsam und stetig relativ zum Betrachter bewegen. Beide werden unter natürlichen Bedingungen durch Kopfbewegungen unterstützt, die dafür sorgen, dass die Augen nicht an die mechanischen Grenzen stoßen. Zielgerichtete Augenbewegungen erfordern eine Auswahl des interessierenden

Objektes und die Ermittlung seiner Position und Bewegung. Die optimale Anpassung der Augenbewegungen erfolgt im Falle langsamer Augenfolgebewegungen nach Art eines typischen Regelkreises, der die Abweichung des Blickzielbildes von der Fovea minimiert. Im Falle von Sakkaden basiert die optimale Anpassung der Sakkadengröße auf einer Adjustierung von Sakkadenparametern, die Erfahrungen über die Angemessenheit der gemachten Sakkaden in Rechnung stellt. Das visuelle System verfügt über elaborierte Mechanismen, die sicherstellen, dass retinale Bildverschiebungen, die Folge der gemachten Augenbewegungen sind, nicht zu einer illusionären Wahrnehmung von Bewegung oder einer Gefährdung der Konstanz unseres Wahrnehmungsraumes führen.

29 Optische Ataxie

Marie-Therese Perenin

1909 führte Bálint den Begriff »optische Ataxie« ein, um die visuomotorische Teilsymptomatik einer komplexen neurologischen Störung eines Patienten zu beschreiben (▶ Kap. 22). Allerdings standen die Symptome innerhalb des Störungsbildes in keinem ursächlichen Zusammenhang mit der optischen Ataxie, welche überwiegend die rechte Hand des Patienten betraf. Später wurde die optische Ataxie als ein spezifisches Syndrom erkannt, dass unabhängig von perzeptiven und okulomotorischen Defiziten oder visuell gebundenen Aufmerksamkeitsstörungen auftreten kann (Garcin et al. 1967).

Entsprechend den meisten aus der Literatur bekannten Fällen entsteht optische Ataxie nach einer unilateralen Läsion des posterioren parietalen Kortex. Obwohl die Patienten grundsätzlich keine Schwierigkeiten aufweisen, Teile ihres Körpers zu berühren, sind sie typischerweise beeinträchtigt, mit der linken oder der rechten Hand nach Objekten zu greifen, die sich im kontraläsionalen Gesichtshalbfeld befinden. Daneben lassen sich noch weitere Störungsmuster differenzieren. Insbesondere kann das Danebengreifen auch nur eine der beiden Hände innerhalb nur einer der beiden Gesichtsfeldhälften betreffen (Castaigne et al. 1975; Tzavaras u. Masure 1976; Rondot et al. 1977; Perenin u. Vighetto 1988).

Die optische Ataxie wird gelegentlich auch als »visuomotorische Ataxie« oder »visuomotorische Apraxie« bezeichnet (Rondot et al. 1977; Freund 1987). Diese Begriffe wurden vorgeschlagen, um einerseits den jeweils spezifischen Aspekt der Störung hervorzuheben und andererseits den insgesamt beeinträchtigten Bewegungsablauf zu charakterisieren, der sich nicht nur auf die fehlende Genauigkeit in der Endphase der Greifbewegung beschränkt.

Die optische Ataxie stellt in ihrer isolierten Form, mit weniger als 40 publizierten Fällen, ein seltenes Syndrom dar. Manche Patienten klagen über eine »verminderte Beweglichkeit der Hand«, die sich dann als optische Ataxie diagnostizieren lässt. In ungefähr der Hälfte aller Fälle lässt sich die Symptomatik aber erst durch eine systematische Untersuchung erkennen. Dass die Patienten so selten subjektive Beschwerden angeben, beruht darauf, dass Handbewegungen in der Regel unter visueller Kontrolle erfolgen, d. h. man sieht das Objekt, das ergriffen werden soll, in der Regel direkt an. Die optische Ataxie tritt jedoch nur beim Greifen unter peripheren Sehbedingungen auf, d. h. wenn die Patienten das Ziel nicht direkt ansehen und fixieren. Letzteres tritt im Alltag allerdings höchst selten auf, so dass die Patienten ihr Defizit häufig nicht bemerken.

❗ Der Begriff »optische Ataxie« bezeichnet ein spezifisches Defizit in der Koordination und Genauigkeit visuell geleiteter Handbewegungen zu Zielen im Außenraum, das nicht auf primäre motorische, sensorische oder visuelle Störungen zurückzuführen ist. Beim Greifen nach visuellen Objekten sind die Patienten nicht nur darin beeinträchtigt, ihre Hand zur exakten Position hinzubewegen, sondern auch, das Objekt mit der Hand zu ergreifen. Typischerweise sind davon
▼

beide Hände im kontraläsionalen Gesichtshalbfeld betroffen. Dagegen können die Patienten Teile ihres eigenen Körpers ohne Schwierigkeiten berühren.

29.1   Läsionslokalisationen

Obwohl die ersten Fallbeschreibungen nur von Patienten mit posterioren parietalen Läsionen der rechten Hemisphäre berichten, geht man heute übereinstimmend davon aus, dass optische Ataxie ebenso nach linkshemisphärischen Läsionen auftreten kann. Ratcliff u. Davies-Jones (1972) berichteten als erste anhand einer Gruppe von Schussverletzten, dass Patienten, deren Greifbewegungen im kontralateralen Gesichtsfeldbereich gestört waren, Schädelläsionen im oberen Bereich der parietalen Kortexregion aufwiesen. Genauere Informationen ergab die Studie von Perenin u. Vighetto (1988). Die Autoren rekonstruierten anhand von Standardschablonen die CT-Bilder von 10 Patienten mit optischer Ataxie nach unilateraler Hirnschädigung. Sie stellten fest, dass das Zentrum des Überlappungsbereichs der Läsionen in beiden Hemisphären im intraparietalen Sulcus (IPS) lag und sich bis zum oberen Teil des inferioren Parietallappens (IPL) oder noch häufiger bis zum ventralen Anteil des superioren Parietallappens (SPL) oder bis zum Präcuneus (Pc) ausdehnte.

In einer aktuellen Studie verwendeten Karnath u. Perenin (2005) neue Techniken der Läsionsanalyse (▶ Abschn. 2.2.1), um die Frage nach der typischen Läsionslokalisation bei optischer Ataxie erneut zu untersuchen und zu ermitteln, welche Strukturen genau im menschlichen Gehirn für die Durchführung visuell geleiteter Bewegungen entscheidend sind. Eine umfangreiche Stichprobe von 16 Patienten mit unilateraler Hirnschädigung und optischer Ataxie wurde mit zwei Kontrollgruppen von insgesamt 36 hirngeschädigten Patienten verglichen, die nicht unter dieser Störung litten, aber dieselben zusätzlichen neurologischen und neuropsychologischen Symptome aufwiesen bzw. deren Läsionen ebenfalls vorwiegend den Parietallappen betrafen. Wie aus ◧ Abb. 29.1 hervorgeht, fanden die Autoren das Zentrum der Hirnschädigungen, die typischerweise zu einer optischen Ataxie führen, in der okzipitoparietalen Übergangsregion (also der Verbindung zwischen dem IPL – linksseitig zusätzlich auch SPL – mit dem oberen Okzipitalkortex). Das kritische Areal erstreckte sich medial bis zum Präcuneus nahe am parieto-okzipitalen Sulcus.

❗ Läsionen die zur optischen Ataxie (in ihrer isolierten Form) führen, betreffen typischerweise die parieto-okzipitale Übergangsregion, also die Verbindung zwischen inferiorem (und superiorem) Parietallappen mit dem superioren Okzipitalkortex. Das kritische Areal erstreckt sich medial bis zum Präcuneus nahe beim parieto-okzipitalen Sulcus. Man findet diese Läsionen entweder links- oder rechtshemisphärisch, seltener bilateral lokalisiert.

29.2   Neuropsychologische Aspekte der optischen Ataxie

29.2.1   Visuelle Wahrnehmung und Augenbewegungen

Bei den meisten Patienten mit optischer Ataxie sind das Gesichtsfeld und die Sehschärfe erhalten. Sie sind nicht nur in der Lage, Objekte und Farben im zentralen Gesichtsfeldbereich, sondern ebensogut in beiden Gesichtsfeldhälften zu erkennen. Die visuelle Raumwahrnehmung ist ebenfalls weitgehend unbeeinträchtigt. So können die Patienten genaue verbale Rückmeldungen über Distanzen und die relative Position von Objekten zueinander geben, unabhängig von dem Gesichtsfeldbereich, in dem sie präsentiert werden. Ebenso beurteilen sie korrekt, ob die Orientierung zweier Geraden im peripheren Gesichtsfeld identisch ist (Perenin u. Vighetto 1988). Selbst wenn die Patienten davon abgehalten werden, ihre Hand zu sehen, können sie sowohl die Orientierung als auch die Größe von Objekten, die im zentralen Gesichtsfeldbereich dargeboten werden, richtig einschätzen (Jeannerod et al. 1994). Patienten mit optischer Ataxie zeigen damit genau die umgekehrte Symptomatik von Patienten mit visueller Agnosie (▶ Kap. 12).

Die meisten Patienten mit optischer Ataxie weisen keine gravierenden Defizite in der Okulomotorik auf. Allerdings können bei Zeigeaufgaben gelegentlich subklinische Sakkadenstörungen im EOG nachgewiesen werden. Neben erhöhten Bewegungslatenzen wurden auch unregelmäßige Bewegungsabläufe in Form von Treppenmustern festgestellt. Dies war vor allem bei Augenbewegungen zu Reizen im kontraläsionalen Gesichtsfeld zu beobachten (Perenin u. Vighetto 1988). Trotzdem können visuell-perzeptive und/oder okulomotorische Störungen nicht als Ursache für die optische Ataxie angesehen werden, da sie bei weitem nicht in jedem Fall anzutreffen sind.

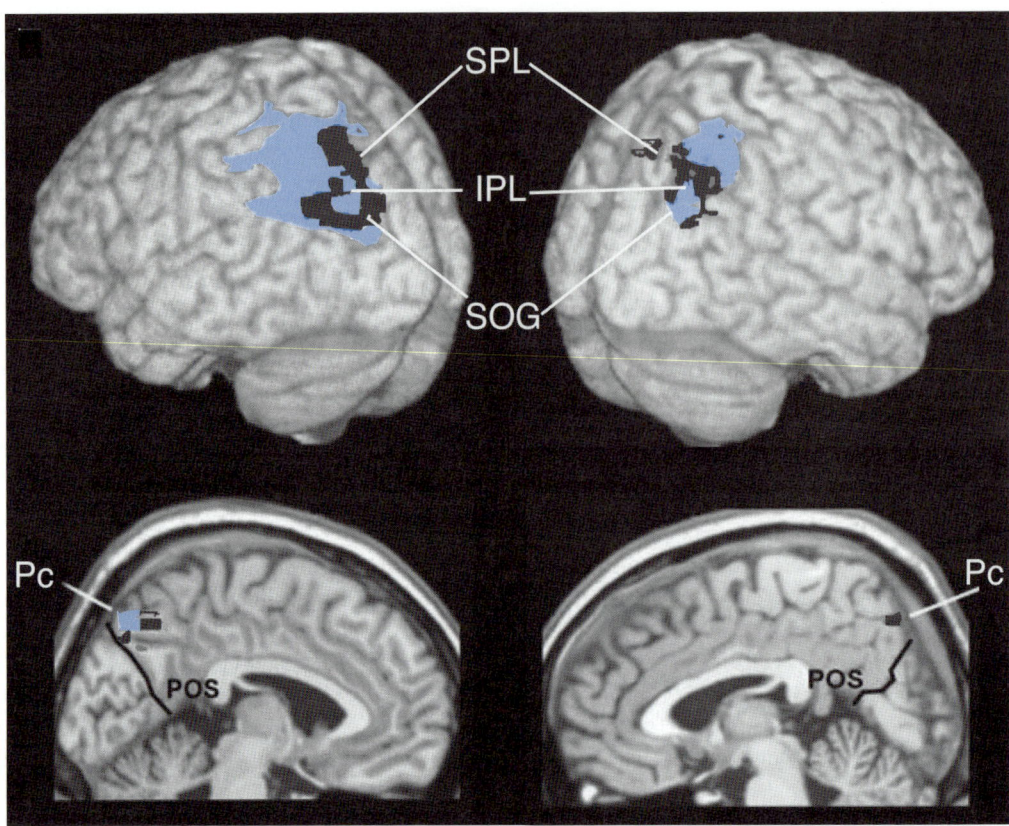

Abb. 29.1. Lateral- und Medialansicht der Regionen typischer Läsionsüberlappung bei optischer Ataxie (nach Karnath u. Perenin 2005). Die Schädigungsorte von 10 Patienten mit optischer Ataxie nach linksseitiger Hirnschädigung sowie 6 optischer Ataxie-Patienten nach rechtsseitiger Hirnschädigung wurden jeweils übereinandergelegt. Von diesem Überlappungsmuster subtrahiert wurden die Schädigungsorte zweier Kontrollgruppen, die entweder entsprechend ihrer neurologischen und neuropsychologischen Symptome (Kontrollgruppe A) mit den optischen Ataxie-Patienten vergleichbar waren bzw. ebenso wie diese eine Schädigung des parietalen Kortex (Kontroll-gruppe B) aufwiesen. Der *blaue Bereich* kennzeichnet den bei optischer Ataxie typischerweise geschädigten Bereich im Kontrast zur ersten Kontrollgruppe, der *dunkelgraue Bereich* den Kontrast zur zweiten Kontrollgruppe. Das für optische Ataxie typische Läsionsareal umfasst die parieto-okzipitale Übergangsregion und erstreckt sich medial bis zum Präcuneus (*Pc*) nahe dem parieto-okzipitalen Sulcus (*POS*). *SPL* superiorer parietaler Lobulus; *IPL* inferiorer parietaler Lobulus; *SOG* superiorer okzipitaler Gyrus, *Pc* Präcuneus. Der parieto-okzipitale Sulcus (*POS*) ist auf der Medialansicht *schwarz* markiert. (Nach Karnath u. Perenin 2005)

29.2.2 Proximale und distale Komponenten der optischen Ataxie

In den ersten Fallbeschreibungen wurde die optische Ataxie hauptsächlich als direktionale Störung der Greifbewegung beschrieben, d. h. als räumliche Ungenauigkeit der Armbewegung wenn die Hand zum Ziel transportiert wird. Im Gegensatz zu dieser sog. »proximalen Komponente« der Greifbewegung wurde die »distale Komponente«, d. h. die präzise Handöffnung in Antizipation der Form eines gleich zu greifenden Objekts, zunächst kaum beachtet. Genauere Untersuchungen hierzu fanden erst in den 80er Jahren statt, als sich parallel zu Tiermodellen der optischen Ataxie die Vorstellung entwickelte, dass beim Greifen extrinsische (=räumliche Lokalisation) und intrinsische (=Form) Objekteigenschaften über zwei getrennte, aber miteinander interagierende Input-Output-Kanäle verarbeitet werden. Man nimmt an, dass über einen der beiden Kanäle die proximale und über den anderen die distale Komponente der Greifbewegung gesteuert wird. Belege für diese Theorie stammen überwiegend aus Entwicklungsstudien bei Kindern und jungen Affen sowie aus Split-Brain-Experimenten, die eine

Dissoziation zwischen den beiden Komponenten der Greifbewegung aufzeigen (Überblick in Jeannerod 1988). Beispielsweise führte beim Affen die Entfernung der posterioren parietalen Brodmann Areale 5 und 7 (Lamotte u. Acuna 1978) oder nur der Area 7 (Faugier-Grimaud et al. 1978) zu einer schweren Störung der Transportphase des Greifens. Letztere bestand in einer Abweichung zur Seite der Läsion, die weitgehend auf den kontraläsionalen Arm beschränkt war. Dagegen führt die Entfernung des IPL beim Affen auch zu pathologischen Veränderungen der Handbewegungen, wobei Hand und Finger nicht mehr der Objektform angepasst werden können (Haaxma u. Kuypers 1975). Inzwischen ist bekannt, dass bei den meisten Patienten mit optischer Ataxie beide Bewegungskomponenten in gleichem Ausmaß gestört sind (Perenin u. Vighetto 1988).

Störung der Transportphase (Proximale Komponente der Greifbewegung)

Während das Greifen mit der ipsiläsionalen Hand sowohl im ipsiläsionalen, als auch im zentralen Gesichtsfeld mit dem von Normalpersonen vergleichbar ist, werden die deutlichsten Beeinträchtigungen im kontraläsionalen Gesichtsfeldbereich beobachtet. Nach einer relativ lange dauernden und zögernd durchgeführten Bewegung verfehlen die Patienten das zu greifende Objekt (◘ Abb. 29.2). Dabei sind die räumlichen Abweichungen vom Zielobjekt sehr groß (10–40°) und bleiben unkorrigiert. In wesentlich geringerem Ausmaß zeigt sich auch die ipsiläsionale Hand im kontraläsionalen Gesichtsfeld beeinträchtigt. Hierbei können die meisten Fehler mit Hilfe von taktilen oder visuellen Hinweisreizen korrigiert werden. Dieser sog. »Gesichtsfelddeffekt« (= beide Hände sind im kontraläsionalem Gesichtsfeld betroffen) ist ein nahezu konstanter Befund bei Patienten mit optischer Ataxie. Neben dem Feldeffekt wurde bei linkshirnig geschädigten Patienten auch ein »Handeffekt« beobachtet. Hierbei verfehlte die rechte Hand Objekte in **beiden** Gesichtsfeldhälften, wenn die Hand und das Objekt nur peripher wahrgenommen werden konnten (vgl. Ratcliff u. Davies-Jones 1972).

In allen Fällen verbesserte sich die Leistung entscheidend, wenn die Personen ihren Blick auf das Objekt richten konnten. Unter dieser Bedingung traten außer bei einem Patienten keine Fehler mehr auf. Es wurden jedoch auch wenige Fälle von optischer Ataxie unter zentralen Sehbedingungen beschrieben (Garcin et al. 1967; Pierrot-Desseilligny et al. 1986; Buxbaum u. Coslett 1997). Dieser schwerere Subtyp bildet sich im chronischen Erkrankungsstadium der Hirnschädigung zurück.

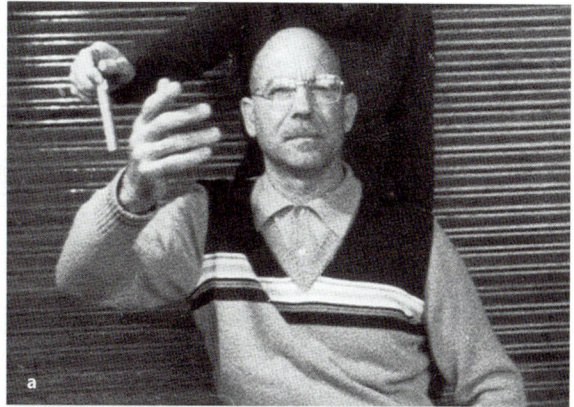

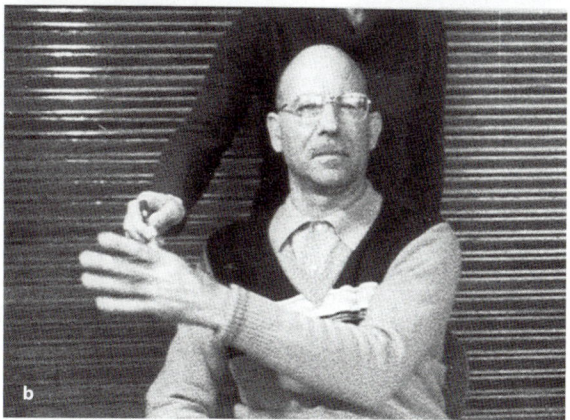

◘ **Abb. 29.2.** Patient mit einer linksparietalen Läsion, der mit seiner rechten Hand bei einem Objekt, das in seinem rechten Gesichtsfeld dargeboten wird, danebengreift (**a**). Eine schwächer ausgeprägte Ungenauigkeit der Greifbewegung besteht auch für die linke Hand (**b**)

Im Gegensatz zu dem deutlichen Abweichen beim Greifen nach visuellen Objekten im Außenraum sind zielgerichtete Bewegungen zu Körperteilen exakt und kinematisch unauffällig. Entsprechendes gilt auch für das Zeigen auf auditorische Stimuli.

Störung des Ergreifens (Distale Komponente der Greifbewegung)

Distale visuomotorische Defizite waren in jedem einzelnen Patienten mit optischer Ataxie in der Studie von Perenin u. Vighetto (1988) feststellbar. Wenn die Patienten aufgefordert wurden, ihre Hand durch ein ovales Loch in einer Scheibe zu stecken, die unter konstanter Greifdistanz in unterschiedlichen Winkeln präsentiert wurde, zeigten sowohl rechts- als auch linkshirnig geschädigte Patienten Störun-

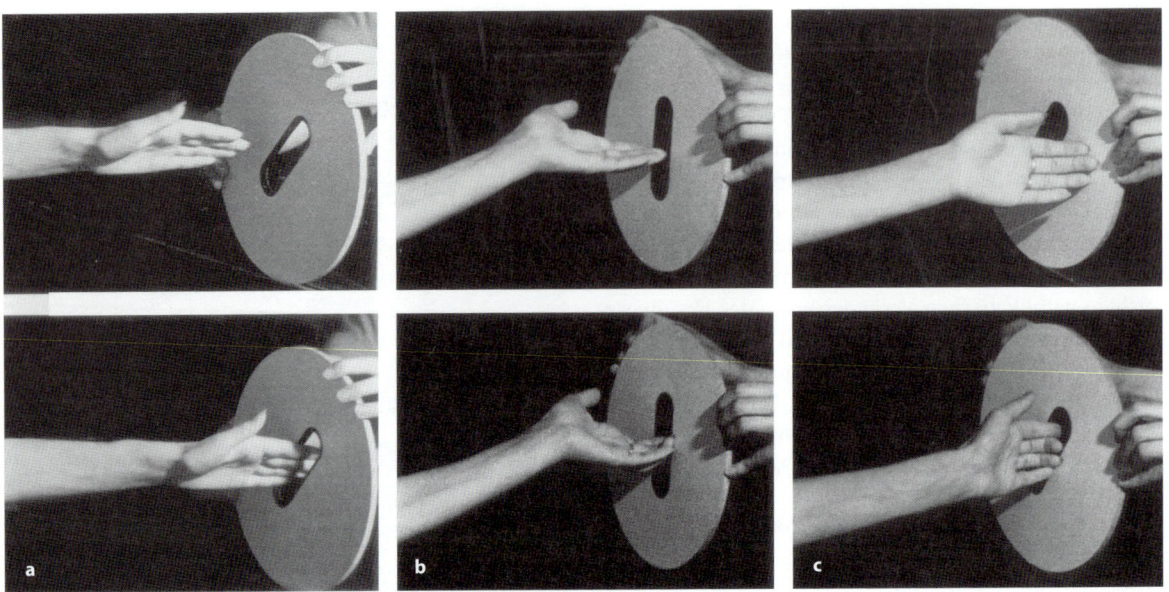

🔹 **Abb. 29.3a–c.** Patient nach rechtsparietaler Läsion in einer Aufgabe zur Handorientierung. **a** Normale Reaktion, **b** Orientierungsfehler, **c** räumlicher Fehler. Linke Hand im rechten Halbfeld (**a**) und im linken Halbfeld (**b, c**)

gen der Handorientierung. Bei Patienten mit rechtshemisphärischen Läsionen traten diese Fehler, unabhängig von der verwendeten Hand, nur im Gesichtsfeld kontralateral zur Läsion auf. Im Gegensatz dazu zeigten alle linkshemisphärisch geschädigten Patienten nicht nur einen »Feldeffekt«, sondern zusätzlich einen »Handeffekt« (🔹 Abb. 29.3).

Die Abweichungen von der vorgegebenen Handorientierung variierte in den meisten Fällen zwischen 45 und 90°. Allerdings konnte manchmal eine völlige Inversion der normalen Handposition auftreten. Außerdem scheiterten in beiden Testsituationen alle Patienten daran, ihre Hand- und Fingerposition dem vorgegebenen Umriss der Öffnung anzupassen. So konnte bei allen Patienten während der gesamten Transportphase eine flache Handstellung mit ausgestreckten Fingern beobachtet werden. Die beschriebenen distalen Störungen traten über verschiedene Hand-/Gesichtsfeldkombinationen genauso häufig auf wie die räumlichen Fehler. Sie verbesserten sich ebenfalls, wenn es den Personen möglich war, das Objekt mit den Augen zu fixieren. Allerdings war in einer anderen Studie, die an jeweils einem links- und rechtshirnig geschädigten Patienten aus der von Perenin und Vighetto untersuchten Gruppe durchgeführt wurde, noch ein distales Defizit unter zentralen Sehbedingungen feststellbar, wenn die Hand nicht gesehen werden konnte (Jeannerod 1986a).

Sobald Patienten mit optischer Ataxie das Zielobjekt erreicht haben, sind sie zumeist in der Lage, taktile Hinweise zu nutzen, um adäquate exploratorische und objektbezogene Fingerbewegungen durchzuführen. Das umgekehrte Störungsmuster, im Sinne eines beeinträchtigten objektbezogenen Verhaltens, bei weitgehend intakten Greifbewegungen, wurde für Patienten mit parietalen (wahrscheinlich mehr anterior gelegenen Läsionen) beschrieben (Pause et al. 1989).

Das typische Erscheinungsbild der optischen Ataxie, in Form einer kombinierten Störung von Arm- und Handbewegungen während des Greifens, stimmt mit den Ergebnissen klassischer tierexperimenteller Arbeiten bei Affen überein. Dies betrifft nicht nur die Konsequenzen von Läsionen, sondern auch die Ergebnisse von Einzelzellableitungen, wo weitgehend gemischte Neuronenpopulationen für die Verarbeitung von Arm- und Handbewegung im posterioren parietalen Kortex gefunden wurden (z. B. Mountcastle et al. 1975; Lynch 1980). Neuere Studien demonstrierten jedoch auch einige seltene Beispiele für eine Dissoziation zwischen den beiden Komponenten der Greifbewegung bei optischer Ataxie. In diesen Fällen wurde ein selektives Defizit der Handöffnung bei normaler Transportphase beobachtet. Bei einem dieser Patienten, der ein zurückgebildetes Bálint-Holmes-Syndrom aufwies, war die gestörte Handöffnung in Videoaufzeichnungen immer noch nachweisbar. Dies trat vor allem beim Ergreifen kleiner und neutraler (gegenüber vertrauten) Objekten auf oder wenn die visuelle Kontrolle der Hand unterbunden war. Das Ergreifen von Objekten war entweder unmöglich oder es erfolgte mit der palmaren Fläche der Hand bei übersteigerter Handöffnung (Jeannerod et al. 1994). In einer anderen Studie wurde ausschließlich bei Patienten nach Läsionen im anterioren Teil des IPS eine übersteigerte Öffnung der kontraläsionalen Hand zu Beginn der Transportphase (»preshaping«-Defizit) beobachtet (Binkofski et al. 1998). Dieselben Autoren fanden mittels fMRI bei Normalpersonen eine spezifische Aktivierung in dieser Region während des Greifens. Obwohl der dorsale parietale Kortex generell bei objektorientierten Handlungen aktiviert ist, konnten einige Studien den Befund eines mehr anterioren, ventralen Fokus (einschließlich eines Teils der Area 40) für Greifen und Handbewegungen bestätigen (Grafton et al. 1992, 1996; Faillenot et al. 1997; Binkofski et al. 1999). Diese Region repräsentiert beim Menschen wahrscheinlich die Area AIP des Affen. In dieser Area sind hochspezialisierte Neurone lokalisiert, die während der Handöffnung zu Beginn der Transportphase (»preshaping«) und bei objektbezogenen Handlungen aktiv sind. Diese Neurone zeigen darüber hinaus spezifische Aktivierungen für bestimmte Objektformen und/oder -größen (Sakata et al. 1997). Neurone, die in der Transportphase aktiviert werden, scheinen dagegen über verschiedene Regionen des IPS, der Area 5 und 7 sowie der parieto-okzipitalen Übergangsregion verteilt zu sein (Caminiti et al. 1996; Galletti et al. 1997; Colby & Duhamel 1996; MacKay 1992).

❶ Die optische Ataxie betrifft zwei verschiedene Bewegungskomponenten: (I) eine als »misreaching« bezeichnete direktionale Ungenauigkeit der Transportphase (die proximale Komponente der Greifbewegung) und (II) eine gestörte Handöffnung (»shaping«) in Antizipation der Form des zu ergreifenden Objekts (die distale Komponente der Greifbewegung). Beide Komponenten weisen bei den Patienten eine sehr ähnliche Fehlerverteilung hinsichtlich der betroffenen Hand und der betroffenen Gesichtsfeldhälfte auf.

29.2.3 Differentielle Aspekte der optischen Ataxie in Abhängigkeit von der Läsionslokalisation

Während rechtshemisphärisch geschädigte Patienten hauptsächlich einen »Feldeffekt« aufweisen (beide Hände sind im linken Gesichtsfeld betroffen), zeigen linkshemis-

phärisch geschädigte Patienten im Wesentlichen einen »Handeffekt« (die rechte Hand ist in beiden Gesichtsfeldhälften beeinträchtigt). Das Überwiegen eines »Feld«- oder »Handeffekts« deutet auf eine unterschiedliche Spezialisierung der posterioren Parietallappen beider Hemisphären beim Menschen hin. Ein weiterer Unterschied hinsichtlich der Seite der Hirnschädigung betrifft die mit der optischen Ataxie assoziierten Defizite. Sie können die Symptomatik der optischen Ataxie soweit überlagern, dass letztere erst nach systematischer Untersuchung aufgedeckt wird. So weisen Patienten nach linksseitigen Läsionen häufig eine Bandbreite von apraktischen Störungen auf (▶ Kap. 30). Dagegen kann nach überwiegend rechtshemisphärischen Schädigungen neben der optischen Ataxie ein Neglect auftreten, der eine Vernachlässigung des kontraläsionalen Armes zur Folge hat (▶ Kap. 21). Allerdings ist die optische Ataxie nicht zwangsläufig mit Apraxie oder Neglect assoziiert, was darauf hinweist, dass diese drei Syndrome unabhängige, wenngleich eng benachbarte neuronale Substrate betreffen.

❶ Die Fehler in der Transport- und Greifkomponente zielgerichteter Bewegungen hängen von der Seite der Hirnschädigung ab. Nach rechtshirniger Läsion wird überwiegend ein »Feldeffekt« beobachtet, bei dem beide Hände im linken Gesichtsfeld betroffen sind. Nach linkshirnigen Schädigungen lässt sich dagegen überwiegend ein »Handeffekt« beobachten, bei dem die rechte Hand in beiden Gesichtsfeldhälften beeinträchtigt ist. Diese Unterschiede sind vermutlich auf eine funktionale Asymmetrie der Parietallappen beider Hemisphären beim Menschen zurückzuführen.

29.3 Psychophysische Aspekte der optischen Ataxie

29.3.1 Spezifische Unterbrechungen visuomotorischer Transformationen

Greifbewegungen setzen sich aus zwei zeitlich aufeinanderfolgenden Phasen zusammen, die auf verschiedenen zentralen Verarbeitungsmechanismen beruhen. Die initiale Phase besteht aus einer schnellen ballistischen Bewegung, welche die Hand in die Nähe des Zielreizes transportiert. Hierfür ist die visuelle Kontrolle der Hand keine zwingende Voraussetzung; deshalb wird diese Phase auch als »Open-loop«-Komponente bezeichnet. Die Endphase der Greifbewegung besteht aus einer langsameren Komponente, wo über visuelle Rückmeldung (»closed-loop«) die Handposition in Bezug auf den Zielreiz korrigiert wird.

Klassischerweise wurde davon ausgegangen, dass die erste Phase von einem zentralen Programm gesteuert wird, welches nach Beginn der Bewegung durch Hinweisreize von außen nicht mehr modifiziert werden kann. Inzwischen wurden jedoch deutliche Hinweise darauf gefunden, dass dieses Programm während des Bewegungsablaufs kontinuierlich aktualisiert wird. Dabei erfolgt ein permanenter Abgleich zwischen der Zielposition und der aktuellen Position der Hand. Dieser sog. Feedforward-Mechansimus berücksichtigt selbst zu einem frühen Zeitpunkt der Bewegung schnelle Veränderungen in der Position eines Zielreizes (vgl. Jeannerod 1986b, 1988). Die erste Phase der Bewegung setzt damit eine komplexe Abfolge von sensomotorischen Transformationen voraus, die visuelle, propriorezeptive und motorische Signale in ein körperzentriertes Referenzsystem integrieren. Die zweite Phase basiert dagegen überwiegend auf einem allozentrischen (oder retinozentrischen) Referenzsystem.

Um Genaueres über die Störungsmechanismen bei optischer Ataxie zu erfahren, wurden in einer kleinen Gruppe von Patienten mit dieser Symptomatik Zeigebewegungen auf visuelle Stimuli mit einer 2D-Bewegungsmessmethode untersucht (Perenin u. Vighetto 1983; Perenin 1997). Die Autoren fanden, dass Patienten mit optischer Ataxie eintreffende visuelle Feedback-Information noch verarbeiten können: Wenn es den Patienten erlaubt war, ihre Hand und den Zielreiz zu sehen, waren ihre Bewegungen trotz insgesamt erhöhter Bewegungszeiten genauso präzise wie die von Normalpersonen. Dagegen zeigte sich unter peripheren Sehbedingungen, dass die schwächere räumliche Kodierung der Zielposition für eine exakte visuomotorische Transformation bei den Patienten mit optischer Ataxie nicht mehr ausreichte. Dies spiegelte sich in den gegenüber Normalpersonen wesentlich ausgeprägteren räumlichen Fehlern wider. Die dramatischen Verbesserungen, die zu beobachten waren, wenn es den Patienten erlaubt war, in die Richtung des Zieles zu blicken (obwohl das Ziel vor Beginn der Bewegung ausgeblendet wurde) weisen darauf hin, dass die Koordinatentransformation noch korrekt erfolgt, wenn retinale und okulomotorische Signale für eine genauere Definition der Position des Objekts kombiniert werden können.

Eine spezifische Unterbrechung visuomotorischer Transformationsprozesse tritt bevorzugt unter »Open-loop«-Bedingungen auf, insbesondere dann, wenn die Hand nicht

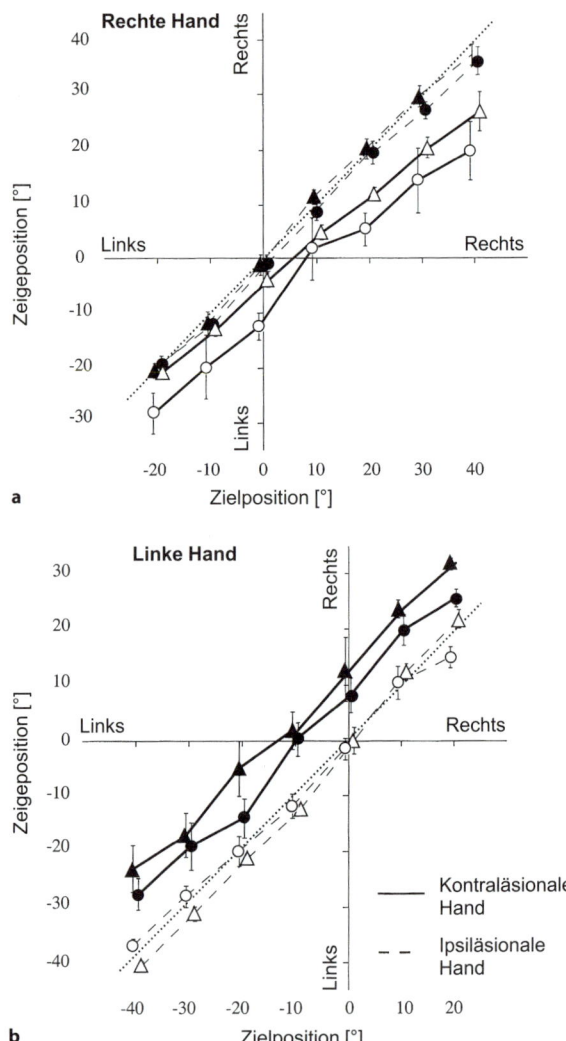

◻ Abb. 29.4. Zeigebewegungen auf visuelle Zielreize unter einer »Open-loop«-Bedingung bei 4 Patienten mit optischer Ataxie. Die Patienten wurden gebeten, den Zielreiz, der randomisiert entlang der fronto-parallelen Achse eingeblendet wurde, zu fixieren und mit dem Finger auf seine Position zu zeigen. *Weiße Symbole*: Patienten mit linkshemiphärischer Läsion; *schwarze Symbole*: Patienten mit rechtshemisphärischer Schädigung. **a** Zeigen mit der rechten Hand. **b** Zeigen mit der linken Hand. Für die kontraläsionale Hand ergab sich eine konstante Abweichung von über 10° zur Seite der Läsion. Das Zeigen mit der ipsiläsionalen Hand war unauffällig. (Nach Perenin 1997)

gesehen wird, aber die Augen den Zielreiz fixieren können. Unter diesen Umständen zeigen Patienten mit optischer Ataxie eine systematische Abweichung in Richtung der Läsion, wenn sie die kontraläsionale Hand verwenden. Anhand von ◻ Abb. 29.4 wird deutlich, dass im Allgemeinen die konstanten Fehler im gesamten Außenraum nicht mehr als 10° betragen. Dagegen sind Bewegungen mit der ipsiläsionalen Hand unauffällig.

Folglich würden die visuomotorischen Transformationen, die der kontraläsionalen Hand erlauben, sich zu einer mit den Augen fixierten Position zu bewegen, mit einem systematischen Fehler zur Seite der Läsion stattfinden. Wahrscheinlich tritt dieses armspezifische Defizit während der Transportphase der Hand auf, da die Armposition bei fehlender visueller Kontrolle schwächer kodiert wird. Entsprechend lassen sich richtungsgebundene Abweichungen kaum noch beobachten, sobald die Hand vor Beginn der Bewegung gesehen werden kann.

Damit erscheinen Patienten mit optischer Ataxie hinsichtlich visuomotorischer Transformationen auf höchster Verarbeitungsebene beeinträchtigt. Es handelt sich dabei um Prozesse, bei denen retinale Signale (peripheres Sehen) oder kopfzentrierte Signale (Open-loop Bedingung) in körper- oder schulterzentrierte motorische Repräsentationen überführt werden. In diesem Zusammenhang kommt dem parietalen Kortex eine zentrale Rolle zu (z. B. Stein 1992; Andersen 1997). In anderen Assoziationsarealen finden vermutlich Transformationen auf niedrigerem Verarbeitungsniveau statt, wenn Informationen zusätzlicher Efferenzen, wie die Positionssignale der Augen und die visuellen Signale über die Handposition, verfügbar sind.

Die Unterbrechung visuomotorischer Transformationsprozesse bei optischer Ataxie kann das initiale motorische Programm, und/oder – wie kürzlich vorgeschlagen wurde – die danach notwendige »Online-Steuerung« auf der Grundlage von Feedforward-Mechanismen betreffen. Die Untersuchung einer einzelnen Patientin mit beidseitig parietalen Läsionen zeigte keine Beeinträchtigung ihrer Leistung und insbesondere der Kinematik (d. h. der raumzeitlichen Eigenschaften) bei Zielbewegungen auf Objekte, die im fovealen Bereich wahrgenommen wurden. Demgegenüber war die Patientin nicht in der Lage, Zeige- oder Greifbewegungen während des Bewegungsablaufs zu korrigieren, wenn das Zielobjekt beim Beginn der Bewegung plötzlich seine Position veränderte (Pisella et al. 2000; Gréa et al. 2002). Ein neues Modell visuomotorischer Kontrolle besagt, dass Zielbewegungen fast ausschließlich durch Online-Korrekturen gesteuert werden und nur in geringem Maße von der initialen motorischen Programmierung abhängen. Auf der Grundlage dieser Erklärung und den Beobachtungen bei der Patientin mit beidseitig parietalen Läsionen wurde vorgeschlagen, dass der Ausfall eben dieser Online-Kontrolle (die Autoren benutzen den Begriff »Auto-Piloten«) *die* entscheidende Störung sei, die der optischen Ataxie zugrunde liegt (Rossetti et al. 2003; Glover 2003). Im Rahmen dieser Hypothese wird das oben dargestellte Störungsmuster bezüglich peripheren vs. zentralen Sehens und Open- vs. Closed-loop Bedingungen bei optischer Ataxie damit erklärt, dass der Online-Kontrolle eine wichtige Rolle für peripheres Sehen und Open-loop Bedingungen zukäme. Ob die Hypothese die Störung tatsächlich erklären kann, muss jedoch zunächst an einer größeren Gruppe von Patienten mit optischer Ataxie überprüft werden.

Gegen die Annahme sprechen z. B. übereinstimmende Befunde bei Patienten mit optischer Ataxie, die eine Beeinträchtigung der motorischen Programmierung bei diesen Kranken nachgewiesen haben. So zeigen sich Richtungsfehler bei optischer Ataxie schon unmittelbar beim Beginn der Bewegung (◘ Abb. 29.5; siehe auch Milner 2003). Ebenso fehlen bei Patienten mit optischer Ataxie schon früh in der Transportphase die antizipatorische Orientierung und Handöffnung bei Greifbewegungen (Perenin u. Vighetto 1988).

Darüber hinaus wurde die Kinematik von Zeige- und Greifbewegungen in mehreren Einzelfällen unter Verwendung von 3D-Aufnahmetechniken analysiert. Dabei wurden meist auf der Mittellinie positionierte Zielreize verwendet. Während die Kinematik bei Zeigeaufgaben auf solche Reize normal war, traten deutliche Beeinträchtigungen oft bei Greifaufgaben auf, die bei fehlender visueller Kontrolle der Hand (Open-loop Bedingung) noch zunahmen. Sowohl frühe Parameter (Latenzen zum Bewegungsbeginn, Zeit bis zur größten Beschleunigung) wie auch späte kinematische Parameter (erheblich längere Verzögerungsphase, größere maximale Handöffnung) waren beeinträchtigt (Jeannerod 1986a, 1988; Jakobson et al. 1991; siehe aber Gréa et al. 2002). Die Dissoziation zwischen den beiden Aufgabentypen legt nahe, dass bei optischer Ataxie auch die Integration der beiden Komponenten einer Greifbewegung (Transportphase und Ergreifen) gestört ist.

> **❶ Das zentrale Problem der optischen Ataxie besteht in einer Störung visuomotorischer Transformationen auf höchstem Verarbeitungsniveau. Solche Transformationsprozesse sind bei der Ausführung zielgerichteter Handbewegungen erforderlich, wenn z. B. der Zielreiz nur peripher gesehen wird, die visuelle Kontrolle der Hand fehlt oder sich die visuelle Information zu Beginn der Bewegung verändert. In diesem Zu-**
> **▼**

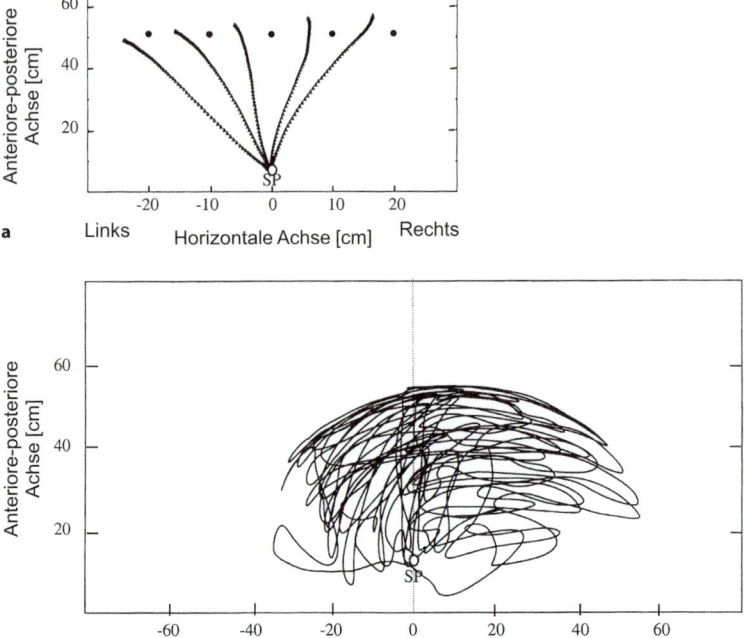

■ **Abb. 29.5.** Beispiel der Dissoziation zwischen einer systematischen Abweichung beim Zeigen auf visuelle Zielreize (**a**) und einer unauffälligen taktilen Exploration mit der kontraläsionalen Hand im Dunkeln (**b**) bei einem Patienten mit optischer Ataxie. Die Zielreize befanden sich entlang der frontoparallelen Achse (von 20° links bis 20° rechts) auf Greifdistanz. Das Zeigen und die Exploration wurden auf einem horizontalen Tisch (160×80 cm) durchgeführt. *SP* Startposition

sammenhang kommt dem parietalen Kortex eine zentrale Rolle zu. Ob diese Störung die initiale motorische Programmierung oder die Online-Kontrolle während der Bewegungsausführung betrifft, wird gegenwärtig diskutiert. Kinematische Analysen, die bei einigen Patienten durchgeführt wurden, legen nahe, dass die Koordination zwischen beiden Komponenten der Greifbewegung (Transportphase und Ergreifen) gestört ist.

29.3.2 Vergleich exploratorischer Handbewegungen und Zeigebewegungen

Es bestehen klare anatomische und klinische Hinweise darauf, dass optische Ataxie und Neglect Störungen unterschiedlicher räumlicher Funktionen widerspiegeln (Perenin 1997). Zusätzliche Argumente für die Unabhängigkeit beider Syndrome liefern Ergebnisse psychophysischer Studien. Zwar lassen sich sowohl bei optischer Ataxie, als auch bei Neglect, direktionale Abweichungstendenzen im Orientierungsverhalten feststellen, jedoch betreffen sie nicht die gleichen Bewegungen.

Bei Neglectpatienten ist die spontane Exploration beeinträchtigt, die auf höheren kognitiven Prozessen der bewussten Raumverarbeitung basiert (▶ Kap. 21). Die visuellen und taktilen Explorationsbewegungen der Patienten sind zur ipsiläsionalen Seite verschoben (Karnath et al. 1998; Karnath u. Perenin 1998). Im Gegensatz dazu sind Neglectpatienten selbst unter »Open-loop«-Bedingungen (im Dunkeln) in der Lage, zielgerichtete Armbewegungen beim Zeigen auf visuelle Reize durchzuführen. Es finden sich keine Störungen in der räumlichen Präzision oder der Kinematik zielgerichteter Bewegungen (Karnath et al. 1997; Perenin 1997; Himmelbach u. Karnath 2003).

Genau das umgekehrte Störungsmuster wurde bei Patienten mit optischer Ataxie beobachtet (■ Abb. 29.5). Obwohl sie unter »Open-loop«-Bedingungen mit der kontraläsionalen Hand systematisch zur Seite der Läsion abweichen, ist ihre taktile Exploration mit derselben Hand unbeeinträchtigt (Perenin et al. 1998). Andere Formen freier Bewegung, wie das Zeigen auf erinnerte Stimuluspositionen oder das Zeigen in einer anderen topographischen Ebene als die des Stimulus, gelingen Patienten mit optischer Ataxie ebenfalls erheblich besser als unmittelbares Zeigen (Milner et al. 1999; ▶ Abschn. 29.3.3). Im Gegensatz dazu erweisen sich Neglectpatienten in ähnlich »indirekten«, visuell geleiteten Bewegungen als weniger präzise (Milner et al. 1998; Clavagnier et al. 2000).

> ❗ Im Gegensatz zu den Abweichungen während der Greifbewegung bei fehlender visueller Kontrolle der Hand sind exploratorische Bewegungen im Dunkeln von Patienten mit optischer Ataxie unauffällig. Das Muster der Bewegungsstörung bei optischer Ataxie stellt demnach das genaue Gegenteil von dem bei Neglect auftretenden Störungsmuster dar.

29.3.3 Direkte und indirekte Zeige- und Greifbewegungen

Obwohl Patienten mit optischer Ataxie bei visuell geleiteten Handlungen stark beeinträchtigt sind, zeigen sie keinerlei Störungen beim Erkennen von Objekten oder bei der räumlichen Wahrnehmung. Genau wie normale Probanden können sie Position, Orientierung und Größe von Objekten beschreiben und vergleichen. Ihr Störungsmuster ist exakt komplementär zu dem von Patienten mit visueller Formagnosie infolge bilateraler Temporallappen-Läsionen (▶ Abschn. 12.2.1).

Die doppelte Dissoziation zwischen diesen beiden neurologischen Störungen bildete ein zentrales Argument für die Gegenüberstellung der Funktionen »Sehen für Handlungszwecke«, vermittelt über den dorsalen, okzipitoparietalen visuellen Pfad, und »Sehen für Erkennen«, vermittelt über den ventralen, okzipitotemporalen visuellen Pfad (Milner u. Goodale 1995). Gemäß dieser Betrachtungsweise ist der dorsale Pfad hauptsächlich an der Kodierung des Raumes für Handlungszwecke beteiligt. Dies geschieht mittels verschiedener, effektorspezifischer Repräsentationen. Dabei handelt es sich um kurzlebige, unbewusste Prozesse, die für verschiedene schnelle und »online« durchgeführte sensorimotorische Transformationen – jeweils für bestimmte Handlungen – benötigt werden. Der ventrale Pfad ist dagegen in länger andauernde Prozesse zur Bildung dauerhafterer, bewusster Repräsentationen involviert, die der Objekterkennung und -kategorisierung zugrunde liegen.

Der gut dokumentierte Fall eines Patienten mit visueller Formagnosie, bei dem der ventrale Pfad ausgefallen war, zeigte unbeeinträchtigtes Ergreifen von Objekten, obwohl diese Objekte nicht erkannt werden konnten. In der Testsituation war der Daumen-Zeigefinger-Abstand des Patienten beim Greifen gut auf die Größe rechteckiger, neutraler Objekte angepasst, während das bloße Anzeigen der Größe der Objekte durch den Daumen-Zeigefinger-Abstand (d. h. ohne Ausführung einer Greifbewegung) beeinträchtigt war. Außerdem ging die Genauigkeit von visuell geleiteten Handbewegungen und die Anpassung der Handöffnung insbesondere dann stark zurück, wenn diese Bewegungen erst 5 Sekunden nach Verschwinden des Zielobjekts ausgeführt werden durften (Milner u. Goodale 1995). Offensichtlich arbeitet der bei diesem Patienten (wahrscheinlich) intakte dorsale Pfad auf einer sehr kurzen Zeitskala.

In den letzten Jahren bemühten sich verschiedene Studien um Klärung der Frage, ob bei optischer Ataxie entsprechende Defizitmuster zu finden sind. Da Patienten mit optischer Ataxie wahrscheinlich einen indirekten, wahrnehmungsbasierten Verarbeitungsmodus bei der Ausführung visuell geleiteter Bewegungen nutzen können, zeigten sie in verzögerten – im Vergleich zu unmittelbar ausgeführten – Zeigebewegungen weniger Beeinträchtigungen. Diese Beobachtung wurde zum ersten Mal bei einem Fall mit bilateraler optischer Ataxie gemacht (Patient AT). Erstaunlicherweise zeigte AT eine paradoxe Verbesserung der Genauigkeit beim Zeigen auf Ziele, wenn die Zeigebewegungen erst mit einer Verzögerung von 5 Sekunden nach dem Verschwinden des Ziels ausgeführt werden durften (Milner et al. 1999). Kontrollprobanden zeigten demgegenüber eine Verschlechterung ihre Zeigeleistungen in derselben Bedingung. Dieses Ergebnis konnte bei anderen Patienten mit optischer Ataxie repliziert und auf andere Bewegungsparameter erweitert werden (siehe z. B. die in ◻ Abb. 29.6a dargestellten Bewegungstrajektorien). Paradoxe Verbesserungen bei verzögerter Aufgabenausführung wurden auch bei Greifbewegungen einer Patientin mit optischer Ataxie beobachtet. Im Gegensatz zum unmittelbaren Ergreifen eines Objekts wurde bei der Patientin adäquates Skalieren des Daumen-Zeigefinger-Abstands in Relation zur jeweiligen Objektgröße beobachtet, wenn das Ergreifen des Objekts verzögert ausgeführt wurde (◻ Abb. 29.6b; Milner et al. 2003). Insgesamt sprechen diese Ergebnisse für die Annahme zweier separater Systeme der Raumrepräsentation im Gehirn des Menschen.

> ❗ Patienten mit optischer Ataxie zeigen eine Verbesserung ihrer Leistungen bei visuell geleiteten Ziel- und Greifbewegungen, wenn Stimulus und Reaktion zeitlich oder räumlich getrennt sind (also in Verzögerungsbedingungen oder beim bloßen perzeptuellen Abgleich). Das Gegenteil trifft für Patienten mit visueller Formagnosie zu.

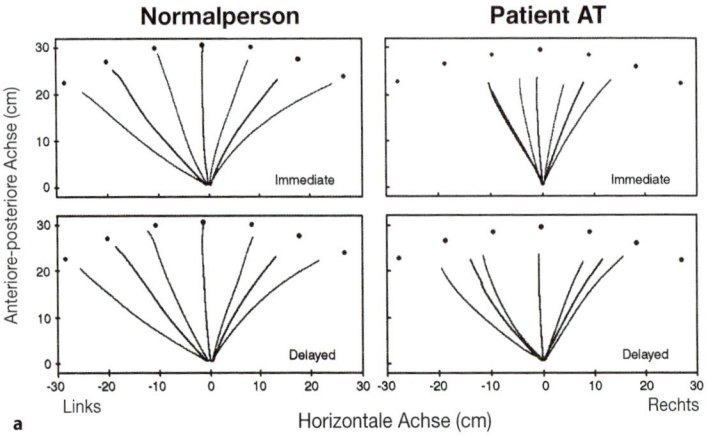

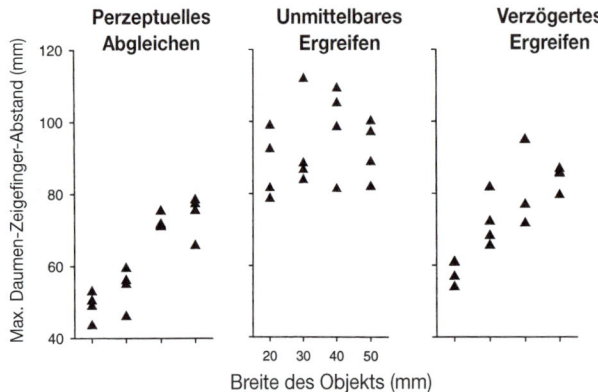

Abb. 29.6. a Gemittelte Trajektorien beim unmittelbaren und beim verzögerten Zeigen eines gesunden Kontrollprobanden und eines Patienten mit optischer Ataxie mit bilateralen parietalen Läsionen (Patient AT). Die visuellen Ziele (hier dargestellt als *Punkte*) erschienen einzeln und in zufälliger Reihenfolge für 2 s auf einem horizontal orientierten Tisch links oder rechts der Mittellinie. Die Probanden hatten auf diese Ziele zu zeigen, sobald sie erschienen (unmittelbare Zeigebedingung), oder durften erst 5 s, nachdem der Reiz bereits wieder verschwunden war, auf die erinnerte Zielposition zeigen (verzögerte Zeigebedingung). **b** Maximaler Daumen-Zeigefinger-Abstand eines Patienten mit optischer Ataxie mit bilateralen parietalen Läsionen in einer perzeptuellen Ableichaufgabe und in 2 Greifaufgaben (unmittelbares und verzögertes Ergreifen). Das Experiment wurde unter denselben zeitlichen Darbietungsbedingungen wie unter **a** ausgeführt. (Nach Milner et al. 2003)

Zusammenfassung

Als »optische Ataxie« bezeichnet man ein klinisch eigenständiges Störungsbild, das durch eine spezifische Beeinträchtigung der Koordination und der Genauigkeit visuell geleiteter, zielgerichteter Bewegungen charakterisiert ist, die nicht auf primäre motorische, sensorische oder visuelle Defizite zurückzuführen sind. Typischerweise sind die Patienten beeinträchtigt, im kontraläsionalen Gesichtsfeld dargebotene visuelle Objekte zu greifen, wohingegen sie

problemlos Teile ihres eigenen Körpers gezielt berühren können. Es finden sich systematische Abweichungen der Armbewegung zur Seite der Läsion, wenn die kontraläsionale Hand ohne visuelle Kontrolle bewegt wird. Die Läsionen, die eine optische Ataxie hervorrufen, betreffen den parieto-okzipitalen Übergangsbereich der rechten oder der linken Hemisphäre. Für gewöhnlich sind sowohl die proximale Komponente (Transport der Hand zum Ziel) als auch

▼

die distale Komponente (das anschließende Ergreifen eines Objekts) der Bewegung betroffen. Rechtshemisphärisch geschädigte Patienten weisen überwiegend gesichtsfeldbezogene Defizite auf (beide Hände sind im linken Gesichtsfeld betroffen), während bei linkshemisphärischen Läsionen die kontraläsionale Hand beeinträchtigt ist (in beiden Gesichstfeldhälften ist die rechte Hand betroffen). Dieser Unterschied weist auf eine mögliche funktionale Asymmetrie der Parietallappen beider Hemisphären beim Menschen hin. Das Hauptproblem der Patienten mit optischer Ataxie betrifft vermutlich die höchste Ebene visuomotorischer Transformationsprozesse. Es wird angenommen, dass der parietale Kortex oder eine Subgruppe parietaler Neurone bei diesen Prozessen eine entscheidende Rolle spielt. Gegenwärtig wird diskutiert, ob die Störung die initiale motorische Programmierung oder die Online-Kontrolle während der Ausführung der Bewegung betrifft. Vergleichende kinematische Untersuchungen an einigen Patienten legen nahe, dass die Koordination zwischen beiden Komponenten der Greifbewegung (Transportphase und Ergreifen) gestört ist. Im Gegensatz zum Abweichen bei Greifbewegungen sind Explorationsbewegungen im Dunkeln, ebenso wie andere Arten von freien, spontanen Bewegungen, bei Patienten mit optischer Ataxie unbeeinträchtigt. Demnach ist bei optischer Ataxie genau das umgekehrte Muster von Bewegungsstörungen wie bei Patienten mit Neglect zu beobachten. Dissoziationen der Leistung in direkten und indirekten Zeige- und Greifaufgaben (verzögerte Ausführung oder mit verschobenen Objekten) finden sich auch bei visueller Formagnosie. Diese Befunde unterstützen die Annahme zweier separater Systeme zur Raumrepräsentation im menschlichen Gehirn. Das dorsale System (oberer Teil des posterioren parietalen und parietookzipitalen Kortex) scheint hauptsächlich an der Kodierung des Raumes für sofort auszuführende Handlungen beteiligt zu sein. Das ventrale (temporoparietale) System liefert dagegen dauerhaftere, bewusste Repräsentationen, die räumlicher Kognition und Bewusstsein zugrunde liegen.

30 Apraxie

Georg Goldenberg

Das Leitsymptom der Apraxie sind motorische Fehlhandlungen, die weder auf »elementare« motorische Behinderungen noch auf mangelhaftes Verständnis der Aufgabe zurückgeführt werden können. Diese Definition ist allerdings vage. Je nachdem, welche Arten von Fehlhandlungen man berücksichtigt und wo man die Grenze zur »elementaren« Behinderung zieht, kann sie eine breite Kollektion von ganz unterschiedlichen Symptomen umfassen.

Traditionell wird jedoch unter dem Begriff Apraxie eine Gruppe von Symptomen zusammengefasst, denen gemeinsam ist, dass sie Folge linkshirniger Läsionen sind und dass sie sich in Fehlhandlungen nicht nur der rechten, sondern auch der zur Läsion ipsilateralen linken Körperseite äußern. Bewegungsstörungen, die dieser Definition entsprechen, können Gesicht und Mund oder die Gliedmaßen

▼

betreffen. Dieses Kapitel beschränkt sich auf die Gliedmaßenapraxie.

Die Gliedmaßenapraxie manifestiert sich in 3 Arten von Handlungen: Imitieren von Gesten, Ausführung bedeutungsvoller Gesten auf Aufforderung, und Gebrauch von Werkzeugen und Objekten. Traditionell werden diese 3 Manifestationen oft einer Dichotomie zwischen »ideatorischer« und »ideomotorischer« Apraxie zugeordnet (► Unter der Lupe »Klassifikation der Gliedmaßenapraxie«). In diesem Kapitel werden sie aber als 3 Domänen motorischer Aktionen behandelt, die unterschiedliche Probleme für die kognitive Modellierung der Handlungskontrolle stellen. Dabei werden wir sehen, dass auch bei rechtshirnigen Läsionen einzelne Aspekte dieser Handlungen beeinträchtigt sein können. Um die Nomenklatur nicht zu verwirren, werden wir jedoch den Ausdruck »Apraxie« für die Folgen linkshirniger Läsionen reservieren.

ⓘ Unter dem Begriff Apraxie wird eine Gruppe von Symptomen zusammengefasst, denen gemeinsam ist, dass sie Folge linkshirniger Läsionen sind und dass sie sich in Fehlhandlungen nicht nur der rechten, sondern auch der zur Läsion ipsilateralen linken Körperseite äußern. Die Gliedmaßenapraxie manifestiert sich in 3 Arten von Handlungen: Imitieren von Gesten, Ausführung bedeutungsvoller Gesten auf Aufforderung, und Gebrauch von Werkzeugen und Objekten.

30.1   Imitieren von Gesten

30.1.1   Imitieren als Prüfung der motorischen Ausführung

Ein Ansatz zum Verständnis gestörten Imitieren geht von einem hierarchischen Schema der motorischen Handlungskontrolle aus (Liepmann 1908a; Barbieri u. De Renzi 1988). Dieses Schema nimmt zwei Ebenen der motorischen Kontrolle an: Eine höhere Ebene, auf der ein Handlungsplan

Klassifikation der Gliedmaßenapraxie

Vielfach wird bei der Gliedmaßenapraxie zwischen einer »ideatorischen« und einer »ideomotorischen« Form unterschieden. Diese Einteilung geht auf Liepmanns (1908a) hierarchisches Modell der Handlungskontrolle zurück. Bei der ideatorischen Apraxie soll der Entwurf der Handlung fehlerhaft sein, bei der ideomotorischen Apraxie hingegen die Umsetzung des Entwurfs in motorische Aktionen (❏ Abb. 30.1). Diese theoretische Unterscheidung macht zunächst keine Voraussagen dahingehend, dass ideatorische und ideomotorische Apraxie verschiedene Arten von Aktionen betreffen oder zu verschiedenen Arten von Fehlern führen.

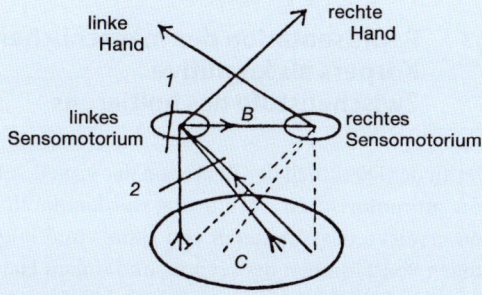

Horizontalschema

B = Balken.   C vertritt den Gesamtkortex.

❏ **Abb. 30.1.** Liepmanns Horizontalschema. Bei Liepmanns »Horizontalschema« der Handlungskontrolle handelt es sich um ein abstraktes kognitives Modell, das von Liepmann aber mit Absicht so dargestellt wurde, dass es sich direkt auf die Anatomie des Gehirns projiziert. Der Entwurf des Handlungsplanes ist eine Leistung des Gesamtkortex. Nur die linke Hemisphäre ist aber imstande, diesen Plan in motorische Kommanden umzusetzen, die direkt vom linken »Sensomotorium« an die rechte Hand, und indirekt über den Balken und das rechte Sensomotorium an die linke Hand weitergegeben werden. Läsionen in 2 unterbrechen die Umsetzung des Bewegungsplans in motorische Aktionen und verursachen daher Apraxie beider Hände

Es wurden verschiedene Vorschläge gemacht, wie man zwischen fehlerhaftem Entwurf und fehlerhafter Ausführung von Gesten und Aktionen unterscheiden könnte. Ein Vorschlag war, die Unterscheidung der beiden Fehlerquellen auf das Imitieren von Gesten zu stützen. Fehlerhaftes Imitieren soll eine »ideomotorische« Apraxie anzeigen, kann allerdings eine zusätzliche »ideatorische« Komponente nicht ausschließen (Liepmann 1908a; Barbieri u. De Renzi 1988). Eine anderer Vorschlag war, dass bei der ideomotorischen Apraxie einzelne Gesten und der Umgang mit einzelnen Objekten gestört sind, während die ideatorische Apraxie die richtige sequentielle Ordnung von Handlungsfolgen betrifft (Poeck 1983a).

Eine weitere Interpretation der Begriffe ideatorisch und ideomotorisch wurde von Morlaas (1928) vorgeschlagen. Er bezeichnete Störungen des Gebrauchs von Werkzeugen und Objekten als ideatorische Apraxie und Störungen von Gesten ohne Objekt als ideomotorische Apraxie. Die ideomotorische Apraxie betrifft demnach gleichermaßen das Imitieren von Gesten wie die Ausführung symbolischer Gesten (De Renzi u. Lucchelli 1988). Wenn in der modernen Literatur von ideomotorischer und ideatorischer Apraxie gesprochen wird, ist meist diese Einteilung gemeint, wobei aber manche amerikanische Autoren die ideatorische Apraxie lieber als »konzeptuelle« Apraxie bezeichnen (Heilman et al. 1997; Rothi et al. 1997).

Keines der vorgeschlagenen Unterscheidungskriterien sagt die tatsächlich beobachteten Zusammenhänge und Dissoziationen zwischen verschiedenen Manifestationen der Apraxie durchgängig richtig voraus. Da die Gültigkeit des hierarchischen Modells der Handlungskontrolle, aus dem die Dichotomie von ideatorisch und ideomotorisch abgeleitet wurde, insgesamt zweifelhaft ist, scheint es besser, die Klassifizierung in »ideatorisch« und »ideomotorisch« ganz fallen zu lassen.

entworfen und das Ziel der motorischen Aktion festgelegt wird und eine nachgeschaltete, in der dieser Plan in motorische Programme umgesetzt wird. Es wird angenommen, dass beim Imitieren der Handlungsplan vorgegeben und daher nur seine Umsetzung in motorische Programme geprüft wird. Das hierarchische Modell sagt voraus, dass Patienten, die fehlerhaft imitieren, auch Fehler machen, wenn

sie Gesten aus dem Gedächtnis abrufen, wie z.B., wenn sie auf verbale Aufforderung zeigen, wie man mit einem Hammer hämmert oder wie man eine lange Nase zeigt. Weiters sagt das Modell voraus, dass es keinen Unterschied macht, ob bedeutungsvolle und bedeutungslose Gesten imitiert werden. Beide Vorhersagen folgen aus dem hierarchisch sequentiellen Aufbau des Modells, in dem die Umsetzung in

Bedeutungsvolle Gesten

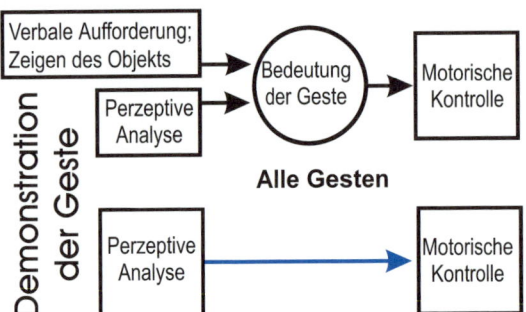

30.1.2 Direkte Route von Perzeption zur motorischen Ausführung

Die visuoimitative Apraxie kann durch die Annahme einer direkten Route von der visuellen Perzeption zur motorischen Ausführung von Gesten erklärt werden (Rothi et al 1997; ◘ Abb. 30.2). Über diese direkte Route können alle Arten von Gesten imitiert werden. Bedeutungsvolle Gesten sind aber auch im Langzeitgedächtnis gespeichert und können von dort abgerufen werden, wenn ihre Bedeutung vorgegeben wird. Dank der Repräsentation im Langzeitgedächtnis können sie unter Umgehung der direkten Route durch Verstehen und anschließendes Reproduzieren imitiert werden. Eine Unterbrechung der direkten Route äußert sich daher klinisch nur beim Imitieren bedeutungsloser Gesten.

◘ **Abb. 30.2.** Die direkte Route für das Imitieren von Gesten führt von der visuellen Perzeption zur motorischen Ausführung. Sie kann sowohl für bedeutungslose als auch für bedeutungsvolle Gesten verwendet werden. Bedeutungsvolle Gesten können aber auch durch Bezug auf das im semantischen Gedächtnis gespeicherte Wissen über ihre Bedeutung abgerufen und imitiert werden

30.1.3 Repräsentation des menschlichen Körpers als kognitive Zwischenstufe des Imitierens

motorische Programme dem Handlungsentwurf nachgeschaltet ist. Die beim Imitieren geprüfte Umsetzung eines Entwurfs in motorische Aktionen ist daher eine gemeinsame Endstrecke, durch die alle Gesten hindurch müssen. Diesen Vorhersagen widerspricht die Beobachtung von Patienten mit »visuo-imitativer Apraxie«, die bedeutungslose Gesten fehlerhaft imitieren, aber bedeutungsvolle Gesten sowohl auf verbale Aufforderung korrekt ausführen als auch imitieren können (Mehler 1987; Goldenberg u. Hagmann 1997).

Zweifel an der Direktheit der Route von der visuellen Perzeption zur motorischen Ausführung wurden durch den Befund erweckt, dass Imitieren von Hand- und Fingerstellungen von Läsionen der rechten und linken Hemisphäre unterschiedlich betroffen wird (Goldenberg 1996; Goldenberg u. Strauss 2002; ◘ Abb. 30.3). Patienten mit linkshirnigen Läsionen haben mit beiden Arten von Gesten Schwierigkeiten, die für Handstellungen deutlicher sein können als für Fingerstellungen. Patienten mit rechtshirnigen Läsionen machen Fehler ausschließlich

Abb. 30.3. Hand und Fingerstellungen. Beispiele für Hand- und Fingerstellungen, die verschiedene Empfindlichkeit für links- und rechtshirnige Läsionen zeigen

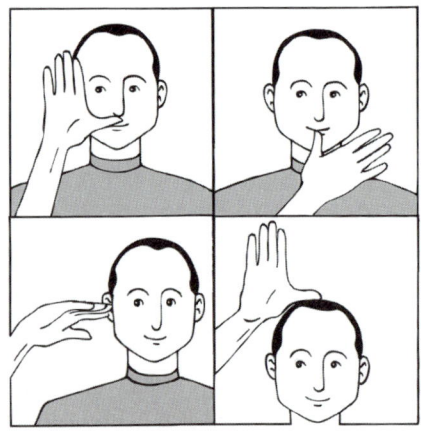
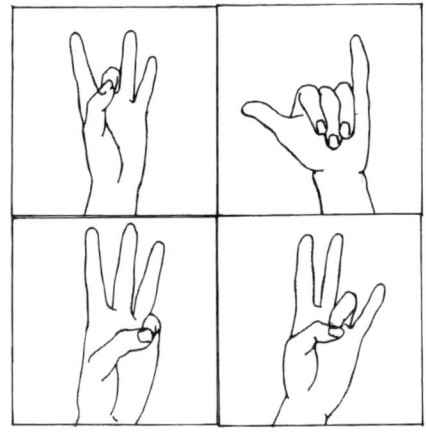

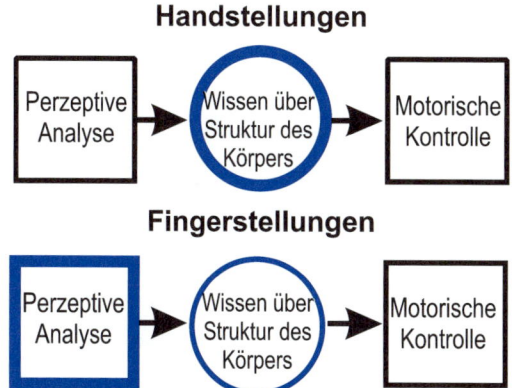

Abb. 30.4. Imitieren von Hand und Fingerstellungen. Ein Modell der Komponenten des Imitierens. Die rote Umrandung deutet die Wichtigkeit der Komponente für die jeweilige Aufgabe an

beim Imitieren von Fingerstellungen. Es fällt schwer, diese Dissoziation auf die Unterbrechung einer einzigen direkten Route zu beziehen. Plausibler erscheint, dass links- und rechtshirnige Läsionen verschiedene Prozesse betreffen, die in verschiedenem Ausmaß zum Imitieren von Hand und Fingerstellungen benötigt werden.

Abbildung 30.4 zeigt ein Modell, das die Dissoziation zwischen Hand- und Fingerstellungen erklären kann. Es nimmt an, dass zwischen der visuellen Analyse der gezeigten Geste und ihrer motorischen Ausführung eine Zwischenstufe eingeschaltet ist, in der die Gesten unter Bezug auf Wissen über die Struktur des menschlichen Körper kodiert werden. Dieses Wissen spezifiziert die charakteristischen Merkmale und Grenzen von Körperteilen. Es ermöglicht, die Gesten als Kombinationen einer begrenzten Zahl von Körperteilen zu kodieren. Diese Kodierung reduziert die vielen visuellen Details der Geste auf wenige bestimmende Merkmale und abstrahiert dabei sowohl von unwesentlichen und zufälligen Variationen in der exakten Ausführung als auch von Unterschieden in Körpergröße und räumlicher Position zwischen der vorzeigenden und der imitierenden Person. Sie gilt gleichermaßen für die gesehene und die ausgeführte Geste und konstituiert damit eine »lingua franca« zwischen visueller Wahrnehmung und motorischer Ausführung.

Handstellungen könnten größere Anforderungen an das Wissen über den menschlichen Körper stellen als Fingerstellungen. Die Handstellungen betreffen Stellungen der Hand relativ zu Kopf und Gesicht. Um sie zu kodieren, ist Wissen über die Abgrenzungen einer großen Zahl sehr

differenzierter Körperteile (z.B. Rücken, Unterseite und Flanke der Nase; Kinn, Unterlippe, und Oberlippe) nötig. Hingegen bestehen Finger aus einem Satz uniformer Körperteile, deren Definition und Abgrenzung durch die serielle Position erschöpfend beschrieben werden kann. Fehlender Zugang zum konzeptuellen Wissen über den Körper könnte daher für Fingerstellungen eher kompensiert werden als für Handstellungen.

Die perzeptive Analyse, die der Kodierung vorangeht, ist hingegen für Fingerstellungen schwieriger als für Handstellungen. Eben weil Finger ein Satz uniformer Körperteile sind, die sich nur durch die serielle Position unterscheiden, stellt die Analyse einer Fingerstellung hohe Ansprüche an exakte visuospatiale Analyse. Hingegen sind die in die Handstellungen involvierten Körperteile in ihrem Aussehen deutlich verschieden und auch ohne gründliche visuospatiale Exploration leicht zu unterscheiden.

Aus diesen Überlegungen wurde die Hypothese abgeleitet, dass linkshirnige Läsionen den Zugang zum Wissen über den Körper beeinträchtigen und rechtshirnige Läsionen die visuospatiale Analyse der gezeigten Gesten. Störungen der motorischen Ausführung, die im hierarchischen Erklärungsmodell als wichtigste Ursache gestörten Imitierens angesehen wurden, kommen in diesem Modell gar nicht mehr vor. Das Modell sagt daher voraus, dass Störungen des Imitierens bedeutungsloser Gesten auch nachweisbar sein müssten, wenn gar keine motorische Ausführung der zu imitierenden Geste verlangt wird. Tatsächlich wurde gezeigt, dass Patienten mit einseitigen Hirnläsionen gleichartige Störungen wie beim Imitieren von Hand- und Fingerstellungen haben, wenn sie die vorgezeigten Gesten an einer Puppe nachstellen oder aus einer Auswahl von Photos heraussuchen sollen (Goldenberg 1995, 1999b).

30.1.4 Anatomie – Rolle des linken unteren Parietallappens

In den Frühstadien nach Hirninfarkten können linksseitige Läsionen des Frontallappens, des Parietallappens, der Basalganglien oder der subkortikalen weißen Substanz das Imitieren beeinträchtigen. Das Ausmaß der Störung hängt hauptsächlich von der Größe der Läsion ab (Kertesz u. Ferro 1984). Im weiteren Verlauf werden aber persistente Störungen des Imitierens in erster Linie bei parietalen Läsionen beobachtet (Basso et al 1987b, Haaland et al. 2000). Auch bei der Untersuchung des Imitierens an Patienten mit chirurgischen Exzisionen der Hirnrinde wurden die schwersten Störungen nach links parietalen Exzisionen gefunden (Kolb u. Milner 1981). Die visuo-imitative Apraxie, also die selektive Störung des Imitierens, ist an Läsionen des linken Parietallappens gebunden (Mehler 1987; Goldenberg u. Hagmann 1997). Entscheidend dürften dabei die Intraparietalfurche und die ventral angrenzenden Abschnitte des Parietallappens (Brodmann-Area 40 und 39) sein (◻ Abb. 30.5). Ausgedehnte Läsionen in derselben Region können zur Autotopagnosie führen, bei der Patienten unfähig sind, auf verbale Aufforderung oder in Imitation auf einzelne Körperteile zu zeigen. Dies wäre gut mit der Hypothese vereinbar, dass der Zugang zum Wissen über die Struktur des menschlichen Körpers von der Integrität des linken unteren Parietallappens abhängt.

> ❗ Die Hypothese, dass gestörtes Imitieren Ausdruck einer Störung der motorischen Ausführung korrekt entworfener Gesten ist, kann nicht erklären, warum es Patienten gibt, bei denen selektiv das Imitieren bedeutungsloser Gesten gestört ist. Dieser Befund könnte durch die Unterbrechung einer direkten Route von visueller Perzeption zur motorischen Ausführung erklärt werden. Die Beobachtung, dass linkshirnige und rechtshirnige Läsionen verschiedenen Einfluss auf das Imitieren von Hand- und Fingerstellungen haben, legt aber nahe, dass es auch in der kognitiven Architektur mindestens zwei Orte gibt, an denen Imitieren gestört werden kann. Möglicherweise beeinträchtigen rechtshirnige Läsionen die visuospatiale Exploration der gezeigten Gesten und linkshirnige Läsionen ihre Kodierung mit Bezug auf Wissen über die Struktur des menschlichen Körpers. Innerhalb der linken Hemisphäre dürfte dabei dem unteren Parietallappen eine prominente Rolle zukommen.

30.2 Bedeutungsvolle Gesten

Bedeutungsvolle Gesten dienen der Kommunikation. Sie können nach ihrem Verhältnis zum wichtigsten Kommunikationskanal des Menschen, der Sprache, klassifiziert werden. An einem Ende eines Kontinuums bedeutungsvoller Gesten steht sprachbegleitendes Gestikulieren, das die Ausdruckskraft des Gesagten unterstreicht und sprachliche Botschaften präzisiert, aber keine vom Sprachfluss unabhängigen Bedeutungen überträgt. Am andere Ende stehen die Zeichen der Taubstummen, die eine vollwertige und von der gesprochenen Sprache unabhängige Sprache bilden

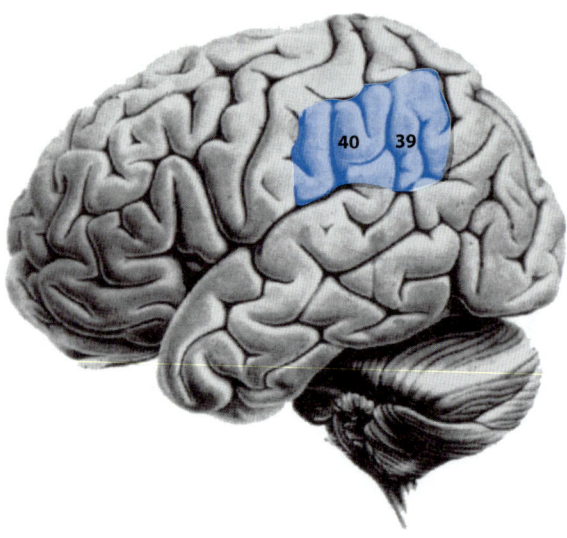

◻ **Abb. 30.5.** Anatomie. Läsionen des unteren Parietallappen verursachen Apraxie. Es ist derzeit nicht klar, ob auch Abschnitte innerhalb des unteren Parietallappens, der die Brodmann-Area 39 und 40 umfasst, verschieden große Bedeutung für die Apraxie haben

(McNeill 1992). Die Diagnostik und Erforschung des Einflusses der Apraxie auf kommunikative Gesten beschränkt sich traditionell auf Gesten, die in der Mitte des Kontinuums liegen. Sie können eigenständige Bedeutungen übertragen und ohne begleitende Sprache verstanden werden, aber sie können nicht nach syntaktischen Regeln zu einer eigenen Sprache kombiniert werden. Man könnte diese Gesten als symbolische Gesten bezeichnen. Dazu gehören einerseits Gesten mit einer konventionell festgelegten Bedeutung (»Embleme«) wie z.B. die »lange Nase« oder das »Horn«, andererseits Pantomimen des Objektgebrauchs. In der Pantomime wird ein Objekt angedeutet, indem Handbewegungen seines Gebrauchs gezeigt wird. Pantomimen sind mit wenigen Ausnahmen nicht konventionalisiert. Ihre Produktion ist eine kreative Leistung, bei der aus dem Wissen über den Objektgebrauch eine adäquate gestische Darstellung abgeleitet werden muss. Diese Anforderung ähnelt dem Zeichnen von Objekten aus dem Gedächtnis, bei dem aus dem Wissen über das Aussehen des Objektes eine adäquate graphische Darstellung abgeleitet werden muss.

Die auf den ersten Blick willkürlich erscheinende Eingrenzung der Apraxie auf eine Störung der Ausführung symbolischer Gesten entspricht anscheinend tatsächlichen Unterschieden in der zerebralen Grundlagen kommunikativer Gesten. Einzelfallstudien zeigen, dass sowohl die

Zeichensprache von Taubstummen (Corina et al. 1992) als auch spontanes sprachbegleitendes Gestikulieren (Lausberg et al. 2000) unabhängig von der Ausführung symbolischer Gesten gestört oder erhalten sein können.

Die folgenden Ausführungen konzentrieren sich, wie auch die Mehrzahl der dazu durchgeführten Studien, auf die Pantomime des Objektgebrauchs. Sie gelten aber mit etwas veränderter Schwerpunktsetzung auch für kommunikative Gesten mit konventionalisierter Bedeutung.

30.2.1 Pantomimische Darstellung des Wissens über Objektgebrauch

Um den Gebrauch eines Objektes darzustellen, ist zunächst Wissen über seinen richtigen Gebrauch nötig. Darüber hinaus verlangt die pantomimische Darstellung den Abruf dieses Wissens außerhalb des funktionellen Kontextes des realen Gebrauchs und seine Darstellung durch die ohne Objekt ausgeführte Handbewegung. Für die Annahme, dass die Produktion der Pantomime fehlerhaft sein kann, obwohl Wissen über die mit dem Gebrauch verbundenen Handbewegungen vorhanden ist, spricht die Beobachtung von Patienten, die selbst fehlerhafte Pantomimen produzieren, aber in Videopräsentationen unterscheiden können, ob eine Pantomime richtig ist oder nicht (Heilman et al. 1982). Anscheinend ist zur Ausführung der Pantomime des Objektgebrauchs noch mehr notwendig als Wissen über die mit dem richtigen Objektgebrauch verbundenen Handbewegungen.

Innerhalb eines hierarchischen Modells der Bewegungskontrolle (siehe oben) kann die aktive pantomimische Darstellung des Wissens als Problem der motorischen Ausführung aufgefasst werden (Barbieri u. De Renzi 1988). Da wir aber im vorigen Abschnitt die Berechtigung des hierarchischen Modells in Zweifel gezogen haben, werden wir eine andere Interpretation der gestörten pantomimischen Darstellung des Wissens über Objektgebrauch diskutieren.

Ein Hinweis auf die besondere Schwierigkeit der Darstellung symbolischer Gesten lässt sich aus den Instruktionen ableiten, mit der die verschiedenen Manifestationen der Apraxie geprüft werden. Beim Imitieren verlangt der Untersucher: »Machen Sie nach, was ich mache« und bei der Prüfung auf realen Objektgebrauch: »Benutzen Sie dieses Objekt«. Hingegen wird bei der Prüfung der Pantomime verlangt: »Zeigen Sie, wie sie das Objekt benützen würden«. Es wird also die Darstellung einer nur vorgestellten

und im gegebenen Kontext nicht realisierten Handlung verlangt. Die Unfähigkeit, solche den Untersuchungskontext transzendierende Darstellungen zu geben, wurde unter anderem als Asymbolie (Finkelnburg 1870) oder als Verlust der abstrakten Haltung (Goldstein u. Gelb 1918) bezeichnet und als ein Charakteristikum aphasischer Patienten gesehen. Die definitorische Vagheit dieser Begriffe macht es schwer, sie in kognitive Modelle einzubauen und experimentell zu überprüfen. Es lässt sich aber aus ihnen die Vorhersage ableiten, dass ähnliche Probleme wie mit der Pantomime von Objektgebrauch auch mit anderen Arten symbolischer Darstellungen auftreten sollten.

30.2.2 Pantomimische und zeichnerische Darstellung

Ähnliche Anforderungen an die Darstellung von abwesenden Objekten und Sachverhalten stellt das Zeichnen von Gegenständen aus dem Gedächtnis. Weitere Parallelen zwischen Zeichnen und der Pantomime des Objektgebrauchs bestehen darin, dass es keine formellen Regeln dafür gibt, ob die Darstellung richtig oder falsch ist, und dass nur wenige Menschen über ein umfassendes Repertoire von gut eingeübten Darstellungen verfügen. Tatsächlich sind Zeichnungen aphasischer Patienten häufig entdifferenziert. Es fehlen ihnen charakteristische Merkmale, die Normalpersonen darstellen, um den Gegenstand zu charakterisieren, wie z.B. das Gewinde der Glühbirne, die Spitze des Bleistifts, die Borsten der Zahnbürste oder die Krümmung der Banane (Gainotti et al. 1983). Eine Gruppenstudie, die Pantomime und Zeichnen von Patienten mit linkshirnigen Läsionen und Aphasie untersuchte, fand, dass diese Patienten in beiden Leistungen beeinträchtigt waren, aber die Störung der Pantomime mehr Patienten betraf und auch schwerer war als die des Zeichnens (Goldenberg et al. 2003). Dieses Ergebnis wäre mit der Hypothese einer allgemeinen Asymbolie vereinbar, wenn man annimmt, dass die Darstellung von Objekten nur durch Bewegungen ihres Gebrauchs, wie sie in der Pantomime gefordert wird, höhere Anforderungen an Abstraktion und Auswahl charakteristischer Merkmale stellt als die zeichnerische Darstellung ihres Aussehens. Dass aber allgemeine Asymbolie nicht der einzig mögliche Grund für Versagen bei Zeichnen und Pantomime sein kann, wird durch Einzelfallstudien von Patienten belegt, bei denen selektiv nur eine dieser Fertigkeiten ausgefallen und die andere erhalten war (Ochipa et al. 1997; Goldenberg 1992).

> ❗ Die Apraxie betrifft kommunikative Gesten mit symbolischer Bedeutung, während sowohl sprachbegleitendes Gestikulieren als auch die Zeichensprache von Taubstummen unabhängig davon erhalten oder gestört sein können. Zumeist wird die Pantomime des Objektgebrauchs untersucht. Diese erfordert einerseits Abruf von Wissen über den richtigen Gebrauch von Objekten, andererseits die Fähigkeit, dieses Wissen gestisch darzustellen, ohne das Objekt wirklich in die Hand zu nehmen. Es ist fraglich, wieweit eine Störung der zweiten Komponente Ausdruck einer allge meinen »Asymbolie« ist.

30.3   Werkzeug- und Objektgebrauch

Anders als bei der Pantomime des Objektgebrauchs wird beim wirklichen Werkzeug- und Objektgebrauch Wissen über den Gebrauch durch die adäquaten Stimuli, nämlich die zu benutzenden Objekte, aktiviert. Fehler bei dieser Prüfung deuten daher darauf hin, dass dieses Wissen verloren oder nicht mehr zugänglich ist (Morlaas 1928; De Renzi u. Lucchelli 1988).

Die Annahme, dass die Patienten ihr Wissen über den richtigen Gebrauch von Objekten verloren haben, könnte zur Erwartung führen, dass sie ihr gesamtes Wissen über Objekte verloren haben. Sie wären dann unfähig, die Objekte zu erkennen und zu benennen (▶ Kap. 12). Dem widersprechen Beobachtungen von einzelnen Patienten, die unfähig sind, Objekte richtig zu gebrauchen, aber sehr wohl fähig sind, andere Eigenschaften derselben Objekte anzugeben und die Objekte zu benennen (Buxbaum et al. 1997; Sirigu et al. 1995). Umgekehrt wurden Patienten mit assoziativer Agnosie (▶ Abschn. 12.2.2) beschrieben, die nicht mehr sagen konnten, wie Gegenstände heißen und wozu sie dienen, aber sie dennoch richtig anfassten und bewegten (Sirigu et al. 1991; Buxbaum et al. 1997).

30.3.1   Arten von Wissen über richtigen Objektgebrauch

Man kann sich 2 Arten von Wissen über den richtigen Gebrauch von Werkzeugen und Objekten vorstellen (Vaina u. Jaulent 1991; Goldenberg u. Hagmann 1998b; Hodges et al. 1999): Zum einen kann es im semantischen Gedächtnis »Gebrauchsanweisungen« geben, die angeben, wie bekannte Objekte üblicherweise anzuwenden sind. Zum anderen kann man aus der physikalischen Struktur von Objekten direkt auf ihre möglichen Funktionen schließen. Zum Beispiel sind Gegenstände mit einer glatten und harten Oberfläche zum Hämmern geeignet und Gegenstände mit einer scharfen Kante zum Schrauben oder zum Schneiden. Der direkte Schluss von der Struktur auf mögliche Funktionen erlaubt es, Funktionen unbekannter Objekte zu erkennen und auch bekannte Objekte für andere als die üblichen Zwecke einzusetzen. So kann man erkennen, dass man einen Nagel mit einer Zange, aber nicht mit einem Schraubenzieher, einschlagen kann, weil dem Schraubenzieher die Steifigkeit und die ebene Oberfläche fehlen, die nötig sind, um die Wucht des Schlages auf den Nagelkopf zu übertragen. Direktes Schließen von der Struktur auf die Funktion ist eine Voraussetzung für mechanisches Problemlösen (◘ Abb. 30.6).

Als Hinweis auf die Intaktheit der im semantischen Gedächtnis gespeicherten Gebrauchsanleitungen kann die Pantomime des Objektgebrauchs geprüft werden. Der umgekehrte Schluss, dass bei fehlerhafter Pantomime die Gebrauchsanleitungen unzugänglich sind, ist allerdings nur beschränkt möglich, da die Fehler bei der Pantomime auch die gestische Darstellung des verfügbaren Wissens betreffen können (▶ oben). Wissen über die Funktionen von Gegenständen kann auch mit Aufgaben geprüft werden, in denen Gegenstände danach beurteilt werden müssen, ob sie die gleiche Funktion erfüllen (z.B. Nagelschere und Klipper, aber nicht Nagelschere und Gartenschere) oder ob sie funktionell zusammenhängen (z.B. Hammer mit Nagel, aber nicht Hammer mit Schraube). Der direkte Schluss von der Struktur auf die Funktion und mechanisches Problemlösen können geprüft werden, indem für eine Aufgabe statt dem üblichen Werkzeug eine Auswahl von anderen Werkzeugen angeboten wird, von denen sich eines zum Ersatz des üblichen Werkzeugs eignet (z.B. für das Einschlagen eines Nagels eine Zange, eine Nadel und ein Schraubenzieher). Eine andere Möglichkeit der Prüfung besteht in der Darbietung unbekannter Werkzeuge, aus denen das geeignete für eine bestimmte Funktion herausgesucht werden muss (◘ Abb. 30.5).

Patienten mit linkshirnigen Läsionen machen sowohl bei Tests, die Wissen über die übliche Funktion prüfen, als auch bei solchen, die den direkten Schluss von der Struktur auf mögliche Funktionen erfordern, mehr Fehler als Kontrollpersonen oder Patienten mit rechtshirnigen Läsionen (Heilman et al. 1997; Goldenberg u. Hagmann 1998b). Es scheint also, als würden beide Quellen des Wissens über richtigen Objektgebrauch von der Integrität linkshirniger

◘ **Abb. 30.6.** Novel-Tool-Test. Die Fähigkeit, von der Struktur auf mögliche Funktionen zu schließen, kann mit der Aufgabe geprüft werden, unbekannte Werkzeuge und Objekte zu benutzen. In diesem Novel-Tool-Test bestand die Aufgabe darin, jeweils ein Werkzeug auszusuchen und damit den Zylinder hochzuheben. Die linken Abbildungen zeigen die Auswahl der Werkzeuge, die rechten den Ansatz des richtigen Werkzeugs. (Nach Goldenberg u. Hagmann 1998b)

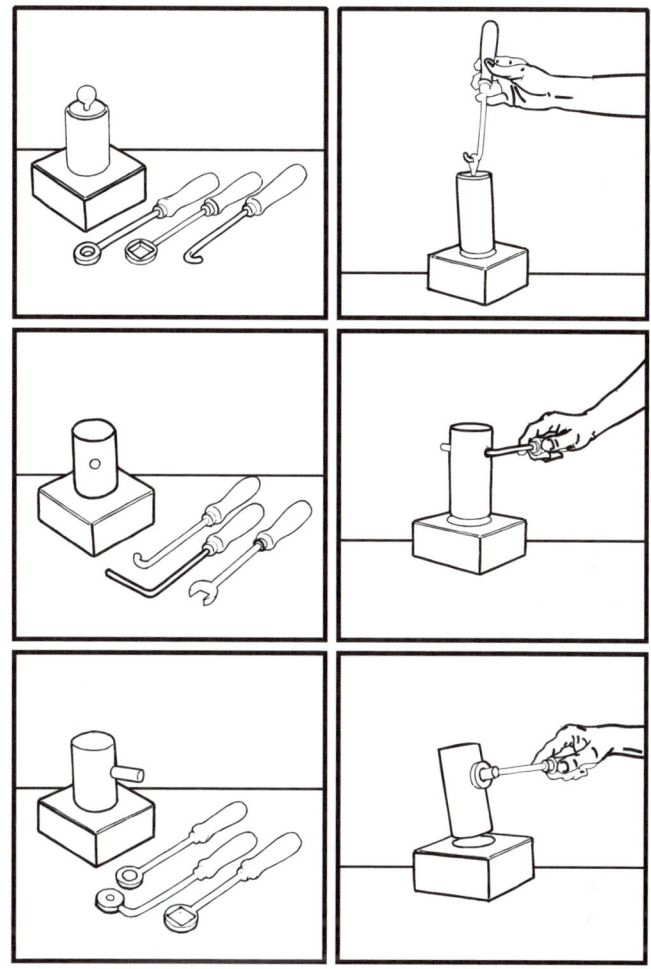

Regionen abhängen. Einzelne Befunde sprechen aber dafür, dass Abruf von Gebrauchsanleitungen und direkter Schluss von Struktur auf Funktion dennoch unabhängig voneinander gestört oder erhalten sein können. Die wenigen dokumentierten Fälle, in denen nur eine der Quellen des Wissens über Objektgebrauch ausgefallen war, deuten darauf hin, dass die Fähigkeit von der Struktur auf Funktion zu schließen, eng an den Parietallappen gebunden ist, während der Abruf der Gebrauchsanleitungen auch von der Integrität temporaler und frontaler Hirnregionen abhängt (Goldenberg u. Hagmann 1998b; Hodges et al 1999).

❶ **Wissen über den richtigen Gebrauch von Werkzeugen und Objekten kann zwei Quellen haben: Gebrauchsanleitungen, die im semantischen Gedächtnis gespeichert sind, und die Fähigkeit, von der Struktur eines Objektes direkt auf seine möglichen Funktionen zu schließen. Linkshirnige Läsionen beeinträchtigen beide Quellen, aber Einzelfallstudien deuten darauf hin, dass die Fähigkeit von der Struktur auf die Funktion zu schließen eng an den Parietallappen gebunden ist, während der Abruf der Gebrauchsanleitungen auch von temporalen oder frontalen Regionen abhängt.**

30.3.2   Komplexe Handlungsfolgen mit mehreren Objekten

Die bisherige Diskussion des Objektgebrauchs bezog sich auf einfache Aktionen mit einem Werkzeug und einem Objekt, wie z.B. das Einschlagen eines Nagels mit dem Hammer oder das Kämmen der Haare mit einem Kamm. Komplexe Handlungsfolgen mit mehreren Werkzeugen und Objekten wie z.B. die Zubereitung einer Mahlzeit stellen Ansprüche, die über die Aktivierung von Wissen über den richtigen Gebrauch einzelner Werkzeuge und Objekte hinausgehen. Sie erfordern eine Planung der richtigen Reihenfolge und des Ineinandergreifens der einzelnen Handlungsschritte sowie die Auswahl der für den jeweils aktuellen Handlungsschritt benötigten Werkzeuge. Um den Überblick über alle benötigten Werkzeuge und Objekte und auch über den Stand der schon abgeschlossenen Handlungsschritte zu behalten, werden räumliche Exploration und Arbeitsgedächtnis gefordert. Wenn unvertraute Geräte benutzt werden oder wenn eine Hemiparese zur einhändigen Ausführung zwingt, kann die Handlungsfolge nicht zur Gänze aus Routinen bestritten werden, sondern erfordert mechanisches Problemlösen.

Trotz der Vielfalt dieser Anforderungen dürfte bei Patienten mit linkshirnigen Läsionen die Apraxie der wichtigste Faktor für den Erfolg bei komplexen Alltagshandlungen sein. Mehrere Untersuchungen fanden bei Patienten mit linkshirnigen Läsionen hohe Korrelationen zwischen Prüfungen des einfachen Objektgebrauchs und komplexen Alltagshandlungen wie Anziehen, Brotstreichen oder Kaffeekochen, sowie auch mit der durch Befragung erhobenen Selbstständigkeit in Alltagstätigkeiten (Bjorneby u. Reinvang 1985; De Renzi u. Lucchelli 1988; Goldenberg u. Hagmann 1998a).

Während aber der einfache Objektgebrauch von Patienten ohne Apraxie i. Allg. problemlos bewältigt wird, sind Fehler bei komplexen Handlungen mit mehreren Objekten nicht auf die Apraxie beschränkt. Patienten mit rechtshirnigen und mit diffusen Hirnschädigungen scheiden dabei nicht besser ab als die mit linkshirnigen Läsionen, und auch die qualitative Analyse der Fehler zeigt keine eindeutigen Unterschiede zwischen den Gruppen (Hartmann et al. 2005; Schwartz et al. 1998, 1999). Für diese Gleichförmigkeit der Störung trotz verschiedener neurologischer Ursachen gibt es 2 Erklärungmöglichkeiten, die einander nicht unbedingt ausschließen. Eine Möglichkeit ist, dass die Patienten aus ganz verschiedenen Gründen, wie z.B. Apraxie (bei linkshirnigen Läsionen), halbseitigem Neglect (bei rechtshirnigen Läsionen), oder allgemeiner Problemlösestörung (bei Dysexekutivem Syndrom) Fehler machen. Die inhärenten funktionellen und mechanischen Zusammenhänge der komplexen Handlungsfolgen lassen aber keinen Spielraum, in dem sich die verschiedenen neuropsychologischen Störungen in verschiedener Weise manifestieren können. Ort und Art der Fehler werden vielmehr überwiegend durch die Struktur und die objektiven Schwierigkeiten der Aufgabe bestimmt. Die andere Möglichkeit ist, dass Planung und Kontrolle von komplexen Handlungsfolgen mir mehreren Objekten hohe Anforderungen an eine generelle kognitive Verarbeitungskapazität stellen, die durch alle Arten von zerebralen Läsionen beeinträchtigt wird.

Störungen komplexer Handlungsfolgen stellen jedenfalls eine Herausforderung für die kognitive Neuropsychologie dar. Es gelingt offensichtlich nicht, sie ohne weiteres auf die Syndrome der klassischen Neuropsychologie zu beziehen, und es scheint auch zweifelhaft, ob lineare »Pfeil-und-Kästchen«-Modelle der Informationsverarbeitung (▶ Kap. 12) imstande sind, die vielfältigen Einflussfaktoren und ihre Wechselwirkungen zu erfassen. Eher könnte dies durch Netzwerkmodelle gelingen, die Wechselwirkungen zwischen den objektiven Anforderungen der Aufgabe, routinierten Aktionsschemata, Problemlösekapazität und Selbstkontrolle der Zielerreichung formalisieren (Cooper u. Shallice 2000).

> ❗ **Während Fehler beim einfachen Objektgebrauch im Wesentlichen nur bei Patienten mit Apraxie auftreten, bereiten komplexe Handlungsfolgen mit mehreren Objekten auch Patienten mit anderen neuropsychologischen Störungen Probleme. Es ist zweifelhaft, ob die Beobachtung der Zahl und Art der Fehler direkte Rückschlüsse auf die zugrunde liegende Störung erlaubt.**

Zusammenfassung

Unter dem Begriff Apraxie wird eine Gruppe von Symptomen zusammengefasst, denen gemeinsam ist, dass sie Folge linkshirniger Läsionen sind und dass sie sich in Fehlhandlungen nicht nur der rechten, sondern auch der zur Läsion ipsilateralen linken Körperseite äußern. Bewegungsstörungen, die dieser Definition entsprechen, können Gesicht und Mund oder die Gliedmaßen betreffen. Die Gliedmaßenapraxie manifestiert sich in 3 Arten von Handlungen: Imitieren von Gesten, Ausführung bedeutungsvoller Gesten auf Aufforderung und Gebrauch von Werkzeugen und Objekten.

Die Hypothese, dass gestörtes Imitieren Ausdruck einer Störung der motorischen Ausführung korrekt entworfener Gesten ist, kann nicht erklären, dass es Patienten gibt, bei denen selektiv das Imitieren bedeutungsloser Gesten gestört ist. Die Beobachtung, dass linkshirnige und rechtshirnige Läsionen verschiedenen Einfluss auf das Imitieren von Hand- und Fingerstellungen haben, legt nahe, dass es auch in der kognitiven Architektur mindestens zwei Orte gibt, an denen Imitieren gestört werden kann. Möglicherweise beeinträchtigen rechtshirnige Läsionen die visuospatiale Exploration der gezeigten Gesten und linkshirnige Läsionen ihre Kodierung in Bezug auf Wissen über die Struktur des menschlichen Körpers.

Symbolische Gesten können eine konventionell festgelegte kommunikative Bedeutung haben oder pantomimisch auf Objekte verweisen. Zumeist wird die Pantomime des Objektgebrauchs untersucht. Diese erfordert einerseits Abruf von Wissen über den richtigen Gebrauch von Objekten, andererseits die Fähigkeit, dieses Wissen gestisch darzustellen, ohne das Objekt wirklich in die Hand zu nehmen. Es ist fraglich, wie weit eine Störung der zweiten Komponente Ausdruck einer allgemeinen »Asymbolie« ist.

Wissen über den richtigen Gebrauch von Werkzeugen und Objekten kann 2 Quellen haben: Gebrauchsanleitungen, die im semantischen Gedächtnis gespeichert sind, und die Fähigkeit, von der Struktur eines Objektes direkt auf seine möglichen Funktionen zu schließen. Linkshirnige Läsionen beeinträchtigen beide Quellen, aber Einzelfallstudien deuten darauf hin, dass die Fähigkeit von der Struktur auf die Funktion zu schließen, in erster Linie an den Parietallappen gebunden ist, während der Abruf der Gebrauchsanleitungen auch von temporalen oder frontalen Regionen abhängt. Während Fehler beim einfachen Objektgebrauch im Wesentlichen nur bei Patienten mit Apraxie auftreten, bereiten komplexe Handlungsfolgen mit mehreren Objekten auch Patienten mit anderen neuropsychologischen Störungen Probleme, und es ist zweifelhaft, ob die Beobachtung der Zahl und Art der Fehler direkte Rückschlüsse auf die zugrunde liegende Störung erlaubt.

VI Sprechen und Sprache

31 Neurobiologische Grundlagen des Sprechens

Hermann Ackermann

Lebewesen haben eine Vielzahl an zum Teil hochspezifischen Kommunikationssystemen ausgebildet, um motivationale Zustände wie Paarungs- und Angriffsbereitschaft oder Umweltgegebenheiten, z.B. Entfernung einer Nahrungsquelle, signalisieren zu können (Hauser 1996; Hauser u. Konishi 1999). Neben visuellen, chemischen und elektrischen Signalen werden auch Schallereignisse (akustische Kommunikation) als Medium der Informationsübertragung eingesetzt. Eine Variante akustischer Kommunikation stützt sich auf mechanische Schallquellen, z.B. das hochfrequente Flügelschwirren der Honigbiene oder die Stridulationen der Feldheuschrecke. Insbesondere Tierarten, die unter Bedingungen geringer Populationsdichte leben, dazu zählen Amphibien, Reptilien, Vögel und Säuger, haben eine weitere Form akustischer Kommunikation entwickelt: Ein »Stimmorgan«, z.B. die Syrinx der Vögel oder die Stimmlippen (Stimmbänder) des humanen Kehlkopfes (Larynx), versetzt den exspiratorischen Luftstrom in Schwingung und erzeugt dadurch Schallwellen, die dann in die Umgebung abgestrahlt werden.

Der Kehlkopf des Menschen steht in einem weit zurückreichenden entwicklungsgeschichtlichen Zusammenhang. Bei den Lungenfischen grenzt eine schlitzförmige, von einem Schließmuskel umgebene Öffnung die Lungen vom Rachenraum ab. Die niederen Formen der Amphibien haben in dieser Struktur paarige Knorpelstäbe ausgebildet, die sich dann z.B. bei den Fröschen in ein 3-teiliges primäres Kehlkopfskelett (unpaarer Ringknorpel und paarige Stellknorpel) differenzierten. Säuger, einschließlich Mensch, weisen darüber hinaus einen unpaaren Schildknorpel auf, sodass ein 4-teiliger knorpeliger Aufbau des Larynx vorliegt. Im Unterschied zum Affen sind die Stimmlippen der Menschen durch eine differenziertere Verästelung der muskulären Komponente der Stimmbänder (M. vocalis) gekennzeichnet, die eine weitaus feinere Regulierung der Stimme (Singen!) erlaubt. Darüber hinaus nimmt der Larynx beim Menschen im Vergleich zu den subhumanen Primaten eine tiefere Position in Bezug auf die Mundhöhle ein. Diese anatomische Konstellation ermöglicht ein ausgefeilteres Vokalrepertoire. Im Gegensatz zum Kehlkopf der Amphibien und Säuger, der die Luftröhre hirnwärts abschließt, findet sich das aus Membranen und Muskeln zusammengesetzte »Stimmorgan« der Vögel, die Syrinx, auf Höhe der Teilung der Trachea in die beiden Bronchien. Entgegen einer noch weit verbreiteten Vorstellung dürfte auch die Syrinx ähnlich dem Kehlkopf (▶ unten) den exspiratorischen Luftstrom durch stimmlippenanaloge Falten in Schwingung versetzen. Zumindest bei einigen Spezies greift die Syrinx auf beide Bronchien über, sodass simultan zwei unterschiedliche Klänge (»Lieder«) erzeugt werden können.

Die verschiedenen Lautäußerungen subhumaner Spezies sind keinesfalls durch eine stereotype Struktur gekennzeichnet. Beispielsweise weist der Gesang der Vögel auch innerhalb einer Art dialektale oder idiosynkratische Varianten auf, die Vokalisationen der Affen zeigen graduelle Abstufungen in Abhängigkeit von z.B. motivationalen Einstellungen, und teilweise scheinen subhumane Primaten Alarmrufe dahingehend zu differenzieren, ob sich ein Raubtier aus der Luft oder auf dem Boden nähert. Demgegenüber ist die den Menschen auszeichnende Vielfalt der Lautproduktion von anderer Art und allenfalls ansatzweise bei anderen Spezies anzutreffen. Die einzelnen Sprachen lassen sich durch ein spezifisches Inventar an konsonantalen und vokalischen Lautkategorien (Phoneme) charakterisieren. Im Gegensatz zu den einzelnen Vokalisationstypen der Vögel oder Primaten, die eine je distinkte Signalfunktion haben, z.B. Alarmruf, kommt den Sprachlautkategorien keine Bedeutung zu, sie reflektieren beispielsweise weder einen motivationalen Zustand noch referieren sie einen Gegenstand. Durch regelgeleitete Kombination dieser Elemente (Phonotaktik) lässt sich jedoch eine Vielfalt an unterschiedlichen Wortlautstrukturen (Vokabular) generieren, die eine differenziertere Signal- oder Referenzleistung ermöglichen als die Lautäußerungen der Tiere.

> ❗ Neben visuellen, chemischen und elektrischen Signalen verwenden Lebewesen auch Schallereignisse, die durch ein »Stimmorgan« (Syrinx oder Larynx) erzeugt werden, als Mittel innerartlicher Kommunikation. Im Gegensatz zu visuellen Stimuli ist akustische Informationsübertragung auch bei Dunkelheit möglich und weist eine größere Reichweite auf als z.B. chemische Duftstoffe.

31.1 Aufbau und Funktion des peripheren Sprechapparates

Ein kompliziertes Zusammenspiel von Brustkorb, Kehlkopf und Mund-Nasen-Rachen-Raum (peripherer Sprechapparat) generiert die sprachlichen Äußerungen zugrunde liegenden Schallereignisse (akustisches Sprachsignal), die dann vom Mund des Sprechers abgestrahlt werden (Kent 1998). Fast alle Sprachlaute, als Ausnahmen gelten etwa die von einigen afrikanischen Völkern eingesetzten Klicks und Implosive, entstehen durch Modulation des exspiratorischen Luftstroms. Vor dem Einsatz einer lautsprachlichen Äußerung kommt es zur Adduktion der Stimmlippen (Schluss der Glottis), und Zwerchfell als auch Thoraxmuskulatur beginnen, die Lungen zu komprimieren. Der konsekutive Anstieg des subglottalen Drucks führt, sobald ein u.a. vom Tonus der Stimmlippen abhängiger Schwellenwert überschritten wird, zur Sprengung der Glottis und versetzt die Luftsäule oberhalb des Kehlkopfes in Schwingung (Phonation). Das abrupte und rasche Entweichen von Luft aus der Trachea in den Rachen verursacht einen lokalen Druckabfall (Bernoulli-Effekt) im Bereich der Glottis mit der Folge eines abrupten Zusammenklappens der Stimmbänder (»myoelastic-aerodynamic theory of vocal fold vibration«). Die Anzahl der Öffnungs-Verschluss-Zyklen der Glottis pro Sekunde bestimmt die Grundfrequenz (F0) der generierten Schallwellen (physikalisch-akustisches Korrelat der wahrgenommenen Tonhöhe). Darüber hinaus weisen die erzeugten Schwingungen der

supraglottalen Luftsäule auch harmonische Frequenzen (ganzzahlige Vielfache der F0) auf, d.h. die Aktivität der laryngealen Schallquelle führt zu einem Klangspektrum.

Die einzelnen Vokale werden durch spezifische Einstellungen der Artikulatoren (Zunge, Lippen, Gaumensegel) »geformt«. Durch diese Modulation der räumlichen Konfiguration der Mundhöhle wird das vom Larynx generierte Klangspektrum in unterschiedlicher Weise gefiltert (»source-filter theory of vowel production«; ◘ Abb. 31.1). Konsonantale Laute entstehen durch Engebildungen insbesondere im Bereich des Mundraums oder der Lippen mit der Folge spezifischer Geräusche, z.B. »f«-Laute (Reibelaut, Frikativ), oder durch kurzfristigen Verschluss der Mundhöhle, beispielsweise im Falle des »p« (Verschlusslaut, Plosiv). Neben einer distinkten Lautstruktur, die sich als eine Sequenz von Konsonanten und Vokalen beschreiben lässt, sind sprachliche Äußerungen auch durch Akzentmuster und Intonationskonturen (Sprachmelodie) gekennzeichnet (suprasegmentale oder prosodische Eigenschaften), die beispielsweise den Unterschied von Frage und Aussage indizieren oder Affekte zum Ausdruck bringen können.

Die einzelnen Phoneme eines Sprachsystems (▶ oben) weisen auf der Ebene des akustischen Sprachsignals eine erhebliche Variabilität auf.

1. Die individuelle Morphologie des peripheren Sprechapparates beeinflusst die physikalischen Eigenschaften von Kehlkopfschallquelle und Vokaltraktfilter; darüber hinaus wirken habituelle oder motivational-emotionale Faktoren wie z.B. Sprechtempo oder affektive Zustände (affektive bzw. emotive Prosodie) auf die Mechanismen der Lautproduktion ein. Hörer vermögen dennoch sehr rasch und effizient die intendierten Sprachlaute aus dem sehr variablen akustischen Sprachsignal zu extrahieren, und sie benützen andererseits die residuale Information, um Sprecher nach Alter, Geschlecht oder Befindlichkeit (indexikalische Information) einzuordnen.

2. Die akustische Struktur eines Lautes hängt neben Sprechereigenschaften auch vom sprachlichen Kontext ab. Der Einfluss vorausgehender oder nachfolgender Phoneme auf einen Ziellaut wird als Koartikulation bezeichnet (Liberman 1996; ◘ Abb. 31.2). Diese sprachkontextabhängige Variation des akustischen Signals spiegelt die Überlappung der Artikulationsbewegungen aufeinander folgender Laute wider und erlaubt einen zumindest teilweise parallelen Informationstransfer, der mehr Worte pro Zeiteinheit zu übermitteln vermag als ein streng serieller Modus.

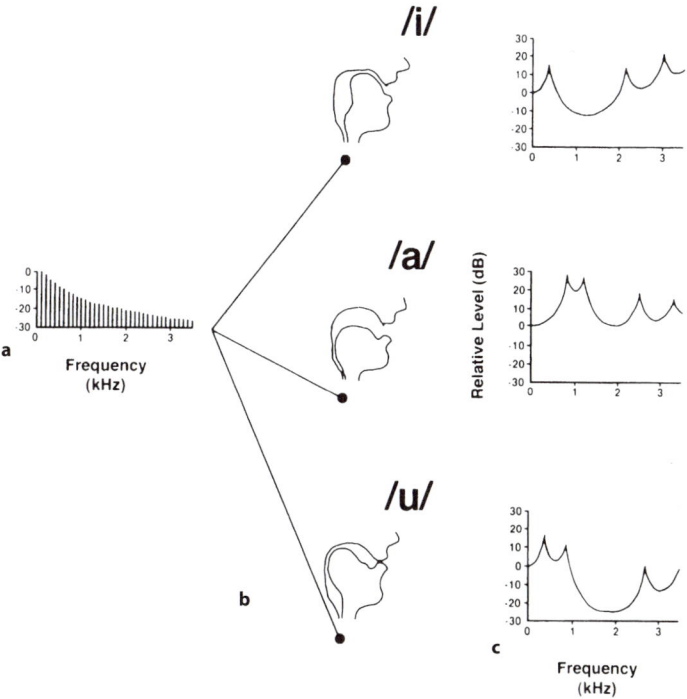

Abb. 31.1a–c. Position einzelner Artikulatoren bei Bildung unterschiedlicher Vokale auf einem Sagittalschnitt durch den Mund-Nasen-Rachen-Raum (**b**). Die entsprechenden Spektrogramme (**c**) zeigen die Auswirkungen der unterschiedlichen Filtereigenschaften des Vokaltrakts auf das vom Kehlkopf generierte Schallsignal (**a**). Die »peaks« der Spektren werden als Formanten bezeichnet und entsprechen den verstärkten Obertönen (»source-filter theory of vowels«). (Nach Moore 1997)

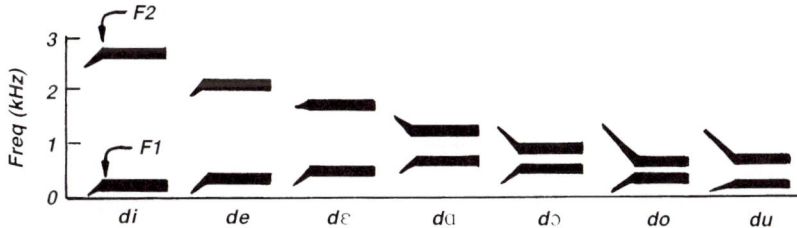

Abb. 31.2. Werden Spektren (▪ Abb. 31.1) über die Zeit hinweg aufgetragen und die Energiemaxima (»peaks« des Spektrums) als Schwärzung kodiert, dann entsteht ein Sonagramm, das wichtigste Instrument der Analyse akustischer Sprachsignale. Die schematischen Sonagramme der angegebenen Silben verdeutlichen, dass der Verlauf der Formanten bei Bildung ein und desselben Konsonanten vom nachfolgenden Vokal beeinflusst wird (antezipatorische Koartikulation). (Nach Kent 1998)

Bei lautsprachlichen Äußerungen müssen etwa 100 Muskeln rekrutiert und koordiniert werden. Kontrolltheorien der Sprechmotorik versuchen, die Gesetzmäßigkeiten des Zusammenhangs der einzelnen physiologischen und/oder funktionellen Parameter von Artikulation und Phonation herauszuarbeiten (Levelt 1989; ► Kap. 13). Beispielsweise lässt sich die Kinematik artikulatorischer Exkursionen in gewissen Grenzen durch das Modell einer Feder (»mass spring model«) beschreiben (linearer Zusammenhang von Bewegungsamplitude und Maximalgeschwindigkeit). Eine andere grundlegende Frage in diesem Rahmen betrifft die Zielgrößen der Sprechmotorikkontrolle: Werden die artikulatorischen Exkursionen auf räumlich definierte Artikulationsorte, z. B. Kontakt der Zungenspitze an der hinteren oberen Zahnreihe, hin gesteuert oder nach Maßgabe des intendierten akustischen Signals (»motor equivalence«)?

❗ An der Bildung lautsprachlicher Äußerungen des Menschen sind insgesamt etwa 100 Muskeln im Bereich des Brustkorbs, Halses (einschließlich Kehlkopf) und Mund-Nasen-Rachen-Raums beteiligt. Das Zusammenspiel dieser Komponenten bei der Erzeugung stimmhafter Laute lässt sich durch die »source-filter theory« beschreiben: Der Kehlkopf versetzt den exspiratorischen Luftstrom in Schwingung (Schallquelle), und durch die Resonanzeigenschaften des sich mundwärts anschließenden Vokaltrakts (Filter) wird dann die charakteristische Formantstruktur vokalischer Laute erzeugt.

31.2   Zerebrale Organisation lautsprachlicher Äußerungen

31.2.1   Tierexperimentelle Befunde zur Integration stimmlich-affektiver Lautäußerungen

Akustische Kommunikation subhumaner Spezies lässt sich nicht der Lautsprache des Menschen gleichsetzen. Allerdings dürften stimmliche Entäußerungen wie Lachen und Weinen (intrinsische Vokalisationen), stereotypisierte Äußerungen wie »aua« (vokalische Embleme) oder die »affektive Tönung« (affektive oder emotive Prosodie) sprachlicher Kommunikation zumindest teilweise durch dieselben Strukturen vermittelt werden wie die Vokalisationen subhumaner Primaten, sodass tierexperimentelle Untersuchungen doch zum Verständis der neurobiologischen Grundlagen menschlicher Lautkommunikation beitragen könnten. Bei subhumanen Primaten – mit am ausführlichsten wurde in dieser Hinsicht bislang das Totenkopfäffchen untersucht (Jürgens u. Ploog 1988) – scheinen das periaquäduktale Grau und die benachbarten parabrachialen Kerne auf der Ebene des Mittelhirns ein »primäres« Vokalisationszentrum darzustellen, das Lautäußerungen triggert und in emotionales Verhalten integriert. Dem Mesenzephalon dürfte als kortikale Schaltstelle der Lautbildung subhumaner Primaten die vordere zinguläre Hirnrinde, Teil des sog. limbischen Systems, übergeordnet sein und insbesondere die Initiierung erlernter Vokalisationen vermitteln. Eine bilaterale Dysfunktion dieser Schnittstelle zwischen limbischem und motorischem System kann beim Menschen ein akinetisch-mutistisches Syndrom oder den Verlust der »affektiven Tönung« sprachlicher Äußerungen mit der Folge einer auffallend monoton-leisen Redeweise hervorrufen.

Durch Reizung von motorischem Kortex und Zerebellum lassen sich beispielsweise beim Totenkopfäffchen keine Vokalisationen evozieren, und Läsionen dieser Strukturen interferieren nicht mit der Lautbildung.

❗ Vokalisationen subhumaner Primaten werden in erster Linie durch den anterioren zingulären Kortex (Teil des limbischen Systems) und nachgeordnete Strukturen des Mittelhirns kontrolliert. Diese Komponenten dürften beim Menschen – zumindest teilweise – sprachlich ungeformte emotionale Lautäußerungen und affektive Prosodie vermitteln.

31.2.2   Elektrische Stimulation der Hirnoberfläche beim Menschen

Da das Gehirn schmerz- und berührungsunempfindlich ist, können während eines operativen Eingriffs unter Lokalanästhesie die Auswirkungen elektrischer Reizung der Hirnrinde auf die Sprachverarbeitung beim Menschen untersucht werden. Stimulation der Präzentralwindung vermag Lautäußerungen, einen anhaltenden unartikulierten Schrei oder vokalähnliche Laute, hervorzurufen (Literatur bei Ackermann u. Wildgruber 1997). Darüber hinaus konnten Sprachblockaden (»speech arrest«), d.h. eine Unterbrechung der Rede beispielsweise während des Zählens oder Benennens von Gegenständen, insbesondere bei Reizung einer unmittelbar rostral der primärmotorischen Rinde gelegenen Zone beobachtet werden, seltener auch kaudal der Präzentralwindung. Diese Struktur(en) dürfte(n) artikulatorische Leistungen (»final output pathway for speech«) vermitteln, die der Innervation der Sprechmuskulatur vorgelagert sind, da an dieser Stelle im Gegensatz zum primärmotorischen Kortex keine Lautäußerungen evoziert werden können. Die Beobachtung, dass elektrische Stimulation an diesem Ort auch mit der Ausführung nichtsprachlicher komplexer Bewegungsfolgen einschließlich des Schreibens interferiert, dürfte auf die Funktion einer »motor association area« hindeuten. Schließlich zeigte sich, dass Reizung im Bereich beider Medialflächen des Stirnlappens, rostral der Repräsentation der distalen unteren Extremität im Bereich des primärmotorischen Kortex, Vokalisationen hervorzurufen vermag (supplementärmotorische Area; SMA). In Übereinstimmung mit diesen Stimulationsbefunden können mittelliniennahe Tumoren auf Höhe des Stirnhirns anfallsartige Störungen der Lautkommunikation verursachen (epileptische Ereignisse), insbesondere Sprachblockaden einer Dauer von Sekunden bis wenigen Minuten, die manchmal von unwillkürlichen und nicht unterdrückbaren verbalen (Repetition einer Silbe oder eines Wortes) oder nichtverbalen Lautäußerungen (laute Seufzer und Schreie) begleitet sind.

31.2.3 Klinische Studien

Beidseitige Läsionen des primärmotorischen Kortex oder der entsprechenden efferenten Projektionsbahnen führen zu einer Parese der von den Hirnnerven versorgten Muskulatur (»anterior operculum syndrome«), u. U. bis hin zur völligen Bewegungsunfähigkeit (Anarthrie, Aphonie). Obwohl diese Patienten nicht oder nur eingeschränkt in der Lage sind, beispielsweise willkürlich die Lippen zu spreizen, weisen sie im Rahmen spontanen Lachens eine regelrechte Motilität der Gesichtsmuskulatur auf (»dramatic automatic-voluntary movement dissociation«). Dieser Befund kann dahingehend gedeutet werden, dass auch beim Menschen stimmliche Laute im Rahmen emotionalen Ausdrucksverhaltens durch mesenzephale Funktionssysteme wie beispielsweise das periaquäduktale Grau (▶ Abschn. 30.2.1) vermittelt werden (▶ Kap. 51).

Die nach Schädigungen des inferioren dorsolateralen Frontallappens der sprachdominanten Hemisphäre zu beobachtenden charakteristischen Artikulationsstörungen (Sprechapraxie oder Aphemie; vgl. Kap. 36) werden als eine Beeinträchtigung kognitiver Aspekte der Sprechmotorik (»Programmierung« artikulatorischer Sequenzen, Koordination von Phonation und Artikulation) eingestuft, da keine fassbare Parese der Kehlkopf- und Vokaltraktmuskulatur vorliegt und die Symptomatik an eine Läsion der linken Hemisphäre (operkulare Anteile der Präzentralwindung und/oder der kaudalwärts angrenzenden vorderen Insel in der Tiefe der Sylviischen Furche) gebunden ist. Diese Koordinationsleistungen dürften in enger Interaktion mit dem Zerebellum erfolgen (Ackermann et al. 2000). Demgegenüber scheinen die Basalganglien weniger an der Parametrisierung von Artikulationsbewegungen beteiligt zu sein als vielmehr an der Kontrolle des Sprechtempos (Silbenrate) und der Phonation (Ackermann et al. 1997; Hertrich u. Ackermann 1995).

SMA-Läsionen können – meist ist die sprachdominante Hemisphäre betroffen – eine verminderte Sprachproduktion hervorrufen, bei unbeeinträchtigtem Nachsprechen und ungestörtem Sprachverständnis, die sich u. U. aus einem initialen Mutismus heraus entwickelt. Diese Symptome deuten auf einen verminderten Sprachantrieb, also ein Defizit im motivationalen Bereich, oder auf eine beeinträchtigte Initiierung artikulatorischer Gesten bei supplementärmotorischer Dysfunktion hin.

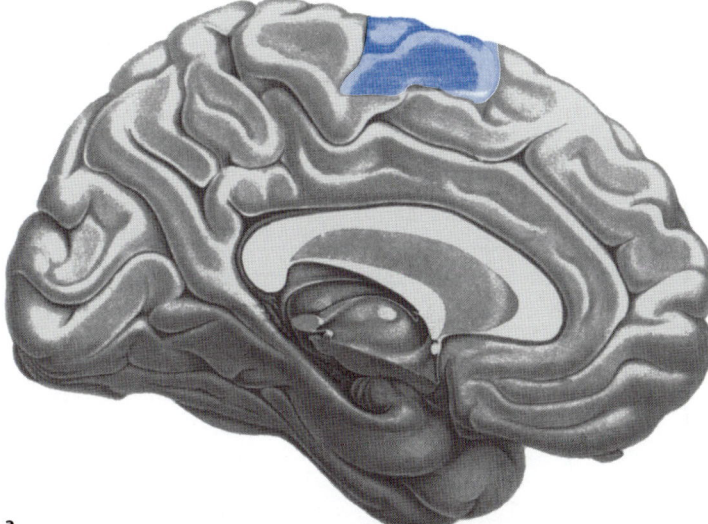
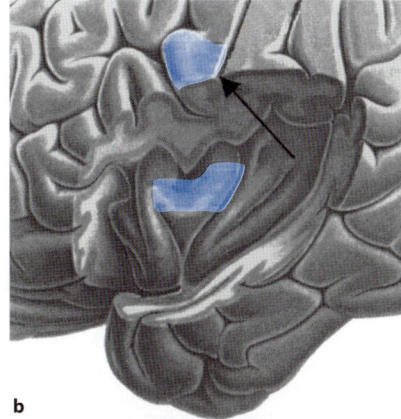

a
b

◻ **Abb. 31.3a,b.** An der zerebralen Kontrolle lautsprachlicher Äußerungen des Menschen beteiligte Strukturen: supplementärmotorische Area (SMA) im Bereich der Medialseite des Frontallappens (**a**) und »speech motor association area« des frontalen Operkulums einschließlich der vorderen Insel (**b**). Die entsprechende primär-motorische Rindenregion findet sich im Bereich der Vorderwand der Zentralfurche lokalisiert (*Pfeil*)

31.2.4   Funktionell-bildgebende Befunde

Untersuchungen zur Sprachverarbeitung mit Hilfe der Positronenemissionstomographie (PET) dokumentierten eine beidseitige Aktivierung von SMA, motorischem Kortex und Zerebellum als auch einen vorwiegend linksseitigen Fokus in der Tiefe der Sylviischen Furche als Korrelate der zerebralen Sprechmotorikkontrolle (Literatur bei Ackermann et al. 2004; ◘ Abb. 31.3). Eine nachfolgende PET-Studie konnte letztere hämodynamische Reaktion der vorderen Insel zuordnen. Diese Befunde werden durch neuere funktionell-kernspintomographische Arbeiten, die sich auf Silbenrepetitionen und das Aufsagen von Wortreihen stützen, ergänzt und erweitert:

— Sprechen und Singen, die beiden wichtigsten Varianten menschlicher Lautäußerungen, rufen im Bereich der vorderen Insel gegensinnige Aktivierungsmuster hervor (Sprechen = linke Hemisphäre, Singen = rechte Hirnhälfte; Riecker et al. 2000).

— Auf der Ebene des motorischen Kortex scheint eine funktionelle Hemisphärenlateralität der Sprechmotorikkontrolle vorzuliegen (Riecker et al. 2002).

— Neben supplementärmotorischer Area, sensomotorischem Kortex, Kleinhirn und vorderer Insel kommt es in Übereinstimmung mit klinischen Befunden (▶ Kap. 34) auch zu einer hämodynamischen Antwort der Basalganglien beidseits als auch des Gyrus frontalis inferior der linken Hirnhälfte (Riecker et al. 2005; ◘ Abb. 31.4).

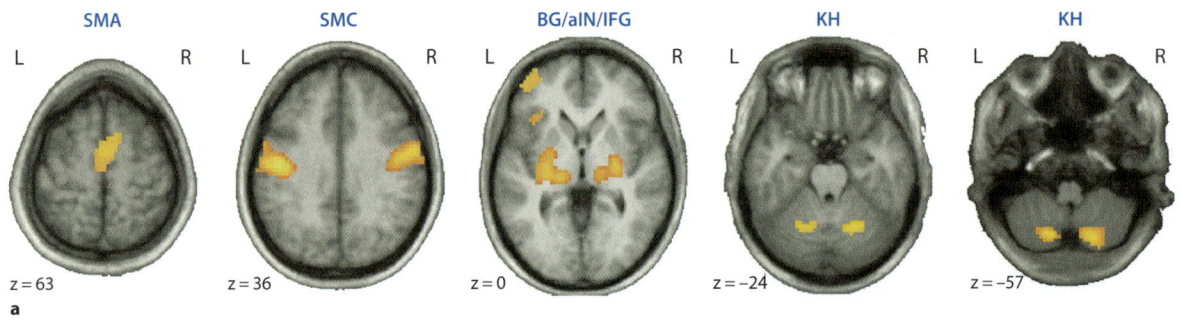

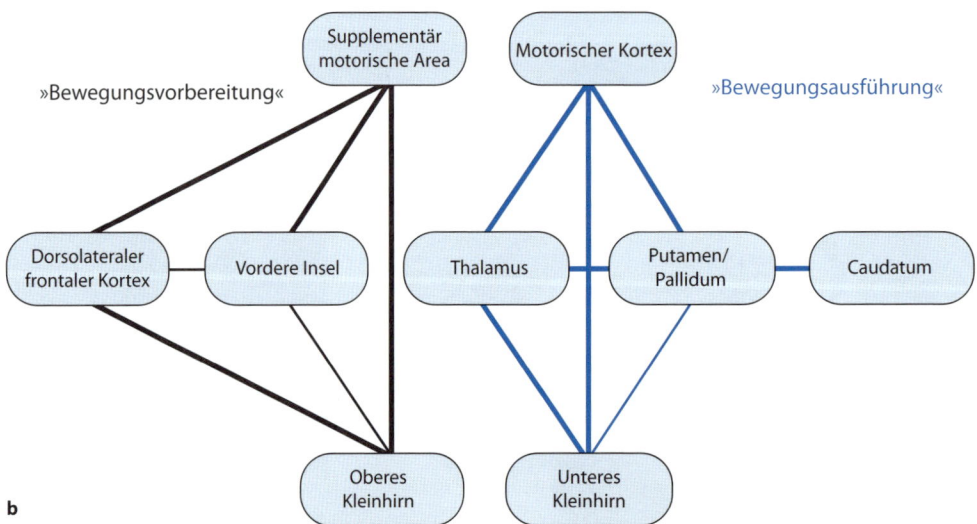

◘ **Abb. 31.4a,b.** Silbenrepetitionen, z. B. »papapapa...etc.«, führen zu einer bilateralen hämodynamischen fMRT-Aktivierung der supplementärmotorischen Area (*SMA*), des sensomotorischen Kortex (*SMC*), der Basalganglien (*BG*) und des Kleinhirns (*KH*; zwei distinkte Foci im Bereich beider Hemisphären), außerdem zu einer linksseitigen Antwort des Gyrus frontalis inferior (*IFG*) und der vorderen Insel (*aIN*) (**a**). Diese genannten Strukturen gliedern sich, auf der Grundlage von Korrelationsanalysen des Zeitverlaufs der hämodynamischen Reaktionen, in zwei distinkte zerebrale Netzwerke, die an Bewegungsvorbereitung bzw. -ausführung gebunden sein dürften (**b**)

Und diese Hirnstrukturen gliedern sich in zwei distinkte Netzwerke, die der Bewegungsvorbereitung bzw. der Bewegungsausführung dienen.

Abgesehen von der vorderen Insel deckt sich das zerebrale Netzwerk der Sprechmotorikkontrolle weitgehend mit dem Aktivierungsmuster, das bei repetitiven Fingerexkursionen (»tapping«) zu beobachten ist (vgl. Riecker et al. 2003, 2005). Denkbar ist vor diesem Hintergrund, dass der insuläre Kortex die bei lautsprachlichen Äußerungen erforderlichen phonatorisch-respiratorischen Leistungen steuert und auf die artikulatorischen orofazialen Bewegungsabläufe abstimmt (Ackermann u. Riecker 2004).

❗ **Im Gegensatz zu subhumanen Primaten sind beim Menschen auch neokortikale Areale, in Kooperation mit Kleinhirn und Basalganglien, an der Kontrolle von Lautäußerungen beteiligt, insbesondere frontales Operkulum einschließlich vorderer Insel (»speech motor association area«). Die Ausbildung einer neokortikalen Repräsentation der Sprechmotorik könnte im Zusammenhang stehen mit der Expansion der präfrontalen Hirnrinde (rostrale Abschnitte des Frontallappens) im Verlauf der Entwicklung des Homo sapiens (Koevolution; Deacon 1997).**

Zusammenfassung

Eine Vielzahl an Spezies aus der Klasse der Amphibien (z. B. Frösche), Vögel und Primaten besitzen ein »Stimmorgan« (Syrinx oder Larynx), das der akustischen Kommunikation (Schall als Medium der Informationsübertragung) dient und eine Vielzahl beispielsweise sozialer Funktionen (Alarmrufe, Revierverteidigung, Aggression etc.) vermittelt. Beim Menschen ist dieses »Stimmorgan« (4-gliedriger Kehlkopf) eingebunden in ein komplexes Zusammenspiel von Atmung und Vokaltraktmuskulatur, das der Bildung distinkter Sprachlaute zugrunde liegt (insgesamt etwa 100 Muskeln). Lautäußerungen subhumaner Primaten sind an limbische Komponenten des Kortex gebunden. Beim Menschen kam es, wohl im Zusammenhang mit der Expansion präfrontaler Hirnabschnitte, zu einer Neokortikalisierung der Kontrolle von Lautäußerungen, die es dem Sprachsystem erlaubt, den akustischen Kommunikationskanal zu rekrutieren.

32 Aufbau und Funktionen der Sprache

Ria De Bleser

Die Sprache dient vor allem der zwischenmenschlichen Kommunikation. Neben einer kommunikativen Funktion hat die Sprache eine kognitive Funktion, d.h., dass sie ein symbolisches Verfahren ist, mit dem wir bestimmte gedankliche Operationen vornehmen. Gegenstand der Linguistik ist diese kognitive Sprachfunktion, insbesondere die Spezifizierung der abstrakten sprachlichen Regularitäten, die wir unbewusst erwerben und beherrschen. Gegenstand der Psycholinguistik ist das mentale System, das den tatsächlichen Sprachgebrauch ermöglicht.

Keiner kennt genau das Inventar an Wörtern, das in einer Sprache zur Verfügung steht. Für die Alltagsproduktion sind es einige Tausend Wörter, für die Schriftsprache routinierter Schreiber mindestens 10.000. Der Passivwortschatz eines Durchschnittssprechers beträgt mindestens 50.000 Wörter. Es gibt auch keinen, der genau weiß, was ein Wort alles bedeuten kann. Im Gegensatz dazu können die Regularitäten der Wortbildung sehr wohl erfasst werden. Diese Wortbildungsregularitäten ermöglichen es, mit einem begrenzten Inventar von Morphem-Bedeutungszuordnungen eine prinzipiell unbegrenzte Zahl neuer Wörter zu schaffen.

Noch schwieriger ist es, die Zahl der Sätze einer Sprache zu erfassen, da diese im Prinzip unendlich ist. Die Satzregularitäten ermöglichen es, mit einem begrenzten Inventar von Morphemen und Satzbildungsregeln eine prinzipiell unbegrenzte Zahl von Sätzen zu generieren.

▼

Linguistische Analysen machen einerseits Aussagen zur Form sprachlicher Einheiten, d.h. zu ihrer grammatischen Struktur, andererseits zu ihrer Bedeutung, d.h. zu ihrer semantischen Struktur.

32.1 Linguistische Beschreibungsebenen

Der Begriff Struktur setzt voraus, dass man bestimmte sprachliche Einheiten (z.B. Laute) nach gemeinsamen Eigenschaften klassifizieren kann (z.B. in Vokale und Konsonanten). In Abhängigkeit der zu beschreibenden Einheit unterscheidet die Linguistik zwischen der phonologischen, der morphologischen und der syntaktischen Ebene. Vereinfacht dargestellt behandelt die Phonologie strukturelle Merkmale von Lauten, die Morphologie von Wortformen und die Syntax von Sätzen.

- **Phonologie: Theorie der Lautstruktur**
- **Morphologie: Theorie der Wortbildungsstruktur**
- **Syntax: Theorie der Satzstruktur**

Bei der Beschreibung von Wortformen interagieren Phonologie und Morphologie, da eine Wortform aus kleineren Lauteinheiten nach kombinatorischen Regularitäten aufgebaut ist. Wortformen haben somit phonologische und morphologische Strukturen. Wortformen sind ebenfalls die kleinsten syntaktischen Einheiten, die syntaktischen Grundformen, da die größeren syntaktischen Einheiten, z.B. Phrasen oder Sätze, Folgen solcher syntaktischer Grundformen sind. Somit interagieren Morphologie und Syntax bei der Satzbeschreibung. Auch wenn Phonologie, Morphologie und Syntax auf vielfältige Weise interagieren, werden diese Beschreibungsebenen von den meisten Linguisten als autonom betrachtet.

32.1.1 Die syntaktische Beschreibungsebene

Der Satz »Die Linguistik unterscheidet verschiedene Beschreibungsebenen« besteht aus 5 Wortformen in einer bestimmten Reihenfolge. Dieser syntaktischen Einheit S kann eine Konstituentenstruktur zugewiesen werden. Der Satz enthält als größere syntaktische Einheiten (Konstituenten) 2 Nominalphrasen (NP), nämlich »Die Linguistik« und »verschiedene Beschreibungsebenen«. Man kann dies u. a. damit begründen, dass die NP nur als ganze verschiebbar sind (Verschiedene Beschreibungsebenen unterscheidet die Linguistik, vgl. *Verschiedene die Linguistik unterscheidet Beschreibungsebenen). Die erste NP (NP_1) zergliedert sich weiter in einen Determinierer (Det) und ein Nomen (N), die zweite (NP_2) in ein Adjektiv (A) und ein N. Mit »unterscheidet« als Verb (V) ergibt sich die Verbalphrase (VP) »unterscheidet verschiedene Beschreibungsebenen«, sodass sich für S eine hierarchische Gliederung ergibt:

$S \rightarrow NP1\ VP$
$VP \rightarrow V\ NP_2$
$NP_1 \rightarrow Det\ N_1$
$NP_2 \rightarrow A\ N_2$

❗ **Konstituentenstrukturen sind größere syntaktische Einheiten; z.B.:**
- **Nominalphrase (NP): der Mann, kleiner Mann, einen Mann**
- **Verbalphrase (VP): sieht einen Mann, hat einen Mann gesehen**
- **Präpositionalphrase (PP): auf dem Baum**

Weitere Konstituentenkategorien für das Deutsche sind Adverb (z. B. hier), Konjunktion (z. B. weil), Präposition (z. B. auf) und Präpositionalgruppen (auf dem Baum).

In der Syntax des Deutschen spielen sog. unterbrochene Konstituenten eine wichtige Rolle. So werden die finiten Formen des Verbs »zuweisen« in bestimmten Verwendungen wie »Der Linguist **weist** dem Satz eine Konstituentenstruktur **zu**« zerlegt.

❗ **Konstituentenkategorien werden für sich und unabhängig von der Umgebung definiert; z.B.**
- **Nomen (N): Mann, Frau, Baum**
- **Verb (V): sieht, hat gesehen**
- **Determinierer (Det): der, dem**

Darüber hinaus bilden die Wortformen in einer flektierenden Sprache wie dem Deutschen Flexionsparadigmen, in denen alle Formen dieselbe lexikalische Bedeutung haben. So gelten z. B. für das substantivische Flexionsparadigma 6 Kategorisierungen, wobei sich 4 auf Kasus (Nom, Gen, Dat, Akk) und 2 auf Numerus (Sg, Pl) beziehen. Im verbalen Flektionsparadigma gibt es Kategorisierungen bezüglich Tempus (Präsens, Präteritum etc.), Modus (Indikativ, Konjunktiv), Person (1., 2., 3.) und Numerus (Sg, Pl). Flektierbare Wortformen erhalten somit als syntaktische Grundform eine Markierungsstruktur für die Flexionskategorien (Linguist: Nominativ, Singular, Substantiv, Maskulinum), die den morphosyntaktischen Prozessen bei syntaktischen Relationen in größeren syntaktischen Einheiten, z. B. Verb-Nomen-Kongruenz, zugrunde liegen.

Um syntaktische Relationen auszudrücken, verwendet man Begriffe wie Subjekt, Prädikat, direktes Objekt, indirektes Objekt, Präpositionalobjekt und adverbiale Bestimmung. Im Gegensatz zu den Konstituentenkategorien, die für sich und unabhängig von der Umgebung definiert werden, kennzeichnen diese relationalen Bezeichnungen, welche Funktion eine Konstituente in einer größeren Einheit bei einer bestimmten syntaktischen Struktur hat. In dem Satz »Eine Linguistin langweilt Studenten« ist »eine Linguistin« Subjekt, nicht jedoch in »Studenten langweilen eine Linguistin«, in dem dieselbe Konstituente als direktes Objekt fungiert, obwohl sie sich im internen Aufbau nicht unterscheidet.

❗ **Relationale Bezeichnungen kennzeichnen die Funktion einer Konstituente in einer größeren syntaktischen Struktur; z. B. in »Der Mann gibt dem Sohn das Buch«:**
- **Subjekt (S): der Mann**
- **direktes Objekt (dO): das Buch**
- **indirektes Objekt (iO): dem Sohn**

Das Subjekt und die Objekte werden häufig als Ergänzungen oder Komplemente des Verbs zusammengefasst. Dadurch können Verben nach ihrer sog. Argumentstruktur, d. h. nach der Art und Zahl der syntaktischen Bindungen, klassifiziert werden. So gibt es einstellige Verben (sog. intransitive Verben), die obligatorisch nur ein Subjekt auswählen (z. B. Die Linguistin denkt nach), zweistellige Verben (sog. transitive Verben), die obligatorisch ein Subjekt und ein direktes Objekt selegieren (z. B. Die Linguistin verschickt einen Aufsatz), und dreistellige Verben (sog. ditransitive Verben), die neben einem Subjekt und einem direkten Objekt auch ein indirektes Objekt erfordern (z. B. die Linguistin entreißt dem Studenten ein Geheimnis).

❗ **Verbargumentstruktur beinhaltet die Art und Zahl der obligatorischen (notwendigen) Verbkomplemente; z. B.:**
- **einstellige Verben (+S): nachdenken**
- **zweistellige Verben (+S, dO): verschicken**
- **dreistellige Verben (+S, iO, dO): entreißen**

Von besonderem Interesse für die Linguistik sowie die Psycho- und Neurolinguistik sind die sog. transitiven Verben, die es ermöglichen, aus einem Aktivsatz (die Linguistin schreibt den Brief) ein werden-Passiv zu bilden (der Brief wird von der Linguistin geschrieben). Der Aktivsatz und der Passivsatz bedeuten im Prinzip dasselbe, sie unterscheiden sich lediglich in der Form. Im Subjekt des Passivsatzes findet sich die Konstituente, die im Aktiv als direktes Objekt fungiert, wobei sich der Kasus vom Akkusativ (den Brief) zum Nominativ (der Brief) verwandelt hat. In der von-Phrase des Passivsatzes findet sich die Subjektkonstituente des Aktivs und der Kasus hat sich vom Nominativ (die Linguistin) zum Dativ (der Linguistin) geändert. Anstelle des finiten Vollverbs des Aktivs (schreibt) tritt im Passiv »werden mit Partizip« (wird geschrieben) auf.

In der Psycho- und Neurolinguistik wird eine weitere Unterscheidung zwischen semantisch reversiblen und irreversiblen Aktiv- und Passivsätzen gemacht. Semantisch irreversible Sätze sind solche, die man mit einfachem Weltwissen ohne syntaktische Strukturanalyse verstehen kann. So weiß man, dass in den Sätzen »Der Mann isst den Apfel – Der Apfel wird von dem Mann gegessen«, der Mann die Tätigkeit des Essens ausübt (Agens ist), da Äpfel in der normalen Welt keine Männer essen. Für die Erfassung der Bedeutung semantisch reversibler Sätze ist eine syntaktische Strukturanalyse unumgänglich, da man mit Weltwissen alleine jeweils zwei mögliche Interpretationen erhalten würde. Zum Beispiel kann ohne syntaktische Analyse die unterschiedliche Bedeutung der Sätze »Die Frau liebt den Mann« (Agens: Frau) und »Die Frau wird von dem Mann geliebt« (Agens: Mann) nicht erfasst werden.

❗ **Semantisch irreversible Sätze können auf der Grundlage von Weltwissen ohne syntaktische Analyse verstanden werden (z. B. Der Mann isst den Apfel).**
Semantisch reversible Sätze erfordern zur Erfassung ihrer Bedeutung eine syntaktische Analyse (z. B. Der Mann liebt die Frau).

Reversible Aktiv- und Passivsätze werden deshalb bevorzugt für die Untersuchung syntaktischer Verständnisstörungen

bei Patienten mit Aphasie oder mit Kurzzeitgedächtnisstörungen verwendet. Ähnlich verhält es sich im Deutschen mit anderen sog. nicht kanonischen OVS-Sätzen (Objekt-Verb-Subjekt) wie in topikalisierten Sätzen (z. B. »Den Mann liebt die Frau«), oder Objektrelativsätzen (z. B. »den die Frau liebt« in »Der Mann, den die Frau liebt, ist stark«). Durch ihre markierte Wortfolge (Objekt vor Subjekt) weichen sie von der kanonischen (Subjekt vor Objekt) Satzstruktur ab (z. B. einfache SVO-Sätze wie »die Frau liebt den Mann«, Subjektrelativsätze wie »der Mann, der die Frau liebt, ist stark«).

Für eine Einführung in die gegenwärtige Syntaxtheorie sei auf Borsley (1997) verwiesen.

❗ **Kanonische Satzstrukturen haben die unmarkierte (neutrale) Wortfolge Subjekt vor Objekt (z.B. der Mann liebt die Frau, der Mann hilft der Frau).**
Nichtkanonische Satzstrukturen haben die markierte Wortfolge Objekt vor Subjekt (z.B. die Frau liebt der Mann, der Frau hilft der Mann).

32.1.2 Die morphologische Beschreibungsebene

So wie die Satzgrammatik syntaktische Einheiten analysiert, die Folgen von syntaktischen Grundformen (den Wortformen) sind, befasst sich die Wortgrammatik, d. h. die Morphologie mit der Analyse der internen komplexen Struktur von morphologischen Einheiten (Wörtern), die meist Folgen von mehreren Grundformen (den Morphemen) sind. Ein Morphem ist in der gesprochenen Sprache eine Folge von Lauten mit einer phonologischen Struktur, in der geschriebenen Sprache entsprechend eine Folge von Buchstaben oder Graphemen.

❗ **Das Morphem ist die kleinste bedeutungstragende Einheit der Sprache. Ein Wort kann aus einem Morphem bestehen (z.B. Mann) oder aus mehreren Morphemen (z.B. Be-mann-ung).**

Das Morpheminventar wird auf unterschiedlichster Art und Weise kategorisiert. So unterscheidet man freie Morpheme (oder Stammmorpheme) und gebundene Morpheme (oder Affixmorpheme). Freie Morpheme können selbstständig ein Wort bilden (z. B. Mann, rot), gebundene Morpheme treten ausschließlich in Verbindung mit einem freien Morphem auf (z. B. Lös-ung, stich-t). Eine weitere deskriptive Unterscheidung, die in der Psycho- und Neurolinguistik häufig gemacht wird, betrifft Inhaltswörter versus Funktionswörter. Inhaltswörter gehören den grammatischen Kategorien N, V, A und einigen Adverbien an, Funktionswörter sind Präpositionen, Konjunktionen, Modal- und Hilfsverben sowie Determinierer. Man bezeichnet Inhaltswörter auch als Wörter der sog. offenen Klasse, da immer neue Wörter hinzukommen können. Im Gegensatz dazu gehören Funktionswörter und Affixmorpheme der sog. geschlossenen Klasse an, da ihr Repertoire nicht ausbaufähig ist.

> ❗ Morpheme werden in unterschiedliche, teilweise überlappende Kategorien eingeteilt.

Morphem-klasse	Wortklasse	
	Geschlossen	Offen
Freies Morphem	Funktionswort z. B.: der, auf, hat	Inhaltswort/Stamm z. B.: Mann, sehen, rot
Gebundenes Morphem	Affix z. B.: be-, -ung	

Unabhängig von der jeweiligen Kategorisierung wird das Morphem generell als die kleinste bedeutungstragende Einheit der Sprache betrachtet. Zur Beschreibung ihrer Form wird morphologischen Einheiten eine morphologische Struktur zugewiesen. Wie in der Syntax weist diese eine Konstituentenstruktur auf.

Die morphologische Konstituentenstruktur von »Beschreibung« unterscheidet ein Stammmorphem (schreib-) und zwei Affixmorpheme (Be-, -ung). Die drei Morpheme stehen in einer hierarchischen Beziehung zueinander, die meist eindeutig ermittelt werden kann. So leuchtet von zwei möglichen Hierarchien, ((be+schreib)-ung) versus (be-(schreib+ung)), die erste eher ein, denn offenbar enthält »Beschreibung« eine morphologisch komplexe Verbstammgruppe (beschreib-), die als Ganze Bestandteil der Substantivierung mit -ung ist.

In der Wortbildung geht man meist von 4 Grundtypen aus. Bei der Komposition treten mehrere Stammformen auf und im Deutschen hat das komplexe Kompositum die grammatischen Merkmale des letzten Morphems (Gelbsucht: N, fem.), das deshalb auch morphologischer Kopf genannt wird; die Präfigierung enthält ein Wortbildungsaffix, das dem Stamm vorausgeht und ihn semantisch modifiziert (un-schön), jedoch wortsyntaktisch keine Kategorienänderung verursacht; bei der Suffigierung folgt das Affix dem Stamm und ändert die grammatischen Merkma-

le (Schön-heit: N, fem.), da hier das Suffix als morphologischer Kopf fungiert. Präfigierung und Suffigierung werden als Ableitung oder Derivation zusammengefasst. Schließlich gibt es die Konversion, die dadurch gekennzeichnet ist, dass kein Wortbildungsmerkmal vorhanden ist, und der Stamm bleibt wie er ist, obwohl er in eine andere grammatische Kategorie umgesetzt wird (schreiben → das Schreiben).

Eine Einführung in die deutsche Morphologie gibt Erben (1993).

> ❗ Die 4 Grundtypen der Wortbildung sind:
> - Komposition (z.B. Taschen-Tuch, Blei-Kristall)
> - Präfigierung (z.B. Un-mensch, be-dienen) – Derivation
> - Suffigierung (z.B. mensch-lich, Schön-heit) – Derivation
> - Konversion (z.B. das Denken)

32.1.3 Die phonologisch-phonetische Beschreibungsebene

Mit gewissen Einschränkungen ist der Strukturbegriff auch auf die Phonologie übertragbar. Als phonologische Grundformen werden die abstrakten Laute (Phoneme) angesetzt, phonologische Einheiten sind generell Folgen von Lauten.

> ❗ Ein Phonem ist die kleinste bedeutungsunterscheidende Einheit der Sprache. So sind /r/ und /l/ im Deutschen unterschiedliche Phoneme, da sie im minimalen Kontrast Wörter mit einer anderen Bedeutung ergeben (z. B. Lippe versus Rippe).

Als höhere Konstituenten und zugleich rhythmisch-prosodische Einheiten fungieren die Silben, die mit den Morphemen deckungsgleich sein können (schön-heit) aber nicht müssen (phonologisch-silbisch: gol-dig; morphologisch: gold-ig).

Mit der Perzeption der Silbenfolge einer phonologischen Wortform geht die Unterscheidung von betonten und unbetonten Silben einher. Erst dies gibt der Form ihr prosodisches Profil und konstituiert den Sprachrhythmus. Bestimmte immer wiederkehrende Abfolgen von betonten und unbetonten Silben heißen Füße. Für das Deutsche ist der Trochäus mit der Folge betonte Silbe/unbetonte Silbe (männ-lich) der wichtigste Fußtyp und danach der Daktylus mit der Folge betonte Silbe/unbetonte Silbe/unbetonte Silbe (fa-bel-haft).

Während sich die Phonologie mit Phonemen, die von abstrakterer Art als die tatsächlichen Laute sind, beschäftigt, thematisiert die Phonetik die physikalischen Eigenschaften der Lautsprache. Gegenstand der Phonetik ist, wie der Hörer empfängt, was der Sprecher produziert. Sie untersucht beispielsweise die Eigenschaften von Schallwellen, die produziert werden, wenn ein bestimmtes Phonem realisiert wird, und wie diese Eigenschaften voneinander abweichen (► hierzu ausführlicher Kap. 36).

In die Phonetik bzw. Phonologie wird auf einfache Weise von Ramers (1998) eingeführt.

32.1.4 Die semantische Beschreibungsebene

Untersuchungen über die Bedeutung von Wörtern und Sätzen werden in der Semantik gemacht. Diese entwickelt sog. semantische Repräsentationen oder konzeptuelle Strukturen für Wörter und Sätze. Für Wörter werden diese häufig als konzeptuelle Netzwerke dargestellt, die als Knoten eine Menge von Konzepten enthalten, die durch Bedeutungsrelationen verbunden sind. So teilen sich z. B. die Wörter »Vater« und »Mutter« den Knoten /Elternteil/, sie unterscheiden sich jedoch durch die Knoten /Maskulinum/ und /Femininum/. Wörter, die sich in ihrer Bedeutung ähneln, z. B. unterschiedliche Vögel, bilden eine semantische Klasse. Obwohl sie teilweise vergleichbare Relationen mit Wörtern außerhalb der Klasse besitzen, wird in der Prototypikalitätssemantik davon ausgegangen, dass nicht alle Repräsentanten einer Kategorie gleichwertig sind. »Spatz« ist z. B. prototypisch für die Kategorie »Vogel« im Gegensatz zu »Adler« oder »Kanarienvogel«.

Satzsemantische Beziehungen werden als propositionelle Funktionen wiedergegeben, z. B. (SCHLAGEN (X, Y, Z)) oder bei bekannten Argumentwerten als Proposition (SCHLAGEN (Frau, Kind, Hand)). Propositionen können auch verschachtelt sein, d. h., die eine Proposition ist der anderen untergeordnet wie in »Der Mann sah, dass die Frau das Kind mit der Hand schlug«: (SEHEN (Mann (SCHLAGEN (Frau, Kind, Hand)))).

Eine rudimentäre Einführung in die Semantik geben Schwarz u. Chur (1993).

32.2 Psycholinguistische Funktionen der Sprache

Während die linguistischen Analysen der verschiedenen sprachlichen Ebenen und Regularitäten keine Input- und Outputmodalitäten berücksichtigen, werden diese in psycholinguistischen Ansätzen zur rezeptiven und produktiven Sprachverarbeitung thematisiert (s. Dijkstra u. Kempen 1993; für eine aktuelle Einführung; ► auch Kap. 33).

Für die rezeptive Sprachverarbeitung stellt sich die Frage, wie kontinuierliche Sprache wahrgenommen wird. Wie können daraus Phoneme, Silben, Morpheme und deren Bedeutung, Satzstrukturen und Satzbedeutungen abgeleitet werden? Zentrale Fragen betreffen die Charakterisierung der unterschiedlichen Verarbeitungsebenen und deren Interaktion. Für die Sprachproduktion muss untersucht werden, wie Gedankeninhalte geplant und konzeptualisiert werden, um sie dann durch grammatische Kodierungssysteme in Sätzen ausdrücken zu können, phonologisch zu realisieren und schließlich zu artikulieren.

In den psycholinguistischen Sprachverarbeitungsmodellen (◘ Abb. 33.1) nehmen die dauerhaft gespeicherten Informationen und Regeln, die Forschungsgegenstand der Linguistik sind, eine zentrale Position ein. Für das Sprachverständnis stellen sich zusätzliche Aufgaben bezüglich Sprach-, Wort- und Satzerkennung. Ausgehend von den phonologischen Einheiten, die vom Spracherkennungssystem im Sprachsignal erkannt werden, muss das Wort im mentalen Lexikon identifiziert werden. Dies enthält das Wissen eines Sprachbenutzers über die Wörter seiner Sprache, auf die millisekundenschnell zugegriffen werden kann. Das Satzanalysesystem muss die Bedeutung erschließen, die Sprachäußerungen zugrunde liegt. Dies geschieht aufgrund der syntaktischen und semantischen (oder auch konzeptuellen) Analyse.

Während der Satzproduktion ist das konzeptuelle System für die Planung der Gedankeninhalte und die Herstellung einer konzeptuellen Struktur zuständig. Zur Formulierung und Verbalisierung dieser Struktur wird zunächst auf das mentale Lexikon und dann auf das grammatische Kodierungssystem zugegriffen, das für den Satzbau verantwortlich ist. Das phonologische Kodierungssystem ermöglicht die Planung der dazugehörigen Lautform. Die so formulierten Sprachäußerungen werden mittels eines Systems, das die Artikulation steuert, zur Aussprache gebracht.

Bislang am gründlichsten erforscht ist die Struktur des mentalen Lexikons (Aitchison 1994; ► auch Kap. 36). Die Bezugnahme auf explizite psycholinguistische Wortverarbeitungsmodelle hat in der kognitiven Neurolinguistik (s. Caplan 1992) wesentlich zu neuen Erkenntnissen über assoziierte und dissoziierte Muster bei erworbenen Wortverarbeitungsstörungen beigetragen (► auch Kap. 35). Untersuchungen mit bildgebenden Verfahren zu den neuroanatomischen Grundlagen der sprachlichen Funktionen beziehen sich ebenfalls auf diese Wortverarbeitungsmodelle (Price 2000; ▶ auch Kap. 33). Es ist zu erwarten, dass weitere Untersuchungen innerhalb dieses Paradigmas, die über das mentale Lexikon hinausgehen und zusätzliche Komponenten der Sprachverarbeitungsmodelle berücksichtigen, zu einer modernen Neurophysiologie der Sprache führen werden.

Zusammenfassung

Anders als die traditionelle Grammatik beschränkt die moderne Linguistik sich nicht darauf, bestimmte Sprachen präzise zu beschreiben, sondern ihr Hauptanliegen ist es, eine allgemeine Theorie über Sprache zu entwickeln und somit etwas über wesentliche kognitive Fähigkeiten des Menschen ausfindig zu machen. Die moderne Sprachwissenschaft geht davon aus, dass wir eine Grammatik in unseren Köpfen haben, und dass »eine Sprache eine Menge von Regeln und Prinzipien im Geist (»mind«/»brain«) eines Sprechers ist, die die Menge von Sätzen spezifiziert, die er gebrauchen könnte, sofern nicht außersprachliche Faktoren wirksam sind« (Borsley 1997, S. 7). Untersuchungsgegenstand der Linguistik ist somit die sog. sprachliche Kompetenz, die innere Sprache, die impliziten Kenntnisse die jeder Mensch hat und die er ständig befolgt, ohne sie jedoch direkt beobachten zu können. Aufgabe der Linguistik ist es, die mentalen sprachlichen Regeln und Prinzipien explizit zu machen. Hauptgegenstand der Psycholinguistik ist die sog. sprachliche Performanz, d.h., die Untersuchung der Mechanismen die es einer Person ermöglichen, diese impliziten sprachlichen Kenntnisse während der unmittelbaren sprachlichen Verarbeitung in unterschiedlichen Aufgaben und Modalitäten umzusetzen.

33 Neurobiologische Grundlagen der Sprache

Angela D. Friederici

Die Frage nach den neurobiologischen Grundlagen der Sprache war lange Zeit auf die Korrelation von bestimmten Hirnläsionen und spezifischen Ausfällen in der Sprachproduktion sowie im Sprachverstehen beschränkt (▶ Kap. 34). Erst mit der Einführung von Verfahren zur Erfassung von Hirnaktivität während der Sprachverarbeitung konnte das Wissen um die neuronale Basis von Sprachverstehens- und Sprachproduktionsprozessen um wesentliche Aspekte erweitert werden.

Frühe Läsionsstudien hatten die linke Hemisphäre als die für Sprachverarbeitung relevante identifiziert. Gemäß der zu beobachtenden Ausfälle bei spezifischen Hirnläsionen wurden die dritte Stirnhirnwindung (Gyrus frontalis inferior), das sog. Broca-Areal, für die Sprachproduktion verantwortlich gemacht und der linke Temporallappen, das sog. Wernicke-Areal, für das Sprachverstehen.

Mitte der 70er Jahre wurde diese Sichtweise revidiert. Die psycholinguistische Modellbildung hatte die einfache Teilung in Produktion und Verstehen ergänzt durch den Aspekt der zentralen Kompetenz der Sprache. Die Annahme von einem zentralen lexikalischen wie syntaktischen

Wissen erlaubte die Voraussage, dass Defizite, sofern sie in der zentralen Wissenskomponente auftreten, zu Störungen in der Sprachproduktion sowie im Sprachverstehen führen sollten. Systematische Untersuchungen mit agrammatisch sprechenden Broca-Aphasikern (▶ auch Kap. 34) zeigten, dass diese Patienten auch syntaktische Defizite beim Sprachverstehen aufwiesen (Caramazza u. Zurif 1976). Dies führte zu der Schlussfolgerung, dass das Broca-Areal Sitz der Syntax sei. Das Lexikon wurde auf der Basis von Verhaltensstudien bei sprachgestörten Patienten mit Läsion im Temporallappen (Wernicke-Aphasiker) im Wernicke-Areal lokalisiert. Es hatte sich gezeigt, dass diese Patienten nicht nur Wortfindungsschwierigkeiten während der Sprachproduktion aufwiesen, sondern auch Schwierigkeiten bei der semantischen Kategorisierung von Wörtern hatten (Zurif et al. 1974). Ähnliche Überlegungen galten auch für die Aspekte der Phonologie. Sofern Produktion und Perzeption auf zentrales phonologisches Wissen zurückgreifen, sollten bei einem zentralen Defizit ähnliche Störungen bei Produktion und Perzeption auftreten (Blumstein et al. 1977).

33.1   Psycholinguistisches Modell der Sprachverarbeitung

Prinzipiell erlaubt ein Modell, das zentrale Wissenskomponenten (Phonologie, Lexikon und Syntax) und domänspezifische Verarbeitungskomponenten (Produktion und Verstehen) annimmt (◼ Abb. 33.1), sowohl zentrale Defizite als auch domänspezifische Verarbeitungsdefizite.

Das in ◼ Abb. 33.1 dargestellte Sprachverarbeitungsmodell zeigt die verschiedenen während der Sprachproduktion und des Sprachverstehens zu durchlaufenden Prozessschritte. Dieses Modell nimmt eine serielle Anordnung einzelner Verarbeitungsschritte in der Sprachproduktion und im Sprachverstehen an. Zwar ist die empirische Unterstützung für dieses Modell beträchtlich, jedoch gibt es auch eine Fülle von Studien, die auf eine Interaktion der verschiedenen Verarbeitungskomponenten in der Produk-

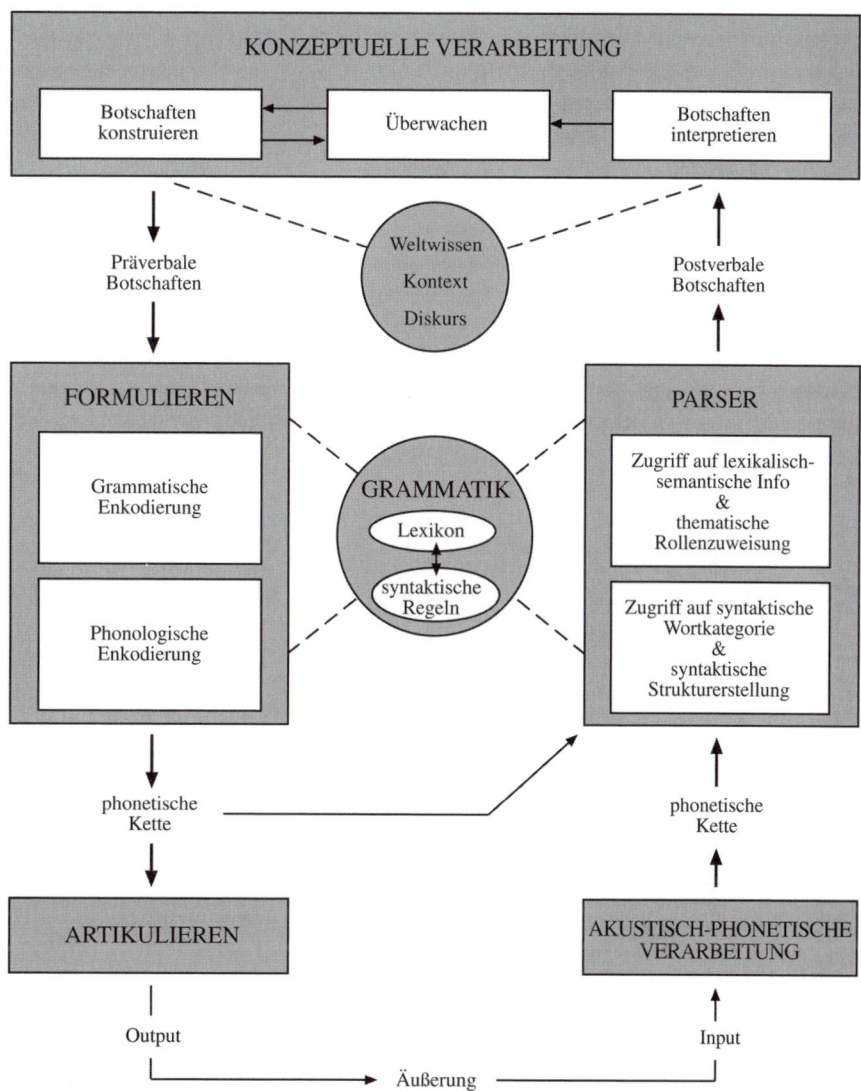

■ **Abb. 33.1.** Sprachverarbeitungsmodell. (Nach Friederici u. Levelt 1988)

tion und im Sprachverstehen hinweisen. Auf der Basis der vorliegenden Verhaltensdaten kann bislang nicht entschieden werden, ob die Annahme serieller Prozesse oder die Annahme interaktiver Prozesse die richtige ist. Hier wurde für die Abbildung ein serielles Modell verwendet, da es erlaubt, sehr strikte Hypothesen zur empirischen Überprüfung zu formulieren. Darüber hinaus weisen neuere neurophysiologische Daten (▶ unten) darauf hin, dass in einer ersten Verarbeitungsphase einzelne Komponenten zunächst autonom und seriell arbeiten und erst in einer späteren Phase miteinander interagieren (Friederici 1999).

33.2

Die zeitliche Struktur der Sprachverarbeitung: ereigniskorrelierte Hirnaktivitätsmessung

Neurophysiologische Onlinemessungen können bezüglich der zeitlichen Struktur der Verarbeitungsprozesse zusätzliche Informationen liefern. Die zwei Messtechniken, die hierfür zur Verfügung stehen, sind die Elektroenzephalographie (EEG) und die Magnetoenzephalographie (MEG). Das EEG misst die elektrische Aktivität an der Kopfoberfläche, das MEG das entsprechende magnetische Feld. Beide

Ereigniskorrelierte Hirnpotentiale

Das ereigniskorrelierte Hirnpotential (EKP) repräsentiert elektrische Aktivität des Gehirns gebunden an ein bestimmtes Ereignis, z.B. die Präsentation eines Reizes. Um ein besseres Signal-Rausch-Verhältnis für das zu untersuchende Ereignis gegenüber der Hirnaktivität i. Allg. zu erhalten, wird diese Aktivität jeweils über eine Anzahl gleicher Stimuli gemittelt. Die an der Kopfoberfläche registrierten Potentiale sind die Summe simultaner postsynaptischer Aktivität einer größeren Anzahl von Neuronen. Die Verteilung der Aktivität, gemessen an der Kopfoberfläche, erlaubt keine direkten Rückschlüsse auf

den Ort, an dem diese generiert wird. Allerdings wurden Techniken entwickelt, die es ermöglichen, Schlüsse über die Generatoren von ereigniskorrelierten Hirnpotentialen zu ziehen (z.B. Scherg u. von Cramon 1986). Während die behaviorale Reaktionszeitmessung nur in einer Dimension (der Latenz) variiert und immer die bewusste Entscheidung des Probanden einschließt, ist das EKP nicht auf bewusste Entscheidungen des Probanden angewiesen und variiert in 4 Dimensionen: Es variiert als Funktion spezifischer kognitiver Prozesse in der Latenz, in der Polarität (negativ/positiv), in der Amplitude und in der neurotopologischen Verteilung.

Messmethoden erlauben die Registrierung ereigniskorrelierter Hirnaktivität, die sog. ereigniskorrelierten Hirnpotentiale (EKP), im Millisekundenbereich und liefern somit eine hohe Zeitauflösung (▶ »Unter der Lupe«).

Frühe Prozesse der akustischen und visuellen Verarbeitung sind im EKP durch frühe Komponenten, den sog. N1-P2-Komplex reflektiert. N1-P2 steht für eine Negativierung um die 100 ms (auch N100 genannt) und eine ihr folgende Positivierung um die 200 ms (auch P200 genannt) nach Beginn eines akustischen bzw. visuellen Reizes. Das magnetische Pendant der elektrischen N1 in der auditorischen Domäne, die mN1, wurde eindeutig im auditorischen Kortex lokalisiert (z.B. Pantev et al. 1989). Die N1 und die P2 variieren in Amplitude und Latenz als Funktion der Stimulusintensität, der Präsentationsrate und Aufmerksamkeitsvariation (Näätänen u. Picton 1987).

33.2.1 Phonologische Aspekte der Verarbeitung

Eine ganze Reihe von EEG- und MEG-Studien haben die Verarbeitung von sprachlichen Lauten auf der Ebene von Konsonant-Vokal-Silben untersucht (z.B. Kuriki u. Murase 1989; Poeppel et al. 1996). Kuriki u. Murase (1989) verglichen die Verarbeitung des Vokals /a/ und die der Silbe /ka/ in einem MEG-Experiment und fanden eine magnetische Antwort um die 100 ms nach Beginn eines Reizes, die posterior im auditorischen Kortex lokalisiert war. Da in PET- und fMRT-Studien für die passive Verarbeitung von Sprachreizen häufig bilaterale Aktivation in den superioren

temporalen Kortizes gefunden wurde, für die Verarbeitung von Sprachstimuli bei sprachrelevanten Aufgaben jedoch eher eine links lateralisierte Aktivation, untersuchten Poeppel et al. (1996) die Frage der spezifischen Relation von Phonemverarbeitung und neuronaler Grundlage erneut in einer MEG-Studie. Sie verglichen das passive Wahrnehmen der Silben /ba/ und /da/ versus /pa/ und /ta/ mit dem Wahrnehmen dieser Reize in einer Diskriminationsaufgabe. Für das passive Wahrnehmen fanden sie symmetrische Aktivation (M100) in oberen Temporallappenanteilen beider Hemisphären, für die Diskriminationsbedingung jedoch eine Asymmetrie mit linker Dominanz. Die Latenz der M100-Komponente war links größer als rechts. Diese Befunde deuten darauf hin, dass die primäre auditorische Sprachverarbeitung bilateral abläuft, dass aber schon früh während des Sprachverarbeitungsprozesses sprachspezifische linkshemisphärische Verarbeitungsprozesse aktiv sind.

❶ **Die primäre auditorische Sprachverarbeitung findet in beiden Hemisphären statt. Während des Sprachverarbeitungsprozesses sind jedoch schon früh sprachspezifische linkshemisphärische Verarbeitungsprozesse aktiv.**

33.2.2 Semantische Prozesse

Die EKP-Methode wurde in einer Vielzahl von Studien zur Untersuchung von semantischen Verarbeitungsprozessen eingesetzt. Kutas u. Hillyard (1983) fanden für die Verarbeitung von Wörtern, die semantisch nicht in den vorausgegangenen Kontext passten eine Negativierung um die

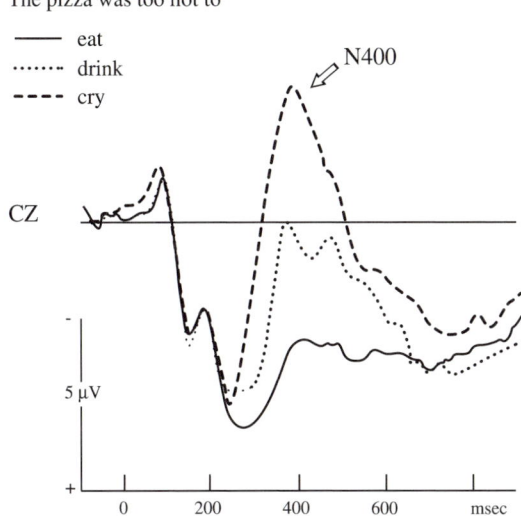

The pizza was too hot to

—— eat
······· drink
- - - - cry

N400

CZ

5 µV

0   200   400   600   msec

Abb. 33.2. Verarbeitung semantischer Anomalien (N400). (Nach Kutas u. Van Petten 1988)

400 ms nach Beginn des kritischen Wortes (**Abb. 33.2). Diese spezifische Komponente, genannt N400, wird normalerweise zwischen 300 und 600 ms nach dem kritischen Stimulus beobachtet und hat eine relativ breite Verteilung über dem hinteren Anteil beider Hemisphären.

Ihre Amplitude variiert als Funktion der Passung eines Wortes in den vorausgehenden Kontext. Je schlechter die Passung, desto größer die Amplitude der N400. Die Amplitude der N400-Komponente korreliert sowohl mit semantisch-pragmatischen Verletzungen, d.h. Plausibilität als auch mit semantisch-lexikalischen Verletzungen (z.B. Selektionsbeschränkung eines Verbs) im Satzkontext. Eine Modulation der N400-Amplitude wurde auch in einfachen Wortkontexten nachgewiesen. Die Amplitude der N400 ist kleiner, wenn dem Zielwort ein semantisch relatiertes Wort anstelle eines semantisch unrelatierten Wortes vorausgeht.

Die topographische Verteilung der bei der Verarbeitung beobachteten Negativierung variiert als Funktion der Wortklasse (Neville et al. 1992). Während Inhaltswörter (Elemente der offenen Klasse) eine größere N400 zwischen 200 und 500 ms zentral und posterior zeigen, evozieren Funktionswörter (Elemente der geschlossenen Klasse) eine größere Negativierung zwischen 400 und 700 ms über frontalen Hirnarealen. Zusätzlich geht dieser späten Negativierung, speziell der Funktionswörter, eine links anteriore Negativierung zwischen 200 und 500 ms (N280) voraus. Die EKP-

Differenzen werden als Beleg für anatomisch distinkte Verarbeitungssysteme für die zwei funktional verschiedenen Wortklassen gewertet (Neville et al. 1992), wobei vor allem die links anterioren Hirnareale als Ort für die Verarbeitung von Funktionswörtern angesehen werden. Diese EKP-Daten sind mit Ergebnissen der Aphasieforschung vereinbar, die zeigen, dass Patienten mit Läsion im vorderen Anteil der linken Großhirnhemisphäre, spezifisch dem Broca-Areal, besondere und zum Teil selektive Schwierigkeiten mit der Verarbeitung von Funktionswörtern haben, und zwar nicht nur in der Sprachproduktion, sondern auch beim Sprachverstehen.

> **!** Die Verarbeitung der Bedeutung von Worten ist eng mit der N400 assoziiert. Inhaltswörter und Funktionswörter scheinen in zwei anatomisch getrennten Gebieten des Kortex verarbeitet zu werden. Während Inhaltswörter eine größere N400 zentral und posterior zeigen, evozieren Funktionswörter eine größere Negativierung über frontalen Hirnarealen.

33.2.3 Syntaktische Prozesse

Für syntaktische Verarbeitungsprozesse wurden im EKP 2 Komponenten identifiziert: eine links anteriore Negativierung (LAN), die je nach Studie entweder zwischen 100 und 200 ms oder aber zwischen 300 und 500 ms zu sehen ist, und eine späte Positivierung, die um 600 ms oder später (P600) zu beobachten ist. Späte Positivierungen wurden sowohl für die Verarbeitung infrequenter Satzstrukturen (Osterhout u. Holcomb 1992; Mecklinger et al. 1995) wie für die Verarbeitung von syntaktisch inkorrekten Sätzen (Neville et al. 1991; Friederici et al. 1993) gefunden. Die links anteriore Negativierung wurde dagegen ausschließlich bei der Verarbeitung von syntaktisch inkorrekten Sätzen gefunden, häufig gefolgt von einer späten Positivierung (Neville et al. 1991; Friederici et al. 1993; Münte et al. 1993).

> **!** Die Verarbeitung von syntaktischer Information ist mit 2 Hirnantworten im EKP korreliert: einer frühen frontalen Negativierung, die die initial syntaktischen Analysen reflektiert und einer späten zentroparietalen Positivierung, die Prozesse der Reanalyse widerspiegelt.

EKP-Befunde
bei syntaktischen Verarbeitungsprozessen

Phrasenstrukturbildungsprozesse

Die Studie von Neville et al. (1991), die als eine der ersten syntaktische Verarbeitung untersuchte, benutzte eine Vielzahl von verschiedenen linguistisch motivierten inkorrekten Satztypen. Nur für die Verletzung der Phrasenstruktur wurde zusätzlich zu einer späten Positivierung eine frühe links anteriore Negativierung (um 125 ms) gefolgt von einer links temporoparietalen Negativierung zwischen 350–500 ms gefunden (z. B. »Max's of proof the theorem« vs. »Max's proof of the theorem«). Friederici und Kollegen (1993) boten den Versuchspersonen syntaktisch korrekte und phrasenstrukturell inkorrekte Sätze als »connected speech« an (z. B. »Der Freund wurde im besucht« vs. »Der Freund wurde besucht«). Für den inkorrekten Satz fanden sie eine frühe links anteriore Negativierung (»early left anterior negativity«; **ELAN**) zwischen 100 und 200 ms (◘ Abb. 33.3).

Münte und Kollegen et al. (1993) untersuchten ebenfalls Wortkategorieverletzungen (z. B. »your write« vs. »you write«) jedoch mit visueller Präsentationstechnik und Interstimulusintervallen zwischen den einzelnen Wörtern von 800 ms. Sie beobachteten keine frühe Negativierung, sondern eine Negativierung zwischen 300–700 ms. Eine mögliche Erklärung für den Unterschied in der Latenz der Negativierung sind die unterschiedlichen Präsentationsbedingungen. Schnelle syntaktische Verarbeitungsprozesse mögen bei Verlangsamung der Inputphase nicht zum Tragen kommen. Eine solche Verlangsamung kann durch lange Pausen zwischen den einzelnen visuell präsentierten Wörtern zustande kommen oder aber wie Gunter et al. (1999) zeigten, durch einen niedrigen visuellen Kontrast bei der visuellen Darbietung.

Morpho-syntaktische Prozesse

Andere EKP-Studien haben die Verarbeitung morphosyntaktischer Fehler, wie z. B. die Subjekt-Verb-Kongruenz (»er singt« vs. »er singen«), welche wichtige Informationen zur thematischen Rollenzuweisung enthält, untersucht. Die meisten dieser Arbeiten verwendeten visuelle Wort-für-Wort Präsentationsparadigmen. Untersucht wurde die Verarbeitung von morphosyntaktischen Feh-

▼

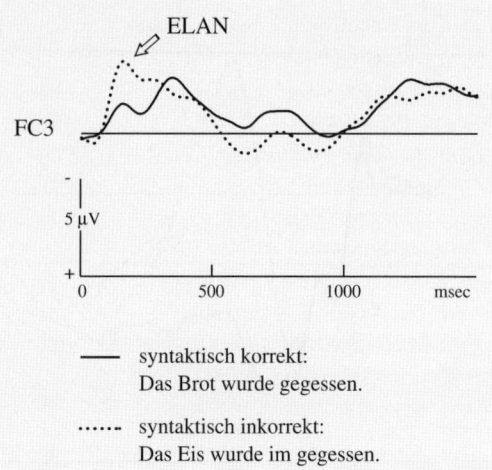

◘ **Abb. 33.3.** Verarbeitung syntaktischer Fehler (ELAN). (Nach Hahne 1998)

lern im Englischen, im Holländischen sowie im Deutschen. Mit Ausnahme einer Studie fanden alle eine links frontale bzw. frontotemporale Negativierung zwischen 300–500 ms, die von einer späten Positivierung gefolgt wurde. Die Gesamtheit der Daten belegt, dass morphosyntaktische Fehler, eine links anteriore Negativierung um die 400 ms (LAN) gefolgt von einer späten Positivierung auslösen (für eine Übersicht s. Friederici 1999).

Morphosyntax versus Arbeitsgedächtnis

Links anteriore Negativierungen wurden auch bei der Verarbeitung von Sätzen, die das Arbeitsgedächtnis belasten, beobachtet (Kluender u. Kutas 1993).

Es konnte jedoch gezeigt werden, dass sich die funktional unterschiedlichen links anterioren Negativierungen [(morpho)syntaktische Fehlerverarbeitung versus Arbeitsgedächtnis] auch in ihrer EKP-Komponentenstruktur unterscheiden. Die LAN-Komponente, die mit der morphosyntaktischen Fehlerverarbeitung korreliert, ist lokal und wird von einer späten Positivierung gefolgt. Die LAN-Komponente, die mit der Belastung des Arbeitsgedächtnisses korreliert ist, ist als globales langsames Potential über den gesamten Satz zu sehen. Dies deutet auf 2 distinkte LAN-Effekte hin: einen, der die Detektion eines (morpho)syntaktischen Fehlers reflektiert, und einen, der für die Belastung des Arbeitsgedächtnisses steht.

Reanalyseprozesse

Neben den Negativierungen wurden für die Verarbeitung von syntaktischen Anomalien immer auch späte Positivierungen gefunden. Osterhout und Kollegen (Osterhout u. Holcomb 1992; Osterhout et al. 1994) haben verschiedene temporär ambige Satzstrukturen untersucht und fanden für diese jeweils späte Positivierung (P600). Sie sehen in ihr den Marker für den sog. Holzwegeffekt (»garden path effect«) und behaupten, dass dieser Effekt zustande kommt, wenn der Parser eine initial erstellte Struktur revidieren muss (◘ Abb. 33.4). Diese Interpretation der späten Positivierung erhält auch durch jene Studien Unterstützung, die die Verarbeitung von komplexen nichtpräferierten Strukturen, so doch korrekten Sätzen, untersucht haben.

Mecklinger et al. (1995) präsentierten Probanden visuell Subjekt- und Objekt-Relativsätze, die jeweils auf dem satzfinalen Wort desambiguiert wurden. (z. B. »Das ist die Managerin, die die Arbeiterinnen gesehen hat« vs. »Das ist die Managerin, die die Arbeiterinnen gesehen haben«). Das desambiguierende Auxiliar (»haben«) löste eine Positivierung mit einem Peak um 345 ms aus. Laut Fraziers (1987) Modell erstellen Leser solcher zweideutiger Satzstrukturen zunächst immer die mit dem Satzanfang kompatibel einfachste Struktur (Subjekt-Relativsatz), kommen sie dann an das desambiguierende Wort, müssen sie eine strukturelle Reanalyse vornehmen. Dies geschieht in

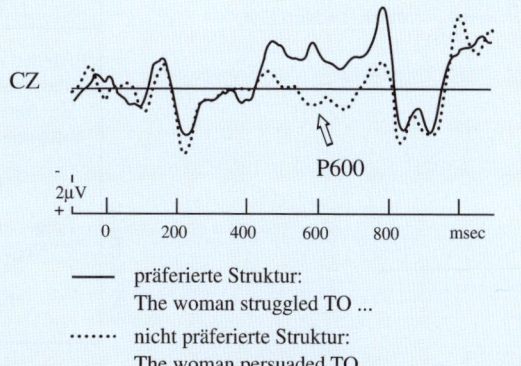

◘ **Abb. 33.4.** Verarbeitung syntaktischer Anomalien (P600). (Nach Osterhout u. Holcomb 1992)

diesen Sätzen, genauso wie in den Holzwegsätzen von Osterhout und Holcomb (1992) (z. B. »The broker persuaded to sell the stock …«) am desambiguierenden Element »to«, an dem klar wird, dass dies keine simple Subjekt-Verb-Objekt-Struktur (z. B. »The broker persuaded the man«) sein kann. Während die bei diesen Sätzen gefundene Positivierung relativ spät zu sehen ist (P600), trat die Positivierung bei Mecklinger et al. (1995) früher auf (P345). Der Latenzunterschied kann als Funktion der Schwierigkeit der durchzuführenden Reanalyse erklärt werden, wobei syntaktisch weniger aufwendige Reanalysen eine Positivierung kürzerer Latenz zeigen.

33.2.4 Neurokognitives Modell des Sprachverstehens

Die vorliegenden Daten legen das folgende neurokognitive Modell nahe (◘ Abb. 33.5). Drei zeitlich aufeinander folgenden Phasen können ausgemacht werden: eine 1. Phase zwischen 150–250 ms, eine 2. Phase zwischen 300–500 ms und eine 3. Phase nach 500 ms. Diese Phasen werden durch verschiedene EKP-Komponenten bestimmt (◘ Abb. 33.5).

Diesen Phasen werden verschiedene Prozesse zugeordnet, die sich in den einzelnen Komponente widerspiegeln. Eine 1. Phase der initialen Phrasenstrukturerstellung (ELAN), eine 2. Phase der lexikalischen und thematischen Integration (N400), die von der 3. Phase, der syntaktischen Integration bzw. Reanalyse gefolgt wird.

33.3 Die Topographie der Sprachverarbeitung: bildgebende Verfahren

Für die Identifikation der verschiedenen Hirnregionen, die bei der Sprachverarbeitung beteiligt sind, stehen heute 2 Verfahren zur Verfügung, die Positronenemissionstomographie (PET) und die funktionelle Kernspintomographie (fMRT). Beide Verfahren erlauben die Messung des regionalen Blutflusses im Gehirn. Die räumliche Auflösung beider Verfahren ist gut, beim fMRT noch besser als beim PET. Diese Verfahren sind jedoch in ihrer zeitlichen Auflösung beschränkt und erlauben keine Aussagen über die Sprachverarbeitung in Echtzeit.

◘ **Abb. 33.5.** Neurokognitives Modell des Sprachverstehens. (Nach Friederici 1995)

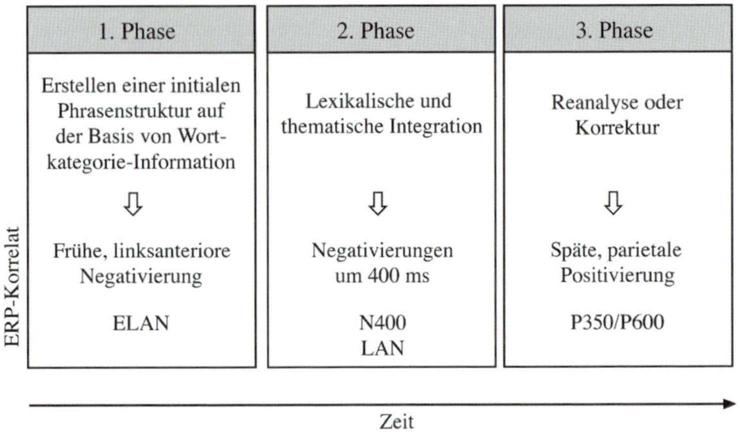

1. Phase	2. Phase	3. Phase
Erstellen einer initialen Phrasenstruktur auf der Basis von Wortkategorie-Information	Lexikalische und thematische Integration	Reanalyse oder Korrektur
⇩	⇩	⇩
Frühe, linksanteriore Negativierung	Negativierungen um 400 ms	Späte, parietale Positivierung
ELAN	N400 LAN	P350/P600

ERP-Korrelat

Zeit →

33.3.1 Phonologische Aspekte der Verarbeitung

Im Allgemeinen wird die Fähigkeit zur Phonemidentifikation und zur phonologischen Identifikation im linken Temporallappen, dem sog. Wernicke-Areal, zugeordnet. Das Wernicke-Areal wird mit folgenden Arealen des Brodmann-Schemas in Beziehung gesetzt (◘ Abb. 33.6): Brodmann-Areale (BA) 42, 22 und 40, links.

Bildgebende Studien zur akustischen Wahrnehmung und zur akustischen Wortverarbeitung legen nahe, dass der Gyrus temporalis superior der linken und der rechten Großhirnhemisphäre für die perzeptuelle Analyse sprachlicher Signale zuständig sind. Diese Areale sind aktiv, wenn Probanden passiv sprachliche Stimuli hören (Petersen et al. 1989; Wise et al. 1991; Zatorre et al. 1992). Die posteriore Region des linken Gyrus temporalis superior sowie das temporalen Operculum unterstützen gezielt die Verarbeitung gesprochener Sprache (Petersen et al. 1989).

Interessanterweise zeigen bildgebende Studien für die Verarbeitung von phonetischer Information auch Aktivation links anterior im oder in der Nähe des Broca-Areals. Dies trifft insbesondere bei Aufgaben zu, die eine genaue Analyse phonetischer Einheiten oder Sequenzen verlangen (Démonet et al. 1992). Die Foci dieser Aktivierung liegen in dem superioren Abschnitt von BA 44, nahe der Grenze zu BA 6.

❶ Bildgebende Studien zur akustischen Wahrnehmung und zur akustischen Wortverarbeitung legen nahe, dass der Gyrus temporalis superior der linken und der rechten Großhirnhemisphäre für die perzeptuelle ▼

Analyse sprachlicher Signale zuständig sind. Wird eine genaue Analyse phonetischer Einheiten oder Sequenzen verlangt, finden sich Aktivationen auch links anterior im oder in der Nähe des Broca-Areals.

33.3.2 Semantische Prozesse

Viele der Studien, die die neuronalen Grundlagen semantischer Verarbeitungsprozesse untersuchten, verwendeten zunächst visuelles Stimulusmaterial (für einen Überblick s. Cabeza u. Nyberg 2000). Petersen und Kollegen haben in ihren ersten Studien (Petersen et al. 1989, 1990) den regionalen Blutfluss bei leisem und lautem Lesen verglichen. Ihre Studien legen nahe, dass der Teil des Lexikons der visuellen Wortformenrepräsentation im linken extrastriären visuellen Kortex liegt. In einer der Studien (Petersen et al. 1989) evozierte die visuelle Präsentation von Wörtern bilaterale Aktivation im extrastriären visuellen Kortex. In einer weiteren Studie (Petersen et al. 1990) produzierten sowohl Wörter im Gegensatz zu Nichtwörtern zusätzliche Aktivität im linken inferioren frontalen Kortex (vermutlich BA 45). Diese beiden Studien wurden als Evidenz dafür angesehen, dass orthographische Enkodierung im linken medialen extrastriären Kortex anzusiedeln ist und dass der linke inferior frontale Kortex semantische Verarbeitungsprozesse unterstützt.

Kapur et al. (1994) ließen Probanden Wörter, die lebende und nichtlebende Dinge benannten, lesen und auf ihre Belebtheit hin beurteilen. Es wurde eine selektive Aktivation in den Brodmann-Arealen BA 46, 47 mit Ausdehnung in BA 10 registriert. Da diese Areale auch in anderen semantischen Aufgaben, wie z. B. dem Zuweisen von Farben

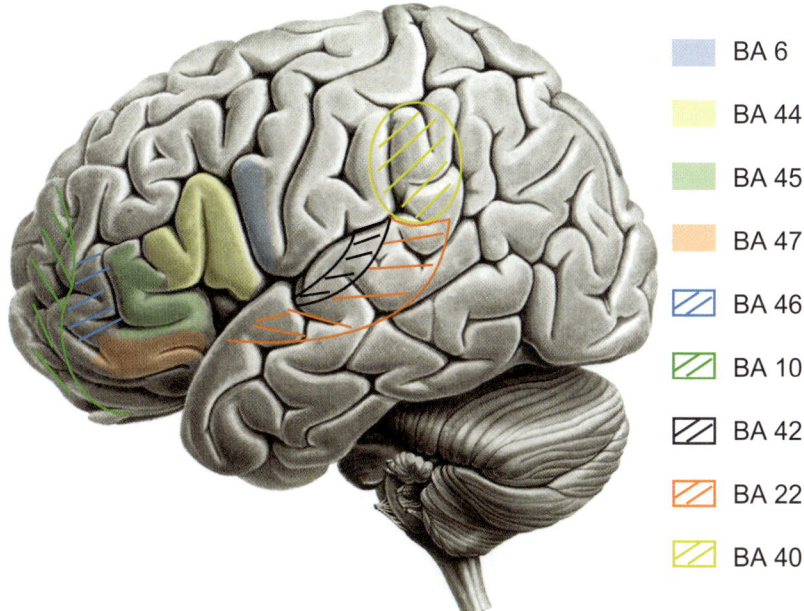

■ **Abb. 33.6.** Seitenansicht der linken Gehirnhälfte. Markiert sind die zytoarchitektonischen Brodmann-Areale (*BA*). Einige dieser Areale wurden mittels funktionell bildgebender Verfahren als diejenigen identifiziert, die an der Sprachverarbeitung des Menschen beteiligt sind (▶ Text).

BA 6

BA 44

BA 45

BA 47

BA 46

BA 10

BA 42

BA 22

BA 40

zu Objekten aktiv sind, scheinen sie generell für die semantische Verarbeitung relevant zu sein.

Studien zum semantischen Gedächtnis, die lediglich semantische Verarbeitung perzeptiv testen und nicht gleichzeitig Sprachproduktion involvieren, zeigen eine Aktivation im inferioren präfrontalen Kortex. Dies gilt auch für jene Studien, die in der experimentellen und in der Kontrollbedingung Produktion (d. h. Wortgenerierung) involvieren. Jene Studien, die lediglich in der experimentellen Bedingung, nicht jedoch in der Kontrollbedingung, Produktionsprozesse involvieren, zeigen zusätzlich zur Aktivation in BA 45, 46 auch Aktivation in BA 44.

Die Gesamtheit der Daten belegt, dass der inferiore präfrontale Kortex der linken Großhirnhemisphäre die Verarbeitung semantischer Information bei der Perzeption von Wörtern unterstützt, zumindest dann, wenn der Abruf von semantischen Aspekten vom Gedächtnissystem aktiv gefragt ist. Fiez (1997) spezifiziert die Beteiligung der verschiedenen Hirnareale bei phonologischen und semantischen Prozessen auf der Basis von Hirnaktivationsstudien wie folgt: BA 47 (inferiorer präfrontaler Kortex) unterstützt strategisch semantische Prozesse, während BA 44 (Broca-Areal) die strategische Kontrolle phonologischer Prozesse vermittelt (s. auch Thompson-Schill et al. 1997). Sofern lediglich passives Zuhören oder leises Lesen gefragt ist, sind ausschließlich BA 22, 42 aktiv (Petersen et al. 1989), dies allerdings zum Teil bilateral.

🛇 **Während der Verarbeitung lexikalisch-semantischer Information bei der Perzeption von Wörtern ist der mittlere temporale Kortex und der untere präfrontale Kortex aktiviert.**

33.3.3 Syntaktische Prozesse

In den vergangenen Jahren wurde erstmals eine Reihe von bildgebenden Studien zur Verarbeitung von Sätzen veröffentlicht. Die meisten dieser Studien präsentierten das Stimulusmaterial visuell (Stromswold et al. 1996; Just et al. 1996) und nur wenige auditorisch (Mazoyer et al. 1993; Friederici et al. 2000; Röder et al. 2002). Jene Studien, die es erlauben eine Aussage über die Verarbeitung von syntaktischer Information (unabhängig von lexikalisch-semantischer Information) zu treffen, legen folgende Aktivitätsfoci nahe. Einige der Studien vergleichen visuell dargebotene Sätze mit unterschiedlicher syntaktischer Komplexität (Stromswold et al. 1996; Just et al. 1996). Alle diese Studien fanden Aktivierung im linken inferioren frontalen Gyrus, in BA 44 oder BA 45 (Broca-Areal), und eine Studie auch Aktivierungen im Temporallappen (Wernicke-Areal) beidseitig (Just et al. 1996). Deutliche Aktivierungen im superioren temporalen Gyrus beidseitig berichten vor allem Studien, die das Sprachmaterial auditorisch präsentieren, und zwar entweder ohne deutliche Aktivierung im Frontalkortex oder aber zusammen mit Aktivierungen in inferior frontalen Arealen, in BA 44 oder dem frontalen Operculum (Dapretto u. Brookheimer 1999; Friederici et al. 2000). Die Aktivierung des Broca-Areals lässt sich durch eine Reihe von neueren Studien funktionell genauer spezifizieren. Einerseits wird sie für die Verarbeitung von Sätzen mit nichtkanonischer Wortordnung beobachtet (Röder et al. 2002; Ben-Shachar et al. 2003), aber auch wenn sich in nichtkanonischen Sätzen die syntaktische Arbeitsgedächtnisanforderung in langen Sätzen erhöht (Fiebach et al. 2005).

Aktivierungen im vorderen Anteil des superioren temporalen Gyrus erweisen sich als Funktion von syntaktischer Information, die entweder präsent ist oder nicht (z. B. Satz vs. Wortliste; Friederici et al. 2000), korrekt ist oder nicht (z. B. syntaktisch korrekter Satz vs. syntaktisch inkorrekter Satz, Meyer et al. 2000) oder aber komplex ist oder nicht (z. B. Objekt-Relativsatz vs. Subjekt-Relativsatz; Just et al. 1996; Dapretto u. Brookheimer 1999).

Die Daten belegen, dass sowohl links inferior frontale als auch links superior temporale Hirnareale die Verarbeitung syntaktischer Information unterstützen. Sie deuten darauf hin, dass die Involvierung der BA 44 (Broca-Areal) der linken Hemisphäre nicht unabhängig von den syntaktischen Arbeitsgedächtnisanforderungen ist. Diese Daten sind insofern mit Läsionsstudien kompatibel, als Aphasiepatienten mit linksfrontalen Läsionen deutliche syntaktische Defizite beim Sprachverstehen aufweisen. Darüber hinaus konnte gezeigt werden, dass Aphasiepatienten mit Läsionen im Temporallappen immer dann syntaktische Defizite beim Sprachverstehen demonstrieren, wenn die Läsion sich in den vorderen Anteil des superioren temporalen Gyrus erstreckte.

 Links inferior frontale als auch links superior temporale Hirnareale unterstützen die Verarbeitung syntaktischer Sprachinformation.

Syntaktische versus prosodische Verarbeitung

Aktivationen im frontalen Operculum wurden zusammen mit temporalen Aktivierungen bei der Verarbeitung von Sätzen gefunden, die zwar syntaktisch korrekt sind, bei denen jedoch alle Inhaltswörter durch Pseudowörter ersetzt sind (Friederici et al. 2000). Da das Stimulusmaterial in dieser Studie auditorisch präsentiert wurde, stand dem Hörer bei der Verarbeitung dieser Stimuli neben der rein syntaktischen Information auch prosodische Information zur Verfügung. Das frontale Operculum zeigte links eine größere Aktivation als rechts, war aber auch rechts signifikant. Weitere Studien in denen systematisch die Präsenz bzw. Absenz prosodischer Information untersucht wurde, legen nahe, dass sowohl superior temporale wie inferior frontale Hirnareale syntaktische und prosodische Informationsverarbeitung unterstützen, dass syntaktische Aspekte mit Dominanz in der linken Hemisphäre verarbeitet werden und prosodische Aspekte mit Dominanz in der rechten Hemisphäre.

Zusammenfassung

Die neuronalen Grundlagen der Sprachverarbeitung können mittels zweier Klassen von Verfahren untersucht werden. Die Elektroenzephalographie (EEG) und die Magnetoenzephalographie (MEG) erlauben die Registrierung von Hirnaktivität mit hoher zeitlicher Auflösung und beschränkter räumlicher Auflösung während die Positronenemissionstomographie (PET) und die funktionelle Kernspintomographie (fMRT) Hirnaktivität mit hoher räumlicher Auflösung bei eingeschränkter Zeitauflösung zu messen vermag. Aufgrund der vorliegenden Daten (EEG, MEG) lässt sich die zeitliche Struktur der Sprachverarbeitung während des Verstehensprozesses in 3 Phasen beschreiben: in einer 1. Phase wird die initiale Phrasenstruktur aufgrund von Wortkategorieinformation (Nomen, Verb, Konjunktion etc.) erstellt (120–250 ms), in einer 2. Phase wird lexikalisch-semantische und thematische Information verarbeitet (300–500 ms) und in einer 3. Phase werden diese Informationen miteinander abgeglichen (nach 500 ms). Die 3 Phasen spiegeln sich jeweils in einer bestimmten ereigniskorrelierten Potentialkomponente wider: 1. einer frühen links anterioren Negativierung (**ELAN**; »early left anterior negativity«), 2. einer zentroparietal verteilten Negativierung (**N400**) oder einer **LAN** und 3. einer späten zentroparietal verteilten Positivierung (**P600**).

Aufgrund der Daten aus den bildgebenden Verfahren (PET, fMRT) lässt sich das neuronale Netzwerk, das Sprachverarbeitung leistet, wie folgt spezifizieren. Links inferior frontale Kortexareale und links superiore und mittlere temporale Areale sowie ihre rechtshemisphärischen homologen Areale machen das Netzwerk der Sprachverarbeitung aus.

▼

Während lexikalisch-semantische Verarbeitungsprozesse die frontalen Areale BA 45 und BA 47 und den mittleren temporalen Gyrus involvieren, werden syntaktische Verarbeitungsprozesse durch die frontalen Areale BA 44 und das frontale Operculum sowie durch den vorderen Anteil des superioren temporalen Gyrus unterstützt. Akustische Sprachverarbeitung aktiviert auch die homologen rechtshemisphärischen Areale, wobei vor allem das frontale Operculum rechts und der rechte superiore temporale Gyrus für die Verarbeitung prosodischer Information (Satzmelodie) verantwortlich zeichnet.

34 Aphasien

Dorothea Weniger

Aphasien sind erworbene Sprachstörungen, die als Folge einer akuten (meist) linkshemisphärischen Hirnschädigung auftreten. Die Störungen zeigen sich in allen sprachlichen Verarbeitungsmodalitäten, also beim Sprechen und Hören (Lautsprache), beim Lesen und Schreiben (Schriftsprache). Aphasien sind demnach als multimodale Sprachstörungen zu definieren. Die verschiedenen Komponenten des Sprachsystems (Phonologie, Lexikon, Syntax und Semantik; ▶ hierzu Kap. 30) sind je nach Art, Ort und Ausmaß der erlittenen Hirnschädigung in unterschiedlicher Weise betroffen. Bei Aphasien, die durch eine Durchblutungsstörung entstehen, lässt der Läsionsort auf das jeweilige sprachliche Ausfallsmuster schließen: Läsionen im Bereich der vorderen Sprachregion, dem sog. Broca-Areal (◻ Abb. 34.1), werden mit einer reduzierten (nichtflüssi-

▼

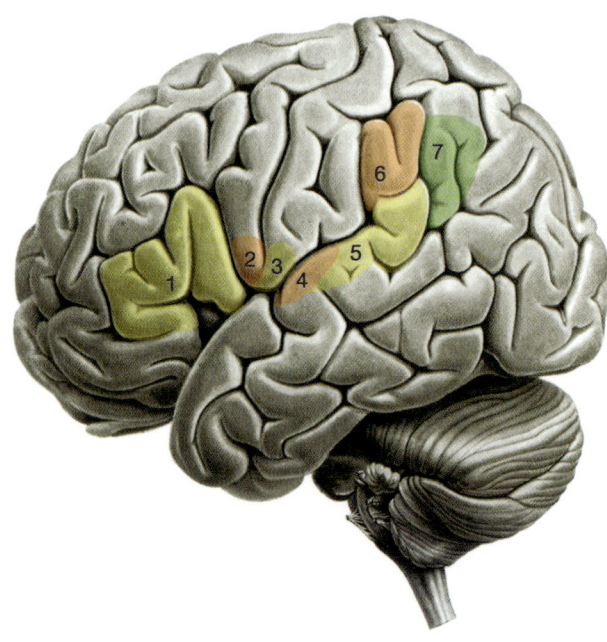

◻ **Abb. 34.1.** Seitliche Ansicht
der linken Hemisphäre mit den
sprachrelevanten Arealen;
1 vordere Sprachregion
(Broca-Area);
2 motorische Gesichtsregion;
3 somatosensorische
Gesichtsregion;
4 Hörfelder
(Heschl'sche Querwindung);
5 hintere Sprachregion
(Wernicke-Area);
6 Gyrus supramarginalis;
7 Gyrus angularis

gen) Sprachproduktion assoziiert, bei der die syntaktische Struktur der Äußerungen vereinfacht ist und Funktionswörter sowie Flexionsformen immer wieder fehlen. Liegt die Läsion im Bereich der hinteren Sprachregion, dem sog. Wernicke-Areal (◘ Abb. 34.1), findet sich eine eher flüssige Sprachproduktion mit deutlichen Störungen in der Wortfindung, die sich in lautlichen Entstellungen und semantischen Unstimmigkeiten in der Wortwahl äußern. Im Gegensatz zu Patienten mit einer Läsion im Broca-Areal weisen Patienten mit einer Läsion im Wernicke-Areal ein auffallend eingeschränktes Sprachverständnis auf. Die sprachlichen Störungsmerkmale, die bei einem Aphasietyp vorliegen, zeigen sich in vergleichbarer Ausprägung expressiv wie rezeptiv, lautsprachlich wie schriftsprachlich, d.h. das Verarbeiten von sprachlicher Informationen beim Sprechen und Verstehen, Schreiben und Lesen greift auf dieselben zentralen Wissenssysteme zurück. Aphasien sind deshalb auch als supramodale Sprachstörungen zu definieren.

❗ **Aphasien sind erworbene Sprachstörungen, die als Folge einer akuten (meist) linkshemisphärischen Hirnschädigung auftreten. Die Störungen zeigen sich in allen sprachlichen Verarbeitungsmodalitäten, also beim Sprechen und Hören (Lautsprache), wie auch beim Lesen und Schreiben (Schriftsprache).**

Aphasien sind abzugrenzen von Störungen des Sprechvorganges, bei denen die Steuerung und Ausführung von artikulatorischen Bewegungsmustern oder der Zugriff auf diese betroffen ist (▶ hierzu Kap. 36). Die Diagnose einer Aphasie kann zuweilen ohne Kenntnis des Verlaufs schwierig sein. Ein ungehemmter Sprechfluss, bei dem kein sinnvoller Gedankenablauf zu erkennen ist, lässt zunächst an Verwirrtheit denken und nicht an das akute Krankheitsstadium einer Wernicke-Aphasie. Doch sobald das akute Krankheitsstadium abgeklungen ist, treten die für eine Wernicke-Aphasie charakteristischen sprachlichen Störungsmerkmale hervor. Antriebsverminderungen können zu Beginn einer Erkrankung des ZNS oder unmittelbar nach der operativen Entfernung eines Hirntumors zu Einschränkungen der sprachlichen Ausdrucksfähigkeit führen, die sich vor allem in Wortfindungsstörungen äußern und somit das Vorliegen einer Aphasie nahelegen. Auch hier erfordert die Abgrenzung einer Aphasie die Kenntnis des Verlaufs.

❗ **Aphasien**
- **erweisen sich als multimodale und supramodale Sprachstörungen,**
- **sind abzugrenzen von Störungen des Sprechvorganges; sie sind auch abzugrenzen von Symptomen der Verwirrtheit oder der Antriebsverminderung im akuten Krankheitsstadium,**
- **sind keine Denkstörungen im engeren Sinne.**

34.1 Sprachliche Störungsmerkmale

Die sprachlichen Störungsmerkmale, welche für eine Aphasie kennzeichnend sind (die sog. Leitsymptome), zeigen sich bei genauer Beobachtung der Spontansprache. In der Akutphase kann die Sprache noch von pathologischer Hemmung oder Enthemmung bestimmt sein; doch nach dem Abklingen der Akutsymptomatik weisen Aphasien typische Muster von sprachsystematischen Abweichungen auf. Bei der Beobachtung der aphasischen Spontansprache ist auf die getroffene Wortwahl, die hervorgebrachten Lautformen, den Satzbau und die morphologisch-syntaktische Verknüpfung von Satzkonstituenten zu achten. Festzuhalten ist, dass es sich bei aphasisch entstellter Sprache nicht um zufällige Fehlleistungen handelt, sondern um organisch bedingte Störungen in der sprachlichen Verarbeitung. Im Folgenden werden die verschiedenen Störungsmerkmale dargelegt.

34.1.1 Störungen in der Wortfindung und der Wortwahl

Störungen in der Wortfindung treten bei allen Aphasieformen auf. Sie äußern sich einerseits in einer mangelnden Verfügbarkeit bzw. reduzierten Abrufbarkeit des intendierten Wortes. Es kommt zu einem sprachlichen Suchverhalten, das unterschiedliche Formen haben kann:

- lange Pausen, die mit Interjektionen ausgefüllt werden,
- Ausweichen in inhaltsarme Redefloskeln, z.B. »wie soll ich Ihnen das sagen?«, »wie sagt man denn noch …«, »ja das ist so eine Sache«, »was man einfach so hat«, »das ist klar, dass ich etwas mache«,
- perseveratorische Wiederholung von gerade gebrauchten Wörtern, z.B. »dann bin ich mit dem Auto … mit dem Auto sofort … mit dem Auto sofort in die Garage gefahren«,

- Satzabbrüche und Fortführen des Themas in variierter Form, wobei der neue Ansatz oft weiter von der intendierten Aussage wegführt, z.B. »ich habe dann 6 Jahre lang … im Ausland gewesen … und dann 12 Jahre Betriebsleitung gemacht … und dann 6 Jahre lang … Wagenbau … nein … 6 Jahre lang Schreiner gewesen und dann nachher … 2 Jahre lang …«,
- Ausweichen in Pantomime, Gestik und Mimik.

Semantische und phonematische Paraphasien

Das Abrufen eines Wortes erfordert die Verknüpfung einer Wortbedeutung und einer Wortform. Nach dem von Levelt et al. (1999; vgl. auch Levelt 2001) entwickelten Modell der Wortproduktion läuft der Zugriff auf Wörter in 2 zeitlich nicht überlappenden Phasen ab. Die 1. Phase setzt mit einer konzeptuellen Vorstellung ein, die in ein lexikalisches Konzept zu überführen ist (ein Konzept, für das es im mentalen Lexikon einen Eintrag gibt); sie umfasst auch die Aktivierung der semantischen und syntaktischen Informationen, welche das mentale Lexikon für das jeweilige lexikalische Konzept bereithält. Für das lexikalische Konzept mit seinen semantischen und syntaktischen Spezifikationen hat Levelt den Begriff Lemma eingeführt. Die 2. Phase des Wortzugriffes besteht dann in der phonologisch-phonetischen Enkodierung des aktivierten Lemmas; eine abstrakte Repräsentation der Wortform (das sog. Lexem), die ebenfalls im mentalen Lexikon festgehalten ist, wird schrittweise in ein artikulomotorisches Programm transformiert (◘ Abb. 36.1 in Kap. 36). Sind sich Wortbedeutungen oder Wortformen ähnlich, kann es leicht zu Verwechslungen kommen. So sagt ein Patient »Reisetasche« statt »Koffer«, »Werkzeug« statt »Bohrer«, »Henkel« statt »Koffer«, »Stuhl« statt »Tisch«, »Wachs« statt »Kerze«; statt den Hund »an der Leine zu führen« wird der Hund »an die Leine gehängt«. Solche bedeutungsmäßige Wortverwechslungen werden semantische Paraphasien genannt. Sie stammen meist aus dem engeren Bedeutungsfeld des Zielwortes. Wie die angeführten Beispiele nahe legen, kann die semantische Ähnlichkeit von Paraphasie und Zielwort unterschiedlicher Art sein. Beide können Bezeichnungen von Objekten sein, die derselben semantischen Kategorie angehören. Die Ähnlichkeit kann auch darauf beruhen, dass die Paraphasie einen Teil des gemeinten Objektes bezeichnet oder die semantische Kategorie, dem das gemeinte Objekt zuzuordnen ist, identifiziert. Nicht selten liegt eine assoziative Verwandtschaft vor. Semantische Verwechslungen kommen bei allen Wortklassen vor, sie sind nicht auf Substantive beschränkt. Es kann derart gehäuft zu semantisch falscher Wahl und Kombination von Wörtern kommen, dass der Sinn des Gesagten unverständlich bleibt, und zwar bei intakter Lautstruktur der Wörter, regelhaftem Satzbau und erhaltener Grammatik. Man spricht dann von semantischem Jargon.

Semantische Paraphasien. Fehlerhaftes Auftreten eines Wortes der Standardsprache, das zum Zielwort entweder eine bedeutungsmäßige Ähnlichkeit hat oder grob davon abweicht.
Semantischer Jargon. Sinnlose Aneinanderreihung von Wörtern und Redefloskeln bei flüssiger Sprachproduktion.

Verwechslungen von Wortformen sind seltener und nicht immer leicht von semantischen Paraphasien zu unterscheiden (z.B. »Felchen« statt »Fenchel«). Meist ist die falsch gewählte Wortform semantisch unpassend (z.B. »Kiew« statt »Kiwi«, »Organ« statt »Orgel«, »Biese« statt »Besen«, »garantieren« statt »gratulieren«). Häufiger als Wortformverwechslungen sind Veränderungen einzelner Laute innerhalb einer Wortform. Einzelne Laute werden ersetzt (z.B. »Bisen« statt »Besen«), ausgelassen (z.B. »Scholade« statt »Schokolade«), hinzugefügt (z.B. Teledofon« statt »Telefon«) oder umgestellt (z.B. »Schühlkrank« statt »Kühlschrank«). Solche lautliche Veränderungen werden phonematische Paraphasien genannt. Ist eine Wortform mehrfach lautlich verändert, sodass die Zielform nicht mehr erkennbar ist (z.B. »Zivar« statt »Zigarre«), spricht man von einem Neologismus. Phonematische Paraphasien und Neologismen können in der Spontansprache derart vorherrschend sein, dass kaum mehr ein Inhaltswort zu erkennen ist, d.h. die produzierten Lautabfolgen können nicht mit einem bekannten Wort der jeweiligen Umgangssprache in Verbindung gebracht werden (phonematischer Jargon). Beim phonematischen wie auch beim semantischen Jargon ist die Sprachproduktion flüssig und gut artikuliert. Manche Patienten bemerken die lautlichen Entstellungen, die ihnen »passiert« sind, und versuchen, diese zu korrigieren; die Korrekturversuche führen nicht selten zu einer Kette von lautlichen Annäherungen (»conduite d'approche«).

Phonematische Paraphasien. Lautliche Veränderung eines Wortes durch Substituierung, Auslassung, Umstellung oder Hinzufügung einzelner Laute.
Phonematischer Jargon. Sinnlose Aneinanderreihung von phonematisch veränderten Wörtern bei flüssiger Sprachproduktion.
Neologismen. Wörter, die in der Standardsprache aus lautlichen oder semantischen Gründen nicht vorkommen.

Bei schweren Aphasien besteht die spontane Sprachproduktion weitgehend aus automatisierten Sprachelementen (Silben, Wörter oder Redephrasen), die unwillkürlich bei jedem Versuch, sich sprachlich mitzuteilen, hervorgebracht werden. Dabei ist zwischen unterschiedlichen Formen von automatisierter Sprache zu differenzieren. So kann die spontane Sprachproduktion auf fortlaufende Automatismen, die aus aneinandergereihten Einzelsilben (»dododo«; tatata«), aus festen Silbenabfolgen (»pompe«) oder aus Wörtern oder Phrasen (»guten Tag jeden Tag«) bestehen, reduziert sein. Wie das nachfolgende Textbeispiel veranschaulicht, findet sich bei der Mehrzahl der Patienten mit einer schweren Aphasie eine Mischung von formstarr wiederkehrenden Automatismen (»effektiv«, »voilà«) und Redefloskeln (Stereotypien), die meist der Sprechsituation angemessen sind, jedoch im Gespräch mehrfach wiederkehren (»ach ja«, »genau«, »ganz genau jawohl«). Ab und zu gelingt auch ein kommunikativ sinnvolles Einzelwort.

Fallbeispiel

Untersucher: »Was haben Sie beruflich vor Ihrer Erkrankung gemacht?«

Patient: »Effektiv ich bin das … eh … im Büro … und zwar bin ich … effektiv … eh … nicht … eh … nicht …«

Untersucher: »In welcher Branche waren Sie denn tätig?«

Patient: »Voilà … voilà … voilà sondern effektiv … eh … ungemein … voilà voilà voilà sondern effektiv … eh … ja es ist … und … oder eh … effektiv quer …«

Untersucher: »Waren Sie als Buchhalter tätig?«

Patient: »Nein …«

Untersucher: »Oder waren Sie im Verkauf tätig?«

Patient: »Ganz genau jawohl …

Untersucher: »Was waren denn Ihre Aufgaben?«

Patient: »Sondern effektiv … voilà sondern … eh das ist … die Gruppe und das hat man verkaufen müssen.«

Diese stark eingeschränkte sprachliche Ausdrucksfähigkeit suchen die Patienten oft durch Mimik und Gestik zu kompensieren, doch dies bleibt meist erfolglos.

> ❶ Als **Automatismus** bezeichnet man das Auftreten von Silben, Wörter oder Redephrasen, die unwillkürlich bei jedem Versuch, sich sprachlich mitzuteilen, hervorgebracht werden.

Zur Entstehung semantischer und phonematischer Paraphasien

Was nun die Entstehung semantischer wie phonematischer Paraphasien betrifft, so ist zwischen 2 unterschiedlichen Erklärungsansätzen zu differenzieren. Der eine Ansatz beruht auf der Annahme, dass die Verfügbarkeit eines Wortes von quantifizierbaren Variablen wie Häufigkeit, Länge, Vertrautheit, Bildhaftigkeit und Erwerbsalter beeinflusst wird (»critical-variable approach«; vgl. Shallice 1988). Eine differenzierte Analyse von Fehlbenennungen (Nickels u. Howard 1995) hat gezeigt, dass die Benennleistung in geringerem Maße von der Worthäufigkeit beeinflusst wird, als allgemein angenommen. Bei manchen Patienten erweist sich das Erwerbsalter als eine Variable mit größerer Prognostizität. Die Analyse von Nickels u. Howard macht vor allem deutlich, dass sich die genannten Variablen unterschiedlich auf die Benennleistungen des einzelnen Patienten auswirken und dass Verallgemeinerungen aufgrund der Benennleistungen einer Patientengruppe mit Vorsicht zu interpretieren sind.

Der zweite Erklärungsansatz sucht eine fehlerhafte Wortwahl auf spezifische Störungen im Zugriffsprozess zurückzuführen. Dabei gehen die meisten Autoren von einem Modell der Sprachproduktion aus, das, wie oben kurz skizziert, aus 2 Zugriffsphasen besteht. Semantische Paraphasien können dadurch entstehen, dass die intendierte Wortbedeutung nicht genügend aktiviert wird und eine semantisch verwandte Wortbedeutung die erforderliche Reizschwelle eher erreicht. Dies ist beispielsweise dann der Fall, wenn konkurrierende konzeptuelle Vorstellungen, Zufallsrauschen oder eine vorübergehende Verminderung des Ruhepotentials die selektive Aktivierung der intendierten Wortbedeutung »bremsen«. Eine andere funktionale Ursache für semantische Paraphasien kann in einem gestörten Abruf von Wortformen liegen. Unter der Annahme, dass Wortbedeutungen als semantische Merkmalsbündel repräsentiert sind, wird die Aktivierung einer bestimmten Wortbedeutung dazu führen, dass nicht nur die zugehörige Wortform aktiviert wird; es werden gleichzeitig auch die Wortformen jener Wörter aktiviert, die Bedeutungselemente mit der gewählten Wortbedeutung teilen. Da die aktivierten Wortformen (Lexeme) semantisch determiniert sind, kommt es zu semantischen Paraphasien, wenn die

Zielform nicht die erforderliche neuronale Aktivierung erhält (Caramazza u. Hillis 1990; Caramazza 1997).

Der Zugriff auf die Lautform eines Wortes (phonologische Enkodierung) umfasst nicht nur den Abruf der einzelnen Phoneme eines Wortes (segmentale Struktur); zur phonologischen Enkodierung zählt auch die Gruppierung der Phoneme zu Silben und die Aktivierung von Informationen, welche die metrische Struktur des Wortes (Silbenzahl und Position des Wortakzents) spezifizieren, d.h. die generierte Silbenkette einem metrischen Wortformskelett zuordnen. Es liegen eine Reihe von Arbeiten vor, in denen die verschiedenen Ausprägungen phonematischer Paraphasien auf spezifische Störungen im phonologischen Enkodierungsprozess zurückgeführt werden (z.B. Butterworth 1992; Kohn u. Smith 1995; Wilshire u. McCarthy 1996; Nickels u. Howard 2000). Allgemein wird zwischen Schwierigkeiten in der Aktivierung von Wortformen als lexikalische Entitäten und Störungen in der phonologischen Enkodierung dieser Entitäten differenziert. Übereinstimmung besteht weitgehend auch darüber, dass sich die Worthäufigkeit vor allem auf die Aktivierung von Wortformen als lexikalische Entitäten auswirkt, während bei der phonologischen Enkodierung die Wortlänge bzw. die Silbenzahl eine bedeutsame Rolle zu spielen scheint. Neologismen werden meist als eine Folge von Aktivierungsschwierigkeiten beschrieben. Kennzeichnend für Störungen in der phonologischen Enkodierung sind vor allem Fehler in der Bereitstellung einzelner Phoneme (bedingt durch reduzierte oder erhöhte Aktivierung des Zielphonems, zufällige Schwankungen im Ruhepotential der Zielphoneme, Schwierigkeiten bei der Gruppierung der Phoneme zu Silben).

Umstritten ist, wie es zu Verwechslungen von Wortformen kommt, bei denen keine bedeutungsmäßige Ähnlichkeit vorliegt (vgl. Gagnon et al. 1997). Manche Autoren (Jescheniak u. Levelt 1994) argumentieren, dass sie auf der Ebene der Lexemselektion entstehen, zumal die verwechselte Wortform meist von größerer Häufigkeit ist als die Zielform und deshalb ein höheres Ruhepotential besitzt. In einem interaktiven Modell der Sprachproduktion, in dem die einzelnen Ebenen des Wortzugriffes über Rückkoppelungsmechanismen miteinander verbunden sind, lassen sich Verwechslungen von Wortformen auch auf eine fehlerhafte Lemmaselektion zurückführen: Wie Dell et al. (1997) anhand von Simulationsstudien darlegen, ist dies dann der Fall, wenn ein aktiviertes Lemma zu rasch auf sein Ruhepotential zurückfällt, sodass ein dem Zielwort formverwandtes Lexem ein bedeutungsmäßig nicht verwandtes Lemma zu aktivieren vermag. Alternativ kann auch eine pathologisch

bedingte Verminderung der neuronalen Verbindungsstärke eine fehlerhafte Lemmaselektion »auslösen«.

Während in einem Netzwerkmodell der Sprachproduktion sowohl semantische als auch phonematische Paraphasien durch eine Verminderung von neuronalen Verbindungsstärken und/oder durch den raschen Zerfall einer Aktivierung entstehen, lassen sie sich in einem interaktiven Modell der Sprachproduktion als selektive Störungen auf einer bestimmten Verarbeitungsebene beschreiben (vgl. Caramazza et al. 2000; Aufschluss über die Möglichkeiten und Grenzen von Simulationsstudien bei der Erfassung von Paraphasien geben die Arbeiten von Ruml et al. 2000 und von Foygel u. Dell 2000).

34.1.2 Kategorienspezifische Störungen in der Wortfindung

Dissoziationen im Benennen von Objekten und Tätigkeiten

Nicht selten werden Patienten beobachtet, die in ihrer Verfügbarkeit bestimmter Wortkategorien selektiv beeinträchtigt sind. Gerade bei Patienten, deren Spontansprache viele fragmentarische Satzstrukturen aufweist, drängt sich die Frage auf, ob ihre Schwierigkeiten in der Satzbildung funktional auf einer eingeschränkten Verfügbarkeit von Verben beruhen (▶ hierzu Kap. 35). Wie sich experimentell zeigte (Zingeser u. Berndt 1990), erbringen Patienten mit spontansprachlich reduziertem Satzbau häufig bessere Benennleistungen bei Objektabbildungen als bei Abbildungen von Tätigkeiten; demgegenüber kommt es bei Patienten mit flüssiger Sprachproduktion und unauffälligem Satzbau eher zu Fehlbenennungen bei Objektabbildungen als bei Abbildungen von Tätigkeiten. Die selektive Beeinträchtigung in der Verfügbarkeit von Verben ist jedoch nicht zwingend mit Schwierigkeiten in der Satzbildung verbunden, da auch Patienten ohne spontansprachlich reduzierten Satzbau zuweilen in ihrer Verfügbarkeit von Verben selektiv beeinträchtigt sind (vgl. Berndt et al. 1997). Aufschlussreich im Hinblick auf den funktionalen Ort der skizzierten Dissoziationen sind u.a. jene experimentellen Untersuchungen, in denen die Verfügbarkeit von Nomen und Verben expressiv wie rezeptiv geprüft wurde (vgl. Berndt u. Haendiges 2000). Auch das Verstehen dieser beiden grammatischen Wortkategorien kann selektiv betroffen sein, wobei eine verminderte Verbproduktion nicht ohne weiteres auf ein gestörtes Verstehen von Verben schließen lässt (Miceli et al. 1988).

Ungeklärt ist, ob es für die Verarbeitung von Verben und Nomen eine regionale Spezialisierung gibt, d.h., ob die beiden Wortkategorien unterschiedliche neuronale Korrelate haben. Strukturen des linken präfrontalen Kortex werden meist mit der Verarbeitung von Verben assoziiert und Strukturen des linken Temporallappens mit der Verarbeitung von Nomen, doch Unte rsuchungen mit bildgebenden Verfahren bestätigen eine solche regionale Spezialisierung nur bedingt. Mit Wortproduktionsaufgaben, die den selektiven Abruf von Verben und Nomen erforderten, fanden Warburton et al. (1996) bei gesunden Probanden kein differenzielles Aktivierungsmuster für die beiden grammatischen Wortkategorien. Lexikalische Entscheidungsaufgaben mit Verben und Nomen führten ebenfalls zur Aktivierung eines lexikalisch-semantischen Netzwerkes, das sich vom linken inferioren Frontallappen bis zum inferioren Temporallappen erstreckt (Perani et al. 1999; Tyler et al. 2001). Diese Aktivierungsbefunde sind vereinbar mit den Ergebnissen einer Läsionsstudie, an der Patienten mit einer unilateralen Hirnschädigung teilnahmen. Hier zeigte sich, dass herausragende Schwierigkeiten beim Benennen von Tätigkeiten auch bei linksseitigen Läsionen im hinteren Temporallappen und im Gyrus supramarginalis auftreten können (Tranel et al. 2001)

❗ Die Verfügbarkeit von Objektbezeichnungen kann bei Aphasie selektiv besser erhalten sein als die Verfügbarkeit von Bezeichnungen für Tätigkeiten; auch das umgekehrte Störungsmuster ist zu beobachten. Eine regionale Spezialisierung für die Verarbeitung der beiden Wortkategorien hat sich jedoch bislang nicht nachweisen lassen.

Dissoziationen in der Verfügbarkeit belebter und unbelebter Objektklassen

Mehrfach beschrieben in der Literatur sind Patienten, bei denen sich die Benennstörungen selektiv auf bestimmte Objektklassen erstrecken, und zwar modalitätsunabhängig (Überblick in Gainotti 2000). Wie aus den Fallbeschreibungen hervorgeht, kommt es bei vielen Patienten zu markanten Fehlleistungen beim Benennen und Beschreiben von belebten, biologisch determinierten Objekten (z.B. Tiere, Pflanzen, Früchte, Gemüse); die gleichen Patienten erbringen aber unauffällige Benennleistungen und produzieren adäquate Objektbeschreibungen, wenn es sich um unbelebte, angefertigte Objekte wie Werkzeuge, Möbel- oder Kleiderstücke handelt. Auch für das umgekehrte Leistungsmuster gibt es einige Belege. Die Interpretation solcher

dissoziativer Benennstörungen ist u. a. dadurch erschwert, dass zuweilen nur einzelne belebte Objektklassen betroffen sind (z.B. Früchte und Gemüse oder Tiere) oder dass neben den belebten Objektklassen auch eine unbelebte Benennschwierigkeiten bereitet (z.B. Musikinstrumente).

Manche Autoren (Warrington u. Shallice 1984) führen die Dissoziationen beim Benennen von belebten und unbelebten Objektklassen auf eine unterschiedliche Gewichtung der Merkmale zurück, welche die Bedeutungsstruktur von belebten und unbelebten Objektklassen konstituieren. Objekte belebter Objektklassen werden weitgehend aufgrund sensorisch erfassbarer Merkmale wie Farbe, Form, Größe und Textur differenziert; unbelebte Objekte werden dagegen aufgrund ihrer Funktion »wahrgenommen«. Wie sich experimentell zeigte, haben Patienten mit selektiven Benennstörungen für belebte Objekte große Mühe, die perzeptorischen Merkmale der jeweiligen Objekte anzugeben, und zwar bei intakter visuoräumlicher Wahrnehmung. Die Mehrzahl dieser Patienten hat eine linksbetonte bilaterale Hirnschädigung erlitten (als Folge einer Herpes-simplex-Enzephalitis), die sich auf Gebiete des anterioren, medialen und inferioren Temporallappens erstreckt.

Wie Gainotti ausführt, legen neurophysiologische Befunde die Annahme nahe, dass der inferiore Temporallappen, mediale temporolimbische Strukturen und vermutlich auch der temporale Pol zu einem kortikalen Netzwerk gehören, das in entscheidendem Maße der Integration, der Speicherung und dem Abruf von sensorischen Informationen dient, die belebte Objekte zu identifizieren erlauben. Ein solcher Interpretationsansatz macht auch verständlich, wieso das Benennen von Musikinstrumenten parallel zum Benennen von Tieren gestört sein kann: Als »angefertigte« Gegenstände werden Musikinstrumente primär aufgrund der Klangeindrücke identifiziert, die mit ihnen erzeugt werden. Bei Patienten mit selektiven Benennstörungen für unbelebte Objektklassen fand sich eine Schädigungen in der linken Hirnhemisphäre, die sich vor allem auf frontoparietale Hirnareale erstreckte. Die semantische Repräsentation von manipulierbaren Objekten erweist sich eng mit den motorischen Bewegungsmuster verknüpft, die beim Gebrauch der jeweiligen Objekte aktiviert werden.

Dass belebte und unbelebte Objektklassen semantisch unterschiedlich strukturiert sind, darüber sind sich die meisten Autoren einig. Wie aber die selektiven Benennstörungen zu erklären sind, darüber gehen die Meinungen auseinander. Beim oben skizzierten neuroanatomischen Interpretationsansatz, wird ein Zusammenhang zwischen der selektiven Benennstörung und dem Ort der Hirnschädigung postuliert. Devlin et al. (2002) konnten ihn auch in einer differenziert angelegten Untersuchung mit funktioneller Kernspintomographie erhärten. Andere Autoren (Tyler et al. 2000) gehen von einer psycholinguistisch orientierten Vorstellung der semantischen Organisation und Verarbeitung aus und nehmen an, dass sich die einzelnen Objektklassen in der qualitativen und quantitativen Verknüpfung von perzeptorischen und funktionalen Informationen unterscheiden. Bei belebten Objekten findet sich eine große Überschneidung von perzeptorischen und funktionalen Informationen; ferner korrelieren viele der gemeinsamen perzeptorischen und funktionalen Merkmale miteinander (Augen zum Sehen, Ohren zum Hören). Unbelebte Objekte haben weitaus weniger perzeptorische und funktionale Merkmale gemeinsam, doch zwischen einzelnen perzeptorischen und funktionalen Merkmalen besteht eine stärkere Korrelation, die bei einer Hirnschädigung eher erhalten bleibt – wie aus Simulationsstudien hervorgeht. Auch die evolutionstheoretisch orientierte Modellvorstellung von Caramazza u. Shelton (1998) lässt offen, wieso selektive Benennstörungen bei Schädigungen spezifischer Hirnstrukturen auftreten.

> ❶ Das Benennen belebter Objekte kann im Vergleich zum Benennen unbelebter Objekte selektiv gestört sein; als Ursache wird eine Schädigung des inferioren Temporallappens und der medialen temporolimbischen Strukturen angenommen. Das umgekehrte Störungsmuster ist in geringerem Ausmaß zu beobachten und wird auf eine Schädigungen frontoparietaler Hirnareale der linken Hemisphäre zurückgeführt.

Differentielle Verfügbarkeit von Eigennamen

Patienten mit schweren Aphasien zeigen zuweilen eine selektiv erhaltene Verfügbarkeit von Eigennamen, die jedoch modalitätsspezifisch ist. Die von Warrington u. McCarthy (1987) beschriebene Patientin war zu kaum einer lautsprachlichen Äußerung in der Lage und in ihrem Sprachverständnis stark gestört; sie vermochte aber zuverlässig die auditiv dargebotenen Namen von Städten, Ländern und berühmten Persönlichkeiten den geschriebenen Namen zuzuordnen. Auch der von Semenza u. Sgaramella (1993) untersuchte Patient erwies sich in allen lautsprachlichen Sprachfunktionen wie auch in seinem Lesesinnverständnis schwer gestört, konnte aber mit Anlauthilfe Abbildungen von Verwandten, Freunden und berühmten Persönlichkei-

ten sowohl benennen als sie auch bei auditiver Vorgabe des Namens identifizieren. Bei weniger schwerer Aphasie fanden Cipolotti et al. (1993) eine selektiv erhaltene Fähigkeit, Abbildungen berühmter Persönlichkeiten und Länder auf einer Landkarte schriftlich zu benennen. Patienten mit einer ausgedehnten Schädigungen der linken Hemisphäre haben oft ein selektiv erhaltenes Lesesinnverständnis für die Namen vertrauter Personen, Länder und Städte, was in der Literatur auf Verarbeitungsmechanismen der intakten rechten Hemisphäre zurückgeführt wird.

Weitaus mehr Fallstudien liegen über Patienten vor, die kaum (mehr) aphasische Störungen aufweisen, aber noch anhaltende Schwierigkeiten in der expressiven Verfügbarkeit von Eigennamen haben. Typischerweise können diese Patienten biographische Angaben über die Personen machen, deren Namen sie nicht abrufen können – was die Hypothese unterstützt, dass der Name einer Person und Informationen, die ihre Identität betreffen, getrennt gespeichert sind. Funktional liegt deshalb die Störung in einer mangelhaften Aktivierung des jeweiligen phonologischen Namenswortes. Neuroanatomisch weisen die Patienten eine Schädigung unterschiedlicher linkshemisphärischer Hirnstrukturen auf: Basalganglien, Thalamus, Temporalpol, posterior Temporallappen im Übergang zum Okzipitallappen. Bei der Verarbeitung von z.B. Personennamen kommt es auf die Integration visueller, auditiver, verbaler und affektiver Merkmalen an. Eine Integration all dieser Merkmale ist in einem neuronalen Netzwerk denkbar, in dem der linke Temporalpol mit seinen multimodalen Verbindungen als »Umschaltstelle« fungiert – zwischen temporookzipitalen Hirnarealen, die der konzeptuellen Verarbeitung dienen, und perisylvischen, die eine phonologische Enkodierung ermöglichen (vgl. Grabowski et al. 2001).

> ❶ Die rezeptive Verfügbarkeit von Eigennamen kann bei Patienten mit schweren Aphasien selektiv erhalten sein; sie wird auf Verarbeitungsmechanismen der intakten rechten Hemisphäre zurückgeführt. Bei selektiven Störungen in der expressiven Verfügbarkeit von Eigennamen liegt nicht immer eine Aphasie vor; als Ursache findet sich meist eine Schädigung linkshemisphärischer Hirnstrukturen außerhalb der perisylvischen Sprachregion.

34.1.3 Störungen im Satzbau und in der morphologisch-syntaktischen Verknüpfung von Satzkonstituenten

Agrammatischer Satzbau

Auffälligstes Merkmal der Spontansprache kann ein telegrammartiger Redestil sein. Die syntaktische Struktur der Äußerungen ist vereinfacht, eine Differenzierung nach verschiedenen grammatischen Relationen, wie z.B. Subjekt gegenüber Objekt, direktes gegenüber indirektem Objekt, ist häufig nicht erkennbar. Die Verknüpfung von Inhaltswörtern mit Funktionswörter bereitet Schwierigkeiten, Flexionsformen werden weggelassen oder durch eine einfachere Ausdrucksform ersetzt (z.B. »Mann und Mann« statt »zwei Männer«). Das Verb in der Infinitiv- oder Partizipform steht meist am Ende der Äußerung oder fehlt. Die einzelnen Phrasen werden häufig mit nebenordnenden Konjunktionen wie »und«, »dann« oder »aber« verknüpft. Das folgende Textbeispiel ist typisch für solche Störungen des Satzbaus, die seit Pick (1913) als Agrammatismus bezeichnet werden.

Fallbeispiel

Untersucher: »Können Sie sich noch an den Anfang Ihrer Krankheit erinnern?«

Patientin: »… Am Anfang konnte ich gar nicht … 20 Jahre Kopfschmerzen gehabt …«

Untersucher: »Waren Sie deshalb in ärztlicher Behandlung?«

Patientin: »Nein … Tabletten geschluckt … Kavergot … vor 2 Jahren … eh … das ist … Arzt gekommen und ich … eh … kleine Nadeln …«

Untersucher: »Sie haben eine Akupunktur gemacht?«

Patientin: »Ja … und nachher 3 Monate Rheinfelden … und dann wieder zu Hause … und Haushalt gemacht und jetzt hier. Am Anfang ja und nein … das war alles.«

Bei schwerster Störung des Satzbaus werden nahezu nur einzelne Inhaltswörter aneinandergereiht und der Gesprächspartner muss den Sinn der Mitteilung aus der Bedeutung der Wörter und ihrer logischen Verknüpfung erschließen. Obschon die syntaktische Verknüpfung zwischen den einzelnen Wörtern falsch ist oder fehlt, ist die Abfolge der Wörter meist nicht willkürlich. In der Regel entspricht sie der thematischen Wertigkeit der bezeichneten Sachverhalte.

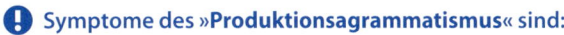 Symptome des »**Produktionsagrammatismus**« sind:
 - Auslassung von Funktionswörtern und Flexionsformen,
 - eingeschränkte Verfügbarkeit von Verben,
 - verkürzte Satzlänge und vereinfachte Syntax,
 - Schwierigkeiten bei der Wortstellung.

Erklärungsansätze

Patienten, deren Spontansprache agrammatisch ist, haben oft große Mühe, sich sprachlich mitzuteilen, d.h. sie zeigen eine deutlichen Sprachanstrengung beim Reden. Wie einige Autoren argumentieren, suchen diese Patienten aufgrund ihrer Sprachanstrengung mit möglichst geringem Aufwand sich möglichst verständlich mitzuteilen. So werden jene Wörter weggelassen, die von geringem Informationsgehalt sind und dazu zählen Funktionswörter und Flexionsformen. Pick (1923) spricht von einer »Notsprache«. In jüngerer Zeit haben auch Kolk u. Heeschen (1990) den Agrammatismus als Zeichen eines Adaptionsverhaltens beschrieben. Nach diesen Autoren sind agrammatische Vereinfachungen von Sätzen auf eine Verlangsamung in der Generierung von Satzstrukturen und im Abrufen von grammatischen Morphemen zurückzuführen, wobei ein rascher Zerfall von Informationen im Kurzzeitgedächtnis meist erschwerend hinzukommt. Patienten passen sich diesen Beeinträchtigungen an und meiden folglich Satzstrukturen, die ihre syntaktischen Verarbeitungskapazitäten übersteigen. Während bei Pick die »Notsprache« ein biologisch bedingtes Ökonomieprinzip ist, stellt das Adaptionsverhalten bei Kolk u. Heeschen eine gezielt gewählte Strategie dar. Bei vielen Patienten sind agrammatische Vereinfachungen von Sätzen nicht auf die Lautsprache beschränkt, sondern sie finden sich auch beim Schreiben. Die parallele Beeinträchtigung von Laut- und Schriftsprache spricht gegen die Auffassung des Agrammatismus als Zeichen einer Ökonomie und für die vorherrschende Defizittheorie, dass nämlich der Agrammatismus als ein supramodales Störungssymptom zu werten ist.

Auch andere Autoren interpretieren die agrammatische Vereinfachung von Sätzen als die Folge reduzierter Verarbeitungskapazitäten, jedoch mit einer unterschiedlichen Argumentation (z.B. Linebarger et al. 1983). Patienten mit agrammatischer Sprachproduktion sind auch in ihrer Sprachperzeption beeinträchtigt, wenn sie sich beim Verstehen eines Satzes nicht auf die Bedeutung einzelner Wörter und/oder ihr Wissen um den vorliegenden Sachverhalt abstützen können; d.h. wenn das Verstehen eines Satzes von der gezielten Verarbeitung bestimmter morphosyntaktischer Informationen abhängig ist. Gilt es hingegen zu beurteilen, ob ein Satz morphosyntaktisch korrekt ist, haben diese Patienten meist keine Schwierigkeiten. Diese Dissoziation wird damit erklärt, dass Grammatik- und Syntaxwissen je nach Anforderung an die verfügbare Verarbeitungskapazität partiell aktiviert werden können, dass aber die Integration morphosyntaktischer und semantischer Informationen nicht gelingt bzw. dass es zu Kosten-Nutzen-Effekten kommt.

❗ Einige Autoren interpretieren den Agrammatismus als eine Art »Notsprache«, die es dem Patienten erlaubt, sich mit geringem Aufwand verständlich mitzuteilen. Andere Autoren gehen davon aus, dass der Agrammatismus die Folge reduzierter Verarbeitungskapazitäten ist. Vorherrschend ist jedoch die Annahme, dass grammatische Enkodierungsprozesse spezifisch gestört sind.

Um zwischen Schwierigkeiten in der Satzbildung und Störungen der Grammatik formal differenzieren zu können, wird ein psycholinguistisches Modell der Satzproduktion herangezogen, das Garrett (1982) anhand von Versprechern gesunder Probanden entwickelte (■ Abb. 34.2). Die funktionale Verarbeitungsebene umfasst die Bildung eines syntaktisch definierten »Satzgerüstes«, einer sog. Prädikat-Argument-Struktur. Entscheidend dabei ist die Wahl des Verbes; entsprechend seiner Bedeutung weist es eine spezifische Argumentstruktur auf (► hierzu Kap. 35). Das Verb »bringen« hat beispielsweise 3 Argumente: ein Subjekt, ein direktes und ein indirektes Objekt. Diese Argumente erfüllen ihrerseits sog. thematische Rollen, die durch die Bedeutung des Verbs festgelegt sind: Dem Subjekt kommt die Rolle eines Agens zu, dem direkten Objekt die eines transferierbaren Gegenstandes (Thema) und dem indirekten Objekt die eines Empfängers (Ziel). Bei der lexikalischen Selektion der Argumente müssen deren thematische Rollen beachtet werden, damit ein semantisch stimmiger Satz entsteht. Die sequentielle Anordnung der Satzkonstituenten sowie deren morphologische Markierung fällt in den Bereich der positionalen Verarbeitung. Es liegen mehrere Arbeiten vor, in denen der Einfluss unterschiedlicher Argumentstrukturen auf die Satzbildung bei Patienten mit agrammatischer Sprachproduktion untersucht wurde (vgl. Byng u. Black 1989; Shapiro et al. 1993; Thompson et al.

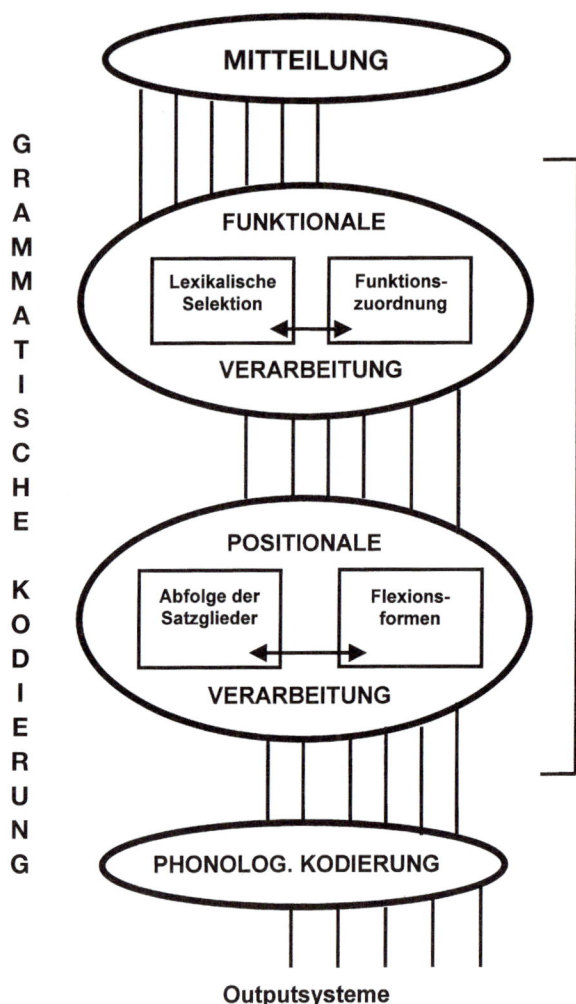

■ **Abb. 34.2.** Modell der Satzproduktion. (Nach Bock u. Levelt 1994)

1997). Kaum beachtet worden ist bislang, ob es bei diesen Patienten zu einer Interaktion zwischen der funktionalen und der positionalen Verarbeitungsebene kommt, d.h. ob die zunehmende Komplexität der Argumentstruktur zu einer reduzierten Komplexität der Phrasenstruktur führt: Je komplexer eine Argumentstruktur ist, desto mehr Fehlleistungen im Gebrauch von Funktionswörtern und Flexionsformen sind bei einer Interaktion der beiden Verarbeitungsebenen zu erwarten. Bei der spontansprachlichen Nacherzählung eines Märchens fanden Webster et al. (2001) keine Hinweise für eine solche Interaktion. Die Autoren geben allerdings zu bedenken, dass die 14 Patienten in ihrer Studie nur leichte bis mittelschwere Störungen in der Satzproduktion aufwiesen.

34

Paragrammatischer Satzbau

Störungen in der Satzproduktion äußern sich nicht nur in einem reduzierten Satzbau, sondern auch in einem überschießenden Satzbau. Bei Patienten, deren Spontansprache flüssig und gut artikuliert ist, findet sich häufig ein komplex angelegter Satzbau, der aber von fehlerhaften Verdoppelungen von Satzteilen und Satzverschränkungen gekennzeichnet ist. Es sind dies sprachliche Symptome des Paragrammatismus. Wie die folgenden Beispiele aus Huber u. Schlenck (1988) veranschaulichen, sind bei Satzverschränkungen alternative Satzkonstruktionen durch eine gemeinsame Konstituente miteinander verbunden (hier kursiv wiedergegeben):

- die hat ich *von mir* hat ich sehr viel Sachen
- und die hatten dann *letztes Jahr* hatten die … eh … geheiat (= geheiratet)
- dann wird dat eh eh *gemeinsam* wird dat gemacht
- also ich bin dann mit.. mit *elf Jahren* schon sind wir dann gezogen (= umgezogen)

Es können auch zwei verschiedene Satzkonstruktionen verschränkt werden:

- Ich wohne jetzt mit meiner Frau hamwer n'klein *Häuschen* gekauft
- Ich bin eh … hier auf der *Schule* hat ich gewartet

Entscheidend für das Vorliegen einer Satzverschränkung ist, dass die beiden Satzkonstruktionen mit einem Intonationsbogen gesprochen werden, d.h. eine einzige Tongruppe bilden, auch wenn sich vor oder nach der gemeinsamen Konstituente Suchverhalten zeigt. Bei Satzabbrüchen, die Zeichen von Wortfindungsstörungen sind, kommt es zu einem Abfall des Intonationsbogens. Die Abgrenzung zwischen Satzabbrüchen und Satzverschränkungen ist zuweilen eine Ermessensfrage, wenn die den Satzakzent tragende, letzte Konstituente des 1. Satzes aus syntaktischen Gründen auch als erste Konstituente des 2. Satzes fungieren kann:

- /wir sind jetzt eh in der letzten *Zeit*/ … haben wir jetzt *nur*/ hier ab … hier mit dem aber sonst haben wir eben nur/ (»/« = Tongruppengrenze).

Satzverschränkungen werden in der englischsprachigen Aphasieliteratur kaum beschrieben; sie werden in der deutschsprachigen als Zeichen einer mangelnden internen Kontrolle bei der Satzproduktion interpretiert (Huber u. Schlenck 1988): Redundant erzeugte Satzstrukturen können nicht unterdrückt werden, sodass es bei der phonolo-

gischen Spezifizierung und Linearisierung zu Kontaminationen (»überschießende« Formulierungen) kommt. Gestört sind demnach nicht die syntaktischen Kenntnisse, die bei der Satzbildung erforderlich sind, sondern die Kontrollfunktionen, die den Prozess der Satzbildung überwachen.

 Als **Paragrammatismus** wird ein komplex angelegter Satzbau bezeichnet, der von fehlerhaften Verdoppelungen von Satzteilen und Satzverschränkungen gekennzeichnet ist.

34.2 Klinische Störungsbilder: aphasische Syndrome

Es entspricht klinischer Tradition, Aphasien aufgrund typischer Kombinationen von sprachlichen Störungsmerkmalen zu klassifizieren. So wird bei vaskulärer Ätiologie, d.h. einem Schlaganfall im Versorgungsgebiet der A. cerebri media, zwischen 4 Standardsyndromen differenziert: globale Aphasie, Wernicke-Aphasie, Broca-Aphasie und amnestische Aphasie. Neben den 4 Standardsyndromen werden noch 2 weitere Aphasieformen unterschieden, die durch modalitätsspezifische Störungsmerkmale bestimmt sind: die Leitungsaphasie und die transkortikale Aphasie (▶ »Unter der Lupe«). Für die Standardsyndrome ist eine an der Spontansprache orientierte Klassifikation möglich; die wichtigsten Merkmale der Spontansprache sind für die 4 Standardsyndrome in ◻ Tabelle 34.1 angegeben. Die Beurteilung des Schweregrades beruht auf den Kriterien, die im Aachener Aphasie Test für die Beobachtung der Spontansprache beschrieben sind (Huber et al. 1983).

Unter der Lupe

Leitungsaphasie

Bei einer Leitungsaphasie ist das Nachsprechen im Vergleich zu den anderen Sprachfunktionen herausragend gestört. Die Patienten haben große Mühe bei der Bildung von Lautstrukturen und weisen eine deutlich reduzierte Merkspanne auf. Im Gegensatz zu Patienten mit einer Wernicke-Aphasie sind sich Patienten mit einer Leitungsaphasie ihrer phonematischen Paraphasien stärker bewusst und ihr Sprachverständnis ist meist besser erhalten. Es wird eine Läsion im Fasciculus arcuatus angenommen, der durch das parietale Operkulum verläuft und die Wernicke-Region mit der Broca-Region verbindet.

Tabelle 34.1. Spontansprache der 4 Standard-Aphasiesyndrome

Syndrom	Leitsymptom	Sprechfluss	Kommunikation
Globale Aphasie	Sprachautomatismen	Stark eingeschränkt, oft Sprechapraxie/Dysarthrie	Sehr schwer bis schwer gestört
Wernicke-Aphasie	Paragrammatismus, Paraphasien, Jargon	Unauffällig, teilweise überschießend (Logorrhoe)	Bei Jargon sehr schwer gestört, sonst schwer bis mittelgradig
Broca-Aphasie	Agrammatismus	Eingeschränkt, oft Sprechapraxie/Dysarthrie	Schwer bis mittelgradig
Amnestische Aphasie	Störungen in der Wortfindung	Unauffällig, aber häufig Suchverhalten und Satzabbrüche	Mittelgradig bis leicht gestört

---

Unter der Lupe

Transkortikale Aphasie

Bei Patienten mit einer transkortikalen Aphasie gelingt das Nachsprechen herausragend gut. Ist die Sprachproduktion flüssig mit vorwiegend semantischen Paraphasien wie bei einer Wernicke-Aphasie, liegt eine **transkortikal-sensorische Aphasie** vor; die Patienten haben schwere Störungen im Sprachverständnis. Die Läsionen betreffen häufig das temporookzipitale Marklager. Das seltene Syndrom der **transkortikal-motorischen Aphasie** wird dadurch charakterisiert, dass die Patienten mit gutem Sprachverständnis spontan nicht oder kaum sprechen, aber prompt Nachsprechen und dies mit relativ gut erhal-tener Artikulation und intakter Syntax. Die Läsionen werden in unmittelbarer Nachbarschaft der Broca-Region bzw. der supplementären motorischen Area beschrieben. Patienten mit **gemischt-trankortikaler Aphasie** zeigen gutes Nach-sprechen bei geringer, nichtflüssiger Sprachproduktion und schlechtem Sprachverständnis. Zur Lokalisation nimmt man multifokale Läsionen an, welche die Verbindungen zwi-schen der perisylvischen Sprachregion und dem übrigen Gehirn unterbrechen und somit die rein formale Sprachver-arbeitung beim Nachsprechen intakt lassen. Das erhaltene Nachsprechen ist auch als elementare Kompensationsleis-tung der rechten Hemisphäre diskutiert worden.

Bei Hirnverletzungen, Hirntumoren, Hirnabzessen oder Hirnabbauprozessen, die ebenfalls Ursache einer Aphasie sein können, sind nicht nur Teile des Sprachzentrums be-troffen, sondern auch angrenzende Hirnareale, die nicht-sprachliche Funktionsstörungen zur Folge haben. Diese Ätiologien führen deshalb meist zu einem sprachlichen Ausfallsmuster, das sich nicht als eines der 4 Standardsyn-drome beschreiben lässt. **Hirnatrophische Prozesse** fangen wegen der breiten Repräsentation von Wortbedeutungen oft mit einem aphasischen Syndrom an, das an eine amnes-tische oder transkortikal-sensorische Aphasie erinnert. Die inhaltliche Sprachverarbeitung ist stärker beeinträch-tigt als die formale; Nachsprechen und oft auch lautes Lesen bleiben länger erhalten als Sprachfunktionen wie Benennen und Sprachverstehen, die erhöhte Anforderungen an die kognitive Verarbeitung stellen. Von diesem Störungsbild abzugrenzen ist die **primär progressive Aphasie**, bei der sich anfangs nur die Sprachfunktionen zunehmend ver-schlechtern. Im weiteren Verlauf entwickeln sich entweder Varianten einer »flüssigen« oder einer »nichtflüssigen«

Aphasie. In der Literatur wird für die flüssige Variante die Bezeichnung »semantic dementia« verwendet, sodass meist die nichtflüssige Variante gemeint ist, wenn von ei-ner primär progressiven Aphasie die Rede ist (vgl. Hodges u. Patterson 1996).

Aber auch bei umschriebenen, vaskulären Schädigungen der perisylvischen Sprachregion weist ein großer Prozent-satz der Aphasien nicht die klassische Korrelation zwischen syndromspezifischen sprachlichen Störungsmerkmalen und Läsionsort auf – was vor allem mit Hilfe der Compu-tertomographie nachgewiesen werden konnte (Poeck et al. 1984a; Basso et al. 1985; Willmes u. Poeck 1993). Die Auf-fassung, dass den unterschiedlichen aphasischen Syndro-men eine differentielle Lokalisation der Läsion in der sprachdominanten Hemisphäre entspricht, ist empirisch wie theoretisch strittig und entstammt der alten Zentren-lehre. Die neurowissenschaftliche Forschung der vergange-nen Jahrzehnte hat gezeigt, dass die Sprache komplexe Funktionen umfasst, denen ausgedehnte neuronale Netz-werke zugrunde liegen. Die Störung einer bestimmten

34

Sprachfunktion kann sich demnach unterschiedlich auswirken, je nach der Region im neuronalen Netzwerk, die geschädigt ist. So verfügen Patienten mit einer Wernicke-Aphasie trotz ihrer ausgeprägten auditiven Sprachverständnisstörungen oft über eine gute phonologische Diskriminationsfähigkeit, während diese bei Patienten mit einer Broca-Aphasie beeinträchtigt sein kann, und zwar trotz ihres besser erhaltenen auditiven Wortverständnisses. Solche doppelten Dissoziationen legen nahe, dass je nach Läsionsort unterschiedliche Komponenten einer Sprachfunktion betroffen sein können. Im Einklang mit solchen Befunden hat sich auch gezeigt, dass die Wahrscheinlichkeit, mit der ein aphasisches Syndrom seinem »typischen« Läsionsort zugeordnet werden kann, nur zwischen 0,59 und 0,90 liegt. Orientiert man sich bei der Klas-

sifikation einer aphasischen Sprachstörung am Läsionsort, der mit einem aphasischen Syndrom assoziiert wird, sinkt die Wahrscheinlichkeit einer übereinstimmenden Zuordnung gar unter 0,50 (Willmes u. Poeck 1993).

Ein funktionell-anatomisches Modell der Sprachverarbeitung, das an die klassische Aphasielehre anknüpft und die Variabilität aphasischer Syndrome zu erfassen sucht, haben Hickok u. Poeppel (2004) vorgelegt. Wie Wernicke gehen auch diese Autoren in ihren Ausführungen von der gesprochenen Sprache aus und argumentieren, dass Areale, die den primären auditiven Kortex umgeben, das neuronale Substrat zur phonologischen Kodierung auditiver Sprachreize konstituieren. In Anlehnung an gewisse Arbeiten zur funktionellen Anatomie der visuellen Verarbeitung nehmen sie an, dass auch bei der auditiven Sprachverarbei-

Unter der Lupe

Der Beginn der Suche nach dem »Sitz« der Sprache
Die Lokalisation der Aphasien beruht seit fast 150 Jahren auf einer Vorstellung bezüglich der neuronalen Organisation von Sprache, wie sie Broca (1861) und Wernicke (1874) aufgrund ihrer Fallstudien beschrieben haben. Die Autopsiebefunde eines Patienten mit praktisch aufgehobener Sprechfähigkeit führte Broca zur Annahme, dass der »Sitz« artikulatorischer Bewegungsmuster am Fuß der dritten Frontalwindung liegen müsse. Wernicke ging in seiner Studie über den aphasischen Symptomenkomplex davon aus, dass die akustischen Klangbilder von Wörtern ihren »Sitz« in der ersten Temporalwindung haben müssen und dass die beiden »Sprachsitze« über Fasern miteinander verbunden sind, die in der Inselrinde verlaufen. Die akustischen Klangbilder sind rein auditive Entitäten; die sprachliche Bedeutung, die ihnen zukommt, liegt in der assoziativen Verknüpfung mit den Sinnesbildern, die ein bestimmtes Konzept (z. B. das eines Tisches) als solches repräsentieren. Wernicke suchte mit diesem funktionell-anatomischen Modell die einzelnen Sprachfunktionen zu erfassen. Bei einem intakten Sprachverständnis führt die Aktivierung akustischer Klangbilder zu einer Aktivierung der mit ihnen verknüpften Sinnesbilder. Ist nun der »Sitz« der akustischen Klangbilder geschädigt, werden die Verbindungen zu den Sinnesbildern (Wortbedeutungen) unterbrochen und es kommt zu einer »sensorischen« Beeinträchtigung, einem gestörten Sprachverständnis. Was die Wortproduktion betrifft, so setzt diese mit der Erregung einer konzeptuellen Vorstellung ein, die eine Aktivierung der Sinnesbilder und artikulatorischen Bewegungsmuster

auslöst, welche mit der jeweiligen konzeptuellen Vorstellung verbunden sind. Wernicke nahm auch eine direkte Verbindung zwischen konzeptueller Vorstellung und dem »Sitz« der Artikulation an, glaubte aber, dass Sinnesbilder die Aktivierung artikulatorischer Engramme differenzierter steuern können, zumal sie mit diesen stärker assoziativ verbunden sind (und zwar sprachentwicklungsbedingt). Ist der »Sitz« der Artikulation geschädigt, kommt es zu einer »motorischen« Produktionsstörung, einer Beeinträchtigung in der artikulatorischen Realisierung von phonologischen Wortformen. Wernicke postulierte auch eine Schädigung der Faserverbindungen zwischen den beiden Sprachzentren und argumentierte aufgrund seines funktionell-anatomischen Sprachmodells, dass diese eine Produktionsstörung zur Folge habe, bei der die artikulatorischen Engramme mangelhaft aktiviert werden, der Patient aber seine fehlerhafte Wortproduktion bemerke, zumal sein Sprachverständnis weitgehend erhalten ist. Wernicke hat damit das klinische Störungsbild der Leitungsaphasie (▶ oben) umrissen. Obschon sein Modell in den Grundzügen unbestritten geblieben ist, haben klinische Erkenntnisse über die unterschiedliche Ausprägung der Aphasiesyndrome und die Ergebnisse experimenteller Untersuchungen (mit verhaltenspsychologischen als auch bildgebenden Verfahren) zur neuronalen Organisation der Sprache dazu geführt, dass umfassendere Modelle der Sprachverarbeitung entwickelt wurden, welche die strukturelle Gliederung der einzelnen Komponenten des Sprachsystems berücksichtigen und somit die Variabilität eines Aphasiesyndroms zu erfassen erlauben.

Abb. 34.3. a Schematische Darstellung der funktionellen Anatomie der Sprache; **b** Zuordnung der sprachlichen Verarbeitungskomponenten zu Hirnarealen, die mit ihnen entsprechend dem skizzierten Model assoziiert werden. (Nach Hickok u. Poeppel 2004)

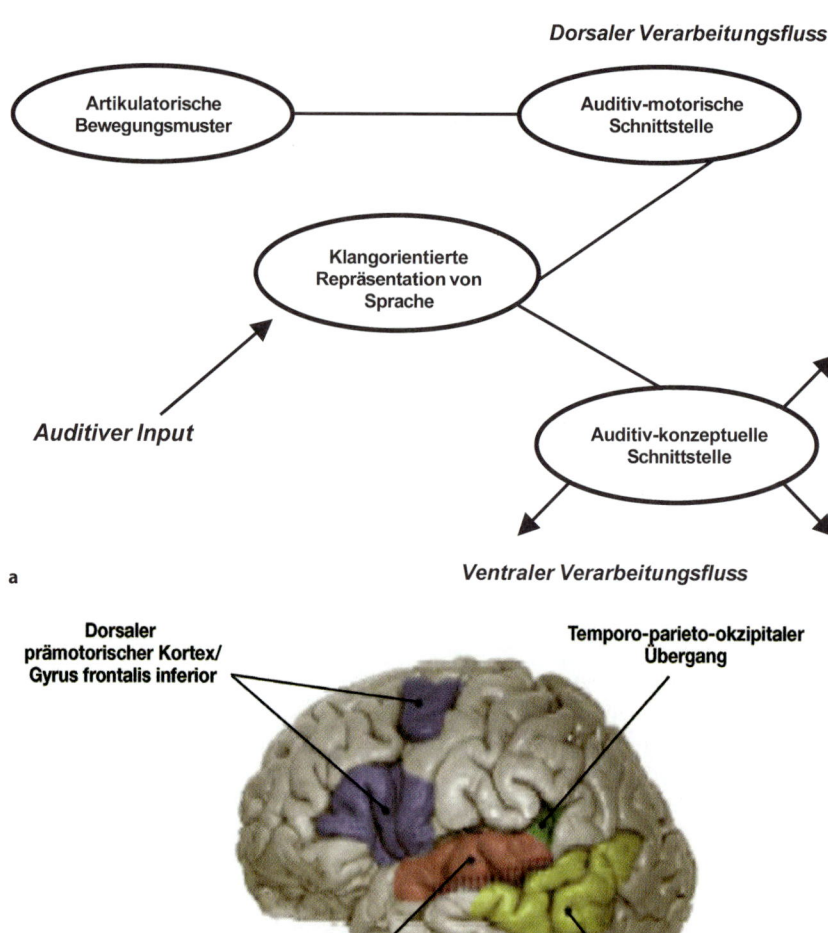

tung zwischen einem dorsalen und einem ventralen »Pfad« der Verarbeitung zu differenzieren ist. Der ventrale Verarbeitungspfad dient der Verknüpfung auditiver Sprachreize mit ihren konzeptuellen Repräsentationen, die in einem ausgedehnten Projektionsgebiet liegen, das Teile des Sulcus temporalis superior, des Gyrus temporalis medius und des Gyrus temporalis inferior sowie den Temporalpol umfasst, die über den Fasciculus uncinatus mit ventrolateralen und rostralen Anteilen des präfrontalen Kortex verbunden sind. Wie die Autoren einräumen, spricht das Sprachverhalten von Patienten mit einer transkortikal-sensorischen Aphasie dafür, dass dieses Projektionsgebiet auch multimodale Hirnareale im unteren Parietallappen und im Übergang zum

Okzipitallappen umfasst. Der ventrale Verarbeitungspfad muss vor allem dann aktivierbar sein, wenn ein Zugriff auf Wortbedeutungen erforderlich ist. Demgegenüber sind Zugriffe auf segmental-phonologische Aspekte der Sprache (z. B. ob sich zwei Wörter wie »Nadel« und »Tadel« im Anlaut unterscheiden) abhängig von einem dorsalen Verarbeitungspfad, der hintere Anteile des Gyrus temporalis superior sowie Areale im Übergang vom Temporallappen zum Parietallappen umfasst, die über den Fasciculus longitudinalis superior mit dem dorsolateralen Präfrontalkortex verbunden sind. Der dorsale Verarbeitungspfad bildet ein integratives Verbindungsnetz zwischen sensorischen und motorischen Abläufen und umfasst u. a. eine sensomotorische Schlaufe, die funktionell-anatomisch dem verbalen Arbeitsgedächtnis zugrunde liegt: Damit auditive Sprachreize verbatim abrufbar bleiben, wie es beispielsweise das Nachsprechen erfordert, müssen ihre phonologischen Kodierungen in den auditiven rezeptiven Feldern aktiviert gehalten werden – was über eine Aktivierung ihrer artikulatorischen Kodierungen (in Teilen der Broca-Area und benachbarten prämotorischen Hirnarealen) durch subvokales Wiederholen erfolgt (Paulesu et al. 1993). Die »Schnittstelle« für eine solche Koppelung von phonologischen und artikulatorischen Kodierungen wird in einem Gebiet lokalisiert, das die hinteren Anteile der Sylvi'schen Fissur im Übergang vom Temporallappen zum Parietallappen umfasst. Der dorsale wie auch der ventrale Verarbeitungsfluss weisen reziproke Faserverbindungen auf, so dass sie Sprachperzeptions- wie Sprachproduktionsprozesse modulieren.

Experimentelle Untersuchungen mit bildgebenden Verfahren sind weitgehend im Einklang mit einem solchen funktionell-anatomischen Ansatz (vgl. Stowe et al. 2005). Bei der Verarbeitung von Wort**bedeutungen** finden sich linkshemisphärische Aktivierungen temporoparietal im Bereich des Gyrus angularis sowie im mittleren und inferioren temporalen Gyrus (Überblick in Price 2000). Es sind dies Hirnareale, die außerhalb der perisylvischen Sprachregion liegen und zum polymodalen Assoziationskortex zählen. Angenommen wird, dass sie Sitz des gespeicherten semantischen Wissens sind. Diese Annahme stützt sich u.a. auf neuroradiologische Befunde von Patienten mit einer transkortikal-sensorischen Aphasie, die in ihrem Sprachverständnis und ihrer Benennfähigkeit schwer gestört sind (vgl. aber Berthier 1999). Ebenfalls aktiviert sind bei Aufgaben zur lexikalisch-semantischen Verarbeitung Areale des inferioren Frontalkortex. Diese Aktivierung wird von vielen Autoren als Ausdruck modalitätsunabhängiger semantischer Such- und Beurteilungsprozesse interpretiert (Gabrieli et al. 1998). Es liegen aber auch Arbeiten vor (Poldrack et al. 1999), die zwischen der semantischen Verarbeitung in den ventralen Anteilen des inferioren frontalen Gyrus und der phonologischen in den dorsalen Anteilen (angrenzend an den inferioren frontalen Sulcus) zu differenzieren suchen.

Aufschlussreich bezüglich der Aktivierung frontaler Hirnareale bei der Verarbeitung von Wort**formen** ist die Aktivierungsstudie von Burton et al. (2000). Als Stimulusmaterial wurden in der experimentellen Bedingung einsilbige Wortpaare verwendet, in der Kontrollbedingung Tonpaare. Die Wortpaare waren in der einen Untersuchung entweder identisch oder sie unterschieden sich in der Stimmhaftigkeit

des Anlautes (z.B. »Pass« – »Bass«). Dieselben Wörter wurden in einer zweiten Untersuchung verwendet, jedoch so gepaart, dass sich die Wortpaare wiederum in der Hälfte der Aufgaben im Anlaut unterschieden, nun aber immer im Inlaut (z.B. »Pass« – »Biss«). Zu beurteilen war, ob die Anlaute der Wortpaare gleich oder verschieden sind. In beiden Untersuchungen zeigte sich bei der Beurteilung der Anlaute eine linksbetonte, bilaterale Aktivierung im superioren temporalen Gyrus – ein Aktivierungsmuster, das auch andere Autoren bei der Verarbeitung von Wortformen finden und das vereinbar ist mit den Ergebnissen von Läsionsstudien. Im Gegensatz zur ersten Untersuchung kam es in der zweiten zu einer konsistenten Aktivierung im linken inferioren und medialen Frontalkortex (und zu längeren Reaktionszeiten). Diese Beteiligung frontaler Hirnareale dürfte nicht primär auf eine differenziertere phonologische Segmentierung der Stimuli zurückzuführen sein, sondern vielmehr Selektionsprozesse und kognitive Funktionen wie Arbeitsgedächtnis und Aufmerksamkeit widerspiegeln, die bei der Lösung der Aufgabe relevant sind.

❶ Aus einer Korrelation zwischen sprachlichem Störungsmerkmal und Läsionsort kann nicht zwingend die Lokalisation der normalen Sprachfunktion abgeleitet werden (Einfluss der funktionalen Rückbildung, Variabilität zwischen funktioneller und struktureller Hirnschädigung). Untersuchungen mit bildgebenden Verfahren führen zu einer differenzierteren neuroanatomischen Lokalisation einzelner Sprachfunktionen, weil sie alle an der Verarbeitung beteiligten Hirnareale zu spezifizieren erlauben. Doch bei der Interpretation der Aktivierungsmuster bleibt es meist unabdingbar, Ergebnisse von Läsionsstudien heranzuziehen. Aufgrund der vorliegenden Aktivierungsstudien erstreckt sich die Sprachverarbeitung auf ein ausgedehntes neuronales Netzwerk, das nicht auf die perisylvische Sprachregion eingegrenzt ist, sondern unimodale wie polymodale Assoziationskortizes einschließt.

34.3 Verlauf und funktionelle Rückbildung

34.3.1 Verlauf

Art und Ausmaß der aphasischen Störungen verändern sich im Verlauf. Bei der Mehrzahl der Patienten beobachtet man in der Akutphase, d.h. in den ersten 4 Wochen nach Auftreten der Aphasie, eine rasche und teilweise unerwartet starke Besserungen. Willmes u. Poeck (1984) haben den Spontanverlauf von logopädisch nicht behandelten Patienten zwischen dem 1. und 7. Monat nach dem Schlaganfall verfolgt. Dabei zeigte sich, dass sich 10% der Patienten in ihren sprachlichen Fähigkeiten nicht verbesserten und 35% nach 7 Monaten kaum mehr aphasische Störungen aufwiesen. Bei den übrigen Patienten fanden sich Unterschiede im ersten Beobachtungszeitraum (bis zum 4. Monat) gegenüber dem zweiten Beobachtungszeitraum (bis zum 7. Monat). Im ersten Zeitraum hatten doppelt so viele Patienten eine Besserung als im zweiten und das Ausmaß der Besserung war im ersten Zeitraum wesentlich größer. Außerdem zeigten rund 30% der Patienten einen Syndromwandel (nach den psychometrischen Klassifikationskriterien des Aachener Aphasietests; Huber et al. 1983). In der Literatur besteht Übereinstimmung, dass spätestens nach 12 Monaten ein chronischer Zustand eintritt. Weitere Besserung erfolgt nicht mehr spontan und auch bei fortgesetzter Sprachtherapie sind die Fortschritte häufig begrenzt und auf einzelne sprachliche Modalitäten beschränkt.

Bei schweren Aphasien liegt meist eine ausgedehnte Läsion vor; i. Allg. gilt, dass schwere Aphasien sich in geringerem Maße rückbilden als leichtere Formen. Es besteht jedoch kein eindeutiger Zusammenhang zwischen Ausmaß der Hirnschädigung und dem Rückbildungspotential. Auch bei spezifischen sprachlichen Defiziten, die mit kleinen Läsionen verbunden sind, ergeben sich zuweilen nur geringfügige Behandlungserfolge (z.B. Störungen im schriftsprachlichen Bereich). Aphasien bei traumatisch bedingter Hirnschädigung haben oft eine bessere Prognose und auch einen längeren Rückbildungsverlauf als Aphasien vaskulärer Ursache. Bei entzündlichen Prozessen liegen häufig Gedächtnisstörungen vor, welche die Wirksamkeit einer logopädischen Behandlung erheblich einschränken (vgl. Überblick in Basso 1992).

> ❗ Bei einem Drittel der Patienten lassen sich ein halbes Jahr nach dem Schlaganfall kaum mehr aphasische Störungen nachweisen. Bei der Mehrzahl der Patienten zeigen sich deutliche Rückbildungen der sprachlichen Funktionsstörungen in den ersten 4 Monaten nach der Erkrankung. Spätestens nach 12 Monaten tritt ein chronischer Zustand ein.

34.3.2 Funktionelle Rückbildung

Die Rückbildung der sprachlichen Symptome einer Aphasie ist mit einer allmählichen Reorganisation des gestörten Sprachsystems verbunden. Neurophysiologisch wird zwischen 3 Formen der Funktionswiederherstellung unterschieden: Restitution, Substitution und Kompensation. Eine Restitution, d.h. die Wiederherstellung der vor der Hirnschädigung vorhandenen Sprachfunktionen ist in temporär geschädigtem Gewebe in unmittelbarer Nachbarschaft der Läsion möglich, d.h. im Bereich der sog. ischämischen Penumbra. Der in diesem Bereich gestörte Funktionsstoffwechsel kann sich normalisieren, sodass es zu einer vollständigen Rückbildung der sprachlichen Funktionsstörung kommt. Meist kommt es aber zu einer Unterfunktion in den zur Läsion benachbarten Gebieten. Verantwortlich dafür sind u. a. toxisch wirkende biochemische Veränderungen während der Minderdurchblutung in den ersten Stunden nach Infarkt (vgl. Kaufmann et al. 1999; Heiss 2000). Um die funktionalen Auswirkungen eines ischämischen Hirninfarktes zu reduzieren, werden seit einiger Zeit neuroprotektive Therapieverfahren erprobt (vgl. Furlan et al. 1996). Es ist zu erwarten, dass der Einsatz dieser Verfahren, welche das in der Penumbra liegende Gewebe zu erhalten suchen, die Rückbildung sprachlicher Funktionsstörungen günstig beeinflusst. Dafür sprechen zumindest die Ergebnisse der wenigen vorliegenden Langzeitstudien. So waren in einer PET-Aktivierungsstudie von Heiss et al. (1997) perifokale Strukturen aktiviert bei den 3 Patienten, welche signifikante Leistungsverbesserungen im Token Test aufwiesen. Auch in einer zerebralen Blutflussuntersuchung (Mimura et al. 1998) fand sich bei den Patienten mit guter Rückbildung der sprachlichen Funktionsstörungen 9 Monate nach dem Ereignis eine Zunahme der Perfusion im perifokalen Gewebe.

Meist kommt es nur zu einer eingeschränkten Rückbildung der verschiedenen Komponenten des Sprachsystems: Die Satzbildung bleibt fehlerhaft oder reduziert, und die Wortwahl ist immer wieder von semantischen Verwechslungen und/oder lautlichen Entstellungen gekennzeichnet, und zwar um so mehr, je spezifischer der Patient sich mitzuteilen sucht und nicht in automatisierte Ausdrucksformen ausweichen kann. Anhaltend gestörte Funktionen können zuweilen durch intakte Funktionen ersetzt werden (funktionelle Substitution). Dies ist vor allem bei Funktionen der Schriftsprache der Fall. Ist die Fähigkeit gestört, beim Lesen einzelne Grapheme in Phoneme umzusetzen, kann diese Fähigkeit durch die Einführung eines Merkwortes für die einzelnen Buchstaben aktiviert werden. Der Erfolg eines solchen Trainings hängt allerdings von der Merk- und Zuordnungsfähigkeit des Patienten ab.

Bei vielen sprachlichen Funktionsstörungen erfolgen Leistungsverbesserungen über Umwegstrategien (funktionelle Kompensation), die verbunden sind mit einem expliziten verbalen Einsatz des vormals impliziten sprachlichen Wissens. So werden bei Störungen in der Satzbildung Patienten angehalten, eine thematisch konsistente Auswahl von Inhaltswörtern anzustreben und nicht auf ihre morphologisch-syntaktischen Schwierigkeiten zu achten. Fragewörter wie »wer«, »was«, »wo«, »wann«, »womit« etc. können dabei die Bildung einer thematisch strukturierten Wortabfolge erleichtern. Bei Störungen im Sprachverständnis kann es hilfreich sein, auf Schlüsselwörter zu achten und dabei aufgrund des Gesprächsthemas oder der vorliegenden Situation zu raten und zu schlussfolgern. Der Erwerb von sprachlichen Umwegstrategien gelingt aber nur dann, wenn fragmentarisches Sprachwissen verfügbar ist. Ist dies nicht der Fall, wird es darum gehen, Sprachleistungen durch nonverbale Ausdrucksmittel zu kompensieren. Dazu zählt vor allem die Verwendung von visuellen und gestischen Zeichensystemen, deren erfolgreicher Einsatz jedoch auch bestimmte kognitive Fähigkeiten erfordert.

> ❗ Die Rückbildung der sprachlichen Symptome einer Aphasie ist mit einer Reorganisation des gestörten Sprachsystems verbunden. Es wird zwischen 3 Formen der Funktionswiederherstellung unterschieden: Restitution, Substitution und Kompensation.

34.3.3   Funktionelle Rückbildung und rechte Hirnhemisphäre

Die Aktivierung von sprachlichen Funktionen der nichtdominanten rechten Hemisphäre dürfte für die Rückbildung von Aphasien eine bedeutende Rolle spielen. Beispielsweise konnten Weiller et al. (1995) in einer PET-Aktivierungsuntersuchung zeigen, dass die zum Broca- und Wernicke-Areal homologen Areale der nichtdominanten rechten Hemisphäre bei einer Gruppe von rechtshändigen männlichen Patienten mit nahezu völlig zurückgebildeter Wernicke-Aphasie bei bestimmten sprachlichen Aufgaben überzufällig stärker als bei hirnorganisch gesunden Kontrollpersonen aktiviert wurden. Auch Cao et al. (1999) fanden in einer funktionellen MRT-Studie, dass bei Patienten mit einer Aphasie rechtshemisphärische Hirnstrukturen stärker an der lexikalisch-semantischen Verarbeitung beteiligt sind als bei gesunden Kontrollpersonen. Aufschlussreich im Hinblick auf die Reorganisation der Sprachverarbeitung nach einer Hirnschädigung ist eine

PET-Aktivierungsstudie von Heiss et al. (1999), in der es um den Rückbildungsverlauf von Aphasien geht. Wie diese Autoren aufzeigen, hängt das Ausmaß der rechtshemisphärischen Kompensationsleistungen bei Aphasien möglicherweise von der funktionellen Reintegration des Wernicke-Areales ab (vgl. Hillis u. Heidler 2002). Bei Patienten mit einer Läsion im Versorgungsgebiet der vorderen Media-Astgruppe sind 2 Wochen nach dem Ereignis die zum Broca- und Wernicke-Areal homologen Areale der rechten Hemisphäre aktiviert; 6 Wochen später zeigt sich eine Reaktivierung des Wernicke-Areales, jedoch keine Aktivierung der Areale der rechten Hemisphäre, welche homolog zum Broca-Areal liegen. Ist das Versorgungsgebiet der hinteren Media-Astgruppe betroffen, kommt es nicht zu dieser Veränderung im Aktivierungsmuster. Entscheidend für einen günstigen Verlauf ist also nicht nur die Aktivierung von sprachlichen Funktionen der nichtdominanten rechten Hemisphäre sondern offenbar auch die Rückbildung sprachlicher Verarbeitungsmechansimen der geschädigten linken Hemisphäre (vgl. Calvert et al. 2000; Rosen et al. 2000).

Aktivierungsstudien legen nahe, dass rechts- wie linkshemisphärische Hirnregionen an der Sprachverarbeitung bei Aphasien beteiligt sind, und zwar je nach sprachlicher Aufgabenstellung sowie Ort und Ausmaß der Läsion. So berichteten Calvert et al. (2000) von einer Patientin, die nach einem Insult im vorderen linken Mediaversorgungsgebiet eine ausgedehnte bilaterale Aktivierung im Gyrus okzipitalis und Gyrus fusiformis zeigte, wenn die semantische Kategorienzugehörigkeit geschriebener Wörter zu beurteilen war. Im Gegensatz zur Kontrollgruppe, bei der neben dem linken extrastriären visuellen Kortex auch das Broca-Areal aktiviert war, fand sich bei der Patientin keine Aktivierung im Gebiet, das den Infarkt im Broca-Areal umgab. Bei einer zweiten Aufgabe, in der die Klangähnlichkeit von Pseudowörtern zu beurteilen war, kam es neben einer Aktivierung des zum Broca-Areal homologen Areals der rechten Hemisphäre auch zu einer gewissen Aktivierung in perifokalen Gebieten. In der Kontrollgruppe war bei der zweiten Aufgabe eine stärkere Aktivierung des Broca-Areals zu beobachten. Anzumerken ist, dass die Patientin bei beiden Aufgaben ein Leistungsniveau aufwies, das sich nicht von dem der Kontrollgruppe unterschied.

Zusammenfassung

Aphasien sind erworbene Störungen in der zentralen Sprachverarbeitung bedingt durch temporäre, bleibende oder fortschreitende Schädigungen der perisylvischen Region in der sprachdominanten, meist linken Hirnhälfte. Die häufigste Ursache sind Durchblutungsstörungen. Man unterscheidet 4 Standardsyndrome, die in der Spontansprache prototypische Leitsymptome zeigen:

- Sprachautomatismen bei globalerAphasie,
- Paragrammatismus und Paraphasien bei Wernicke-Aphasie,
- Agrammatismus bei Broca-Aphasie,
- Wortfindungsstörungen bei amnestischer Aphasie.

Herausragend gutes bzw. schlechtes Nachsprechen charakterisiert die Sonderformen der transkortikalen Aphasien und der Leitungsaphasie. Zusätzlich zur Aphasie können Störungen der Sprechmotorik vorliegen. Eine spontane Rückbildung der Aphasie findet bei ca. 30% der Patienten in der Akutphase (4–6 Wochen nach dem Ereignis) statt. Besserungen über die spontane Rückbildung hinaus sind durch eine gezielte logopädische Behandlung zu erreichen. Es lassen sich 3 unterschiedliche Mechanismen der Rückbildung differenzieren: Restitution, Substitution und Kompensation.

34

35 Dyslexien und Dysgraphien

Ria De Bleser

Den Vorgang des Lesens und Schreibens als eigenständige kognitive Leistung anzusehen, hat noch keine allzu lange Tradition. Die ersten Sprachverarbeitungsmodelle der klassischen deutschen Aphasiologie, in denen die schriftsprachlichen Prozesse (Lesen und Schreiben) den lautsprachlichen (Hören und Sprechen) als sekundär zugeordnet gedacht wurden, haben seit ihrem Entstehen im letzten Viertel des 19. Jahrhunderts auch den Großteil des 20. maßgeblich beeinflusst. Die Beziehung der schriftsprachlichen Modalitäten zueinander betreffend gab es Vorstellungen, dass das Schreiben dem Lesen sekundär zugeordnet sei.

Die zugrunde gelegten Modellvorstellungen führten auf der einen Seite zu entsprechenden theoretischen Erwartungen über mögliche Symptome und auf der anderen zu modellkonformen Einordnungen und Interpretationsversuchen der angetroffenen Störungsbilder.

In der klassischen deutschen Aphasiologie wurde kein eigenständiges, von der Lautsprache unabhängiges Verarbeitungssystem angenommen. In gegenwärtigen Modellen der Wortverarbeitung werden die Prozesse und Repräsentationen, die beim Lesen und Schreiben benutzt werden, als funktionell eigenständig betrachtet.

35.1   Klassische Vorstellungen zur Schriftsprachverarbeitung

Wernicke (1886) ging davon aus, dass subtotale Beeinträchtigungen der Schriftsprache stets Ausdruck von Störungen der Lautsprache seien – sich also nur totale Schriftsprachstörungen durch Eigenständigkeit auszeichneten. Das bedeutete, dass eine Störung der gesprochenen Sprache stets eine gleichartige Störung des Lesens und Schreibens nach sich zöge, wobei letztere gleich stark oder stärker ausgeprägt wäre. Bestimmte subtotale Störungsmuster des Lesens und Schreibens, wie beispielsweise Tiefendyslexie und -dysgraphie sowie Oberflächendyslexie und -dysgraphie waren, wegen des Fehlens entsprechender Verbindungen im klassischen Sprachverarbeitungsmodell, gar nicht vorgesehen.

Dies führte beispielsweise zur fälschlichen Klassifikation der Störung des Patienten DB von Sérieux (Sérieux 1893) als »reine Worttaubheit« bzw. »subkortikal-sensorische Aphasie« nach Wernicke. Dieser Klassifikation läge ein Defizit in der Wahrnehmung auditiven sprachlichen Inputs zugrunde. Sein Fehlermuster beim Schreiben nach Diktat (orthographische Fehler bei phonologisch richtiger Wiedergabe des Gehörten) ist mit dieser Annahme jedoch keineswegs in Übereinstimmung zu bringen. Die heutige Einordnung als Oberflächendysgraphiker war nach den damaligen Modellvorstellungen nicht möglich (De Bleser u. Luzzatti 1989).

Von den nach seinem Modell (■ Abb. 35.1) durch Läsion der entsprechenden Zentren bzw. Bahnen theoretisch möglichen 7 nahm Wernicke (1886) jedoch nur 3 isolierte Störungsbilder der Schriftsprache an: kortikale Alexie (= Alexie mit Agraphie), subkortikale Alexie (= reine Alexie) sowie transkortikale Alexie (= Alexie mit Agraphie). Aus neuroanatomischen Gründen sollte es keine Agraphie ohne Alexie geben.

35

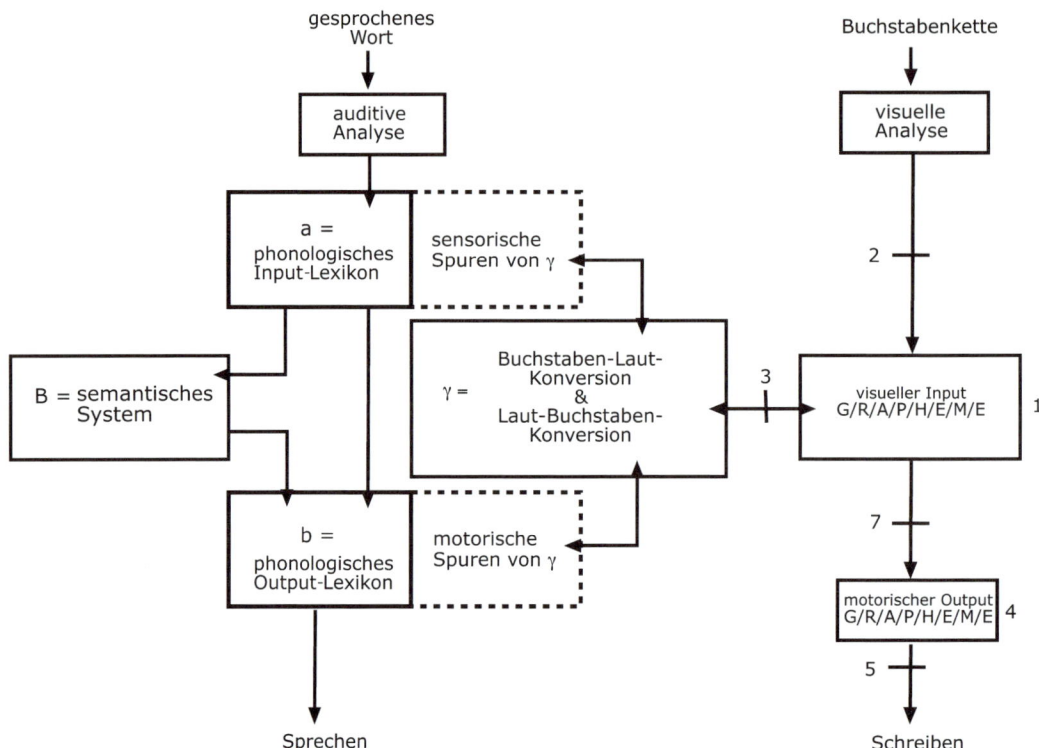

■ **Abb. 35.1.** Klassisches Modell der gesprochenen und geschriebenen Sprache (nach Wernicke 1886): **Wort**verarbeitungsmodell für die Lautsprache, **Buchstaben**verarbeitungsmodell für die Schriftsprache. *1* Kortikale Alexie (Alexie mit Agraphie); *2* subkortikale Alexie (reine Alexie); *3* transkortikale Alexie (Alexie mit Agraphie). Folgende reine Agraphien sind im Modell vorgesehen, aber ihre Existenz wird aus neuroanatomischer Basis ausgeschlossen (Es kann keine Agraphie ohne Alexie geben): *4* kortikale Agraphie; *5* subkortikale Agraphie; *7* Leitungsagraphie. Eine Verbindung zwischen γ und *4* wird bereits im Modell ausgeschlossen. Die folgende Störung kann es also nicht geben; *6* transkortikale Agraphie.

Die visuell wahrgenommenen Buchstaben mussten in γ, eine abstrakte Entität der Lautsprache ohne sensorische Verankerung, in Phoneme umgesetzt werden, damit die Buchstabeneinheiten der Schriftsprache mit den Worteinheiten der Lautsprache in Verbindung gesetzt werden konnten. Alexie entsteht dann durch Störung der Buchstaben (*1*), der Verbindung zwischen dem lautsprachlichen γ und den Buchstaben (*3*; Alexie mit Agraphie, da Schreiben als ein inneres Kopieren der Schrift gesehen wurde) oder durch eine Störung in der visuellen Wahrnehmung (*2*; reine Alexie).

❗ Subtotale Störungsmuster des Lesens (Dyslexien) und des Schreibens (Dysgraphien) wurden in der klassischen deutschsprachigen Aphasiologie nicht als eigenständige Störungen der Schriftsprache, sondern als Ausdruck von Störungen der Lautsprache betrachtet.

Nur totale Störungen des Lesens (Alexie) mit oder ohne begleitende Störungen des Schreibens (Agraphie) wurden als modalitätsspezifische Störungen der Schriftsprache berücksichtigt.

Das Vorliegen einer isolierten Agraphie ohne Alexie wurde aus neuroanatomischen Gründen ausgeschlossen.

35.2   Neuere Vorstellungen zur Schriftsprachverarbeitung

35.2.1   Segmental-phonologische und ganzheitlich-semantische Verarbeitungsprozeduren beim Lesen

Eine Initialzündung zur Weiterentwicklung der Modellvorstellungen zum Lesen und Schreiben war die Arbeit »Patterns of Paralexia« von Marshall u. Newcombe (1973). Diese bezogen sich auf ein psycholinguistisches Informationsverarbeitungsmodell. In dieses Modell ungestörter Schriftsprachverarbeitung ordneten sie 6 Patienten mit unter-

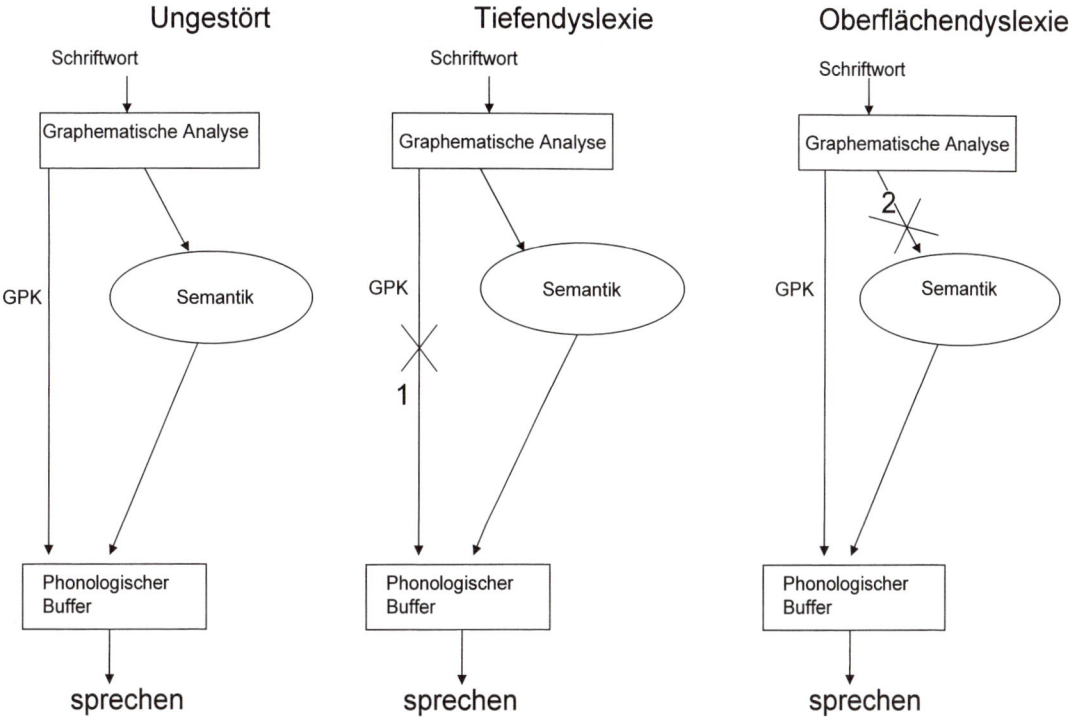

Abb. 35.2. Marshall u. Newcombes (1973) Modell des Lesens. **Wort**verarbeitung (lexikalisch über die Bedeutung = Semantik) und **Buchstaben**verarbeitung (segmental über die Graphem-Phonem-Konvertierung = GPK) für die Schriftsprache sowie die Lautsprache. *1*: Tiefendyslexie bei einer Störung der segmentalen GPK. Unfähigkeit, Nichtwörter zu lesen. Beim Lesen von Wörtern treten semantische Fehler auf (Bedeutungsähnlichkeit der Reaktion mit dem Ziel, z.B. Prinz anstatt König). *2*: Oberflächendyselxie bei einer Störung der lexikalisch-semantischen Route. Ausschließlich segmentales Lesen über GPK. Nicht-Wörter können mühelos gelesen werden. Wörter mit regelmäßiger GPK (z.B. statt) werden korrekt gelesen, Wörter mit unregelmäßiger GPK [z.B. (er) flucht)] werden regularisiert, und es wird die Bedeutung des regularisierten Wortes (Flucht) zugewiesen

schiedlichen Lesestörungen ein. Das Modell sah 2 Bahnen der Verarbeitung vor: eine phonologisch-prälexikalische, die an der »Oberfläche« des Sprachsystems verläuft und der Schriftform des Wortes durch segmentales Konvertieren eine Lautform zuordnet, sowie eine semantisch-lexikalische in der »Tiefe« des Systems, die einen direkten Zugriff vom geschriebenen Wort auf die Wortbedeutung erlaubt (◘ Abb. 35.2).

Patienten, deren erstere, segmental arbeitende Bahn beeinträchtigt war, sodass sie vorwiegend über die verbleibenden, ganzheitlich funktionierende andere verarbeiteten, hatten demzufolge eine »Tiefendyslexie«; Patienten mit dem umgekehrten Störungsbild eine »Oberflächendyslexie«.

❗ **Oberflächendyslexie.** Subtotale Lesestörung, bei der ausschließlich segmental-phonologisch, nicht jedoch ganzheitlich-semantisch, gelesen wird.

❗ **Tiefendyslexie.** Subtotale Lesestörung, bei der ausschließlich ganzheitlich-semantisch, nicht jedoch segmental-phonologisch, gelesen wird.

Charakteristisch für die Oberflächendyslexie sind Fehlreaktionen mit phonologischer oder visueller Nähe zum Zielwort. In Sprachen mit unregelmäßiger Graphem-Phonem-Zuordnung wie beispielsweise Englisch oder Französisch kann eine Buchstabenfolge oft auf verschiedene Weise realisiert werden, wobei jedoch nur eine die jeweils gebräuchliche ist. Phonologische Fehler bei Oberflächendyslexie bestehen nun gerade in der Verwendung einer möglichen, im konkreten Fall jedoch nicht gebräuchlichen Graphem-Phonem-Zuordnung (engl. »recent« als »rikunt«, »sugar« als »sudger«). Patienten mit einer Oberflächendyslexie können Nichtwörter und Wörter mit regelmäßiger Graphem-Phonem-Zuordnung korrekt und oft flüssig lesen.

35

Kennzeichnend für die Tiefendyslexie sind sog. »semantische Paralexien«, d.h. Fehler, die zum Zielwort eine semantische Verbindung oder Ähnlichkeit aufweisen wie beispielsweise Englisch »shut« zu »close« oder »town« zu »city«. Weitere, für dieses Syndrom typische Fehler sind derivationelle Paralexien, d.h. Fehlreaktionen mit einer morphologischen Ähnlichkeit zum Zielwort (engl. »sick« statt »sickness«), visuelle Fehler (engl. »perfume« statt »perform«) und die praktische Unfähigkeit, legitime Nichtwörter zu lesen. Variablen, die das Ausmaß und die Art der Fehlermuster beeinflussen, sind Wortart (Funktionswort schlechter als (<) Adjektiv<Verb<Nomen) und Konkretheit.

Wenn auch die Vorstellung zweier verschiedener Verarbeitungsroutinen allgemein akzeptiert wurde, so blieb der autonome Status der segmentalen Bahn nicht unumstritten. Beispielsweise plädierten Marcel (1980) und Henderson (1982) im Falle des Lesens und Campbell (1983) des Schreibens für die funktionelle Lokalisierung dieser segmentalen Komponente im Lexikon. Einen guten Überblick über den damaligen Stand der Diskussion zum Zwei-Bahnen-Status der Schriftsprachverarbeitung (speziell für das Lesen) geben Humphreys u. Evett (1985).

35.2.2 Das Zwei-Bahnen-Modell der Wortverarbeitung

In den folgenden Jahren wurde unter Beibehaltung des Grundgedankens verschiedener Bahnen weiter an der Entwicklung eines Modells zur Wortverarbeitung gearbeitet. Auf der Basis einzelner, seltener, aber besonders »reiner« Fälle wurden die Routen weiter diversifiziert. An herausragender Stelle sei hier die Weiterentwicklung des Logogenmodells von Morton genannt (z.B. Morton u. Patterson 1980). Der Fall WLP von Schwartz et al. (1979) führte zur Etablierung einer dritten, direkt-lexikalischen Route (ohne Zugriff auf die Semantik) zunächst für das Lesen. Patienten mit einer sog. »direkten Dyslexie« verfügen über eine erhaltene direkte Route bei gestörter nichtlexikalischer sowie semantisch-lexikalischer Route. Diese Patienten sind deshalb in der Lage, sowohl Wörter mit regelmäßiger als auch mit unregelmäßiger Graphem-Phonem-Korrespondenz zu lesen, machen dies jedoch ohne Leseinnverständnis. Nichtwörter können von diesen Patienten nicht gelesen werden, da dies eine erhaltene segmentale GPK-Route voraussetzt.

Im Rahmen des erweiterten sog. Zwei-Bahnen-Modells, (Abb. 35.3) das eine nichtlexikalische und 2 lexikalische Prozeduren (im eigentlichen Sinne 3 Bahnen) enthält,

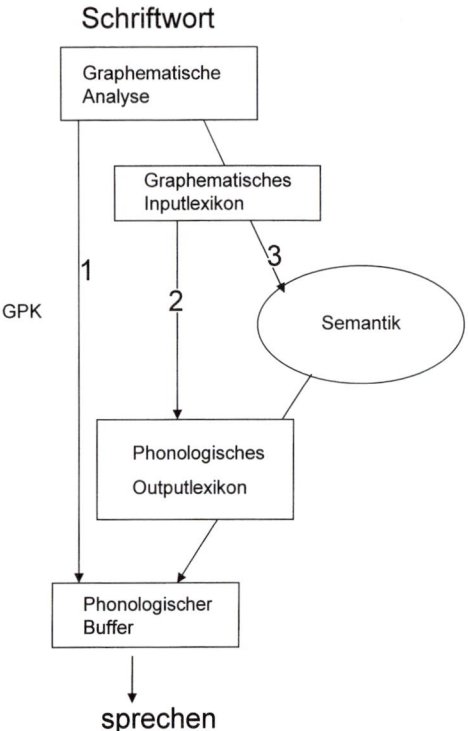

 Abb. 35.3. Erweitertes Zwei-Bahnenmodell des Lesens nach Morton u. Patterson (1980). **Wort**verarbeitung (lexikalisch über die Bedeutung = 3 bzw. durch eine direkte Verbindung = 2 zwischen dem graphematischen Lexikon [= Wortschatz] und dem phonologischen Lexikon Segmentale (phonologisch-prälexikalische) **Buchstaben**verarbeitung mittels Graphem-Phonem-Konvertierung (GPK). Bei ausschließlicher Verwendung der Route 1 entsteht die Oberflächendyslexie. Bei der direkten Dyslexie wird ausschließlich Route 2, bei der Tiefendyslexie Route 3 verwendet. Bei Verwendung von Routen 2 und 3 unter Ausfall der Route 1 spricht man von phonologischer Dyslexie

konnte eine vierte Form von Dyslexie erklärt und beschrieben werden, nämlich die »phonologische Dyslexie«. Diese unterscheidet sich von der direkten Dyslexie dadurch, dass die gelesenen Wörter auch verstanden werden, da nicht nur die direkt-lexikalische Route, sondern auch die semantisch-lexikalische erhalten sind. In scharfem Kontrast zur guten Leistung beim Wortlesen steht die Unfähigkeit der Patienten, Nichtwörter zu lesen.

 Direkte Dyslexie. Subtotale Lesestörung, bei der ausschließlich ganzheitlich ohne Semantik über die direkt-lexikalische Bahn, nicht jedoch über die segmentale Bahn noch über die semantisch-lexikalische Bahn, gelesen wird.

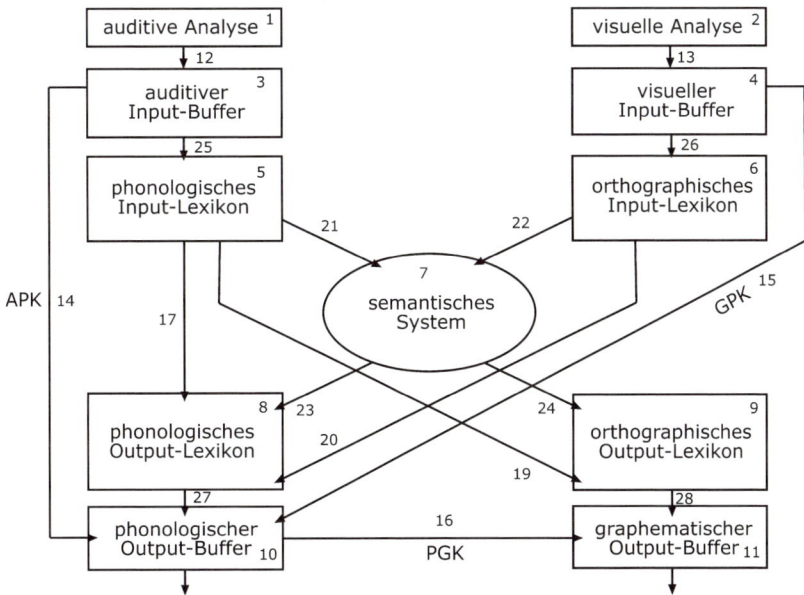

Abb. 35.4. Wortverarbeitungsmodell. *5* Phonologisches Input-Lexikon: Langzeitspeicher für die lautsprachlich-rezeptiven Wortformen; *6* orthographisches Input-Lexikon: Langzeitspeicher für die schriftlich-rezeptiven Wortformen; *7* semantische Komponente für die Wortbedeutung; *8* phonologisches Output-Lexikon: Langzeitspeicher für die lautsprachlich-produktiven Wortformen; *9* orthographisches Output-Lexikon: Langzeitspeicher für die schriftlich-produktiven Wortformen; *5–7* auditives Wortverständnis; *6–7* Lesesinnverständnis für Wörter; *7–8* mündliches Benennen; *7–9* schriftliches Benennen; *14* A(uditiv) P(honologische) K(orrespondenz): segmentale, nichtlexikalische Verarbeitung beim Nachsprechen z.B. von Nichtwörtern; *15* G(raphematisch) P(honologische) K(orrespondenz): segmentale, nichtlexikalische Verarbeitung beim Lesen z.B. von Nichtwörtern: bei ausschließlicher Verwendung dieser Route beim Lesen von Wörtern und Nichtwörtern liegt eine Oberflächendyslexie vor; *16* P(honologisch) G(raphematische) K(orrespondenz): segmentale, nichtlexikalische Verarbeitung beim Schreiben

z.B. von Nichtwörtern: bei ausschließlicher Verwendung dieser Route beim Schreiben von Wörtern und Nichtwörtern liegt eine Oberflächendysgraphie vor; *19* direkte lexikalische Route für das Schreiben: bei ausschließlicher Verwendung dieser Route liegt eine direkt-lexikalische Dysgraphie vor, mit guten Leistungen beim Schreiben von Wörtern, jedoch ohne Bedeutungserfassung und mit der Unfähigkeit, Nichtwörter zu schreiben; *20* direkte lexikalische Route für das Lesen: bei ausschließlicher Verwendung dieser Route liegt eine direkt-lexikalische Dyslexie vor, mit guten Leistungen beim Wortlesen, jedoch ohne Bedeutungserfassung und mit der Unfähigkeit, Nichtwörter zu lesen; *21–24* semantische Route für das Schreiben: bei ausschließlicher Verwendung dieser Route liegt eine Tiefendysgraphie vor, mit semantischen Fehlern beim Schreiben von Wörtern und mit der Unfähigkeit, Nichtwörter zu schreiben; *22–23* semantische Route für das Lesen: bei ausschließlicher Verwendung dieser Route liegt eine Tiefendyslexie vor, mit semantischen Fehlern beim Wortlesen und mit der Unfähigkeit, Nichtwörter zu lesen

> **① Phonologische Dyslexie.** Subtotale Lesestörung, bei der ausschließlich ganzheitlich über die beiden lexikalischen Bahnen, die semantische und die direktlexikalische, gelesen wird, nicht jedoch über die phonologisch-segmentale Bahn.

Für das Schreiben wurden Verarbeitungsprozesse analog zum Lesen zunächst postuliert (z.B. Morton 1980) und wenig später auch Evidenz hierfür gefunden. So beschrieben beispielsweise Beauvois u. Dérousné (1981) einen französischen Patienten mit erhaltener segmentaler Verarbeitung beim Schreiben. Ihr Patient konnte – den Autorinnen zufolge – jedoch nur als erster Beleg für die Gültigkeit des Zwei-Bahnen-Modells beim Schreiben in einer »europäischen«

Sprache gelten. Für das Japanische berichteten Sasanuma u. Monoi (1975) von einer ähnlichen Dissoziation der Schreibleistungen zwischen der ganzheitlichen Kanji- und der segmentalen (silbischen) Kana-Verarbeitung. Inzwischen wurde die Symptomatik der Oberflächendysgraphie bei mehreren Patienten gefunden (z.B. Hatfield u. Pattterson 1983; Roeltgen u. Heilman 1984; Goodman u. Caramazza 1986; Croisile et al. 1989; für das Deutsche: De Bleser et al. 1987).

Auch Fälle direkt-lexikalischer Verarbeitung beim Schreiben wurden detailliert untersucht und lieferten Evidenz für die Existenz einer direkt-lexikalischen Schreibroute (z.B. Patterson 1986; Goodman u. Caramazza 1986).

Die Tiefendysgraphie wurde ebenfalls in mehreren Fallbeschreibungen dokumentiert (z.B. Bub u. Kertesz 1982).

35

◘ Abbildung 35.4 zeigt ein heute weithin akzeptiertes Modell der Wortverarbeitung. Deutlich wird in diesem Modell die prinzipielle funktionelle Eigenständigkeit des Schreibens. So ist beispielsweise ein schriftliches Benennen ohne Rückgriff auf »Bahnen« oder »Komponenten« des Lesens, Hörens oder Sprechens möglich.

Die Diskussion ist jedoch noch keineswegs ab geschlossen. So plädieren mehrere Autoren für die gemeinsame Nutzung eines einzigen »orthographischen« Lexikons sowohl beim Schreiben als auch beim Lesen (z. B. Behrmann u. Bub 1992). Die in ◘ Abb. 35.4 dargestellte Version mit 2 verschiedenen »orthographischen« Lexika wird hingegen von vielen anderen Autoren (z. B. Weekes u. Coltheart 1996) immer noch favorisiert.

35.3   Lokalisation der Dyslexien und Dysgraphien

Die subtotalen Störungen des Lesens und Schreibens wurden im Paradigma der kognitiven Neuropsychologie mit der Ausnahme der Tiefendyslexie anfänglich ohne neuroanatomische Annahmen beschrieben. Für die totalen Störungen vertrat man weiterhin die klassische Auffassung in Anlehnung an Déjerine (1892), der ein linkshemisphärisches Zentrum für Schriftsprache im Gyrus angularis angenommen hatte. Bei einer Störung dieses Zentrums läge eine Alexie mit Agraphie vor. Bei einer Störung der Verbindung zwischen dem visuellen Worterkennen und dem postulierten linkshemisphärischen Zentrum für Schriftsprache würde lediglich eine Alexie ohne Agraphie entstehen, da das Schriftsprachenzentrum selbst funktionstüchtig blieb.

Ausgehend von einem Fall mit reiner Alexie ohne Agraphie, der von Déjerine (1892) beschrieben wurde, nahmen die klassischen Autoren an, dass in der rechten Hemisphäre keine graphematische sprachliche Verarbeitung stattfindet (Benson u. Geschwind 1969). Déjerines Patient war nicht in der Lage, Wörter zu lesen oder Buchstaben zu benennen, trotz erhaltener Schreibfähigkeiten und fehlender aphasischer Symptome. Bei diesem Patienten waren nach einem Schlaganfall der okzipitale Kortex der linken Hemisphäre sowie das Splenium des Corpus callosum beeinträchtigt. Durch die links okzipitale Läsion konnte die linke Hemisphäre nicht mehr auf visuell dargebotene Stimuli zugreifen. Der Zugriff musste so über den okzipitalen Kortex der rechten Hemisphäre erfolgen. Die Verbindung zum erhaltenen linkshemisphärischen Schriftsprachzentrum und von dort aus zum Sprachzentrum war durch die Läsion im

Splenium aufgehoben. Dies führte zur totalen Leseunfähigkeit des Patienten. Geschwind (1965) vertrat daher die Annahme, dass die rechte Hemisphäre über keinerlei sprachliche Verarbeitungsmöglichkeiten verfügt.

> ❗ **Alexie mit Agraphie.** Läsion des li. Gyrus angularis. **Reine Alexie (= Alexie ohne Agraphie).** Läsion links okzipital und im Splenium des Corpus callosum.

Coltheart (1980) weist jedoch darauf hin, dass einige Patienten mit reiner Alexie ohne Agraphie zwar nicht in der Lage waren, Wörter laut zu lesen, jedoch Sprachverständnis für die dargebotenen Wörter zeigten. Da ein Zugriff auf graphematisch dargebotene Wörter bei diesen Patienten nur über die rechte Gehirnhälfte erfolgen kann, muss diese also über sprachliche Verarbeitungskompetenzen verfügen.

In Anlehnung daran nahmen einige Autoren für die Tiefendyslexie an, dass die Symptomatik, insbesondere die bessere Leistung für konkrete Nomina sowie das Vorliegen semantischer Paralexien, Verarbeitungsmechanismen der rechten Hemisphäre reflektierte.

Sie argumentierten, dass bei der Tiefendyslexie, die häufig begleitend mit einer Broca-Aphasie auftritt, große Areale der linken Hemisphäre, die bei den meisten rechtshändigen Personen auch die sprachdominante Hemisphäre darstellt, beeinträchtigt sind, während die rechte Gehirnhälfte intakt ist. Sprachliche Verarbeitung könnte in dem Fall auch von der rechten Gehirnhälfte übernommen werden.

Weitere empirische Evidenzen hinsichtlich der Hypothese, dass tiefendyslektisches Lesen über die rechte Hemisphäre gesteuert wird, kommen aus Untersuchungen mit lateralisierter Stimulusdarbietung von »Split-brain«-Patienten, Patienten mit linksseitiger Hemisphärektomie und Untersuchungen sprachgesunder Kontrollpersonen.

Bei sog. Split-brain-Patienten ist nach einem operativen Eingriff das Corpus callosum durchtrennt worden (▸ hierzu ausführlicher Abschn. 54.1.2). Eine Interaktion beider Gehirnhälften ist deshalb nicht mehr möglich. Durch lateralisierte Stimulusdarbietung im linken bzw. rechten Gesichtsfeld ist es möglich, die Funktionsweisen der einzelnen Hemisphären zu überprüfen. Wenn visuelle Stimuli im linken Gesichtsfeld präsentiert werden, muss der Zugriff über die rechte Hemisphäre erfolgen. Untersuchungen mit diesen Patienten konnten zeigen, dass bei linkslateraler Darbietung die Wortverarbeitung der Split-brain-Patienten den Leseleistungen von tiefendyslektischen Patienten ähnelten. Während Tiefendyslektiker semantische Paralexien beim Lesen zeigen, wiesen Split-brain-Patienten semantische

Fehler beim visuellen Wort-Bild-Zuordnen auf (Zaidel 1982).

Auch Patienten mit einer Hemisphärektomie bestätigen das Vorliegen lexikalisch-semantischer Verarbeitungsmechanismen in der rechten Hemisphäre. Bei diesen Patienten ist aufgrund neurologischer Erkrankungen eine Gehirnhälfte operativ entfernt worden. Eine Patientin mit linksseitiger Hemisphärektomie, die von Gott (1973) beschrieben wurde, zeigte beim lauten Lesen von Wörtern semantische Fehler (z. B. Engl. »egg« – »eat«; »cup« – »coffee«, »tea«).

In experimentellen Studien mit sprachgesunden Versuchspersonen konnten durch laterale linksseitige versus rechtsseitige Gesichtsfelddarbietung Konkretheitseffekte in der rechten Hemisphäre nachgewiesen werden. Marcel u. Patterson (1978) boten ihren Versuchspersonen konkrete, hochabbildbare und abstrakte Wörter zum lexikalischen Entscheiden an. Bei Präsentation konkreter Items waren die Leistungen der Versuchspersonen in beiden Gesichtsfeldern gleich gut. Wurden abstrakte Wörter linksseitig präsentiert, sodass ein rechtshemisphärischer Zugriff stattfinden musste, waren die Reaktionszeiten erheblich langsamer als bei linkshemisphärischer Repräsentation.

Aufgrund der neurolinguistischen Evidenzen schlussfolgert Coltheart (1980), dass der lexikalische Zugriff eines visuell dargebotenen Wortes bei Tiefendyslektikern über die rechte Hemisphäre erfolgt, in der es semantisch kategorisiert wird. Das semantische System der rechten Hemisphäre ist dem der linken jedoch unterlegen und semantische Fehler sind eine Folge dieser Undifferenziertheit. Abstrakte Wörter haben im Gegensatz zu konkreten im rechtshemisphärischen Lexikon keinen Eintrag, sodass sie schlechter verarbeitet werden. Die Schwierigkeiten beim Lesen von Funktionswörtern werden auf die fehlenden syntaktischen Fähigkeiten der rechten Gehirnhälfte zurückgeführt. Da diese ebenfalls über keine phonologischen Fähigkeiten verfügt, können Nichtwörter von tiefendyslektischen Patienten nicht verarbeitet werden.

Die rechtshemisphärische Hypothese der Tiefendyslexie wurde in der kognitiven Literatur kontrovers diskutiert (z. B. Patterson u. Besner 1984). In einer rezenten Untersuchung von zwei tiefendyslektischen Patienten mit bildgebenden Verfahren konnte die rechtshemisphärische Hypothese jedenfalls nicht bestätigt werden (Price et al. 1998), es wurde beim Lesen erhöhte Aktivierung erhaltener linkshemisphärischer Areale, die für phonologische und semantische Verarbeitung zuständig sind, festgestellt. Sogar die Funktion des linkshemisphärischen Gyrus angularis, seit den Klassikern Sitz des schriftsprachlichen Zentrums, wird in Leseuntersuchungen mit bildgebenden Verfahren kontrovers diskutiert (für positive Evidenz z. B. Howard et al. 1992; für negative Evidenz Hagoort et al. 1999). Für die Verarbeitung von Nichtwörtern und Wörtern im Deutschen konnten neuerdings unterschiedliche Hirnaktivierungsmuster festgestellt werden (Hagoort et al 1999). In dieser Studie trat beim Lesen von Nichtwörtern im Vergleich zum Wortlesen erhöhte Aktivierung im linken inferioren Frontalkortex auf, während umgekehrt das Wortlesen im Vergleich zum Nichtwortlesen zu erhöhter Aktivierung im Gebiet des linken Gyrus temporalis medius führte. Obwohl diese Befunde noch als vorläufig betrachtet werden müssen, liefern sie neurophysiologische Unterstützung für das in der kognitiven Neuropsychologie postulierte Zwei-Bahnen-Modell des Lesens mit einer segmentalen Prozedur, die phonologisches Rekodieren des graphematischen Inputs beinhaltet, und einer lexikalischen Prozedur, die auf Ganzwortbasis operiert.

Zusammenfassung

In der primär neuroanatomischen Klassifikation von Störungen der Schriftsprache, wie sie bis in die 60er-Jahre des 20. Jahrhunderts betrieben wurde, wurden ausschließlich totale Ausfälle des Lesens (**Alexie**) und des Schreibens (**Agraphie**) als modalitätsspezifische Störungen der Schriftsprache anerkannt. Im Gegensatz dazu werden innerhalb des Paradigmas der kognitiven Neuropsychologie/Neurolinguistik Theorien und Modelle zugrunde gelegt, die zunächst einmal von der neuroanatomischen Lokalisation der sprachlichen Leistungen abstrahierten. Gegenstand und Ziel dieses Forschungsbereiches bestand in einem genaueren Verständnis der ungestörten schriftsprachlichen Verarbeitung durch Spezifizierung der Störungsmuster bei seltenen neurologisch-bedingten subtotalen Lesestörungen (**Dyslexien**) und Schreibstörungen (**Dysgraphien**) bei Patienten mit erworbenen Hirnschädigungen. Umgekehrt führte ein besseres Verständnis der ungestörten Verarbeitung insbesondere beim Lesen und Schreiben zu neuen Erkenntnissen über subtotale Formen der Dyslexien und Dysgraphien. Auf der Grundlage dieser modelltheoretischen Arbeit werden z. Z. Untersuchungen mit bildgebenden Verfahren (▶ hierzu Kap. 33) über das neuronale Substrat der Lese- und Schreibprozesse durchgeführt.

36 Zerebrale Sprechstörungen

Wolfram Ziegler

Der Begriff »zerebrale Sprechstörungen« umfasst Störungen der am Sprechvorgang beteiligten motorischen Prozesse nach einer erworbenen Schädigung des zentralen Nervensystems. Dabei wird klinisch unterschieden zwischen

1. den Dysarthrien, die als Störungen der elementaren motorischen Prozesse der Steuerung und Ausführung von Sprechbewegungen gelten und
2. der Sprechapraxie, die als Störung des Zugriffs auf Bewegungsprogramme angesehen wird.

Zerebrale Sprechstörungen sind somit zu unterscheiden von Sprechstörungen, die auf einer Schädigung der am Sprechen beteiligten knöchernen und muskulären Strukturen selbst beruhen, von psychogenen und funktionellen Störungen ohne nachweisbare neurologische Ursache und von entwicklungsbedingten Sprechstörungen wie dem Entwicklungsstottern. Ferner sind sie gegenüber den phonologischen Störungen abzugrenzen, die bei aphasischen Syndromen auftreten können.

Die am Sprechvorgang beteiligten Organe sind die **Artikulationsorgane** mit der perioralen Muskulatur (Lippen), der Kiefermuskulatur, der Zunge und der velopharyngealen Muskulatur (Gaumensegel und Rachen), der **Kehlkopf** (**Larynx**) mit der inneren und äußeren Kehlkopfmuskulatur und die **Atmungsmuskulatur** (▶ hierzu ausführlicher Kap. 31).

❗ Zerebrale Sprechstörungen sind Störungen der am Sprechvorgang beteiligten motorischen Prozesse nach einer erworbenen Schädigung des zentralen Nervensystems:
  ▬ Dysarthrien: Störungen der elementaren motorischen Prozesse der Steuerung und Ausführung von Sprechbewegungen.
  ▬ Sprechapraxie: Störung des Zugriffs auf Bewegungsprogramme.

Dysarthrien und Sprechapraxie sind als Störungen einer **speziellen Funktion** der beteiligten Bewegungsorgane zu verstehen, nämlich der Funktion des **Sprechens**. Andere motorische Funktionen wie mimischer Ausdruck, Kauen und Schlucken, Lachen und Weinen oder das Imitieren von Bewegungen können sowohl bei dysarthrischen als auch bei sprechapraktischen Patienten erhalten sein. Umgekehrt müssen Beeinträchtigungen solcher nichtsprachlicher Funktionen des orofazialen, laryngealen oder respiratorischen Bewegungsapparates nicht notwendiger Weise auch mit einer Sprechstörung verbunden sein (Ziegler 2003).

❗ Es besteht eine doppelte Dissoziation zwischen zerebralen Störungen des Sprechens einerseits und anderer orofazialer und laryngealer Bewegungsfunktionen andererseits. Dies gilt sowohl für die Dysarthrien als auch für die Sprechapraxie.

36.1   Pathoätiologische und pathophysiologische Modelle

Die theoretische und klinische Einordnung der **Dysarthrien** orientiert sich üblicherweise an den Modellen, die für die Einteilung der Pathomechanismen und der Pathoätiologien motorischer Erkrankungen herangezogen werden (Darley et al. 1975). Durch den Bezug auf die **Grunderkrankung** sind Verlaufsgesichtspunkte der Sprechstörung, bei der Parkinson-Dysarthrie also beispielsweise ein progredienter Verlauf, und der neurologische Behandlungsansatz

□ Tabelle 36.1. Klassifikation der Dysarthrien (Ziegler 2002a)

Pathophysiolog. Merkmal	Ätiologische Zuordnung	Lokalisation	Symptome
Schlaffe Parese	Degenerative Motoneuron-erkrankungen, Trauma, Polyneuropathien, Myasthenia gravis	Hirnnervenkerne, Hirnnerven; hypotone Störungsanteile auch bei supranukleären Läsionen möglich; **fraglich:** Hypotonie bei Kleinhirnläsionen	Verlangsamung, Artikulationsun-schärfe, Hypernasalität, leise u. behauchte Stimme, Monotonie, verkürzte Exspiration
Spastische Parese	Degenerative Motoneuronerkran-kungen, Infarkte/Blutungen (z.B. kapsuläre Infarkte), Schädel-Hirn-Trauma, multiple Sklerose	Motorischer Gesichtskortex und absteigende kortikofugale Bahnen (beidseits)	Verlangsamung, Artikulationsun-schärfe, Hypernasalität, gepresste u. raue Stimme, Monotonie, verkürzte Exspiration
Rigidität und Hypokinesie Akinesie	M. Parkinson, Steele-Richardson-Olszevskii-Syndrom, Multisystemerkrankungen, M. Huntington; Schädel-Hirn-Trauma, Infarkte/Blutungen	Basalganglien und striato-thalamokortikale Verbindungs-bahnen **Akinesie:** mesiofrontaler Kortex	Artikulationsunschärfe, phasenweise beschleunigtes Sprechen, leise u. behauchte oder raue Stimme, Monotonie, verkürzte Exspiration; bei völliger Akinesie: Mutismus
Dyskinesien	M. Huntington, idiopathische Dystonien, M. Wilson, Schädel-Hirn-Trauma, Infektionen u. Intoxikationen des ZNS, Basalganglieninfarkte; Neben-wirkung bei Neuroleptika u. Dopaminergika	**Choreiforme Hyperkinesen:** Neostriatum/Subthalamus **Fokale Dystonien:** strukturelle Läsion meist nicht nachweisbar; vermutlich striatal und lenti-kulär (**alternative Hypothese:** motorischer Gesichtskortex)	**Choreiforme Hyperkinesen:** unwilkürliche Unterbrechungen des Redeflusses, abrupte Veränderungen von Tonhöhe, Lautstärke u. Stimmqualität **Spasmodische Dysphonie:** gepresste und raue Stimme, Stimmabbrüche, Register-sprünge; in schweren Fällen Flüsterstimme o. Aphonie
Tremor und Myoklonien	Degenerative Kleinhirn-erkrankungen, M. Parkinson, Schädel-Hirn-Trauma, essenzieller Tremor, (primäre) laryngeale Dystonie	Kleinhirn, Stammganglien, Hirnstamm	Stimmzittern unterschiedlicher Ausprägung und Frequenz
Ataxie	Degenerative Kleinhirnerkran-kungen, multiple Sklerose, Infarkte u. Blutungen der oberen Kleinhirnarterie, Hirnstamm-infarkte u. -blutungen, Multi-system-Erkrankungen, Schädel-Hirn-Trauma, Kleinhirntumoren, Intoxikationen	Kleinhirn (obere paravermale Region) und Kleinhirnstiele, zerebellothalamokortikale Verbindungsbahnen	Verlangsamung, überwiegend reduzierte Artikulationsschärfe, intermittierend »explosive« Artikulation, Hyper- und Hyponasalität; wechselnde Stimmqualität, fluktuierende Tonhöhe u. Lautstärke; Stimm-zittern; skandierendes Sprechen
Sprechapraxie	Infarkte/Blutungen d. zentralen kortikalen Astgruppe der mittleren Hirnarterie o. der lateralen striären Arterien links	**Sprachdominante Hemisphäre:** Inferiorer dorsolateraler präfronteler Kortex u. vordere Inselrinde mit darunter-liegendem Marklager	Inkonsistente Lautentstellungen und phonematische Paraphasien; gestörter Redefluss aufgrund von Fehlstarts, Selbstkorrek-turen, Suchbewegungen; Sprechanstrengung

bestimmt. Der Bezug auf **pathophysiologische** Merkmale, z. B. eine ataktische Sprechbewegungsstörung, kann Hinweise auf die Grunderkrankung liefern und den Ansatz für eine logopädische Funktionstherapie festlegen. Die genannten Kriterien sind zum Teil miteinander und mit funktionell-neuroanatomischen Gesichtspunkten verschränkt. So ist beispielsweise die rigid-hypokinetische Form der Dysarthrie eng mit dem pathoätiologischen Modell des M. Parkinson verknüpft, Untersuchungen zur ataktischen Dysarthrie basieren in der Regel auf dem Modell der Kleinhirnschädigung etc. (◘ Tabelle 36.1). Eine separate Betrachtung ätiologischer, pathophysiologischer und neuroanatomischer Kriterien ist dennoch sinnvoll, etwa wenn es darum geht, unterschiedliche Pathomechanismen der Sprechbewegungsstörung bei einer Grunderkrankung zu differenzieren (z. B. hypokinetische und dyskinetische Symptome bei M. Huntington) oder eine Störungsform unterschiedlichen Lokalisationen der Hirnschädigung zuzuordnen (z. B. ataktische Dysarthrie bei zerebellären und bei thalamischen Läsionen). Ein grundsätzliches Klassifikationsproblem ist darin zu sehen, dass die aus der Motorik der Gliedmaßen abgeleiteten pathophysiologischen Modelle nicht uneingeschränkt auf die Sprechmotorik übertragbar sind.

36.2 Psycholinguistische und phonetische Modelle

Für die theoretische Einordnung der Sprechapraxie spielen neben den Modellen aus der allgemeinen Motorik auch psycholinguistische und phonetische Modelle der Sprachproduktion eine Rolle. Auch in der allgemeinen Motorik werden – unter dem Begriff der Apraxie – hirnschädigungsbedingte Störungen »höherer« Prozesse der Handlungskontrolle beschrieben (► Kap. 30). Grundlage für das Verständnis dieser Störungen sind kognitiv-neuropsychologische Modelle der Steuerung motorischer Handlungen (Jeannerod 1997; ► Kap. 27).

Die motorischen Handlungen des Sprechens unterscheiden sich jedoch unter verschiedenen Gesichtspunkten von den in der allgemeinen Motorik betrachteten Handlungsfolgen:
1. Sie beziehen sich nicht auf ein visuell-räumliches sondern auf ein **akustisches** Referenzsystem,
2. sie sind eingebettet in eine komplexe und in hohem Maße konventionalisierte »Grammatik« von Handlungen, darin vergleichbar höchstens dem professionellen Spielen eines Musikinstruments, und

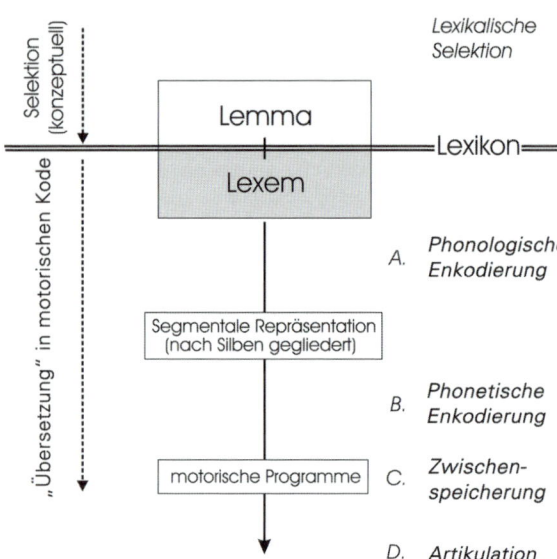

◘ **Abb. 36.1.** Phonologische und phonetische Enkodierung. (Mod. nach Levelt et al. 1999)

3. sie durchlaufen von Geburt an einen langjährigen Lernprozess und erlangen dadurch ein hohes Maß an Automatisiertheit.

Durch diese Besonderheiten bedingt haben sich weitgehend eigenständige psycholinguistische und phonetische Modelle der Produktion gesprochener Sprache entwickelt.

36.2.1 Phonologisch-phonetische Enkodierung

Das von Levelt et al. (1999) formulierte Modell unterteilt den Prozess der Produktion einer sprachlichen Äußerung in 2 Stufen:
1. ein »konzeptuell« verankertes System der Selektion von Wörtern entsprechend ihrer **Bedeutung** und ihrer **grammatikalischen Funktion** und
2. ein System, das der **artikulomotorischen Implementierung** der ausgewählten Wörter dient (◘ Abb. 36.1).

Diese beiden Stufen der Sprachproduktion haben ihre Schnittstelle im mentalen **Lexikon**, das zu einem Konzept einerseits eine semantische und syntaktische Repräsentation (ein **Lemma**) und andererseits eine (aussprechbare) Wortform (ein **Lexem**) bereithält. Bei der Produktion eines

Wortes muss die »Kluft« zwischen diesen beiden sehr unterschiedlichen Repräsentationsformen – vereinfacht gesagt der konzeptuellen und der motorischen – überbrückt werden. Mit der Aktivierung eines Lexems im Lexikon werden automatisierte sequenzielle Prozesse ausgelöst, deren Funktion darin besteht, das ausgewählte Wort in seinem individuellen Kontext **aussprechbar** zu machen, d. h. in einen für die Artikulationsorgane »lesbaren« Kode zu übersetzen. Diese Prozesse werden als phonologisch-phonetische Enkodierung bezeichnet. Sie transformieren die Wortform-Information schrittweise von einer relativ abstrakten Repräsentationsform (dem Lexem) in ein artikulomotorisches »Programm«, das dann im Artikulationsvorgang ausgeführt werden kann. Die Annahme abstrakter Repräsentationen sprechmotorischer Zielvorgaben im Lexikon ist erforderlich, um die hohe Adaptivität der motorischen Implementierung von Wörtern erklären zu können (z. B. Anpassung an die umgebenden Wörter, stilistische Variationen, Modifikationen des emotionalen Ausdrucks etc.).

Beim Prozess der phonologischen Enkodierung ist hervorzuheben, dass parallel zur Bereitstellung der einzelnen Sprachlaute eines Wortes auch eine **metrische Struktur** generiert wird, also eine Repräsentation des »Rhythmus« der Äußerung. Die einzelnen Segmente werden vor ihrer Zusammenführung mit dem metrischen Skelett zu **Silben** gruppiert. Im weiteren Verlauf der Produktion der Äußerung wird die so zusammengestellte Silbenkette prosodisch moduliert, etwa zur Hervorhebung eines Bedeutungselements oder durch eine spezifische emotionale Färbung (◘ Abb. 36.1, Komponente A). Sind so alle Bestimmungselemente der Äußerung determiniert, kann die Segmentkette in eine Sequenz von motorischen Programmen transformiert und zur artikulatorischen Realisierung bereitgestellt werden (◘ Abb. 36.1, Komponente B). Levelt et al. (1999) vermuten, dass motorische Routinen, die zu besonders häufig vorkommenden Silben gehören, direkt aus einem Speicher fertiger motorischer Programme ausgelesen werden können, weniger häufige Silben müssen aus kleineren Programmbausteinen zusammengefügt werden. Das Modell sieht schließlich eine Speichereinheit vor, in der die Repräsentationen fertig enkodierter Bewegungsprogramme für die artikulatorische Ausführung bereitgehalten werden (◘ Abb. 36.1, Komponente C). Diese Zwischenspeicherung ist erforderlich, um Asynchronien zwischen phonetischer Enkodierung und Artikulation ausgleichen zu können und Störungen des Redeflusses, die daraus resultieren würden, zu verhindern.

36.2.2 Phonetische Modelle der Artikulation

Als eine wesentliche Eigenschaft des Sprechbewegungsablaufs wird dessen hoher **Automatisiertheitsgrad** angesehen. Phonetische Modelle beschreiben Automatisiertheit durch eine Hierarchisierung der motorischen Kontrollprozesse. Die am Sprechen beteiligten Muskelgruppen werden nach diesen Vorstellungen nicht individuell rekrutiert, sondern in größeren synergistischen Einheiten. Durch verschiedene Experimente lässt sich beispielsweise nachweisen, dass Lippen- und Kiefermuskulatur oder auch Zungen- und Kiefermuskulatur funktionelle Synergismen bilden, die in enger Koordination bei der Realisierung von Sprachlauten und Sprachlautsequenzen zusammenwirken. Die hierarchische Gliederung motorischer Einheiten ermöglicht es, häufig auftretende Bewegungsroutinen (z. B. für die Sprachlaute, für Halbsilben oder, wie im Modell von Levelt, für hochfrequente Silben) als integrierte »Bausteine« zu kontrollieren und damit Ressourcen für höhere Verarbeitungsprozesse zu gewinnen (Jeannerod 1997).

Ein weiterer wesentlicher Bestandteil von Theorien der Handlungskontrolle sind Annahmen über das Referenzsystem, an dem sich die Repräsentation von Handlungszielen und die Kontrolle von Handlungssequenzen orientiert. In Bezug auf manuelle Handlungen kann dies ein Körperschema oder die Geometrie des Greifraumes sein. Für sprechmotorische Handlungen ist es plausibel, von einem **auditiven** Referenzsystem auszugehen. Nach einem Modell von Guenther et al. (1998) werden Sprechbewegungen über auditive Zielvorgaben kontrolliert. Grundlage dieses Kontrollmechanismus ist eine im Spracherwerb konstituierte enge Verbindung zwischen auditiven Repräsentationen von Sprachlauten und den Artikulationsbewegungen, die diese Laute erzeugen. Die motorischen Prozesse der Artikulation sind über diesen Referenzrahmen mit den Wahrnehmungsprozessen verbunden, die für das Verstehen gesprochener Sprache verantwortlich sind. Die Handlungsziele des Sprechens sind insofern **abstrakt**, als sie motorische und perzeptive Repräsentationen in sich vereinen (Hickok u. Poeppel 2004).

36.3 Klinische Störungsbilder

Sprechmotorische Störungen können bei nahezu allen neurologischen Erkrankungen des zentralen und des peripheren motorischen Systems auftreten. In ◘ Tabelle 36.1 sind die wichtigsten Ätiologien genannt (orientiert an der Taxonomie von Brandt et. al. 1998b). Daten zur Auftretenshäufigkeit von Sprechstörungen bei diesen Erkrankungen finden sich in Ziegler (2002a).

Die dysarthrischen oder sprechapraktischen Symptome, die im Rahmen dieser Erkrankungen auftreten können, resultieren aus Läsionen folgender Strukturen des zentralen Nervensystems (▶ hierzu auch Kap. 31):

- mesiofrontaler Kortex (anteriorer cingulärer Kortex und SMA),
- inferiorer dorsolateraler präfrontaler Kortex und vordere Inselrinde mit darunterliegendem Marklager,
- sensomotorischer Gesichtskortex und absteigende kortikofugale Bahnen,
- Kerne der Hirnnerven V, VII, XI, X, XI und XII im Hirnstamm,
- motorische Basalganglienschleife, die motorische Kortexareale mit den Basalganglien verknüpft und über den Thalamus wieder auf kortikale Areale projiziert,
- Kleinhirn mit seinen afferenten und efferenten Verbindungsbahnen.

Die Störungsformen werden meist nach pathophysiologischen Kriterien aus der allgemeinen Motorik (◘ Tabelle 36.1) klassifiziert. Da die Sprechorgane für apparative Bewegungsmessungen schwer zugänglich sind, können die verschiedenen Kriterien in der Regel nicht direkt überprüft werden. Vor allem in der klinischen Diagnostik lässt sich daher eine Zuordnung meist nur indirekt, d.h. auf der Grundlage inspektiver oder auditiver Befunde vornehmen (Ziegler u. Vogel 2002).

Parese

Teilweise oder vollständige Lähmungen der Sprechmuskulatur treten bei einer Schädigung der absteigenden kortikonukleären Bahnen, der Hirnnervenkerne und der Hirnnerven auf. Sie zeigen sich in einer Reduktion der Muskelkraft und des Bewegungsumfanges. Die wichtigsten dysarthrischen Symptome sind eine Verlangsamung des Sprechens, eine Reduktion der Artikulationsschärfe, eine Einschränkung der Modulationsfähigkeit der Stimme und, im Falle einer Gaumensegelbeteiligung, Hypernasalität. Paresen, die durch eine supranukleäre Schädigung verursacht werden (motorischer Gesichtskortex und erstes Motoneuron), sind in der Regel von einer spastischen Tonuserhöhung begleitet (spastische Parese), während Läsionen der Hirnnervenkerne oder der Hirnnerven selbst zu einer schlaffen Parese führen. Im Unterschied zu den Extremitäten lässt sich

eine Spastizität an Lippen, Zunge, Gaumensegel oder Kehlkopf nicht gezielt prüfen.

Einseitige supranukleäre Läsionen können aufgrund der bilateralen Organisation des kortikofugalen Systems binnen weniger Wochen kompensiert werden. Eine Ausnahme bildet die Muskulatur der unteren Gesichtshälfte und des Genioglossus (ein Muskel der Zunge), die bei einseitiger Hirnschädigung auf der kontralateralen Seite gelähmt sind. Bilaterale Läsionen führen zum Syndrom der Suprabulbärparalyse, einer beidseitigen Lähmung der orofazialen, pharyngealen und laryngealen Muskulatur mit meist schwerer Dysarthrie. In ausgeprägten Fällen sind die Patienten mutistisch, d.h. unfähig zu willkürlicher Lautbildung. Die reflektorischen Funktionen des Bewegungsapparates sind dabei erhalten oder sogar gesteigert, ebenso die Beweglichkeit der Organe bei emotionalem Ausdrucksverhalten. So können die Patienten selbst bei sonst vollständig paretischer Sprechmuskulatur stimmhaft und mit ausgeprägter Mimik lachen oder weinen (Ackermann u. Ziegler 1994).

Rigidität

Rigidität ist eines der charakteristischen Symptome degenerativer Basalganglienerkrankungen, z.B. des M. Parkinson, des Steele-Richardson-Olszewski-Syndroms oder auch des M. Huntington. Sie ist durch eine gleichmäßige Tonuserhöhung von Agonisten und Antagonisten charakterisiert. Rigidität wurde für die Zwischenrippenmuskulatur (Sprechatmung), die Kehlkopfmuskulatur (Phonation) und die periorale Muskulatur (Artikulation) von Parkinson-Kranken nachgewiesen. Sie führt zu einer eingeschränkten Beweglichkeit der betroffenen Funktionssysteme und damit zu Artikulationsunschärfe, einer behauchten Stimme infolge unvollständiger Stimmlippenadduktion, einer verringerten Modulationsfähigkeit der Stimme (Monotonie) und verkürzten Ausatmungsphasen beim Sprechen.

Akinesie

Der Begriff der Akinesie beschreibt einen teilweisen oder vollständigen Verlust der willkürlichen Beweglichkeit, ohne dass eine Lähmung oder Spastizität der betroffenen Muskulatur nachweisbar wäre. Akinesie lässt sich in mehrere Teilaspekte untergliedern, nämlich Bewegungsverlangsamung (Bradykinesie), Einschränkung des Bewegungsumfanges (Hypokinesie) und Beeinträchtigung der Bewegungsinitiierung. Eine komplette Akinesie der Sprechmuskulatur liegt beim Syndrom des akinetischen Mutismus, z.B. nach bilateralen Läsionen der mesiofrontalen Hirnrinde, vor: die Patienten sind stumm oder zeigen zumindest keine spontane Sprachproduktion und auch sonst keine motorischen Reaktionen, es sei denn auf nozizeptive Reize (Ackermann u. Ziegler 1995).

Hypokinesie, also eine Einschränkung des Bewegungsumfanges der Artikulatoren, liegt bei der Parkinson-Dysarthrie vor. Die Patienten sprechen undeutlich, leise, behaucht und monoton. Im Unterschied zu den Bewegungen der Gliedmaßen sind die Sprechbewegungen bei Parkinson-Kranken jedoch nicht verlangsamt. Das Fehlen einer nachweisbaren Bradykinesie (und darüber hinaus auch einer mit der Gliedmaßenmotorik vergleichbaren Initiierungsstörung) bei der Parkinson-Dysarthrie kennzeichnet eine Besonderheit der Physiologie des Sprechens. Hypokinesie ist häufig mit Rigidität assoziiert. Die Symptome, die diesen beiden Pathomechanismen zugeschrieben werden können, sind jedoch klinisch nicht zu trennen (Ziegler 1997).

Dyskinesien

Auch die Dyskinesien werden üblicherweise einer Schädigung der Stammganglien zugeschrieben. Sie umfassen unterschiedliche Symptome wie die choreatischen Hyperkinesen, die Dystonien, Tics und Myoklonien. Choreatische Symptome, das sind rasch einschießende unkontrollierte Bewegungen, sind für die Huntington-Krankheit charakteristisch. Sie zeigen sich in raschen Tonhöhen- oder Lautstärkeschwankungen, episodischen Veränderungen der Stimmqualität, plötzlichen Stimmabbrüchen und »explosiver« Artikulation. Dystone Bewegungsstörungen sind dagegen durch langsame, anhaltende Muskelkontraktionen charakterisiert. Als primäre fokale Störungsformen können sie beispielsweise die Kehlkopfmuskulatur betreffen und zu

schweren Stimmstörungen führen (spasmodische Dysphonie) oder aber, in der oromandibulären Form, die Artikulationsbewegungen des Kiefers und der Zunge beeinträchtigen (Ziegler 1997).

Tremor

Der Begriff Tremor beschreibt rhythmische, unwillkürliche, oszillierende Bewegungen eines Körperteils. Ist die Atmungsmuskulatur, die Kehlkopfmuskulatur oder die velopharyngeale Muskulatur betroffen, so kann ein Tremor als Stimmzittern hörbar werden. In selteneren Fällen interferiert ein Tremor der Zunge oder der Lippen hörbar mit der Artikulation. Ein Tremor der Sprechmuskulatur kann bei verschiedenen Erkrankungen auftreten, etwa bei M. Parkinson, zerebellärer Ataxie, multipler Sklerose, spasmodischer Dysphonie, Schädel-Hirn-Trauma oder als essenzieller Tremor. Dabei treten jeweils charakteristische Tremorfrequenzen zwischen 2 und etwa 12 Hz auf (Findley u. Gresty 1988).

Ataxie

Die ataktische Bewegungsstörung ist charakterisiert durch zielungenaue Bewegungen (Dysmetrie), Störungen in der Kontrolle der Bewegungsgeschwindigkeit, einer verzögerten Bewegungsinitiierung, einer Beeinträchtigung der Aufrechterhaltung motorischer Leistungen und einer Störung in der koordinierten Ausführung von Bewegungsfolgen (Diener u. Dichgans 1992). Ataxie ist meist Folge einer Schädigung des Kleinhirns oder dessen efferenter oder afferenter Projektionen, beispielsweise im Rahmen einer Friedreich-Ataxie oder anderer degenerativer Kleinhirnerkrankungen.

Unter der Lupe

Erworbenes neurogenes Stottern

Stottern stellt eine Form zerebraler Sprechstörungen dar, die keine offensichtliche Entsprechung unter den Pathomechanismen motorischer Erkrankungen besitzt. Es wird über eine Verwandtschaft zu den Dystonien spekuliert. Im Gegensatz zum Entwicklungsstottern, das eine hohe Prävalenz hat, treten Stottersymptome als Folge einer im Erwachsenenalter erworbenen Hirnschädigung vergleichsweise selten auf. Iterative Störungen (Wiederholung von Lauten oder Silben) wurden bei Patienten mit M. Parkinson und anderen Basalganglienerkrankungen beschrieben, ebenso nach Schädel-Hirn-Trauma (häufig in Zusammenhang mit einem posttraumatischen Anfalls-

leiden), nach hauptsächlich linkshemisphärischen Infarkten (dabei oft als Begleitsymptom einer Sprechapraxie), im Rahmen psychiatrischer Erkrankungen (z.B. Schizophrenie) oder als Nebenwirkung antipsychotischer Medikamente. Hinsichtlich der Lokalisation erworbener Stottersymptome werden die Basalganglien und der mesiofrontale Kortex diskutiert, aber auch transkallosale Verbindungsbahnen. Obwohl es sich vermutlich nicht um ein homogenes Störungsbild handelt, werden in vielen Fallberichten gemeinsame Merkmale beschrieben, etwa das Vorherrschen klonischer Elemente und das Fehlen sekundärer Merkmale des Entwicklungsstotterns wie Grimassieren und Kokontraktionen der Extremitäten.

Die paravermale Kleinhirnregion erscheint besonders relevant. Ataktische Störungen des Sprechbewegungsablaufs können zu einer Dyskoordination der Sprechatmung, einer mangelhaften Kontrolle von Tonhöhe und Lautstärke, Stimmzittern (ca. 2–4 Hz), einer rauen oder gepressten Stimme und einer verlangsamten, manchmal explosiven Artikulation führen. Beim Versuch, eine Silbe möglichst rasch mehrfach zu wiederholen (z. B. /bababa …/), tritt **Dysdiadochokinese** auf, also eine auffallend starke Verlangsamung oder eine deutliche Unregelmäßigkeit (Ackermann u. Ziegler 1992; Ziegler 2002a).

Sprechapraxie

Die Sprechapraxie ist, im Unterschied zu den Dysarthrien, ein Syndrom der sprachdominanten Großhirnhemisphäre. Häufigste Ursache sind Infarkte im Versorgungsgebiet der linken mittleren Hirnarterie. Man nimmt an, dass die Sprechapraxie auf einer Beeinträchtigung »höherer« motorischer Verarbeitungsprozesse beruht, nämlich auf einer Störung des Zugriffs auf sprechmotorische Programme oder auf einer Schädigung gespeicherter Programmroutinen. Die Bewegungs**ausführung** wird dagegen als ungestört angesehen. Es wird vermutet, dass beim Abruf sprechmotorischer Programme Rindenareale im posterioren Abschnitt der unteren Stirnhirnwindung (Pars triangularis und Pars opercularis), die anteriore Inselregion sowie das darunter liegend Marklager eine Rolle spielen (Hillis et al. 2004; ◘ Abb. 36.2; ▸ Kap. 31).

Sprechapraktische Patienten erscheinen beim Versuch, ein Wort auszusprechen, oft ratlos, sie »suchen« nach der artikulatorischen Konfiguration des Anfangslautes, brechen nach Fehlversuchen wieder ab, produzieren dabei vielfach »entstellte« Sprachlaute und formveränderte Wörter (z. B. »tits_ten« für Kissen) und sprechen aufgrund der häufigen Selbstkorrekturen und Suchbewegungen sehr unflüssig, mühsam und angestrengt. Im Unterschied zu Patienten mit phonematischen Störungen im Rahmen einer flüssigen Aphasie produzieren sprechapraktische Patienten keine »wohlartikulierten« Wörter und Sätze, sondern artikulatorisch entstellte Lautketten, die oft unverständlich sind und nur stockend hervorgebracht werden. Aus dieser Beobachtung und der Tatsache, dass das Störungsbild nicht notwendigerweise mit Störungen der auditiven Verarbeitung von Wörtern oder des Schreibens und Lesens assoziiert ist, wird auf eine **sprechmotorische** Ursache (im Unterschied zu einer supramodalen Ursache im Sinne einer Aphasie) geschlossen. Im Unterschied zu **dysarthrischen** Patienten gelingt es Patienten mit Sprechapraxie häufig,

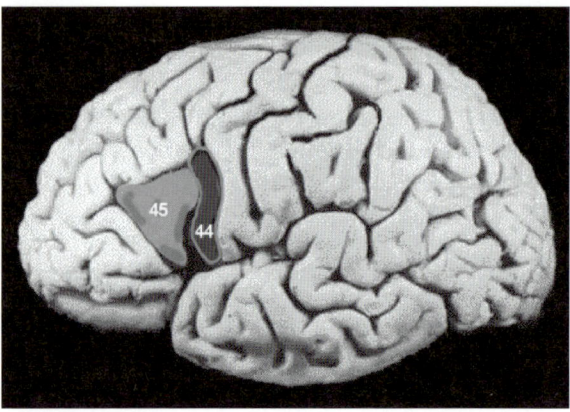

◘ **Abb. 36.2.** Broca-Region mit Pars opercularis (entsprechend Brodmann-Area 44) und Pars triangularis (entsprechend BA 45). Eine Hypoperfusion dieser Region wird von Hillis et al. (2004) als Ursache sprechapraktischer Störungen angesehen

Sprachlaute, die zu einem Zeitpunkt überhaupt nicht produziert werden können, zu einem anderen Zeitpunkt oder in einem anderen Kontext fast mühelos und völlig korrekt zu bilden. Oft werden ganze Äußerungsteile ohne erkennbaren Grund völlig symptomfrei ausgesprochen, manche Patienten produzieren stereotype Äußerungen, Flüche oder Automatismen in wohlartikulierter Form. Diese Beobachtung führt zu der Annahme, dass das Störungsbild nicht durch eine elementare motorische Beeinträchtigung, etwa im Sinne einer Parese oder Ataxie, erklärt werden kann. Sie begründet auch die Bezeichnung Sprech**apraxie**, da bei einer Apraxie der oberen Extremitäten eine ähnliche Variabilität der Symptomatik vorliegt.

Die Einordnung der Sprechapraxie in die diskutierten Sprachproduktionsmodelle ist noch weitgehend ungeklärt. Eine strenge Trennung zwischen motorischen und »supramodalen« Anteilen der Sprachproduktion, wie es der klinischen Unterscheidung zwischen den Sprechstörungen und den phonologischen Störungen im Rahmen einer Aphasie entsprechen würde, lässt sich in dem von Levelt et al. (1999) beschriebenen Modell nicht leicht ziehen. Für alle Komponenten der phonologisch-phonetischen Enkodierung in diesem Modell gilt, dass es sich um Teilprozesse handelt, die einer sequentiellen Ausdifferenzierung der für die Artikulationsorgane verwertbaren motorischen Information dienen, also um Prozesse der Planung und Programmierung komplexer sprechmotorischer Handlungen. Das klinische Bild der Sprechapraxie legt nahe, dass speziell der Zugriff auf automatisierte Programmroutinen beeinträchtigt ist (■ Abb. 36.1, Komponente B). In Fällen schwerer Sprechapraxie sind vermutlich bereits die hierarchisch »niedrigen« Prozesse der Bildung artikulatorischer Synergismen auf der Ebene einzelner artikulatorischer Gesten gestört, was zu einem kompletten Zusammenbruch der Artikulation führt. Bei Patienten mit leichteren Störungen kann die Integrität artikulatorischer Synergismen dagegen noch weitgehend erhalten sein und lediglich eine Beeinträchtigung übergeordneter, die flüssige Verbindung von Bewegungsfolgen betreffender Routinen vorliegen, was in erster Linie zu einer silbischen, etwas unflüssigen und angestrengten Sprechweise führen würde. Es ist auch

nicht ausgeschlossen, dass sprechapraktische Patienten ein Problem des »Auslesens« fertig enkodierter (möglicherweise unvollständiger) Programminformation aus dem Zwischenspeicher haben (■ Abb. 36.1, Komponente C). Man geht jedoch davon aus, dass in Fällen »reiner« Sprechapraxie abstraktere Wortformrepräsentationen erhalten sind (■ Abb. 36.1, Komponente A). Dies unterscheidet sprechapraktische Patienten von solchen, die (z. B. im Rahmen einer Wernicke-Aphasie) neologistische oder phonematisch veränderte Lautfolgen in wohlartikulierter Weise produzieren (Varley u. Whiteside 2000; Ziegler 2002b).

Unter der Lupe

Mutismus

Unter Mutismus versteht man die völlige Unfähigkeit, sprachliche Lautäußerungen willkürlich zu produzieren. Das Vermögen, emotionale Laute hervorzubringen (z.B. stimmhaft zu lachen oder zu weinen) oder reflektorisch (z.B. beim Husten) bzw. auf Schmerzreize einen Stimmton zu erzeugen, muss dabei nicht notwendigerweise beeinträchtigt sein. Bei Patienten mit erworbener Hirnschädigung kann ein transienter oder persistierender Mutismus als Folge verschiedener zentralmotorischer Störungen auftreten, beispielsweise im Rahmen einer schweren Suprabulbärparalyse, nach einem schweren Schädel-Hirn-Trauma mit Hirnstammschädigung, nach Thalamotomie oder im fortgeschrittenen Stadium degenerativer Basalganglienerkrankungen (M. Parkinson, M. Huntington). Die Unfähigkeit zu sprechen ist in diesen Fällen vermutlich Resultat einer schweren Ausprägung paretischer, rigider oder hypokinetischer Störungen. Ob auch eine Schädigung des Kleinhirns zu Mutismus führen kann wird bislang noch kontrovers diskutiert: Nach Operationen im Bereich der

hinteren Schädelgrube kann vor allem bei Kindern ein zerebellärer Mutismus auftreten, der sich innerhalb von Wochen oder Monaten zurückbildet. Diese Störung kann als schwere Ausprägung einer (ataktischen) Dysarthrie interpretiert werden, andere Hypothesen sprechen von einem Initiierungs- oder Planungsproblem oder einem Zusammenhang mit autistischen Zuständen (Ozimek et al. 2004). Beim akinetischen Mutismus nach bilateraler mesiofrontaler Läsion oder nach Läsionen im Bereich des mesodienzephalen Übergangs ist die fehlende Sprachproduktion von einem Fehlen jeglicher spontaner oder reaktiver motorischer Aktivität begleitet und Teil einer schweren Antriebsminderung. – Patienten mit großen linkshemisphärischen Infarkten durchlaufen häufig eine transiente mutistische Phase, deren Ursachen in der Frühphase teilweise psychoreaktiv oder antriebsbedingt sein können. In vielen Fällen liegt jedoch vermutlich eine schwere sprechapraktische Symptomatik zugrunde. Das Vollbild der Sprechapraxie zeigt sich erst nach einer Rückkehr erster sprachlicher Äußerungen.

Zusammenfassung

Zerebrale Sprechstörungen sind Störungen der am Sprechvorgang beteiligten sensomotorischen Prozesse nach einer erworbenen Schädigung des zentralen Nervensystems. Sprechmotorische Funktionen zeigen gegenüber anderen motorischen Systemen einige Besonderheiten: Sie beziehen sich auf ein akustisches Referenzsystem, sie sind in einen Komplex konventionalisier-
▼

ter Handlungsfolgen eingebettet und sie zeigen einen hohen Automatisiertheitsgrad. Dies erklärt unter anderem die Dissoziierbarkeit von Störungen der Funktion des Sprechens und anderer motorischer Funktionen des beteiligten Bewegungsapparates wie Kauen, Schlucken, emotionale Mimik etc. Bei den Dysarthrien liegen elementar-motorische Störungen im Sinne einer Parese, Rigidität, Akinesie, Dyskinesie, eines Tremors oder einer Ataxie vor. Persistierende Dysarthrien resultieren in der Regel aus bilateralen Läsionen des sensomotorischen Gesichtskortex und der kortikonukleären Verbindungsbahnen, der zugeordneten Hirnnervenkerne und Hirnnerven, der motorischen Basalganglienschleife und des Kleinhirns mit seinen afferenten und efferenten Verbindungsbahnen. Die **Sprechapraxie** wird als Störung des Zugriffs auf Bewegungsprogramme angesehen. Im Unterschied zu den Dysarthrien ist sie ein Syndrom der sprachdominanten, linken Hemisphäre; an ihrer Entstehung sind vermutlich der inferiore dorsolaterale präfrontale Kortex und die vordere Inselrinde mit dem darunterliegenden Marklager beteiligt. Eine Sonderrolle unter den zerebralen Sprechstörungen spielt das erworbene neurogene **Stottern**. Verschiedene sprechmotorische Ursachen können im Extremfall zu einem **Mutismus** führen.

VII Zahlenverarbeitung

37 Neurobiologische Grundlagen der Zahlenverarbeitung

Andreas Nieder

Wir sind von Zahlen umgeben. Wir benutzen sie, um Gegenstände zu zählen, Preise zu berechnen, Gleichungen zu lösen, Spielstände anzugeben, die Rangfolge von Universitäten festzulegen oder Flüge zu kennzeichnen. Zahlen sind in höchstem Maße flexibel, sie können benutzt werden, um alles Erdenkliche zu messen, zu ordnen und zu identifizieren. Unterstützt durch Sprache können wir numerische Information mit höchster Präzision und in endlosen Anwendungen verarbeiten.

Echtes Zählen und Mathematik stellen kulturelle Leistungen dar, die notwendigerweise Sprache voraussetzen (▶ Kap. 38). Grundlegende numerische Fähigkeiten jedoch lassen sich bereits bei Organismen finden, die kein Sprachvermögen besitzen. So konnte die vergleichende Verhaltensforschung zeigen, dass Tiere Reize aufgrund von numerischer Information zu unterscheiden wissen, und die Entwicklungspsychologie verzeichnete einen Durchbruch, als es gelang, numerische Fähigkeiten bei wenige Monate alten Säuglingen zu belegen. Diese Erkenntnisse zeigen klar, dass numerische Fähigkeiten nicht *de novo* bei sprach-

begabten Menschen entstehen, sondern auf biologischen Vorläufersystemen aufbauen.

Erste Einblicke in die neuralen Grundlagen des Zahlenverständnisses lieferten, historisch gesehen, Fallstudien an Patienten. Erworbene Rechenstörungen (sog. Akalkulien; ▶ Kap. 38) nach Schädigungen nahe des Übergangs zwischen parietalem, okzipitalem und temporalem Kortex oder des Frontallappens wurden schon früh beschrieben. Im Zuge der Entwicklung bildgebender Verfahren konnte die Verarbeitung numerischer Information auch zunehmend am intakten Gehirn untersucht werden. Jüngst vervollständigten an Primaten ermittelte Einzelzellkorrelate und -mechanismen die Erkenntnisse über die neurobiologischen Grundlagen der Zahlenverarbeitung. Dieses Kapitel befasst sich deshalb schwerpunktmäßig mit den nichtsprachlichen phylogenetischen und ontogenetischen Vorbedingungen echten sprachlichen Zählvermögens.

37.1   Numerische Konzepte

Das Zahlenkonzept umfasst verschiedene Aspekte numerischer Kognition. Der folgende Satz illustriert diesen Sachverhalt:

> Trotz eines Dreißig-Meter-Torschusses von Spieler Nummer 11 verlor der FC Musterhausen mit zwei Toren Unterschied und rutschte auf Platz sechs ab.

Zahlzuweisungen können in drei Kategorien eingeteilt werden (Wiese 2003).

1. Die **Kardinalzahl** bezeichnet quantitative Zahlzuweisungen (Zählkonstruktion) und bezieht sich auf die Anzahl von Elementen einer Menge (Kardinalität, »Numerosität«). Sie beschreibt die diskrete Anzahl einer Menge (»zwei Tore«) oder kontinuierliche Maße (»Dreißig-Meter-Torschuss«).

2. Die **Ordinalzahl** bezieht sich auf die Position eines Elements in einer Folge (»sechster Platz«).

3. Die **Nominalzahl** identifiziert Objekte innerhalb einer Menge (»Spieler Nummer 11«); Zahlen werden hier wie Namen verwendet und nicht im eigentlichen Sinn als numerischer Ausdruck. Solche Nominalzuweisungen setzen notwendigerweise Sprache voraus und sind nicht Gegenstand dieses Beitrags.

Wichtig ist die Unterscheidung zwischen der empirischen **Eigenschaft**, auf die Zahlenkonzepte Bezug nehmen, und der (nicht)sprachlichen **Repräsentation** dieser Eigenschaften. Numerische Quantität bezieht sich auf die Eigenschaft **Anzahl** (**Kardinalität**), die durch nichtsprachliche Mechanismen entweder explizit durch **Mengeneinschätzung** (»analog magnitude system«) oder implizit durch Mechanismen der **Objektindividuation** (»object tracking«) repräsentiert wird. Der numerische Rang hingegen bezieht sich auf die Eigenschaft **Position** in einer Abfolge; die Position wird nichtverbal ebenfalls mittels Mengeneinschätzung und möglicherweise auch durch Objektindividuation repräsentiert. Numerische Namen, die die Identität eines Gegenstands angeben, sind nur durch Sprache möglich.

Nur die menschliche Sprachfähigkeit stellt die kognitiven Kapazitäten bereit, ein vollständig ausgeprägtes, systematisches Zahlenkonzept durch die Verknüpfung von Beziehungen (zwischen Zahlen) mit Beziehungen (zwischen Gegenständen) auszubilden. Wie Sprache selbst basiert Zählen auf Rekursivität. Die Begriffe »Zählen« und »Zahl« werden deshalb nicht im Zusammenhang mit Untersuchungen an Säuglingen oder Tieren benutzt, sondern ausschließlich in Verbindung mit adulten Menschen, die ein sprachliches Zahlenkonzept entwickelt haben. Aber dennoch gelingt es Mensch und Tier auch ohne Sprache, die numerischen Eigenschaften von Gegenständen (nämlich Anzahl und Position) zu erfassen. Im Folgenden werden primär die nichtsprachlichen Repräsentationen von Anzahl und serieller Position sowohl auf der Verhaltens- als auch auf der neuronalen Ebene beschrieben.

37.2 Numerische Quantität (Kardinalität)

37.2.1 Nichtsprachliche Repräsentation von Anzahlen

Tiere aus verschiedenen Klassen (v. a. Säuger und Vögel) sind in der Lage, Anzahlen zu unterscheiden. In zahlreichen Experimenten wurden Tiere darauf trainiert, die Kar-

dinalität von Objektmengen oder die Anzahl selbst ausgeführter Handlungen zu diskriminieren. Dabei sind Tiere in der Lage, ihr Wissen auch auf Anzahlen zu übertragen, die sie im Training nicht präsentiert bekommen haben. Dies belegt, dass sie das Konzept numerischer Quantität verstehen. Rhesusaffen etwa lernten, auf einem bewegungsempfindlichen Computermonitor Bilder, die 1 bis 4 Objekte enthielten, in aufsteigender Zahlenfolge zu berühren (Brannon u. Terrace 1998). Nichtnumerische Parameter wurden hierbei kontrolliert und konnten folglich den Affen bei der Lösung der Aufgabe nicht helfen. Als die Tiere anschließend mit den neuen Anzahlen 5 bis 9 getestet wurden, ordneten sie die Anzahlen korrekt in aufsteigender Folge.

Anzahldiskriminierung ist dabei kein »Laborartefakt«. Vielmehr belegen Freilandstudien, dass auch wilde Tiere Quantitäten spontan abschätzen, um auf der Grundlage numerischer Information fundierte Entscheidungen zu treffen (Hauser et al. 2000). Numerische Quantität ist damit ökologisch relevant. Primaten etwa führen spontan rudimentäre Operationen mit Anzahlen durch, wie etwa das Addieren und Subtrahieren kleiner Mengen. Sowohl Labor- als auch Freilandstudien belegen eindeutig, dass Tiere numerische Information verarbeiten.

Aber nicht nur Tiere, sondern auch vorsprachliche Kinder im Alter von wenigen Monaten besitzen die Fähigkeit, Kardinalität zu repräsentieren. Mittels spezieller Methoden zur Gewinnung von Verhaltensdaten bei Kleinkindern (z. B. durch Messen der Blickdauer) gelang der Nachweis, dass Säuglinge im Alter von 5 Monaten kleine Mengen unterscheiden können (Feigenson et al. 2004). Säuglinge können ferner einfache Additionen und Subtraktionen ausführen (McCrink u. Wynn 2004).

Erwachsene sind in der Lage, in Situationen, in denen verbales Zählen unmöglich wird (z. B. in Doppelaufgaben-Situationen oder unter extremem Zeitdruck), zuverlässig die Kardinalität von Mengen zu vergleichen. Jedoch ist im Gegensatz zu präzisem Zählen die nichtsprachliche Diskriminierungsleistung nur ungenau. Ethnologische Studien konnten zeigen, dass Menschen in ursprünglichen Gesellschaften, in denen keine Zahlworte entwickelt wurden, numerische Quantitäten nur durch nichtsprachliches Schätzen erfassen. So entwickelten beispielsweise Mitglieder des Pirahã-Stammes in Südamerika kein echtes Zahlenkonzept; sie besitzen lediglich Worte für etwa »eins«, »zwei« und »viele« (sog. **Eins-Zwei-Viele**-Zählsystem). Werden die Pirahã aufgefordert, die Anzahl von Objekten nachzuvollziehen, zeigen sie sehr ungenaues Unterscheidungsvermögen, und die Präzision nimmt mit steigenden Anzahlen ab

Nichtsprachliche Systeme zum Erfassen numerischer Quantität

Gegenwärtig wird angenommen, dass zwei getrennte Repräsentationssysteme für das Erfassen von Anzahlen zur Verfügung stehen. Das erste System dient zur Mengeneinschätzung und erfasst Anzahl analog zu kontinuierlichen Größen (**analog magnitude system**). Es weist kein oberes Limit an kodierbaren Mengenelementen auf, wird aber systematisch unpräziser mit steigenden Anzahlen. Ebenso wie die Repräsentation sensorischer Größen gehorchen **analog magnitude** Repräsentationen damit dem Weber'schen Gesetz. Zwei allgemeine Charakteristika dieses Mengensystems sind der numerische Distanzeffekt (d. h. die Unterscheidung zweier Anzahlen verbessert sich mit zunehmender numerischer Differenz zwischen diesen) und der numerische Größeneffekt (die Unterscheidung zweier Anzahlen gleicher numerischer Distanz verschlechtert sich bei zunehmendem Betrag der beiden Anzahlen). Beim zweiten nichtsprachlichen System für das Erfassen von Anzahlen handelt es sich um Mechanismen der **Objektindividuation** (»object tracking«, auch als »subitizing« bekannt), das relativ diskrete Repräsentationen ermöglicht. Dieses System kodiert kleine Anzahlen (bis etwa 4), indem es den individuellen Elementen einer Menge »Zeiger« oder »Symbole« zuweist. Derartige Zeiger werden mit Objektsegmentierungsprozessen in Zusammenhang gebracht, die parallel auf einer vorbewussten Verarbeitungsebene stattfinden. Da nur eine begrenzte Anzahl von Zeigern zur Verfügung steht (man nimmt etwa vier Zeiger an), kann dieses System lediglich sehr kleine Kardinalitäten erfassen; es versagt bei größeren Mengen. Im Gegensatz zum expliziten Mengensystem kann Objektindividuation Anzahlen nur indirekt (implizit) via Zeiger repräsentieren.

(Gordon 2004). Derartige ethnologische Untersuchungen zeigen, dass selbst Erwachsene auf die nichtverbale Einschätzung von Anzahlen zurückgeworfen sind, sofern ihnen ein linguistisches Zahlenkonzept fehlt. Zusammengefasst lässt sich somit festhalten, dass nichtsprachliche Tiere, vorsprachliche Kinder und Erwachsene ohne verbales Zahlenkonzept ein evolutionär ursprüngliches Quantifizierungssystem besitzen, welches unabhängig von Sprache arbeitet.

❗ Tiere wie Menschen besitzen ein evolutionär ursprüngliches Quantifizierungssystem, das unabhängig von Sprache arbeitet.

37.2.2 Einzelzellkorrelate nichtsprachlicher Anzahldiskriminierung

Neuere Einzelzelluntersuchungen an verhaltenstrainierten Affen konnten zeigen, dass das Gehirn von Affen tatsächlich numerische Quantität kodiert. Affen wurden darauf trainiert, visuelle Anzahlen unabhängig von veränderlichen sensorischen Parametern zeitlich verzögert zu unterscheiden (◘ Abb. 37.1a). Die Aktivität einzelner Neuronen (◘ Abb. 37.1b) wurde mittels Mikroelektroden registriert, während die Tiere diese Aufgabe ausführten (Nieder et al. 2002). Der größte Anteil Anzahl-selektiver Zellen zeigte sich im seitlichen Präfrontalkortex (ca. 30% aller getesteten Zellen) und im Bereich des intraparietalen Sulcus (IPS) (◘ Abb. 37.1c). Kürzere Antwortlatenzen im IPS lassen vermuten, dass dieses Areal die erste kortikale Verarbeitungsstufe darstellt, auf der visuelle numerische Information kodiert wird (Nieder u. Miller 2004). Da der hintere Parietalkortex und der Präfrontalkortex funktionell verbunden sind, wird die extrahierte Information vermutlich zum Präfrontalkortex weitergeleitet, wo sie verstärkt und im Kurzzeitgedächtnis behalten wird, um für die Kontrolle des Verhaltens bereitzustehen.

Anzahl-selektive Zellen sind abgestimmt auf die Anzahl von Elementen in visuellen Reizen, d. h. sie zeigen maximale Entladungsraten auf eine der gezeigten numerischen Quantitäten (die »bevorzugte Anzahl« eines Neurons, ◘ Abb. 37.1b). Alle selektiven Zellen zusammen bilden eine Bank sich überlappender Anzahl-Filter, welche Kardinalitäten gemäß ihres Betrags geordnet abbilden (◘ Abb. 37.1e). Auf diese Weise wird die Beziehung der Anzahlen untereinander bereits repräsentiert, denn Anzahlen sind keine isolierten Kategorien, sondern beziehen sich aufeinander (z. B. 3 ist größer als 2 und kleiner als 4).

Die Antworteigenschaften Anzahl-selektiver Zellen können das Auftreten des numerischen Distanz- und Größeneffekts erklären (◘ Abb. 37.1d). Der Größeneffekt beruht auf der starken Überlappung der neuralen Abstimmkurven bei benachbarten Anzahlen. Infolgedessen wird das Signal-zu-Rausch-Verhältnis des neuralen Signalentdeckungsprozesses klein sein, was viele Unterscheidungsfehler des Affen zur Folge hat. Andererseits werden

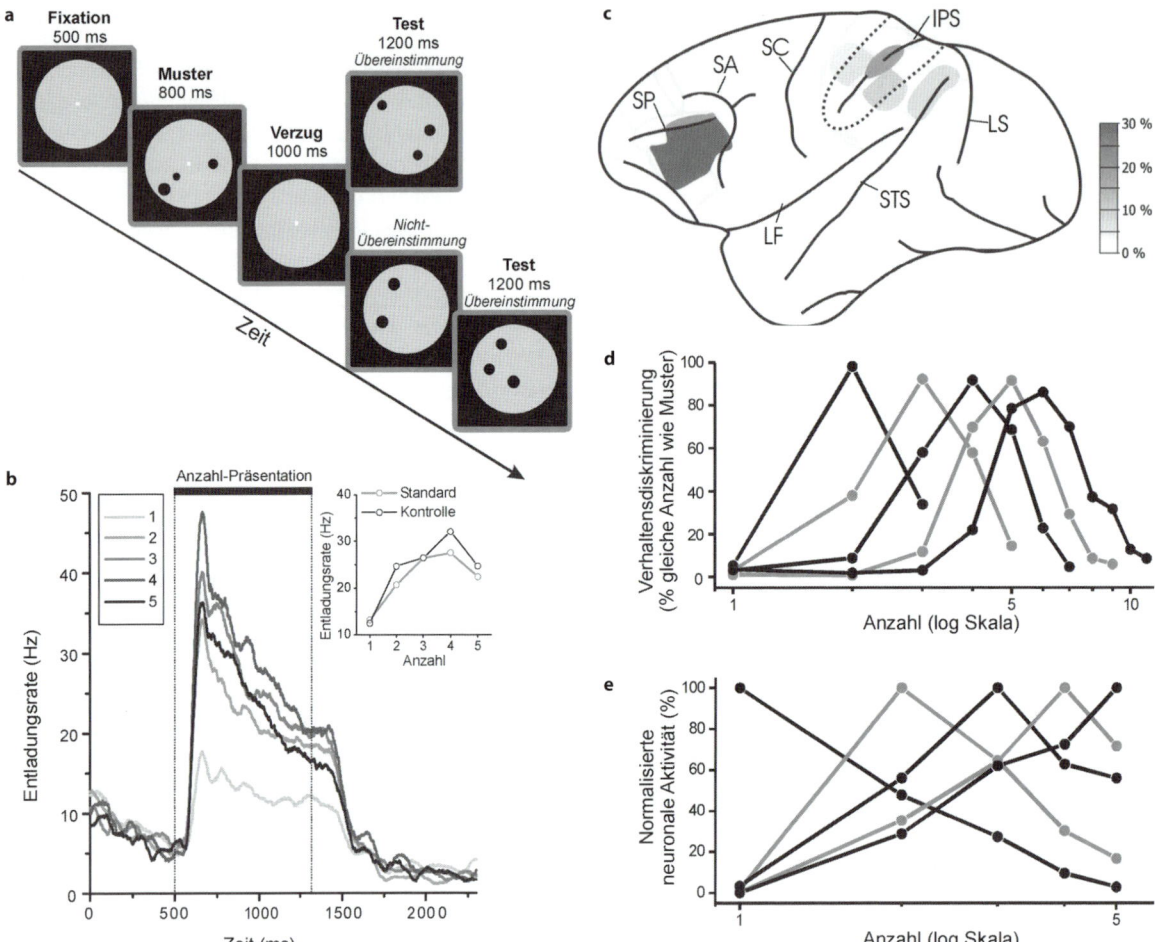

□ **Abb. 37.1a–e.** Repräsentation visueller Kardinalität bei Rhesusaffen. (Nach Nieder et al. 2002; Nieder u. Miller 2003, 2004) **a** Verhaltensprotokoll. Die Affen führten eine zeitlich verzögerte Anzahldiskriminierung durch. Dazu mussten sie die Anzahl visueller Objekte ermitteln, kurzzeitig memorieren und anschließend mit der Anzahl eines von zwei Testbildern zur Deckung bringen. **b** Neuronale Antwort einer Einzelzelle abgeleitet aus dem PFC. Die Zelle zeigt eine abgestufte Entladung während der Musterpräsentation (500–1300 ms) als Funktion der gezeigten Anzahl an Punkten (Anzahlen 1–5; mittlere Entladungsraten über die Zeit sind für die jeweiligen Anzahlen in unterschiedlichen Grauwerten dargestellt). Der Einsatz *rechts oben* zeigt die Abstimmkurven der Zelle für das Standard- und Kontrollstimulusprotokoll, in dem nichtnumerische Parameter konstant über die Anzahlen konstant gehalten wurden. Diese Zelle hatte »4« als be-

vorzugte Anzahl. **c** Seitliche Ansicht eines Affengehirns und der Ableitorte im PFC und PPC (links = anterior). Die Schwärzung der Ableitorte gibt den Anteil an anzahlselektiven Zellen in den jeweiligen Regionen an (*SA* Sulcus arcuatus; *SC* Sulcus centralis; *IPS* intraparietaler Sulcus ; *LF* laterale Fissur ; *SL* Sulcus lunatus ; *SP* Sulcus principalis ; *STS* Sulcus temporalis superior). **d** Verhaltensdiskriminierung von Anzahlen durch zwei Affen. Die Kurven zeigen an, wie häufig die Tiere im Teststimulus (nach der Verzögerungsphase) die gleiche Anzahl an Objekten wie im Musterreiz vermuteten. Die Maxima der Kurven kennzeichnen die Anzahl im Musterreiz, für den die Funktionen ermittelt wurden. **e** Mittlere normalisierte Anzahlabstimmkurven aller selektiven Zellen aus dem PFC. Sowohl die Verhaltens- als auch die neuronalen Abstimmkurven sind annähernd symmetrisch auf einer logarithmischen Anzahlskala

die Abstimmkurven von Zellen, die auf numerisch entfernte Anzahlen abgestimmt sind, kaum überlappen, was ein gutes Signal-zu-Rausch-Verhältnis bedingt und dadurch gute Diskriminierungsleistungen in Fällen, in denen das Tier stark abweichende Mengengrößen unterscheiden muss. Der numerische Größeneffekt leitet sich aus dem Befund ab, dass die Breite der Abstimmkurven linear mit Zunahme der bevorzugten Anzahl wächst. Deshalb stehen dem Affen sehr selektive Filter zur Verfügung, wenn er kleine Anzahlen (z. B. 1 oder 2) diskriminieren muss, was ein hohes Signal-zu-Rausch-Verhältnis und folglich wenige Unterscheidungsfehler bedingt. Der umgekehrte Effekt tritt bei höheren Anzahlen auf, die nur noch mit relativ unselektiven Filtern unterschieden werden können.

Die klare Abstimmung einzelner Nervenzellen auf Quantitäten erlaubt, das Skalierungsmuster des »mentalen Zahlenstrahls« zu untersuchen. Der Ausdruck »mentaler Zahlenstrahl« beschreibt metaphorisch die quasi-räumliche, systematische Repräsentation von Kardinalitäten entlang einer mentalen Skala. Sind numerische Beurteilungen besser auf einer linearen Skala oder eher auf einer nichtlinear (z. B. logarithmisch) komprimierten Skala zu beschreiben? Die zutreffende Skala sollte annähernd symmetrische Repräsentationen (bzw. Dichtewahrscheinlichkeits-Verteilungen) ergeben. Es zeigte sich (◘ Abb. 37.1d,e), dass Einzelzellabstimmkurven, die als neurale numerische Repräsentationen zu betrachten sind, und Verhaltensabstimmkurven signifikant besser (d. h. symmetrischer) auf einer nichtlinear komprimierten Skala zu beschreiben sind (Nieder u. Miller 2003). Ähnliche Ergebnisse wurden auch beim Menschen mittels funktioneller Bildgebung berichtet (Piazza et al. 2004). Dies deutet darauf hin, dass der nichtsprachliche Zahlenstrahl logarithmisch skaliert ist, was wiederum dafür spricht, dass das Fechner'sche Gesetz, das die mental-logarithmische Abbildung physikalischer sensorischer Größen beschreibt, auch für kognitive, numerische Quantitäten zutrifft.

37.2.3 Bildgebung nichtsprachlicher und symbolischer Kardinalitäten

Bei Menschen werden seit langem der Präfrontalkortex und speziell der IPS des Parietalkortex als primäre Substrate numerischer Fähigkeiten angesehen. Allerdings wurden Menschen regelmäßig in sprachlichen Zähl- und Rechenaufgaben getestet, was einen Vergleich der Gehirnareale von humanen und nichthumanen Primaten aufgrund des fehlenden Sprachvermögens bei Tieren erschwert. In den letzten Jahren wurden aber auch Menschen vermehrt mit nichtsprachlichen Quantifizierungsaufgaben getestet. In einem fMRI-Adaptationsexperiment (◘ Abb. 37.2a) mit visuellen Anzahlen (Punktmuster) fanden Piazza et al. (2004) BOLD-Aktivierung im IPS des Menschen. Das einzige Areal im gesamten Gehirn, das signifikant auf die wiederholte Präsentation von Anzahlen habituierte, war das horizontale Segment des IPS (◘ Abb. 37.2). Dabei gelang es den Autoren außerdem, indirekt die mittlere Anzahlabstimmkurve der BOLD-Aktivierung zugrunde liegenden Neuronenpopulation zu ermitteln, die ebenso wie die Einzelzellabstimmkurven einer klaren Weber'sche Gesetzmäßigkeit gehorchten.

Sprache ermöglicht Menschen symbolische Repräsentationen, und Zahlen sind die Symbole für den Umgang mit numerischer Information. Nur Menschen sind in der Lage, symbolische, rekursive Zahlenrepräsentationen zu bilden, die es ihnen erlauben, Zahlen produktiv für echtes Zählen und Arithmetik zu benutzen. Diese Unterscheidung könnte zu dem Schluss führen, dass die sprachliche und nichtsprachliche Erfassung von Anzahlen auf zwei völlig getrennt arbeitenden neuralen Systemen beruht. Dies ist jedoch nicht der Fall; es scheint vielmehr so zu sein, dass numerische Quantität – ungeachtet dessen, ob durch Zahlsymbole oder Objektmengen angegeben, – übereinstimmende Gehirnareale aktiviert.

Der IPS, der bei der Repräsentation grundlegender Quantitätsinformation eine zentrale Rolle zu spielen scheint, ist zuweilen die einzige Struktur, die spezifisch bei einfachen Zahlendetektionen oder -vergleichen aktiviert wird. Eger et al. (2003) maßen BOLD-Aktivierung, während die Probanden gebeten wurden, entweder Ziffern, Buchstaben oder Farben in Bildern oder Sprachsignalen zu erkennen. Um Störungen durch kognitive Einflüsse (wie z. B. Aufmerksamkeit) auszuschalten, wurden nur jene Versuchsdurchläufe analysiert, in denen Ziffern zwar präsentiert wurden, aber unbedeutend waren (d. h. nicht unterschieden werden mussten). Diese Aktivierung durch verhaltensirrelevante Ziffernpräsentation wurde mit der Aktivierung verhaltensirrelevanter Buchstaben- oder Farbenpräsentation verglichen. Der IPS war die einzige Gehirnstruktur, die höhere Aktivierung für Ziffern zeigte, und dies sowohl für geschriebene als auch für gesprochene Ziffern. Dies deutet darauf hin, dass die Aktivierung durch numerische Information im IPS automatisch (d. h. unabhängig von der Verhaltensrelevanz), modalitätsunabhängig (visuell und auditorisch) und unabhängig von der Notation (d. h. als gesprochenes oder geschriebenes Zahlenwort oder

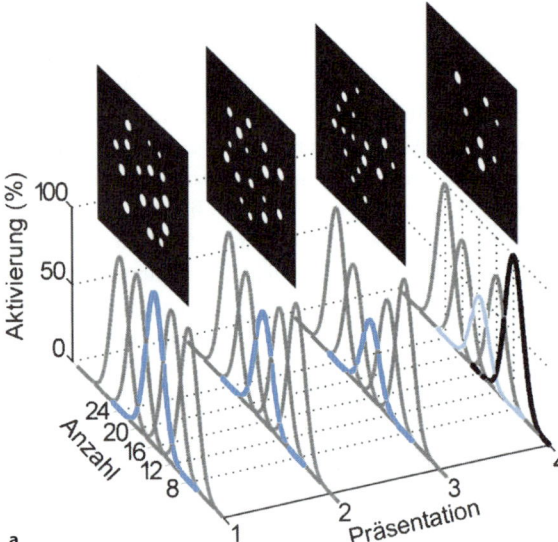

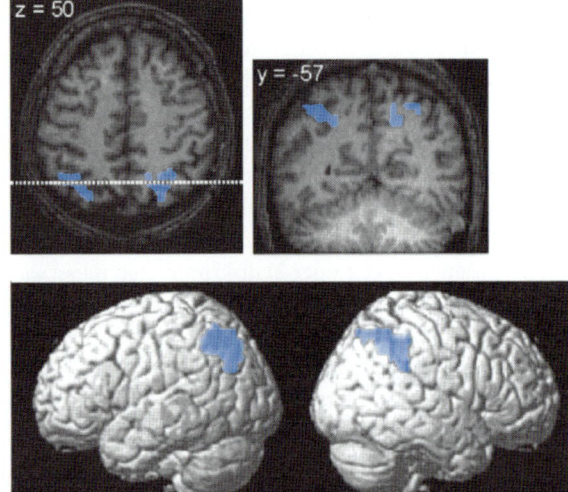

☐ **Abb. 37.2a,b.** Funktionell-magnetresonanztomographische (fMRT) Adaptation durch Anzahlen beim Menschen. (Nach Piazza et al. 2004) **a** Probanden wurden schnell wiederholt mehrere Bilder mit gegebenen Anzahlen (z. B. 16 Punkte) präsentiert, ohne dass die Personen diese unterscheiden mussten. Falls eine Gehirnregion eine Population von Neuronen enthält, die auf eine bestimmte Anzahl abgestimmt sind (illustriert durch die Gaußverteilungen unterhalb der Punktemuster) und automatisch numerische Information detektieren, so sollte diese Detektorpopulation mit jeder Reizwiederholung stärker habituieren (d. h. ihre Entladungsrate drosseln). In diesem Beispiel würden Neuronen habituieren, die auf die Anzahl 16 (*blau Gaußkurve*) abgestimmt sind, während auf andere Anzahlen abgestimmte Zellen un-

beeinflusst bleiben sollten. Dieser Habituationseffekt wurde »ausgelesen«, indem die ereigniskorrelierte fMRT auf die Präsentation einer einzelnen abweichenden Anzahl am Ende der Bildsequenz hin gemessen wurde (illustriert durch die *schwarze Gaußkurve*). Auf diese Weise gelang es, die Aktivierungsdifferenz zwischen der habituierten blauen und der nichthabituierten schwarzen Anzahlabstimmkurve zu messen. **b** Der IPS im menschlichen Gehirn erwies sich als einzige Region, die Anzahlveränderungen signifikant beantwortete. Die hervorgehobenen Bereiche in den axialen (*oben links*) und koronalen (*oben rechts*) Gehirnschnitten sowie der Gehirnoberfläche stellen erhöhte Aktivierung dar. Z- und Y-Werte geben die Talairach-Koordinaten in ventrodorsaler und posterior-anteriorer Ausrichtung an

als arabische Ziffer oder ausgeschriebenes Wort präsentiert wird) stattfindet. Allerdings kodierten verschiedene Bereiche des IPS auch allgemeinere Größen. Pinel et al. (2004) untersuchten BOLD-Aktivierung von Probanden, während diese arabische Ziffern nach Helligkeit, Schriftgröße oder numerischem Wert jeweils bei gleichem Schwierigkeitsgrad verglichen. Die Autoren beobachteten starke Überlappungen der aktivierten Gehirnareale für die drei Aufgaben. Zahl und Größe, aber nicht Helligkeit, aktivierten eine gemeinsame parietale Region, was für eine enge Beziehung zwischen räumlichen und numerischen Repräsentationen spricht.

Jenseits der reinen Extraktion von Anzahlsinformation per se bedarf sprachliche numerische Kompetenz zusätzlicher Komponenten. Dehaene et al. (2003) sind der Meinung, dass bei verbalem Zählen und Rechnen auf zwei weitere kognitive Komponenten zugegriffen werden muss: ein Bereich im hinteren dorsalen Parietalkortex, der durch die

Verschiebung der räumlichen Aufmerksamkeit während eines Zählvorgangs aktiviert wird, und der Bereich um den linksseitigen Gyrus angularis, der für sprachliche Verarbeitung notwendig ist. Darüber hinaus aktivieren einfache Rechenvorgänge (z. B. Subtraktion) typischerweise verteilte Netzwerke einschließlich des parietalen, präfrontalen und prämotorischen Kortex.

37.3 Numerischer Rang (Position innerhalb einer Abfolge)

37.3.1 Nichtsprachliche Repräsentation ordinaler Positionen

Auch der numerische Rang als zweites wichtiges Konzept basiert auf biologischen Vorläufersystemen. Listenlernen, die Fähigkeit, eine beliebige Liste von Objekten in ihrer korrekten Reihenfolge zu speichern und anschließend wieder abzurufen, eröffnete die Möglichkeit, ordinale Rangfolgen bei Tieren zu untersuchen. So wurde etwa Rhesusaffen beigebracht, mehrere Listen zu lernen, die jeweils aus bis zu sieben Photographien bestanden (Terrace et al. 2003). Durch die Präsentation sog. »abgeleiteter Listen« konnte die spontane Ausnutzung ordinaler Information in dieser Aufgabe belegt werden. »Abgeleitete Listen« sind modifizierte Listen, die aus neu angeordneten Bildern aus vorher erlernten Listen gebildet werden. Als Modifikationen sind nun abgeleitete Listen möglich, in denen die Rangfolge der Elemente entweder beibehalten oder durchmischt wird. Wenn z. B. ein Bild in der Originalliste an zweiter Position zu liegen kommt, so würde es in einer rangfolgegleichen abgeleiteten Liste ebenfalls an der zweiten Position zu liegen kommen. In einer rangfolgeveränderten abgeleiteten Liste hingegen werden die Bilder nicht nur zwischen den Ursprungslisten gemischt, sondern auch noch hinsichtlich ihrer Ränge; ein Bild, das in der Originalliste an Platz zwei zu finden war, würde nun z. B. auf Position vier in der abgeleiteten Liste zu liegen kommen. Wie sich herausstellte, lernten Affen die neuen, abgeleiteten Listen mit beibehaltenem Rang wesentlich schneller und präziser (Chen et al. 1997). Hingegen brauchten die Tiere für das Erlernen der abgeleiteten Listen mit durchmischter Rangfolge ebenso viel Zeit wie für das Erlernen neuer Listen mit völlig unbekannten Bildern. Dies deutet darauf hin, dass sich Affen tatsächlich Wissen über den Rang eines Elements aneignen und dass sie dieses Wissen in abgeleiteten Listen mit beibehaltener Rangfolge anwenden können.

37.3.2 Neurale Repräsentationen ordinaler Positionen

Zur ordinalen Kategorisierung visueller Elemente bedarf es sowohl Information über den Rang eines Elements (z. B. basierend auf der zeitlichen Abfolge) als auch seiner Identität. Beim Menschen verursachen Schädigungen des Frontallappens Beeinträchtigungen bei Aufgaben, die die Erinnerung der zeitlichen Abfolge von Reizen erfordern (Petrides u. Milner 1982). Ähnliche Verhaltensdefizite bezüglich der Repräsentation der Reihenfolge von Reizen wurden bei Affen gefunden, denen der dorsolaterale Frontalkortex läsioniert wurde (Petrides 1995). Dieser Befund wird ferner durch Studien mittels bildgebender Verfahren an Menschen unterstützt. Müssen sich Probanden etwa

die Reihenfolge von Wörtern in einer Liste merken, aktiviert diese ordinale Information vornehmlich präfrontale und parietale Areale (Cabeza et al. 1997). Somit scheint dem lateralen Präfrontalkortex von Primaten (im Zusammenspiel mit anderen Assoziationsarealen) eine Schlüsselrolle bei der Abspeicherung ordinaler Information zuzukommen.

Einzelzellkorrelate zeitlicher Rangfolgeinformation in visuellen Listen wurden jüngst von Ninokura et al. (2003, 2004) bei Rhesusaffen untersucht. Die Autoren trainierten Affen darauf, sich die Reihenfolge, in der 3 Bilder erschienen, zu merken, sodass die Tiere anschließend in einer zeitlich verzögerten Phase diese Bilder auf einem berührungsempfindlichen Bildschirm in der richtigen Reihenfolge zeigen konnten (◌ Abb. 27.3a). Bei Ableitungen aus dem lateralen Präfrontalkortex zeigten sich nur Neuronen im ventralen Teil (ventral des Sulcus principalis) selektiv für die visuellen Eigenschaften der Objekte; dagegen waren die Zellen im dorsalen Präfrontalkortex ausschließlich auf die Rangfolge der Objekte (unabhängig von deren visuellen Eigenschaften) abgestimmt. Diese rangfolgeselektiven Neuronen antworteten z. B. immer, wenn das zweite Objekt der Dreierliste präsentiert wurde (◌ Abb. 27.3b). Die dritte und komplexeste Klasse von Neuronen, lokalisiert im ventrolateralen PFC, integrierte sensorische und ordinale Information. Diese Zellen antworteten nur, wenn ein bestimmtes Objekt an einer bestimmten Position in der Liste erschien.

Der laterale PFC stellt ein ideales Gehirnareal zur Verknüpfung von Sinnes- und Rangfolgeinformation dar; er erhält massiven sensorischen Eingang aus dem Temporal- und Parietalkortex und versorgt seinerseits prämotorische und motorische Areale des Frontallappens. Als Folge davon ist rangfolgeselektive Aktivität für Hand- und Augenbewegungen in zahlreichen motorisch-relevanten kortikalen Arealen gemessen worden, z. B. im frontalen und supplementären Augenfeld, im präsupplementären und supplementären motorischen Areal, im Cortex cinguli anterior und sogar im primären Motorkortex. Möglicherweise wird also ordinale Information, die auf der Ebene des frontalen (und möglicherweise parietalen) Assoziationskortex ermittelt wird, lediglich auf die prämotorischen und schließlich motorischen Stufen weitergeschaltet.

Auf der Grundlage der vorhandenen Daten scheint es wahrscheinlich, dass die Verarbeitung von numerischer Quantität und numerischem Rang auf korrespondierenden gehirnanatomischen Substraten basiert

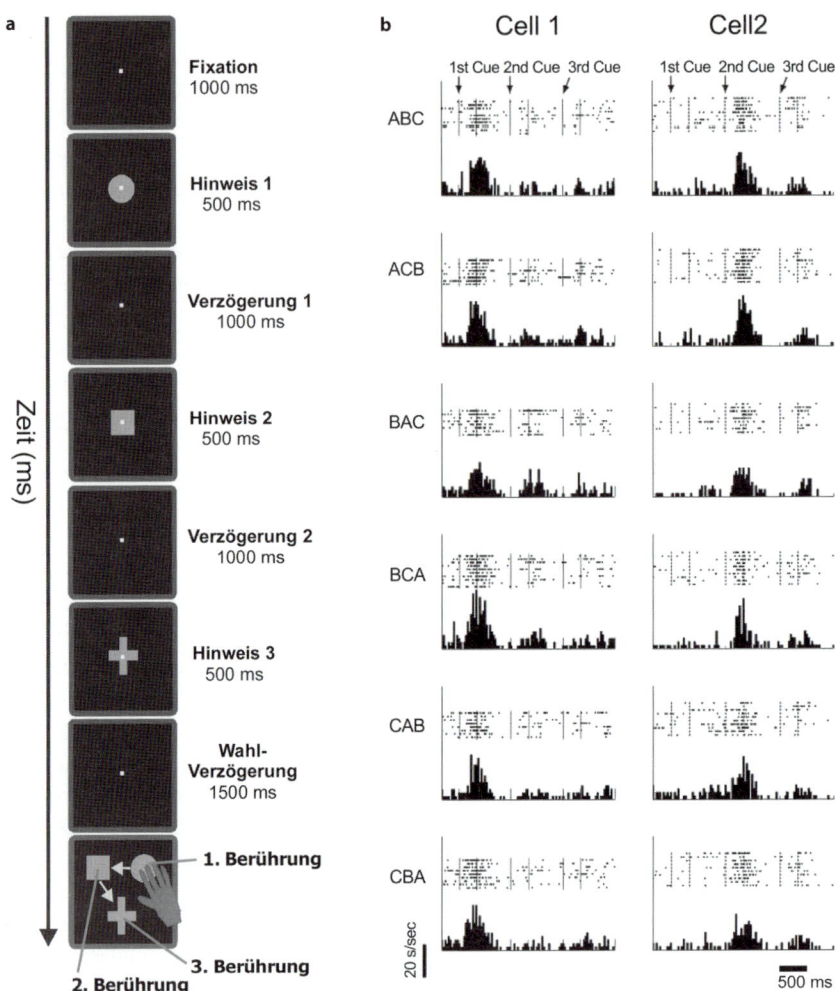

□ **Abb. 37.3a,b.** Repräsentation von Rangfolgeinformation bei Affen. (Nach Ninokura et al. 2004)
a Die Affen mussten sich die Reihenfolge merken, in der 3 visuelle Formen erschienen, und anschließend die 3 Objekte in der Reihenfolge ihres Erscheinens mit dem Finger berühren. **b** Zwei Beispielneuronen, die den ersten (Zelle 1) oder zweiten (Zelle 2) Rang innerhalb der Bild-

sequenz kodierten. Die Rangfolge wurde von den Neuronen unabhängig von der Reihenfolge kodiert, mit der die Formen (symbolisiert durch die Buchstaben ABC) gezeigt wurden. Die zellulären Antworten sind als Punktrasterhistogramme (*obere Abbildungen*, jeder Punkt repräsentiert ein Aktionspotential) und als gemittelte Peri-Stimulus-Zeit-Histogramme (*untere Abbildungshälfte*) dargestellt

(Nieder 2005). Insbesondere der Bereich des IPS sowie der Präfrontalkortex scheinen durch einfache nichtsprachliche und sprachliche numerische Aufgaben im Primatengehirn aktiviert zu werden. Für eine definitive Beantwortung dieser Frage sind allerdings weitere Studien vergleichend an humanen und nichthumanen Primaten nötig.

❶ Die Verarbeitung von numerischer Quantität und numerischem Rang findet bei Affen und Menschen in vergleichbaren Hirnstrukturen statt. Insbesondere der intraparietale Sulcus und der präfrontale Kortex scheinen durch einfache nichtsprachliche und sprachliche numerische Aufgaben bei beiden Spezies aktiviert zu werden.

Die Beziehung von numerischen und räumlichen Repräsentationen.

Bestimmte Menschen haben systematisch den Eindruck, dass Zahlen an einem bestimmten Ort innerhalb einer mentalen räumlichen Struktur zu liegen kommen. Zahlen und Ziffern werden unwillkürlich visualisiert und entlang einer oftmals dreidimensionalen Struktur angeordnet (Galton 1880). Metaphorisch wird deshalb auch von einem »mentalen Zahlenstrahl« gesprochen. Auch der SNARC-Effekt (Spatial Numerical Association of Response Codes; ▶ Kap. 38) deutet auf eine enge Beziehung zwischen Ziffern und Raum hin: Kleine Zahlen (1 oder 2) können schneller mit der linken Hand beantwortet werden, während Probanden schneller mit der rechten Hand auf relativ größere Zahlen (7 oder 8) reagieren. Der SNARC-Effekt (Dehaene et al. 1993) wird dahingehend interpretiert, dass Anzahlen aufgrund numerischer Nachbarschaft räumlich repräsentiert werden. Ein kulturell bedingter Zahlenstrahl von links nach rechts würde somit eine räumliche Übereinstimmung der linken Seite mit kleinen Anzahlen ergeben. Schließlich wird auch der numerische Distanzeffekt als Evidenz für eine enge Beziehung zwischen Zahlen und Raum angesehen. Läsionsstudien deuten neuerdings auf erstaunliche Gemeinsamkeiten zwischen räumlichen und numerischen Repräsentationen hin. Patienten mit halbseitigem Neglect als Folge rechtsseitiger Hirnschäden (▶ Kap. 21) sind dafür bekannt, dass sie Wahrnehmungsdefizite für linksseitige Reize zeigen. Sie verhalten sich so, als ob der Raum auf der linken Seite für sie nicht existieren würde. Gebeten, den Mittelpunkt einer Linie zu markieren, verfehlen einige Neglectpatienten diesen und platzieren ihn zu weit nach rechts. Ganz analog verfehlen diese Patienten (mit ansonsten normalen numerischen Fähigkeiten) den numerischen Mittelpunkt eines Zahlenintervalls (Zorzi et al. 2002). Sie geben z. B. an, 6 sei der numerische Mittelpunkt zwischen 1 und 9. Dieser Befund wird als Indiz angeführt, die Rede vom »mentalen Zahlenstrahl« könnte mehr als nur eine Metapher sein; vielmehr könnten der Zahlenstrahl und andere physikalische Linien funktionell isomorph sein.

Zusammenfassung

Das sprachliche Zahlenkonzept ermöglicht Menschen, anspruchsvolle mathematische und logische Fähigkeiten zu entwickeln, die wiederum technologisch fortgeschrittene Kulturen auszeichnen. Dennoch wurzeln grundlegende numerische Fähigkeiten in biologischen Vorläufersystemen, die sich bei Tieren, Säuglingen und Erwachsenen gleichermaßen beobachten lassen. Numerische Kompetenz per se ist demnach als souveränes Vermögen aufzufassen und bedarf nicht des Sprachvermögens, um funktionsfähig zu arbeiten; aber ohne Sprache bleibt sie auf eine nur ungefähre Arbeitsweise beschränkt. Nichtsprachliche numerische Repräsentationen können weitläufige kortikale Netzwerke beanspruchen, allerdings stellen der Präfrontalkortex und insbesondere der intraparietale Sulcus Schlüsselstrukturen dar. Neurone in diesen Arealen können grundlegende psychophysische Effekte erklären, wie sie auftreten, wenn Tiere, menschliche Säuglinge oder Erwachsene Urteile über Anzahlen oder serielle Positionen fällen. Diese nichtverbalen Repräsentationen erfahren fundamentale Transformationen, sobald Kinder lernen, diese an die Sprache zu knüpfen. Durch den Erwerb numerischer Werkzeuge (Symbole wie Ziffern und Zahlworte) in Verbindung mit rekursiven Regeln stattet uns sprachliche numerische Kompetenz mit überlegenen mathematischen und logischen Fähigkeiten aus. Ein tieferes Verständnis der neurobiologischen Grundlagen des Zählvermögens wird uns auch Erkenntnisse über allgemeinere Gesetzmäßigkeiten des Denkens liefern.

38 Mathematische Leistungen und Akalkulien

Klaus Willmes

Zahlen haben sehr unterschiedliche Eigenschaften. Zahlen werden verwendet, um die Anzahl einer Menge von Objekten oder bestimmte quantitative Größen, wie die Temperatur, die Körpergröße, das Alter oder den Preis einer Ware zu bezeichnen. Sie werden eingesetzt, um die Eignung von Bewerbern in eine Rangordnung zu bringen, oder sie dienen zur Kennzeichnung oder Identifizierung, wie bei Telefon-, Pass- oder Kontonummern oder zur Bezeichnung, z. B. von Automarken. Zahlen dienen auch dazu, geschätzte Angaben etwa über Entfernungen, Gewichte oder Preise einer Ware zu machen; Zahlen sind zum Messen in den Naturwissenschaften und zur Formulierung von physikalischen Gesetzmäßigkeiten unerlässlich. Zahlen haben als mathematische Objekte bestimmte Eigenschaften: Sie können etwa gerade oder ungerade, Primzahlen oder ein ganzzahliges Vielfaches einer anderen Zahl sein. Bestimmte Zahlen können auch im deklarativen oder episodischen Gedächtnis (▶ Kap. 41) gespeichert sein wie Jahreszahlen bedeutsamer Ereignisse oder das eigene Geburtsjahr.

Arabische Ziffern werden schnell und genau verarbeitet. Trotz dieser hoch automatisierten Verarbeitung ist es nicht leicht zu entscheiden, ob arabische Zahlen so wie Wörter gelesen oder eher wie andere visuelle Objekte benannt wer-

den. Obwohl ihre visuelle Gestalt in ihrer Komplexität der von Buchstaben recht ähnlich ist, sind einzelne Buchstaben in der Regel nicht bedeutungtragend, wohl aber einzelne arabische Ziffern. Zahlen in arabischer Notation bilden ein eigenständiges, nichtalphabetisches, idiographisches System. Jede Ziffer als elementares Symbol entspricht in etwa einem Wort. So bildet eine Aneinanderreihung von arabischen Ziffern stets eine arabische Zahl im Unterschied zu einer beliebigen Sequenz von Buchstaben. In der Menschheitsgeschichte hat es sehr verschiedene Zahlennotationen gegeben (Ifrah 1985). Diese Notationen sind unterschiedlich gut geeignet gewesen, verschiedene Gegebenheiten auszudrücken und verschiedene Rechenoperationen mit ihnen auszuführen (Zhang u. Norman 1995).

> ❶ Zahlen können wie Sprachen als ein semiotisches System angesehen werden. Es gibt ein – zwar sehr begrenztes – Lexikon (je nach Notation Zahlwörter, Ziffern, etc.), eine Syntax (d. h. Regeln zur Kombination von Elementen des Lexikons) und eine Semantik (d. h. die repräsentierten Anzahlen). Als Zahlwörter bilden Zahlen eine eigene lexikalische Klasse mit bestimmten morphologisch-syntaktischen Regeln zur Bildung komplexer Zahlwörter. Im Unterschied zu anderen linguistischen Systemen sind die lexikalischen Bausteine des Zahlenlexikons in einer strikten sequentiellen Ordnung angeordnet, und es gibt in der schriftlichen Form (mindestens) 2 geläufige Notationssysteme.

Mit bestimmten Arten von Zahlen – wie reellen oder imaginären Zahlen – wird nur seit wenigen Jahrhunderten von einem kleinen Bruchteil der Weltbevölkerung operiert. Das Umgehen mit diesen Arten von Zahlen erfordert in aller Regel eine mehr oder weniger lange formale schulische oder universitäre Ausbildung.

Einige Aspekte des Umgangs mit Zahlen, wie das Abzählen selbst, das überschlägige, approximative Erfassen und Abschätzen von Anzahlen und Größenordnungen sowie das schnelle Erfassen kleiner Mengen von bis zu 4–5 Elementen (sog. »subitizing«, vgl. Dehaene 1992) findet man ohne jede Schulbildung als phylo- und ontogenetische Ausstattung, die sich auf zwei Kernsysteme (»core« systems; Feigenson et al. 2004) stützt. Bei diesen Kernsystemen handelt es sich zum einen um die Repräsentation von größeren, approximativen numerischen Größen (und deren mentalem Vergleich) und zum anderen um die präzise Repräsentation kleiner Anzahlen individueller Objekte (und von mentalen Manipulationen mit ihnen). Beide weisen in ihrer Entwicklung beim Menschen sowie über verschiedene Spezies hinweg gemeinsame Charakteristika auf und dienen als Grundlage für alle komplexeren numerischen Konzepte, die ausschließlich beim Menschen zu finden sind (▶ Kap. 37). Dazu gehört insbesondere der elektrophysiologische Nachweis mit Tiefenelektroden von Nervenzellen im Frontal- und Parietalhirn bei wachen Makakenaffen, die sensitiv auf je eine bestimmte Anzahl von Punkten, sog. »number neurons«, sind.

Butterworth (1999) äußert kritische Einwände gegen einen »number sense«. Er argumentiert aber ebenfalls (Butterworth 2005) gegen die von Piaget eingenommene Position, dass die Entwicklung arithmetischer Fähigkeiten sich allein auf allgemeine kognitive Fähigkeiten wie Gedächtnis, Problemlösen sowie räumliche oder sprachliche Verarbeitungsprozesse und deren Entwicklung stützt. Butterworth hält die Fähigkeit, die Anzahl (Numerosität) kleiner Mengen von visuellen Objekten erkennen und unterscheiden zu können, für angeboren. Daraus entwickelt sich in vielen Schritten ein zunehmend differenzierteres Verständnis von Numerosität und dessen Implikationen sowie eine zunehmende Fertigkeit in der mentalen Manipulation von Anzahlen.

❗ **Rechnen ist eine komplexe Fertigkeit, die die Beteiligung verschiedener unterschiedlicher kognitiver Verarbeitungskomponenten und -schritte erfordert. Um erfolgreich rechnen zu können, muss man einerseits die Elemente einer Rechnung verarbeiten können, d. h. Zahlen (oder Buchstaben als Platzhalter für Zahlen aus wohl definierten Zahlenmengen in der Algebra) in der betreffenden Notation müssen erkannt, verstanden und produziert werden. Entsprechendes gilt für die beteiligten Rechenzeichen. Andererseits müssen im (deklarativen) Gedächtnis gespeicherte Rechenfakten und Rechenprozeduren, d. h. eine bestimmte Sequenz von Rechenschritten, abgerufen werden.**

An der (mentalen) Ausführung von Rechenprozeduren sind allgemeine kognitive Ressourcen und Prozesse in unterschiedlichem Ausmaß beteiligt. Zu diesen gehören Aufmerksamkeits-, Arbeitsgedächtnis-, (abstrakt) räumliche und Problemlöseprozesse. Schließlich muss eine erzielte Lösung in einer bestimmten Modalität produziert werden.

38.1   Modelle der mentalen Zahlenverarbeitung

Allgemein wird Rechnen als die charakteristische Betätigung im Umgang mit Zahlen angesehen. Rechnen mit Zahlen erfordert, dass diese verstanden und/oder produziert werden können. Zahlenverarbeitung erscheint somit eng verknüpft mit der Fähigkeit, mental Sequenzen von Symbolen oder (Zahl)Wörtern gemäß bestimmten Regeln manipulieren zu können. Diese Sichtweise, dass sich numerische Fähigkeiten als eine »mentale Algebra« aus einer Interaktion zwischen zentralen Bestandteilen sprachlicher Fähigkeiten und anderen kognitiven Funktionen zum Erkennen und mentalen Manipulieren von Objekten und Mengen entwickeln, war bis vor etwa 10–20 Jahren vorherrschend. Die Annahme einer eigenständigen »faculty of number« (Hurford 1987) wurde nicht als notwendig erachtet.

Ein zentrales Thema der kognitiven Psychologie ist nun die Frage nach der Art und der Struktur mentaler Repräsentationen. Häufig wird die Annahme der Existenz einer (einzigen) abstrakten semantischen Repräsentation der Annahme von mehreren format- oder modalitätsspezifischen Repräsentationen gegenüber gestellt, auch die Kombination dieser beiden Extrempositionen ist postuliert worden. Da Zahlen in verschiedenen Notationen (◻ Tabelle 38.1) dargestellt werden können, ergibt sich die interessante Frage, ob dies einen Einfluss auf die zugehörige(n) interne(n) Repräsentation(en) hat, die über die reine Enkodierung hinausgeht.

Die wichtigste semantische Information einer Zahl bezieht sich auf deren numerische Größe. Einige Modelle weisen der semantischen Repräsentation eine zentrale Rolle zu und postulieren, dass jedweder numerische Input zuerst semantisch repräsentiert werden muss, bevor eine weitere Verarbeitung erfolgen kann. In anderen Modellen werden direkte, asemantische Transkodierungsmechanismen zwischen verschiedenen Repräsentationen angenommen. Schließlich gibt es Modelle, in denen sowohl semantische wie asemantische Transkodierungswege postuliert werden. Je nach der Anzahl solcher Transkodierungswege werden Ein- und Mehr-Routen-Modelle unterschieden. Die zweite

▪ Tabelle 38.1. Verschiedene Zahlen-Notationen (mit zunehmender Effizienz in der externen Darstellung von Zahlen. (Ifrah 1985; Zhang u. Norman 1995)

Notation	Erläuterungen
Konkret	1:1-Zuordnung einer Anzahl von ähnlichen einfachen Objekten (Steine, Stöcke, Kerben, Knoten, Finger) mit einer abzuzählenden Menge; Ägyptische Hieroglyphen: Muster von Objekten; Neu Guinea: Zuordnung Zahlen bis 33 <-> Körperteil und seine Nennung
	Probleme: Ab Anzahl 4 bis 5 visuell schlecht zu unterscheiden; deshalb Gruppierungen oder Einführung eigener Symbole
Additiv	Spezielle Symbole für bestimmte »Grundzahlen« (10, 100; 2, 60, 600, 3600) oder bestimmte Buchstaben (für Zahlen 1–9, 10–90, 100–900) mit Anordnung in entsprechender Anzahl (z. B. »10 10 1 1 1 1« für 24)
	Probleme: Notation wenig kompakt für große Zahlen
Hybrid additiv-subtraktiv	Beispiel Römischen Zahlen: Kleine Menge von Grundzahlen (I V X L C D M) mit additiven oder subtraktiven Beziehungen; von links nach rechts gebildete Sequenzen mit demselben oder niedrigeren Wert (additive Relation); Sequenzen mit zunehmendem Wert (subtraktive Relation); nie mehr als drei identische Symbole nacheinander
	Probleme: darstellbare Zahlen begrenzt durch Verfügbarkeit von Grundzahlen; Notation wenig kompakt für große Zahlen; nicht gut geeignet für schriftliche Rechnungen
Hybrid multiplikativ-additiv	Zwei Symbolklassen (1) bestimmte numerische Anzahlen (2) Multiplikatoren (zehn, hundert, tausend).
	In chinesischer oder japanischer Kanji-Notation regelmäßig: 46<->»vier zehn sechs«.
	Deutsche Zahlwörter: morphologisch markiert (-zig) und Einer vor Zehner (Inversion, z. B. »sechsundvierzig«)
	Probleme wie zuvor
Position	Lexikon mit kleiner Menge von distinkten Symbolen (z. B. arabische Ziffern), alle kleiner als die sog. Basis; allein die Ziffernposition bestimmt die Potenz, zu der die Basis erhoben und mit der diese Ziffer multipliziert wird (z. B: 467 <-> $4 \times 10^2 + 6 \times 10^1 + 7 \times 10^0$); die Ziffer 0 hat zuerst nur syntaktische Funktion (Fehlen einer Potenz der Basis)

wichtige Frage bezieht sich auf die Beschaffenheit, den Inhalt der postulierten semantischen Repräsentationen. Die verschiedenen Modelle stimmen darin überein, dass der wichtigste Aspekt, den eine Zahl in jedweder Notation repräsentiert, eine Quantität oder eine Größeninformation ist. Strittig ist, ob diese interne semantische Repräsentation selbst diskrete, symbolische Eigenschaften hat oder ob es sich um eine interne analoge, quantitative Größenrepräsentation handelt. Allerdings kann kein Modell ausschließlich analoge Repräsentationen annehmen. Der visuelle Input wird stets in ein symbolisches Kodiersystem überführt. Erst nach dieser Eingangsphase unterscheiden sich propositionale Modelle, in denen ausschließlich Symbole mental »manipuliert« werden, von analogen Modellen, in denen Größeninformation in einem analogen Format für bestimmte mentale Operationen verarbeitet werden.

38.1.1 Das asemantische Ein-Routen-Modell von Deloche und Seron

Unter den verschiedenen Notationssystemen sind die arabischen Zahlen und die Zahlwörter die gebräuchlichsten.

Personen mit ausreichender Schulbildung können in aller Regel ohne Schwierigkeiten von einer zur anderen Notationen wechseln, d. h. arabische Zahlen laut lesen oder als Zahlwörter schreiben bzw. arabische Zahlen nach Diktat schreiben. Deloche u. Seron haben in mehreren Arbeiten detailliert analysiert, welche Fehlermuster aphasische Patienten beim Transkodieren zeigen (Überblick in Deloche u. Seron 1987). Sie gehen von einem Stapelkonzept der lexikalischen Strukturierung von Zahlwörtern aus: Einer-Zahlwörter (eins, zwei, … neun), »Teens«-Zahlwörter (elf, zwölf, … neunzehn), Zehner-Zahlwörter (zehn, zwanzig, … neunzig) bilden je einen separaten Stapel mit serieller Anordnung der lexikalischen Elemente; unter Verwendung sogenannter Multiplikatorwörter (hundert, tausend, million) und weniger Funktionswörter (und, ein) lassen sich alle Zahlwörter zusammensetzen.

❶ Als charakteristische Fehler lassen sich unterscheiden:
Lexikalischer Fehler: Transkodierung mit Ansteuerung des korrekten Stapels, aber falscher Auswahl eines Elements innerhalb dieses Stapels (Stapelpositionsfehler, z. B. /sechs/ -> /5/).
▼

Syntaktischer Fehler: Transkodierungsfehler mit Auswahl eines falschen Stapels bei Erhalt der seriellen Position innerhalb eines Stapels (**Stapelfehler**, z. B. /sechs/ -> /60/) oder Fehler bei der Integration von Multiplikatoren (sog. »term-by-term« Fehler, z. B. /dreitausendsechshundertneunundfünfzig/ -> /300060059/).

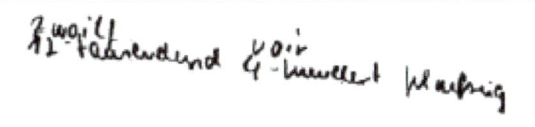

◻ **Abb. 38.1.** Fehler einer Aphasikerin beim Transkodieren der arabischen Zahl »12450« in das entsprechende geschriebene Zahlwort; erst auf Hinweis durch die Untersucherin wurden die arabischen Zahlen ersetzt. (Nach Graf et al. 2003)

Diese lexikalischen und syntaktischen Fehler lassen sich als selektive Störungen in einem allgemeinen asemantischen Transkodierungsalgorithmus rekonstruieren, welcher keine zwischengeschaltete interne Darstellung des semantischen Wertes einer Zahl erfordert. Vielmehr handelt es sich um die sukzessive Anwendung von verschiedenen Produktionsregeln (für eine allgemeine Darstellung von Produktionsregeln vgl. Anderson u. Lebiere 1998), die auf die lexikalischen Elemente des Quellkodes anzuwenden sind. Die Überführung eines geschriebenen Zahlworts in eine arabische Zahl umfasst beispielsweise vier Schritte:

1. eine Suche von rechts nach links zur Isolierung der lexikalischen Elemente in dem geschriebenen Zahlwort;
2. die Kategorisierung und Identifikation der lexikalischen Elemente, die für die eigentliche Transkodierung erforderlich sind: Information über die lexikalische Klasse (Einer, Teens, Zehner) und Information über die Position innerhalb der Klasse (erste, zweite, dritte etc.);
3. den eigentlichen Transkodierungsvorgang mit spezifischen Übertragungsregeln, die aufgrund der Klasseninformation in einem Rahmen für Ziffern die Ziffernspezifizierung entsprechend der Positionsinformation bewerkstelligen und
4. den Ziffernenkodierungsprozess selbst, der die Produktion der Ziffernform veranlasst.

Die Algorithmen ließen eine systematische Beschreibung der meisten Transkodierungsfehler bei Aphasikern zu. Allerdings fehlt ein direkter Nachweis, dass dieser Prozess asemantisch ist.

In Sprachen mit invertierter Abfolge (z. B. /achtundfünfzig/ -> /58/) von Einer- und Zehnerzahl wie dem Deutschen muss es eine spezifische Übertragungsregel für zweistellige Zahlen geben, welche häufiger fehlerbehaftet ausgeführt wird (vgl. Blanken et al. 1997; Inversionsfehler bei Aphasie). Bei Alzheimer-Demenz wird auch eine fehlerhafte Integration von Elementen des Quellkodes in den Zielkode (z. B. /3436/ -> /3tausendvierhundert36/) als Folge einer Dysfunktion kognitiver Kontrollmechanismen beobachtet (Kessler u. Kalbe 1996). Della Sala et al. (2000) zeigten je-

doch, dass diese Fehlerart keine hohe Spezifität besitzt. Man kann diesen Fehlertypus auch bei Patienten mit einer Aphasie nach einem Hirninsult beobachten (◻ Abb. 38.1).

38.1.2 Das Ein-Routen-Modell von McCloskey

Mit dem Modell von McCloskey et al. (1985) ist ein erster erfolgreicher Versuch unternommen worden, die Charakterisierung verschiedener Störungen der Rechenfähigkeit nach Hirnschädigung (Akalkulie) und die normale Verarbeitung in einem kognitiv neuropsychologischen Modell vorzunehmen. Die normalen Verarbeitungsschritte und -komponenten werden beschrieben und die Muster von Leistungsdefiziten anhand von (lokalen) Schädigungen einzelner oder mehrerer Komponenten des Modells charakterisiert. Ziel war es, ein möglichst einfaches Modell zu entwerfen, welches jedoch möglichst viele Störungsmuster erfassen kann. Das Modell ist in ◻ Abb. 38.2 dargestellt.

> **!** **Akalkulie** bezeichnet eine Störung der Rechenfähigkeit nach einer erworbenen Hirnschädigung.

Die Autoren unterscheiden primär zwischen einem System zur Verarbeitung von Zahlen und einem für das Rechnen. Für das Verstehen und Produzieren von arabischen Zahlen und (gehörten oder geschriebenen) Zahlwörtern werden getrennte funktionell autonome Subsysteme angenommen. Innerhalb der Verstehens- und Produktionssysteme werden lexikalische und syntaktische Verarbeitungskomponenten unterschieden. Eine lexikalische Komponente ist erforderlich, um die einzelnen Ziffern (genauer: ihre Repräsentationen in den Ein- und Ausgabekomponenten) bzw. Bestandteile von Zahlwörtern zu verstehen oder für die Produktion wieder zusammenzufügen und vorübergehend zu speichern. Syntaktische Prozesse regeln die Verarbeitung von

◻ **Abb. 38.2.** Modulares Ein-Routen-Modell der Zahlenverarbeitung und mentalen Arithmetik. (Nach McCloskey et al. 1985)

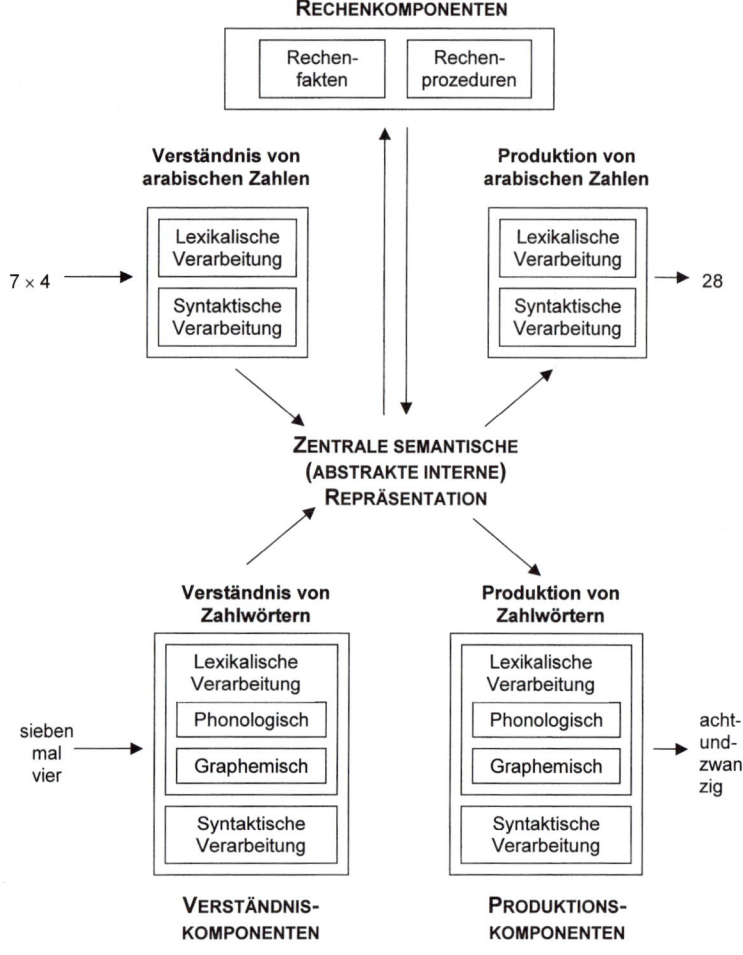

Relationen zwischen den einzelnen lexikalischen Elementen, damit Zahlen als ganze verstanden bzw. geäußert werden können. Innerhalb des verbalen lexikalischen Verarbeitungssystems werden phonologische Prozesse für gesprochene und graphematische Prozesse für zu schreibende Zahlwörter unterschieden. Das Aussprechen z. B. des Zahlwortes »sechs« erfordert den Abruf einer phonologischen Repräsentation aus dem phonologischen Ausgabelexikon, die dann über einen Ausgabespeicher (»response buffer«) zusammengefügt und dann geäußert wird. Entsprechend muss für ein zu schreibendes Zahlwort eine graphematische Repräsentation aktiviert und dann für die Umsetzung in eine Schreibbewegung assembliert werden.

Charakteristisch für das Modell ist die Annahme einer einzigen internen semantischen Repräsentation von Zah-

len, in die jeder Input überführt werden muss und auf die nachfolgende kognitive Prozesse wie der Abruf von Rechenfakten aus einem semantischen Speicher oder von erlernten Rechenprozeduren für mentale Arithmetik zugreifen (»Single-route« Modell). Die interne semantische Repräsentation wird als Kombination aus einer diskreten Repräsentation für Quantitäten und einer für den Stellenwert modelliert: 5032 -> {5}10EXP3, {3}10EXP1, {2}10EXP0. Beispielsweise erfolgt die lautsprachliche Produktion eines Zahlwortes folgendermaßen: Nach Anstoß durch die abstrakte Repräsentation wird ein wortsyntaktischer Rahmen generiert und die Leerstellen dieses Rahmens werden mit bestimmten abstrakten lexikalischen Elementen unter Beachtung bestimmter Regeln für diese abstrakte lexikalisch-semantische Repräsentation gefüllt. Dann wird eine phonologische Repräsentation aufgerufen.

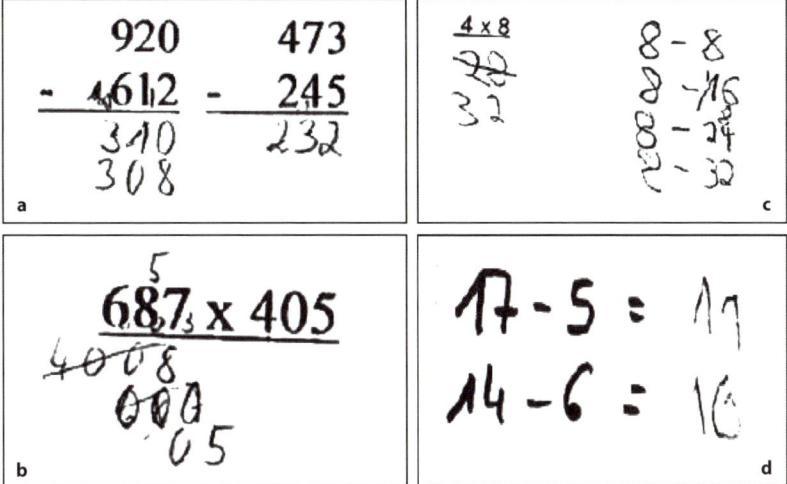

Abb. 38.3a–d. Verschiedenartige Probleme aphasischer Patienten beim Rechnen. **a** Zwei Fehler beim Subtrahieren: typische Fehler beim Zehnerborgen; **c** Anwendung einer Strategie bei Problemen mit dem Rechenfaktenabruf beim kleinen Einmaleins: Aufaddieren in der Multiplikationsreihe mit 8; **b** Unsicherheiten bei 0×687 und Rechnen wie bei Überträgen in der Addition; bei 4×7=28 wurde korrekt »8« notiert und »2« »gemerkt« einschließlich Notierung dieser Ziffern klein in **d** neben der Ziffer »8«; fälschliche Addition dieser »2« mit der Zehnerzahl des ersten Operanden (statt später mit nachfolgendem Zwischenergebnis) und Multiplikation des Zwischenresultats mit »4«, also [(2+8)×4=40] usw. **d** Subtraktionsergebnisse eines Patienten mit weitgehendem Verlust der Fähigkeit zum exakten Rechnen und Angabe einer approximativen Lösung.

In dem Modell wird weiterhin angenommen, dass es spezifische kognitive Prozesse für das Rechnen gibt, insbesondere für das Verstehen von Rechenzeichen und die entsprechenden Wörter, den Abruf von arithmetischem Faktenwissen wie dem kleinen Einmaleins sowie kognitive Rechenprozeduren. Beispielsweise würde in der schriftlich vorgegebenen Multiplikationsaufgabe »64×59« das Lesen des Multiplikationszeichens eine gelernte Multiplikationsroutine aufrufen. Zuerst wird die interne Repräsentation der Zahlen 4 und 9 von dem Faktenspeicher als Input genommen und zusammen mit der Repräsentation des arithmetischen Operators zur Produktion der abstrakten Repräsentation des Ergebnisses {3}EXP1, {6}EXP0 führen. Die Multiplikationsroutine veranlasst dann die schriftliche Ausgabe der Einerzahl 6 als arabische Ziffer. Dann wird das zweite Teilprodukt gebildet, eine Additionsroutine für die Teilprodukte aufgerufen und die Ergebnisse an die Komponenten für die Ausgabe weitergegeben.

Über den Abruf von Rechenfakten gibt es eine Vielzahl von Modellvorstellungen (▶ Abschn. 38.2). Die Arbeitsgruppe um McCloskey an der Johns Hopkins Universität in Baltimore hat eine Fülle von Einzelfallstudien vorgelegt, in denen Patienten mit isolierten, (doppelt) dissoziierten Stö-

rungen einzelner Verarbeitungskomponenten beschrieben werden, die alle mit dem Modell aus ▶ Abb. 38.2 erklärbar sind (Caramazza u. McCloskey 1987; McCloskey et al. 1991; Sokol et al. 1991). Der arithmetische Faktenabruf aus dem Langzeitgedächtnis kann bereits bei einfachen Additions- und Subtraktionsaufgaben (im Zahlenraum unter 20), bei einfachen Multiplikationen (kleines Einmaleins) und bei einfachen Divisionen beeinträchtigt und/oder zeitlich sehr verzögert sein. Bei mehrschrittigen Rechenoperationen treten inkorrekte oder unvollständige Anwendungen von Lösungsalgorithmen auf. Beim Rechnen mit zwei- und mehrstelligen Zahlen sind häufige Fehlertypen das Nichtbeachten von Zehnerübergängen bei schriftlichen Additionen, das Nichtbeachten oder fehlerhafte Ausführen des »Zehnerborgens« bei schriftlichen Subtraktionen oder die fehlerhafte Berechnung von Zwischenergebnissen wie z.B. Nichtbeachtung der Regel, nur die Einerziffer eines Zwischenergebnisses zu notieren, die Zehnerziffer zu merken und erst im folgenden Schritt zu verrechnen (▶ Abb. 38.3). Von Claros Salinas u. Willmes (2000) sind charakteristische weitere Störungen beim Transkodieren beschrieben, die ihre Ursache in einer reduzierten Merkspanne, räumlich-konstruktiven Störungen oder Hemianopsien und visuellem Neglect haben.

An verschiedenen Aspekten des Modells ist Kritik geübt worden. Deloche u. Seron (1987) haben sehr differenziert Transkodierungsalgorithmen (im Sinne eines Produktionsmodells) für eine asemantische Überführung einer Zahlennotation in eine andere beschrieben (▶ oben sowie Noël u. Seron 1993). Weddell u. Davidoff (1991) argumentieren ebenfalls für die zusätzliche Einführung asemantischer Transkodierungswege analog zu der »äußeren Route« im Logogenmodell anhand eines Einzelfalls, dessen Probleme in Rechenaufgaben eine selektive Störung der semantischen Repräsentation für die Zahlen 7 und 9 nahe legten.

Cipolotti u. Butterworth (1995) haben in ihrem »Multiple-route«-Modell getrennte semantische und asemantische Transkodierungswege postuliert, die je nach Aufgabenstellung eingesetzt werden und sich gegenseitig hemmen: In Rechenaufgaben ist der Zugriff zu semantischen Repräsentationen erforderlich, nicht aber beim Transkodieren wie dem Schreiben nach Diktat oder dem lauten Lesen von (arabischen) Zahlen. Transkodierungsprozesse können also trotz gestörter semantischer Repräsentationen erhalten sein (vgl. Cohen et al. 1994). Umgekehrt berichten Cipolotti und Butterworth – im Sinne einer doppelten Dissoziation – von einem Patienten mit einer degenerativen Hirnschädigung, der sehr schlecht Zahlen lesen und schreiben, aber vergleichsweise gut mündlich und schriftlich rechnen konnte. Es kam sogar wiederholt vor, dass der Patient dieselbe Zahl, die er nicht lesen oder schreiben konnte, als Ergebnis einer (Kopf)rechenaufgabe korrekt äußern konnte. Ein weiterer Einzelfall, der im Widerspruch zu dem Ein-Routen-Modell von McCloskey steht, wird von Garcia-Orza et al. (2003) berichtet. Dieser Schlaganfallpatient JS konnte arabische Zahlen nicht laut lesen; er war aber gut in der Lage, arabische Zahlen zu verstehen und verbale Antworten auf Rechenaufgaben zu geben. Beispielsweise las er die einfache Multiplikationsaufgabe »7×3« als »vier mal fünf«, konnte aber die richtige Lösung mündlich äußern und sie als arabische Zahl »21« schreiben.

Vorwiegend aufgrund experimenteller Untersuchungen an Probanden haben Campbell (1994) und Mitarbeiter (Campbell u. Clark in Campbell 1992) argumentiert, dass es keine abstrakte interne Repräsentation für Zahlen gibt, sondern dass diverse untereinander verbundene notationsabhängige Repräsentationen von Zahlen und Rechenproblemen koexistieren (sog. »Encoding-complex« Hypothese), so dass im gesamten Verarbeitungsweg von der Enkodierung über den Abruf aus einem Gedächtnisspeicher und die Antwort ein Einfluss der Notation erhalten bleibt. Dieses Problem von Modularität vs. Interaktivität hat allgemeine Bedeutung für die Art der mentalen Repräsentation von semantischem Wissen. Noël u. Seron (1993) nehmen in der »Preferred entry code« Hypothese sogar weitergehend an, dass es interindividuelle Unterschiede darin gibt, in welche interne, aber nicht amodale Repräsentation alle externen Notationen überführt werden, bevor auf arithmetisches Wissen zugegriffen wird. Grafman (1988) schlägt in einer Überblicksarbeit ein umfassenderes Rahmenmodell vor, welches (Arbeits)gedächtnisspeicher, Aufmerksamkeits- und Kontrollprozesse mit berücksichtigt.

38.1.3 Das »Triple-Code«-Modell von Dehaene

In dem viel beachteten »Triple-Code«-Modell von Dehaene (1992) werden 3 Arten von internen mentalen Repräsentationen für Zahlen angenommen, die wechselseitig ineinander überführbar sind:

1. Ein auditiv-verbaler Code, in den gehörte und gelesene Zahlwörter transformiert sowie von dem aus gesprochene und geschriebene Zahlwörter geäußert werden, enthält präphonologische Wortformen ohne numerische Bedeutung. Auf diese Repräsentation wird beim Abruf von arithmetischem Faktenwissen und beim fortlaufenden Zählen zurückgegriffen.

2. Ein visuell-arabischer Kode (visuelle Zahlform), in den gelesene arabische Zahlen transformiert sowie von dem aus arabische Zahlen geschrieben werden, enthält Anordnungen von Symbolen ebenfalls ohne numerische Bedeutung. Auf diesen Kode wird bei Rechenaufgaben mit mehrstelligen Zahlen oder z. B. bei einer geforderten Paritätsentscheidung (gerade/ungerade Zahl) zugegriffen.

3. Von zentraler Bedeutung ist der analoge Größenkode, der zwar nicht als abstrakte semantische Repräsentation wie in dem Modell von McCloskey konzipiert ist, aber eine semantische Funktion hat. Die numerische Größe einer Zahl wird als Aktivierungsverteilung über einem mentalen, orientierten Zahlenstrahl (mit logarithmischer Skalierung) repräsentiert. Dieser Kode wird aktiviert, wenn die Anzahl einer Menge von Objekten schnell zu erfassen, Zahlen hinsichtlich ihrer Größe zu vergleichen, numerische Nähe festzustellen, approximative Berechnungen auszuführen oder die ungefähre Richtigkeit von Rechnungen zu kontrollieren ist.

❗ Das »Triple-Code«-Modell von Dehaene (1992) nimmt 3 Arten von internen mentalen Repräsentationen für Zahlen an, die wechselseitig ineinander überführbar sind: einen auditiv-verbalen Kode, einen visuell-arabischen Kode (visuelle Zahlform) sowie einen analogen Größenkode.

Belege für die Angemessenheit einer mentalen Größenrepräsentation werden einerseits aus drei wiederholt replizierten Effekten in Reaktionszeitexperimenten abgeleitet (Überblick bei Dehaene 1992; siehe aber Nuerk et al. 2001).

❗ Der Distanzeffekt besagt, dass zwei (ganze, positive, ein- oder zweistellige) Zahlen (oder Zahlwörter) um so leichter/schneller hinsichtlich ihrer Größe zu vergleichen sind, je größer ihre Differenz ist.

Derselbe Effekt stellt sich ein, wenn eine einzelne präsentierte Zahl mit einer fest vereinbarten Standardzahl zu vergleichen ist. Der Effekt ist untersucht und nachgewiesen für ein- und zweistellige Zahlen. Die Abnahme der RZ erfolgt linear mit dem Logarithmus der Distanz (Dehaene et al. 1990) Wie in einer »mentalen« Psychophysik gilt zudem:

❗ Der Problemgrößeneffekt: Dieselbe Distanz zwischen zwei Zahlen führt bei zunehmend größeren Zahlen zu schlechteren Leistungen (längere RZ, mehr Fehler).

❗ Der SNARC-Effekt (Spatial-Numerical Association of Response Codes) beinhaltet, dass bei (einstelligen) Zahlen die Entscheidung über die Parität einer Zahl für die relativ kleineren Zahlen schneller mit der linken Hand und für die relativ größeren Zahlen schneller mit der rechten Hand erfolgt, wenn es also eine Kongruenz zwischen mentaler Repräsentation der Reaktionstastenzuordnung und der Lokalisierung der mentalen Repräsentation der Zahl auf einem gerichteten mentalen Zahlenstrahl (sog. »mental number line«) gibt (Dehaene et al. 1993).

Dieser SNARC-Effekt tritt für verschiedene Zahlennotationen auf, selbst dann, wenn nicht über eine numerisch-semantische Eigenschaft der Zahlen sondern über eine sog. »oberflächliche« Eigenschaft wie die Klapp-Symmetrie der präsentierten Ziffer oder das Vorhandensein eines bestimmten Lautes in dem zu einer arabischen Zahl gehörende Zahlwort (sog. »phoneme-monitoring«) zu entscheiden ist (Fias et al. 1996). Letztere Befunde deuten darauf hin, dass bei Präsentation einer arabischen Zahl »automatisch«

eine Aktivierung einer semantischen(Größen)repräsentation erfolgt, selbst wenn sie zur Aufgabenlösung nichts beiträgt. Diese semantische Repräsentation schein sogar involviert zu sein, wenn über die physikalische Identität zweier einstelliger Zahlen entschieden werden soll; zwei Zahlen werden um so schneller als physikalisch nicht identisch beurteilt, je größer ihre numerische Distanz ist (Dehaene u. Akhavein 1995).

Zum SNARC-Effekt hat es in den letzten Jahren eine Fülle von experimentellen Untersuchungen gegeben, da dieser Effekt als ein wichtiger Indikator für den Zusammenhang zwischen mentaler Repräsentation von numerischer Größe und von Raum angesehen wird (Nuerk et al. 2005). Selbst willentliche Augenbewegungen zeigen räumliche Aspekte der kognitiven Repräsentation von Zahlen (Fischer et al. 2004). Probanden wurden zentral am Monitor einzelne einstellige Zahlen gezeigt. Je nach Instruktion mussten sie bei ungeraden/geraden Zahlen so schnell wie möglich nach links/rechts (oder mit umgekehrter Zuordnung) blicken. Es zeigte sich ein deutlicher SNARC-Effekt für die Blicklatenzen mit kürzeren Zeiten bei numerisch kleineren Zahlen und Blicken nach links sowie kürzeren Zeiten nach rechts bei numerisch größeren Zahlen. Andererseits ermöglicht der SNARC-Effekt auch den Nachweis, dass Zahlwörter nur dann semantisch hinsichtlich der bezeichneten numerischen Größe verarbeitet werden, wenn die Aufgabenstellung dies erfordert. So ergab sich im Unterschied zu dem zuvor erwähnten SNARC-Effekt beim »phoneme-monitoring« bei präsentierten arabischen Ziffern kein solcher Effekt, wenn stattdessen visuell präsentierte Zahlwörter darauf hin beurteilt werden sollten, ob das zugehörige gesprochene Zahlwort den Laut /e/ enthält (Fias 2001).

Aufgrund des Distanzeffekts wurde postuliert, dass der mentale Zahlenstrahl analog und holistisch sei, d. h. zweistellige Zahlen werden bei der semantischen Verarbeitung nicht in Zehner- und Einerstellen separiert, sondern ganzheitlich in ihrer Größe behandelt.

Dehaene et al. (1990) überprüften die Annahme des Holismus in RZ-Experimenten beim Vergleich einer zweistelligen Zahl mit einer sog. Standardzahl (z. B. »55« oder »65«). Bei zweistelligen Zahlen hat die Einerstelle einen Einfluss auf den Größenvergleich, wenn die Zehnerziffer allein den Vergleich erlauben würde (z. B. Entscheidung für »41« deutlich schneller als für »49«). Mit zunehmender Entfernung des Vergleichsreizes vom Standard nahm die RZ logarithmisch sogar innerhalb der Dekaden ab, so dass eine ganzheitliche Verarbeitung zweistelliger Zahlen postuliert wird (»holistic processing-model«). Vor dem Größenvergleich werden Einer- und Zehnerinformation in einen einheitlichen Größenkode im Sinne eines mentalen Zahlenstrahls überführt, der keine Information über Einer und Zehner mehr enthält. Die Befunde lassen sich nicht bestätigen, wenn man die Aufgabenstellung so modifiziert, dass jeweils zwei simultan dargebotene zweistellige Zahlen zu vergleichen sind und damit Einer- und Zehnerdistanzen frei variieren können unter systematischer Variation der so. »Kompatibilität« der beiden Zahlen (Nuerk et al. 2001). Dann zeigt sich, dass neben der Distanz der beiden Zahlen auch separat Einer- und Zehnerzahl verarbeitet werden.

Der **Kompatibilitätseffekt** stellt sich ein, wenn man bei den präsentierten zweistelligen Zahlenpaaren kompatible Paare, bei denen der Vergleich von Zehner- und Einerstelle zu demselben Ergebnis hinsichtlich der Größenrelation führt (z. B. 42_57, da 4 < 5 und 2 < 7), inkompatiblen Zahlenpaaren mit unterschiedlichem Ausgang des Größenvergleichs (z. B. 37_52, da 3 < 5 aber 7 > 2) gegenüberstellt. Wenn nur die analoge Größe der beiden zweistelligen Zahlen gegenüber der Identität der Zehner und Einerstellen eine Rolle spielte, sollte sich kein Kompatibilitätseffekt zeigen, wenn man andere relevante Eigenschaften wie z. B. absolute und logarithmische Distanz konstant hält. Für arabische Zahlen und Zahlwörter gilt, dass inkompatible Zahlenpaare langsamer und mit mehr Fehlern verglichen werden als kompatible Paare. Der Kompatibilitätseffekt wurde auch umso größer, je größer die Inkompatibilität in der Einerstelle war (z. B. 38_51 mit einer inkompatiblen Einerdistanz von 7 verglichen mit 43_62 und einer inkompatiblen Einerdistanz von 1). Bei der Modellierung des Größenvergleichs und der semantischen Repräsentation von zwei/mehrstelligen Zahlen müssen somit zumindest zusätzliche Größenrepräsentationen für Zehner und Einer angenommen werden.

Es gibt ausführlich untersuchte Einzelfälle, deren Leistungs- und Fehlermuster über eine (besser) erhaltene mentale Größenrepräsentation erklärbar sind. Dehaene u. Cohen (1991) berichten beispielsweise über einen Patienten NAU mit schwersten Beeinträchtigungen im Umgang mit Zahlen und beim Rechnen. So gelang etwa die exakte Lösung nur bei sehr einfachen visuell angebotenen Additionsaufgaben. Die falschen Lösungen waren aber durchgängig nicht grob abweichend. In sog. Verifikationsaufgaben, bei denen über die Korrektheit einer Addition entschieden werden sollte, wurden von dem Patienten richtige und leicht abweichende Lösungen deutlich häufiger als richtig akzeptiert als stark abweichende Lösungen. Durchgängig gelangen alle die Aufgabenstellungen deutlich besser, in denen nicht eine exakte Lösung erforderlich ist, son-dern eine Abschätzung ausreicht, wie beim Größenvergleich zweier arabischer Zahlen, beim Abschätzen von Punktmengen oder beim Platzieren einer zweistelligen arabischen Zahl auf einem (vertikal angeordneten) Zahlenstrahl von 0-100.

38.2 Modelle der mentalen Arithmetik

❗ **Das Gebiet der kognitiven oder mentalen Arithmetik beschäftigt sich damit, welche kognitiven Prozesse, Gedächtnisrepräsentationen und mentalen Komponenten bei der Ausführung einfacher Arithmetikaufgaben beteiligt sind.**

Wie in der Einleitung skizziert, ist das Ausführen von Rechenaufgaben ein komplexer Prozess, der die Beteiligung verschiedener kognitiver Mechanismen einschließt und zu dessen (mentaler) Ausführung kognitive Ressourcen wie Aufmerksamkeits-, Arbeitsgedächtnis- und Problemlöseprozesse erforderlich sind.

❗ **Es gibt zwei Arten von Wissen über Arithmetik: deklaratives Faktenwissen wie das »kleine Einmaleins« und Wissen über die Ausführung von Rechenprozeduren sowie (in unterschiedlichem Umfang) Verständnis für arithmetische Konzepte.**

Kognitionspsychologische Modelle der mentalen Arithmetik enthalten deshalb sowohl deklaratives (aus dem Gedächtnis abrufbare Rechenfakten wie »vier mal sieben ist achtundzwanzig«) wie prozedurales Wissen (aus dem Gedächtnis abrufbare Algorithmen und regelbasierte Strategien). Zunehmend häufiger wird auch untersucht, inwieweit prozedurale Fertigkeiten ausreichend sind oder erst in Wechselwirkung mit einem Verständnis und Wissen über arithmetische und algebraische Prinzipien zu über das alltägliche Wissen hinausgehenden Fertigkeiten führen. Insbesondere die Rolle der fortschreitenden Formalisierung und Abstrahierung sowohl als Instrument und Objekt kognitiven Problemlösens werden thematisiert (z. B. Sloboda u. Rogers 1987). Die kognitionspsychologische Untersuchung z. B. des Verständnisses algebraischer Formeln und Gleichungen beinhaltet exemplarisch die grundlegenden Problemstellen moderner kognitionspsychologischer Forschung. Es geht einerseits um die Anzahl und Art der mentalen Repräsentationen einschließlich deren systematischer Verknüpfung sowie andererseits um die Beziehungen zwischen Kenntnissen über die grundlegenden Prinzipien und Gesetzmäßigkeiten sowie Kenntnissen über prozedurale Fertigkeiten. Gegenüber anderen Bereichen menschlicher intellektueller Kompetenzen handelt es sich in der Mathematik vorwiegend um abstrakte Formen des Wissens mit einer engen Bindung an eine formale Sprache.

Einfache Beispiele mentaler Arithmetik wie die Grundrechenarten werden als wichtige Anwendungen der ACT-R Produktionssystem-Theorie (»atomic components of thought«; Anderson u. Lebiere 1998) vorgestellt. Mit ACT-R kann man z.B. die empirisch beobachteten Häufigkeitsverteilungen von Rechenfehlern beim Multiplizieren im Kopf generieren (»Split« Effekt: größere Wahrscheinlichkeit für kleine Abweichungen von der richtigen Lösung), den Problemgrößeneffekt (▶ Unter der Lupe »Modelle zur Erklärung des Problemgrößeneffektes«) auch in seiner quantitativen Ausprägung modellieren und die größere Häufigkeit von »Tafelfehlern« (»within-table error« als falsches Ergebnis

wird eine Zahl aus derselben Zeile, z. B. 7×8-> 48 der Multiplikationstabelle oder einer anderen Zeile, z. B. 7×8-> 54, meist in der Nähe der richtigen Lösung generiert) gegenüber »Nichttafelfehlern« (»out-of-table error«).

In den letzten drei Jahrzehnten sind verschiedene Modellvorstellungen zum Verarbeiten von Aufgaben in den vier Grundrechenarten – besonders von Addition und Multiplikation – vorgestellt worden. Dies geschah unter Verwendung der RZ-Methodik und der von Sternberg (1969) entwickelten **additiven-Faktorenlogik** zur Analyse auf unabhängige sequentielle Verarbeitungsschritte (Überblick bei Ashcraft 1992).

❶ Das wichtigste zu erklärende Phänomen ist der **Problemgrößeneffekt**: mit wachsender Größe der Operanden und damit der Lösungszahl steigen die RZ und die Fehlerzahl sowohl in Produktionsaufgaben (a+b=?) wie in Verifikationsaufgaben (a+b=c, wahr oder falsch?).

Unter der Lupe

Modelle zur Erklärung des Problemgrößeneffekts

Das früheste Modell stammt von Groen und Parkman (**MIN-Modell**): die RZ ist eine lineare Funktion des kleineren der beiden Operanden a und b. Das Regressionsgewicht von ca. 20 ms der RZ auf den MIN-Wert wird als benötigte Zeit für das Heraufsetzen eines internen Zählers um eine Einheit interpretiert. Für einen mentalen Zählvorgang ist das zu wenig Zeit, so dass ein direkter Gedächtnisabruf für die meisten Aufgaben plausibler ist. Eine weitere Besonderheit bilden Aufgaben mit identischen Operanden (sog. »ties«) und überproportional kurzen RZ sowie der Gebrauch von Regeln und Heuristiken als zusätzliche oder alternative Lösungsmöglichkeiten.

Besonders für richtige Lösungen in Additionsverifikationsaufgaben erwies sich eine nichtlineare Funktion, die quadrierte Summe der Operanden (**SUM²-Modell**), als bester Prädiktor der RZ, was weder mit Zählmodellen noch mit einem direkten Gedächtnisabruf kompatibel ist. Vielmehr muss die in einem netzwerkartigen Gedächtnisspeicher abgelegte Information für den Abruf aktiviert werden, und die RZ spiegelt die systematische Organisation des Langzeitspeichers wider.

Eine Modellklasse bilden **Tafelsuch-Modelle**, in denen die Lösung von der Länge der Weges in einer symmetrischen Zweiwegtafel in City-Block-Metrik vom Startpunkt (0, 0) bis zum Ergebniseintrag abhängt, also von der Summe der Operanden. Die bessere Anpassung des SUM²-Prädiktors ist durch eine Zunahme der hypothetischen Distanzen mit wachsender Operandengröße zu erklären. Einen noch besseren Prädiktor ergibt das Produkt der Operanden (**Produktmodell**), welches von einer konstanten flächenbezogenen Aktivierungsausbreitungsrate von (0, 0) zur richtigen Summe ausgeht.

In **Nichttafelmodellen** wie dem Distribution-von-Aktivierungen-(DA-)Modell, werden Assoziationen unterschiedlicher Stärke zu verschiedenen möglichen Lösungen angenommen. Je weniger flach die Aktivierungsverteilung um den Modalwert für die richtige Lösung für ein Problem ist, desto kürzer fällt die RZ aus. Bei DA-Modellen fällt es schwer zu spezifizieren, von welchen, auch individuellen Einflussfaktoren die Form der Aktivierungsverteilung abhängt. Mit einem Tafelsuchmodell sind konsistente Fehler als zeilen- oder spaltenweise geschwächte Such- und Aktivierungsprozesse gut zu erklären. Irreguläre Fehlermuster können eher auftreten, wenn Operanden und Ergebnis ohne weitgehende.

Es gibt zudem konnektionistische (MATHNET) und sog. Netzwerk-Interferenz-Modellierungen (Überblick in Campbell 1992).

Neben der Suche nach geeigneten Modellen hat sich das Forschungsinteresse auch auf folgende Fragen gerichtet:

1. Gibt es eine einzige interne mentale Zahlenrepräsentation, oder findet sich stets eine Interaktion mit der Zahlennotation und/oder der Art und Modalität der Aufgabenstellung, wie in dem »Encoding-complex«-Modell postuliert (Campbell, 1994)?
2. Gibt es individuelle Unterschiede in der Wahl der internen Repräsentation, in die Zahlen zur Weiterverarbeitung überführt werden, wie in dem »Preferred-entry-code« Modell von Noël u. Seron (1992)?
3. Gibt es gemeinsame Gedächtnisprozesse und Transfereffekte zwischen verschiedenen Grundrechenarten oder Aufgaben mit vertauschter Operandenanordnung (wie z. B. für Multiplikation und Division, sog. »common representations framework«, Campbell 1997) oder sind diese voneinander unabhängig (»independent representations framework«), wie im »Identical elements«(IE)-Modell (Rickard u. Bourne 1996) behauptet wird? Für jedes Zahlentripel in Multiplikation und Division (z. B. 4, 7, 28) wird die Speicherung von drei unabhängigen Gedächtniseinträgen bestehend aus dem jeweiligen Problem und einer gerichteten Verbindung zum Ergebnis hin angenommen (z. B. (4, 7, ×) -> 28, 28 : 7 -> 4; 28 : 7 -> 4). Eine sehr aktuelle revidierte Version des IE-Modells, die beide Positionen annähert (Rickard 2005), nimmt zusätzlich eine umgekehrte Assoziation für die Multiplikation an, in der eine Faktorisierung (z. B. 28 -> (4, 7)) gespeichert wird. Allerdings wird für letztere Assoziation eine geringere Verbin-

dungsstärke angenommen sowie eine geringere Nutzung bei geübten Kopfrechnern.

4. Gibt es Einflüsse der unterschiedlichen sprachlichen Struktur von Zahlwörtern bei bilingualen Probanden?
5. Welche Rolle spielen phonologische Schleife und zentrale Exekutive des Arbeitsgedächtnisses?

38.3 Neurofunktionale Modelle und Ergebnisse der funktionellen Bildgebung

Für die kognitive Neuropsychologie besonders interessant ist der Versuch von Dehaene u. Cohen (1995), eine anatomische Einbettung ihres rein psychologischen Triple-Code Modells zu liefern; diese ist in der Version von Dehaene (1997) in ◘ Abb. 38.4 dargestellt.

❗ Die visuelle Identifizierung von Zahlwörtern und arabischen Zahlen erfolgt durch die Aktivierung eines visuell-arabischen Kodes (visuelle Zahlform) oder einer visuellen Wortform im inferioren okzipito-temporalen Kortex, linkshemisphärisch für beide Notationen und rechtshemisphärisch für arabische Zahlen. Prozeduren zur Identifikation und Produktion von gesprochenen Zahlwörtern sowie die Repräsentation der Zahlwortsyntax werden in den klassischen perisylvischen Sprachregionen der linken Hemisphäre postuliert. Die (semantische) analoge ▼

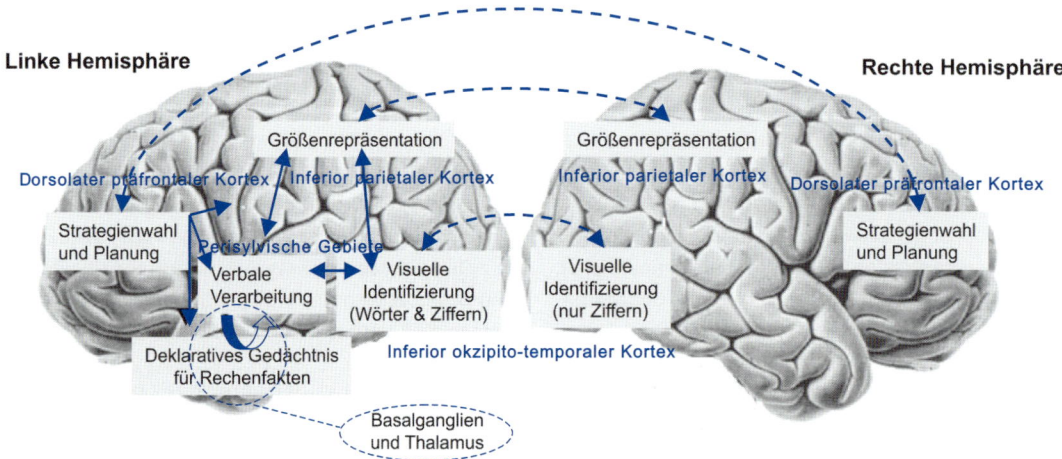

◘ **Abb. 38.4.** Anatomisch-funktionales Modell der Zahlenverarbeitung. (Nach Dehaene u. Cohen in der Version von Dehaene 1997)

Repräsentationen von Quantitäten und die Vergleichsprozedur für Größenvergleiche ist bilateral im inferior parietalen Kortex 'angesiedelt' mit einer (noch ungeklärten) funktionalen Dominanz der rechten oder Hemisphäre im Falle von arabischen Zahlen und Zahlwörtern (s. auch Dehaene u. Cohen 1997).

Dehaene (1997) spricht sogar von einem aus der Phylogenese stammenden »number sense«, den er beim Menschen im intraparietalen Sulcus postuliert (Dehaene et al. 1998).

Der Abruf von einfachem arithmetischem Faktenwissen aus dem semantischen Gedächtnis erfolgt über Anteile der Sprachregion durch Aktivierung einer (phonologischen) kortikosubkortikalen Schleife unter Einschluss von Basalganglien und Thalamus, die für die Speicherung und Reproduktion automatisierter verbal-motorischer Sequenzen zuständig ist: Die Sequenz »drei mal fünf« aktiviert das Wort »fünfzehn« in kortikalen Sprachregionen.

Komplexere mentale Berechnungen erfordern den Einschluss linkshemisphärischer parietaler Strukturen mit visuo-spatialen und sprachlichen Repräsentationen sowie den dorsolateralen präfrontalen Kortex zur Auswahl von Bearbeitungsstrategien und zur Planung und Sequenzierung von Zwischenschritten.

Weiterhin werden zwischen den drei internen Kodes bidirektionale Verbindungen angenommen. In der linken Hemisphäre besteht eine asemantische Verbindung zwischen visueller Zahlform und Sprachsystem und eine semantische Verbindung unter Einschluss der quantitativen Größenrepräsentation; in der rechten Hemisphäre gibt es lediglich eine Verbindung zwischen visueller Zahlform und Größenrepräsentation. Eine direkte interhemisphärische Verbindung wird nur für die visuelle Wort- und Zahlform sowie die Größenrepräsentation angenommen. Es gibt aber keine direkte Verbindung zwischen der visuellen Zahlform in der rechten Hemisphäre und den linkshemisphärischen Sprachregionen.

Dehaene u. Cohen (1995) führen verschiedene Belege für die Angemessenheit ihres Modells an:

Split-brain-Patienten können wichtige Informationen zur hemisphärenspezifischen Repräsentation und Verarbeitungskapazität liefern. Vornehmlich Untersuchungen der Arbeitsgruppe um Gazzaniga haben viele der Modellannahmen stützen können (Überblick bei Seymour et al. 1994): Unter gesichtsfeldabhängiger kurzfristiger Stimuluspräsentation können in jeder der beiden Hemisphären arabische Zahlen identifiziert werden, es kann über die Gleichheit zweier Ziffern entschieden und die größere von zwei (einstelligen) Zahlen ausgewählt werden. Nur in der linken Hemisphäre können hingegen einfache Grundrechenaufgaben korrekt gelöst werden und in den meisten Fällen nur ins rechte visuelle Halbfeld projizierte arabische Zahlen schnell und direkt benannt werden. Es gibt allerdings auch die Strategie, still oder laut von eins an (mit Unterstützung der linken sprachdominanten Hemisphäre), die Zahlenreihe hoch zu zählen und erst bei einer Entsprechung zwischen dem über sog. »cross-cueing« nach rechts transferierten Zahlwort und der in der rechten Hemisphäre bereit gehaltenen arabischen Zahl mit dem Zählen einzuhalten. Eine vergleichbare Strategie des Benennens durch Abzählen findet man häufig bei aphasischen Patienten mit ausgedehnten linkshemisphärischen Läsionen.

Einer der ersten Belege für die Angemessenheit der Aussagen des Triple-Code-Modells lieferte der Patient NAU (Dehaene u. Cohen 1991), der nach einer ausgedehnten Läsion im hinteren Versorgungsgebiet der linken mittleren Hirnarterie (Arteria cerebri media) mit lediglich kleinen erhaltenen kortikalen Arealen im okzipitalen, superior parietalen und anterioren temporalen Kortex noch arabische Ziffern korrekt identifizieren und ein- und zweistellige arabische Zahlen hinsichtlich ihrer Größe vergleichen konnte. NAU war auch in der Lage, approximativ Quantitäten einzuschätzen und grob falsche einfache Rechnungen in den Grundrechenarten (z. B. 1+3=9?) zu erkennen. NAU konnte dagegen bis auf die schon beschriebene Strategie des Hochzählens weder arabische Zahlen benennen noch selbst einfachste Additions-, Subtraktions- oder Multiplikationsaufgaben »im Kopf« rechnen. Auch eine Entscheidung über die Parität einer einstelligen Zahl war nicht möglich, was dafür spricht, dass die im Modell angenommene visuelle Zahlform der linken Hemisphäre aktiviert wird, um die abgespeicherte Information über die Parität dieser Zahl abzurufen. Obiges Leistungsmuster des Patienten ist ein gewichtiger Hinweis darauf, dass nicht Restfähigkeiten der linken Hemisphäre sondern ein intaktes System zur Verarbeitung quantitativer (approximativer) numerischer Information in der rechten Hemisphäre (in inferior parietalen Arealen) für die Leistungen verantwortlich ist.

Weitere Einzelfallstudien vorwiegend bei Patienten mit Läsionen der (linken) sprachdominanten Hemisphäre ohne und mit Einsatz funktionell bildgebender Verfahren werden im Abschnitt 35.4 behandelt. Auch wenn (bis auf den seltenen Fall einer gekreuzten Aphasie) Beeinträchtigungen in der Zahlenverarbeitung und im Rechnen selbst bisher nicht berichtet worden sind, bedeutet das nicht, dass die rechte Hemisphäre bei normaler Verarbeitung nicht beteiligt wäre. Genauso gut denkbar - und im Modell von Dehaene und Cohen angenommen - ist die Möglichkeit einer redundanten Repräsentation bestimmter Zahlenverarbeitungsprozesse.

Eine andere Art der Prüfung von Modellaussagen kann mit Hilfe funktionell bildgebender Verfahren durchgeführt werden. In den letzten Jahren hat für den Bereich der numerischen Kognition die Anzahl und Differenziertheit solcher Studien stark zugenommen. Elektrophysiologische Studien mit Einzelzellableitungen bei Makakenaffen (▶ Kap. 37; Nieder u. Miller 2004) und die Stimulation definierter Hirnareale mit Hilfe der transkraniellen Magnetstimulation (TMS) sind hinzugekommen. Untersuchungen mit der Positronenemissionstomographie (PET) sind weitgehend abgelöst worden durch die funktionelle Kernspintomographie (fMRT) bei zunehmender Verwendung ereigniskorrelierter Untersuchungsdesigns an leistungsfähigeren Tomographen sowie EEG-Untersuchungen mit Registrierung ereigniskorrelierter Potentiale (EKP) zur genaueren Differenzierung der topographischen und zeitlichen Aspekte der Hirnaktivitäten bei vorwiegend elementaren Aufgabenstellungen zur Zahlenverarbeitung (Größenvergleiche ein- und zweistelliger Zahlen, Paritätsentscheidung) und zum Rechnen (exakte und approximative Aufgaben zu den Grundrechenarten, serielle Subtraktion).

Auffallend ist in den meisten Studien, dass selbst bei einfachen Anforderungen ein ganzes Netzwerk von Hirnarealen aktiviert ist, sodass es einer sehr genauen Aufgabenanalyse hinsichtlich beteiligter Teilprozesse und Verarbeitungskomponenten bedarf, um durch gezielten Vergleich verschiedener Itemmengen oder eine parametrische Variation von Eigenschaften der Zahlenstimuli (z. B. numerische Distanz, Kompatibilität) verschiedene Komponenten und Teilnetze der Verarbeitung identifizieren zu können.

Bevor einzelne ausgewählte Bildgebungsstudien dargestellt werden, soll zur Orientierung ein Überblick über die Ausdifferenzierung der Modellvorstellungen gegeben werden. Die Darstellung orientiert sich am Triple-Code-Modell, das allein umfassender explizite Aussagen zur funktionell-anatomischen Entsprechung zwischen Teilfunktionen des Zahlenverarbeitung und des Rechnens und beteiligten Hirnstrukturen macht. Dabei zeichnet sich noch nicht in allen Aspekten ein konsistentes Ergebnismuster ab.

Als inzwischen gesichert wird aber angesehen, dass parietale Aktivierungen nicht allein den Einfluss eines quantitativen numerischen Größensystems indizieren. Dehaene et al. (2003) stellen aufgrund einer Metaanalyse der publizierten Aktivierungsstudien fest, dass insbesondere die Vorstellungen über die Rolle des (inferioren) Parietalhirns ausdifferenziert werden müssen. So erstreckt sich das perisylvische Sprachnetzwerk bis in den inferioren Parietallappen, und die posterioren Anteile des superioren Parietalhirns sind stark mit visuellen Aufmerksamkeitsprozessen verknüpft, die wiederum zur visuellen Verarbeitung von Zahlen beitragen. Es ist also erforderlich, die parietalen Aktivierungen bei Aufgabestellungen zur Zahlenverarbeitung und zum Rechnen danach zu unterscheiden, ob sie mit der semantischen Größenrepräsentation und/oder mit nicht spezifischen sprachlichen oder visuellen, aufmerksamkeitsbezogenen Routinen befasst sind.

Erst seit kurzem wird beachtet, dass die für die Repräsentation abstrakter numerischer Quantität vermuteten parietalen Regionen auch generell räumliche Repräsentationen unterstützen und bei der Verarbeitung zeitlicher Ordnung relevant sind. Walsh (2003) hat diese Überlegungen in seiner ATOM-Theorie (*A Theory of Magnitude*) skizziert. Erste präzisere Überlegungen stammen aus der Arbeitgruppe um Dehaene zur Differenzierung kortikaler Areale im Bereich des IPS in Homologie zu entsprechenden Arealen bei Makaken (Hubbard et al. 2005). Insbesondere das laterale (LIP), das anteriore (AIP) und das ventrale (VIP) intraparietale Areal wurden zusätzlich in Verbindung mit numerischer Kognition gebracht. Dabei entspricht VIP beim Menschen gut dem bereits erwähnten HIPS. Parietale Regionen, die räumliche Transformationen unterstützen, werden als geeignete Kandidaten für arithmetische Transformationen und andere räumliche Aspekte numerischer Kognition angesehen, und zwar besonders solche Areale, die Raum unabhängig von der Modalität und den beteiligten Effektoren (Arme, Beine) kodieren. Zudem sollten Mechanismen der räumlichen Aufmerksamkeitsverschiebung, die sich auf das LIP-Areal stützen, auch für Verschiebungen der Aufmerksamkeit auf verschiedene Abschnitte des mentalen Zahlenstrahls geeignet sein ebenso wie für Verschiebungen der Aufmerksamkeit hin zu verschiedenen Konstituenten einer Rechenaufgabe. Das weiter anterior gelegene Areal AIP, das bei Greifbewegungen der Finger aktiv ist, lässt sich leicht auf den Einsatz der Finger in der individuellen Entwicklung von mentalen Zahlenrepräsentationen und zur Unterstützung von elementaren Rechenprozessen beziehen.

Nachfolgend soll eine kleinere Auswahl an Studien unter Einsatz funktionell bildgebender Studien dargestellt werden, die eine Bedeutung für die Ausdifferenzierung der Vorstellungen über Aktivierungsmuster hatten.

Funktionell-anatomische Modellvorstellungen zur Zahlenverarbeitung und zum Rechnen

Viel Beachtung hat die Ausdifferenzierung parietaler Aktivierungen in 3 funktionell und anatomisch distinkte aber koexistierende Teilsysteme (◘ Abb. 38.5) gefunden (Dehaene et al. 2003):

1. Ein bilaterales System in und um den horizontalen Anteil des intraparietalen Sulcus (HIPS) zeigt konsistent Aktivierungen bei vielen verschiedenen Aufgabenstellungen, die den Zugriff auf eine nonverbale semantische Repräsentation numerischer Quantität mit räumlichen Eigenschaften (im Sinne eines mentalen Zahlenstrahls) erfordern etwa im Vergleich zu einfachem leisem Lesen visuell präsentierter Zahlen. Beispiele für solche Aufgaben sind (1) Abschätzen des approximativen vs. Berechnen des exakten Ergebnisses in Additionsaufgaben, (2) Subtraktion vs. Multiplikation, wobei das kleine Einmaleins in sprachlichem Format im deklarativen Gedächtnis auswendig beherrscht wird, (3) numerischer Größenvergleich vs. Lesen derselben Zahlen mit häufig relativ stärkerer rechtshemisphärischer Aktivierung. Spezifität dieser HIPS-Aktivierungen wurde aus bilateral stärkeren Aktivierungen für Zahlenstimuli im Vergleich zu anderen Stimulusklassen abgeleitet (kleiner/größer als fünf? vs. wilder/weniger wild als ein Hund? bzw. gerade/ungerade? vs. Säugetier/Vogel?) und parametrischen Studien, in denen ebenfalls ein Problemgrößeneffekt im Sinne stärkerer und länger anhaltender Aktivierung bei größeren Zahlen auftrat sowie ein Distanzeffekt im Sinne stärkerer Aktivierungen bei kleinerer numerischer Distanz. Diese letzteren Effekte waren unabhängig von der Zahlennotation, so dass die abstrakte numerische Größe ausschlaggebend zu sein scheint. Einen weiteren Beleg bilden Studien zum sog.

»unconscious priming« (Naccache u. Dehaene 2001), bei denen ein dem eigentlichen Zahlen-Zielreiz vorausgehender, unbemerkter, kurzzeitig dargebotener Zahlenreiz etwa in einer Größenvergleichsaufgabe dargeboten wird. Waren Zielreiz und Prime identisch, so kam es – selbst bei unterschiedlicher Notation – zu einer relativ schwächeren bilateralen IPS-Aktivierung, was auf eine spezifische Verarbeitung des Prime-Stimulus hinweist.

2. Der linksseitige Gyrus angularis (GA), weiter nach posterior und unterhalb des HIPS gelegen, ist stärker aktiviert, wenn in der Aufgabenstellung stärker sprachliche Verarbeitung zur Lösung erforderlich ist, insbesondere immer beim erforderlichen Abruf von Faktenwissen über Zahlen im sprachlichen Gedächtnis. Der GA ist bei exakten im Vergleich zu approximativen mentalen Kopfrechenaufgaben stärker aktiviert wie auch bei den Rechenoperationen (insbesondere Multiplikation), die einen direkten Zugriff auf gespeichertes verbal kodiertes Wissen erfordern.

3. Weiterhin ist eine posterior zum HIPS sowie superior und medial zum AG bilateral im posterioren superioren Parietallappen (PSPL) gelegene Region bei numerischen Größenvergleichen, beim Ausführen von zwei vs. einer mentalen Operation mit Zahlen und bei der Auswahl von einer von zwei Lösungsalternativen für eine Addition stärker aktiviert. Es handelt sich dabei nicht um eine für Zahlenverarbeitung spezifische Region. Vielmehr ist sie in einer Vielzahl von Aufgabenstellungen aktiv, die eine räumliche Ausrichtung der Aufmerksamkeit erfordern. Die zuvor geschilderten Aufgaben mit Zahlen erfordern ebenfalls eine verdeckte mentale Ausrichtung und Selektion, die sich nicht auf den Außenraum, sondern auf eine innere räumliche Repräsentation des Zahlenraums bezieht.

In einer PET-Studie untersuchten Dehaene et al. (1996) Hirnaktivierungen bei visuell präsentierten Paaren von Zahlen, die entweder mental multipliziert werden sollten mit stiller mentaler Nennung des Resultats oder für die wiederum still die größere der beiden Zahlen zu nennen war. Verglichen wurden diese beiden sog. »Aktivierungsbedingungen« mit einer sog. »Ruhe«- oder »Kontrollbedingung«, in der die Probanden sich bei geschlossenen Augen ent-

spannen sollten. Gemeinsam sind beiden aktiven Bedingungen bilaterale Aktivierungen im lateralen okzipitalen Kortex und im präzentralen Gyrus sowie im supplementärmotorischen Areal (SMA), die verantwortlich sind für die Stimulusidentifikation und (mentale) Antwortselektion. Obwohl wegen der sehr einfachen Anforderung eines Größenvergleichs zwischen 2 einstelligen Zahlen nur recht schwach ausgeprägt, kam es zu Aktivierungen im rechten

38

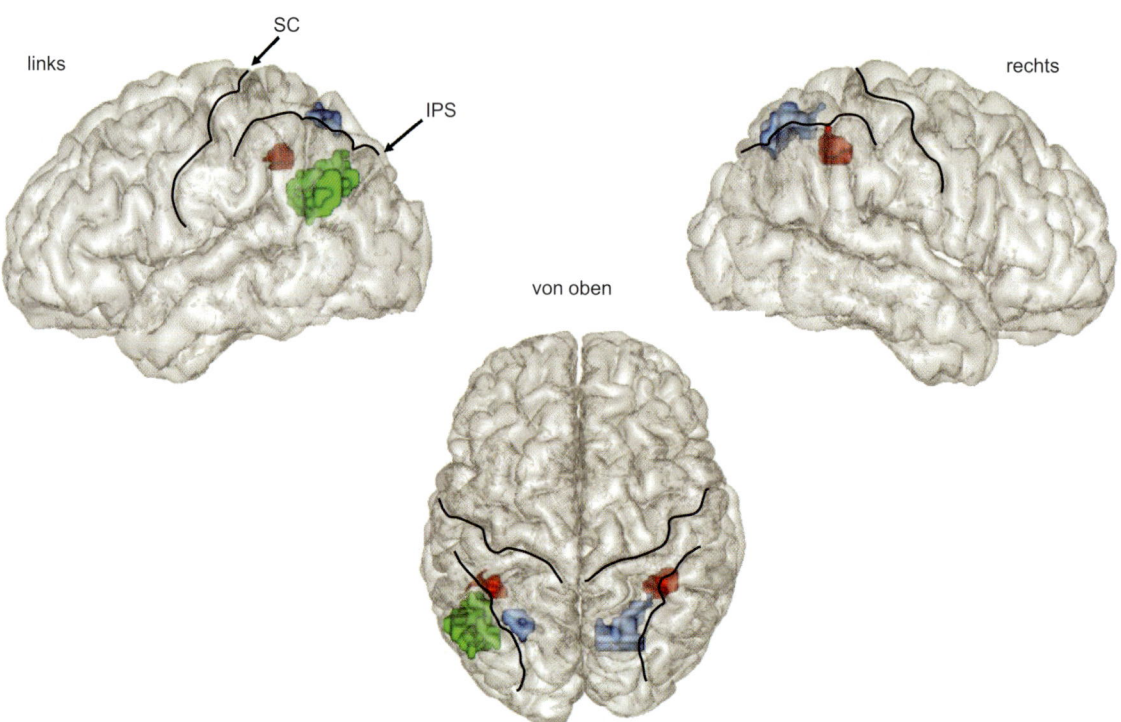

■ **Abb. 38.5.** Visualisierung der drei von Dehaene et al. (2003) postulierten parietalen Netzwerke, die in die Zahlenverarbeitung und die mentale Arithmetik involviert sind. Angegeben sind die in einer Metaanalyse relevanter Aktivierungsstudien sich ergebenden Aktivierungs-»Zentren«; *rot:* bilaterales horizontales Segment des intraparietalen Sulcus (HIPS), *grün:* linker Gyrus angularis (GA), *blau:* bilaterales Segment im superioren posterioren parietalen Lobulus (PSPL). *SC*, Sulcus centralis; *IPS*, intraparietaler Sulcus. (Nach Dehaene et al. 2003)

und linken inferior parietalen Kortex. Der mentale Größenvergleich scheint sich auf eine mentale Größenrepräsentation zu stützen, die (redundant) in rechts- und links inferior parietalen Arealen »angesiedelt« ist. Diese Interpretation wird gestützt durch die Ergebnisse einer EKP-Studie (► »Unter der Lupe« in ► Kap. 33, S. 348) von Dehaene (1996) zum Größenvergleich der Zahlen 1, 4, 6, 9 (als arabische Zahl und als Zahlwort) mit der Standardzahl 5. Auch hier zeigte sich, etwa 200 ms nach Beginn der Stimulusdarbietung, eine verstärkte, rechts betonte Amplitudenerhöhung des EEG-Signals über parietalen Elektroden, die für beide Notationen gleichermaßen auftrat und bei kleiner Distanz zur Standardzahl größer ausfiel. Auch bei der Multiplikationsaufgabe gab es ausgeprägte bilaterale inferior parietale Aktivierungen ohne Beteiligung des Gyrus angularis. Eine plausible Interpretation ist, dass für alle Aufgaben mit Zahlen auf eine amodale numerische Größenrepräsentation zurückgegriffen wird oder dass bei den Aufgaben, für die ein direkter Abruf aus dem verbalen Langzeitgedächtnis nicht gelingt, eine Umkodierung in

eine Größenrepräsentation erforderlich ist. Auch für die Multiplikation gibt es eine EKP-Studie (Kiefer u. Dehaene 1997), die zeigt, dass sowohl bei visueller Präsentation arabischer Zahlen wie bei auditiver Präsentation der Zahlwörter bei einfachen Multiplikationsproblemen nur ein Effekt für den linken inferioren Parietalkortex vorlag, bei schwereren Aufgaben aber für beide inferioren Parietalkortizes. Die zusätzlichen Aktivierungen im linken Gyrus fusiformis und lingualis zeigen vermutlich die Identifizierung der Buchstaben und Ziffern und die Weiterleitung dieser Information an Areale an, die für die Sprachproduktion und den Abruf von Rechenfakten zuständig sind. Die zusätzliche Aktivierung von Basalganglienstrukturen (linker Nucleus lentiformis) deutet auf deren Rolle im Abruf von überlernten Rechenfakten.

Mehrere nachfolgende Studien haben sich besonders mit der unterschiedlichen Rolle, die rechte und linke parietale Regionen spielen könnten, beschäftigt. Chochon et al. (1999) haben in einer mit funktioneller Kernspintomographie (fMRT) durchgeführten Studie Größenvergleich,

Multiplikation und Subtraktion untersucht. Beim Größenvergleich gab es ein Überwiegen der rechts inferior parietalen Aktivierung, während für das Multiplizieren links inferior parietale Aktivierungen überwogen. Probanden scheinen die numerische Größenrepräsentation zu nutzen, um die Plausibilität der verbal mediierten Rechnungen zu überwachen; die wichtigste Aufgabe des linken inferioren Parietalhirns scheint es aber nach Meinung der Autoren zu sein, die Verbindung zwischen Größenrepräsentation und sprachlicher Repräsentation für eine Weiterverarbeitung in sprachlichen Arealen der linken Hemisphäre zu stiften. Im Unterschied zur Multiplikation mit einem Abruf gespeicherten Faktenwissens werden für die Ausführung von Subtraktionen sowohl die mentale Manipulation von quantitativer numerischer Information wie die interne Benennung der sich ergebenden numerischen Größe benötigt. Die Annahme einer strategischen Rolle des linken inferioren Parietalhirns wird auch gestützt durch die Tatsache, dass nur nach Läsionen des linken Parietalhirns klinisch schwere Rechenstörungen beobachtet werden.

Eine weitere Differenzierung parietaler Strukturen stammt aus einer fMRT-Studie mit einem sog. ereigniskorrelierten Studiendesign, mit dem die Aktivierungen auf Stimuli unterschiedlicher Klassen separiert werden können, auch wenn sie in zufälliger Abfolge gemischt präsentiert werden (Pinel et al. 1999). In derselben Größenvergleichsaufgabe wie zuvor in der EKP-Studie ergab sich, dass bei den Vergleichzahlen 4 und 6 nahe an der Standardzahl 5 eine stärkere Aktivierung links inferior parietal auftrat und umgekehrt bei den weiter entfernten Zahlen 1 und 9 die Aktivierung im rechten intraparietalen Sulcus stärker ausgeprägt war.

Bei einem Vergleich der Aktivierungsmuster für Additionsaufgaben mit Identifizierung der exakt richtigen Lösung aus 2 Lösungsalternativen gegenüber einer approximativen Lösung mit Identifizierung der plausibleren von 2 falschen Lösungen (Stanescu-Cosson et al. 2000) ergaben sich erneut deutliche Hinweise auf 2 verschiedene Netzwerke für die Zahlenverarbeitung. Hoch überlernte Additionen mit kleinen Zahlen stützen sich stärker auf links lateralisierte Regionen mit verbaler Zahlenkodierung. Approximative Berechnungen und exakte Berechnungen für größere Zahlen führten zu Aktivierungen in intraparietalen Regionen bilateral, welche eine semantische Repräsentation numerischer Quantitäten zu unterstützen scheinen und weniger Rechenprozesse selbst.

Neuere funktionell bildgebende Studien haben auf unterschiedliche Weise untersucht, wie spezifisch parietale Aktivierungen für eine semantische Verarbeitung numerischer Größeninformation sind. Die Arbeitsgruppe um Fias ist in einer PET-Studie der Frage nachgegangen, ob die quantitative Verarbeitung nichtsymbolischer Stimuli dieselben IPS-Areale aktiviert wie symbolische Stimuli (Fias et al. 2003). Dazu mussten Probanden paarweise dargebotene Winkel, Linien oder zweistellige Zahlen (Bereich 30–70) hinsichtlich ihrer Größe vergleichen und durch einen Tastendruck einer rechten/linken Taste anzeigen, welcher der beiden paarweise Stimuli rechts oder links jeweils größer war. Um den unspezifischen Einfluss von Input- und Output-Prozessen und Funktionen zu kontollieren, wurden in einer jeweils einer Kontrollbedingung je Stimulusmaterial dieselben Stimuli angeboten. In diesem Fall mussten die Probanden darauf achten, welcher der beiden Stimuli jeweils plötzlich an Lichtstärke verlor und das ebenfalls durch einen Tastendruck wie zuvor für den quantitativen Vergleich anzeigen. Die beiden Bedingungen je Material unterschieden sich somit ganz vorwiegend nur in der quantitativen Vergleichskomponente, so dass bei entsprechender Gegenüberstellung zwischen Größenvergleichs- und Kontrollbedingung nur wenige signifikante Aktivierungen erhalten bleiben sollten. In einer sog. »Conjunction«-Analyse wurde festgestellt, welche Hirnareale in ähnlicher Weise von allen drei Größenvergleichsaufgaben (nichtsymbolisch und symbolisch) – jeweils kontrastiert mit der Kontrollbedingung – aktiviert waren. Gemeinsam war allen drei linearen Kontrasten ein Areal im eher posterioren linken HIPS, das als neuronales Korrelat einer abstrakten Größenrepräsentation angesehen wurde. Ein weiteres Areal im linken HIPS anterior zu dem vorher gefundenen Bereich war bereits leicht bei der Abdunkelungsdetektion aktiviert, so dass diesem Areal keine spezifische, quantitative Größenvergleichrepräsentation zugeordnet wird. Vielmehr wird es als ein Areal angesehen, das genereller bei Vergleichen aktiviert zu finden ist und mit seinem Aktivierungsmaximum nahe an Regionen liegt, die bei der Unterstützung räumlicher und nichträumlicher visueller Aufmerksamkeitsprozesse vorgekommen sind. Diese Aktivierung war besonders stark beim numerischen Größenvergleich der zweistelligen Zahlen. Dies wird von den Autoren so interpretiert, dass beim Größenvergleich der zweistelligen Zahlen die positionsbezogene Struktur der beiden Ziffern analysiert und verarbeitet werden muss mit Hinwendung und Entzug von Aufmerksamkeit.

Mit einer anderen Aufgabenstellung, in der jeweils die eine kleinere Anzahl von visuellen Objekten (nichtsymbolische Kodierung einer Anzahl) und arabische Zahlen selbst hinsichtlich der numerischen Größe verglichen werden sollte (Shuman u. Kanwisher 2004) konnte eine einheitliche für Zahlen spezifische parietale Region nicht identifiziert werden.

Pinel et al. (2004) verwendeten einstellige arabische Zahlen für einen numerischen Größenvergleich, die physikalische Größe von Buchstaben für einen physikalischen Größenvergleich sowie deren Helligkeit. Es gab Belege sowohl für verteilte als auch für sich überlagernde Repräsentationen.

> ❗ Die bisherigen funktionell bildgebenden Studien unter Verwendung elementarer Zähl-, Größenvergleichs- und Grundrechenaufgaben stützen Kernaussagen des anatomisch-funktionalen Triple-Code-Modells von Dehaene u. Cohen und seine Erweiterung bezüglich der Ausdifferenzierung parietaler Funktionen und Hirnareale. Inferior-parietale Hirnareale in beiden Hemisphären im und um den intraparietalen Sulcus herum sind involviert, wenn auf die semantische Repräsentation numerischer Größe zur Aufgabenlösung zurückgegriffen werden muss, wie das bei Größenvergleichen, approximativen Berechnungen oder Rechnungen mit größeren Zahlen der Fall zu sein scheint. Verbal mediierte Rechenprozesse wie bei den Grundrechenarten nutzen ein linkshemisphärisches Netz mit einer zentralen, auch durch Läsionsstudien gestützten Rolle für das linke inferiore Parietalhirn und dort insbesondere für den Gyrus angularis bei exakten Berechnungen sowie temporale (Sprach)areale.

38.4 Akalkulie – Störungen der Rechenfähigkeit

Die kognitive Neuropsychologie zu Störungen der Zahlenverarbeitung und des Rechnens beginnt mit einer detaillierten Einzelfallstudie des 61-jährigen Arztes DRC, der nach einer linkshemisphärischen parietookzipital gelegenen Blutung in einer orientierenden klinischen Untersuchung bei der Aufforderung, im Kopf »5+7« zu rechnen, nach langem Zögern »ungefähr dreizehn« antwortete (Warrington 1982). Anschließende ausführliche klinische und experimentelle Untersuchungen belegten eindrücklich, dass der Patient eine selektive Beeinträchtigung des arithmetischen Faktenwissens hatte. Er beklagte, dass das Addieren und Subtrahieren selbst kleiner Zahlen nicht mehr »automatisch« gelinge. Er behilft sich - wie ein Kind - durch Abzählen vorwärts oder rückwärts. Unter Zeitbe-

schränkung weiß er schnell eine ungefähre Lösung und kommentiert häufiger, dass es sich bei dem Ergebnis um eine gerade bzw. ungerade Zahl handeln müsse. Andererseits war das semantische Wissen über Zahlen weitgehend intakt: Patient DRC konnte Zahlen hinsichtlich ihrer Größe miteinander vergleichen, Punktmengen adäquat abschätzen oder angeben, wie viele Personen etwa in einen Londoner Bus passen. In ihrer Interpretation betont Elisabeth Warrington den gestörten Zugriff zum exakten arithmetischen Faktenwissen im semantischen Gedächtnis bei ansonsten erhaltenem semantischem Wissen über Zahlen.

Solche selektiven Beeinträchtigungen wie auch andere Störungsmuster im Umgang mit Zahlen und beim Rechnen sind besser zu verstehen, seit es explizite Verarbeitungsmodelle – wie die in ▶ Abschn. 38.1 vorgestellten – und eine Einbeziehung von Forschungsergebnissen mit funktionell bildgebenden Verfahren (▶ Abschn. 38.3) gibt. Exemplarisch sollen einige Beispiele aus der inzwischen beträchtlichen Zahl von modellorientierten Einzelfallstudien knapp dargestellt werden. Einen Überblick über die klinische Symptomatik geben Claros Salinas und Willmes (2000; Definitionen und klinische Klassifikationen finden sich in ▫ Tabelle 38.2).

Cohen u. Dehaene (1996) berichten über eine Patientin mit einer Läsion der hinteren Hälfte des Corpus callosum als Folge eines Infarktes. Wurden arabische Zahlen (oder Zahlwörter) gesichtsfeldabhängig nur in das rechte Halbfeld projiziert, konnte die Patientin sie benennen, ihre numerische Größe beurteilen und mit ihnen rechnen. Bei Präsentation im linken Halbfeld war es der Patientin möglich, Gleich-ungleich- Entscheidungen über 2 Ziffern zu treffen und die größere der beiden Zahlen auszuwählen. Damit ist belegt, dass die rechte Hemisphäre Ziffern identifizieren und sie mit ihrer numerischen Quantität assoziieren kann. Aufgaben, die einen interhemisphärischen Transfer in einem visuellen Format über den hinteren Teil des Corpus callosum erfordern, waren dagegen nicht besser als auf Ratenniveau zu lösen wie etwa der Vergleich zweier visuell präsentierter Ziffern, von denen je eine in je eines der visuellen Felder projiziert wurde. Beim Identitätsvergleich einer arabischen Ziffer im einen Halbfeld mit einer Menge von Punkten im anderen war die Leistung signifikant besser, da der interhemisphärische Transfer von Größeninformation über ein weiter vorne gelegenes Segment des Corpus callosum erfolgt, welches von der Läsion nicht entscheidend betroffen war. Das laute Lesen oder die Addition von ins linke Halbfeld projizierten Zah-

◻ Tabelle 38.2. Definitionen und klinische Klassifikationen von Akalkulie

Autoren	Beschreibung und Klassifikation
Henschen (1919)	Prägung des Begriffs und Etablierung als eigenständiges Syndrom
Berger (1926)	Sekundär: Akalkulie bei Störungen der Aufmerksamkeit, des Kurz- oder Langzeitgedächtnisses, der Sprache oder des Lesens
	Primär (»rein«): Nicht zurückführbar auf obige Ursachen
Hecaen et al. (1961)	1) Alexie und Agraphie für Ziffern und Zahlen; mit und ohne entsprechenden Störungen für Buchstaben und Wörter (vorwiegend links temporoparietale Läsionen)
	2) Räumliche Akalkulie; Störungen der räumlichen Organisation von geschriebenen Ziffern in schriftlichen Aufgaben mit mehrstelligen Zahlen sowie Neglect für Ziffern am linken oder rechten Ende mehrstelliger Zahlen oder Zifferninversionen (vorwiegend rechtsparietale Läsionen)
	3) Anarithmétie (anarithmetria); eigentliche Störung im Ausführen von Rechenoperationen (links- oder rechtshemisphärische retrorolandische Läsionen)
Grafman (1988)	Weitere Differenzierung echter, primärer Rechenstörungen:
	1) Probleme mit dem Erinnern oder Abrufen von mathematischem Faktenwissen
	2) Probleme im mathematischen Denken und Verstehen der den Rechenoperationen zugrunde liegenden Konzepte

len war ebenfalls stark beeinträchtigt, so dass nur die linke Hemisphäre der Patienten über ein vollständiges Rechensystem verfügt, das auch Zahlen in verbaler Form sinnvoll verarbeiten kann.

Ein anderes Anwendungsbeispiel für das Modell stellen Patienten mit einer medial gelegenen okzipitotemporalen Läsion dar, welche die Bildung einer visuellen Zahlform in der linken Hemisphäre verhindert und damit eine Diskonnektion von Sprachsystem und direktem visuellem Input bewirkt. Patienten mit einer daraus sich ergebenden reinen Alexie können arabische Zahlen nicht laut lesen, aber korrekte Größenvergleiche für dieselben Zahlen ausführen. Weiterhin können sie selbst einfache visuell präsentierte Additionen zweier arabischer Zahlen nicht ausführen, da das Sprachsystem keine direkte Information über die Identität der visuellen Operanden erhält. Dieselben Additionsaufgaben sind aber bei auditiver Präsentation ohne Probleme zu lösen.

Schließlich wurde in einer viel beachteten Studie an drei Patienten mit schweren chronischen Aphasien von Varley et al. (2005) gezeigt, dass trotz schwerer rezeptiver und expressiver sprachlich syntaktischer Probleme (Agrammatismus) die drei Patienten mit ausgedehnten Läsionen im Versorgungsbereich der mittleren Hirnarterie unter Einschluss perisylvischer temporaler, parietaler und frontaler Kortexareale syntaktische Prinzipien wie Rekursivität und den Umgang mit Klammerausdrücken (z. B. 50 – ((4 + 7) × 4)), die eine Abweichung von einer linearen Abarbeitung von links

nach rechts erfordern, beim Rechnen beachten konnten. Bei sonstigen sprachlichen Äußerungen und Anforderungen standen den Patienten diese Operationen im rein sprachlichen Kontext nicht oder nur sehr stark eingeschränkt zur Verfügung.

❶ Detaillierte, oft an einem Verarbeitungsmodell orientierte Einzelfallstudien bei Patienten haben die Modellbildung zur Zahlenverarbeitung und zum Rechnen vorangebracht bzw. Belege zur Stützung zentraler Modellaussagen geliefert. Entsprechend dem angenommenen modularen Aufbau von Verarbeitungskomponenten und Subsystemen in vielen Modellen konnten verschiedene selektive Beeinträchtigungen oder Verschonungen im Umgang mit Zahlen, mit den Rechenzeichen oder mit den wichtigsten Rechenoperationen wiederholt nachgewiesen werden anhand von charakteristischen Fehler(muster)n und Kennwerten von RZ-Verteilungen. Besonders wichtig sind:

1. der Nachweis getrennter Instanzen für approximative und exakte Berechnungen in der rechten bzw. linken Hirnhälfte, die Fähigkeiten der rechten Hemisphäre zum Größenvergleich und gleich/ungleich Entscheidungen für arabische Zahlen bei gleichzeitiger Alexie für dieselben Zahlen,

2. die Unterscheidung zwischen dem schnellen Abruf von arithmetischem Faktenwissen und der ▼

Unter der Lupe

Einzelfälle mit interessanten Störungsmustern der Rechenfähigkeit

Aufgrund von Störungen der Multiplikation einstelliger Zahlen bei einem Patienten mit epileptischen Anfällen als Folge eines Tumors durch direkte präoperative kortikale Stimulation schlossen Whalen et al. (1997) auf eine wichtige Rolle links parietaler Strukturen für den Abruf von gespeicherten Rechenfakten. Hittmair-Delazer et al. (1994) berichteten über einen Patienten mit einer Blutung im Bereich der linken Basalganglien, der große Probleme im Abruf von einfachen Rechenfakten hatte, aber über ein recht großes konzeptuelles Wissen über Zahlen verfügte, so dass er häufig mit recht komplexen Strategien mühsam die Aufgaben des kleinen Einmaleins lösen konnte.

Cohen et al. (1994) berichteten über einen Fall mit Tiefendyslexie für arabische Zahlen, der diese besser lesen oder zumindest korrekt identifizieren konnte, wenn sie eine Bedeutung im deklarativen oder episodischen Gedächtnis (▶ Kap. 41) hatten wie »504« als Typenbezeichnung für einen Peugeot oder »1789« als Jahr des Sturms auf die Bastille. In ähnlicher Weise konnten Delazer u. Girelli (1997) zeigen, dass korrekte semantische Information, die vor dem Lesen einer arabischen Zahl gegeben wird, die Leseleistung für arabische Zahlen bei einem Patienten mit Aphasie und Dyslexie verbessern konnte. So erleichterte das Lesen des Wortes »Alfa Romeo« das nachfolgende Lesen der Zahl »164«, wiederum eine Typenbezeichnung, nicht aber das Lesen eines anderes Wortes.

McCloskey et al. (1986) berichteten über den Fall eines aphasischen Patienten, der etwa die Aufgabe, schriftlich präsentierte Zahlenpaare wie 6 vs. 7 oder 405034 vs. 400534 auf ihre Größe hin zu vergleichen, fehlerfrei löste, während seine Reaktionen bei der analogen Aufgabe für Zahlwortpaare deutlich fehlerhaft waren und auf eine Dissoziation der rezeptiven Verarbeitung von arabischen Zahlzeichen vs. Zahlwörtern hinwiesen. Die Leistungen desselben Patienten dissoziierten weiter bei Anforderungen, Zahlwörter auf auditive Vorgabe phonologisch zu verarbeiten bzw. Zahlwörter in schriftlicher Darbietung graphematisch zu verarbeiten. Während die letztere Aufgabenstellung nur deutlich fehlerhaft bearbeitet wurde, gelang es dem Patienten ohne Schwierigkeiten, bei gehörten Zahlwortpaaren zu entscheiden, welches Zahlwort den höheren Wert repräsentiert.

Auf eine Dissoziation lexikalischer und syntaktischer Zahlenverarbeitung wiesen für McCloskey u. Caramazza (in Deloche u. Seron 1987) die spezifischen Fehlermuster eines Patienten A.T. hin. Bei der Aufgabe, schriftlich dargebotene Zahlen wie z.B. 5900 laut zu lesen, unterliefen dem Patienten A.T. Fehler des lexikalischen Abrufs, während die syntaktische Struktur erhalten blieb: 5900 -> »nine thousand nine hundred«. Eine syntaktische Fehlverarbeitung liegt dagegen vor, falls die lexikalischen Einheiten für sich nicht abweichend abgerufen, aber inkorrekt verknüpft werden: 5900 -> »five thousand ninety« Selektive Störungen der Verarbeitung von Rechenzeichen ohne Vorliegen einer Aphasie oder eine generellere Störung des Erkennens visueller Symbole sind nur selten berichtet worden (Ferro u. Botelho 1980).

Verfügbarkeit über Rechenprozeduren und konzeptuelles Wissen über Zahlen,

3. die selektive Beeinträchtigung einzelner oder mehrerer Grundrechenarten mit unterschiedlich möglichem Rückgriff auf hoch überlerntes Wissen wie beim kleinen Einmaleins,

4. die selektive Beeinträchtigung in der Verarbeitung der Rechenzeichen,

5. die Differenzierung zwischen vorwiegend lexikalischen oder syntaktischen Fehlern beim Lesen von arabischen Zahlen und

6. die unterschiedliche Verarbeitungsmöglichkeit, dieselbe Zahl als arabische Zahlen zu lesen bzw.
▼

sie als Ergebnis einer Kopfrechenaufgabe zu nennen,

7. die klare Trennung von syntaktischen Mechanismen in Mathematik und Sprache.

In den letzten Jahren sind erste Studien zur Trainierbarkeit mathematischer Fertigkeiten bei gesunden Probanden auch unter Einschluss funktionell bildgebender Verfahren ausgeführt sowie die Therapierbarkeit von Zahlenverarbeitungs- und Rechenstörungen an Einzelfällen ebenfalls mit fMRT-Einsatz studiert worden. Nachfolgend werden exemplarisch Ergebnisse solcher Studien dargestellt.

Delazer et al. (2003) ließen Probanden intensiv eine Teilmenge an Multiplikationsaufgaben des kleinen Einmaleins trainieren; anschließend verglichen sie die Hirnaktivierungen bei gelernten Fakten mit nicht gelernten Fakten. Es ergaben sich stärkere Aktivierungen für nicht trainierte Multiplikationsaufgaben im linken IPS, im linken inferiorparietalen Bereich sowie links inferior frontal, links perisylvisch und im linken Gyrus lingualis. Dagegen fanden sich für die trainierten Items signifikant stärkere Aktivierungen vor allem links im Gyrus angularis, im inferioren temporalen Gyrus und im cingulären Gyrus. Bei nicht trainierten Multiplikationsaufgaben scheinen somit die numerische Größenrepräsentation (IPS-Aktivierung) sowie strategische und Arbeitsgedächtnisprozesse (frontale Aktivierungen) eine größere Rolle zu spielen, während die

trainierten Aufgaben häufiger über einen direkten Faktenabruf, der sich v. a. auf den Gyrus angularis stützt, gelöst werden. Diese Befunde werden nicht durch das Triple-Code-Modell gestützt, da ein Faktenabruf eher vermehrt posterior inferior parietal im Gyrus angularis stattzufinden scheint als in perisylvischen Arealen, die für nichttrainierte Items stärker aktiviert waren.

Bisher ist nur eine detaillierte Akalkulie-Einzelfallstudie publiziert worden, die systematisch fMRT einbezieht (▶ »Fallbeispiel«). Sie zeigt gut, wie eine modellbezogene funktionell-anatomischer Erklärung für ein Störungsmuster verbunden mit Wissen über fMRT-Aktivierungsmuster aus Zahlenverarbeitungs- und Rechenstudien zu einer rati-

Fallbeispiel

Cohen et al. (2000) berichten von einer 55-jährigen rechtshändigen Schlaganfall-Patientin (ATH) mit chronischer Aphasie sowie Alexie mit Agraphie. Die strukturelle MRT-Untersuchung zeigte eine Läsion in Bereichen klassischer perisylvischer Sprachareale, die superioren temporalen Gyrus, Teile des mittleren temporalen Gyrus, des Gyrus supramarginalis und die vordere Hälfte des Gyrus angularis betrafen. Ausgespart waren vom IPS mediale und posterior laterale Anteile. Ausgehend vom Modell von Dehaene und Cohen kann man annehmen, dass die Patientin in allen weitgehend an Sprache gebundenen Aufgaben zur Zahlenverarbeitung und zum Rechnen deutliche Beeinträchtigungen zeigen sollte, nicht aber in Aufgaben, die sich auf eine nichtverbale quantitative Größenrepräsentation stützen. Die klinisch-neuropsychologische Untersuchung von Zahlenverarbeitungs- und Rechenfertigkeiten ergab eine Kombination aus Alexie und Agraphie für Zahlen sowie auch eine Rechenstörung im engeren Sinn schon bei einfachen Grundrechenaufgaben. Obwohl die Patientin in allen Aufgaben mit Zahlen in gesprochener oder geschriebener Form beeinträchtigt war, konnte sie zwei arabische Zahlen hinsichtlich der Größe vergleichen sowie weitere Aufgaben, die quantitatives Zahlenwissen erfordern, viel besser lösen. Diese vermutete Leistungsdissoziation wurde durch ausführliche experimentelle Aufgabenstellungen auch mit Zeitmessung am PC analysiert.

ATH zeigte vorwiegend Störungen, wenn Zahlen in einem sprachlichen Format kodiert werden mussten. Beim Rechnen gab es wenige Fehler bei Subtraktion und

▼

Addition, aber viele Fehler bei der Multiplikation, selbst wenn nicht nur die Aufgabenstellung, sondern auch die Lösung als arabische Zahl vorlag. Diese Leistungsdissoziation (Deloche u. Willmes 2000) ist kompatibel mit der Modellvorstellung, dass Multiplikationsaufgaben stärker anhand gespeicherter verbaler Assoziationen zwischen Aufgabenstellung und Ergebnis »automatisch« gelöst werden, während für Subtraktionen (und in schwächerem Ausmaß für Additionen) eher numerische Quantitäten auf einem mentalen Zahlenstrahl manipuliert werden und/oder nach der Modellrevision von 2003 exakte Berechnungen sich auf den linken Gyrus angularis stützen, von dem bei der Patientin nur der vordere Anteil links in die Läsion einbezogen war.

Ausgehend von diesem Störungsmuster wurde in einer fMRT-Studie ein Vergleich von Verifikationsaufgaben zu Subtraktion und Multiplikation unternommen. Nach dem Triple-Code-Modell und der Hypothese über drei parietale Netze der Zahlenverarbeitung ist aufgrund der Verhaltensdaten zu erwarten, dass bei der Patientin intraparietale Regionen im Unterschied zu den betroffenen Spracharealen bilateral aktiviert sind. Beim Vergleich beider Rechenbedingungen zusammen gegen eine Ruhebedingung wurden weitgehend alle im Triple-Code Modell postulierten Areale bei visueller Stimuluspräsentation außerhalb der Läsion aktiviert: IPS bilateral mit umgebenden parietalen Arealen, dorsolateraler präfrontaler Kortex bilateral und anteriores Cingulum (Kontroll- und Entscheidungsprozesse) sowie inferiore temporale Regionen bilateral (visuelle Zahlform) und inferior frontale Areale bilateral. Besonders interessant ist, dass es links um die

38

Hirnschädigung herum (d. h. periläsional) parietale Aktivierungen gab sowie in der rechten gesunden Hemisphäre ausgedehnte inferior parietale Aktivierungen (lateraler IPS und IPL bis weit nach anterior). Die Aktivierungen im rechten IPS waren von ihrer Lage her gut vergleichbar mit den im Modell postulierten HIPS-Aktivierungen. Zudem gab es ein kleines Aktivierungsareal im linken Gyrus angularis, das vermutlich bei sprachbasierten arithmetischen Operationen aktiv ist. Beim direkten Vergleich der beiden Rechenoperationen war bei der Subtraktion nur der vermutlich die Größenrepräsentation unterstützende rechte IPS-Anteil signifikant stärker aktiviert und bei der Multiplikation eine einzige posterior parietal gelegene Region.

Cohen et al. interpretieren die bilateralen intraparietalen Aktivierungen als Beleg dafür, dass die Patientin ein bilaterales Netzwerk von Hirnarealen zur Verifikation von Rechenaufgaben einsetzt. Die rechtsparietalen Aktivierungen in Verbindung mit der großen linksperisylvischen Läsion unter Einschluss von Teilen des inferioren Parietalkortex deuten darauf hin, dass sie für die sich auf quantitative mentale Prozesse stützende Subtraktion eine wesentliche Rolle spielen. Umgekehrt zeigt die erhaltene Fähigkeit zum Größenvergleich, dass die Läsion nicht entscheidend für Rechenstörungen aus semantischen, wohl aber aus sprachlichen Gründen zu sein scheint.

Ein sehr viel beachteter unabhängiger empirischer Beleg für das parietale Netzwerk im posterioren superioren parietalen Kortex stammt von Zorzi et al. (2002). Sie fanden, dass Neglectpatienten in der sog. »Zahlenbisektionsaufgabe« für einstellige Zahlen (»Was ist die numerische Mitte zwischen 1 und 9?«) tendenziell räumlich auf dem Zahlenstrahl weiter links liegende Zahlen (hier 2, 3 und 4) weniger gut beachteten und bei fehlerhaften Lösungen ganz überwiegend Zahlen aus der rechten Hälfte des Bisektionsintervalls nannten (im Beispiel also 6, 7, oder 8). Die Befunde sind also ähnlich wie bei der bekannten Halbierungsaufgabe für Linien, bei der man eine konkrete Linie (im Unterschied zu einem mental repräsentieren Zahlenintervall) in der Mitte teilen muss. Auch wenn es bei der Zahlenbisektionsaufgabe keine expliziten räumlichen Informationen gibt, scheint dennoch die mentale räumliche Anordnung von Zahlen auf einem vorgestellten Zahlenstrahl offenbar eine wichtige Rolle in der Zahlenbisektionsaufgabe bei Patienten mit halbseitiger Vernachlässigung zu spielen. Diese Verbindung zwischen der räumlichen Repräsentation von Zahlen und räumlicher Aufmerksamkeit ist möglicherweise in der gemeinsamen Kodierung beider Repräsentationen im superior-parietalen Bereich begründet. Dort wird vermutlich die räumliche Orientierung des mentalen Zahlenstrahls von links nach rechts kodiert und beim Abruf von semantischer Größe auch verdeckte räumliche Aufmerksamkeit auf den mentalen Zahlenstrahl gelenkt.

onalen Planung einer fMRT-Studie beim einzelnen Patienten mit einer Akalkulie im Sinne einer Dissoziation zwischen an Sprache bzw. an eine quantitative Größenrepräsentation gebundene Funktionen führen und bei einer plausiblen Interpretation des gefundenen Aktivierungsmusters hilfreich sein kann.

38.5   Entwicklung numerischer Fähigkeiten

Einige Aspekte des Rechnens sind nicht an eine formale Schulbildung gebunden, wie Abzählen (Gallistel u. Gelman 1992) oder das Abschätzen von Anzahlen oder Größen, und gelten, wie das schnelle Abschätzen (»subitizing«) von kleinen Anzahlen von bis zu 5 Objekten, als wahrscheinlich angeboren (Carey 1998). Wynn (1998) wie auch Dehaene

(1997) postulieren einen angeborenen spezialisierten mentalen Mechanismus (im inferioren Parietalhirn) für die Repräsentation von (kleinen) Anzahlen (z. B. nach dem sog. Akkumulator-Modell) und das Rechnen mit ihnen (Dehaene et al. 1998) und verwerfen die Gegenposition, welche allgemeinere Mechanismen zur Konstruktion von temporären Repräsentationen visueller Objekte als Grundlage postuliert.

❶ **Das kindliche Zählwissen entwickelt sich in mehreren Schritten nach fünf Prinzipien: genau ein Wort wird jedem gezählten Objekt zugeordnet (Prinzip der 1-zu-1 Entsprechung). Die Abfolge muss invariant über verschiedene gezählte Mengen sein (Prinzip der festen Abfolge). Das letzte geäußerte Zahlwort gibt die Anzahl an Objekten in der gezählten Menge wieder ▼**

(**KardinalitätsPrinzip**). Unterschiedlichste Objekte können zu einer Menge zusammengefasst und gezählt werden (**AbstraktionsPrinzip**). Elemente in einer Menge können in beliebiger Reihenfolge abgezählt werden (**Abfolgeirrelevanzprinzip**) (Gallistel u. Gelman 1992).

Durch Beobachtung erschließen Kinder aber auch oft irrelevante Aspekte des Zählens wie: Man beginnt stets an einem Ende einer Reihe von Objekten; man zeigt auf jedes zu zählende Objekt nur einmal; man zählt von links nach rechts. Letztere Prinzipien werden häufig noch bei 5-Jährigen als relevant angesehen.

Die Entwicklung der Rechenfertigkeiten ist gekennzeichnet durch eine Veränderung in den eingesetzten Prozeduren und Strategien beim Lösen rechnerischer Probleme und Fortschritten im konzeptuellen Verständnis über das Rechnen.

❶ Initial zählen Kinder beim Addieren die Summanden einzeln ab mit Einsatz der Finger und/oder verbal. Die 2 wichtigsten Strategien sind, mit dem Zahlwort des größeren Summanden zu beginnen und dann so viele Zahlen, wie der kleinere Summand angibt, weiter zu zählen (**Minimumstrategie**) oder bei Summanden – beginnend bei 1 – hoch zu zählen (**Summenstrategie**). Dabei geht die Summenstrategie meist der Minimumstrategie voraus. Das häufige Zählen führt zur Bildung von Assoziationen zwischen Zählproblem und Antwort im Langzeitgedächtnis, welche wiederum bei hinreichender Festigung zum direkten Abruft arithmetischen Faktenwissens führen. Dabei zeigen die Kinder die Summanden mit den Fingern und nennen sofort die Lösung ohne abzuzählen (**Fingerstrategie**), sie zerlegen Aufgaben in einfachere Teilaufgaben (**Dekompositionsstrategie**, z. B. 5+6->5+5=10+1=11) oder sie nennen direkt die Antwort (**Strategie des direkten Abrufs**).

Unter der Lupe

Rechenkünstler

Mit dem Begriff »Rechenkünstler« werden gemeinhin Menschen bezeichnet, die außergewöhnlich schnell und präzise komplexe Berechnungen im Kopf ausführen können (z. B. Zahlen zur 9. Potenz erheben, die 5. Wurzel ziehen, den Quotienten von 2 Primzahlen auf 60 Nachkommastellen berechnen); sie geben die Möglichkeit, Eigenschaften bereichsspezifisches Expertentums zu studieren. Charakteristisch für einen vor kurzem untersuchten Fall (Pesenti et al. 1999) waren die große Effizienz seiner Speicher- und Abrufprozesse des bereichsspezifischen Langzeitgedächtnisses sowohl für einfache Rechenfakten wie z. B. für Potenzen mehrstelliger Zahlen. Zusätzlich verfügte der Rechenkünstler über ein sehr gutes bereichsspezifisches Kurzzeitgedächtnis (Zahlenmerkspanne von 11 vorwärts und 12 rückwärts; üblich sind 7 vorwärts und 6 rückwärts), das zusammen mit seiner Intuition und seinem sehr breiten Wissen über Rechenalgorithmen diese komplexen Rechnungen ermöglicht. Intensives Üben fördert eine Automatisierung der Abfolge von algorithmischen Rechenschritten, was ebenfalls zu einer Entlastung der kurzfristigen Auslastung des Arbeitsgedächtnisses bei komplexen Berechnungen führt. Für die Modellierung

von Reaktionszeiteffekten ist besonders interessant, dass bei den komplexen Rechnungen kein Problemgrößen- oder Schwierigkeitseffekt zu finden ist, obwohl er bei einfachen Rechenfakten im Vergleich zu Personen mit üblichen Rechenfertigkeiten in abgeschwächter Form weiterhin besteht. Das deutet darauf hin, dass üblicherweise multiple Strategien sowie Unterschiede im Lernen und in der Häufigkeit des Übens für die einzelnen Rechenprobleme vorliegen, so dass die Größe der beteiligten Zahlen allein nicht als wichtigste Einflussvariable angesehen werden kann. Weitere Stützung für die obige Sichtweise von Expertenwissen stammt aus einer PET-Untersuchung dieses Rechenkünstlers (Pesenti et al. 2001). Aufgabenspezifisch fand sich – im Unterschied zu einer Gruppe von Kontrollpersonen - eine Rekrutierung zusätzlicher Hirnregionen, die nach aktuellem Wissensstand an episodischen Gedächtnisprozessen beteiligt sind.

Experten scheinen bereichsspezifisch eine Art »Langzeit-Arbeitsgedächtnis« zu entwickeln, mit dem Hinweisreize im Arbeitsgedächtnis zu einem effizienten Abruf von durch intensives Training hochstrukturierter, bereichsspezifischer Information im episodischen Langzeitgedächtnis führen.

Die Funktionsfähigkeit und Entwicklung des (verbalen) Arbeitsgedächtnisses (insbesondere von phonologischer Schleife und zentraler Exekutive, sowie die Schnelligkeit und Genauigkeit des Abrufs aus dem Langzeitgedächtnis sind ebenfalls bedeutsam für die Entwicklung von Zähl- und Rechenfertigkeiten.

Zusammenfassung

Zahlen mit ihren unterschiedlichen symbolischen Notationssystemen, unter anderem als Zahlwörter, mit begrenztem Lexikon und einfachen syntaktischen Kombinationsregeln sind beispielhaft geeignet zur Erforschung von Anzahl und Art mentaler Repräsentationen. Relevante Bereiche des Rechnens wie Abzählen, Abschätzen von Größenrelationen und Anzahlen sind nicht an eine mehrjährige Schulbildung gebunden; mentale Mechanismen der internen Repräsentation und Manipulation kleiner Anzahlen (sog. »number sense«) sich auch bei Vögeln und Säugetieren, insbesondere bei Primaten, sowie bei Säuglingen finden. Modelle der Zahlenverarbeitung und des Rechnens unterscheiden sich in der Anzahl und Art der postulierten mentalen Repräsentationen. Die Ein- bzw. Mehr-Routen- Modelle von Deloche u. Seron sowie McCloskey et al. bzw. Dehaene u. Cohen haben einen wichtigen Einfluss gehabt, auch wenn sie alle problematische Aspekte und Aussagen enthalten, die nicht mit experimentellen Befunden aus Reaktionszeitexperimenten oder Störungsmustern aus Einzelfallstudien an Patienten kompatibel sein müssen. Dennoch liefern insbesondere doppelt dissoziierte, selektive Beeinträchtigungen der Rechenfähigkeit bei Patienten mit Hirnschädigungen neben oft replizierten Reaktionszeituntersuchungen gesunder Probanden wichtige Argumente für die Angemessenheit der vorgeschlagenen Modelle. Eine Sonderstellung nimmt das Triple-Code-Modell von Dehaene u. Cohen ein, welches das einzige bisher ausgearbeitete anatomisch-funktionale Modell der Zahlenverarbeitung darstellt und welches neben einer internen visuellen Zahlform sowie einer sprachlichen Repräsentation von Zahlwörtern die zentrale Rolle einer quantitativen mentalen Größenrepräsentation (sog. mentaler Zahlenstrahl) als entscheidende semantische Repräsentation herausarbeitet. Dabei spielt die Annahme einer quantitativen numerischen Größenrepräsentation in bilateralen inferior parietalen Regionen in und um den intraparietalen Sulcus herum eine herausragende Rolle. Ergebnisse aus neueren Arbeiten unter Verwendung funktionell bildgebender Methoden wie PET, fMRT und ereigniskorrelierte EEG-Analysen bei gesunden Personen und Patienten stützen diese Hypothese eines eigenen bilateralen Netzwerkes von parietalen Hirnregionen zur Verarbeitung von Größenvergleichen und approximativen Rechnungen. Sprachlich vermittelte Rechenaufgaben und andere Operationen mit Zahlen werden dagegen links-hemphärisch im inferioren parietalen und temporalen Kortex verarbeitet, also denjenigen Arealen, die an (lexikalisch-)semantischen Verarbeitungsprozessen beteiligt sind.

VIII Musikwahrnehmung

39 Musikwahrnehmung und Amusien

Eckart Altenmüller

»Und ich fragte mich, ob nicht … die Musik das einzige Beispiel dessen sei, was – hätte es keine Erfindung der Sprache, Bildung von
Wörtern, Analyse der Ideen gegeben – die mystische Gemeinschaft
der Seelen hätte werden können. Sie ist wie eine Möglichkeit, der
nicht weiter stattgegeben wurde; die Menschheit hat andere Wege
eingeschlagen, die der gesprochenen und geschriebenen Sprache.
Aber diese Rückkehr zum Nichtanalysierbaren war so berauschend,
dass mir beim Verlassen des Paradieses die Berührung mit mehr oder
weniger klugen Menschen außerordentlich banal erschien«.

(Marcel Proust, »Auf der Suche nach der verlorenen Zeit«, S. 3096–7).

In diesem Zitat wird das Wesen der Musik meisterhaft beschrieben. Als einzige Spezies besitzt Homo sapiens *zwei*
lautliche Kommunikationssysteme, nämlich Sprache und
Musik. Während sprachliche Kommunikation durch die
Möglichkeit der Informationsübermittlung zweifellos einen evolutionären Vorteil mit sich brachte, ist bis heute
umstritten, warum sich Musik als weiteres Kommunikationssystem erhielt oder entwickelte. Anthropologische
Theorien betonen den Gemeinschaft stiftenden Aspekt
der Musik. Früher dienten Wiegenlieder, Arbeitslieder
(»Spinnerlieder«, »Erntelieder«) oder Kriegslieder (Marsch-
musik) diesem Zweck, heute wird der soziale Aspekt des
Musizierens und Musikhörens eher in der Identifikation
und der gegenseitigen Abgrenzung unterschiedlicher Ju-
gendkulturen deutlich. Musikausübung und Musikwahrnehmung dienen danach als Mittel zur Organisation des

Gemeinschaftsleben und stärken die Bindung einer Gruppe bei Auseinandersetzungen mit anderen Gruppen. Ein
zweiter Aspekt, den Proust anspricht, ist Musik als Mittel,
um intensive Emotionen zu erzeugen. Die »Gänsehaut«
beim Hören bestimmter Musikstücke als vegetative Be-
gleitreaktion der Aktivierung des limbischen Systems kennen die meisten Menschen. Derartige starke emotionale
Reaktionen sind nicht nur von einer Aktivierung der neuronalen Korrelate des Belohnungssystems mit Ausschüttung
von Endorphinen begleitet, sondern wirken sich auch positiv auf den Immunhaushalt des Körpers aus. Die dominante Rolle von Musik in unserem Alltag zeigt sich darin,
dass in Umfragen Musizieren oder Musikhören am häufigsten als Hobby genannt wird. Musik wird nach Familie,
Freundschaft und Gesundheit als wichtiger Grundwert angesehen und rangiert vor Sport, Religion und Reisen.

**Musik ist die bewusst gestaltete, zeitlich strukturierte
Ordnung von akustischen Ereignissen in sozialen
Kontexten. Musik ist daher neben Sprache ein zweites
menschspezifisches, innerartliches lautliches Kommunikationssystem, das soziale Bindung herstellt
und Emotionen erzeugt.**

39.1   Musik als komplexe auditive Gestalt

Musik ist ein komplex zusammengesetzter auditiver Reiz.
Grundelemente der Musik sind einzelne Klänge, die durch
Tonhöhe, Tonfarbe (Chroma), Klangfarbe (Timbre), Ton-
dauer und Lautstärke charakterisiert werden können. Unter
Tonfarbe, auch »Tonigkeit« oder »Chroma« genannt, versteht man eine gewisse Toneigenheit, die unabhängig von
der Oktavlage z. B. allen »fis«-Tönen gemeinsam ist. Demgegenüber besteht die Klangfarbe aus den Einschwingvor-
gängen und den Obertongewichtungen, die den charakteristischen Klang beispielsweise einer Violine ausmachen.
Wird eine Serie von Klängen nacheinander gespielt, entstehen auditive Gestalten, die zunächst im auditiven Kurzzeitgedächtnis extrahiert werden, als Muster im auditiven Ar-

beitsgedächtnis über die Zeit integriert werden und schließlich im Langzeitgedächtnis abgespeichert werden können (▶ Abschn. 41.3). Das musikalische Langzeitgedächtnis kann als mental repräsentierte »Musikbibliothek« aufgefasst werden. Neu gehörte Musik wird mit abgespeicherten Mustern verglichen und auf Vertrautheit und musikalischen Sinngehalt geprüft. Musik kann als musikalische Imagination aus dieser »Musikbibliothek« abgerufen werden und vor dem »inneren Ohr« erklingen.

> **❗ Ähnlich wie für Sprache legen wir ein musikalisches Lexikon, eine mentale »Musikbibliothek« an. Wir können so aus dem Gedächtnis Musik als mentales Erinnerungsbild abrufen.**

Die Struktur musikalischer Muster kann durch mehrere Parameter beschrieben werden. Dazu gehören
- die Melodiestruktur,
- die Zeitstruktur,
- die vertikale harmonische Struktur (Akkorde) und
- die dynamische Struktur.

Diese Parameter bilden die Grundlage für ein übergeordnetes Regelwerk von Beziehungen untereinander. So unterliegen die für die klassische westliche Musik typischen sich in der Zeit entfaltenden Akkordfolgen Regeln, die manche Autoren als »musikalische Syntax« bezeichnen (vgl. Koelsch 2005).

Die **Melodiestruktur** ist eine sich in der Zeit entfaltende Komponente. Melodiestrukturen enthalten die einzelnen Intervalle als zeitliche Abfolge von diskreten Tonschritten, Konturen als Aufwärts- und Abwärtsbewegungen von Tonfolgen und schließlich Perioden als größere, mehrere Sekunden andauernde Melodieeinheiten. Eine Periode gehorcht Symmetrieregeln und Harmoniegesetzen und besteht in der Terminologie der Musiktheorie aus »Vordersatz« und »Nachsatz«. Perioden erzeugen meist ein Gefühl der Spannung und Entspannung. Diese verschiedenen Wahrnehmungseinheiten der Melodiestruktur setzen unterschiedlich lange Integration auditiver Ereignisse über die Zeit voraus. Somit ist auch das auditive Arbeitsgedächtnis in unterschiedlichem Ausmaß an dieser Wahrnehmungsleistung beteiligt. Kognitionstheoretisch wird Intervall bezogenes Hören mit Segmentierung kleiner Wahrnehmungseinheiten als **lokaler**, Kontur bezogenes Hören dagegen als **globaler** Verarbeitungsmodus aufgefasst (Lehrdal und Jackendoff 1983).

Die zeitliche Organisation von Musik erfolgt durch ihre **Zeitstruktur.** Die wichtigsten musikalischen Zeitstrukturen sind Rhythmen und Metren. **Rhythmus** ist definiert durch die zeitlichen Verhältnisse dreier aufeinanderfolgender Ereignisse. **Metrum** ist die einer Gruppe von aufeinanderfolgenden Tönen zu Grunde liegende gleichmäßige Pulsation. Auch die Wahrnehmung von Rhythmus und **Metrum** setzt eine über die Zeit integrierende Speicherung akustischer Ereignisse und das Erkennen einer Ordnung voraus. Die Wahrnehmung von Metrum beruht dabei auf dem Erkennen einer Periodizität. Analog zur Verarbeitung von Melodien kann bei Zeitstrukturen die Verarbeitung von Rhythmen als lokaler, die von Metren als globaler Verarbeitungsmodus aufgefasst werden.

Als **harmonische Struktur** wird die harmonische Organisation einzelner Klänge bezeichnet. Harmonische Strukturen können als Klangfarbe oder als Akkordstruktur beschrieben werden. Die Empfindung einer bestimmten Klangfarbe wird durch das spezifischen Obertonspektrum eines Klanges und durch die bei der Tonerzeugung entstehenden Geräusche erzeugt. Wahrnehmung von Akkordstrukturen beruht auf der Erkennung von Schwingungsverhältnissen. Einfache Schwingungsverhältnissse (z. B. Oktave: 2:1, Quinte: 3:2, Quarte: 4:3) werden in der Regel als konsonant oder als harmonisch empfunden, komplexe Schwingungsverhältnisse (z. B. kleine Sekunde 16:15) als dissonant. Diese Empfindungen sind subjektiv, interkulturell verschieden und waren über die Jahrhunderte einem Wechsel unterworfen. So wurde in der abendländischen Musik beispielsweise die Quarte noch im 16. Jahrhundert von einigen Musiktheoretikern als dissonant klassifiziert. Die Wahrnehmung von Klangfarben und Akkordstrukturen setzt schnelle auditorische Analysevorgänge im Bereich von wenigen Millisekunden voraus.

Die **dynamische Struktur** bezeichnet als vertikale Dynamik die Lautstärkenverhältnisse innerhalb eines Klanges, als horizontale Dynamik die Lautstärkenverhältnisse innerhalb einer Gruppe aufeinanderfolgender Klänge. Vertikale Dynamik ermöglicht durch Hervorheben und Zurücktreten bestimmter Stimmen die Abstufung eines Klangraums in Vordergrund und Hintergrund. Horizontale Dynamik vermittelte ganz wesentlich die affektive Qualität eines Musikstücks (Übersicht bei Sloboda 1985).

> **❗ Musikwahrnehmung beruht auf einem komplexen Zusammenspiel der Verarbeitung von Melodie-, Zeit-, Harmonie- und dynamischen Strukturen. Die Analysevorgänge können unterschiedliche Zeitabschnitte umfassen und benötigen ein leistungsfähiges audito**
> **▼**

risches Arbeitsgedächtnis. **Lokale Verarbeitung von Melodiestrukturen beruht auf der Analyse einzelner Intervalle, globale Verarbeitung auf der Analyse von Konturen. Lokale Verarbeitung von Zeitstrukturen beruht auf der Analyse von Rhythmen, globale auf der von Metren.**

39.2 Anatomische und neurophysiologische Grundlagen der Musikwahrnehmung

Die anatomischen und neurophysiologischen Grundlagen der Musikwahrnehmung konnten bisher nur unvollständig aufgeklärt werden. Während die neuronalen Korrelate der frühen Verarbeitungsschritte der Musikwahrnehmung, z. B. der Tonhöhen- oder Klangfarbenempfindung, recht gut erforscht sind, besteht hinsichtlich der neurobiologischen Grundlagen der Verarbeitung komplexer musikalischer Strukturen weiterhin eine verwirrende Variabilität der Befunde. Dies weist auf individuell angelegte und weit verzweigte neuronale Netzwerke als Grundlage der Musikwahrnehmung hin. Seit längerem ist bekannt, dass der Grad der musikalischen Ausbildung die Hirnlateralisation beim Musikhören beeinflusst: Berufsmusiker zeigen bei analytischen Musikaufgaben stärkere linkshemisphärische, Laien stärkere rechtshemisphärische Aktivierung (Altenmüller 1986). In ▶ Abschn. 39.2.1 werden zunächst weitere Faktoren dargestellt, die Einfluss auf die neuronalen Korrelate der Musikwahrnehmung haben. In ▶ Abschn. 39.2.2 wird dann das derzeitige Wissen zur funktionellen Anatomie der Musikverarbeitung zusammengefasst.

39.2.1 Einhören und Gehörbildung: die Plastizität des auditiven Systems beim Musikhören

Die Veränderbarkeit der Musikwahrnehmung durch Anpassung und Übung wird im Sprachgebrauch der Musiker durch Begriffe wie »Einhören« oder »Gehörbildung« verdeutlicht. Die Plastizität der Musikwahrnehmung – und generell der auditiven Mustererkennung – mag mit der besonders starken Divergenz der aufsteigenden auditorischen Bahnen zusammenhängen. Den 2-mal ca. 3.500 inneren Haarzellen im Innenohr stehen ungefähr 100 Milliarden zentrale Neurone gegenüber. Das bedeutet, dass pro Sinneszelle auf der Basilarmembran des Innenohres etwa 14

Millionen Nervenzellen zur weiteren Verarbeitung zur Verfügung stehen. Wie Gerhard Roth ausführt, muss das menschliche Gehirn einen ungeheuren Aufwand treiben, um aus der extrem spärlichen Information, die vom Innenohr kommt, all die ungeheuren Details der auditorischen Wahrnehmung zu erzeugen, die etwa beim Sprachverstehen oder bei der Musikwahrnehmung vorliegen. Je »dürftiger« aber ein von der Peripherie kommendes Signal ist, desto mehr Aufwand müssen die Gehirnzentren treiben, um diesen Signalen eine eindeutige Bedeutung zuzuweisen. Diese Bedeutungszuweisung ist dann hochgradig erfahrungsabhängig (Roth 1995, S. 111–112).

❶ **Der Prozess des Musikhörens ist ein strukturierender, Bedeutung generierender Vorgang, als dessen Resultat erfahrungsabhängig komplexe auditive Muster als Musik wahrgenommen werden.**

Übungsinduzierte auditive Plastizität

Die Anpassung an akustische Bedingungen kann bereits nach sehr kurzer Zeit eine Veränderung der auditiven Mustererkennung bewirken. Nach wenigen Stunden Training ist dies auch mit objektiven Methoden nachweisbar. Pantev et al. (1999) zeigten, dass durch künstliche Elimination eines bestimmten Frequenzbandes beim Musikhören schon nach drei Stunden eine Verringerung der neuronalen Antwort des primären und sekundären auditorischen Kortex selektiv in diesem Frequenzbereich entstand. Umgekehrt führt intensives musikalisches Training zu einer Vergrößerung rezeptiver Felder in primären und sekundären auditiven Regionen (Pantev et al. 1998). Dabei sind diese Veränderungen spezifisch für die jeweiligen Instrumente und musikalischen Erfordernisse. Trompeter beispielsweise besitzen nur für Trompetenklänge, nicht aber für Geigenklänge vergrößerte rezeptive Felder (Pantev et al. 2001). Dirigenten zeigen im Vergleich zu Pianisten eine stärkere Reaktion auditiver Neurone bei Aufgaben, die eine präzise Ortslokalisation von Klangquellen erfordern (Münte et al. 2001). Eben diese Fertigkeit wird im Alltag eines Dirigenten ständig geübt. Auch in Verhaltensexperimenten wird deutlich, dass Musikwahrnehmung spezifisch für die jeweiligen Erfordernisse des Instruments trainiert wird: Geiger beispielsweise sind aufgrund der freien Wahl der Tonhöhen auf der Geige auf eine sehr präzise Tonhöhenwahrnehmung angewiesen und besitzen daher ein besseres Unterscheidungsvermögen für Tonhöhen als Pianisten (Hofmann et al. 1997). Die speziellen Hörfertigkeiten von Musikern spiegeln sich auch in neuroanatomischen

Anpassungen wider (▸ Abschn. 39.2.2, Übersicht dazu auch bei Münte et al. 2002).

> ❗ Musikhören unterliegt ständigen plastischen Lernvorgängen. Bereits nach wenigen Stunden auditiven Trainings lassen sich Veränderungen rezeptiver Felder in den auditiven Arealen nachweisen. Diese Veränderungen sind hoch spezifisch für die geübte Hörfertigkeit.

Absolutes Gehör

Absolutes Gehör bezeichnet die Fähigkeit, Tonhöhen ohne einen zuvor gehörten und benannten Referenzton korrekt zu benennen. Die kategoriale Zuordnung der Tonhöhe erfolgt sehr rasch, gelingt auch bei Sinustönen und wird nur bei extrem hohen oder tiefen Tönen unsicher. Manche Absoluthörer neigen dazu, die Oktavposition von Tönen zu verwechseln (sog. Oktav- oder Chromafehler). Als Gegensatz des absoluten Gehörs wird das weitaus häufigere relative Gehör gesehen. Absolutes Gehör kann als eine besondere Form der übungsbedingten Anpassung des auditiven Systems angesehen werden. Voraussetzung für den Erwerb eines absoluten Gehörs ist frühes musikalisches Training. Die sensitive Periode scheint zwischen dem Kleinkindalter und etwa 9 Jahren zu liegen. Ab dem Alter von 12 Jahren kann das absolute Gehör nicht mehr erworben werden. Dieses frühe Training ist eine notwendige, aber nicht hinreichende Bedingung, um absolutes Gehör zu erwerben, da viele Kinder trotz frühen Trainings Relativhörer bleiben. Offenbar spielt eine genetische Disposition eine Rolle. So zeigen Zwillingsstudien, dass absolutes Gehör mit einer Konkordanz von 8–15% auftritt, auch wenn die Zwillinge getrennt aufwachsen (Überblick bei Zatorre 2003). Für die genetische Komponente spricht auch, dass absolutes Gehör in Japan, China, Korea und Vietnam weitaus häufiger auftritt als bei kaukasischen Volksgruppen. Dabei ist es nur von untergeordneter Bedeutung, ob es sich bei den Landessprachen um tonale Sprachen handelt, bei denen Tonhöhen semantische Qualitäten zugewiesen werden, wie dies im Chinesischen der Fall ist. So sind Japanisch und Koreanisch keine tonalen Sprachen, und auch bei englischsprachig aufgewachsenen Chinesen findet sich ein höherer Anteil von Absoluthörern.

Absoluthörer weisen als neuroanatomische Besonderheit eine verstärkte Asymmetrie des Schläfenlappens mit relativ größerem linksseitigen Planum temporale im hinteren Anteil der oberen Temporalhirnwindung auf (Schlaug et al. 1995, ▸ Kap. 56). Dies wird als Ausdruck einer morphologischen Anpassung des Nervensystems auf frühes Training gewertet. Passend dazu fand sich in neurophysiologischen Messungen im Bereich der linken oberen Temporalhirnwindung bei Absoluthörern im Vergleich zu Relativhörern eine Verlagerung der rezeptiven Felder für komplexe Töne und für Geräusche nach hinten (Hirata et al. 1999). In funktionellen Aktivierungsstudien mit der PET-Methode konnte gezeigt werden, dass Absoluthörer bei der Identifikation von Tonhöhen im linken dorsolateralen präfrontalen Kortex ein Aktivitätsmaximum zeigten, das bei Relativhörern fehlte. Wurden Relativhörer aber trainiert, bestimmte Klänge mit willkürlich ausgesuchten Ziffern zu assoziieren, dann zeigte sich bei ihnen genau das gleiche Aktivierungsmaximum. Dies spricht dafür, dass die konditionierte Assoziation eines Klanges mit einem Namen in dieser Region erfolgt (Bermudez u. Zatorre 2005).

> ❗ Absolutes Gehör bezeichnet die Fähigkeit, Tonhöhen ohne einen zuvor gehörten und benannten Referenzton korrekt zu benennen. Frühes musikalisches Training vor dem Alter von 9 Jahren scheint die Ausbildung des absoluten Gehörs zu fördern. Darüber hinaus ist eine genetische Komponente für den Erwerb des absoluten Gehörs von Bedeutung.

Effekte von Gehörbildung

An Musikhochschulen wird das Fach Gehörbildung angeboten. In diesem Unterricht werden auditive Diskriminationsfähigkeit, Mustererkennung und die Fertigkeit, musikalische Strukturen zu kategorisieren und zu benennen, trainiert. Gehörbildung und musikalisches Lernen im Allgemeinen bedeutet den Erwerb zusätzlicher mentaler Repräsentationen von Musik. Folgendes Beispiel mag dies verdeutlichen:

Während ungeübte Hörer eine unbekannte Orchestermusik in der Regel ausschließlich ganzheitlich auditiv erleben, verfügen geschulte Hörer über multiple Repräsentationen. Sie erkennen Instrumente, Strukturen und Stilmerkmale des Stückes, können sie benennen und z. B. als Notenbild visuell repräsentieren. Spielen die Hörer selbst ein Instrument, wird zusätzlich eine kinästhetisch-sensomotorische Repräsentation der Musik aktiviert. Besonders eindrucksvoll können diese zusätzlichen mentalen Repräsentationen bei Berufsmusikern dargestellt werden. So zeigen Pianisten im funktionellen Kernspintomogramm beim Hören von Klaviermusik und beim Sehen von pianistischen Bewegungen eine starke Aktivierung der primären motorischen Handareale ohne messbare Muskelkontraktionen

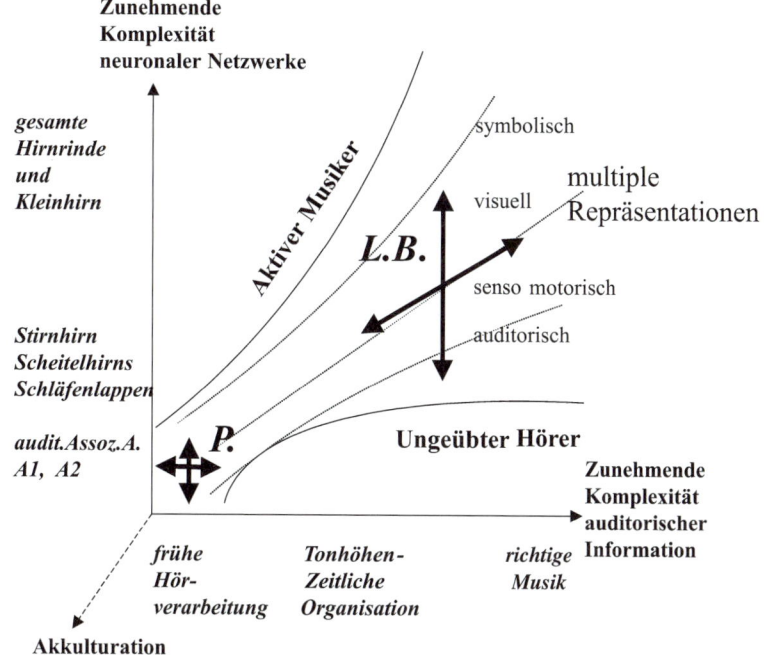

■ **Abb. 39.1.** Vereinfachtes Modell der Beziehung zwischen Komplexität auditorischer Information und Ausdehnung der beteiligten neuronalen Netzwerke. Im Gegensatz zum ungeübtem Hörer verfügen Musiker über multiple Repräsentationen von Musik. Das Kreuz »P« *links* verdeutlicht die Plastizität des primären (*A1*), sekundären (*A2*), und assoziativen auditiven Kortex. Das *rechts* eingezeichnete Kreuz »L.B.« verdeutlicht die Rolle der auditiven »Lernbiographie«, durch die individuell unterschiedliche mentale Repräsentationen von Musik entstehen. Diese können abwechselnd aktiviert werden. Geübte Hörer können musikalische Strukturen vereinfachen (*Pfeil nach links unten*) oder komplizieren (*Pfeil nach rechts oben*). Die lokalisatorischen Angaben auf der y-Achse sind nicht wörtlich zu verstehen, sondern sollen die zunehmende Ausdehnung der neuronalen Netzwerke andeuten. Die z-Achse »Akkulturation« verdeutlicht, dass mentale Repräsentationen von Musik auch vom jeweiligen kulturellen Rahmen abhängen

(Bangert et al. 2006; Haslinger et al. 2005). Diese unbewusst ablaufenden motorischen Korepräsentationen von Klängen oder Bewegungsbildern können als Spiegelneuronsystem gedeutet werden (▶ Kap. 61). Darüber hinaus gelingt es geübten Musikern aber, zusätzlich zu diesen auditiven, visuellen, sensomotorischen und symbolischen Repräsentationen Musik durchaus wie ungeübte Hörer ganzheitlich wahrzunehmen und unterschiedlichen Wahrnehmungsweisen abwechselnd, teilweise auch parallel zu aktivieren.

❶ Jahrelange Gehörbildung und Instrumentalunterricht führen zum Erwerb zusätzlicher mentaler Repräsentationen von Musik.

Die verschiedenen mentalen Repräsentationen musikalischer Strukturen werden in unterschiedlichen neuronalen Netzwerken abgelegt (■ Abb. 39.1). Ein weiterer Faktor, der Struktur und Lokalisation der beteiligten neuronalen Netzwerke beeinflusst, ist die Art und Weise, wie musikalisches Wissen erworben wurde. So scheint überwiegend prozedurales musikalisches Handlungslernen durch Musizieren ohne verbale Intervention eher auf rechtsfrontotemporalen Netzwerken zu beruhen, Erwerb von explizitem Faktenwissen »über« Musik aber eher auf linksfrontotemporalen Strukturen (Altenmüller et al. 1997).

❶ Die neuroanatomischen Substrate des Musikhörens sind stark erfahrungsabhängig und repräsentieren eher die Art und Weise, **wie wir gelernt haben, Musik zu hören**, als feststehende »Musikzentren«. Sie spiegeln also die individuellen Hörbiographien wider.

Anatomische Besonderheiten der Musikergehirne

Intensive Gehörbildung und jahrelanges Üben auf dem Instrument führen zu plastischen Anpassungen des ZNS, die sich mit den neuen Methoden der Morphometrie im

MRT sehr gut abbilden lassen. Langjährige Übung der Feinmotorik führt bei Pianisten und Geigern zu einer Größenzunahme der sensomotorischen Handregionen, insbesondere der nicht dominanten Hand. Diese Unterschiede sind besonders bei denjenigen Instrumentalisten deutlich, die vor dem Alter von 7 Jahren mit dem Instrumentalspiel begonnen hatten. Neue Untersuchungen mit der »Voxelbasierten Morphometrie« (VBM) (▶ Kap. 2) zeigen, dass nicht nur die anatomische Größe des motorischen Kortex bei Musikern zunimmt, sondern auch die Dichte der Neuronen (Gaser u. Schlaug 2003), und dass letztere Veränderungen auch noch entstehen, wenn erst im Erwachsenenalter begonnen wird zu üben. Auch das Broca-Areal, das Kleinhirn, und der primäre auditive Kortex besitzen bei Musikern eine größere neuronale Dichte. Die absolute Größe der primären Hörrinde korreliert sehr gut mit Hörfertigkeiten, die v. a. auditives Arbeitsgedächtnis erfordern (Schneider et al. 2002). Derartige übungsabhängige plastische Anpassungen des Nervensystems betreffen auch die Faserstruktur. So ist der Balken bei Musikern im Vergleich zu Nichtmusikern kräftiger ausgeprägt. Mit Hilfe der Faserdarstellung (Diffusion Tensor Imaging/DTI; ▶ Kap. 2) konnte unlängst gezeigt werden, dass diese Größenzunahme v. a. diejenigen Anteile des Balkens betrifft, die die auditiven Kortizes beider Hemisphären verbinden. Auch die Pyramidenbahn vom primär motorischen Kortex zu den Vorderhornregionen des Rückenmarks ist bei Pianisten stärker ausgeprägt als bei einer Kontrollpopulation (Bengtsson et al. 2005).

39.2.2 Die funktionelle Neuroanatomie der Musikwahrnehmung

Die funktionelle Neuroanatomie der Musikwahrnehmung ist durch Vielfalt und Widersprüchlichkeit der Befunde gekennzeichnet. Die Vielfalt entsteht zum einem durch die Komplexität von Musik, denn die verschiedenen Teilaspekte werden in unterschiedlichen, teilweise überlappenden neuronalen Netzwerken verarbeitet. Andererseits sind diese neuronalen Substrate, – wie oben erläutert, – stark erfahrungsabhängig. Als Faustregel gilt, dass frühe Verarbeitungsstufen der Musikwahrnehmung, z. B. Tonhöhen- und Lautstärkediskrimination noch interindividuell recht konstant in primären und sekundären auditiven Arealen beider Hemisphären stattfinden. Spätere Verarbeitungsstufen und komplexere Mustererkennungsprozesse, wie die Wahrnehmung von Melodien und von Zeitstrukturen sind jedoch

nicht mehr auf interindividuell konstante, eng umgrenzte neuronale Netzwerke zurückzuführen.

Frühe Verarbeitungsstufen der Musikwahrnehmung

Wie bei jeder auditiven Verarbeitung wird auch beim Musikhören zunächst die aufsteigende Hörbahn von den beiden Cochleae bis zur primären Hörrinde (A1) in den beiden Heschl'schen Querwindungen (Brodman Areal 41) durchlaufen (◻ Abb. 18.3 und ▶ Unter der Lupe »Anatomische Grundlagen« in Kap. 14). Im primären auditorischen Kortex reagieren viele Neurone nicht nur auf reine Sinustöne, sondern auch auf komplexe akustische Reize. Bereits auf dieser Stufe besteht eine Spezialisierung beider Hirnhemisphären. So erfolgt die Verarbeitung sehr rascher Zeitstrukturen (z. B. die Stimmeinsatzzeiten bei der Artikulation von Konsonanten; ▶ Abschn. 31.1) eher in der linksseitigen, die Verarbeitung von Spektren und Klangfarben eher in der rechtsseitigen Area 41 (Zatorre 2000). Lautstärkediskrimination beruht überwiegend auf sekundären auditiven Arealen (A2) der rechten oberen Temporalhirnwindung. Sie umgeben den primären Hörkortex halbkreisförmig (Belin et al. 1998).

Tonhöhendiskrimination und Melodiewahrnehmung

Musikalische Laien zeigen beim Vergleich unterschiedlicher Tonhöhen Aktivierungen im rechten dorsolateralen präfrontalen Kortex und in der oberen Temporalhirnwindung. Dabei scheint die rechte präfrontale Region eher der vergleichenden Bewertung zu dienen, während die temporale Aktivierung die Tätigkeit des auditiven Arbeitsgedächtnisses widerspiegelt (Zatorre et al. 1994). Wird der Schwierigkeitsgrad der Aufgabe gesteigert, indem zwischen die zu vergleichenden Töne zunehmend längere Störreize eingefügt werden, so werden die mittleren und unteren Temporalhirnwindungen mit einbezogen (Holcomb et al. 1998). Offensichtlich sind dort neuronale Netzwerke für komplex strukturierte oder länger im Gedächtnis zu haltende musikalische Strukturen lokalisiert. Bei Berufsmusikern sind linkshemisphärische Netzwerke in stärkerem Ausmaß an Tonhöhenunterscheidung oder Akkordwahrnehmung beteiligt (Altenmüller 1986; Beisteiner et al. 1994).

Die Wahrnehmung von Melodien aktiviert zusätzlich zu primären und sekundären auditiven Arealen die rechten, in geringerem Ausmaß auch die linken anterioren und posterioren auditiven Assoziationsareale der oberen Temporalhirnwindung (Griffiths et al. 1998). Die Verarbeitung der musikalisch-harmonischen Regeln, der musikalischen Syntax, erfolgt in spezialisierten neuronalen Netzwerken des unteren frontolateralen Kortex, die auf der linken Hemisphäre zur Broca-Area gehören (Brodmann-Area 44). Bei Regelverletzungen z. B. durch einen unerwarteten Akkord in einer konventionellen Akkordfolge entstehen Aktivitätsmaxima in diesem Anteil der linken Hemisphäre und im rechtshemisphärischen Broca-Analogon. Darüber hinaus sind auch beidseitig Anteile des hinteren oberen Temporalkortex aktiviert (Übersicht bei Koelsch 2005). Eine Aktivierung der sprachrelevanten Broca-Area (Brodmann Area 44) findet sich bei vielen musikbezogenen Aufgaben, z. B. wenn Pianisten Fingerbewegungen auf einer stummen Tastatur ausführen, aber auch bei anderen regelbezogenen symbolischen Bewegungsfolgen, etwa beim affektiven Gestikulieren oder bei der Ausführung von Zeichensprache. Es ist daher davon auszugehen, dass diese Region grundsätzlich auf Regeln beruhende komplexe Verhaltensweisen sowohl wahrnehmungsseitig wie auch ausführungsseitig verarbeitet.

Verarbeitung musikalischer Zeitstrukturen

Bei der Verarbeitung einfacher rhythmischer Beziehungen (Verhältnis der Dauern 1:2:4 oder 1:2:3) werden linkshemisphärische prämotorische und parietale Areale aktiviert, bei komplexen (1:2,5:3,5) Zeitverhältnissen dagegen rechtshemisphärische prämotorische und frontale Regionen (Sakai et al. 1999). Beide Bedingungen führen darüber hinaus zur Aktivierung des Zerebellums. Dies passt gut zur Auffassung, dass dem Kleinhirn die Rolle eines »Zeitgebers« zukommt (▶ Kap. 46). Die parietale Aktivierung kann mit auditiven Aufmerksamkeitsprozessen in Zusammenhang gebracht werden. So wurde in mehreren Hirnaktivierungsstudien nachgewiesen, dass gezielte auditive Aufmerksamkeit zur Aktivierung eines frontozentralen-parietalen Netzwerks führt (z. B. Belin et al. 1998). Andere Ergebnisse erhält man, wenn man geübte Hörer untersucht: So zeigen Musikstudenten bei der Diskrimination von Rhythmen oder Metren die höchsten kortikalen Aktivierungen rechtsfrontotemporal (Altenmüller et al. 2000).

Verarbeitung der durch Musik induzierten Emotionen

Erst in den letzten Jahren wurde begonnen, mit funktioneller Bildgebung (PET, fMRT, MEG) die Neurophysiologie der durch Musik induzierten Emotionen zu erforschen. Wenn Jugendliche Musik als »schön« empfinden, kommt es zu einer stärkeren Aktivierung linksfrontotemporaler Netzwerke. Negativ bewertete Musik geht mit einer stärkeren

Aktivierung rechtsfrontotemporaler Regionen einher (Altenmüller et al. 2002). Eine starke Beteiligung des limbischen Systems konnte mit der PET-Methode gezeigt werden: Bei konsonant klingender und angenehm empfundener Musik kam es bilateral im orbitofrontalen Kortex, im Bereich des medialen Gyrus cinguli sowie rechtsfrontopolar zur Aktivierung. Dissonante, als unangenehm empfundene Musik führte dagegen zu Aktivierung im rechten Gyrus parahippocampalis (Zatorre 2000). Noch eindrucksvoller sind die Befunde, wenn die Probanden Musik anhören, die starke Emotionen mit »Gänsehautgefühl« auslöst. Die Aktivierungen während der Gänsehauterlebnisse umfassen Bereiche des Mittelhirns, des Nucleus accumbens sowie des orbitofrontalen Kortex; gehemmt wird dagegen die Aktivität der Amygdala. Dieses Erregungsmuster entspricht der Aktivierung des Motivations- und Selbstbelohnungssystems, Strukturen die auch aktiv sind, wenn Probanden Kokain einnehmen oder in sexuelle Erregung geraten (Blood u. Zatorre 2001).

> ❶ **Auf frühen auditiven Verarbeitungsstufen existiert eine Hemisphärenbevorzugung mit Zeitverarbeitung links-, spektraler Verarbeitung rechtstemporal. Bei musikalischen Laien beruhen Tonhöhen- und Melodiewahrnehmung auf bilateralen, jedoch rechtshemisphärisch überwiegenden frontotemporalen Netzwerken. Die Verarbeitung von Zeitstrukturen aktiviert zusätzlich zu auditiven Arealen prämotorisch frontale und parietale Areale sowie das Kleinhirn. Durch Musik**
> ▼

□ Tabelle 39.1. Übersicht über die relative Hemisphärenlateralisation unterschiedlicher musikalischer Teilleistungen

	Linke Hemisphäre	Rechte Hemisphäre
Artikulation	+ + + +	+
Klangfarben	+ +	+ + +
Dynamik	+ +	+ + +
Tonhöhe	+ +	+ + +
Intervalle	+ + +	+ +
Konturen	+ +	+ + +
Perioden	Abhängig von Ausbildung	
Rhythmen	+ + +	+ +
Metren	+ +	+ + +
Gedächtnis	+ ?	+ + + + ?
Emotionen	positiv	negativ

erzeugte Emotionen werden in spezifischen Anteilen des limbischen Systems verarbeitet. Emotionale Valenzurteile korrelieren bei positiver Bewertung mit einer Mehraktivierung linksfrontotemporal, bei negativer Bewertung rechtsfrontotemporal. Glückszustände beim Musikhören mit »Gänsehauterlebnissen« führen zur Aktivierung des limbischen Selbstbelohnungssystems. In ◘ Tabelle 39.1 wird die relative Hemisphärenlateralisation musikalischer Teilleistungen, soweit es bekannt ist, zusammengefasst.

39.3 Amusien

❶ Unter **Amusien** versteht man Störungen der Musikverarbeitung. **Rezeptive Amusie** bezeichnet eine Störung der Musikwahrnehmung, **expressive Amusie** eine Störung der musikalischen Produktion.

Der Begriff der Amusie wurde 1871 erstmals verwendet und 1877 von Kußmaul aufgegriffen. Früher teilweise synonym gebrauchte Bezeichnungen sind »musikalische Ag-

nosie«, »Instrumentalapraxie« oder »Dysmusie«. Häufig betreffen Amusien nur bestimmte Aspekte der Musikverarbeitung, etwa die Wahrnehmung von Rhythmen oder von Melodien. Eine Untergliederung der Amusien in missverständliche Begriffe wie »Arhythmie« als Bezeichnung für Störungen der Rhythmuswahrnehmung oder »Amelodie« für Störungen der Melodiewahrnehmung sollte vermieden werden. Die häufigsten Ursachen von Amusien sind umschriebene Hirnläsionen nach Schlaganfällen. In den letzten Jahren wurde durch systematische Untersuchungen das Krankheitsbild der genetisch mitbedingten **kongenitalen Amusie** charakterisiert. Dabei handelt es sich um eine Teilleistungsschwäche, die bevorzugt die Tonhöhenwahrnehmung betrifft und weniger mit Defiziten der Rhythmuswahrnehmung einhergeht (Peretz et al. 2002). Nach Schätzungen leiden ca. 4% der Menschen an einer kongenitalen Amusie. Für eine genetische Ursache spricht die familiäre Häufung und erhöhte Konkordanzraten bei eineiigen gegenüber zweieiigen Zwillingen.

Im klinischen Alltag werden Amusien häufig übersehen, obwohl bei ca. 70% der Schlaganfallpatienten amusische Defizite vorliegen (Schuppert et al. 2000). Die hohe Dun-

---

Fallbeispiel

KD ist ein pensionierter Lehrer und begeisterter Musikliebhaber, ohne jemals selbst ein Instrument erlernt zu haben. Er besucht regelmäßig Konzerte und hört vor allem klassische Musik und Jazz im Radio.

Als er eines Morgens ein leichtes Hängen des linken Mundwinkels und eine Ungeschicklichkeit der linken Hand beim Rasieren bemerkte, suchte er den Hausarzt auf, der ihn sofort in die neurologische Klinik einwies. Dort klangen die motorischen Störungen im Laufe des Tages ab. Die Untersuchungen ergaben eine leichte Reflexbetonung links und ein Absinken des linken Armes im Halteversuch. Sprachstörungen bestanden nicht. Eine computertomographische Untersuchung am ersten Tag war unauffällig, die Dopplersonographie zeigte mehrere große Plaques in der rechten Arteria carotis communis. Nach 4 Tagen wurde KD entlassen.

Zwei Tage nach der Entlassung besuchte er mit seiner Frau ein Abonnentenkonzert, bei dem ein von ihm besonders geschätztes Trompetenkonzert von Joseph Haydn gespielt wurde. Doch für ihn völlig unverständlich lies ihn diese Musik völlig kalt. Die Musik kam ihm »flach« vor. Er konnte auch nicht mehr sicher den Klang der Trompete aus der begleitenden Streichermusik heraushören, obwohl er

die Bewegungen des Trompeters an seinem Instrument sehr gut erkannte. Überhaupt hatte er den Eindruck, als seien die Klänge der verschiedenen Instrumente zu einem Brei vermischt. Eine unerfreuliche Erfahrung. Am anderen Tag suchte er den Ohrenarzt auf, der jedoch eine altersentsprechend sogar überdurchschnittliche Hörfähigkeit attestierte. Er stellte sich dann in unserem Institut vor. Wir untersuchten seine Fähigkeit, Klangfarben zu erkennen, Tonhöhen, Intervalle, Melodiekonturen, Rhythmen und Metren zu unterscheiden. Außerdem wurde das musikalische Langzeitgedächtnis überprüft: Wir baten ihn, Musikstücke aus seiner Plattensammlung mitzubringen, und testeten seine Erkennensleistung.

Alle Testwerte wurden mit Werten einer kleinen Normgruppe verglichen, die an etwa gleichaltrigen, musikalisch ebenfalls interessierten, aber nicht aktiv musizierenden Männern mit abgeschlossenem Hochschulstudium erhoben wurden. Es zeigte sich, dass bei KD selektiv nur die **Klangfarbenerkennung** beeinträchtigt war. Eine daraufhin durchgeführte Kernspintomographie ergab den Befund einer etwa 3 cm großen ischämischen Läsion rechtstemporal, die die vorderen Anteile des oberen und mittleren Gyrus temporalis und eines kleinen Teiles der Inselregion mit einschloss (publiziert in Kohlmetz et al. 2003)

kelziffer ist dadurch bedingt, dass musikalische Leistungen meist nicht abgefragt werden. Darüber hinaus werden Einbußen musikalischer Fertigkeiten von den betroffen Patienten während des Klinikaufenthalts häufig nicht bemerkt, zumal in der Regel gravierendere Defizite im Vordergrund stehen. Ausnahmen bilden Berufsmusiker, die sehr viel sensibler auf Veränderungen ihrer musikalischen Fertigkeiten reagieren. Es ist darum nicht erstaunlich, dass seit dem Beginn der Amusieforschung 1870 die weitaus meisten Fallberichte Berufsmusiker betreffen. Eine weitere Schwierigkeit liegt darin, dass – im Gegensatz zu vielen anderen als Kulturleistungen etablierten kognitiven Fertigkeiten – das Leistungsniveau im musikalischen Bereich in der Bevölkerung sehr unterschiedlich ist. So kann z. B. die Beherrschung einfacher Grammatikregeln, ein bestimmter Wortschatz oder die Kenntnis der Grundrechenarten in Deutschland vorausgesetzt werden. Ein vergleichbares Standardniveau musikalischer Leistungen gibt es nicht. Dadurch wird die Zusammenstellung einer Normgruppe für die Testung erheblich erschwert. Auch aus diesem Grunde konnte sich bislang kein Amusietest in der neuropsychologischen Praxis durchsetzen. Allerdings haben unlängst Schuppert u. Altenmüller (2001) ein Testverfahren entwickelt, das zur Erfassung rezeptiver Amusien geeignet scheint und an einer ausreichend großen Population von musikalischen Laien validiert wurde. Alternativ kann die im Internet von Isabell Peretz et al. entwickelte kostenlos zur Verfügung gestellte »Montreal Battery of Evaluation of Amusia (MBEA)« herangezogen werden (Web-Site: www.brams.umontreal.ca/peretz/english/amnusiaBattery/MBEA_home.html).

> ❗ Amusische Defizite treten bei ca. 70% der Schlaganfallpatienten auf und sind damit häufiger als Aphasien. Am Krankenbett werden sie meist übersehen, da musikalische Leistungen häufig nicht abgefragt und von den Patienten in der Regel nicht spontan bemerkt werden. Auch ohne Hirnschädigung kommen bei ca. 4% der Bevölkerung amusische Störungen v. a. der Tonhöhen- und Melodiewahrnehmung vor. Hier wird als Ursache eine genetisch mitbedingte Teilleistungsstörung angenommen.

39.3.1 Neuroanatomische Befunde bei amusischen Störungen

Eine eindeutige Zuordnung bestimmter amusischer Störungen zu definierten Läsionen ist nicht möglich. Eine komplette Amusie mit Ausfall aller rezeptiven und expressiven Leistungen setzt immer eine ausgedehnte bilaterale Läsion der Temporallappen mit Einbeziehung der beiden vorderen Temporalpole voraus. Zahlreiche Fallstudien sind zu Störungen einzelner Aspekte der Musikwahrnehmung und Musikproduktion nach Hirnläsionen veröffentlicht worden. Bei den Betroffenen handelte es sich in der Regel um Berufs- oder Amateurmusiker. Eine Übersicht und kritische Würdigung dieser Einzelfälle würde den Rahmen dieses Kapitels sprengen, eine Zusammenfassung und Systematisierung der Befunde ist wegen der Heterogenität der Krankheitsbilder und der Läsionsorte jedoch auch nicht möglich. Diese große Variabilität ergibt sich einerseits aus den neurobiologischen Grundlagen der Musikverarbeitung, andererseits aus dem Einsatz unterschiedlicher, in der Regel nicht vergleichbarer Testverfahren.

Aber auch systematische Untersuchungen an größeren Gruppen von Patienten mit vergleichbarem Testmaterial zeigen durchaus heterogene Ergebnisse. Oepen et al. (1989) fanden mit dem Wertheim-Botez-Test (Jellinek 1933; Wertheim u. Botez 1961) bei 25 von 34 Schlaganfallpatienten (74%) amusische Störungen. Linkshemisphärische Läsionen führten bei 17 von 22 Patienten, rechtshemisphärische Läsionen bei 8 von 12 zu amusischen Defiziten. Bei 13 der 22 Patienten mit linkshemisphärischen Läsionen waren amusische Störungen mit Aphasie gekoppelt. Diese Patienten zeigten besonders ausgeprägte Störungen der Verarbeitung von Rhythmen. Musikalisch vorgebildete Patienten zeigten eine Tendenz zur relativ größeren Störungshäufigkeit nach linkshemisphärischen Läsionen. Amusien fanden sich nicht nur nach Läsionen, die Teile des Temporallappens mit einschlossen, sondern auch nach frontalen, zentralen und parietalen Schlaganfällen.

Isabell Peretz untersuchte Schlaganfallpatienten mit dem MBEA-Test, der im Wesentlichen unserem oben dargestellten Test entspricht. Sie fand, dass Patienten nach Schädigung der linken Hirnhälfte häufiger Schwierigkeiten hatten, Melodien zu unterscheiden, in denen einzelne Intervalle variiert waren (lokale Hörweise), während Patienten nach rechtshirnigen Läsion eher bei der Unterscheidung von Konturen (globale Hörweise) eine schlechtere Leistung zeigten (Peretz 1990).

Diese klare Dichotomie konnten wir nicht bestätigen: Bei 20 Patienten bestand ein ganz heterogenes Ausfallsmuster nach Schlaganfällen der linken oder der rechten Hemisphäre (Schuppert et al. 2000). Ähnlich wie in der Studie von Oepen et al. (1989) zeigten etwa 70% der Patienten rezeptive amusische Störungen und 6 der 12 linkshemisphärisch geschädigten Patienten litten zusätzlich unter einer Aphasie. Beim Studium der individuellen Ausfallmuster ergaben sich Hinweise auf eine hemisphärenspezifische hierarchische Organisation der Musikwahrnehmung. So scheint die intakte Verarbeitung von Metrum und Konturen in der rechten Hemisphäre die Voraussetzung für die erfolgreiche Verarbeitung von Intervallen und Rhythmen mit der linken Hemisphäre zu bilden. Zwei Besonderheiten unterschieden diese Studie von allen zuvor publizierten Untersuchungen zur Amusie:

1. Jedem Patient war eine Kontrollperson zugeordnet, die nach Geschlecht, Händigkeit, Alter und vor allem nach musikalischer Vorbildung dem korrespondierendem Patienten glich. Dadurch wurde die Spezifität des Testes ohne Einbuße an Sensitivität erhöht.

2. Der Zeitraum der Untersuchung war auf ein enges Zeitsegment von 5–10 Tagen nach der Läsion festgelegt. Der Untersuchungszeitpunkt ist mit Sicherheit von Bedeutung, da plastische Reorganisation rasch stattfinden kann. So hatten sich 4 von 10 Patienten in einer Nachuntersuchung nach einem Jahr in mindestens einem der zuvor als »amusisch« klassifizierten Teilbereiche wieder auf Normalniveau erholt (Schuppert et al. 2003).

Systematische Untersuchungen zu expressiven musikalischen Fertigkeiten werden derzeit durch uns durchgeführt. Bei 33 Schlaganfallpatienten wurde zusätzlich zu dem rezeptiven Amusietest von Schuppert u. Altenmüller (2001) die Fähigkeit untersucht, Rhythmen nachzuklopfen oder Melodien auf einem Glockenspiel nachzuspielen. Die Testergebnisse wurden auf Band aufgenommen, mit Aufnahmen von Kontrollpersonen gemischt und von 3 Experten anschließend »blind« bewertet. Vier wesentliche **Ergebnisse** sind bemerkenswert:

1. Die expressiven Tests mit Nachspielen von Rhythmen und Melodien sind sensitiver als die rezeptiven Tests; die Patienten zeigten hier die größten Leistungseinbrüche.

2. Das Erkennen bekannter Volkslieder ist die stabilste Leistung nach Schlaganfällen – hier zeigten sich die geringsten Unterschiede zu den Kontrollprobanden.

3. Es ergaben sich auch bei den expressiven Störungen keine eindeutigen Hinweise auf eine Hemisphärenbevorzugung.

4. Entscheidend für das Ausmaß einer Einbuße im expressiven Bereich ist die musikalische Vorbildung. Bereits eine kurze musikalische Ausbildung in der Kindheit, z. B. ein Jahr Blockflötenunterricht, verringert das Ausmaß der expressiven amusischen Defizite signifikant. Man kann spekulieren, ob in diesen Fällen früh erworbene zusätzliche mentale Repräsentationen von Musik reaktiviert werden können.

ⓘ Komplette Amusien mit Ausfall aller musikalischen Leistungen beobachtet man nur nach ausgedehnten bilateralen Temporallappenläsionen. Die amusischen Defizite nach einseitigen Hemisphärenläsionen sind heterogen und bilden sich oft rasch zurück. Expressive Amusien sind häufiger als rezeptive Amusien. Frühe musikalische Ausbildung scheint den Ausprägungsgrad einer expressiven Amusie im späteren Lebensalter deutlich zu verringern. Das Krankheitsbild der kongenitalen Amusie wird auf eine genetisch mitbedingte Entwicklungsstörung, bevorzugt der Tonhöhen- und Melodiewahrnehmung, zurückgeführt.

┌─ Zusammenfassung ─

Musik ist neben Sprache ein zweites menschspezifisches, innerartliches lautliches Kommunikationssystem. Musik kann als komplexe auditive Gestalt verstanden werden, die Emotionen erzeugt und soziale Bindung verstärkt. Musikwahrnehmung beruht auf dem Zusammenspiel der Verarbeitung von Melodie-, Zeit-, und Harmoniestrukturen. Die funktionelle Neuroanatomie dieser Leistungen ist individuell variabel, da stark von Erfahrung geprägt. Die neuronalen Substrate der Musikwahrnehmung spiegeln die individuellen mentalen Repräsentationsweisen für Musik wider. Professionelle Musiker besitzen andere mentale Repräsentationen von Musik als Laien. Unter einer **Amusie** wird eine Störung der Musikverarbeitung verstanden. Ein völliger Ausfall der Musikwahrnehmung wird nur nach ausgedehnten beidseitigen Temporallappenläsionen beobachtet. Defizite in einzelnen Bereichen der Musikwahrnehmung und Musikproduktion finden sich bei ca. 70% der Schlaganfallpatienten. Amusien sind somit deutlich häufiger als Sprachstörungen. Eine systematische Zuordnung bestimmter Ausfallsmuster zu Läsionsorten gelingt nicht, da von individuell angelegten, weit verzweigten neuronalen Netzwerken als Grundlage der Musikwahrnehmung und -produktion auszugehen ist. Bei ca. 4% der Menschen findet sich eine kongenitale Amusie mit Störungen der Tonhöhen- und Melodiewahrnehmung. Als Ursache wird eine genetisch bedingte Teilleistungsstörung angenommen.

IX Gedächtnis

40 Funktionen und Modelle des Gedächtnisses

Axel Buchner

»Life lost in limbo, dissolving« – so charakterisiert Oliver Sacks (1985, S. 28) in belletristischem Pathos die Situation eines Marinesoldaten, dessen Autobiographie etwa 3 Jahrzehnte vor seiner amnestischen Erkrankung stehen geblieben zu sein schien. Aus diesen 3 Jahrzehnten erinnert der ehemalige Soldat weder persönliche Ereignisse (z. B. sein Ausscheiden aus der Armee) noch allgemeine Sachverhalte, die sich in dieser Zeitspanne ergeben haben (z. B. die technische Möglichkeit des Mondflugs). Auch an aktuelle Ereignisse und Fakten kann er sich schon nach kurzer Zeit nicht mehr erinnern. Der Blick in den Spiegel irritiert ihn sehr, weil das Aussehen seines Gesichts in krassem Gegensatz zu seinem subjektiv erlebten Alter steht. Andererseits kann er einer Konversation mühelos folgen. Er versteht sein Gegenüber und kann sinnvoll antworten. Dazu muss er Informationen mindestens kurzzeitig gut behalten können. In der Tat sind seine kurzfristigen Behaltensleistungen unauffällig.

Für die Gedächtnisforschung können solche Dissoziationen Hinweise auf verschiedenartig funktionierende Gedächtnissysteme liefern, vor allem dann, wenn sich auch der »umgekehrte« Fall findet, was bei kurz- und langfristigen Behaltensleistungen tatsächlich beobachtet worden ist. Patienten mit bestimmten linkshemisphärischen Hirnschädigungen leiden an einem sehr stark eingeschränkten verbalen Kurzzeitgedächtnis, verfügen aber über ein völlig normales Langzeitgedächtnis und auch ansonsten normale intellektuelle Fähigkeiten (Warrington u. Shallice 1969).

Insgesamt ergibt sich also eine **doppelte Dissoziation** von kurz- und langfristigen Behaltensleistungen. Sie passt gut zu dem, was man heute in Anlehnung an eine zentrale gedächtnistheoretische Arbeit von Atkinson und Shiffrin (1968) als das **modale Gedächtnismodell** bezeichnet. Details dieses ursprünglich mathematisch formulierten Modells haben sich zwar als empirisch nicht angemessen erwiesen, doch der Modellrahmen ist nach wie vor nützlich. ◘ Abbildung 40.1 illustriert in vereinfachter Form eine aktualisierte Variante des modalen Modells, das wir hier als übergeordnetes Modell verwenden wollen.

In ◘ Abb. 40.1 findet sich neben dem Langzeit- und Arbeitsgedächtnis ein weiteres Gedächtnissystem, das sog. sensorische Gedächtnis, dessen Komponenten auch als sensorische Register bezeichnet werden. In diesen Komponenten wird Information reizspezifisch für nur einige hundert Millisekunden bereitgehalten. Sie bilden gleichsam die Brücke zwischen Wahrnehmung und dem, was eher einer konventionellen Vorstellung von Gedächtnis entspricht. Wir werden am Ende dieses Kapitels kurz darauf zu sprechen kommen.

Die Unterscheidung von Langzeit-, Arbeits- und sensorischem Gedächtnis ist natürlich noch recht grob. Daher sollte es uns nicht wundern, dass innerhalb dieser Kategorien weitere Unterformen von Gedächtnis unterschieden worden sind. Hierbei wollen wir 3 Ebenen trennen:

— Auf einer ersten **deskriptiven Ebene** kann uns niemand hindern, prinzipiell beliebige Formen von Gedächtnis zu unterscheiden. Beispielsweise könnten wir ein vom sonstigen Langzeitgedächtnis verschiedenes Namengedächtnis postulieren und dann gegenüber einer Person, deren Name uns zum wiederholten Mal nicht einfällt, behaupten, dieses Namengedächtnis bereite uns leider gewisse Probleme, das übrige (selbstverständlich das »eigentliche«) Gedächtnis funktioniere aber blendend.

— Interessanter – aber auch schwieriger – wird es für die Gedächtnisforschung dann, wenn auf einer zweiten, **funktionalen Ebene** mit wissenschaftlichen Methoden

■ **Abb. 40.1.** Schematische Darstellung des modalen Gedächtnismodells

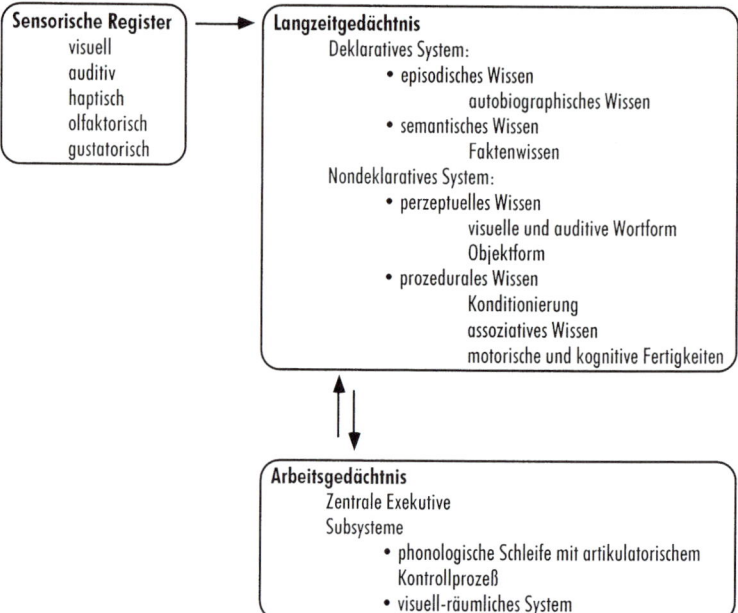

die Annahme erhärtet werden soll, dass die zunächst nur deskriptiv unterschiedenen Gedächtnisse tatsächlich verschiedene Arten von Informationen auf unterschiedliche Weise verarbeiten. Für die Unterscheidung zwischen Langzeit- und Arbeitsgedächtnis gilt funktionale Verschiedenheit unter anderem wegen der weiter oben erwähnten doppelten Dissoziation von kurz- und langfristigen Behaltensleistungen als hinreichend gut belegt.

■ Schließlich können wir natürlich fragen, welchen Hirnstrukturen auf **neuronaler Ebene** die funktional verschiedenen Gedächtnissysteme möglicherweise zugeordnet werden können.

Wir konzentrieren uns in diesem Kapitel vor allem auf die deskriptive und die funktionale Ebene. Die neuronale Ebene wird im anschließenden Kap. 41 ausführlicher behandelt.

40.1   Langzeitgedächtnis

Beginnen wir damit, woran die meisten Menschen beim Thema Gedächtnis zuerst denken, nämlich mit dem Langzeitgedächtnis. In der Forschung zu diesem Thema finden sich 2 Herangehensweisen, die wir hier betrachten wollen. Zum einen kann man Gedächtnis, wie wir andeutungsweise

schon gesehen haben, als eine Menge von verschiedenen **Systemen** betrachten, die es zu identifizieren gilt. Zum anderen können Gedächtnis**prozesse** den primären Untersuchungsgegenstand bilden. Die beiden Herangehensweisen ergänzen sich.

40.1.1   Systemorientierte Perspektive auf das Langzeitgedächtnis

Deklaratives Gedächtnis

Von Tulving (1972) stammt die Unterscheidung zwischen **episodischem** und **semantischem** Langzeitgedächtnis. Dem episodischen Gedächtnis werden Erinnerungen an bestimmte persönlich erfahrene Ereignisse und deren räumliche sowie zeitliche Einbettung zugeordnet. Eine Urlaubserinnerung (»Der Aufstieg auf den Ätna«) ist ein gutes Beispiel dafür, was Tulving mit episodischem Gedächtnis gemeint hat. Wir können berichten, wann und wo das Ereignis stattgefunden hat. Das semantische Gedächtnis dagegen bezieht sich auf Sachwissen ohne zeitlich-räumliche Einbettung: Wir wissen, dass der Ätna ein Vulkan ist, aber wir wissen nicht mehr, wann und wo wir das erfahren haben. Schacter u. Tulving (1994) ordnen die beiden Gedächtnisformen unterschiedlichen Hirnarealen zu. Semantisches Gedächtnis soll von Strukturen im medialen Temporallappen, episodisches dagegen von Teilen des präfrontalen Kortex abhängen. Andere wie etwa Fuster (1995) bezweifeln ausdrücklich, dass die Trennung zwischen episodischem und semantischem Gedächtnis mehr sei als eine zwar auf den ersten Blick einleuchtende, aber letztlich bloß deskriptive Unterscheidung von zwei Formen eines Gedächtnisses. Squire (z. B. Squire u. Knowlton 1999) behält zwar auf deskriptiver Ebene die Unterscheidung von episodischem und semantischem Gedächtnis bei, rechnet aber beide Gedächtnisformen dem sog. »deklarativen« Gedächtnis zu (der Begriff »deklarativ« soll andeuten, dass wir Erinnerungen an Fakten und Ereignisse normalerweise in sprachlicher Form mitteilen können, weshalb man hier auch oft von bewussten Erinnerungen spricht). Als für das deklarative Gedächtnis wichtig gelten Strukturen innerhalb des medialen Temporallappens, vor allem der Hippocampus, der entorhinale Kortex, der parahippocampale Kortex und der perirhinale Kortex.

Angesichts dieser divergierenden Positionen sollten wir uns fragen, welche empirischen Evidenzen dafür sprechen, semantisches und episodisches Gedächtnis als funktional verschiedene Gedächtnissysteme zu betrachten. Tulving selbst (z. B. Tulving 1999) präferiert die Trennung von episodischem und semantischem System vor allem aus 3 Gründen.

Probleme beim Erinnern autobiographischer Ereignisse. Tulvings Erfahrung nach haben amnestische Patienten massive Probleme beim Erinnern autobiographischer Ereignisse, sind aber ansonsten relativ unauffällig. Sie können lesen, schreiben, Probleme lösen und so weiter – ihr dafür benötigtes semantisches Wissen scheint also nicht beeinträchtigt. Das könnte man im Sinne einer Dissoziation zwischen episodischem und semantischem Gedächtnis werten. Problematisch ist aber, dass viele der typischerweise gemessenen und als unbeeinträchtigt klassifizierten semantischen Wissensbestände – beispielsweise die Kenntnis und korrekte Verwendung von Objektnamen wie »Feuerzeug« – oft weit vor der amnestischen Erkrankung erworben wurden. Solche »älteren« Gedächtnisinhalte gehen bei einer amnestischen Erkrankung allgemein mit einer geringeren Wahrscheinlichkeit verloren. Hinzu kommt, dass man sich semantisches Wissen insofern als redundanter repräsentiert vorstellen kann, als Fakten (»Der Ätna ist ein Vulkan«) als Komponenten vieler verschiedener Episoden vorkommen können (Urlaubserinnerungen, Fernsehsendungen etc.). Redundantere Repräsentationen von Fakten sollten natürlich in geringerem Umfang von Hirnschädigungen betrof-

fen sein als weniger redundant repräsentierte Einzelepisoden. Aus dieser Sicht würde es nicht überraschen, wenn amnestische Patienten tatsächlich stärkere Einbußen beim Erinnern von Episoden als von Fakten zeigen würden. Dennoch findet man zumindest bei Patienten mit Schädigungen des medialen Temporallappens, dass massive Gedächtnisprobleme sowohl bei neuen Ereignissen als auch bei neuen Fakten auftreten. Höchstens bei Patienten mit zusätzlicher starker Schädigung im Bereich des Frontallappens können sich Hinweise auf einen stärkeren Verlust von episodischen als von semantischen Gedächtnisleistungen finden (Squire u. Zola 1998). Wesentlich überzeugender wäre natürlich die zusätzliche Demonstration, dass auch bei gestörtem semantischen Gedächtnis das episodische Gedächtnis intakt sein kann.

Methodische Probleme. Ein weiteres Argument von Tulving ist methodischer Art. Episodische Erinnerungsleistungen korrelieren oft nicht mit Leistungen in Aufgaben, die Tulving dem semantischen Gedächtnis zuordnet. Wenn diese Typen von Erinnerungsleistungen unkorreliert sind, so die Idee, dann sollten ihnen auch unabhängige Gedächtnisstrukturen zugrunde liegen. Dieses Argument wird oft genannt, aber es ist methodisch äußerst fragwürdig. Wir können hier nicht auf Details des Problems eingehen, aber soviel sei erwähnt: Die Eigenschaften der verwendeten Gedächtnismaße lassen kaum etwas anderes zu als die gegenseitige stochastische Unabhängigkeit, sodass sich eine inhaltliche Interpretation solcher »Unabhängigkeitsbefunde« schlicht verbietet.

Unterschiedliche Hirnaktivität. Die stärkste Evidenz zugunsten einer Trennung von episodischem und semantischem Gedächtnis stammt aus Untersuchungen mit bildgebenden Verfahren. Der Abruf semantischer Information geht demnach mit höherer Aktivität im linken als im rechten präfrontalen Kortex einher, der Abruf episodischer Information dagegen mit dem umgekehrten Aktivationsmuster. Allerdings kann bei solchen Befunden die unterschiedliche Aufgabenschwierigkeit zwischen episodischen und semantischen Gedächtnisaufgaben ein Problem sein (Wiggs et al. 1999).

Als Zwischenbilanz können wir daher festhalten:

❶ **Auf deskriptiver Ebene ist die Unterscheidung zwischen episodischem und semantischem Gedächtnis einleuchtend, aber wir wissen noch zu wenig, um mit**

▼

hinreichender Sicherheit sagen zu können, dass diese Unterscheidung auch auf funktionaler Ebene sinnvoll ist.

Nondeklaratives Gedächtnis

Klar ist dagegen, dass in unserem Gedächtnis wesentlich mehr Erfahrungen gespeichert sind, als wir uns zu einem gegebenen Zeitpunkt bewusst machen können. Auch solche Erfahrungen beeinflussen unser Erleben und Verhalten. Schon Ebbinghaus (1885/1966, S. 3) gab sich überzeugt:

> »Der größere Teil des Erfahrenen bleibt dem Bewusstsein verborgen und entfaltet doch eine bedeutende und seine Fortexistenz dokumentierende Wirkung.«

Weil sie nicht berichtet werden können, werden solche Erfahrungsnachwirkungen auch als **nondeklarativ** bezeichnet. In diese Kategorie gehört eine Vielzahl von heterogen anmutenden Phänomenen. Manche beziehen sich auf Nachwirkungen der Verarbeitung einzelner Objekte oder Ereignisse und werden oft unter dem Etikett »**Priming**« behandelt (man könnte Priming mit Bahnung übersetzen, aber in der Regel wird einfach das englische Original verwendet). Gemeint ist damit die schnellere und/oder genauere Verarbeitung als Konsequenz einer vorangegangenen Verarbeitung der Objekte oder Ereignisse. Ein einfaches Beispiel wäre das sog. Identitäts-Priming in einer Wortidentifikationsaufgabe: Zuvor gelesene Wörter werden später unter schwierigen Wahrnehmungsbedingungen – etwa einer nur wenige Millisekunden dauernden Präsentation – besser identifiziert als neue Wörter (Jacoby u. Witherspoon 1982), und zwar auch dann, wenn unbemerkt bleibt, dass die Wörter aus der vorangegangenen Phase des Experiments stammen. Beides gilt auch für amnestische Patienten (Cermak et al. 1985).

Auch **einfaches assoziatives Wissen** wird dem nondeklarativen Gedächtnis zugeordnet. Der Erwerb solchen Wissens wird oft in sog. Sequenzlernaufgaben untersucht. Bei einer typischen Variante dieser Aufgabe (◘ Abb. 40.2) erscheinen Punkte in systematischer Abfolge an bestimmten Positionen auf einem Bildschirm. Die Systematik wird der Person, die die Aufgabe bearbeitet, nicht bekannt gemacht. Sie soll lediglich auf jeden Punkt möglichst schnell durch Drücken derjenigen Taste reagieren, die der entsprechenden Position zugeordnet ist (es gibt also so viele Tasten wie es Positionen gibt, an denen Punkte erscheinen können). Sequenzlernen gilt als demonstriert, wenn die Antwortzeiten kürzer sind bei systematischer als bei einer anschließenden

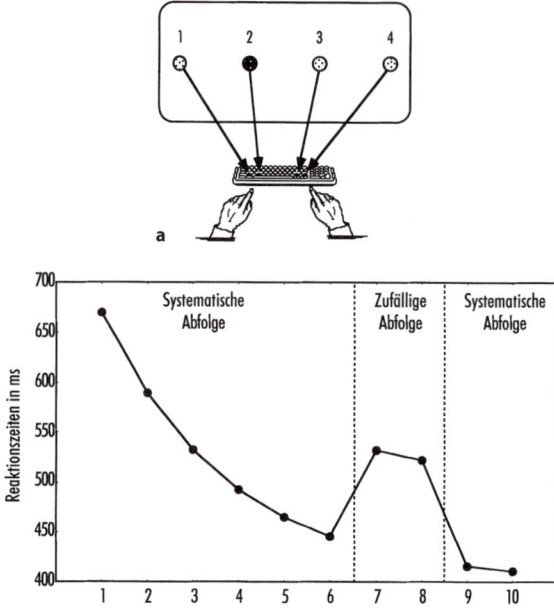

◘ **Abb. 40.2a, b.** Schematische Darstellung der Sequenzlernaufgabe (**a**) und des idealisierten Ergebnisses, wenn die Systematik gelernt wurde (**b**). Die Systematik in der Ereignisabfolge wird meist dadurch realisiert, dass eine kurze Sequenz von Positionen kontinuierlich wiederholt wird. Wenn die Zahlen 1 bis 4 die 4 möglichen Bildschirmpositionen aus dem oberen Teil der Graphik beschreiben (die Zahlen sind hier nur zu Illustrationszwecken eingezeichnet), dann kann eine Sequenzabfolge, die aus 6 Ereignissen zusammengesetzt ist, beispielsweise als 1–4–2–3–2–4–1–4–2–3–2–4 … dargestellt werden

zufälligen Ereignisabfolge (ein prototypisches Ergebnismuster ist in ◘ Abb. 40.2 eingetragen). Amnestische Patienten können dieses assoziative Wissen genauso gut erwerben wie gesunde Personen (Nissen u. Bullemer 1987).

Andere Phänomene, die dem deklarativen Gedächtnis zugeordnet werden, sind noch komplexer und beziehen sich auf **kognitive und motorische Fertigkeiten**. So werden etwa Passagen mit spiegelverkehrtem Text noch mehr als 1 Jahr nach dem erstmaligen Lesen schneller gelesen als neue Textpassagen (Kolers 1976).

Explizite und implizite Messung von Erfahrungsnachwirkungen

Gemeinsam ist allen Phänomenen, die dem nondeklarativen Gedächtnis zugeordnet werden, dass die Messung der Erfahrungsnachwirkungen normalerweise **implizit** erfolgt. Was das bedeutet, kann man sich am besten am Kontrast zu den sog. **expliziten** Gedächtnistest klar machen. Beim

Wiedererkennen etwa sollen aus einer Liste von alten und neuen Objekten diejenigen ausgewählt werden, die man aus einer bestimmten Lernepisode kennt. Beim **freien Reproduzieren** sollen diejenigen Objekte genannt werden, mit denen man in einer bestimmten Lernepisode konfrontiert war.

Bei impliziten Gedächtnisprüfungen – etwa der Identifikationsleistung in der **Wortidentifikationsaufgabe**, bei den Reaktionszeiten in der **Sequenzlernaufgabe** – entfällt dieser Bezug auf die Lernphase. Statt dessen drückt sich die Nachwirkung einer bestimmten Lernerfahrung in einer fehlerfreieren (Wortidentifikationsaufgabe) oder schnelleren (Sequenzlernaufgabe) Verarbeitung aus. Eine Erinnerung an die Lernphase ist hier offenkundig nicht notwendig.

40.1.2 Prozessorientierte Perspektive auf das Langzeitgedächtnis

Für die Gedächtnisforschung besonders interessant wurden implizite Prüfverfahren durch den Befund, dass amnestische Patienten oft eine mit gesunden Personen vergleichbare Leistung zeigten, wenn Erfahrungsnachwirkungen implizit gemessen wurden. Bei expliziten Verfahren dagegen zeigte sich die für Amnesie charakteristische drastisch schlechtere Gedächtnisleistung. Einige Beispiele für diese Dissoziation zwischen explizit und implizit gemessenen Gedächtnisleistungen haben wir bei der Betrachtung des nondeklarativen Gedächtnisses kennengelernt. Wichtig ist, dass diese Dissoziationen oft im Sinne einer Unterscheidung zwischen nondeklarativem und deklarativem Gedächtnissystem interpretiert worden sind.

❶ Während bei amnestischen Patienten das deklarative – mit expliziten Verfahren erfasste – Gedächtnissystem beeinträchtigt ist, scheint ihr nondeklaratives – mit impliziten Verfahren erfasstes – Gedächtnissystem nicht beeinträchtigt.

Transferangemessene Verarbeitung

Leider ist die empirische Situation aber nicht ganz so einfach, wie die schlichte Dichotomie zwischen einem deklarativen und einem nondeklarativen Gedächtnissystem es nahelegt. Eine Arbeit von Blaxton (1989) bringt das Problem auf den Punkt. Sie zeigt, dass Dissoziationen zwischen impliziten Prüfverfahren, die nondeklaratives Gedächtnis messen sollen, und expliziten Verfahren, die deklaratives

Gedächtnis messen sollen, keineswegs zwangsläufig auftreten. Vielmehr ist entscheidend, welche **Verarbeitungsprozesse** in der Lern- und der Testsituation gefordert sind. Zur Illustration betrachten wir Experiment 1 von Blaxton (1989). Hier sollten die Personen in der Lernphase unter anderem Wörter ohne Kontext einfach lesen (xxx-Verrat) oder auf der Basis eines bedeutungsverwandten Wortes generieren (Spionage-V_____). Im ersten Fall liegt damit der Schwerpunkt der Verarbeitung auf **perzeptuellen Prozessen** des Lesens, im zweiten auf **bedeutungsbezogenen Prozessen** der Wissensgenerierung. Kommen wir zur Testphase: Zwei **explizite** Prüfverfahren waren die **Reproduktion mit graphemischen Hinweisen** und die **Reproduktion mit semantischen Hinweisen**. Beim ersten Verfahren liegt der Schwerpunkt bei perzeptuellen, auf die Wortform gerichteten Prozessen (»Erinnere das Wort aus der Lernphase, das so ähnlich aussieht wie Vertrag.«), beim zweiten auf bedeutungsbezogenen Prozessen (»Erinnere das Wort aus der Lernphase, das so etwas ähnliches bedeutet wie Untreue.«). Zwei **implizite** Prüfverfahren waren ein **Wortfragmenttest** und ein **Wissenstest**. Bei beiden Tests besteht die korrekte Antwort aus einem Wort, das in der Lernphase vorkam, aber das wird der getesteten Person nicht mitgeteilt. Wie bei der Reproduktion mit graphemischen Hinweisen liegt beim Wortfragmenttest der Schwerpunkt bei perzeptuellen, auf die Wortform gerichteten Prozessen (»Ergänze das Fragment _er__t zu einem korrekten deutschen Wort.«). Wie bei der Reproduktion mit semantischen Hinweisen liegt beim Wissenstest der Verarbeitungsschwerpunkt bei bedeutungsbezogenen Prozessen (»Wofür wurde das Ehepaar Guillaume im Dezember 1975 zu langjährigen Haftstrafen verurteilt?«).

Im Sinne der einfachen Unterteilung von Gedächtnis in ein deklaratives und ein nondeklaratives System sollten jeweils die beiden expliziten (deklaratives Gedächtnis messenden) und die beiden impliziten (nondeklaratives Gedächtnis messenden) Verfahren gleichsinnig auf die Variation der Lernbedingung reagieren. Das war aber nicht der Fall, wie ein Blick auf ◘ Abb. 40.3 zeigt. Vielmehr führte die Lernaufgabe, die vor allem perzeptuelle Prozesse implizierte, zu einem besseren Ergebnis bei den Tests mit einer starken perzeptuellen Komponente. Bei der Generieraufgabe, die vor allem bedeutungsbezogene Prozesse impliziert, war es genau umgekehrt. Nicht auf die Gedächtnissysteme kam es also in dieser Untersuchung an, sondern darauf, wie **angemessen** die Prozesse der Lernphase für die Aufgabe während der Testphase waren.

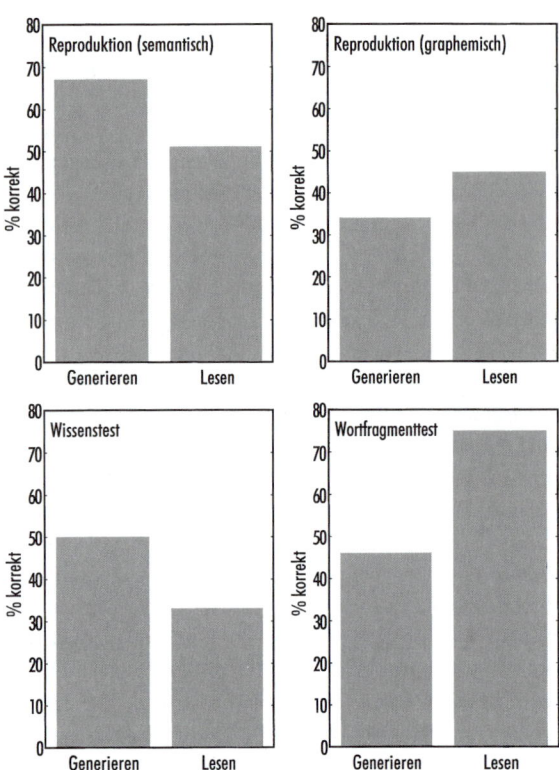

Abb. 40.3. Ergebnisse aus Experiment 1 von Blaxton (1989), in dem die Bedeutung transferangemessener Verarbeitung bei Gedächtnisleistungen demonstriert wurde

> **❗** Die Leistung in einem (impliziten oder expliziten) Gedächtnistest ist umso besser, je mehr beim Test dieselben Verarbeitungsprozesse eingesetzt werden können wie in der Lernphase. Dies ist die Kernaussage des Ansatzes der transferangemessenen Verarbeitung.

Innerhalb dieses Ansatzes analysiert man Erinnerungsleistungen in Bezug auf Gedächtnisprozesse und nicht hinsichtlich der beteiligten Gedächtnissysteme.

Das Beispiel der Untersuchung von Blaxton (1989) zeigt, wie eine systemorientierte Gedächtnisforschung und eine prozessorientierte Gedächtnisforschung sich durch die divergierenden theoretischen Perspektiven ergänzen können: Der Systemansatz liefert eine plausible Erklärung für Defizite bei expliziten Prüfverfahren etwa bei amnestischen Patienten. Explizite Prüfverfahren erfassen deklarative Gedächtnisleistungen, und diese sind, wie weiter oben schon erwähnt, abhängig von Strukturen des medialen Temporallappens (Hippocampus, entorhinaler Kortex, parahippocampaler Kortex, perirhinaler Kortex). Bei vielen amnestischen Patienten sind diese Strukturen nicht mehr funktionstüchtig. Leistungen, die dem nondeklarativen System zugeordnet werden können, sind dagegen nicht vom medialen Temporallappen abhängig und bei amnestischen Patienten weniger oder gar nicht beeinträchtigt. Diese zeigen oft fast normale Leistungen in impliziten Prüfverfahren. Eine Prozessperspektive macht dagegen darauf aufmerksam, dass die Frage der Beteiligung hippocampaler Strukturen an Erinnerungsvorgängen nur **ein** (wenn auch ein wichtiger) Zugang zu einer ersten Ebene der Analyse von Erinnerungsvorgängen ist. Auf feinerem Auflösungsniveau spielen noch ganz andere Faktoren eine Rolle. Anders formuliert: Die Prozessperspektive macht auf Phänomene aufmerksam, die aus der Systemperspektive nicht naheliegen. Wir wollen daher aus der Prozessperspektive noch einige weitere Gedächtnisphänomene betrachten.

Kontext und Enkodierspezifität

Sinnvollerweise widmen wir uns zuerst einem Konzept, das mit dem Ansatz der transferangemessenen Verarbeitung eng verwandt ist. Ausgangspunkt ist die Überlegung, dass Lernen stets in einem konkreten Kontext erfolgt – etwa in einem bestimmten Zimmer. Dieser Kontext wird zu einem gewissen Grad zusammen mit der »eigentlich interessierenden« Information im Gedächtnis gespeichert und kann später für den Abruf genutzt werden.

> **❗** Das **Prinzip der Enkodierspezifität** besagt, dass die Erinnerungsleistung besser ist, wenn Lern- und Testkontext möglichst gut übereinstimmen, weil dann der Testkontext als Abrufhilfe für das Gelernte dienen kann.

Betrachten wir ein praktisches Beispiel: Soll man Tauchinstruktionen an Land oder unter Wasser geben? Jedenfalls dann, wenn Taucher eine Liste mit Wörtern am Strand oder unter Wasser lernen, sind die Reproduktionsleistungen deutlich besser, wenn Lern- und Testumgebung übereinstimmen, als wenn diese nicht übereinstimmen (Godden u. Baddeley 1975). ◻ Abbildung 40.4 illustriert den ziemlich deutlichen Kontexteffekt.

Interessanterweise finden sich Kontexteffekte auch dann, wenn man den inneren Zustand der Lernenden als Kontext betrachtet. Personen, denen während der Lernphase (normalerweise kleine Mengen) Drogen (z. B. Alkohol) verabreicht worden waren, erinnerten mehr, wenn Sie

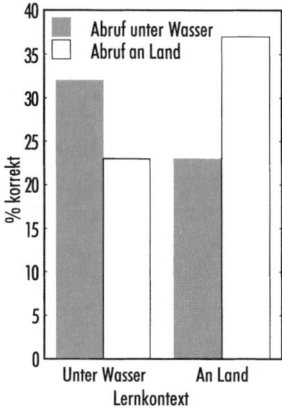

Abb. 40.4. Ergebnisse der Untersuchung von Godden u. Baddeley (1975) zur Rolle der Übereinstimmung von Lern- und Abrufkontext

auch beim Test diesen Drogen ausgesetzt waren (Eich 1980).

Faszinierend ist, dass es genügen kann, sich den Lernkontext gut vorzustellen: Personen, die sich nach einem Kontextwechsel den Laborraum, in dem sie gelernt hatten, einfach vorstellen sollen, zeigen fast genauso gute Erinnerungsleistungen wie Personen, die im Laborraum selbst reproduzieren (Smith 1979). Das ist von großer praktischer Bedeutung. Denken wir etwa an Zeugenaussagen. Zeugen können sich nämlich besser an einen Tathergang erinnern, wenn Sie sich den externen Kontext (wo sie sich genau befanden, die damals herrschenden Beleuchtungsverhältnisse etc.) und ihren Zustand (Irritation, Ängstlichkeit etc.) noch einmal vergegenwärtigen, bevor sie zum Tathergang befragt werden (Malpass u. Devine 1981).

Verteiltes versus massiertes Lernen

Zuverlässiges Erinnern setzt intensives Lernen voraus, doch was bringt mehr: Massierter Drill oder verteiltes Lernen mit Pausen? Soll man z. B. 3 Stunden ununterbrochen lernen oder 6-mal eine halbe Stunde mit einem Tag Pause dazwischen? Viele Leute scheinen zu glauben, Drill sei besser, doch bereits das gerade besprochene Prinzip der Enkodierspezifität sollte uns skeptisch stimmen: Wenn der interne und externe Kontext zwischen verschiedenen Lerngelegenheiten variiert, was bei verteiltem Lernen eher der Fall ist als bei massiertem, dann sollten mit den Elementen der verschiedenen Lernkontexte auf lange Sicht mehr verschiedene »Abrufhilfen« für das Gelernte zur Verfügung stehen.

> ⓘ Ziemlich regelmäßig findet sich ein klarer Vorteil verteilten Lernens. Beim Erwerb von Faktenwissen zeigt er sich normalerweise in der Menge, die langfristig erinnert werden kann, und nicht in der Geschwindigkeit, mit der gelernt wird. Beim Erwerb motorischer Fertigkeiten profitiert oft schon der Lernprozess von verteiltem Lernen und läuft effizienter ab.

Ein besonders beeindruckendes Beispiel für den Effekt verteilten Lernens auf die Behaltensleistung von Fakten berichten Bahrick und Phelps (1987). Stattliche 8 Jahre nach dem ursprünglichen Erlernen von englisch-spanischen Wortpaaren war die Gedächtnisleistung nach verteiltem Lernen bis zu 2,5-mal höher als nach massiertem Lernen.

Konsolidierung

Wie das Prinzip der Enkodierspezifität sagt auch das Konzept der Konsolidierung einen Vorteil von verteiltem gegenüber massiertem Lernen vorher. Bereits Müller u. Pilzecker (1900) beobachteten ein »Nachklingen« gerade beachteter Inhalte und vertraten die Auffassung, dies gehe auf eine Perseverationstendenz zurück und damit auf nach der Lernsituation fortdauernde physiologische Vorgänge, die zu einer Verstärkung und Konsolidierung der erworbenen Gedächtnisspur führen. Hebb (1949) postulierte einen entsprechenden Mechanismus auf biologischer Ebene. Demnach soll perseverierende Aktivität von Neuronenverbänden zu bestimmten Veränderungen in den beteiligten Zellen sowie ihren synaptischen Verbindungen und dadurch zu permanenten Gedächtnisspuren führen. Möglicherweise spielt der Hippocampus (vgl. die Ausführungen zum deklarativen Gedächtnis) eine wesentliche Rolle bei einem solchen Konsolidierungsprozess. Als Teil des limbischen Systems im medialen Temporallappen erhält der Hippocampus afferente Bahnen von vielen neokortikalen Arealen. Für alle diese Bahnen scheinen wiederum reziproke Bahnen ausgehend vom Hippocampus zu existieren. Somit könnten hippocampale Strukturen Informationen »zusammenbinden«, die über viele kortikale Areale verteilt repräsentiert sind (Fuster 1995).

Die Annahme über die Funktion des Hippocampus bei Konsolidierungsprozessen wird gestützt durch Befunde wie die von Zola-Morgan u. Squire (1990), wonach hippocampale Läsionen bei Affen zum Verschwinden einer visuellen Diskriminationsleistung führte, die innerhalb einer bestimmten Periode (in dieser Untersuchung: 4 Wochen) vor der Operation gelernt worden war. Noch früher erworbene Leistungen schienen nicht betroffen zu sein. Möglicherweise repräsentierten diese 4 Wochen also das Zeitfenster, innerhalb dessen der Hippocampus bei der Konsolidierung des für diese Diskriminationsaufgabe relevanten Gedächtnisinhaltes eine Rolle spielt.

Vergessen

Bisher haben wir nur von Lernen und Verhalten gesprochen, doch wenn wir von Gedächtnis reden, dann müssen wir auch die Kehrseite der Medaille betrachten, das Vergessen also.

> ❗ **Vergessen im Langzeitgedächtnis geht vor allem auf Interferenzprozesse zurück. Wir unterscheiden proaktive und retroaktive Interferenz.**

Nehmen wir als Beispiel die typischerweise 4-stelligen Nummern, die man bei der Verwendung einer EC-Karte an Geldautomaten benötigt. Nach einer Weile sind die meisten Menschen in der Lage, diese Nummern ziemlich zuverlässig zu reproduzieren. Probleme treten auf, wenn sich eine Nummer ändert, etwa weil man eine neue Karte bekommen hat. Zum einen kann es vorkommen, dass die neue Nummer zunächst nur sehr schlecht erinnert wird, wenn sie gebraucht wird, weil der betreffenden Person immer die alte einfällt. Das nennt man **proaktive Interferenz. Retroaktive Interferenz** dagegen tritt auf, wenn einer Person bei dem Versuch, die alte Nummer zu erinnern, die neue einfällt. Beide Formen von Interferenz werden im Labor mit der sog. Paarassoziationsaufgabe untersucht. Das Prinzip der Aufgabe ist in ❏ Abb. 40.5 illustriert.

Frappierende Beispiele für retroaktive Interferenz stammen aus der Zeugenaussagenforschung. Betrachten wir als Beispiel eine Untersuchung von Loftus et al. (1978), bei der zunächst der Hergang eines Verkehrsunfalls zu sehen war. Danach mussten alle Personen Fragen zum Unfallhergang beantworten. In einer Frage ging es darum, ob ein anderer Wagen das spätere Unfallfahrzeug passiert habe, während dieses (a) am Stoppschild oder (b) am Vorfahrt-achten-Schild stand. Das genannte Schild konnte mit dem tatsächlich gesehenen übereinstimmen oder nicht. Der Effekt dieser vergleichsweise subtilen Manipulation war deutlich: Stimmten gesehener und in der Frage suggerierter Schildertyp nicht überein, dann nahmen die falschen Erinnerungen an die Unfallszene drastisch zu. Dabei scheint es, als würden die meisten Personen den Unterschied zwischen der suggerierten Falschinformation in der Nachbefragung und dem, was sie tatsächlich gesehen haben, gar nicht bemerken.

Der suggestive Einfluss der sog. Nachinformation kann aber noch weiter gehen. Werden Personen zu zwei Autos gefragt, die »ineinander krachten«, dann glauben mehr Personen, sie hätten an der Unfallstelle zerbrochenes Glas gesehen als dann, wenn die Autos nur »kollidierten« – und das, obwohl in der Unfallszene überhaupt kein zerbrochenes Glas zu sehen war (Loftus u. Palmer 1974)! Solche Befunde illustrieren, dass Erinnern nicht mit einem einfachen Abruf von Information aus dem Gedächtnis gleichgesetzt werden kann. Erinnerungsleistungen beinhalten stets auch komplexere Vorgänge wie etwa Rekonstruktionsprozesse,

	Früheres Lernen	Späteres Lernen	Test	Situation
Experimentalgruppe	A-D	A-B	A-B	Proaktive Interferenz
Kontrollgruppe	C-D	A-B	A-B	
Experimentalgruppe	A-B	A-D	A-B	Retroaktive Interferenz
Kontrollgruppe	A-B	C-D	A-B	

❏ **Abb. 40.5.** Schematische Darstellung der Situationen, die zur Untersuchung proaktiver und retroaktiver Interferenz realisiert werden müssen. Bei der Paarassoziationsaufgabe wird am Ende der Untersuchungsphase geprüft, wie gut A-B-Assoziationen gelernt worden sind. Je ein Wort der Liste A muss dabei mit je einem Wort der Liste B verbunden werden. Diesem Test gehen unterschiedliche Lernerfahrungen voraus. Die beiden Versuchsanordnungen illustrieren die Situation für proaktive (*oben*) und retroaktive Interferenz (*unten*). Eine sehr einfache Untersuchung zum Vergessen durch retroaktive Interferenz kann man sich etwa folgendermaßen vorstellen: Zunächst werden Wörter einer Liste A präsentiert. Wie beim Vokabellernen soll nun gelernt werden, dass zu jedem Wort der Liste A ein bestimmtes Wort einer Liste B gehört (z.B. Apfel–Salz, Tisch–Ring, …). Gelernt werden also A-B-Assoziationen. Später werden in der Experimentalgruppe die Wörter der Liste A mit neuen Wörtern einer Liste D gepaart (z.B. Apfel–Igel, Tisch–Datum, …); die A-D-Assoziationen sollen gelernt werden. In einer Kontrollgruppe sollen Assoziationen zwischen Wörtern von 2 neuen Listen C und D gelernt werden. Im anschließenden Test muss auf jedes Wort der Liste A das »ursprünglich« dazu gehörende Wort der Liste B genannt werden. Der Experimentalgruppe fällt das wesentlich schwerer als der Kontrollgruppe (Martin 1965)

die ihrerseits durch viele Faktoren beeinflussbar sind, sodass Gedächtnistäuschungen entstehen können.

Umgekehrt kann Gedächtnis selbst auch Urteilstäuschungen hervorrufen. Wir hatten weiter oben gesehen, dass zuvor gelesene Wörter unter schwierigen Wahrnehmungsbedingungen besser identifiziert werden als neue Wörter. Das Gedächtnis unterstützt dabei Wahrnehmungsprozesse und lässt diese effizienter ablaufen. Die dadurch »erleichterte« Verarbeitung führt zu dem (in der Regel phänomenal unbewussten) Eindruck größerer Vertrautheit des wahrgenommenen Objekts, was andere Urteile beeinflussen und zu Täuschungen führen kann. Ein Beispiel dafür ist der sog. **Effekt falscher Berühmtheit**. Damit ist gemeint, dass die Wahrscheinlichkeit, eine Person etwa auf der Basis ihres Namens als berühmt einzustufen, steigt, wenn 2 Bedingungen zusammentreffen: Die erste Bedingung ist, dass man den Namen in einer kurz zurückliegenden Episode schon einmal gelesen hat. Die zweite Bedingung ist, dass man im Moment des Berühmtheitsurteils die Lernepisode nicht »bewusst« erinnert. Der im Zuge der erleichterten Verarbeitung entstehende Vertrautheitseindruck wird dann nicht mehr mit der Lernepisode in Verbindung gebracht, sondern oft auf die Berühmtheit der Person fehlattribuiert (Jacoby et al. 1989).

40.2   Arbeitsgedächtnis

Wie wir im vorangegangenen Abschnitt gesehen haben, kann man das Langzeitgedächtnis in eine Reihe von Systemen unterteilen. Dasselbe trifft auf das Arbeitsgedächtnis zu. Das immer noch populärste Modell des menschlichen Arbeitsgedächtnisses (◻ Abb. 40.1) ist vor allem von Alan Baddeley entwickelt worden (z.B. Baddeley 1986).

❶ **Baddeley (1986) unterscheidet 3 Komponenten des Arbeitsgedächtnisses: eine zentrale Kontrolleinheit, die zentrale Exekutive genannt wird, und 2 Subsysteme, die phonologische Schleife und den visuell-räumlichen Notizblock.**

40.2.1   Phonologisches und visuelles Subsystem

Phonologische Schleife

In der phonologischen Schleife wird akustische und artikulatorische Information verarbeitet. Visuell präsentierte sprachliche Information wird beim Lesen in einen sprach-

basierten, artikulatorischen Kode übersetzt und dann ebenfalls in der phonologischen Schleife gespeichert. Durch »subvokales Wiederholen« (eine Art inneres Sprechen) kann artikulatorische Information in der phonologischen Schleife bereitgehalten werden. Wird dieser Prozess unterdrückt – etwa dadurch, dass man in rascher Folge Wörter laut aussprechen muss –, dann zerfallen die Gedächtnisspuren in der phonologischen Schleife innerhalb von 1–2 s so weit, dass sie nicht mehr verwendet werden können. Diese Zeitspanne bestimmt auch die Kapazitätsgrenze des phonologischen Subsystems: Alles, was nicht in 2 s ausgesprochen werden kann, übersteigt seine Kapazität.

Eine Reihe gut untersuchter Gedächtniseffekte können mit der Annahme einer phonologischen Schleife erklärt werden. Der **Wortlängeneffekt** bezeichnet den Befund, dass die Anzahl der Wörter, die im Arbeitsgedächtnis bereitgehalten werden können, von der Länge der Wörter abhängt. Man kann sich das leicht selbst vorführen: Fünf einsilbige Wörter sind leichter zu behalten als fünf viersilbige Wörter. Entscheidend ist dabei aber weniger die Silbenzahl als vielmehr die Aussprechdauer, die natürlich mit jeder Silbe steigt. Aber auch auf der Ebene einzelner Silben kann man die Rolle der Aussprechdauer nachweisen. Eine walisische Silbe hat eine höhere Aussprechdauer als eine englische. Entsprechend sollten weniger walisische als englische Wörter gleichzeitig im Arbeitsgedächtnis gehalten werden können, und das ist auch so (Ellis u. Hennelly 1980).

Ein weiteres Arbeitsgedächtnisphänomen, das mit dem Baddeley-Modell gut erklärt werden kann, ist der **Effekt phonologischer Ähnlichkeit**. Darunter versteht man den Befund, dass ähnlich klingende Elemente (etwa die Buchstaben C, B, D, W, T) schlechter kurzfristig in einer bestimmten Reihenfolge zu behalten sind als verschieden klingende (z.B. L, K, S, Q, X). Das stärkt die Annahme, dass das Repräsentationsformat tatsächlich ein phonologisches ist.

Dies gilt auch für den **Effekt unbeachteter Sprache**: Aufgabenirrelevante Hintergrundgeräusche vermindern die Behaltensleistung für gelesene (und dabei artikulatorisch rekodierte) Wörter, und zwar umso mehr, je phonologisch ähnlicher der gesprochene Hintergrund den zu behaltenden Informationen ist.

Visuell-räumlicher Notizblock

Das zweite Subsystem des Arbeitsgedächtnismodells von Baddeley ist der sog. visuell-räumliche Notizblock. Visuelle Wahrnehmungen und Vorstellungen sollen hier verarbeitet werden. Ähnlich der phonologischen Schleife besteht auch dieses System aus mehreren Komponenten, namentlich einer Komponente für Objektmerkmale wie Farbe, Form etc. und einer weiteren Komponente für räumliche Information.

Evidenzen zugunsten einer Trennung von phonologischer Schleife und visuell-räumlichem Subsystem stammen einerseits aus Untersuchungen, in denen verbale Arbeitsgedächtnisleistungen (z. B. eine bestimmte Abfolge von Konsonanten behalten) stärker durch verbale Zusatzaufgaben (z. B. von 1 bis 9 zählen) als durch visuelle Zusatzaufgaben (z. B. eine einfache Abfolge von 9 Tasten drücken) gestört werden. Bei visuell-räumlichen Arbeitsgedächtnisleistungen ist es umgekehrt (Meiser u. Klauer 1999). Andererseits finden sich mehr und mehr Hinweise darauf, dass den angenommenen Subsystemen verschiedene neuronale Strukturen zugrunde liegen. Smith u. Jonides (1997) beispielsweise berichten erhöhte linkshemisphärische Aktivität im Broca-Areal, im Frontallappen und im posterioren Parietallappen für eine Aufgabe, bei der für jeden Buchstaben innerhalb einer Buchstabensequenz geprüft werden muss, ob dieser mit dem zwei Positionen zuvor präsentierten Buchstaben übereinstimmt. Die Bearbeitung einer vergleichbar angelegten visuell-räumlichen Aufgabe ging dagegen mit erhöhter rechtshemisphärischer Aktivität im präfrontalen und prämotorischen Kortex, im Parietallappen und im Okzipitallappen einher. Sollten dagegen andere, nichträumliche visuelle Objekteigenschaften memoriert werden, war erhöhte Aktivität vor allem im linken parietalen und inferioren temporalen Kortex zu beobachten.

40.2.2   Zentrale Exekutive

In Baddeleys Arbeitsgedächtnismodell sollen die beiden Subsysteme von einer sog. zentralen Exekutive »kontrolliert« werden. Hier werden Verarbeitungsprioritäten vergeben, Routineprozesse bei Bedarf unterbrochen, nichtroutinisierte Prozesse überwacht, Handlungsergebnisse mit Handlungszielen verglichen und vieles mehr. Die zentrale Exekutive ist also eine Art Aufmerksamkeitssystem und zugleich eine Art Restkategorie für alle möglichen Prozesse, die man dem Arbeitsgedächtnis zurechnen kann, die aber weder dem phonologischen noch dem visuell-räumlichen Subsystem zugeordnet werden können.

Auf funktionaler Ebene kann die zentrale Exekutive von den beiden Subsystemen dennoch gut abgegrenzt werden. Betrachten wir als Beispiel das Addieren von Zahlen, einer

Aufgabe, bei der die zentrale Exekutive gefordert ist. Verbale und visuell-räumliche Zusatzaufgaben, für die bekannt ist, dass sie deutlich mit Leistungen des phonologischen bzw. des visuell-räumlichen Subsystems interferieren, stören bei Additionsaufgaben weniger als das Generieren von Zufallszahlen (Logie et al. 1994). Letzteres ist eine beanspruchende Nichtroutineaufgabe, die vorwiegend die zentrale Exekutive betreffen sollte. Die neuronale Repräsentation der exekutiven Kontrolle wird häufig mit dem präfrontalen Kortex in Verbindung gebracht (▶ hierzu ausführlicher Kap. 45).

40.3   Sensorisches Gedächtnis

Im letzten Abschnitt dieses Kapitels wollen wir uns noch kurz der Schnittstelle zwischen Wahrnehmung und Gedächtnis widmen, die durch sog. sensorische Register markiert wird. Diese repräsentieren Information in einem reizspezifischen Format. Sensorische Register werden für alle Sinnesmodalitäten angenommen, doch wir wollen uns hier auf die visuelle Modalität beschränken. Hier spricht man auch vom **ikonischen Gedächtnis**.

Sperling (1960) hat in einer Serie von Experimenten untersucht, wie viele Elemente aus einer kurz präsentierten visuellen Vorlage anschließend berichtet werden können. ◼ Abbildung 40.6a illustriert diese Situation.

Bei einer Präsentationszeit von 50 ms konnten aus der dargebotenen 3 × 4-Matrix ungefähr 4,32 Elemente korrekt berichtet werden. Der subjektive Eindruck bei solch einer Aufgabe ist aber, dass man mehr sieht, als man später

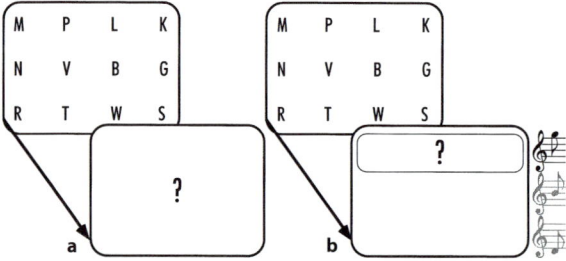

◼ **Abb. 40.6a, b.** Schematische Darstellung des Versuchsablaufs bei Sperling (1960). **a** Standardbedingung, in der alle Zeichen der 3 × 4-Matrix berichtet werden sollten; **b** Experimentalbedingung, in der nur die Zeichen einer Reihe berichtet werden sollten. Die Reihe wurde zufällig gewählt und durch die Höhe eines Tons angezeigt, der kurz nach dem Verschwinden der 3 × 4-Matrix präsentiert wurde (im Beispiel der hohe Ton für die obere Reihe)

berichten kann. Daher hat Sperling eine Variante der Aufgabe entwickelt, bei der unmittelbar nach der 3 × 4-Matrix ein Ton dargeboten wurde. Die Höhe des Tons zeigte an, welche Reihe aus der Matrix zu berichten war (bei einem hohen Ton die obere, bei einem mittelhohen die mittlere etc.). Es war nicht vorhersehbar, auf welche Reihe sich der Ton beziehen würde. Die Aufgabe ist in ◻ Abb. 40.6b illustriert.

Wenn der akustische Hinweis in dem Moment präsentiert wurde, in dem die 3 × 4-Matrix verschwand, wurden im Durchschnitt 3,04 Elemente berichtet. Daher müssen zum Zeitpunkt des Hinweises pro Reihe etwa 3 Elemente, bei 3 Reihen also ungefähr 9 Elemente im ikonischen Ge-

dächtnis verfügbar gewesen sein. Je später der Hinweis auf die zu berichtende Reihe erklang, desto weniger Zeichen der 3 × 4-Matrix konnten berichtet werden. Ab etwa 500 ms waren es genauso viele wie in der Kontrollgruppe, in der kein Hinweis gegeben wurde. Damit läge die Zeitspanne, innerhalb derer Information im ikonischen Gedächtnis repräsentiert bleibt, bei höchstens 500 ms. Spätere Befunde haben unser Verständnis des ikonischen Gedächtnisses weiter verfeinert: Wahrscheinlich müssen 2 Phasen des ikonischen Gedächtnisses unterschieden werden, nämlich eine erste kurze, 150–250 ms dauernde »echt« sensorische Phase und eine zweite Phase, in der bereits weitere (z. T. abstrakte) Merkmale der visuellen Objekte repräsentiert sind.

Zusammenfassung

Das Langzeitgedächtnis kann als eine Menge von verbundenen Gedächtnissystemen verstanden werden. Das Erinnern von Episoden und Fakten wird mit phänomenal bewussten Erinnerungszuständen assoziiert und dem deklarativen Gedächtnis zugeordnet. Viele Erfahrungen wirken sich aber auf unser Verhalten und Erleben aus, ohne dass sie uns dabei bewusst würden. Diese Erfahrungsnachwirkungen werden dem nondeklarativen Gedächtnis zugeordnet. Hierzu gehören z. B. Priming-Phänomene, assoziatives Lernen und der Erwerb kognitiver und motorischer Fertigkeiten.

Gedächtnis kann aber auch im Sinne der bei einer Aufgabe beteiligten Gedächtnisprozesse untersucht werden. Der Ansatz der transferangemessenen Verarbeitung betont vor allem diese Perspektive. Demnach sind Erinnerungsleistungen umso besser, je eher beim Abruf dieselben Verarbeitungsprozesse eingesetzt werden wie beim Lernen. Das trifft auch auf den Kontext zu: Je mehr der Lern- und der Abrufkontext übereinstimmen, desto besser ist die Erinnerungsleistung. Ein Vorteil verteilten Lernens ist in einer durch die verschiedenen Lerngelegenheiten bedingten größeren Unabhängigkeit von einem konkre-

ten Lernkontext zu sehen. Ein anderer Vorteil ist, dass zwischen zwei Lernphasen Konsolidierungsprozesse greifen können. Vergessen wird im Langzeitgedächtnis vor allem durch Interferenz. Das Beispiel falscher Nachinformationen bei Zeugenaussagen belegt eindrücklich die praktische Relevanz der Untersuchung solcher Interferenzprozesse.

In dem derzeit populärsten Modell des menschlichen Arbeitsgedächtnisses koordiniert eine zentrale Exekutive mehrere Untersysteme, unter anderem eines für phonologisch-artikulatorische Information und ein weiteres für visuell-räumliche Information. Die zentrale Exekutive erfüllt auch Funktionen eines Aufmerksamkeitssystems. Die Subsysteme dienen der Bereithaltung von Information in je verschiedenen Repräsentationsformaten für die weitere Verarbeitung.

Das sog. sensorische Gedächtnis liegt an der Schnittstelle zwischen Wahrnehmung und Gedächtnis. Es repräsentiert Information zunächst in einem reizspezifischen Format, aber innerhalb von nur wenigen hundert Millisekunden ist der größte Teil der sensorisch repräsentierten Information verloren und kann nicht mehr berichtet werden.

41 Neuroanatomie und Störungen des Gedächtnisses

Hans J. Markowitsch

Der Königsweg zur Erforschung der Arbeitsweise des Gehirns und damit auch der Repräsentation des Gedächtnisses lag bis vor einer Dekade in der Untersuchung des Verhaltens nach Hirnschäden – entweder bei Patienten oder im »Tiermodell«. Insbesondere in der alten Literatur finden sich Einzelfallbeschreibungen, in denen mit Akribie Gespräche und Testsitzungen aufgezeichnet sind (Markowitsch 1992). Und auch frühe Tierversuche waren häufig von einer peniblen Registrierung kleinster und kürzest während Reaktionsmuster und Verhaltensabweichungen gekennzeichnet. Die zunehmende Verfügbarkeit raffinierter Operationstechniken und ausgeklügelter Testapparaturen (»Skinner-Box«) und Verhaltensdesigns (»delayed-non-match-to-sample tasks«) erlaubte eine präzise Zuordnung zwischen der Hirn- und der Verhaltensebene. Auf Humanebene kommt hinzu, dass eine Vielfalt von Hirnschadensätiologien Gedächtnisstörungen im Gefolge hat (▶ Übersicht). Dennoch gilt es, Ergebnisse an hirngeschädigten Tieren und Menschen kritisch zu bewerten (Diskussion ▶ Kap. 2).

Patientengruppen, bei denen Gedächtnisstörungen im Vordergrund ihrer Symptomatik stehen

- Traumatische Fälle mit Gehirnerschütterungen oder Gehirnquetschungen
- Patienten mit zerebralen Infarkten oder vaskulären Erkrankungen
- Patienten mit intrakranialen Tumoren
- Patienten mit bakteriellen oder viralen Infektionen
- Patienten mit Mangelkrankheiten oder Avitaminosen
- Patienten mit Intoxikation, chronischem Alkoholabusus oder Korsakow-Syndrom
- Patienten mit Epilepsie
- Patienten mit degenerativen Krankheiten des ZNS (z. B. Alzheimer-Patienten)
- Patienten mit Organinsuffizienzen (z. B. von Herz, Leber oder Nieren)
- Patienten mit Status nach Anoxie oder Hypoxie (z. B. nach Herzinfarkt oder nach Rettung vor dem Tod durch Ertrinken)
- Psychiatrische Patienten (z. B. Schizophrene)
- Drogenabhängige Patienten oder Fälle mit Drogenabhängigkeit (z. B. nach Gebrauch anticholinerger oder antikonvulsiver Substanzen, Benzodiazepinen der Neuroleptica)
- Patienten nach Elektrokrampftherapie
- Patienten mit transienter globaler Amnesie
- Patienten mit dissoziativen Störungen

41.1   Die Einspeicherung von Information

In Bezug auf die Verarbeitung und Repräsentation von Information auf Hirnebene wirkte die Dokumentation des Falles H.M. durch Scoville u. Milner im Jahre 1957 wie eine Initialzündung, die über die nächsten Jahrzehnte zu einer intensiven Forschung nach der möglichen Rolle der hippocampalen Formation für Gedächtnis führte.

Fallbeispiel

Der Fall H.M.

In den 50er-Jahren erregte der Bericht von Scoville u. Milner (1957) über mehrere Fälle mit Resektion im medialen Temporallappenbereich und nachfolgendem Verlust der Neugedächtnisbildung (»anterograder Amnesie«) Aufsehen. Der erste der 10 beschriebenen Fälle, Patient H.M., blieb über die folgenden Jahrzehnte im Zentrum des Interesses neuropsychologischer Gedächtnisforschung und wurde bis in die 90er-Jahren des letzten Jahrhunderts in Publikationen dokumentiert (zu früheren Arbeiten s. Markowitsch 1985).

H.M. wurde 1926 geboren. Mit 10 Jahren hatte er seinen ersten (kleineren) epileptischen Anfall, mit 16 den ersten großen. Nach seinem 20. Lebensjahr hatte er dann im Schnitt täglich etwa 10 Petit-mal-Anfälle und wöchentlich eine Grand-mal-Attacke. Da seine Epilepsie nicht medikamentös unter Kontrolle gebracht werden konnte, entschlossen er und seine Familie sich schließlich, von dem Neurochirurgen W.B. Scoville eine beidseitige Resektion des medialen Temporallappens (◘ Abb. 41.1) vornehmen zu lassen, die am 1. September 1953 durchgeführt wurde. Entfernt wurden große Teile der hippocampalen Formation und der sich anterior anschließenden Amygdala. Die Operation wurde von Scoville u. Milner (1957) als »frankly experimental« bezeichnet und führte zu einem unerwarteten Ergebnis: einer bleibenden Unfähigkeit, sich neue Information langfristig anzueignen.

Kurz nach der Operation erkannte H.M. weder das Krankenhauspersonal noch den Weg ins Bad und schien auch nicht imstande, sich in seiner Krankenhausumgebung zurechtzufinden. Darüber hinaus war sein Altgedächtnis (Erinnerungen an Vergangenes) teilweise beeinträchtigt. Seine Erinnerungen an Jahre zurückliegende Ereignisse waren dagegen lebendig und offensichtlich ohne Lücken. Auch nach der Operation traten noch epileptische Attacken auf, sodass er weiterhin medi-

▼

kamentös behandelt werden musste. Die Auswahl seines Vokabulars wurde als überdurchschnittlich beschrieben, er erfasse die Pointen von Witzen, auch von solchen, die auf semantischem Doppelsinn beruhen.

H.M. gilt als der klassische Patient mit einem amnestischen Syndrom, d.h. mit einer hochgradigen anterograden Amnesie bei ansonsten erhalten gebliebener Intelligenz und Persönlichkeit. Beispielhaft für das Ausmaß seiner Amnesie ist, dass er auch nach 6 Jahren unmittelbar nach seiner Hirnoperation eingezogene Hausnachbarn nicht erkennt, dass er ständig dieselben Journale liest, sich dauernd am gleichen Puzzle erfreuen kann und dass er schon eine halbe Stunde nach Beendigung der Mittagsmahlzeit nicht mehr weiß, ob er schon zu Mittag gegessen hat oder nicht.

Formale Tests ergaben einen IQ-Wert von 112 (im Jahr 1955) und von 117 (im Jahr 1967), beides Werte, die über dem präoperativen Wert von 104 lagen. (Ende der 90er-Jahre war sein IQ jedoch auf unter 100 gefallen.) Da er neue Information nicht mehr speichert, wiederholt er alte Erinnerungen um so häufiger. Hierzu zählen beispielsweise lange Anekdoten aus seiner Schulzeit, Ferienerlebnisse, sein erster epileptischer Anfall und das Rauchen seiner ersten Zigarette.

Wie auch für andere »klassische« Amnesiefälle gültig (Markowitsch et al. 1993), war sein Kurzzeitgedächtnis nicht beeinträchtigt, vielleicht sogar überdurchschnittlich.

H.M. beschreibt seinen Lebensablauf z. B. mit den Worten: »Every day is alone, whatever enjoyment I've had, and whatever sorrow I've had« und sagt, er komme sich in seiner Umgebung immer so vor, als erwache er gerade aus einem Traum. Seiner Situation wird er sich bewusst, kann sie aber nicht einordnen; so realisierte er beispielsweise, dass er zur Beobachtung und Kontrolle in einem Krankenhaus war, wusste aber nicht wieso und warum, weswegen er dann 3 Nächte hintereinander die Nachtschwester heranklingelte.

41

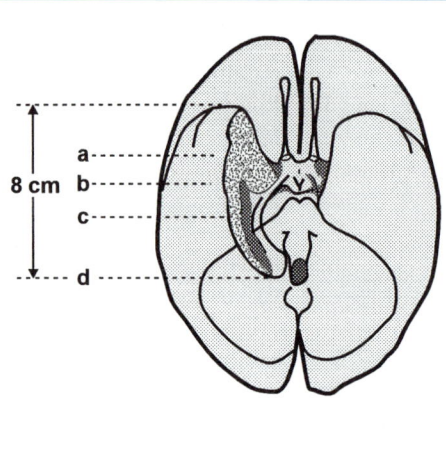

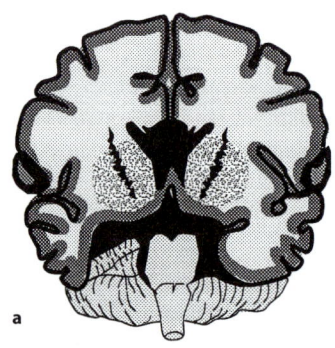

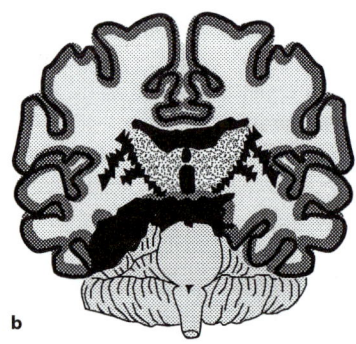

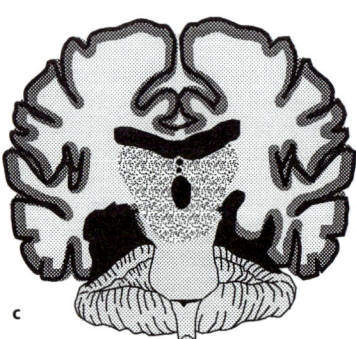

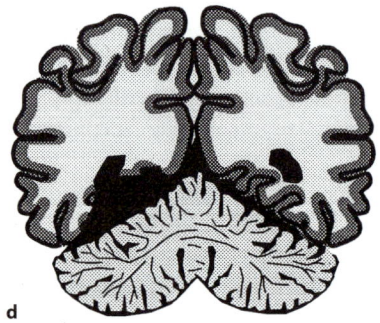

□ **Abb. 41.1a–d.** Querschnitte (**a–d**) und eine Basalansicht (*oben*) des menschlichen Gehirns. Die Querschnitte zeigen das Ausmaß der durch Operation entfernten Bereiche der hippocampalen Formation bei Patient H.M. Der *gepunktete Bereich* in der oben gezeigten Hirnansicht (von unten – basal – gesehen) stellt den entfernten Bereich im medialen Schläfenlappen dar. Die Exstirpation erfolgte bilateral; gezeigt ist das Ausmaß der Entfernung nur auf der linken Seite, um einen Vergleich mit der Lage und dem Ort der geschädigten Gebiete im intakten Gehirn zu ermöglichen. Die *gepunkteten Bereiche* in den koronaren Hirnansichten stellen Kerngebiete dar (**a** die Basalganglien, **b** das Diencephalon und **c** Diencephalon und Mesencephalon)

Interessant sind die trotz der globalen Amnesie vorhandenen Wissensinseln. So weiß er, was ein Astronaut ist, dass Rockmusik eine neuartige Musikform ist und dass Präsident Kennedy ermordet wurde. Auch erkennt er einen erst nach seinem Hirnschaden komponierten Schlager; ansonsten aber nur Musik aus der Zeit vor seiner Operation.

Das lange postoperative Leben von H.M. hat der Neuropsychologie eine Fülle von Daten gebracht, es hat aber auch, und insbesondere wegen seiner mehr als eine Generation während amnestischen Lebensweise, gezeigt, wie ärztliche Hilfe zu unerwarteten und nicht mehr korrigierbaren »Nebeneffekten« führen kann.

Mit dadurch, dass H.M. weiterhin Episoden aus dem Leben vor seiner Hippocampusresektion berichten konnte, wurde die hippocampale Formation nicht als der Ort der Informationsablage (»Gedächtnisspeicher«) angesehen, sondern als Flaschenhalsstruktur, durch die Information passieren musste, um bleibend gespeichert werden zu können. Auch war sie nicht die einzige derartige Struktur, sondern es gab eine Reihe weiterer, deren beidhemisphärische Schädigung zu bleibender Amnesie führte. Schon zu Beginn des Jahrhunderts hatten Hirnforscher ein vor allem bei Trinkern auftretendes Syndrombild, das »Korsakow-Syndrom« (▶ »Unter der Lupe«) intensiv erforscht und mit Schäden im medialen Zwischenhirnbereich – genauer gesagt in den Mammillarkörpern und im medialen Thalamus (◻ Abb. 41.2) – in Verbindung gebracht.

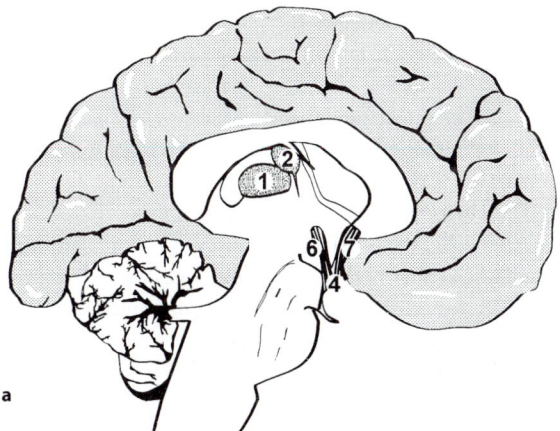
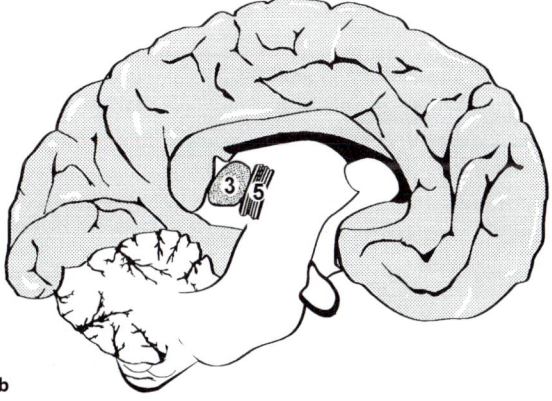

◻ **Abb. 41.2a, b.** Parasagittale Schnitte durch das menschliche Hirn auf Höhe der Mammillarkörper (**a**) und des mittleren Thalamus (**b**). Der mediodorsale (*1*) und der anteriore Thalamus (*2*) stellen (neben den unmittelbar in der Nähe liegenden unspezifischen Mittellinienkernen und den intralaminaren Kernen) auf mittlerer Thalamusebene die wesentlichen gedächtnisrelevanten Kernstrukturen dar. Hinzu kommen die Kerne des Pulvinariskomplexes im posterioren Thalamus (*3*), die hypothalamischen Mammillarkörper (*4*) und folgende Faserstrukturen: die Lamina medullaris interna (*5*), der mammillothalamische Trakt (*6*) und der Fornix (*7*; hier sind die anterior gelegenen Fornixsäulen gezeigt). (Nach Markowitsch 1988)

Unter der Lupe

Korsakow-Syndrom
Der russische Neuropsychiater S. Korsakow beschrieb im letzten Jahrhundert ein Krankheitsbild, das er als eine periphere Neuritis ansah, was sich aber bald als eine an bestimmte, umgrenzte Schäden des Zentralnervensystems gekoppelte, durch Fehlernährung (meist chronischen Alkoholismus) bedingte Krankheit herausstellte, der eine charakteristische Symptomatologie zugrunde liegt, die schon 1901 von Bonhoeffer in dessen Monographie über »Die akuten Geisteskrankheiten der Gewohnheitstrinker« treffend beschrieben wurde. Bonhoeffer (1901) nannte als Kardinalsymptome der Korsakow'schen Psychose **Merkunfähigkeit**, **Erinnerungsdefekte**, **Desorientierung** und die Tendenz zu **Konfabulieren**. Intelligenz und Kurzzeitgedächtnis sind weitgehend erhalten. Dennoch wurde auch schon früh vermerkt, dass das Korsakow-Syndrom meist auch mit Störungen der Persönlichkeit, des Affekts und der Zeitwahrnehmung einhergeht. Die sehr unterschiedlich erfolgreiche Behandlung erfolgt meist durch hochdosierte Gaben von Vitamin B_1 (Thiamin).

Es wird manchmal zwischen Korsakow'schem Symptomenkomplex oder Korsakow-Syndrom auf der einen Seite und der Korsakow-Psychose auf der anderen Seite unterschieden. Hierbei stellt dann nur die Korsakow-Psychose den eigentlichen, von Korsakow gemeinten Krankheitszustand dar, während das Korsakow-Syndrom weiter gefasst gesehen wird (»**amnestischer Symptomenkomplex**«) und lediglich die der Korsakow-Psychose ähnliche Symptomatologie kennzeichnen soll.

Gegenüber den hippocampalen Schäden folgenden Amnesiezuständen findet sich beim Korsakow-Syndrom meist eine umfassendere Störung des Gedächtnisses, die durchaus auch weite Teile der persönlichen Vergangenheit und eine eingeschränkte Krankheitseinsicht (Anosognosie) oder Unfähigkeit zur Reflexion des eigenen Zustandes einschliessen kann.

Beide Zustandsbilder – die »mediale Temporallappenamnesie« (Hippocampus und Umfeld geschädigt) und die »mediale dienzephale Amnesie« (dorsaler und häufig auch ventraler Zwischenhirnbereich geschädigt) – sind (im Gegensatz zu demenziellen Zuständen) durch den Erhalt von Persönlichkeit, Intelligenz und Kurzzeitgedächtnis gekennzeichnet.

41.1.1 Kurzzeit- und Arbeitsgedächtnis

Hieraus muss auch abgeleitet werden, dass das Kurzzeitgedächtnis auf Hirnebene andersartig als das Langzeitgedächtnis verarbeitet wird. Tatsächlich sprechen eine Reihe von Indizien für diese Ansicht. Zum einen sind dies wiederum Berichte von fokal hirngeschädigten Patienten mit selektiven Kurzzeitgedächtnisstörungen, zum anderen eine Reihe von Arbeiten, die mit Methoden der funktionellen Bildgebung an Normalprobanden erhalten wurden. Zum Dritten finden sich experimentelle Studien an Tieren – insbesondere Einzelzellableitungen –, die für eine selektive Repräsentation des Minutengedächtnisses sprechen.

Berichte von Patienten, die nach Hirnschädigung Information zwar noch langfristig erwerben konnten, deren Kurzzeitgedächtnis jedoch auf maximal ein oder zwei Items beschränkt ist, sind selten, dafür aber um so wertvoller. Markowitsch et al. (1999a) haben hierzu einen Patienten – E. E. – beschrieben, der als Beispiel dienen kann.

Patienten wie E. E. wurden insgesamt etwa ein halbes Dutzend Mal in der Literatur beschrieben. Sie legen alle nahe, dass im linken lateralen Parietallappen – also im Umfeld der Wernicke-Sprachregion, eine wichtige Repräsentanz für Kurzzeitgedächtnis zu suchen ist.

Daneben aber wird – insbesondere unter dem Stichwort Arbeitsgedächtnis (Baddeley 1998)– dorsolateralen Anteilen des Stirnhirns eine wesentliche Rolle zugesprochen. Hierfür findet sich eine Vielzahl von mittels funktioneller Bildgebung und Neuromonitoring-Methoden erhaltenen Belegen an Normalprobanden, die zeigen, dass präfrontale Bereiche aktiviert werden, wenn Individuen Information kurzfristig verarbeiten; auch tierexperimentelle Ergebnisse unterstützen die Bedeutung dieser Region. Weitere Arbeiten weisen die Regionenkombination aus Parietal- und Präfrontalbereich als die beiden neuralen Hauptkomponenten des Arbeitsgedächtnisses aus (Markowitsch et al. 1999a).

Trotz der grundsätzlichen Bedeutung von parietalen und präfrontalen Strukturen für das Kurzzeitgedächtnis gilt auch hier, dass durchaus weitere Hirnregionen – wie beispielsweise die hippocampale Formation – an seiner Bearbeitung beteiligt sind, wir also den Netzwerkcharakter

Der Fall E.E. (Markowitsch et al. 1999a)

E.E. war zum Zeitpunkt seiner Untersuchung ein 44-jähriger Mann von normaler Intelligenz, der nach Entfernung eines umschriebenen linkshemisphärischen Tumors im angulären Gyrus und der darunterliegenden weißen Masse (◻ Abb. 41.3) eine distinkte, persistierende Beeinträchtigung im Kurzzeitgedächtnis, zusammen mit einer gleich schweren Beeinträchtigung in der Fähigkeit, Zahlen zu transkodieren, hatte. Andererseits konnte er problemlos kalkulieren und andere arithmetische Berechnungen durchführen. Defizite auf sprachlicher Ebene waren auf seine Kurzzeitgedächtnisstörung zurückzuführen, die sich auch darin äußerte, dass er einen starken »Primacy-«, aber keinen »Recency-Effekt« zeigte. (Unter Primacy-Effekt versteht man die Fähigkeit, die ersten Items innerhalb einer kontinuierlich dargebotenen Liste zu behalten, unter Recency-Effekt die Fähigkeit, die zuletzt dargebotenen Items einer derartigen Liste wiedergeben zu können.) Der stark linksseitig dominante Patient zeigte unter Positronenemissionstomographie eine beidhemisphärische Aktivierung der Broca- und Wernicke-Regionen, wenn er Verben von Substantiven herleiten sollte.

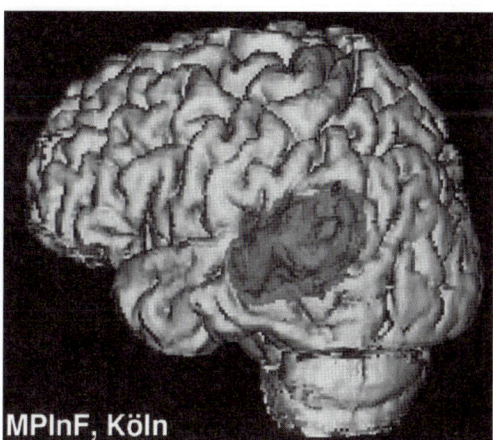

◻ Abb. 41.3. Dreidimensionale Rekonstruktion des Hirnschadens von Patient EE mit selektiver Kurzzeitgedächtnisstörung. Die mittels Positronenemissionstomographie sichtbar gemachte hellere Penumbra wurde durch die Applikation von ^{11}C-Methionin erreicht

der Informationsverarbeitung auch schon für diesen engen Zeitraum realisiert sehen.

❗ Das **Kurzzeitgedächtnis** ist ein zeitlich und was seine Repräsentation auf Hirnebene betrifft, distinkter Prozess, der vor allem (aber mit Sicherheit nicht ausschließlich) an parietale und präfrontale Bereiche des Neokortex geknüpft ist.

41.1.2   Das limbische System

Beide Zustandsbilder – die »mediale Temporallappenamnesie« (Hippocampus und Umfeld geschädigt) und die »mediale dienzephale Amnesie« (dorsaler und häufig auch ventraler Zwischenhirnbereich geschädigt) – umfassen Schädigungen in einer Region, die zum einen seit alters her als limbisches System bezeichnet wird (Markowitsch 1992) und die sich zum anderen durch die Existenz eng aneinander gekoppelter Hirnstrukturen kennzeichnen lässt, was teilweise auch schon früh zu Spekulationen über deren Bedeutung Anlass gab. So hatte Papez (zit. in Markowitsch 1999a) den nach ihm benannten Schaltkreis (auch »medialer limbischer Kreis« genannt) einen »proposed mechanism of emotion« genannt; später dann wurde dieser eher als für Gedächtnis wichtig angesehen und ihm ein zweiter zur Seite gestellt – der basolaterale limbische Kreis – dessen Funktion als unterstützend für den ersten interpretiert wurde, aber als primär die emotionale Komponente einkommender Information bewertend interpretiert wurde (Markowitsch 2001) (◻ Abb. 41.4). Hebb (zit. in Markowitsch 1999a) hatte 1949 postuliert, dass die Speicherung von Information im Langzeitgedächtnis ein vorheriges, zeitlich begrenztes »Kreisen« in bestimmten Hirnregionen als notwendige Voraussetzung hat. ◻ Abbildung 41.4 zeigt diese beiden dem limbischen System zugehörigen Kreise.

Ihre unterschiedliche Funktion kann am besten durch die Gegenüberstellung der Beschreibung von Patient H.M. (Schädigung im medialen Kreis) mit der von Patienten mit selektiver Schädigung einer Struktur des lateralen Kreises veranschaulicht werden (▶ Fallbeispiel B.P.).

Gedächtnisdefizite von B.P. sind weniger umfassend und weniger schwerwiegend als die von H.M. Dennoch führen sie zu anhaltenden Beeinträchtigungen im Alltag, die ein Fortführen des gewohnten Lebensrhythmus unmöglich machen. Beide Fälle demonstrieren auch, dass unser Gehirn grundsätzlich keine mosaikartig verteilte Funktionsaufteilung hat, sondern primär interaktiv und netzwerkartig arbeitet. Trotzdem finden sich aber für

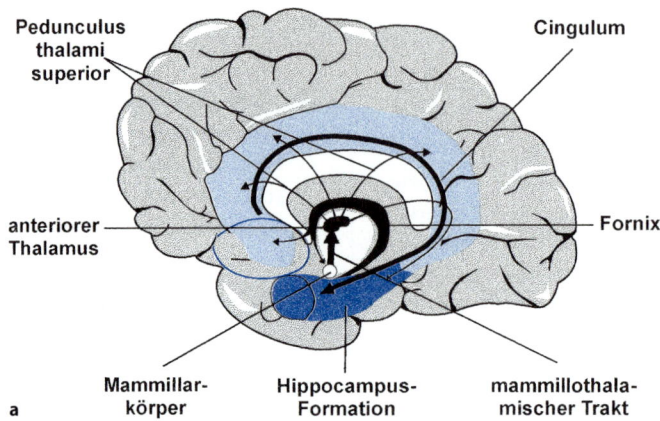

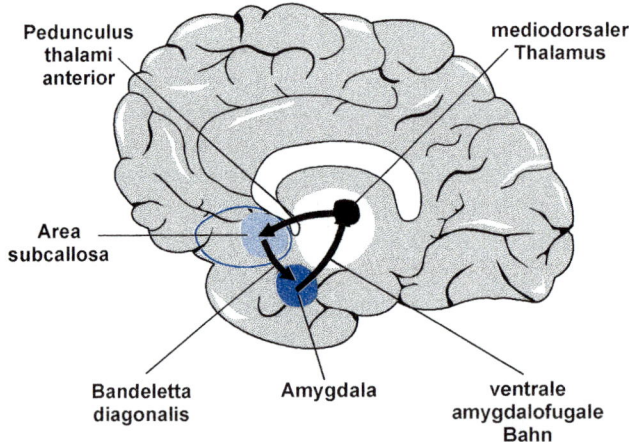

□ Abb. 41.4a, b. Der Papez'sche (**a**) und der basolaterale limbische Kreis (**b**). Der Papez'sche Schaltkreis umfasst die Strukturen hippocampale Formation, Mammillarkörper, anteriorer Thalamus, cingulärer Kortex sowie die sie verbindenden Fasern (Fornix, mammillothalamischer Trakt, thalamokortikale Pedunculi, Cingulum). Irle u. Markowitsch (1982) untersuchten die Verbindungen mittels Meerrettichperoxidaseinjektionen neu: Pfeile geben die Richtung projizierender Fasern an, wobei deren Dicke die Massivität der Projektion repräsentiert (gemessen an der Anzahl retrograd markierter Neurone). Die stärkste Projektion (über 90% der markierten Neurone) umgeht den cingulären Gyrus und verbindet den anterioren Thalamus direkt mit dem subiculären Kortex der hippocampalen Formation. Die Komponenten des basolateralen limbischen Schaltkreises umfassen die Amygdala, den thalamischen mediodorsalen Nucleus und die Area subcallosa (Area 25), die in einem Dreiecksverhältnis untereinander verbunden sind. Der ventrale amygdalofugale Faserzug erreicht dabei den mediodorsalen Kern, der Pedunculus thalami inferior die Area subcallosa und die Bandeletta diagonalis führt zurück zum amygdaloiden Komplex. (Nach Markowitsch 1999a)

unterschiedliche Gedächtnissysteme unterschiedliche Netzwerkanordnungen: Das episodische und das semantische oder deklarative Gedächtnis (Tulving u. Markowitsch 1998) sind weit stärker an das limbische System gebunden, als die beiden anderen im Humanbereich wesentlichen Gedächtnissysteme, das prozedurale Gedächtnis und das Priming-System. Es wird davon ausgegangen, dass im Regelfall

1. episodische Information zuerst das semantische Gedächtnissystem passiert (Tulving u. Markowitsch 1998) (□ Abb. 41.5) und
2. episodische Information vermutlich weit stärker an einen intakten Hippocampus proper (Tulving u. Markowitsch 1998; Vargha-Khadem et al. 1997) und das Stirnhirn (Levine et al. 1998) gebunden ist als semantische.

Fallbeispiel

Der Fall B.P. (Cahill et al. 1995)

B.P. litt an einer seltenen neurologischen Krankheit – der Urbach-Wiethe-Krankheit (Lipoidproteinase), einem seltenen, hereditär bedingtem Krankheitsbild, das durch die Ablagerung von Hyalin auf der Haut und im Mund-Larynx-Bereich gekennzeichnet ist. Weiterhin kann es, wie bei B.P., zu einer bilateralen Mineralisierung der Amygdala kommen. Die Gedächtnisstörung bestand primär in einer Unfähigkeit, bedeutende von unbedeutender Information unterscheiden zu können. Wurde B.P.

beispielsweise eine Geschichte erzählt, in der eine Frau im gelb-schwarz geblümten Kleid einen Raum betrat und im weiteren Verlauf der Geschichte ein Mann sie von hinten erdolchte, so erzählte B.P. eine halbe Stunde später eher von dem Kleid als von dem Mord.

Diese Fallbeschreibung verdeutlicht die Bedeutung von Emotion für Gedächtnis und damit einen weiteren Aspekt der Hirnorganisation – die Verschränktheit unterschiedlicher Hirnregionen bei kognitiven Verarbeitungsprozessen.

Vargha-Khadem et al. (1997) hatten gefunden, dass junge Erwachsene, deren Hippocampus im Kindesalter degeneriert war, zwar Schulwissen erwerben und behalten konnten (d.h., ein weitgehend intaktes semantisches Gedächtnis hatten), nicht jedoch persönliche Episoden.

Das prozedurale Gedächtnissystem ist grundsätzlich mit den Basalganglien und Teilen des Kleinhirns verbunden, darüber hinaus mit parietalen, prämotorischen und motorischen kortikalen Regionen, das Priming-System dagegen an kortikale Regionen (Buckner 2000).

41.1.3 Das Frontalhirn

Während Läsionsstudien an Tieren grundsätzlich die Bedeutung des limbischen System für die Enkodierung von Information untermauerten (Parker et al. 1997), führten Studien an nichthirngeschädigten Probanden mittels funk-

tioneller Bildgebung zu der Hypothese, dass Teile vor allem des linken Frontalhirns die Einspeicherung von Information wesentlich unterstützen. Diese Idee wurde von Tulving und Mitarbeitern (s. Tulving u. Markowitsch 1998) in ihrem HERA-Modell postuliert und später in einer Vielzahl von Studien im Grundsatz bestätigt (Fletcher et al. 1998). HERA steht damit für »hemispheric encoding retrieval asymmetry« und meint die ungleiche Aktivierung des rechten und linken Frontalhirns bei Abruf gegenüber Einspeicherung.

Die Bedeutung des Frontalhirns für Gedächtnisprozesse war zwar in der alten Hirnforschung immer betont worden, wurde aber, von Ausnahmen abgesehen (Jetter et al. 1986) vor der Messung neuraler Korrelate von Gedächtnisvorgängen mittels funktioneller Bildgebung weitgehend negiert. Insofern zeigen diese Daten, dass Erkenntnisse in der Hirnforschung durchaus methodenabhängig zustandekommen.

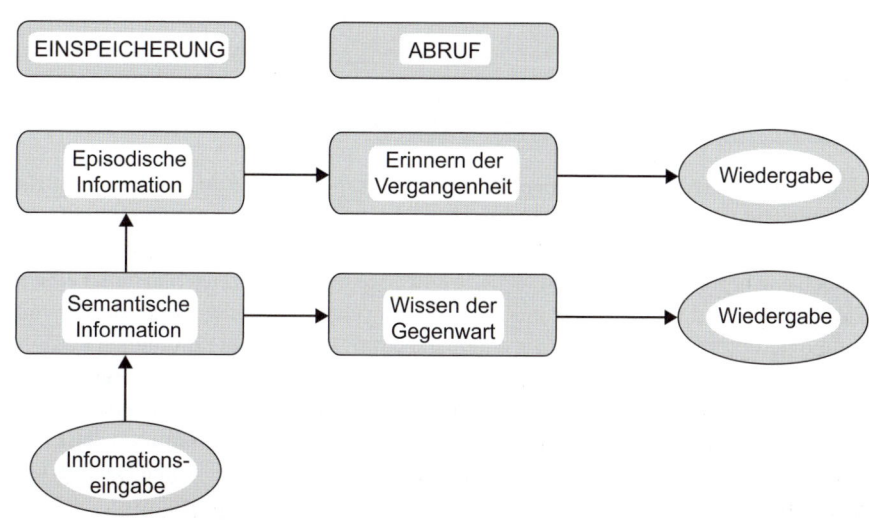

■ **Abb. 41.5.** Interaktion zwischen episodischem und semantischem Gedächtnis. (Nach Tulving u. Markowitsch 1998)

41.1.4 Neurale Grundlagen der Einspeicherung

Die oben gemachten Aussagen – und insbesondere die mittels funktioneller Bildgebung erhaltenen Resultate – verdeutlichen, dass unser Gehirn auf vorhersagbare Weise eine Reihe limbischer und präfrontaler Strukturen interagieren lässt, um episodische und semantische Information erfolgreich zu enkodieren. Für die hierbei stattfindenden Prozesse der Informationseinspeicherung lässt sich zusammenfassend Folgendes festhalten:

❶ **Die initiale Einspeicherung von Information** geschieht – abgesehen vom Priming-System und von prozeduralen Gedächtnisvorgängen – dadurch, dass über die Sinnesorgange aufgenommene Reize im Kurzzeit- oder Arbeitsgedächtnis für einen Zeitraum von Sekunden bis Minuten gespeichert werden. Danach erfolgt eine Distribuierung in Strukturen des limbischen Systems. Semantische Information als kontextfreies Wissen und episodische, kontexteingebettete Informationen werden über Strukturen des limbischen Systems enkodiert. Die betroffenen Strukturen innerhalb des limbischen Systems sind für beide Gedächtnissysteme jedoch nicht identisch: Episodisches Gedächtnis ist vermutlich weit stärker als semantisches an einen intakten Hippocampus, an intakte Strukturen der basolateralen limbischen Schleife und an das Stirnhirn gebunden. Insbesondere Teile des linken Stirnhirns sind darüber hinaus an der effektiven Einspeicherung dadurch beteiligt, dass sie das angestrengte Bestreben nach erfolgreicher Einspeicherung auslösen und kontrollieren.

41.2 Informationskonsolidierung

Unter Konsolidierung versteht man die vertiefte Einspeicherung von Information. Hierbei gibt es zwei Ansichten zur Konsolidierung – die eine sieht Konsolidierung als eine zeitlich eng begrenzte, kontextuell vertiefte und erweiterte Einspeicherung, die andere sieht in Konsolidierung einen autonomen Prozess, der unabhängig oder parallel von anderer neuronaler und behavioraler Aktivität über einen langen Zeitraum ablaufen kann. Insbesondere tierexperimentelle Ergebnisse, in denen biochemische Prozesse analysiert werden, favorisieren die erste Ansicht (Dudai 1996; Izquierdo u. Medina 1997; McGaugh 2000), während Ergebnisse aus dem Humanbereich die zweite Variante unterstützen (Markowitsch et al. 1999b).

Izquierdo u. Medina (1997) meinten auf der Basis tierexperimenteller Studien, dass in den ersten Tagen nach Training einer Funktion Hippocampus, Amygdala, entorhinaler und parietaler Kortex in den Abruf involviert seien, nach 30 Tagen nur mehr der entorhinale und parietale Kortex und nach 60 Tagen nur noch der parietale Kortex. Ein wichtiger Beitrag zur Bedeutung des Konsolidierungsprozesses kam von Dudai (1996). Er zählte eine Reihe von Vorzügen eines graduell ablaufenden Konsolidierungsprozesses auf: Systemimmanentes »Rauschen« wird vermindert, die Möglichkeiten kombinatorischer Plastizität verstärkt, multiple Inputs können besser selegiert werden, sodass inkonsistente und mögliche Konfusionen verursachende Materialien eliminiert werden können. Weiterhin ermöglicht ein länger anhaltener Konsolidierungsprozess eine bessere Kategorisierung von Information und damit eine kohärentere, effektivere und sparsamere Konstruktion der Welt. Gleichwohl scheint Dudai die Konsolidierungsperiode eher im Bereich von Stunden (bis maximal Tagen) zu sehen, was grundsätzlich auch logischer erscheint als ein wochen- bis jahrelanger Prozess.

Die Erfahrung zeigt, dass manche hochgradig emotionalen Ereignisse sich offensichtlich unmittelbar in das Gedächtnis einbrennen und entsprechend sofort und aber auch »für alle Zeit« reliabel abrufbar sind (Markowitsch 1994).

Im Humanbereich belegen Fallbeschreibungen, dass Patienten Information für bestimmte Zeiträume, die zwischen wenigen Stunden (Markowitsch et al. 1999b; Fall TA) und mehreren Wochen liegen können, parat haben, die Information dann aber nicht mehr abrufbar ist. Zu vermuten ist hier, dass Blockierungsvorgänge, ausgelöst durch die Freisetzung von Stresshormonen auf Hirnebene, die weitere Konsolidierung von Information unterbrechen (Markowitsch 1998a, 1999a,b; Markowitsch et al. 1999c).

❶ **Konsolidierung** ist ein vielschichtiger Prozess, der zu einer tieferen und reliableren Verankerung von Information auf Hirnebene führt (McGaugh 2000). Hilfreich hierfür ist eine mehrfache Einspeicherung, die sozusagen immer vollkommenere Kopien des wahrgenommenen Reizmaterials ermöglicht; ebenso sind eine interferenzarme und – von Ausnahmefällen abgesehen – affektbesetzte Aufnahme von Vorteil. Es ist zu vermuten, dass durch den Prozess der Konsolidierung eine Netzwerkstabilisierung und -erweiterung erreicht wird.

─ **Fallbeispiel** ─────────────────────────────────

Der Fall T. A. (Markowitsch et al. 1999b)

Eine 30-jährige Patientin wurde aufgrund ihrer seit über fast 4 Jahren nahezu unverändert anhaltenden Amnesie neuropsychologisch und neuroradiologisch untersucht. Auslöser für die Gedächtnisstörung war ein Autounfall mit Schleudertrauma, aber ohne neuroradiologisch fassbare Hirnschädigung. T. A. war zeitlich desorientiert. Sie demonstrierte eine auf den Monat des Unfalls zurückführbare Grenze zwischen außerordentlich gut erhalten gebliebenem Altgedächtnis und kompletter Unfähigkeit zu bleibender Neueinspeicherung von Information. Die Amnesie bezog sich auf alle gemessenen Gedächtnisleistungen. Sie hatte darüber hinaus aber die Besonderheit, dass sich T. A. Information über einen Zeitraum von ca. 2 h problemlos merken konnte, was beispielsweise zur (für ihren Altersbereich) höchsten erreichbaren Punktzahl im Gesamtwert der revidierten Wechsler-Memory-Skala führte (da hier Antworten nur bis zu ca. 30 min Verzögerung gemessen werden). Andererseits war sie so stark behindert, dass sie praktisch nur einen Radius von weniger als einem Kilometer hatte, in dem sie sich frei bewegen und orientieren konnte. Auch musste ihr jeden Morgen ihr Zustand neu erklärt werden.

───

41.3   Die Ablagerung von Information

Tulving stellte 1995 das sog. SPI-Modell auf; SPI steht für serielle Einspeicherung, parallele Ablagerung und unabhängigen (»independent«) Abruf. Entsprechend diesem Modell kann die Ablagerung auf verschiedenen Ebenen erfolgen, also beispielsweise als kontexteingebettete episodische und als kontextfreie semantische Information. In jedem Fall ist davon auszugehen, dass für die Repräsentation prozeduralen Wissens an erster Stelle Teile der Basalganglien und des Kleinhirns wichtig sind, während für die anderen Gedächtnissysteme kortikale Hirnstrukturen zuvorderst in Erscheinung treten: Das Priming-System involviert die unimodalen und polymodalen Regionen entsprechend des jeweils für die Einspeicherung benutzten Sinnessystems. Semantisches und episodisches Gedächtnis sind vermutlich in weitgespannten Netzwerken des Assoziationskortex repräsentiert, wobei das episodische Gedächtnis darüber hinaus noch Bindungen an limbische Strukturen haben wird, die die emotionale Ausmalung der Episoden bewerkstelligen.

Evidenzen für diese Vorstellung liefern an erster Stelle Patienten mit demenziellen Erkrankungen, bei denen der Kortex weitflächig degeneriert ist (◻ Abb. 41.6). Daneben Patienten mit Zustand nach Herzinfarkt und mehrwöchigem Komazustand (Markowitsch et al. 1997a) oder Patienten mit Traumazuständen und nachfolgendem mehrwö-

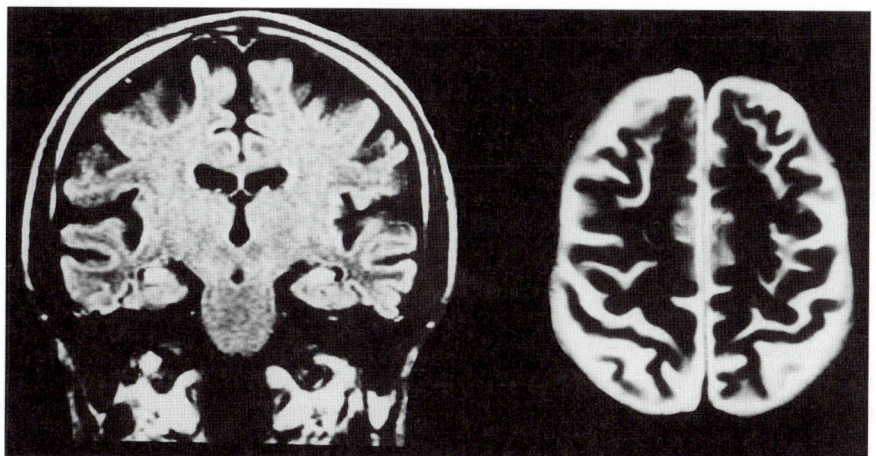

◻ **Abb. 41.6.** Patient mit stark degenerierter Kortexstruktur und infolgedessen massivem Gedächtnisabbau auf anterograder und retrograder Ebene. Es wird davon ausgegangen, dass das kortikale Netzwerk der Informationsrepräsentation sich in einem Ausmaß zersetzt hat, dass die Information nicht mehr als sinnvolle Einheit präsent ist. (Nach Markowitsch et al. 2000a)

Fallbeispiel

Der Fall S. O. (Markowitsch et al. 1997a)

S. O. war zum Zeitpunkt seiner Untersuchung ein aufgrund seiner Krankheit entlassener 36-jähriger Finanzbeamter. Er hatte ein halbes Jahr vor Beginn der neuropsychologischen Untersuchungen einen schweren Herzinfarkt mit nachfolgend 14-tägigem Koma erlitten. Er antwortete auf Fragen meist mit »weiß nicht«, hatte einen reduzierten Antrieb, aber keine Störungen auf motorischer, sensorischer oder sprachlicher Ebene. Grundlegende Lese-, Rechen- und Schreibfähigkeiten waren erhalten. Sein Gehirn wurde mittels struktureller MRT und funktioneller bildgebender Verfahren (PET) untersucht. Die MRT-Aus-

wertung zeigte keine bedeutenden Veränderungen, PET erbrachte hingegen Evidenzen für eine massive und weitflächige Verminderung seines Hirnstoffwechsels. Sein Gedächtnis war sowohl in anterograder wie in retrograder Richtung massiv beeinträchtigt und blieb dies auch über einen Follow-up-Zeitraum von mehreren Monaten. Es ist zu vermuten, dass der minutenlange infarktbedingte Sauerstoffmangel so viele Neurone – insbesondere auf kortikaler Ebene – absterben ließ, dass hierdurch die Möglichkeit zu bleibender Informationsaufnahme und zum Abruf bereits abgelagerter Gedächtnisinhalte anhaltend unterbunden wurde.

---

chigem Koma (Markowitsch 1999a). In all diesen Fällen kommt es zu diffusen Kortexschäden, die das Netzwerk der Informationsrepräsentation so »durchlöchern«, dass ein sinnvoller Abruf bleibend unmöglich wird. Beispiel für derartige Fälle ist der hier beschriebene Patient S. O.

❗ Die **Ablagerung** semantischer und episodischer Information ist an verzweigte kortikale Netzwerke gebunden, wobei für die affektbesetzten Komponenten episodischer Gedächtnisinhalte noch limbische (Septum, Amygdala) oder paralimbische (Orbitalhirn, temporaler Pol) Regionen hinzukommen. Priming wird unter Umgehung limbischer Regionen direkt kortikal in kleineren und stärker unimodalen Netzen abgelegt und die Basalganglien und das Kleinhirn speichern prozedurales Wissen.

41.4   Der Abruf gespeicherter Information

Lange Zeit ging man von einer direkten Korrelation zwischen Störungen des Einspeichern und des Abrufs aus (Markowitsch 1992). Erst zu Beginn der 90er-Jahre detailliert analysierte Einzelfälle mit distinktem neuralem Schädigungsbild führten zu der Erkenntnis, dass es Patienten mit selektiven, das episodische Altgedächtnis (= die eigene Biographie) betreffenden Störungen bei gleichzeitig erhaltener Möglichkeit zu bleibender Neueinspeicherung von Information und bei gleichzeitig erhaltener Präsenz semantischen Wissens gibt (Markowitsch et al. 1993). Ersten Fällen folgte eine Reihe weiterer (Kroll et al. 1997; Levine et al. 1998), denen allen als Schädigungsort eine Kombination

aus primär rechtshemisphärischen Hirnstrukturen in folgenden Bereichen zugrunde lag: im inferolateralen Stirnhirn und im Temporalpol. Beide Regionen sind vor allem und bidirektional über den ventralen Ast des Fasciculus uncinatus miteinander verbunden (❑ Abb. 41.7). Meist ist allerdings auch eine gewisse kontralaterale Schädigung nachweisbar und in der Mehrzahl der Fälle ist der Hirnschaden traumatischer Natur. Der von Levine et al. (1998) beschriebene Patient hatte eine besonders eng umgrenzte Hirnschädigung, die im Wesentlichen in einer kompletten Unterbrechung des rechten Fasciculus uncinatus bestand.

Umgekehrt führt eine primär linkshemisphärische Schädigung dieser Regionenkombination zu bleibenden Abrufstörungen aus dem Wissenssystem oder semantischen Gedächtnis bei erhaltener Biographie und erhaltener Fähigkeit zu bleibender Neueinspeicherung von Information (Markowitsch et al. 1999d).

Untersuchungen mittels funktioneller Bildgebung bestätigten die Ansicht, dass die rechtshirnige Kombination aus Stirnhirn und Schläfenlappenpol essenziell für den Abruf aus dem episodischen (autobiographischen) Altgedächtnis ist (Fink et al. 1996b). In diesem Zusammenhang ist bemerkenswert, dass Levine et al. (1998) vermutet, dass von dieser rechtshirnigen Regionenkombination auch das Bewusstsein über sich selbst (autonoetisches Bewusstsein) gesteuert wird, und dass Stuss u. Alexander (2000) der Meinung sind, dass vom rechten Stirnhirn auch eine Reihe von Affekten gesteuert und kontrolliert werde. Beide Hypothesen korrespondieren mit der Vorstellung, dass das autobiographische und damit das in der Regel affektbesetzte Gedächtnis vom rechtshirnigen Temporofrontalbereich gesteuert wird.

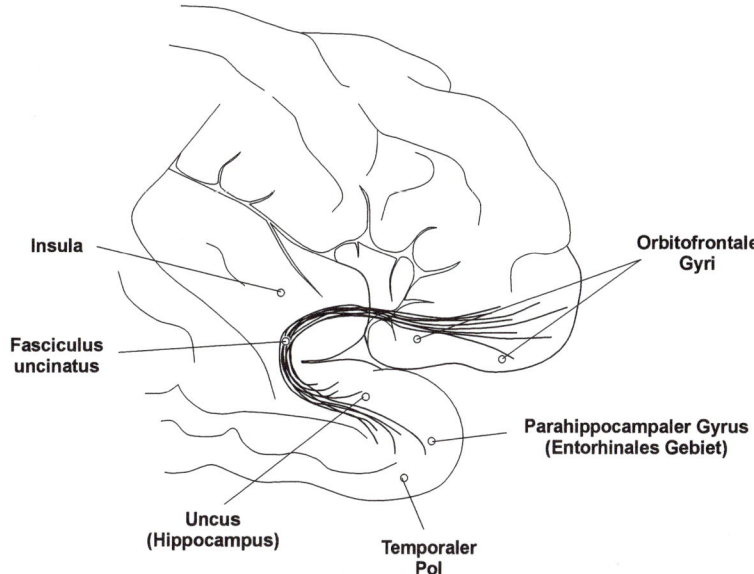

Abb. 41.7. Die Region des temporalen Pols und des inferioren lateralen Stirnhirns, die über den Fasciculus uncinatus miteinander verbunden sind und für die rechte Hemisphäre den Abruf aus dem episodischen und für die linke den aus dem Wissenssystem (semantisches Gedächtnis) steuern

Somit kann geschlussfolgert werden, dass für den erfolgreichen Abruf aus dem kortikalen Netzwerk die temporofrontale Region dann als »Triggerstation« dient, wenn es um ereignishafte, affektbesetzte Episoden geht, während nur der Frontalhirnbereich aktiviert ist, wenn die abzurufende Information zwar auch episodischer Natur, aber prinzipiell neutralen Charakters ist (Buckner 2000; Fletcher et al. 1998).

Für den Abruf aus dem prozeduralen Gedächtnis und dem Priming-System sind hingegen vermutlich die gleichen Regionen relevant, die für deren Ablagerung zuständig sind.

Trotz der Betonung der prinzipiellen Bedeutung neokortikaler Regionen für den Gedächtnisabruf ist – wie Ergebnisse aus der Tier- und Humanforschung veranschaulichen – eine zumindest teilweise Einbettung limbischer Strukturen in diesen Prozess gegeben (Fink et al. 1996b; Riedel et al. 1999). Insbesondere wird dem Hippocampus immer wieder eine Rolle beim Abruf langfristig gespeicherter Information zugesprochen (Maguire et al. 1999). Andererseits gibt es auch tierexperimentelle Resultate, die zeigen, dass der Hippocampus nur kurzfristig (für wenige Tage) an der Gedächtnisverarbeitung beteiligt ist, dann aber eine Verschiebung auf den Neokortex belegen können (nach ca. 25 Tagen) (Bontempi et al. 1999).

Zu der Thematik, ob oder ob nicht hippocampale Regionen am Abruf beteiligt sind, muss jedoch betont werden, dass es mittels funktioneller bildgebender Verfahren nahezu unmöglich ist, zwischen dem eigentlichen Abruf und der parallel erfolgenden Wiederaufnahme der abgerufenen Information zu differenzieren. Hier kommt Tulvings (1995) Terminus »Ekphorie« zu Bedeutung, der besagt, dass der Abruf von Information immer ein Konglomerat aus den zum Zeitpunkt des Abrufs existenten äußeren Reizbedingungen, des inneren Zustands (z. B. Befindlichkeit) und der abgespeicherten Information ist.

> ❶ Der **Abruf** langfristig gespeicherter Information aus dem episodischen Gedächtnis wird durch die Regionenkombination von rechtem Temporalpol und inferolateralem präfrontalem Kortex gesteuert, der aus dem semantischen Gedächtnis aus der gleichen Regionenkombination, aber linkshemisphärisch. Für den Abruf eher kurzfristig (< 1 Tag) gespeicherter (und eher neutraler) Information ist vermutlich nur der präfrontale Kortex wichtig. Der Abruf aus dem prozeduralen Gedächtnis und dem Priming-System erfolgt vermutlich durch die gleichen Strukturen, die für deren Ablagerung relevant sind.

41.5 Psychische Korrelate von Gedächtnisstörungen

Schon in der alten Literatur des vorletzten Jahrhunderts wurden verschiedene Formen dissoziativer Störungen beschrieben – Hysterie, psychogene Amnesie, psychogene Fugue, multiple Persönlichkeit, Ganser-Syndrom und an-

---

Fallbeispiel

Der Fall E.D. (Markowitsch et al. 1993)

In Spielfilmen findet sich immer mal wieder das Thema eines Menschen »ohne Gedächtnis«: Ein Unfall, Hirnschaden, danach ist »nichts mehr da« an Erinnerungen – oder es kommt eine bruchstückhafte, manchmal bedrohlich wirkende, traumartige Mischung aus »dem Unterbewussten« herauf, deren Einordnung in den jetzigen Lebensablauf nicht gelingen will. Ein Beispiel für einen derartigen Patienten war ein 44-jähriger Mann (E.D.), der von uns 4 Jahre nach seiner Hirnschädigung untersucht worden war. E.D. war in seinem Urlaub vom Pferd gefallen, was einen beidseitigen, aber hauptsächlich rechts in der Schläfenlappengegend gelegenen Hirnschaden verursachte. Konsequenz des Hirnschadens war ein bleibender umfassender Verlust seiner persönlichen Vergangenheit – er konnte weder entferntere Verwandte als solche erkennen, noch wusste er, was früher zu seinen beruflichen Tätigkeiten gehört hatte, noch konnte er sich an persönliche Besitztümer aus seinem vor dem Hirnschaden liegenden Leben erinnern. (Inwieweit er nahe Verwandte spontan erkannte oder relativ schnell lernte, sie als solche anzusehen, war nicht mehr eruierbar.) Mit anderen Worten, es handelte sich um einen Patienten, der auf der Ebene seines autobiographischen Wissens weitgehend vor dem Nichts stand, der aber durchaus noch auf Schulwissen rekrutieren konnte, sich im Alltag selbst unter Benutzung eines eigenen Autos zurechtfand und der auch in der Lage war, sich Wissen jeder Art neu und bleibend anzueignen.

Der Patient konnte beispielsweise angeben, dass der Kilimandscharo in Tansania liegt, wusste aber nicht, dass er selbst ihn vor seinem Unfall erklommen hatte. (Tatsächlich liegt der Kilimandscharo sowohl in Tansania als auch in Kenia, sein Gipfel wird normalerweise aber nur von Tansania aus erreicht.) Auch wusste er nicht mehr, dass er sehr gut italienisch sprach, befolgte dann aber zu seiner eigenen Überraschung Anweisungen, die er auf italienisch erhielt. Oder: Er hatte sich früher eine antike Taschenuhr gekauft, die er seit seinem Unfall nicht mehr angerührt hatte. Als man sie ihm präsentierte, erkannte er sie nicht als seine eigene, war aber auf Anhieb in der Lage, die komplizierte Deckelmechanik zu öffnen.

Die Persönlichkeit von E.D. hat sich offensichtlich verändert: Ihn interessieren die Konsequenzen seines Hirnschadens weit weniger als diese seine nächste Umwelt bedrücken. Sein In-den-Tag-leben und seine emotionale Verflachung sind natürlich durch die Orte seiner Hirnschädigung begründbar. Frappierend ist, dass sich ganz ähnliche Persönlichkeitsstörungen auch bei Patienten mit psychogener Amnesie zeigen – die Freud'sche Ansicht, dass Emotionen und Gefühle das Bewusstsein eo ipso involvieren (Natsoulas 1995, S. 318), erfährt somit auch durch derartige Fälle Bestätigung.

Mit diesen Charakteristika stellt E.D. den typischen Patienten mit (episodischer) retrograder Amnesie dar: Er hatte ein schweres Schädel-Hirn-Trauma mit anhaltendem Koma, nur gering ausgeprägte anterograde Amnesie, ein fast völliges Fehlen autobiographischer Erinnerungen, weitgehend erhaltenes Weltwissen und eine bilaterale oder hauptsächlich rechtshirnige Schädigung im anterioren Temporofrontalbereich unter grundsätzlicher Aussparung limbischer Hirnregionen.

---

dere (Markowitsch 1992). Die nachfolgend Bedeutung gewinnende Psychoanalyse überdeckte eine Aufklärung neuraler Grundlagen dieser Symptomatologien. Erst die moderne Bildgebung öffnete hierzu den Weg und erweiterte gleichzeitig die Palette primär psychisch bedingter Krankheitsbilder, bei denen Gedächtnisstörungen im Vordergrund der Symptomatik stehen.

Inzwischen existieren von mehreren Richtungen Ergebnisse, die hirnanatomische Korrelate für psychisch oder durch die Umwelt ausgelöste Amnesien aufzeigen. Zum einen fand man mittels volumetrischer Untersuchungen Größenabnahmen im Hippocampus bei Patienten, die massiven Stresssituationen ausgesetzt waren – beispielsweise Soldaten aus dem Kuwait- und Vietnamkrieg, die Mann-gegen-Mann

in Kampfhandlungen verwickelt waren (Gurvits et al. 1996). Zum anderen zeigten sich in Einzelfällen nach Stress- oder Traumaerlebnissen Stoffwechselreduzierungen, die mit den Ausfällen auf kognitiver, insbesondere auf Gedächtnisebene korrelierten (Markowitsch 1998b, 1999c; Markowitsch et al. 1997b, 1998, 2000b). Häufig sind die Ursachen in einzelnen, als traumatisch empfundenen Erlebnissen zu suchen, nach denen es schlagartig, und bei einem Teil der Patienten auch anhaltend, zu Gedächtnisblockaden kommt, die sich in der Regel auf das persönliche (episodische) Altgedächtnis beziehen (Markowitsch et al. 1999c), manchmal aber auch auf die Neugedächtnisbildung (Markowitsch et al. 1999b). Nachstehende Fallbeschreibung verdeutlicht mögliche Konstellationen.

Fallbeispiel

Der Fall A.M.N (Markowitsch et al. 1998, 2000b)

Bei einem 23jährigen ließ sich wahrscheinlich machen, dass ein frühkindlich erlebtes Schockereignis im Erwachsenenalter bei ähnlich auftretender Konstellation zu einer anhaltenden Blockade gedächtnisrelevanter Hirnstrukturen führte, die sich mittels PET als reduzierter Glukoseverbrauch in diesen Arealen nachweisen ließ. Der Patient hatte offensichtlich alle autobiographischen Ereignisse seiner letzten 5 Lebensjahre nicht mehr parat und konnte sich darüber hinaus keinerlei neue Information mehr einprägen. Der Zustand hielt im Prinzip auch nach einem Jahr noch so stark an, dass er weiterhin unfähig war, seinem früheren Beruf nachzugehen. Dennoch zeigten sich erste Verbesserungen seiner kognitiven Leistungen nach ca. 8 Monaten, und eine nach einem Jahr durchgeführte zweite Untersuchung seines Hirnstoffwechsels zeigte eine Rückkehr zu normalen Werten.

Inwieweit ein geänderter Stoffwechsel Konsequenz »körperinnerlicher« Vorgänge ist oder inwieweit er durch die Außenwelt induziert werden kann (und sich dann ggf. »verselbstständigt«), ist gegenwärtig nur in ersten Ansätzen geklärt. Anzunehmen ist jedoch, dass in weit mehr Fällen als bislang beschrieben, mnestische Blockadevorgänge existieren, die als eine Form von Diskonnektion den Zugang zu den Speicherorten der Information unterbinden. So lange keine geeignetere und klarere Erklärungsmöglichkeit für die Vielfalt plötzlich einsetzender und globaler Amnesien ohne chronische Schädigung weiter Kortexbereiche existiert, bietet die Annahme mnestischer Blockadevorgänge ein vorläufiges Modell, um diese Formenvielfalt einzukreisen (Markowitsch 1998a). Man kann folglich schließen, dass es eine intensive Wechselwirkung zwischen Psyche und Soma gibt, die in Extremfällen dazu führen kann, dass es zu permanenten Amnesien kommt.

41.6   Schlussfolgerungen

Gedächtnisstörungen, die noch vor einem Jahrzehnt häufig als einheitlicher Natur betrachtet wurden (»globale Amnesie«), manifestieren sich heutzutage als ein differenziertes Gebilde, das sich nach zeitlichen und inhaltlichen Kriterien auffächern lässt, das aber auch auf anatomischer Ebene spezifische Zuordnungen erlaubt. Diese Zuordnungen dürfen aber nicht als Eins-zu-eins-Relationen verstanden werden; stattdessen müssen wir von hierarchisch-parallel organisierten Netzwerken ausgehen, deren Aktivität zeitabhängig im Vorder- oder im Hintergrund steht.

Die heutzutage mögliche Kombination verschiedener Verfahren und Techniken – von der Testpsychologie bis zu Neuromonitoring- und Neuroimagingtechniken – ermöglicht eine integrative Bearbeitung auch komplexer Zusammenhänge zwischen Gehirn und Verhalten. Sie hat gegenwärtig dazu beigetragen, Hirnkorrelate selbst für umweltinduzierte Gedächtnisstörungen zu finden (Markowitsch 1998a). Insofern schließt sich gegenwärtig die Kluft zwischen neurologischen und psychiatrischen Krankheitsbildern, bei denen Gedächtnisstörungen im Vordergrund der Symptomatik stehen (Markowitsch 1996). Wo die Freud'sche Psychoanalyse noch rein auf Verhaltensebene über Gedächtnisrepression spekulieren konnte, ergeben sich durch die Möglichkeiten der In-vivo-Transmitteranalyse mittels Positronenemissionstomographie und endokrinologischer Messungen (Lupien et al. 1999) heutzutage Perspektiven, Gedächtnisblockaden und Gedächtnisstörungen nicht nur präzise diagnostizieren, sondern auch therapieren zu können.

Zusammenfassung

Das Wechselspiel zwischen Gedächtnis und Gehirn wurde vor allem anhand von Ergebnissen beleuchtet, die an Patienten mit neurologischen (aber auch anhand solcher mit psychiatrischen) Krankheiten gewonnen worden waren. Daneben wurde auf Ergebnisse eingegangen, die zum Bereich der langfristigen Informationsverarbeitung an Normalprobanden mittels funktioneller Bildgebung erzielt worden waren. Basis für die Beschreibungen war die von Tulving ausgearbeitete Definition verschiedener Gedächtnissysteme, denen auf Hirnebene eine unterschiedliche Repräsentation zugrunde liegt. Einzelfallbeschreibungen von Patienten mit Altgedächtnis- und Neugedächtnisstörungen dienten dazu, heute übliche Unterteilungen von Gedächtnis nach der Zeit und dem Inhalt zu erläutern, wobei einerseits die netzwerkartige Verarbeitung von Information auf Hirnebene Betonung fand, auf der anderen Seite aber auch Flaschenhalsstrukturen, durch die Information essentiell passieren muss, herausgestrichen wurden und betont wurde, dass auch umweltinduziert anhaltende und massive Gedächtnisstörungen auftreten können (z. B. durch Stress und Traumata). Für derartige Fälle wurde eine Änderung in der biochemischen Verarbeitung auf Hirnebene – insbesondere durch Stresshormone blockierte Zugänge im Temporallappen – angenommen.

42 Konfabulationen

Armin Schnider

Konfabulationen sind ungewollte, fehlerhafte Produktionen aus dem Gedächtnis. Es können zwei Formen unterschieden werden (Berlyne 1972; Kopelman 1987; Schnider 2003): 1. Provozierte Konfabulationen (auch momentane oder Verlegenheitskonfabulationen genannt) passieren dann, wenn eine Person aufgefordert wird, Information aus dem Gedächtnis möglichst präzise wiederzugeben, die Information aber nur unpräzise gespeichert ist. 2. Spontane Konfabulationen entsprechen dagegen einer Realitätsverwechslung, wo Gedächtnisspuren früherer Erlebnisse das Denken und Handeln leiten (Schnider 2003). Provozierte und spontane Konfabulationen dissoziieren doppelt (eine Person kann massiv provoziert, jedoch überhaupt nicht spontan konfabulieren und umgekehrt); sie sind also unabhängige Störungen mit unterschiedlichen Mechanismen (Schnider 2003). Sie werden deswegen im folgenden gesondert diskutiert.

❶ Provozierte und spontane Konfabulationen dissoziieren doppelt; sie haben also unterschiedliche Mechanismen.

42.1   Provozierte Konfabulationen

Provozierte Konfabulationen können bei Patienten mit Gedächtnisstörungen in irgendeiner Phase des Krankheitsverlaufs auftreten. Einzelne Patienten produzieren bereits bei der Erstuntersuchung in einem Gedächtnistest Informationen, die im Test gar nicht vorkamen. Andere Patienten mit schweren Gedächtnisstörungen gestehen in den ersten Mo-

naten ihre Wissenslücken ein (»ich weiß nicht«), beginnen dann aber in Diskussionen, oft in sehr allgemeiner Form, von Erlebnissen zu berichten, die erfunden sind (»Es war Sommer. Dann war ich wohl in Italien in den Ferien.«). Es ist meist unschwer zu erkennen, dass der Patient keineswegs überzeugt ist von dem, was er sagt. Solche Konfabulationen können auch beim Gesunden provoziert werden, wenn er aufgefordert wird, Erlebnisse, an die er sich nur lückenhaft erinnert, ganz präzise und detailliert wiederzugeben (Burgess and Shallice 1996b).

Eine typische Manifestation von provozierten Konfabulationen sind Intrusionen in Gedächtnistests – Informationselemente (Wörter, Figurenelemente in Gedächtnistests), die eine Person wiedergibt, obwohl sie im Test gar nicht vorkamen. Die Anzahl der Intrusionen in Gedächtnistests (Kopelman 1987; Schnider et al. 1996b) oder Fragebogen zu bestimmten Ereignissen (Dalla Barba 1993) sind deshalb auch zur Untersuchung provozierter Konfabulationen herangezogen worden.

Provozierte Konfabulationen wurden als Bemühen einer Person interpretiert, aus Verlegenheit Lücken in ihrem Gedächtnis zu füllen (Van der Horst 1932). Dieser Mechanismus scheint für die späten Konfabulationen eines schwer amnestischen Patienten sehr plausibel. Insgesamt gibt es aber keinen signifikanten Zusammenhang zwischen der Schwere einer Speicherstörung und provozierten Konfabulationen. Ebenso korrelieren provozierte Konfabulationen nicht mit frontalen Exekutivstörungen. Schließlich spiegeln sie auch nicht eine allgemeine Tendenz wider, irgendwelche Lücken im Gedächtnis zu füllen: Wir fanden keinen Zusammenhang zwischen provozierten Konfabulationen und der Anzahl Fragen zu nichtexistierenden Personen, Orten oder Sachen, die die Patienten beantworteten (»Wer ist Prinzessin Lolita? Wo liegt Premola? Was ist eine Wasserkufe?«). Hingegen fanden wir, dass provozierte Konfabulationen positiv mit der Abrufleistung in einem verbalen Gedächtnistest und der Ideenproduktion in einem verbalen Fluenztest korrelierten (Schnider et al. 1996b). Es scheint also, dass provozierte Konfabulationen das Bemühen einer Person widerspiegeln, unpräzis gespeicherte Informationen möglichst vollständig aus ihrem Gedächtnis abzurufen; die Konfabulationen sind der Preis für eine höhere Trefferquote.

❗ **Provozierte Konfabulationen können irgendwann im Verlaufe einer Gedächtnisstörung auftreten und werden gelegentlich selbst von gesunden Personen gemacht.**

42.2 Spontane Konfabulationen

42.2.1 Symptomatik

Der Begriff der »Spontankonfabulationen« beschreibt die Problematik nur ungenau. Richtiger wäre es, von Realitätsverkennungen zu sprechen, deren eine Auswirkung Konfabulationen sind. Im Gespräch erzählt der Patient von Tageserlebnissen, Aufträgen oder Zufkunftsplänen, die frei erfunden scheinen und seiner Hirnverletzung überhaupt nicht Rechnung tragen. Dabei ist der Patient so fest von diesen Ideen überzeugt, dass er immer wieder auf Grund solcher, scheinbar unsinniger Ideen handelt (Schnider et al. 1996b). Einige Beispiele seien angeführt:

Eine 58-jährige Frau, die eine Ruptur eines Aneurysmas der A. communicans anterior erlitten hatte, stand während der Untersuchung plötzlich auf und sagte, sie müsse ihr Kind stillen gehen; ihr Kind war aber bereits über 30-jährig. Ein Hobbyjäger, der ein Schädel-Hirn-Trauma erlitten hatte, kam zum Büro des Oberarztes mit der Bitte, das Telefon benützen zu dürfen; er habe mit seinen Freunden vereinbart, heute nachmittag auf die Jagd zu gehen, und möchte seiner Frau mitteilen, dass er nicht zum Mittagessen komme. Ein Zahnarzt, der eine Ruptur eines Aneurysmas erlitten hatte, verließ die Klinik mit der Angabe, er sei angerufen worden, dass Patienten in seiner Praxis auf ihn warteten.

Obwohl diese Geschichten, zumal bei hospitalisierten Patienten, bizarr erscheinen mögen, lassen sie sich doch fast immer auf Elemente von tatsächlichen Erlebnissen oder Gewohnheiten des Patienten zurückführen. Völlig frei erfundene Geschichten oder Selbstverkennungen (»Ich habe einen Marsmenschen gesehen. Ich bin Napoleon.«) haben wir bei unseren Patienten nie gesehen. Sie sind wohl eher Ausdruck eines psychotischen Erlebens, z. B. im Rahmen einer Schizophrenie.

Die Patienten haben immer eine messbare, schwere Gedächtnisstörung (insbesondere Beeinträchtigung des freien Abrufs) und sie sind desorientiert (Schnider et al. 1996a):

Sie verschätzen sich im Tag, Jahr und Ort. Auch schätzen sie ihre Situation nicht korrekt ein; sie verneinen im Allgemeinen, eine Gedächtnisstörung zu haben (Anosognosie für die Amnesie), was aber nicht verhindert, dass sie unter ihrer Situation leiden, sogar depressiv sind, ohne dies begründen zu können.

❗ **Spontane Konfabulationen haben für den Patienten Realitätswert und können mitunter sein Handeln bestimmen. Sie entsprechen Intrusionen früherer, aktuell aber nicht zutreffender Gedächtnisinhalte in das aktuelle Denken.**

42.2.2 Pathogenese

Über den Mechanismus von Spontankonfabulationen wurde viel spekuliert. Eine Würdigung dieser Literatur ist dadurch erschwert, dass die Konfabulationsarten (provoziert oder spontan) im Allgemeinen nicht unterschieden wurden.

Eine Hypothese besagt, dass spontane Konfabulationen auf der Kombination einer Amnesie mit frontalen Exekutivstörungen beruht (DeLuca and Cicerone 1991; Dalla Barba 1993; Fischer et al. 1995). Schnider et al. (1996b) konnten diese Hypothese widerlegen: Die Schwere einer Speicherstörung hat keine Voraussagekraft für das Auftreten von Spontankonfabulationen. Es gibt sogar einzelne spontan konfabulierende Patienten, die bei entsprechender Testung ein normales Speichervermögen zeigen. Ebenso haben Exekutivstörungen keine Voraussagekraft für das Auftreten oder den Verlauf spontaner Konfabulationen (Schnider et al. 1996b, 2000a).

Eine weitere Hypothese besagt, dass die Patienten eine mangelhafte Kontrolle über ihr Gedächtnis haben; sie suchen ihr Gedächtnis zu weit und zu unpräzise nach Informationen ab (mangelndes Fokussieren) und versäumen es, den Wahrheitsgehalt und die Plausibilität ihrer Erinnerungen und Gedanken zu überprüfen (Störung des »reality monitoring«) (Burgess u. Shallice 1996b; Moscovitch u. Melo 1997; Johnson u. Raye 1998). Abgesehen davon, dass unklar ist, wie diese Mechanismen bei Gesunden funktionieren sollten (Wie hinterfragen wir unser Wissen um das Jahr, den Tag und unseren Aufenthaltsort?), sind diese Hypothesen nie einer kontrollierten Studie unterzogen worden. Immerhin wurde gezeigt, dass spontan konfabulierende Patienten im Vergleich mit nichtkonfabulierenden amnestischen Patienten keine erhöhte Tendenz haben, Fragen zu nicht existierenden Orten, Personen oder Sachen zu beantworten (Mercer et al. 1977; Schnider et al. 1996b). Wenn die Fragen nicht persönliche Erlebnisse oder Pläne betreffen, sind die Patienten also durchaus imstande, den Wahrheitsgehalt ihrer Erinnerungen und Gedanken zu überprüfen.

Eine dritte Hypothese beruht auf der klinischen Beobachtung, dass die spontanen Konfabulationen sich bei genauer Analyse praktisch immer auf Elemente tatsächlicher Erlebnisse des Patienten zurückführen lassen. Es wurde also schon früh spekuliert, dass Spontankonfabulationen eine zeitliche Verwechslung von Information im Gedächtnis sein könnten (Korsakow 1892; Tiling 1892; Van der Horst 1932). Tatsächlich wurde unlängst gezeigt, dass spontan konfabulierende Patienten Schwierigkeiten haben anzugeben, wann, wo und von wem sie neue Information gelernt haben (Johnson et al. 1997). Eine solche Störung des Kontextgedächtnisses ist aber nicht spezifisch für Spontankonfabulationen; auch nichtkonfabulierende Patienten können diese Störung haben, und sie wurde selbst bei Patienten mit Läsionen der Frontalhirnkonvexität gefunden, die keine messbare explizite Gedächtnisstörung hatten (Shimamura et al. 1990). Für das Auftreten spontaner Konfabulationen ist also nicht entscheidend, ob ein Patient alte, in der Vergangenheit liegende Information zeitlich korrekt einordnen kann.

Schnider et al. (1996b) haben dennoch gezeigt, dass Spontankonfabulationen auf einer ganz spezifischen zeitlichen Verwechslung im Gedächtnis beruhen: Die Patienten scheitern daran, aus ihrem Gedächtnis und in ihrem Denken diejenige Information herauszufiltrieren, die sich auf die aktuelle Gegenwart, das Jetzt, bezieht. In dem Experiment mussten die Patienten in einer fortlaufenden Bildserie angeben, wenn sich ein Bild während des Testlaufs wiederholte. Als die Untersuchung nach einer Stunde mit der gleichen Bildserie, jedoch in anderer Abfolge, noch einmal durchgeführt wurde, hatten die spontan konfabulierenden Patienten große Schwierigkeiten zu unterscheiden, ob sie ein Bild während des laufenden Testdurchgangs oder im Testlauf vor einer Stunde bereits gesehen hatten. Sie konnten also nicht die aktuell relevante Information (Bildwiederholungen im aktuellen Durchgang) von früher (im Durchgang vor einer Stunde) angetroffener, jetzt aber nicht relevanter Information unterscheiden. Noch anders ausgedrückt: sie konnten nicht zwischen Jetzt und der Vergangenheit unterscheiden.

In einer weiteren Studie fanden Schnider u. Ptak (1999), dass diese zeitliche Verwechslung darauf beruht, dass die Patienten die Erinnerung an den früheren Testdurchgang

nicht normal unterdrücken (supprimieren) können. Spontankonfabulationen scheinen also darauf zu beruhen, dass die Interferenz von aktivierten Gedächtnisspuren und gedanklichen Assoziationen, die keinen Bezug zur reellen Gegenwart haben, nicht normal supprimiert werden kann. Diese Störung erklärt auch die Desorientiertheit amnestischer Patienten (Schnider et al. 1996a). Die Erholung spontaner Konfabulationen läuft parallel zur Erholung dieser Suppressionsfähigkeit (Schnider et al. 2000a).

In einer Studie mit gesunden Personen, die eine adaptierte Version des gleichen Tests machten, bei dem spontan konfabulierende Patienten versagten, fanden Schnider et al. (2002) mittels hochaufgelöster evozierter Potentiale, dass diese Suppression sehr früh (nach 200–300 ms) passiert, noch bevor der präzise Inhalt einer Gedächtnisspur erkannt und wieder gespeichert wird (400–500 ms). Mit anderen Worten: Noch bevor wir wissen, was wir denken, hat unser Gehirn bereits entschieden, ob sich der aufkommende Gedanke (die aktivierte Gedächtnisspur) auf die aktuelle Gegenwart bezieht oder nicht. Eine feinere Analyse dieser Daten ließ vermuten, dass diese Suppression bzw. frühe Filtrierung von aufkommenden Gedanken, die sich nicht auf die Gegenwart beziehen, einer kurzen, passageren Inhibition neokortikaler Synchronisation entspricht (Schnider 2003). Aufgrund einer weiteren Studie mit PET vermuten wir, dass diese Inhibition auf einer Modulation der neokortikalen Aktivität durch den orbitofrontalen Kortex, via subkortikale Schlaufen (ventrales Striatum, Globus pallidus, Substantia nigra, dorsomedialer Thalamuskern) beruht (Treyer et al. 2003).

> **❶** Spontane Konfabulationen beruhen auf einer Unfähigkeit, die Interferenz aktivierter Gedächtnisspuren (gedanklicher Assoziationen), die sich nicht auf die Gegenwart beziehen, zu supprimieren. Im gesunden Gehirn scheint diese Suppression einer vorbewussten Filtrierung aufkommender Gedächtnisspuren durch den orbitofrontalen Kortex zu entsprechen.

42.2.3   Anatomie

Amnestische Patienten, die nicht konfabulieren, haben typischerweise Läsionen im Bereiche des mittleren Temporallappens, insbesondere der hippokampalen Formation mit dem Gyrus parahippocampalis, oder von Strukturen die mit dem mittleren Temporallappen verbunden sind (▶ Kap. 41). Speicherstörungen werden ebenfalls bei neokortikalen

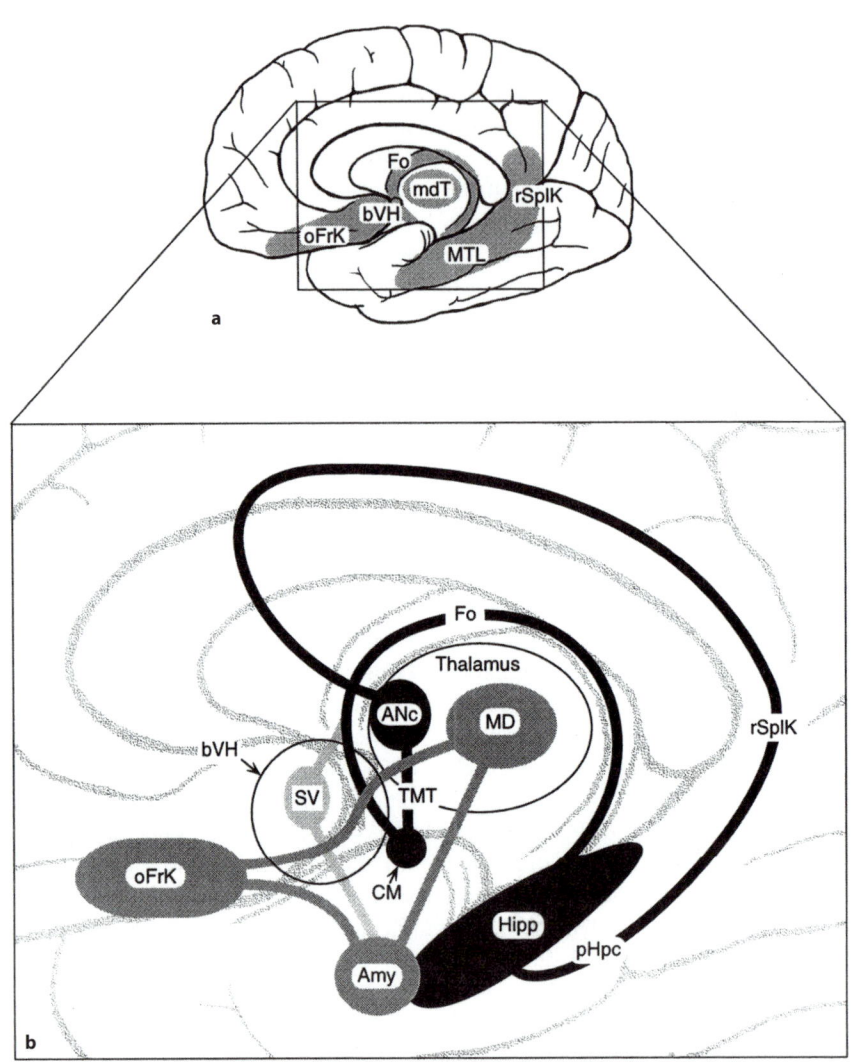

◘ Abb. 42.1a,b. Anatomie spontaner Konfabulationen. **a** Läsionsgebiete, deren Assoziation mit anterograder Amnesie gut dokumentiert ist. **b** Hauptsächliche Verbindungen in diesem Areal. Während eine Unterbrechung des klassischen Papez-Kreises (*schwarze Schlaufe*) zu einer Speicherstörung führt, die nicht mit Konfabulationen verbunden ist, führen Schädigungen der grauen Schlaufe und der darin enthaltenen Strukturen (laterale limbische Schlaufe; vorderes limbisches System) zu einer Unfähigkeit, die aktuell relevanten Gedächtnisspuren und gedanklichen Assoziationen aus dem Gedächtnis herauszufiltrieren. *Amy* Amygdala; *ant* Nucleus anterior des Thalamus; *bVH* Basales Vorderhirn; *CM* Corpora mamillaria; *Fo* Fornix; *Hipp* Hippokampus; *MD* Nucleus medialis dorsalis des Thalamus; *mdT* medialer Thalamus; *MTL* Mittlerer Temporallappen; *TMT* Tractus mamillo-thalamicus; *oFrK* Orbitofrontaler Kortex; *pHpc* Gyrus parahippocampalis; *rSplK* Retrosplenialer Kortex; *SV* Septum verum (medialer und lateraler Anteil). (Aus Schnider 2004)

Läsionen, z. B. des dorsolateralen Frontalhirns, Temporal oder Parietallappen gefunden (Schnider 2003). Ein völlig anderes Bild ergibt sich bei Analyse der Läsionen von spontan konfabulierenden Patienten. Ausnahmslos findet sich eine Läsion vorderer limbischer und paralimbischer Strukturen. Die typische Läsion betrifft den mittleren orbitofrontalen Kortex, das basale Vorderhirn oder beide (◘ Abb. 42.1). Andere Läsionen betrafen das Knie der rechten Capsula interna mit schwerer Atrophie der Fasern, die vom dorsomedialen Thalamuskern zum mittleren orbitofrontalen Kortex ziehen, den linksseitigen perirhinalen Kortex und die rechte Amygdala oder den mittleren Hypothalamus (Ptak et al.

2001), alles Strukturen, die direkte Verbindungen zum orbitofrontalen Kortex haben (Schnider 2003).

◼ Abbildung 42.1 fasst diese anatomischen Beobachtungen zusammen. Läsionen des mittleren Temporallappens und seiner Verbindungen im Papez-Kreis (schwarze Schlaufe) führen zu Speicherstörungen. Dagegen scheinen Läsionen des orbitofrontalen Kortex und seiner Verbindungen in der lateralen limbischen Schlaufe (graue Schlaufe) zu einer zeitlichen Markierstörung im Gedächtnis zu führen mit der Unfähigkeit, aktuell irrelevante, aktivierte Gedächtnisspuren zu supprimieren. In einer Studie mit gesunden Versuchspersonen unter Verwendung der PET konnten wir diese Folgerungen bestätigen (Schnider et al. 2000b): Nur beim Lernen neuer Informationen kam es zu einer kräftigen Aktivierung des mittleren Temporallappens mit stärkster Aktivierung des Gyrus parahippocampalis beidseits. Wenn die Aufgabe dagegen die Fähigkeit verlangte, die aktuell relevante Information aus einer Anzahl von Stimuli herauszufiltrieren (gleiches Experiment wie bei den Patientenuntersuchungen, jedoch schwieri-

ger), kam es zu einer posterioren, medialen orbitofrontalen Aktivierung. Es scheint also, dass für das Herausfiltrieren der aktuell relevanten Gedächtnisspuren und gedanklichen Assoziationen der mittlere, posteriore orbitofrontale Kortex von entscheidender Bedeutung ist. Diese Folgerung entspricht auch der Beobachtung, dass Patienten mit Läsionen des hinteren mittleren orbitofronalen Kortex und basalen Vorderhirns besonders lange im Zustand der Realitätsverkennung, die die Spontankonfabulationen charakterisiert, verbleiben (Schnider et al. 2000a).

❗ Das vordere limbische System, vor allem der hintere, mittlere Orbitofrontalkortex, scheint entscheidend zu sein für die Fähigkeit, aufkommende Gedächtnisspuren sehr früh bezüglich ihres Bezugs zur Realität zu filtrieren, und damit das Denken und Handeln auf die aktuelle Gegenwart zu beziehen. Ein Versagen dieser Fähigkeit führt zu spontanen Konfabulationen.

Zusammenfassung

Provozierte Konfabulationen spiegeln das Bemühen einer Person wider, eine unpräzise Erinnerungsspur abzurufen. Sie stellen somit eine der möglichen Kompensationsformen eines unpräzisen Gedächtnisses dar. Sie können irgendwann im Verlaufe einer Amnesie auftreten und werden selbst bei Gesunden beobachtet.

Spontane Konfabulationen treten dagegen nur bei organischer Hirnschädigung im Bereich des vorderen limbischen Systems auf, wobei eine Schädigung oder Diskonnektion des posterioren medialen Orbitofrontalkortex entscheidend scheint. Sie beruhen auf einer Unfähigkeit,

die Interferenz von Gedächtnisspuren und gedanklichen Assoziationen, die sich nicht auf die aktuelle Gegenwart beziehen, im aktiven Gedächtnis zu supprimieren. Diese Unfähigkeit wiederum beruht auf dem Versagen eines Filtermechanismus, der im gesunden Gehirn die kortikale Repräsentation aufkommender Gedächtnisspuren schon sehr früh, noch bevor ihr genauer Inhalt verarbeitet wird, entsprechend ihrem Bezug zur Realität anpasst. Die Patienten handeln und denken somit in einer für sie wahren, zeitlich aber verschobenen, nicht der aktuellen Realität entsprechenden gedanklichen Welt.

X Frontalhirnfunktionen

43 Die funktionelle Architektur des präfrontalen Kortex

Peter Thier

> Mit dem Begriff des präfrontalen Kortex wird der vordere Teil des Frontallappens bezeichnet, ein etwas unglücklicher Begriff, nachdem der Kortex, um den es geht, ja nicht vor dem Frontallappen liegt, sondern Teil des Frontallappens ist.

Der präfrontale Kortex lässt sich durch zytoarchitektonische Merkmale und ein charakteristisches Muster anatomischer Verbindungen von den hinteren Anteilen des Frontallappens, zu denen der primäre motorische Kortex, die prämotorischen und die supplementärmotorischen Areale gehören, abgrenzen (◧ Abb. 43.1). In den hinteren Anteilen des Frontallappens herrscht der Typus des agranulären »motorischen« Kortex vor, bei dem klar abgrenzbare granuläre Schichten (Schichten II und IV) fehlen und andererseits die Schichten III und V, die große Pyramidenzellen enthalten, dominieren. Der präfrontale Kortex von Primaten ist hingegen ein granulärer Kortex, in dem sich sowohl granuläre als auch nichtgranuläre Schichten erkennen lassen und große Pyramidenzellen in den Schichten III und V fehlen. Das »frontale Augenfeld« (◧ Abb. 43.1), eine erstmals von Ferrier (1876) charakterisierte Repräsentation von Sakkaden und langsamen Augenfolgebewegungen, stellt zytoarchitektonisch gesehen eine Übergangszone zwischen präfrontalem Kortex und den hinteren Anteilen des Frontallappens dar, die im Kortex nichthumaner Primaten der Area 8 nach Brodmann entspricht. Area 8, die große Pyramidenzellen und eine wohlentwickelte Schicht IV enthält, liegt bei Makaken in der Konvexität des Sulcus arcuatus (◧ Abb. 43.1a). Der menschliche präfrontale Kortex (◧ Abb. 43.1b) reicht nach hinten bis in

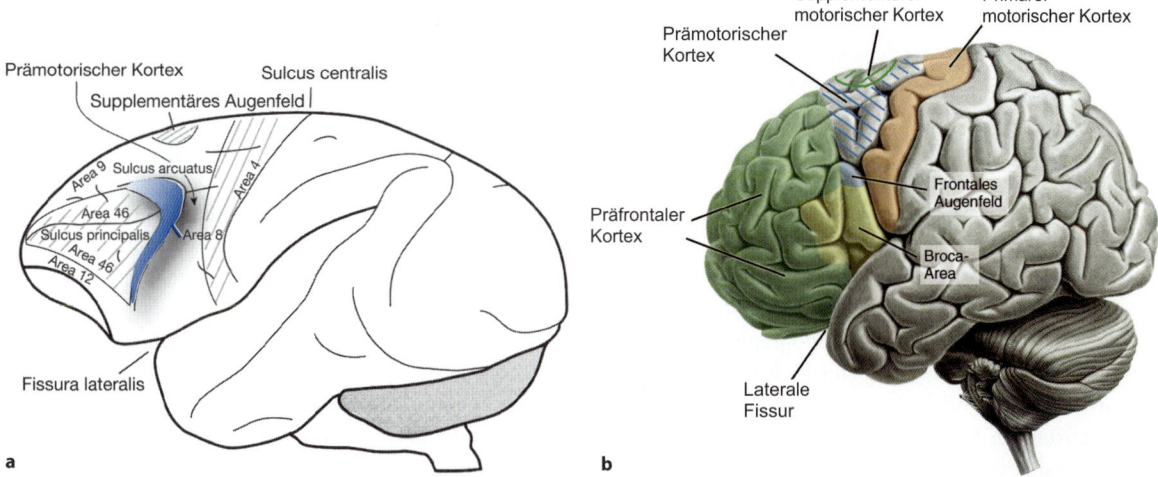

◧ **Abb. 43.1a, b.** Gliederung der verschiedenen Regionen des Frontallappens im Rhesusaffengehirn (**a**) und im menschlichen Gehirn (**b**)

die Broca-Sprachrepräsentation in den Areae 44 und 45 im Gyrus frontalis inferior, die zytorachitektonisch aber bereits Übergangsmerkmale aufweist.

> ❗ **Der Frontallappen setzt sich aus 2 Teilen zusammen. Der hintere Anteil umfasst den motorischen, den prämotorischen und den supplementärmotorischen Kortex einschließlich der Repräsentation für Sprache in der Broca-Area. Die sich nach vorne anschließenden Anteile werden präfrontaler Kortex genannt. Er ist der »menschlichste« Teil des Gehirns, insofern er seine maximale relative Ausdehnung beim Menschen erreicht.**

Der präfrontale Kortex ist das Ziel von Projektionen aus anderen Teilen des Neokortex, des Thalamus und des Hirnstammes. Er erhält seine thalamischen Eingänge im Wesentlichen aus dem dorsomedialen Kern (MD) des Thalamus (❑ Abb. 43.2). Nachdem dieser thalamische Kern praktisch ausschließlich in den präfrontalen Kortex projiziert, könnte diese Verbindung gleichfalls als Grundlage einer Definition des präfrontalen Kortex gewählt werden. Bei Primaten lassen sich zwei größere zytoarchitektonische Anteile im MD definieren: Der mediale, magnozelluläre Anteil weist große Zellen auf, während die Zellen des lateralen parvozellulären Anteiles vergleichsweise klein sind. Die Projektion aus dem MD auf den präfrontalen Kortex ist topographisch geordnet (eine mediolaterale Sequenz im MD entspricht einer anteroposterioren Sequenz im präfrontalen Kortex). Der MD erhält u. a. Eingänge aus der Amygdala, den septalen Kernen, dem piriformen Kortex, dem inferotemporalen Kortex und dem Mittelhirntegmentum. Der präfrontale Kortex projiziert u. a. zum MD, zur Amygdala und zu den septalen Kernen zurück. Zusätzlich zu Eingängen aus dem MD bezieht der präfrontale Kortex auch thalamische Afferenzen aus dem Pulvinar, dem Nucleus ventralis anterior und den rostralen intralaminaren Kernen sowie eine Reihe direkter Afferenzen, u. a. aus dem Hippocampus, dem cingulären Kortex, der Substantia nigra und anderen Kernen des Mittelhirns. Er erhält ferner Eingänge aus einer Reihe neokortikaler Regionen, u. a. aus dem parietalen und inferotemporalen Kortex, die verschiedenen Aspekten der Sensorik und Sensomotorik dienen. Fast alle diese Verbindungen sind topographisch geordnet und reziprok. Eine Abweichung von der Regel der Reziprozität stellt die Verbindung zu den Basalganglien dar, die vom präfrontalen Kortex kontaktiert werden, ohne dass dieser Eingänge von ihnen bezöge. Der präfrontale Kortex ist auch der einzige Teil des Neokortex, also des entwick-

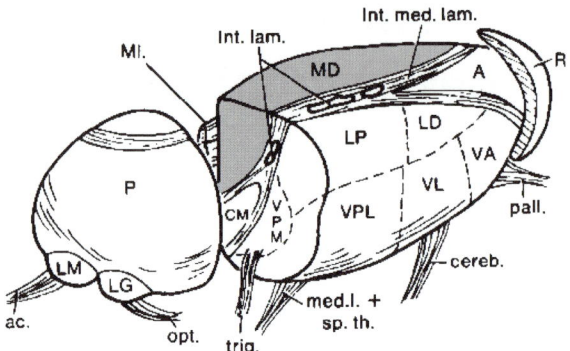

❑ **Abb. 43.2.** Zeichnung einer dreidimensionalen Rekonstruktion des rechten menschlichen Thalamus, von dorsolateral rechts gesehen. Der hintere Anteil ist vom Rest durch einen Schnitt abgesetzt, um einen Einblick in die interne Organisation zu erlauben. *A* anteriorer Kern; *CM* zentromedianer Kern; *Int. Lam.* intralaminärer Kern; *LD* und *LP* laterodorsaler und lateroposteriorer Kern; *LG* laterales Geniculatum; *MD* dorsomedialer Thalamuskern; *MI* Mittellinie; *P* Pulvinar; *R* retikulärer Kern; *VA* ventroanteriorer Kern; *VL* ventrolateraler Kern; *VPL* und *VPM* Nucleus ventralis posterior lateralis und medialis. (Nach Brodal 1981)

lungsgeschichtlichen jungen Anteils der Großhirnrinde, der den Hypothalamus und die septalen Kerne kontaktiert.

Wie andere Teile der Großhirnrinde ist auch der präfrontale Kortex Ziel verschiedener monoaminerger Projektionen, deren Ursprünge im Hirnstamm liegen. Während die noradrenergen Afferenzen aus dem Locus coeruleus relativ unselektiv weite Teile des Neokortex kontaktieren und die serotoninergen Afferenzen aus den Raphe-Kernen sensorische Regionen des Neokortex bevorzugen, projiziert das dopaminerge System, das seinen Sitz im ventralen Tegmentum des Mittelhirnes hat, ganz überwiegend in die tiefen Schichten (V und VI) des präfrontalen Kortex. Dieser dopaminerge Eingang spielt eine wesentliche Rolle in den weiter unten skizzierten Theorien, die den präfrontalen Kortex als wesentliches Element in einem neuronalen System verstehen, das unter Berücksichtigung des gegebenen Kontextes das jeweils adäquate Verhalten auswählt. Das Verhalten wird so lange beibehalten, bis ein internes Signal, über das dopaminerge System vermittelt, die Notwendigkeit eines Verhaltenswechsels anzeigt.

> ❗ **Der präfrontale Kortex steht in einem bidirektionalen Informationsaustausch mit dem mediodorsalen Kern des Thalamus und weiten Teilen der übrigen Großhirnrinde. Er ist Ziel dopaminerger Projektionen aus dem Mittelhirn und kontaktiert seinerseits die Basalganglien.**

Der präfrontale Kortex weist, was Größe und Zytoarchitektonik angeht, erhebliche Speziesunterschiede auf. Während der Anteil des präfrontalen Kortex am Gesamtkortex bei der Katze gerade 3,5% ausmacht, erreicht sein Anteil bei Makaken, dem bevorzugten Primatenmodell der elektrophysiologischen Forschung immerhin 11,5% und gipfelt in einem Anteil von 29% beim Menschen (◘ Abb. 43.3). Diese vergleichend anatomischen Daten lassen verstehen, weshalb der präfrontale Kortex traditionell als der »menschlichste« Teil des Gehirns verstanden wurde, mögliches Substrat unserer Fähigkeit, Konzepte und Perspektiven zu entwickeln, die mögliche Grundlage von Bewusstsein und Selbstbewusstsein und wesentliches Element in den neuronalen Netzwerken, die soziale Interaktion ermöglichen.

43.1 Flexibilität des Verhaltens und kognitive Kontrolle

Der präfrontale Kortex wird nicht benötigt, einfache, automatische Verhaltensweisen wie etwa unsere Neigung, uns automatisch zu einem unerwarteten Ereignis hin zu orientieren, zu kontrollieren. Solche stereotypen Verhaltensweisen dürften im Wesentlichen angeboren sein und Informationsverarbeitung entlang präformierter »festverdrahteter« Wege reflektieren. Ihr Vorteil ist die hohe Geschwindigkeit, mit der sie ein geeigneter Reiz auszulösen vermag. Ihr Nachteil ist offensichtlich ihre (weitgehende) Unfähigkeit, sich veränderten Situationen anzupassen und variable Bedürfnisse des Organismus in Rechnung zu stellen. Die Veränderung und Anpassung von Verhalten nach Maßgabe

◘ Abb. 43.3. Der präfrontale Kortex (*schwarz unterlegt*) bei 6 verschiedenen Spezies. (Nach Fuster 1989)

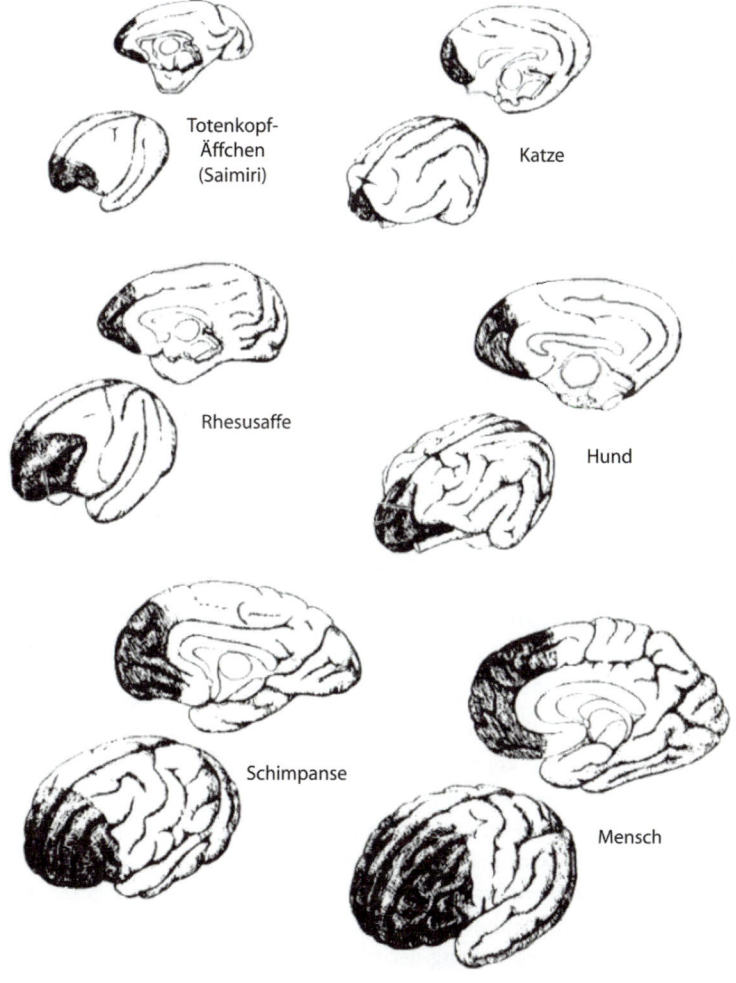

Totenkopf-Äffchen (Saimiri)

Katze

Rhesusaffe

Hund

Schimpanse

Mensch

unterschiedlicher externer und interner Randbedingungen bedarf einer kontrollierenden Instanz. Dass diese kontrollierende Instanz der präfrontale Kortex sei, ist ein Gedanke, der in unterschiedlichen Varianten die Forschung über diesen Teil der Großhirnrinde beherrscht hat und in den nachfolgenden Kapiteln wieder aufgegriffen werden wird. Er wird durch eine Vielzahl von Beobachtungen an frontalhirngeschädigten Patienten nahegelegt, die, wie in den nachfolgenden Kapiteln über den Frontalkortex im Detail gezeigt werden wird, typischerweise Schwierigkeiten haben, die der Situation angemessenen Verhaltensspielregeln zu finden und anzuwenden.

Als ein klassisches Beispiel sei an dieser Stelle der Wisconsin-Card-Sorting-Test (WCST) erwähnt, bei dem Probanden Spielkarten entsprechend der Farbe, Form, oder der Zahl der Symbole, die auf ihnen erscheinen, sortieren müssen. Die Sortierungsregel (Farbe, Form, Zahl) verändert sich periodisch. Mit einer Karte sind also verschiedene mögliche Antworten verbunden und nur die Berücksichtigung der gültigen Sortierungsregel erlaubt die Auswahl der richtigen Antwort. Patienten mit präfrontalen Schäden haben (wie auch manche gesunde Probanden und manche Patienten mit Hirnschädigungen außerhalb des Frontallappens) Schwierigkeiten ihr Sortierungsverhalten anzupassen, wenn die Sortierungsregel sich verändert (Milner 1963). Nichthumane Primaten mit Läsionen des präfrontalen Kortex zeigen vergleichbare Störungen bei Aufgaben, die ähnlich den Erfordernissen des WCST einen regelabhängigen Verhaltenswechsel erfordern.

❶ Verhalten wird nur dann erfolgreich und nutzbringend sein, wenn es sowohl den gegebenen Kontext der Situation als auch die Bedürfnisse des Handelnden berücksichtigt. Wichtige Theorien zur Rolle des präfrontalen Kortex gehen davon aus, dass dieser Teil des Gehirns eine wesentliche Rolle bei der Auswahl und der Modifikation von Verhalten unter Berücksichtigung der externen und internen Randbedingungen spielt (▶ Kap. 45).

Als Ausdruck einer Unfähigkeit, ein elementares sensomotorisches Programm kontextabhängig zu ersetzen, kann auch die Unfähigkeit frontal geschädigter Patienten verstanden werden, schnelle Augenbewegungen (»Sakkaden«; ▶ auch Kap. 28) auf einen nichtmarkierten Ort im Gesichtsfeld, gegenüber einem durch einen Lichtreiz ausgewiesenen Ort, auszuführen (»Antisakkaden«). Solche Antisakkaden erfordern die Unterdrückung der instruktionswidrigen visuell geführten Sakkade auf den Lichtreiz und die Be-

rücksichtigung abstrakter Instruktionen, die festlegen, in welcher Art und Weise die Reizinformation umgewertet werden muss, um eine korrekte Augenbewegung auszuführen. Bei frontalhirngeschädigten Patienten dominiert die einfache visuelle Orientierungsreaktion und anstelle der instruktionsgemäßen Antisakkade werden immer wieder instruktionswidrige »Prosakkaden« zum Lichtreiz hin ausgeführt. Es handelt sich um eine Störung, die ein Beispiel des Verlustes kognitiver Kontrolle darstellt, das bei Patienten i. Allg. kaum auf die Okulomotorik beschränkt sein dürfte. Eine Vielzahl tierexperimenteller Untersuchungen spricht aber dafür, dass die kognitiven Kontrolle von Sakkaden und anderen okulomotorischen Leistungen eine Leistung einiger weniger umschriebener Gebiete des Frontallappens darstellt (das »frontale Augenfeld«, das »supplementäre Augenfeld« und der dorsolaterale präfrontale Kortex in der Nachbarschaft des Sulcus principalis; ☐ Abb. 43.1a), die okulomotorisch relevante Signale verarbeiten und mit okulomotorisch aktiven Strukturen im Thalamus, in den Basalganglien, im superioren Colliculus und anderen Teilen des Hirnstammes interagieren. Wie von Schlag-Rey und Mitarbeitern gezeigt wurde, enthält etwa das »supplementäre Augenfeld« Neurone, die in Verbindung mit Antisakkaden verstärkt entladen (Schlag-Rey et al. 1997).

Wie lassen sich die beschriebenen Defizite in eine Theorie des präfrontalen Kortex einordnen, die seine anatomische Stellung und die Antworteigenschaften seiner Neurone berücksichtigt?

43.2 Kognitive Kontrolle und »Bias«-Signale

Wir folgen in unserem Versuch, diese Frage zu beantworten, der »integrativen Theorie des präfrontalen Kortex« von Miller u. Cohen (2001), die vorschlägt, dass die wesentliche Funktion des präfrontalen Kortex die sei, spezifische neuronale Entladungsmuster, sog. »Bias«-Signale, zu generieren, die an nachgeschaltete Hirnstrukturen weitergereicht werden und die Informationsverarbeitung in diesen abhängigen Strukturen verändern. Solche »Bias«-Signale fördern in abhängigen Hirnstrukturen die Umsetzung (das »mapping«) von gegebenen Eingangsgrößen in bestimmte Ausgangsgrößen im Sinne beobachtbaren Verhaltens und umgekehrt die Vermeidung anderer Ausgangsgrößen, die mit Blick auf die interne Struktur dieses abhängigen Hirnteiles durchaus möglich wären. Die gewünschte Beziehung wird durch ein »Bias«-Signale verstärkt, während nicht gewünschte Beziehungen durch das »Bias«-Signal geschwächt werden. Die Beziehungen werden durch synaptische Verbindungen realisiert und Stärkung und Schwächung stehen für Veränderungen synaptischer Effizienz. Welche spezifischen Eigenschaften das »Bias«-Muster hat, und damit auch, welche Ausgangsgröße ausgewählt wird, wird durch den Kontext, der die Resultierende verschiedener externer (sensorischer) und interner Einflüsse (Motivation, Erinnerungen, emotionaler Zustand etc.) ist, festgelegt.

Ein neuronales Modell des Stroop-Effektes

Das Konzept der »Bias«-Signale lässt sich am Beispiel des Stroop-Effektes konkretisieren: Im Stroop-Test müssen Versuchspersonen entweder Wörter lesen oder die Farbe benennen, in der die Wörter geschrieben sind. Erforderlich ist also die selektive Zuwendung zu einer spezifischen Objekteigenschaft (Farbe vs. Wortinhalt). Die Fähigkeit, sich selektiv einem Attribut zuzuwenden, wird v. a. dann gefordert, wenn sich Wortinhalt und Farbe des Wortes widersprechen, etwa dann, wenn das Wort GRÜN in roter Farbe geschrieben wird. Offensichtlich gibt es in den Hirnstrukturen, die die Beziehung zwischen dem gesehenen Wort und den möglichen Antworten (»rot« oder »grün«) herstellen eine Bevorzugung des Wortinhaltes und Versuchspersonen werden – sofern keine spezifische Instruktion gegeben wird – die Antwort »grün« geben. Im Modell des Stroop-Testes von Cohen et al. (1990) (◘ Abb. 43.4) wird diese Bevorzugung durch stärkere Verbindungen der Repräsentationen des Wortinhaltes mit den Repräsentationen der verbalen Antwort ausgedrückt. Erst die spezifische Instruktion, die Aufmerksamkeit der Wortfarbe zuzuwenden, wird dazu führen, dass die Antwort »rot« gegeben wird, Ausdruck der Tatsache, dass die vergleichsweise schwächeren Verbindungen zwischen Farbrepräsentationen und der Repräsentation der Antwort durch ein spezifisches »Bias«-Signal aus dem präfrontalen Kortex gestärkt wird und die Dominanz über die Beziehung zwischen Wortinhalt und Antwort gewinnt.

Wie dieses Modell deutlich macht, ist der präfrontale Kortex nicht Teil der Sequenz, die vom Reiz zur Reaktion führt, sondern vielmehr eine übergeordnete modulatorische Instanz, die eine kontextabhängige Weichenstellung vornimmt. Diese Weichenstellung ermöglicht die Auswahl der für das langfristige Überleben des Organismus vorteilhaften Verhaltensweisen. Als eine reiche Quelle von Beispielen für die Bedeutung kontextabhängiger Weichenstellung mag etwa unser moderner Straßenverkehr dienen, in dem Informationen, die von Signalanlagen und einer viel-

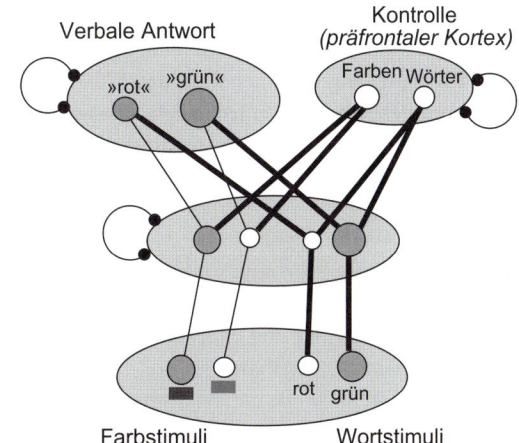

a

Konfliktstimulus: GRÜN

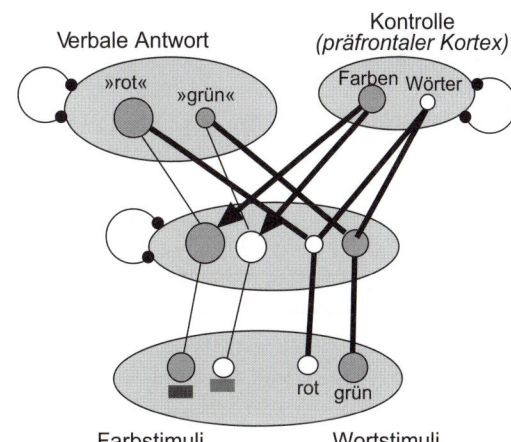

b

◘ **Abb. 43.4a, b.** Schematisches Model des Stroop-Tests nach Cohen et al. (1990). Kreise repräsentieren Verrechnungseinheiten, die für eine größere Gruppe von Neuronen stehen, die spezifische Beiträge zur Informationsverarbeitung leisten. Linien repräsentieren Verbindungen zwischen Verrechnungseinheiten, wobei die Liniendicke ein Maß der Verbindungsstärke ist. **a** Keine spezifische Instruktion. Die Aktivierung der im Konflikt befindlichen Eingänge ruft eine verbale Antwort hervor, die dem Wortinhalt entspricht, Folge der effizienteren Verbindungen zwischen der Repräsentation des Wortinhaltes und der verbalen Antwort. **b** Instruktion, die Aufmerksamkeit auf die Wortfarbe zu lenken. Die Instruktion aktiviert ein präfrontales »Bias«-Signal, das die Effizienz des Signalflusses von der Repräsentation der Wortfarbe zu der verbalen Antwort fördert und ihm dazu verhilft, sich gegenüber dem an sich stärkeren Signalfluss des Wortinhaltweges durchzusetzen

fältigen Beschilderung ausgehen und die Erinnerung an gelernte Konventionen darüber entscheiden, ob wir uns – an einer Kreuzung angekommen – für das Anhalten oder das Befahren der Kreuzung entscheiden. Die möglichen Folgen einer Fehlverarbeitung dieser Kontextinformationen sind hinlänglich bekannt.

Anatomische Implikationen

Der präfrontale Kortex kann seiner Aufgabe der kognitiven Kontrolle, der kontextabhängigen Weichenstellung, nur gerecht werden, wenn er über alle Informationen verfügt, die für eine verlässliche Beschreibung des Kontextes erforderlich sind, sprich, wenn er alle nötigen Informationen über den Zustand der äußeren Welt und den Zustand des Organismus erhält und sie in einer stabilen Weise zu assoziieren vermag. Kognitive Kontrolle des Verhaltens erfordert natürlich auch, dass der präfrontale Kortex die »sensomotorischen« Strukturen kontrollieren kann, die für die Realisierung der Eingangs- und Ausgangsbeziehungen verantwortlich sind.

Diese Voraussetzungen scheinen gegeben zu sein. Wie eingangs bereits erwähnt, erhält der präfrontale Kortex reiche Eingänge aus den nichtprimären sensorischen Repräsentationen des Okzipital-, des Parietal- und des Temporallappens. Diese Projektion aus dem sensorischen Assoziationskortex bevorzugt die lateralen und dorsalen Anteile des präfrontalen Kortex. Sie werden ergänzt durch Eingänge aus Teilen des Kortex, die, wie etwa Area 8, ihrerseits Ziele einer multimodalen Konvergenz sind. Diese Projektionen vermitteln ein Bild der Außenwelt. Sie werden ergänzt durch Informationen über den internen Status des Organismus mit seinen Erinnerungen und Erfahrungen, seinen Bedürfnissen und Wünschen über die bereits diskutierten Eingänge aus dem Hippocampus, dem limbischen System und dem dopaminergen System des ventralen Tegmentums.

Die Rolle von Dopamin in der Bewertung von Verhaltensstrategien

Der dopaminerge Eingang dürfte eine entscheidende Rolle für die Fähigkeit des präfrontalen Kortex spielen, sich an veränderte Randbedingungen anzupassen und – um in der Sprache von Miller u. Cohen zu bleiben – die jeweils adäquaten »Bias«-Signale anzubieten. Die Ausschüttung von Dopamin durch die dopaminergen Neurone des Mittelhirns, die u. a. den präfrontalen Kortex kontaktieren, lange Zeit als langsam und stetig betrachtet, weist tatsächlich eine phasische Komponente auf (Schultz et al. 1997). Dopaminerge Neurone im Mittelhirn von Affen entladen dann

phasisch, wenn ein Affe in einem Experiment unerwartet eine Belohnung, etwa einen Schluck Apfelsaft erhält. Wird die Gabe des Saftes gepaart mit einem vorausgehenden neutralen Reiz, dann bleibt nach einer kurzen Zeit des Lernens die Entladung des Neurons z. Z. der Saftgabe aus und das Neuron entlädt in Verbindung mit dem neutralen Reiz, der die Belohnung ankündigt. Wird dem Affen schließlich die angekündigte Belohnung vorenthalten, dann zeigt das dopaminerge Neurone eine Inhibition seiner »Spontanaktivität«. Die phasische Aktivierung bzw. Inhibition kann also als Ausdruck eines mit Blick auf die Belohnung konstatierten Vorhersagefehlers verstanden werden. Ein solches Signal, das dem präfrontalen Kortex unerwartete Belohnungen anzeigt, wäre offensichtlich bestens geeignet, für eine Entwicklung neuer präfrontaler Repräsentationen zu sorgen, Repräsentationen, die neue Ziele definieren und Verhaltensprogramme unterstützen, die die Annäherung an diese Ziele ermöglichen.

Man stelle sich vor, man wäre gerade unterwegs zum Arbeitsplatz und sähe unterwegs plötzlich einen Geldschein auf dem Weg liegen, ein Reiz, der offensichtlich unerwartet Belohnung verspricht. Dieser Reiz gibt Anlass, das gerade ablaufende Verhaltensmuster zu unterbrechen und ein alternatives Verhaltensmuster, nämlich sich nach dem Geldschein zu bücken und ihn aufzuheben, zu aktivieren. Man könnte spekulieren, dass das Belohnungssignal nicht nur den Verhaltenswechsel veranlassen könnte, sondern vielmehr auch das Verhalten selbst und seine Beziehung zum Kontext beeinflussen könnte. Wird das alternative Verhalten der Erwartung auf Belohnung gerecht, so wird die Wahrscheinlichkeit, dass der gegebene Kontext das Verhalten auslöst, zunehmen und die Wirksamkeit des zielorientierten Verhaltens gefördert werden. **Perseverationen** oder verstärkte **Ablenkbarkeit**, wie sie u. a. auch nach frontalen Schädigungen beobachtet werden können (▶ Kap. 45), lassen sich vor dem Hintergrund dieser Überlegungen unschwer als Folgen einer inadäquaten Einflussnahme von Belohnungssignalen auf präfrontale Schaltkreise verstehen.

❶ Belohnungen sind positive Verstärker, die die Wahrscheinkeit von Verhaltensmustern modulieren. Das dopaminerge System des Mittelhirns ist der wesentliche Träger von Informationen über Belohnungen, die u.a. an den an den präfrontalen Cortex übermittelt werden. Dort könnten sie entscheidenden Anteil an neuronalen Operationen haben, die es diesem Gehirnteil ermöglichen könnten, zur Anpassung und Optimierung von Verhaltensstrategien beizutragen.

Dass der präfrontale Kortex tatsächlich eine wichtige Rolle für die Einschätzung des Nutzens von Verhaltensleistungen spielt, wird nicht zuletzt auch durch Einzelzellableitungen aus dem präfrontalen Kortex trainierter Affen dokumentiert, die zeigen, dass bereits einzelne Neurone den erwarteten Nutzen repräsentieren. Diese Schlussfolgerung basiert auf Experimenten, in denen zielgerichtete Handlungen erst mit Verzögerung nach Präsentation des Zieles ausgeführt werden dürfen. In solchen Experimenten wird vorübergehend ein Reiz in einer definierten Raumposition präsentiert, die in einer anschließenden Warteperiode erinnert werden muss, um dann später (nach Eingehen eines Startsignals) Ziel einer zeitlich verzögert einsetzenden motorischen Handlung zu werden. Die korrekte Ausführung der Handlung erfordert die Erinnerung an die räumliche Position des Blickzieles. Viele präfrontale Neurone zeigen in der Warteperiode solcher Aufgaben, in der der Affe die Raumposition des Ziels erinnern muss, bis dann das Startsignal für die motorische Handlung erfolgt, eine richtungsspezifische Aktivierung. Diese Warteaktivität wird üblicherweise als neuronale Grundlage eines räumlichen Arbeitsgedächtnis gewertet (Goldman-Rakic 1995; ◻ Abb. 43.5). Variiert man nun die Belohnungen, die der Affe für korrekt ausgeführte Antworten zu erwarten hat, so zeigt sich, dass die Warteaktivität nicht nur von der räumlichen Position des Zieles, sondern auch von der Art der erwarteten Beloh-

◻ **Abb. 43.5a–c.** Beispiel eines präfrontalen Neurons, das eine raumspezifische Aktivierung in einer Aufgabe zeigt, in der eine verzögerte motorische Leistung, die auf ein früher präsentiertes visuelles Objekt zielt, zu leisten ist. Das Ausmaß der Aktivierung hängt von der Art der zu erwartenden Belohnung ab. Der räumlich spezifische Reiz ist in **a** ein sichtbares Lebensmittel (entweder eine Kartoffel oder Kraut), während in **b** und **c** verschiedene abstrakte Stimuli in definierten Positionen präsentiert werden, die vom Affen mit bestimmten Lebensmitteln (**b** Rosine, Kartoffel, Kraut; **c** Wasser bzw. eine Limonade) assoziiert werden. Die neuronale Aktivität wird in jeder Zeile durch einen »Rasterplot« (*oben*) in Verbindung mit einem Histogramm (*unten*) charakterisiert. Im Rasterplot wird jeder Durchgang durch eine Linie wiedergegeben und individuelle Punkte repräsentierten die Zeitpunkte von Aktionspotentialen. Im Histogrammteil wird die mittlere Zahl der Aktionspotentiale pro Zeiteinheit als Funktion der Zeit eines Durchganges gezeigt. *C* Zeit der Präsentation des Zieles (Lebensmittel oder abstrakter Stimulus); *D* Warteperiode (Affe in Dunkelheit); *R* motorische Antwort, ausgelöst durch ein kurz zuvor präsentiertes Startsignal (nicht eingezeichnet). *Links* und *rechts* bezeichnen die Teile des Gesichtsfeldes, in denen die Stimuli präsentiert wurden. Das Neuron zeigt eine raumspezifische (left >> right) Aktivierung in der Warteperiode D, die in ihrem Ausmaß durch die Art der erwarteten Belohnung modifiziert wird. (Nach Watanabe 1996)

a Sichtbares Lebensmittel

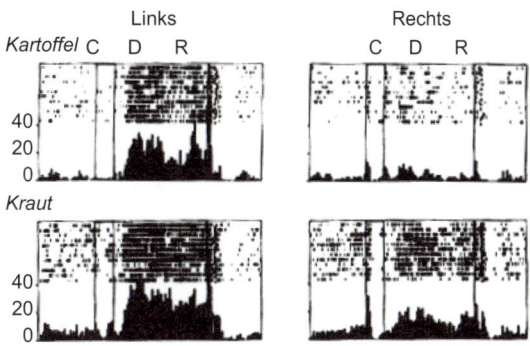

b Abstrakte Stimuli – verbunden mit Essen

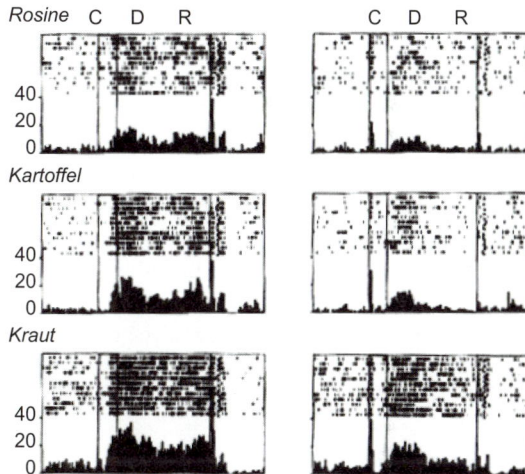

c Abstrakte Stimuli – verbunden mit Getränken

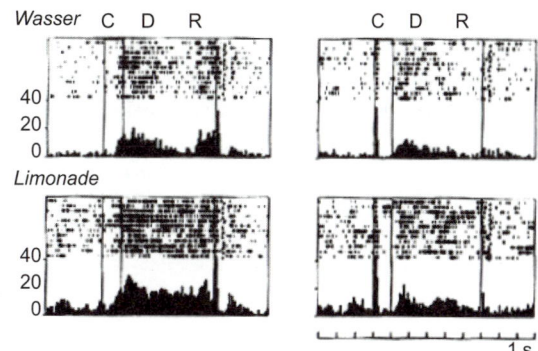

nung, also vom subjektiven Nutzen der auszuführenden zielgerichteten Handlung abhängt.

> ❗ Die Tatsache, dass viele Neurone des präfrontalen Kortex dann entladen, wenn verhaltensrelevante Zielattribute für einige wenige Sekunden zwischengespeichert werden müssen, legt nahe, dass sie Teil eines neuronalen Substrates des **Arbeitsgedächtnisses** sein könnten.

Die weiter oben gegebenen Hinweise auf die Topographie okulomotorischer Beiträge des frontalen und präfrontalen Kortex legen nahe, dass unterschiedliche Teile des präfrontalen Kortex unterschiedliche sensorische und motorische Systeme bedienen. Ein weiteres Beispiel für die enge Beziehung von Funktion und Struktur im präfrontalen Kortex liefert die Verarbeitung von Informationen über die Eigenschaften verhaltensrelevanter Objekte. Im visuellen System werden die Form und Farbe von Objekten und ihre räumliche Position in unterschiedlichen Anteilen verarbeitet. Wie weiter oben erwähnt, zeigen viele präfrontale Neurone eine Entladung in der Warteperiode zwischen der Präsentation eines verhaltensrelevanten Zielobjektes und der späteren motorischen Antwort, eine Entladung, die als neuronale Grundlage eines räumlichen Arbeitsgedächtnisses gewertet wird. Ein Beispiel für eine solche raumspezfische »Gedächtnis«-Entladung bietet das in ◘ Abb. 43.5 gezeigte

Neuron. Neurone, die raumspezifische Gedächtnisinhalte repräsentieren, liegen eher oberhalb des Sulcus prinicalis im präfrontalen Kortex von Affen (◘ Abb. 43.1a), der auch anatomisch stärker mit den dorsalen, den für räumliche Verarbeitung spezialisierten Anteilen des visuellen Systems verbunden ist. Neurone, die Formattribute »erinnern«, liegen hingegen eher unterhalb dieses Sulcus in einer Region, die stärkere Verbindungen zu den ventralen Teilen des visuellen Systems, die Form und Farbe verarbeiten, aufweisen. Diese Trennung von Form und Raum ist aber keineswegs absolut. Viele Neurone in der Nachbarschaft des Sulcus principalis zeigen »Gedächtnisakitivät« sowohl für Raumpositionen als auch für die Form, möglicherweise Ausdruck der nötigen Integration verschiedener Informationsströme zur Beschreibung eines ganzheitlichen Objektes als Gegenstand von Handlung.

Der Gesichtspunkt der funktionellen Spezifität präfrontaler Funktionen wird in den folgenden Kapiteln wieder aufgegriffen werden. An dieser Stelle sei festgehalten, dass unterschiedliche Verhaltensleistungen in unterschiedlichen Teilen des präfrontalen Kortex abgebildet sind. Das Rechenprinzip, das der präfrontale Kortex anzubieten hat, nämlich die Generierung von Bias-Signalen, könnte nichtsdestoweniger für den gesamten präfrontalen Kortex Gültigkeit aufweisen.

Zusammenfassung

Der Begriff des **präfrontalen Kortex** zielt auf die vorderen Anteile des Frontallappens unter Ausklammerung der motorischen, prämotorischen und supplementärmotorischen Repräsentationen im hinteren Frontallappen. Er liegt anatomisch betrachtet im Nebenschluss der Hauptverarbeitungswege, die vom Reiz zur Reaktion führen und ist das wesentliche Ziel des dopaminergen Belohnungssystems. Seine anatomische Position, die Eigenschaften präfrontaler Neurone und die Folgen (prä)fronaler Läsionen sprechen dafür, dass die wesentliche Funktion dieses Teils des Gehirns die Auswahl und Anpassung von Verhaltensmustern und Strategien an die Bedingungen der gegebenen Situation und den motivationalen und emotionalen Zustand des Handelnden ist, eine Leistung die man mit Begriffen wie **»kognitive« Kontrolle** oder auch **»exekutive Funktionen«** zu fassen versucht.

44 Funktionen frontaler Strukturen

Markus Ullsperger, D. Yves von Cramon

Das Frontalhirn ist sowohl funtionell als auch anatomisch in verschiedene, miteinander interagierende, Teilgebiete gegliedert (◧ Abb. 43.1). Traditionell werden motorische, prämotorische, präfrontale und frontal-limbische Sektoren unterschieden. Die Grenzen dieser Areale sind unscharf und anhand makroskopisch-anatomischer Merkmale schwer zu ziehen. Die genannten Gebiete unterscheiden sich jedoch hinsichtlich ihrer Zytoarchitektonik und ihrer Faserverbindungen zu anderen Hirnstrukturen. Es liegt nahe – und viele Untersuchungen bestätigen dies – dass die unterschiedlichen Strukturen und Verschaltungen mit verschiedenen Funktionen assoziiert sind. Wie bereits im vorangegangenen Kap. 43 dargestellt, ist der frontale Kortex besonders intensiv und reziprok mit anderen Hirnregionen verschaltet. Schon aus dieser anatomisch besonderen Situation heraus erscheint es naheliegend, dass das Frontalhirn die Informationsflüsse aus dem sensorischen und motorischen System sowie somatische Einflüsse vom »milieu interne« integriert. Es scheint, als befinde sich der frontale Kortex auf der obersten Hierarchieebene sowohl des sensorischen als auch des motorischen Systems (Fuster 1997, 2000). Dennoch muss man mit einer zu strikten hierarchischen Sichtweise Vorsicht walten lassen, denn die ▼

dem Frontalhirn zugeschriebenen Funktionen sind nicht allein sein Produkt, sondern resultieren aus dem Zusammenwirken vieler Teile eines frontoposterioren Netzwerkes. Zweifellos nimmt das Frontalhirn Einfluss (»top down«), wird aber im Gegenstrom (»bottom up«) in gleicher Weise von all den anderen Hirnregionen, mit denen es verknüpft ist und die wiederum indirekt Verbindungen zum Körper und zur Umgebung des Organismus herstellen, beeinflusst. So ist das Frontalhirn eine besonders gewichtige, komplex konfigurierte Komponente eines zerebralen Funktionskreislaufes, in dem es nach seiner Instantiierung keinen Anfang und kein Ende, kein Oben und kein Unten gibt.

❶ **Der frontale Kortex hat eine besonders hohe bidirektionale Verschaltungsdichte mit den meisten Hirnstrukturen, wodurch er für integrative Funktionen wie Handlungsplanung und -durchführung unter Berücksichtigung von Motivation, Emotion und sensorischer Information über die Umwelt eine maßgebliche Rolle erlangt. Das Frontalhirn erfüllt seine Aufgaben immer im Verbund mit anderen Hirnstrukturen im Rahmen neuronaler Netzwerke.**

44.1 Beschreibungsebenen der Frontalhirnfunktionen

Während man sich allgemein darüber einig ist, dass das Frontalhirn eine wichtige Rolle bei der Realisierung »höherer« kognitiver Funktionen ausübt, besteht noch kein Konsens über die nähere Spezifizierung dieser Funktionen. Dies resultiert unter anderem auch aus einer begrifflichen Konfusion, die sich auch in der zum Teil sehr unterschiedlichen Interpretation klinischer, bildgebender und elektrophysiologischer Untersuchungsergebnisse widerspiegelt.

Im Allgemeinen wird das Frontalhirn als essentieller Bestandteil der Netzwerke angesehen, die die sog. »**Exekutivfunktionen**« ausführen. Dieser Begriff findet seit mehr als einem halben Jahrhundert für die Beschreibung der funktionellen Schnittstelle zwischen Sensorik und Motorik –

also Ein- und Ausgängen menschlichen Verhaltens – in der klinischen und experimentellen Neuropsychologie Verwendung. Dennoch hat sich bis heute keine allgemeingültige Definition dieses Begriffs etabliert, vielmehr finden sich beispielhafte Aufzählungen von inhaltlich recht heterogenen Funktionen, die unter dem Oberbegriff Exekutivfunktionen eingeordnet werden. Dazu zählen z. B.: die Modulation der Aufmerksamkeit, der Wechsel zwischen attentionalen Einstellungen, die Hemmung (Inhibition) von Verarbeitung und Handlungsausführung, die Antizipation und Auswahl von Handlungszielen, das Problemlösen, das strategische Abwägen in Planungen, das perzeptiv-mnemonische und motorische Sequenzieren, das Überwachen (Monitoring) von Repräsentationen, das Beibehalten eines Zieles und die Evaluation von Rückmeldungen. Bei genauer Betrachtung ist zu erkennen, dass diese Funktionen in verschiedene Beschreibungsebenen fallen.

Gemeinsam ist diesen Funktionen, dass sie gleich weit entfernt zu sein scheinen von der Oberfläche, mit der der Organismus im Kontakt zur Außenwelt steht (also den Sinnen einerseits und den motorischen Effektoren andererseits). Sie wirken auf elementarere oder routinierte kognitive Fähigkeiten steuernd und modulierend ein.

Die Mehrheit der genannten Exekutivfunktionen kann unter dem Oberbegriff **Handlungsplanung** zusammengefasst werden. Daran schließt sich eine weitere Gruppe von Funktionen an, die häufig als **Monitoring** (also Überwachung) bezeichnet werden. Gemeint ist ein Abgleich mnemonischer Handlungs-, Mittel- und Zielrepräsentationen mit dem jeweils aktuellen Stand der Handlung unter steter Zielbeibehaltung und Rückmeldungsevaluation. Diesen beiden übergeordneten Aspekten exekutiver Funktionen, die einerseits die Planung, andererseits die Durchführung einer Handlung betreffen, stehen die Funktionen gegenüber, die als **Aufmerksamkeitskontrolle** zusammengefasst werden können. Hierbei handelt es sich klar um eine andere Beschreibungsebene, denn Mechanismen wie Wechsel der Aufmerksamkeit und Hemmung perzeptueller, motorischer und mnemonischer Prozesse sind sicherlich sowohl für die Planung als auch für die Durchführung von Handlungen notwendig. Es ist daher zu fragen, ob man diese Funktionsgruppe überhaupt als eigenständige, von der Handlungsplanung und -kontrolle unabhängige Funktionsklasse betrachten kann. In engem Zusammenhang zur Aufmerksamkeitskontrolle steht die Funktion des **Arbeitsgedächtnisses**. Damit wird das temporäre Aktivhalten und die Manipulation von sensorischen, aber auch

motorischen Repräsentationen bezeichnet (▶ ausführlicher Kap. 40). Des weiteren wird dem Frontalhirn eine wichtige Stellung bei der Erkennung und Bewertung neuartiger Reize (»novelty detection«) und der entsprechenden Modulation der Handlungsplanung und -durchführung zugeschrieben.

Schließlich ist das Frontalhirn über die sog. Exekutivfunktionen hinaus auch für **Enkodierungs-** und **Abrufprozesse des Langzeitgedächtnisses** bedeutsam. Gelegentlich werden diese Prozesse unter dem Begriff »executive memory« zusammengefasst.

> ❶ Das Frontalhirn ist maßgeblich beteiligt an der Umsetzung der sog. **Exekutivfunktionen** und hat darüber hinaus Bedeutung für **Enkodierungs-** und **Abrufprozesse des Langzeitgedächtnisses**.
> Unter dem Begriff der **Exekutivfunktionen** wird eine heterogene Gruppe von Mechanismen zusammengefasst, die flexibles, intentionales Verhalten ermöglichen. Zu den Exekutivfunktionen zählen Handlungsplanung, Handlungsüberwachung. Außerdem werden die Arbeitsgedächtnisfunktionen hinzugerechnet.

Im Weiteren werden exemplarisch einige Befunde bildgebender und elektrophysiologischer Verfahren (PET, fMRT, EKP) der kognitiven Neurowissenschaften herausgegriffen, die die funktionelle Spezialisierung frontaler Hirnstrukturen beleuchten. Bei derartigen Studien ist zu berücksichtigen, dass das menschliche Gehirn und insbesondere der frontale Kortex nicht rein lokalisatorisch aufgeteilt werden kann. Es wird keine Kartierung von ausschließlich auf einzelne Funktionen und Modalitäten spezialisierten Kortexarealen erstellt werden können, vielmehr ist eine unterschiedliche starke funktionelle Gewichtung in häufig ähnlichen und überlappenden Netzwerken zu erwarten.

44.1.1 Inhibition bzw. Fazilitation

Für die Realisation der Planung und Durchführung von Handlungen bedarf es der Gewichtung von Informationen, die über Exzitation bzw. Fazilitation relevanter Repräsentationen ebenso wie die Inhibition bzw. Suppression irrelevanter Inhalte verwirklicht wird. Bei der Verwendung dieser Begriffe ist zu beachten, dass Inhibition auf neuronaler Ebene nicht mit der Inhibition im psychologischen Sinne gleichgesetzt werden kann. Hinweise für inhibitorische und exzitatorische Einflüsse des präfrontalen Kortex auf sensorische Eingänge finden sich in verschiedenen EKP-Studien (z. B. Knight et al. 1999). So waren die evozierten Potentiale der primären auditorischen und somatosensorischen Kortizes bei Patienten mit Läsionen an der dorsolateralen Konvexität des präfrontalen Kortex im Vergleich zu gesunden Kontrollpersonen signifikant erhöht. Diese Patienten zeigten auch ein Defizit des sog. »auditory gating«. Bei dieser Untersuchung werden Paare von auditorischen Klicks monaural dargeboten. Bei Gesunden ist die Amplitude des auf den zweiten Klick folgenden EKP als im Latenzbereich 30–65 ms im Vergleich zum EKP nach dem ersten Klick deutlich reduziert, was als Zeichen der Suppression irrelevanter Stimuli interpretiert und als Auditory gating bezeichnet wurde. Patienten mit präfrontalen Läsionen (speziell am oberen Ufer des Sulcus frontalis inferior) zeigten bei Darbietung der Stimuli ipsilateral zur Läsion ein deutlich vermindertes und bei kontralateraler Darbietung gar kein Auditory gating. Ähnlich führten Läsionen im lateralen präfrontalen Kortex zu einer reduzierten EKP-Aktivität über dem ipsilateralen extrastriären Kortex in einer visuellen Detektionsaufgabe. Diese EKP-Veränderungen waren mit Einbußen bei der Erkennung von Reizen im kontraläsionalen Halbfeld assoziiert (Barceló et al. 2000).

Eine große Anzahl bildgebender Studien befasste sich mit Fragen der selektiven visuellen Aufmerksamkeit und dem Aufmerksamkeitswechsel. Eine Übersicht über bildgebende Studien des visuell-räumlichen Aufmerksamkeitswechsels (Corbetta 1998) zeigt, dass bei offenem Aufmerksamkeitswechsel (mit Augenbewegungen) neben posterioren Aktivierungen das sog. frontale Augenfeld (»frontal eye field«, FEF) aktiviert wird. Interessanterweise zeigten sich auch bei Studien mit verdecktem Aufmerksamkeitswechsel ähnliche Aktivierungen im Kortex um den Sulcus frontalis superior, insgesamt etwas weiter anterior, jedoch mit starker Überlappung mit den Aktivierungen bei Augenbewegungen. Dieses Gebiet ist also sowohl für die Planung intentionaler Augenbewegungen als auch für die visuelle Aufmerksamkeitskontrolle wichtig. Diese Hypothese wird gestützt durch den Befund, dass repetitive transkranielle Magnetstimulation über den FEF die Performanz in visuellen Suchaufgaben modulierte, unabhängig von der Notwendigkeit, Augenbewegungen zu generieren (Muggleton et al. 2002). In einer Reihe weiterer fMRT-Studien wurde zunächst verdeckt die Aufmerksamkeit auf einen bestimmten Ort gerichtet (Vorbereitungsphase), wo später ein visueller Zielreiz auftauchen könnte (Detektionsphase). In der Vorbereitungsphase korrelierte die Aufmerksamkeitszu

wendung mit starken Aktivierungen des FEF, der prä-SMA und parietaler Areale (Lobulus parietalis superior; Sulcus interparietalis) und schwächeren Aktivierungen im primären und sekundären visuellen Kortex in Abwesenheit eines visuellen Stimulus. Nachdem in der Detektionsphase ein visueller Zielreiz dargeboten wurde, steigerte sich die Aktivität im visuellen Kortex weiter, während die Aktivierungen im FEF, prä-SMA und parietal konstant blieben. Dieses Aktivierungsmuster wurde als Hinweis auf eine »Top-down-Modulation des visuellen Kortex durch das frontoparietale Netzwerk interpretiert (Hopfinger et al. 2000).

Eine Studie von Gazzaley et al. (2005) untersuchte die Top-Down-Modulation der neuronalen Aktivität von visuellen Assoziationskortizes mittel EKP und fMRT. Neben einer Replikation der Modulierbarkeit der Stärke der neuronalen Aktivität durch Aufmerksamkeitsfokussierung wurde auch eine Modulation der Geschwindigkeit der Verarbeitung anhand veränderter EKP-Latenzen gezeigt. Top-Down-Modulationen durch den frontalen Kortex werden jedoch nicht nur für perzeptuelle Prozesse angenommen. Hinweise auf eine Beeinflussung des parietalen Kortex durch den lateralen präfrontalen Kortex wurden bei der Integrierung von fMRT- und EKP-Befunden zur Aufgabenvorbereitung gefunden. So wurde gezeigt, dass die mit der Aktualisierung von Aufgabenrepräsentationen assoziierte laterale frontale Aktivität einer parietalen Aktivierung zeitlich vorausgeht (Brass et al. 2005).

44.1.2　Novelty detection

Die Richtung der Aufmerksamkeit auf neue, unbekannte und unerwartete Reize ist wichtig, um die Relevanz dieser Reize zu evaluieren und ggf. die Handlungen zu adaptieren. Die sog. Novelty P300 ist ein EKP, das bei der Darbietung neuer, unbekannter Reize evoziert wird. Die Novelty P300 ist nicht nur als Korrelat der automatischen Orientierungsreaktion zu werten, sondern markiert die Umverteilung von Aufmerksamkeitsressourcen zugunsten potentiell handlungsrelevanter Reize. Patienten mit (dorsolateralen) Frontalhirnläsionen haben bei Präsentation neuer Reize geringere Betrachtungszeiten als Gesunde. Diese verminderte Aufmerksamkeitszuwendung korreliert mit einer massiven Reduktion (bis hin zur Abwesenheit) der Novelty P300 bei diesen Patienten (Daffner et al. 2000; Knight 1984). Daraus ist zu folgern, dass der laterale präfrontale Kortex wichtig für die Ressourcenumverteilung der Auf merksamkeit hin zu neuen, potentiell signifikanten Umweltreizen ist. Die Heterogenität der Läsionen der in bisherigen Studien untersuchten Patienten, insbesondere die hohe Varianz der Läsionsausdehnungen, lässt eine nähere Spezifizierung des für die Novelty detection relevanten präfrontalen Areals noch nicht zu. Allerdings wurde kürzlich die Rolle des Gyrus frontalis medius bei der Novelty detection in einer fMRT-Studie näher charakterisiert. Ebenso wie der Hippocampus zeigte diese Region eine rasche Habituation der Aktivität bei der Darbietung mehrerer Novel-Reize (Yamaguchi et al. 2004). Beide Strukturen scheinen somit eine wichtige Rolle bei der Orientierungsreaktion zu spielen.

44.1.3   Arbeitsgedächtnis

Das Arbeitsgedächtnis wird meist als ein System diskutiert, das der temporären Speicherung und Manipulation von nicht mehr in der Umwelt zur Verfügung stehenden Informationen dient, um diese Informationen dann für die Handlungssteuerung einzusetzen. Die Konzepte variieren jedoch zwischen den Forschergruppen beträchtlich. Einigkeit besteht darin, dass der präfrontale Kortex eine bedeutende Rolle in der Funktion des Arbeitsgedächtnisses innehat. Der Fokus der gegenwärtigen Forschung liegt auf der Frage, auf welche Weise die Arbeitsgedächtnisfunktionen im Frontalhirn implementiert sind. Dabei gibt es derzeit zwei konkurrierende Hauptkonzepte. Einige Forscher sind der Ansicht, dass die funktionell-anatomische Organisation des präfrontalen Kortex auf dem Inhalt der Information basiert (Goldman-Rakic 1996). Das bedeutet, dass alle präfrontalen Regionen ähnliche Aufgaben erfüllen (nämlich das Halten, evtl. auch Manipulieren von Informationen), jedoch auf verschiedene Modalitäten spezialisiert sind (domänenspezifisches Modell). Andere Forschergruppen vertreten dagegen ein funktionsspezifisches Modell, das besagt, dass der präfrontale Kortex polymodal arbeitet, jedoch einzelne Areale auf bestimmte kognitive Funktionen spezialisiert sind (Petrides 1996; Owen 1998). Experimentell werden diese Hypothesen mit folgenden Fragen untersucht:

1. Welche Areale sind aktiv, wenn verschiedene Typen von Information (Objekte, Lokalisationen, Reaktionsrepräsentationen, verbale Informationen) gehalten werden?
2. Welche Areale sind aktiv, wenn verschieden kognitive Funktionen (sensorische, motorische, Halte- und Manipulationsfunktionen) ausgeführt werden?

Die Ergebnisse sind derzeit widersprüchlich. Wahrscheinlich ist es nicht möglich, derart einfache Organisationsprinzipien des präfrontalen Kortex anzunehmen. Es ist denkbar, dass beide Konzepte, die sich nicht unbedingt ausschließen müssen, gleichermaßen ihre Berechtigung haben und dass verschiedene präfrontale Areale sich hinsichtlich der Gewichtung der verarbeiteten Informationsdomänen und der ausgeführten kognitiven Funktionen unterscheiden. Einige Beispielbefunde sollen nun beide Konzepte illustrieren.

Evidenz für domänenspezifische Modelle

Das domänenspezifische Modell, vor allem vertreten durch die Forschergruppe um Patricia Goldman-Rakic, basiert zu einem entscheidenden Anteil auf Daten, die bei nichtmenschlichen Primaten gewonnen wurden. In Analogie zum dorsalen und ventralen Verarbeitungsweg visueller Informationen in posterioren Anteilen des Gehirns wird postuliert, dass Areale dorsal des Sulcus principalis beim Affen auf die Verarbeitung visuell-räumlicher Informationen spezialisiert ist, während ventral davon gelegene Areale des präfrontalen Kortex nichträumliche, objektbezogene Informationen verarbeiten. Läsionsstudien und Einzelzellableitungen legten nahe, dass in dorsolateralen Arealen Neurone stärker bei visuell-räumlichen Arbeitsgedächtnisaufgaben (meist in der Form von »delayed matching-to-sample tasks«) aktiviert sind, während Aufgaben ohne räumlichen Anteil (Objekt- oder Gesichtererkennung, taktile Informationen etc.) eher Neurone der inferioren Konvexität involvieren.

Die Übertragung dieser Ergebnisse auf das menschliche Gehirn ist mit verschiedenen Schwierigkeiten verbunden. So müssen einerseits hinreichend ähnliche Arbeitsgedächtnisprozesse bei Menschen und anderen Primaten angenommen werden, andererseits müssen die anatomischen Homologe der eben beschriebenen Areale des Affengehirns beim menschlichen Gehirn bestimmt werden. Dennoch lassen einzelne funktionell-bildgebende Befunde beim Menschen ein zumindest teilweise ähnliches Funktionsprinzip vermuten. So finden sich erwartungsgemäß bei der Verarbeitung verbalen Materials (und beim Halten in der phonologischen Schleife) Aktivierungen im sog. Broca-Areal (BA 44; Pars opercularis gyri frontalis). Die Datenlage und die Interpretationen sind aber derzeit noch recht widersprüchlich, unter anderem auch dadurch bedingt, dass die durch die Versuchspersonen verwendeten Strategien für die Lösung der Arbeitsgedächtnisaufgaben (z. B. verbal vs. nonverbal; objektbezogene oder räumliche Rekodierungen) nicht leicht kontrollierbar sind.

Evidenz für funktionsspezifische Modelle

Mehrere aktuelle Metaanalysen bildgebender Studien verglichen die Aktivierungen bei räumlichen und nichträumlichen Arbeitsgedächtnisaufgaben. Dabei wurden für beide Typen verarbeiteter Information Aktivierungen in den gleichen Arealen des präfrontalen Kortex, speziell im Bereich des Gyrus frontalis medius (BA 9, 46) beschrieben. Dagegen fanden sich in den posterioren Assoziationskortizes dissoziierbare Aktivationen für räumliches und nichträumliches Material. Dieses Befundmuster wurde dahingehend interpretiert, dass die aktivierten Bereiche polymodal arbeiten, also Informationen verschiedener Domänen auf ähnliche Weise verarbeiten.

Zur Testung funktionsspezifischer Konzepte zur Struktur des präfrontalen Kortex wurden meist 2 Hauptfunktionen des Arbeitsgedächtnisses, das Halten (»maintenance«) und Manipulieren (»manipulation«) von Informationen, verglichen. Eine Vielzahl von PET- und fMRT-Studien berichtete Aktivierungen im Bereich des frontolateralen Kortex (meist als ventrolateraler präfrontaler Kortex bezeichnet; BA 47, 44, 45), die mit dem Halten von Informationen im Arbeitsgedächtnis assoziiert waren. Dagegen wurden bei der Manipulation zusätzlich Areale oberhalb des Sulcus frontalis inferior aktiviert, meist im Bereich des Gyrus frontalis medius (BA 9, 46; häufig ungenau als dorsolateraler präfrontaler Kortex bezeichnet). Spätere Studien zeigten, dass der Kortex des Gyrus frontalis medius auch bei Halteaufgaben aktiviert wird, jedoch nur bei hoher Arbeitsgedächtnisbelastung bzw. beim Enkodieren der Information im Arbeitsgedächtnis und in geringerem Maße als bei Manipulationsaufgaben (z. B. D'Esposito et al. 2000). Die Interpretationen dieser Befunde sind zum Teil noch umstritten, doch können sie zumindest als Hinweis auf eine funktionsspezifische Strukturierung des präfrontalen Kortex gewertet werden. Es bleibt zu klären, ob mit Begriffen wie Halten, Manipulation und Monitoring die Funktionen des Frontalhirns im Arbeitsgedächtnis treffend beschrieben sind oder ob auch hier andere Beschreibungsebenen angemessener wären.

> ❗ Das Arbeitsgedächtnis dient dem temporären Halten und der Manipulation von in der Umwelt nicht mehr verfügbarer Information, die später für die Handlungssteuerung eingesetzt wird. Zwei Konzepte beschreiben die Organisation der Arbeitsgedächtnisfunktion des präfrontalen Kortex auf unterschiedliche Weise, die sich jedoch nicht zwingend gegenseitig ausschließen müssen. Basierend auf Studien an nicht-
> ▼

menschlichen Primaten besagt das domänenspezifische Modell, dass der präfrontale Kortex bezüglich der verarbeiteten Informationsinhalte spezialisiert ist (z. B. dorsolateral: visuell-räumliche Informationen, ventrolateral: objektbezogene Informationen). Funktionsspezifische Modelle postulieren dagegen, dass verschiedene präfrontale Regionen auf verschiedene Arbeitsgedächtnisfunktionen (z. B. Enkodieren, Halten, Manipulieren) spezialisiert sind und jede Modalität verarbeiten können.

44.1.4 Handlungsplanung, -durchführung und -evaluation

Zielgerichtetes, adaptives Verhalten beinhaltet eine Reihe von essentiellen kognitiven Prozessen. Zunächst müssen Ziele und Subziele generiert und mögliche Handlungsstränge und -ausgänge in Bezug zur eigenen Person gesetzt werden. Dabei müssen Unsicherheiten über mögliche Alternativhandlungen ausgeräumt werden, so dass die mit der optimalen Ergebnisvorhersage assoziierte Handlung ausgewählt werden kann. Liegen feste Reaktionssequenzen vor, kann es dennoch durch irrelevante externe Reize, die automatisierte Handlungen anstoßen, zum Handlungskonflikt kommen. Klassische Beispiele sind Interferenzaufgaben, wie die Eriksen-Flankierreizaufgabe, bei der in der Nähe des Zielreizes auftauchende, irrelevante – eigentlich zu ignorierende – Reize eine mit der geforderten Handlung konkurrierende Alternativhandlung anstoßen. Wenn eine derartige automatisierte Handlungstendenz überwiegt und ausgeführt wird, kommt es zum Handlungsfehler. Auch sich rasch ändernde Umweltbedingungen können eine eben noch richtige Handlung zu einem Fehler machen. Fehler bedeuten, dass das Handlungsziel, also das vorhergesagte Ergebnis, nicht erreicht wurde. Sie erfordern Korrekturmaßnahmen, um das Ziel doch noch zu erreichen, und Anpassungen der Handlungen in zukünftigen ähnlichen Situationen, um die Zielerreichung zu optimieren. Um derartige flexible Anpassungen zu ermöglichen, ist eine ständige Handlungsüberwachung und Rückmeldung der Ergebnisse an die Handlungsplanungs- und -ausführungssysteme unerlässlich.

Planung und Umsetzung von Handlungssequenzen

Um ein Ziel zu erreichen, müssen meist mehrere Handlungsstränge verfolgt und miteinander verschränkt werden. Die Ausführung nicht eindeutig vorhersagbarer Hand-

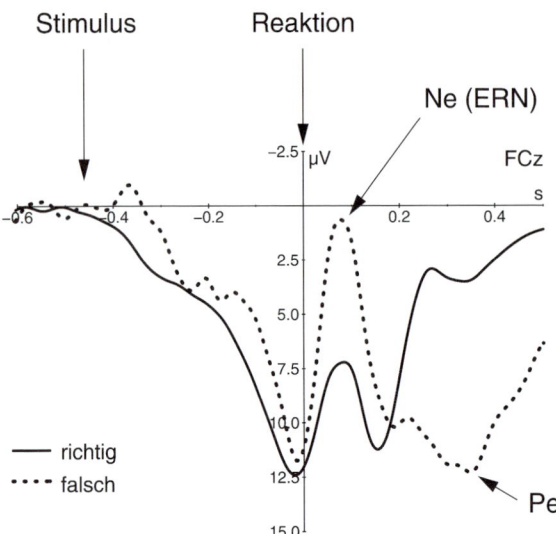

Abb. 44.1. Fehlerbezogene Komponenten im reaktionsbezogen gemittelten ereigniskorrelierten Potential an Elektrode FCz. Zum Zeitpunkt 0 s wurde die Reaktion durch Tastendruck ausgeführt. Bei fehlerhafter Antwort (*gepunkteter Potentialverlauf*) findet sich nach etwa 80 ms eine negative Deflektion, die »error negativity« (*Ne*). Etwa 350 ms nach fehlerhafter Reaktion tritt eine Positivierung auf, die »error positivity« (*Pe*). In der vorliegenden Darstellung wurde die mittlere Amplitude über 100 ms vor dem Stimulus als Basislinie gewählt

lungssequenzen (Koechlin et al. 2000), die Verfolgung von Subzielen und prospektive Gedächtnisaufgaben sind mit einem Anstieg der hämodynamischen Aktivität im anterioren präfrontalen Kortex (BA 10) verbunden. Es wird angenommen, dass diese Region v. a. bei der Integration mehrerer kognitiver Operationen zur Erreichung eines komplexen Ziels involviert ist (Ramnani u. Owen 2004). Dabei werden meist stimulusorientierte und stimulusunabhängige (intern verarbeitete) Funktionen integriert (Burgess et al. 2005). Ein interessanter Aspekt dabei ist, dass der Bezug zur eigenen Person, wie er bei introspektiven evaluativen Urteilen, heuristischen Entscheidungsprozessen und sog. Theory-of-Mind-Aufgaben (▶ Abschn. 45.3) gegeben ist, verstärkt zu Aktivierungen der anterioren Frontomedianwand (BA 10m) führt (Zysset et al. 2003; Volz et al. 2005; Frith u. Frith 2003).

Handlungsüberwachung

Zur Handlungsüberwachung zählen einerseits Prozesse, die die Handlung begleiten, wie die Fehlerdetektion und die Verarbeitung externer Rückmeldungen über den Handlungserfolg. Andererseits gehören zur Handlungsüberwa-

chung aber auch vor und während der eigentlichen Handlung ablaufende Prozesse, die bei der Vermeidung möglicher Fehler helfen, z. B. die Überwachung von Entscheidungs- und Handlungskonflikten. Allen diesen Prozessen ist gemeinsam, dass sie der Optimierung des Handlungserfolgs dienen.

Um 1990 wurde von zwei Forschergruppen in Dortmund und Champaign, Illinois, eine EKP-Komponente beschrieben, die etwa 50–100 ms nach fehlerhaften Reaktionen auftritt, die »error negativity« (Ne; Falkenstein et al. 1990) oder auch »error-related negativity« (ERN; Gehring et al. 1993). Die Ne wird als Korrelat der Fehlerverarbeitung interpretiert (■ Abb. 44.1). Quellenanalysen legen nahe, dass sie im posterioren frontomedianen Kortex (pFMC) generiert wird. fMRT-Untersuchungen unterstützten und präzisierten diesen Befund. Eine kürzlich erschienene Metaanalyse (Ridderinkhof et al. 2004; ■ Abb. 44.2) legt nahe, dass das rostrale zingulärmotorische Areal (»rostral cingulate zone«, RCZ) an der Grenze zwischen dem proisokortikalen anterioren zingulären Kortex (BA 24) und den neokortikalen Assoziations- (BA 32, 8) und supplementärmotorischen Arealen (BA 6) bei der Fehlerüberwachung aktiviert wird. Die Analyse zeigte ferner, dass der posteriore frontomediane Kortex aktiv wird in allen Situationen, die einen tatsächlichen oder drohenden Handlungsmisserfolg beinhalten und somit eine Neuanpassung des Verhaltens erfordern. Kurz, der pFMC scheint die Notwendigkeit einer flexiblen Verhaltensänderung zur Optimierung des Handlungsergebnisses zu signalisieren. Es gibt Hinweise darauf, dass die anatomische Differenzierung der posterioren Frontomedianwand von einer funktionellen Subregionalisierung begleitet wird (Ullsperger u. von Cramon 2001; Rushworth et al. 2004), wobei die eher neokortikalen Gebiete bei drohenden Misserfolgen aktiv werden, während die RCZ mehr auf bereits erfolgte Fehler und Verluste reagiert.

Patientenstudien zeigten, dass auch der laterale präfrontale Kortex für die Generierung normaler fehlerbezogener EKPs erforderlich ist (Gehring u. Knight 2000; Ullsperger et al. 2002). Der laterale präfrontale Kortex scheint kontextuelle Informationen bereitzustellen, insbesondere die Aufgabenrepräsentation, die für die Fehlererkennung notwendig ist.

Flexible Anpassung von Handlungen

Führen plötzliche Änderungen der Umwelt oder unerwartet schlechte Handlungsausgänge (z. B. Fehler) zur Notwendigkeit einer Handlungsanpassung, so muss die Handlungsrepräsentation aktualisiert werden. Eine Reihe von

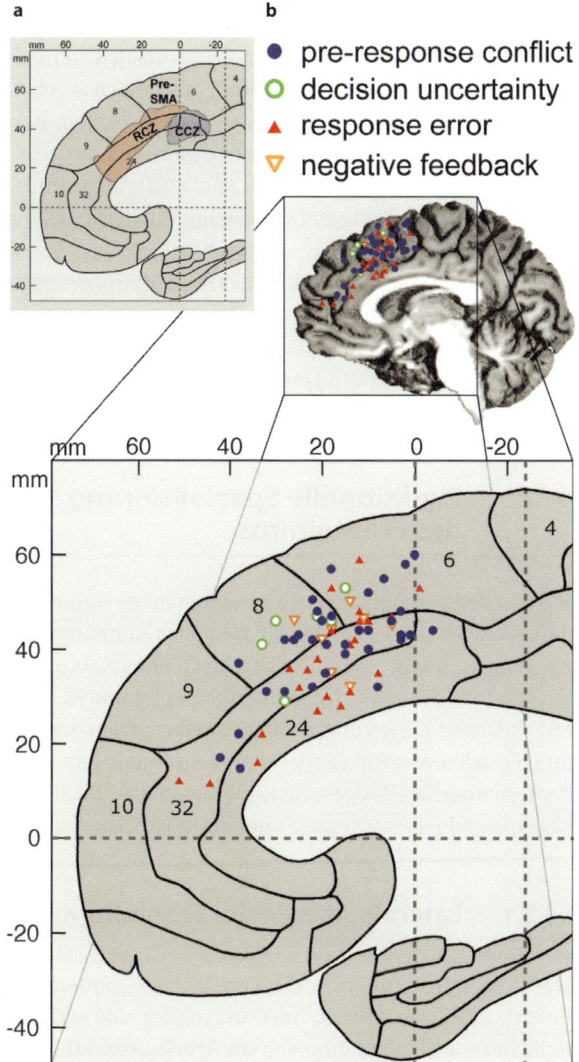

a

b
- ● pre-response conflict
- ○ decision uncertainty
- ▲ response error
- ▽ negative feedback

□ **Abb. 44.2a, b.** Rolle des posterioren frontomedianen Kortex (*pFMC*) bei der Handlungsüberwachung. **a** Schematische Karte der anatomischen Subareale des menschlichen pMFC. Die Zahlen bezeichnen die Brodmann-Areale. *Rot schattiert:*»rostral cingulate zone« (*RCZ*), *blau schattiert*: »caudal cingulate zone«. **b** Metaanalyse frontomedianer Aktivierungsfoci aus 38 Studien (1997–2004) zu Handlungskonflikt, Entscheidungsunsicherheit, Fehlern und negativen Rückmeldungen. *Im oberen Teil* Darstellung der Foci auf einem sagittalen anatomischen MRT-Schnitt (x=4) projiziert, *im unteren Teil* Darstellung in der schematischen Karte. (Aus Ridderinkhof et al. 2004)

Studien zum Vorbereiten und Wechseln von Aufgaben unterstreicht die Bedeutung des lateralen frontalen Kortex für die flexible Handlungsanpassung. Insbesondere das inferiore frontale Kreuzungsareal um den Verbindungspunkt von Sulcus frontalis inferior und Sulcus praecentralis inferior wird bei der Aktualisierung von Aufgabenrepräsentationen aktiviert, wie eine große Anzahl von fMRT-Studien zeigt (Derrfuss et al. 2004, 2006). Kerns et al. (2004) zeigten, dass die Detektion von Fehlern und Handlungskonflikten im pFMC mit einer im nachfolgenden Versuchsdurchgang beobachteten – wahrscheinlich mit der Verhaltensanpassung assoziierten – Aktivierung im lateralen präfrontalen Kortex korreliert. Wie bereits erwähnt, nimmt man an, dass die Aktualisierung der Aufgabenrepräsentation im inferioren frontalen Kreuzungsareal zu Top-Down-Modulationen posterior gelegener Hirnareale führt, wodurch die Verhaltensanpassung realisiert werden kann.

44.1.5 Gedächtnisfunktionen

Hier soll es um den Beitrag **präfrontaler** Strukturen zu Gedächtnisfunktionen gehen. Läsionen präfrontaler Areale führen zu einem anderen Muster von Gedächtnisstörungen als Schädigungen des mediobasalen Temporallappens (Shimamura 1996; ▶ auch Kap. 41). Bei meist erhaltener Fähigkeit zur Wiedererkennung gelernten Materials ist die freie Wiedergabe vermindert. Dies scheint auf eine Störung der Anwendung von Gedächtnisstrategien hinzuweisen, ebenso wie der Befund, dass häufiger irrelevante Informationen abgerufen werden (verstärkte proaktive Interferenz von früher gelerntem auf später enkodiertes Material). Auch der Abruf des Kontextes episodischer Gedächtniseinträge (das Herkunftsgedächtnis) ist bei präfrontalen Läsionen gestört. Des weiteren fällt auf, dass diese Patienten ihre Gedächtnisleistungen häufig schlecht selbst einschätzen können (Metagedächtnisstörung).

❗ **Läsionen des präfrontalen Kortex führen zu einem anderen Muster von Gedächtnisstörungen als bei amnestischen Syndromen infolge von Schädigungen des erweiterten hippocampodienzephalen Systems. Insbesondere sind betroffen:**
- **die freie Wiedergabe,**
- **das Herkunftsgedächtnis und**
- **das Wissen über die Gedächtnisinhalte und Abrufstrategien (Metagedächtnis).**

Bei der Untersuchung des Gedächtnisabrufs mit Hilfe ereigniskorrelierter Potentiale werden sog. Alt-neu-Effekte beobachtet. Als Alt-neu-Effekt bezeichnet man den ab etwa 300 ms beginnenden positiveren Verlauf des EKP für korrekt wiedererkannte »alte« Stimuli verglichen mit dem EKP für richtig als neu klassifizierte, zuvor nicht gezeigte Stimuli. Von besonderem Interesse für dieses Kapitel ist dabei eine ab etwa 800 ms auftretende über mindestens 500 ms anhaltende positive Alt-neu-Differenz an der rechts frontalen Kopfoberfläche. Dieser späte rechts frontale Alt-neu-Effekt tritt auf, wenn ein neben dem Gedächtniseintrag selbst auch Kontextinformationen über die Studienepisode erfolgreich abgerufen wurden. Es wird angenommen, dass dieser Effekt ein Korrelat des Abrufs nachgeordneten Evaluationsprozessen darstellt. Bei diesem späten rechts frontalen Alt-neu-Effekt handelt es sich um eine langanhaltende, scharf fokussierte langsame Welle, sodass – auch wenn eine genaue Quellenbestimmung nicht möglich ist – mit einiger Sicherheit ein präfrontaler Generator angenommen werden kann.

Auch in bildgebenden Studien wurden häufig Aktivationen präfrontaler Kortexareale beim Gedächtnisabruf beobachtet. Ihre funktionelle Signifikanz wird dabei hinsichtlich verschiedener Aspekte diskutiert (Rugg u. Wilding 2000):

- **Abrufmodus** (»retrieval mode«, »set«): Das Gehirn muss sich bei diesem auf Tulving (1983) zurückgehenden Modell in einem speziellen, den Gedächtnisabruf unterstützenden Zustand befinden.
- **Abruforientierung** (»retrieval orientation«): Es handelt sich ebenfalls um einen angenommenen Zustand, der durch die beim Abruf benötigten Verarbeitungsprozesse bestimmt wird. So wird die Abruforientierung z.B. dadurch festgelegt, ob für eine Aufgabe das bloße Wiedererkennen oder auch weitere Herkunftsinformationen erforderlich sind.
- **Abrufaufwand** (»retrieval effort«): Dieser Begriff ist in der Literatur ungenau spezifiziert und meint die Anstrengung, die zum Abruf eines Gedächtnisinhaltes aufgebracht werden muss.
- **Abruferfolg** (»retrieval success«): Es ist unwahrscheinlich, dass der Abruferfolg allein durch spezifische neuronale Aktivität signalisiert wird; vielmehr schließen sich weitere, dem erfolgreichen Abruf nachgeordnete Prozesse an, die der Evaluation und der Rekonstruktion dienen (»post-retrieval processing«).

Bisher hat noch keine Studie exakt nur einen dieser hypothetischen Prozesse untersucht und die Konfundierung durch einen anderen Prozess sicher ausgeschlossen. Daher ist die funktionelle Zuordnung der präfrontalen Aktivierungen schwierig. Auch der Vergleich mit ähnlich angelegten EKP-Studien war bisher wenig erfolgreich. Zum Beispiel zeigten sich in Experimenten, in denen reproduzierbar ein rechts frontaler EKP-Alt-neu-Effekt gefunden wurde, bilaterale, jedoch linksbetonte frontale Aktivierungen. Es wurden in den letzten Jahren verschiedene Hypothesen über die Lateralisierung spezifischer Gedächtnisfunktionen formuliert, die jedoch unseres Erachtens derzeit noch nicht hinreichend empirisch unter-mauert sind. Daher verzichten wir auf eine weitere Darstellung im Rahmen dieses Lehrbuches.

44.2 Funktionelle Spezialisierung des Frontalhirns

Wie aus den vorangegangenen Abschnitten hervorgeht, ist die Untersuchung der frontalen Funktionen keineswegs trivial oder an ihrem Endpunkt angelangt. Die funktionelle Organisation erweist sich als äußerst komplex und ist nicht mit einfachen Kartierungen zu beschreiben. Dennoch soll im Folgenden versucht werden, aufbauend auf Ergebnissen der funktionellen Bildgebung Hypothesen über die Funktionen einzelner Anteile des Frontalhirns zu formulieren.

44.2.1 Laterale Anteile des Frontalhirns

Der dorsolaterale präfrontale Kortex (insbesondere der Bereich des Gyrus frontalis medius) scheint eine wichtige Rolle bei der Manipulation von im Arbeitsgedächtnis gehaltenen Informationen zu spielen. Beim einfachen Halten von Informationen (»maintenance«) ist er anscheinend vor allem notwendig für das Enkodieren im Arbeitsgedächtnis und die Abschirmung von ablenkenden Informationen. Des weiteren scheint dieser Teil des präfrontalen Kortex eine wichtige Rolle bei Suchprozessen im Arbeitsgedächtnis innezuhaben.

Für die Abwehr von Interferenzen und die flexible Anpassung des Verhaltens durch Aktualisierung von Aufgabenrepräsentationen ist ein etwas weiter posterior gelegenes Areal von wahrscheinlich größerer Bedeutung: das bereits erwähnte inferiore frontale Kreuzungsareal um den Verbindungspunkt der Sulci frontalis inferior und praecentralis inferior. Diese Struktur ist nach morphometrischer Auswertung kernspintomographischer Daten einer großen

Anzahl von Versuchspersonen äußerst invariant und scheint schon sehr früh in der Ontogenese ausgebildet zu werden. Neueste histologische Studien weisen auf eine spezifische Zyto- und Rezeptorarchitektonik dieses Areals an der Grenze zwischen den prämotorischen und präfrontalen Kortizes hin.

Das Rindengebiet um den Sulcus frontalis superior scheint verschiedenste Aspekte der Orientierung zu unterstützen. Anteriore Areale sind dort häufiger bei Langzeitgedächtnissuchen aktiviert, posteriore Areale und das FEF häufiger bei räumlichem Aufmerksamkeitswechsel.

Der prämotorische Kortex, dieses zwischen präfrontalen und motorischen Kortexarealen vermittelnde Rindenband, scheint die momentan als verhaltensrelevant gewichteten Umweltreize einerseits und die assoziierten motorischen Möglichkeiten andererseits sequentiell aufeinander abzustimmen und durch diese Sequenzierung ein ausgerichtetes Verhalten in der Zeit zu gewährleisten. Bemerkenswert ist dabei die zweifache funktionelle Gewichtung längs dieser Rindenstruktur, nämlich zum einen die enge topologische Verschränkung mit dem sensomotorischen Kortex, zum anderen aber die Tendenz, dass perzeptuell (external) geleitetes Verhalten eher laterale, mnemonisch (internal) generiertes Verhalten hingegen eher mediane Aspekte des prämotorischen Kortex (SMA) involviert.

44.2.2 Die Medianwand

Der frontomediane Kortex umfasst die medianen Abschnitte des Gyrus frontalis superior (BA 11, 10, 9, 8, 6) mit dem supplementärmotorischen Areal (SMA, BA 6). Zwischen diesen neokortikalen Arealen und dem Balken erstreckt sich der anteriore zinguläre Kortex (ACC, BA 24). Sein posteriorer Anteil enthält – zusammen mit dem parazingulären Übergangsareal BA 32 – das rostrale zingulärmotorische Areal (RCZ). Wie bereits dargestellt, wird der posteriore frontomediane Kortex einschließlich der RCZ aktiviert, wenn eine für die Ergebnisoptimierung notwendige Verhaltensänderung erforderlich wird. Somit kommt dieser

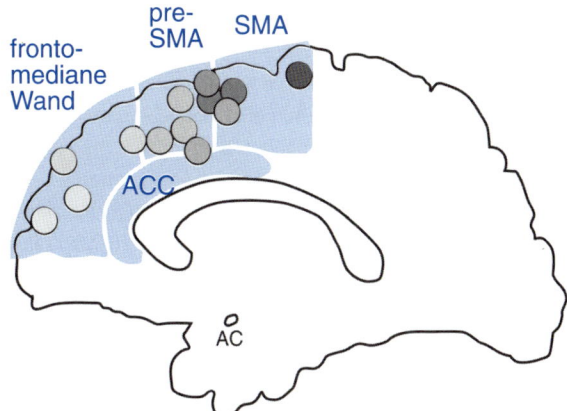

■ **Abb. 44.3.** Lokalisationen der Aktivierungsmaxima des frontomedianen Kortex in 6 eigenen fMRT-Studien. Die einzelnen experimentellen Bedingungen sind in verschiedenen Graustufen dargestellt. Die Freiheitsgrade des Denkens und Handelns nehmen von hell- nach dunkelgrau (also von anterior nach posterior) ab und die Determiniertheit zu; SMA supplementärmotorisches Areal; ACC anteriorer cingulärer Kortex; AC Commissura anterior

Region eine Signalfunktion zu, die erst im Zusammenspiel mit lateralem frontalem Kortex und subkortikalen Strukturen zu einer Anpassung des Verhaltens führt.

Weiter anterior in der Frontomedianwand beobachtete fMRT-Aktivierungen sind mit einer Zunahme der experimentellen Freiheitsgrade sowie einer Abnahme der Konkretheit und der Bindung an unmittelbar in zeitlicher Nähe erfolgende externe Stimulation und motorische Handlung verknüpft (■ Abb. 44.3). Allen frontomedianen Funktionen scheint ein Bezug zur eigenen Person innezuwohnen.

Auf diesen Befunden basierend ließe sich spekulieren, dass sich über diese Rindenfelder von anterior nach posterior ein schrittweiser Übergang von der Intention zur Handlung abbildet. Es sind weitergehende, den heute üblichen Rahmen (einfache Reize, wenig Freiheitsgrade in den Antwortmöglichkeiten) überschreitende, realitätsnähere Experimente gefordert, um diese Hypothese gezielt zu überprüfen.

Zusammenfassung

Die anatomischen Verschaltungen des Frontalhirns ermöglichen eine bidirektionale Kommunikation mit den meisten anderen Hirnstrukturen. Frontale Strukturen integrieren also Informationen aus dem sensorischen und dem motorischen System sowie dem »milieu interne«. Daraus erklärt sich, dass das Frontalhirn an einer Vielzahl kognitiver Funktionen maßgeblich beteiligt ist. Dazu zählen einerseits die exekutiven Funktionen, wie Handlungsplanung, Handlungskontrolle, Arbeitsgedächtnis und Inhibition irrelevanter Informationen, andererseits die Erkennung und Evaluation neuartiger Reize (»novelty detection«) sowie Enkodierungs- und Abrufprozesse des Langzeitgedächtnisses.

Bildgebende neurowissenschaftliche Verfahren geben Hinweise auf die funktionelle Spezialisierung der einzelnen zyto- und myeloarchitektonisch unterschiedlichen

Areale der frontalen Hirnrinde und auf ihre Einflüsse auf posteriore Hirnabschnitte. Laterale Abschnitte des präfrontalen Kortex übernehmen demnach Aufgaben wie das Halten und die Manipulation von Arbeitsgedächtnisinhalten (Gyrus frontalis medius), die Interferenzabwehr und Aktualisierung von Aufgabenrepräsentationen (inferiores frontales Kreuzungsareal), Gedächtnissuchprozesse (anteriorer Gyrus frontalis superior) und räumliche Aufmerksamkeitswechsel (posteriorer Gyrus frontalis superior, frontales Augenfeld). Frontomediane Strukturen scheinen eher internal geleitete Verhaltensaspekte zu verarbeiten und eine wichtige Rolle bei der Handlungskontrolle zu spielen. Abschließend sei noch einmal darauf hingewiesen, dass die genannten Areale niemals allein, sondern immer im komplexen Zusammenspiel sich häufig überlappender Netzwerke die sehr komplexen kognitiven Funktionen des menschlichen Gehirns ermöglichen.

44

45 Manifestationen von Frontalhirnschädigungen

Thomas Kammer, Hans-Otto Karnath

Der erste aufgezeichnete Bericht über einen Fall mit ausgeprägter Verhaltensänderung aufgrund einer Frontalhirnschädigung erzählt die Geschichte von Phineas Gage. Der 25-jährige Vorarbeiter erlitt 1848 beim Eisenbahnbau in Vermont (New England, USA) einen tragischen Unfall. Bei der Vorbereitung einer Sprengung durchbohrte eine Eisenstange den vorderen Teil seines Schädels. Sie hatte eine so große Wucht, dass sie nicht im Schädel stecken blieb, sondern weiterflog und einen etwa 3 cm breiten Penetrationskanal hinterließ. Der Patient überlebte diesen Unfall. Bei der neurologischen Untersuchung fand sich zunächst lediglich ein kompletter Sehverlust des linken Auges. Motorik, Sensorik, Koordination und Sprache waren nicht beeinträchtigt. Allerdings entwickelte der Patient ausgeprägte Veränderungen in seinen Persönlichkeitszügen. Der zuvor für seine Besonnenheit und seinen ausgeglichenen Charakter bekannte Gage fiel nunmehr durch Respektlosigkeit und launisches Verhalten auf. Er wurde rasch un-
▼

geduldig, fluchte unvermittelt, wirkte manchmal halsstarrig und zeigte sich gegenüber Zukunftsplänen dann auch wieder sehr wankelmütig. Seine Entscheidungen waren impulsiv und nicht vorausschauend. Dies stand in starkem Kontrast zu den wenig veränderten sprachlichen und intellektuellen Fähigkeiten. Er konnte seinen alten Beruf als Vorarbeiter nicht mehr ausüben, sondern war nur noch zu Hilfsarbeiten fähig. Zeitweilig wurde er im Zirkus als Sensation vorgeführt. Im Alter von 38 Jahren verstarb er, wahrscheinlich in einem Status epilepticus. Die Fallgeschichte hat J.M. Harlow, ein praktizierender Arzt, detailliert auf-
▼

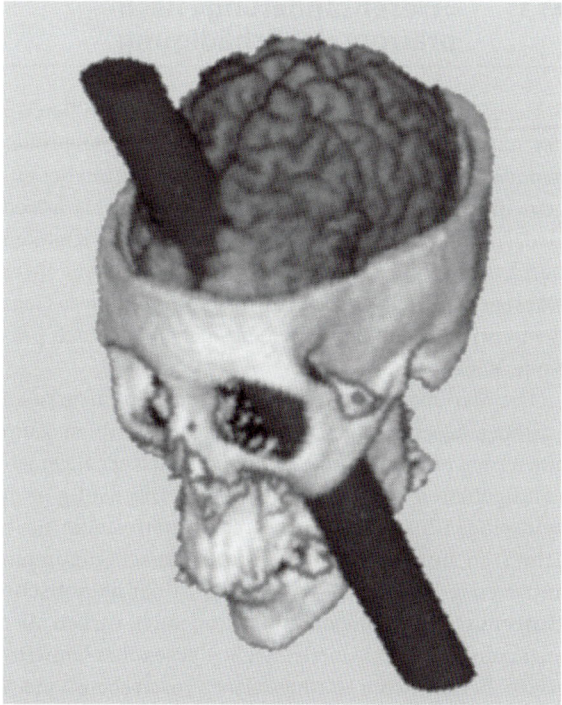

■ **Abb. 45.1.** Rekonstruktion der Frontalhirnläsion von Phineas Gage. Die Rekonstruktion basiert auf den Perforationen im Schädelknochen. Der Schädel wird im Warren Medical Museum, Harvard Medical School, Boston, USA, aufbewahrt. (Nach Damasio et al. 1994)

gearbeitet und publiziert (Harlow 1868). Da keine Autopsie vorgenommen worden war, veranlasste er nach Gages Tod die Exhumierung der Leiche und dokumentierte so die knöcherne Verletzung des Schädels.

Hanna und Antonio Damasio haben den Fall wieder aufgenommen (Damasio et al. 1994). Sie publizierten eine computergestützte Rekonstrukion, die aus der Ein- und Austrittsöffnung der Schädelverletzung die Hirnläsion abschätzt (◘ Abb. 45.1). Unter der Annahme, dass der linke Ventrikel nicht verletzt gewesen sein kann, da dies nicht hätte überlebt werden können, zeigten sie, dass der orbitofrontale Kortex sowie höher gelegene mittellinien-nahe, mediale Teile des präfrontalen Kortex betroffen gewesen sein mussten. Sie interpretierten den Fall Gage als ein Beispiel dafür, dass das Sozialverhalten als ein von der Vernunft geprägtes, besonnenes und vorausschauendes Verhalten, von der Intaktheit der medialen präfrontalen Strukturen abhängt. [Eine kritische Auseinandersetzung mit dieser Interpretation findet sich bei Macmillan (1996).]

45.1 »Wesensänderung« nach präfrontaler Schädigung

Sogar nach großen, beidseitigen Schädigungen im Bereich des präfrontalen Kortex (◘ Abb. 45.2) sind bei den Betroffenen meist keine ausgeprägten Beeinträchtigungen der allgemeinen Intelligenz, der Sprache oder des deklarativen Gedächtnisses festzustellen. Dagegen fallen die Kranken durch Änderungen ihrer Gesamtpersönlichkeit, ihres »Wesens«, auf. Die Krankengeschichte von Phineas Gage demonstriert exemplarisch einen solchen Fall nach präfrontaler Schädigung.

Die Merkmale der Wesensänderung bei präfrontalen Läsionen lassen sich 2 Hauptrichtungen zuordnen. Zum einen kann es zu einer Antriebsstörung mit einer allgemeinen Reduktion von Aktivität kommen. Das häufig nach beidseitigen Insulten der A. cerebri anterior oder nach schweren unfallbedingten Frontalhirnschädigungen auftretende Vollbild dieser Störung ist der **akinetische Mutismus**. Diese Patienten sind zwar wach, wirken aber erstarrt und zeigen keinerlei Regung gegenüber Umweltreizen. Bei leichteren Störungsformen (nach ebenso meist bilateralen präfrontalen Läsionen) findet sich eine allgemeine Reduktion von allen spontanen oder reaktiven Handlungen, eine Gedanken-, Sprech- und Aktionsträgheit. Die Patienten begegnen den unterschiedlichsten äußeren Bedingungen klaglos und tolerant. Fragen werden nur kurz und oft unqualifiziert beantwortet. Sorge, Angst, chronischer Schmerz oder Depression werden weniger stark wahrgenommen.

Die andere Hauptrichtung der Wesensänderung nach präfrontalen Läsionen stellt die **Enthemmung** des Verhaltens dar. Im Umgang mit Angehörigen und Fremden äußern sich die Patienten frech und kränkend. Teilweise besteht eine »Witzelsucht«. Die Stimmung ist labil, in der Regel eher gehoben, sie kann allerdings auch unvermittelt umschlagen. Im Alltag lassen sich Anpassungsschwierigkeiten ausmachen, die durch eine Rigidität im Verhalten hervorgerufen werden. Diese Form der Wesensänderung wird am ehesten durch Läsionen verursacht, die orbitofrontal oder ventromedial lokalisiert sind. Die Lokalisationsangaben basieren jedoch bislang nur auf Einzelfallstudien.

Saver u. Damasio (1991) berichten über einen Patienten mit erworbener bilateraler ventromedialer Frontalhirnläsion, der durch inadäquates Sozialverhalten im Alltag auffiel. In ausführlichen formalen Tests konnten sie zeigen, dass dieser Patient keineswegs die kognitiven Fähigkeiten verloren hatte, zukünftige Konsequenzen seiner Handlungsweisen oder der von anderen adäquat zu beurteilen. Ebenso konnte er in vorgegebenen Situationen unterschiedliche Handlungsmöglichkeiten benennen. Die Läsion schien somit nicht die kognitive Grundlage für komplexes Sozialverhalten zerstört zu haben, sondern lediglich die konkrete Umsetzung. In einer weiteren Einzelfallstudie berichteten Dimitrov et al. (1999) eine vergleichbare Dissoziation zwischen dem Sozialverhalten und erhaltenen kognitiven Fähigkeiten bei einem Patienten mit einer rechts ventromedial gelegenen frontalen Hirnläsion.

Die beschriebenen Wesensänderungen bei Patienten mit Frontalhirnläsionen betreffen den Antrieb, die Emotionalität sowie das Sozialverhalten. Sie haben entscheidend zu der Vorstellung beigetragen, dass der frontale Kortex als phylogenetisch jüngster Anteil des Neokortex die »höchsten« integrativen Leistungen des Menschen steuert und kontrolliert. Allerdings existieren aufgrund der Komplexität und des daher experimentell nur schwer zugänglichen »Wesens« eines Menschen lediglich wenige Fallbeschreibungen, die diese Änderungen überzeugend dokumentieren. Im Folgenden werden experimentalpsychologisch besser operationalisierbare Funktionen dargestellt, die ebenfalls dem frontalen Kortex zugeordnet werden. Es scheint durchaus möglich, dass die Störung dieser Funktionen

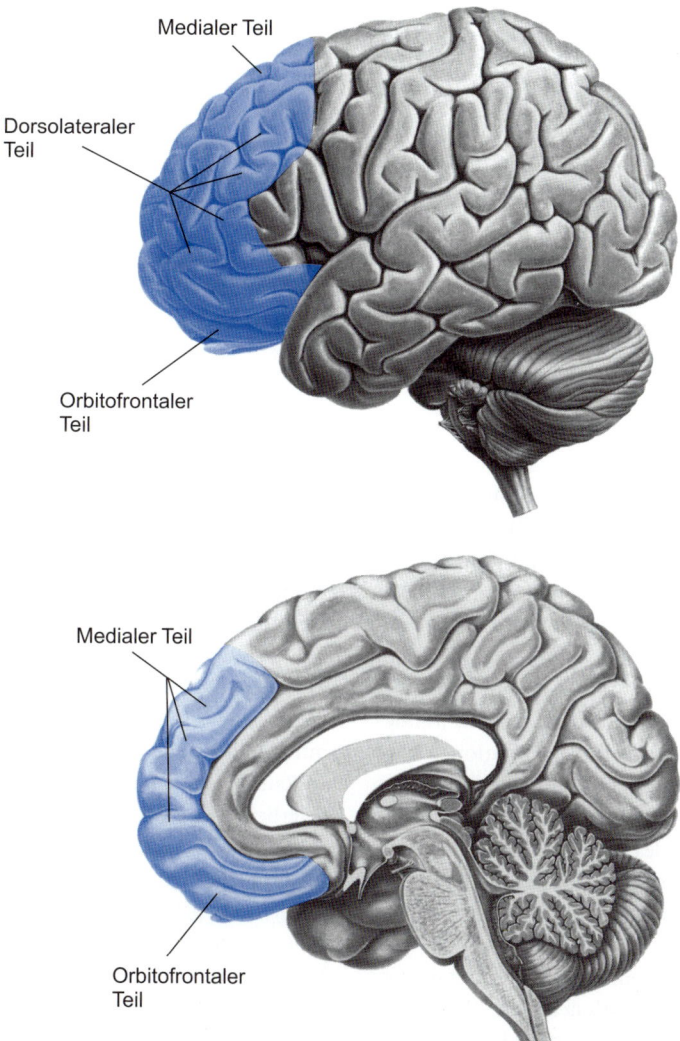

Abb. 45.2. Die Grenze zwischen dem prämotorischen und dem präfrontalen Kortex stellt die rostrale Begrenzung der Brodmann-Areale (BA) 6 und 44 dar. Der präfrontale Kortex selbst (*blaue Markierungen*) wird in einen medialen, einen dorsolateralen und einen orbitofrontalen Anteil gegliedert. Die Anteile unterscheiden sich phylogenetisch und scheinen zu 3 anatomisch getrennten kortikosubkortikokortikalen Schleifensystemen zu gehören (Alexander et al. 1986). Von verschiedenen Autoren wurde angenommen, dass die 3 Anteile des präfrontalen Kortex, wie auch die zugehörigen, d.h. in derselben Schleife liegenden, subkortikalen Strukturen, bei einer Schädigung zu jeweils unterschiedlichen funktionellen Beeinträchtigungen führen (z.B. Cummings 1993)

in ihrer Summe die beschriebenen »Wesensänderungen« der frontalhirngeschädigten Patienten ausmacht.

> ❗ Schädigungen des präfrontalen Kortex können zu globalen Wesensänderungen führen, die sich im Antrieb, der Emotionalität und dem Sozialverhalten ausdrücken. Die meist bilateral geschädigten Patienten können eine Minderung des allgemeinen Antriebes oder enthemmtes Verhalten aufweisen.

45.2 Störungen der Exekutivfunktionen

Frontalhirnschädigungen führen häufig zu einer Beeinträchtigung der »exekutiven Funktionen«. Wie im vorangegangenen Kapitel bereits dargestellt wurde (▶ Abschn. 44.1), werden hierunter kognitive Prozesse wie das Problemlösen, das mentale Planen, das Initiieren und die Inhibition von Handlungen verstanden. »Exekutivfunktionen« dienen dazu, Handlungen über mehrere Teilschritte hinweg auf ein übergeordnetes Ziel zu planen, Aufmerksamkeit auf hierfür relevante Informationen zu fokussieren und ungeeignete Handlungen zu unterdrücken (Smith u. Jonides 1999). Eine umfassende Störung dieser Funktionen wird auch als **dysexekutives Syndrom** bezeichnet. Da die Kranken, die an einer solchen Störung leiden, jedoch große interindividuelle Unterschiede in ihren Leistungen aufweisen, ist dieser Begriff zur genauen Beschreibung des konkreten Krankheitsbildes eines einzelnen Patienten ungeeignet.

Allgemein wird angenommen, dass der präfrontale Kortex (◻ Abb. 45.2) an Exekutivfunktionen wesentlich beteiligt ist (Fuster 1997; Wood u. Grafman 2003; Koechlin et al. 2003; Ramnani u. Owen 2004). Störungen dieser Prozesse finden sich häufig nach Läsionen in diesem Bereich, aber auch nach Schädigungen anderer kortikaler Areale und auch subkortikaler Strukturen wie des medialen Thalamus, des Nucleus caudatus oder des Globus pallidus. Die neuronale Grundlage exekutiver Funktionen dürfte demnach weit über die anatomischen Grenzen des präfrontalen Kortex hinausgehen. Aufgrund der engen Assoziation exekutiver Funktionen mit dem Arbeitsgedächtnis ist darüber hinaus zu vermuten, dass auch jene kortikosubkortikalen Strukturen beteiligt sind, die als neuronale Substrate des Arbeitsgedächtnisses diskutiert werden (▶ Abschn. 44.1.3). Alexander et al. (1986) nahmen an, dass kortikale wie subkortikale Strukturen Bestandteile eines gemeinsamen, an der Ausführung exekutiver Funktionen beteiligten neuro-

nalen Netzwerkes sind. Die Vorstellung, dass ein weit verzweigtes neuronales Netz bzw. mehrere sich überlappende Netze an exekutiven Funktionen beteiligt sind, deckt sich mit der klinischen Beobachtung, dass gerade ausgedehnte, diffuse und meist bilaterale Hirnschädigungen nach z. B. einem Schädel-Hirn-Trauma oder einer Hypoxie zu ausgeprägten exekutiven Dysfunktionen führen.

> ❗ Beeinträchtigungen der »Exekutivfunktionen« finden sich häufig nach Schädigungen des präfrontalen Kortex, wobei die Läsionsgebiete auch weite Teile anderer kortikaler und subkortikaler Areale einschließen.

45.2.1 Verhalten

Die Betroffenen wirken interesselos, gleichgültig und dadurch gelegentlich auch sorglos. Sie wenden sich seltener neuen Reizen zu (Daffner et al. 2000) und ihre Handlungen scheinen häufig nicht durch Ziele motiviert und geordnet zu sein. Die Fähigkeit abzuschätzen, mit Hilfe welcher Teilschritte ein übergeordnetes Ziel erreicht werden kann, ist vermindert. Dementsprechend werden neue Projekte kaum angegangen; es fehlt an spontanen Entschlüssen. Das Erkennen von Regeln und die Beurteilung von Hinweisen und Ratschlägen bei Entscheidungsprozessen sind gestört (Reverberi et al. 2005; Gomez-Beldarrain et al. 2004). Ferner kann die Produktion irrelevanter Planfragmente, eine Abnahme der Genauigkeit des Planens sowie das Fehlen von Alternativplänen beobachtet werden. Solche Patienten können in hoch strukturierten Umgebungen mit vielen geregelten, von außen festgelegten Abläufen (wie z. B. der Tagesablauf in der Klinik) weitgehend unauffällig sein. Dagegen wird ihr Defizit in Situationen ohne eine feste Struktur (z. B. zu Hause nach der Entlassung) sofort sichtbar.

Auch in Alltagssituationen, d. h. in der gewohnten Umgebung und bei vertrauten Tätigkeiten (Kochen, Ausgehen in ein Restaurant, berufliche Tätigkeit), können diese Kranken erheblich beeinträchtigt sein (Penfield u. Evans 1935; Eslinger u. Damasio 1985). Entscheidend für das Auftreten von Störungen scheint zu sein, dass die jeweilige Situation die Organisation und das Planen des Verhaltens über einen längeren Zeitraum bei gleichzeitiger Berücksichtigung mehrerer Teilaspekte erforderlich macht. So fanden Shallice u. Burgess (1991), dass 3 Patienten mit traumatischen, frontal betonten Hirnschädigungen vor allem dann beeinträchtigt waren, wenn sie mehrere einfache Aufgaben gleichzeitig auszuführen hatten. Diese boten für sich jeweils die Möglichkeit zu einer zeitlich unbegrenzten Betätigung, mussten jedoch innerhalb einer bestimmten Zeit gleich-wertig behandelt werden (sog. »multitasking«). In einer umfassenderen Untersuchung an einer größeren Gruppe hirngeschädigter Patienten untersuchten Burgess et al. (2000), ob sich Frontalhirnschädigungen einheitlich negativ in Situationen auswirken, die ein »multitasking« erfordern, oder ob unterschiedliche Läsionslokalisationen zu spezifischen Störungen führen. Sie nahmen an, dass die Organisation des Verhaltens unter Berücksichtigung mehrerer Teilaufgaben das Zusammenwirken von 3 verschiedenen Funktionen erfordert: retrospektive Gedächtnisleistungen, prospektive Gedächtnisleistungen und Prozesse des Planens. Ihre Studie ergab erste Hinweise darauf, dass (rechts) dorsolaterale präfrontale Läsionen vornehmlich zu Störungen der Planungskomponente solcher Aufgaben führen, Schädigungen des Gyrus cinguli einschließlich der umgebenden weißen Substanz retrospektive und prospektive Gedächtnisleistungen betreffen, und Läsionen des (links) medialen Teils des präfrontalen Kortex das Auftreten des sog. »Rule-breaking«-Verhaltens (▶ unten) begünstigen.

❶ Für das Auftreten exekutiver Dysfunktionen nach einer Hirnschädigung scheint entscheidend zu sein, dass die jeweilige Situation die Organisation und das Planen des Verhaltens über einen längeren Zeitraum bei gleichzeitiger Berücksichtigung mehrerer Teilaspekte (»multitasking«) erforderlich macht.

Patienten mit exekutiven Dysfunktionen können neben Störungen der Planung und der Ausführung auch Beeinträchtigungen der Kontrolle von Handlungen aufweisen. Diese zeigen sich in einer verminderten Fähigkeit, aus begangenen Fehlern zu lernen, sich einer veränderten Situation flexibel anzupassen oder bereits gefasste Pläne aufgrund aufgetretener Veränderungen zu modifizieren und alternative Strategien zu versuchen. Bei den Patienten kann ferner die Inhibition von Handlungen gestört sein. Letzteres äußert sich z. B. darin, dass der (beim Gesunden gehemmte) Greifreflex wieder ausgelöst werden kann (De Renzi u. Barbieri 1992), dass Objekte zwanghaft gegriffen und benutzt werden (»utilization behaviour«; Lhermitte et al. 1986; Shallice et al. 1989) oder dass eine Umkehrung des sog. »negativen Priming-Effektes« (als Ausdruck gestörter inhibitorischer Kontrollprozesse; Metzler u. Parkin 2000) zu beobachten ist. Eine Störung der Inhibition findet sich auch in komplexen Situationen. Die Patienten zeigen impulsives oder sozial nicht angemessenes Verhalten, obwohl es in diesen Situationen angebracht wäre, solches Verhalten zu unterdrücken.

Wenn Patienten mit exekutiven Dysfunktionen mit Aufgaben konfrontiert werden, die sie aufgrund ihrer Behinderung nicht lösen können, werden gelegentlich Erklärungen für das Versagen gesucht, die offensichtlich nicht zutreffen können; vereinzelt reagieren Patienten sogar wütend und ungehalten auf die Situation oder den Untersucher, halten die Aufgabe für generell nicht lösbar oder unterstellen dem Untersucher niedere Motive dafür, dass er sie in diese Situation gebracht hat.

Gelegentlich fällt auf, dass die Patienten Antworten ausschmücken, d. h., dass sie Details hinzufügen, die sich weder aus der an sie gestellten Frage noch aus dem zur Untersuchung verwendeten Aufgabenmaterial ergeben. Im Extremfall können Konfabulationen beobachtet werden, d. h. Antworten auftreten, deren Informationsgehalt keinen Bezug mehr zu der an sie gerichteten Frage erkennen lassen.

❶ Patienten mit ausgeprägten Störungen der Exekutivfunktionen wirken oft interessenlos und gleichgültig. Ihre Handlungen scheinen nicht durch Ziele motiviert und geordnet zu sein. Die Fähigkeit abzuschätzen, mit Hilfe welcher Teilschritte ein übergeordnetes Ziel erreicht werden kann, ist vermindert. Den Patienten fällt es schwer, bereits gefasste Pläne aufgrund eingetretener Veränderungen zu modifizieren.

45.2.2   Regelverstöße (»rule-breaking«)

Bei der Bearbeitung einer Labyrinthaufgabe fiel Milner (1965) ein Fehlverhalten auf, das spezifisch bei Patienten mit Frontalhirnläsionen auftrat: das Missachten der Instruktionen zur Durchführung der Aufgabe (»rule-breaking«). Auch Luria (1980) berichtete in diesem Zusammenhang von einer Patientin, die zwar in der Lage war, die Instruktionen des Untersuchers verbal zu wiederholen, gleichzeitig jedoch den Instruktionen zuwiderlaufendes Verhalten zeigte. Dabei war sie nicht in der Lage zu beurteilen, ob sie etwas falsch oder richtig gemacht hatte. Milner u. Petrides (1984) erklärten das Auseinanderfallen der Fähigkeiten, Instruktionen zu verstehen und sie dann auszuführen, mit einer gestörten Monitorfunktion. Diese soll den Wechsel des Verhaltens in Folge sich verändernder Signale des äußeren Umfeldes regulieren. Die Beobachtung, dass im Verlauf mehrerer Durchgänge durch ein Labyrinth bei Patienten mit frontalen Hirnschädigungen eine Abnahme der Häufigkeit der initial aufgetretenen Regelverstöße zu beobachten ist (Karnath et al. 1991b), lässt jedoch vermuten, dass Regelverstöße nicht kontinuierlich das Verhalten bestimmen. Sie stellen vielmehr ein transientes Phänomen dar, das hauptsächlich dann auftritt, wenn die Patienten mit einem neuen Problem konfrontiert werden. Das Missachten von Regeln bei gleichzeitig unbeeinträchtigtem Verständnis der Aufgabenziele und Instruktionen könnte daher Ausdruck einer allgemeinen Überforderung bzw. einer erhöhten Anspannung sein, ohne dass dafür ein genereller Verlust der Verhaltenskontrolle durch externe Reize angenommen werden muss. Für diese Interpretation spricht auch die Beobachtung Duncans (1995), dass dasselbe Fehlverhalten auch bei gesunden Versuchspersonen ohne Hirnschädigung, aber mit geringer Intelligenz beobachtet werden kann.

45.2.3 Perseveration, Inflexibilität, Rigidität

Perseveratives Verhalten und Rigidität wurden häufig im Zusammenhang mit frontalen Hirnschädigungen (Sandson u. Albert 1984; Karnath u. Wallesch 1992; Eslinger u. Grattan 1993), aber auch nach Schädigungen anderer Hirnregionen berichtet (Goldberg u. Bilder 1987). Die Symptomatik wurde – ähnlich wie das »Rule-breaking«-Verhalten – als Ausdruck einer Störung der Kontrolle des Verhaltens (Monitorfunktion) und der damit verbundenen Unfähigkeit interpretiert, einen einmal gebildeten Handlungsplan zu hemmen und zu modifizieren.

45.2.4 Antizipation

Handlungsmodelle werden häufig aktiv unter Berücksichtigung des gesamten Situationskontextes entworfen. Daneben wird das Verhalten in Situationen, für die noch keine überprüften Handlungsmodelle existieren und keine direkten Hinweise zur Problemlösung vorhanden sind, auch durch Antizipationsprozesse (Intuition) bestimmt, d. h. durch das (un)bewusste Bilden von Erwartungen.

Karnath et al. (1991b) untersuchten dieses Verhalten bei Patienten mit frontalen und mit posterioren Hirnläsionen. Hierzu boten sie auf einem Monitor unterschiedliche Labyrinthe dar und beobachteten das Entscheidungsverhalten bei der jeweils ersten Exploration. Da die Patienten zu diesem Zeitpunkt noch keine Information über die Labyrinthstruktur hatten, boten sich aufgrund der verdeckten Darbietungsweise der Labyrinthe an den Kreuzungspunkten des Lösungsweges mit Fehlerwegen mehrere prinzipiell

gleichmögliche Abzweigungsmöglichkeiten an. Die räumliche Anordnung einer Kreuzung innerhalb des Labyrinthes ließ jedoch bestimmte Abzweigungsmöglichkeiten attraktiver erscheinen als andere. In dieser Situation ohne verfügbare objektive Informationen über die korrekte Fortsetzung des Lösungsweges wählten die Patienten der Vergleichsgruppen in über 90% aller Fälle intuitiv dieselben Richtungen. In der gleichen Situation wählte hingegen die Patientengruppe mit frontomedialen Läsionen überzufällig häufig eine andere Richtung. Die Autoren schlossen daraus, dass bei diesen Patienten die Bildung von Erwartungen in unübersichtlichen Situationen, d. h. ihr antizipierendes, intuitives Verhalten, verändert ist.

Vergleichbare Beobachtungen wurden von Burgess u. Shallice (1996a) berichtet. Bei der Bearbeitung einer Aufgabe, die das Erfassen verschiedener Regeln verlangt und die Fähigkeit zur Konzeptbildung prüft, fanden die Autoren spezifisch bei Patienten mit frontalen Hirnläsionen eine auffällige Neigung zur Bildung von bizarren Lösungshypothesen. Sie registrierten bei dieser Patientengruppe vermehrt Antworten, die sich weder durch die jeweiligen Testreize noch durch das Antwortverhalten in vorangegangenen Testabschnitten, noch durch Fehler erklären ließen, die bei den Kontrollpatienten durch falsche Lösungsannahmen auftraten.

> ❗ **Patienten mit Frontalhirnschädigungen weisen Störungen der Inhibition von Handlungen, ein Missachten der Instruktionen zur Durchführung von Aufgaben (»rule-breaking«), eine Beeinträchtigung von Antizipationsprozessen wie auch perseveratives und rigides Verhalten auf.**

45.2.5 Arbeitsgedächtnis

Wie oben bereits erwähnt stehen »Exekutivfunktionen« und das Arbeitsgedächtnis in engem Zusammenhang (▶ Abschn. 44.1.3). Es liegt daher nahe, bei frontalhirngeschädigten Patienten Beeinträchtigungen des Arbeitsgedächtnisses zu vermuten. Jedoch ist es methodisch schwierig, Arbeitsgedächtnisfunktionen im engeren Sinne von »exekutiven Funktionen« zu unterscheiden. Häufig werden sie deshalb auch zu den Exekutivfunktionen hinzugerechnet (▶ Abschn. 44.1).

Owen et al. (1996) untersuchten Arbeitsgedächtnis- und Exekutivfunktionen bei Patienten mit uni- oder bilateralen Defekten im präfrontalen Kortex sowie Patienten, denen der Temporallappen oder die Amygdala und der Hippokampus einer Hemisphäre operativ entfernt worden war. Den Kranken wurde auf einem Bildschirm eine Anzahl von verschlossenen Boxen gezeigt, die sie einzeln durch Berühren öffnen konnten. Sie mussten nach einem vorher definierten Inhalt suchen, z. B. nach einem blauen Quadrat, welches sich in einer der Boxen befand. Nach jedem Auffinden eines Quadrates wurde für den nächsten Suchvorgang ein neues Quadrat unter den Boxen versteckt. Entscheidend für den Test war die Information, dass unter jeder Box nur einmal ein blaues Quadrat versteckt wurde. Zwei Arten von Fehlern wurden unterschieden: 1. das wiederholte Öffnen einer leeren Box innerhalb eines Suchvorganges, und 2. das erneute Öffnen einer Box, in der zuvor bereits ein Quadrat gefunden worden war. Zudem spielte für die aktuelle Leistung eine Rolle, ob die Patienten eine Strategie beim wiederholten Durchsuchen des Boxenfeldes einsetzten.

Die Patienten mit Frontalhirndefekten hatten ausgeprägte Defizite im räumlichen Arbeitsgedächtnistest, die sich in einer mangelnden Strategiebildung bei der Exploration auswirkten. Hingegen ließ sich kein Defizit im verbalen oder im visuellen Arbeitsgedächtnis nachweisen, welche mit vergleichbar konzipierten Suchaufgaben untersucht wurden. Die Patientengruppen, bei denen entweder der Temporallappen oder die Amygdala und der Hippocampus entfernt worden war, zeigten ebenfalls ein Defizit im räumlichen Arbeitsgedächtnis. Im Vergleich zu den Patienten mit Frontalhirndefekten war es allerdings weniger stark ausgeprägt. Die strategische Leistung war bei diesen Patienten nicht beeinträchtigt, hingegen nahmen die Wiederholungsfehler zu (erneutes Öffnen einer Box, in der sich bereits zuvor ein Quadrat befunden hatte). Im Gegensatz zu den Patienten mit Frontalhirndefekten wiesen beide Patientengruppen zusätzlich Defizite im visuellen Arbeitsgedächtnis auf. Keine der untersuchten Patientengruppen hatte Störungen des verbalen Arbeitsgedächtnisses.

Die Studie von Owen et al. (1996) zeigt deutlich, dass sich das Arbeitsgedächtnis nicht einfach und ausschließlich auf Frontalhirnfunktionen beziehen lässt. Die Beobachtungen bestätigen vielmehr die Vorstellung, dass Arbeitsgedächtnisfunktionen (wie auch Exekutivfunktionen) auf dem Zusammenwirken verschiedener kortikaler und subkortikaler Hirnareale beruhen. Ebenso ist die Zuordnung verschiedener Komponenten des Arbeitsgedächtnisses zu unterschiedlichen frontalen Hirnarealen auch nach intensiven Bemühungen (u. a. mit Hilfe von bildgebenden Verfahren; ▶ Abschn. 44.1.3) nicht abschließend geklärt. Eine Studie an Patienten mit isolierten Schädigungen unterschiedlicher Anteile des präfrontalen Kortex (dorsal vs. ventromedial vs.

dorsal plus ventral) ergab den überraschenden Befund, dass weder ein dorsaler noch ein ventromedialer Defekt allein zu einer Beeinträchtigung in den untersuchten Arbeitsgedächtnisaufgaben führte (Müller et al. 2002). Lediglich kombinierte, dorsale und ventrale Defekte verursachten Arbeitsgedächtnisdefizite. Dabei fand sich jedoch kein Unterschied zwischen Aufgaben, die verschiedene, postulierte Komponenten des Arbeitsgedächtnisses testen sollten.

45.3   Störungen der »Theory of Mind«

Ausgehend von der Frage nach dem Einfühlungsvermögen von Schimpansen gegenüber ihren Artgenossen begründeten Premack und Woodruff 1978 das Konzept der »Theory of Mind« (»Theorie des Geistes«). Damit ist eine soziale Kompetenz gemeint, nämlich die Fähigkeit, mentale Zustände einer anderen Person, z. B. Intentionen, Wünsche oder Überzeugungen, einzuschätzen und zu verstehen (auch ▶ Kap. 50). In einem klassischen Test wird dem Probanden eine Bildergeschichte gezeigt, in dem eine Person Bonbons aus der dafür vorgesehenen Porzellandose herausnimmt und in einer unscheinbaren Schachtel versteckt. Im nächsten Bild kommt eine andere Person ins Zimmer, um sich ein Bonbon zu holen. Der Proband wird nun gefragt, wo die Person nach den Bonbons suchen wird. Eine »Theory-of-Mind«-Störung führt zu der falschen Antwort »In der Schachtel«, und nicht »In der Porzellandose«. Es fehlt die Fähigkeit, sich in den Wissensstand der Bonbonsuchenden Person, die den Akt des Versteckens nicht mitbekommen hat, hineinzuversetzen . Ein anderer Test untersucht z. B. die Fähigkeit, einer Person, die ständig schwindelt, nicht mehr zu vertrauen. Ein Experimentator versteckt immer wieder eine Münze unter einem von zwei Bechern. Ein Zeuge beobachtet ihn dabei, während der Proband nicht sehen kann, unter welchem Becher die Münze jeweils gelandet ist. Der Zeuge weist nun den Probanden systematisch auf den falschen Becher hin. Der Proband kann nur Münzen finden, wenn er lernt, dem Zeugen grundsätzlich zu misstrauen.

Kinder haben noch im dritten Lebensjahr keine konsistente »Theory of Mind«. Sie entwickeln sie meist im Alter von 4 oder 5 Jahren. Patienten mit Autismus haben massive Probleme, »Theory-of-Mind«-Aufgaben zu lösen. Auch Patienten mit Frontalhirnläsionen zeigen eine Beeinträchtigung beim Lösen von »Theory-of-Mind«-Aufgaben (Stone et al. 1998), besonders wenn der mediale präfrontale Kortex beteiligt ist (Stuss et al. 2001). Offensichtlich ist auch bei ihnen die Fähigkeit beeinträchtigt, Schlussfolgerungen darüber zu ziehen, woran andere Menschen in gegebenen Situationen glauben, und vorauszusagen, was sie tun werden. Diese »Theory-of-Mind«-Beeinträchtigungen scheinen bei Patienten mit Frontalhirnschädigungen unabhängig von Störungen der Exekutivfunktionen aufzutreten (Rowe et al. 2001b).

Eine Vielzahl von funktionell bildgebenden Studien an gesunden Probanden ergab ein komplexes Muster, das bei der Lösung von »Theory-of-Mind«-Aufgaben aktiviert wird (Übersicht in Gallagher u. Frith 2003). Neben dem (v. a. rechten) superioren temporalen Kortex und den beiden Temporalpolen fand sich Aktivität überwiegend im präfrontalen medialen Kortex, d. h. im anterioren paracingulären Kortex (BA 32). Die letztere Beobachtung steht in gutem Einklang mit den genannten Läsionsbefunden bei Patienten, die nach einer Hirnschädigung in diesem präfrontalen Areal eine Beeinträchtigung beim Lösen von »Theory-of-Mind«-Aufgaben zeigten (für ein Gegenbeispiel siehe jedoch Bird et al. 2004).

Das Konzept der »Theory of Mind« wird auch im Zusammenhang mit dem Befund der »Spiegelneurone« (Gallese et al. 1996; ▶ Abschn. 16.5 und Abschn. 50.2.3) diskutiert. Diese Neurone im prämotorischen Kortex werden sowohl beim Beobachten einer Handlung als auch beim aktiven Ausführen derselben Handlung aktiviert. Damit ist dieses neuronale System für die Funktion des Sich-Hineinversetzens in die Gedanken anderer prädestiniert.

45.4   Kognitive Modelle menschlicher Frontalhirnfunktionen

Der frontale Kortex ist phylogenetisch der jüngste Anteil des Neokortex. Es wurde daher immer wieder vermutet, dass die »höchsten« integrativen Leistungen, die der Mensch auszuführen vermag, durch diesen Teil des Kortex gesteuert und kontrolliert werden. Die Neuropsychologie hat verschiedene kognitive Modelle entwickelt, die diese Vorstellung zum Ausdruck bringen.

45.4.1   Die Theorie von Shallice und Norman

Das von Shallice in Zusammenarbeit mit Norman entwickelte Modell (Shallice 1988) basiert auf der Unterscheidung von automatischen (unbewussten) und aktiven (Auf-

merksamkeit erfordernden) Prozessen der Informationsverarbeitung. Kognition und Handeln liegt das Ausführen von hoch spezialisierten Programmen zugrunde. Diese Programme (»schemata«) sind hierarchisch geordnet, zielorientiert, oft wiederholt und können spezifische, überlernte Handlungen und Fertigkeiten kontrollieren, wie z. B. Frühstück machen oder den Weg von der Arbeitsstätte nach Hause finden. Ein »Schema« kann auf unterschiedliche Weise aktiviert werden, so z. B. durch den Output anderer Schemata oder durch extern auslösende Faktoren (Trigger). Um in einer bestimmten Situation ein Ziel erreichen zu können, ist die Auswahl von spezifischen, dieser Situation angemessenen Schemata notwendig. Für den Selektionsprozess nahmen die Autoren zwei qualitativ unterschiedliche Prozesse an: »contention scheduling (CS)« und das »supervisory attentional system (SAS)«.

CS bezeichnet die automatische, direkte und durch Trigger aktivierte Selektion von geeigneten Schemata. Als Beispiel lässt sich das plötzliche, zuvor nicht geplante Anhalten beim Lebensmittelladen auf dem Weg nach Hause anführen. CS ist schnell, jedoch unflexibel und basiert auf fixen Regeln. Bei schwierigen kognitiven Problemen reicht dieser Prozess allein zum erfolgreichen Bearbeiten und Erreichen eines Zieles nicht aus. Das SAS bezeichnet dagegen ein generelles und hierarchisch übergeordnetes Planungsprogramm, das mit Schemata aller Hierarchieebenen und unabhängig von aktivierten Triggern operieren kann. Das SAS ist flexibel und arbeitet langsam. Es wird immer dann aktiviert, wenn ein Selektionsprozess über CS versagt oder wenn für ein bestimmtes Problem keine bekannte Lösung bzw. kein geeignetes Schema vorhanden ist. In diesem Fall übernimmt das SAS die Steuerung der Handlungen, entwickelt Lösungsmöglichkeiten, führt Entscheidungsprozesse herbei und kontrolliert den Erfolg der jeweils unternommenen Handlungen. Shallice nahm das SAS als zentrale Funktion des Frontalhirns an.

Zusammen mit McCarthy untersuchte Shallice 61 Patienten mit unterschiedlich lokalisierten Hirnläsionen mit einer Problemlöseaufgabe (»Tower of London«). Sie nahmen an, dass für ein erfolgreiches Lösen der Aufgabe ein übergeordnetes Programmierungs- und Planungssystem erforderlich ist, das über die Qualitäten des SAS verfügt. Im Einklang mit diesen Überlegungen fanden die Untersucher eine reduzierte Leistungsfähigkeit bei der Bearbeitung der Aufgabe spezifisch bei Patienten mit links frontalen Läsionen (Shallice 1988). Ähnliche Beobachtungen machten Carlin et al. (2000) bei Patienten mit unterschiedlichen frontal lokalisierten Schädigungen. Dagegen konnte

Andres (2001) eine solche spezifische Beeinträchtigung von Patienten mit frontalen Schädigungen nicht nachweisen. Baker et al. (1996) untersuchten 6 gesunde Versuchspersonen mittels PET bei der Bearbeitung der »Tower-of-London«-Aufgabe sowie einer Kontrollaufgabe. Der Vergleich beider Aufgaben zeigte die Beteiligung eines weiten Netzwerkes kortikaler Strukturen. Bei der Bearbeitung des Tower of London fanden sich in beiden Hemisphären neben präfrontalen Kortexarealen auch Teile des prämotorischen, cingulären, parietalen und okzipitalen Kortex aktiv. Weitere PET- und fMRT-Studien, die mit dieser Aufgabe durchgeführt wurden, fanden eine vergleichbar weite Aktivierung bei der Auswahl, der Generierung und/oder dem Behalten mentaler Züge (Rowe et al. 2001a; Newman et al. 2003; Schall et al. 2003; van den Heuvel et al. 2003). Die Aktivierung umfasste den dorsalen präfrontalen Kortex, den prämotorischen und parietalen Kortex, das Kleinhirn, den Gyrus cinguli, den Präcuneus und die Basalganglien.

Die Zuordnung des SAS zum Frontalhirn bedeutet implizit, dass Shallice und Norman die Selektion automatisierter Handlungen durch das CS als eine Funktion betrachten, die nicht im Frontalhirn repräsentiert ist. Dies ist jedoch durch bildgebende Studien an gesunden Probanden widerlegt worden. Darüber hinaus zeigen Patienten mit Frontalhirnläsionen nicht nur bei der Bewältigung von komplexen Problemen Schwierigkeiten, sondern auch bei der Ausführung von Routinehandlungen (Karnath et al. 1991; Godbout u. Doyon 1995). Diese Befunde sprechen dafür, dass die von Shallice und Norman postulierte Dichotomie von SAS und CS keine Dissoziation zwischen einer Frontalhirnfunktion (SAS) einerseits und einer in anderen Hirnregionen repräsentierten Funktion (CS) andererseits darstellt.

❶ **Die Theorie von Shallice und Norman postuliert, dass zum Erreichen eines Ziels die Auswahl von geeigneten Verhaltensprogrammen notwendig ist. Dies kann automatisch oder durch ein übergeordnetes Planungsprogramm, das »Supervisory Attentional System« (SAS), geschehen. Letzteres wurde von den Autoren als zentrale Funktion des Frontalhirns gesehen. Funktionell bildgebende Studien wie auch Untersuchungen von Patienten mit Frontalhirnläsionen haben jedoch ergeben, dass die postulierte Dichotomie von SAS und CS keine Dissoziation zwischen einer Frontalhirnfunktion (SAS) einerseits und einer in anderen Hirnregionen repräsentierten Funktion (CS) andererseits darstellt.**

45.4.2 Grafmans Modell

Während Shallice und Norman die Selektion von geeigneten Schemata in den Mittelpunkt ihrer Überlegungen stellten, nahm Grafman (1994) eine Beeinträchtigung der Repräsentation des Wissens über diese Schemata als Ursache von Störungen des Planen und Handelns nach Schädigungen des präfrontalen Kortex an. Dieses Wissen über die Abfolge von Ereignissen wird nach Grafman durch ein neuronales Netz repräsentiert, das aus einzelnen »managerial knowledge units« (MKU) besteht. Die Gesamtheit der MKU versetzt das Individuum in die Lage, kognitive Pläne und komplexe Handlungsfolgen sowohl zu verstehen, als sie auch selbst zu generieren.

Eine MKU ist eine Gedächtniseinheit, die das Wissen über die Abfolge von Ereignissen zu einem bestimmten Thema repräsentiert. Diese Gedächtniseinheit beinhaltet neben dem Thema der Ereignisfolge (z. B. Kaffeekochen) auch die zeitliche Struktur, d. h. den genauen chronologischen Ablauf der einzelnen Ereignisse oder Handlungen, die dieses Thema ausmachen (z. B. Wasser erhitzen, Kaffee in den Filter füllen etc.). MKU werden während der Perzeption einer solchen Ereignisserie, während der aktiven Ausführung der Handlungsfolge, als auch während ihrer verbalen Beschreibung aktiviert.

Grafman unterscheidet 3 verschiedene Ebenen der Repräsentation von Wissen in MKU, die abstrakte, die kontextfreie und die kontextabhängige Ebene. MKU-Repräsentationen der abstrakten Ebene erlauben dem Individuum unklare und mehrdeutige Erfahrungen zu rationalisieren und zu verstehen. Sie beinhalten das Wissen um abstrakte Ereignisse wie Beginn, Ende oder Intention von Vorgängen. Die kontextfreie Ebene repräsentiert das Wissen über Ereignisfolgen, die in vielen verschiedenen Kontexten erlebt bzw. ausgeführt werden können (z. B. Kaffeekochen). Auf der kontextabhängigen Ebene ist jenes Wissen repräsentiert, das nur in einem bestimmten Kontext verstanden bzw. umgesetzt werden kann. MKU besitzen darüber hinaus unterschiedliche Gestalt. Grafman postulierte MKU, die vornehmlich eine linguistische Form aufweisen (z. B. Listen oder Skripte) und andere, die eine bildhafte Form haben (z. B. visuelle Szenen).

Mit den Annahmen Grafmans ist die Beobachtung vereinbar, dass Patienten mit präfrontalen Läsionen Schwierigkeiten mit der Generierung und der Evaluation der Abfolge von Aktionen in einem »Skript« aufweisen (Sirigu et al. 1996b). Darüber hinaus zeigten Untersuchungen mittels PET und funktionellem MRT an gesunden Versuchspersonen, dass bei der Verarbeitung einer Sequenz von Aktionen große Bereiche des dorsolateralen präfrontalen Kortex beider Hemisphären sowie linksseitig prämotorische und parietale Areale aktiviert sind (Partiot et al. 1996; Crozier et al. 1999).

45.4.3 Die somatische Markerhypothese

Damasio et al. (1991) postulierten, dass alles Denken und Entscheiden – die exekutive Kontrolle – neben rationalen kognitiven Prozessen noch eine zweite Instanz mit einbezieht: die somatischen Marker. Damit meinten sie konkret alle Prozesse, die im Körper ablaufen, also sowohl viszerale Prozesse (autonomes Nervensystem) als auch nichtviszerale Prozesse. Zusätzlich zu diesen somatischen Prozessen nahmen sie an, dass es auch ein zerebrales »Surrogat« dieser Marker gibt, welches somatische Zustände und Prozesse im Sinne einer »Als-ob«-Schleife repräsentiert, ohne sie wirklich auszulösen. Sie argumentierten, dass bei allen komplexen Entscheidungsprozessen diese somatischen Marker miteinbezogen werden. Ein einfaches Beispiel dafür ist das flaue Gefühl im Magen, welches uns in einer möglicherweise ungünstigen Situation begleitet oder auch ein Glücksgefühl in einer eher günstigen Situation. Sie nahmen an, dass diese somatischen Marker im limbischen System generiert werden. Diese sorgen dafür, dass die Vielfalt der alternativen Handlungsmöglichkeiten bewertet wird und eine langfristig erfolgreiche, sozial verträgliche und konstruktive Handlung einer möglicherweise destruktiven vorgezogen wird. Dies sei insbesondere in Situationen notwendig, in denen die Zeit nicht ausreiche, um eine vollständige, rationale Analyse der gesamten Situation vorzunehmen. Die Vernetzung des präfrontalen Kortex, insbesondere des orbitofrontalen Bereiches, zu den limbischen Strukturen wie Amygdala, Hypothalamus sowie zum anterioren Abschnitt des Gyrus cinguli bilden nach ihrer Vorstellung das neuronale Substrat für die Generierung dieser somatischen Marker.

Die Arbeitsgruppe um Hanna und Antonio Damasio hat einige Daten zur somatischen Markerhypothese vorgelegt. Im Zentrum dieser Arbeiten steht ein neu entwickelter neuropsychologischer Test: die »Iowa Gambling Task«. Mit diesem Test wird eine einfache Glücksspielsituation modelliert. Die Probanden sitzen vor 4 gleichen Kartenstapeln und dürfen über eine für sie unbestimmte Zeit Karten wählen. Mit jeder Karte gewinnt der Proband einen Spielgeldbetrag. Bei einigen Karten muss allerdings zusätzlich eine Strafe gezahlt werden. Der Proband weiss nicht, dass es 2 gute und 2 schlechte Stapel gibt. Von den guten Stapeln resultiert netto ein Gewinn. Bei den schlechten Stapeln ist der Gewinn pro Karte doppelt so hoch wie bei den positiven Stapeln, die selteneren Strafen aber unproportional höher, so dass sich netto ein Verlust einstellt. Bechara et al. (1997) untersuchten 6 Patienten mit präfrontalen, bilateral ventromedialen Läsionen neben gesunden Kontrollen mit der »Iowa Gambling Task«. Zusätzlich zu den Verhaltensdaten wurde vor jedem Kartenzug der über das sympathische Nervensystem regulierte Hautwiderstand gemessen. Die gesunden Versuchspersonen zeigten bereits nach wenigen Kartenzügen eine stärkere Hautwiderstandsänderung vor der Wahl einer Karte eines schlechten Stapels im Vergleich zu den guten Stapeln. Diese »somatische Differenzierung« trat bereits in einem Spielstadium auf, in dem die Versuchspersonen auf Befragen noch keine Ahnung von den möglichen Unterschieden der Stapel hatten, und blieb über das gesamte Spiel erhalten. Nach einigen Spielzügen entwickelten die Versuchspersonen eine Vorahnung über die Unterschiede der Karten und folgten schließlich ihrem Konzept, nur noch Karten von den guten Stapeln zu wählen, um nach 100 Karten mit Gewinn zu enden. Die untersuchten Patienten zeigten im gesamten Spielverlauf keine Hautwiderstandsänderungen, weder bei den guten, noch bei den schlechten Stapeln. Sie konnten teilweise im Verlauf des Spieles beschreiben, dass es gefährliche und weniger gefährliche Stapel gebe. Jedoch waren sie nicht in der Lage, ihre Strategie dementsprechend anzupassen. Daher endete für sie das Spiel mit einem Verlust.

In einer weiteren Studie der Arbeitsgruppe untersuchten Anderson et al. (1999) 2 Probanden im Alter von 20 Jahren, die in früher Kindheit einen umschriebenen Hirnschaden im präfrontalen Bereich erlitten hatten. Beide Personen zeigten eine weitgehend normale kognitive Entwicklung, waren aber in ihrem Sozialverhalten bereits im Kindesalter auffällig. Mit erwachsenen Frontalhirnpatienten teilten sie ausgeprägte Defizite der exekutiven Funktionen. Darüber hinaus fehlte den Probanden jede Form von moralischer und sozialer Kompetenz, was dazu geführt hatte, dass beide straffällig geworden waren. Sie entsprachen etwa dem Bild einer dissozialen Persönlichkeitsstörung. Bei der »Iowa Gambling Task« schnitten beide Probanden mit Verlust ab und zeigten keine Hautwiderstandsänderungen, vergleichbar den oben beschriebenen Patienten, die im Erwachsenenalter Frontalhirnläsionen erworben hatten. Im Unterschied zu der letzteren Gruppe imponierte bei den beiden Probanden jedoch die wesentlich ausgeprägtere Persönlichkeitsstörung.

> ❗ Die somatische Markerhypothese postuliert, dass komplexe Entscheidungen, die im sozialen Kontext vernünftig erscheinen, neben rationalen Aspekten auch eine emotionale Komponente haben. Diese soll wesentlich durch mediobasale präfrontale Areale geprägt werden und sich (vermittelt durch den Hypothalamus) im vegetativen System des Körpers spürbar manifestieren.

In einer Replikationsstudie fanden Maia u. McClelland (2004) bei normalen Versuchspersonen das gleiche besonnene und letztlich gewinnbringende Verhalten wie zuvor Bechera et al. (1997). Sie hinterfragten jedoch die Rolle der unbewussen somatischen Marker für das besonnene Verhalten. Mit Hilfe von differenzierten Fragen während der »Iowa Gambling Task« zeigten sie, dass die Probanden im Spielverlauf schon sehr früh explizit sagen können, wie eine erfolgreiche Spielstrategie aussieht. Das Verhalten basiert demnach nicht auf unbewussten Ahnungen, sondern auf rational zugänglichem Wissen.

Ferner bezweifelten Manes et al. (2002), dass der orbitofrontale Kortex – wie es die somatischen Markerhypothese postuliert – für ein angemessenes Risikoverhalten entscheidend ist. Die Autoren untersuchten 19 Patienten mit unilateralen präfrontalen Läsionen in verschiedenen Regionen. Neben der bereits erwähnten »Iowa Gambling Task« setzten sie zwei neu entwickelte, einfache Spieltests ein, die Entscheidungsverhalten auf der Basis von unterschiedlichen Wahrscheinlichkeiten und Einsatzrisiko ohne zusätzliche Anforderungen an Arbeitsgedächtnis und Strategieplanung messen. Patienten mit einseitigen orbitofrontalen Läsionen verhielten sich genauso erfolgreich in der »Iowa Gambling Task« wie normale Kontrollpersonen. Auch in den einfacheren Spieltests fielen sie nicht mit schlechten Leistungen auf. Patienten mit dorsomedialen und dorsolateralen Läsionen wählten in der »Iowa Gambling Task« die ungünstigen Risikostapel, verhielten sich in den einfachen Spieltests aber unauffällig. Lediglich die Patienten mit großen Läsionen, die sowohl ventrale als auch posteriore Anteile des präfrontalen Kortex umfassten, zeigten eine (ungünstige) vermehrte Risikobereitschaft sowohl in der »Iowa Gambling Task« als auch in den einfacheren Spieltests. Die Studie zeigt, dass die »Iowa Gambling Task« nicht isoliert unvernünftige Risikobereitschaft misst, sondern die Intaktheit zusätzlicher exekutiver Elemente wie Arbeitsgedächtnis und Antizipation erfordert. Ein angemessenes Risikoverhalten scheint somit auf der Intaktheit mehrerer Komponenten des präfrontalen Kortex zu beruhen.

45.4.4   Weitere Modelle des präfrontalen Kortex

Neben den dargestellten Modellen, die sich primär auf die Verhaltensbeobachtungen von Patienten mit Hirnschädigungen stützen, gibt es eine Reihe von Ansätzen, die eher auf neurophysiologischen Experimenten an wachen Affen oder auf funktionell bildgebenden Studien an gesunden Probanden beruhen. Besonders zu nennen ist hier die Theorie der »Guided Activation« von Miller u. Cohen (2001), die ausführlich im Kap. 43 dargestellt wird. Die grundlegende Idee dieses Modells über die Funktion des präfrontalen Kortex ist eine kontinuierliche Kontrolle des Handelns auf der Basis von Bewertungen, die auf der Integration sensorischer und Gedächtnisinformation zusammen mit gelernten Regeln beruhen. Der Mechanismus der Bewertungen lässt sich mit Hilfe eines Computeralgorithmus modellieren.

Fuster (1997) betonte dagegen den Netzwerkaspekt und die zeitliche Dimension der Organisation von Verhalten. Handlungsplanung, zusammen mit Regulation der Aufmerksamkeit, Arbeitsgedächtnis und Kontrolle der Inhibition wird möglich durch die konzertierte Aktion präfrontaler Areale in Verbindung mit entsprechenden posterioren Regionen. In den präfrontalen Arealen findet sich nach Fuster ein hierarchisch angeordnetes »motorisches Gedächtnis«, das unter Einbeziehung von aktuellen sensorischen Informationen, anderen Gedächtnisinhalten und emotionalen Einflüssen zu der Gestaltung von Handlungssequenzen eingesetzt wird.

Ein weiterer Ansatz ist das »Adaptive Coding Model« von Duncan (2001). Ausgehend von einer Metaanalyse einer Vielzahl von funktionell bildgebenden Studien schließt der Autor, dass es keine wesentliche regionale Spezialisierung innerhalb des präfrontalen Kortex für verschiedene Aufgaben wie Aufmerksamkeitssteuerung, Antwortauswahl, Problemlösen, oder Arbeitsgedächtnis gibt. Vielmehr scheinen einzelne Areale bei den unterschiedlichsten Aufgaben gleichermaßen aktiv zu sein. Das Modell postuliert, dass in einem Areal kontextabhängig unterschiedliche Aufgaben gelöst werden, die Neurone sich also den jeweiligen Aufgaben anpassen. Diese Annahme wird durch Einzelzellableitungen aus der Arbeitsgruppe um Miller bestätigt (z. B. Freedman et al. 2001). Die Untersuchungen ergaben, dass die gleichen Neuronenpopulationen im lateralen präfrontalen Kortex bei unterschiedlichen Aufgaben kontextabhängig die verschiedensten Diskriminationsleistungen erbringen können.

45.4.5 Abschließende Bemerkung zu den kognitiven Modellen

Die hier vorgestellten Modelle menschlicher Frontalhirnfunktionen haben erheblich zum Verständnis der kognitiven Defizite und Verhaltensauffälligkeiten von Patienten mit exekutiven Dysfunktionen beigetragen. Es muss jedoch angemerkt werden, dass noch ein weiter Weg bis zu einem schlüssigen Verständnis der Organisation und neuronalen Repräsentation der sog. »höchsten« kognitiven Leistungen des Menschen zurückzulegen ist. Die Theorien erklären die klinischen Beobachtungen bislang nur unvollständig und benutzen teilweise Konzepte, die sehr allgemein und abstrakt bleiben. Die neueren Modelle, die auf elektrophysiologischen und funktionell bildgebenden Daten beruhen, können zu neuen Untersuchungsansätzen führen, wie das zunehmende Interesse an Spieltests zeigt. Wir erwarten, dass die Zusammenführung der empirischen Beiträge aus den verschiedenen methodischen Richtungen es erlauben wird, die »höchsten« kognitiven Leistungen des Menschen in Zukunft besser zu operationalisieren und zu verstehen und somit auch neue therapeutische Ansätze für die unterschiedlichen Störungsbilder nach Frontalhirnschädigungen zu ermöglichen.

Zusammenfassung

Die Neuropsychologie hat verschiedene kognitive Modelle entwickelt, die auf der Annahme basieren, dass der frontale Kortex die »höchsten« integrativen Leistungen, die der Mensch auszuführen vermag, steuert und kontrolliert. Dieser Vorstellung entsprechend weisen Patienten mit Schädigungen des Frontalhirns (und zumeist zusätzlich auch Teilen anderer kortikaler und subkortikaler Areale) Störungen der »Exekutivfunktionen« auf. Diese betreffen das Planen, Problemlösen, die Initiierung und Inhibition von Handlungen sowie die Handlungskontrolle. Damit eng assoziiert ist die Funktion des Arbeitsgedächtnisses. Für das Auftreten exekutiver Dysfunktionen scheint entscheidend zu sein, dass die jeweilige Situation ohne eine fest vorgegebene Struktur ist und die Organisation und das Planen des Verhaltens über einen längeren Zeitraum bei gleichzeitiger Berücksichtigung mehrerer Teilaspekte (»multitasking«) erforderlich macht. Patienten mit ausgeprägten Störungen exekutiver Funktionen wirken oft interessenlos und gleichgültig. Ihre Handlungen scheinen nicht durch Ziele motiviert und geordnet zu sein. Die Fähigkeit abschätzen zu können, mit Hilfe welcher Teilschritte ein übergeordnetes Ziel erreicht werden kann, ist vermindert. Den Patienten fällt es schwer, bereits gefasste Pläne aufgrund eingetretener Veränderungen zu modifizieren und inadäquate Handlungen zu unterdrücken. Die Kranken können darüber hinaus ein Missachten der Instruktionen zur Durchführung von Aufgaben (»rule-breaking«), eine Beinträchtigung von Antizipationsprozessen wie auch perseveratives und rigides Verhalten aufweisen. Es scheint möglich, dass diese Störungen in ihrer Summe die immer wieder bei Patienten mit präfrontalen Läsionen zu beobachtenden Änderungen der Gesamtpersönlichkeit ausmachen. Die »Wesensänderungen« der Patienten betreffen den Antrieb, die Emotionalität sowie das Sozialverhalten.

XI Beiträge subkortikaler Strukturen zu kognitiven Leistungen

46 Visuelle Wahrnehmung

Peter Thier

Visuelle Wahrnehmung ist eine primär kortikale Leistung, die die Integrität einer Reihe subkortikaler Strukturen voraussetzt. Es handelt sich bei diesen subkortikalen Strukturen um Kerne, die visuelle Informationen aus der Netzhaut vermitteln bzw. Quellen nichtvisueller Signale sind, die die visuelle Informationsverarbeitung modulieren.

Wie bereits im Buchteil »Elemente der visuellen Wahrnehmung« ausgeführt, ist der seitliche Kniehöcker, der im Zwischenhirn gelegene Nucleus (oder Corpus) geniculatum laterale (NGL) (◻ Abb. 46.1a,b), der wesentliche Vermittler retinaler Informationen im visuellen Kortex. Die Rolle, die das NGL bei der Übermittlung visueller Informationen aus der Retina in den Kortex spielt, wird durch die Tatsache belegt, dass vollständige Läsionen des LGN zum vollständigen Verlust bewusster visueller Wahrnehmung führen und Teilschäden topographisch spezifische Gesichtsfelddefekte nach sich ziehen (▶ Kap. 8). Der laterale Kniehöcker ist aber mehr als eine unentbehrliche Umschaltstation der Sehbahn auf dem Weg von der Netzhaut in den primären visuellen Kortex. Eine Vielzahl anatomischer und elektrophysiologischer Befunde spricht vielmehr dafür, dass der laterale Kniehöcker die erste Instanz der Sehbahn darstellt, in der eine Modulation der visuellen Informationen durch Signale stattfinden dürfte, die den Zustand und die Bedürfnisse des Betrachters und auch den Kontext der Situation berücksichtigen. Dass das NGL mehr als ein getreuer Vermittler retinaler Signale an die Sehrinde sein dürfte, wird bereits durch die anatomische Tatsache nahegelegt, dass ein wesentlicher Teil der Afferenzen des NGL nicht aus der Retina, sondern aus Schicht 6 des primären visuellen Kortex und

verschiedenen Hirnstammzentren herrührt. Ein relativ gut verstandenes Beispiel dieser Modulation des Informationstransfers stellt die **sakkadische Suppression** dar, die wahrscheinlich im NGL einen wesentlichen Ansatz hat. Der Begriff der sakkadischen Suppression bezeichnet die Unterdrückung der Wahrnehmung einer retinalen Bildverschiebung, die Folge einer sakkadischen Augenbewegung ist (▶ Kap. 28). Retinale Verschiebungen des Abbildes der Umwelt einer vergleichbaren Größenordnung werden, sind sie nicht Folge einer sakkadischen Augenbewegung, im Sinne von Bewegung wahrgenommen, während im Falle einer Sakkade die Wahrnehmung von Bildverschmierung unterdrückt wird. Während man früher davon ausging, dass der gesamte Bildeindruck unterdrückt würde, zeigen neuere psychophysische Untersuchungen von Burr et al. (1994), dass die sakkadische Suppression differentiell wirkt. Sie ist auf solche Signale beschränkt, die über den farbblinden magnozellulären Pfad, der die kortikalen Bewegungszentren bedient (▶ Kap. 4), vermittelt werden. Signale des parvozellulären Pfades, die der Wahrnehmung feiner räumlicher Details und Farbe zugrunde liegen und umgekehrt keinen wesentlichen Beitrag zur Bewegungswahrnehmung leisten, werden ungehindert weitergereicht. Das LGN wirkt also als selektiver Filter, der die Aspekte des retinalen Angebotes eliminiert, die in einer gegebenen Situation – im vorliegenden Beispiel die Ausführung einer sakkadischen Augenbewegung – abträglich wären. Die subkortikalen Eingänge auf das NGL dürften, das sei erwähnt, u. a. damit befasst sein, den Informationstransfer durch das NGL in Abhängigkeit vom Wachheitsgrad des Betrachters zu modifizieren.

❶ Das Corpus geniculatum laterale ist mehr als eine einfache »Relaisstation« für visuelle Signale, die aus der Retina kommend an den visuellen Kortex weitergereicht werden. Es scheint vielmehr einen selektiven Filter darzustellen, der u. a. den Zustand des Betrachters berücksichtigt.

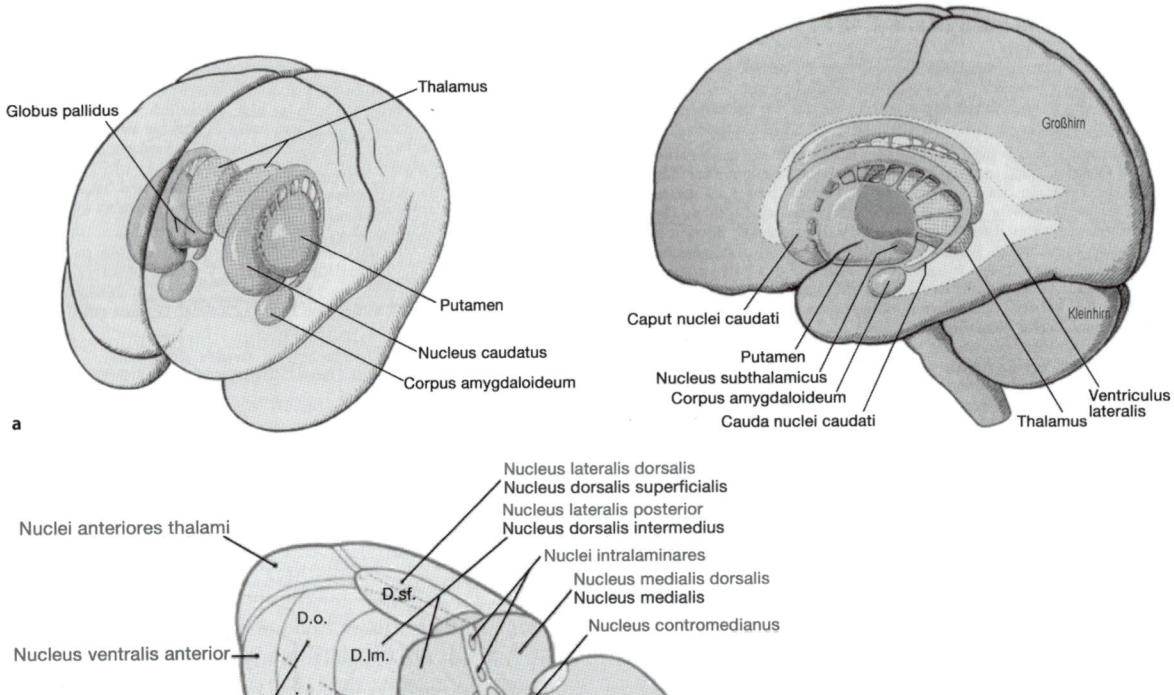

a

Globus pallidus
Thalamus
Putamen
Nucleus caudatus
Corpus amygdaloideum

Caput nuclei caudati
Großhirn
Kleinhirn
Putamen
Nucleus subthalamicus
Corpus amygdaloideum
Cauda nuclei caudati
Thalamus
Ventriculus lateralis

b

Nuclei anteriores thalami

Nucleus lateralis dorsalis
Nucleus dorsalis superficialis
Nucleus lateralis posterior
Nucleus dorsalis intermedius

Nuclei intralaminares
Nucleus medialis dorsalis
Nucleus medialis

D.sf.

Nucleus contromedianus

D.o.

Nucleus ventralis anterior

D.lm.

V.o.a.
V.o.p
V.i.m

Nucleus dorsalis oralis
Nucleus ventro-oralis anterior
Nucleus ventro-oralis posterior

Nucleus ventralis lateralis

VPL VPM
V.c.e. V.c.i.

V.c. pc.e.
V.c. pc.i.

Nucleus ventralis intermedius (lateralis)

Nucleus ventralis posterolateralis
{ Nucleus ventro-caudalis externus
Nucleus ventrocaudalis parvocellularis externus

Corpus geniculatum mediale

Corpus geniculatum laterale

Nucleus ventralis posteromedialis
{ Nucleus ventro-caudalis internus
Nucleus ventrocaudalis parvocellularis internus

Abb. 46.1a, b. **a** Ansicht des menschlichen Gehirns mit Lage der Basalganglien und des Thalamus. Man beachte, dass Großhirn- und Kleinhirnrinde vereinfacht ohne Gyrierung dargestellt werden. **b** Zusammensetzung des Thalamus. (Nach Duus 1980)

46

46.1 Pulvinar

Das Pulvinar ist ein Teil des Thalamus, der seine größte Entfaltung bei Primaten erfährt und hinter und über dem LGN liegend den hinteren Abschluss des Thalamus bildet (■ Abb. 46.1a, b). Das Pulvinar besteht aus 4 Hauptkernen, dem oralen Kern, dem medialen Kern, dem lateralen Kern und dem inferioren Kern. Während der orale Kern eine enge Beziehung zum somatosensorischen System aufweist, sind die drei anderen Hauptkerne die Konstituenten des visuellen Pulvinars. Visuelle Afferenzen entstammen im Wesentlichen Strukturen im Hirnstamm und im Kortex, die über visuelle Eingänge verfügen, nämlich dem superioren Colliculus, dem Prätektum und verschiedenen Teilen des visuellen Kortex. Weitere Afferenzen, die bevorzugt im medialen Pulvinar enden, entspringen Teilen des Frontalkortex und der Amygdala. Distinkte Gruppen von Neuronen im visuellen Pulvinar projizieren in distinkte Teile des extrastriären visuellen, des parietalen und des temporalen Kortex. Die drei Kerne des visuellen Pulvinars enthalten jeweils mindestens eine komplette Karte des kontralateralen Gesichtsfeldes, wobei die im inferioren Pulvinar die ein-

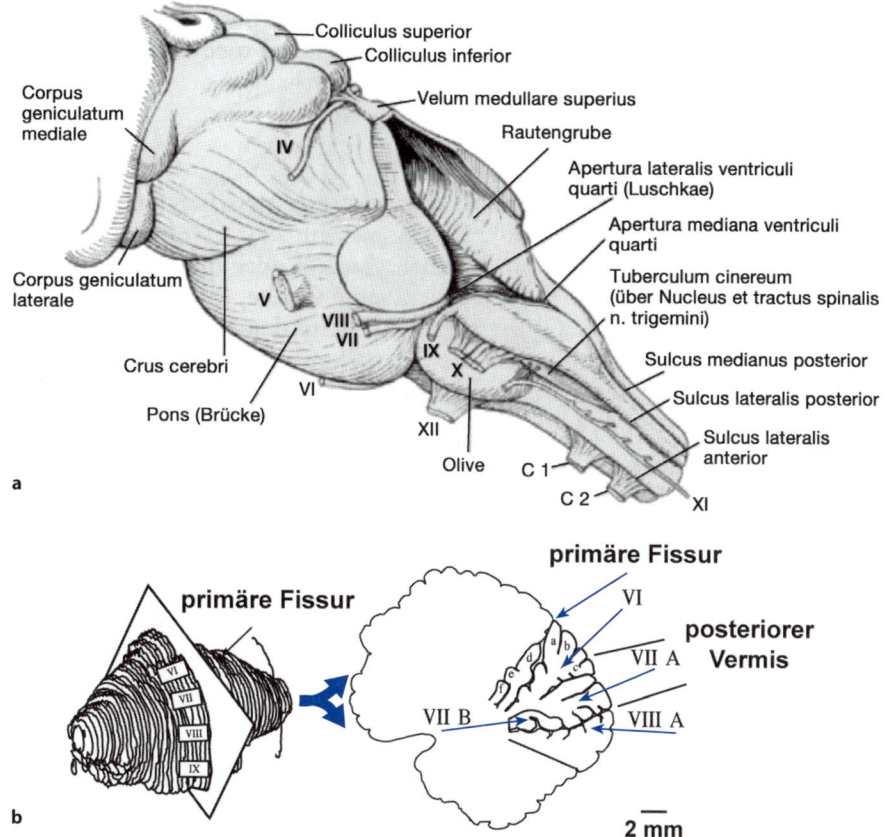

Abb. 46.2. **a** Seitenansicht des Hirnstamms. Die oberen Vierhügel (Colliculus superior) bilden zusammen mit dem Colliculus inferior das Tektum, das das Dach des Mittelhirns bildet. **b** Ansicht auf das vom Rest des Gehirns isolierte Kleinhirn. Die für Sakkaden und langsame Augen- folgebewegungen verantwortlichen Teile des Kleinhirns liegen im poste- rioren Vermis (Lobuli VI und VIIA). Dieser und unmittelbar benachbarte Teile des Kleinhirns dürften auch eine wesentliche Rolle für die visuelle Perzeption unabhängig von Sakkaden spielen. (Nach Duus 1980)

deutigste ist. Auf den ersten Blick erscheinen Neurone im visuellen Pulvinar durchaus solchen vergleichbar, die man auch in frühen Stationen des kortikalen visuellen Systems findet: Sie weisen umschriebene rezeptive Felder auf und sind farb-, richtungs- oder orientierungsselektiv. Anders als Läsionen von Area 17 (oder auch des LGN) führen Läsio- nen des Pulvinars aber nicht zu Gesichtsfeldausfällen oder dramatischen Sehstörungen anderer Art, Ausdruck der Tatsache, dass die Funktion des Pulvinars nicht die elemen- tare visuelle Analyse ist. Eine genauere Betrachtung der Eigenschaften von Pulvinar-Neuronen und die Ergebnisse tierexperimenteller bzw. krankheitsbedingter Läsionen sprechen vielmehr dafür, dass das Pulvinar eine entschei- dende Rolle bei unserer Entscheidung darüber spielen dürfte, welches visuelle Objekt in einer Szene als hervor- stechend ausgewählt wird und einer weitergehenden Ana-

lyse zugeführt wird, während irrelevante Aspekte der Szene herausgefiltert werden.

Einer von vielen einzelzellelektrophysiologischen Be- funden, die diese Schlussfolgerung stützt, ist der, dass Pul- vinarneurone verstärkte visuelle Antworten zeigen, wenn das Versuchstier seine Aufmerksamkeit auf einen Ort im Gesichtsfeld ausrichtet, der dem rezeptiven Feld des Neu- rons entspricht. Experimentelle Läsionen des Pulvinars führen hierzu passend zu einer Einschränkung der Fähig- keit, die Aufmerksamkeit umschriebenen Gesichtsfeldor- ten im kontralateralen Gesichtsfeld zuzuwenden, und Pati- enten mit krankheitsbedingten Läsionen des Thalamus, die das Pulvinar miteinbeziehen, bieten vergleichbare Defizite (Rafal u. Posner 1987; Petersen et al. 1987; Karnath et al. 2002). Wird das Pulvinar im Tierexperiment ausgeschaltet, dann ist die Fähigkeit beeinträchtigt, Objekte aufgrund von

Farb- oder Formmerkmalen zu identifizieren, wenn sie inmitten von ablenkenden Objekten präsentiert werden. Die Diskriminationsleistung bleibt hingegen unbeeinträchtigt, wenn die Disktraktoren entfernt werden (Desimone et al. 1990).

> ❗ Das Pulvinar scheint daran beteiligt zu sein, Objekte auszuwählen, die Gegenstand einer weitergehenden visuellen Analyse werden.

46.2 Superiorer Colliculus

Der superiore Colliculus (SC) ist Teil des Tektums, dass das Dach des Mittelhirns bildet (❏ Abb. 46.2a). Es handelt sich um eine paarige Struktur (ein »Hügel« auf jeder Seite), die in der Tiefe gestaffelte Schichten mit unterschiedlichen Verbindungen und Eigenschaften aufweist. Die oberste Schicht enthält visuelle Neurone mit wohldefinierten rezeptiven Feldern, die retinotop geordnet sind. Der SC einer Seite repräsentiert die kontralaterale Gesichtsfeldhälfte und benachbarte Neurone im SC repräsentieren benachbarte Positionen im Gesichtsfeld. Die visuelle Entladung, die durch die Präsentation eines visuellen Reizes innerhalb des rezeptiven Feldes ausgelöst wird, wird verstärkt, wenn zuvor die Aufmerksamkeit durch einen Hinweisreiz auf diesen Teil des Gesichtsfeldes verschoben wurde. Dieser visuellen Schicht des SC schließen sich tiefere Schichten an, in denen okulomotorische Signale dominieren. Genauso wie visuelle Neurone rezeptive Felder haben, weisen viele dieser tiefer gelegenen okulomotorischen Neurone umschriebene Bewegungsfelder (»movement fields«) auf, d.h., sie entladen dann, wenn eine Augenbewegung auf eine definierte Position im Gesichtsfeld hin ausgeführt wird (❏ Abb. 46.3). Die Karten der visuellen Neurone und der tiefer gelegenen Neurone mit Bewegungsfeldern im SC sind kongruent: Visuelle rezeptive Felder und Bewegungsfelder von übereinanderliegenden visuellen und okulomotorischen Neuronen repräsentieren identische Teile des Raumes. Eine wesentliche Leistung des SC ist es, sakkadische Augenbewegungen auf eine umschriebene Position im Gesichtsfeld hin auszuführen, die durch einen visuellen Reiz ausgezeichnet wurde. Diese Umsetzung könnte im Prinzip dadurch erreicht werden, dass stimulierte visuelle Neurone ihre Erregung auf die tiefer gelegenen okulomotorische Neurone übertragen. Eine verstärkte visuelle Entladung, wie sie aus einer vorausgehenden Aufmerksamkeitszuwendung resultiert, könnte prinzipiell diese exzitatorische Kopplung verstärken. Es liegt auf der Hand,

hier eine Verbindung zu der Tatsache zu sehen, dass sakkadische Reaktionszeiten kürzer werden, wenn die Aufmerksamkeit bereits auf dem Sakkadenziel ruht. Umschriebene Läsionen des SC führen nur vorübergehend zu einem Ausfall sakkadischer Augenbewegungen zu der Seite, die der Läsion gegenüberliegt. Allerdings werden auch nach weitestgehender Erholung nicht die kurzen Latenzen erreicht, die visuell geführte Sakkaden im günstigsten Falle erreichen können. Diese Beobachtung unterstreicht die Einschätzung, dass der SC die Basis eines Sakkadenreflexes ist, der uns eine rasche, quasiautomatische Orientierung über neu im Gesichtsfeld auftretende Objekte durch eine Zuwendung der Augen erlaubt. Aller Wahrscheinlichkeit nach ist die Rolle des SC nicht auf die Ausrichtung der Augen auf neue Objekte beschränkt. Tierexperimentelle Befunde sprechen vielmehr dafür, dass der SC auch zu Kopfbewegungen und Bewegungen des Schultergürtels im Sinne einer Zuwendung zum Objekt beiträgt (Freedman et al. 1997; Stuphorn et al. 1999). Natürlich gibt es Situationen, in denen diese orientierende Zuwendung der Augen nicht opportun ist. Es bedarf also ganz offensichtlich der Möglichkeit, diesen colliculären Reflex zu unterdrücken oder ihn umgekehrt in einem anderen Kontext zu nutzen. Diese Modulation dürfte die wesentliche Funktion von Projektionen aus den okulomotorischen Repräsentationen des Frontallappens sein, die den SC unter Vermittlung des Striatums und anderer Teile der Basalganglien (▶ unten) erreichen (Hikosaka et al. 2000).

> ❗ Der superiore Colliculus ist das wesentliche Substrat unserer Fähigkeit, uns rasch neuen visuellen Objekten zuwenden zu können.

Als »Basalganglien« wird ein großer Komplex von Neuronen bezeichnet, der jeweils in der Tiefe der linken und der rechten Großhirnhemisphäre gelegen ist. Zu den Basalganglien gehören das Striatum, das Pallidum, der Nucleus subthalamicus und die Substantia nigra (❏ Abb. 46.1a). Als Striatum bezeichnet man einen Teil des Neuronenkomplexes, der durch die Capsula interna in 2 Abschnitte geteilt wird: in den Nucleus caudatus und in das Putamen.

46.3 Basalganglien

Die Kerne der Basalganglien (❏ Abb. 46.1a) sind Elemente eines komplexen anatomischen Netzwerkes, das weite Bereiche der Großhirnrinde einbezieht. Die Eingänge der

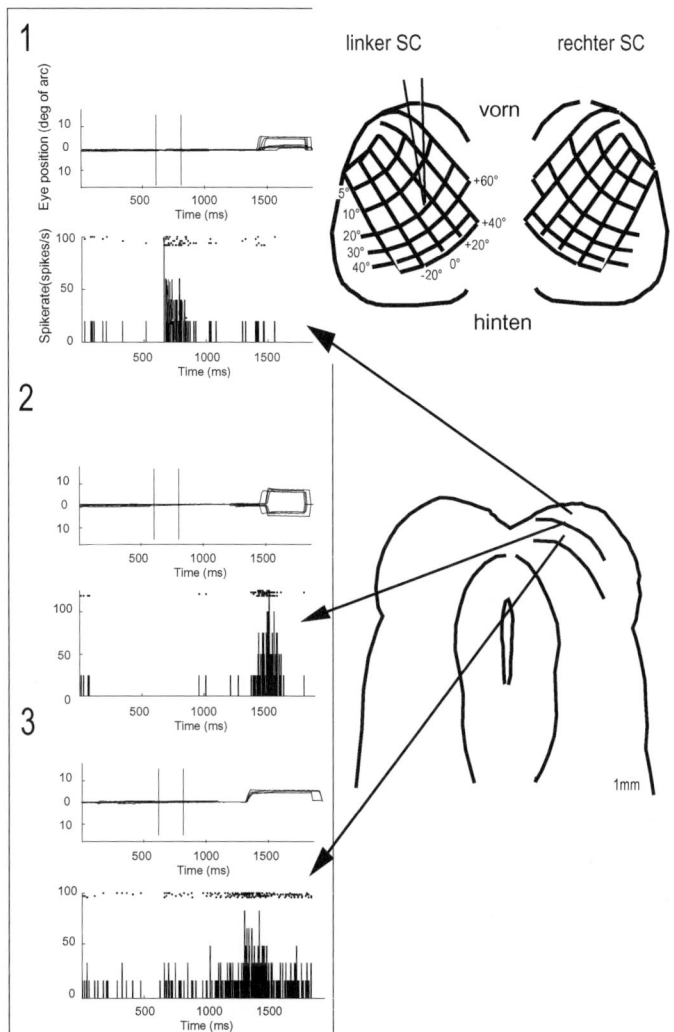

Abb. 46.3. *Rechts oben*: Blick auf die schematisch dargestellten beiden oberen Vierhügel (SC) mit eingezeichneter retinotoper Karte. Jeder Colliculus repräsentiert das jeweils kontralaterale Gesichtsfeld. Die zentralen Anteile des Gesichtsfeldes liegen vorn außen, die peripheren Anteile hinten. *Rechts unten*: schematischer Schnitt durch den SC und die darunterliegenden Anteile des Mittelhirns (vgl. auch ☐ Abb. 46.2a). *Links* werden die Entladungen von 3 Beispielneuronen während gedächtnisgeführter Sakkaden gezeigt. Die Zeit der Präsentation des peripheren Blickzieles wird durch die vertikalen Linien eingegrenzt. Nach einer Wartezeit von einigen hundert Millisekunden verlöscht das zentrale Fixationsziel (nicht gezeigt), das Zeichen, jetzt eine Sakkade auf den erinnerten peripheren Ort auszuführen. Die erste Spur in jeder Einheit 1–3, die jeweils mehrere Durchgänge solcher Sequenzen zeigt, stellt die x- und y-Komponenten der Augenposition dar, die darunterliegenden feinen Punkte bezeichnen das Auftreten von Aktionspotentialen und die abschließenden Histogramme stellen die Häufigkeit von Aktionspotentialen als Funktion der Zeit dar. Neuron 1 aus den oberflächlichen Schichten des SC entlädt bei Aufleuchten des peripheren Blickzieles, die tieferliegenden Neurone 2 und 3 ausschließlich (2) bzw. ganz überwiegend (3) in Verbindung mit der späteren Sakkade

Basalganglien entstammen allen Teilen des Kortex, einschließlich des visuellen Kortex. Ihre Ausgänge sind hingegen im Wesentlichen auf den Frontallappen und einige subkortikale Strukturen wie den superioren Colliculus beschränkt. Es handelt sich bei den Basalganglien um Strukturen, die eine entscheidende Rolle in der Organisation, der Anpassung und Bewertung motorischen Verhaltens einschließlich seiner okulomotorischen und sprachlichen Aspekte spielen. Diese Rolle wird ausführlich in den folgenden Kapiteln 47 und 48 erörtert.

Über ihren Einfluss auf die Okulomotorik, auf die im Zusammenhang mit dem SC eingegangen wurde, und die Interaktion mit den frontalen Substraten des Arbeitsgedächtnisses beeinflussen sie auch das Sehen. Beobachtungen von Karnath et al. (2002) sprechen ferner für eine Rolle des rechten Striatums (Putamen und Nucleus caudatus) bei der Exploration des Raumes. Patienten mit Läsionen im Bereich des rechten Striatums zeigen ähnlich denen mit Läsionen des rechten Pulvinars und des superioren temporalen Gyrus eine Vernachlässigung des kontralateralen Raumes. Ein direkter Einfluss auf die kortikale visuelle Wahrnehmung ist hingegen mit Blick auf das Fehlen einer signifikanten Rückprojektion in den visuellen Kortex kaum zu erwarten.

> ❗ **Die Basalganglien spielen eine wesentliche Rolle bei der kognitiven Kontrolle von Augenbewegungen, bei der Exploration des Raumes und bei der Organisation, der Anpassung und Bewertung motorischen Verhaltens einschließlich seiner okulomotorischen und sprachlichen Aspekte.**

46.4   Cerebellum

Das Kleinhirn (◻ Abb. 46.2b) ist traditionell als eine Struktur verstanden worden, die der Motorik dient, eine Sicht, die auch heute noch das Bild des Kleinhirns in vielen Lehrbüchern bestimmt. Dass diese Sicht kaum richtig sein kann, machen aber bereits einige elementare entwicklungsbiologische und anatomische Fakten deutlich, die zeigen, dass das Kleinhirn mit weiten Teilen der Großhirnrinde verbunden ist, keineswegs nur mit denen, die, wie der primäre motorische Kortex der Motorik dienen. Etwa 90% aller Afferenzen des Kleinhirns entspringen der Großhirnrinde, deren Afferenzen das Kleinhirn unter Vermittlung der Brückenkerne im Hirnstamm erreichen. Bei Primaten pro-

jizieren etwa 80% der Großhirnrinde, keineswegs nur die Teile der Großhirnrinde, die zu motorischen Leistungen beitragen, über die Brückenkerne in das Kleinhirn. Sie sind ihrerseits Ziele von Rückprojektionen aus den Teilen des Kleinhirns, in die sie projizieren. Diese Rückprojektionen in die Großhirnrinde erfolgen unter Vermittlung der tiefen Kleinhirnkerne und des ventromedialen und -lateralen Thalamus (◻ Abb. 46.1b). Mit anderen Worten, weite Teile des Groß- und des Kleinhirns scheinen über geschlossene Schleifen miteinander verbunden zu sein. Die vorliegenden anatomischen Befunde sprechen dafür, dass auch der dorsale visuelle Pfad und die von ihm bedienten Areale des posterioren parietalen Kortex Teil dieses zerebrozerebellären Kommunikationssystems sind. Wie ausgeprägt zerebelläre Einflüsse auf die visuelle Verarbeitung zumindest in Teilen des visuellen Kortex sein dürften, verdeutlicht ein Blick auf den suprasylvischen Kortex von Katzen, eine Region, die Anteile enthält, die aller Wahrscheinlichkeit nach der bewegungsanalysierenden Area MT von Primaten homolog sein dürften. Die Zahl der Afferenzen des suprasylvischen Kortex, die Teilen des Thalamus entspringen, die unter zerebellärer Kontrolle stehen, liegt in einer Größenordnung, die der der rein visuellen Afferenzen entspricht. Diese zwei Klassen von Afferenzen enden in unterschiedlichen Schichten des Kortex und es ist bislang unverstanden, in welcher Weise die beiden Signalströme im Suprasylvischen Kortex interagieren, oder anders gesagt, welche Rolle die »zerebellären« Afferenzen für die Verarbeitung visueller Bewegung spielen. Angesichts der Massivität des zerebellären Eingangs auf den bewegungsanalysierenden Kortex und ausgedehnte andere Teile des Kortex ist aber wohl weniger der Nachweis visueller und anderer Störungen nach zerebellären Läsionen als die bis vor wenigen Jahre vorherrschende Verkennung solcher Störungen erstaunlich.

> ❗ **Beobachtungen an Patienten mit Kleinhirnerkrankungen sprechen dafür, dass das Kleinhirn auch unabhängig von seinem Beitrag zur Optimierung visuell geführter Augenbewegungen zur visuellen Wahrnehmung beiträgt.**

Ivry u. Diener (1991) waren die ersten, die darüber berichteten, dass Patienten mit zerebellären Schäden unter Sehstörungen in Form erhöhter Schwellen für die Wahrnehmung von visueller Bewegung leiden. Spätere Untersuchungen haben diesen Befund, der zunächst mit Blick

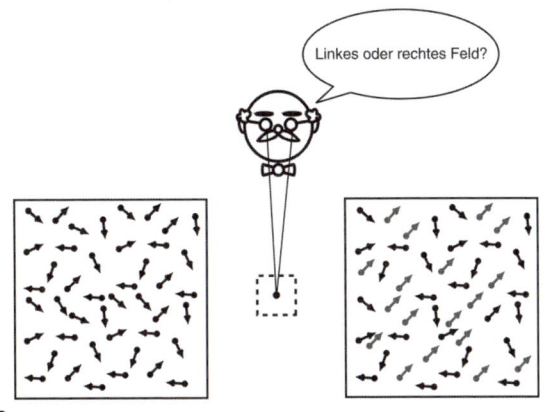

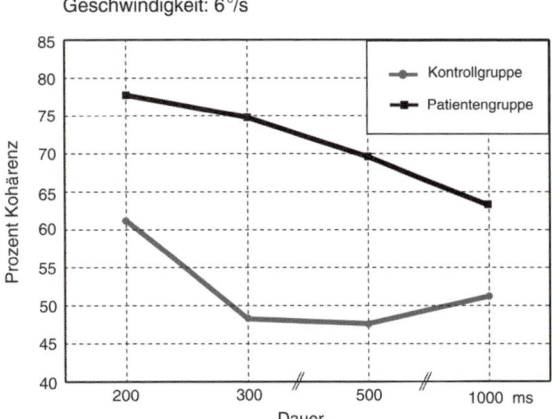

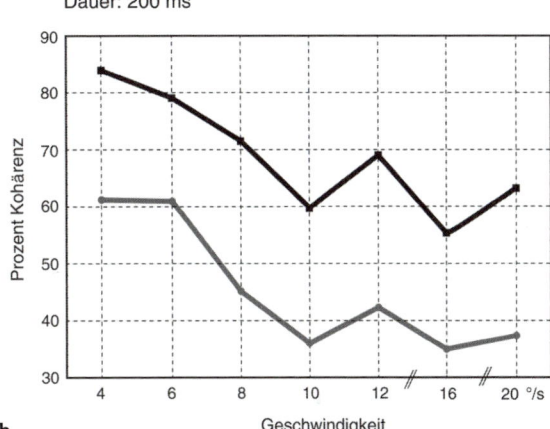

■ **Abb. 46.4a, b.** Störung der Wahrnehmung visueller Bewegung bei Kleinhirnpatienten. (Nach Thier et al. 1999)
a Paradigma: Die Versuchspersonen (VP) sehen 2 Felder rechts und links des Fixationspunktes, in denen sich ein Vielzahl von Punkten bewegen. Ein Feld enthält Punkte, die sich in randomisierten Richtungen bewegen, das andere eine Fraktion sich randomisiert bewegender Punkte und ein Komplement von Punkten, die sich allesamt gleichsinnig (kohärent) in eine gemeinsame Richtung bewegen. Die VP müssen im Anschluss an die Präsentation entscheiden, welches Fenster kohärente Bewegung bot. Es wird ermittelt, wie klein der Anteil sich kohärent bewegender Punkte (»Prozent Kohärenz« in **b**) minimal sein kann, ohne dass die Wahrnehmung kohärenter Bewegung gefährdet würde. **b** Darstellung dieser Kohärenzschwellen als Funktion der Präsentationsdauer für konstante Geschwindigeit (*oben*) bzw. als Funktion Geschwindigkeit für konstante Präsentationsdauer (*unten*). Die Kleinhirnpatienten benötigen deutlich höhere Anteile kohärent bewegter Punkte, um kohärente Bewegung wahrzunehmen

auf verschiedene methodische Probleme in Zweifel gezogen werden konnte, immer wieder bestätigen können (■ Abb. 46.4) und überdies den relevanten Ort der Schädigung im Cerebellum weiter einengen können. Zu Störungen der Bewegungswahrnehumg scheint es nur nach Schädigungen des zerebellären Vermis, der die beiden zerebellären Hemisphären verbindenden Mittellinienstruktur, zu kommen (■ Abb. 46.2b). Störungen der visuellen Wahrnehmung sind bei zerebellären Erkrankungen aber nicht auf die elementare Bewegungswahrnehmung beschränkt, sondern betreffen eine Vielzahl komplexerer Bewegungswahrnehmungsleistungen, die Wahrnehmung von Positionsunterschieden im Gesichtsfeld und Funktionen, die das visuelle Arbeitsgedächtnis einbeziehen. Andererseits kann keine Rede davon sein, dass alle Aspekte des Sehens beeinträchtigt wären. Völlig normal ist beispielsweise die Fähigkeit von zerebellären Patienten ein Zielobjekt inmitten einer größeren Zahl von Distraktoren aufzufinden, unabhängig davon, ob die Suche mühelos und automatisch möglich ist, weil einem das Zielobjekt gewissermaßen ins Auge springt oder aber die Zuwendung von Aufmerksamkeit erfordert. Während an der Existenz von Störungen der visuellen Wahrnehmung nach zerebellären Läsionen kaum mehr ernsthafte Zweifel bestehen können, bleibt ihre Erklärung unverändert rätselhaft. Das komplexe Muster gestörter und normaler Sehfunktionen lässt sich weder, wie ursprünglich von Ivry u. Diener spekuliert, auf ein Problem der Zeitmessung, noch auf eine insuffiziente Zuwendung von Aufmerksamkeit zurückführen, wie sie von Allen et al. (1997) propagiert wurde.

Die einheitliche Struktur des Kleinhirnkortex, die beinahe kristallin anmutet, legt nahe, dass die Kleinhirnrinde ein einheitliches – und bislang unbekanntes – funktionelles Prinzip anbietet, das den unterschiedlichsten Großhirnrin-

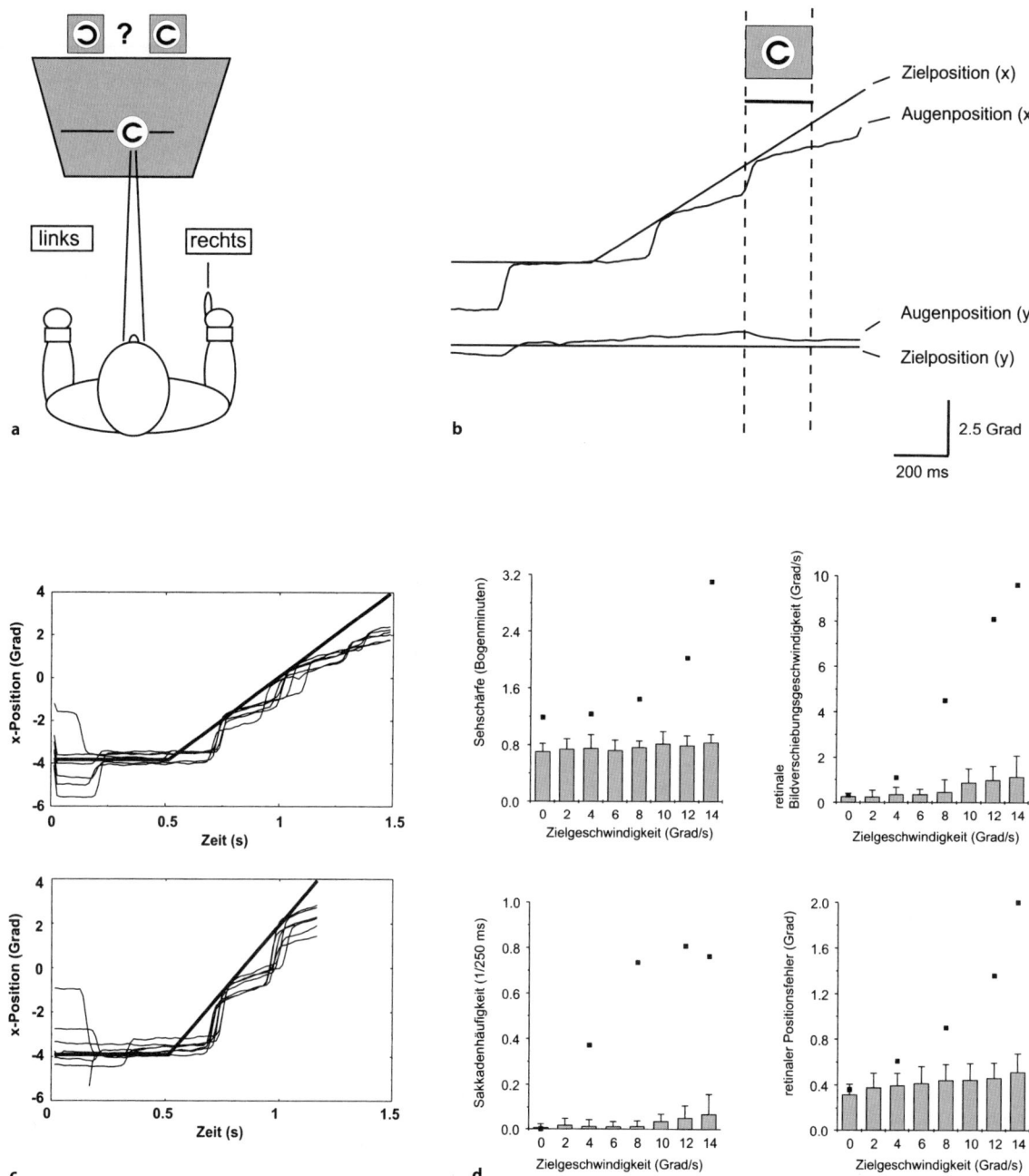

◀ ◘ **Abb. 46.5a–d.** Sehschärfebeeinträchtigung infolge einer gestörten Blickfolge.
a, b Die Versuchsperson (VP) verfolgt ein kleines, umschriebenes Prüffeld, das sich mit einer konstanten Geschwindigkeit nach rechts bewegt. In diesem Prüffeld erscheint für kurze Zeit ein »C«, dessen Orientierung der Sehschärfe. B und C zeigen Beispiele insuffizienter, »sakkadierter« Augenfolgebewegungen, die es mit sich bringen, dass das Bild des C sich aus der Fovea bewegt und immer wieder durch schnelle sakkadische Korrekturen für kurze Augenblicke in die Fovea zurückgeschoben werden muss. Teilabbildung **c** zeigt die Blickfolge eines Kleinhirnpatienten für 2 Blickzielgeschwindigkeiten, dessen Sehschärfe im Vergleich zu einem Normalkollektiv in **d** gezeigt wird. **d** *Links oben*: Sehschärfe als Funktion der Blickzielgeschwindigkeit für den Kleinhirnpatienten mit gestörter Blickfolge (*schwarze Vierecke*) und eine Gruppe gesunder Kontrollpersonen (*Balken*). Während die statische Sehschärfe (Blickziel stationär) des Patienten nur unwesentlich schlechter als die der Kontrollpersonen ist, ist die Sehschärfe für bewegte Blickziele deutlich schlechter, und zwar um so mehr, je schneller sich das Blickziel bewegt. Bei einer Blickzielgeschwindigkeit von 14°/s erreicht der Patient nur noch etwa 25% der normalen Sehschärfe, Ausdruck der Bildverschmierung durch die nicht ausreichende Blickzielstabilisierung auf der Retina (**d** *rechts oben*), einer großen Zahl von Aufholsakkaden, die aller Wahrscheinlichkeit nach den Seheindruck beinträchtigen dürften (*links unten*), und einer im Mittel ungünstigen Positionierung des Blickziels außerhalb der Fovea (*rechts unten*)

denarealen und damit den unterschiedlichsten Großhirnfunktionen zur Verfügung gestellt wird. Ob eine betrachtete Großhirnfunktion bei Patienten mit Kleinhirnschäden beeinträchtigt ist oder nicht, sagt wahrscheinlich in erster Linie etwas darüber aus, ob das sie tragende Großhirnrindenareal in eine Kleinhirnschleife eingebunden ist oder nicht. Das komplexe Muster gestörter und normaler visueller Funktionen wäre demnach Ausdruck spezifischer anatomischer Verbindungen.

Weit besser verstanden als die Bedeutung der Kleinhirn-Großhirn-Interaktion für die visuelle Wahrnehmung ist die Rolle zielgerichteter Augenbewegungen, die maßgeblich durch das Kleinhirn beeinflusst werden. Für beiden Typen zielgerichteter Augenbewegungen, Sakkaden und langsame Augenfolgebewegungen (▶ Kap. 28) gilt, dass ihre Qualität von der Integrität des Cerebellums abhängig ist. Zerebelläre Läsionen, die den posterioren Vermis einbeziehen, ziehen Sakkaden nach sich, deren Amplitude vom Idealmaß abweicht. Das Auge landet nicht auf dem interessierenden Objekt, mit anderen Worten, das retinale Bild des interessierenden Objektes kommt außerhalb der Fovea zu liegen und kann erst durch spätere Korrektursakkaden in die Fovea verschoben werden. Die Folge ist eine Objektanalyse, die sowohl durch eine nicht optimale Sehschärfe als auch durch zusätzliche Bildverschiebungen durch Korrektursakkaden beeinträchtigt wird. Läsionen des posterioren Vermis führen auch zu einer Beeinträchtigung langsamer Augenfolgebewegungen. Ihre Geschwindigkeit ist zu gering, sodass sich das Bild des verfolgten Objektes zunehmend von der Fovea entfernt, bis es dann durch eine Aufholsakkade vorübergehend in die Fovea zurückgeholt wird. Folge ist auch hier eine Beeinträchtigung der Objektanalyse, die, ähnlich wie im Falle unpräziser Sakkaden v. a. Ausdruck der Verwendung nichtfovealer Regionen der Netzhaut für das Sehen ist. Patienten mit isolierten Blickfolgestörungen weisen eine völlig normale visuelle Analyse unbewegter Objekte auf und zeigen für bewegte, mit den Augen verfolgte Objekte umso deutlichere Beeinträchtigungen, je größer die Objektgeschwindigkeit ist (◘ Abb. 46.5).

Zusammenfassung

Visuelle Wahrnehmung ist eine Leistung des visuellen Kortex, die von einer großen Zahl subkortikaler Strukturen, die hier nur gestreift werden konnten, abhängt und beeinflusst wird. Die Mechanismen dieser Einflussnahme sind vielgestaltig: Zu ihnen gehört die optimale Ausrichtung der Augen (superiorer Colliculus, Kleinhirn), die Verhinderung inadäquater Augenbewegungen (Basalganglien), die Entscheidung darüber, welchen visuellen Objekten die Aufmerksamkeit geschenkt werden soll und die Ausrichtung der Aufmerksamkeit auf das oder die relevanten Objekte (Pulvinar, superiorer Colliculus) und schließlich die Elimination »unerwünschter« visueller Signale (Corpus geniculatum laterale).

47 Exekutive und mnestische Funktionen

Boris Suchan, Irene Daum

Schädigungen subkortikaler Hirnstrukturen, wie der Basalganglien, des Thalamus oder des Kleinhirns, führen zu charakteristischen neuropsychologischen Veränderungen der Merkfähigkeit sowie exekutiver Kontroll- und Steuerungsprozesse, d. h. zu Veränderungen funktioneller Bereiche, die aufgrund ihrer Komplexität traditionell eher kortikalen Strukturen zugeschrieben wurden. Unter »exekutiven Funktionen« sind äußerst verschiedenartige kognitive Kontrollprozesse zu verstehen, die bei der Vorausplanung und Steuerung situationsgerechten Verhaltens eine wichtige Rolle spielen (▶ Kap. 44 und 45). Mnestische Funktionen beziehen sich sowohl auf explizite, bewusste als auch auf implizite, automatische Gedächtnisleistungen in Anlehnung an das Modell der multiplen Gedächtnissysteme von Squire (1987).

Nachdem subkortikale Strukturen lange Zeit hinsichtlich einer möglichen Beteiligung an sog. »höheren« kognitiven Prozessen außer Acht gelassen wurden, führten Forschungsergebnisse der letzten Jahrzehnte zu einer vermehrten Berücksichtigung und Erforschung kortikosubkortikaler »Schaltkreise«. Hierunter verstehen wir eine enge und hoch spezifische Vernetzung afferenter und efferenter Verbindungen von kortikalen und subkortikalen Hirnstrukturen. Diese bilden die anatomische Grundlage für die komplexe Verarbeitung, Modulation und Integration von Informationen.

47.1   Basalganglien

Die Basalganglien stellen eine Ansammlung subkortikaler Kerne mit extensiven Verbindungen von und zu limbischen und neokortikalen Regionen dar. Zu den Teilstrukturen der Basalganglien, die in der Tiefe der Hemisphären lokalisiert sind, zählen der Nucleus caudatus (NC) und das von ihm durch die Capsula interna getrennte Putamen sowie der Globus pallidus internus (GPI) und externus (GPE) (■ Abb. 46.1a). Der Nucleus subthalamicus (NST) und die Substantia nigra (SN) sind zwei andere Strukturen der Basalganglien, die im Zwischen- bzw. Mittelhirn lokalisiert sind. Das Eingangstor der Basalganglien stellen der NC und das Putamen dar, die gemeinsam als Corpus striatum (Streifenkörper) bezeichnet werden. Sie erhalten kortikale Projektionen von einem großen Teil der Hirnrinde einschließlich des limbischen Kortex, der sensorischen Assoziationsareale sowie der motorischen und präfrontalen Kortexanteile. Das Ausgangstor der Basalganglien bildet der GPI-SN-Komplex, der Informationen direkt oder indirekt, über den GPE und NST, vom Striatum erhält. Von hier aus verlaufen die Projektionen im Rahmen halbgeschlossener Schaltkreise über den Thalamus zurück zum Kortex (für einen Überblick s. Tisch et al. 2004).

Den Basalganglien wurde lange Zeit eine rein motorische Funktion zugeschrieben, da Läsionen ihrer Teilstrukturen zu ausgeprägten Störungen der Motorik führen, so wie man sie bei Parkinson-Krankheit oder Huntington-Chorea beobachten kann. Genaue klinische Beobachtungen haben aber schon Anfang des vorigen Jahrhunderts die Pathologie der Basalganglien mit mehr als nur einfachen motorischen Defiziten in Verbindung gebracht. Martin (1927) schreibt zusammenfassend über Patienten mit einer Schädigung des Nucleus subthalamicus, dass sich in nahezu jedem Fall eine geistige Störung zeigt – mit einer anfänglichen kurzen emotionalen Verstimmung (exzessive Angst) und nachfolgendem Gedächtnisverlust sowie Konfusion und Desorientiertheit. Auch Wilson (1912) notiert in seiner klassischen Analyse der progredienten lentikulären Degeneration (Wilson-Krankheit), einer degenerativen Erkrankung der Basalganglien, dass kognitive Beeinträchtigungen häufig zu beobachten waren und dementsprechend ihre Wichtigkeit nicht unterschätzt werden sollte. Die Bemühungen der letzten Jahrzehnte, solche klinischen Beobachtungen empirisch möglichst genau zu untersuchen, ergaben Hinweise auf zwei distinkte »Kanäle« der Informationsverarbeitung in den Basalganglien, die einem sensoriomotorischen und einem assoziativen Bereich im Striatum zugeordnet werden. Diese Bereiche projizieren getrennt zum GPI-SN-Komplex und üben so distinkte Einflüsse auf die kortikale Aktivität. Der erste, motorische Kanal verarbeitet Informationen zur Bewegungsausführung und -kontrolle und projiziert zu den prämotorischen frontalen Arealen; der zweite, assoziative Kanal ist an der Verarbeitung komplexer Informationen aus unterschiedlichen kortikalen Arealen beteiligt und projiziert zu den präfrontalen Assoziationsarealen (für einen Überblick s. Middleton u. Strick 2000).

47.1.1 Exekutive Funktionen der Basalganglien

Alexander et al. (1986) haben 5 kortikosubkortikale Schaltkreise beschrieben, 2 mit motorischer und 3 mit nichtmotorischer Funktion. Die Letzteren werden im Zusammenhang mit der Beteiligung der Basalganglien an exekutiven Funktionen diskutiert. Sie sind parallel organisiert und verbinden den präfrontalen Kortex mit den Basalganglien und dem Thalamus (Alexander et al. 1986; Masterman u. Cummings 1997, Parent u. Hazrati 1995; ◻ Abb. 47.1).

Der erste Schaltkreis verbindet den dorsolateralen präfrontalen Kortex (Brodmann-Area 46/9) mit dem dorsolateralen NC, dem GPI/SN und dem ventralen und medialen Thalamus. Bei Läsionen in diesem Schaltkreis wird ein dysexekutives Syndrom mit beeinträchtigtem Problemlösen, Störungen des Arbeitsgedächtnisses und Defiziten beim Planen berichtet, die häufig mit einer gestörten Verarbeitung im präfrontalen Kortex assoziiert werden (z. B. Dagher et al. 1999; Smith u. Jonides 1999, Wager u. Smith 2003). Ähnliche Störungen der exekutiven Kontrolle sind aber auch nach degenerativen Prozessen in den Basalganglien, wie im Falle der Parkinson-Krankheit oder Huntington-Chorea, zu beobachten. Die Patienten haben bei der Bearbeitung von Aufgaben, die Leistungen wie Konzeptbeibehaltung bzw. -wechsel, Aufmerksamkeitskontrolle, planerisches Denken sowie die zeitliche Einordnung von Ereignissen beanspruchen, häufig deutliche Schwierigkeiten (Cummings 1993; Robbins et al. 1994; Lawrence et al. 1996; Keri et al. 2002). Ebenfalls zeigen Parkinson-Patienten Defizite bei der Inhibition habitueller Verhaltenstendenzen

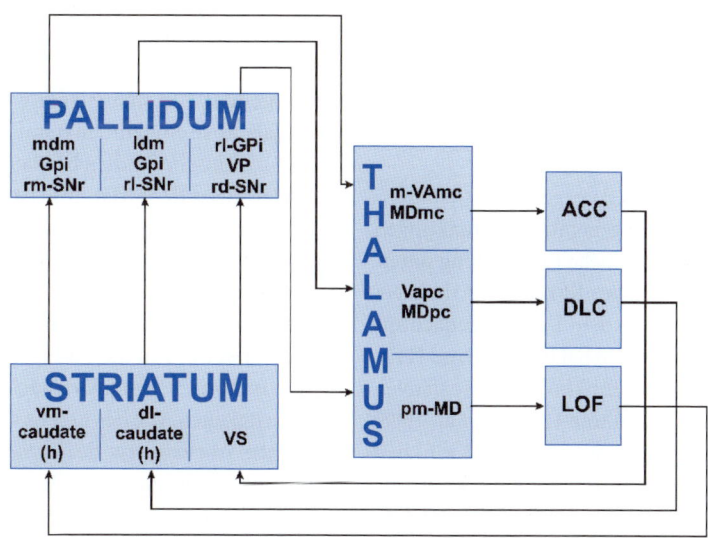

◻ **Abb. 47.1.** Anatomische Strukturen der 3 frontosubkortikalen Schaltkreise mit kognitiver Funktion. Abkürzungen: *ACC* anteriorer zingulärer Kortex, *DLC* dorsolateraler präfrontaler Kortex, *LOF* lateraler orbitofrontaler Kortex, *vm* ventromedial, *dl* dorsolateral, *VS* ventrales Striatum, *mdm* medial dorsomedial, *ldm* lateral dorsomedial, *rl* rostrolateral, *rm* rostro-medial, *rd* rostrodorsal, *VP* ventrales Pallidum, *VAmc* ventral anteriorer Pars magnocellularis, *MDmc* medial dorsaler Pars magnocellularis, *Vapc* ventraler anteriorer Pars parvocellularis, *MDpc* medial dorsaler Pars parvocellularis, *pm* posteromedial, *h* Kopf, *MD* Nucleus dorsomedialis, *SNr* Substantia nigra pars reticulata. (Nach Masterman u. Cummings 1997)

(Dujardin et al. 1999, Pollux u. Robertson 2002); ähnliche Defizite zeigen Patienten mit fokalen vaskulären Schädigungen der Basalganglien (Heyder et al. 2004). Die funktionelle Bedeutung des NC für die Entstehung dieser Defizite ist allerdings noch nicht geklärt (s. Bruck et al. 2001 oder Alegret et al. 2001).

Der zweite frontosubkortikale Schaltkreis verbindet den lateralen orbitofrontalen Kortex (Brodmann-Area10) mit dem ventromedialen NC, dem GPI/SN und dem dorsomedialen thalamischen Kern. Dysfunktion in diesem Schaltkreis führen zu Verhaltensstörungen wie z. B. Enthemmung, Depression oder Zwang. Bei vielen Patienten mit degenerativen, aber auch vaskulären Erkrankungen der Basalganglien werden Depression und Zwangssymptome berichtet (Cummings u. Cunningham 1992; Tomer et al. 1993; Kotrla et al. 1994).

Der dritte nichtmotorische frontosubkortikale Schaltkreis mit komplexer Funktion umfasst das anteriore Cingulum (Brodmann-Area 24), das ventrale Striatum, den GPI/SN-Komplex und den dorsomedialen Thalamus. Läsionen in diesem Schaltkreis nach degenerativen, vaskulären oder entzündlichen Erkrankungen sind häufig mit Apathie assoziiert (Förstl u. Sahakian 1991; Cummings 1993; Pasquier et al. 1995). Die Störung bezieht sich sowohl auf emotionale Aspekte wie Gleichgültigkeit, Distanzierung oder flachen Affekt als auch auf eine reduzierte motorische und mentale Aktivität.

47.1.2 Mnestische Funktionen der Basalganglien

Explizite Gedächtnisdefizite nach Basalganglienschädigungen wurden v. a. in Bezug auf degenerative Erkrankungen und die damit verbundene dementielle Entwicklung untersucht und diskutiert. Störungen des Kurz- und Arbeitsgedächtnisses sowie des Abrufs aus dem Langzeitgedächtnis sind häufig die ersten Auffälligkeiten bei Patienten mit Huntington-Chorea und auf eine Dysfunktion der assoziativen Anteile des Striatums zurückzuführen (Brandt et al. 1988; Lawrence et al. 1996). Patienten mit Parkinson-Krankheit zeigen ähnliche Störungen der mnestischen Funktion, die aber erst später im Krankheitsverlauf beobachtbar sind. In diesem Falle treten erst Schädigungen im motorischen Bereich des Striatums auf, sodass Bewegungsstörungen die Frühsymptomatik dieser Erkrankung charakterisieren. Typischerweise beobachtet man bei Parkinson-Patienten einen gestörten Abruf aus dem Langzeitgedächtnis, der auf

gestörte Such- und Organisationsstrategien im Gedächtnis zurückgeführt werden kann. Die Patienten können Wortlisten, die nach semantischen Kategorien organisiert sind, gut behalten, zeigen aber Schwierigkeiten mit unstrukturiertem Lernmaterial, das nur unter Einsatz von Gedächtnisstrategien semantisch sinnvoll enkodiert werden kann (Taylor et al. 1990; Daum et al. 1995; Saint-Cyr 2003). Hierbei wird dem NC als Eingangsstation des frontostriatalen Kreislaufs eine entscheidende Rolle für strategische Gedächtnisprozesse zugeschrieben (Parent u. Hazrati 1995). Strategischer Abruf aus dem semantischen Gedächtnis wird dagegen mit der Funktion des GPI assoziiert (Jahanshahi et al. 2000; Lacritz et al. 2000). Obwohl Studien mit bildgebenden Verfahren zum verbalen Gedächtnis konsistente Aktivierungen im NC und Putamen aufzeigten (Zhang et al. 2003; Lewis et al. 2003), muss der genaue Beitrag der Basalganglien zu diesen Prozessen genauer erforscht werden.

Ein weiterer wichtiger Aspekt der Gedächtniseinbußen bei Parkinson-Patienten ist die reduzierte Behaltensleistung bei der unmittelbaren, nicht aber bei der verzögerten Wiedergabe. Dies weist auf einen gestörten Transfer aus dem Kurzzeit- ins Langzeitgedächtnis hin, der möglicherweise auf einer reduzierten Bearbeitungskapazität im Kurzzeitgedächtnis beruht (Cooper et al. 1991).

Implizite Gedächtnisleistungen der Basalganglien wurden meist im Zusammenhang mit dem Erwerb motorischer Fertigkeiten untersucht. Studien mit bildgebenden Verfahren zeigen Aktivierungen des motorischen und prämotorischen Kortex v. a. in der initialen Lernphase, während mit zunehmender Automatisierung die Basalganglien eine wichtigere Rolle einnehmen (Grafton et al. 1992a; Doyon et al. 1996). Klinische Studien bei Patienten mit degenerativen Veränderungen des Striatums (Parkinson-Krankheit oder Huntington-Chorea) berichten deutlich beeinträchtigte Lernleistungen bei Aufgaben, die das Erlernen visuomotorischer Reiz-Reaktions-Verbindungen beanspruchen (Harrington et al. 1990; Jackson et al. 1995; Helmuth et al. 2000). Möglicherweise sind die Basalganglien nicht nur für den Erwerb motorischer, sondern auch perzeptiver und kognitiver Fertigkeiten, wie des Lesens von in Spiegelschrift dargebotenen Wörtern bzw. des Lernens artifizieller grammatikalischer Regeln, zuständig. In aktuellen Untersuchungen werden auch in diesen Bereichen Beeinträchtigungen festgestellt (Daum u. Ackermann 1997b; Knowlton et al. 1996). Auch beim inkrementellen Lernen von Reiz-Belohnungs-Zusammenhängen wurden Defizite nachgewiesen, die in Zusammenhang mit einem gestörten Belohnungssystem diskutiert werden (Shohamy et al. 2004, 2005). Dagegen zeigen Untersuchungen zu Priming-Effekten, einer anderen impliziten Gedächtnisform, die auf perzeptueller Geläufigkeit beruht, keine Unterschiede in der Leistung der Patienten mit degenerativen Erkrankungen der Basalganglien im Vergleich zu gesunden Kontrollpersonen. Die wiederholte Darbietung visueller oder verbaler Informationen führt bei den Patienten ähnlich wie bei gesunden Kontrollpersonen zu einer schnelleren und effizienteren Verarbeitung dieser Informationen (Heindel et al. 1989). In den späten Krankheitsstadien zeigt sich allerdings eine Verschlechterung auch dieser Funktionen, die aber auf umfangreiche kortikale und subkortikale Abbauprozesse und nicht allein auf die Schädigung der Basalganglien zurückzuführen ist (vgl. Daum u. Ackermann 1997b).

❶ Die meisten Untersuchungen zu den kognitiven Funktionen der Basalganglien wurden bei Patienten mit degenerativen Erkrankungen durchgeführt, die nicht nur die Basalganglien, sondern auch andere Hirnregionen betreffen. Aus diesem Grund ist es nicht möglich zu differenzieren, ob die beobachteten Veränderungen allein von der Dysfunktion der Basalganglien herrühren oder durch die Schädigung anderer betroffener Hirnstrukturen verursacht werden. Die genaue Bestimmung der funktionellen Relevanz einzelner Bestandteile der Basalganglien macht weitere detaillierte Untersuchungen an Patienten mit genau umschriebenen Läsionen erforderlich, die keine zusätzlichen Schädigungen im Gehirn aufweisen.

Die Frage nach dem spezifischen Beitrag der Basalganglien zu kognitiven Funktionen kann man also nur begrenzt und weitgehend theoretisch beantworten. Modelle, wie das von Houk u. Wise (1995) versuchen, die Funktion der Basalganglien innerhalb der frontosubkortikaler Schaltkreise näher zu definieren. Die Autoren gehen von der Fähigkeit der Neurone im Striatum aus, aufgrund der großen Anzahl von kortikalen Projektionen komplexe Aktivitätsmuster im Gehirn zu erkennen. Diese Aktivitätsmuster stellen bestimmte Zustände innerhalb oder außerhalb des Organismus dar, die sich erfahrungsbedingt als relevant für die Verhaltenssteuerung erwiesen haben. Die Basalganglien identifizieren solche kortikalen Aktivitätsmuster, die sie dann dem Kortex signalisieren, um eine bestimmte Handlung zu initiieren.

In Anlehnung an dieses Modell kann man also davon ausgehen, dass die Basalganglien eine wichtige ▼

Rolle bei der Entwicklung von stereotypen überlernten Verhaltensweisen spielen, die erfahrungsbedingt durch bestimmte Hinweisreize im Organismus oder durch bestimmte Situationen ausgelöst werden. Verbindungen vom Mittelhirn zum Striatum sind durch verstärkende, Dopamin-modulierte Impulse für die Akquisition und Aufrechterhaltung dieser Verhaltensweisen zuständig (Knowlton et al. 1996; Schulz et al. 1997; Shohamy et al. 2004, 2005).

47.2   Thalamus

Der Thalamus ist ein etwa taubeneigroßer, in beiden Hemisphären angelegter Kernkomplex, etwa auf der Höhe des 3. Ventrikels (❏ Abb. 46.1b). Seine mannigfaltige Gliederung und die multiplen Faserverbindungen zu anderen Hirnstrukturen stellen bis heute ein Hindernis für die genaue funktionelle Abgrenzung seiner einzelnen Kernformationen dar. Nach groben anatomischen Kriterien kann man von einer Dreiteilung des Thalamus in einen anterioren, medialen und lateroventralen Bereich ausgehen (s. Schmahmann 2003). Der anteriore Bereich weist Verbindungen zum limbischen System auf und ist in den sog. Papez-Kreis (▶ Abschn. 41.1.2) eingebunden, der den Hippokampus über den Fornix mit den Mammillarkörpern und die anterioren thalamischen Kerngruppe verbindet. Die Kerne des medialen Bereichs sind mit kortikalen frontalen Arealen und limbischen Strukturen, wie dem Hypothalamus und der Amygdala verbunden. Letztlich umfasst der lateroventrale Bereich die laterale und ventrale Kerngruppe. Die Lateralkerne werden als Integrationskerne angesehen, da sie keine extrathalamischen Zuflüsse enthalten, sondern nur mit anderen Thalamuskernen verbunden sind. Die ventrale Kerngruppe leitet motorische Informationen aus den Basalganglien und dem Kleinhirn weiter zum motorischen und prämotorischen Kortex sowie sensorische Informationen von den Rezeptoren zur kortikalen Postzentralregion.

Der Thalamus wurde lange als eine einfache Relaisstation betrachtet, die sensorische und limbische Informationen zum Kortex weiterleitet, ohne sie lokal zu verarbeiten. Durch seine Einbindung in die oben beschriebenen kortikosubkortikalen Schaltkreise wurde diese Betrachtungsweise in den letzten Jahrzehnten revidiert und dem Thalamus eine zentrale Rolle bei der Informationsverarbeitung zugeschrieben (Alexander et al. 1986; Macchi u. Bentivoglio 1994; auch ▶ Kap. 20).

47.2.1   Exekutive Funktionen des Thalamus

Der thalamische Beitrag zu exekutiven Funktionen kann wie im Falle der Basalganglien nur im Kontext seiner Verbindungen zum Kortex verstanden werden. Alexander et al. (1986) haben in Anbetracht der oben beschriebenen frontosubkortikalen Schaltkreise die sog. »Funneling«-Hypothese postuliert. Dieser Hypothese zufolge bilden die frontosubkortikalen Schaltkreise eine Art »Trichter«, in dem Informationen aus unterschiedlichen kortikalen Arealen zusammenfließen. Diese Informationen werden auf subkortikaler Ebene zunehmend gebündelt und in ein eng umschriebenes kortikales Areal zurückprojiziert. Der Thalamus stellt im Rahmen dieser Schaltkreise die letzte Stufe der Integration auf subkortikaler Ebene dar, von der aus die Informationen zum Kortex zurückprojiziert werden (◘ Abb. 47.2).

Degenerative thalamische Veränderungen, die hauptsächlich die anteriore und die laterale Kerngruppe sowie Teile des medialen Thalamus betreffen, führen zu einer deutlichen Beeinträchtigung komplexer kognitiver Funktionen sowie zu begleitenden affektiven Störungen (Schulman 1957). Eine ähnliche Symptomatik wird auch nach umschriebenen thalamischer Läsionen beschrieben. Studien bei Patienten mit Infarkten im anterioren und medialen Kernbereich berichten Störungen des konzeptuellen Denkens, mangelnde kognitive Flexibilität und Hemmungskontrolle sowie eine reduzierte Wortflüssigkeit (für

einen Überblick van der Werf et al. 2000, 2003). Defizite in der Wortflüssigkeit wurden von Zoppelt et al. (2003) bei Patienten mit Infarkten im ventrolateralen Thalamus aufgezeigt. Patienten mit Infarkten im MD dagegen unterschieden sich nicht von der untersuchten Vergleichsgruppe. Zu den beobachteten Verhaltensauffälligkeiten zählen eine starke Affektlabilität mit Euphorie und Agitiertheit (Bogousslavsky 1988) oder aber allgemeine Gleichgültigkeit und Verflachung der Persönlichkeit (Graff-Radford et al. 1990; Stuss et al. 1988). Die aktuelle Befundlage ist trotz zunehmender Differenzierung der Folgen umschriebener thalamischer Läsionen dennoch nicht hinreichend, um die Frage nach dem spezifischen Beitrag einzelner Kerne zu exekutiven Funktionen endgültig beantworten zu können.

47.2.2   Mnestische Funktionen des Thalamus

Die am häufigsten beobachteten Gedächtnisstörungen nach Schädigung im Zwischenhirn zeigen sich bei Amnesien nach chronischem Alkoholmissbrauch. In diesem Zusammenhang wird häufig der Begriff »dienzephale Amnesie« verwendet, der eine Beeinträchtigung der Neugedächtnisbildung sowie Abrufstörungen aus dem Altgedächtnis bei weitgehend intakter Intelligenz- und Aufmerksamkeitsleistung nach Schädigungen im Zwischenhirn bezeichnet. Diese Gedächtnisstörungen ergeben zusammen mit einer mangelnden Plausibilitätsüberprüfung erinnerter Gedächtnisinhalte das kognitive Symptombild des Korsakoff-Syndroms, das als Folge einer durch Vitamin-B1-Mangel bedingte bilaterale Schädigung im medialen Thalamus und in den Mammillarkörpern bei chronischem Alkoholmissbrauch entsteht. Ferner zeigt sich bei diesem Syndrom auch eine frontal betonte zerebrale Atrophie, sodass die beobachteten Gedächtnisstörungen nicht allein auf die Schädigung thalamischer Strukturen zurückgeführt werden können.

Genauere Anhaltspunkte für eine Beteiligung des Thalamus an Gedächtnisprozessen liefern neuropsychologische Befunde bei Patienten mit umschriebenen thalamischen Läsionen. Störungen des expliziten Gedächtnisses wurden häufig nach Infarkten im anterioren und medialen Thalamus berichtet (für eine Übersicht s. van der Werf et al. 1999). Die Ergebnisse der Untersuchungen sprechen für eine Schlüsselrolle der anterioren Kerngruppe und des Nucleus dorsomedialis (MD), die größte Formation des medialen Thalamus, bei der Entstehung einer dienzephalen Amnesie.

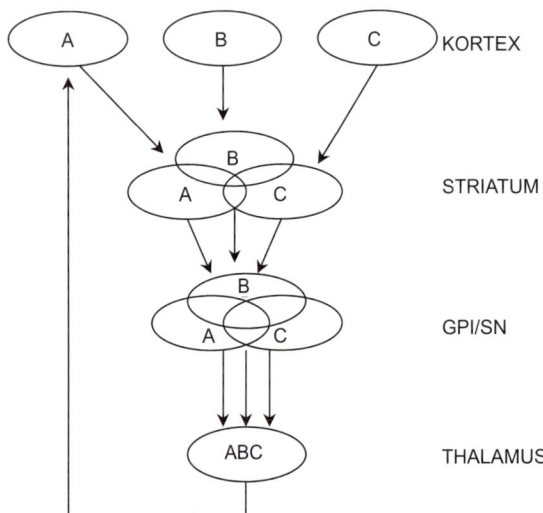

◘ **Abb. 47.2.** Die Etagen der Informationsintegration in den kortiko-subkortikalen Schaltkreisen. (Nach Alexander et al. 1986)

Abb. 47.3a, b. Zwei hippo-campal-dienzephale Schleifen mit mnestischer Funktion: die hippocampal-anterior-thalamische Achse (**a**) und die parahippocampal-dorsomedial-thalamische Achse (**b**). (Nach Aggleton u. Brown 1999)

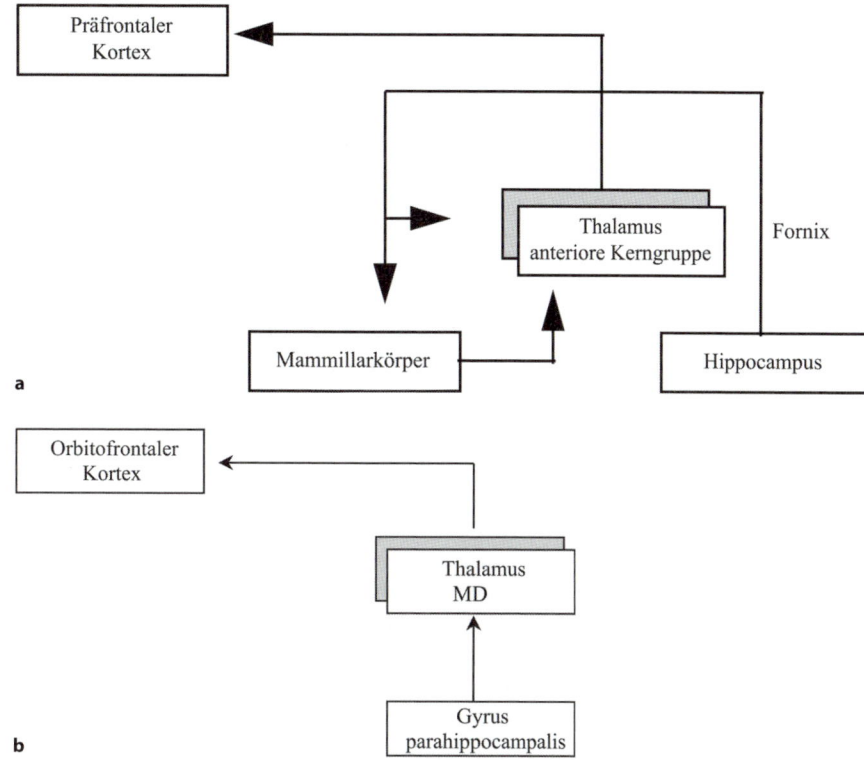

Die anteriore Kerngruppe weist extensive Verbindungen sowohl mit mediotemporalen als auch mit präfrontalen kortikalen Arealen auf. Sie ist über den Fornix mit dem Hippokampus direkt oder indirekt nach einer Umschaltung in den Mammillarkörpern verbunden und projiziert zu den posterioren Anteilen des Cingulum (Aggleton et al. 1986; ● Abb. 47.3a). Die Auswirkung einer Schädigung der anterioren thalamischen Kerne auf die Gedächtnisfunktion bleibt dennoch weitgehend empirisch ungeklärt. Der massive Informationsaustausch über den mammillothalamischen Trakt, der die Mammillarkörper mit den anterioren Anteilen des Thalamus verbindet, ermöglicht aufgrund der engen anatomischen Beziehungen keine genaue Zuordnung ätiologischer Faktoren. Bei anterioren thalamischen Läsionen können Schädigungen des mammillothalamischen Traktes nicht ausgeschlossen werden, sodass die beobachteten Gedächtnisdefizite häufig als Auswirkung einer Läsionen beider Strukturen interpretiert werden (von Cramon et al. 1985; Parkin et al. 1994; Daum u. Ackermann 1994). Van der Werf et al. 2003 berichten, dass die für Amnesie kritische Struktur der mammillothalamische Trakt ist.

Der Nucleus dorsomedialis (MD) erhält Projektionen vom rhinalen Kortex und der Amygdala sowie von den Assoziationsarealen im Temporallappen und projiziert in die medialen und orbitalen Regionen des präfrontalen Kortex (Bentivoglio et al. 1997; ● Abb. 47.3b). Nach Läsionen in diesem Kern beobachtet man eine deutliche Beeinträchtigung der selektiven Speicherung, Aktivierung oder zeitlicher Einordnung von Gedächtnisinhalten. Diese Beeinträchtigungen werden auf eine durch die Schädigung des MD hervorgerufene Durchtrennung präfrontal-thalamischer Verbindungen zurückgeführt (Graff-Radford et al. 1990).

Aggleton u. Brown (1999) postulieren zwei für die Entstehung expliziter Gedächtnisstörungen verantwortliche Schleifen, die Regionen des medialen Temporallappens mit dienzephalen Strukturen verbinden (● Abb. 47.3a, b). Die hippocampal-anterior-thalamische Achse umfasst als erste Schleife den Hippocampus, den Fornix, die Mammillarkörper und die anterioren Kerne des Thalamus. Sie ist auch als der Papez-Kreis bekannt und spielt bei der Enkodierung und dem Abruf kontextabhängiger Gedächtnisinhalte eine wichtige Rolle. Dysfunktionen in dieser Schleife führen zu ausgeprägten Störungen des episodischen Gedächtnisses. Gedächtnisinhalte können nicht mehr in ihrem zeitlich-räumlichen Kontext erinnert werden. Die zweite Schleife verbindet den parahippocampalen Kortex des Temporallappens mit dem medialen Thalamus. Sie spielt eine Rolle bei der Neuheitsdetektion, die auf der Beurteilung der Bekanntheit wiederholt dargebotener Reize unabhängig von dem Kontext seiner Darbietung beruht. Störungen in dieser Schleife sind mit einem Verlust der auf Bekanntheitsurteilen basierenden Fähigkeit zum Wiedererkennen verbunden (vgl. Aggleton u. Brown 1999).

In einer Untersuchung der Gedächtnisprofile von Patienten mit fokalen Läsionen wiesen Patienten mit MD-Läsionen nur beim kontextgebundenen Erinnern Defizite auf, während Läsionen im Bereich des ventrolateralen Thalamus kombinierte Auswirkungen auf kontextgebundenes Wiedererkennen und auf Bekanntheitsentscheidung hatten. Die Probleme der Patienten mit Läsionen im ventrolateralen Thalamus deuten auf Schädigungen frontostriataler Verbindungen und eine Beziehung des ventrolateralen Thalamus in Verbindung mit den BG und dem PFC hin.

Eine Beteiligung thalamischer Strukturen an impliziten Gedächtnisfunktionen ist im Hinblick auf die empirischen Ergebnisse höchstwahrscheinlich auszuschließen. Patienten mit Korsakoff-Syndrom zeigen trotz starker Beeinträchtigung expliziter Gedächtnisprozesse gut erhaltene Priming-Effekte sowie einen intakten Erwerb motorischer Fertigkeiten (Shimamura u. Squire 1984; Cohen u. Squire 1980). Daum u. Ackermann (1994) berichten über eine Patientin mit bilateraler thalamischer Schädigung, bei der trotz ausgeprägter amnestischer Symptomatik die Hauptkomponenten des impliziten Gedächtnisses, wie Priming, Erlernen von Fertigkeiten und einfache klassische Konditionierung, unbeeinträchtigt waren. Vergleichbare Ergebnisse berichteten Speedie u. Heilman (1983) nach unilateralen und Nichelli et al. (1988) nach bilateralen thalamischen Läsionen.

> ❶ Der Thalamus wird als eine wichtige Schaltstelle kortikosubkortikaler Schleifen mit komplexer modulatorischer und integrativer Funktion betrachtet. Es besteht jedoch noch Unklarheit darüber, welche thalamischen Strukturen – Kernformationen und Faserverbindungen – an welchen Funktionen beteiligt sind. Kognitive Störungen nach Läsionen im Thalamus werden als die Konsequenz einer Durchtrennung thalamischer Verbindungen zu anderen Hirnregio-
> ▼

nen interpretiert (Diskonnektionshypothese, s. von Cramon et al. 1985; Graff-Radford et al. 1990). Die Verbindungen zu den präfrontalen kortikalen Assoziationsarealen bilden die anatomische Grundlage der thalamischen Beteiligung an exekutiven Funktionen, während Verbindungen zum medialen Temporallappen für die Gedächtnisfunktion des Thalamus von besonderer Bedeutung sind.

47.3 Kleinhirn

Das Kleinhirn (❏ Abb. 46.2b) ist die dritte subkortikale Struktur, bei der eine Beteiligung an kognitiven Prozessen angenommen wird (Leiner et al. 1986, 1993; Keele u. Ivry 1990; Daum et al. 1993). Nach Ito (1993) ist das Kleinhirn sowohl an motorischen und als auch an kognitiven Kontrollsystemen beteiligt, deren neuronale Grundlage Schaltkreise bilden, die das Kleinhirn mit frontalen kortikalen Arealen über den Thalamus verbinden (Schmahmann et al. 1991).

47.3.1 Exekutive Funktionen des Kleinhirns

Als Substrat der Kleinhirnbeteiligung an exekutiven Funktionen gelten seine Faserverbindungen zum präfrontalen Kortex (vgl. Schmahmann 1997; Daum u. Ackermann 1997a, b). Zahlreiche Studien haben die Rolle des Kleinhirns beim Planen sowie beim schlussfolgernden und abstrakten Denken untersucht. Grafman et al. (1992) berichten ein gestörtes Problemlöseverhalten und eine reduzierte Verarbeitungsgeschwindigkeit bei Patienten mit Atrophien im Kleinhirn. Sowohl motorisch als auch kognitiv zeigten sich Schwierigkeiten, Teilhandlungen bzw. Denkoperationen in der richtigen Reihenfolge bei der Lösung eines Problems durchzuführen. Andere Studien bei Patienten mit degenerativen Erkrankungen des Kleinhirns zeigten eine Beeinträchtigung der Wortflüssigkeit und der Aufmerksamkeitskontrolle sowie eine verstärkte Perseverationstendenz bei unterschiedlichen laut- und schriftsprachlichen Aufgaben (Appollonio et al. 1993; Fiez 1996). Gottwald et al. (2003) konnten an Patienten mit fokalen zerebellären Läsionen Defizite im Arbeitsgedächtnis aufzeigen.

Die bisherigen empirischen Befunde sind allerdings widersprüchlich und lassen den spezifischen Beitrag des Kleinhirns zu exekutiven Funktionen noch weitgehend ungeklärt. Sie beziehen sich hauptsächlich auf Untersuchungen von Patienten mit degenerativen Veränderungen, die nicht nur das Kleinhirn, sondern darüber hinaus auch andere subkortikale und kortikale Strukturen betreffen. Die Frage, ob die beobachteten dysexekutiven Störungen allein auf Dysfunktionen im Kleinhirn zurückzuführen sind, bleibt daher weiter offen.

47.3.2 Mnestische Funktionen des Kleinhirns

Das Kleinhirn spielt in Verbindung mit dem präfrontalen Kortex eine wichtige Rolle bei der zeitlichen Kodierung von Reizen und Handlungen. Dies spricht für einen möglichen Beitrag dieser Struktur bei der zeitlich-räumlichen Speicherung der Informationen im Gedächtnis. Patienten mit degenerativen Erkrankungen des Kleinhirns haben Schwierigkeiten, Lerninhalte frei zu reproduzieren. Dagegen ist das Wiedererkennen dieser Inhalte unbeeinträchtigt (Appollonio et al. 1993). Andere Untersuchungen konnten diese Befunde nicht replizieren. Es zeigten sich keine wesentlichen Unterschiede zwischen Patienten mit Kleinhirndysfunktionen und Kontrollpersonen in den kurz- und mittelfristigen Behaltensleistungen von neuem sprachlichem oder nichtsprachlichem Material (Bracke-Tolkmitt et al. 1989; Fiez et al. 1992; Daum et al. 1993). Das Erlernen von willkürlichen Assoziationen zwischen unterschiedlichen Wortpaaren, Zeichnungen oder Wörtern und Zeichnungen war ebenfalls intakt (Daum et al. 1993; Appolllonio et al. 1993). Auch das Gedächtnis für die zeitliche Reihenfolge der Darbietung von Wörtern erwies sich wider Erwarten als unbeeinträchtigt (Dimitrov et al. 1996). In Studien mit funktioneller Bildgebung konnten Desmond u. Fiez (1998) eine Beteiligung des Kleinhirns an Abrufprozessen im deklarativen Gedächtnis aufzeigen. Weis et al. (2004) dagegen zeigten eine zerebelläre Beteiligung an der Bildung und dem Abruf deklarativer Gedächtnisinhalte auf. Da Läsionen des Kleinhirns keine oder nur geringfügige deklarative Gedächtnisdefizite nach sich ziehen, kann dem Kleinhirn keine direkte, sondern vermutlich eine unterstützende Funktion bei der Gedächtnisbildung zugeschrieben werden.

Dagegen sind Schädigungen im Kleinhirn häufig mit Störungen des impliziten Gedächtnisses assoziiert. Zu diesen Störungen zählen Schwierigkeiten beim Erwerb motorischer Fertigkeiten, wie z. B. dem Nachzeichnen geometrischer Muster oder der flüssigen Durchführung einer Handbewegungssequenz, sowie beim Erlernen von Reiz-

Reaktions-Sequenzen in Aufgaben zum visuomotorischen Lernen (Inhoff et al. 1989; Pascual-Leone et al. 1993; Sanes et al. 1990). Das Kleinhirn spielt auch bei der klassischen Konditionierung einfacher motorischer Reaktionen eine wesentliche Rolle. Klinische Studien an Patienten mit Kleinhirndysfunktionen ergaben deutliche Lerndefizite beim Erwerb der konditionierten Lidschlussreaktion auf einen Ton, der kurz vor einem für das Auge aversiven Luftstoß dargeboten wird (für einen Überblick s. Daum u. Schugens 1996). Auch für andere Formen des visuomotorischen assoziativen Lernens wurden Beeinträchtigungen zerebellärer Patienten berichtet (Timman et al. 2004; Maschke et al. 2002).

> **❶** Schädigungen des Kleinhirns gehen mit dysexekutiven Störungen und Defizite des motorischen, impliziten Lernens einher. Theoretisch kann man nach Ito (1993) eine Analogie zwischen den motorischen und kognitiven Funktionen des Kleinhirns annehmen. Motorisch steuert das Kleinhirn die Ausführung von Handlungssequenzen durch einen fortlaufenden Vergleich mit den kortikalen motorischen Programmen und mit den Motoneuronen des Rückenmarks. Bei kognitiven Operationen ist das Kleinhirn möglicherweise für die Sequenzierung und zeitliche Platzierung einzelner Denkschritte zuständig, die kortikal initiiert und durchgeführt werden. Die Annahme einer Parallelität der motorischen und kognitiven Kontrollprozesse soll dennoch nicht im Sinne einer Überlappung oder gegenseitigen Abhängigkeit missverstanden werden. Bürk et al. (1999) folgern aufgrund des fehlenden Zusammenhangs zwischen der motorischen Beeinträchtigung und den erhobenen kognitiven Störungen bei Patienten mit Degenerationen im Kleinhirn, dass die kognitiven Defizite nicht als sekundärer Effekt der motorischen Störung betrachtet werden sollten, sondern als eine davon unabhängige Symptomatik im Rahmen desselben Krankheitsbildes.
>
> Die bisherigen empirischen Befunde zum Beitrag des Kleinhirns zu kognitiven Funktionen sind mit einem kritischen Auge zu betrachten, da sich die meisten klinischen Studien auf Auswirkungen degenerativer Erkrankungen beschränkt haben. Aufgrund der pathologischen Veränderungen, die bei solchen Erkrankungen nicht nur im Kleinhirn auftreten, sondern diffus im Gehirn verteilt sind, können die beobachteten kognitiven Störungen nicht ausschließlich auf Dysfunktionen im Kleinhirn zurückgeführt werden.

Zusammenfassung

Die Beteiligung subkortikaler Strukturen an kognitiven Funktionen basiert auf ihren engen anatomischen Beziehungen zu kortikalen Arealen und ihrer Einbindung in komplexe Schaltkreise, in denen die Informationsverarbeitung und -integration gewährleistet ist. Schädigungen subkortikaler Strukturen führen zu Defiziten in verschiedenen kognitiven Leistungsbereichen, wobei hauptsächlich exekutive und mnestische Funktionen beeinträchtigt sind.

Exekutive Funktionen, wie Handlungssteuerung und Planen, Realitätsüberprüfung und Aktivierung situationsgerechter Verhaltensweisen, erwiesen sich bei Patienten mit degenerativen Erkrankungen der Basalganglien und des Thalamus als deutlich beeinträchtigt. Diese Beeinträchtigungen sind die Folge einer Störung frontostriataler Schaltkreise, welche die Basalganglien und den Thalamus mit präfrontalen kortikalen Arealen verbinden. Auch Schädigungen des Kleinhirns können zu Planungsdefiziten sowie Einbußen des strategischen Denkens führen. Seine Beteiligung an exekutiven Funktionen wird aufgrund reziproker Faserverbindungen zum präfrontalen Kortex angenommen.

Gedächtnisstörungen treten nach subkortikalen Schädigungen sowohl beim expliziten als auch beim impliziten Behalten auf. Dysfunktionen der Basalganglien gehen mit Störungen des Kurzzeit- und Arbeitsgedächtnisses sowie des Abrufs aus dem Langzeitgedächtnis einher. Auch der Erwerb visuomotorischer Fertigkeiten sowie das Erlernen perzeptiver und kognitiver Fertigkeiten sind gestört. Ausgeprägte Defizite des expliziten Gedächtnisses nach Schädigungen im Thalamus werden als »dienzephale Amnesie« bezeichnet und im Sinne einer Durchtrennung dienzephaler und mediotemporaler Strukturen interpretiert. Zu den wichtigsten dienzephalen Strukturen mit mnestischer Funktion zählen die anteriore Kerngruppe, der Nucleus dorsomedialis und der Tractus mammillothalamicus. Eine Beteiligung des Thalamus an impliziten Gedächtnisleistungen scheint aufgrund bisheriger Befunde eher unwahrscheinlich. Dagegen gehen Funktionsstörungen des Kleinhirns in erster Linie mit Defiziten impliziter Gedächtnisformen einher, die eine erfahrungsbedingte Modifikation motorischer Leistungen beinhalten. So sind einfache motorische Lernprozesse, wie die klassische Lidschlusskonditionierung, aber auch komplexes prozedurales Lernen, wie der Erwerb manueller Fertigkeiten, nach Schädigungen des Kleinhirns deutlich beeinträchtigt.

47

48 Sprache

Claus-W. Wallesch

Grundlegend für unser heutiges Verständnis der Beteiligung subkortikaler Kerngebiete an kognitiven Leistungen ist die Theorie von Alexander et al. (1986). Diese besagt, dass (mit Ausnahme des visuellen Kortex) alle kortikalen Areale auf ihnen zugeordnete Felder im (Neo-)Striatum projizieren und die Information von dort über eine weitere Zwischenstation (z. B. im Pallidum) zu dem zugehörigen spezifischen Thalamuskern (kortikosubkortikale Schleifensysteme) gelangt. Das Kleinhirn ist über ähnliche Schleifensysteme mit sensomotorischen und assoziativen Kortexarealen verbunden (Schmahmann u. Pandya 1997).

Grundlage der funktionalen Organisation des Kortex sind Kolumnen. Hierunter versteht man geordnete, miteinander verschaltete, säulenförmige Neuronenpopulationen von jeweils etwa 100 Nervenzellen aus allen Schichten des Kortex. Sie weisen eine Binnenstruktur auf, in der der thalamischen Afferenz große Bedeutung zukommt (Übersicht bei Mountcastle 1997). Die kortikalen Kolumnen interagieren mit reziproker Hemmung, d. h. eine aktive Kolumne hemmt die Funktion ihrer Nachbarn. Die thalamische Afferenz wird durch die Aktivität der jeweiligen Kolumne verstärkt (positive thalamokortikale Rückkoppelungsschleife) und auf der Ebene des Thalamuskerns über die Projektion von Striatum und Pallidum bzw. von den Kleinhirnkernen gehemmt. Hinsichtlich der Beteiligung der tiefen Kerne an der Sprachverarbeitung wurde spekuliert, dass den kortikostriatopallidothalamokortikalen

Schleifensystemen eine Funktion in der Reaktionsvorbereitung und Antwortselektion zukommt (Wallesch u. Papagno 1988).

⚠ Kortikostriatopallidothalamokortikale und kortikopontozerebellothalamokortikale Schleifensysteme beeinflussen die Aktivierung kortikaler Module, die die Grundlage der funktionalen Organisation des Kortex darstellen.

Von besonderer Bedeutung für die Modellbildung sind die vielfältigen modulatorischen Einflüsse, die auf der Ebene des Neostriatums ansetzen. Am weitesten entwickelt sind Theorien zur Funktion der dopaminergen Projektion, z. B. als funktional-anatomisch gestütztes Psychosemodell (Swerdlow u. Koob 1987) oder im Rahmen der zerebralen Repräsentation motorischer Funktionen (Brown u. Marsden 1991).

Eine Beteiligung des Striatums an Prozessen der Sprachverarbeitung konnte elektrophysiologisch nachgewiesen werden (Abdullaev u. Melnichuk 1997). In PET-Studien wurden bei Sprachproduktionsaufgaben Aktivierungen des Thalamus beidseits (Friston et al. 1993), des linken Striatums (Demonet et al. 1994) und der (der linken Großhirnhemisphäre zugeordneten) rechten Kleinhirnhemisphäre (Petersen et al. 1989) beobachtet.

48.1 Sprachstörungen bei extrapyramidalen Erkrankungen

Die extrapyramidalen Erkrankungen, eine Gruppe von Bewegungsstörungen ohne eigentliche Lähmung, betreffen direkt oder indirekt die Basalganglien. Störungen der Sprachverarbeitung sind relativ gut untersucht bei der Parkinson-Krankheit und beim Gilles-de-la-Tourette-Syndrom (Syndrom der multiplen Tics).

Bei der Parkinson-Krankheit kommt es zu einem Untergang Dopamin produzierender Zellen und damit zum Verlust der dopaminergen Modulation im Neostriatum. Die Folgen betreffen vor allem die Motorik, so auch die Sprechmotorik. Darüber hinaus konnten jedoch bei Patienten mit Parkinson-Erkrankung auch rezeptive Sprachverarbeitungsstörungen nachgewiesen werden. Dabei scheint die Wahrnehmung prosodischer Information besonders betroffen. Zu einer Vielzahl von Ergebnissen, die Defizite von Frontalhirnfunktionen bei der Parkinson-Krankheit beschreiben, passen Berichte über Störungen des verbalen Arbeitsgedächtnisses und in Wortflüssigkeitsaufgaben. Störungen des Verstehens komplexer Sätze konnten auf Aufmerksamkeitsdefizite zurückgeführt werden. Zusammenfassend ergeben sich keine zwingenden Hinweise darauf, dass die Parkinson-Erkrankung die Kernbereiche linguistischer Prozesse wie Phonologie, Semantik und Syntax betrifft.

> ❗ Bislang sind keine zwingenden Hinweise bekannt, dass die Parkinson-Erkrankung die Kernbereiche linguistischer Prozesse wie Phonologie, Semantik und Syntax betrifft.

Von großer theoretischer Bedeutung sind Symptome der genannten Erkrankungen, die die Schnittstelle zwischen linguistischer und sensomotorischer Verarbeitung bei der Sprachproduktion betreffen. Charakteristische Phänomene sind die **Palilalie** bei Parkinson-Krankheit und die sprachlichen **Tics** bzw. die **Koprolalie** (sprachliche Tics mit abstoßendem Inhalt) beim Gilles-de-la-Tourette-Syndrom.

Als Palilalie wird die unwillkürliche Wiederholung von Silben, Wörtern oder Wortverbindungen, häufig mit zunehmender Geschwindigkeit, innerhalb einer Äußerung bezeichnet. Sie ist ein nahezu pathognomonisches Symptom der Parkinson-Krankheit sowie einiger seltener anderer extrapyramidaler Erkrankungen. Es scheint sich um ein sprechmotorisches Phänomen zu handeln, das die motorische Programmebene betrifft. Wie bei der Sprechapraxie wird das Auftreten von Palilalie jedoch durch den Grad der

Propositionalität (Bedeutungsgehalt) der Äußerung beeinflusst (Wallesch 1990).

Sprachliche (und andere) Tics (unwillkürliche, zwanghafte, kaum unterdrückbare, stereotype Handlungen) kennzeichnen das Gilles-de-la-Tourette-Syndrom. Besonders auffällig sind koprolalische Tics (Produktion von Wörtern aus dem Sexual- und Ausscheidungsbereich). Sprachliche Tics treten vor allem dann auf, wenn in den propositionalen Äußerungen Pausen vorkommen und scheinen eine pathologische Variante der »gefüllten Pause« darzustellen (Ludlow 1993). Auch hier scheint die Störung nicht die linguistische Ebene der Sprachproduktion, sondern die Programmebene der Sprechmotorik zu betreffen.

Eine ähnliche funktionelle Pathogenese wird für sprachliche Automatismen (»recurring utterances«, stereotype, invariante Silben, Wörter oder Sätze ohne Beziehung zum Kontext) bei globaler Aphasie angenommen. (Zur Definition der globalen Aphasie ▶ Kap. 34.) Bei den betroffenen Patienten reicht die Läsion weit über die tiefen Kerne hinaus, bezieht diese und/oder ihre Verbindungen jedoch mit ein. Die Patienten sind schwer aphasisch und produzieren stereotype Äußerungen anstelle von propositionalen, meist Neologismen (in der jeweiligen Sprache als Wort nicht existierende Lautverbindungen) oder Floskeln. Anatomisch scheint den Automatismen eine Läsion der Basalganglien oder ihrer Verbindungen zugrunde zuliegen, funktional ist eine präartikulatorische Komponente betroffen (Wallesch u. Blanken 2000).

Den hier beschriebenen repetitiven sprachlichen Phänomenen ist gemeinsam, dass sie die Schnittstelle zwischen Sprachproduktion und Sprechhandlung betreffen und dass ihnen eine Störung inhibitorischer Mechanismen zugrunde liegt.

> ❗ Bei extrapyramidalen Erkrankungen treten repetitive Sprachphänomene (**Palilalie** bei Parkinson-Krankheit, **Tics** beim Gilles-de-la-Tourette-Syndrom) auf, die auf Störungen sprechmotorischer Programme bei diesen Erkrankungen hinweisen.

48.2 Sprachstörungen bei Läsionen der Basalganglien

Es ist unstrittig, dass akute vaskuläre Läsionen, die die linksseitigen Basalganglien betreffen, häufig zu meist vorübergehenden Aphasien führen. Die Sprachstörungen können nichtflüssig (erheblich verminderte Sprachproduktion), meist vom Typ der transkortikal-motorischen Apha-

---

Unter der Lupe

Gilles-de-la-Tourette-Syndrom

Das Gilles-de-la-Tourette-Syndrom ist eine genetisch bedingte Erkrankung, deren Entstehung noch nicht vollständig aufgeklärt ist und die zu einer biochemisch und pathophysiologisch noch unklaren Funktionsstörung im Neostriatum führt (Robertson 2000). Die Krankheit wird diagnostiziert, wenn multiple motorische und mindestens ein phonatorischer Tic (stereotype, nur kurzfristig willkürlich unterdrückbare Handlung) vorliegen.

sie (mit relativ gut erhaltenem Nachsprechen), oder flüssig (normale oder sogar gesteigerte Sprachproduktion) mit semantischen oder phonematischen Paraphasien (Fehlern auf Wort- bzw. Lautebene) sein. Es wurde versucht, die Phänomenologie der Sprachstörungen wie auch die Symptome thalamischer Aphasien über das oben dargestellte Modell der kortikostriatopallidothalamokortikalen Schleifensysteme zu erklären (Wallesch u. Papagno 1988).

Es ist weiterhin hochgradig kontrovers, ob die in der Literatur vielfach berichteten Aphasien nach linksseitigen Basalganglienläsionen tatsächlich auf diese Schädigung oder aber auf die Beteiligung von Bahnsystemen oder auf Fernwirkungen auf den Kortex derselben Hemisphäre zurückzuführen sind (zur Diskussion vgl. Nadeau u. Crosson 1997). Zumindest für eine häufige Ursache, den großen striatokapsulären Infarkt, konnte die Verursachung der Aphasie durch eine begleitende kortikale Läsion im Inselbereich infolge des meist zugrunde liegenden Hauptstammverschlusses der A. cerebri media, die den größten Teil der linken Hemisphäre versorgt, wahrscheinlich gemacht werden (Weiller et al. 1993b). In einer neueren Studie konnten Hillis et al. (2002) dieses Ergebinis untermauern, indem sie zeigten dass (1) alle Patienten mit subkortikalen Läsionen und Aphasie eine pathologisch veränderte Perfusion kortikaler Areale hatten (während alle Patienten mit subkortikalen Läsionen ohne Aphasie normale Perfusionswerte zeigten) und (2) es bei den Patienten mit Aphaise nach Auflösung des Gefäßverschlusses durch erfolgreiche Lyse sowohl zu einer Aufhebung der kortikalen Durchblutungsminderung als auch zu einer deutlichen Verbesserung der Sprachstörung kann.

Aphasien nach kleineren umschriebenen Läsionen der Basalganglien, die nicht auf dem Pathomechanismus des Verschlusses der A. cerebri media beruhen, haben eine günstige Prognose. Ihre Einordnung in funktional-anatomische Modelle der Sprachverarbeitung ist noch nicht abschließend geklärt.

48.3   Sprachstörungen bei Läsionen des Thalamus

Dass nach zumeist linksseitigen Thalamusläsionen Aphasien auftreten, ist unstrittig. Klinisch stehen Wortfindungsstörungen und Paraphasien (Fehler auf Laut- und Wortebene) im Vordergrund. Der Thalamus ist anatomisch inhomogen und besteht aus über 30 einzelnen Kernen, die in unterschiedliche funktional-anatomische Systeme ein-

gebunden sind. Individuelle Unterschiede in der Gefäßanatomie erschweren zusätzlich die Interpretation der vorliegenden Befunde. Die Zuordnung des Auftretens oder Nichtauftretens von Sprachstörungen zu den einzelnen Thalamuskernen ist für die Erstellung funktional-anatomischer Modelle der Sprachverarbeitung von entscheidender Bedeutung. Derzeit stehen sich 3 Theorien gegenüber (zur Diskussion vgl. Nadeau u. Crosson 1997)

1. Die ventralen Thalamuskerne VA und VL (ventralis anterior und lateralis) sind in das kortikostriatopallidothalamokortikale Schleifensystem eingebunden. Bei Läsionen dieser Kerne auftretende Aphasien werden als zusätzlicher Beleg für die Bedeutung des Schleifensystems in der Sprachproduktion angesehen.

2. Das Pulvinar, der größte Thalamuskern, ist der spezifische Projektionskern für große Teile der hinteren Kortexteile, darunter auch der posteriore Sprachkortex. Aphasien, die nach linksseitigen Pulvinarläsionen auftreten, sagen über eine mögliche Rolle der Basalganglien in der Sprachverarbeitung nichts aus.

3. Sprachstörungen nach Thalamusläsionen könnten Ausdruck einer Schädigung »unspezifischer« Thalamuskerne sein, die die Verbindung zwischen dem aktivierenden retikulären System des Hirnstamms (»ascending reticular activating system«; ARAS) und dem Kortex herstellen. In diesem Fall würde der Sprachstörung eine Aufmerksamkeits-, Antriebs- oder Bewusstseinsstörung zugrunde liegen.

🛈 **Neuroanatomische Daten, die Ergebnisse der funktionellen Bildgebung und die Befunde bei extrapyramidalen Erkrankungen lassen eine Beteiligung der Basalganglien und des Thalamus der linken Hemisphäre an der Sprachproduktion wahrscheinlich erscheinen, ohne sie zwingend zu beweisen. Die Ergebnisse konvergieren auf eine Funktion an der Schnittstelle zwischen linguistischen und sprechmotorischen Prozessen, die zusätzlich unter dem Einfluss aktivierender und inhibitorischer handlungssteuernder Mechanismen steht. Die linguistischen Kernprozesse der Sprachverarbeitung scheinen hingegen nicht betroffen.**

48.4   Sprachstörungen bei Erkrankungen des Kleinhirns

Störungen linguistischer Prozesse nach Kleinhirnläsionen wurden in der Literatur nur vereinzelt berichtet, so ein transienter Agrammatismus durch Silveri et al. (1994). Es scheint sich dabei um eine, möglicherweise durch Diaschisis bedingte, Ausnahmekonstellation gehandelt zu haben. In Kollektiven von Patienten mit Kleinhirnerkrankungen konnten Defizite der Wortflüssigkeit (Produktion von Wörtern pro Zeiteinheit) nach phonologischem (Vorgabe eines Anfangsbuchstabens), nicht jedoch nach semantischem Kriterium gezeigt werden (Leggio et al. 2000). Ähnliche Defizite finden sich bei Patienten mit Läsionen des präfrontalen Kortex und der Basalganglien. Wichtig und überzeugend erscheinen neuere Befunde, dass das Kleinhirn an der Kontrolle und Verarbeitung zeitlicher Strukturen sowohl der Sprachverarbeitung als auch bei anderen Handlungen und Wahrnehmung zentral beteiligt zu sein scheint (Ackermann et al. 1999a, b).

 Die für das Kleinhirn vorliegenden Daten belegen derzeit eindeutig nur eine Beteiligung an der Analyse und Produktion von sprachlichem Material, dessen phonetische Oberfläche kritisch von der zeitlichen Struktur abhängt. Linguistische Repräsentationen und Prozesse scheinen nicht betroffen, sondern vielmehr ein für die Realisation und Verarbeitung sprachlicher Ereignisse wichtiger außersprachlicher Prozessor zur Realisierung und Verarbeitung zeitlich determinierter Ereignisse.

Zusammenfassung

Funktional-anatomische Schleifensysteme vom Kortex über die Basalganglien und den Thalamus zurück zum Kortex sind für die Handlungssteuerung wichtig. Es ist unklar, in welchem Umfang sie auch für die Sprachverarbeitung von Bedeutung sind. Ergebnisse der funktionellen Bildgebung sowie sprachpathologische Befunde an Patienten mit extrapyramidalen Erkrankungen weisen darauf hin, dass Funktionen der subkortikalen Kerne die Schnittstelle zwischen linguistischen und sprechmotorischen Prozessen beeinflussen. Nach Läsionen der linksseitigen Basalganglien und des Thalamus treten Aphasien auf. Ihre Bedeutung für funktional-anatomische Modelle der Sprachverarbeitung ist noch nicht abschließend geklärt. Auch das Kleinhirn besitzt reziproke Verbindungen zum sensomotorischen und Assoziationskortex. Seine Rolle bei der Sprachverarbeitung scheint nicht die linguistischen Prozesse selbst, sondern nichtlinguistische, die Sprachverarbeitung unterstützende Funktionen zu betreffen.

48

XII Affektivität

49 Psychologie der Emotionen

Alfons O. Hamm

Was William James einmal über Aufmerksamkeit sagte, trifft auch für die Definition von Emotionen zu: »Everyone knows what an emotion is … until one is asked to give a definition« (Fehr u. Russell 1984, S. 464). Obwohl es schwierig ist, Emotionen so zu definieren, dass jeder zustimmen würde, gibt es doch eine allgemein akzeptierte wissenschaftliche Arbeitsdefinition.

49.1   Was sind Emotionen?

Emotionen sind Reaktionsmuster, welche durch spezifische Personen oder Objekte (real oder imaginiert) ausgelöst werden. Gewöhnlich werden Emotionen als **Gefühle** erlebt und manchmal sind wir auch Willens oder in der Lage diese Gefühlserlebnisse anderen mitzuteilen (bzw. in Befindlichkeitsfragebögen anzukreuzen). Wortfelderhebungen belegen, dass unsere Sprache mehr als 400 Emotionsworte unterscheidet. Trotz dieser Fülle von Möglichkeiten, Emotionen sprachlich auszudrücken, sind wir nicht immer in der Lage, unsere Gefühlszustände angemessen in Worte zu kleiden. Daher benutzen wir manchmal Metaphern oder auch die Kunst, um diese bewussten Erlebniszustände zu kommunizieren.

Emotionen werden aber nicht nur erlebt, sie werden gewöhnlich auch von charakteristischen Ausdrucksphänomenen (Gestik, Mimik, Vokalisation etc.) begleitet. Obwohl einige Forscher behaupten, dass die Mimik durch angeborene speziesspezifische motorische Programme der Gesichtsmuskulatur reguliert wird, welche interkulturell iden-

tisch sind, ist es unbestritten, dass der emotionale Ausdruck auch durch eine Vielzahl kultureller Konventionen und Selbstdarstellungsabsichten determiniert wird. So weisen Frauen eine deutlich stärkere Expressivität in ihrer Mimik auf als männliche Personen (Lang et al. 1993). Außerdem können Schauspielerinnen »Furcht« und »Trauer« besser darstellen, während ihre männlichen Kollegen überzeugender »Wut« porträtieren. Während Mimik, Gestik und Vokalisation die auffälligsten Indikatoren des emotionalen Ausdrucks beim Menschen sind, werden im Tierexperiment beobachtbare Verhaltensweisen wie Flucht, Immobilität, Angriff oder Körperpflege als emotionale Ausdrucksphänomene analysiert.

Außerdem sind Emotionen von körperlichen Reaktionen begleitet, welche durch Veränderungen im somatischen und autonomen Nervensystem reguliert werden. Diese neurovegetativen Veränderungen werden vom endokrinen System unterstützt und begleitet, wobei während emotionaler Prozesse vor allem das Glukokortikoidsystem und das sympathikoadrenerge System aktiviert werden. Schließlich interagieren diese Systeme mit dem Immunsystem, sodass emotionale Prozesse auch einen Einfluss auf die Immunantwort (z. B. die Anzahl von Zytokinen im Blut; Maier u. Watkins 1998) ausüben können. Diese peripheren Veränderungen sind integraler Bestandteil emotionaler Reaktionen und bereiten den Körper darauf vor, möglichst effektiv in einem bestimmten Kontext zu handeln (der Begriff Emotion stammt von dem lateinischen Wort »movere« ab und bedeutet »sich bewegen«). Emotionen sind also **Handlungsdispositionen**, welche einer bestimmten Handlung (z. B. Flucht) Priorität einräumen und das aktuelle Verhalten oder mentale Prozesse des Organismus unterbrechen (Lang 1995). Diese handlungsvorbereitende Funktion von Emotionen beinhaltet sowohl eine generelle, unspezifische Aktivierung des Organismus (im Sinne einer Mobilisierung seiner energetischen Ressourcen), als auch spezifische Erregungsveränderungen, welche den Körper für ein spezifisches Verhalten vorbereiten (z. B. Angriff, Flucht, Bewegungsstarre, Erbrechen etc.).

> **!** Emotionen sind Reaktionsmuster auf auslösende Ereignisse, welche den Organismus darauf vorbereiten, möglichst effektiv in einem bestimmten Kontext zu handeln. Die emotionsbegleitenden körperlichen Veränderungen haben daher handlungsvorbereitende Funktion. Der Emotionsausdruck dient der Kommunikation der Gefühlszustände.

Aufgrund der unterschiedlichen Funktionen der oben genannten Emotionsindikatoren ist es nicht weiter verwunderlich, dass die Kovariationen zwischen den verschiedenen Reaktionssystemen oft relativ schwach ausgeprägt sind (Lang 1995), wenn Personen mit Situationen konfrontiert werden, die so gestaltet sind, dass sie spezifische Emotionen auslösen sollen (z. B. Furcht, Ärger oder Ekel). Dies bedeutet aber auch, dass emotionale Erlebniszustände weder ein Epiphänomen der neurovegetativen Veränderungen oder des emotionalen Gesichtsausdrucks sind, noch dass sie allein das Ergebnis viszeraler oder somatisch-motorischer Rückkopplungsvorgänge sind, wie es in der nach wie vor einflussreichen **James-Lange-Theorie** des emotionalen Erlebens behauptet wird (James 1894; ▶ Unter der Lupe »James-Lange-Theorie«). Auch die implizite bewusstseinspsychologische Annahme, wonach die emotionalen Reaktionsmuster peripherer Ausdruck eines inneren emotionalen Zustandes seien, welche mehr oder weniger dem subjektiven Gefühlserleben entsprechen, lässt sich empirisch nicht zuverlässig bestätigen. Vielmehr variieren die psychophysiologischen Reaktionsmuster in Abhängigkeit vom situativen Kontext, in dem sie ausgelöst werden. Außerdem interagieren diese situativen Bedingungen mit Personenmerkmalen (z. B. Temperament und Lerngeschichte etc.). Dies soll am Beispiel der Emotion Furcht genauer veranschaulicht werden.

Das starke Herzklopfen, der Blutdruckanstieg und die schweißnassen Handflächen sind scheinbar typische Begleiterscheinungen intensiver Furcht. Dieses sympathikoton gesteuerte vegetative Reaktionsmuster bereitet den Organismus wahrscheinlich auf eine effektive Fluchtreaktion vor. Allerdings reagieren viele Tiere und auch Menschen im Falle intensiver Furcht mit einem völlig anderen vegetativen Reaktionsmuster, nämlich mit einer ausgeprägten Verlangsamung der Herzrate (vgl. zur Übersicht Campbell et al. 1997). Diese Furchtbradykardie ist das Resultat einer über den Vagus vermittelten parasympathischen Inhibition der Herzaktivität und dieses autonome Reaktionsmuster bereitet den Organismus auf eine tonische Bewegungsstarre vor, eine robuste Abwehrreaktion, die bei vielen Tieren im Falle von Furcht beobachtet werden kann. Bei Alligato-

ren sinkt beispielsweise die Herzrate von 30 auf 2–5 Schläge/min, wenn sich ein Kanu nähert. Außerdem zeigt das Tier eine völlige Bewegungsstarre. Ratten reagieren bei Antizipation eines Schmerzreizes mit einem deutlichen Blutdruckabfall, wenn sie sich nicht bewegen können. Wenn sie sich allerdings frei bewegen können, zeigen die Tiere in der gleichen Situation einen deutlichen Blutdruckanstieg.

> **!** Das Gefühlserleben ist kein Epiphänomen der emotionsbegleitenden körperlichen Veränderungen oder des Emotionsausdrucks. Die emotionstypischen vegetativen Reaktionsmuster werden vielmehr von dem Verhaltensprogramm determiniert, welches durch die Emotion voraktiviert wird. Es gibt keine stabilen emotionsspezifischen psychophysiologischen Reaktionsmuster für eine begrenzte Anzahl von Basisemotionen.

Diese Kontextspezifität emotionsbegleitender vegetativer Veränderungen lässt sich auch beim Menschen nachweisen. Konfrontiert man Tierphobiker mit ihren gefürchteten Objekten (z. B. Bilder von Schlangen oder Spinnen) so reagieren diese Personen mit einem deutlichen Anstieg ihrer Herzrate (Furchttachykardie) und ihres Blutdrucks (Hamm et al. 1997). Wahrscheinlich bereitet dieses ergotrope vegetative Reaktionsmuster den Organismus auf eine effektive Fluchtreaktion vor. Intensive Fluchttendenzen sind tatsächlich eines der wesentlichen Symptome bei Tierphobikern. Dagegen zeigen Blut- und Injektionsphobiker eine deutliche furchtinduzierte Bradykardie und einen Blutdruckabfall, wenn sie mit Bildern verstümmelter Unfallopfer oder mit Videofilmen blutiger Operationen konfrontiert werden (Hamm et al. 1997). Dieses vagal dominierte vegetative Muster der Furchtreaktion ist integraler Bestandteil einer tonischen Immobilitätsreaktion, wobei die Durchblutung in der Peripherie vermindert wird, um die Gefahr eines zu starken Blutverlustes bei drohender Verletzung zu reduzieren. In ◻ Abb. 49.1 sind diese unterschiedlichen vegetativen Muster der Furchtreaktionen nochmals veranschaulicht. Dargestellt sind die phasischen Herzraten- (◻ Abb. 49.1a) und Blutdruckveränderungen von Tier- und Blut-Injektions-Phobikern bei der Konfrontation mit ihren gefürchteten Objekten. Bei nicht phobischen Kontrollpersonen führten die gleichen Reize übrigens zu keinen nennenswerten vegetativen Reaktionen (Hamm et al. 1997).

Diese Befunde widerlegen theoretische Modelle, wonach Emotionen in Form fester »Affektprogramme« im

Gehirn repräsentiert sind, welche dann stabile emotions-spezifische psychophysiologische Reaktionsmuster, für eine diskrete Anzahl sog. Basisemotionen, regulieren. Vielmehr haben die emotionsimmanenten viszeralen Veränderungen handlungvorbereitende Funktion und die neurovegetativen Reaktionsmuster variieren in Abhängigkeit von der Handlung, die in einem spezifischen Kontext aktiviert werden soll, d. h. die bei Furcht ausgelösten vegetativen Veränderungen sind unterschiedlich, je nachdem ob der Organismus Hals über Kopf die Flucht ergreift oder in eine völlige Bewegungsstarre verfällt.

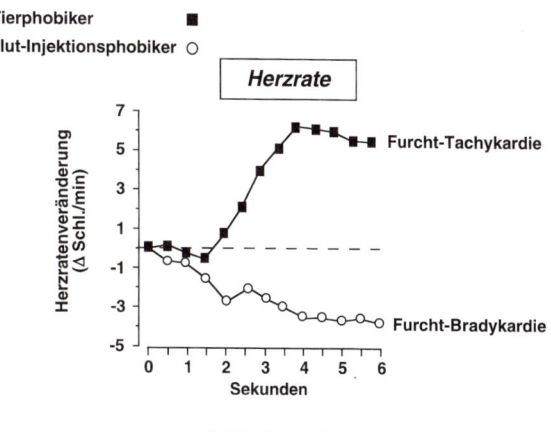

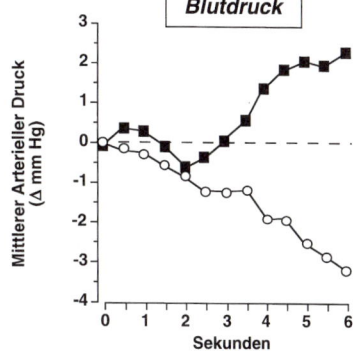

49.2 Motivationale Organisation von Emotionen

Obwohl also die spezifische Ausformung des emotionalen Ausdrucks, der vegetativen Reaktionsmuster und der berichteten Gefühlserlebnisse für jede Person einzigartig ist, behaupten viele Emotionstheoretiker, dass sich das Emotions- oder Affektsystem aus einem primitiveren Motivationssystem entwickelt hat, welches eine sehr viel einfachere Organisation aufweist und vielen Lebewesen gemeinsam ist (Cacioppo et al. 1999; Lang 1995; Lang et al. 1998). Diese motivationalen und emotionale Systeme entscheiden, welche der vom kognitiven System gelieferten Informationen persönlich bedeutsam sind (Cacioppo et al. 1999). Dabei hat die Evolution den menschlichen Organismus so geprägt, dass er vor allem auf diejenigen Umweltereignisse

◻ **Abb. 49.1a, b.** Phasische Herzraten- (**a**) und Blutdruckveränderungen (**b**) beim Betrachten phobierelevanter Bilder. Tierphobiker sahen Bilder von Spinnen und Schlangen, Blut- und Injektionsphobiker betrachteten Bilder verstümmelter Unfallopfer

---

Unter der Lupe

James-Lange-Theorie der Emotionen

In ihrer Kernaussage behauptet die James-Lange-Theorie, dass Emotionen nicht mit der bewussten Erfahrung des Affekts (also dem Gefühl) beginnen, sondern dass erst die Wahrnehmung von somatischen und vegetativen Veränderungen, welche in einer bestimmten Situation ausgelöst werden, zu dem bewussten Gefühlserlebnis führen. Während allerdings für den Psychologen James die Erklärung des bewussten Emotionserlebens im Mittelpunkt der Theorie stand war für den Physiologen Lange das Gefühlserleben irrelevant, für ihn bestand die Emotion in den physiologischen (insbesondere kardiovaskulären) Veränderungen. Gerade diese Idee ist von Cannon heftig kritisiert worden. Cannon behauptete dass, pharmakologisch induzierte viszerale Veränderungen zu keinen Emotionen füh-

ren, dass eine Durchtrennung der viszeralen Afferenzen nicht zu einem vollständigen Verlust von Emotionen führt und die viszeralen Afferenzen zu langsam und zu unsensibel sind, um die gesamte Dynamik emotionaler Erfahrungen zu erklären. Man geht heute davon aus, dass das Gefühlserleben nicht allein das Ergebnis der Wahrnehmung körperlicher Veränderungen ist. Vielmehr scheint auch die Bewertung, welche situativen Merkmale die körperlichen Veränderungen ausgelöst haben könnten, eine entscheidende Rolle für das Gefühlserleben zu haben (sog. attributionstheoretische Modelle). Damasio geht sogar in neueren Ansätzen so weit zu sagen, dass das Gefühlserleben das Ergebnis eines Konstruktionsprozesses des Gehirns ist, um die wahrgenommenen Körperveränderungen zu erklären. Mit einem solchen Modell könnte sich William James sicherlich anfreunden.

emotional reagiert, die für sein Überleben bedeutsam sind (z. B. motiviert eine bedrohliche, feindliche Umgebung Angriffs- oder Fluchtverhalten, während eine gastfreundliche angenehme Umgebung zu appetitivem Verhalten, z. B. Körperpflege oder sexuelle Kontaktaufnahme, animiert). Motiviertes Verhalten aktiviert den Organismus. Dies geschieht allerdings nicht eindimensional, etwa im Sinne einer generell erhöhten sympathikoton dominierten Erregungsbereitschaft, wie das in älteren Emotions- oder Motivationstheorien behauptet wurde (vgl. Cannon 1932; Hull 1943). Vielmehr kommt es bei dem Ansprechen basaler Motivationssysteme zu differentiellen Aktivierungsmustern.

Motiviertes Verhalten ist aber nicht nur energetisierend, sondern immer auch zielgerichtet. Daher kann das Affektsystem in ein aversives und appetitives Motivationssystem unterteilt werden (Schneirla 1959; Lang et al. 1990). Wird nun das aversive motivationale System aktiviert, werden

defensive Verhaltensweisen (z. B. Flucht, Vermeidung, Abwehr etc.) gebahnt, um die aversive Situation so schnell wie möglich wieder zu beenden. Demgegenüber wird bei Aktivierung des appetitiven Motivationssystems die Bereitschaft zur Annäherung an angenehme Reize (z. B. zur Nahrungsaufnahme, Exploration, Paarung etc.) gebahnt. Lang und Mitarbeiter sprechen in diesem Fall von sog. emotionaler Bahnung (»emotional priming«; Lang 1995; Lang et al. 1998). Wenn das Modell emotionaler Bahnung zutrifft, sollten bei Aktivierung des aversiven Motivationssystems auch Schutz- und Abwehrreflexe gebahnt und somit verstärkt werden, während gleichzeitig appetitive Reflexe (z. B. Speichelfluss) gehemmt sind. In den letzten Jahren hat sich die Schreckreaktion als ein vielversprechender Indikator erwiesen, um die Vorhersagen des Modells der emotionalen Bahnung empirisch zu überprüfen (▶ Unter der Lupe »Schreckreaktion«).

Schreckreaktion
In ihrer vollen Ausprägung besteht die Schreckreaktion aus einer sich entlang der neuronalen Achse von kranial nach kaudal ausbreitenden Welle von Flexorbewegungen. Ausgelöst wird dieser motorische Reflex durch ein **abrupt** auftretendes sensorisches Ereignis von einer Intensität, deren Maximum nach ca. 10 ms erreicht sein sollte (Landis u. Hunt 1939). Gemäß des Modells emotionaler Bahnung sollte nun dieser durch einen anderen Reiz (»probe stimulus«) ausgölste Schutzreflex während eines defensiven Emotionszustands gebahnt sein.

Brown et al. (1951) gelang erstmals der empirische Nachweis, dass es bei einem defensiven Emotionszustand tatsächlich zu einer Bahnung der Schreckreaktionen kommt. In ihrem Furchtkonditionierungsexperiment mit Ratten verwendeten sie einen Licht-Ton-Verbundreiz als konditionierten Stimulus (CS) und einen elektrischen Schock als unkonditionierten Stimulus (US). Der Schreckreiz bestand aus einem Knall, der durch das Abfeuern einer Schreckschusspistole erzeugt wurde. Wurden die Schreckreize während des Hinweisreizes präsentiert, welcher vorher mit dem Schock gepaart worden war, zeigten die Tiere eine starke Potenzierung ihrer Schreckreaktion im Vergleich zu den Reaktionen, die in Abwesenheit des konditionierten Reizes ausgelöst wurden. Das Phänomen der furchtinduzierten Schreckreflexpoten

zierung kann auch im Humanbereich untersucht werden, obwohl hier im Gegensatz zum Tierexperiment nicht die Ganzkörperschreckreaktion (gemessen wird dabei die durch das Zusammenzucken der Tier verursachte Abwärtsbewegung des Käfigbodens), sondern die Lidschlagreaktion als zuverlässigste und schnellste Komponente der Reflexsequenz registriert wird.

Auch im Humanbereich kommt es zu einer deutlichen Potenzierung der Schreckreaktionen, wenn diese in Gegenwart von Reizen ausgelöst werden, welche in der Akquisition mit einem aversiven UCS assoziiert waren (Hamm et al. 1993). Im Gegensatz zu der sonst häufig als Index für Furchtlernen verwendeten Hautleitwertkonditionierung (vgl. Bechara et al. 1995) ist die gelernte Schreckreflexpotenzierung spezifisch für aversive Lernerfahrungen und außerdem unabhängig vom deklarativen Wissen über die gelernten Stimuluskontingenzen. Diese Befunde deuten darauf hin, dass die konditionierte Schreckreflexpotenzierung tatsächlich ein spezifischer Index für implizite emotionale Lernprozesse ist, wohingegen die elektrodermale Reaktionsdifferenzierung primär die Veränderung der Signaleigenschaften der konditionierten Reize als Ergebnis expliziten Kontingenzlernens abbildet. Im linken Teil von ◘ Abb. 49.2a, b sind die Kernbefunde dieser Konditionierungsstudien nochmals zusammengefasst dargestellt.

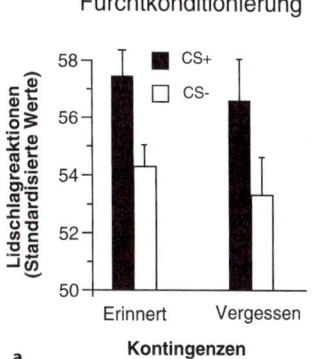

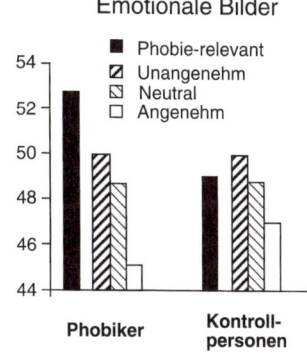

a

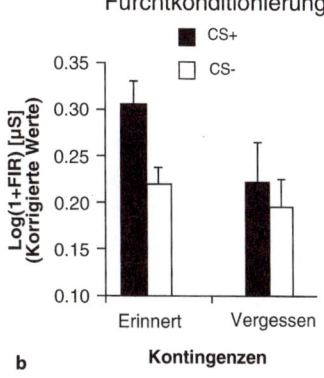

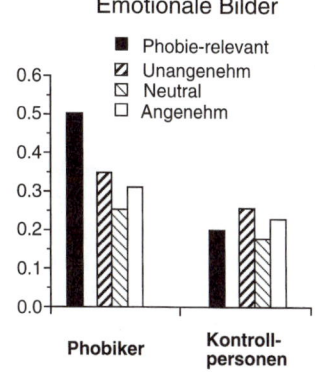

b

Abb. 49.2. a Affektinduzierte Modulation der Schreckreaktionen. *Links*: Furchtinduzierte Potenzierung der Schreckreaktionen, welche in Gegenwart der konditionierten Reize (CS+) ausgelöst wurden, die in der Akquisition mit einem aversiven Schmerzreiz assoziiert waren. Diese fuchtinduzierte Schreckreflexpotenzierung war unabhängig vom deklarativen Wissen der Probanden über die Stimuluskontingenzen. *Rechts*: Potenzierung der Schreckreaktionen beim Betrachten phobierelevanter und unangenehmer Reize und Inhibition dieser Schutzreflexe beim Betrachten angenehmer Bildinhalte. **b** Erregungsabhängige Modulation der Hautleitwertreaktionen. *Links*: Der mit

dem aversiven UCS gepaarte konditionierte Stimulus (CS+) löst höhere elektrodermale Reaktionen aus, als der nicht mit dem UCS gepaarte Reiz (CS–), allerdings nur dann, wenn die Probanden die CS-UCS-Kontingenzen wiedergeben können. *Rechts*: Unangenehme und angenehme Bilder lösen deutlich stärkere elektrodermale Reaktionen aus, als neutrale Reize. Sowohl angenehme als auch unangenehme Bilder werden auch als erregender erlebt. Phobierelevante Reize sind für Phobiker sehr erregend und lösen daher bei diesen Personen deutlich stärkere Hautleitwertreaktionen aus

❶ **Emotionale Reaktionen unterscheiden sich von nichtaffektiven Verhaltensweisen durch ihre Verankerung in basale Motivationssysteme. Die Aktivierung dieser Motivationssysteme energetisiert den Organismus und bahnt entweder appetitive oder defensive Verhaltensweisen. Die fundamentalste Form dieser emotionalen Bahnung findet sich auf der Ebene defensiver und appetitiver Reflexe. Wird das aversive Motivationssystem aktiviert, werden Schutzreflexe (z. B. die Schreckreaktion) gebahnt. Bei Aktivierung einer Annäherungsdisposition werden diese Reflexe gehemmt.**

49.3 Emotionale Bahnung: Modulation der Schreckreaktion

Beim emotionalen Lernen wird die affektive Qualität eines ehemals neutralen Reizes durch seine Assoziation mit einem aversiven (oder appetitiven) unkonditionierten Reiz verändert (zur ausführlichen Diskussion vgl. Hamm 1997). Die neuronalen Schaltkreise, welche diesem Prozess zugrunde liegen, sind inzwischen weitgehend bekannt (▶ Kap. 50). Im Humanbereich ist es aber auch möglich, die Modulation der Schreckreaktion bei der Präsentation von Reizen zu untersuchen, deren emotionsauslösende Qualität sich bereits a priori unterscheidet. Angeregt durch die Reliabilitäts- und Validitätsprobleme, aber auch durch die Divergenz verschiedener Methoden der Emotionsauslösung haben eine Reihe von Arbeitsgruppen unter der Federführung von Peter Lang damit begonnen, einen Satz standardisierter Reize zur Untersuchung emotionaler Prozesse im Labor zu entwickeln (vgl. Lang et al. 1993). Es handelt sich hierbei um Fotografien sehr unterschiedlicher semantischer Kategorien (Bilder von bedrohlichen oder putzigen Tieren, erotische Reize, verstümmelte Unfallopfer etc.). Wie in einer Reihe von Studien gezeigt werden konnte, löst das Betrachten dieser verschiedenen emotionalen Bildinhalte systematisch unterscheidbare und stabile emotionale Reaktionsmuster aus. Dies zeigt, dass während dieser passiven Tätigkeit der emotionalen Reizaufnahme tatsächlich die Affektsysteme aktiviert werden können. Gemäß des Modells der emotionalen Bahnung sollten daher auch die protektiven Reflexe (z. B. die Schreckreaktionen) gesteigert sein, wenn diese während des Betrachtens unangenehmer Bilder ausgelöst werden und entsprechend inhibiert sein, wenn sie in dem Moment ausgelöst werden, wenn die Personen gerade angenehme Bilder betrachten (also appetitive Motivationslagen aktiviert werden).

In den letzten 10 Jahren wurde insbesondere von Lang und Mitarbeitern (vgl. Übersichten Lang et al. 1990, 1998) aber auch von anderen Forschern (Hamm et al. 1997; Patrick 1994) sehr viel empirische Evidenz zusammengetragen, welche das Modell der emotionalen Bahnung eindeutig bestätigt. Wie vorhergesagt, sind die akustisch ausgelösten Schreckreaktionen verstärkt, wenn die Probanden unangenehme Bilder betrachteten, und relativ zu neutralen Inhalten inhibiert, wenn sich die Personen angenehme Bilder ansehen. Diese affektinduzierte Modulation der Schreckreaktionen ist unabhängig von der sensorischen Modalität der reflexauslösenden (Bradley et al. 1990) und emotionsauslösenden Reize (Bradley u. Lang 2000). Diese affektinduzierte Modulation der Schreckreaktion ist ein äußerst robustes Phänomen, welches inzwischen in vielen unterschiedlichen Laboratorien repliziert werden konnte, wobei zur Emotionsinduktion entweder ebenfalls Farbdiapositive, kurze Videofilmsequenzen, oder Geruchsreize verwendet wurden. Balaban (1995) konnte bereits bei 5 Monate alten Säuglingen eine deutliche affektinduzierte Modulation der Schreckreaktionen nachweisen, wenn diese beim Betrachten von Bildern mit wütenden, neutralen und freundlichen Gesichtsausdrücken ausgelöst wurden.

Neuere Befunde haben die Grundlagen der affektinduzierten Modulation der Schreckreaktion genauer aufge-

klärt und entsprechend spezifiziert. So kommt es nur bei hoch erregenden unangenehmen Reizen zu einer deutlichen Potenzierung der Schreckreaktionen. Auch die Inhibition der Schreckreaktion nimmt mit steigendem Erregungsgehalt der attraktiven Bilder zu. In die gleiche Richtung weisen Befunde von Hamm et al. (1997). In dieser Studie zeigten Personen mit einer spezifischen Phobie eine deutlich stärkere Potenzierung ihrer Schreckreaktionen, wenn diese mit Bildern ihrer gefürchteten Objekte oder Situationen konfrontiert wurden, als wenn die Schreckreaktionen während der Präsentation anderer unangenehmer Bilder ausgelöst wurden. Die phobischen Reizinhalte wurden auch als deutlich erregender eingestuft und führten ebenfalls zu stärkeren autonomen Reaktionen, welche nicht mit der Valenz der Reize, sondern mit ihrem Erregungsgehalt kovariierten (▶ rechter Teil von ◘ Abb. 49.2a,b).

> ❶ **Die Modulation der Schreckreaktionen ist ein spezifischer Indikator für die Aktivierung emotionaler Netzwerke im Gehirn. Wird dieser Schutzreflex in Gegenwart unangenehmer, furchtauslösender Reize ausgelöst, ist er deutlich potenziert. Beim Betrachten angenehmer Bilder, dem Hören angenehmer Geräusche oder dem Riechen appetitlicher Gerüche kommt es zu einer Hemmung dieses Reflexes. Demgegenüber bilden die autonomen Veränderungen (z.B. Hautleitwertveränderungen) die Erregungs- bzw. Signaleigenschaften der entsprechenden Reize ab und kovariieren mit anderen Indikatoren selektiver Aufmerksamkeit.**

Die affektinduzierte Modulation protektiver Reflexe ist auch deshalb von großer theoretischer und praktischer Bedeutung, weil die sie regulierenden neuronalen Schaltkreise inzwischen aufgrund intensiver Forschungsarbeiten von Davis (1998) weitgehend bekannt sind. Der primäre obligatorische Reflexweg zwischen akustischem Schreckreiz und motorischer Antwort besteht aus nur 3 Synapsen. Das Phänomen der affektinduzierten Modulation der Schreckreaktion impliziert jedoch die Existenz eines zusätzlichen modulatorischen Schaltkreises. Eine Vielzahl von Befunden belegt inzwischen, dass die Amygdala und ihre reichhaltigen efferenten Projektionen die zentrale Regulationseinheit innerhalb dieses modulatorischen Schaltkreises sind (▶ auch Kap. 50). Aufgrund der anatomischen Verschaltungen muss man von einer hierarchischen Organisation dieser emotionalen Netzwerke ausgehen, bei denen verschiedene Hirnregionen miteinander verbunden sind, welche für die Steuerung unterschiedlicher Reaktionssysteme zuständig sind. Diese Netzwerke werden darüber hinaus auch noch mit anderen Informationen versorgt. So werden beispielsweise die kardiovaskulären Reaktionsmuster, welche durch die Furchtnetzwerke angestoßen werden, durch den lateralen Kern des Hypothalamus und durch Regionen des Hirnstamms reguliert. Diese Kerngebiete werden aber auch von anderen Netzwerken angesteuert, welche dafür verantwortlich sind, die Homöostase im Herz-Kreislauf-System aufrechtzuerhalten und zu verhindern, dass beispielsweise der Blutdruck zu sehr entgleist (z. B.

kompensatorische inhibitorische Afferenzen durch die Aktivierung der Barorezeptoren). Es ist daher nicht weiter verwunderlich, dass sehr viele Einflussfaktoren auf die Reaktionen des kardiovaskulären Systems einwirken, von denen nur einige von den emotionalen Schaltkreisen des Gehirns ausgehen. Daher erlaubt die Untersuchung der emotionalen Bahnung des Schreckreflexes einen direkteren Zugang zur Aktivierung der Amygdala, da die Schreckreflexmodulation unabhängig von unterschiedlichen Anforderungen der emotionsauslösenden Situation ist.

Unter der Lupe

Affektinduzierte Modulation der Schreckreaktionen

Befunde von Hamm und Mitarbeitern stützen die Annahme, dass auch beim Menschen die Amygdala die zentrale Kernstruktur für die affektinduzierte Modulation der Schreckreaktionen ist. In einer Furchtkonditionierungsstudie wurden 7 Patienten untersucht, bei denen eine unilaterale Resektion der Amygdala vorgenommen wurde, um die ansonsten therapieresistenten epileptischen Anfälle zu kontrollieren. Die Patienten wurden nach ihrer Operation mit einer differentiellen Konditionierungsanordnung untersucht; 19 gesunde Erwachsene dienten als Kontrollgruppe. Die wichtigsten Ergebnisse dieser Studie sind in ◘ Abb. 49.3 dargestellt.

In Übereinstimmung mit den in Abschn. 49.3 beschriebenen Ergebnissen, zeigten die Kontrollpersonen erneut eine deutliche Potenzierung ihrer Schreckreaktio-

nen, wenn diese in Gegenwart des verstärkten konditionierten Reizes ausgelöst wurden. Das Ausmaß dieser furchtinduzierten Potenzierung der Schreckreaktionen war erneut unabhängig davon, ob die Probanden sich an die Kontingenzrelationen erinnern konnten oder nicht. Im Gegensatz dazu zeigten die Patienten mit unilateraler Amygdalaresektion keine affektinduzierte Modulation ihrer Schreckreaktionen und das obwohl die Schreckreize sehr wohl deutliche Schreckreaktionen auslösten. Da die konditionierte Schreckreflexkonditionierung ein weitaus spezifischerer Indikator für emotionales Lernen darstellt als die konditionierte Hautleitwertdifferenzierung und außerdem deutlich weniger durch die anticholinergischen Nebenwirkungen der antikonvulsiven Medikation (z. B. durch Carbamazepin) beeinträchtigt wird als das elektrodermale System, sind diese Daten eine wichtige Erweiterung der Befunde von LaBar et al. (1995).

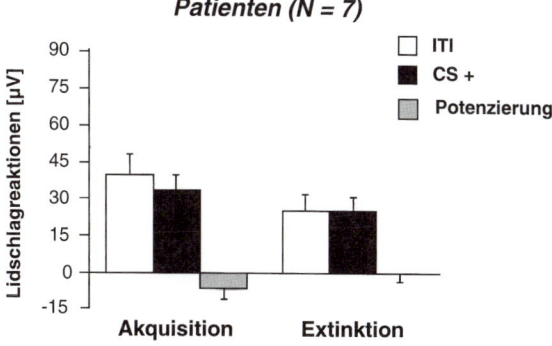

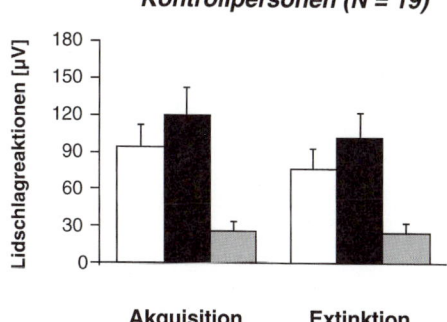

Abb. 49.3a, b. Mittlere Größe der Lidschlagreaktionen, welche während der Präsentation von *CS+* und in Abwesenheit der konditionierten Reize (*ITI*) ausgelöst wurden. Teil **a** zeigt die Reaktionen von Epilep-

siepatienten nach unilateraler Resektion des Temporallappens, in Teil **b** sind die Reaktionen von gesunden Kontrollpersonen in diesem aversiven Konditionierungsexperiment dargestellt

Zusammenfassung

Emotionszustände sind aus 2 wichtigen Komponenten zusammengesetzt. Die erste Komponente äußert sich in charakteristischen physischen Reaktionen, welche gemessen und beobachtet werden können, die zweite Komponente betrifft das subjektive, bewusste Gefühlserleben. Die durch das autonome Nervensystem gesteuerten emotionsbegleitenden vegetativen Veränderungen haben im Wesentlichen eine handlungsvorbereitende Funktion und daher folgt ihr Muster nicht laienpsychologisch plausiblen semantischen Kategorisierungen, sondern hängt von der spezifischen Handlungsdisposition ab, welche in einem speziellen emotionalen Kontext aktiviert wird (z. B. Flucht oder Bewegungsstarre). Ausdrucksphänomene wie Gestik und Mimik haben dagegen eine vorwiegend kommunikative Funktion. Um daher Emotionen wie Furcht, Ärger oder Stolz zu verstehen, müssen wir die Beziehungen zwischen dem Gefühlserleben, welches wahrscheinlich im Kortex repräsentiert ist, und den damit assoziierten physiologischen Veränderungen verstehen, welche hauptsächlich durch subkortikale Gehirnstrukturen ausgestaltet werden.

Einige Wissenschaftler behaupten, dass es eine sehr enge Beziehung zwischen den beiden Komponenten (physische Veränderung und Gefühl) gäbe. Folgerichtig wird eine begrenzte Anzahl sog. prototypischer Basisemotionen angenommen, welche in der Regel auf durch Alltagserfahrungen geleiteten Kategorisierungen beruhen und durch Worte wie Furcht, Ärger, Trauer usw. beschrieben werden. Die empirische Evidenz für eine solch enge Beziehung zwischen diskreten Gefühlszuständen und festen emotionsspezifischen physiologischen Reaktionsmustern ist jedoch eher schwach. Wahrscheinlicher ist, dass sich das emotionale oder das Affektsystem aus einer motivationalen Basis entwickelt hat, welche eine sehr viel einfachere Organisationsstruktur aufweist. Die Evolution hat den Organismus geprägt auf diejenigen Umgebungsbedingungen besonders zu reagieren, welche für sein Überleben von Bedeutung sind. Dies hat beispielsweise zur Folge, dass defensive Verhaltensweisen beim Auftreten feindseliger oder bedrohlicher Reize sofort gebahnt werden und appetitive Verhaltensweisen in Gegenwart von »gastfreundlichen« Umgebungsbedingungen vorgebahnt werden. Die neuronalen Schaltkreise für diese Systeme sind in den phylogenetisch älteren Teilen des Gehirns lokalisiert. Tierexperimentelle Befunde belegen, dass die Amygdala die Kernstruktur des defensiven Reaktionssystems darstellt. Die Modulation der Schreckreaktion durch affektive Prozesse ist dabei ein guter Indikator für die Aktivierung der oben genannten subkortikalen neuronalen Schaltkreise. Wahrscheinlich tritt die Potenzierung der Schreckreaktion zu einem frühen Zeitpunkt im Ablauf des defensiven Verhaltensprogramms auf, nämlich kurz nachdem die Bedrohung entdeckt wurde. In dieser frühen Phase defensiver Orientierung unterbricht der Organismus seine aktuelle Tätigkeit, verfällt in eine Bewegungsstarre, fokussiert seine Aufmerksamkeit auf den bedrohlichen Reiz, und bereitet sich auf eine mögliche Flucht vor. Genau in dieser Phase befindet sich der Mensch beim Betrachten affektiver Bilder, wo die Aufmerksamkeit genau auf die Hinweisreize gerichtet ist und der Organismus sich in einer bewegungslosen Position der Reizaufnahme befindet.

49

50 Physiologie und Anatomie der Emotionen *

Ralph Adolphs

Wie im vorangegangenen Kap. 49 dargestellt wurde, bezieht sich der Begriff der Emotion auf eine Reihe verschiedener Aspekte zentralnervöser Funktionsmechanismen, die zum einen die Bedeutung und Wertigkeit der Außenwelt repräsentieren und zum anderen für das Überleben und die Homöostase eines Organismus wichtig sind. Man kann den Begriff »Emotion« in 3 verschiedene Arten von Prozessen einteilen: solche, die mit der Perzeption eines Stimulus zu tun haben, diejenigen, die für die emotionalen Veränderungen im Körper verantwortlich sind, und solche, die sich auf das »Fühlen der Emotion« beziehen.

Emotionale Verhaltensantworten steuern, sowohl direkt als auch indirekt, das automatische (unwillkürliche) und geplante (willkürliche) Verhalten des Organismus. Sie werden vom Organismus als umfassende Veränderungen des Zustandes von Körper und Gehirn wahrgenommen, eine Komponente, die zu der bewussten Erfahrung der Emotion oder zu dem »Gefühl« führt. Ferner kann das emotionale Verhalten des Organismus auf den auslösenden Stimulus gerichtet werden, sodass es zu einer Feedbackwirkung auf die Umwelt kommt, um Homöostase, Überleben und Wohlbefinden aufrechtzuerhalten.

50.1   Tierexperimentelle Untersuchungen

Frühe Studien zu den neuronalen Substraten emotionsbezogenen Verhaltens an Tieren basieren sowohl auf Läsionsstudien als auch auch auf neurophysiologischen Stimulationsexperimenten. In den 20er-Jahren des letzten Jahrhunderts beobachteten Philip Bard und Walter Cannon Verhaltensweisen an Katzen mit Kortexläsionen, die starkem Ärger oder heftiger Wut sehr ähnlich zu sein schienen. Bestimmte Hirnläsionen führten zu Verhaltensweisen, die Schwanzschlagen, Beinzucken, Beißen, Kratzen und erhöhte autonome Aktivität umfassten. Sie nannten dies »Pseudowut« (»sham rage«), weil sie dachten, dass dieses Verhalten ohne eine bewusste emotionale Erfahrung aufträte und weil es durch sehr milde Reize wie leichtes Berühren ausgelöst werden konnte. Weiterführende Forschungsbemühungen zeigten, dass Pseudowut nicht auftrat, wenn der laterale Hypothalamus in das Läsionsgebiet eingeschlossen wurde. Gezieltere Läsionen des lateralen Hypothalamus führten bei diesen Experimenten zu sanftem, gelassenem Verhalten und Läsionen des medialen Hypothalamus bewirkten vermehrte Reizbarkeit. Diese Beobachtungen passten zu den Ergebnissen von Stimulationsexperimenten, die ungefähr zur gleichen Zeit von Walter Hess durchgeführt wurden. Hess implantierte Elektroden in verschiedene Areale des Hypothalamus und beobachtete unterschiedliche Verhaltenskonstellationen in Abhängigkeit von der Platzierung der Elektroden. Stimulation des lateralen Hypothalamus führte bei Katzen zu einem erhöhten Blutdruck, einem Buckeln des Rückens und anderen vegetativen und somatischen Antworten, die mit Wut verknüpft sind. Diese Ergebnisse führten zu einem Konzept, nach dem der Hypothalamus der Organisator und Integrator autonomer und behavioraler Bestandteile emotionaler Antworten ist.

Ein zweiter neuroanatomischer Schlüsselbefund bei Tieren war die Entdeckung von Klüver u. Bucy im Jahr 1937, die zeigen konnten, dass große bilaterale Läsionen des Temporallappens einschließlich der Amygdala, bei Affen ein Syndrom auslöste, bei dem die Tiere unfähig zu sein

---

* Übersetzung: J. Thome.

schienen, die emotionale Bedeutung bestimmter Stimuli zu erkennen (Klüver u. Bucy 1939). Beispielsweise wurden die Affen ungewöhnlich zahm. Sie näherten sich Reizen wie z. B. Schlangen, vor denen normale Affen üblicherweise Angst haben, und berührten sie sogar.

Basierend auf diesen tierexperimentellen Befunden sowie auf Befunden beim Menschen schlugen frühe Theoretiker eine Reihe neuronaler Strukturen vor, die sie als wichtige Bestandteile eines Systems betrachteten, das Emotionen prozessieren kann. Eine der einflussreichsten Hypothesen, die von Paul McLean in den 40er und 50er Jahren des 20. Jahrhunderts entwickelt wurde, bestand in der Idee eines sog. »Limbischen Systems«, das die Amygdala, das Septum pellucidum, den orbitofrontalen Kortex und den Gyrus cinguli umfasste und zwischen folgenden Systemen lag, um zwischen ihnen zu vermitteln: einerseits neokortikalen Systemen, die Wahrnehmen, Erkennen und Denken zur Aufgabe haben, und andererseits Strukturen des Hirnstamms und des Hypothalamus, die dem emotionalen Reagieren dienen (MacLean 1955).

Während das Konzept eines spezifischen limbischen Systems kontrovers diskutiert wird, ist diese Idee doch nützlich, um einige der funktionellen Bestandteile der Emotion zu differenzieren. Eine Schlüsselerkenntnis besteht darin, dass spezifische Strukturen notwendig sind, welche sensorische Informationsverarbeitung (z. B. Perzeption eines Stimulus) mit vegetativen, endokrinen und somatomotorischen Effektorstrukturen im Hypothalamus, in der grauen Substanz um den Aquädukt und anderen Mittel- sowie Stammhirnkernen verknüpfen. Im nächsten Abschnitt werden verschiedene Strukturen besprochen, die entweder eine Rolle bei der Verknüpfung sensorischer Informationsverarbeitung mit emotionalem Verhalten spielen oder an der Auslösung von emotionsabhängigen Veränderungen des Körperzustands beteiligt sind.

> ❶ **Eine wichtige Gruppe mehrerer Strukturen, die Emotionen prozessieren, dient dazu, die Perzeption sensorischer Stimuli mit der Auslösung emotionsabhängiger Körperzustände (somatische, viszerale und endokrine Veränderungen) zu verknüpfen.**

50.1.1 Amygdala

Die Amygdala stellt eine Ansammlung von Kernen tief im anterioren Temporallappen dar, in die schon stark bearbeitete sensorische Informationen aus allen Sinnesbereichen

(mit Ausnahme einer direkten Afferenz vom Bulbus olfactorius) einfließen und die umfassende reziproke Verbindungen mit einer großen Zahl anderer Hirnstrukturen besitzt, deren Funktionen durch Emotionen moduliert werden können (als Übersicht s. Amaral et al. 1992). Insbesondere besitzt die Amygdala massive Verbindungen sowohl direkt als auch indirekt über den Thalamus zum orbitofrontalen Kortex, der eine Schlüsselrolle bei Prozessen des Planens und bei Entscheidungsfindungsprozessen spielt (▶ Kap. 44 und 45). Die Amygdala steht in Verbindung mit dem Hippocampus, den Basalganglien und dem basalen Frontalhirn, allesamt Strukturen, die an verschiedenen Aspekten von Gedächtnis und Aufmerksamkeit Anteil haben. Zusätzlich projiziert die Amygdala zu Strukturen wie dem Hypothalamus, die an der Kontrolle der Homöostase sowie des viszeralen und neuroendokrinen Outputs beteiligt sind. Die Amygdala ist also so organisiert, dass sie Informationen über externe Reize mit Modulationen von Entscheidungsfindungsprozessen, Gedächtnis und Aufmerksamkeit sowie somatischen, viszeralen und endokrinen Prozessen verknüpfen kann.

Während die oben erwähnten Arbeiten von Klüver und Bucy bereits zeigten, dass die Amygdala an Verhaltensweisen beteiligt ist, die durch die emotionale und soziale Relevanz von Reizen getriggert wurden, wurde dennoch in den meisten Tierstudien zur Funktion der Amygdala Emotion nicht auf der Ebene sozialen Verhaltens, sondern auf der Ebene von Verhaltensveränderungen gegenüber Belohnung und Bestrafung untersucht. Diese Studien haben die Bedeutung der Amygdala für einen bestimmten Typus von assoziativem Gedächtnis gezeigt: die Assoziation zwischen einem Stimulus und der auf das Überleben bezogenen Wertigkeit, die dieser Stimulus für den Organismus besitzt. Die Amygdala ist für die Verknüpfung von ursprünglich unbedeutsamen Stimuli mit emotionalem Verhalten auf der Basis von offensichtlich ursächlichen potentiell schädlichen Zusammenhängen zwischen dem Reiz und einem Verstärker unabdingbar.

Während ein solcher Mechanismus prinzipiell mit dem weiten Aufgabengebiet der Amygdala bei sozialen und emotionalen Verhaltensweisen im echten Leben vereinbar ist, wurde er im Labor als **Angstkonditionierung** (»fear conditioning«) untersucht. Angstkonditionierung nutzt die angeborene Antwort auf Gefahr, welche bei vielen Säugetieren sehr ähnlich ist und u. a. Haltungsverharren (»freezing«), Blutdruckanstieg, Pulserhöhung und Freisetzung von Stresshormonen umfasst. Dieses Verhalten wird bei der Angstkonditionierung durch einen schädlichen Reiz, wie

z. B. einen am Fuß applizierten Stromstoß, ausgelöst. Wenn diesem unangenehmen elektrischen Reiz ein neutraler Stimulus, wie z. B. der Klang einer Glocke, vorausgeht, wird der Glockenklang mit dem unangenehmen Reiz assoziiert und das Versuchstier wird letztlich die Angstantwort auch auf das Hören der Glocke hin aufweisen. Joseph LeDoux und Mitarbeiter haben dieses Paradigma dazu genutzt, die neuronalen Substrate konditionierter Angstantworten bei Ratten zu untersuchen (zur Übersicht s. LeDoux 1996). LeDoux stellte fest, dass 2 Kerne in der Amygdala von vitaler Bedeutung für die Assoziation eines akustischen Stimulus mit einer Angstantwort sind. Der laterale Nukleus erhält Projektionen vom auditorischen Thalamus und Kortex, während der zentrale Nukleus die Antwort in verschiedenen Effektorsystemen (Haltungsverharren, Blutdruckanstieg etc.) koordiniert (LeDoux et al. 1990). Aktuelle Forschungsergebnisse zeigen, dass eine komplexe intrinsische Organisation der Amygdala existiert, die Dutzende von Kernen umfasst (zur Übersicht s. Pitkanen et al. 1997).

Die Bedeutung der Amygdala für die Verbindung sensorischer Stimuli mit emotionalen Verhaltensantworten wird auch durch Befunde auf Einzelzellebene gestützt. Nervenzellen innerhalb der Amygdala modulieren – wie in Arbeiten von Edmund Rolls und anderen gezeigt werden konnte – ihre Reizantworten auf der Basis der belohnenden oder bestrafenden Bedeutung eines Reizes (Rolls 1999a). Entsprechend werden die Reizantworten von Neuronen in den Amygdala von Primaten durch sozial relevante visuelle Stimuli wie Gesichter und das Sehen komplexer sozialer Interaktionen moduliert (Brothers u. Ring 1993; Emery u. Amaral 1999). Wiederum ist es hier wichtig, sich klar zu machen, dass die Amygdala lediglich eine Komponente eines weit verzweigten neuronalen Systems darstellt, das Reize mit emotionalen Reizantworten verknüpft. Es gibt mehrere weitere Strukturen, die alle eng mit der Amygdala verbunden sind und ähnliche Unterfunktionen erfüllen (◘ Abb. 50.1).

50.1.2 Orbitofrontaler Kortex

Läsionen des orbitofrontalen Kortex (die detailliert weiter unten im Zusammenhang mit Befunden beim Menschen diskutieren werden) verursachen Behinderungen, die denen sehr ähneln, welche nach Schädigungen der Amygdala beobachtet werden können. Wie im Falle der Amygdala werden auch im orbitofrontalen Kortex die Reizantworten einzelner Nervenzellen durch die emotionale Bedeutung

der Reize (z. B. ihre belohnende oder bestrafende Bedeutung) moduliert, wobei allerdings die Rolle des orbitofrontalen Kortex weniger spezifisch und weniger reizabhängig sein dürfte als die der Amygdala (Schoenbaum et al. 1998). Amygdala und orbitofrontaler Kortex sind bidirektional miteinander verbunden. Läsionsexperimente haben gezeigt, dass die Diskonnektion beider Strukturen voneinander ähnliche Defizite zur Folge hat wie die direkte Läsion einer der beiden Strukturen selbst. Dies stützt die Hypothese, dass beide Strukturen als Komponenten eines dicht miteinander verknüpften Netzwerks funktionieren (Gaffan et al. 1993).

> ❗ Die Amygdala und der orbitofrontale Kortex spielen eine wichtige Rolle in der Assoziation von Reizen mit ihren (bestrafenden oder belohnenden) Verstärkungseigenschaften.

50.1.3 Ventrales Striatum

Strukturen wie der Nucleus accumbens erhalten ebenfalls Afferenzen von der Amygdala und scheinen besonders wichtig für die Prozessierung von Belohnungsreizen sowie für die Auslösung von Verhaltensweisen zu sein, die einen Organismus veranlassen, nach Reizen zu suchen, die eine Belohnung erwarten lassen. Die Amygdala, das ventrale Striatum und der orbitofrontale Kortex wirken gemeinsam daran mit, die Belohnungserwartung eines Organismus auf der Basis früherer Erfahrungen zu steuern (Everitt u. Robbins 1992). Untersuchungen an einzelnen Funktionseinheiten, die von Wolfram Schultz und Kollegen durchgeführt worden sind, haben zur weiteren Unterteilung spezifischer anatomofunktionaler Komponenten geführt (Schultz et al. 2000). Ein wichtiges neurochemisches Untersystem dient der funktionalen Konnektivität zwischen ventralem Striatum und frontalem Kortex: der Neurotransmitter Dopamin. Dieses System und die spezifischen daran beteiligten Neurotransmitter werden derzeit intensiv als Modelle der Drogenabhängigkeit erforscht (Everitt et al. 1999).

50.1.4 Weitere Trigger-Strukturen

Es gibt eine Reihe weiterer Strukturen, die die Stimulusperzeption mit der emotionalen Antwort verknüpfen. Arbeiten von Michael Davis und Kollegen konzentrierten sich insbesondere auf Kerngebiete, die sehr nahe bei der Amygdala lokalisiert sind, wie z. B. der Kern der Stria terminalis,

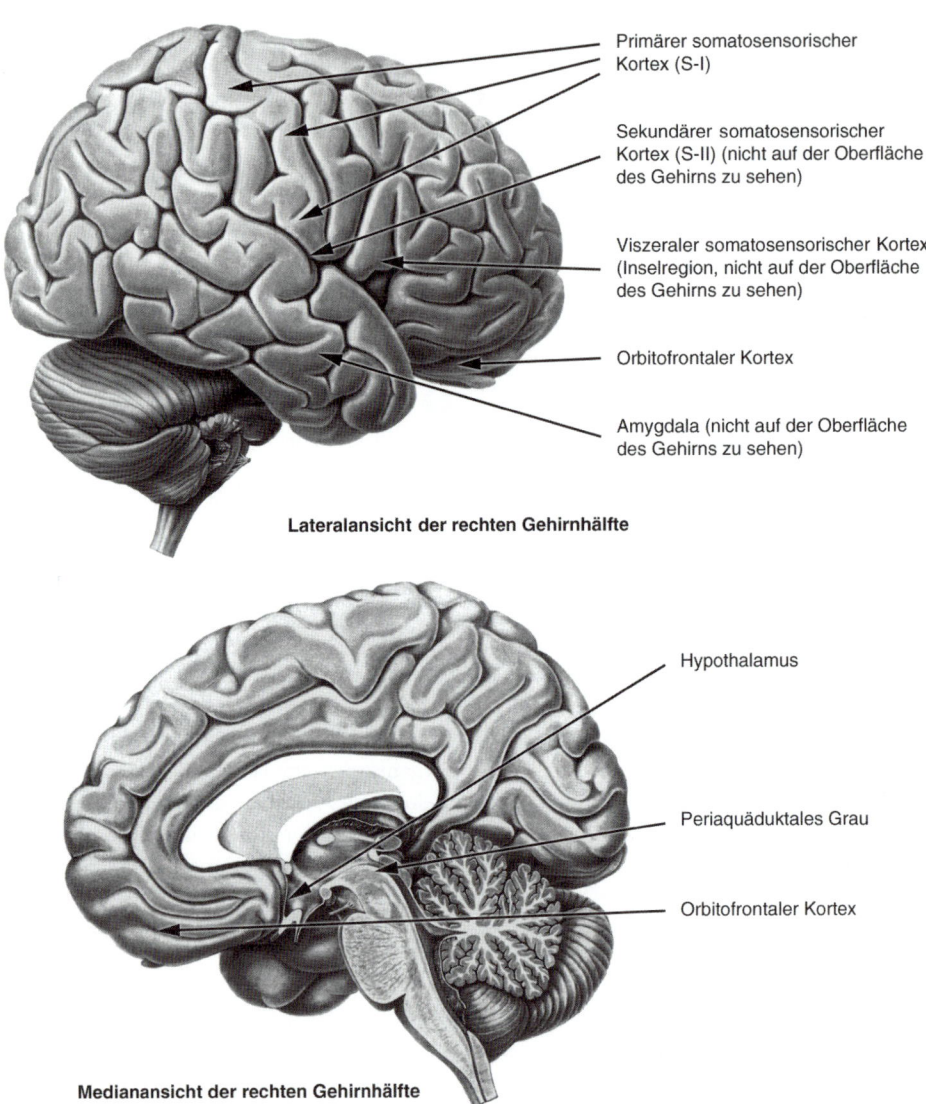

Primärer somatosensorischer Kortex (S-I)

Sekundärer somatosensorischer Kortex (S-II) (nicht auf der Oberfläche des Gehirns zu sehen)

Viszeraler somatosensorischer Kortex (Inselregion, nicht auf der Oberfläche des Gehirns zu sehen)

Orbitofrontaler Kortex

Amygdala (nicht auf der Oberfläche des Gehirns zu sehen)

Lateralansicht der rechten Gehirnhälfte

Hypothalamus

Periaquäduktales Grau

Orbitofrontaler Kortex

Medianansicht der rechten Gehirnhälfte

▣ Abb. 50.1. Einige der in diesem Kapitel diskutierten Hirnareale des Menschen, die für Emotionen von Bedeutung sind. Somatosensorische Kortexareale umfassen den primären somatosensorischen Kortex (Gyrus postcentralis), den sekundären somatosensorischen Kortex (Operculum parietalis) und die Inselregion (vom Frontallappen verdeckt und daher nicht sichtbar). Die in der Tiefe des Temporallappens lokalisierte Amygdala (▣ Abb. 50.2a) ist ebenfalls nicht sichtbar

und die offensichtlich eine wichtige Rolle bei Angstphänomenen spielen (Davis et al. 1997). Andere Kerne in der näheren Umgebung, wie die Substantia innominata und Kerngebiete im Septum pellucidum, sind ebenfalls wichtig und vermitteln ihre Effekte möglicherweise über den Neurotransmitter Azetylcholin.

Es gibt eine Ansammlung von Kerngebieten im Hirnstamm, die Hirnfunktionen auf eher allgemeine Weise mit Hilfe sehr differenzierter Projektionen modulieren. Der Locus coeruleus, eine sehr kleine Gruppe von Kernen, stellt dem Gehirn die einzige Quelle noradrenerger Innervation zur Verfügung. In ähnlicher Weise stellen die Nuclei raphae eine weit verzweigte Innervation serotonerger Terminalen zur Verfügung. Diese neuromodulatorischen Kerne können dadurch also gemeinsam mit den oben erwähnten dopaminergen und cholinergen Kerngebieten die Informationsverarbeitung im Gehirn ganz generell und global verändern. Es ist wichtig, nochmals darauf hinzuweisen, dass diese Veränderungen bei der Informationsverarbeitung von mindestens ebenso großer Bedeutung sind wie die somatischen Bestandteile einer emotionalen Reaktion – und dass sie auch ebenso spürbar sind, wenn wir eine Emotion fühlen.

50.1.5   Effektorstrukturen

Die Strukturen, die an einer emotionalen Reaktion und an emotionsabhängigem Verhalten beteiligt sind, umfassen im Prinzip alle Strukturen, die den motorischen, vegetativen und endokrinen Output kontrollieren. Einige dieser Strukturen besitzen eine differenzierte interne Gliederung, die es ihnen erlaubt, ein koordiniertes Set von Reizantworten zu triggern. Beispielsweise kontrollieren motorische Strukturen in den Basalganglien einige der somatischen Komponenten emotionaler Reizantworten (bei Menschen: Gesichtsausdrücke), während im Hypothalamus gelegene Regionen an der Ausführung emotionaler Angst- oder Aggressionsreaktionen beteiligt sind. Eine weitere wichtige Struktur ist die graue Substanz um den Aquädukt (»periaqueductal gray«; PAG), die aus vielen den Aquädukt im Mittelhirn umgebenden Nervenzellsäulen besteht. Seit langem ist bekannt, dass die Stimulation dieser Areale panikartiges Verhalten und vegetative Veränderungen auslöst und beim Menschen panikartige Gefühlswahrnehmungen auslöst. Darüber hinaus scheinen unterschiedliche Säulenanordnungen innerhalb des PAG für verschiedene Komponenten der emotionalen Antwort von Bedeutung zu sein (s. als Übersichten Bandler u. Shipley 1994; Panksepp 1998).

❶ Der Hypothalamus, Kerngebiete im Hirnstamm und in der grauen Substanz um den Aquädukt bewirken allesamt direkte Veränderungen im Körperzustand, der mit einer emotionale Antwort einhergeht. Diese Veränderungen betreffen das autonome Nervensystem, das Muskel-Skelett-System und den endokrinen Status des Lebewesens.

50.2   Untersuchungen am Menschen

Es überrascht kaum, dass die neuronalen Strukturen, die für das emotionale Verhalten bei Tieren wichtig sind, auch im emotionalen Verhalten von Menschen eine wichtige Rolle spielen (◘ Abb. 50.1). Wiederum können diese eingeteilt werden in

1. Strukturen, die für die homöostatische Regulation und emotionale Reaktion wichtig sind, wie Hypothalamus und die graue Substanz um den Aquädukt (PAG) und
2. Strukturen, die die wahrgenommene Information damit verknüpfen, wie die Amygdala und der orbitofrontale Kortex.

Darüber hinaus sind frontale und parietale Hirnregionen bei der Repräsentation von Veränderungen im eigenen Körperzustand des Organismus von Bedeutung. Dabei ist es wiederum auch hier wichtig, sich daran zu erinnern, dass alle diese Strukturen stark miteinander verknüpft sind und die meisten von ihnen zumindest eine gewisse Rolle bei mehreren Komponenten von Emotion spielen. Im Folgenden werden insbesondere diejenigen Strukturen erörtert, für welche die meisten Daten in Bezug auf den Menschen verfügbar sind: die Amygdala, der orbitofrontale Kortex und rechtsseitige somatosensorische Kortexareale.

50.2.1   Amygdala

Wissenschaftliche Erkenntnisse zur Funktion der Amygdala beim Menschen stammen in erster Linie von Läsionsstudien und von Arbeiten mittels funktioneller Bildgebung, wie Positronenemissionstomographie oder der funktionellen Magnetresonanztomographie. Diese Untersuchungen haben Hinweise darauf geliefert, dass die Amygdala auf emotional besonders eindringliche Stimuli der visuellen, akustischen, olfaktorischen und gustatorischen Modalitäten reagieren. Läsionsstudien beziehen sich auf Patienten, die Schäden der Amygdala aufgrund von Infektions- und Entzündungskrankheiten des Gehirns (wie z. B. der Herpes-simplex-Enzephalitis) oder aufgrund anderer seltener Krankheiten aufweisen oder aber sich einer neurochirurgischen Entfernung der Amygdala in einer Hirnhemisphäre unterzogen haben, um die Symptome einer bestehenden Epilepsie zu verbessern.

Wie beim Tier scheint auch beim Menschen die Amygdala für die Angstkonditionierung wichtig zu sein: Läsionen der Amygdala beeinträchtigen die Fähigkeit konditionierte autonome Reizantworten auf Reize zu erwerben, die mit unkonditionierten aversiven Stimuli gekoppelt wurden (Bechara et al. 1995); in funktionellen Bildgebungsstudien mit gesunden Probanden aktiviert die Aquisition solcher konditionierter Reizantworten die Amygdala (Büchel et al.

1998d). Eine Reihe neuropsychologischer Funktionstests wurden benutzt, um beim Menschen sowohl das Wiedererkennen von Emotionen auf Reize (wie z. B. das Wiedererkennen von Emotionen durch Betrachtung des Gesichtsausdrucks anderer Personen) als auch die Erfahrung von Emotionen, wenn sie durch emotionale Reize oder emotionale Gedächtnisinhalte getriggert werden, im Detail zu untersuchen. Eine Patientin mit einer selektiven, beidseitigen Amygdalaschädigung wurde besonders intensiv in Hinblick auf ihr Wiedererkennungsvermögen von Emotionen auf Fotos von Gesichtsausdrücken untersucht (◘ Abb. 50.2). Diese Patientin mit dem Codenamen SM046 zeigte in verschiedenen Tests eine deutliche und spezifische Beeinträchtigung in Hinblick auf Gesichter mit Angstausdruck. Wenn sie die Stärke der Emotionen bei bestimmten Gesichtsausdrücken bewerten sollte, konnte die Patientin stets die Emotionen Überraschung, Angst und Wut nicht als besonders intensiv bewerten. Insbesondere war sie in der Bewertung der Intensität von Angst schwer beeinträchtigt, gelang es ihr doch mehrfach nicht, überhaupt irgendeinen Angstausdruck auf einer Abbildung wiederzuerkennen, obwohl diese Abbildung geradezu prototypisch für einen angstvollen Gesichtsausdruck war (Adolphs et al. 1995).

Die Fähigkeit der Patientin SM046, Emotionen, die sich auf Gesichtern zeigten, spontan zu benennen, war bei einem Beschreibungsexperiment mit identischen Reizen im Vergleich zu gesunden Kontrollpersonen deutlich eingeschränkt: Sie benutzte die Beschreibung »Angst« praktisch nie, sondern benannte typischerweise solche Gesichtsausdrücke fälschlicherweise als überrascht, wütend oder angeekelt. Dies bedeutet, dass die Behinderung der Patientin beim Wiedererkennen emotionaler Gesichtsausdrücke überproportional stark im Hinblick auf Angst ausgeprägt ist. Dennoch besitzt sie auch weitere, weniger stark ausgeprägte Defizite beim Wiedererkennen von stark erregenden Emotionen, die der Angst ähnlich sind, wie z. B. Wut. Dies ist vereinbar mit einer allgemeineren Schädigung der Wiedererkennungsfähigkeit negativer Emotionen, die auch bei anderen Patienten mit beidseitigem Amygdalaschaden beobachtet wurde (◘ Abb. 50.2) und führt zu der Frage, wie spezifisch die Rolle der Amygdala beim Wiedererkennen bestimmter Emotionen ist. Interessanterweise ist die Patientin darüber hinaus auch im Hinblick auf ihre Bewertungen des Schweregrads der Erregung, die auf Gesichtsausdrücken von Emotion zu sehen ist, beeinträchtigt. Auf die Aufforderung, Fotografien emotionaler Gesichtsausdrücke auf einem Raster anzuordnen, das aus orthogonalen Achsen mit Werten für die Wertigkeit (positiv/negativ) und für

den Erregungsgrad (niedrig/hoch) bestand, zeigte sie normale Werte was die Bewertung der Wertigkeit anging, aber von der Norm abweichende Resultate im Hinblick auf die Höhe des Erregungsgrads, welche sie negativen Gesichtsausdrücken zuordnete. Man kann also nicht davon ausgehen, dass eine beidseitige Schädigung der Amygdala **alles** Wissen im Hinblick auf Angst beeinträchtigt; vielmehr ist das Wissen um die Tatsache, dass Angst eine stark erregende Emotion ist, beeinträchtigt (zur Übersicht s. Adolphs 1999).

Die Amygdala spielt also vermutlich eine Rolle beim Wiedererkennen von stark erregenden, unerfreulichen Emotionen – oder anders ausgedrückt, von Emotionen, die einen potentiellen Schaden für den Organismus signalisieren – und eine Rolle beim raschen Triggern physiologischer Zustände, die mit diesen Stimuli zusammenhängen. Bei Tieren triggert die Amygdala wahrscheinlich vor allem Verhaltensreaktionen; beim Menschen triggert sie möglicherweise sowohl Verhalten als auch bewusstes Wissen darum, dass der Reiz etwas »Böses« bedeutet.

Funktionelle Bildgebungsstudien an gesunden Probanden stützen die Ergebnisse von Läsionsuntersuchungen, welche die Amygdala mit dem Wiedererkennen von Signalen von unerfreulichen und erregenden Emotionen in Verbindung bringen. Sowohl visuelle als auch akustische, olfaktorische und gustatorische Reize scheinen alle die Amygdala zu aktivieren, wenn sie unerfreuliche und erregende Emotionen signalisieren. In diesen Studien wurden sowohl das Kodieren und Wiedererkennen emotionaler Stimuli als auch emotionale Erfahrungen und emotionale Antworten untersucht (zur Übersicht s. Davidson u. Irwin 1999), aber es hat sich als überaus schwierig herausgestellt, alle diese unterschiedlichen Komponenten voneinander zu entflechten. Während mittlerweile eindeutige Befunde vorliegen, aus denen hervorgeht, dass die Amygdala während des Kodierens von emotionalem Material aktiviert wird, ist es weit weniger klar, ob die Amygdala auch während der Wiedererkennungsphase aktiviert wird.

Weitere Erkenntnisse konnten aus Studien gewonnen werden, in denen Reize benutzt wurden, die nicht bewusst wahrgenommen werden konnten. Eine Aktivierung der Amygdala wurde auch dann festgestellt, wenn die Testpersonen Gesichtsausdrücke von Angst sahen, die so kurz gezeigt wurden, dass sie nicht bewusst erkannt werden konnten. Dies zeigt, dass die Amygdala auch eine Rolle bei der unbewussten Verarbeitung emotionaler Stimuli spielt (Whalen et al. 1998). Zusammenfassend besteht eine wichtige Funktion der Amygdala wahrscheinlich darin, Reizantworten zu triggern und Prozessierungsressourcen zu

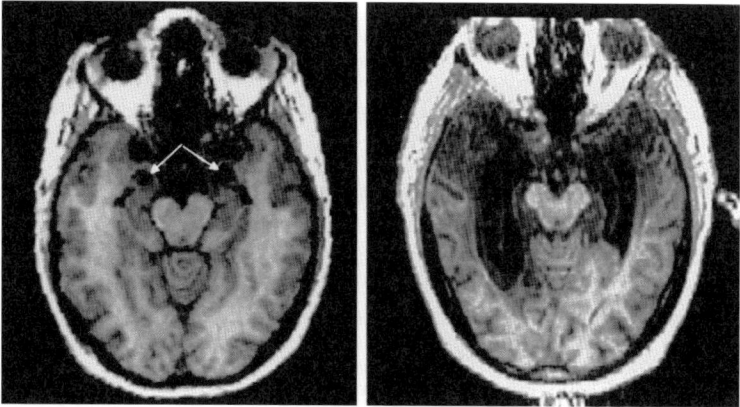

a

Abb. 50.2a,b. Die Amygdala ist für das Wiedererkennen von Emotionen aus Gesichtern von wesentlicher Bedeutung. **a** Zwei Beispiele von Patienten mit Schädigungen der Amygdala. Links: horizontale MRI-Aufnahme von Patientin SM-046, die ausschließlich Schädigungen an der Amygdala aufweist. Rechts: horizontale MRI-Aufnahme eines anderen Patienten, der eine dauerhafte Schädigung der Amygdala nach einer Herpes-simplex-Enzephalitis aufweist. Die letztgenannte Schädigungsart des Gehirns führt zu einer zusätzlichen Schädigung des Hippocampus und des temporalen Kortex, was typischerweise eine schwere Amnesie zur Folge hat. **b** Daten von 9-Patienten mit bilateraler Amygdalaschädigung nach Bearbeiten einer Wiedererkennungsaufgabe (Wiedererkennen von Emotionen anhand von Gesichtsausdrücken). Den Patienten wurden emotionale Gesichtsausdrücke gezeigt und sie wurden gebeten, die Intensität jeder der 6-Emotionen für alle Gesichtsstimuli zu bewerten. Auf der x-Achse sind die Gesichtsstimuli dargestellt; auf der y-Achse befinden sich die Emotionen, die durch die Patienten bewertet wurden; der Helligkeitswert repräsentiert die durchschnittliche Intensitätsbewertung (auf einer Skala von 0–4), die den Gesichtern zugeordnet wurden. Individuen mit Schädigung der Amygdala waren in ihrer Fähigkeit beeinträchtigt, die Intensität negativer Emotionen, einschließlich Angst und Wut, richtig einzuschätzen, und zwar sowohl wenn sie mit gesunden Kontrollpersonen verglichen wurden als auch im Vergleich zu Kontrollpersonen, die Schädigungen des Gehirns außerhalb der Amygdala aufwiesen. (Nach Adolphs et al. 1999)

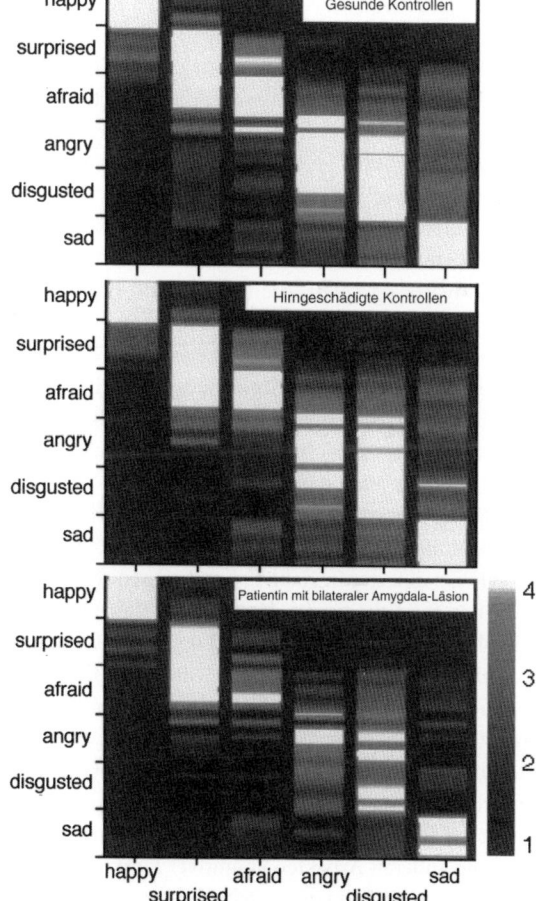

b

aktivieren, wenn ein Stimulus auftritt, der für den Organismus möglicherweise besonders wichtig oder bedrohlich ist (insbesondere dann, wenn kein bewusstes Erkennen des Situationsablaufes erforderlich ist).

> **❶ Die Amygdala spielt eine Rolle beim Wiedererkennen von stark erregenden, unangenehmen Emotionen – anders ausgedrückt von Emotionen, die einen möglichen Schaden für den Organismus signalisieren – und im raschen Triggern physiologischer Zustände, die mit diesen Reizen zusammenhängen.**

50.2.2   Orbitofrontaler Kortex

Die Bedeutung der Frontallappen für das soziale und emotionale Verhalten wurde bereits Mitte des 19. Jahrhunderts u. a. aufgrund des berühmten Falles des Phineas Gage, der in Kap. 45 beschrieben wird, erkannt (s. auch Damasio et al. 1994). Der ventromediale frontale (VMF) Kortex ist an der Verknüpfung von Stimuli mit ihrer emotionalen und sozialen Signifikanz beteiligt. Diese Funktion weist einige Ähnlichkeiten zur Amygdala auf, birgt aber auch zwei wesentliche Unterschiede. Erstens ist mittlerweile klar, dass der VMF-Kortex eine ebenso wichtige Rolle bei der Verarbeitung von Reizen spielt, die belohnende Implikationen haben, während diese Rolle im Falle der Amygdala, zumindest beim Menschen, am deutlichsten für aversive (nicht aber belohnende) Implikationen ausgeprägt ist. Zweitens sind belohnungsbezogene Repräsentationen im VMF-Kortex weniger reizabhängig als in der Amygdala und könnten daher auch eine Rolle bei flexibleren Verarbeitungsprozessen spielen, die bestrafende oder belohnende Implikationen betreffen (Schoenbaum et al. 1998).

Wie detaillierter in Kap. 45 beschrieben wird, können Patienten mit Schädigung des orbitofrontalen Kortex Defizite bei Aufgaben aufweisen, bei denen Entscheidungen v. a. durch Gefühle geleitet werden. Alle diese Befunde stützen die Hypothese, dass der VMF-Kortex wesentlicher Bestandteil jenes neuronalen Systems ist, mit dessen Hilfe wir die Einschätzung der Wertigkeiten unserer Handlungen erwerben, repräsentieren und wieder abrufen. Die Befunde unterstreichen auch die enge Verknüpfung zwischen Emotion und anderen Aspekten kognitiver Funktion wie Denken und dem Treffen von Entscheidungen.

> **❶ Sowohl die Amygdala als auch der orbitofrontale Kortex sind daran beteiligt, emotionale Reizantworten**
> **▼**

hervorzurufen. Die Struktur einer solchen physiologischen emotionalen Antwort kann auch an mentalen Prozessen beteiligt sein, bei denen versucht wird zu rekonstruieren und zu imaginieren, wie es sich anfühlen würde in einem bestimmten (emotionalen oder sozialen) Zustand zu sein, und damit den inneren Zustand einer anderen Person zu simulieren. Im Falle der Amygdala deuten die bisherigen Befunde darauf hin, dass sie eine solche Rolle spezifisch im Hinblick auf Zustände übernimmt, die mit Bedrohung und Gefahr für das Individuum zusammenhängen; im Falle des orbitofrontalen Kortex könnte diese Funktion etwas weniger spezifisch sein.

50.2.3   Rechte Hemisphäre

Sowohl klinische Untersuchungen als auch experimentelle Studien legen die Vermutung nahe, dass beim Menschen und anderen Primaten die rechte Hemisphäre vorwiegend an der Prozessierung von Emotionen beteiligt ist. Läsionen des rechten Temporal- und Parietallappens führen nachgewiesenermaßen zu Störungen der emotionalen Erfahrung, Erregung und der Fähigkeit, sich Emotionen vorstellen zu können. Es wird vermutet, dass die rechte Hemisphäre Module für die nichtverbale Verarbeitung affektiver Prozesse besitzt, welche sich im Laufe der Evolution möglicherweise deshalb herausgebildet haben, um bestimmten Aspekten sozialen Erkennens zu dienen.

Funktionelle Bildgebungsstudien unterstreichen die Bedeutung der rechten Hemisphäre für das Wiedererkennen von Emotionen anhand von Gesichtsausdrücken und anhand des sprachlichen Tonfalls. Gegenwärtig wird darüber debattiert, inwieweit die rechte Hemisphäre an der Prozessierung von Emotionen beteiligt ist: Ist sie darauf spezialisiert, alle Emotionen zu prozessieren (sog. »Rechte-Hemisphäre-Hypothese«), oder ist sie nur auf die Verarbeitung von Emotionen mit negativer Wertigkeit spezialisiert, während die linke Hemispäre auf die Prozessierung von Emotionen mit positiver Wertigkeit spezialisiert ist [sog. »Wertigkeits- (oder Valenz-)Hypothese«]? Vermutlich hängt die Antwort auf diese Frage von einer präziseren Angabe derjenigen Emotionsbestandteile ab, um die es geht.

Das Wiedererkennen emotionaler Gesichtsausdrücke kann nach Schädigung von kortikalen Sektoren der rechten Hemisphäre selektiv gestört sein. Sowohl PET-Befunde als auch neuronale Ableitungen unterstreichen die Bedeutung dieser Region für die Verarbeitung emotionaler Gesichts-ausdrücke. Beispielsweise führen Läsionen, die auf den rechten somatosensorischen Kortex beschränkt bleiben, zu einem gestörten Wiedererkennen von Emotionen anhand von visuell dargebotenen Gesichtsstimuli. Diese Störung scheint bei allen Arten von Emotionen zu bestehen, was mit der oben erwähnten »Rechte-Hemisphäre-Hypothese« in Einklang steht.

Im Gegensatz zum Wiedererkennen emotionaler Stimuli scheint die emotionale Erfahrung nach einem Muster lateralisiert zu sein, das der Valenz-Hypothese entspricht, wonach die linke Hemisphäre eher bei positiven Emotionen, die rechte eher bei negativen Emotionen involviert ist. Richard Davidson (1992) hat eine Annäherungs-Rückzugs-Dimension postuliert, wobei erhöhte Aktivität der rechten Hemisphäre mit einem stärkeren Rückzugsverhalten (einschließlich solchen Emotionen wie Angst oder Traurigkeit sowie depressiven Tendenzen) und erhöhte Aktivität der linken Hemisphäre mit einem stärkeren Annäherungsverhalten (einschließlich solchen Emotionen wie Glück) korreliert.

Die Regionen in der rechten Hemisphäre, die am wichtigsten für das Wiedererkennen von Emotionen bei anderen Personen (z. B. anhand des Gesichtsausdrucks) sind, repräsentieren somatosensorische Information im Kortex. Eine Studie an über 100 Patienten mit fokaler Hirnschädigung zeigte, dass Individuen mit Läsionen der somatosensorischen Kortizes im Durchschnitt stärkere Störungen ihrer Fähigkeit, Emotionen anhand von Gesichtsausdrücken wiederzuerkennen, aufwiesen, als es bei einer Zufallsverteilung zu erwarten gewesen wäre (Adolphs et al. 2000). Dieser Befund zeigt, dass das Wiedererkennen von Emotionen bei anderen Personen möglicherweise die Rekonstruktion von somatosensorischen Repräsentationen erfordert, die simulieren, wie sich die signalisierte Emotion anfühlen würde. Die Rekonstruktion von Wissen über die von anderen Personen ausgedrückten Emotionen könnte also von einer Simulation abhängen, wie sich diese Emotion bei der wahrgenommenen Person anfühlen würde (dabei ist man sich möglicherweise des eigentlichen Simulationsprozesses gar nicht bewusst). Die Vorstellung, dass eine somatosensorische Simulation wesentlich ist, um Wissen über von anderen Individuen signalisierte Emotionen wieder abzurufen, hängt mit der von Philosophen und Kognitionswissenschaftlern vorgeschlagenen Idee zusammen, dass mentale Simulation unser Wissen darüber leitet, was im Denken anderer vor sich geht. Diese Hypothese fand kürzlich besondere Aufmerksamkeit als sog. »Spiegelneurone«

(»mirror neurons«) im präfrontalen Kortex von Affen gefunden wurden, die aktiviert werden, wenn der Affe ein anderes Individuum bei der Durchführung bestimmter Handlungen beobachtet (Gallese u. Goldman 1999). Von solchen Neuronen wurde auch beim Menschen berichtet: In einer Studie wurde herausgefunden, dass Neurone im anterioren Gyrus cinguli auf das Fühlen echter Schmerzen antworteten, aber auch dann reagierten, wenn die Versuchsperson ein anderes Individuum, das unter Schmerzen litt, beobachtete (Hutchison et al. 1999).

Die Idee, dass wir möglicherweise von Zustandssimulationen abhängen, um Information über die Gefühle einer anderen Person zu erhalten, ist Teil einer weiterreichenden Debatte: Besitzen wir eine Theorie über den mentalen Status anderer Menschen (sog. »theory of mind«, hierzu auch ▶ Abschn. 45.3) oder wissen wir über den mentalen Zustand anderer Menschen aufgrund einer Analogie mit unseren eigenen Zuständen, d. h. aufgrund von Empathie und Simulation (sog. »Simulations«-Standpunkt)? Diese Thematik wurde detailliert an Patienten mit bestimmten neuropsychiatrischen Erkrankungen untersucht, insbesondere Autismus, einer Erkrankung, bei der die betroffenen Patienten Schwierigkeiten hinsichtlich ihrer sozialen und emotionalen Interaktion mit Mitmenschen haben (zur Übersicht s. Baron-Cohen 1995).

❶ **Das Wiedererkennen von Emotionen bei anderern erfordert in der wahrnehmenden Person die Rekonstruktion somatosensorischer Repräsentationen, welche simulieren, wie sich die signalisierte Emotion anfühlen würde. Das Wissen über das Fühlen einer Emotion hängt vermutlich vornehmlich von den somatosensorischen Kortexarealen in der rechten Hemisphäre ab.**

50.2.4　Weitere Strukturen

Es gibt viele andere Strukturen im menschlichen Gehirn, die an verschiedenen Aspekten der Verarbeitung von Emotionen Anteil haben. Sofern kortikale Strukturen betroffen sind, wurden anteriores Cingulum, mediofrontaler Kortex und retrosplenialer Kortex mit unterschiedlichen Aspekten von Emotion in Verbindung gebracht, wobei allerdings die genauen Funktionen dieser anatomischen Strukturen bisher noch nicht hinreichend verstanden sind. Sogar noch weniger ist bekannt über die Rolle verschiedener subkortikaler Strukturen einschließlich der Basalganglien und der Kerngebiete im Mittelhirn und im Hirnstamm. Gegenwärtig verstehen wir die Bedeutung dieser Strukturen nur sehr rudimentär. Einige verblüffende Befunde haben sich aus der elektrischen Stimulation von Hirnstrukturen bei seltenen neurochirurgischen Patienten ergeben: Beispielsweise führte die Stimulation der medialen Wand des linken supplementären motorischen Kortex dazu, dass bei einem Patienten ein Glücksgefühl und Lachen hervorgerufen wurde (Fried et al. 1998), während bei einem anderen Patienten die Stimulation einer Stelle in der Nähe der Substantia nigra im Mittelhirn zu Traurigkeit und Weinen führte (Bejjani et al. 1999). Solche seltenen Fallstudien werden gegenwärtig durch Untersuchungen an Gruppen mit größerer Fallzahl

ergänzt, wobei die Möglichkeiten der funktionellen Bildgebung genutzt werden. Allerdings sind die methodischen und technischen Herausforderungen gewaltig. Dennoch zeigen vorläufige Befunde, dass ein komplexes Mosaik von unterschiedlichen Hirnregionen an der Prozessierung von Emotion beteiligt ist, dass verschiedene Emotionen teilweise durch neuroanatomisch unterschiedliche Systeme prozessiert werden und dass unterschiedliche Aspekte von Emotion (wie Wissen, Reaktion und Erfahrung) von separaten, jedoch sich überlappenden neuronalen Systemen abhängen (s. Damasio et al. 2000).

Zusammenfassung

Der Begriff Emotion umfasst eine ganze Reihe von Prozessen, die von einer großen Anzahl unterschiedlicher Hirnstrukturen realisiert werden. Die Verarbeitung einer initialen Wahrnehmung emotionaler Stimuli hängt von primären sensorischen und von Assoziationskortexarealen ab, die auch nichtemotionale Stimuli verarbeiten. Diese Wahrnehmungsprozesse sind dann mit einer Reihe von »limbischen« Strukturen verknüpft, welche die Aufgabe habe, Perzeption mit Emotion zu verknüpfen: Amygdala, orbitofrontaler Kortex und ventrales Striatum haben alle Anteil

an dieser Funktion. Diese Strukturen projizieren ihrerseits zu Effektorstrukturen, die dann die eigentlichen emotionalen Veränderungen im Körper des Organismus verursachen: der Hypothalamus, die graue Substanz um den Aquädukt und Kerngebiete im Hirnstamm. Schließlich wird der emotionale Zustand, der gerade im Körper eines Organismus existiert, im Gehirn als ein Fühlen einer Emotion repräsentiert; ein solches Gefühl hängt von Strukturen ab, die somatosensorische und viszerale Information abbilden, wie z.B. somatosensorische Kortexareale und die Inselregion.

51 Störungen des emotionalen Erlebens und Verhaltens

Hermann Ackermann

Das folgende Kapitel beschreibt die im Rahmen erworbener umschriebener Hirnschädigungen oder morphologisch bzw. biochemisch definierter zerebraler Systemerkrankungen zu beobachtenden Affektstörungen. Veränderungen des emotionalen Erlebens und Verhaltens im Rahmen psychiatrischer Erkrankungen sollen nicht thematisiert werden, da diese Störungsbilder nicht zur traditionellen Domäne der Neuropsychologie gehören. Die meisten Untersuchungen zu den Affektstörungen bei neurologischen Erkrankungen stützen sich auf die Terminologie der klinischen Psychopathologie (Depression, Manie, Angststörung, Reizbarkeit etc.) und haben nicht systematisch einen Kanon an Grund- oder Basisemotionen überprüft. Aus diesen Gründen orientieren sich auch die folgenden Ausführungen am klinisch-psychiatrischen Sprachgebrauch.

51.1 Veränderungen des emotionalen Erlebens bei neurologischen Erkrankungen

51.1.1 Unilaterale kortikale bzw. subkortikale Läsionen

Gelegentlich findet sich in der älteren klinischen Literatur die Beobachtung, dass Patienten mit rechtshemisphärischer Läsion eine unangemessen wirkende indifferente oder sogar euphorische Stimmungslage aufweisen. Demgegenüber soll eine Schädigung der sprachdominanten Hirnhälfte mit Aphasie eher eine ängstlich-agitierte oder traurige Befindlichkeit hervorrufen (»catastrophic reaction«; vgl. Gainotti 1989). Umfangreiche klinisch-neuropsychologische Studien von Gainotti (1969, 1972, 1989) konnten diese differentiellen Lateralitätseffekte unilateraler Hirnschädigung bestätigen. Gainotti deutete die insbesondere mit einer Broca-Aphasie vergesellschaftete »catastrophic reaction«, gekennzeichnet durch Tränenausbrüche, aggressive Tendenzen etc., als dramatische, aber nachvollziehbare Antwort auf die wahrgenommene Behinderung, die Indifferenz der Probanden mit rechtshemisphärischer Läsion hingegen als mögliche Folge eines verminderten emotionalen »arousal«. Neben einer Gleichgültigkeit gegenüber Funktionsbeeinträchtigungen war nach Schädigung der rechten Hirnhälfte auch eine Neigung zu situativ unangemessener Lustigkeit bzw. Fröhlichkeit vorzufinden, die sich bemerkenswerterweise von der Hochstimmung manischer Patienten deutlich unterschied, und gelegentlich darüber hinaus die Entwicklung eines Gefühls von Hass auf die gelähmte Extremität (»Misoplegie«) zu bemerken.

Die Untersuchungen von Gainotti konnten keine signifikante Häufung depressiver Verstimmungen (»a more stable depressive orientation of the mood«), die er von der »catastrophic reaction« abgrenzte, nach linkshemisphärischer Schädigung belegen. Nachfolgende Studien bei Patienten mit neuroradiologisch dokumentierter zerebraler Durchblutungsstörung führten unter Verwendung standardisierter psychopathologischer Skalen teilweise zu abweichenden Ergebnissen. Eine »major depression« [nach den Kriterien des »Diagnostic and Statistical Manual of Mental Disorders« (DSM-IV 1994); entspricht der »endogenen Depression« der 9. Revision der Internationalen Klassifikation psychischer Erkrankungen der WHO (ICD-9) bzw. der »depressiven Episode« der ICD-10], gekennzeichnet u. a. durch niedergedrückte oder missmutig-gelangweilte Stimmungslage, An-triebshemmung, Schuld- bzw. Insuffizienzgefühle und Schlafstörungen, kann bei 10–30% der Patienten mit Schlaganfall beobachtet werden. Eine »minor depression« (Dysthymia) mit im Gegensatz zur depressiven Episode leichterer Verstimmung, u. U. nur als Einschränkung der affektiven Schwingungsfähigkeit imponierend, und weniger ausgeprägten Antriebsstörungen und Schuldgefühlen ist in 10–40% der Fälle nachweisbar (Robinson 1995). Während der Akutphase zeigt sich diese Symptomatik am häufigsten im Gefolge einer Durchblutungsstörung des linken Frontallappens oder der linksseitigen Basalganglien. Darüber hinaus scheint eine positive Korrelation von Schweregrad der Depression und Nähe der Gewebeschädigung zum Frontalpol vorzuliegen. Schließlich war kein wesentlicher Zusammenhang zwischen Ausmaß der Affektstörung und körperlicher Beeinträchtigung nachzuweisen (Abstand der sensorischen und motorischen Projektionsfelder vom Frontalpol!), ein Befund, der gegen die Annahme einer reaktiven Genese depressiver Verstimmungen nach Schlaganfall spricht. Allerdings konnten nicht alle einschlägigen Studien einen statistisch gesicherten Zusammenhang zwischen linkshemisphärischer Läsion und Auftreten einer Depression belegen (vgl. Gainotti 1989).

Manien werden im Rahmen der psychiatrischen Taxonomie den Affektstörungen zugerechnet und zeichnen sich insbesondere durch eine von Situation und Anlass unabhängige Euphorie, u. U. im Wechsel mit Gereiztheit, und Antriebssteigerung aus (DSM-III und DSM-IV). Auch diese Zustände können im Gefolge einer zerebralen Durchblutungsstörung, allerdings deutlich seltener als depressive Verstimmungen, registriert werden. Hinsichtlich der psychopathologischen Symptomatik scheinen keine Unterschiede zu Manien ohne nachweisbare morphologische Hirnschädigung vorzuliegen (»manische Episode«). In den wenigen bislang dokumentierten Fällen einer Manie nach zerebralem Schlaganfall fand sich fast ausschließlich eine Läsion der rechten Hemisphäre, die sich auf den orbito-frontalen Kortex, basale Anteile des Temporallappens, den Thalamus und/oder den Kopf des Nucleus caudatus erstreckte. Angststörungen finden sich häufig im Zusammenhang mit einem zerebralen Insult, allerdings meist vergesellschaftet mit einer Depression.

❶ **Psychopathologische Untersuchungen bei Patienten mit unilateraler zerebraler Durchblutungsstörung konnten relativ häufig (bis zu 40% der Fälle) depressive Verstimmungen und Angststörungen nachweisen, sporadisch auch eine manische Symptomatik dokumentieren. Der linke Frontallappen, insbesondere präfrontale Anteile (rostral der Broca-Area!), und die ipsilateralen Basalganglien scheinen Prädilektionsorte der Ausbildung einer Depression darzustellen. In Anbetracht der Seltenheit einer sekundären Manie nach Schlaganfall setzt die Entwicklung dieser Symptomatik offensichtlich neben der Hirnschädigung, die sich fast ausschließlich auf »limbische« subkortikale und/oder kortikale Areale der rechten Hemisphäre erstreckt, zusätzliche Risikofaktoren voraus. Die Pathomechanismen der Affektstörungen nach unilateraler Hirnschädigung sind noch weitgehend unaufgeklärt.**

51.1.2 Funktionsstörungen des limbischen Systems

Broca (1878) hat den Ring an Hirnrinde, der im Bereich der Innenseite beider Hemisphären Balken und Zwischenhirn umschließt, als »grand lobe limbique« (lat. »limbus« = der Saum) bezeichnet. Diese kortikalen Areale und die mit ihnen über Projektionsbahnen verbundenen subkortikalen Strukturen wurden dann von MacLean (1949, 1952) unter dem Begriff des limbischen Systems zusammengefasst und als Korrelate der »Verarbeitung« von Emotionen eingestuft (◘ Abb. 51.1). Klinische und tierexperimentelle Untersuchungen konnten aber inzwischen herausarbeiten, dass wesentliche Komponenten dieses »Netzwerks«, insbesondere der sog. Papez-Kreis (Hippocampus, Fornix, Mamillarkörper, Tractus mamillothalamicus und Nucleus anterior thalami), in erster Linie Leistungen des deklarativen Gedächtnisses vermitteln (◘ Abb. 51.1). Einige Strukturen des limbischen Systems, v. a. Hypothalamus und Mandelkern (Amygdala), sind aber an der Kontrolle emotionalen Erlebens und Verhaltens beteiligt und Funktionsstörungen dieser Komponenten können im Tierexperiment als auch beim Menschen Veränderungen des

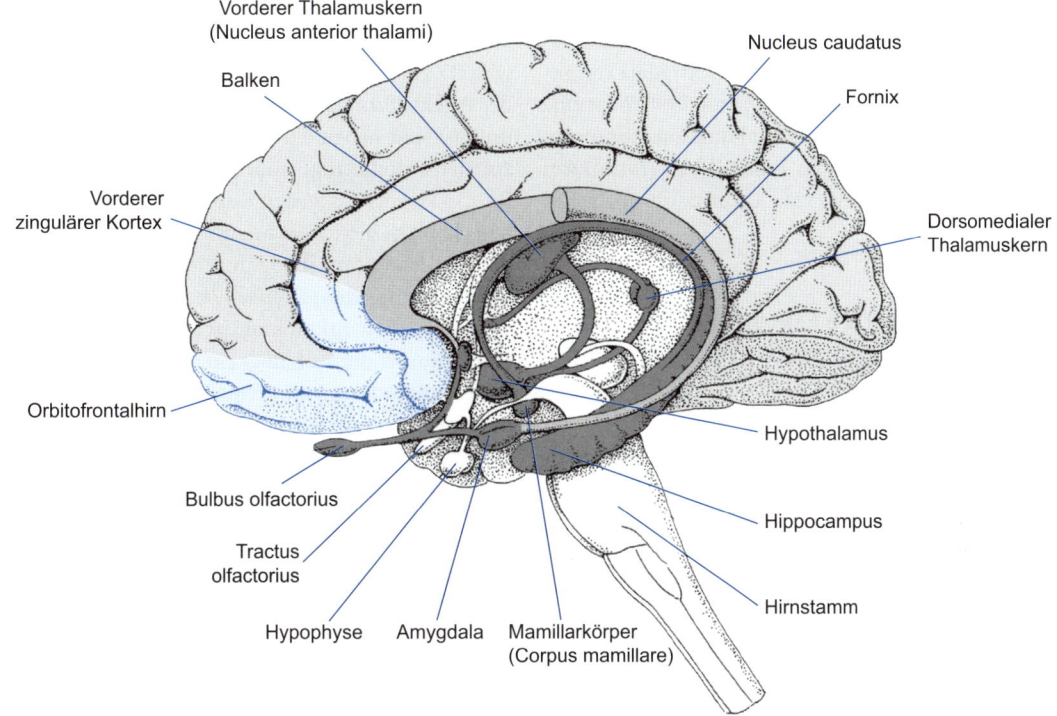

Vorderer Thalamuskern
(Nucleus anterior thalami)

Nucleus caudatus

Balken

Fornix

Vorderer
zingulärer Kortex

Dorsomedialer
Thalamuskern

Orbitofrontalhirn

Hypothalamus

Bulbus olfactorius

Hippocampus

Tractus
olfactorius

Hirnstamm

Hypophyse   Amygdala   Mamillarkörper
(Corpus mamillare)

� **Abb. 51.1.** An der Steuerung emotionalen Verhaltens beteiligte Strukturen wie Amygdala, Hypothalamus, vorderer zingulärer Kortex und Orbitofrontalhirn weisen enge Beziehungen zu den zwei wichtigsten zerebralen Netzwerken auf, die deklarative Gedächtnisleistungen vermitteln. **1** Hippocampus, Fornix, Mamillarkörper, Tractus mamillothalamicus, Nucleus anterior thalami (Papez-Kreis); **2** Amygdala, unterer Thalamusstiel, dorsomedialer Thalamuskern. Beide Bahnsysteme projizieren zum vorderen zingulären Kortex und zum Präfrontalhirn. (Nach Huch u. Bauer 2003)

emotionalen Erlebens bzw. Verhaltens hervorrufen (hierzu auch ▶ Kap. 50).

Katzen, denen die Hirnrinde vollständig entfernt wurde, zeigen noch weitgehend unauffällige psychomotorische Reaktionen: Als Antwort auf Schmerzreize machen sie beispielsweise einen Buckel, legen die Ohren an, strecken die Krallen heraus, fauchen und beißen nach in der Nähe befindlichen Gegenständen (LeDoux 1998). Allerdings lassen sich im Gegensatz zu gesunden Tieren diese Reaktionen schon durch »triviale« (»nonoffensive«) Stimuli hervorrufen (»sham rage«, Wutreaktion). Die Wutreaktion bleibt aus, wenn neben der Hirnrinde auch der Hypothalamus, eine Gruppe von Kerngebieten an der Basis des Gehirns zwischen Sehnervenkreuzung und Hirnschenkel, entfernt wird. Auf der Grundlage dieser Befunde wurde der Hypothalamus als das »Zentrum des emotionalen Gehirns« apostrophiert. Gelegentlich kamen auch bei Patienten mit Hypothalamusläsion überschießende bzw. unmotivierte Wutreaktionen, evtl. in Verbindung mit Zwangslachen oder

-weinen, zur Beobachtung (Panksepp 1985). Möglicherweise wird diese Symptomatik in der Regel aber durch begleitende Vigilanz- oder Antriebsstörungen (dienzephaler akinetischer Mutismus; Ackermann u. Ziegler 1994) maskiert.

Klüver u. Bucy (1937, 1939) beschrieben ein eigenartiges Syndrom an Verhaltensauffälligkeiten bei erwachsenen Affen nach beidseitiger Entfernung der vorderen Anteile des Temporallappens, u.a. gekennzeichnet durch eine Neigung, alle erreichbaren Gegenstände in den Mund zu nehmen (»oral tendency«), exzessives Sexual- und Fressverhalten sowie eine Beeinträchtigung der Furchtreaktionen (hierzu auch ▶ Abschn. 50.1). Selten kann auch beim Menschen eine klinische Konstellation zur Beobachtung kommen, die eine gewisse Ähnlichkeit zum tierexperimentellen Modell eines Klüver-Bucy-Syndroms aufweist, u.a. bei degenerativen Erkrankungen der Hirnrinde wie M. Pick, bei Herpes-simplex-Enzephalitis oder Temporallappenepilepsie (Poeck 1985b). Diesen Befunden zufolge ist eine Läsion des vorderen cingulären und/oder mesiotemporalen Kortex als pathologisch-anatomisches Korrelat der beobachteten »Zahmheit« anzunehmen: Entweder könnte somit eine Beeinträchtigung der durch die Amygdala vermittelten Furchtreaktionen vorliegen (LeDoux 1998) oder eine Antriebsminderung im Gefolge einer Funktionsstörung im Bereich des medialen vorderen Frontalhirns (Intimform des akinetischen Mutismus; vgl. Ackermann u. Ziegler 1994).

51.1.3 Degenerative Erkrankungen der Basalganglien

Parkinson-Erkrankung

Als Kardinalsymptome dieses Störungsbildes gelten motorische Defizite wie Akinese, Rigor und Ruhetremor, die durch einen Dopaminmangel auf der Ebene der Basalganglien im Gefolge einer Degeneration der Substantia nigra des Mittelhirns bedingt sind. Schon die Erstbeschreibung des klinischen Bildes durch James Parkinson (1817; zit. in Heilman et al. 1993) erwähnt aber, dass diese Patienten »unglücklich« wirken. Neuere Studien dokumentierten eine hohe Prävalenz depressiver Verstimmungen selbst bei hinsichtlich ihrer Mobilität wenig beeinträchtigten Erkrankten. Die relativ schwache Korrelation zwischen motorischen und affektiven Auffälligkeiten lässt sich dahingehend deuten, dass die Depression zumindest nicht ausschließlich reaktiver Genese ist. Darüber hinaus kann die Affektstörung das Initialsymptom der Erkrankung darstellen. Schließlich spricht dieser Aspekt der klinischen Konstellation deutlich schlechter auf eine Dopaminsubstitutionstherapie an als die motorischen Beeinträchtigungen. Möglicherweise sind deshalb die affektiven Veränderungen der Parkinson-Patienten durch eine Dysfunktion serotonerger oder noradrenerger Transmittersysteme bedingt, die im Rahmen dieser Erkrankung auch beeinträchtigt sein können.

Huntington-Chorea

Die Huntington-Chorea ist eine autosomal-dominante Erkrankung, die durch einen Zellverlust insbesondere im Bereich des Nucleus caudatus gekennzeichnet ist und der auf molekularer Ebene die pathologische Verlängerung (Expansion) einer repetitiven Trinukleotidsequenz zugrunde liegt. Im Vordergrund des klinischen Bildes stehen einerseits unwillkürliche Bewegungen (Hyperkinesie) und andererseits eine demenzielle Entwicklung. Wohl jeder Patient, der an einer Huntington-Chorea leidet, wird früher oder später, evtl. sogar vor dem Auftreten motorischer Defizite, auch Veränderungen im affektiven Bereich zeigen. Im Gegensatz zur Parkinson-Erkrankung ist das klinische Bild der Affektstörungen über die Patienten hinweg vielfältiger und umfasst neben einer depressiven Verstimmung auch Antriebsminderung, manische Zustände und vermehrte Reizbarkeit bis hin zu aggressiven Tendenzen. Darüber hinaus können bei ein und demselben Patienten im Verlauf der Chorea unterschiedliche emotionale Auffälligkeiten beobachtet werden. Die Genese der Affektstörungen bei der Huntington-Erkrankung ist noch weitgehend unaufgeklärt. Die Art der Auffälligkeiten, insbesondere die manischen Zustände und die vermehrte Irritabilität, als auch die begleitenden Persönlichkeitsveränderungen könnten auf eine Dysfunktion des Frontallappens, der enge Verbindungen zum Caudatum aufweist, hindeuten.

51.1.4 Funktionsstörungen des Kleinhirns

Ein klassisches Konzept der Neurologie besagt, dass Kleinhirnfunktionsstörungen mit einer Beeinträchtigung motorischer Leistungen (Ataxie) einhergehen, die sensorischen, vegetativ-affektiven und kognitiven Domänen aber aussparen. Allerdings haben tierexperimentelle Untersuchungen bei Säugern einschließlich subhumanen Primaten reziproke Verbindungen zwischen Kleinhirn einereits und limbischem System (Hypothalamus, cingulärer Kortex) andererseits herausgearbeitet. Tatsächlich wurde beispielsweise die elektrische Stimulation zerebellärer Strukturen zur Behandlung von Affekt- und Verhaltensstörungen im Rahmen psychotischer Erkrankungen eingesetzt (Ackermann u. Daum 1995, im Druck). Eine neuere Verlaufsstudie konnte bei einer Gruppe von Patienten mit auf das Cerebellum beschränkter Pathologie (Infarkt, Entzündung, Atrophie, Tumor) neben kognitiven Defiziten eine verminderte affektive Schwingungsfähigkeit und Persönlichkeitsveränderungen (impulsives, distanzgemindertes und/oder regressives Verhalten) belegen. Bemerkenswerterweise fanden sich diese Auffälligkeiten, die teilweise im Vordergrund des klinischen Bildes standen, nur bei Schädigung der Kleinhirnhinterlappen (»cerebellar cognitive affective syndrome«; Schmahmann u. Sherman 1997).

> ❗ Degenerative Erkrankungen, die mit einer Funktionsstörung der Basalganglien einhergehen, führen neben motorischen Defiziten häufig zu Auffälligkeiten
> ▼

im affektiven Bereich (**Huntington-Chorea**: Depression, manische Hochstimmung, Aggressivität, Irritabilität; **Parkinson-Syndrom**: depressive Befindlichkeit). Die Genese dieser Affektstörungen ist noch nicht aufgeklärt, möglicherweise spiegeln sie eher eine Dyfunktion extrastriataler Strukturen wider. Neuere Untersuchungen deuten darauf hin, dass auch das Kleinhirn (Hinterlappen) in die Regulation des emotionalen Erlebens einbezogen sein könnte.

51.2 Dissoziation von emotionalem Erleben und stimmlich-mimischem Verhalten

51.2.1 Zwangslachen und -weinen

Insbesondere Patienten mit Schädigung der Capsula interna (vorderer Schenkel und/oder Knie) und der angrenzenden Basalganglien, evtl. unter Beteiligung thalamischer als auch hypothalamischer Areale, können ohne erkennbaren situativen Anlass und ohne entsprechende »innere« Befindlichkeit abrupt immer wieder in Lachen oder Weinen ausbrechen (Poeck 1985a). Weder im Bewegungsmuster der mimischen Muskulatur noch in der Stimmgebung oder in den begleitenden vegetativen Phänomenen unterscheiden sich diese »Enthemmungsphänomene« von den entsprechenden »natürlichen« Varianten emotionalen Verhaltens. Da Zwangslachen und -weinen auch im Rahmen eines »anterior operculum syndrome« (► Abschn. 31.2.3) auftreten können, d.h. nach beidseitiger Läsion des motorischen Kortex in Verbindung mit beeinträchtigter Willkürinnervation der entsprechenden Muskelgruppen, sind diese Symptome, entgegen früherer Annahmen, nicht ausschließlich an subkortikale Dysfunktionen gebunden. Die Vermutung, dass Zwangslachen im Gefolge einer Läsion der rechten (Ausfallssymptom) oder eines epileptischen Focus der linken Hemisphäre (Irritationsphänomen) auftritt, Zwangsweinen den umgekehrten topographischen Zusammenhang aufweist, dürfte wohl nicht zutreffen (Poeck 1985a).

Wilson (1924) nahm an, dass den Hirnnervenkernen vorgeschaltete, d.h. suprabulbäre Kerngebiete auf Höhe des Pons die am Lachen und Weinen beteiligten Muskelgruppen (Respiration, Stimmgebung, Mimik) koordinieren (»faciorespiratory mechanism«). Auch die bei subhumanen Primaten dokumentierten Vokalisationszentren im Bereich des Mesenzephalon (periaquäduktales Grau und parabra-chiale Kerne) könnten an der Integration emotionalen Verhaltens beteiligt sein. Tierexperimentellen Befunden zufolge dürften diese Strukturen vom anterioren cingulären Kortex (limbisches System) kontrolliert werden. Im Falle des Zwangslachens und -weinens könnte eine Enthemmung der pontinen und mesenzephalen Kontrollzentren vorliegen, aufgrund einer Beeinträchtigung von Bahnsystemen, die emotionales Verhalten unter dem Einfluss neokortikaler Strukturen in den jeweiligen situativen Kontext einbinden.

51.2.2 Motorische Aprosodie (Hypophonie) und Amimie (Hypomimie)

Ross u. Mesulam (1979) veröffentlichten 2 Fallstudien einer Dissoziation von emotionalem Erleben und Verhalten im Gefolge eines rechtshemisphärischen Infarkts, der sich auf posterior-frontale und parietale Anteile des suprasylviischen Kortex erstreckte. Beide Patienten sprachen mit leiser, monotoner, unmodulierter Stimme und zeigten nur spärliche mimische und gesturale Regungen. Darüber hinaus waren sie unfähig, spontan zu lachen oder zu weinen. Allerdings berichteten sie ausdrücklich eine unbeeinträchtigte affektive Schwingungsfähigkeit, d.h. fühlten beispielsweise tiefe Trauer bei einem Todesfall in der Familie, ohne dass aber diese Stimmung »zum Ausdruck« gekommen wäre. Unter der Vorstellung, dass die rechte Hirnhälfte in einer analogen Weise die affektiven Komponenten sprachlicher Äußerungen kontrolliert wie das sog. Broca-Zentrum den propositionalen Gehalt, wurde die beobachtete klinische Konstellation einer Dissoziation von emotionalem Erleben und Verhalten auf stimmlicher Ebene als motorische Aprosodie bezeichnet (vgl. Ackermann et al. 1993). Im Vergleich zur motorischen bzw. globalen Aphasie (► Kap. 34) kommen aber motorisch-aprosodische Syndrome nur selten zur Beobachtung, obwohl die entsprechenden links- und rechtshemisphärischen Läsionen in etwa gleich häufig sein dürften. Alternative Erklärungsansätze des Verlustes affektiver Modulation sprachlicher Äußerungen nach rechtshemisphärischer Läsion nehmen an, dass an der Genese der motorischen Aprosodie auch Funktionsstörungen transkallosaler Bahnsysteme oder der Verbindungen der Basalganglien zum limbischen Kortex beteiligt sind (vgl. Ackermann et al. 1993).

Hypophonie (leise, monotone Stimme) und Hypomimie (»maskenhafte« Mimik) stellen auch charakteristische

Symptome der Parkinson-Erkrankung dar. Obwohl diese Patienten nicht selten an einer depressiven Verstimmung leiden, können die genannten Beeinträchtigungen der Phonation und Mimik auch unabhängig vom oder sogar in Kontrast zum emotionalen Erleben auftreten und sind demzufolge am ehesten als eine Komponente der motorischen Defizite der Parkinson-Erkrankung einzustufen, z. B. als Akinesie der entsprechenden Muskelgruppen.

> ❗ **Die Befindlichkeit eines Menschen »drückt« sich in Stimme, mimischen Regungen und Gestik aus. Eine Dissoziation von emotionalem Erleben und motorischem Verhalten kann sich einerseits als Zwangslachen und -weinen äußern oder als Unfähigkeit, emotionale Ausdrucksmuster zu generieren (motorische Aprosodie, Hypophonie, Amimie, Hypomimie). Diese klinischen Konstellationen werden insbesondere bei Funktionsstörungen der Basalganglien (Hypophonie, Hypomimie), des rechten Frontallappens (motorische Aprosodie), der motorischen Hirnrinde beidseits, bi- bzw. unilateralen Läsionen der Capsula interna als auch hypothalamischer Strukturen (Zwangslachen und -weinen) beobachtet.**

51.3   Beeinträchtigung der Wahrnehmung emotionalen Verhaltens

51.3.1   Unilaterale kortikale bzw. subkortikale Läsionen

Sprachliche Aussagen »drücken« immer auch die Befindlichkeit des Sprechers aus, sind also in einem neutralen, freudigen, traurigen oder ängstlichen Tonfall formuliert (affektive bzw. emotive Prosodie, eine Komponente indexikalischer, d. h. sprecherbezogener Information). Dieser Aspekt verbaler Äußerungen wird vom Hörer sehr rasch dekodiert und beeinflusst oft unmittelbar seine Reaktion. Heilman et al. (1975) haben erstmals eine isolierte Beeinträchtigung der Identifikation affektiver Prosodie im Gefolge einer Läsion des rechtshemisphärischen temporoparietalen Übergangs dokumentiert [auditive Affektagnosie; Ross (1981): sensorische Aprosodie]. Sprechtempo- und rhythmus, Intonation und Lautstärkeverlauf stellen die wesentlichsten akustischen »cues« affektiver Prosodie dar. Diese sog. suprasegmentalen Merkmale vermitteln allerdings auch linguistische Information, z. B. den Unterschied von Aussage- und Fragesatz oder die Markierung von Haupt- und Nebenakzenten. Soweit überprüft blieb die Wahrnehmung linguistischer Prosodie unbeeinträchtigt. Nachfolgende Untersuchungen zur Diskrimination und Identifikation affektiver Prosodie bei hirngeschädigten Patienten führten zu diskrepanten Ergebnissen, sodass die funktionell-anatomische Einordnung des Syndroms einer auditorisch-affektiven Prosodie noch kontrovers diskutiert wird. Beispielsweise könnte der rechtshemisphärische temporoparietale Übergang weniger auf die (kategoriale) Repräsentation der verschiedenen Emotionen als vielmehr auf die Dekodierung tonaler Information (Intonation, Sprachmelodie), die einen wesentlichen Beitrag zur affektiven Prosodie leistet, ausgerichtet sein. Elektroenzephalographische und funktionell-kernspintomographische Untersuchungen deuten ebenfalls darauf hin, dass Identifikation und Diskrimination affektiver Prosodie bevorzugt durch rechtshemisphärische Strukturen vermittelt werden (Pihan et al. 1997, 2000), wobei neben temporoparietalen Regionen der Pars orbitalis der unteren Stirnhirnwindung in diesem Zusammenhang eine wichtige Rolle zuzukommen scheint (Wildgruber et al. 2005; ◻ Abb. 51.2). Vor diesem Hintergrund könnte eine Beeinträchtigung der Perzeption affektiver Tönung sprachlicher Äußerungen zu den Verhaltensauffälligkeiten des sog. Orbitalhirnsyndroms beitragen (Damasio 1994). Es ist gut vorstellbar, dass die Unfähigkeit, den freundlichen, ärgerlichen, vorwurfsvollen etc. Ton einer Aussage zu erfassen, mit den Anforderungen an situativ angepasstes Handeln interferiert.

51.3.2   Erkrankungen der Basalganglien

Mehrere Untersuchungen haben sowohl bei Parkinson- als auch bei Huntington-Patienten eine beeinträchtigte Perzeption affektiver Prosodie und mimischen Ausdrucks berichtet (Übersicht in Breitenstein et al. 1998). Diese Befunde könnten vor dem Hintergrund der James-Lange-Theorie (▶ Unter der Lupe »James-Lange-Theorie« in Kap. 49) dahingehend gedeutet werden, dass Funktionsstörungen der Basalganglien die zur Identifikation emotionalen Verhaltens erforderliche Reproduktion der entsprechenden vegetativ-autonomen und motorischen Leistungen vereiteln. Da die Amygdala Fluchtreaktionen koordiniert, wäre vor dem Hintergrund dieser Überlegungen eine relativ distinkte Beeinträchtigung der Wahrnehmung des stimmlichen oder mimischen Ausdrucks von Furcht bei umschriebener Schädigung des Mandelkerns zu erwarten. Tatsächlich konnte in Einzelfallstudien ein entsprechendes

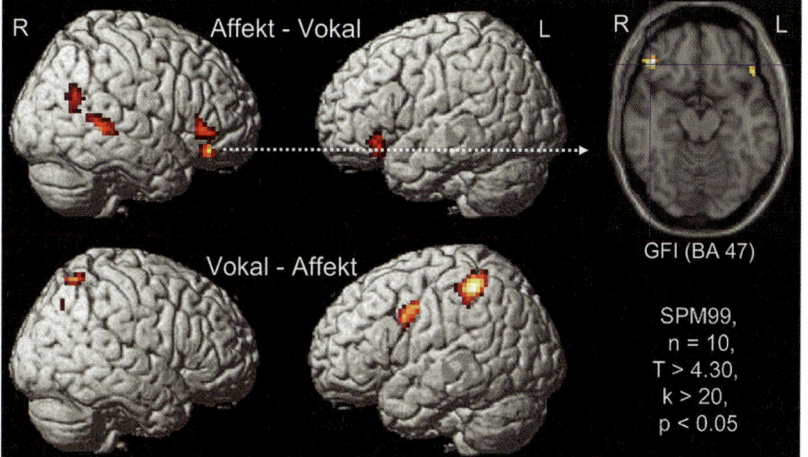

Abb. 51.2. Die Identifikation stimmlich-emotionalen Ausdrucks (affektive Prosodie) scheint an orbitofrontale Strukturen beider Hemisphären gebunden zu sein (Pars orbitalis des Gyrus frontalis inferior, GFI; Brodmann Area 47). In diesem Experiment hatten Versuchspersonen entweder die affektiv-prosodische »Tönung« vorgegebener Satzäußerungen zu bestimmen oder eine Aufgabe zur Lautstruktur durch- zuführen (Einzelheiten in Wildgruber et al. 2005). Dargestellt sind die Subtraktionen der jeweiligen Aktivierungsmuster; *oben*: Identifikation der Emotion (»Affekt«) minus Detektion von Sprachlautkategorien (»Vokal«); *unten*: Detektion von Sprachlautkategorien minus Identifikation der Emotion

Defizit belegt werden (▶ Abschn. 50.2.1). Schließlich wurde bei Patienten mit Huntington-Chorea eine im Vergleich zu anderen Emotionen signifikant beeinträchtigte Identifikation des stimmlichen und mimischen Ausdrucks von Ekel beschrieben (Sprengelmeyer et al. 1996).

Eine Pilotstudie unserer Arbeitsgruppe zur Perzeption von Emotionen bei gesunden jungen Probanden als Verhaltenskontrolle eines funktionell-bildgebenden Experimentes ergab ein weitgehend identisches Profil der Rekognitionsleistung, d. h. die Identifikation von Ekel war im Vergleich zu der anderer Emotionen deutlich mehr beeinträch-

tigt. Offensichtlich ist die Wahrnehmung der einzelnen Emotionen unterschiedlich schwierig und erfordert beispielsweise in unterschiedlichem Ausmaß kognitive Operationen wie die »Verrechnung« einzelner Stimuluskomponenten oder Plausibilitätskontrollen. Da Huntington-Patienten neben einer Hyperkinesie immer auch kognitive Defizie aufweisen, dürften diese Probanden bei der Wahrnehmung von Ekel überproportional »einbrechen«. Vor diesem Hintergrund muss die Annahme eines spezifisch-striatalen Netzwerks der Perzeption von Ekel mit einem Fragezeichen versehen werden.

Zusammenfassung

In Übereinstimmung mit tierexperimentellen Befunden dokumentierten klinische Fallstudien beim Menschen Enthemmungsphänomene wie Wutreaktionen, Zwangslachen und -weinen im Gefolge hypothalamischer Läsionen und bei Schädigung anterior-mesiotemporaler Strukturen. Neben Funktionsstörungen dieser Komponenten des limbischen Systems können auch Erkrankungen, die in erster Linie mit einer Beeinträchtigung der Basalganglien einhergehen und durch Auffälligkeiten der Motorik gekennzeichnet sind (Parkinson-Syndrome, Huntington-Chorea), und möglicherweise auch zerebelläre Läsionen zu Affektstörungen führen. Schließlich deuten einige Beobachtun- gen, ohne dass allerdings eine abschließende Beurteilung schon möglich wäre, auf eine spezifische Rolle neokortikaler Areale der rechten Hemisphäre im Rahmen »emotionaler Kommunikation« (Generierung affektiv-prosodischer, mimischer und gestischer Bewegungsmuster, Wahrnehmung stimmlichen und mimischen Ausdrucks) hin. Zu der Frage nach einer differentiellen Hemisphärenlateralität emotionalen Erlebens und Verhaltens auf der Ebene der Hirnrinde und der Basalganglien liegen diskrepante Daten vor. Präfrontale Strukturen der linken Hemisphäre und die ipsilateralen Basalganglien dürften aber die Prädilektionsorte depressiver Verstimmungen nach Schlaganfall darstellen.

XIII Störungseinsicht

52 Neuronale Grundlagen des Bewusstseins

Henrik Walter

Die Verwendung des substantivierten Infinitivs »Bewusstsein« (von lat. »conscientia«) ist im Deutschen erst seit 1719 gebräuchlich. Ursprünglich gleichbedeutend mit »moralischem Gewissen« oder »gemeinsamem Wissen über moralische Sachverhalte«, wurde er mit Descartes mehr und mehr zu einem psychologischen Begriff.

»Bewusstsein« wird zur Bezeichnung verschiedener Phänomene gebraucht. Im Kontext dieses Artikels sollen 3 Hauptbedeutungen unterschieden werden. Einerseits wurde »Bewusstsein« zu einem medizinischen Begriff, der den Wachheitsgrad eines Organismus bezeichnet (▶ Kap. 54). Anderseits entwickelte sich ein philosophisches Bewusstseinskonzept, das in engem Zusammenhang mit personalen Eigenschaften wie Rationalität, Reflektivität und Selbstbewusstsein steht. Im Zuge der kognitiven Wende in der Psychologie hat sich eine dritte, intermediäre Bedeutung etabliert, nämlich »Bewusstsein als Eigenschaft repräsentationaler Zustände«, d. h. von Wahrnehmungen,

Gefühlen, Absichten oder Gedanken. Ein wesentliches Merkmal der letzten beiden Begriffe ist der vereinheitlichende, synthetisierende Charakter des Bewusstseins.

 Die 3 Hauptbedeutungen von **Bewusstsein** sind:
1. Bezeichnung von Wachheitsgraden,
2. subpersonale Eigenschaft repräsentationaler Zustände (Sinnesempfindungen, Wahrnehmungen, Stimmungen, Gefühle, Vorstellungen, Gedanken) und
3. personale Eigenschaft, d.h. Bezeichnung von integrierenden Gesichtspunkten oder Meinungen einer Person.

Obwohl inzwischen allgemein anerkannt ist, dass sich kognitive Aspekte des Bewusstseins (»Zugangsbewusstsein«) empirisch erforschen lassen, ist heftig umstritten, ob sich der Aspekt subjektiven Erlebens (»phänomenales Bewusstsein«) wissenschaftlich jemals vollständig erklären lassen wird. Eine vermittelnde These besagt, dass das Verständnis von Bewusstsein von kultur- und wissenschaftsgeschichtlichen Randbedingungen abhängt und das Problem der »Erklärungslücke« eines Tages dadurch verschwinden wird, dass sich das Konzept des Bewusstseins durch Erkenntnisse der neurowissenschaftlichen Bewusstseinsforschung selbst verändern wird (Kurthen et al. 1998).

52.1 Die empirische Untersuchung von Bewusstsein

Empirische Untersuchungen von Bewusstsein folgen in der Regel einem konstrastiven Ansatz, d.h. es werden mentale Prozesse untersucht, die bewusst oder unbewusst ablaufen können (Baars 2001; Kiefer 2000; Metzinger 2000, 2003; Keenan et al. 2005; Koch 2005). Ein Problem der empirischen Erforschung von Bewusstsein ist dessen Operationalisierung, d.h. die Angabe von Kriterien für das Vorliegen von Bewusstsein. Das am häufigsten verwandte Kriterium ist der verbale Bericht. Doch sind introspektive Berichte 1. nicht objektiv, 2. oft fehlerhaft und können 3. nicht im Tierexperiment verwandt werden. Bewusstsein lässt sich je-doch auch über »Verhaltensberichte« operationalisieren. Bei zweideutigen Figuren (sog. Kippfiguren) kann man etwa Versuchspersonen auffordern, dann eine Taste zu drücken, wenn sie ein bestimmtes Perzept wahrnehmen (Kleinschmidt et al. 1998). Oder man kann eine Versuchs-person auffordern, auf die Merkmalsausprägung eines sehr kurz dargebotenen oder »maskierten« Reizes zu reagieren (Kiefer 2002). Entspricht das Verhalten bei einer Serie von Stimuluspräsentationen nur der Ratewahrscheinlichkeit, wird von einer »unbewussten« Wahrnehmung ausgegan-gen. Zwar sind diese Operationalisierungen nicht unprob-lematisch (Kiefer 2000), haben aber den Vorteil, in ähn-licher Form auch bei Tieren erhoben werden zu können.

> ❶ Ein wesentliches Problem der empirischen Erfor-schung von Bewusstsein ist dessen **Operationalisie-rung**. Gängigstes Kriterium für Bewusstsein ist der verbale Bericht. Mit Hilfe von Verhaltensberichten kann (Un)bewusstsein auch bei Tieren operationali-siert werden.

Damit ein visueller Reiz überhaupt bewusst werden kann, scheint eine gewisse Zeit stabilen visuellen Inputs (etwa 100 ms) nötig. Neben den Reizbedingungen spielt für die bewusste Wahrnehmung auch die **Aufmerksamkeit** eine wesentliche Rolle. Dies zeigt in eindrucksvoller Weise das Phänomen der »change« bzw. »inattentional blindness« (Simons 2000). Bei wiederholter bzw. sich verändernder Darstellung visueller Szenen werden größere Veränderun-gen oft nicht bewusst wahrgenommen, wenn die Aufmerk-samkeit auf etwas anderes gerichtet ist. Dies ist sowohl bei einfachen als auch bei komplexen Wahrnehmungen belegt: Wenn etwa die Aufgabe lautet, einem per Film aufgezeich-neten Ballspiel von 2 weiss bzw. schwarz gekleideten Grup-pen von 3 Personen vor einem Fahrstuhl zuzuschauen und die Anzahl der Ballwechsel zwischen den Gruppen zu zählen, so bemerken die meisten Versuchspersonen nicht, wenn eine Person in einem Gorillakostüm von rechts durchs Bild geht (Simons u. Chabris 1999).

Viele Untersuchungen der experimentellen Psychologie erfolgen ohne Bezug auf das zugrunde liegende neuronale Substrat. Mit der Verbreitung moderner Verfahren zur nichtinvasiven Messung der Hirnaktivität (funktionelle Bildgebung) beginnt sich dies jedoch langsam zu ändern. Solche Untersuchungen ergänzen in idealer Weise neu-ropsychologische und tierexperimentelle Ansätze. Man spricht auch von der Suche nach den neuronalen Korrela-ten des Bewusstseins (»neural correlates of consciousness«,

NCC). Eine Übersicht der Forschungsgebiete ist in ◘ Tabel-le 52.1 dargestellt (vgl. dazu v. a. Baars 2001; Frith et al. 1999; Kiefer 2002; Metzinger 2000).

52.2 Neuronale Korrelate von Bewusstsein als Wachheitsgrad

Der Wachheitsgrad eines Organismus (»level of con-sciousness«, »arousal«) reicht von Koma über Tiefschlaf, REM-Schlaf und Somnolenz bis hin zur Vigilanz und wird vom aufsteigenden retikulären aktivierenden System (RAS) im Hirnstamm reguliert. Er korreliert mit der Frequenz des kortikalen EEG: Je wacher, desto schneller und niedrigamp-litudiger.

Kürzlich wurde vorgeschlagen, das erweiterte RAS (»ex-tended reticulo-thalamic activating system«; ERTAS) als zentrales Bewusstseinssystem anzusehen (Newman 1997). Das ERTAS umfasst eine netzartige Struktur in Hirnstamm

◘ **Tabelle 52.1.** Beispiele neuronaler Bewusstseinsforschung am Menschen

Veränderte Bewusstseinszustände
Komaforschung
(Traum-)Schlafforschung
Meditation und Hypnose
Medikamente und Drogen
Narkoseforschung
Selektive Bewusstseinsstörungen nach Hirnläsionen
Blindsehen/Blindhören
Visuelle Agnosien
Extinktion und Neglect
Anosognosien
»Anarchische« Hand
Krankhafte Störungen »höherer Bewusstseinsformen«
Das tiefenpsychologische Unbewusste
Dissoziationen
Ich-Störungen
Halluzinationen
Amnesie
Funktionell bildgebende Untersuchungen bei Gesunden
Maskierungsuntersuchungen
Aufmerksamkeitsblinzeln (»attentional blink«)
Wiederholungsblindheit (»repetition blindness«)
Änderungsblindheit (»change blindness«)
Binokuläre Rivalität
Wahrnehmungsillusionen
Episodisches Gedächtnis
Willkürbewegungen
Implizites Lernen

und Mittelhirn aus cholinergen Neuronen, die mit den aufsteigenden serotonergen (Raphe-Kerne) und noradrenergen (Locus coeruleus) aktivierenden Systemen eng verbunden ist, sowie die damit verbundenen unspezifischen intralaminären (ILC) und retikulären (nrT) Thalamuskerne. Durch Kollateralen zu den spezifischen Thalamuskernen und von bidirektionalen thalamokortikalen Verbindungen sind die nrT nicht nur an der Modulation und Regulation sensorischen Inputs beteiligt, sondern auch an Funktionen der selektiven Aufmerksamkeit, des episodischen Gedächtnisses sowie volitionalen Prozessen (Newman 1997). Andere Autoren schreiben vor allem dem ILC eine entscheidende Rolle für Bewusstsein zu.

> ❗ Das ERTAS (»extended reticulo-thalamic activating system«) umfasst das aufsteigende retikuläre aktivierende System im Hirnstamm/Mittelhirn und die unspezifischen (intralaminären und retikulären) Kerne des Thalamus. Es ist entscheidend beteiligt an der Regulation des Wachheitsgrads, des Schlaf-Wach-Rhythmus, der selektiven Aufmerksamkeit sowie möglicherweise höheren kognitiven Funktionen.

Der Traumschlaf ist ein weiteres Gebiet der Bewusstseinsforschung. Träume finden sich vorwiegend im REM-Schlaf, der charakterisiert ist durch niedrigamplitudige, schnelle EEG-Aktivität, schnelle Augenbewegungen und aktive Inhibition des Muskeltonus. REM-Schlaf lässt sich auch bei Tieren nachweisen. Kürzlich konnte mit Hilfe von Ableitungen an ortsselektiven Zellen im Hippokampus bei Ratten, die im Wachzustand ein Labyrinth explorierten, plausibel gemacht werden, dass auch Ratten nachts von dem träumen, was sie tagsüber erlebt haben (Louie u. Wilson 2001). Eine besonders interessante Form des Träumens ist das »luzide Träumen«, während dessen dem Träumer bewusst ist, **dass** er träumt (Metzinger 2003; S. 529–544). Die vergleichende kognitive Neurowissenschaft von Traumschlaf, Tiefschlaf, normalem Wachzustand und traumähnlichen Zuständen wie Delir, Halluzinose und Wahn erlaubt, die neuronalen Mechanismen des Bewusstseins besser zu verstehen (Sonderheft BBS 2000).

Die Möglichkeit, Bewusstsein durch Narkosemittel auszuschalten, hat einige Wissenschaftler inspiriert, auf dieser Grundlage subzelluläre Mechanismen des Bewusstseins zu postulieren. Eine dieser Hypothesen besagt, dass Bewusstsein durch quantenphysikalische Prozesse in Mikrotubuli entsteht (Penrose 2001). Sie findet, wie andere »Quantentheorien des Bewusstseins« in neurobiologischen Fach-

kreisen zu Recht jedoch wenig Resonanz (vgl. dazu Walter 1999, S. 194–204).

Eine andere, seriösere Hypothese von Hans Flohr weist dem NMDA-Rezeptorkomplex eine entscheidende Rolle zu (vgl. Metzinger 2000, S. 245–280). Dieser sei vor allem an kortikalen Synapsen zu finden, die an der Produktion selbstreflexiver, repräsentationaler Strukturen höherer Ordnung beteiligt sind. Bewusstseinsprozesse sind auf die Bildung größerer Zellverbände (sog. »Zellassemblies«) angewiesen, und diese würden automatisch gebildet, wenn der Grad der Depolarisation der postsynaptischen Membran nahe der Aktivierungsschwelle des NMDA-Rezeptors gehalten werde. Unabhängig davon, ob diese Theorie zutrifft, stellt sich die Frage, ob sie mehr erklären kann, als eine notwendige Bedingung von Bewusstsein.

52.3 Neuronale Korrelate von Bewusstsein als Eigenschaft repräsentationaler Zustände

In einer wichtigen Arbeit von 1990 schlugen Francis Crick und Christof Koch als Forschungsstrategie vor, nach den Korrelaten einfacher Bewusstseinsformen, vor allem des visuellen Bewusstseins, zu suchen (Crick u. Koch 1990). Als paradigmatisches Beispiel dieses Ansatzes kann die Erforschung der binokulären Rivalität gelten: Wenn man beiden Augen getrennt voneinander gleichzeitig verschiedene Stimuli darbietet, wird immer nur einer dieser Stimuli bewusst wahrgenommen wird, es entsteht lediglich *ein* bewusstes Perzept (Wahrnehmungsbild). Nach einiger Zeit wechseln sich, je nach Stimulationsbedingungen, beide Perzepte miteinander ab. Ein Vorteil dieses Paradigmas besteht in seiner Anwendbarkeit bei Tieren. So können Affen darauf trainiert werden, über einen Verhaltensbericht mitzuteilen, welches von zwei unterschiedlichen orientierten Gittermustern sie »bewusst« wahrnehmen. Mit Einzelzellableitungen konnte demonstriert werden, dass der Perzeptwechsel nicht mit Aktivität in niederen, sondern in höheren visuellen Arealen, insbesondere im anterioren inferioren Temporalkortex, korrelierte (Sheinberg u. Logothetis 1997). Kürzlich wurde dies auch für Objekterkennung in naturalistischen Szenen gezeigt (Sheinberg u. Logothetis 2001). Offenbar ist erst auf dieser Verarbeitungstufe bewusste Objekterkennung möglich, was auch gut mit Läsionsstudien übereinstimmt.

Inzwischen existieren auch funktionelle Studien beim Menschen. In einem fMRT-Experiment zur binokulären

52

Rivalität von Gesichtern zeigte sich, dass die Aktivität im Gyrus fusiformis mit der bewussten Wahrnehmung des Perzeptes »Gesicht« korrelierte (Lumer et al. 1998). Sie ging auf ihren Ausgangswert zurück, wenn die Gesichtswahrnehmung durch die Wahrnehmung eines anderen Stimulus (eines Hauses) unterdrückt wurde (Tong et al. 1998). Ferner waren während der bewussten Gesichtswahrnehmung auch frontale Areale aktiv. Eine weitergehende Analyse der Daten ergab, dass ein rechts okzipitoparietofrontales Netzwerk während des Wechsels des Perzeptes besonders aktiv war. Dieses Netzwerk ähnelt demjenigen, das bei Aufgaben, die selektive Aufmerksamkeit erfordern, gefunden wird. In einer anderen fMRT-Untersuchung mit bistabilen Figuren wurde gezeigt, dass bewusst erlebte Perzeptwechsel mit Aktivierungen in ventrol-okzipitalen und intraparietalen Arealen einhergehen sowie mit Deaktivierungen im primären visuellen Kortex und dem Pulvinar (Kleinschmidt et al. 1998). Bewusste Perzeptwechsel sind beim Menschen also mit schnellen Neuverteilungen neuraler Aktivität in verschiedenen Hirnarealen und nicht nur in einer einzelnen Region korreliert.

❗ Das Phänomen **der binokularen Rivalität** ist ein viel genutztes Paradigma zur Erforschung von Bewusstseinszuständen bei Mensch und Tier. Es besteht darin, dass bei getrennter Darbietung von zwei verschiedenen Objekten für das linke und rechte Auge
1. immer nur eines dieser Objekte bewusst wahrgenommen wird und
2. je nach Stimulationsbedingungen die beiden Objekte nach einiger Zeit abwechselnd bewusst wahrgenommen werden.

In Experimenten wie diesen werden letztlich immer die gleichen Kenngrößen gemessen: operationalisierte Parameter der Stimulation, des Verhaltens, des Bewusstseins und deren neuronale Korrelate. Eine Systematik solcher Untersuchungen zeigt ◻ Tabelle 52.2. Dort sind jeweils Beispiele aus der Forschung an Normalpersonen (1. Zeile jeder Zelle) bzw. bei Störungen (2. Zeile der Zelle) angeführt. Zu allen Beispielen gibt es inzwischen empirische Untersuchungen.

Ein viel diskutiertes Beispiel aus dem Bereich der Handlungen sind Experimente zum Bereitschaftspotential (Gomes 1998; Libet et al. 1979). Libet et al. (1979) zufolge sind elektrophysiologische Korrelate der Bewegungsintention schon fast 500 ms, bevor sich die Versuchspersonen der Absicht bewusst werden, eine einfache Willkürbewegung auszuführen, nachweisbar. In einer neueren Arbeit konnten Haggard u. Eimer (1999) allerdings zeigen, dass die Zeit des Bewusstseins der Bewegungsabsicht nicht mit den frühen Komponenten des Bereitschaftspotentials korreliert, sondern vielmehr mit dem Beginn der späten, lateralisierten Komponente. Zudem können die Experimente von Libet deshalb kritisiert werden, da sie unterstellen, dass Bewusstsein zeitlich im Bereich von einigen Zehntelsekunden datiert werden kann und ferner ihre ursprüngliche Interpretation nicht die Intentionsbildung vor Beginn des Experimentes berücksichtigt (vgl. Walter 1999, S. 299–308).

Der aus populärer Sicht interessante Aspekt von Experimenten vom Libet-Typ besteht darin, dass bewusste Handlungen durch informationsverarbeitende Prozesse eingeleitet werden, die ihrerseits nicht bewusst sind. Das ist für einen Neurowissenschaftler im Grunde allerdings

◻ **Tabelle 52.2.** Systematik neuronaler Bewusstseinsforschung. (Nach Frith et al. 1999)

	Wahrnehmung	Gedächtnis	Handlung
Subjekte Erfahrung ändert sich, Stimulation und/oder Verhalten konstant	Binokuläre Rivalität Halluzinationen	Episodisches Gedächtnis Konfabulation	Absichtsbewusstsein Fremdbeeinflussung
Stimulation ändert sich, subjektive Erfahrung bleibt konstant	Nicht bewusst wahrgenommene Stimulusänderungen Stimulation im blinden Gesichtsfeld bei Blindsicht	Nicht erkannte, alte Stimuli Nicht erkannte, alte Stimuli bei Amnesie	Stimuli, die unbewusste Handlungen evozieren Stimuli, die unbeabsichtigte Handlungen evozieren
Verhalten ändert sich, subjektive Erfahrung bleibt konstant	Richtiges Raten ohne Bewusstsein Richtiges Raten bei Formagnosie	Implizites Lernen Implizites Lernen bei Amnesie	Unbeabsichtigte Handlungen

wenig überraschend: Da eine Vielzahl neuronaler Koordinationen nötig sind, damit Bewusstsein entsteht (► unten), *muss* der Anfang eines solchen Prozesses notwendigerweise unbewusst sein. Interessant zu untersuchen jedoch bleibt, inwieweit a) unbewusst verarbeitete Reize auf bewusste Entscheidungen einwirken und b) wie der Einfluss bewusster Kontrolle entsteht (Goschke und Walter 2005). Dies kann man z. B. untersuchen, indem man eine freie Wahl durch subliminale Reize vor dieser Wahl in eine bestimmte Richtung lenkt oder indem man den Eindruck willentlicher Kontrolle dadurch verstärkt, dass man einen intendierten Effekt schon vor der Entscheidung subliminal darbietet. Experimente dieser Art zeigen eindeutig, dass der bewusste Eindruck, eine Handlung selbst zu steuern – zumindest unter bestimmten Bedingungen – illusionäre Anteile hat.

Inzwischen gibt es kaum ein Hirnareal, das für die Lokalisation von Bewusstsein noch nicht als entscheidend angesehen wurde (Revonsuo 2000). Daher sind Ansätze, die nach allgemeinen Mechanismen **für** anstatt nach der Lokalisation **von** Bewusstsein suchen und die Interaktion von multiplen Hirnregionen als Korrelat bewusster Prozesse annehmen, von großem Interesse.

52.4 Neuronale Mechanismen des Bewusstseins

52.4.1 Phasensynchrone Oszillationen

Ein einflussreicher Ansatz zur empirischen Erforschung der neuronalen Grundlagen des Bewusstseins (»neural correlates of consciousness«; NCC) ist das Studium phasensynchroner Oszillationen. Experimente an leicht anästhesierten Katzen zeigen, dass im Bereich des primären visuellen Kortex die Feuerungsraten von merkmalsspezifischen Neuronen im γ-Bereich (30–60 Hertz) zeitlich synchronisiert (phasensynchron) sind, wenn die Merkmale zu einem Objekt gehören (vgl. Kap. 3). Diese zeitliche Kodierung stellt einen Mechanismus dar, der das Problem löst, wie das Gehirn Informationen über einzelne Objekteigenschaften zusammenbindet (»Bindungsproblem«). Das Phänomen der Phasensynchronizität wurde inzwischen im Wachzustand, bei anderen Tieren, in anderen Modalitäten, im EEG und beim Menschen nachgewiesen und wird durch selektive Aufmerksamkeit verstärkt (Singer 2000).

Dem Bindungsproblem auf der Wahrnehmungsebene ähnelt das Problem der »Einheit des Bewusstseins« auf der philosophischen Ebene. Schon früh wurde deshalb darüber spekuliert, ob phasensynchrone Oszillationen einen zentralen Mechanismus des visuellen Bewusstseins darstellen (Crick u. Koch 1990; vgl. auch Singer 2000 sowie die Beiträge mit kritischer Diskussion in Newman 1999). Dafür sprechen u. a. Experimente zur binokulären Rivalität. So wurden bei wachen Katzen beide Augen mit verschieden orientierten, sich bewegenden Gittermustern stimuliert (Fries et al. 1997). Verhaltensreport für die bewusste Perzeptwahrnehmung war die Richtung des optokinetischen Nystagmus. Die Feuerfrequenz der auf das jeweilige Muster spezialisierten Neurone änderte sich mit dem Wechsel des Perzepts nicht, wohl aber deren zeitliche Synchronisation im primären visuellen Kortex (V1). Dies steht in gewissem Widerspruch zu den oben referierten Ergebnissen zur binokulären Rivalität bei Affen, die Korrelate bewusster Perzeptwahrnehmung v. a. in höheren visuellen Arealen zeigten. Allerdings sind beide Experimente nicht direkt vergleichbar. Sowohl der Verhaltensreport (unwillkürlicher Nystagmus hier, antrainierter Hebeldruck dort) als auch die abhängige Variable (Synchronizität hier, Feuerungsrate dort) waren unterschiedlich. Crick u. Koch (1995, 2003) vertreten die Ansicht, dass der primäre visuelle Kortex für das visuelle Bewusstsein deswegen nicht relevant sei, weil erst die Kopplung visueller Areale mit dem frontalen Kortex, der entscheidend an Arbeitsgedächtnisprozessen beteiligt ist, zu bewusstem visuellem Erleben führt und diese Kopplung nur für höhere visuelle Areale gegeben ist. Erwähnenswert ist weiter, dass Crick u. Koch nicht mehr wie früher die Ansicht vertreten, dass phasensynchrone Oszillationen *hinreichend* für das Auftreten von visuellem Bewusstsein sind (Crick u. Koch 2003).

Eine verwandte Theorie sieht thalamokortikale Oszillationen als neuronales Korrelat des Bewusstseins (für eine neuere Übersicht s. Llinas 2001). In Experimenten mit der Magnetoenzephalographie (MEG) konnten Oszillationen zwischen Thalamus und Kortex im γ-Bereich nachgewiesen werden (Ribary et al. 1991). Es wurde weiter oben schon erwähnt, dass dem Thalamus als derjenigen Struktur, durch die jeder sensorische Input hindurch muss (»Tor zum Bewusstsein«), eine wesentliche Rolle für das Bewusstsein zugeschrieben wird. Llinas vermutet nun, dass der Thalamus nicht nur an der Regulation der Wachheit beteiligt ist, sondern über thalamokortikale Oszillationen auch an kognitiven Bindungsprozessen. Der Thalamus besteht aus spezifischen Kernen, über die der sensorische Input verschaltet wird, sowie aus »unspezifischen Kernen« (► oben). Entsprechend unterscheidet Llinas zwischen einer spezifischen und einer unspezifischen thalamokortikalen Schleife, in der sich Oszillationen ausbilden. Die **spezifische** Schleife bindet sensorische Fragmente zu einzelnen zusammenhängenden Objekten des Bewusstseins zusammen. So entsteht die bewusste Wahrnehmung eines spezifischen Objektes, und damit wird das »Bindungsproblem« auf Objektebene gelöst. Es existiert aber auch ein Bindungsproblem auf höherer Ebene. Dieses besteht darin, wie einzelne Objekte des Bewusstseins so »zusammengebunden« werden, dass daraus die uns subjektiv vertraute »Einheit des Bewusstseins« entsteht. Dies wird Llinas zufolge durch die **nicht-spezifische** Schleife gelöst. Sie liefert den allgemeinen Kontext, in dem die individuellen Objekte des Bewusstseins zu einer kohärenten globalen Repräsentation miteinander verbunden werden.

Thalamokortikale Oszillationen wurden auch im REM-Schlaf nachgewiesen und können Besonderheiten von Träumen erklären. Wie im Tierexperiment nachgewiesen ist, werden die Oszillationen durch Schrittmacherneurone intern, d. h. vom Gehirn selbst generiert. Da im Traumschlaf der Fluss sensorischer Information ins Gehirn blockiert ist, bestehen Träume häufig aus einzelnen sensorischen Fragmenten, die nicht durch stabilen, externen Input zu stabilen Objekten zusammengebunden werden. Dies erklärt die Bizarrheit von Träumen, in denen Objekte oft aus seltsamen Eigenschaftskombinationen bestehen oder sich plötzlich ändern. Im Wachzustand dagegen sorgt der stabile, koordinierte, externe Input für die Kohärenz des Erlebens. Anders ausgedrückt: Wachbewusstsein entsteht durch Modulation eines intrinsisch erzeugten Gehirnzustandes (Llinas 2001).

> ❗ **Phasensynchrone Oszillationen können dazu dienen, Repräsentationen einzelner Merkmale von Objekten zusammenzubinden. Sie sind bei Tier und Mensch vor allem im visuellen System und zwischen Thalamus und Kortex nachgewiesen und sind ein möglicher Mechanismus von Bewusstseinsprozessen.**

52.4.2 Reziprozität und dynamischer Kern

Eine weitere These zum NCC baut auf der Theorie der neuronalen Gruppenselektion auf (zur Übersicht s. Edelman u. Tononi 2000a, b). Deren Grundthese lautet, dass im Gehirn ähnliche Selektionsmechanismen wirken wie im Immunsystem: Die Passung zwischen Antikörpern und Antigenen kommt nämlich nicht dadurch zustande, dass ein Antigen die Bildung eines Antikörpers verursacht (Instruktionstheorie), sondern dadurch, dass das Immunsystem Millionen

verschiedener Antikörper bereithält, von denen einige wenige auf entsprechende Antigene passen (Selektionstheorie). Auf ähnliche Weise komme es zu »passenden« Repräsentationen im Gehirn. Eine wesentliche Bedingung für Selektionsprozesse, die auf höherstufigen Repräsentationen operieren, sind reziproke Verbindungen zwischen verschiedenen Hirnregionen, d. h. Verbindungen, die in beide Richtungen (bidirektional) funktionieren. Diese Reziprozität ist ein wesentliches Organisationsprinzip der Großhirnrinde. Sie ermöglicht, dass Hirnareale sich in einer Art Ping-Pong-System wechselseitig und wiederholt (iterativ) beeinflussen. Der Wiedereintritt (»reentry«) von Aktivität zwischen neuronalen Karten (»maps«) führt zur Bereitstellung einer Vielzahl von Aktivierungsmustern, von denen sich nur diejenigen stabilisieren, die verhaltensrelevant sind.

In Simulationsexperimenten konnte gezeigt werden, wie durch Reentry ein Muster von kurzfristigen zeitlichen Korrelationen zwischen räumlich weit entfernten neuronalen Gruppen entstehen kann, das zu differenzierten Kartierungen und einem stabilen kohärenten Output führt. Integrationsprozesse entstehen so im Zeitraum von 100–250 ms nach der Präsentation eines Reizes. So kann einerseits das Bindungsproblem gelöst (Tononi et al. 1992) und andererseits erklärt werden, wie thalamokortikale Oszillationen entstehen (Lumer et al. 1997).

Damit Bewusstsein entsteht, müssen die dazugehörigen Selektionsprozesse sehr schnell ablaufen, damit sie die Funktion einer »ultraschnellen Adaptation« erfüllen können (vgl. Walter 1999, S. 279 ff.). Genau dies fordert die Theorie des dynamischen Kerns: Eine neuronale Repräsentation kann nur dann bewusst werden, wenn sie Bestandteil eines verteilten, funktionell definierten Aktivitätsmusters wird, das durch Reentry im thalamokortikalen System entsteht und einen hohen Integrationsgrad im Zeitraum von wenigen hundert Millisekunden erreicht (Edelman u. Tononi 2000a,b). Dynamisch ist dieses Aktivitätsmuster, weil sich sein Kern rasch (und adaptiv) verändert. Damit eine Wahrnehmung bewusst bleibt, ist es notwendig, dass das funktionale Aktivitätsmuster stark differenziert ist, was sich wiederum durch ein mathematisch definiertes Komplexitätsmaß berechnen lässt.

Empirisch wurde die Theorie mit Hilfe der Magnetoenzephalographie wiederum am Paradigma der binokulären Rivalität geprüft (Srinivasan et al. 1999; Tononi et al. 1998). Das experimentelle Design war so gewählt, dass die Repräsentation der konkurrierenden Perzepte durch Frequenzmodulation des MEG nachgewiesen werden konnte. Es handelte sich um zwei verschieden orientierte, verschiedenfarbige Gittermuster, die mit einer unterschiedlichen Flickerfrequenz (7,4 und 9,5 Hz) dargeboten wurden. Da visueller Input einer bestimmten Frequenz diese Frequenz im MEG induziert (»photic driving«), kann über die Frequenz der Hirnaktivität die neuronale Perzeptrepräsentation nachgewiesen werden. Es zeigte sich, dass die dem Perzept entsprechende Frequenz in weit verteilten Regionen des Gehirns nachweisbar war, unabhängig von der Bewusstheit der Wahrnehmung. Allerdings war bei unbewusster Wahrnehmung die Power der jeweiligen Frequenz in vielen Kanälen um ca. 50–85% reduziert (Tononi et al. 1998). Kohärenzanalysen zeigten zudem, dass weit voneinander entfernte kortikale Regionen während der bewussten Wahrnehmung eine stärkere Kohärenz zeigten als während der unbewussten Wahrnehmung (Srinivasan et al. 1999).

52.4.3 Bewusstsein als globaler, beeinflusster Wettbewerb

Die von Edelman postulierte Einbindung einer neuronalen Repräsentation in ein weit verteiltes, funktionell definiertes und dynamisches Aktivitätsmuster kann als neuronale Realisierung eines **globalen Arbeitsspeichers** verstanden werden. Auf der Grundlage zahlreicher empirischer Befunde hat der Psychologe Baars vorgeschlagen, Bewusstsein als aktiven, globalen Arbeitsspeicher (»workspace«) anzusehen (Baars 1988). Dies ist ein Speicher, in dem einzelne, aktivierte Repräsentationen zeitlich begrenzt und in wechselnder Kombination eingebunden und damit global verfügbar werden. Dehaene u. Neccache haben auf der Grundlage von Netzwerkmodellierungen (Dehaene et al. 1998b; 2003) ein erweitertes neuronales Modell eines »global workspace« vorgeschlagen, das auch für nichtsensorische Repräsentationen Gültigkeit beansprucht (Dehaene u. Naccache 2001). Es postuliert, dass der »global workspace« aus Hirnarealen bestehen muss, die über weite Distanzen bidirektional miteinander verknüpft sind, sowie fünf neuroanatomisch definierte Subsysteme, die situationsabhängig zum »global workspace« beitragen können. Der Unterschied zwischen bewussten und unbewussten Prozessen liegt dann genau darin, ob die Subsysteme in den zeitlich wechselnden globalen Arbeitsspeicher eingebunden sind oder nicht. Netzwerkmodellierungen zeigen, dass eine solche dynamische Mobilisierung durch intrinsische Netzwerkeigenschaften selbstorganisierend entstehen kann (Dehaene et al. 1998b).

In einer kürzlich erschienen Arbeit greifen Maia u. Cleeremanns (2005) das Modell des globalen Arbeitsspeichers auf und stellen konvergierende Entwicklungen in verschiedenen Disziplinen fest. In der kognitiven Neurowissenschaft, so die Autoren, sei es inzwischen allgemeine Ansicht, dass Phänomene wie selektive Aufmerksamkeit, Arbeitsgedächtnis oder kognitive Kontrolle auf einer Art Wettbewerb zwischen weit verteilten Repräsentationen beruhen. Dieser Wettbewerb wird durch Top-down-Verbindungen, insbesondere des präfrontalen Kortex, beeinflusst, sodass einzelne Repräsentationen gegenüber anderen hervorgehoben werden (**biased competition**). Diese »Biased-competition-Modelle« sind inzwischen in verschiedenen konnektionistischen Modellen implementiert worden. Konnektionistische Modelle sind dafür besonders gut geeignet, da sie in der Lage sind, multiplen Randbedingungen gleichzeitig gerecht zu werden (»**global constraint satisfaction**«). Dies wiederum ist genau das, was das ursprünglich psychologisch motivierte Modell des globalen Arbeitsspeichers vollbringen soll. Deswegen sehen Maia und Cleeremanns es als verfehlt an, anzunehmen, dass es unterschiedliche neuronale Korrelate von selektiver Aufmerksamkeit, kognitiver Kontrolle und Bewusstsein gibt. Vielmehr muss man davon ausgehen, dass all diese psychologischen Konstrukte in der Dynamik eines globalen Wettbewerbs zu suchen sind, der durch den präfrontalen Kortex beeinflusst wird.

52.4.4 Ein Rahmen für die empirische Erforschung des visuellen Bewusstseins

Die letztgenannten Theorien sind von hohem Interesse, aber sehr allgemein. Um empirischen Gehalt zu haben, müssen sie in konkrete Hypothesen und Fragestellungen umgemünzt werden. In der letzten Formulierung ihrer Theorie des visuellen Bewusstseins haben Crick und Koch ein Grundgerüst vorgelegt, aus dem sich empirisch testbare Hypothesen ableiten lassen (Crick u. Koch 2003). Es besteht aus insgesamt zehn Annahmen (Koch 2005, S. 334–345). Kurz zusammengefasst besagen sie:

1. Im Gehirn existiert eine Art nichtbewusster »Homunkulus« im präfrontalen Kortex, der das visuelle System im hinteren Hirnbereich »anschaut« oder »überwacht«.

2. Es existieren nichtbewusste »Zombiesysteme«, die einzelne Informationsverarbeitungsschritte routiniert durchführen. Bewusstsein ist nötig, um den aktuellen

52

Zustand der Welt in einer Art »Abstrakt« zusammenzufassen und der Planung von Handlungen zugänglich zu machen.

3. Bewusste Perzepte entstehen aus dynamischen Neuronenkoalitionen, die sich nach dem »Alles-oder-Nichts-Prinzip« in einem globalen Wettbewerb bilden.

4. Explizite Repräsentationen bestehen aus essenziellen Knoten, die ein bestimmtes Merkmal ohne viel weitere Verarbeitung »erkennen«.

5. Bewusstsein entsteht erst auf den höheren Ebenen visueller Verarbeitung, d. h. nicht im primären visuellen Kortex, sondern im ventralen Pfad.

6. Bottom-up-Verbindungen (von hinten nach vorne) sind treibend, während Top-down-Verbindungen eher modulierend sind.

7. Perzeptuelles Bewusstsein entsteht aus einer Aneinanderreihung verschiedener »Schnappschüsse«, d. h. aus einer Abfolge statischer, für eine gewisse Zeit stabiler, Repräsentationen.

8. Auch Aufmerksamkeit kann entweder bottom-up (selektive Aufmerksamkeit) oder top-down erfolgen (Bindung), wobei sich mindestens drei Formen der Bindung unterscheiden lassen (epigenetisch gesteuert, z. B. Lage von V1, auf Erfahrung beruhend, für neuartige Objekte).

9. Synchronisierte Entladungen aus dem 30–60-Hz Bereich sind vermutlich ein Mechanismus, um stabile Neuronenkoalitionen zu bilden, sind aber nicht mehr unbedingt nötig, wenn eine erfolgreiche Neuronenkoalition einmal ins Bewusstsein vorgedrungen ist. Synchrone Entladungen aus dem 4–12-Hz-Bereich könnten dagegen mit der Schnappschussbildung korrespondieren.

10. Eine siegreiche Neuronenkoalition rekrutiert ihre Mitglieder aus einigen zentralen Bereichen, die für Bewusstsein unverzichtbar sind, beeinflusst aber gleichzeitig eine ganze Reihe anderer Regionen, die nicht essentiell sind. Sie gehören zum Umfeld, der Penumbra, des Bewusstseins. Die Penumbra ist nötig, um bewusste Perzepte mit Bedeutung anzureichern. Es ist noch unklar, ob dafür lediglich eine synaptische Aktivierung der Penumbra genügt oder ob in der Penumbra Aktionspotentiale ausgelöst werden müssen.

Dieses Grundgerüst aus Annahmen ist für den Fall einer einfachen Form von Bewusstsein für einen empirischen Zugang sehr hilfreich. Doch wollen wir uns nunmehr höheren Bewusstseinsformen, insbesondere dem personalen Bewusstsein zuwenden.

> ❗ Verschiedene neuronale Bewusstseinsmodelle machen die hochgradige Vernetztheit des Gehirns mit reziproken Verbindungen zu ihrer Grundlage. Bewusstsein entsteht in diesen Modellen durch die dynamische, wechselseitige Beeinflussung von Hirnarealen und die Einbindung spezifischer Repräsentationen in einen globalen, funktional definierten Aktivierungszustand. Ein Vorteil dieser Bewusstseinsmodelle ist ihre explizite Formulierung in Form von Netzwerkmodellen, die Simulationsexperimente erlaubt.

52.5 Neuronale Korrelate personalen Bewusstseins

Der philosophische Bewusstseinsbegriff ist eng mit personalen Eigenschaften und dem Begriff des Selbst verbunden. Inzwischen versuchen auch neurobiologisch orientierte Autoren, einem solchen personalen Bewusstsein gerecht zu werden (vgl. u.a. Newen u. Vogeley 2000; Kirch u. David 2003; Herrmann et al. 2005). Im Folgenden sollen exemplarisch 2 Beispiele geschildert werden.

Emotionen und verkörpertes Bewusstsein

Ausgehend von seinen Untersuchungen an neuropsychologischen Patienten hat der Neurologe Antonio Damasio eine Theorie entworfen, die versucht zu erklären, wie es auf der Grundlage einfacher Bewusstseinsstufen zu einem personalen Bewusstsein kommen kann (Damasio 1999). Ein wesentlicher Aspekt seiner Theorie ist, dass sie Bewusstsein als Ergebnis der **Interaktion** zwischen einem hirnbesitzenden Organismus und der äußeren Umwelt versteht. Dabei spielen der Körper, dessen neuronale Repräsentationen und emotionale Wertungsprozesse eine wichtige Rolle (▶ Kap. 50).

Damasio unterscheidet zwischen dem Kernbewusstsein und dem erweiterten Bewusstsein. Die Funktion beider Bewusstseinsformen ist es, Information darüber bereitzustellen, dass zum einen ein Organismus in Relation zu einem Objekt steht und zum anderen darüber, dass das Objekt Veränderungen des Organismus verursacht. Objektrepräsentationen entstehen durch neuronale Kartierungen. Gleichzeitig entstehen Kartierungen des Organismus selbst (Karten 1. Ordnung) und Kartierungen der Relation zwischen Organismus und Objekt (Karten 2. Ordnung). Die Repräsentation des Organismus in Form seiner Kartierung wird von Damasio als Repräsentation des Selbst bezeichnet. Entsprechend den zwei Bewusstseinsstufen unterscheidet Damasio zwischen einem Proto-Selbst und einem autobiographischen Selbst.

Proto-Selbst. Zu den neuronalen Strukturen, die an der Konstitution des Proto-Selbst wesentlich beteiligt sind, zählen der Hirnstamm mit den parabrachialen Kernen und dem periaquäduktalen Grau, ebenso wie der Hypothalamus, das basale Vorderhirn, die Insula und sekundär somatosensorische Areale. Diese Strukturen regeln einerseits die Funktionen des Körpers, andererseits repräsentieren sie den Zustand des Körpers. Sie sind an der Herstellung des Kernbewusstseins beteiligt. Kernbewusstsein entsteht dann, wenn die Repräsentation eines Objektes mit der Repräsentation des Organismus, der mit diesem Objekt interagiert, zusammen aktiviert ist. Dabei handelt es sich um ein vorübergehendes Phänomen, das unablässig für Bruchteile von Sekunden auftritt, und zwar so lange, wie die Objekte vorhanden sind. So kommt es zu einem rudimentären Selbstgefühl.

Autobiographisches Selbst. Erweitertes Bewusstsein entsteht durch Erinnerungen. Eine bewusste Erinnerung besteht in der Aktivierung von Repräsentationen von Objekten der vergangenen Erfahrung des Organismus zusammen mit dem Kernbewusstsein. Die Gesamtheit der Erinnerungen ist das autobiographische Selbst. Eine höhere Bewusstseinsstufe entsteht, wenn Objektvorstellungen und die vielen Repräsentationen, deren Gesamtheit das autobiographische Selbst ausmachen, für eine gewisse Zeit gemeinsam aktiviert und aufrechterhalten werden. Auch hier entsteht ein »Selbstgefühl«, das verankert ist im Proto-Selbst, also letztlich der Körperrepräsentation. Zu den neuronalen Strukturen, die dieses höhere Selbst verankern, gehören Damasio zufolge vor allem der cinguläre Kortex und der Thalamus, vielleicht auch Teile des medialen parietalen Assoziationskortex und des präfrontalen Kortex.

Psychiatrie und Bewusstseinsforschung

Ein weiterer Ansatz, um die neuronale Basis personalen Bewusstseins zu charakterisieren, besteht darin, Störungen »höherer Bewusstseinsformen« bei psychiatrischen Erkrankungen zu untersuchen (Walter 1998; Frith et al. 1999; Kircher u. David 2003; Walter 2005). Chris Frith etwa hat eine Theorie entwickelt, die versucht, bestimmte schizophrene Symptome neurokognitionswissenschaftlich zu erklären (Frith et al. 2000). Im gesunden Zustand werden eigene Handlungen deshalb als selbst verursacht erlebt, weil das Gehirn die Ergebnisse der Handlungen vorherberechnet und die erfolgten Handlungen mit dieser Vorhersage vergleicht. Eine Störung dieses Selbstüberwachungs- oder Monitoringsystems führt dazu, dass inneres Sprechen oder Handlungsabsichten nicht mehr als selbst verursacht erlebt werden und, in einem zweiten Schritt, äußeren Quellen zugeschrieben wird. So kommt es zum Stimmenhören oder zum Gefühl, von fremden Mächten kontrolliert und gesteuert zu werden. Neuronale Strukturen, die an diesen Mechanismen beteiligt sind, sind bildgebenden Experimenten zufolge sowohl der frontale Kortex wie auch der rechte inferiore parietale Kortex und wahrscheinlich auch das Kleinhirn.

❗ Neurobiologische Theorien des personalen Bewusstseins versuchen zu zeigen, wie personale Eigenschaften wie Reflexivität, Rationalität oder Selbstbewusstsein durch (hierarchisch aufeinander aufbauende) Interaktionen größerer neuronaler Systeme naturalistisch erklärt werden können.

Die Verbindung personaler und subpersonaler Bewusstseinstheorien

Einige der geschilderten Theorien haben Ähnlichkeiten zu philosophisch motivierten Theorien, die versuchen, subpersonale und personale Bewusstseinskonzepte so zusammenzubringen, dass wir, auf der Grundlage empirischer Erkenntnisse, zu verstehen beginnen, wie das Bewusstsein, das wir aus der Ersten-Person-Perspektive kennen, durch neuronale Prozesse zustande kommt. Ein Beispiel hierfür ist die Selbst-Modell-Theorie des Bewusstseins (Metzinger 1993, 2001, 2003). Eine notwendige Voraussetzung für Bewusstsein besteht darin, dass Modelle der aktuell repräsentierten Gegenstände in ein aktives Modell des Organismus selbst, in dem diese repräsentierenden Zustände ablaufen, in sein »Selbstmodell« also, eingebettet werden. In dieser Hinsicht ähnelt Metzingers Theorie denjenigen von Damasio, Edelmann und Llinas. Er identifiziert aber noch andere Bedingungen des Selbstbewusstseins, von denen die »semantische Transparenz« besonders interessant ist: Damit ein echtes bewusstes Selbst entsteht, ist es nötig, dass das System das von ihm selbst aktivierte Selbstmodell nicht mehr als Modell erkennt. Die Selbst-Gewissheit, die in unserem normalerweise vorhandenen naiven Realismus vorherrscht, beruht also gerade nicht auf Unfehlbarkeit introspektiven Wissens, sondern, im Gegenteil, auf einer Unfähigkeit, zu erkennen, was der Fall ist.

Allgemein lässt sich sagen, dass sich immer mehr die Ansicht durchsetzt, dass Bewusstsein nicht in einer oder mehreren neuroanatomischen Strukturen zu lokalisieren ist, sondern als ein bestimmter Verarbeitungsprozess aufgefasst werden muss (rückgekoppelte iterative Verarbeitungsschleifen, Phasenkopplung). Die Erforschung dieser Eigenschaften steht natürlich vor dem Problem, dass Experimente, die der Komplexität dieser Eigenschaften gerecht werden wollen, eben aufgrund dieser Komplexität schwierig bzw. multipel interpretierbar sind. Ein weiterer Fortschritt in der Erforschung des NCC wird vermutlich nur dadurch zustande kommen, dass auf verschiedenen Ebenen geforscht wird, von subzellulären Ansätzen über Tierexperimente und Wahrnehmungsprozesse bis hin zu höherstufigen Bewusstseinsformen. Ob wir eines Tages vor der Komplexität des Bewusstsein kapitulieren, es erklärt haben werden oder unser intuitives, alltagspsychologisches Konzept des Bewusstseins einen starken Wandel durch die Neurowissenschaft selbst erfahren wird, wird nur die Zukunft zeigen.

> **Zusammenfassung**
>
> Voraussetzung der empirischen Bewusstseinsforschung ist eine hinreichende Operationalisierung von Bewusstsein. Neurobiologische Korrelate des Bewusstseins werden auf mindestens 3 verschiedenen Ebenen erforscht. Für Bewusstsein als Wachheitsgrad sind vor allem die Phänomene des Traumschlafes, der Narkose und der Bewusstseinsstörung relevant. Die wichtigste neuronale Struktur in diesem Zusammenhang ist das ERTAS (»extended reticulo-thalamic activating system«). Der Hauptteil neurokognitionswissenschaftlicher Bewusstseinsforschung entfällt auf die Erforschung von Bewusstsein als Eigenschaft repräsentationaler Zustände. In solchen Untersuchungen werden Wahrnehmungs-, Gedächtnis- oder Handlungsprozesse in einer kontrastiven Analyse untersucht. Exemplarisch zeigt dies das Beispiel der binokulären Rivalität, wo der Übergang von einer unbewussten in eine bewusste Wahrnehmung experimentell kontrolliert wird und neuronale Korrelate dieses Vorgangs untersucht werden.
>
> Während viele Theorien versuchen, neuronale Systeme des Bewusstseins zu lokalisieren, versuchen andere, neurobiologische Mechanismen des Bewusstseins zu finden. Neurobiologische Ansätze zur Erforschung des personalen Bewusstseins sind noch spekulativ, beruhen aber auf empirischen Grundlagen und sind teilweise experimentell getestet worden. Auch hier existieren ernstzunehmende Ansätze, welche die Behauptung, menschliches Bewusstsein könnte wissenschaftlich niemals erklärt werden, langsam zu untergraben beginnen. Die größte Herausforderung der experimentellen Erforschung des personalen Bewusstseins wird darin bestehen, wie man die existierenden Theorien in klar formulierte Hypothesen gießen kann, die experimentell auf ihre Richtigkeit oder Falschheit hin überprüft werden können.

53 Anosognosie

Hans-Otto Karnath

Als Anosognosie bezeichnen wir das mit einer Hirnschädigung einhergehende Nichterkennen von Krankheit. Patienten mit Anosognosie verhalten sich so, als ob sie von der eingetretenen Schädigung nichts wüssten. Es scheint, als ob ihnen das Bewusstsein für ihre Erkrankung fehlen würde. Dieses Phänomen wurde erstmals durch von Monakow (1885) beschrieben. Der Begriff Anosognosie zur Bezeichnung der Symptomatik wurde 30 Jahre später durch Babinski (1914) eingeführt. Manchmal benennen Patienten ihre Erkrankung zwar, benehmen und äußern sich jedoch darüber, als ob es sich um eine Lappalie handeln würde. Diese pathologische Indifferenz gegenüber der Erkrankung wird auch »Anosodiaphorie« (Babinski 1914) genannt.

Wenn wir von Anosognosie sprechen, meinen wir jedoch nicht Störungen, wie z. B. Muskel- oder Darmerkrankungen, die wir selbstverständlich auch nicht erkennen können, solange sie keine Schmerzen oder andere Symptome verursachen. Gemeint sind nur solche Defizite, die durch Hirnschädigungen (zumeist akute Schlaganfälle) hervorgerufen werden und potentiell auch wahrgenommen werden können. Hierzu zählen im engeren Sinne die Halbseitenlähmung, die kortikale Blindheit, die Hemianopsie und die kortikale Taubheit. Typischerweise versichern ▼

solche Patienten, dass ihre Arme, Beine, das Sehen oder das Hören normal funktionieren, obwohl dies offensichtlich nicht der Fall ist. Der entscheidende Unterschied zwischen einem hirngeschädigten Patienten mit Anosognosie und einem ohne Anosognosie besteht also darin, dass die gleichen körperlichen Symptome von beiden Patienten unterschiedlich interpretiert werden.

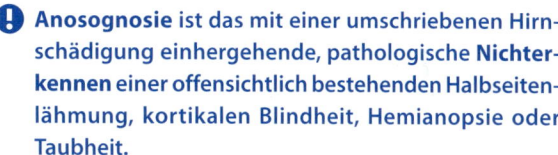

❶ **Anosognosie** ist das mit einer umschriebenen Hirnschädigung einhergehende, pathologische **Nichterkennen** einer offensichtlich bestehenden Halbseitenlähmung, kortikalen Blindheit, Hemianopsie oder Taubheit.

53.1   Anosognosie der kortikalen Blindheit

1885 beschrieb von Monakow den Fall eines 70-jährigen Mannes mit kortikaler Blindheit und Aphasie. Während sich der Kranke seiner allgemeinen Gebrechlichkeit wohl bewusst war und häufig Anspielungen auf sie machte, erkannte er demgegenüber nicht, dass er vollständig erblindet war. Stattdessen wähnte er sich des öfteren in einer dunklen Grube oder einem Keller. Die Untersuchung des Gehirns nach seinem Tod zeigte Schädigungsareale in den Okzipitallappen beider Hemisphären. Darüber hinaus fand sich eine Schädigung im linken Temporallappen, die die Sprachverständnisstörung des Patienten erklärt. Damit beschrieb von Monakow sowohl das charakteristische Verhalten als auch bereits die für diese Symptomatik typische Lokalisation der Hirnschädigung. Historisch gesehen ist es daher nicht zutreffend bei der Anosognosie für kortikale Blindheit vom »**Anton-Syndrom**« zu sprechen, obwohl Anton das Verdienst zukommt, auf die Bedeutung dieses Phänomens in einer Serie von Publikationen seit 1893 aufmerksam gemacht zu haben. So beschrieb er auch den Fall der Patientin Ursula M., die – wie der Patient von Monakows – ihre kortikale Blindheit nicht erkannte (Anton 1896). Demgegenüber war die Patientin sehr wohl in der Lage, ihre gleichfalls bestehenden, diskreten Wortfindungsstö-

53

rungen zu bemerken, worüber sie – im Gegensatz zu der Erblindung – sehr klagte.

Patienten mit einer Anosognosie für kortikale Blindheit verhalten sich so, als ob sie normal sehen könnten. Die Patienten lassen jede emotionale Betroffenheit über die eingetretene Erblindung vermissen. Vielmehr versichern sie, alles sehen zu können. Suggeriert man den Patienten, dass man ihnen verschiedene Gegenstände zeigen würde (ohne dies jedoch tatsächlich zu tun) und bittet sie diese zu benennen, so berichten sie häufig Namen beliebiger Objekte. Einen solchen Patienten beschrieb auch Bychowski (1920) nach einer Schussverletzung beider Okzipitallappen. Dieser behauptete trotz seiner Erblindung, die Zeitung lesen zu können. Auf die Frage des Untersuchers worüber die Zeitungen denn berichten würden, antwortete der Patient: »Wie gewöhnlich über den Krieg«. Als er aufgefordert wurde, laut aus der Zeitung vorzulesen, gab der Patient ausweichende Erklärungen wie »Ich bin jetzt nicht aufgelegt zu lesen« oder »Ich habe Kopfschmerzen«. Kollidieren Patienten, die an einer Anosognosie für kortikale Blindheit leiden, beim Umhergehen mit Gegenständen, wird dies z. B. damit erklärt, dass der »Raum zu dunkel ist« oder dass man »schon immer etwas ungeschickt gewesen sei«.

Lokalisation

Die bei einer Anosognosie für kortikale Blindheit typischerweise vorliegenden Hirnschädigungen sind Läsionen der Okzipitallappen beider Hemisphären (◘ Abb. 53.1), die zumeist durch eine Embolie aus der A. basilaris in beide Aa. cerebri posteriores verursacht sind. Bislang nicht systematisch untersucht ist, ob sich diese Schädigungsareale charakteristisch von denen unterscheiden, die man bei

Patienten findet, die ebenfalls nach bilateralen Läsionen der Okzipitallappen eine kortikale Blindheit jedoch keine Anosognosie entwickeln.

Sehr selten wurde eine Anosognosie für kortikale Blindheit nach peripheren Schädigungen der Sehbahn, nach bilateraler Optikusatrophie, bilateraler traumatischer Optikusneuropathie sowie bei frontal gelegenen Hirntumoren beschrieben. Gerade bei letzteren Schädigungslokalisationen – wie aber auch ganz allgemein für das Phänomen der Anosognosie – wird diskutiert, ob für das Auftreten einer Anosognosie zusätzlich eine deutliche Störung des Intellekts, des Gedächtnisses und/oder der Aufmerksamkeit entscheidend ist. Gloning et al. (1968) fanden, dass sich die von ihnen untersuchten Patienten mit und ohne Anosognosie für kortikale Blindheit dahingehend unterschieden, dass die Anosognosiepatienten zusätzlich zu der Sehstörung alle entweder eine reduzierte Bewusstseinslage, eine allgemeine Verwirrung, eine räumliche und/oder zeitliche Desorientiertheit oder eine Demenz aufwiesen. Allerdings wurden von anderen Autoren auch immer wieder Fälle berichtet, bei denen einen Anosognosie für kortikale Blindheit ohne eine wesentliche kognitive Leistungsminderung bestand.

53.2   Anosognosie der Hemianopsie

Auch die akut auftretende Halbseitenblindheit (Hemianopsie) kann wie die vollständige kortikale Blindheit **nicht erkannt** werden. Diesen Patienten ist nicht bewusst, dass sie einen halbseitigen Gesichtsfeldausfall erlitten haben. So gehen manche auch wie selbstverständlich davon aus, dass sie weiter selbstständig mit dem Auto fahren können.

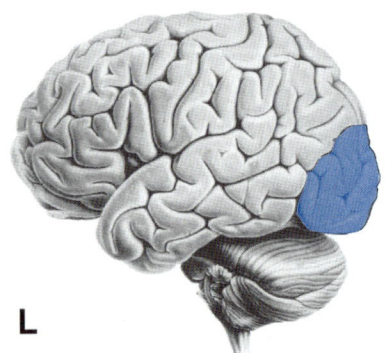
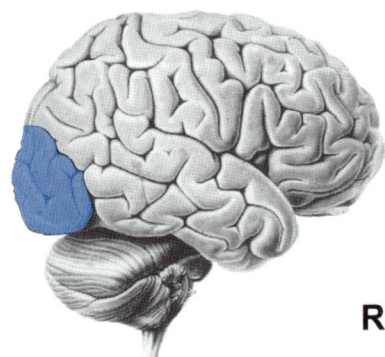

L   R

◘ **Abb. 53.1.** Typischerweise finden sich bei Patienten mit Anosognosie für kortikale Blindheit Schädigungen im Bereich beider Okzipitallappen (*blaue Markierungen*). Bislang ist jedoch nicht geklärt, ob sich die okzipitalen Schädigungsareale von kortikal erblindeten Patienten mit und ohne Anosognosie für die Blindheit voneinander unterscheiden

Dass ihnen jedoch die visuelle Information der gesamten kontraläsionalen Gesichtsfeldhälfte nicht mehr zur Verfügung steht, bleibt unbemerkt.

Die Häufigkeit dafür, dass ein eingetretener Gesichtsfelddefekt von den Betroffenen nicht erkannt wird, ist hoch. Celesia et al. (1997) untersuchten 32 Patienten, bei denen nach einem Schlaganfall eine Hemianopsie aufgetreten war. Von diesen wiesen 62% eine Anosognosie für die Hemianopsie auf. Die Autoren fanden keinen Unterschied zwischen links- und rechtshemisphärischen Hirnschädigungen; eine Anosognosie für die Hemianopsie der jeweils kontralateralen Gesichtsfeldhälfte fand sich gleich häufig. In einer Untersuchung von 32 Patienten mit rechtsseitigen Hirnschädigungen und dementsprechend linksseitigen Gesichtsfelddefekten fanden Bisiach et al. (1986) eine Anosognosie für die Hemianopsie sogar in 88% der Fälle.

Lokalisation

Um zu klären, welches Hirnareal für das Auftreten einer Anosognosie für Hemianopsie verantwortlich ist, verglichen Celesia et al. (1997) die Läsionslokalisationen von Hemianopsie-Patienten mit und ohne Anosognosie. Sie fanden keine für das Auftreten der Anosognosie charakteristische Läsionslokalisation. Wie bei Hemianopsiepatienten ohne Anosognosie befanden sich die Läsionen vornehmlich im Bereich der hinteren Sehbahn und des primären visuellen Kortex des Okzipitallappens. Insgesamt wies die Gruppe der Patienten mit Anosognosie der Hemianopsie jedoch größere Hirnläsionen als die Vergleichsgruppe auf.

53.3 Anosognosie der Halbseitenlähmung

Patienten mit einer Anosognosie der Halbseitenlähmung (Hemiparese) verhalten sich so, als ob sie nicht wüssten, dass sie halbseitig gelähmt sind. Bereits 1893 beschrieb Anton erstmals einen solchen Patienten (Wilhelm H.), der eine linksseitige Hemiparese erlitten hatte. Patienten wie Wilhelm H. versichern, dass beide Beine und/oder Arme normal funktionieren. Sie könnten die Extremitäten normal bewegen. Wenn man sie darauf hinweist, dass sie das gelähmte Bein, den gelähmten Arm tatsächlich aber nicht bewegt hätten, antworten solche Patienten z. B., dass sie einfach »keine Lust« hätten, es zu bewegen. Das (gelähmte) Bein sei gesund und sie könnten selbstverständlich auch normal laufen.

Werden Patienten mit einer Anosognosie der Hemiparese gebeten, die betroffene Extremität zu bewegen (z. B. die Arme hoch zu heben), reagieren sie entweder gar nicht oder bewegen nur die nicht gelähmte Seite; in beiden Fällen sind sie aber davon überzeugt, die Aufgabe erfolgreich ausgeführt zu haben. Die Konfrontation mit Fakten, die auf das Gegenteil hinweisen, wie z. B. das Fehlen des akustischen Geräusches beim Klatschen mit den Händen, wird entweder ganz ignoriert oder nur kurz bemerkt. In jedem Fall führt diese Erfahrung nicht zu einem Erkennen der Bewegungsunfähigkeit ihres gelähmten Armes. Die Patienten kommentieren das offensichtliche Nichtbewegen der gelähmten Extremität häufig mit Konfabulationen wie z. B. »Das Bein ist jetzt müde«, »Der Arm ist faul«.

> **❗ Die Konfrontation mit Tatsachen, die den Patienten mit Anosognosie eindeutig beweisen, dass bei ihnen ein Defizit eingetreten ist, führt nicht zu einem Erkennen der Behinderung.**

Von einer **Asomatognosie** sprechen wir, wenn Patienten gar leugnen, dass die betroffene Extremität zu ihnen gehört. Solche Patienten versuchen manchmal auch, die gelähmte Extremität aus dem Bett zu schieben. Als **Somatoparaphrenie** wird ein Symptom bezeichnet, bei dem die Patienten die betroffene Extremität anderen Personen zuschreiben (»Dies ist nicht mein Arm, er gehört meiner Mutter bzw. er gehört dem Patienten nebenan« etc.). Beide Phänomene treten jedoch nur sehr selten bei Patienten mit Anosognosie für Hemiparese auf und sind häufig von einer allgemeinen Desorientiertheit begleitet. Ebenfalls ist es nicht typisch für Anosognosiepatienten, dass sie trotz ihrer Unfähigkeit, die eigene Lähmung wahrzunehmen, eine Halbseitenlähmung bei Mitpatienten nicht erkennen können. Das Gegenteil wurde bislang nur von 2 Patienten berichtet (Ramachandran u. Rogers-Ramachandran 1996) und erfordert eine weitere Prüfung.

Lokalisation

Ungefähr 10% der Patienten, die nach einem Schlaganfall eine Halbseitenlähmung erlitten haben, weisen eine Anosognosie der Hemiparese auf (Baier u. Karnath 2005). Übereinstimmend wurde in mehreren Studien ferner beobachtet, dass die Symptomatik deutlich häufiger nach rechts- als nach linkshemisphärischen Schädigungen auftritt. Bei ca. 70–80% der Patienten mit Anosognosie für Hemiparese fanden sich Infarkte der rechten Hemisphäre (Nathanson et al. 1952; Cutting 1978; Starkstein et al. 1992; Ellis u. Small 1997). Da man jedoch mit linkshemisphärisch geschädig-

53

ten Patienten und Aphasie häufig nicht ein so differenziertes Gespräch über die Erkrankung führen kann, wie dies mit rechtshemisphärisch geschädigten Patienten ohne Sprachstörungen möglich ist, wurde diskutiert, ob diese Statistik möglicherweise ein Artefakt der verschiedenen Untersuchungsmöglichkeiten darstellen könnte. Dagegen ist einzuwenden, dass viele Kranke jedoch trotz der Sprachstörung verbal oder gestisch andeuten können, dass sie eine Halbseitenlähmung erfahren haben. Darüber hinaus fanden Starkstein et al. (1992) in einer Untersuchung von 96 Patienten mit einem Schlaganfall auch dann noch ein Übergewicht von rechts- gegenüber linkshemisphärischen Läsionen beim Auftreten einer Anosognosie, wenn alle Patienten, die von ihnen aufgrund einer Aphasie nicht untersucht wurden, vorsichtshalber als »Anosognosiepatienten« gezählt wurden.

Für eine rechtshemisphärische Dominanz beim Auftreten der Anosognosie für Hemiparese sprechen ferner die Beobachtungen, die bei Durchführung des »Wada-Tests« gemacht wurden. Diesem Test werden Patienten unterzogen, bei denen vor einem neurochirurgischen Eingriff genau festgestellt werden muss, welche Hemisphäre die sprachdominante Hemisphäre ist. Den Patienten wird nacheinander in die linke und die rechte A. carotis interna ein kurzwirksames Barbiturat injiziert, das zu einer wenige Minuten anhaltenden Anästhesie der durch diese Arterie versorgten Hemisphäre führt. Die Patienten bleiben wach; es kommt jedoch zu einer Lähmung der jeweils kontralateralen Extremitäten und – bei Anästhesie der sprachdominanten Hemisphäre – zusätzlich zu Benennstörungen oder einem vorübergehenden Verstummen der Sprache (»speech arrest«). Breier et al. (1995) haben mit dieser Technik 37 Patienten untersucht. Nach Anästhesie der linken wie der rechten Seite wurden die Patienten gefragt, ob sie (a) »irgendwo eine Schwäche gefühlt hätten, nachdem sie das Medikament erhalten haben« und (b) ob sie »irgendwelche Schwierigkeiten mit ihrer Sprache bemerkt hätten«. Erstaunlicherweise waren 89% der Patienten nach rechtsseitiger Anästhesie der Meinung, dass sie sicher **keine** Schwäche erfahren hätten, obwohl diese tatsächlich aber aufgetreten war. Dagegen führte die Anästhesie der linken Seite bei denselben Patienten nur bei 49% der Fälle zu einer Anosognosie der Hemiparese. Offen bleibt bei diesem Experiment zu welchem Anteil möglicherweise auch Gedächtnisstörungen zu den Antworten der Probanden beigetragen haben. Dass solche Störungen beim Wada-Test tatsächlich

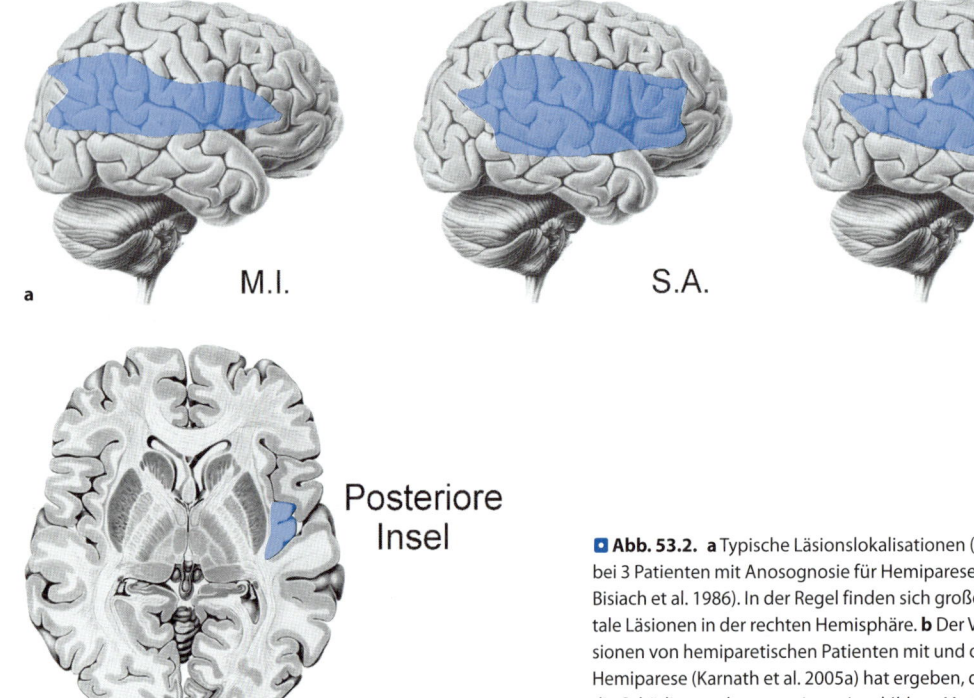

Posteriore Insel

◻ **Abb. 53.2. a** Typische Läsionslokalisationen (*blaue Markierungen*) bei 3 Patienten mit Anosognosie für Hemiparese (M.I., S.A., G.M.; Bisiach et al. 1986). In der Regel finden sich große frontotemporoparietale Läsionen in der rechten Hemisphäre. **b** Der Vergleich der Hirnläsionen von hemiparetischen Patienten mit und ohne Anosognosie für Hemiparese (Karnath et al. 2005a) hat ergeben, dass möglicherweise die Schädigung der posterioren Insel (*blaue Markierung*) für das Auftreten der Anosognosie für Hemiparese entscheidend ist

auftreten ist nicht unwahrscheinlich, da es während der Untersuchung zu einer vorübergehenden Minderversorgung des medialen Temporallappens kommt (De Silva et al. 1999).

In der Regel finden sich bei einer Anosognosie für Hemiparese große frontotemporoparietale Läsionen im Versorgungsbereich der A. cerebri media (□ Abb. 53.2a). Um zu klären, welche kortikalen Areale spezifisch beim Auftreten einer Anosognosie für Hemiparese geschädigt sind, verglichen Karnath et al. (2005a) die Läsionslokalisationen von hemiparetischen Patienten mit und ohne Anosognosie. Da viele der Anosognosiepatienten gleichzeitig auch einen Neglect hatten, achteten die Autoren darauf, dass die Vergleichsgruppe aus Patienten bestand, die ebenso häufig einen Neglect aber keine Anosognosie der Hemiparese aufwiesen. Der Vergleich ergab, dass das Schädigungsareal bei den Patienten mit Anosognosie für Hemiparese überzufällig häufig die rechte posteriore Inselregion betraf (Karnath et al. 2005a).

Der insuläre Kortex integriert eine Vielzahl multimodaler, häufig bidirektionaler Verbindungen. Während der anteriore Teil der Insel ausgedehnte Projektionen zu limbischen, paralimbischen, olfaktorischen, gustatorischen und autonomen Strukturen besitzt, weist der hintere Anteil enge Verbindungen zu somatosensorischen, auditiven und motorischen Arealen auf. Die Befunde von Karnath et al. (2005a) zeigen, dass die rechte posteriore Inselregion möglicherweise eine wichtige Funktion für das bewusste Wahrnehmen von Körperteilen und das Erkennen des (Funktions)zustandes der kontralateralen Extremitäten hat. Hierzu passen PET-Befunde, die eine Beteiligung der rechten posterioren Insula berichteten, wenn gesunde Versuchspersonen zu beurteilen hatten, ob Bewegungen, die sie auf einen Spiegel projiziert sahen, von ihnen selbst oder von jemand anderem ausgeführt wurden (Farrer et al. 2003). Ferner wurde beobachtet, dass die Schädigung der posterioren Insel zu einem Fremdheitsgefühl gegenüber den linksseitigen Extremitäten und sogar zu einem Nicht-Erkennen des eigenen Armes führen kann (Cereda et al. 2002). Zusammengenommen könnten diese Befunde bedeuten, dass die posteriore Insel ein wichtiger Teil des neuronalen Systems ist, das unser Bewusstsein für den eigenen Körper vermittelt.

Auch rein subkortikal gelegene Schädigungen können zu einer Anosognosie der Hemiparese führen. Hier fand sich am häufigsten eine einseitige Schädigung des Thalamus oder der Basalganglien (Bisiach et al. 1986; Starkstein et al. 1992; Ellis u. Small 1997). Dabei scheint die Aus-

prägung der Anosognosie für Hemiparese nach Basalganglienläsionen weniger stark ausgeprägt zu sein als nach Schädigungen anderer Hirnareale (Ellis u. Small 1997). Extrem selten wurden auch kleine, in der Brücke (Pons) gelegene Läsionen zusammen mit einer Anosognosie für Hemiparese berichtet (Bakchine et al. 1997; Evyapan u. Kumral 1999). Die Untersuchung eines solchen Patienten mittels SPECT ergab, dass neben der Ponsläsion auch eine frontoparietale Minderperfusion des Kortex bestand. Es ist daher denkbar, dass, obwohl der Kortex nach solchen subkortikal im Bereich des Thalamus oder der Pons gelegenen Infarkten morphologisch unversehrt geblieben ist, kortikale Areale eine Minderperfusion aufweisen und daher ebenso wie die subkortikalen Areale an der Entstehung der Symptomatik beteiligt sein können.

❶ Die Anosognosie für Hemiparese tritt typischerweise mit ausgedehnten frontotemporoparietalen Infarkten der rechten Hemisphäre auf. Seltener finden sich linkshemisphärische oder subkortikale Schädigungen. Der Vergleich der Hirnläsionen von hemiparetischen Patienten mit und ohne Anosognosie für Hemiparese hat ergeben, dass möglicherweise die Schädigung der posterioren Insel für das Auftreten der Anosognosie für Hemiparese entscheidend ist. Möglicherweise ist die posteriore Insel ein wichtiger Teil des neuronalen Systems, das unser Bewusstsein für den eigenen Körper vermittelt.

53.4   Selektivität der Anosognosie

Bereits an den frühen Beschreibungen der Symptomatik durch von Monakow (1885) und Anton (1896) wird deutlich, dass das Phänomen des Nichterkennens einer Erkrankung bei mehreren gleichzeitig bestehenden Funktionsstörungen spezifisch nur eines der Defizite betreffen kann. Demselben Patienten, der eine Anosognosie für z. B. eine kortikale Erblindung aufweist, mag das Erkennen einer anderen, gleichzeitig bestehenden Störung keine Probleme bereiten. In Übereinstimmung mit diesen Beobachtungen fanden Bisiach et al. (1986) in einer systematischen Untersuchung dieser Fragestellung, dass von 12 hirngeschädigten Patienten, die sowohl an einer schweren Hemiparese als auch an einer Hemianopsie litten, ein Drittel eine Anosognosie für nur eines der beiden Defizite aufwies.

Vergleichbare Beobachtungen wurden auch bei Durchführung des Wada-Tests gemacht (Breier et al. 1995). Wenn den Patienten das Medikament in die linke A. carotis interna injiziert wurde, zeigten 43% der Patienten, die eine Anosognosie entwickelten, diese allein für die Hemiparese, nicht aber auch für die gleichzeitig aufgetretene Aphasie. Umgekehrt fand sich bei 5% der Patienten mit Anosognosie ein Nichterkennen der Aphasie, während die Hemiparese wahrgenommen wurde. Nur weitere 5% wiesen eine Anosognosie für beide Defizite auf. Diese differentielle Beeinträchtigung der beiden durch die linksseitige Anästhesie ausgelösten Defizite spricht gegen die Überlegung (▶ Abschn. 53.3 »Lokalisation«), dass das Barbiturat möglicherweise nur zu einem Nicht*erinnern* (statt zu einem Nicht*erkennen*) der Defizite, also zu einer Störung des Gedächtnisses und nicht zu einer Anosognosie geführt hat. Vielmehr bestätigt dieser Befund die klinischen Beobachtungen, dass eine Anosognosie selektiv nur für eines von mehreren gleichzeitig bestehenden Defiziten bestehen kann.

> ❗ Treten nach einem Schlaganfall mehrere funktionelle Beeinträchtigungen gleichzeitig auf, kann das **Nichterkennen** selektiv nur eines dieser Defizite betreffen.

53.5 Erklärungshypothesen

Seit der ersten Beschreibung des Phänomens durch von Monakow (1885) wurden zahlreiche Erklärungen der Anosognosie vorgeschlagen. Diskutiert wurden Störungen der Informationsaufnahme und -weiterleitung, Defizite der Selbstbeobachtung, Störungen neuronaler »Bewusstseinssysteme«, Mechanismen der Selbsttäuschung sowie psychodynamische Faktoren. Bis heute ist es jedoch nicht befriedigend gelungen, die Ursache bzw. die Ursachen für das Auftreten von Anosognosie zu identifizieren. Im Folgenden werden die Überlegungen dargestellt, die für und die gegen die vorgeschlagenen Erklärungshypothesen sprechen.

53.5.1 Störungen der Informationsaufnahme und -weiterleitung

Sensibilität

Babinski (1918) nahm an, dass für das Auftreten einer Anosognosie für Hemiparese der Verlust der Sensibilität, insbesondere der Tiefensensibilität und des Lagesinns, in dem betroffenen Körperteil von ausschlaggebender Bedeutung ist. Er ging davon aus, dass diese afferente Information entscheidend für das bewusste Wahrnehmen eines Körperteils ist. Zusammen mit dem durch die Hirnschädigung ver-

ursachten Unvermögen, die Aufmerksamkeit auf die gelähmte Extremität zu richten, würde dieser Sensibilitätsverlust dazu führen, dass der Patient den betroffenen Körperteil nicht beachtet und die Bewegungsunfähigkeit nicht erkennt.

In Übereinstimmung mit dieser auch als »Feedback-Hypothese« bezeichneten Vorstellung fanden Levine et al. (1991) sensible Defizite bei Patienten mit einer Anosognosie für Hemiparese schwerer ausgeprägt als bei hemiparetischen Patienten ohne Anosognosie. Der überwiegende Teil der Studien fand jedoch nur einen schwachen Zusammenhang zwischen dem Vorliegen einer Anosognosie für Hemiparese und einer Sensibilitätsstörung der betroffenen Extremitäten (z. B. Cutting 1978; Bisiach et al. 1986; Small u. Ellis 1996). Die Mehrzahl der Patienten, die an einer halbseitigen Lähmung mit Sensibilitätsstörung leiden, haben keine Anosognosie für die Hemiparese. Umgekehrt finden sich Patienten mit einer Anosognosie für Hemiparese, die keine oder nur sehr gering ausgeprägte Sensibilitätsstörungen aufweisen. Diese Beobachtungen sprechen dafür, dass ein Sensibilitätsverlust in dem betroffenen Körperteil keine hinreichende Bedingung für das Auftreten einer Anosognosie darstellt.

Neglect

Ähnlich wie für den Verlust der Sensibilität wurde vermutet, ob nicht möglicherweise ein gleichzeitig vorhandener Neglect das Nichterkennen einer linksseitigen Hemiparese oder einer linksseitigen Hemianopsie erklären könnte. Möglicherweise würde das bei Neglect zur rechten, ipsiläsionalen Seite hin verschobene Explorationsfeld (◘ Abb. 21.3) den Patienten weniger Gelegenheit geben, die Lähmung der kontraläsionalen Körperseite oder den halbseitigen Gesichtsfelddefekt zu entdecken. In unterschiedlichen Studien fand sich jedoch, dass Patienten, die nach einem rechtshemisphärischen Infarkt eine Hemiparese sowie eine Anosognosie für diese Lähmung entwickelt hatten, nur zu ca. 70% auch einen Neglect aufwiesen (Cutting 1978; Bisiach et al. 1986; Levine et al. 1991; Starkstein et al. 1992; Ellis u. Small 1997). Umgekehrt hatten die Patienten, die ebenfalls eine Hemiparese, aber keine Anosognosie für diese Lähmung zeigten, in ca. 20% der Fälle ein Neglect. In der Gruppe der Patienten mit Neglect fand sich nur zu 70–80% auch eine Anosognosie für Hemiparese; 20–30% der Neglectpatienten hatten also keine Anosognosie der Halbseitenlähmung. Eine vergleichbare Dissoziation wurde auch für das Auftreten von Neglect und von Anosognosie für Hemianopsie beobachtet (Bisiach et al. 1986). Zusammenfassend lässt sich daher sagen, dass das Auftreten einer Anosognosie zwar häufig mit einem Neglect assoziiert, jedoch nicht durch diesen bedingt ist.

> ❗ Das Auftreten einer Anosognosie ist zwar häufig mit einem Neglect assoziiert, jedoch nicht durch diesen bedingt. Ebenso ist eine Sensibilitätsstörung in dem betroffenen Körperteil keine hinreichende Erklärung für das **Nichterkennen** einer Lähmung.

Diskonnektion

Anton (1896) erklärte das Phänomen der Anosognosie für kortikale Blindheit mit einer nahezu kompletten Unterbrechung der Verbindungen des primären visuellen Kortex mit den übrigen Teilen des Gehirns. Pötzl (1924) ging dagegen davon aus, dass eine bewusste Wahrnehmung eine intakte thalamokortikale Interaktion voraussetzt. Eine Anosognosie der Hemiparese würde durch eine Unterbrechung des Zusammenspiels von rechtem Thalamus und rechtem Parietalkortex hervorgerufen. Demgegenüber sah Geschwind (1965) die Unterbrechung der Verbindung zwischen den Hemisphären als Ursache der Symptomatik. Er vermutete, dass bei Patienten mit Anosognosie die geschädigte rechte Hemisphäre von der linken, sprachdominanten Hemisphäre abgekoppelt ist. Ohne Informationen über den Zustand der linken Extremitäten, die von der rechten Hemisphäre vermittelt werden, würde die linke Hemisphäre lediglich über deren Funktionszustand konfabulieren, nicht aber der Realität entsprechend berichten können.

Geschwinds Spekulation scheint jedoch wenig wahrscheinlich. Nach seinen Annahmen sollten die konfabulatorischen Antworten ausbleiben, wenn die linke Hemisphäre die Information erhält, dass die linke Körperseite gelähmt ist. Tatsächlich sind Patienten mit Anosognosie für Hemiparese aber auch dann noch davon überzeugt, dass sie den kontraläsionalen linken Arm normal bewegen können, wenn ihnen die Bewegungsunfähigkeit dieses Armes auf der rechten Seite, d.h. in einem Bereich demonstriert wird, der weder durch einen Gesichtsfelddefekt noch durch Vernachlässigung betroffen ist.

> ❗ **I. Hypothesen gestörter Informationsaufnahme und -weiterleitung zur Erklärung der Anosognosie**
> Das Nichterkennen einer Beeinträchtigung wie Hemiparese, Hemianopsie etc. beruht auf
> — einem Verlust der Sensibilität in dem betroffenen Körperteil zusammen mit dem Unvermögen, die
> ▼

> Aufmerksamkeit auf diesen Körperteil zu richten (Babinski 1918).
> — einem Neglect, der verhindert, dass das Defizit der kontraläsionalen Körper- oder Gesichtsfeldhälfte entdeckt wird.
> — einer Unterbrechung intra- und/oder interhemisphärischer Verbindungen (Anton 1896; Pötzl 1924; Geschwind 1965).

53.5.2 Psychologisch-psychodynamische Theorien

Mehrere Autoren vermuteten, dass bei Patienten mit Anosognosie eine umfassende mentale Schädigung einhergehend mit Konfusion und/oder intellektueller Beeinträchtigung vorliegen würde (Redlich u. Dorsey 1945; Nathanson et al. 1952). Demgegenüber nahmen die im Folgenden dargestellten Erklärungen an, dass das Nichterkennen einer Erkrankung nicht allein durch die aufgetrene Hirnschädigung bedingt ist, sondern zusätzlich durch psychologisch-psychodynamische Faktoren mitverursacht ist.

So begriffen Weinstein u. Kahn (1955) das Auftreten von Anosognosie als Abwehrmechanismus (»denial of illness«). Sie nahmen an, dass das **Nichterkennen** den aktiven Versuch der Patienten reflektiert, der Erfahrung einer plötzlich aufgetretenen neurologischen Behinderung, eine »persönlich stimmige« Interpretation zu geben und sich so der veränderten Situation »anzupassen«.

Guthrie u. Grossman (1952) vermuteten demgegenüber, dass dem Auftreten von Anosognosie eine grundlegende Persönlichkeitseigenschaft zugrunde liegt, nämlich eine ausgeprägte Verweigerungshaltung bei Konfrontation mit der Realität. Anders als Weinstein u. Kahn gingen sie nicht davon aus, dass es sich um einen Abwehrmechanismus handelt, der erst nach dem Auftreten einer neurologischen Schädigung einsetzt, sondern dass es sich um eine bereits lebenslang bestehende Eigenschaft des Individuums handelt. Die Autoren sahen die Erklärung durch Beobachtungen an 2 Patienten mit Anosognosie bestätigt. Die eine Patientin litt an einer linksseitigen Parese, der andere Patient an einer kortikalen Blindheit. Beide Patienten konnten ihren rechten Arm also normal bewegen. In einem kleinen Experiment immobilisierten die Autoren diesen funktionstüchtigen rechten Arm, indem sie ihn an der Unterlage festbanden. Danach baten sie die Patienten, die Seiten eines vor ihnen liegenden Buches mit der rechten Hand umzu-

53

blättern. Beide Patienten versuchten nun ihren gesunden (aber festgebundenen) Arm zu bewegen. Wenn sie daraufhin gefragt wurden, warum sie die Seiten denn nicht umblättern würden, berichteten sie nicht etwa, dass sie ihren rechten Arm durch die Fixierung nicht bewegen könnten, sondern dass das Umblättern mit der rechten Hand prinzipiell möglich sei (»Geben sie mir nur etwas Zeit«) bzw. dass der gesunde, ipsiläsionale Arm »nicht zu mir gehört – er ist krank«.

Mehrere Argumente sprechen gegen die hier dargestellten Hypothesen. Bei den meisten Patienten bildet sich eine Anosognosie mit der akuten Phase der Erkrankung zurück. In der Regel können die Kranken nach wenigen Tagen bis Wochen ihre Defizite erkennen (Hier et al. 1983; Ellis u. Small 1997; Maeshima et al. 1997), obwohl die neurologische Behinderung weiter fortbesteht. Wenn grundlegende Persönlichkeitseigenschaften oder umfassende intellektuelle Beeinträchtigungen tatsächlich die entscheidenden Faktoren für die Ausbildung von Anosognosie wären, würde man einen sehr viel höheren Prozentsatz an Patienten erwarten, die auch noch nach mehreren Monaten ihre immer noch bestehende Behinderung nicht erkennen können. Darüber hinaus kann man klinisch bei vielen Patienten mit Anosognosie für z. B. Halbseitenlähmung bereits in der akuten Phase der Symptomatik beobachten, dass sie keine **generelle** Tendenz zeigen, Erkrankungen zu verbergen oder zu leugnen. So nehmen sie z. T. sehr aufmerksam Veränderungen oder Beschwerden wahr, die ihre **nicht** gelähmte Körperseite betreffen.

Ebenso nur schwer mit der Annahme einer grundlegenden Persönlichkeitseigenschaft, eines allgemeinen Abwehrmechanismus oder einer umfassenden intellektuellen Beeinträchtigung zu vereinbaren ist das deutlich häufigere Auftreten von Anosognosie nach Läsionen der rechten gegenüber der linken Hemisphäre. Das Auftreten einer rechtsseitigen Lähmung nach linkshemisphärischer Schädigung ist für die Betroffenen sicherlich ebenso schwer zu ertragen wie eine linksseitige Lähmung nach rechtsseitiger Schädigung. Ein Nichterkennen sollte also links- wie rechtsseitige Lähmungen gleichermaßen betreffen. Dies ist jedoch nicht der Fall (▶ Abschn. 53.3 »Lokalisation«). Auch passt die Beobachtung schlecht, dass das Nichterkennen nicht alle durch den Infarkt verursachten Störungen gleichermaßen betreffen muss, sondern spezifisch für nur eines der Defizite bestehen kann.

Gegen eine psychologisch-psychodynamische und für eine neurologische Ursache der Symptomatik spricht ferner, dass die Anosognosie für Hemiparese während der kalorischen Stimulation eines Gleichgewichtsorgans vorüber-

gehend aufgehoben werden kann (Cappa et al. 1987; Bisiach et al. 1991; Ramachandran 1995).

❗ II. Psychologisch-psychodynamische Theorien zur Erklärung der Anosognosie
Beim Auftreten von Anosognosie handelt es sich um
- eine umfassende mentale Schädigung mit Konfusion und intellektueller Beeinträchtigung (Redlich u. Dorsey 1945; Nathanson et al. 1952).
- einen Abwehrmechanismus, der dazu dient, sich den veränderten Bedingungen durch eine persönlich »stimmige« Interpretation der Symptomatik anzupassen (Weinstein u. Kahn 1955).
- eine grundlegende Persönlichkeitseigenschaft im Sinne einer ausgeprägten Verweigerungshaltung bei Konfrontation mit der Realität (Guthrie u. Grossman 1952).

53.5.3   Entdeckungstheorie

Levine (1990) ging davon aus, dass das entscheidende Moment für die Entstehung einer Anosognosie ein Defizit der Selbstbeobachtung und der Selbstdiagnose sei. Eine notwendige, aber nicht hinreichende Bedingung sei der Verlust der sensiblen Qualitäten, d. h. insbesondere der Tiefensensibilität und des Lagesinns bei einer Hemiparese oder des Sehens bei einer kortikalen Blindheit. Der Verlust der Sensibilität würde jedoch nicht gleichzeitig mit dem Einsetzen der Schädigung auftreten, sondern müsste von dem Betroffenen erst aktiv durch Beobachtung und Inferenz »entdeckt« werden. Dieses »Entdecken« der Schädigung würde durch 1. einen zusätzlich bestehenden Neglect und/oder 2. eine kognitive Leistungsminderung, die vor allem das schlussfolgernde Denken und das Gedächtnis betrifft, verhindert oder erschwert.

Für Levines (1990) Auffassung spricht, dass sich die Anosognosie in der Regel innerhalb einiger Wochen nach dem Auftreten des akuten Ereignisses zurückbildet, obwohl die Behinderung unter Umständen noch Jahre weiter fortbesteht. Dies könnte so gedeutet werden, dass die Patienten in der ersten Zeit nach dem schädigenden Ereignis Erfahrungen mit dem Defizit gesammelt haben, die langsam zu einem Erkennen der eingetretenen Veränderungen geführt haben. Auch weisen viele Patienten mit Anosognosie tatsächlich einen Neglect auf. Umstritten ist dagegen, ob Patienten mit Anosognosie häufiger als andere hirngeschädigte Patienten ohne Anosognosie Beeinträchtigungen kognitiver Funktionen, wie dem Gedächtnis oder der verbalen und nichtverbalen Intelligenz haben (Levine et al. 1991; Small u. Ellis 1996).

Weniger gut zu der von Levine gegebenen Interpretation passen die Beobachtungen, dass 1. die Anosognosie selektiv nur eines von mehreren gleichzeitig bestehenden Defiziten betreffen kann und dass 2. sich in mehreren Studien nur ein schwacher Zusammenhang zwischen dem Vorliegen einer Anosognosie (für Hemiparese) und dem Vorhandensein von Sensibilitätsstörungen fand (z. B. Cutting 1978; Bisiach et al. 1986; Small u. Ellis 1996). Ebenso nur schwer mit Levines Theorie zu vereinbaren ist, dass eine Anosognosie für Hemiparese auch dann persistiert, wenn ein gleichzeitig bestehender Neglect durch den Untersucher kurzzeitig überwunden wird (»cueing«; ▶ Abschn. 21.2.3) oder dem Patienten die linksseitige Lähmung auf der rechten Seite, d. h. in dem von ihm beachteten Bereich, demonstriert wird.

❗ III. Endeckungstheorie zur Erklärung der Anosognosie
- **Das entscheidende Moment für die Entstehung von Anosognosie ist ein Defizit der Selbstbeobachtung und der Selbstdiagnose. Eine neu aufgetretene Behinderung muss von dem Betroffenen erst aktiv »entdeckt« werden (Levine 1990).**

53.5.4 Störungen neuronaler »Bewusstseinssysteme«

»Conscious awareness system«

McGlynn u. Schacter (1989) gingen davon aus, dass jedes bewusste Erleben die Aktivierung eines neuronalen Systems voraussetzt, das sie »conscious awareness system« (CAS) nannten. Dieses System erhält seinen Input aus hierarchisch untergeordneten Systemen wie der Sprache, dem Gedächtnis oder der Wahrnehmung. Diese Untersysteme aktivieren das CAS sobald es zu einer signifikanten Änderung des »Ruhezustandes« gekommen ist. Die Autoren nahmen an, dass das CAS im posterioren parietalen Kortex lokalisiert ist. Das CAS selbst projiziert zum frontalen Kortex und hat somit unmittelbaren Einfluss auf »exekutive Funktionen« (▶ Kap. 44 u. 45), wie Planen, Problemlösen oder die Ausführung von Handlungen. Eine direkte Schädigung des CAS führt zu einer globalen Anosognosie für Störungen aller untergeordneten Systeme, während es bei Störung der Verbindung zwischen dem CAS und lediglich einem der Subsysteme zu einer Anosognosie eines spezifisch in diesem System aufgetretenen Defizites kommt (z. B. zur Anosognosie für Hemiplegie bei gleichzeitig auch bestehender Hemianopsie, die dem Patienten aber bewusst ist).

Abweichend von McGlynn u. Schacter nahmen Bisiach et al. (1986) an, dass statt eines einzigen übergeordneten »Bewusstseinssystems«, mehrere modalitätsspezifische Monitorsysteme für die verschiedenen kognitiven Funktionen existieren. Als Ursache der Anosognosie eines Defizites (z. B. kortikale Blindheit) nahmen sie eine Störung der höchsten Ebene der Organisation sensomotorischer Aktivität dieser spezifischen Funktion (z. B. der Sehfunktion) an. Diese Vorstellungen wurden später in ein umfassenderes Erklärungsmodell integriert, bei dem die Autoren davon ausgingen, dass die Anosognosie, wie auch der Neglect, durch eine Störung eines neuronalen Netzwerkes hervorgerufen wird, dessen Aufgabe es ist, die visuelle Außenwelt mental abzubilden (Bisiach u. Geminiani 1991).

Theorie der Selbsttäuschung

Wie McGlynn u. Schacter (1989) vermutete auch Ramachandran (1995), die Schädigung eines abstrakten neuronalen Systems als Ursache der Anosognosie. Seiner Ansicht nach besteht die Aufgabe der linken Hemisphäre darin, die Kohärenz und Kontinuität des Verhaltens des Individuums, sein sog. Skript, aufrechtzuerhalten. Ereignet sich nun etwas, das mit diesem Skript nicht übereinstimmt, werden von dieser Hemisphäre auch beim Gesunden Verleugnungen, Konfabulationen und Verdrängungen produziert, um diese Ungereimtheiten mit dem Skript in Einklang zu bringen. Demgegenüber hat die rechte Hemisphäre die Aufgabe eines »Anomaliendetektors«. Wenn Anomalien, d. h. nicht zum Skript passende Informationen, erkannt werden und ein bestimmtes Toleranzmaß übersteigen, veranlasst die rechte Hemisphäre die linke Hemisphäre, das bisherige Skript aufzugeben und ein neues zu erstellen.

Nach Ramachandrans Vorstellung funktioniert die linke Hemisphäre bei einem Patienten mit Anosognosie normal, d. h. beim Auftreten kontroverser Information kommt es wie beim Gesunden zu Verleugnung, Verdrängung und Konfabulationen um das bestehende Skript zu erhalten. Demgegenüber ist jedoch die Funktion der rechten Hemisphäre gestört. Anders als beim Gesunden veranlasst die geschädigte rechte Hemisphäre die linke Hemisphäre nicht zum Paradigmenwechsel, wenn die neue, kontroverse Information für das Individuum relevant ist. Aus diesem Grund setzt der Patient mit Anosognosie seine Verleugnungen und Konfabulationen trotz der veränderten Situation weiter fort.

53

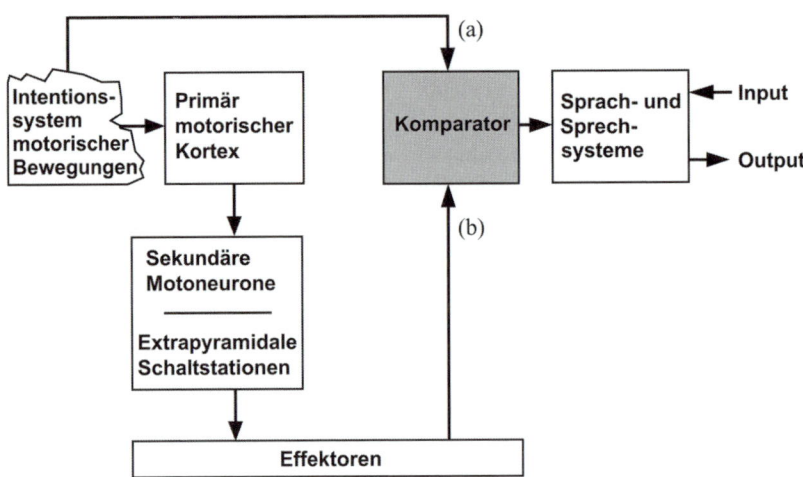

Abb. 53.3. Als Ursache der Anosognosie für Hemiparese nimmt die »Feedforward-Hypothese« das Ausbleiben einer Bewegungsintention mit der betroffenen Extremität an (s. lädiertes Intentionssystem *links oben*). Der neuronale Komparator (*grau*) empfängt dann vom Intentionssystem und von den Effektoren übereinstimmende Informationen: (**a**) »Es wurde keine Bewegung initiiert« und (**b**) »Es wurde keine Bewe-gung ausgeführt«. Eine Lähmung kann in diesem Modell aber nur er-kannt werden, wenn der Betroffene versucht, die gelähmte Extremität zu bewegen. Erst dann kann der Komparator ein Missverhältnis zwi-schen (**a**) der Erwartung (= »Eine Bewegung wurde initiiert«) und (**b**) der Ausführung der Bewegung (= »Es wurde keine Bewegung ausgeführt«) detektieren und die Lähmung erkennen. (Nach Heilman 1991)

Ramachandran (1995) untermauerte seine Überlegun-gen durch ein Experiment an (allerdings nur) einer rechts-hemisphärisch geschädigten Patientin mit Anosognosie für Hemiplegie. Er forderte diese Patientin auf, ihre rechte funktionstüchtige Hand auf und ab zu bewegen. Die Pati-entin kam dieser Aufforderung in einer mit mehreren Spie-geln versehenen Apparatur korrekt nach. Durch entspre-chende Spiegelbilder wurde ihr jedoch visuell suggeriert, dass sich ihre Hand gar nicht bewegen würde. Erstaunli-cherweise behauptete die Patientin dennoch, dass sie deut-lich **sehen** könne, wie sich ihre rechte Hand auf und ab bewegt.

Obwohl die Erklärung Ramachandrans anschaulich be-stimmte Verhaltensaspekte von Patienten mit Anosognosie aufgreift, bleibt die Attribution der Aufgaben der linken Hemisphäre als »Skriptbewahrer« und der rechten Hemis-phäre als »Anomaliendetektor« doch sehr grob und speku-lativ.

Feedforward-Hypothese

Die Grundannahme der von Heilman (1991) zur Erklärung der Anosognosie für Hemiparese vorgeschlagenen Theorie ist, dass eine Lähmung nur erkannt werden kann, wenn der Patient überhaupt versucht, die gelähmte Extremität zu bewegen. Ein Patient ohne Anosognosie erkennt eine auf-getretene Lähmung dadurch, dass der neuronale Abgleich

zwischen der Rückmeldung über eine intendierte Bewe-gung und der aktuellen Ausführung dieser Bewegung nicht übereinstimmt (»mismatch«). Wenn ein linksseitig gelähm-ter Patient also plant, seinen linken Arm anzuheben und diese geplante Bewegung auch initiiert, obwohl der Arm aufgrund seiner Lähmung tatsächlich aber nicht angeho-ben werden kann, so stimmen Intention und Ausführung nicht überein und der Patient bemerkt sein Defizit.

Die Ursache der Anosognosie ist nach Heilman also die fehlende Initiierung einer Bewegung (**Abb. 53.3**). Patien-ten mit Anosognosie würden erst gar nicht versuchen, die betroffene Extremität zu bewegen. Aus diesem Grund käme es auch zu keiner Bewegungserwartung und dementspre-chend zu keinem Missverhältnis von Erwartung und aktu-eller Ausführung in dem für diesen Abgleich zuständigen neuronalen Komparator. Initiiert der Patient keine Be-wegung, so stimmt die Bewegungserwartung (= »keine Bewegung«) mit der sensorischen Information über die aktuelle Bewegungsausführung (= »keine Bewegung«) überein, sodass der neuronale Komparator kein Missver-hältnis meldet und die Lähmung nicht erkannt wird. Der Komparator befindet sich bei einem Patienten mit Anos-gnosie für Hemiparese also in demselben Zustand wie bei einem Gesunden, der eine normale Bewegung ausführt. Auch beim Gesunden korrespondiert dann die Bewegungs-erwartung (= »Bewegung wurde initiiert«) mit der sensorischen Information über die aktuelle Bewegungsausführung (= »Bewegung findet statt«). Wieder entdeckt der neuronale Komparator kein Missverhältnis. Wie der Patient mit Anosognosie empfindet dadurch auch der Gesunde, dass alles normal funktioniert, d.h. keine Lähmung vorliegt.

Für die Feedforward-Hypothese sprechen Befunde, die allerdings an bisher nur einem Patienten mit Anosognosie erhoben wurden (Gold et al. 1994). Die Autoren beobachteten, dass es bei diesem Patienten nicht wie bei Gesunden oder hemiparetischen Patienten ohne Anosognosie zu einer Innervation der von beiden Hemisphären versorgten, rumpfnahen proximalen Muskulatur kam, wenn er versuchte, die kontraläsionale, gelähmte Hand zuzudrücken. Sie schlossen daraus, dass ihr Patient die geforderte Bewegung mit der linken Hand erst gar nicht initiiert hat. Gegen die Feedforward-Hypothese sprechen Befunde, die ebenfalls an bisher nur einem Patienten mit Anosognosie erhoben wurden (Hildebrandt u. Zieger 1995). Die von den Autoren untersuchte Patientin litt an einer rechtshemisphärischen Blutung mit linksseitiger Hemiplegie und Neglect. Darüber hinaus war sie der Überzeugung, dass ihre linke Hand einer anderen Person gehören würde (Somatoparaphrenie). Während die Patientin verschiedene Aufgaben durchführen sollte, die eine bimanuelle Ausführung unter Beteiligung der gelähmten linken Hand erfordert hätten, registrierten die Autoren, dass es zu einer elektromyographischen und elektrodermalen Aktivität in der gelähmten Hand kam. Dies könnte dafür sprechen, dass sie tatsächlich den Versuch unternommen hat, die geforderte Bewegung auch zu initiieren. Sicherlich sind jedoch weitere Studien

erforderlich, um die von Heilman und Mitarbeitern vorgeschlagene Erklärungshypothese zu prüfen.

❗ IV. Hypothesen gestörter neuronaler »Bewusstseinssysteme« zur Erklärung der Anosognosie

- Jedes bewusste Erleben setzt die Aktivierung eines neuronalen Systems voraus – des »conscious awareness system« (CAS). Anosognosie wird durch eine Schädigung dieses Systems hervorgerufen. (McGlynn u. Schacter 1989)
- Anosognosie wird durch eine Störung eines neuronalen Netzwerkes hervorgerufen, dessen Aufgabe es ist, die visuelle Außenwelt mental abzubilden (Bisiach u. Geminiani 1991).
- Die rechte Hemisphäre hat die Funktion eines »Anomaliendetektors«. Ihre Schädigung bewirkt, dass die linke Hemisphäre sich bei veränderten Verhältnissen nicht auf die neue Situation einstellen kann und weiterhin Verleugnungen und Konfabulationen produziert (Ramachandran 1995).
- Eine Lähmung kann nur erkannt werden, wenn der Betroffene versucht, die gelähmte Extremität zu bewegen. Erst dann kann ein Missverhältnis zwischen Ausführung und Erwartung der Bewegung entstehen, was für das Erkennen einer Lähmung entscheidend ist. Die Ursache der Anosognosie für Hemiparese ist die fehlende Initiierung von Bewegungen mit der betroffenen Extremität (Heilman 1991).

Zusammenfassung

Als »Anosognosie« wird das mit einer umschriebenen Hirnschädigung einhergehende **Nichterkennen** von neurologischen Störungen wie der Halbseitenlähmung, kortikalen Blindheit, Hemianopsie oder Taubheit bezeichnet. Den betroffenen Patienten scheint das Bewusstsein für ihre Erkrankung zu fehlen. Sie verhalten sich so, als ob sie von der eingetretenen Schädigung nichts wüssten. Die Patienten lassen jede emotionale Betroffenheit über die eingetretene Behinderung vermissen. Vielmehr versichern sie, dass alles in Ordnung sei. Die Konfrontation mit Tatsachen, die den Patienten eindeutig beweisen, dass bei ihnen eine Beeinträchtigung der Muskelkraft, des Sehens etc. vorliegt, führt nicht dazu, dass sie ihre Behinderung erkennen. Die Anosognosie für Hemiparese tritt typischerweise mit ei-

nem ausgedehnten frontotemporoparietalen Infarkt der rechten Hemisphäre, die Anosognosie für Hemianopsie mit einseitigen und die Anosognosie für kortikale Blindheit mit beidseitigen Läsionen der Okzipitallappen auf. Zahlreiche Erklärungen des Phänomens wurden vorgeschlagen, ohne dass es jedoch bislang befriedigend gelungen wäre, den zugrunde liegenden Mechanismus zu identifizieren. Diskutiert wurden Störungen der Informationsaufnahme und -weiterleitung, Defizite der Selbstbeobachtung, Störungen neuronaler »Bewusstseinssysteme«, Mechanismen der Selbsttäuschung sowie psychodynamische Faktoren. Es spricht jedoch einiges dafür, dass die Symptomatik eine neurologische Ursache hat und nicht die psychische Reaktion auf die eingetretene Behinderung darstellt.

54 Verwirrtheitszustände

Claus-W. Wallesch

Verwirrtheitszustände sind Störungen des Bewusstseins. Bekanntlich ist »Bewusstsein« ein Konstrukt, welches der philosophischen und psychologischen Analyse erhebliche Probleme bereitet (▶ Kap. 52). Auch neueste neuro- und kognitionswissenschaftliche Theorien haben das Leib-Seele-Problem bisher nicht lösen können (Diskussionen zum Thema bei Searle 1990; Velmans 1991; Gray 1995 und Kap. 52).

Etwa 15% der über 65-jährigen Patienten internistischer oder chirurgischer Kliniken leiden zu irgendeinem Zeitpunkt ihres Krankenhausaufenthaltes unter einem Verwirrtheitszustand. Postoperativ, z.B. nach Herzoperationen, ist das Risiko deutlich höher. Besonders gefährdet sind außerdem Demenzpatienten (»sundowning« – abendliche agitierte Verwirrtheit).

Verwirrtheitszustände sind die häufigste Form akuter organischer Psychosyndrome. International hat sich die Bezeichnung »Delir« durchgesetzt. Im deutschen Sprachraum wird der Begriff des Delirs häufig auf eine Untergruppe mit Halluzinationen und Erregtheit sowie vegetativer Begleitsymptomatik (Prototyp: Alkoholentzugsdelir) eingeengt. Nach dem Diagnostisch-statistischen Manual für psychiatrische Erkrankungen DSM-IV (1996) ist das Delir gekennzeichnet durch eine sich über einen kurzen Zeitraum entwickelnde Bewusstseinsstörung, Aufmerksamkeitsstörung und eine Veränderung kognitiver Funktionen (▶ »Unter der Lupe«).

> **Unter der Lupe**
>
> **Diagnostische Kriterien des Delirs im DSM-IV (1996)**
> - Vorliegen einer Bewusstseinsstörung in Verbindung mit einer verminderten Fähigkeit, Aufmerksamkeit zu fokussieren, aufrechtzuerhalten oder den Aufmerksamkeitsfokus zu wechseln.
> - Veränderung der kognitiven Funktionen und/oder Entwicklung einer Wahrnehmungstörung, die nicht durch das Vorliegen einer Demenz erklärt werden kann.
> - Das Störungsbild entwickelt sich in der Regel innerhalb kurzer Zeit und fluktuiert im Tagesverlauf.

Pragmatisch lassen sich Störungen des Bewusstseins als Veränderungen in 3 Modalitäten beschreiben (Wallesch 1999):

1. Das **Bewusstseinsniveau** kennzeichnet auf einer kontinuierlichen Skala von Bewusstlosigkeit bis zu vollem Bewusstsein den aktuellen Zustand.
2. Der **Bewusstseinsinhalt** beschreibt die Integrität und den inneren Zusammenhang von Erleben, Gedächtnis und Affekt mit den Extremen einerseits der vollständigen Eindeutigkeit, Ordnung und Kohärenz und andererseits dem Zerfall dieser Struktur in der Verwirrtheit. Dabei beruht die Einheit von Erleben, Gedächtnis und Affekt auf der Intaktheit neuropsychologischer Funktionssysteme der Wahrnehmung, des Gedächtnisabrufs und der affektiven Bewertung. Sensorische Beeinträchtigung, Aufmerksamkeitsdefizite und affektive Belastung (Angst) erschweren die Integration des Bewusstseinsinhalts und stellen Risikofaktoren für das Auftreten von Verwirrtheit dar. Ein klinisch häufig verwendeter Ausdruck des adäquaten Bewusstseinsinhalts ist die umfassende Orientiertheit (nach Ort, Zeit, Person und Situation).
3. Schließlich sind Bewusstseinsstörungen durch Veränderungen der Wachheit (**Bewusstseinsklarheit**) gekennzeichnet.

❗ Bewusstseinsstörungen lassen sich als Veränderungen in den Modalitäten Bewusstseinsniveau, Bewusstseininhalt und Wachheit/Bewusstseinsklarheit beschreiben.

Mit neuropsychologischen Methoden beschreibbar und bei geeigneter Methodik im Verwirrtheitszustand untersuchbar sind Wahrnehmungsstörungen, Gedächtnisstörungen, Defizite von Aufmerksamkeits- und exekutiven Funktionen sowie Sprachstörungen. Hinsichtlich der zugrunde liegenden Modelle wird auf die entsprechenden Kapitel in diesem Buch, zum Zusammenhang auf Shallice (1988) verwiesen.

❗ Der Verwirrtheitszustand ist eine sich rasch entwickelnde, fluktuierende Verhaltensänderung, die charakterisiert ist durch eine Absenkung des Bewusstseinsniveaus, eine veränderte (meist reduzierte) Wachheit, Aufmerksamkeitsstörungen, Inkohärenz von Sprache, Denken und Handeln, Merk- und Erinnerungsschwäche, Desorientiertheit, intellektuelle Leistungsminderung, emotionale Labilität sowie eine Störung des Schlaf-Wach-Rhythmus.

54.1 Neurophysiologische Grundlagen

Verwirrtheitszustände können durch eine Vielzahl von metabolischen und strukturellen Schädigungen des Gehirns ausgelöst werden [Intoxikationen, Substanzentzug, Medikamentennebenwirkung, Hypoxie (Sauerstoffmangel), Hypoglykämie (Unterzuckerung), Elektrolytstörungen, Dehydratation, Leber-, Pankreas-, Niereninsuffizienz, endokrinologische Störungen, Epilepsie, Infektionen, akute und subakute Hirnerkrankungen, Schlafentzug], jedoch auch durch sensorische Deprivation. Bereits Bonhoeffer (1910) hatte beobachtet, dass unterschiedliche Ursachen zu wenigen, psychopathologisch gleichförmigen Typen akuter organischer Psychosyndrome (»akute exogene Reaktionstypen«) führen, von denen der Verwirrtheitszustand der häufigste ist. Daran schließt sich die Vermutung einer gemeinsamen pathophysiologischen oder pathobiochemischen Endstrecke an.

Die meisten der oben genannten Ursachen führen zu einer globalen Reduktion des zerebralen oxidativen Metabolismus, der zu einer verminderten Synthese von Neurotransmittern führt. Die cholinerge Neurotransmission (= Synapsen, die Azetylcholin als Neurotransmitter verwenden) hat den größten Verbrauch, daher den größten Bedarf an Neusynthese des Transmitters und damit auch den höchsten Energiebedarf. Sie ist vom metabolischen Defizit am stärksten betroffen. Es wurde daher vermutet, dass ihre Dysfunktion bei vielen Verwirrtheitszuständen im Vordergrund steht. Diese Hypothese, die sog. »cholinerge Defizithypothese«, wird gestützt durch die große Ähnlichkeit von Verwirrtheitszuständen unterschiedlicher Ursache mit den Symptomen einer Intoxikation mit Anticholinergika (= Wirkstoffe, die die Wirkung von Azetylcholin herabsetzen, z. B. das Atropin der Tollkirsche) sowie durch die große Potenz von Medikamenten mit anticholinerger Wirkung oder Nebenwirkung, Verwirrtheitszustände auszulösen. Dem cholinergen System wird mittlerweile eine zentrale Bedeutung in der zerebralen Repräsentation von Bewusstseinsleistungen zugeschrieben (Perry et al. 1999).

Die cholinerge Defizithypothese stellt vermutlich eine zu weitgehende Vereinfachung einer komplexeren Situation dar. Sie erklärt z. B. nicht hinreichend das Auftreten und die Symptomatik der Verwirrtheit bei dopaminerger Überstimulation bei Parkinson-Patienten, des Delirs bei Suchtmittelentzug oder auch der Verwirrtheit nach Schädel-Hirn-Trauma. Vermutlich sind die meisten Verwirrtheitszustände Ausdruck eines generellen Ungleichgewichts der Neurotransmission. Dabei scheinen verschiedene Symptome auf unterschiedlichen Neurotransmitterimbalancen zu beruhen (◻ Tabelle 54.1).

Verwirrtheit kann Symptom akuter, umschriebene Hirnschäden sein. Dabei sind vor allem Patienten mit rechtshirnigen Läsionen betroffen. Auch die vorliegenden PET- und SPECT-Studien von Patienten mit Verwirrtheitszuständen weisen auf einen überwiegend rechtshirnigen Hypometabolismus hin (Übersicht bei Trzepacz 1994). Elektrophysiologisch gehen Verwirrtheitszustände mit

◻ **Tabelle 54.1.** Zuordnung von Symptomen eines Verwirrtheitszustandes zu Störungen der Neurotransmission. (Nach Trzepacz 1994)

Symptom	Gestörte Neurotransmitterfunktion
Aufmerksamkeitsstörung	Dopamin, Azetylcholin, Noradrenalin, GABA, Glutamat
Psychomotorik	Dopamin, Azetylcholin, Serotonin
Gedächtnisstörung	Azetylcholin, Noradrenalin, Serotonin, Dopamin, NMDA
Desorientiertheit	Dopamin, Noradrenalin, Azetylcholin
Visuell-räumliche Defizite	Azetylcholin, Dopamin
Affektive Störung	Gaba, Noradrenalin, Dopamin, Azetylcholin

EEG-Allgemeinveränderung und Veränderungen später Komponenten evozierter Potientiale einher.

Trzepacz (1999) hat das derzeitige Wissen zu einer funktionell-anatomischen Theorie zusammengefasst, nach der Dysfunktionen des präfrontalen Kortex und des vorderen Thalamus bilateral sowie von Strukturen des rechten temporobasalen und parietalen Kortex und ihrer jeweiligen thalamischen Assoziationskerne eine gemeinsame funktionale Endstrecke in der Entstehung von Verwirrtheitszuständen darstellen und die Kernsymptome (Desorientiertheit, kognitive Störungen und Sprachstörungen, Störung des Schlaf-Wach-Rhythmus) hervorrufen. Andere Symptome, wie Wahn, Halluzinationen, Illusionen, affektive Störungen, seien dagegen der jeweiligen spezifischen Ätiologie zuzuordnen. Das von Trzepacz (1999) vorgeschlagene Modell hat große Ähnlichkeit mit den anatomischen Strukturen, deren Schädigung verhaltensneurologischen Enthemmungssymptomen zugrunde liegen sollen (Starkstein u. Robinson 1997).

> ❗ Eine Vielzahl von Allgemein- und Hirnkrankheiten sowie Intoxikationen und Substanzentzug können zur Verwirrtheit führen. Dem Syndrom liegt ein Ungleichgewicht von Neurotransmittern zugrunde. Rechtshirnige kortikale und subkortikale Strukturen scheinen schwerpunktmäßig betroffen zu sein.

54.2 Neuropsychologische Störungen

Systematische neuropsychologische Untersuchungen an verwirrten Patienten fehlen weitgehend. Dies überrascht, da das akute organische Psychosyndrom ein wichtiges Modell für neuropsychologische Funktionen und ihre Störungen darstellt. Im Verwirrtheitszustand besteht eine enge zeitliche und inhaltliche Beziehung zwischen Störungen der Neurotransmission und ihren neuropsychologischen Korrelaten. Anders als bei neurodegenerativen Erkrankungen spielen bei akuten organischen Psychosyndromen Kompensationsprozesse eine untergeordnete Rolle. Die wenigen vorliegenden empirischen Untersuchungen werden nur überblicksartig dargestellt.

Aufmerksamkeit. Eine Vielzahl von Autoren sehen in der Störung von Aufmerksamkeitsfunktionen das neuropsychologische Kernsymptom des Verwirrtheitszustands, das weitere Symptome wie Desorientiertheit, Gedächtnisstörung, Denkstörung begünstigt oder hervorruft (Übersicht bei Seltzer u. Mesulam 1988). Empirische Untersuchungen

liegen nur für Patienten nach Schädel-Hirn-Trauma, vor Lebertransplantation und nach Herzoperation vor.

Gedächtnis. Untersucht wurden vor allem Verwirrtheitszustände nach Schädel-Hirn-Trauma. Dabei zeigte sich, dass sowohl das deklarative als auch das prozedurale Gedächtnis beeinträchtigt ist. Untersuchungen bei Verwirrtheitszuständen nach Herzoperation geben darüber hinaus Hinweise für eine zusätzlich zur Gedächtnisstörung bestehende Konfabulationsneigung (Produktion falscher, »erfundener« Gedächtnisinhalte).

Wahrnehmung. Hier stehen Störungen der visuellen Analyse, meist in Form von illusionären Verkennungen, die in Elementen der Umrissform, seltener in Detailinformationen mit dem Wahrnehmungsgegenstand übereinstimmen, im Vordergrund. Szenische Halluzinationen kennzeichnen das Alkoholentzugsdelir und das dopaminerge Delir bei Parkinson-Patienten.

Sprache. Wortfindungsstörungen sind bei Verwirrtheitszuständen häufig. Wallesch u. Hundsalz (1994) fanden keinen Zusammenhang zwischen Wortfindungsstörung und Frequenz des Zielworts sowie im Vergleich zwischen akut verwirrten Patienten und Alzheimer-Patienten. Bei Verwirrten stellten sie eine größere Häufigkeit von semantisch (hinsichtlich der Wortbedeutung) und visuell (hinsichtlich Objekteigenschaften wie z. B. Form) unrelationierten Fehlbenennungen sowie häufiger Perseverationen (= Wiederholung von vorher Gesagtem) fest, vor allem vom Typ der Intrusion (Perseveration nach dazwischenliegender, anderer Antwort). Dies ist deswegen bedeutsam, weil Intrusionen als Symptom einer cholinergen Dysfunktion angesehen werden.

Visuokonstruktive Störungen. Im Verwirrtheitszustand bestehen deutliche visuokonstruktive Defizite (Walzer et al. 1997). Patienten, die einen Verwirrtheitszustand erlitten hatten, weisen im Vergleich zu angeglichenen Kontrollen visuokonstruktive Defizite auf, sodass bei vorbestehenden rechtshirnigen Schädigungen möglicherweise eine besondere Vulnerabilität besteht (Mach et al. 1996).

> ❗ Neuropsychologisch stehen beim Verwirrtheitszustand Störungen von Aufmerksamkeit, Gedächtnis und Wahrnehmung (v. a. Verkennungen) im Vordergrund. Hinzu treten Disinhibitionssymptome wie Perseveration, Intrusionen und Konfabulationen.

Zusammenfassung

Verwirrtheitszustände (»delirium«) treten im Gefolge einer Vielzahl von metabolischen und strukturellen Schädigungen des Gehirns auf. Sie beruhen auf komplexen Störungen der Neurotransmission und/oder einer gestörten Funktion überwiegend rechtshirniger kortikaler und subkortikaler Strukturen. Ihre Symptomatik beinhaltet Bewusstseinsstörungen und neuropsychologische Defizite, die bislang unzureichend charakterisiert sind. Klinisch stehen Aufmerksamkeits-, Gedächtnis- und Wahrnehmungsstörungen im Vordergrund. Der Verwirrtheitszustand könnte ein klinisches Modell für die Neuropsychologie der gestörten Neurotransmission darstellen.

XIV Lateralität

55 Anatomie der kortikalen Verbindungen

Fahad Sultan, Susanne Gräber

Die anatomische Struktur des Corpus callosum ist schon seit Galen (129–216 n. Chr.) bekannt. Die Funktion dieser und anderer kortikaler Verbindungen blieb jedoch lange unklar und über die Jahrhunderte Gegenstand rein spekulativer Betrachtungen. Einige sahen seine Aufgabe eher praktisch und mechanisch im Zusammenhalten der beiden Hemisphären, andere hingegen gingen so weit, hier den Sitz der Seele zu postulieren. Erst im 20. Jahrhundert erkannte man den Zweck des Corpus callosum im Informationsaustausch zwischen den Hemisphären. Bahnbrechende Arbeiten von Bykov (1886–1959), einem Schüler Pavlovs, und Arbeiten von Sperry (1913–1994) trugen hierzu bei.

55.1   Die Kommissuren der Großhirnrinde

Es gibt 4 Nervenfasertrakte, welche die Großhirnrinde beider Hemisphären miteinander verbinden und generell als **Kommissuren** bezeichnet werden. Neben diesen kortikalen Kommissuren existieren zahlreiche Kommissuren zwischen nichtkortikalen Hirnstrukturen, wie z. B. die Commissura posterior zwischen den Habenulae.

Die Zahlenmäßig wichtigste kortikale Kommissur, über die fast alle Verbindungen der Großhirnhälften verlaufen, ist das **Corpus callosum**, so genannt wegen seiner festen Konsistenz (lat. »callus« = hart) (◘ Abb. 55.1). Früher ging man daher davon aus, dass die Hauptaufgabe dieser Struktur der Zusammenhalt der Hemisphären sei. Schät-

zungen der Anzahl der Fasern beim Menschen haben ergeben, dass das Corpus callosum um die 250 Mio. Fasern enthält (Blinkov u. Glezer 1968). Da die menschliche Großhirnrinde 20–30 Mrd. Nervenzellen besitzt (Pakkenberg u. Gundersen 1997), ergibt sich daraus, dass insgesamt nur 1% aller Nervenzellen der Großhirnrinde Faserverbindungen zur jeweilig anderen Hemisphäre ausbilden. Man muss jedoch annehmen, dass die tatsächliche Anzahl der Fasern größer ist als diese Schätzung. Bei Untersuchungen an menschlichen Gehirnen von Verstorbenen ist die Feinstruktur nicht mehr gut genug erhalten, um sehr dünne, zum Teil unmyelinisierte Faserverbindungen zu erfassen. Man riskiert somit eine Unterschätzung der Faseranzahl. Zahlen aus Tierexperimenten stellen hier sicherlich eine bessere Abschätzung dar. Beim Rhesusaffen kann die zelluläre Feinstruktur unter Laborbedingungen sehr gut erhalten werden und Zählungen (LaMantia u. Rakic 1990)

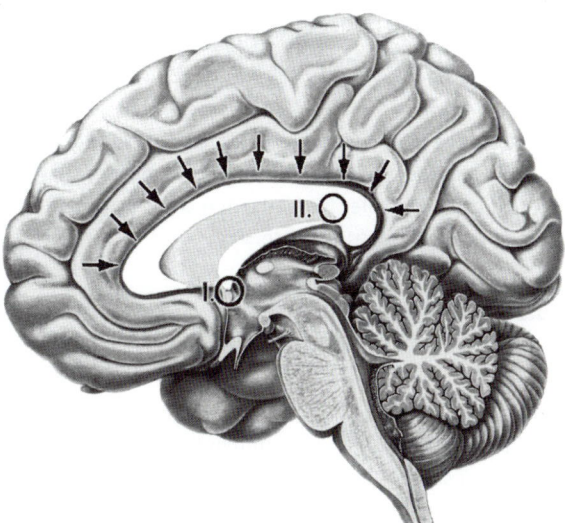

◘ **Abb. 55.1.** Ansicht des Gehirns (medialer Schnitt). Die *Pfeile* markieren die Lage des darunter befindlichen Corpus callosum (*weiss*). *I.* Der Kreis markiert die Kommissura anterior. Die basale telenzephalische Kommissur liegt vor dem Bündel der Kommissura anterior. *II.* Lage der hippocampalen Kommissur

ergaben, dass gerade diese sehr dünnen Fasern, die sich wie gesagt bei Menschen nur in geringer Zahl nachweisen lassen, bis zu 30% aller Fasern ausmachen. Daher überrascht es nicht, dass beim Rhesusaffen der Anteil von Neuronen, die die Faserverbindungen des Corpus callosums ausbilden, bei 2–3% der gesamten Neurone des Neokortex liegt.

Eine weitere wichtige Kommissur liegt unterhalb des vorderen Anteils des Corpus callosums und wird daher **Commissura anterior** genannt (◘ Abb. 55.1). Sie ist im Tierreich unterschiedlich stark ausgeprägt. Während sie bei Säugetieren in der Größe deutlich hinter dem Corpus callosum rangiert, übernimmt sie bei Beuteltieren die Funktion des Balkens. Diese Tiere werden daher auch als **acallosal**, also ohne Corpus callosum bezeichnet. Beim Menschen sind 3 Mio. Fasern in der Commisura anterior enthalten. Die Kommissur besitzt 2 Anteile: ein Crus anterior, das Hirnstrukturen, die mit olfaktorischen Prozessen betraut ist, verbindet, und ein Crus posterior, das die Schläfenlappen verbindet.

Neben den bisher beschriebenen 2 Kommissuren gibt es auch noch die **Commissura hippocampi**, die unmittelbar unterhalb des hinteren Anteils des Corpus callosum liegt und die Hippocampi, die Subiculi und die parahippocampalen Regionen in beiden Hemisphären verbindet. Schließlich gibt es bei Säugetieren eine Kommissur, die vor der Commissura anterior liegt und **basale telenzephalische Kommissur** genannt wird. Sie verbindet basale Regionen des vorderen Anteils der Großhirnrinde und möglicherweise Teile der piriformen und entorhinalen Kortizes.

❶ Komissurale Fasern, die die Hemisphären verbinden, verlaufen über 4 verschiedene Fasertrakte, wobei das Corpus callosum das zahlenmäßig bedeutendste ist. Nur ca. 1–3% aller Nervenzellen des Großhirns entsenden kommissurale Fasern.

55.2 Die Verbindungen des Corpus callosum

Durch den Einsatz moderner Färbemethoden zur Darstellung von Faserverbindungen in den letzten Jahrzehnten, den sog. »Tracern«, konnten die interhemisphärischer Verbindungen anatomisch genauer beschrieben werden. Generell kann man homotope von heterotopen Verbindungen unterscheiden. Die **homotopen Verbindungen** ziehen symmetrisch von einem Hirnareal zum entsprechenden Hirnareal der anderen Hemisphäre. Diese Verbindungen sind sehr präzise und zeigen kolumnenartige Terminalien-felder. Neben diesen zahlreichen homotopen Verbindung existieren häufig auch zusätzliche **heterotope Verbindungen**. Experimente von Schwartz u. Goldman-Rakic (1982) sprechen dafür, dass Areale mit zusätzlichen heterotopen Projektionen Verbindungen etablieren, die oft den assoziativen Verbindungen desselben Hirngebietes innerhalb seiner Hemisphäre gleichen. Konkret fanden die Autoren, dass bei einer »Tracer« Injektion in einem Kortexareal ipsilateral und kontralateral spiegelbildliche Areale gefärbt wurden. Insgesamt kann ein gegebenes Kortexareal also nicht nur verschiedene, weit gestreute Kortexareale ipsilateral aktivieren, sondern über die kommissuralen Fasern mono- oder polysynaptisch auch die korrespondierenden kontralateralen Areale (Schüz u. Preißl 1996).

Primäre Areale des visuellen, somatosensorischen und motorischen Kortex sind größtenteils acallosal. Die wenigen callosalen Verbindungen beschränken sich hier auf bilaterale Repräsentationsfelder der gleichen Körperteile oder Sinnesfelder. So beschränken sich im primären visuellen Kortex die callosalen Verbindungen auf die Repräsentationen des vertikalen Meridian. Auch im primären somatosensorischen Kortex sind hauptsächlich mittelliniennahe Regionen (z. B. die vertikalen Mittellinien der vorderen und hinteren Torsoflächen) stark verbunden, während die kortikalen Repräsentationsfelder der Hände kaum callosale Fasern austauschen. LaMantia u. Rakic (1990) zufolge beträgt der Anteil callosaler Fasern, die präfrontale Hirnareale verbinden, 40% und die entsprechenden Zahlen lauten für prämotorische und motorische Areale 16%, für somatosensorische Areale 5%, für parietotemporale Areale 26% und für den primären visuellen Kortex 12%. Diese Angaben unterstreichen, dass die assoziativen Areale stärker über den Balken verbunden sind als die primären sensorischen und motorischen Areale.

Die callosalen Verbindungen entstammen exzitatorischen Pyramidenzellen der kortikalen Schichten III–V, wobei die überwiegende Mehrzahl der supragranulären Schicht III entstammt. Die callosalen Axone terminieren an Pyramidenzellen derselben Schichten. Mehrheitlich bestehen die callosalen Verbindungen aus myelinisierten Fasern. Der Durchmesser dieser Fasern (ohne Myelinschicht) beträgt beim Rhesusaffen im Durchschnitt 0,7 µm (LaMantia u. Rakic 1990), was einer Leitungsgeschwindigkeit von ungefähr 5 m/s entspricht. Dickere Fasern wurden vor allem in den primären und sekundären sensorischen Arealen gefunden (mit Ausnahme der akustischen Hirnrinde). Der Anteil unmyelinisierter Fasern beträgt beim Rhesusaffen 16%, wobei dieser Anteil in Abhängigkeit von der frontookzipitalen Lage der betrachteten Region stark variiert. Im Bereich des präfrontalen Kortex beträgt der Anteil unmyelinisierter Axone um die 30%, während im Bereich des okzipitalen Kortex dieser Anteil nur 5% beträgt.

❗ **Die meisten Fasern des Corpus callosum verbinden homotope Areale der beiden Hemisphären. Während viele primäre sensorische Areale fast acallosal sind, d.h., keine Faserverbindung zur anderen Hemisphäre über das Corpus callosum haben, findet man zahlreiche Verbindungen zwischen den Arealen des Assoziationskortex der beiden Hemisphären.**

55.3 Vergleich von Corpus callosum und intrahemisphärischen kortikokortikalen Verbindungen – Hinweise aus der Phylogenese

Der Vergleich von Volumina, Flächen oder der Anzahl von Neurone eines gegebenen Hirnteiles bei verschiedenen Tierarten kann wichtige Anhaltspunkte für die Bedeutung einer Hirnregion in der Evolution sein. Oft lässt sich auch die mögliche Funktion eines Hirnteils durch solch einen Ansatz eingrenzen. Eine Frage, die sich vor diesem Hintergrund mit Blick auf das Corpus callosum aufdrängt, ist die, ob sich die Ausprägungen interhemisphärischer Verbindungen über das Corpus callosum und die intrahemisphärischer Verbindungen entwicklungsgeschichtlich parallel verhalten? Einen ersten, für die Suche nach einer Antwort wichtigen Hinweis liefert eine Betrachtung der Gehirne von Walen. Sie weisen nämlich ein Corpus callosum auf, dessen Größe unter Berücksichtigung der Größe ihrer Gehirne weit kleiner als erwartet ausfällt. So besitzt der Killerwal ein ähnlich großes Corpus callosum wie der Mensch, obwohl diese Zahnwalart ein 5-mal größeres Gehirn besitzt. Eine vergleichbare inverse Beziehung zwischen relativer Größe des Corpus callosum und absoluter Hirngröße (und damit auch des Volumens der weißen Substanz einer Hemisphäre) konnte auch für andere Walgruppen, wie etwa Delphine gezeigt werden (Tarpley u. Ridgway 1994). Dass diese inverse Beziehung kein Spezifikum von Meeressäugetieren ist, sondern vielmehr eine Gesetzmäßigkeit darstellt, die auch für andere Säugetiergruppe, wie etwa Primaten gilt, konnten Rilling u. Insel (1999) zeigen. Die inverse Beziehung zwischen Größe des Corpus callosum und Volumen der intrahemisphärischen weißen Substanz drückt aus, dass mit zunehmender Hirngröße die relative Bedeutung intrahemisphärischer Kommunikation gegenüber der interhemisphärischer Kommunikation wächst. Man könnte spekulieren, dass die interhemisphärische Kommunikation bei großen Gehirnen deswegen unbedeutender werden könnte, weil die zunehmend längeren interhemisphärischen Verbindungen und die damit anwachsenden Laufzeiten die Verlässlichkeit und Präzision des interhemisphärischen Informationsaustasches zunehmend gefährden. Diese Begrenzung wäre dann letzendlich der Grund für die Hemisphärenspezialisierung, die größere Gehirne, wie die des Menschen, kennzeichnet (Ringo et al. 1994; ▸ Kap. 56). Hemisphärenspezialisierung in großen Gehirnen könnte natürlich auch den Abstimmungsbedarf zwischen den Hemisphären mindern. In diesem Falle wäre also umgekehrt die relative Rückbildung des Corpus callosum Folge der Hemisphärenspezialisierung.

❗ **In der Phylogenese nimmt die Größe des Corpus callosum relativ zur Gehirngröße ab.**

Zusammenfassung

Ungefähr 1–3% aller Neurone der Großhirnrinde sind mit Neuronen der anderen Hemisphäre verbunden. Die meisten dieser kommissuralen Fasern verlaufen über das Corpus callosum und verbinden mehrheitlich homotope Hirnregionen. Diese homotopen Verbindungen ziehen symmetrisch von einem Hirnareal zum entsprechenden Hirnareal der anderen Hemisphäre. Bei den Hirnregionen, die auf diese Weise miteinander verbunden sind, handelt es sich mehrheitlich um den Assioziationskortex der beiden Hemisphären. Dagegen sind die primären sensorischen wie motorischen Kortexareale (also z.B. das Sehzentrum oder der Motorkortex) größtenteils ohne callosale Faserverbindungen zur gegenüberliegenden Hemisphäre.

56 Hirnanatomische Asymmetrien

Lutz Jäncke

Unter anatomischen Hemisphärenasymmetrien fasst man makroskopische und mikroskopische anatomische (zyto-, myelo, glio- oder angioarchitektonische) Unterschiede zwischen beiden Hirnhemisphären zusammen. Solche Rechts-links-Unterschiede werden auch oft kurz als Asymmetrien oder, wenn das Phänomen der Asymmetrie im Vordergrund steht, als Lateralisierung bezeichnet. Makroanatomische Rechts-links-Unterschiede können im Volumen der Hemisphären bestimmter Hirnareale, in der Gyrierung sowie in der Form und Länge bestimmter Sulci ausgemacht werden. Hinsichtlich der mikroskopischen Asymmetrien kann die Anzahl und das Volumen von Neuronen und Gliazellen sowie das Ausmaß der intrahemisphärischen Verkabelung Rechts-links-Unterschiede ausmachen.

Strukturelle hirnanatomische Rechts-links-Asymmetrien wurden schon Ende des vorigen Jahrhunderts an post mortem untersuchten Gehirnen beobachtet. Die ersten Berichte bezogen sich vornehmlich auf den asymmetrischen Verlauf der **Sylvi'schen Fissur**, mit einem ausgeprägten horizontalen Anteil auf der linken Hemisphäre und einem stärkeren vertikalen Anteil auf der rechten Hemisphäre. Während anfangs kein direkter Zusammenhang mit funktionalen Asymmetrien hergestellt wurde, spekulierten in der Folgezeit eine Reihe von Forschern, dass diese Asymmetrie mit der Sprachlateralisierung zusammenhängen könnte. In den 30er-Jahren untersuchte der deutsche Anatom Pfeifer den **Heschl'schen Gyrus**, auf dem das primäre auditorische Sprachzentrum liegt, und den dahinter liegenden Hirnbereich, den er **Planum temporale** nannte. Pfeifer stellte fest, dass der Heschl'sche Gyrus auf der rechten Hirnseite häufiger aus 2 Gyri besteht, während der linke Heschl'sche Gyrus überwiegend nur einen Gyrus umfassen sollte. Für das hinter dem Heschl'schen Gyrus zu identifizierende Planum temporale stellte Pfeifer eine größere linksseitige Fläche fest, was er nur implizit mit der funktionalen Sprachlateralisierung in Verbindung zu bringen wagte. In der Folgezeit wurden hirnanatomische Seitenunterschiede als zufällige Variationen der Hirnentwicklung betrachtet und kein direkter Bezug zu funktionalen Asymmetrien hergestellt. Erst seit der Arbeit von Geschwind u. Levitsky (1968), in der bei 100 post mortem untersuchten Gehirnen ein volumetrisches Linksüberwiegen des Planum temporale festgestellt wurde, werden anatomische Asymmetrien vor allem in perisylvischen Hirnbereichen mit funktionalen Asymmetrien in Verbindung gebracht.

Eng verbunden mit der anatomischen und funktionalen Lateralisierung ist auch der interhemisphärische Informationsaustausch über das **Corpus callosum.** So wird z. B. vermutet, dass die Individuen, die eher »ambilateral« orientiert sind (funktional keinen ausgeprägten Rechts-links-Unterschied aufweisen), über einen intensiveren interhemisphärischen Informationsaustausch verfügen, während deutlich lateralisierte Personen einen vergleichsweise geringen Informationsaustausch zeigen. Neuerdings wird sogar diskutiert, dass die Entwicklung der interhemisphärischen »Verkabelung« wesentlich für die Entwicklung der funktionalen Hemisphärenlateralisierung sei. In weiteren Arbeiten zur In-vivo Morphometrie konnten auch Volumenasymmetrien hinsichtlich frontaler, okzipitaler und parietaler Hirnbereiche, des hinteren **Hippocampus**, des **Sulcus centralis**, des **Kleinhirns**, und der Motoneuronanzahl in verschiedenen Rückenmarkssegmenten nachgewiesen werden. Im Folgenden wird ein Überblick über diesen Forschungsbereich geliefert.

56.1   Die Sylvi'sche Fissur

Die Fissura lateralis, auch Sylvi'sche Fissur genannt, ist eine der auffälligsten Fissuren des Primatenhirns. Anders als die meisten Fissuren resultiert sie nicht aus einer »Einfaltung« des Kortex, sondern aus einem im Vergleich zum Wachstum innerer kortikaler Strukturen stärkeren Wachstum äußerer Kortexteile. Diese morphologische Besonderheit führt zu einer großen intra- und interindividuellen Variabilität zwischen den Hemisphären, die sich unter anderem auch in einer Asymmetrie der Länge und Form der Sylvi'schen Fissur äußern kann. Vor allem die starke Volumenzunahme des parietalen und temporalen Operculums soll den Verlauf der Sylvi'schen Fissur beeinflussen, wobei davon ausgegangen wird, dass vor allem das parietale Operculum der linken Hemisphäre stärkere Volumenzunahmen aufweist als das rechte parietale Operculum. Durch diese morphologischen Bedingungen hat sich ein typischer Verlauf der Sylvi'sche Fissur ergeben, der durch einen längeren horizontalen mit gleichzeitig kurzem vertikalen Verlauf auf der linken Hemisphäre gekennzeichnet ist. Auf der rechten Hemisphäre fällt eher ein kurzer horizontaler und langer vertikaler Verlauf auf (◻ Abb. 56.1). Dieses Verlaufsmuster kann bei ca. zwei Dritteln aller Gehirne festgestellt werden. Eine Reihe von Autoren haben auch den Verlauf der Sylvi'sche Fissur bei Fetengehirnen untersucht und konnten feststellen, dass selbst bei Feten die oben berichtete charakteristische Asymmetrie der Sylvischen Fissur zu beobachten war. Es ist also zu vermuten, dass diese Asymmetrie genetisch fixiert ist und nicht auf ein asymmetrisches vorgeburtliches »Sterben« von Neuronen oder sonstigen bislang unbekannten Einflüssen während der Ontogenese zurückzuführen ist. Bemerkenswert sind auch die Befunde, welche Links-rechts-Asymmetrien der Sylvischen Fissur bei verschiedenen Primaten belegen, wobei dem Menschen näher stehende Primaten eine ausgeprägte Asymmetrie aufweisen als ihm entferntere Primaten. Diese Befunde ließen die Vermutung entstehen, dass die Asymmetrie der Sylvi'schen Fissur sich stammesgeschichtlich spät entwickelt hat und ein morphologisches Substrat der Sprachentwicklung sein könnte.

Die Sylvi'sche Fissur ist umgeben von Hirnarealen, die für die Kontrolle von höheren kognitiven Funktionen verantwortlich sind. Die »suprasylvischen« Hirnareale umfassen frontale und parietale und die »infrasylvischen« Areale temporale Hirnteile, die primär für sensorische Funktionen, Sprachperzeption und Handlungskontrolle verantwortlich sind. Viele dieser kognitiven Funktionen werden

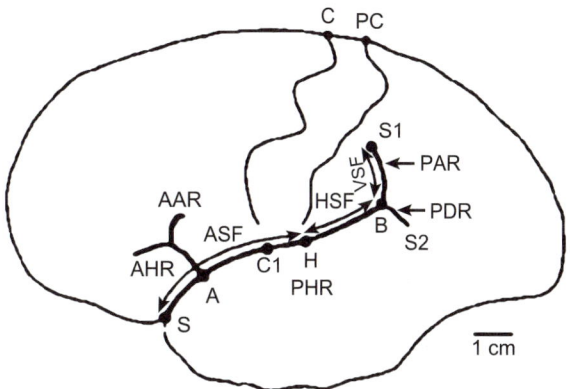

◻ **Abb. 56.1.** Lateralansicht des Kortex mit schematischer Darstellung der Sylvi'schen Fissur. *ASF* vorderer Teil der SF; *HSF* horizontaler Teil der SF; *VSF* vertikaler Teil der SF; *S* rostraler Pol der SF; *PAR* Ramus posterior ascendens; *PDR* Ramus posterior descendens; *S1* Ende des PAR; *S2* Ende des PDR; *B* Bifurkation der SF in HSF und VSF; *C* Sulcus centralis; *C1* Schnittpunkt der Verlängerung von C mit SF; *H* Punkt, wo der Heschl'sche Sulcus transversus den lateralen Rand der SF trifft; *PC* Sulcus postcentralis; *AHR* Ramus anterior horizontalis; *AAR* Ramus anterior ascendens. AHR und AAR haben als gemeinsamen Stamm den Ramus anterior. Typische Befunde: HSF > VSF auf der linken Hemisphäre, VSF rechts > VSF links, HSF links > HSF rechts

bevorzugt von perisylvischen Hirngebieten (Hirngebiete um die Sylvische Fissur) einer Hemisphäre kontrolliert. Aus diesem Grunde wird auch noch heute den morphologischen Besonderheiten der Sylvi'schen Fissur viel Aufmerksamkeit geschenkt, da man vermutet, hieraus Kennwerte für die anatomische Grundlage der funktionalen Hemisphärenasymmetrie zu gewinnen.

In neueren Arbeiten wurden die Asymmetrien der Sylvi'schen Fissur mit funktionalen Asymmetrien insbesondere mit der Händigkeit in Verbindung gebracht. Hervorzuheben ist eine Arbeit, in der 67 Gehirne von Krebspatienten untersucht wurden, die vor ihrem Tode neuropsychologisch getestet worden waren und die auch ihr Einverständnis für die spätere Post-mortem-Untersuchung gegeben hatten (Witelson u. Kigar 1992). Neben dem oben schon beschriebenen Befund, dass die Länge des horizontalen Anteils der Sylvi'schen Fissur (HSF; ◻ Abb. 56.1) auf der linken Hemisphäre deutlich größer als auf der rechten Hemisphäre ist, fiel auf, dass Männer eine stärkere linksseitige HSF-Asymmetrie aufwiesen als Frauen. Des weiteren zeigte sich, dass für rechtshändige Männer eine hohe Korrelation zwischen dem Ausmaß der Händigkeit und der Länge der HSF bestand. Weiterhin stellten die Autoren fest, dass die »nicht konsistent« rechtshändigen Männer einen längeren vorderen Anteil der Sylvi'schen Fissur (ASF; ❑ Abb. 56.1) aufwiesen. Da sich die Gehirngewichte von »konsistent« und »nicht konsistent« rechtshändigen Männern nicht voneinander unterschieden, wird vermutet, dass bei den »nicht konsistent« rechtshändigen Männern anteriore Hirnareale kompensatorisch an Volumen gewonnen haben könnten. Auffallend war, dass die Händigkeit nicht mit der Längen-Asymmetrie der Sylvi'schen Fissur zusammenhing, sondern dass die Gesamtlänge der HSF (rechts + links) mit dem Ausmaß der Händigkeit bei Männern korrelierte. Für Frauen konnte kein Zusammenhang zwischen Händigkeit und Längenmaßen der Sylvischen Fissur festgestellt werden.

❗ **Perisylvische Hirngebiete weisen beim Menschen hinsichtlich ihrer Form starke Seitenunterschiede auf. Diese Seitenunterschiede hängen wahrscheinlich noch vom Geschlecht und der Händigkeit ab.**

56.2 Globale Rechts-links-Unterschiede

Vor allem in älteren computertomographischen Studien konnten wiederholt unterschiedlich geformte frontale und okzipitale Hirnbereiche für beide Hemisphären festgestellt werden. Diese Asymmetrien wurden mittels geeigneter »Weiten-« und »Längenmaße« operationalisiert. Als »okzipitale Weite« wird die Distanz vom lateralen Rand des okzipitalen Großhirns bis zum Mittelpunkt der Fissura centralis verstanden (❑ Abb. 56.2). Unter »frontaler Weite« versteht man die Distanz vom lateralen Rand des frontalen Großhirns bis zum Mittelpunkt der Fissura centralis. Konsistent wurde bislang berichtet, dass Rechtshänder häufiger über eine größere »okzipitale Weite« auf der linken Hemisphäre verfügen als Linkshänder. Bei Linkshändern dagegen wurden etwas häufiger symmetrische »okzipitale Weiten« festgestellt als bei Rechtshändern. Auffallend war auch, dass die »okzipitalen Weiten« negativ mit den »frontalen Weiten« korrelierten. Das bedeutet, dass jene Individuen, die über eine größere »okzipitale Weite« auf der linken Hemisphäre verfügen, häufig auch eine größere »frontale Weite« auf der rechten Hemisphäre aufweisen. Die größeren »okzipitalen Weiten« auf der linken Hemisphäre werden i. Allg. einer Volumenzunahme linksseitiger perisylvischer und okzipitaler Hirnstrukturen zugeschrieben und auch in direkten Zusammenhang mit anderen perisylvischen Asymmetrien und der Sprachlateralisierung gebracht.

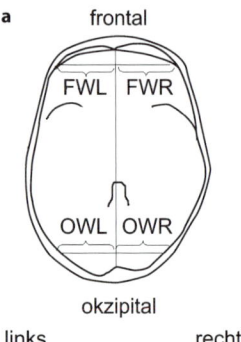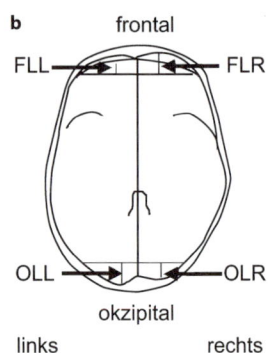

❑ **Abb. 56.2a, b.** Definition von »frontaler« und »okzipitaler« Weite (**a**) und »frontaler« und »okzipitaler« Länge (**b**) anhand zweier schematisierter transversaler Hirnschnitte. *FWL* frontale Weite links; *FWR* frontale Weite rechts; *OWL* okzipitale Weite links; *OWR* okzipitale Weite rechts; *FLL* frontale Länge links; *FLR* frontale Länge rechts; *OLL* okzipitale Länge links; *OLR* okzipitale Länge rechts. Die »Weitenmaße« werden auf der rostrokaudalen Ausrichtung von den Autoren unterschiedlich definiert. Gebräuchlich sind Definitionen, wonach 10–15% (bzw. 85–90%) der rostrokaudalen Gesamtlänge als Punkte bzw. Regionen definiert werden, wofür die »Weitenmaße« erhoben werden. Hierbei werden gelegentlich auch Mittelwerte über diese »Weitenbereiche« berechnet

Ein weiteres relativ häufig beobachtetes Phänomen, nämlich die asymmetrische Verlängerung des okzipitalen und frontalen Hirnpols (okzipitale und frontale »petalia« bzw. okzipitale und frontale Längen), wird ebenfalls der oben schon erwähnten Volumenzunahme zugeschrieben (❑ Abb. 56.2). Diese »Gehirnverlängerungen« sollen sich sogar in Verformungen des Schädelknochens sowie in charakteristischen Schädelabdrücken niederschlagen. Die Analyse von 250 Schädeln hinsichtlich dieser Längenmerkmale ergab, dass bei ca. 37% aller Schädel deutliche Anzeichen von linksseitigen und bei nur ca. 19% aller Schädel Anzeichen von rechtsseitigen okzipitalen Schädelverformungen festzustellen waren (Hadziselimovic u. Cus 1966). Asymmetrische frontale und okzipitale Hirnverlängerungen sind überzeugend mittels Computertomographie (CT) beschrieben worden, wobei typischerweise ein links im Vergleich zu rechts längerer okzipitaler Pol konstatiert wurde. Andererseits wird i. Allg. auch häufiger im Vergleich zum linken Hirn ein längerer rechter frontaler Pol festgestellt. Linkshänder scheinen bei diesen Maßen etwas mehr zur Symmetrie zu tendieren. Grundsätzlich sind die Befunde dieser Studien so zu interpretieren, dass eine asymmetrische (vor allem beim Rechtshänder) linksseitig dominierende Volumenzunahme im perisylvischen und okzipitalen Hirnbereich vorzuliegen scheint.

56.2.1   Die Planum-temporale-Asymmetrie

Das Hirngebiet, welches hinsichtlich möglicher Struktur-Funktions-Beziehungen bislang am besten untersucht wurde, ist das Planum temporale (◘ Abb. 56.3). Das Planum temporale ist ein Hirngebiet, das auf dem hinteren Teil der Supratemporalfläche lokalisiert ist. Die Bedeutung des Planum temporale für die funktionale Lateralisierung wird im wesentlichen durch 4 Aspekte begründet (Steinmetz 1996):

1. Zunächst ist festzustellen, dass das Planum temporale im Zentrum der »Wernicke-Region« liegt, bei deren Ausfall auf der sprachdominanten Hemisphäre eine sensorische Aphasie auftritt.

2. Positronenemissionstomographische Messungen der Hirndurchblutung und des Glukosestoffwechsels haben gezeigt, dass verbal auditorische Stimulationen zu erhöhten Aktivierungen bilateraler Hirnareale führen, die auch das Planum temporale einschließen.

3. Wenn während der auditorisch-verbalen Stimulation phonetische Diskriminationsaufgaben von den Testpersonen verlangt werden, werden erhöhte Blutdurchflusswerte vor allem im linken Gyrus temporalis superior, also dem Hirngebiet, auf dessen Oberfläche das Planum temporale lokalisiert ist, festgestellt.

4. Weite Bereiche des Planum temporale sind als stark granulärer Kortextyp zu identifizieren, dessen zytoarchitektonischer Aufbau dem des Assoziationskortex ähnelt. Dieser Kortextyp unterscheidet sich deutlich von dem Kortex der primären Hörrinde und deutet an, dass Bereiche des Planum temporale in der sekundären und tertiären Verarbeitung auditorischer Informationen involviert sind.

Zusammengefasst konnten bei ca. 75% der bislang untersuchten Leichengehirne größere Planum-temporale-Areale auf der linken Hemisphäre festgestellt werden. Bei ca. 13% der untersuchten Gehirne ist das rechte Planum temporale größer als das linke, und bei weiteren ca. 12% fiel eine Planum-temporale-Symmetrie auf. Im Rahmen neuer In-vivo-Studien mittels Magnetresonanztomographie konnten bei gesunden und jungen Personen die Post-mortem-Befunde bzgl. der Rechts-links-Planum-temporale-Asymmetrie bestätigt werden (Steinmetz 1996). Darüber hinaus zeigte sich, dass Rechtshänder eine deutlichere linksgerichtete Planum-temporale-Asymmetrie aufwiesen als Linkshänder. Diese Links > rechts-Asymmetrie ist bereits bei Kindern im Alter von 8 Jahren vollständig ausgeprägt (Preis

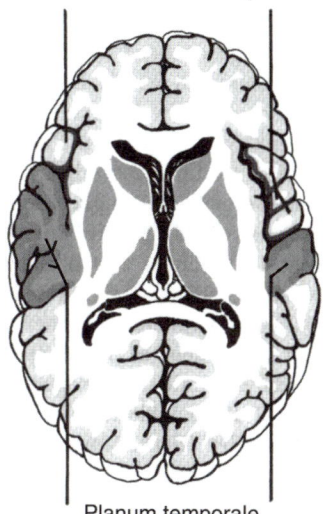

Heschl'sche Windungen

Planum temporale

◘ **Abb. 56.3.** Horizontalschnitt durch die Sylvi'sche Fissur mit den Heschl'schen Windungen und dem Planum temporale. Das Planum temporale (*dunkelgraue Fläche*) ist auf der linken Seite größer als auf der rechten. (Nach Schlaug et al. 1995)

et al. 1999). Daten für jüngere Kinder liegen derzeit nicht in ausreichendem Umfang vor, sodass sich weitreichende Interpretationen verbieten. Aufgrund des Zusammenhangs zwischen der Händigkeit und der Sprachlateralisierung und dem Umstand, dass das Planum temporale weitgehend in höhere auditorische Analysen eingebunden ist, wird vermutet, dass diese Links-rechts-Asymmetrie die strukturelle Grundlage der Sprachlateralisierung darstellt. Diese Vermutung wird auch dadurch genährt, dass bei rechtshändigen Musikern mit absolutem Gehör eine exzessive linksgerichtete Asymmetrie vorliegt. Dieser Personenkreis ist in der Lage, einen Ton ohne Zuhilfenahme eines Referenztones verbal zu benennen. Es wird vermutet, dass sich diese zusätzliche verbale Funktion in Form von zusätzlichen neuronalen Netzwerken im Planum-temporale-Bereich etabliert hat. Hiermit ist wahrscheinlich eine Volumenzunahme im Planum-temporale-Bereich verbunden (Schlaug et al. 1995). Unklar ist lediglich, ob sich diese Asymmetrie infolge des bei Absoluthörern typischerweise auftretenden frühen Beginns des musikalischen Trainings eingestellt hat oder ob diese Asymmetrie vorgeburtlich festgelegt war und die Entwicklung des absoluten Hörens gefördert hat. Eine genetische Determinierung des Ausmaßes der Planum temporale Asymmetrie ist allerdings unwahrscheinlich, da praktisch keine Konkordanz hinsichtlich Richtung und

Ausmaß der Planum-temporale-Asymmetrie bei eineiigen Zwillingen festgestellt werden konnte (Steinmetz et al. 1995).

> ⓘ Das Planum temporale ist volumetrisch linksseitig vergrößert, wobei das Ausmaß und die Richtung dieser Asymmetrie von der Händigkeit abhängt. Möglicherweise beeinflusst auch das Ausmaß frühkindlicher Erfahrung (z. B. beim Erwerb von Musikfähigkeiten) die Entwicklung der Planum-temporale-Asymmetrie.

56.3   Asymmetrien im handmotorischen Areal

Es ergibt sich die Frage, ob die offensichtlichste funktionale Asymmetrie »Händigkeit« (▶ Kap. 58) ähnlich wie die Sprachlateralisierung eine strukturelle Grundlage – oder zumindest ein strukturelles Korrelat – aufweist. Hinweise für händigkeitsrelevante Struktur-Funktions-Beziehungen liefern neuere Arbeiten (Amunts et al. 1997, 2000), in denen ein Linksüberwiegen der Tiefe des **Sulcus centralis** im Bereich des handmotorischen Areals festgestellt wurde (◻ Abb. 56.4). Die Sulcus-centralis-Tiefe kann als ein Indikator für die Größe des handmotorischen Areals aufgefasst werden, wobei anzunehmen ist, dass das Volumen dieses Hirnbereiches von der Neuronen- und Gliazellenanzahl, sowie der Synapsenanzahl determiniert wird. Darüber hinaus konnte gezeigt werden, dass Linkshänder durch ein reduziertes Linksüberwiegen der Sulcus-centralis-Tiefe oder gar durch ein Rechtsüberwiegen der Sulcus-centralis-Tiefe auffielen. Besonders interessant waren auch die Befunde bei den ebenfalls untersuchten professionellen rechtshändigen Musikern. Diese Musiker verfügten über eine reduzierte Links>rechts-Asymmetrie der Sulcus-centralis-Tiefe. Bemerkenswert ist auch, dass die Sulcus-centralis-Tiefen bei Musikern auf der rechten und linken Hemisphäre deutlich größer als bei Normalpersonen sind und dass jene Musiker, die besonders früh mit dem musikalischen Training begonnen hatten, besonders große Sulcus-centralis-Tiefen aufwiesen. Diese Ergebnisse konnten kürzlich mittels einer neuen anatomischen Auswertungsmethode (der Voxelbasierten Morphometrie; ▶ Kap. 2) bestätigt werden (Lüders et al. 2004). Diese Befunde lassen vermuten, dass der außerordentlich frühe Beginn des motorischen (musikalischen) Trainings zu makroanatomisch feststellbaren Veränderungen im handmotorischen Areal führt und möglicherweise eine Vergrößerung des handmotorischen Areals bedingt. Es ist darauf hinzuweisen, dass bei diesen Musi-

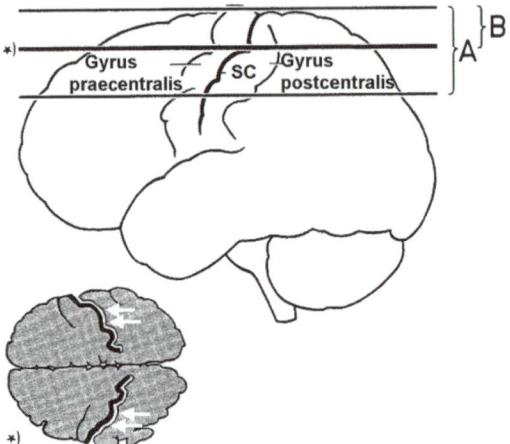

◻ **Abb. 56.4.** Schematische Darstellung der Sulcus-centralis-Tiefe. Im *oberen Bild* sind die Horizontalebenen eingezeichnet, in denen die Sulcus-centralis-Tiefen vermessen wurden. Auf dem *unteren Bild* ist exemplarisch ein Horizontalschnitt mit den vermessenen Sulcus-centralis-Tiefen beider Hemisphären (*Länge der schwarzen Striche*) aufgeführt. Der *Stern* auf dem oberen Bild indiziert die Position des Horizontalschnittes hinsichtlich der Inferior-superior-Position. Das Handareal für die rechte und linke Hand ist durch *weiße Pfeile* indiziert. SC Sulcus centralis

kern eine mit dem Beginn des musikalischen Trainings korrelierende Reduktion der Handgeschicklichkeitsasymmetrie (rechte und linke Hand sind nahezu gleich gut bei Geschicklichkeitsaufgaben) beobachtet werden konnte (Jäncke et al. 1997a). Interessanterweise koinzidieren diese Befunde auch mit Resultaten, wonach Streicher über ein vergrößertes sensomotorisches Areal verfügen (Elbert et al. 1995c). Diese makroanatomischen Befunde lassen vermuten, dass einerseits mehr Neurone für die Kontrolle der dominanten Hand zur Verfügung stehen und dass andererseits bei professionellen Musikern grundsätzlich mehr Neurone für die Handkontrolle (auch der subdominanten Hand) vorgesehen sind. Die Links>rechts-Asymmetrie der Sulcus-centralis-Tiefe scheint eine Entsprechung auf Rückenmarksniveau zu haben: Eine kürzlich erschienene Arbeit konnte zeigen, dass in den entsprechenden Rückenmarkssegmenten, die die Motoneurone enthalten, welche die Handmuskulatur innervieren, auf der rechten Seite größere Motoneurone vorzufinden waren als auf der linken Seite. Diese spinale Rechts-links-Asymmetrie ist nicht in jenen Rückenmarkssegmenten zu finden, welche die unteren Extremitäten innervieren (Melsbach et al. 1996).

> ⓘ **Offenbar ist das Handareal kontralateral zur dominanten Hand anatomisch vergrößert.**

56.4 Der interhemisphärische Informationsaustausch

Es ist ein zunehmendes Interesse daran zu beobachten, anatomische Auffälligkeiten des **Corpus callosum** (► auch Kap. 55) mit neuropsychologischen Befunden in Beziehung zu setzen. In den ersten Arbeiten zu diesem Thema wurde dargelegt, dass die Gehirne von nicht konsistenten Rechtshändern (insbesondere bei Männern) ein größeres Corpus callosum (objektiviert anhand der Mittsagittalfläche des Corpus callosum) aufweisen sollen, als die Gehirne konsistenter Rechtshänder (Witelson 1989). Vor allem das Splenium und der Isthmus (posteriore Teile der Corpus-callosum-Mittsagittalfläche; ◘ Abb. 56.5) sollten bei nicht konsistenten Rechtshändern größer sein. Witelson vermutete, dass die größere Balkenfläche bei nicht konsistenten Rechtshändern Ausdruck einer stärkeren bihemisphärischen Repräsentation kognitiver Funktionen sei. Diese Vermutung ist dadurch begründet, dass die Händigkeit mit anderen lateralisierten Funktionen (z. B. auditorische Lateralisierung, Sprachperzeption und -verarbeitung) korreliert. Es ist also zu vermuten, dass nicht konsistente Rechtshänder auch hinsichtlich anderer lateralisierter Funktionen eher geringer lateralisiert sind und eine Tendenz zur funktionalen Symmetrie aufweisen. Symmetrisch angelegte Hemisphären und Verarbeitungsmechanismen erfordern wahrscheinlich einen intensiven interhemisphärischen Informationsaustausch, der möglicherweise durch eine größere Anzahl von Kommissuren begünstigt wird.

Im Rahmen neuerer Untersuchungen mittels Magnetresonanztomographie (MRT) wurden auch junge und gesunde Personen präzise in vivo morphometrisch vermessen und die Größe der Corpus-callosum-Mittsagittalflächen ermittelt. Die bislang zu diesem Thema publizierten Studien konnten kein klares Bild bezüglich des Zusammenhanges zwischen der Größe des Corpus callosum und der funktionalen Lateralisierung aufdecken (zusammenfassend Jäncke et al. 1997a). Es konnte allerdings gezeigt werden, dass ein inverser Zusammenhang zwischen dem Gehirnvolumen und der Corpus-callosum-Größe besteht, der möglicherweise Geschlechtsunterschiede und unterschiedliche anatomische und funktionale Asymmetrien erklären könnte: Große Gehirne fielen durch ein relativ kleines Corpus callosum (Corpus callosum relativiert am Gehirnvolumen) auf, während kleine Gehirne erstaunlicherweise relativ große Corpus-callosum-Areale aufwiesen. Unter der Voraussetzung, dass große und kleine Gehirne sich nicht hinsichtlich der Neuronendichte und der interneuronalen

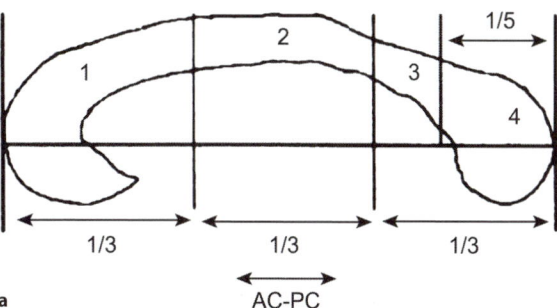

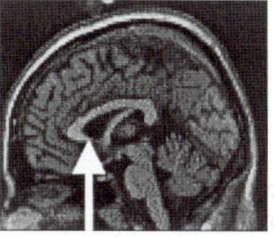

◘ **Abb. 56.5. a** Schematische Darstellung eines Mittsagittalschnittes des Corpus callosums. Angegeben sind die üblichen Einteilungen des Corpus callosums in ein vorderes Drittel (*1*: Rostrum und Genu), ein mittleres Drittel (*2*: Truncus) und ein hinteres Drittel, das den Isthmus (*3*) und das Splenium (*4*) beinhaltet. Die Einteilung wird anhand einer gedachten Linie vorgenommen, welche die anteriore (*AC*) und posteriore (*PC*) Kommissur miteinander verbindet. **b** Mittsagittalschnitt eines MR-Bildes mit Corpus callosum (*weißer Pfeil*)

Vernetzung unterscheiden, und dass die Mittsagittalfläche des Corpus callosum Anzahl und/oder Dicke der die Mittellinie kreuzenden Axone indiziert, mag man nun spekulieren, dass große Gehirne verglichen mit kleinen Gehirnen über eine relativ reduzierte interhemisphärische Kommunikation verfügen. Diese Vermutung wird durch Simulationsrechnungen gestützt, die wahrscheinlich machen konnten, dass die mit zunehmender Hirngröße größer werdenden interhemisphärischen Distanzen zu groß werden, um in angemessener Zeit überbrückt zu werden. Um z. B. bei einem großen Gehirn die interhemisphärische Transmissionszeit für alle Axone in etwa der Größenordnung konstant zu halten, wie sie für kleinere Gehirne zu veranschlagen ist, müsste das Corpus callosum in Folge starker Myelinisierung besonders (überproportional) groß werden, ein Umstand, der nicht den oben besprochenen Befunden entspricht.

Hieraus könnte man ableiten, dass die funktionale Lateralisierung unter anderem (vielleicht sogar im Wesentlichen) eine Funktion der Hirngröße ist, wobei die funktio-

Tabelle 56.1. Zusammenfassende Darstellung der wesentlichen anatomischen Links-rechts-Asymmetrien

Anatomische Struktur	Typische Asymmetrie	Spezielle Befunde
Sylvi'sche Fissur	Links ausgeprägter horizontaler und kurzer vertikaler Verlauf Rechts kurzer horizontaler und längerer vertikaler Verlauf	Typischer Verlauf bei ca. 2/3 aller Gehirne
Heschl-Gyrus	Häufiger auf der rechten Hemisphäre zwei Heschl'sche Gyri	
Planum temporale	Links>rechts (Volumen)	− Bei Rechtshändern stärkere L>R-Asymmetrie als bei Linkshändern − Bei Linkshändern Tendenz zur Symmetrie − L>R-Asymmetrie bei Kindern im Alter von 8 Jahren in vollem Ausmaß vorhanden − Keine Konkordanz im Ausmaß und der Richtung der Planum temporale Asymmetrie − Bei absoluten hörenden Musikern exzessive L>R-Asymmetrie
Auditorische Kortex (Heschl-Gyrus und Planum temporale)	Links > rechts	Volumen der weißen Substanz
Parasagittale Corpus-callosum-Bereiche	Rechts > links	Callosale Dicke des CCs im anterioren Truncus und im vorderen Drittel
Frontale Weite	Rechts>links	Etwas ausgeprägter bei Rechtshändern
Frontale Länge	Rechts>links	Kann auch auf fossilen Schädeln festgestellt werden
Okzipitale Weite	Links>rechts	Etwas ausgeprägter bei Rechtshändern
Okzipitale Länge	Links>rechts	Kann auch auf fossilen Schädeln festgestellt werden

Gyrus frontalis inferior
  Pars triangularis
  Pars opercularis
	
	Links>rechts (Volumen)
	Links>rechts (Volumen)
		Bei Rechtshändern stärker als bei Linkshändern Asymmetrieausmaß korreliert mit verbaler Flüssigkeit

Sulcus centralis	Links>rechts (Tiefe auf Transversalschnitten)	− Bei rechtshändigen Männern stärker als bei linkshändigen Männern − Links>rechts-Asymmetrie bei professionellen Musikern geringer als bei Nichtmusikern − Sulcus-centralis-Tiefe korreliert mit dem Alter, bei dem Musiker mit dem musikalischen Training begonnen haben
Kleinhirn	Rechts>links (Volumen)	Bei Rechtshändern stärker als bei Linkshändern
Hippocampus	Rechts>links (Volumen)	− Insbesondere posteriore Hippocampusbereiche − Taxifahrer mit exzeptionellen räumlichen Orientierungsfähigkeiten weisen besonders große rechtsseitige hintere Hippocampusareale auf.
Größe der Motoneurone in Rückenmarkssegmenten, welche die Handmuskeln innervieren	Rechts>links (Volumen)	
Inferiorer Parietallappen	Stärkere linkshemisphärische Faltung	

nale Lateralisierung sich in Folge der Notwendigkeit zur schnellen Kommunikation innerhalb funktionsverwandter neuronaler Netzwerke ergibt. Insofern könnte man auch in Frage stellen, ob, wie häufig vermutet, der Geschlechtsunterschied hinsichtlich des Ausmaßes von funktionalen Lateralisierungen direkt durch geschlechtsspezifische Einflüsse oder einfach durch den bekannten Gehirnengrößenunterschied zwischen den Geschlechtern zu erklären ist. In der Tat konnte gezeigt werden, dass Frauen mit großen Gehirnen in etwa gleich große Mittsagittalflächen des Corpus callosum aufweisen wie Männer mit großen Gehirnen. Komplementär hierzu fielen die Mittsagittalflächen des Corpus callosums bei Männern mit kleinen Gehirnen genauso groß (absolut) aus wie bei Frauen mit kleinen Gehirnen.

> ❗ **Die Corpus-callosum-Mittsagittalfläche indiziert die Anzahl der durch das Callosum verlaufenden Axone. Kleine Gehirne verfügen über ein relativ großes Corpus callosum, während große Gehirne durch relativ kleine Corpus-callosum-Mittsagittalflächen auffallen.**

56.5 Weitere anatomische Asymmetrien

Korrespondierend zu den Befunden bzgl. der Links>rechts-Asymmetrie der Sulcus-centralis-Tiefe, wurde eine Rechts>links-Volumenasymmetrie des Kleinhirns bei Rechtshändern aufgedeckt (Snyder et al. 1995). Da infolge der neuronalen Verschaltungsprinzipien die Hand vom ipsilateralen Kleinhirn und vom kontralateralen Motorkortex kontrolliert wird, könnten diese anatomischen Asymmetrien eine funktional bedingte Volumenasymmetrie des motorischen Systems widerspiegeln. Diese Volumenasymmetrien könnten dann entsprechende Unterschiede in der Anzahl und oder Größe der kortikalen und zerebellären Neurone indizieren.

Neben den anatomischen Asymmetrien in diesen motorischen Arealen konnte neuerdings auch eine Links>rechts-Volumenasymmetrie in der **Pars triangularis** und **Pars opercularis** des **Gyrus frontalis inferior** nachgewiesen werden. Des weiteren konnte gezeigt werden, dass auf der lin-

ken Hemisphäre eine ausgeprägtere Fissurisierung des inferioren Frontalkortex vorliegt, da die den Pars triangularis abgrenzenden Sulci (Ramus anterior ascendens und Ramus anterior horizontalis (◘ Abb. 56.1) auf der linken Hemisphäre stärker ausgeprägt sind und auch auf dieser Hemisphäre häufiger zu finden sind. Diese anatomischen Asymmetrien im Bereich des »klassischen« Broca-Areals werden im Zusammenhang mit den in diesen Arealen lokalisierten expressiven Sprachfunktionen gesehen. Dieser Zusammenhang wird auch noch durch Befunde bestätigt, die eine Korrelation zwischen dem Ausmaß der Links>rechts-Asymmetrie und der Wortflüssigkeit belegen (Foundas et al. 1996; Ide et al. 1996).

Hinsichtlich der Asymmetrien im Parietallappenbereich sind bislang eher qualitative Befunde berichtet worden, die allerdings eine stärkere kortikale Faltung auf der linken Hemisphäre nahelegen, da auf der linken Hemisphäre häufiger der intraparietale Sulcus sowie auch kleinere Sulci (z.B. Sulcus accessorius) feststellbar sind. Diese stärkere linkshemisphärische Faltung wird mit einer asymmetrischen Volumenzunahme im Parietallappen in Verbindung gebracht, welche im Zusammenhang mit der Etablierung höherer kognitiver Funktionen beim Menschen eingetreten sein soll (Ide et al. 1996).

Neben diesen Links>rechts-Asymmetrien wird zunehmend auf eine Rechts>links-Asymmetrie des enthorhinalen Kortex und des Hippocampus hingewiesen. Hierbei fällt auf, dass offenbar der hintere Teil des Hippocampus eine besonders starke rechtsseitige Volumenasymmetrie aufweist. In diesem Zusammenhang interessant ist der neuerdings berichtete Befund, dass Taxifahrer mit einem hervorragend entwickelten räumlichen Gedächtnis einen besonders großen hinteren Hippocampus aufweisen (Maguire et al. 2000). Möglicherweise deutet dieser Befund darauf hin, dass die über einen längeren Zeitraum erworbenen räumlichen Orientierungsfähigkeiten mit einer Volumenzunahme in den für räumliche Gedächtnisfunktionen spezialisierten Hippocampusbereich einhergehen.

Ein zusammenfassende Darstellung der wesentlichen anatomischen Links-rechts-Asymmetrien gibt ◘ Tabelle 56.1.

56

Zusammenfassung

Anatomische Asymmetrien sind schon früh beschrieben worden. Solche Asymmetrien wurden insbesondere für das Volumen und die Form perisylvischer Hirnbereiche aber auch für globale Kopfformmaße berichtet. Neuere In-vivo-Morphometriemethoden konnten diese älteren Befunde teilweise bestätigen und komplettieren. Hierbei zeigte sich, dass insbesondere das Planum temporale bei Rechtshändern hinsichtlich des Volumens auf der linken Hemisphäre signifikant größer als auf der rechten Hemisphäre ist. Dieses volumetrische Linksüberwiegen des Planum temporale korreliert auch mit einem asymmetrischen Verlauf der Sylvi'schen Fissur mit einem längeren horizontalen Abschnitt auf der linken Hemisphäre und einem längeren vertikalen Teil auf der rechten Hemisphäre. Neben diesen Asymmetrien konnten auch deutliche Asymmetrien hinsichtlich der Länge und Form des Sulcus centralis nachgewiesen werden, wonach die Tiefe des Sulcus centralis auf der linken Hemisphäre bei Rechtshän-dern deutlicher ist als auf der rechten Hemisphäre. Weitere Asymmetrien werden konsistent für den Hippocampus und das Kleinhirn (rechts > links) berichtet. Bei einigen psychiatrischen Erkrankungen sind darüber hinaus Abweichungen vom normalen Asymmetriemuster festzustellen, sodass sich möglicherweise anhand der anatomischen Asymmetriemuster differentialdiagnostische Zeichen ergeben könnten. Im engen Zusammenhang mit diesen anatomischen Asymmetrien sind auch anatomische Kennwerte der interhemisphärischen Verkabelung zu sehen. Hierbei scheint sich anzudeuten, dass die Medianfläche des Corpus callosum in Abhängigkeit der Gehirngröße variiert. Diese Fläche nimmt mit zunehmendem Hirnvolumen lediglich unterproportional zu, was dadurch zu erklären ist, dass die interhemisphärische Kommunikation mit zunehmendem Hirnvolumen immer weniger effizient wird (insbesondere wegen den längeren Zeitverzögerungen), sodass mehr auf intrahemisphärische Assoziationsbahnen zurückgegriffen wird.

57 Funktionale Links-rechts-Asymmetrien

Lutz Jäncke

Unter funktionalen Asymmetrien fasst man Leistungsunterschiede zwischen den Hirnhemisphären in der Wahrnehmung, Kognition sowie der motorischen Kontrolle zusammen. Solche Leistungsunterschiede wurden erstmalig durch Läsionsstudien in der Mitte des 19. Jahrhunderts aufgedeckt. Im Rahmen dieses Kapitels werden die wesentlichsten funktionalen Asymmetrien dargestellt, soweit sie an gesunden Personen erhoben werden können. Funktionale Asymmetrien im Zusammenhang mit neurologischen Erkrankungen werden in den entsprechenden Kapiteln dieses Lehrbuches gewürdigt (z.B. Aufmerksamkeitsstörungen, Aphasien, Apraxien und Agnosien). Die am häufigsten untersuchte funktionale Asymmetrie »Händigkeit« wird in einem gesonderten Kapitel dargestellt (▶Kap. 58).

57.1   Die Sprache: eine Funktion der linken Hemisphäre

Unter Sprachlateralisierung versteht man, dass perzeptive und expressive Sprachfunktionen bevorzugt oder effizienter von einer Hemisphäre verarbeitet werden. Die für die Verarbeitung der Sprachfunktionen effizientere Hemisphäre wird allgemein auch als »sprachdominante« Hemisphäre bezeichnet. Im Rahmen von umfangreichen neurologi-

schen Studien konnte die linkshemisphärische Verarbeitungs- bzw. Kontrolldominanz für Sprachmaterial differenziert belegt werden (zusammenfassend bei Bryden et al. 1996). So wurde z.B. die **Aphasieprävalenz** bei Vorliegen von rechts- und linkshemisphärischer Läsion in Abhängigkeit von der Händigkeit der Patienten überprüft. Erkenntnisse über die Sprachlateralisierung liefern auch Befunde, die mit dem sog. **Wada-Test** erzielt wurden. Hierbei wird den Patienten ein sehr schnell und kurzzeitig wirkendes Barbiturat (Natrium-Amobarbital) in die linke oder rechte A. carotis interna injiziert. Während der Injektion treten Hemiparesen und je nach Seite der Injektion und Sprachlateralisierung des Patienten aphasische Symptome auf. Treten z.B. bei Hemmung der linken Hemisphäre aphasische Symptome auf, so kann man davon ausgehen, dass der Patient eindeutig linkshemisphärisch sprachdominant ist. An neurologisch gesunden, aber endogen depressiven Patienten wurden während der **Elektrokrampftherapie** Befunde erhoben, die Rückschlüsse auf die Sprachlateralisierung erlauben. Hierbei wurden den Patienten unilateral Elektroschocks an der linken und rechten Kopfhälfte appliziert und nachfolgende Dysphasien registriert. Zusammengefasst konnte in all diesen Studien zur Sprachlateralisierung festgestellt werden, dass fast alle Rechtshänder über eine linkshemisphärische Sprachdominanz zu verfügen scheinen. Hinsichtlich der Sprachlateralisierung von Linkshändern sind die Befunde recht heterogen. So schwanken die Schätzungen für linkshemisphärische Sprachdominanz bei Linkshändern zwischen 23 und 78%, während bihemisphärische Sprachorganisation bei 9–66% und rechtshemisphärische Sprachorganisation bei 11–19% der Linkshänder konstatiert wird.

❶ Fast alle Rechtshänder verfügen über eine linkshemisphärische Sprachdominanz (ca. 99%). Auch Linkshänder verfügen wahrscheinlich überwiegend über eine linkshemisphärische Sprachdominanz (ca. zwei Drittel aller Linkshänder). Nur wenige Linkshänder weisen eine bihemisphärische oder rechtshemisphärische Sprachlateralisieungen auf.

57.1.1   Experimentalpsychologische Befunde

Prävalenzschätzungen für das Vorliegen links- und rechtshemisphärischer Sprachdominanz können insbesondere anhand der Befunde von **verbalen dichotischen Hörtests** und **tachistoskopischen gesichtsfeldabhängigen Präsentationen von verbalem Material** geleistet werden. Die gesichtsfeldabhängige tachistoskopische Darbietung von diversen Reizen ist eines der am häufigsten verwendeten neuropsychologischen Testverfahren, mit denen selektiv eine der beiden Hemisphären gereizt werden kann. Hierbei werden den Versuchspersonen kurzzeitig (ca. 100–200 ms) Buchstaben, Wörter oder diverse Objekte entweder im rechten oder linken Gesichtsfeld dargeboten. Gelegentlich werden auch beide Gesichtsfelder gleichzeitig stimuliert. Die kurzen Darbietungszeiten sollen verhindern, dass die Versuchspersonen durch selbst initiierte kurze Augenbewegungen das jeweils andere Gesichtsfeld reizen. Das mittels dieser Technik eine spezifische Reizung einer der beiden Hemisphären möglich ist, liegt an der Verschaltung der Sehnerven, welche dazu führt, dass das rechte Gesichtsfeld mit der linken und das linke Gesichtsfeld mit der rechten Hemisphäre direkt verbunden ist. Hierbei projizieren die Nerven aus dem nasalen Retinabereich des rechten Auges und die Nerven aus dem temporalen Bereich des linken Auges in den linken primären visuellen Kortex (Area 17, 18 nach Brodmann; ▶ auch Kap. 8). Temporale Retinabereiche des rechten Auges und nasale Retinabereiche des linken Auges projizieren in den rechten primären visuellen Kortex (◻ Abb. 57.1).

Im Wesentlichen konnte mittels dieser Versuchsanordnung gezeigt werden, dass Rechtshänder die im rechten Gesichtsfeld dargebotenen Wörter und Buchstaben schneller und präziser erkennen, als wenn diese Reize im linken Gesichtsfeld dargeboten werden. Andererseits haben mehrere Untersuchungen nachgewiesen, dass Gesichtsabbildungen, die in der linken Gesichtsfeldhälfte dargeboten werden, schneller und präziser erkannt werden, als wenn sie in der rechten Gesichtsfeldhälfte gezeigt werden. Aus anderen Arbeiten wissen wir, dass sich Vpn besser an die Lage von Punkten auf einer Karte erinnern können, wenn das Material zunächst der linken Gesichtsfeldhälfte präsentiert wird. Diese Befunde werden häufig als Beleg dafür angeführt, dass sich in den Gesichtsfeldunterschieden Hemisphärenunterschiede widerspiegeln. Der Vorteil der rechten Gesichtsfeldhälfte gibt die Spezialisierung der linken Hemisphäre für Sprachfunktionen wieder, und der Vorteil der

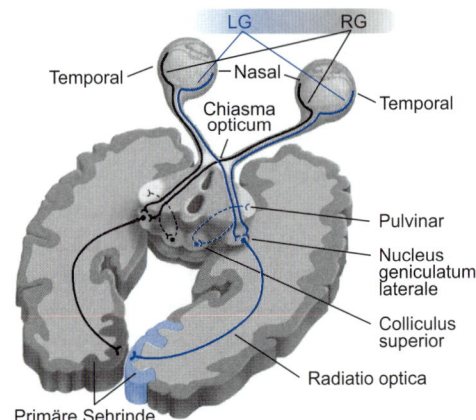

◻ **Abb. 57.1.** Schematische Darstellung der neuronalen Verschaltung der an der gesichtsfeldabhängigen tachistoskopischen Darbietung beteiligten Hirnstrukturen. LG linkes Gesichtsfeld; RG rechtes Gesichtsfeld

linken Gesichtsfeldhälfte wird auf die rechtshemisphärische Spezialisierung für die Verarbeitung visuell-räumlicher Informationen zurückgeführt.

Die oben dargestellten Leistungsunterschiede werden im Wesentlichen durch 2 Modelle zu erklären versucht. Das erste ist das »Modell des direkten Zugriffs« (»**direct access model**«) und das zweite das »Weiterleitungsmodell« (»**relay model**«). Im Rahmen des ersten Modells wird angenommen, dass die Information von derjenigen Hemisphäre verarbeitet wird, welche zuerst diese Information übermittelt bekommt. Dies würde bedeuten, dass Bearbeitungsdefizite auftreten, wenn die Information in die für die übermittelten Reize subdominante bzw. nichtspezialisierte Hemisphäre übertragen würde. Beim »Weiterleitungsmodell« geht man davon aus, dass die Verarbeitung bestimmter Informationen immer durch die spezialisierte Hemisphäre erfolgen soll. Werden die Informationen mittels der gesichtsfeldabhängigen Reizung in die nicht spezialisierte Hemisphäre übertragen, werden diese Informationen gemäß dieser Modellvorstellung über die Kommissuren in die spezialisierte Hemisphäre weitergeleitet. Durch diesen interhemisphärischen Informationsaustausch soll dann ein Informationsverlust oder auch die Abnahme des Signal-Rauschen-Verhältnisses stattfinden, das den Nachteil der dem subdominanten Gesichtsfeld angeschlossenen neuronalen Strukturen bedingen soll.

Dass dem interhemisphärischen Informationsaustausch eine wichtige Bedeutung bei der gesichtsfeldabhängigen tachistoskopischen Reizung zukommt, konnte Sperry (1974) an Patienten mit durchtrenntem Corpus callosum nachweisen. Allerdings zeigen neuere Untersuchungen

unter Verwendung der tachistoskopischen Darbietungs-
technik an Patienten mit einer Corpus-callosum-Agenesie,
dass diese Patienten »Gleich-verschieden«-Urteile treffen
können, wenn sie aufgefordert werden, die in die beiden
Hemisphären übermittelten Informationen miteinander
zu vergleichen. Solche Befunde gaben Anlass zu der Vermutung, dass bei solchen Patienten auch extracallosale In-
formationswege (auch über die vordere Kommissur) zum
interhemisphärischen Informationsaustausch eingesetzt
werden können. Allerdings konnten Karnath et al. (1991a)
im Rahmen einer Fallstudie zeigen, dass solche interhemisphärischen Informationsaustauschprozesse bei
Corpus-callosum-Agenesie, also einer Anlagestörung des
Corpus callosum, nur für relativ einfache Reizkonstellationen gelingen, was daran erkennbar ist, dass nur einfache
Vergleiche zwischen den Hemisphären möglich sind. Differenziertere Urteile, z. B. beim Vergleich von Objekten,
die sich nur in wenigen Aspekten unterscheiden, sind
praktisch gar nicht mehr möglich.

> ❗ **Anhand von 2 Modellen wird das Zustandekommen
> von funktionalen Asymmetrien zu erklären versucht:
> das Weiterleitungsmodell (»callosal relay«) und das
> Modell des direkten Zugriffs (»direct access«).**

Der dichotische Hörtest ist eines der gebräuchlichsten Verfahren, mittels dessen man funktionale auditorische Late-
ralisationen zu messen glaubt. Ursprünglich wurde dieses
Verfahren entwickelt, um selektive Aufmerksamkeitsprozesse zu studieren. Kimura (1961) verwandte als erste die
Methode der dichotischen Darbietung von auditiven Signalen, um Lateralisierungen von auditiven Sprachfunktionen beim Menschen nachzuweisen. Wesentlichstes Prinzip
dieser Methodik ist es, den Versuchspersonen auf beiden
Ohren gleichzeitig unterschiedliche akustische Reize dar-
zubieten (Abb. 57.2). Kimura konnte mittels dieser Technik einen engen Zusammenhang zwischen der Hemisphärenlateralisierung und dem Ergebnis des dichotischen Tests
feststellen: Individuen, die bezüglich der Sprachverarbeitung linkshemisphärisch dominant waren, reproduzierten
bei der dichotischen Darbietung von sprachlichem Material die akustischen Reize präziser, die dem rechten
Ohr zugeleitet wurden. Die Individuen, die bezüglich
der Sprachverarbeitung rechtshemisphärisch dominant
waren, reproduzierten solches Material akkurater, wenn es
dem linken Ohr dargeboten wurde. Das heißt, es ist eine
Rechtsohrüberlegenheit (ROV: Rechtsohrvorteil) für die
Verarbeitung von sprachlichem Material in der Regel nur
bei kortikal linksdominanten Personen und eine Linksohr-

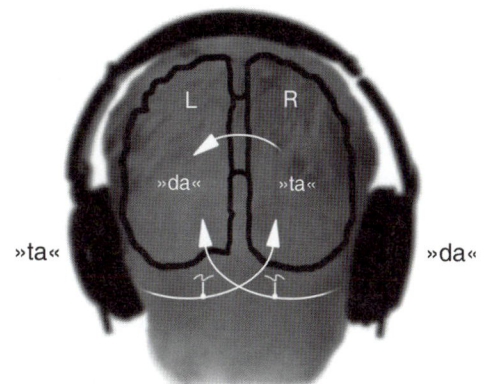

🔲 **Abb. 57.2.** Schematische Darstellung des Prinzips der dichotischen
Hörtestung und der neuronalen Verschaltung der beim dichotischen
Hören beteiligten Hirnstrukturen. L, R linke und rechte Hemisphäre

überlegenheit (LOV: Linksohrvorteil) bei kortikal rechts-
dominanten Personen zu beobachten. Zu beachten ist,
dass diese Ohrvorteilseffekte in der Regel nur bei dichotischen, aber nicht monauralen Testsituationen auftreten. Daher wird vermutet, dass bei der dichotischen Stimulation bereits subkortikal Selektionsprozesse ausgelöst werden, die letztlich die Ohrvorteilseffekte bedingen (Hugdahl
et al. 1990).

Es soll allerdings darauf hingewiesen werden, dass die
physiologischen Ursachen der Ohrvorteilseffekte bislang
noch ungeklärt sind. Diskutiert werden diesbezüglich unterschiedliche physiologische Modelle (Hugdahl 1995). Am
wahrscheinlichsten scheinen Interaktionen zwischen lateralisierten spezialisierten neuronalen Netzwerken und
Top-down-Mechanismen für diese Ohrvorteilseffekte verantwortlich zu sein. Sofern verbale Reize dichotisch dargeboten werden, sind wahrscheinlich die auf dem linken
Gyrus temporalis superior für die Sprachverarbeitung spezialisierten neuronalen Netzwerke stärker aktiviert und
scheinen im Sinne eines Top-down-Mechanismus die kontralaterale Hörbahn zu »bahnen« (Jäncke et al. 2001). Obwohl dieses Modell plausibel erscheint und mit älteren Verhaltensexperimenten übereinstimmt, muss eine endgültige
Bestätigung noch erbracht werden.

Die mit den dichotischen und tachistoskopischen Tests
ermittelten Befunde hinsichtlich der Sprachlateralisierung
lassen sich wie folgt zusammenfassen: 85–94% der Rechtshänder und 70–80% der Linkshänder weisen einen linkshemisphärischen Vorteil bei der Verarbeitung von verbalem Material auf (Bryden 1988; McKeever et al. 1995). Einen signifikanten Linksohrvorteil und/oder einen signifi-

kanten Vorteil der linken Gesichtfeldhälfte für verbales Material zeigen lediglich 5% der Rechts- und maximal 15% der Linkshänder. Diese Befunde bestätigen teilweise die bereits dargestellten Befunde, welche anhand von Läsionsstudien und Wada-Tests gewonnen wurden. Allerdings lassen die Studien an gesunden Probanden vermuten, dass etwas mehr Linkshänder, als es ältere neurologische Studien vermuten lassen, über eine »typische« linkshemisphärische Sprachdominanz zu verfügen scheinen.

> ❗ **Klassische experimentalpsychologische Tests zur Ermittlung von funktionalen Asymmetrien sind der dichotische Hörtest und die gesichtsfeldabhängige tachistoskopische Stimulation.**

In Folge der voranschreitenden technischen Entwicklung werden zunehmend moderne Methoden (fMRT, PET, MEG, TMS, EEG und funktionelle Dopplersonographie) erfolgreich in der Hemisphärenasymmetrieforschung eingesetzt. Obwohl in diesen Studien relativ kleine Probandengruppen untersucht wurden, die eine Verallgemeinerung der Befunde erschweren, sind diese Befunde für die Asymmetrieforschung von besonderer Bedeutung, da sie neurophysiologische Hirnarealen zuzuordnen sind. Folgende Befunde konnten festgestellt werden:

1. Visuell oder auditorisch dargebotene Wörter, Buchstaben oder Sätze sind bei Rechtshändern in der Regel mit linksseitig dominierenden Aktivierungen in perisylvischen Hirngebieten (Wernicke- und Broca-Areal) assoziiert. Bei Linkshändern sind die asymmetrischen Aktivierungen entweder schwächer oder nicht mehr vorhanden (Josse u. Tzourio-Mazoyer 2004).

2. Auditorisch dargebotene Phonem-Identifikationsaufgaben (z.B. bei der Diskrimination zwischen stimmhaften und stimmlosen Konsonanten) evozierten starke hämodynamische Reaktionen im linksseitigen Planum temporale (Jäncke et al. 2002).

3. Diskrimination kurzer audiorischer Intervalle ist mit linksseitigen Aktivierungen im posterioren auditorischen Kortex assoziiert (Zaehle et al. 2004).

4. Prosodische Diskriminationsaufgaben führten zu gesteigerten Durchblutungen im rechten Gyrus frontalis inferior (Buchanan et al. 2000).

5. Wortgenerierungsaufgaben sind mit starken linksseitigen Aktivierungen vor allem im Gyrus frontalis inferior verbunden (Rowan et al. 2004). Unter Verwendung der nichtinvasiven Dopplersonographie der A. cerebria media konnten bei Wortgenerierungsaufgaben gesteigerte Durchblutungen auf der linken Seite festgestellt

werden. Im Übrigen kehrt sich die Asymmetrie bei konsistenten Linkshändern um. Die asymmetrischen Durchblutungen korrelieren auch sehr gut mit Wada-Testergebnissen bezüglich der Hemispärenasymmetrie (Knecht et al. 2000).

6. Semantische Entscheidungsaufgaben sind bei Rechtshändern mit linksseitigen Aktivierungen im inferioren Teil des Gyrus frontalis assoziiert (Noesselt et al. 2003)

7. Elementare Aufmerksamkeitsfunktionen (z.B. intrinsische Alertness) werden über ein rechtsseitig lokalisiertes Netzwerk unter Einschluss des Frontal- und Parietallappens kontrolliert (Sturm et al. 2004)

8. Objektorientierte Aufmerksamkeitsprozesse werden eher durch linksseitige neuronale Netzwerke um den intraparietalen Sulcus kontrolliert (Wilson et al. 2005)

9. Linksseitige Amygdalaaktivierungen sind häufiger und intensiver bei emotionalen visuellen und auditorischen Stimuli (Baas et al. 2004)

10. Stärkere linksseitige Aktivierungen wurden für Annäherungsemotionen (»approach«) gefunden, während negative Emotionen (z.B. »withdrawal«) mit ehr bilateralen Aktivierungen verbunden waren (Murphy et al. 2003).

11. Während autobiographischer Gedächtnisprozesse zeigte der dorsale Amygdala-Hippocampus-Komplex eine eher rechtsseitige Aktivitätsdominanz, wobei diese Dominanz abnimmt, je weiter die zu erinnernden Informationen zeitlich zurückreichen (Maguire u. Frith 2003).

12. Der rechtsseitige Parietallappen unter Einschluss des intraparietalen Sulcus ist stärker in der Verarbeitung von visuell-räumlichen Informationen eingebunden (Sack et al. 2002).

13. »Set-shifting« getestet mit Aufgaben, die dem Wisconsin-Card-Sorting-Test sehr ähnlich sind, sind insbesondere mit bilateralen Aktivierungen im frontalen Kortex verbunden. Negative Rückmeldungen im Zusammenhang mit dem Lösen dieser Aufgaben führen allerdings zu deutlich rechtsseitig dominierenden Aktivierungen. Linksseitige Frontalhirnstrukturen sind insbesondere dann aktiv, wenn neue Verhaltensmuster angepasst werden müssen (Konishi et al. 2002).

14. Der linksseitige Frontallkortex ist besonders effizient in verschiedene Gedächtnis- und Arbeitsgedächtnisprozesse eingebunden. Diskutiert wird immer noch das so genannte HERA-Modell (Hemispheric Encoding Retrieval Asymmetry; Enkodieren linksseitig und Retrieval rechtsseitig) (Fletcher u. Henson 2001).

> **PET- und fMRT-Studien ergeben klare Hinweise für lateralisierte Aktivierungen für unterschiedliche Funktionen.**

57.1.2 Untersuchungen an Split-brain-Patienten

Eine besondere Bedeutung für die Hemisphärenasymmetrieforschung haben die Befunde, welche im Zusammenhang mit neuropsychologischen Untersuchungen von Split-brain-Patienten erhoben werden konnten. Hierbei handelt es sich um Patienten, deren Corpus callosum neurochirurgisch vollständig durchtrennt worden ist. Diese Operation wurde seinerzeit als notwendig erachtet, um die Ausbreitung epileptischer Anfälle von einer auf die andere Hemisphäre zu unterbinden. Eine größere Gruppe von ca. 2 Dutzend Patienten wurde in den 60er-Jahren des 20. Jahrhunderts von den Neurochirurgen Bogen und Vogel diesbezüglich operiert. Es zeigte sich, dass dieser operative Eingriff in der Tat zur Abmilderung der epileptischen Symptomatik beitrug. Nachfolgende neuropsychologische Untersuchungen unter Einsatz experimentalpsychologischer Techniken (▶ oben) legten nahe, dass die beiden Hemisphären solcher Patienten nahezu unabhängig voneinander arbeiten, wobei jede Hemisphäre typische Verarbeitungspräferenzen aufweist. Diese Erkenntnis ist im Wesentlichen den Arbeiten von Roger Sperry und seinen Kollegen zu verdanken (Sperry 1974), wobei Sperry für diese Arbeiten letztlich den Nobelpreis für Physiologie erhielt. Die Unabhängigkeit und Spezialisierung beider Hemisphären konnte Sperry im Wesentlichen durch die Anwendung von 3 Methoden beweisen, nämlich der tachistoskopischen Darbietung von visuellen Stimuli in jeweils getrennte Gesichtsfelder, der taktilen Stimulation einer Hand ohne visuelle Begleitinformation sowie der dichotischen Hörtestung (▶ oben). Die Split-brain-Patienten, welche ursprünglich von Bogen und Vogel operiert worden waren und als »Bogen-Vogel-Serie« oder »California-Serie« in die Literatur eingegangen sind, sind bis zum heutigen Zeitpunkt unzählige Male untersucht worden.

Zusammengefasst konnte festgestellt werden, dass die selektive Stimulation der linken Hemisphäre (entweder visuell, auditorisch oder taktil) dazu führte, dass die so präsentierten Stimuli verbal benannt bzw. verarbeitet werden konnten. Sofern allerdings die Stimuli selektiv der rechten Hemisphäre zugeführt wurden, war die verbale Bearbeitung bzw. Verarbeitung defizitär bzw. nicht möglich. Neben

diesen klassischen Befunden konnten auch selektive Bevorzugungen der rechten Hemisphäre für emotionale bzw. holistische Reize gefunden werden. Besonders interessant sind Befunde, welche in den 70er- und 80er-Jahren relativ wenig Beachtung gefunden haben, die allerdings für die gegenwärtige – auch von den Neurowissenschaften – forcierte Bewusstseinsforschung von besonderer Bedeutung sind. Man konnte nämlich zeigen, dass Aufforderungen zu Handlungen, welche in die weniger sprachkompetente Hemisphäre projiziert wurden, wahrscheinlich von der linken Hemisphäre gemäß personentypischer kognitiver Schemata interpretiert werden. Wenn z. B. einem Split-brain-Patienten der Befehl »steh auf und geh zur Tür« tachistoskopisch in die rechte Hemisphäre projiziert wird, dann wird er diesen Befehl ausführen und zur Tür gehen. Auf die Frage, warum er zur Tür geht, wird der Patient nicht angeben, dass er durch einen verbalen Befehl zu diesem Verhalten aufgefordert wurde, sondern er wird sein Verhalten gemäß eines ihm logischen kognitiven Schemas interpretieren. So wird er möglicherweise antworten, dass er gerade aufgestanden sei, um Kaffee zu holen. Wird der Befehl allerdings in die sprachkompetente linke Hemisphäre projiziert, wird der Patient ebenfalls aufstehen und zur Türe gehen, auf Nachfrage allerdings angeben, dass ihm dieser Befehl auf dem Projektionsschirm präsentiert wurde. Es besteht insofern kein Interpretationsbedarf, da ja die sprachkompetente linke Hemisphäre »weiß«, dass der Grund für das Verhalten eine verbale Aufforderung ist. Diese und ähnliche Befunde lassen vermuten, dass die linke Hemisphäre intensiv in die (verbale) Interpretation der Umwelt und unseres Verhaltens involviert ist. Gelegentlich wird auch vermutet, dass beide Hemisphären über getrennte »Willenssysteme« verfügen, wobei in unserer sprachdominierten Kultur das sprachlich kontrollierte »Willenssystem« der linken Hemisphäre dominieren soll. Insofern wäre das Corpus callosum ein »Organ« mit dem eine Einheit zwischen beiden Hemisphären bzw. »Willenssystemen« herbeigeführt wird.

In diesem Zusammenhang soll auf weitere interessante Befunde hingewiesen werden. Wie schon dargestellt, sind diese Split-brain-Patienten sehr intensiv untersucht worden. Einige dieser Patienten haben ein hohes Alter erreicht und scheinen im Laufe ihres Lebens den Grad der Hemisphärenasymmetrie verändert zu haben. So berichtet z. B. Michael Corballis (1991) von einem Split-brain-Patienten, der mit der Zeit gelernt hatte, räumliche Verarbeitungsfunktionen nicht nur mit der rechten Hemisphäre exzellent zu bearbeiten (was normal ist), sondern auch mit der linken

Hemisphäre (was untypisch ist). Offenbar hat unser Gehirn die Fähigkeit, sich im Zuge unterschiedlicher Erfahrungen auch hinsichtlich der funktionalen Hemisphärenasymmetrie zu reorganisieren.

57.2 Weitere lateralisierte Funktionen

Die Analyse von funktionalen nonverbalen Asymmetrien ergab verglichen mit den funktionalen verbalen Asymmetrien ein etwas heterogeneres Bild. Die Befunde hierzu sind in den ◘ Tabellen 57.1 und 57.2 zusammengefasst. Man erkennt hier, dass für nichtverbale tachistoskopische Aufgaben, in denen das Zählen von Punkten, die Identifikation von Gesichtern, das Erkennen von Mustern und die Analyse von Linienorientierungen gefordert wurde, Bevorzugungen des linken Gesichtsfeldes festzustellen waren. Auffallend war auch, dass mentale Rotationsaufgaben, welche immer als klassisches Beispiel für rechtshemisphärische Funktionen galten, keine deutlichen funktionalen Asymmetrien hervorriefen. Hinsichtlich auditorischer Funktionen sind es vor allem Musikreize, welche einen Linksohrvorteil (rechtshemisphärische Verarbeitungsdominanz) evozieren. Grundsätzlich ist allerdings aus ◘ Tabelle 57.1 ersehbar, dass die Lateralisierungseffekte bei nonverbalen Aufgaben durchweg geringer ausfallen als bei verbalen Aufgaben. Möglicherweise deutet sich hier an, dass viele der nonverbalen Aufgaben durch räumlich verteiltere Netzwerke und nicht durch lateralisierte fokale Netzwerke verarbeitet werden.

Experimentalpsychologische Befunde belegen, dass die linke Hemisphäre eine »lokale«, während die rechte Hemisphäre eine »globale« Verarbeitungsstrategie bevorzugt. Hierunter versteht man, dass z. B. bei Darbietung visueller Reize, die rechte Hemisphäre die globale Form des Reizes analysiert, während die linke Hemisphäre eher die Details also die »lokalen« (besser fokalen oder detaillierten) Aspekte des visuellen Reizes bevorzugt analysiert. Kürzlich konnten Fink et al. (1996a) diesen interhemisphärischen Verarbeitungsunterschied anhand einer eindrucksvollen PET-Studie deutlich machen. Bei der Beachtung der »globalen« Reizaspekte ergab sich eine Aktivierung des rechten Gyrus lingualis, während die »lokale« Reizanalyse mit Aktivierungen des linken inferior okzipitalen Kortex einherging.

Letztlich soll noch erwähnt werden, dass sich zunehmend Befunde mehren, die Hemisphärenasymmetrien mit der Kontrolle von Emotionen bzw. mit der Verarbeitung von emotionalen Reizen in Zusammenhang bringen. So ist

z. B. aus der klinisch neuropsychologischen Literatur bekannt, dass bei rechtshemisphärischen Läsionen prosodische Aspekte der Sprache und affektive Inhalte von visuellen Reizen (z. B. Gesichtsausdrücken) nicht mehr angemessen verarbeitet und auch nicht mehr generiert werden können. Gestützt werden diese Befunde auch durch Arbeiten an gesunden Probanden, bei denen gezeigt werden konnte, dass im verbalen dichotischen Hörtest ein Linksohrvorteil (Verarbeitungsdominanz der rechten Hemisphäre) evoziert werden konnte, wenn bei den dargebotenen Wörtern die Analyse der emotionalen Stimmung und nicht die Analyse des phonetischen oder semantischen Kontextes im Vordergrund stand. Stand bei den gleichen verbalen Reizen die Analyse phonetischer Aspekte im Vordergrund, ergab sich wieder der bekannte Rechtsohrvorteil, welcher eine linkshemisphärische Verarbeitungsdominanz indiziert (Bulman Fleming u. Bryden 1994). Obwohl die rechte Hemisphäre offenbar stärker in die Verarbeitung emotionaler Prozesse involviert ist, bedeutet dies aber nicht, dass die linke Hemisphäre ausschließlich mit der Analyse nichtaffektiver Informationen betraut ist. Die Arbeiten von Davidson et al. (1999) legen vielmehr nahe, dass die linke Hemisphäre (insbesondere frontale Hirnbereiche) in die Kontrolle von Annäherungsverhalten bzw. der Analyse von Reizen, die mit Annäherungsverhalten in Zusammenhang zu bringen sind, involviert ist. Die rechte Hemisphäre dagegen soll eher mit der Kontrolle und Analyse von Abwehrverhalten beschäftigt sein. In diesem Sinne ist zu vermuten, dass beide Hemisphären in die Analyse und Kontrolle von Emotionen eingebunden sind, nur wahrscheinlich in unterschiedlicher Weise.

❶ Nichtsprachliche psychische Funktionen sind meist weniger stark lateralisiert.

57.2.1 Die Entwicklung funktionaler Hemisphärenasymmetrien

Hinsichtlich der Ontogenese von funktionalen Asymmetrien ergaben klinische und nichtklinische Studien, dass Asymmetrien schon im Säuglingsalter existieren. Feten führen bevorzugt den rechten und nicht den linken Daumen zum Mund, um an ihm zu saugen. Im Säuglingsalter fallen auch die typischen funktionalen Asymmetrien, z. B. Bevorzugung einer, meist der rechten Hand und der Rechtsohrvorteil für sprachliches Material im dichotischen Test, auf. Auffallend ist lediglich, dass klinische Studien eine größere funktionale Plastizität nach unilateraler Läsion bei

▢ Tabelle 57.1. Metaanalytische Befunde der Lateralisierungseffekte für gesichtsfeldabhängige tachistoskopische Reizungen und dichotische Hörtests. Die Effektgröße gibt die an der geschätzten Standardabweichung normierte Leistungsdifferenz zwischen dem linken und rechten Gesichtsfeld (lGF, rGF), bzw. dem linken und rechten Ohr (lOhr, rOhr) wieder. (Nach Voyer 1996)

Reizklasse	Testmodalität	Asymmetrierichtung	Effektgröße
Verbale Aufgaben			
Benennen	Visuell	rGF > lGF	1,04[a]
Buchstaben	Visuell	rGF > lGF	0,65[a]
Zahlwörter	Visuell	rGF > lGF	0,63[a]
Lexikalische Entscheidungen	Visuell	rGF > lGF	0,58[a]
Bild-Wort-Vergleich	Visuell	rGF > lGF	0,50[a]
Verbale Stimuli	Auditorisch	rOhr > lOhr	0,52[a]
Nonverbale Aufgaben			
Punkte aufzählen	Visuell	lGF > rGF	0,65[a]
Gesichtererkennen	Visuell	lGF > rGF	0,49[a]
Mustererkennen	Visuell	lGF > rGF	0,36[a]
Linienorientierungen	Visuell	lGF > rGF	0,34[a]
Objekte erkennen	Visuell	lGF > rGF	0,29[a]
Punkte erkennen	Visuell	lGF > rGF	0,26[a]
Nonverbale Stimuli (Musik)	Auditorisch	lOhr > rOhr	0,39[a]

[a] Signifikante Asymmetrie mit $p < 0.05$.

▢ Tabelle 57.2. Zusammenfassung der Reizklassen und Systeme, für die lateralisierte Verarbeitungen festgestellt wurden. Aufgeführt sind auch Reizklassen, die im Text keine Erwähnung fanden (hierzu auch Davidson u. Hugdahl 1995)

	Linke Hemisphäre	Rechte Hemisphäre
Visuell	Buchstaben Wörter lokale Informationen	Komplexe geometrische Muster Tiefeninformationen, stereoskopisches Sehen Globale Informationen Gesichter Farben
Auditorisch	Sprachlaute Kurz aufeinanderfolgende auditorische Reize	Musik Umgebungsgeräusche Länger aufeinanderfolgende auditorische Reize
Somatosensorisch		Taktiles Erkennen komplexer Muster (Braille)
Motorisch	Feinmotorik, Zielmotorik	Haltung, Stand
Systeme	Sprache (allgemein) Emotion(Annäherung) Verbales Gedächtnis Arithmetik Verarbeitung sequentieller Informationen	Prosodie Emotion (Abwehr) Visuelles Gedächtnis Aufmerksamkeit (übergeordnet) Verarbeitung von Mustern

Kindern nahelegen. So scheinen linksseitige Läsionen bei Kindern, welche den Spracherwerb noch nicht abgeschlossen haben, mit Aphasien assoziiert zu sein, die sich schneller zurückbilden. Offenbar verfügen junge Gehirne über eine überlegene Fähigkeit, sich nach Läsionen neu zu organisieren (zusammengefasst bei Previc 1991). Es wurde versucht, die auffälligen funktionalen Hemisphärenasymmetrien mit Hilfe von Modellen zu erklären, die genetische, reifungsbiologische oder exogene Faktoren, wie z. B. soziale Beeinflussung oder Geburtstraumata, favorisieren (zusammenfassend in Provins 1997a). Im Folgenden werden einige wesentliche Aspekte hinsichtlich der möglichen Ursachen von Hemisphärenasymmetrien angesprochen.

Genetische oder nichtgenetische Modelle zur Erklärung der Hemisphärenasymmetrie

Im Rahmen der genetischen Modelle werden ein oder zwei Gene postuliert, welche die Händigkeit und die kortikale Sprachdominanz entweder getrennt oder gekoppelt genetisch prädisponieren sollen. Die zur Unterstützung dieser Modelle angefertigten Modellrechnungen können zwar die Prävalenz von Rechts- und Linkshändigkeit recht gut erklären, sind allerdings ungeeignet, die Händigkeitsprävalenz bei eineiigen Zwillingen vorherzusagen bzw. zu erklären. So ist z. B. bekannt, dass ca. 20% aller eineiigen Zwillinge eine diskordante Händigkeit aufweisen (ein Zwilling rechts- und der andere Zwilling linkshändig). Solche Diskordanzen sind im Rahmen »strenger« genetischer Modelle nicht möglich, denn die Zwillinge sollten dann auch eine ähnliche, wenn nicht gar die gleiche Hemisphären- und Handdominanz aufweisen. Das etwas »moderatere« genetische Modell von Marian Annett (1996b) kann dieses Problem durch einen zusätzlich aufgenommenen »Zufallsfaktor« erklären, der beim Fehlen eines »Händigkeitsgens« Richtung und Ausmaß der Asymmetrie per Zufall entstehen lassen soll. Trotz der teilweise einleuchtenden Resultate der Modellrechnungen darf allerdings nicht außer Acht gelassen werden, dass bislang keine empirische Evidenz für genetische Ursachen von funktionalen Asymmetrien vorliegt. So erbrachten Zwillingsstudien bislang keinerlei Hinweise für eine Konkordanz innerhalb eineiiger Zwillinge hinsichtlich funktionaler Asymmetrien (Jäncke u. Steinmetz 1994, 1995).

Nicht nur die vorliegende empirische Evidenz, sondern auch theoretische Überlegungen lassen die genetischen Modelle der Lateralisierungsgenese zweifelhaft erscheinen. Derzeit ist es als höchst spekulativ zu werten, ein oder gar zwei Gene, welche für die Determinierung von Lateralisie-

rungen verantwortlich sein sollen, zu postulieren. Solche Modelle müssen sich mit bislang völlig ungelösten Problemen auseinandersetzen. Zum Beispiel ist unklar, welche asymmetrischen Funktionen und/oder anatomischen Merkmale hinsichtlich ihrer Asymmetrie genetisch beeinflusst werden. Ist es die Händigkeit, die Sprachlateralisierung, oder sind es gar die raumbezogenen Verarbeitungsprozesse? Sind es ein, zwei oder gar mehrere Gene? Determinieren die einzelnen Gene Richtung und/oder Ausmaß von Asymmetrien? Worin liegt der evolutionäre Vorteil zur Ausbildung von Asymmetrien? Auch Spekulationen, die eine Koppelung zwischen verschiedenen Funktionen vermuten (z. B. zwischen der Händigkeit und Sprache), sind höchst fragwürdig. Wie oben bereits dargestellt, ist die Korrelation zwischen der Händigkeit und der Sprachlateralisierung eher mäßig. Auch die Korrelationen zwischen verschiedenen funktionalen Asymmetriemaßen sind bescheiden oder gelegentlich nicht vorhanden. Aufgrund dieser Inkonsistenzen in der Modellbildung werden zunehmend wieder Lern- und Sozialisationseinflüsse als bestimmende Faktoren vorgeschlagen (Jäncke et al. 1997c; Provins 1997b).

> ⓘ Hinsichtlich der Ontogenese von funktionalen Asymmetrien existieren noch keine genauen Kenntnisse. Diskutiert werden genetische, reifungsbiologische, aber auch Lernaspekte.

57.2.2 Geschlechtsunterschiede hinsichtlich funktionaler Asymmetrien

Neben den allgemeinen Geschlechtsunterschieden, welche hinsichtlich der oben aufgeführten kognitiven Funktionen häufig berichtet werden, finden sich auch geschlechtsspezifische funktionale Asymmetrien. So kann z. B. eine ca. 2–3,5% größere Linkshändigkeitsprävalenz bei Männern im Vergleich zu Frauen festgestellt werden. Auch für andere psychische Funktionen können geschlechtsspezifische Asymmetrien nachgewiesen werden. Die Metaanalyse von Voyer (1996) konnte des weiteren bestätigen, dass Frauen in einigen Bereichen reduzierte funktionale Asymmetrien aufwiesen (◘ Tabelle 57.3). So ergaben sich bei Frauen im Durchschnitt bei visuell nonverbalen Aufgaben geringere Asymmetrien. Auditorisch dargebotene verbale und nonverbale Stimuli evozierten schwache Lateralisierungsunterschiede zwischen den Geschlechtern. Hinsichtlich taktil dargebotener Reize ergaben sich zwar numerisch größere Geschlechtsunterschiede, diese Unterschiede blie-

◻ Tabelle 57.3. Metaanalytische Befunde hinsichtlich der Geschlechtsunterschiede in funktionalen Asymmetriemaßen. Eine von Null abweichende positive Effektgröße indiziert eine bei Frauen geringere funktionale Asymmetrie. (Aus Voyer 1996)

	Anzahl der Studien	Effektgröße
Visuelle Modalität		
Verbale Aufgaben	123	0,058
Nonverbale Aufgaben	112	0,076[a]
Auditorische Modalität		
Verbale Aufgaben	94	0,062
Nonverbale Aufgaben	26	0,070[a]
Taktile Aufgaben		
Verbale Aufgaben	17	0,129
Nonverbale Aufgaben	24	0,155

[a] $p < 0.05$.

ben aber infolge der relativ geringen Anzahl von publizierten Studien zu dieser Modalität statistisch unauffällig.

Obwohl im Durchschnitt eher schwache, aber konsistente Geschlechtsunterschiede hinsichtlich der oben aufgeführten Funktionen festzustellen sind, ist bemerkenswerterweise konsistent eine Varianzvergrößerung hinsichtlich der gemessenen Lateralisierungsparameter in den Stichproben mit weiblichen Personen zu bemerken (Hausmann u. Güntürkün 2000). Dieser Umstand macht deutlich, dass Geschlechtsunterschiede nur mit relativ großen Stichproben konsistent nachzuweisen sind. Möglicherweise ist dies der Grund, weshalb häufig widersprüchliche Befunde auf diesem Forschungsgebiet berichtet werden. Als Beispiel für dieses statistische Problem mögen neuere kernspintomographische Studien dienen, in denen Hirndurchblutungskorrelate bei der Beurteilung von Reimen gemessen wurden. In einer Studie zeigten Frauen symmetrische Aktivierungen in frontalen Hirnbereichen während Männer durch linksdominante Aktivierungen bei Beurteilung von Reimen auffielen (Shaywitz et al. 1995). Eine neuere Studie konnte diesen geschlechtsspezifischen Unterschied an einer größeren Stichprobe (n = 80) allerdings nicht mehr replizieren (Frost et al. 1999). Trotz der widersprüchlichen Befunde hinsichtlich grundsätzlicher Lateralisierungsunterschiede sind kürzlich Befunde publiziert worden, die eine Modifikation des Lateralisierungsausmaßes von kognitiven Funktionen in Abhängigkeit vom Menstruationszyklus bei Frauen nahelegen. So soll die interhemisphärische Kommunikation (und damit die funktionale

Lateralisierung) in der 2. Menstruationsphase durch das dann vermehrt ausgeschüttete Progesteron gehemmt werden (Hausmann u. Güntürkün 2000).

❶ Frauen fallen statistisch durch leicht reduzierte funktionale Asymmetrien auf. Wahrscheinlich hängt das Ausmaß der funktionalen Asymmetrie bei Frauen von der Phase des Menstruationszyklus ab.

57.2.3 Das Problem der »Dualisierung«

Abschließend soll noch auf ein grundsätzliches Problem der Hirnasymmetrieforschung eingegangen werden, nämlich der vermeintlichen Dualität beider Hemisphären. Auch wenn beide Hemisphären offenbar für einige Funktionen besonders spezialisiert zu sein scheinen, bedeutet dies allerdings keineswegs, dass die für eine Funktion dominierende Hemisphäre alleine die entsprechende Funktion kontrolliert. So ist mittlerweile klar, dass selbst Sprachinformationen nicht ausschließlich in der sprachverarbeitungsdominanten Hemisphäre verarbeitet werden, sondern auch in der hierfür nicht spezialisierten Hemisphäre. Dies wird insbesondere durch die erwähnten PET- und fMRT-Studien deutlich. Dies bedeutet wahrscheinlich, dass mehr oder weniger simultan auf beiden Hemisphären unterschiedliche Aspekte der Sprache verarbeitet werden können. Es ist auch sehr wahrscheinlich, dass beide Hemisphären in Abhängigkeit von der Komplexität des zu verarbeitenden Materials miteinander interagieren, eine Vermutung, welche durch neuere Befunde genährt werden konnte. So konnte gezeigt werden, dass funktionale Hemisphärenasymmetrien mit zunehmender Komplexität des Reizmaterials größer werden. Einfache Reize können z. B. im Sinne des »Direct-access«-Modells auch noch von der nicht spezialisierten Hemisphäre angemessen verarbeitet werden. Des weiteren ist auch noch darauf hinzuweisen, dass seltener als man erwarten würde, eine sog. »komplementäre« Hemisphärenasymmetrie zu beobachten ist. Hierunter sind Asymmetriemuster mit typischer linkshemisphärischer Sprachdominanz und gleichzeitiger rechtshemisphärischer nichtsprachlicher Verarbeitungsdominanz subsumiert. Man kann also nicht zwangsläufig davon ausgehen, dass eine Hemisphäre grundsätzlich für diese und die andere für jene Funktion spezialisiert ist. In Zukunft wird mehr die Interaktion beider Hemisphären beim Bewältigen der vielfältigen Anforderungen, sowie die individuelle Ausprägung der kortikalen Organisation und damit des Lateralisierungsmusters im Vordergrund stehen.

Zusammenfassung

Unter funktionalen Asymmetrien fasst man Leistungsunterschiede zwischen den Hirnhemisphären in der Wahrnehmung, Kognition sowie der motorischen Kontrolle zusammen. Diese Leistungsunterschiede konnten durch Läsionsstudien aber auch durch experimentalpsychologische Studien an gesunden Probanden bestätigt werden. Diese funktionalen Asymmetrien werden traditionell mittels des »Direct-access«- oder des »Callosal-relay«-Modells zu erklären versucht. Neuere Arbeiten, welche funktionale Asymmetrien im Zusammenhang mit bildgebenden Verfahren untersucht haben, legen nahe, dass bei der Verarbeitung auch hoch spezialisierter Funktionen beider Hemisphären möglicherweise komplementär beteiligt sind. Eine Reihe von Befunden weisen darauf hin, dass offenbar Frauen statistisch betrachtet über eine geringere funktionale Hemisphärenasymmetrie verfügen. In diesem Zusammenhang wird derzeit diskutiert, ob diese (eher geringen) Geschlechtsunterschiede auf hormonelle oder soziale Einflussfaktoren zurückzuführen sind.

Hinsichtlich der biologischen Ursachen für funktionale Hemisphärenasymmetrien besteht derzeit noch kein Konsens. Diskutiert werden in diesem Zusammenhang verschiedene Einflussfaktoren. Das derzeit erfolgreichste Modell zur Erklärung von funktionalen Asymmetrien geht von einer Interaktion zwischen genetischen und Zufallsfaktoren aus (Annett-Modell). Dieses Modell kann auch die bei Zwillingen häufige Konstellation von diskordanten Händigkeitspräferenzen bzw. funktionalen Hirnasymmetrien gut erklären. Ungeklärt bleibt allerdings, inwieweit aus diesen funktionalen Asymmetrien Evolutionsvorteile entstanden sind.

58 Händigkeit

Monika Pritzel

Die Hände haben – wie das Gehirn auch – im Laufe der Evolution einen großen Funktionswandel erfahren. Aus den Vorderpfoten eines Säugers, der auf allen Vieren geht, entwickelten sich über Millionen von Jahren unsere Hände, die – mit einem Drehgelenk ausgestattet – zu räumlich-zeitlich hochdifferenzierten Greif-, Dreh-, Stoß- und Ziehbewegungen in der Lage sind. In der daraus resultierenden (Hand-)Geschicklichkeit werden wir Menschen, sowohl was die Komplexität als auch die Präzision möglicher Bewegungsabfolgen angeht, von keinem anderen auf zwei Beinen gehenden Primaten übertroffen (Wilson 2000).

Diesem enormen Funktionswandel, der durch fraktionierte (die Finger können einzeln bewegt werden) und unabhängige (die Finger einer Hand können unabhängig von der Bewegungen der anderen bewegt werden) Willkürbewegungen der beiden Hände und ihrer einzelnen Finger zum Ausdruck kommt, wird durch eine überproportional große Repräsentation im motorischen Kortex Rechnung getragen. Eine streng genetisch determinierte Zuordnung des »Aufgabenbereichs« der einen oder anderen Hand ist jedoch 1. durch den Ort der Repräsentation im wenig hereditär vorbestimmten Kortex, 2. durch die im Verhältnis zu anderen Extremitäten überproportional großen und multiplen Abbildungen in verschiedenen motorischen Arealen und 3. durch die Variabilität der neuronalen Repräsentation unserer Hände eher unwahrscheinlich. Das heißt aber keinesfalls, dass genetische Prädispositionen keine Rolle mehr spielen, sondern legt nahe, dass diese eher durch Faktoren zum Tragen kommen, die sich indirekt auf die Händigkeit eines Menschen auswirken, z.B. solche, die mit der Planung und Durchführung von Handlungen, der Imagi-

nation von Bewegungsabläufen und der zeitlich-räumlichen Koordination komplexer Bewegungen in Beziehung stehen.

Auch anthropologisch orientierte Feldstudien ergeben Hinweise darauf, dass allein mit der Durchführung komplexer Tätigkeiten, der »Handfertigkeit«, das Phänomen der Händigkeit nur teilweise zu beschreiben ist, denn unser Begriff von Händigkeit steht auch mit der Übernahme lateralisierter Handlungen im Zusammenhang, die der Tradition eines Kulturkreises, dem kollektiven Gedächtnis, entspringen. Tradition und individuelle Geschicklichkeit stellen somit jeweils die Endpunkte einer gedachten bipolaren Skala dar, auf der Handpräferenz und Handgeschicklichkeit mit wechselnden Anteilen abgebildet werden können.

58.1   Handpräferenz und Handgeschicklichkeit

Die Präferenz für der Verwendung einer Hand hängt von mehreren Faktoren ab:

Zum einen von der sensomotorischen Seitigkeit eines Menschen, d.h. seiner Tendenz zu spontanen leichten Drehbewegungen während der Ausrichtung auf ein Ziel hin. Dadurch wird die eine oder andere Körperhälfte und damit auch der rechte oder linke Arm und die jeweilige Hand nach vorn geschoben und gewissermaßen »handlungsbereit« ausgerichtet.

Zum zweiten besteht eine enge Beziehung zwischen Handpräferenz und Rechts- bzw. Linksdominanz ritueller Handlungen, die in einem Kulturkreis überliefert sind und praktiziert werden. So zählt man z.B. Moslems und Christen zu ausgeprägten »Rechtskulturen« in denen rechts und links, Heil und Unheil, Gut und Böse in einen starken dogmatischen Gegensatz gebracht wurden oder werden (z.B. schwören, sich bekreuzigen).

Der Einfluss der Tradition bestimmt jedoch nicht nur die Handpräferenz der oben genannten rituellen Handlungen, etwa die Begrüßung mit der rechten Hand, die vom Linkshänder vermutlich gegen eine bestehende sensomotorische Präferenz eingeübt werden muss. Der durch die Überlieferung ausgeübte soziale Druck erstreckt sich auch auf eine Lateralisierung von Handlungen, die im Wesentlichen auf der Geschicklichkeit eines Menschen beruhen, z. B. das Schreiben mit der rechten Hand.

Neurophysiologisch betrachtet kann man Geschicklichkeit als Zusammenspiel räumlicher und zeitlicher Variablen in Relation zu einer bestimmten Aufgabenstellung beschreiben, die das Gehirn in Abhängigkeit von der dabei erforderlichen Feinauflösung unterschiedlich lateralisiert. Bei der Mehrzahl der Menschen, den »Rechtshändern«, resultiert aus diesem räumlich-zeitlichen Zusammenspiel, dass ein kohärenter Handlungsplan durch die linke Hemisphäre motorisch umgesetzt wird. Die Lateralisierung für bestimmte Aufgabenstellungen hat sich darüber hinaus bei Rechtshändern sowohl intra- als auch interindividuell als recht stabil erwiesen, was gleichzeitig auch die Aufrechterhaltung von Überlieferungen durch diese als ›homogen‹ zu bezeichnende Gruppe der rechtshändigen Menschen begünstigt. Viele »Linkshänder« und »Beidhänder« hingegen erreichen bei verschiedenen Aufgabenstellungen rechtshemisphärisch, manchmal auch linkshemisphärisch eine hohe zeitlich-räumliche Auflösung, weshalb ihr Hand-

lungsentwurf variabler ist, zumindest aber anderen Regeln zu folgen scheint als der von Rechtshändern (Pritzel 1997).

Inwieweit nun sowohl »soziale«, d.h. eher modifizierbare, als auch »physiologische«, d.h. wenig veränderbare, sensomotorische Asymmetrien in der neuronalen Verschaltung von Präferenz und Geschicklichkeit einander beeinflussen, ist noch wenig untersucht. Bekannt ist z.B., dass Händigkeit (im Sinne von Geschicklichkeit und Präferenz einer Hand) mit Seitigkeit, (ausgedrückt durch die sensomotorische Bevorzugung einer Körperseite) bei rechtshändigen Menschen zumindest nur mäßig korrelieren (Pritzel 1997). Das bedeutet, dass ein rechtshändiger Mensch nicht notwendigerweise auch z. B. das rechte Bein bevorzugt.

58.2 Hypothesen zur Händigkeit

58.2.1 Abkehr von Spiegelbildhypothesen

Eine klinische bedeutsame Beziehung stellt die zwischen Händigkeit und Sprachlateralisation dar. In der Medizin

Unter der Lupe

Händigkeitsbestimmung
In der Psychologie erfolgt die begriffliche Abgrenzung von Links- und Rechtshändern üblicherweise durch Tests. Dabei versucht man zu ermitteln, welche Hand bei der Durchführung bekannter Tätigkeiten dominant ist, z.B. Zähneputzen, Ball spielen etc. Da diese Handlungen teils unter visueller, teils unter sensorischer Kontrolle stehen und unterschiedliche Anteile an sensomotorischer Präferenz, Schnelligkeit und Subjekt-Objekt-Relationen involvieren, sind die Ergebnisse naturgemäß schwierig zu interpretieren. Auch kann man mit den dazu generell verwendeten »Papier-und-Bleistift«-Tests die Händigkeit nur über die Asymmetrie in der Imagination eines bekannten Bewegungsablaufes zu erfassen versuchen. So erfragt man in einer Subjekt-Objekt-Relation (z. B. bei der Benutzung eines Werkzeuges oder Sportgerätes), wie sich die Person (bezogen auf die »dominante Hand«) vorstellt, dass sie handeln würde (Maruff et al. 1999).

In Kenntnis der Schwierigkeiten bei der Händigkeitsbestimmung aufgrund der »Schreibhand« und – was besonders in früheren Jahren noch wichtig war – an-

gesichts des gesellschaftlichen Drucks zur Präferenz einer Hand bei der Verwendung von Essbesteck und der Begrüßung mit Handschlag, werden diesbezügliche Fragen manchmal weggelassen. Das räumt jedoch nur die Fehlerquellen aus, die mit der Verinnerlichung des kulturellen Erbes zu tun haben. Eine Reihe anderer Einflussfaktoren bleibt unberücksichtigt.

Nur am Rande wird auch zwischen Aufgaben unterschieden (Capman u. Chapman 1987; Oldfield 1971), die Händigkeit und Seitigkeit in unterschiedlichen Anteilen abbilden. Und nur selten (Healey et al. 1986) wird darauf geachtet, ob Bewegungsfolgen einer besonderen Geschicklichkeit bedürfen. Grundfragen der Unterscheidung von sensomotorischer Seitigkeit und Handgeschicklichkeit werden auch durch manuelle Tests (z. B. Annett 1992) bisher nur teilweise gelöst. Die Möglichkeit, dass Linkshänder und Rechtshänder eine unterschiedliche mentale Repräsentation ihrer Hände haben (Gentilucci et al. 1998) und deshalb Aufgaben mit gänzlich unterschiedlichen Bewegungsolgen umsetzen könnten, fließt bislang in die Erfassung des Phänomens ebenfalls noch nicht ein.

wird diesem Zusammenhang etwa seit dem zweiten Drittel des 19. Jahrhunderts unter dem Sammelbegriff der »Spiegelbildhypothesen« Beachtung geschenkt. Als »kritisches Datum« dafür gilt ein Bericht Paul Brocas aus den 1860er-Jahren über motorische Sprachstörungen eines rechtshändigen Patienten mit linkshemisphärischer Hirnschädigung. Broca selbst stellte die Kombination von Rechtshändigkeit und Linksdominanz der Sprache als Regel dar. Als Ausnahmen davon wurde zum einen die Linkshändigkeit betrachtet, die für 8–10% der Menschen galt und bei der eine spiegelbildliche Sprachlateralisation als »natürlich« angesehen wurde. Zum anderen wurde die »überkreuzte Sprachdominanz«, also eine rechtshemisphärische Sprachdominanz bei Rechtshändern, die bei etwa 5% der Fälle gefunden wird, als Ausnahme angesehen.

Erst ab der Mitte des 20.-Jahrhunderts setzte sich allmählich die Auffassung durch, dass bei der Kombination von Sprachlateralisation und Linkshändigkeit mit »Spiegelbildhypothesen« keine sicheren Vorhersagen getroffen werden können. In der Gruppe der Linkshändigen weisen etwa 70% eine linkshemisphärische Sprachdominanz auf. Bei den verbleibenden 30% der linkshändigen Menschen scheint die Sprachfähigkeit teilweise rechtshemisphärisch, teilweise bilateral organisiert zu sein. Letztlich beschreibt diese der Sprache zugeordnete Lokalisation bei links- und rechtshändigen Menschen auch nur **einen** Ausschnitt unserer Kommunikationsfähigkeit, nämlich die Fähigkeit des Sprechens in syntaktisch und semantisch sinnvollen Sätzen und des Verstehens gesprochener Sprache. Sprachmelodie, Mimik oder Gestik bleiben z. B. unberücksichtigt bzw. werden auch bei rechshändigen Menschen eher rechtshemisphärisch abgebildet.

Annahmen über eine Spiegelbildlichkeit von Bewegungsabläufen sind außerdem implizit auf rechtshändige Aktivitäten von Rechtshändern begrenzt. Dabei ist jedoch zu berücksichtigen, dass auch diese manche Aufgabenstellungen mehrheitlich mit links lösen. So ergreifen fast alle z. B. die Saiten eines Streichinstrumentes mit links und erlernen mit der linken Hand Blindenschrift. Das verdeutlicht zum einen, dass bei Rechtshändern die feinmotorische Geschicklichkeit der linken Hand der rechten in nichts nachsteht und dass zum anderen Händigkeit auch immer in Abhängigkeit von der Aufgabenstellung zu betrachten ist, d.h. von der zeitlich-räumlichen Auflösung, die eine bestimmte (sensorische) Aufgabenstellung erfordert. Die Fähigkeit zu feinmotorischen Willkürbewegungen der Finger sind somit für sich genommen kein entscheidendes Kriterium zur Bestimmung der Händigkeit.

Wie der Begriff der »dominanten Hand« bereits nahelegt, arbeiten sowohl Rechts- als auch Linkshänder bei vielen Aufgabenstellungen mit beiden Händen zusammen. Geschieht dies bei Problemstellungen, die eine hohe räumlich-zeitliche Auflösung erfordern, so werden vom Gehirn zunächst die Raumkoordinaten festgelegt. Das »übernimmt« bei Rechtshändern eher die rechte Hemisphäre. In diesen Raumkoordinaten wird daraufhin wenige Millisekunden später und hauptsächlich durch Aktivität der linken Hemisphäre, d.h. mit der rechten Hand, auf die Umwelt eingewirkt (Nikolaenko u. Egorov 1996). Folglich sind eine ganze Reihe von Variablen zu berücksichtigen, die die Händigkeit eines Menschen bestimmen, wobei nur in ganz seltenen Fällen Bewegungen und Bewegungsfolgen von Rechts- und Linkshändern einander gerade entgegengesetzt sind.

> **❶** Händigkeit ist am ehesten entlang eines Kontinuums abbildbar, das von »ausgeprägter Rechtshändigkeit« bis zu »ausgeprägter Linkshändigkeit« reicht, und dadurch viele Zwischenformen zulässt, von denen Personen, die sowohl mit der einen als auch der anderen Hand eine ähnliche Geschicklichkeit aufweisen (sog. Ambidexter), benannt sind. Eine Gruppe von Personen, die etwa 70% der Population umfasst und ziemlich homogen in ihrer Zusammensetzung ist, kann man als »rechtshändig« bezeichnen. Zu den anderen 30% gehören
> 1. Menschen, die für verschiedene Tätigkeiten die eine oder die andere Hand benutzen können und oftmals die linke nehmen, wenn Rechtshänder die rechte einsetzen, als auch
> 2. Personen, die Tätigkeiten mit hohem sozialen Erwartungsdruck rechtshändig ausführen, andere mit der linken, und schließlich
> 3. Menschen, die die überwiegende Mehrzahl der in Tests abgefragten einhändig durchzuführenden Tätigkeiten, inklusive des Schreibens, links ausführen.

58.2.2 Unterschiedlich verteilte Informationsverarbeitung bei Rechts- und Linkshändern

Nachdem sich in den letzten Jahren immer deutlicher zeigte, dass »einfache« von der Rechtshändigkeit abgeleitete Umkehrbeziehungen die Bewegungsabläufe bei »Linkshändern« nicht adäquat beschreiben können, gewann die

Frage nach dem »Warum« – nach dem »Überlebensvorteil einer Rechtshändigkeit des Menschen« – immer mehr an Bedeutung.

Eine genetische Prädisposition für eine lateralisierte Verarbeitung von Informationen und damit für eine lateralisierte Motorik könnte als ein solcher »evolutionärer Vorteil« betrachtet werden (Viviani 1998). Denn wenn statt einer simultanen eine sukzessive, also eine zeitlich verteilte Informationsverarbeitung zustande kommt, so »erspart« die Lateralisation dem Gehirn eine übergeordnete Überwachung der Folge von Verarbeitungsschritten in beiden Hemisphären (Small u. Hofman 1994). Dies gilt insbesondere auch für beidhändig ausgeführte Tätigkeiten, in der die linke und rechte Hand unterschiedliche Aufgaben wahrnehmen (Donchin et al. 1999). Eine Lateralisationsannahme genügt für sich genommen jedoch nicht, um gerade die linke Hemisphäre für eine höhere »Raum-Zeit-Auflösung« zu prädistinieren, wie es für die Mehrzahl der rechtshändigen Menschen angenommen wird, und trägt somit auch nicht zur Klärung der Auflösungsverhältnisse bei Linkshändern bei.

Bei der Suche nach möglichen Lösungen dieser Fragestellung sind Hypothesen aus dem Bereich der Genetik natürlich ebenfalls willkommen. Besonderen Einfluss hatten in den letzen Jahren solche, die ganz gezielt Rechts- oder Linkshändigkeit (Annett 1996a) sowie eine Kombination von Linkshändigkeit und lateralisierter motorischer Sprachkontrolle (Levy u. Nagylaki 1972; McManus 1985) mittels Gesetzmäßigkeiten der Vererbung zu klären versuchen. Allerdings stellte sich immer wieder heraus, dass damit nur ein überraschend kleiner Teil der Varianz im Auftreten von Links- und Rechtshändigkeit aufgedeckt werden kann (Bishop 1990). So ist zwar die Wahrscheinlichkeit, ein linkshändiges Kind zu haben, bei einem linkshändigen und einem rechtshändigen Elternteil 2- bis 3-mal größer als bei zwei rechtshändigen Elternteilen und steigt auf einen 3- bis 4fach so hohen Wert, wenn beide Eltern linkshändig sind. Allerdings liegen diese Werte in Hinblick auf die nach den Gesetzmäßigkeiten der Vererbungsregeln zu erwartenden zu niedrig. Eine Zeitlang versprach man sich deshalb durch eine Kombination von Daten über Vererbung und Hormonwirkung im Gehirn den Anteil linkshändiger Menschen genauer bestimmen zu können. So plädierten z. B. Geschwind und Mitarbeiter für eine korrelative Beziehung zwischen Linkshändigkeit, Geschlecht, Gehirnentwicklung (Kelly et al. 1999) und dem fötalen Testosteronspiegel sowie der Entwicklung des Immunsystems (Geschwind u. Behan 1982; Geschwind u. Galaburda 1987).

Auch aus der Tatsache, dass die verhältnismäßig kleine Gruppe der linkshändigen Menschen recht heterogen zusammengesetzt zu sein scheint, wurden verschiedene Hypothesen abgeleitet. Am verbreitetsten und leider auch am ehesten diskriminierend ist hierbei die der Unterscheidung in eine »genetisch determinierte« und eine »pathologische« Linkshändigkeit, die besonders in den 80er-Jahren viele Anhänger hatte. Während die »genetisch determinierte« Linkshändigkeit eine ansonsten »normale Entwicklung« vorhersagt, nimmt die »pathologische« Linkshändigkeit kleinere perinatale Entwicklungsstörungen (eines eigentlich rechtshändigen Babys) an. Heute gilt diese Einteilung nicht mehr als das Differenzierungsmodell der Wahl, sie kursiert aber noch im Allgemeinwissen.

In jüngster Zeit wendet man sich in der Neurowissenschaft bevorzugt dem Problem zu, wie eine variable Penetranz der genetischen Prädispositon zusammen mit verteilter Informationsverarbeitung im Gehirn für das Zustandekommen der Händigkeit betrachtet werden könnte. Insbesondere die Verarbeitung aufmerksamkeitsbezogener Reize, die Einspeicherung und der Abruf verschiedener Gedächtnisinhalte sowie der Einfluss emotionaler Variablen können – unterschiedlich lateralisiert, gewichtet und kombiniert – die genetische Prädisposition der Händigkeit eines Menschen durchaus beeinflussen (Pritzel 1997). Eine die Lateralisierung eines Verarbeitungsprozesses prägende Mitwirkung durch die genannten Variablen wird um so wahrscheinlicher, da die Informationsverarbeitung im Gehirn bereits bei »leichten Aufgaben«, wo weder Emotion noch Gedächtnis eine große Rolle spielen, bereits außerordentlich komplex ist. Dies wird z. B. bei sog. »einfachen Fingerbewegungen« von Rechtshändern deutlich, wo die zeitgleich zur Bewegung registrierte Aktivität im Gehirn weder bei rechts- noch bei linksseitiger Fingerbewegung auf nur eine Gehirnhälfte begrenzt bleibt.

Händigkeit bei unseren »Vorfahren«

Auf der Suche nach entscheidenden Faktoren, welche die phylogenetische Entwicklung der Händigkeit erklären helfen könnten, sind in den letzten Jahren interessante Hypothesen formuliert worden. Sie gehen über die bekannten klassischen Annahmen hinaus, welche z. B. den aufrechten Gang und die Entwicklung einer beweglichen Daumenwurzel mit der Entwicklung der Händigkeit in einen ursächlichen Zusammenhang bringen. Das ergab Probleme, da von unseren »Vorfahren« nur manche Affenarten, z. B. Gorillas und Schimpansen, eher eine »Rechtshändigkeit« entwickeln, wohingegen andere, z. B. Gibbons, eher »Linkshänder« sind. Beide zeigen sie aber, ähnlich wie wir Menschen, eine Lateralität in der Steuerung der für den Bipedalismus notwendigen Axialmuskulatur und eine vorherrschende Händigkeit der gesamten Spe-

zies. Möglicherweise üben bei Primaten sowohl eine Seitenpräferenz bei der Steuerung der axialen Muskulatur, wie sie z. B. durch Ganzkörperdrehungen zum Ausdruck kommt, als auch die lateralisierte Verarbeitung sensorischer Reize einen Einfluss auf die Lateralität der distalen Muskulatur aus (Ward u. Cantalupo 1997). Zum Beispiel gehen in der Regel zielgerichteten Hand- oder Fingerbewegungen eine Drehung des Körpers und des Kopfes und damit auch eine Reaktionsbereitschaft und Aufmerksamkeit voraus. Man kann deshalb annehmen, dass ein Handlungsplan in der Hemisphäre entwickelt werden muss, in der die Steuerung von Körperhaltung, Axial-, Schulter- und Armmuskulatur mit Sinnesempfindungen von Auge und Ohr zusammengeführt und mit einer lateralisierten Manipulationskomponente von Finger- und Handbewegungen in Verbindung gebracht wird (Bourassa et al. 1996; Porac u. Coren 1981).

Zusammenfassung

Rechts- und linkshändige Menschen kommen in verschiedenen Kulturen mit unterschiedlicher Häufigkeit vor, was darauf schließen lässt, dass neben genetischen auch kulturelle Einflüsse für die Ausprägung der Händigkeit wesentlich sind. Es ist zu vermuten, dass die Ausprägung der Handpräferenz eines Menschen durch mehrere Faktoren mitbestimmt wird. Zum einen durch Lernen in Form von Nachahmung im Familienkreis (Lernen am Modell) und durch eine im kollektiven Gedächtnis verankerte Verstärkung im traditionsgebundenen Gebrauch der einen oder anderen Hand. Zum anderen ist Handpräferenz als eine Ausformung der Seitenpräferenz zu verstehen, die bislang im Wesentlichen erst im Hinblick auf die Seitenpräferenz von Sinnesorganen (bevorzugtes Auge und Ohr) und den unteren Extremitäten (bevorzugtes Bein, bevorzugter Fuß) untersucht ist.

Unser Begriff von Händigkeit wird darüber hinaus entscheidend davon geprägt, welche Tätigkeiten man hierfür als ausschlaggebend ansieht. Im Bereich der Schule be-

stimmt immer noch hauptsächlich die Verwendung der Schreibhand die Händigkeit. Bei psychologischen Tests wird durch tatsächliche Ausübung oder über durch Imagination gut geübter Alltagstätigkeiten die »dominante Hand« erfragt. Kraft, Schnelligkeit und Zielgenauigkeit legen dabei Händigkeits- und damit teilweise Geschicklichkeitswerte fest. Fragen der Interaktion von proximaler und distaler Muskulatur, der mentalen Repräsentation von Bewegungsabläufe etc. bleiben offen.

In der überwiegenden Anzahl der Befunde wird heute die Ausprägung der Händigkeit unter dem Aspekt einer variablen genetischen Penetranz und der plastischen Repräsentation mentaler Vorgänge im Gehirn im Hinblick auf Umweltereignisse betrachtet. Hierbei wird bei Aufgaben mit hoher räumlicher und/oder zeitlicher Auflösung einer Hemisphäre letztlich die »Dominanz« beim Erstellen eines Handlungsplanes zugeordnet. Der Anteil der so ermittelten »nicht rechtshändigen« Menschen wird auf etwa 30% geschätzt.

59 Verhaltensstörungen durch hirnanatomische Asymmetrien?

Lutz Jäncke

Für eine Reihe von Verhaltensauffälligkeiten wurden atypische Hemisphärenasymmetrien als Ursache diskutiert. So wurde schon sehr früh die Hypothese geäußert, dass verzögerte Sprachentwicklung, Legasthenie und Stottern mit unklaren bzw. atypischen kortikalen Dominanzverhältnissen zusammenhängen würden. Unter atypischen Dominanzverhältnissen versteht man dabei eine von der Norm abweichende Asymmetrie. Wie in Kap. 56 dargelegt wurde, ist z. B. die volumetrische Links > rechts-Asymmetrie des Planum temporale als typische bzw. normgerechte Asymmetrie zu bezeichnen. Alle davon abweichenden Asymmetrien (reduzierte Links > rechts-Asymmetrie, Rechts > links-Asymmetrie) oder Symmetrie (links = rechts) werden demzufolge als atypisch bezeichnet. Die Vermutung, dass für die oben genannten Sprach- und Sprechstörungen atypische kortikale Dominanzverhältnisse vorliegen würden, wird dadurch genährt, dass bei diesen Störungen gehäuft Linkshändigkeit oder andere atypische funktionale Asymmetrien festgestellt werden. In neuerer Zeit werden auch unklare kortikale Dominanzverhältnisse mit psychiatrischen Störungen wie Schizophrenie, endogene Depression, Aufmerksamkeits-/Hyperaktivitätsstörungen, Gilles-de-la-Tourette Syndrom und Zwangsstörungen in Verbindung gebracht. Es soll allerdings nicht unerwähnt bleiben, dass bislang noch nicht eindeutig geklärt ist, ob diese Lateralisierungsauffälligkeiten die Folge oder die Ursache der Verhaltensstörungen sind. Der größte Teil der bislang zu

▼

diesem Thema publizierten Arbeiten bezieht sich auf atypische Asymmetrien in perisylvischen und temporalen Hirnbereichen. Es werden allerdings auch atypische Asymmetrien für den Frontalkortex, den Hippocampus, die Amygdala, den Ncl. caudatus, das Putamen und den Globus pallidus berichtet.

59.1 Anatomische Asymmetrien und Legasthenie bzw. Dyslexie

Die Ursachen von Lese-Rechtschreib-Schwächen (LRS, Legasthenie, Dyslexie) sind bis heute ungeklärt. Eine Vielzahl von möglichen Erklärungen wird derzeit angeboten, welche reifungsbiologische Aspekte, visuelle oder auditorische Defizite oder pädagogische Fehler in den Vordergrund stellen. Mit der Entwicklung neuer bildgebender Verfahren sind wieder ältere neuroanatomisch bzw. hirnphysiologisch orientierte Ansätze interessant geworden. Insbesondere Geschwind u. Galaburda (1985) haben diese älteren Theorien erneut aufgegriffen und mit eigenen zytoarchitektonischen und neuroanatomischen Befunden in Zusammenhang gebracht. Im Zentrum der Überlegungen von Geschwind u. Galaburda steht das Planum temporale (▶ Abschn. 56.2.1). Bezogen auf das Planum temporale vermuteten Geschwind u. Galaburda einen engen Zusammenhang zwischen ›atypischer‹ Planum-temporale-Asymmetrie (Planum temporale symmetrisch oder rechts > links) und Verhaltensauffälligkeiten wie Legasthenie, Stottern und Lernstörungen. Häufig wird sogar vermutet, dass diese »atypische« Planum-temporale-Asymmetrie durch physiologische Entwicklungsstörungen oder Mikroläsionen evoziert wird.

Durch die fortschreitende technische Entwicklung wird es auch zunehmend möglich, dass diese Theorien an größeren Stichproben und von unterschiedlichen Arbeitsgruppen geprüft werden. Seit 1978 sind eine Reihe von Arbeiten publiziert worden, die untersucht haben, ob bei Legasthenikern häufiger Anzeichen für »atypische« anatomische Asymmetrien im perisylvischen Hirnbereichen vorliegen (zusammengefasst s. Jäncke 1998).

Man kann im Wesentlichen zwei methodische Zugänge unterscheiden, nämlich die **In-vivo**-Techniken, bei denen mittels CT und MRT bei lebenden Personen bestimmte Hirngebiete dargestellt und vermessen wurden, und die **Post-mortem**-Arbeiten, in deren Rahmen auch zytoarchitektonische Studien betrieben wurden. Fasst man diese Studien zusammen, erkennt man, dass in einigen Studien eine Tendenz zur Symmetrie oder zum volumetrischen Rechtsüberwiegen perisylvischer Hirnstrukturen festgestellt wurde. Grundsätzlich scheinen diese Arbeiten also die oben dargestellten Theorien zu unterstützen, die »atypische« Hirnasymmetrie im perisylvischen Hirnbereich und Legasthenie in engem Zusammenhang sehen. Da eine Planum-temporale-Symmetrie oder eine atypische Planum-temporale-Asymmetrie nicht bei jedem Legastheniker zu beobachten ist, kann sie auch nicht der Faktor sein, welcher der Legasthenie ursächlich zugrunde liegt. Möglicherweise ist die Planum-temporale-Symmetrie als eine nichtpathologische Variation von perisylvischen Größenverhältnissen aufzufassen, welche dann ungünstig ist, sofern andere kortikale Dysfunktionen ausgeglichen werden müssen. Hierbei ergibt sich die Frage, welche anderen kortikalen Dysfunktionen heranzuziehen wären, die das Entstehen von Legasthenie determinieren könnten. Da Galaburda und Mitarbeiter gehäuft bei Legasthenikern kortikale »Mikroläsionen« (Ektopien, Dysplasien und kortikale Narben) festgestellt haben, räumen sie diesen Anomalien eine besondere Bedeutung in der Entstehung von funktionalen Defiziten ein (Humphreys et al. 1990). Allerdings darf nicht unerwähnt bleiben, dass solche Mikroläsionen in weiten Teilen des Gehirns bei Legasthenikern und auch Nichtsprachgestörten gefunden wurden, sodass bislang noch völlig offen ist, welche funktionalen Konsequenzen hierdurch zu erwarten sind. Diese kurz angeschnittenen Hypothesen sollen aber nicht darüber hinwegtäuschen, dass die Forschung sich hier noch auf spekulativem Boden befindet.

❗ **Es gibt Anzeichen dafür, dass atypische anatomische Asymmetrien in perisylvischen Hirnbereichen mit Dyslexie bzw. Legasthenie zusammenhängen.**

59.2 Atypische Asymmetrien bei Schizophrenien

Aufgrund theoretischer Überlegungen und Befunden, welche im Zusammenhang mit der Untersuchung von funktionalen Asymmetrien bei Schizophrenen erhoben werden

konnten, wird vermutet, dass schizophrene Erkrankungen mit atypischen Hemisphärenasymmetrien zusammenhängen könnten. Diese Hypothese wird besonders nachdrücklich von dem britischen Psychiater Timothy Crow vertreten. Da sich die schizophrenen Erkrankungen unabhängig von Umwelteinflüssen entwickeln, vermutet Crow (1990), dass Schizophrenien als »genetische Enzephalopathien« (genetisch bedingte Hirnerkrankungen) aufgefasst werden können. Aufgrund der Tatsache, dass Schizophrenien sehr häufig mit reduzierten oder atypischen funktionalen Hemisphärenasymmetrien einhergehen (z. B. reduzierter Rechtsohrvorteil etc.), vermutet Crow, dass sich im Wesentlichen die Hirnareale der temporoparietalen Region auf der sprachdominanten linken Hemisphäre suboptimal entwickelt haben.

Eine Reihe von anatomischen Studien scheinen diese Hypothese zumindest im Hinblick auf die linkshemisphärischen Auffälligkeiten zu stützen. In diesen Arbeiten konnten atypische anatomische Asymmetrien in perisylvischen Hirnbereichen festgestellt werden. Diese atypischen anatomischen Asymmetrien umfassen abweichende Formen und Ausdehnungen der Sylvischen Fissur, atypische Planum-temporale-Asymmetrien, atypische Volumenasymmetrien des inferioren Parietallappens sowie reduzierte Volumina des linken Temporallappens, die auch mit vergrößerten linksseitigen lateralen Ventrikeln einhergehen. Am besten untersucht ist hierbei die Planum-temporale-Asymmetrie.

Obwohl nicht alle Studien die gleichen morphometrischen Vermessungskriterien des Planum temporale verwendet haben, kann man alle Studien mit akzeptabler Methodik wie folgt zusammenfassen (Shapleske et al. 1999): Während normale rechtshändige Kontrollpersonen eine deutliche Links > rechts-Planum-temporale-Asymmetrie aufweisen, ist für schizophrene Patienten eine deutliche Tendenz zur Symmetrie festzustellen (◻ Abb. 59.1). Auffällig ist, dass die reduzierte Planum-temporale-Asymmetrie bzw. -Symmetrie auf ein im Vergleich zu Normalpersonen deutlich vergrößertes rechtes Planum temporale zurückzuführen ist, während das linke Planum temporale in etwa die gleiche Größe wie bei gesunden Personen aufweist.

Wie oben bereits erwähnt, werden neben den atypischen Planum temporale Asymmetrien für schizophrene Patienten auch atypische Volumenasymmetrien des Gyrus angularis, reduzierte Längen der linken Sylvischen Fissur, Volumenreduktionen des linken Temporallappens und größere Volumina des linken unteren Seitenventrikels berichtet. Neuerdings wird auch von einem ausgeprägteren Faltungsgrad im rechtsseitigen Gyrus frontalis superior bei

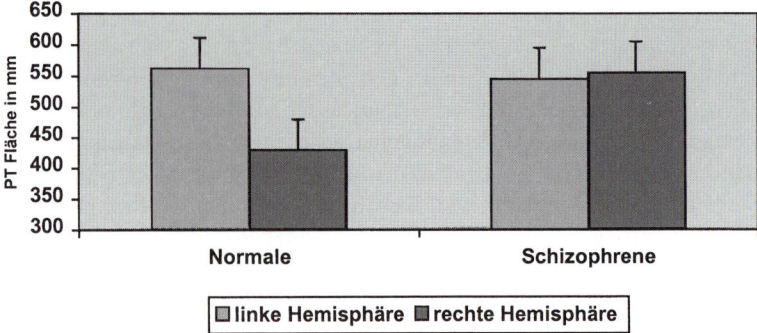

◘ Abb. 59.1. Mittlere Fläche der Planum temporale (PT) Areale auf der rechten und linken Hemisphäre jeweils getrennt für Normale (607 Gehirne) und Schizophrene (201 Gehirne). (Nach Shapleske et al. 1999)

schizophrenen Patienten berichtet (Narr et al. 2004). Möglicherweise indizieren diese atypischen Asymmetrien eine strukturelle Störung bzw. Anomalie des linken Temporallappens und des angrenzenden Parietallappens. Da in diesen Hirnregionen höhere kognitive Funktionen (Sprache, verschiedene Wahrnehmungsfunktionen etc.) lokalisiert sind, ist nicht auszuschließen, dass diese strukturellen Defizite ausschlaggebend für die Entwicklung der Schizophrenien sein könnten. In diesem Zusammenhang soll darauf hingewiesen werden, dass kürzlich gezeigt werden konnte, dass Schizophrene während akustischer Halluzinationen bilaterale Durchblutungszunahmen im Heschl'schen Gyrus aufweisen (Dierks et al. 1999). Dies könnte darauf hinweisen, dass bei schizophrenen Patienten der primäre auditorische Kortex unmoduliert und teilweise ungehemmt aktiviert wird. Als Folge hiervon könnten dann »ungehemmte« bzw. unkontrollierte neuronale »Entladungen« auftreten, die entweder zu Halluzinationen oder zu Denk- bzw. Sprachstörungen führen können.

Neben diesen atypischen anatomischen Asymmetrien scheinen schizophrene Patienten auch über eine kleinere Mittsagittalfläche des Corpus callosum zu verfügen. Dies könnte darauf hinweisen, dass bei diesen Patienten infolge der oben aufgeführten Temporal- und Parietallappenanomalien reduzierte interhemisphärische Verkabelungen vorliegen. Diese Corpus-callosum-Auffälligkeiten scheinen insbesondere für weibliche schizophrene Patienten vorzuliegen (Highley et al. 1999).

❗ Auch für schizophrene Erkrankungen scheint ein Zusammenhang mit atypischen Asymmetrien in perisylvischen Hirngebieten vorzuliegen.

59.3 Weitere atypische anatomische Asymmetrien

Während für schizophrene Erkrankungen auf der Verhaltensebene vielfältige Hinweise vorliegen, die das Vorliegen atypischer funktionaler Asymmetrien rechtfertigen, sind diesbbezügliche Befunde bei depressiven und bipolaren psychiatrischen Erkrankungen uneinheitlich. Dass diese Krankheitsformen mit lateralisierten Verarbeitungsprozessen und damit mit lateralisierten Strukturen in Verbindung gebracht werden, kann im Zusammenhang mit Befunden gesehen werden, welche lateralisierte Verarbeitungen für positive und negative Affekte nahelegen. Die konsistentesten Befunde hierzu entstammen den Arbeiten von Davidson (1992), der nachweisen konnte, dass negativer Affekt mit einer α-Blockade im EEG über dem rechten Frontalkortex korreliert, während positiver Affekt mit einer α-Blockade über dem linken Frontallappen korreliert. Hieraus schließt Davidson, dass der rechte Frontalkortex in die Kontrolle von Abwehr und Vermeidungsreaktionen und der linke Frontalkortex in die Kontrolle von Annäherungsverhalten eingebunden ist.

In diesem Zusammenhang sind auch Befunde interessant, welche nahelegen, dass Personen mit konsistenter und starker Aktivierung des rechten Frontallappens über weniger »Killerzellen« innerhalb des Immunsystems verfügen, als Personen mit konsistent starker Aktivierung des linken Frontallappens (Kang et al. 1992). Vorstellbar ist, dass unausbalancierte Aktivierungen der Frontallappens bedingt durch Mikro- oder Makroläsionen im rechten Frontalhirnbereich die Grundlage für affektive Störungen insbesondere für endogene Depressionen und bipolare Störungen sein könnten. Bislang sind die Befunde bezüglich anatomischer Auffälligkeiten bei diesen Erkrankungen uneinheitlich (zusammenfassend ◘ Tabellen 59.1 und 59.2).

◻ Tabelle 59.1. Auffälligkeiten hinsichtlich anatomischer Asymmetrien bei Schizophrenen

Anatomische Struktur	Maß	Anatomische Auffälligkeit bei schizophrenen Patienten
Planum temporale	Fläche	Reduzierte L > R-Asymmetrie Symmetrie (L = R)
Linker Gyrus temporalis superior	Volumen	Reduziert
Rechter Gyrus frontalis superior	Kortikaler Faltungsgrad	Größer bei Schizophrenie
Sylvische Fissur	Länge	Sylvische Fissur auf der linken Hemisphäre kleiner als bei Normalen
Lobus temporalis	Volumen	Reduzierte L > R-Asymmetrie Symmetrie (L = R) Umgekehrte Asymmetrie (R > L)
Lobus parietalis inferior	Volumen	Umgekehrte Asymmetrie (R > L)
Lobus frontalis	Volumen	Reduzierte R > L Asymmetrie Umgekehrte Asymmetrie (L > R) Symmetrie (L = R)
Linker Seitenventrikel	Volumen	Größer als bei Gesunden
Linke Hemisphäre	Volumen	Reduziert
Rechte Amygdala	Volumen	Reduziert
Cerebellum, Hemisphäre	Volumen	L > R-Asymmetrie größer als bei Normalen
Corpus callosum	Fläche	Mittsagittalfläche kleiner, vor allem bei Frauen

◻ Tabelle 59.2. Auffälligkeiten hinsichtlich anatomischer Asymmetrien bei Patienten mit endogenen Depressionen

Anatomische Struktur	Maß	Anatomische Auffälligkeit bei endogen depressiven Patienten
Hippocampus	Volumen	Linker Hippocampus reduziert (16%)
Amygdala	Volumen	Rechte Amygdala reduziert
Lobus frontalis	Volumen	Reduzierte R>L-Asymmetrie

Gelegentlich werden reduzierte R > L-Volumenasymmetrien des Frontalkortex bei depressiven Patienten berichtet. Andererseits werden depressive Symptome häufig mit Läsionen des linken und manische Symptome mit Läsionen des rechten Präfrontalkortex in Verbindung gebracht (Starkstein et al. 1990). Etwas konsistenter werden atypische Volumenasymmetrien im Hippocampus-Amygdala-Komplex berichtet, wobei bei den depressiven Patienten insbesondere der linksseitige Hippocampus um ca. 16% im Vergleich zu Normalpersonen reduziert zu sein scheint. Hinsichtlich der Amygdala fallen rechtsseitige Volumenreduktionen auf. Obwohl diese anatomischen Befunde

noch weiterer Kreuzvalidierung bedürfen, ist allerdings festzustellen, dass strukturelle Auffälligkeiten in einem neuronalen Netz vorzuliegen scheinen, das den Präfrontalkortex, die Amygdala und den Hippocampus mit einschließt. Insofern sind anatomische Auffälligkeiten berichtet worden, die typischerweise in die Kontrolle von Affekten eingebunden sind (Davidson u. Irwin 1999).

Atypische anatomische Asymmetrien wurden auch vereinzelt für andere psychiatrische und neurologische Erkrankungen festgestellt. Zum Beispiel fallen hyperaktive aufmerksamkeitsgestörte Patienten und Patienten mit Gilles-de-la-Tourette-Syndrom gelegentlich dadurch auf, dass sie reduzierte Volumina des Nucleus caudatus auf der linken Hemisphäre und des Globus pallidus auf der rechten Hemisphäre aufweisen (Castellanos et al. 1996a,b). Inwieweit diese atypischen anatomischen Asymmetrien als Prädiktor für diese Erkrankungen dienen, müssen zukünftige morphometrische Studien zeigen.

Für das Verständnis der möglichen Rolle atypischer anatomischer Asymmetrien ist der Fall eines Patienten hilfreich, der von Geburt an kein Corpus callosum besitzt (Jäncke et al. 1997b). Dieser Patient fällt durch ein erheblich reduziertes Volumen rechtsseitiger perisylvischer

Strukturen (Planum temporale und Planum parietale) bei gleichzeitig normalem Volumen linksseitiger perisylvischer Strukturen auf. Interessant ist auch, dass eine Reihe von psychischen Funktionen, welche normalerweise von der rechten Hemisphäre verarbeitet werden, bei ihm von der linken Hemisphäre kontrolliert werden. Vermutlich haben sich die linksseitigen anatomischen Strukturen normgerecht entwickelt und eine Reihe von wesentlichen Funktionen der rechten Hemisphäre übernommen. Hierdurch könnten die rechtsseitigen perisylvischen Strukturen durch mangelnde Stimulation »verkümmert« sein, sodass weniger synaptische Kontakte aufgebaut wurden.

Dieses Beispiel könnte als Modell für die oben erwähnten atypischen anatomischen Asymmetrien dienen Vorstellbar ist, dass vorgeburtliche anatomische und/oder neuro-physiologische Defekte die Entwicklung von verschiedenen anatomischen Strukturen behindern können. Dies könnte dann in der Folgezeit zu atypischen anatomischen Asymmetrien und zur kortikalen Reorganisation von psychischen Funktionen führen. Diese Reorganisation muss nicht unbedingt optimal verlaufen, sie kann auch zu einer Reihe von Verhaltensproblemen führen, welche sich letztlich als psychiatrische oder neurologische Störungen zeigen.

❶ **Neben Dyslexie und Schizophrenie werden weitere Störungsbilder diskutiert, die mit atypischen Asymmetrien in perisylvischen Hirnbereichen gekoppelt sind. Möglich ist auch, dass atypische Asymmetrien in den genannten Hirnbereichen sich infolge von plastischen Prozessen herausgebildet haben.**

Zusammenfassung

Obwohl für einige psychiatrische und neurologische Erkrankungen atypische anatomische Asymmetrien festgestellt werden konnten, ist derzeit noch offen, ob diese Auffälligkeiten Ursache oder Folge der Erkrankungen sind. Am häufigsten scheinen atypische anatomische Asymmetrien bei Schizophrenen und bei Personen mit Lese-Rechtschreib-Schwächen vorzuliegen. Diese atypischen anatomischen Asymmetrien sind vor allem in perisylvischen Hirnbereichen (Planum temporale, Sylvische Fissur, Gyrus temporalis superior, Temporallappen, Seitenventrikel) festgestellt worden. Auffallend ist allerdings, dass diese atypischen Asymmetrien nicht bei jedem Patienten zu finden sind. Deshalb ist es unwahrscheinlich, dass atypische anatomische Asymmetrien alleinige Ursache dieser Erkrankungen sind. Vorstellbar ist, dass diese anatomischen Auffälligkeiten mit anderen Faktoren interagieren (neurophysiologische oder soziale), um zu Verhaltensstörungen zu führen.

XV Entwicklung, Funktionsanpassung und Plastizität

60 Perzeptuelles Lernen

Manfred Fahle

Unsere Leistungen bei einer Vielfalt von Aufgaben verbessern sich durch Übung und Lernen. Dieses Kapitel behandelt Verbesserungen von Wahrnehmungsleistungen durch Lernen. Die erreichten Verbesserungen beruhen in der Regel nicht auf einer verbalisierbaren Einsicht, sondern vollziehen sich im Verlaufe des Trainings unter dem wesentlichen Einfluss von Rückmeldesignalen und gerichteter Aufmerksamkeit quasi automatisch. Perzeptuelles Lernen betrifft eine Vielzahl kortikaler Ebenen, von rein »kognitiven« bis hinunter zu primär sensorischen. Die Erkenntnis, dass auch primär sensorische Ebenen des Kortex bei Erwachsenen noch veränderbar sind, ist relativ neuen Datums und diese starke Beteiligung sehr früher kortikaler Ebenen führt zu einer Sonderstellung des perzeptuellen Lernens innerhalb des Gebietes der Lernforschung.

60.1 Übung verbessert die visuelle Wahrnehmung

Schaut man sich zum ersten Mal histologische Präparate an, dann erscheinen viele schwer unterscheidbar, doch nach kurzer Übung springen die Unterschiede ins Auge. Übung verbessert die Leistung nicht nur bei dieser komplexen Unterscheidungsaufgabe, sondern auch bei weit elementareren Aufgaben. Bereits vor Jahrzehnten wurde eine Verbesserung der Schwelle für stereoskopische Tie-

fendiskrimination, Noniusunterscheidung sowie Orientierungsdiskrimination (► unten) nach Übung beschrieben (Ramachandran u. Braddick 1973; McKee u. Westheimer 1978; Vogels u. Orban 1985). Perzeptuelles Lernen ist dagegen ein relativ neuer Zweig der Lernforschung, der sich mit hoher Geschwindigkeit entwickelt. Die grundlegende Andersartigkeit dieser Form des sensorischen Lernens wurde erst später erkannt. Perzeptuelles Lernen kann definiert werden als eine relativ dauerhafte und konsistente Veränderung der Wahrnehmung von Reizen aufgrund vorangehender Erfahrung und/oder Übung, oft mit Beteiligung relativ »peripherer« Ebenen der kortikalen Informationsverarbeitung (vgl. Gibson 1963). Die Wahrnehmungsveränderung besteht in der Regel in einer Leistungsverbesserung, außer beispielsweise im Falle unrichtiger Fehlerrückmeldung.

❶ Perzeptuelles Lernen führt zu relativ dauerhaften und oft sehr spezifischen Veränderungen der Leistungen bei Wahrnehmungsaufgaben.

60.2 Abgrenzung verwandter Begriffe

Begriffe wie Lernen, Einsicht, Plastizität, Adaptation, Habituation, Nacheffekt, Priming, Entwicklung und Reifung gehören dem gleichen Begriffsraum wie perzeptuelles Lernen an und müssen zur Vermeidung von Missverständnissen abgegrenzt werden.

Lernen beinhaltet natürlich alle sensorischen und motorischen Veränderungen bleibender Natur. Das Spezifikum perzeptuellen Lernens ist seine rein sensorische Natur und sein »automatischer«, in der Regel nicht verbalisierbarer Verlauf. Der Begriff **Einsicht** sollte dagegen für kognitive, verbalisierbare Veränderungen der Informationsverarbeitung reserviert bleiben. **Plastizität** bezeichnet die Veränderbarkeit sowohl der anatomischen als auch der funktionellen Organisation des zentralen Nervensystems, die zu einer Anpassung an die Erfordernisse der äußeren Welt führt – beispielsweise nach Läsionen des Nervensystems. **Adaptation** steht in der Regel für eine kurzfristige Anpassung innerhalb eines vorgegebenen Bereiches ohne langfristigere Folgen wie im Beispiel der Lichtadaptation. Habituation oder Sättigung scheint ein Spezialfall der Adaptation zu sein: eine vorübergehende Anhebung der Erregungsschwelle nach mehrfacher Reizdarbietung. Auch Nacheffekte können als selektive und kurzfristige Adaptationseffekte interpretiert werden, wenn die Wahrnehmung das Ergebnis antagonistischer neuronaler Mechanismen ist, von denen einer selektiv adaptiert wurde, wie im Beispiel der Wasserfallillusion. Priming ist die Bahnung einer nachfolgenden Reiz-Reaktions-Beziehung. Reifung und Entwicklung beziehen sich im Gegensatz zu Lernen auf Verhaltensveränderungen, die überwiegend durch genetische und nicht durch Umweltfaktoren bedingt sind.

60.3 Veränderungen primärer sensorischer Kortizes während des perzeptuellen Lernens

Bis vor kurzem wurde der primäre visuelle Kortex Erwachsener als eine weitgehend »fest verdrahtete«, also nicht veränderbare erste kortikale Filter- und Verarbeitungsstufe der visuellen Information angesehen (z. B. Marr 1982). Diese Stufe sollte bestimmte elementare Merkmale aus den komplexen Bildern der Netzhaut extrahieren und durch die Phylo- und Ontogenese optimal für diesen Zweck ausgebildet worden sein. Veränderungen dieser Stufe während des Lernens einer Aufgabe könnten daher negative Auswirkungen auf die Lösung anderer Wahrnehmungsaufgaben

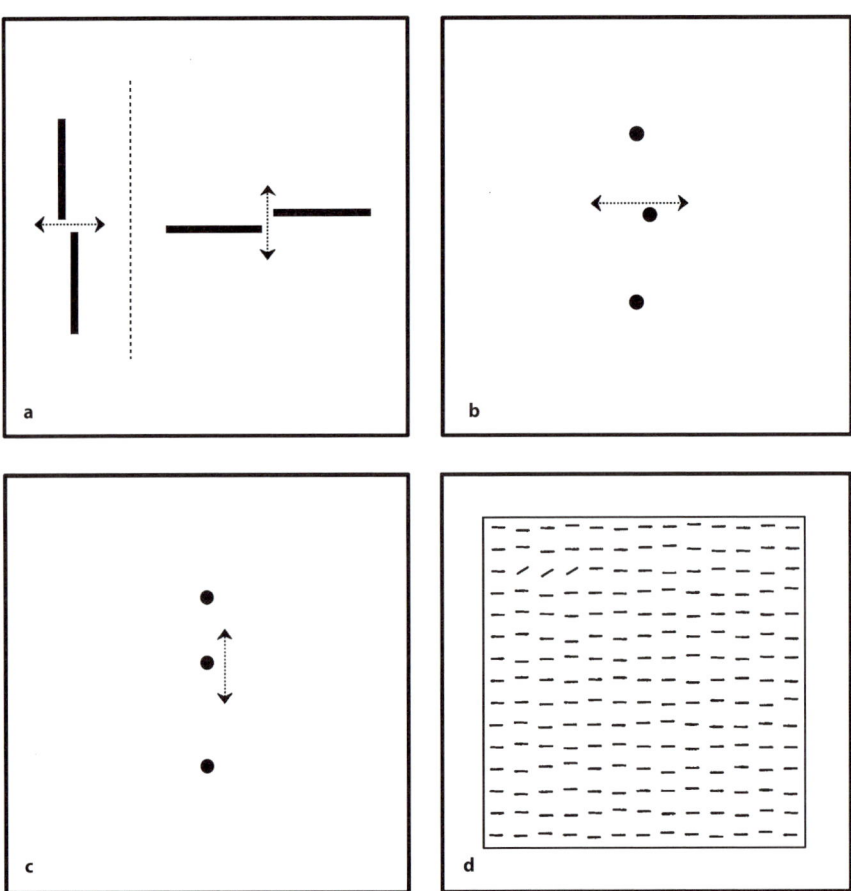

◻ **Abb. 60.1a–d.** Beispiele für Wahrnehmungsleistungen, mit deren Hilfe perzeptuelles Lernen untersucht wurde: **a** Noniusdiskrimination: Ist das untere (rechte) Element relativ zum oberen (linken) nach rechts oder links (oben oder unten) versetzt? **b** Drei-Punkt-Nonius: Liegt der mittlere Punkt rechts oder links einer imaginären Linie durch die End-punkte? **c** Drei-Punkt-Unterteilung (»bisection«): Liegt der mittlere Punkt näher am oberen oder näher am unteren Punkt? **d** Texturunter-scheidungsaufgabe: Ist ein Rechteck, das durch die drei schräg orien-tierten Elemente definiert wird, horizontal oder vertikal orientiert? (Nach Karni u. Sagi 1991)

haben und sollten unterbleiben. Tatsächlich führt das Abdecken eines Auges junger Katzen zu Veränderungen der kortikalen Architektur, die nur während der Jugendzeit reversibel sind (Wiesel u. Hubel 1965). Ähnliches gilt für Kinder, die unter durch Schielen bedingter Schwachsichtigkeit eines Auges leiden: Auch sie können nur während der Kindheit effektiv therapiert werden. Es scheint also eine kritische Phase während der Entwicklung zu existieren, während derer die primären sensorischen Kortizes noch veränderbar sind, während sie diese Plastizität später verliert. Daher nahm man an, dass alle Leistungsverbesserungen bei Wahrnehmungsaufgaben von Erwachsenen auf nachgeschalteten Ebenen der Informationsverarbeitung bewirkt werden müssten.

Eine Reihe psychophysischer (d.h. auf Verhaltensexperimenten beruhender) und elektrophysiologischer Ergebnisse hat diese Ansicht jedoch während des letzten Jahrzehntes widerlegt. Ein erster Hinweis war die Tatsache, dass die Leistungsverbesserung nach Training im Falle der Unterscheidung zwischen komplexen Gittermustern nach Drehen der Muster um 90° verschwand (Fiorentini u. Beradi 1981). Das gleiche galt für eine Noniusdiskriminationsaufgabe, bei der die Versuchspersonen zwischen Rechts- und Linksversetzung des oberen relativ zu einem fast kolinearen unteren Element unterscheiden mussten (☐ Abb. 60.1a) sowie für eine stereoskopische Tiefendiskriminationsaufgabe. Diese Art von Reizen bietet den Vorteil, dass die erreichten Schwellenwerte unterhalb eines Photo-

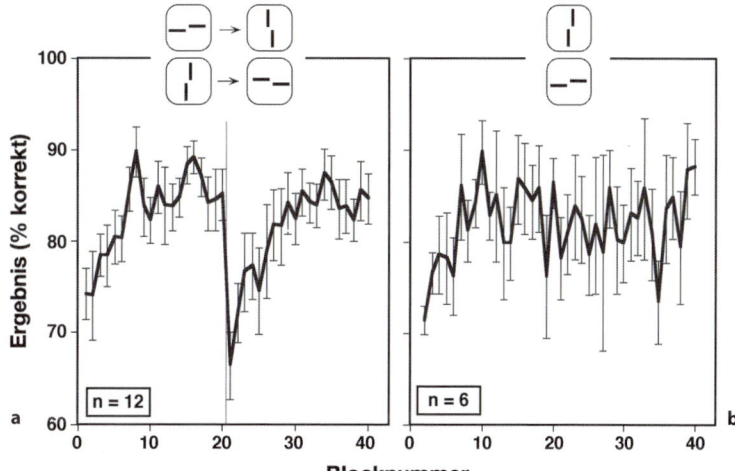

☐ **Abb. 60.2.** **a** Verbesserung der Noniusdiskrimination durch einstündiges Training (80 Reizdarbietungen pro Datenpunkt) und nachfolgender Abfall mit Neulernen nach 90°-Rotation des Reizes. Mittelwerte und Standardfehler von 12 Versuchspersonen. **b** Kein Abfall der Ergebnisse bei gleichbleibender Reizorientierung (6 Versuchspersonen). (Nach Poggio et al. 1991)

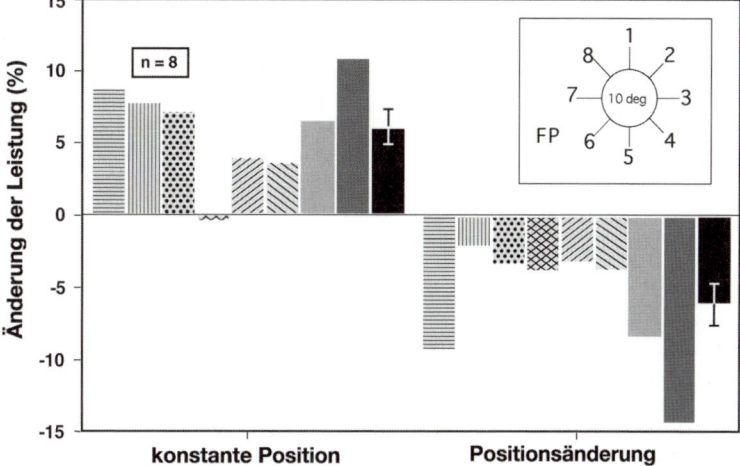

☐ **Abb. 60.3.** Positionsspezifität des perzeptuellen Lernens: An jeder von 8 Gesichtsfeldpositionen verbesserten die Versuchspersonen (n = 8) ihre Ergebnisse im Durchschnitt um ca. 7% (z.B. von 80 auf 87% richtiger Antworten) innerhalb von 1 h. Beim Übergang zu einer neuen Gesichtsfeldposition nahm die Leistung jedoch im Durchschnitt um den gleichen Betrag ab. FP Fixationspunkt. (Nach Fahle et al. 1995)

rezeptorendurchmessers liegen und die Verbesserungen im Verlaufe eines Experiments daher sehr sensitiv anzeigen (⊡ Abb. 60.2). Der Leistungsabfall nach Drehen der Reize (⊡ Abb. 60.2) war nicht dadurch bedingt, dass sich die Anweisung geändert hatte und die Versuchspersonen sich zunächst an die veränderte Anweisung gewöhnen mussten, denn eine Vertauschung der Antwortknöpfe (rechter Knopf statt zuvor linker Knopf und linker statt rechter) hatte keinerlei Leistungsabfall zur Folge.

Die Leistungsverbesserung bei Noniusdiskriminationsaufgaben ist zumindest teilweise spezifisch für die Position im Gesichtsfeld (Karni u. Sagi 1991; Beard et al. 1995; Fahle et al. 1995; ⊡ Abb. 60.2). Wenn die Noniusaufgabe an einem

Gesichtsfeldort 1 h lang trainiert wurde, verbesserten sich die Leistungen signifikant, fielen aber beim Übergang auf einen anderen Gesichtsfeldort gleicher Exzentrizität wieder ebenso stark ab (⊡ Abb. 60.3). Bei einer Texturunterscheidungsaufgabe (⊡ Abb. 60.1d), bei der die Versuchspersonen eine Gestalt vom Hintergrund aufgrund der Orientierung der Reizelemente unterscheiden mussten, ergab sich eine Spezifität des Lernerfolges von dem bei monokularer Darbietung trainierten Auge (Karni u. Sagi 1991). Die gleiche Spezifität für das »trainierte Auge« fand sich auch für Noniusdiskrimination: Die Schwellen verbesserten sich während des Trainings mit einem Auge, stiegen aber auf das Ausgangsniveau an, sobald das zuvor abgedeckte Auge

⊡ Abb. 60.4. **a** Bei monokularem Training steigt das Leistungsniveau innerhalb einer Trainingszeit von 5 h an, die Wahrnehmungsschwellen nehmen daher kontinuierlich ab, steigen aber beim Übergang auf das andere Auge sogar über das Ausgangsniveau hinaus an (Mittelwerte und Standardfehler von 6 Versuchspersonen; nach Fahle et al. 1995). **b** Sechs Versuchspersonen trainierten zunächst eine Drei-Punkt-Noniusaufgabe (⊡ Abb. 60.1b), weitere sechs Versuchspersonen eine Drei-Punkt-Unterteilung (⊡ Abb. 60.1c). Nach 1 h Trainingszeit wurden die Aufgaben getauscht. Trotz der Ähnlichkeit der Reizmuster trat kein Transfer des Lernerfolgs zwischen den Auf-gaben ein. (Nach Fahle u. Morgan 1996)

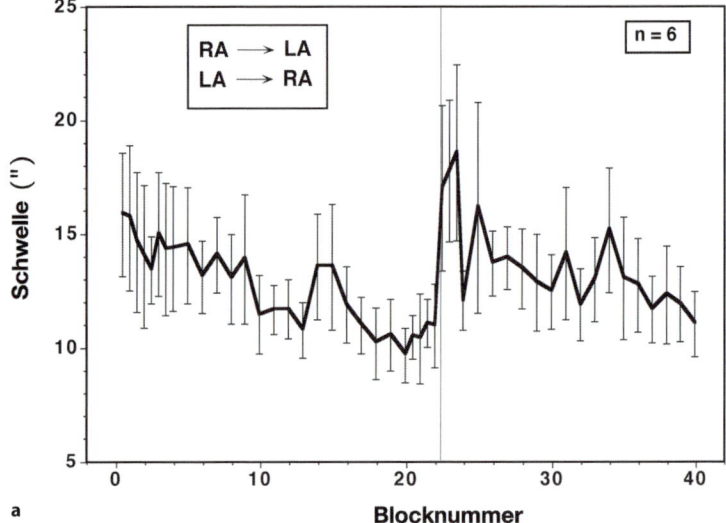

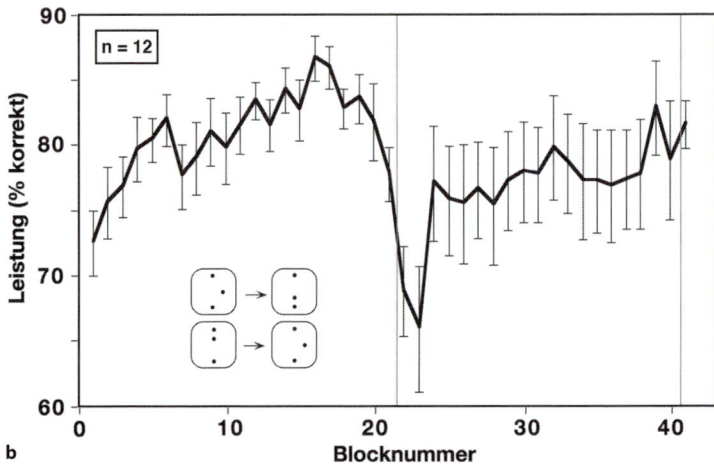

getestet wurde (Poggio et al. 1991; ◻ Abb. 60.4a). Eine Verbesserung durch motorisches Lernen, beispielsweise aufgrund besserer Akkommodation oder Fixation konnte ausgeschlossen werden, da kein Transfer des Lernerfolges zwischen einer Drei-Punkt-Noniusaufgabe (◻ Abb. 60.1b) und einer Drei-Punkt-Unterteilungsaufgabe (◻ Abb. 60.1c) auftrat, obwohl sich die Reize für beide Aufgaben um weniger als einen Photorezeptorendurchmesser unterschieden (Fahle u. Morgan 1996; ◻ Abb. 60.4b).

> ❗ Die hohe Spezifität des perzeptuellen Lernens für viele Reizeigenschaften, wie Orientierung und gereiztes Auge, weist darauf hin, dass perzeptuelles Lernen ganz wesentlich auf Veränderungen relativ »früher« oder »peripherer« Kortexanteile beruht, die noch keine Invarianz für diese Reizeigenschaften aufweisen.

60.4 Die neuronalen Grundlagen perzeptuellen Lernens

Die Spezifität des perzeptuellen Lernens für sowohl das trainierte Auge als auch die trainierte Reizorientierung ist ein starkes Argument dafür, dass der primäre visuelle Kortex an der Leistungsverbesserung beteiligt ist, denn nur dort sind die Nervenzellen sowohl monokular –im Gegensatz zu »höheren« Kortexarealen, in denen fast alle Neuronen von beiden Augen erregt werden können – als auch orientierungsspezifisch – im Gegensatz zu den Neuronen in Netzhaut und Corpus Geniculatum Laterale, die rotationssymmetrische rezeptive Felder aufweisen und daher nicht zwischen Reizen unterschiedlicher Orientierung differenzieren können (◻ Abb. 60.5). Diese Hypothese der Beteiligung des primären visuellen Kortex steht im Einklang mit neuen elektrophysiologischen Befunden. Nach Zerstörung von Teilen der Netzhaut erwachsener Affen verändern die kortikalen Zielneurone der zerstörten Netzhautneurone in der primären Sehrinde ihre rezeptiven Felder, also ihre Position im Gesichtsfeld, selbst bei erwachsenen Affen (Gilbert u. Wiesel 1992; ◻ Abb. 60.6). Auch die Mikroschaltkreise im primären visuellen Kortex, die für die rezeptiven Felder kortikaler Neurone wichtig sind, können sich nach umschriebenen Läsionen des visuellen Kortex relativ weitgehend verändern: In der Umgebung der kortikalen Läsion vergrößern sich die rezeptiven Felddurchmesser und übernehmen so einen Teil der Repräsentation der Außenwelt, die zuvor von den läsionierten Neuronen abgedeckt wurde (Eysel 2001). Auch visuell evozierte Hirnpotentiale können sich durch Training verändern. Die Latenz von durch das

Auftauchen von Noniusversetzungen evozierten Potentialen verkürzt sich durch Training signifikant und die Potentialverteilung über dem okzipitalen Kortex verändert sich gleichzeitig hochsignifikant (Fahle u. Skrandies 1994), für kurze Latenzen besonders ausgeprägt über dem primären visuellen Kortex.

60.5 Unterschiedliche Kortexebenen für perzeptuelles Lernen (Modellvorstellungen)

Es ergibt sich ein gewisser Widerspruch aus dem bisher Gesagten: Einerseits können Probleme entstehen, wenn Lernen zu Veränderungen auf den ersten Stufen der Musterverarbeitung führt – insbesondere zu Interferenzen mit der Lösung anderer Wahrnehmungsaufgaben. Andererseits weisen die experimentellen Befunde zur Spezifität des Lernerfolges darauf hin, dass genau dies passiert: eine lernbedingte Veränderung auch auf der Ebene des primären visuellen Kortex. Die Lösung des Widerspruchs ist vermutlich in der Tatsache zu finden, dass perzeptuelles Lernen auf mehreren Ebenen des (visuellen) Kortex angreift. Befunde wie die starke Abhängigkeit der Lerngeschwindigkeit von Aufmerksamkeit und Fehlerrückmeldung (Ahissar u. Hochstein 1997; Herzog u. Fahle 1998) deuten auf eine Beteiligung höherer kortikaler Ebenen hin. Daher betonen neuere Modelle des perzeptuellen Lernens zunehmend die Tatsache, dass perzeptuelles Lernen auf verschiedenen Ebenen der kortikalen Verarbeitung auftreten kann – sowohl auf »höheren«, schon immer für Lernvorgänge reklamierten, als auch auf »niedrigen« Ebenen, als Ausdruck der Reizspezifität. Eine elegante Auflösung des oben angesprochenen Widerspruchs liegt in der Annahme, dass die Reizverarbeitung auf den niedrigen Ebenen durch sog. »Topdown«-Einflüsse von zentralen kortikalen Verarbeitungsebenen modifiziert wird. Dadurch würde einerseits der primäre visuelle Kortex optimal auf die Verarbeitung des jeweiligen Reizes abgestimmt und könnte während des perzeptuellen Lernens neue rezeptive Feldeigenschaften erlernen, die optimal für die Erkennung und Diskrimination des neuen Reizes wären. Andererseits hätten diese Modifikationen keinen Einfluss auf die Verarbeitung der übrigen Reize. Das visuelle System hätte gewissermaßen viele Eingangsfilter zur Verfügung, die für die jeweils dargebotenen Reize optimiert wären, und nicht bloß einen einzigen Filter. Einziger Nachteil dieser Lösung wäre eine gewisse Verlangsamung: Für optimale Detektion wird etwas längere Zeit

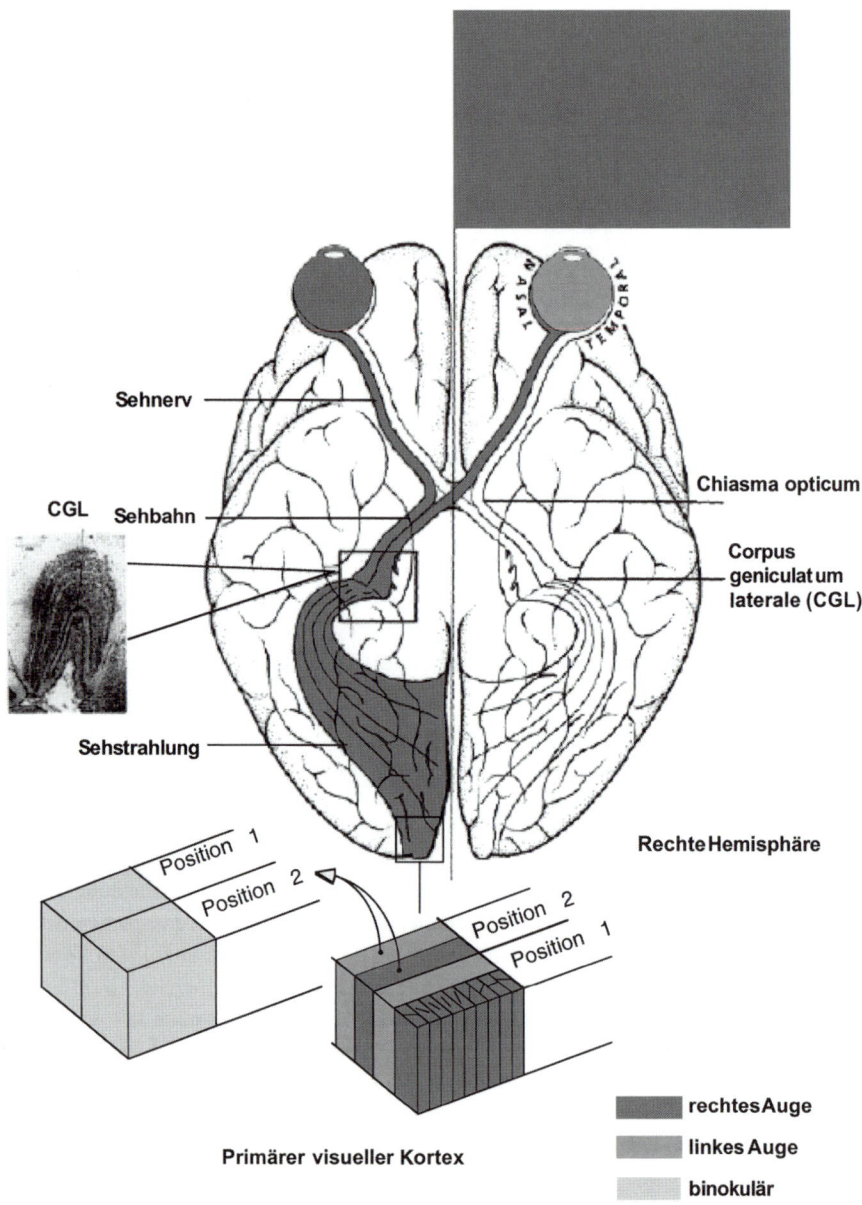

◻ Abb. 60.5. Schema der Sehbahn. Die Nervenzellen in der
Netzhaut und im Corpus Geniculatum Laterale (CGL) haben rotationssymmetrische rezeptive
Felder und können daher nicht
spezifisch für eine bestimmte
Reizorientierung trainiert werden. Im primären visuellen Kortex sind die Neurone dagegen
orientierungsspezifisch und
noch teilweise ausschließlich
von einem Auge erregbar. Sie
können daher selektiv durch
dieses Auge trainiert werden,
während die Neurone in »höheren« Arealen überwiegend bino-
kular sind, d.h. von beiden Augen
gleich stark erregt werden

benötigt, da der primäre visuelle Kortex erst auf den Reiz
abgestimmt werden muss.

Die starke Reizspezifität des perzeptuellen Lernens
geht, wie oben erwähnt, teilweise beim Erlernen relativ einfacher Diskriminationsaufgaben verloren, während die
Reizspezifität am höchsten für schwierige Aufgaben ist
(Ahissar u. Hochstein 1997). Dieses Phänomen könnte
durch die Annahme erklärt werden, dass die einfacheren
Aufgaben auf höheren Ebenen der Informationsverarbei-

tung erlernt werden, da hier die bessere Auswertung der
von den peripheren Ebenen angelieferten Information ausreicht – die peripheren Ebenen selbst müssen nicht verändert werden. Für schwierige Aufgaben ist diese verbesserte Auswertung der vorgefilterten Information dagegen
nicht ausreichend, sondern die Vorverarbeitung in der Peripherie muss verbessert werden. Die hierzu erforderlichen
Änderungen der Verarbeitung sollten hochspezifisch für
den Reiz sein.

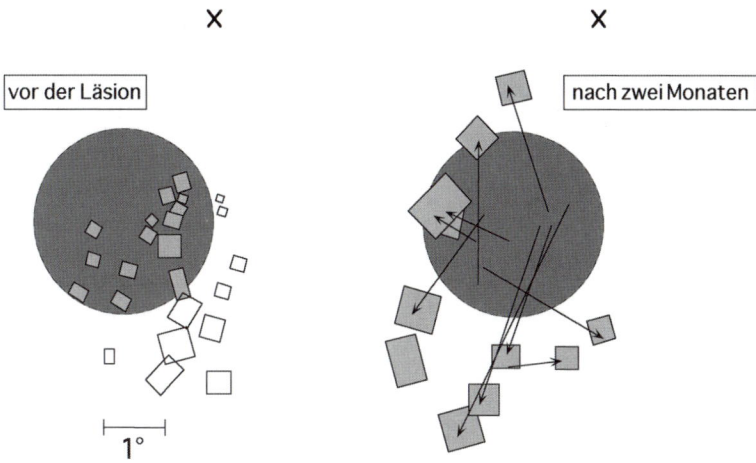

◘ Abb. 60.6. Veränderung der Position der rezeptiven Felder kortikaler Neurone nach Zerstörung der zugehörigen Netzhauteingänge. Die rezeptiven Felder der kortikalen Neurone (*Rechtecke*), die vor der Läsion einen bestimmten Netzhautbereich repräsentierten (angedeutet durch *Kreis*), sind nach 2 Monaten in Richtung auf intakte Netzhautbereiche verlagert worden, d. h., sie liegen außerhalb des Kreises. (Aus Gilbert u. Wiesel 1992)

❶ **Perzeptuelles Lernen kann unterschiedliche Ebenen der Informationsverarbeitung dauerhaft verändern, möglicherweise über »Top-down«-Einflüsse von höheren auf vorgeschaltete kortikale Ebenen.**

Zusammenfassung

Perzeptuelles Lernen unterscheidet sich insbesondere durch seine Reiz- und Aufgabenspezifität sowie seine nicht verbalisierbare und rein sensorische Natur von den meisten anderen Arten von Lernen. Es basiert vermutlich auf funktionellen Veränderungen auf verschiedenen Ebenen der Informationsverarbeitung, mit hoher Wahrscheinlichkeit einschließlich des primären sensorischen Kortex.

Perzeptuelles Lernen scheint auf den ersten Blick eine relativ komplexe kognitive Leistung darzustellen und insofern eher deklarativen Formen des Lernens zu gleichen, also solchen, deren Ergebnisse verbalisierbar sind. Die Reizspezifität für solch elementare Reizeigenschaften wie Orientierung, Gesichtsfeldposition und trainiertes Auge deutet dagegen auf eine Beteiligung des primären visuellen Kortex bei diesen Lernvorgängen hin, da dort die Neuronen orientierungsspezifisch, aber teilweise noch von nur einem Auge erregbar sind. Diese Beteiligung des primären visuellen Kortex stände auch im Einklang mit der Nichtverbalisierbarkeit des Lernerfolges; die Versuchspersonen sind nach Erlernen schwieriger Wahrnehmungsaufgaben nicht in der Lage, konsistente Angaben darüber zu machen, wie sie gelernt haben. Die Abhängigkeit von Fehlerrückmeldung und »Einsicht« zeigt andererseits die Wichtigkeit von »Top-down«-Einflüssen aus nachgeschalteten kortikalen Ebenen und die große Rolle höherer kognitiver Kortexareale.

Die Ergebnisse der Untersuchungen zum perzeptuellen Lernen führen uns nicht nur das überraschende Ausmaß an Plastizität selbst im erwachsenen peripheren sensorischen Kortex vor Augen. Sie legen vielmehr auch nahe, dass die kortikale Informationsverarbeitung nicht als ein rein vorwärtsgekoppeltes (»feedforward«), hierarchisch organisiertes System aufeinanderfolgender neuronaler Ebenen anzusehen ist. Vielmehr stellt sie ein komplexes und plastisches (also lernfähiges) rückgekoppeltes (»feedback«) System dar, in dem »Top-down«-Einflüsse eine wesentliche Rolle spielen, beispielsweise durch eine aufgabenspezifische Einstellung der rezeptiven Feldeigenschaften auf den frühen Kortexebenen.

61 Motorisches Lernen

Jürgen Konczak

Im weitesten Sinne bezeichnet motorisches Lernen eine Veränderung des beobachtbaren Verhaltens oder wird verkürzt als Erwerb von Fertigkeiten verstanden. Allgemein verstanden, bezieht sich der Begriff motorisches Lernen jedoch auf das gesamte menschliche Bewegungsrepertoire. Die Spannbreite dieses Repertoires reicht von der Konditionierung eines Reflexes bis zum Erwerb hochkomplexer Bewegungssequenzen wie beispielsweise Klavierspielen.

Motorisches Lernen wird in der Psychologie häufig als prozedurales oder implizites Lernen klassifiziert (Squire u. Cohen 1984). Es unterscheidet sich von deklarativem oder explizitem Lernen, das primär auf den Erwerb von kognitiven Wissensinhalten (Fakten, Beziehungen) ausgerichtet ist (◘ Abb. 61.1; zum expliziten Lernen ► Kap. 40). Diese Einteilung in verschiedene Lernformen basiert auf der Erkenntnis, dass deklaratives und prozedurales Wissen in neuroanatomisch unterschiedlich lokalisierten Gedächtnisspeichern abgelegt ist. Verschiedene Studien mit dem Epilepsie Patienten H.M. (z. B. Corkin 1968), bei dem beidseitig mediale Anteile des Temporallappens unter Einschluss des Hippocampus und der Amygdala entfernt worden waren, zeigten seine massiven Störungen des expliziten oder deklarativen Gedächtnisses (z. B. Speichern und Abruf von Wörtern, Bildern und Ereignissen). Der Patient war jedoch in der Lage, neue Bewegungsmuster zu erlernen. Er behielt das Erlernte über Tage, obwohl er an jedem neuen Tag erklärte, er könne sich weder an die Aufgabe erinnern, noch daran, sie am vorherigen Tag trainiert zu haben. Diese Befunde belegen eindrucksvoll, dass implizites und explizites Lernen eine unterschiedliche neuronale

◘ **Abb. 61.1.** Klassifikation verschiedener Lernprozesse. Unter prozeduralem Lernen werden nichtassoziatives Lernen (Habituation und Sensibilisierung), klassische Konditionierung (Pawlow'sches Lernen) und der Erwerb von Fertigkeiten zusammengefasst. Prozedurales Lernen wird als implizit bezeichnet, da es im allgemeinen unbewusst abläuft, im Gegensatz zum bewussten expliziten Lernen. (Nach Sqire u-. Zola-Morgan 1991)

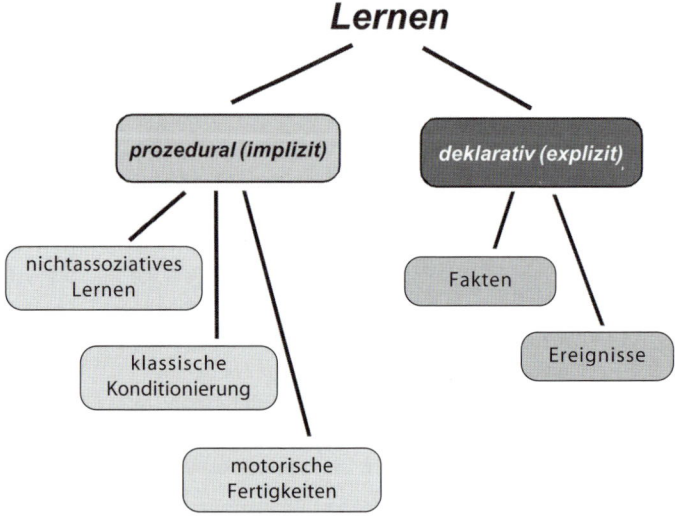

Basis haben müssen. Sonst wäre nicht zu erklären, warum seine motorische Lernfähigkeit erhalten, aber seine Fähigkeit, Erinnerungen und Fakten zu speichern, verloren gegangen war.

Motorisches Lernen kann aber auch kognitive Komponenten aufweisen, die eher mit explizitem Lernen verbunden sind. Beispielsweise ist das Erlernen einer neuen, komplexen Bewegungsform häufig von der Formierung einer mentalen Bewegungsvorstellung begleitet, und mentales Training einer Bewegungssequenz kann die Qualität der Ausführung verbessern. Dabei sind teilweise die gleichen Hirnareale aktiv, die auch während der willentlichen Bewegungsausführung aktiviert werden (Decety et al. 1990).

> ❗ Motorisches Lernen wird als prozedurales oder implizites Lernen klassifiziert. Implizit bedeutet in diesem Zusammenhang, dass der Lernprozess dem Lernenden in der Regel unbewusst bleibt.

Eine weitere in der Physiologie verbreitete Form der Klassifizierung ist die Unterscheidung in sensorisches und motorisches Lernen. Hier wird der Erwerb bzw. die Veränderung perzeptueller Fähigkeiten dem Erlernen von Bewegungssequenzen gegenübergestellt (zum perzeptuellen Lernen ▶ Kap. 60). Diese Art der Einteilung ist jedoch problematisch, da sie suggeriert, dass motorisches Lernen ohne Sensorik möglich ist. Dies ist nicht richtig, da ohne sensorische Information keine gezielte Änderung des motorischen Verhaltens erreicht werden kann – auch wenn diese Information im Gedächtnis gespeichert ist und für den motorischen Lernprozess erst später abgerufen wird. Selbst basale Formen motorischen Lernens wie die Konditionierung des Lidschlussreflexes auf einen Luftstoß benötigen einen sensorischen Stimulus (▶ Unter der Lupe »Klassische Konditionierung«). Daher ist es eigentlich sinnvoller, von sensomotorischem Lernen zu sprechen.

61.1 Motorische Adaptationsfähigkeit ist die Vorraussetzung für den Erwerb von Fertigkeiten

Motorisches Lernen kann nicht losgelöst von den Eigenschaften und Fähigkeiten des motorischen Kontrollsystems betrachtet werden. Vielmehr bedingt die Art der Kontrolle und die Vielfalt der zur Verfügung stehenden sensorischen Information (z. B. auditiv, vestibular, propriozeptiv, visuell) den sensomotorischen Lernprozess. Grundsätzlich gibt es zwei verschiedene Arten der motorischen Kontrolle – Steu-

erung und Regelung (im Englischen: »feedforward« und »feedback control«). Steuerung basiert auf einem motorischen Plan, Regelung benötigt einen oder mehrere sensorische Eingänge, um eine bestimmte Istgröße (z. B. räumliche Abweichung von einem zu ergreifenden Gegenstand) einer vorgegebenen Sollgröße anzugleichen. Im menschlichen Gehirn laufen beide Prozesse parallel, so dass die beobachtbare Bewegung immer das Produkt beider Kontrollmodi ist. Neuere Studien (z. B. Wolper et al. 1995) zeigen, dass die Grundbausteine der neuronalen Steuerung so genannte **invers dynamische Modelle (IDM)** sind, die die physikalischen Eigenschaften des Körpers und der auf ihn wirkenden Kräfte abbilden. Das heißt, ein IDM enthält nicht die Anweisung für eine bestimmte Bewegungssequenz, es ist kein motorisches Programm. Vielmehr ist es eine neuronale Repräsentation des Muskel-Skelett-Systems, auf das äußere Kräfte wie die Gravitation einwirken (für eine Einführung in IDM ▶ Kap. 26). Ein IDM, das die Biomechanik des Körpers exakt abbildet, ist ein idealer Kontroller, der garantiert, dass motorischer Plan und Ausführung übereinstimmen (◘ Abb. 61.2).

Dieser neuronale Kontroller muss adaptiv sein, da sich die Biomechanik des menschlichen Körpers im Laufe der Entwicklung durch Wachstum stark verändert und im Alltag die Größe der äußeren Kräfte durch die Handhabung von Gegenständen und Werkzeugen ständig wechseln (z. B. zusätzliche Trägheits- und Corioliskräfte). Das heißt, das IDM muss den veränderten physikalischen Gegebenheiten entsprechend aktualisiert werden. Dieser Prozess beruht auf der Verarbeitung spinaler Afferenzen und benötigt propriozeptive Information über die Kinematik (z. B. Position, Geschwindigkeit, Beschleunigung) des Körpers und seiner Gliedmaßen als Eingangsvariablen. Fehlende oder falsche kinematische Information führt zu einer schlechten neuronalen Schätzung der Gelenkdynamik (der an den Gliedmaßen wirkenden Kräfte). Beispielsweise erfahren wir solche Fehleinschätzungen, wenn wir die Masse eines zu hebenden Gegenstands überschätzen. Als Folge dieser Überschätzung werden höhere Muskelkräfte als notwendig generiert, die dann zu überschießenden Armbewegungen führen.

Evidenz für die Existenz neuronaler IDM stammt aus Experimenten, in denen Probanden Armbewegungen zu verschiedenen Zielen in einem unbekannten äußerem Kraftfeld durchführen mussten (z. B. Gandolfo et al. 1996; Shadmehr u. Mussa-Ivaldi 1994). Unter normalen Bedingungen führten die Trajektorien der Hand geradlinig zum Ziel. Nach dem Aufschalten einer für die Probanden unbekannten, viskösen Kraft zeigten die Handtrajektorien

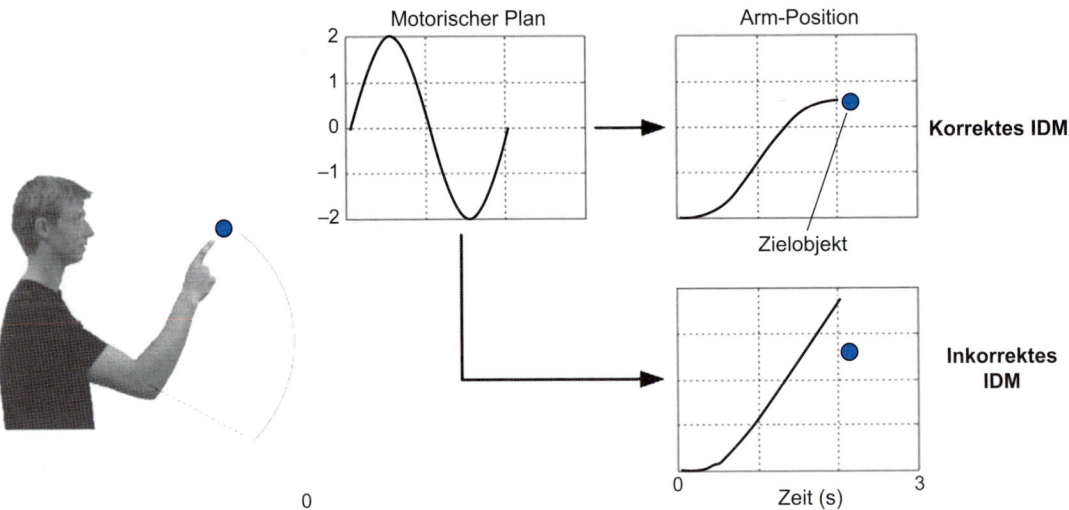

Abb. 61.2. Beispiel eines IDM-Kontrollers, dessen neuronale Schätzung der Armmasse größer ist als die tatsächliche Masse des Arms. Gezeigt sind die Ergebnisse einer computergestützten Simulation einer Unterarmbewegung. Der motorische Plan (ein Beschleunigungsprofil) ist in beiden Fällen identisch. Wenn der Kontroller eine genaue Schätzung der Armmasse hat, wird das Zielobjekt erreicht, d. h. der motorische Plan wird exakt umgesetzt. Wird die Armmasse überschätzt, werden höhere Drehmomente als notwendig generiert und der Arm überschießt das Ziel

eine starke Krümmung in Richtung der wirkenden Kraft (◻ Abb. 26.5). Nach längerem Üben (ca. 750 Versuche), wurden die Trajektorien wieder geradlinig. Als dann das äußere Kraftfeld abgeschaltet wurde, wiesen die Trajektorien eine Abweichung in die umgekehrte Richtung auf. Dieser Nacheffekt und die Tatsache, dass die Probanden versuchten, unter dem neuen Kraftfeld dieselben Trajektorien zu formen wie unter normalen Verhältnissen, weist darauf hin, dass die Probanden ihren kinematischen Plan beibehielten und die Veränderung der Dynamik kompensierten. Auch konnte nachgewiesen werden, dass sich diese Kompensationsfähigkeit nicht nur auf die erlernten Ziele erstreckte, sondern auch auf benachbarte Regionen extrapoliert werden konnte. Eine solche Fähigkeit zur Extrapolation spricht dafür, dass es sich nicht nur um ein assoziatives Verknüpfen von Kraftfeld und bestimmten Orten im Arbeitsbereich des Probanden handelt, sondern um ein neuronales Modell der inversen Dynamik. Theoretische Erkenntnisse und neurobiologische Befunde sprechen heute dafür, dass das neuronale motorische System nicht nur aus einem, sondern aus einer Anzahl interner motorischer Modelle besteht, die wahrscheinlich im Kleinhirn und im motorischen Kortex lokalisiert sind (Wolpert et al. 1998).

Eindrucksvoller als diese Adaptationsfähigkeit des motorischen Systems ist für viele die Fähigkeit des Menschen, komplexe Bewegungsmuster zu erlernen. Neue Fertigkeiten werden wahrscheinlich durch eine Mischung von assoziativem und Nachahmungslernen erworben. Bisher war man der Ansicht, dass nur Säugetiere und insbesondere höhere Primaten Handlungen imitieren können, doch neuere Studien zeigen, dass auch Vögel zur Nachahmung fähig sind (Zentall 2004).

Es würde den Rahmen dieses Kapitels sprengen, die bestehende Literatur über den Erwerb von Fertigkeiten aufzuarbeiten. Man kann jedoch feststellen:

1. Unzählige Studien zum visuo- oder audiomotorischen Lernen zeigen eindrucksvoll, dass der Mensch im Rahmen der Aufgabenstellung und seiner Biomechanik so ziemlich jede Bewegungsgröße kinematischer oder dynamischer Art anhand festgelegter Kriterien erlernen und optimieren kann (z. B. Nelson 1983). Es gibt keine eindeutige Evidenz dafür, dass das Nervensystem bei der Planung aller willkürmotorischen Bewegungen eine einzige biomechanische Kostenfunktion zu minimieren versucht.

2. Zu Beginn eines sensomotorischen Lernprozesses stehen immer Regelungsprozesse im Vordergrund, die in der Könnensphase durch Steuerungsprozesse abgelöst werden.

> ❗ Motorisches Lernen ist immer **sensomotorisches Lernen**, da ohne sensomotorische Rückmeldung kein motorisches Lernen möglich ist.
>
> Motorische Adaptation basiert auf einer neuronalen Repräsentation der Dynamik des Körpers, so genannter **invers dynamischer Modelle**. Fehlerhafte IDM führen zu Dyskoordination und verhindern den Erwerb von Fertigkeiten.

61.2　Die neuronale Basis motorischen Lernens

Während beim deklarativen Lernen Neurone der temporalen Hirnrinde und des Hippocampus eine erhöhte Aktivität zeigen, sind beim motorischen Lernen besonders die motorischen Zentren der Großhirnrinde (M1, SMA, PM), das Cerebellum und die Basalganglien aktiviert.

61.2.1　Mit erhöhter motorischer Kompetenz verengt sich die neuronale Aktivität der Großhirnrinde auf die primär-motorische Area

Große Teile des menschlichen Großhirns sind während des motorischen Kontrollprozesses aktiv. Der prämotorische und der primär-motorische Kortex (M1), die supplementär motorische Area (SMA), die somatosensorischen Kortizes (S1, S2) und die höheren, dorsalen Anteile des visuellen Kortex partizipieren alle an motorischer Planung und der Ausführung von Willkürmotorik (◻ Abb. 61.3). Es ist auch erwiesen, dass sich die neuronalen Repräsentationen von Körpergliedmaßen im motorischen Kortex als Folge motorischen Lernens verändern (Sanes et al. 1992). Diese Art der neuronalen Plastizität motorischer kortikaler Karten ist einer der Grundbausteine des motorischen Lernens.

Während der initialen Lernphase sind auch solche zerebralen Areale aktiv, die nicht im eigentlichen Sinne motorische Information kodieren. Beispielsweise zeigen beim Erlernen einer Sequenz von Fingerbewegungen der rechten Hand die somatosensorischen Kortizes einen erhöhten Metabolismus (Seitz u. Roland 1992), der jedoch abnimmt, wenn die Sequenz erlernt ist. Ebenso verringerte sich die Aktivität im Frontallappen (Gyrus inferior frontalis) mit zunehmender Bewegungsautomatisation; die Probanden berichteten, dass sie in dieser Phase nicht mehr auf verbale Instruktionen angewiesen waren. Diese Verengung

der kortikalen Aktivität auf die primär-motorische Area ist auch tierexperimentell nachgewiesen. Bei Katzen ist der somatosensorische Kortex notwendig, um eine neue Folge von Supinationsbewegungen der Vorderpfote zu erlernen (um an eine verborgene Futterquelle zu gelangen). Ist Bewegungssequenz einmal erlernt, bleibt sie auch nach Entfernung des somatosensorischen Kortex erhalten (Asanuma u. Keller 1991).

61.2.2　»Spiegel«-Neurone sind beim Nachahmungslernen aktiv

Die Fähigkeit Handlungen zu imitieren ist eine wichtige Voraussetzung für das Erlernen komplexer Bewegungen. Die neuronale Basis des Nachahmungslernens ist nur unvollständig geklärt. Aus Studien mit Affen ist bekannt, dass ein Netzwerk kortikaler Neurone nicht nur dann aktiviert wird, wenn der Affe eine bestimmte Bewegung ausführt, sondern auch, wenn er beobachtet, wie diese Bewegung von jemand anderem ausgeführt wird. Diese Neurone, im Englischen »mirror neurons« genannt, sind beim Menschen in zwei Regionen lokalisiert: dem kaudalen Anteil des Gyrus frontalis inferior und dem angrenzenden prämotorischen Kortex sowie im rostralen Anteil des unteren Parietallappens (Rizzolatti et al. 2001). Eine Studie mit Nicht-Musikern, die Gitarrenakkorde erlernen sollten, zeigte, dass dieses »Spiegel«-Neuronen Netzwerk bei ihnen während der Beobachtung eines Gitarrenlehrers aktiv war. Als die Probanden anschliessend versuchten, die Akkorde nachzuspielen, waren zusätzlich Hirnregionen aktiv, die an motorischen Planungsprozessen beteiligt sind (Buccino et al. 2004).

61.2.3　Das Cerebellum kann ein motorisches Fehlersignal für Feedback-Lernen generieren

Von allen Hirnarealen, die als mögliche Zentren des motorischen Lernens diskutiert werden, hat das Cerebellum (Kleinhirn) die größte Aufmerksamkeit erfahren. Das Kleinhirn erhält vom Großhirn eine Kopie der motorischen Kommandos (Efferenzkopie), die für die spinalen motorischen Neurone bestimmt sind. Gleichzeitig bekommt es bereits verarbeitete Information von fast allen sensorischen Bereichen des Großhirns und aktuelle Information über die augenblickliche Position und Geschwindigkeit der Glied-

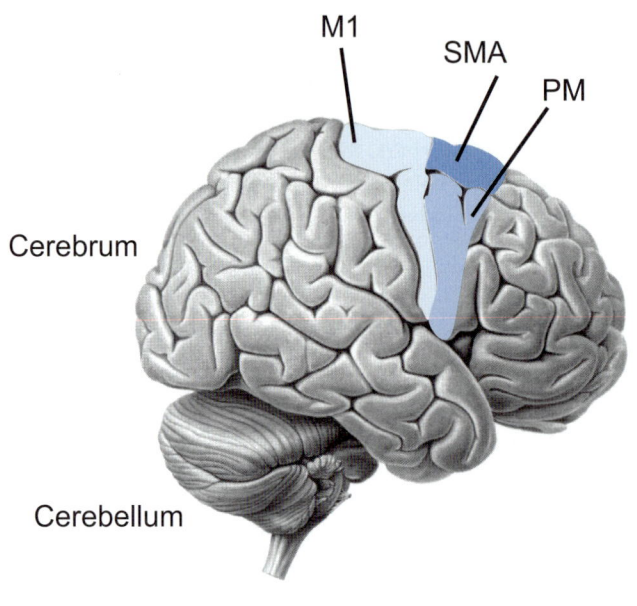

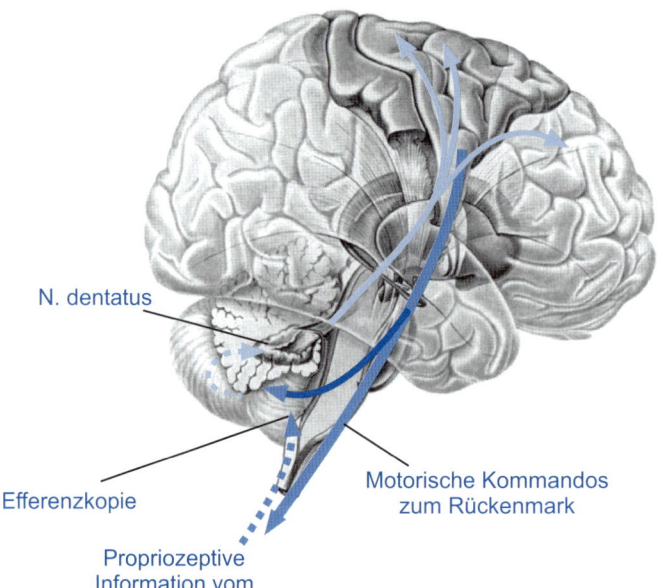

■ **Abb. 61.3. a.** Lateralsicht von Cerebrum (Großhirn) und Cerebellum (Kleinhirn). Die Zellen des primärmotorischen Kortex (*M1*) liegen im präzentralen Gyrus (Brodmann-Area 4). Anterior zu M1 liegen der prämotorische Kortex (*PM*) und die supplementär-motorische Area (*SMA*), deren Neurone auf M1 projizieren, aber auch direkte Projektionen zu spinalen Neuronen haben. **b**. Die zerebrozerebelläre Funktionsschleife. Die efferenten Signale der Neurone der motorischen Kortizes gelan- gen auf direktem (kortikospinaler Trakt) oder indirektem Wege (Bulbus) zu den Motorneuronen im Rückenmark. Ein Kopie dieser efferenten, motorischen Kommandos wird über die pontinen Kerne zum Kleinhirnkortex geleitet. Das Kleinhirn wiederum schickt efferen- te Signale über die tiefen Kleinhirnkerne (z. B. N. dentatus) vornehm- lich an M1 und PM, aber auch an Regionen im Temporallappen sowie im präfrontalen Kortex (Assoziationskortex)

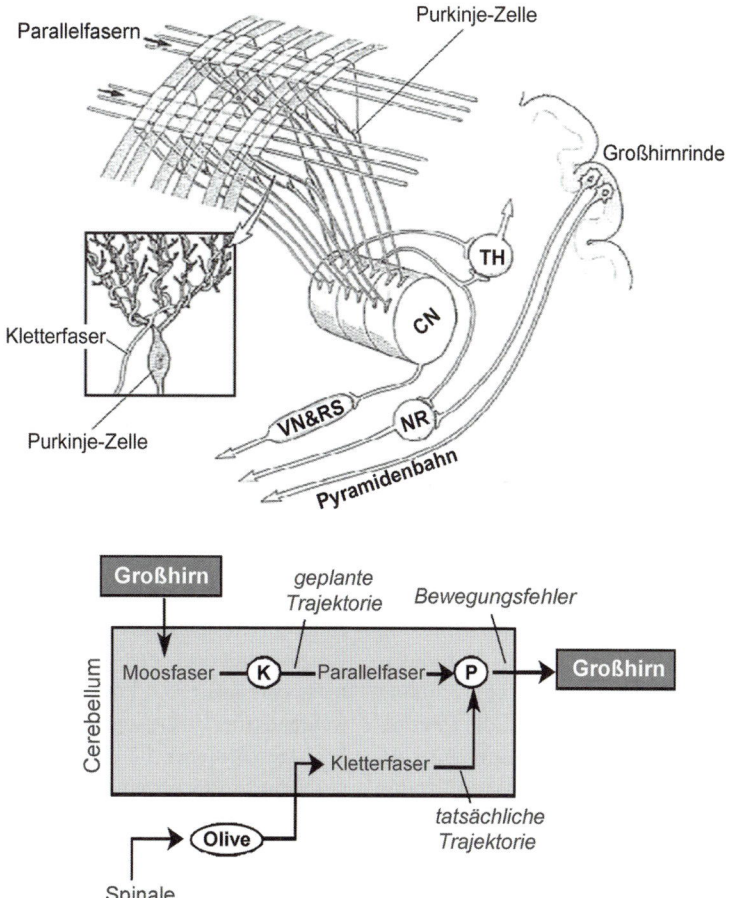

◻ Abb. 61.4. Schematische Darstellung der Verbindungen im Kleinhirnkortex und der efferenten Projektionen des Kleinhirns. Sensomotorische Informationen vom Großhirnkortex (die Efferenzkopie der
geplanten Bewegung) gelangen über den Pfad Moosfasern–Körnerzellen–Parallelfasern zu den Purkinje-Zellen im Kleinhirnkortex (Moosfasern und Körnerzellen sind hier nicht gezeigt). Die Purkinje-Zellen
haben weit verzweigte Dendriten und erhalten so Afferenzen von
einer großen Anzahl Parallelfasern (▶ Ausschnitt links). Um den Den-
dritenbaum einer Purkinje-Zelle windet sich jeweils eine Kletterfaser.
Über die Kletterfaser wird afferente Information von der Peripherie
zum Kleinhirnkortex geleitet. Die Purkinje-Zellen intergrieren die
Signale beider Quellen und projizieren ein motorisches »Fehlersignal«
direkt auf die tiefen Kleinhirnkerne (*CN*). Über den Thalamus werden
die efferenten Signale des Kleinhirns an die Hirnrinde des Großhirns
geleitet. *CN* zerebelläre Nuclei; *TH* ventrolateraler Thalamus; *NR* Nucleus
ruber; *VN* Nucleus vestibularis; *RS* reticulospinales System

maßen von spinalen Afferenzen (◻ Abb. 61.3). Als zentraler
Lernmechanismus wird angenommen, dass diese sensomotorische Information, die über den Pfad Moosfasern–
Körnerzellen–Parallelfasern zu den Purkinje-Zellen des
zerebellären Kortex gelangt und durch die afferenten Signale eines zweiten Pfades (untere Olive–Kletterfasern–
Purkinje-Zellen) modifiziert wird (Albus 1971; Marr
1969). Über die Moosfasern erhält das Kleinhirn eine Kopie
der geplanten Bewegung, über die Kletterfasern Information zum augenblicklichen Zustand des Bewegungsapparats.

Da benachbarte Purkinje-Zellen durch Parallelfasern verbunden sind, aber jeweils nur von einer Kletterfaser innerviert sind, wird auf diese Weise die massive sensomotorische Information vom Großhirn, die jede Purkinje-Zelle
über die Parallelfasern erreicht, gebündelt und kann durch
das Signal der jeweiligen Kletterfaser verändert werden
(◻ Abb. 61.4). Das Ergebnis dieser neuronalen Operationen
wird über die tiefen Kleinhirnkerne vornehmlich an motorische und präfrontale Anteile des Großhirns projiziert und
kann so mittelbar zur Behebung eines »Bewegungsfehlers«

benutzt werden. Der Kleinhirnkortex funktioniert in diesem Fall wie ein klassischer Regler (◻ Abb. 61.4), der eine Kopie des motorischen Plans mit der augenblicklichen Sensorik vergleicht und daraus ein Fehlersignal generiert. Im Einklang mit diesem vorgeschlagenen Lernmechanismus sind die Ergebnisse tierexperimenteller Studien zur Reflexkonditionierung. Die klassische Konditionierung des Lidschluss- und des vestibular-okulären Reflexes ist nach zerebellärer Läsion nicht möglich. Die Verstärkung dieser Reflexe ist nicht normal. Ein weiteres Indiz für die spezielle Rolle der unteren Olive als «Lehrer» ist, dass ihre neuronale Aktivität während der Lernphase höher ist als in der Könnensphase (als Übersicht siehe: Thompson et al. 1998). Diese Befunde zeigen, dass zumindest basale Formen motorischen Lernens ein intaktes Kleinhirn voraussetzen. Es sollte jedoch nicht unerwähnt bleiben, dass die Ergebnisse zur Reflexkonditionierung nicht universell repliziert werden konnten.

Die Rolle des Kleinhirns für das Erlernen komplexer Bewegungsformen beim Menschen ist weniger eindeutig geklärt. Unbestritten ist, dass das Kleinhirn für die motorische Kontrolle von Bedeutung ist. Die Vorausberechnung der an den Gelenken wirkenden Kräfte und die Interaktionen dieser Kräfte bei Mehrgelenkbewegungen sind entscheidend für eine koordinierte Bewegungsausführung. Bei Patienten mit Kleinhirnläsionen ist diese Art der Prädiktion gestört, und es kommt zu ataktischen Bewegungen, besonders bei schnellen Bewegungen. Auch scheint das Kleinhirn an visuomotorischen oder propriozeptiv-motorischen Transformationen beteiligt zu sein. Beispielsweise ist die Prismenadaptation bei Kleinhirnpatienten gestört. Bei rechtsverschiebenden Prismengläsern werfen Gesunde in einem Dart-Spiel die Pfeile zunächst rechts am Ziel vorbei. Durch mehrmaliges Üben können sie diesen Fehler verringern und kompensieren die Verschiebung des visuellen Feldes nahezu vollständig. Patienten mit Läsionen der unteren Olive, des Pedunculus inferior oder der unteren Regionen des Kleinhirnkortex zeigen keine oder nur eine unvollständige Prismenadaptation. Bei Schädigung der superior anterioren Anteile des zereblären Kortex bleibt die visuomotorische Adaptionsfähigkeit erhalten (Martin et al. 1996).

Unter der Lupe

Klassische Konditionierung

Dieses Verfahren wurde vom russischen Psychologen Iwan Pawlow (1849–1936) entwickelt. Wird beispielsweise einem Hund Nahrung angeboten (unbedingter Stimulus = US), löst dies bei ihm vermehrten Speichelfluss aus (unbedingter Reflex = US). Wird wiederholt kurz vor dem US ein weiterer, neutraler Stimulus gesetzt – z. B. das Ertönen einer Glocke (**konditionierter Stimulus** = CS), so löst bald das alleinige Klingeln der Glocke den Speichelfluss aus. Bei der klassischen Konditionierung wird also der biologisch bedeutsame Reiz durch einen neutralen Reiz ersetzt und ein so genannter bedinter Reflex (**konditionierter Reflex** = CR) ausgelöst.
In Kurzform:
Aus CS → US → UR wird CS → CR.

Weiterhin kann es bei Kleinhirnstörungen zu einer gestörten Anpassung der Motorik an externe Kräfte kommen. Patienten mit degenerativen Kleinhirnerkrankungen lernten nicht, eine äußere Störkraft zu kompensieren, die ihren Arm während einer Zielbewegung auslenkte (Maschke et al. 2004). Je fortgeschrittener die Degeneration war, desto größer war der Verlust an adaptivem Lernen. Fraglich ist immer noch, ob das Kleinhirn über die Adaptations- und Prädiktionsfähigkeit eine spezifische Rolle für das Erlernen komplex motorischer Aufgaben hat. Der augenblickliche Forschungsstand bietet hierfür keine eindeutigen Belege.

❗ **Es gibt kein neuroanatomisch lokalisiertes »Zentrum motorischen Lernens«. Motorisches Lernen ist ein neuroanatomisch verteilter Prozess, im Gegensatz zum deklarativen Lernen mit seiner Temporallappen-Hippocampus-Basis.**

Das Kleinhirn zeigt bei impliziten Lernprozessen eine erhöhte Aktivität. Die visuomotorische Adaptationsfähigkeit ist bei Schädigung der inferioren Anteile des Kleinhirnkortex erloschen. Die Fähigkeit, Bewegungen an veränderte Umweltkräfte anzupassen, ist bei Patienten mit Kleinhirnschädigung ebenfalls beeinträchtigt.

Zusammenfassung

Motorische Lernprozesse können dem Bewusstsein zugänglich gemacht werden, bleiben dem Lernenden aber in der Regel unbewusst – man spricht daher von implizitem Lernen. Die Grundlage für den Erwerb von Fertigkeiten ist die Fähigkeit des motorischen Systems, auf Veränderungen der am Körper und Gliedmaßen wirkenden Kräfte zu reagieren. Der Verlust dieser motorischen Adaptationsfähigkeit führt zu einem gestörten Bewegungsablauf und zum Verlust der Koordination. Während der initialen Lernphase sind neben den klassischen motorischen Area auch Teile der Großhirnrinde aktiv, die nicht im eigentlichen Sinne motorische Information kodieren (z. B. der somatosensorische Kortex). Mit dem Erreichen der Könnensphase verengt sich die neuronale Aktivität auf den motorischen Kortex. Ebenso ist die Aktivität des Kleinhirns beim motorischen Lernen erhöht. Sensomotorische Adaptationsprozesse sind bei Kleinhirnläsionen gestört.

62 Sprachentwicklung

Zvi Penner, Jürgen Weissenborn, Angela D. Friederici

> Die Muttersprache zu erwerben bedeutet für das Kind jene Regeln zu erlernen, die das sprachliche Wissen der Erwachsenen ausmachen. Es gilt 2 Ebenen diese Wissens zu unterscheiden: 1. das sprachliche Wissen in engerem Sinne, nämlich Phonologie, Morphologie, Syntax, Lexikon und Semantik, und 2. das kommunikative Wissen. Im Folgenden fokussieren wir auf eine Darstellung des Erwerbs des sprachlichen Wissens im engeren Sinne. Beschrieben wird die Entwicklung des Sprachverstehens und der Sprachproduktion in den ersten 3 Lebensjahren sowie deren mögliche neuronale Grundlage.

Unabhängig von dem jeweiligen theoretischen Ansatz legen zahlreiche Untersuchungen zum Erwerb der unterschiedlichsten Sprachen in den letzten Jahren nahe, dass das Kind über spezifische Veranlagungen verfügt, die es ihm ermöglichen, seine Muttersprache schnell und auch unter sehr wechselnden und eingeschränkten Wahrnehmungsbedingungen (Blindheit, Taubheit) erfolgreich zu erwerben. Das heißt, bei ungestörtem Verlauf des Spracherwerbs werden die wichtigsten Regeln von Phonologie, Morphologie, Syntax und Lexikon bis zum Alter von 2 $\frac{1}{2}$ Jahren erworben und zwar unabhängig davon, wie komplex einem Erwachsenen die Struktur einer Sprache erscheinen mag. Bemerkenswert ist die zu beobachtende Kontinuität im frühen Spracherwerb. Auch wenn das Kind zunächst noch unvollständige sprachliche Strukturen verwendet, so befolgt es doch die syntaktischen, phonologischen und lexikalischen Regeln und vermeidet Abweichungen von der Zielsprache. Welche Prinzipien diesem Erwerbsprozess zugrunde liegen und was die neurale Basis dieses Erwerbsprozesses ist, ist bislang nur zum Teil verstanden. Neuropsychologische Studien geben jedoch erste Hinweise.

62.1 Die Entwicklung der Sprachwahrnehmung

Die ◘ Tabelle 62.1 zeigt einen Überblick über die verschiedenen Stadien der Entwicklung der Sprachperzeption.

5.–6. Schwangerschaftsmonat. Es mehren sich die Befunde, dass die Lautwahrnehmung schon im 5.–6. Monat der Schwangerschaft ausgeprägt ist. Dies zeigt z. B. die Beschleunigung des Herzschlags des Fötus bei Lautstärken über 105 Dezibel.

8. Schwangerschaftsmonat. Im 8. Schwangerschaftsmonat konnte eine Verlangsamung des Herzschlags bei der Vertauschung zweier Silben, »babi« – »biba«, beobachtet werden, nachdem zunächst eine Weile die Silbenfolge »babi« präsentiert worden war. Dies deutet darauf hin, dass das Sprachlernen schon intrauterin beginnt. Gleich nach der

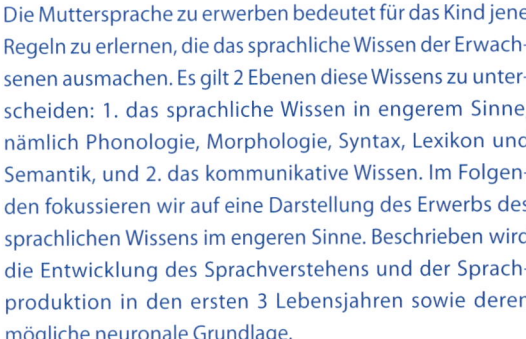

Unter der Lupe

»High-amplitude-sucking«-(HAS-)Methode
Dem Säugling wird, während er nuckelt, zunächst z.B. die Silbe »ba« akustisch präsentiert. Dies führt zu einer Beschleunigung des Nuckelns. Nach einer Weile jedoch lässt das Nuckeln nach. Daraufhin wird die Präsentation von »ba« unterbrochen. Anschließend wird dann entweder die unterschiedliche Silbe »pa« oder wieder die gleiche Silbe »ba« präsentiert. Im ersten Falle führt dies zu einem starken Ansteigen der Nuckelfrequenz, im zweiten Falle sinkt sie weiter ab. Daraus schließt man, dass die Wahrnehmung des Unterschieds zwischen »ba« und »pa«, die allein in den unterschiedlichen Konsonanten zu suchen ist, zur Verhaltensänderung geführt hat.

Tabelle 62.1. Überblick über die Entwicklung der Sprachperzeption

Alter	Fähigkeit
5.-6. Schwangerschaftsmonat	Lautwahrnehmung
8. Schwangerschaftsmonat	Lautunterscheidung
0.–3. Monat	a) Erkennen der mütterlichen Stimme b) Kategoriale, universelle Lautunterscheidung c) Erkennen des vorherrschenden Betonungsmusters der Zielsprache
4.–6. Monat	a) Erkennen des eigenen Namens im Redefluss b) Verstehen von *Papa* und *Mama* c) Präferenz für zielsprachliche Laute d) Präferenz für das trochäische Betonungsmuster des Deutschen e) Erkennen von Satzgrenzen aufgrund prosodisch-rhythmischer Merkmale wie Intonation und Pausen
7.–8. Monat	a) Erkennen von Wörtern mit dem vorherrschenden zielsprachlichen Betonungsmuster, d. h. im Deutschen betont-unbetont, z. B. *Eimer* b) Erkennen einsilbiger, unbetonter Funktionswörter wie Artikel (*das*) und Präpositionen (*von*)
9.–12. Monat	a) Erkennen von syntaktischen Grenzen innerhalb eines Satzes, z. B. *Der starke Mann / trägt den großen Koffer* b) Verlieren der Fähigkeit, alle Laute zu unterscheiden. Es werden nur noch Laute unterschieden, die zur Differenzierung von Wörtern in der Zielsprache dienen c) Erkennen von Wörtern mit atypischem Rhythmusmuster wie *Alárm* d) Erkennen der Regeln für die Kombination von Konsonanten in der Zielsprache
14. Monat	Erkennen, dass »*She kisses the ball , kisses the ball*«eine syntaktische Einheit bildet
17. Monat	Erkennen von Wortstellungsregeln, wie z. B., dass im Englischen das Subjekt dem Objekt vorangeht

Geburt erkennt und präferiert der Säugling die mütterliche Stimme. Ebenfalls in den ersten Tagen und Wochen nach der Geburt ist das Neugeborene in der Lage, Laute wie »b« und »p« in den Silben »ba« und »pa« zu diskriminieren. Das heißt, praktisch von Anfang an verfügt das Kind über die Fähigkeit zur kategorialen Lautwahrnehmung. Dies wurde mit Hilfe der »High-amplitude-sucking«-Methode (HAS) festgestellt (▶ Unter der Lupe).

0.–3. Monat. Mit Hilfe der gleichen Technik sowie mittels elektroenzephalographischer Untersuchungen (EEG) hat man auch nachweisen können, dass die Kinder offensichtlich von Geburt an in der Lage sind, rhythmisch-intonatorische Regelmäßigkeiten der Sprache, wie die Abfolge von betonten und unbetonten Silben zu erkennen und damit auch schon imstande sind, den sprachrhythmischen Typus ihrer Muttersprache zu erkennen. Dies lässt auch die Annahme plausibel erscheinen, dass rhythmische Informationen, etwa die prosodische Prominenz innerhalb einer syntaktischen Phrase vom Kind schon sehr früh zur Erkennung der wichtigsten Wortstellungsregeln der Muttersprache benutzt werden können, d.h., etwa um herauszufinden, ob das Objekt dem Hauptverb vorausgeht oder

folgt: man vgl. Deutsch »Hans hat Kuchen gegessen« mit Englisch »John has eaten cake« (für einen Überblick über die Entwicklung der Sprachwahrnehmung vgl. Höhle u. Weissenborn 1999; Jusczyk 1997).

4.–6. Monat. Zwischen dem 4. und 6. Lebensmonat lässt sich schon eine klare Präferenz für zielsprachliche Laute (»Segmente«) feststellen. So haben EEG-Untersuchungen ergeben, dass finnisch lernende Kinder die Vokale ihrer Muttersprache von denen des eng verwandten Estnischen unterscheiden können. Es wird generell angenommen, dass Kinder ihre universelle Diskriminierungsfähigkeit von Segmenten im Alter von ca. 12 Monaten verlieren und nur noch sprachspezifische Unterschiede diskriminieren. So sind z.B. japanische Säuglinge sehr wohl in der Lage zwischen »l« und »r« zu unterscheiden, während dies 12 Monate alte Kinder nicht mehr können. Dies bedeutet, dass die lautlichen Diskriminierungsfähigkeiten der Kinder anfänglich universell sind, sich im Laufe der Entwicklung jedoch mehr und mehr auf die muttersprachlichen Gegebenheiten verengen. In diesem Falle besteht also Lernen im Verlust bzw. dem Verlernen früherer Fähigkeiten.

Etwa mit 4 Monaten erkennt das Kind seinen Namen im Redefluss. Wenige Wochen später versteht es auch »Mama« und »Papa«. Wenn auch das Kind sonst noch keine weiteren Wörter erkennen kann, zeigt doch das frühe Erkennen des eigenen Namens und der zweisilbigen Verwandtschaftsbegriffe, dass Kinder besonders sensibel sein müssen für die lautlichen Eigenschaften dieser Wörter.

Im Alter von 6 Monaten können Kinder anhand von prosodisch-rhythmischen Eigenschaften von Äußerungen, wie Intonation (Tonhöhenverlauf), Betonung (Energieverlauf), Vokallänge und Pausen, Satzgrenzen identifizieren. Wenig später, mit 9 Monaten, sind sie in der Lage, aufgrund von prosodischen Eigenschaften die Hauptkonstituenten von Sätzen, z. B. das Subjekt einerseits und das Verb mit dem direkten Objekt andererseits, zu identifizieren. So ziehen Kinder dieses Alters etwa einen Satz wie »Der starke Mann # trägt den großen Koffer« mit einer Pause (#) nach dem Subjekt, dem gleichen Satz mit einer unnatürlichen Pause nach dem Verb »Der starke Mann trägt # den großen Koffer«, die die prosodisch-syntaktische Einheit Verb + Objekt zerstört, vor.

7.–8. Monat. Mit 7–8 Monaten sind die Kinder generell, in der Lage unter Ausnutzung der vorherrschenden Wortbetonungsmuster der Zielsprache, wie der Abfolge einer betonten und unbetonten Silbe (»Trochäus«) im Deutschen, z. B. »Éimer«, Wortgrenzen zu identifizieren und somit Äußerungen in einzelne Wörter zu zerlegen. Die Worterkennung ist zunächst allerdings auf trochäische Einheiten beschränkt. Abfolgen von einer unbetonten und einer betonten Silbe (»Jambus«), z. B. »Alárm«, werden noch nicht als Einheit erkannt.

Die rapide Entwicklung der Segmentierungsfähigkeiten des Kindes ermöglicht nun eine schnelle Zunahme des Wortverstehens, da das Kind dadurch in die Lage versetzt wird, sein konzeptuelles Wissen, d. h. konzeptuelle Einheiten mit spezifischen lautlichen Einheiten zu verbinden. Gegen den 10. Monat umfasst so der rezeptive Wortschatz des Kindes etwa 60 Wörter. Diese Abbildung von perzeptuell-konzeptuellen Repräsentationen des Kindes auf lautliche Einheiten unterliegt dabei offensichtlich bestimmten Beschränkungen, die sicherstellen, dass das Kind nicht, wenn es zum ersten Mal in Gegenwart eines Hasen das Wort »Hase« hört, meint, es würde sich z. B. nur auf die Ohren beziehen. Vielmehr ist es so, dass es die Lautfolge regelmäßig auf den ganzen Gegenstand bezieht. Man spricht deshalb in diesem Zusammenhang von der »Ganz-heitannahme« (»whole object constraint«) (vgl. Markman 1994).

> ❗ **Sprachwahrnehmung beginnt bereits vor der Geburt (intrauterin) und das Kleinkind erwirbt bis zum 9. Lebensmonat das Lautvokabular und die Betonungsmuster seiner Sprache.**

Es gibt Hinweise darauf, dass das erste Lebensjahr für den Spracherwerb von kritischer Bedeutung ist. So zeigten Untersuchungen der Hörbahnreizleitung mit Brainstem Evoked Response Audiometry (BERA) im 6. Lebensmonat, dass Kinder mit verlangsamter Reizleitung ein erhöhtes Risiko für eine verzögerte Sprachentwicklung mit 24 Monaten aufwiesen, obwohl sich mit 14 Monaten die Reizleitung normalisiert hatte (vgl. hierzu Penner et al. eingereicht).

9.–12. Monat. Mit 9–12 Monaten erweitert sich das Wissen des Kindes über die Lautstruktur der Muttersprache in 2 zentralen Bereichen. Einerseits berücksichtigt das Kind in dieser Phase nur noch Laute, die für die Unterscheidung von Wörtern in seiner Muttersprache wichtig sind und verlernt die universelle Diskriminierungsfähigkeit von Lauten. Andererseits geht das Kind bei der Worterkennung über die rein rhythmischen Segmentierungsstrategien hinaus und benutzt nun für diese Aufgabe auch andere Informationsquellen, so unter anderem die segmentale Struktur des Wortes, d. h. die darin vorkommenden Konsonanten und Vokale sowie auch die sprachspezifischen Kombinationsregeln für Konsonanten, etwa dass »dl-« im Wortanlaut im Deutschen nicht vorkommen kann. Diese Entwicklung erleichtert dem Kind die Analyse von unbetontem Sprachmaterial im Gehörten. Sie hat zur Folge, dass das Kind nun auch Wörter mit atypischem Betonungsmuster, wie unbetont – betont, vgl. »Alárm« im sprachlichen Input identifizieren kann.

Darüber hinaus legen weitere Untersuchungen nahe, dass das Erkennen von Wörtern schon viel früher als zunächst vermutet, nicht auf die sog. Inhaltswörter wie Substantive, Verben und Adjektive beschränkt ist, die normalerweise betont sind, sondern dass z. B. deutsche Kinder schon im Alter von 7 Monaten unbetonte Wörter, sog. Funktionswörter, wie Artikel und Präpositionen im Lautstrom identifizieren können. Dies ist um so erstaunlicher, als man bisher angenommen hatte, dass das Fehlen dieser Wörter in den ersten kindlichen Äußerungen, vgl. »Ball Kiste holen« (= »(den) Ball (aus der) Kiste holen«), gerade darauf zurückzuführen sei, dass die Kinder diese Wörter aufgrund ihrer Unbetontheit anfänglich im Redefluss nicht wahrnehmen können. Dies bedeutet zwar, dass wir eine Erklärung für das anfängliche Fehlen in der kindlichen Sprachproduktion finden müssen. Andererseits hilft es jedoch zu verstehen, wie das Kind schon so früh und praktisch fehlerlos die grammatischen Regeln der Elternsprache erwerben kann. Funktionswörter zeigen nämlich charakteristische, sehr eingeschränkte Kombinationsmöglichkeiten mit anderen Wörtern und nehmen eine feste Stellung im Satz ein. Diese Eigenschaften können dem Kind, sobald es Funktionswörter wahrnimmt, dabei helfen, etwas über die grammatische Struktur der Sprache, die es hört, herauszufinden. So signalisiert ein Artikel, dass das, was darauf folgt, ein nominaler Ausdruck, (z. B. ein Substantiv), sein muss und Konjunktionen zeigen die Grenzen und die Art von Sätzen (Nebensatz gegenüber Hauptsatz) an (vgl. hierzu Höhle u. Weissenborn 2000, 2003; Höhle et al. 2004).

Kinder sind in der Einwortphase u. a. schon sensibel für die Konstituentenstruktur von Sätzen und die Wortstellung. Die entsprechenden Untersuchungen wurden mit der sog. Blickpräferenzmethode (▶ Unter der Lupe) durchgeführt (vgl. zum Folgenden Hirsh-Pasek u. Golinkoff 1996).

14. Monat. Diese Untersuchungen zeigen, dass 14 Monate alte Kinder von 2 Bildern, von denen das eine eine Frau zeigt, die einen Ball küsst, und das andere eine Frau, die Schlüssel küsst, das erstere präferieren, wenn der sprachliche Stimulus lautete: »Look, she is kissing the ball«. Die korrekte Interpretation dieses Satzes setzt voraus, dass das Kind die Verbalphrase »is kissing the ball« als Einheit analysiert hat. Die korrekte Zuordnung von Satz und Bild ist nicht aufgrund des Verstehens des Wortes »ball« allein möglich, da ein Ball auch auf dem nicht passenden Bild abgebildet ist.

17. Monat. In einem weiteren Experiment mit der gleichen Methode wurde das Verständnis von 17 Monate alten Kindern für die Wortstellungsregeln des Englischen getestet. Auch diese Kinder befanden sich mehrheitlich noch in der Einwortphase. Getestet wurde das Verständnis von Sätzen wie »See? Big Bird (BB) is washing Cookie Monster (CM)« (BB and CM sind Charaktere aus der Fernsehserie Sesamstraße), wobei dem Kind gleichzeitig 2 Bilder präsentiert wurden, auf denen einmal BB CM wäscht und einmal CM BB.

Auch hier präferierten die Kinder das korrekte Bild, was darauf hinweist, dass sie in diesem Alter schon mit den Wortstellungsregeln des Englischen vertraut sind.

Unter der Lupe

Blickpräferenzmethode
Bei der Blickpräferenzmethode werden dem Kind gleichzeitig mit dem sprachlichen Testmaterial 2 unterschiedliche Bilder/Handlungen auf 2 Fernsehschirmen angeboten. Eines dieser Bilder stimmt mit der Bedeutung des sprachlichen Materials überein, während das andere Bild inhaltlich nicht dazu passt. Gemessen wird, wie lange das Kind jeweils jedes einzelne der Bilder fixiert, wobei davon ausgegangen wird, dass das Kind das zum sprachlichen Teststimulus passende Bild länger fixiert als das nicht passende, wenn es in der Lage ist, den sprachlichen Stimulus korrekt zu analysieren und zu interpretieren.

Mit 22–24 Monaten verfügt das Kind also schon über ein umfangreiches rezeptives Sprachwissen in allen grammatischen Bereichen. Dabei ist es vor allem die anfängliche Sensibilität des sprachlernenden Kindes für die rhythmisch-prosodischen Eigenschaften, sowie für die funktionalen Einheiten (»Funktionswörter«) von Sprache, auf der die erstaunlich schnelle Entwicklung der sprachlichen Fähigkeiten während der ersten beiden Lebensjahre beruht (vgl. auch Weissenborn 2000).

> ❗ Im Alter von 22 Monaten verfügt das Kind bereits über ein umfangreiches rezeptives grammatisches Wissen.

62.2 Sprachproduktion: Die Entwicklung der Phonologie, des Lexikons und der Syntax

Parallel zur extrem frühen Entwicklung der Sprachwahrnehmung mehrt sich die Evidenz auch für eine starke Kontinuität in der Sprachproduktion. Schon in den Schreivokalisationen in den ersten Lebensmonaten sind wichtige Regelmäßigkeiten der Lautgebung erkennbar (Wermke et al. 1996). Dies betrifft in erster Linie die Kontrolle der Grundfrequenz und der Lautlänge sowie die Entwicklung der sog. Stabilitätsparameter (»pitch perturbation quotient«). Besonders relevant für den Erwerb der zielsprachlichen Phonologie scheinen in der Schreiphase die Relation zwischen dem Verlauf (z. B. Energiekurve) und der Länge der einzelnen Melodiebögen sowie das Prominenzverhältnis (»Rhythmus«) zwischen den einzelnen Melodiebögen innerhalb einer Schreiäußerung zu sein. Neue Untersuchungen zu beiden Faktoren legen die Vermutung nahe, dass das Schreirepertoire Vorläufer der prosodischen Einheiten »Silbe« und »trochäischer« Fuß enthält.

Auf die Schreiphase folgt die Lallphase (»babbling«), die sich primär durch die Etablierung der zielsprachlichen Silbenbildung auszeichnet und gewöhnlich die Zeit vom 6.–12. Lebensmonat umfasst. Im Mittelpunkt der Lallphase steht das »kanonische Lallen«, das sich durch die Bildung von Silben charakterisiert, die bezüglich der Parameter Formantenübergangsdauer, Silbenlänge, Grundfrequenz und Intensität zielsprachlich konform sind (Oller 1986). In der Phase des kanonischen Lallens werden 2 Stadien unterschieden, nämlich das reduplizierende und das bunte Lallen. Das reduplizierende Lallen (7.–10. Monat) zeichnet sich durch die Wiederholung derselben Silbe aus (z. B. [dada]). Im Stadium des bunten Lallens (10.–12. Monat) werden hingegen mehrsilbige Lautketten mit unterschiedlichen Konsonanten produziert (z. B. [daba]). In dieser Phase ist der segmentale Bestand an das spezifische Lautinventar der Muttersprache angepasst.

In Anbetracht der hohen Sensitivität bezüglich der rhythmischen Regularitäten der Zielsprache in der 2. Hälfte des 1. Lebensjahres stellt sich die Frage, welche prosodischen Parameter die Kinder schon während der Lallphase korrekt setzen (Jusczyk 1997). Eine Pilotstudie von Penner u. Fischer (2000) zeigt, dass mehr als 80% aller kanonischen Lalläußerungen mit den sprachspezifischen Regeln der zielsprachlichen Wortprosodie übereinstimmen. Dies betrifft in erster Linie die Parameter des Minimalwortformats sowie der Prominenz auf Fuß- und Wortebene. Feinere prosodische Regeln werden hingegen erst später in der lexikalischen Phase erworben (mit ca. 2 $\frac{1}{2}$ Jahren). Diese Lücken im Regelsystem führen dazu, dass die Sprachproduktion nach Sprechbeginn (mit 12 Monaten) sowohl segmentalen als auch prosodischen Restriktionen unterliegt. Diese Beschränkungen sind für die typischen segmentalen und prosodischen Prozesse wie beispielsweise Harmonisierung (»bop« statt »Brot«) oder Silbenauslassung (»nane« statt »Banane«) verantwortlich, die den frühen Wortschatz kennzeichnen.

❗ **Auf die anfängliche Schreiphase folgt die Lallphase, in der Laute und Lautkombinationen produziert werden. Zwischen dem 6. und 12. Monat werden bereits die Wortbetonungsmuster der Zielsprache systematisch produziert.**

Untersuchungen zur Wortschatzentwicklung (Fenson et al. 1993) belegen die erstaunliche Effizienz der Kinder im Erwerb des Lexikons. Die Befunde lassen sich folgenden Stadien zuordnen:

1. 11.–13. Monat: Produktion der ersten Wörter;
2. 16. Monat: 50–75 Items;
3. 18.–24. Monat: Wortschatzexplosion (»vocabulary spurt« – 186–436 Items);
4. 6 Jahre: (14.000 Items).

Dies bedeutet, dass Kinder nach der Wortschatzexplosion durchschnittlich 9–10 neue Items pro Tag lernen. Um diese erstaunliche Lernleistung, die das Kind trotz notorischer Mehrdeutigkeit des Eingangs erbringt, erklären zu können, ist eine Reihe von Modellen entwickelt worden, die dem sprachlernenden Kind bestimmte Strategien zuschreiben. In diesem Zusammenhang spricht man primär von »Präferenzen« (»biases« oder »assumptions« bei Markman 1994 oder Landau 1994), die die Aufmerksamkeit des Kindes auf eine kleine Untermenge von eindeutigen Objektmerkmalen (z. B. Objektganzheit oder Form bei rigiden Objekten) beschränken und somit den induktiven Suchraum einengen. Aufgrund dieser anfänglichen Beschränkungen entstehen die typischen Übergeneralisierungen des frühen Wortschatzes wie z. B. »Ball« als Bezeichnung aller kugelförmigen Gegenstände. Irreversible, falsche Verallgemeinerungen (wie beispielsweise »Pferd« für »Gras«) werden hingegen durch diese Lernprinzipien ausgeschlossen.

Zu Beginn des Verblexikonerwerbs steht die sog. »Ereignisstruktur« im Mittelpunkt des Lernprozesses. In diesem Bereich lernt das Kind, welchen Ereignistyp ein gegebenes Verb bezeichnet: [Zustand], [Vorgang ohne Endzustand], [Vorgang mit Endzustand] etc. Die anderen Bedeutungskomponenten des Verbs, nämlich die Kernbedeutung und die Argumentselektion, werden erst später für den Erwerbsprozess aktuell. Untersuchungen in diesem Bereich (Penner et al. 1998; Schulz et al. 2001) legen die Vermutung nahe, dass die Kinder schon ca. im 13. Monat über eine explizite Repräsentation der Ereignisstruktur verfügen. Dabei lässt sich das Kind von einer starken Präferenz für komplexe, endzustandsorientierte Verben wie »aufmachen«, »wegmachen« oder (das Licht) »anmachen« »leiten«. Aus beiden semantischen Bestandteilen solcher resultativen Ereignisse [Endzustand und Vorgang] konzentrieren sich die Kinder anfänglich auf den Endzustand als das prominentere Teilereignis, der als isoliertes Präfix ausbuchstabiert wird (z. B. »auf« für das Zielwort »aufmachen«). Die Realisierung des untergeordneten Teilereignisses erfolgt erst, wenn das Kind die

Repräsentation des Endzustandes semantisch korrekt etabliert hat.

❗ **Zwischen dem 18. und 24. Monat kommt es zu einer massiven Erweiterung des Wortschatzes.**

Der Syntaxerwerb umfasst verschiedene Phasen. Für den Erwerb der Satzstrukturebene unterscheiden wir bis zum 3. Lebensjahr 2 Hauptstadien:

1. Erwerb der Wortstellung, d.h. der Regeln der Subjekt- und Objektplatzierung und Endposition des flektierten Verbs (Penner et al. 2000).
2. Erwerb der funktionalen »Satzschale«, d.h. der Verb-Zweit-Regel in deklarativen und Fragesätzen sowie der Grundregel der Nebensatzbildung (Clahsen 1988).

Analog verläuft der Erwerb der Nominalphrase mit dem Artikel als »funktionaler Schale« (Penner u. Weissenborn 1996). Auf dem im Alter 2 $^1/_2$ Jahren etablierten syntaktischen Wissen aufbauend vervollständigt das Kind bis zur Einschulung die Syntax-Semantik-Schnittstelle. In diesen Bereich gehören vor allem die Mechanismen der »logischen Form« wie beispielsweise die Diskurssemantik, durch die die Referenz eines Nomens determiniert wird und die Skopusregeln, die die Geltungsbereiche von Operatoren bestimmen (Fragepronomina, Quantoren etc.).

Der Syntaxerwerb zeichnet sich durch seine Kontinuität aus. Wie Weissenborn (1994) argumentiert, ist die Syntaxentwicklung eine durch sukzessive Merkmalsspezifizierung gesteuerte inkrementelle Erweiterung der Struktur, die der sog. »local wellformedness condition« unterliegt. Dieses Prinzip verlangt, dass jede Interimsrepräsentation der syntaktischen Struktur in der nächst höheren Phase in wohlgeformter Weise enthalten ist. Auf diese Weise entstehen im Verlauf des Syntaxerwerbs keine Interimsrepräsentationen, die zielsprachlich-inkonsistente Merkmalsspezifizierungen enthalten.

❗ **Syntaktische Regeln werden kontinuierlich bis zum 3. Lebensjahr erworben.**

62.3 Läsions-Verhaltens-Studien bei Kindern

Läsions-Verhaltens-Studien bei Kindern mit frühen unilateralen Läsionen zeigen überraschenderweise kaum Unterschiede zwischen jenen mit linkshemisphärischen Läsionen und jenen mit rechtshemisphärischen Läsionen. Kinder mit früher linkshemisphärischer Läsion erlernen häufig Sprache bis zu einem fast normalen Performanzkriterium, was darauf hinweist, dass die linke Hemisphäre in der frühen Sprachentwicklung noch nicht jene Dominanz hat, die bei Erwachsenen festzustellen ist. Auch zeigt sich, dass Kinder mit linkshemisphärischen anterioren und linkshemisphärischen posterioren Läsionen sich nicht in der gleichen Art und Weise in ihrem sprachlichen Verhalten unterscheiden, wie wir dies bei Erwachsenen beobachten können.

Bezüglich der interhemisphärischen Organisation bzw. Reorganisation der Sprache ergeben die Läsionsstudien für die Sprachentwicklung jedoch kein ganz einheitliches Bild bezüglich der frühen Involvierung von linker und rechter Hemisphäre ab. Woods und Kollegen (Woods 1980; Woods u. Carey 1979; Woods u. Teuber 1978) fanden, dass Störungen von Sprach- und Sprechfunktionen nach linkshemisphärischer Läsion größer waren als nach rechtshemisphärischer Läsion. Dennis und Kollegen (Dennis 1980; Dennis u. Whitaker 1976) berichteten über Kinder mit durch Tumore bedingten Hemisphäreektomien der linken oder der rechten Seite. Sie fanden, dass Kinder nach Entfernung der linken Hemisphäre in grammatischen und phonologischen Tests hinter der Performanz einer Kontrollgruppe zurückblieben, während ein vergleichbares Muster bei Kindern mit Entfernung der rechten Hemisphäre nicht beobachtet wurde. Riva und Kollegen (Riva 1995) stellten fest, dass Kinder mit linkshemisphärischer Läsion vor allem bezüglich grammatischer Aspekte während des Sprachverstehens größere Störungen zeigen, linkshemisphärische und rechtshemisphärische Läsionen jedoch das expressive und rezeptive Vokabular in gleicher Weise beeinträchtigen. Aram und Mitarbeiter (1986, 1987) fanden, dass Kinder mit linkshemisphärischen Läsionen in ihrer Performanz schlechter als Kontrollpersonen waren und zwar in einer Reihe von verschiedenen Tests, die sowohl grammatisches Sprachverstehen, Produktion, phonologische Diskrimination, Benennungsfähigkeit und lexikalische Zugriffsfähigkeit testeten. Ein ähnlicher Unterschied wurde für die rechtshemisphärisch geschädigten Kinder in Bezug auf ihre Kontrollgruppe nicht gefunden. Bates und Kollegen (Thal et al. 1991; Bates et al. 1997) untersuchten Kleinkinder mit unilateralen Hirnläsionen und beobachteten, dass linkshemisphärische Läsionen vor allem Sprachentwicklungsstörungen im Bereich der expressiven Grammatik und des Vokabulars zur Folge hatten. Rechtshemisphärische Läsionen führten dagegen zu Sprachentwicklungsverzögerungen im rezeptiven Bereich und im Bereich der kommunikativen Gesten.

Die uneinheitlichen Ergebnisse der aufgeführten Studien können durch eine Reihe verschiedener Faktoren bedingt sein. Wesentliche Faktoren hierbei sind:

1. die Ätiologie der Schädigung,
2. die Größe der Hirnläsion und
3. der Zeitpunkt der Hirnschädigung.

Alle diese Faktoren variieren bei den verschiedenen Studien und dies erschwert einen direkten Vergleich zwischen ihnen.

> **Die bei Erwachsenen feststellbare Sprachdominanz der linken Hemisphäre scheint im frühen Kindesalter weniger ausgeprägt.**

Die Frage nach der intrahemisphärischen Organisation bzw. Reorganisation, also der Frage, inwieweit Läsionen in anterioren und posterioren Arealen zu unterschiedlichen Sprachstörungsmustern führen, lässt sich anhand von einigen systematischen Übersichtsartikeln diskutieren. In einem Überblick von insgesamt 36 in der Literatur berichteten Fällen kindlicher Aphasie zeigt sich ein interessantes Muster (Friederici 1994). Betrachtet man diejenigen 14 Fälle von kindlicher Aphasie, die jünger als 8 Jahre waren, so hatten 6 von 14 eine linkshemisphärische Läsion ohne Einschluss anteriorer Areale. Keines der Kinder mit Läsion vor dem Alter von 8 Jahren zeigte eine flüssige Aphasie (Wernicke-Aphasie oder amnestische Aphasie) und zwar unabhängig von dem Ort der Läsion. Eine Ausnahme bildete der Fall eines 5-jährigen Jungen, der eine flüssige Aphasie hatte, die als phonemischer Jargon beschrieben wurde (Visch-Brink u. van de Sandt-Koendermann 1984). Posteriore Läsionen im Alter von 3–8 Jahren führen nicht wie in späteren Lebensjahren zu einer Wernicke-Aphasie, sondern zu nichtflüssigen Aphasieformen. Dies deutet darauf hin, dass ein selektiv erhaltener anteriorer Anteil der linken Hemisphäre bis zum Alter von ca. 8 Jahren noch nicht in der Lage ist, syntaktische Prozeduren automatisch und unabhängig, d. h. ohne den Rückgriff auf grammatisches Wissen, das im Temporallappen lokalisiert werden kann, zu verwenden. Erwachsene und ältere Kinder mit Läsionen im posterioren Anteil der linken Hemisphäre und gleichzeitig intakten anterioren Anteilen scheinen im Gegensatz dazu

in der Lage zu sein, syntaktische Prozeduren zur Basis ihrer Sprachproduktion zu machen. Die Folge ist eine flüssige, phonologisch und prosodisch korrekte, wenngleich oft paragrammatische und inhaltsleere Spontansprache. Diese Ergebnisse weisen auf eine funktionale intrahemisphäre Reorganisation der Sprache im Gehirn während des Spracherwerbs hin (s. auch Basso et al. 1985, 1987a; Basso u. Scarpa 1990).

Insgesamt legen die Daten der frühkindlichen Hirnschädigung von pränatal bis 6 Monaten (Thal et al. 1991) und den Aphasiestudien im Alter zwischen 3 und 8 Jahren folgendes Muster der Reorganisation nahe (Friederici 1994): Es scheint als sei die rechte Hemisphäre gerade während der frühen Periode der Sprachentwicklung, d. h. im 1. Lebensjahr, von besonderer Bedeutung. Kleinkinder mit früher rechtshemisphärischer Läsion im Alter vor 9 Monaten zeigen im Laufe ihrer späteren Sprachentwicklung eher Probleme im Sprachverstehen als Kinder mit linkshemisphärischen Läsionen. Innerhalb der linken Hemisphäre scheinen vor allem Läsionen im posterioren Kortex zu Problemen beim Spracherwerb zu führen. Interessant ist, dass Kinder mit Läsionen in diesem Bereich Funktionswörter, die für die Erstellung syntaktischer Strukturen notwendig sind, weniger häufig verwenden, als Kinder mit Läsionen im anterioren Bereich der linken Hemisphäre. Dieses Ergebnismuster steht im Gegensatz zu der bei Erwachsenen beobachteten Relation zwischen Ort der Hirnläsion und behavioralem Defizit. Die Daten deuten darauf hin, dass bis zum Alter von etwa 1 Jahr die rechte Hemisphäre von besonderer Bedeutung für die Sprachentwicklung ist, während danach die linke Hemisphäre von stärkerer Bedeutung ist als die rechte (vgl. auch Locke 1994). Insbesondere die posterioren Anteile der linken Hemisphäre unterstützen dann zunächst den Spracherwerb. Erst nach dem Alter von 5 Jahren scheinen links anteriore Gebiete für die Verarbeitung von Informationen ins Spiel zu kommen.

> **Läsionsstudien deuten darauf hin, dass im frühen Kindesalter sowohl die rechte Hemisphäre als auch der posteriore Kortex der linken Hemisphäre eine wichtige Rolle bei der Sprachverarbeitung spielt.**

Zusammenfassung

Noch ist das Bild einer möglichen Organisation und Reorganisation der Sprachfunktionen im sich entwickelnden Gehirn ungenau. Die vorhandenen Daten ermöglichen jedoch die Formulierung einiger Hypothesen.

Es scheint, als sei die rechte Hemisphäre für die frühe Phase der Sprachentwicklung besonders relevant. Bei Kleinkindern mit frühkindlichen unilateralen Läsionen haben rechtshemisphärische Läsionen einen größeren negativen Einfluss auf den Verlauf des Spracherwerbs als linkshemisphärische Läsionen. Während der ersten 2 Monate lernen Säuglinge die prosodischen Aspekte ihrer Muttersprache zu identifizieren, mit 9 Monaten haben sie bereits ihr Wissen über prosodische Phrasierungsregeln ihrer Sprache. Diese Informationen werden beim Erwachsenen eher rechtshemisphärisch verarbeitet und es ist zu vermuten, dass dies auch bei Kleinkindern so ist. Prosodische Aspekte auf der Silben- und Wortebene könnten beim Kleinkind ebenfalls zunächst rechtshemisphärisch verarbeitet werden und erst zu dem Zeitpunkt, an dem diese Information lexikalisch gebunden ist, zu vornehmlich linkshemisphärischen Aktivationen führen. Phonemische Information wird dagegen zunächst bilateral und später primär linkshemisphärisch verarbeitet.

Die linke Hemisphäre gewinnt an Relevanz während des Erwerbs von Wörtern mit ihren morphologischen Strukturen und Bedeutungen sowie mit dem Erwerb der Syntax. Hier scheinen zunächst links temporale Regionen von größter Wichtigkeit. Erst zu einem späteren Zeitpunkt kommen links frontale Regionen, vor allem für schnelle syntaktische Prozesse ins Spiel.

63 Kortikale Reorganisation

Thomas Elbert, Brigitte Rockstroh

Die kortikalen rezeptiven Felder repräsentieren in der geordneten Form einer Karte die räumliche Anordnung der Rezeptoren in der Peripherie. So bilden die Kerne entlang der sensorischen Bahnen und schließlich die Kortexareale den visuellen Raum, die Körperoberfläche oder die Tonhöhe (Ort in der Cochlea) ab. Zwar entwickelt sich die Organisation dieser Karten aufgrund der geordneten Bahnen von der Peripherie zu den ersten Schaltstationen und von dort zu weiteren Zielorten; sie hängt aber auch in hohem Maße von intrinsischen Mechanismen der Aufrechterhaltung oder Verstärkung synaptischer Wirksamkeit in diesen Nervenzellverbänden und damit von der Koinzidenz eingehender neuronaler Impulse ab. Veränderung des relativen Gewichts von Afferenzen in einem Hirnsystem, etwa durch Inaktivation (Deafferenzierung) oder Übererregung in einigen Verbindungen, kann zur Reorganisation der Karte führen.

Diese Vorstellung wurde in den 80er-Jahren durch tierexperimentelle Studien z. B. von Merzenich et al. (1984) entwickelt, die eine unerwartet deutliche Plastizität, d. h. Veränderbarkeit in der Organisation der Repräsentationsareale der Hirnrinde auch beim erwachsenen Affen nach Deaffe-renzierung (z. B. Amputation) nachweisen konnten. Die beobachtete makroskopische Veränderung in der funktionellen Organisation des Kortex wird entsprechend als kortikale Reorganisation bezeichnet. Pons et al. (1991) beobachteten bei Affen eine ausgedehnte Reorganisation der Repräsentationsareale in Brodmann-Area 3b (somatosensorisch) nach langjähriger Deafferenzierung (Amputation des Armes 12 Jahre zuvor): Neurone der »deafferenzierten« Areale von Hand und Arm reagierten nun auf Eingänge in benachbarte Repräsentationsareale etwa nach Stimulation des Gesichts. Diese »Invasion« benachbarter Repräsentationsareale umfasste beim Affen bis zu 1 cm in der Hirnrinde.

Elbert et al. (1994) beobachteten das gleiche Phänomen mittels magnetischer Quellenlokalisation erstmals bei Menschen. Die Verschiebungen in dem ausgedehnteren Kortex des Menschen erwiesen sich bei Armamputierten entsprechend vergrößert und betrugen mehrere Zentimeter. Damit konnten Erklärungen, die eine Sprossung des Dendritenbaumes oder der Axonendigungen als einzigen Ursprung der Reorganisaton vermuteten, nicht ausreichen, vielmehr war eine Veränderungen in den Gewichtungen weitverzweigter neuronaler Verbindungen, d. h. eine makroskopische kortikale Reorganisation erforderlich, um dieses Phänomen zu erklären. Alternativ könnte man annehmen, dass eine mikroskopische Umorganisation auf subkortikaler Ebene sich in den nachgeschalteten kortikalen Arealen makroskopisch auswirken könnte. Systematische Untersuchungen auf den verschiedenen Ebenen konnten dies als einzige Erklärung jedoch ausschließen. In einer eleganten Untersuchung demonstrierten Ergenzinger et al. (1998), dass sich die thalamische Organisation deutlich verändert, wenn die efferenten Fasern vom Kortex zum Thalamus ausgeschaltet werden (▶ Abschn. 63.3). Demnach wird die Reorganisation auf früheren Schaltstationen entlang der sensorischen Bahnen über »Top-down«-Prozesse entscheidend beeinflusst. Die funktionelle Organisation einer Ebene wird im Wechselspiel mit den vor- und nachgeschalteten Repräsentationen realisiert. Dabei dominiert kortikale Organisation wohl aus 2 Gründen: Sie ist die am umfassendsten strukturierte und erlaubt aufgrund der im Kortex ausgeprägten lateralen Inhibition die größte Schärfe, d.h. die feinste Auflösung rezeptiver Felder (► Abschn. 63.3). Zehnmal mehr Fasern verlaufen vom Kortex zum Thalamus, als umgekehrt vom Thalamus zum Kortex projizieren. Dadurch kann die Feinstruktur der kortikalen Organisation auch die funktionelle Organisation auf thalamischer Ebene mitbestimmen, d.h. letztlich bestimmt die kortikale funktionelle Organisation, wie Information bereits auf vorgeschalteten Ebenen aufgearbeitet und strukturiert wird.

Aufgrund dieser Wechselwirkungen kann nicht verwundern, dass nicht nur periphere, sondern auch zentralnervöse Läsionen eine Veränderung in der funktionellen Hirnorganisation auf den verschiedenen Ebenen bedingen. Nach einer Hirnverletzung folgt einem anfänglichen Defizit in Verhaltensweisen, Wahrnehmung oder kognitiven Fertigkeiten häufig eine spontane Erholung. Man kann dies als Verhaltensplastizität bezeichnen, die in offensichtlichem Widerspruch zu den bis spät ins 20. Jahrhundert hinein dominierenden Sichtweisen steht, wonach das ausgereifte ZNS keine Kapazität aufweise, um sich selbst zu reorganisieren und sich so nach Verletzung zu reparieren. Seit den Zeiten Brocas um 1860 dominiert die Sichtweise, dass Hirnfunktionen in definierten Arealen lokalisiert sind und entsprechend eine Zerstörung eines solchen Areals, wie beispielsweise des Broca-Areals zum unwiederbringlichen Verlust der damit verknüpften Fähigkeit führe. Die Fähigkeit zur spontanen Erholung blieb dabei unerklärt und erfuhr kaum experimentelle Aufklärung, wohl vor allem deshalb, weil die dazu notwendigen Untersuchungsinstrumente fehlten. Mit den beschriebenen tierexperimentellen Fortschritten und Untersuchungen, die aufgrund der Entwicklung nichtinvasiver Verfahren wie der magnetischen Quellenlokalisation und der transkraniellen Magnetstimu-lation möglich wurden, änderte sich diese Situation und es ergab sich die Frage, ob denn nicht kortikale Reorganisation und Verhaltensplastizität entscheidende Mechanismen der Erholung nach Hirnverletzungen darstellen könnten und letztendlich, ob sich diese Zusammenhänge nicht zur verbesserten Wiederherstellung von durch Hirnverletzung verlorengegangenen Funktionen nutzen lassen würden.

In der Tat liegen nun Studien vor, die dies für Hemiparese, Aphasie, fokale Dystonie, aber auch chronischen und Phantomschmerz nahelegen (zusammenfassend Taub et al. 2002). Ein grundlegendes Paradigma ist dabei die sog. »Constraint-Induced«-Therapie (► Unter der Lupe), deren Basiselemente von Taub et al. (1999, 2002) für die motorischen Beeinträchtigungen und in unserem Labor für kognitive Rehabilitationsmaßnahmen entwickelt worden sind (Pulvermüller et al. 2001; Meinzer et al. 2002). Mit dem »Constraint«-Element werden kompensatorische Reaktionen verhindert, also etwa der Einsatz des intakten Arms anstelle des betroffenen Arms bei Hemiplegie oder die Verwendung von Zeichen anstelle von Sprache bei Aphasie. Andererseits wird die wiederzuerlangende Fertigkeiten in kleinen Schritten, nach dem Shaping-Prinzip trainiert: Der Patient wird zunächst für einen kleinen Fortschritt belohnt. Wurde eine einfache Fähigkeit wiedererlangt, wird das Erreichen des nächst schwierigen Schritts trainiert und sozial verstärkt.

Dabei tritt neben der oben beschriebenen Reorganisation infolge von Deafferenzierung oder Nichtgebrauch ein zweites Prinzip kortikaler Reorganisation in den Vordergrund: die Vergrößerung von Repräsentationsarealen infolge von vermehrtem Gebrauch der zugeordneten Rezeptoren bzw. des zugeordneten Gliedes bei gleichzeitiger Verkleinerung der rezeptiven Felder der Neurone in diesen Arealen. Ein illustratives Beispiel für Reorganisation nach

---

»Constraint-induced movement therapy« (CIMT)
Forschungen an Affen brachten Edward Taub (1993, 2002) auf die Spur eines Mechanismus, der für die mangelnde Erholung motorischer Bewegungsstörungen nach Schlaganfall verantwortlich sein dürfte. Er nannte dies **gelernten Nichtgebrauch** (»learned nonuse«): Nach Deafferenzierung der sensorischen Fasern aus einem Arm versuchen Affen sofort ihren Arm wieder einzusetzen, was aber aufgrund des zunächst anhaltenden spinalen Schocks nicht gelingt. Die Tiere werden quasi für ihre Versuche bestraft und unterlassen von nun an auch dann, wenn der spinale Schock überwunden wurde, die Bewegung des deafferenzierten Gliedes (»learned nonuse«). In ähnlicher Form, argumentierten Taub und Mitarbeiter, führt bei einer Untergruppe hemiplegischer Patienten ein »kortikaler Schock« oder Diaschisis dazu, dass die Patienten in dieser Erholungsphase, in der der Einsatz des betroffenen Armes mit Misserfolgen bestraft werde, lernen, ihren Arm überhaupt nicht mehr zu gebrauchen. Taub entwickelte aus dieser Überlegung heraus die Prinzipien der sog. CI-(»Constraint-Induced«-)Therapie (◘ Abb. 63.1).

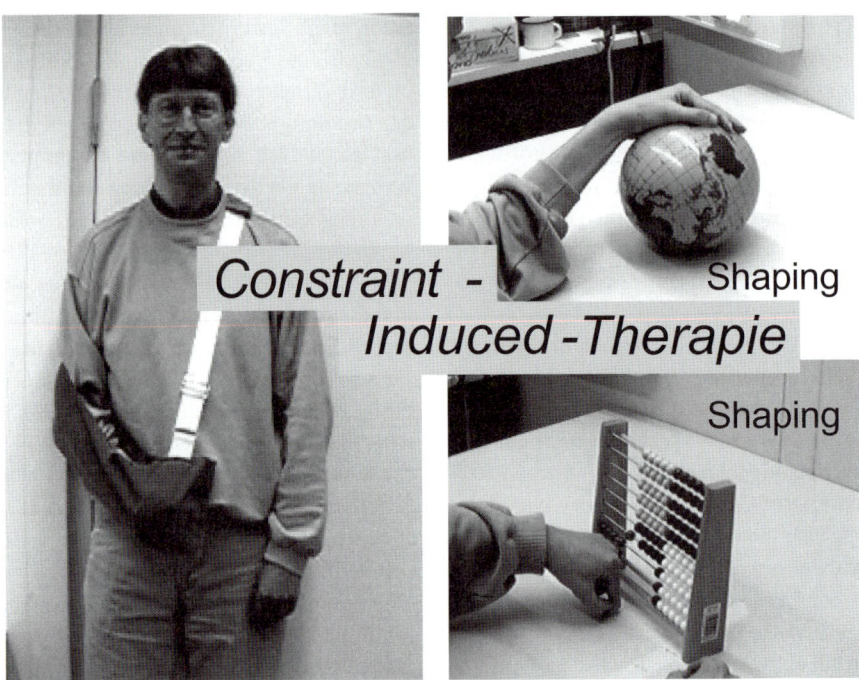

Constraint - Induced -Therapie

Shaping

Shaping

☐ **Abb. 63.1.** CI-Therapie bei Hemiplegie. Die Patienten tragen 12 Tage lang während 90% der Wachzeit eine Schiene mit Schlinge am gesunden Arm (*linkes Bild*). Die Finger können sich in der Schiene nicht frei bewegen. Dies verhindert, dass die gesunde Hand statt der betroffenen Hand eingesetzt wird. Die Patienten führen während 6 h pro Tag verschiedene Tätigkeiten mit dem betroffenen Arm unter Anleitung und Verstärkung durch eine geschulte Person aus. Mit Hilfe der betroffenen Hand können sich die Patienten alleine vom »Constraint« befreien. Dies wird nur für bestimmte Alltagsverrichtungen erlaubt, z. B. für allen Umgang mit Wasser

intensivierter Stimulation im sensomotorischen Kortex legten Jenkins et al. (1990) vor: Sie trainierten Affen, eine rotierende Scheibe mit unregelmäßiger Oberfläche mit den mittleren Fingern zu berühren, um sich einen Chip mit Bananengeschmack zu verdienen. Nach mehreren Wochen Training zeigte sich eine Ausdehnung der Repräsentationsareale der stimulierten Fingerkuppen. Kontrolltiere, welche die rotierende Scheibe genauso häufig berührten wie die Experimentaltiere, jedoch nicht für die Berührung, sondern für eine parallele auditorische Diskriminationsaufgabe mit Futter belohnt wurden, wiesen keine Veränderung der sensomotorischen Repräsentationsareale der Finger auf. Damit dokumentierte diese Studie bereits zwei entscheidende Voraussetzungen kortikaler Reorganisation: Stimulation muss intensiv und sie muss verhaltensrelevant sein, um eine Veränderung der kortikalen Repräsentationsareale zu bewirken. Auf diesen Studien aufbauend konnten Elbert et al. (1995a) nachweisen, dass diese Art der Reorganisation auch beim Menschen beobachtet werden kann.

Es liegen somit verschiedene Formen kortikaler Reorganisation vor: die Reorganisation, die infolge von Läsionen auftritt, kann als »input-decrease«, diejenige infolge vermehrter verhaltensrelevanter Stimulation als »input-increase« kortikale Reorganisation bezeichnet werden. Beide können parallel in einem Kortex auftreten, etwa wenn nach Amputation eines Armes der intakte Arm vermehrt gebraucht wird (Elbert et al. 1997). Häufig ist »input-decrease« kortikale Reorganisation mit unerwünschten Symptomen verknüpft, wie Phantomschmerz oder Tinnitus. »Input-increase« oder gebrauchsabhängige Reorganisation dagegen bedingt die Verbesserung von Fertigkeiten oder bestimmten Wahrnehmungsleistungen, ist also vorteilhaft für das Individuum. Schlaganfall mit der Konsequenz verringerten Gebrauchs eines Gliedes ist mit einer deutlichen Verringerung der kortikalen Repräsentation dieser Extremität verknüpft. CI-Therapie verbessert in der Regel die Erholung nach Schlaganfall und führt zu massiver Vergrößerung der Repräsentation des betroffenen Gliedes (Liepert et al. 2000; zusammenfassend Taub et al. 2002).

63.1   Morphologische neuronale Plastizität und kortikale Reorganisation

Wir wissen heute, dass Erfahrung permanent die neuronalen Elemente morphologisch und somit die Hirnstruktur und -organisation funktionell verändert. Die Eingangsignale in ein neuronales Netzwerk ändern in Abhängigkeit von der intrinsischen Struktur und Aktivität eben diese unablässig. Eine ganze Reihe von plastischen Elementen erlauben diesem dynamischen, selbstorganisierenden System die Anpassung an sich verändernde Umweltbedingungen.

❶ Erfahrung bedingt:
- LTP/LTD,
- Bildung von Synapsen,
- erhöhte Dichte von Spines,
- längere Dendriten und Axone,
- vermehrte Aktivität in Gliazellen,
- veränderten Stoffwechsel (Angiogenese),
- Integration neuer Neuronen in das Gehirn.

Ende der 40er-Jahre formulierte der Psychologe Donald Hebb ein Prinzip, das nach wie vor als wesentlich für Konstruktion, Aufrechterhaltung und Reorganisation kortikaler Landkarten gilt: Die Aktivität synaptischer Verbindungen variiert aufgrund zeitgleicher Aktivierung der prä- und postsynaptischen Neurone. Hebb nahm zunächst vor allem

2 Varianten seiner Hebb'schen Regel »cells that fire together wire together« an. Geht ein präsynaptischer Impuls dem Feuern des postsynaptischen Neurons voraus, wird die Potenz der Synapse zur elektrischen Impulsübertragung verstärkt (LTP – »long term potentiation«), im entgegengesetzten Fall nimmt die Aktivität der Synapse ab (LTD – »long term depression«). Zusätzlich zu den Veränderungen der synaptischen Mächtigkeit – LTP und LTD –, die sich infolge von entsprechenden Impulssalven experimentell nachweisen ließ, wurden in den letzten Jahrzehnten weitere neurophysiologische Mechanismen der Plastizität nachgewiesen, unter anderem die Ausbildung von Synapsen, von Spines, die Zunahme von Dendritenzahl und -länge und in ihrer Folge dichtere Astrozytenzahl und erhöhte Durchblutung (Überblick bei Kolb u. Whishaw 1998; Lüscher et al. 2000).

Nach Markram et al. (1997) genügt ein Zeitfenster von 10 ms zwischen prä- und postsynaptischer Aktivität, damit synaptische Plastizität von LTP in LTD umschlägt und umgekehrt. Diese Eigenschaft synaptischer Plastizität nach der Hebb'schen Regel führt zur Ausprägung von distinkten Zellverbänden, den sog. Hebb'schen Zellverbänden, die durch gemeinsame, synchrone Aktivität ihre Verbindungen untereinander stärken und sich durch asynchrone Feuerungen von andern Zellverbänden abgrenzen (❒ Abb. 63.2). Da theoretische Überlegungen zeigen, dass ein solcher Zellverband aus tausenden von Mitgliedern bestehen sollte, bleiben die »cell assemblies« direkter experimenteller Beo-

❒ **Abb. 63.2.** Hebb'sche Zellverbände formen sich aufgrund der Hebb'schen Regel, wonach zeitgleich feuernde Neurone ihre synaptische Verbindungen verstärken

Das zeitliche Zusammentreffen verhaltensrelevanter Reize spielt die entscheidende Rolle bei der Ausprägung der Repräsentation der Umwelt im Gehirn die sich in Form Hebb'scher Zellverbände bildet.

Cells that fire together wire together

Hebb'sches "cell assembly":

➤ enthält viele Neurone

➤ kann über weite Bereiche des Gehirns verteilt sein

➤ hat starke interne Konnektivität

➤ bildet sich durch häufige Koaktivierung der beteiligten Neurone

➤ zündet vollständig, sobald ein hinreichend großer Teil aktiviert wird

➤ einmal aktiviert, bleibt der Verband für eine kurze Zeit aktiv

Kurzzeitgedächtnis:
reverberierende Aktivität
in "cell assemblies"

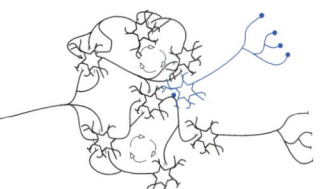

Langzeitgedächtnis:
LTP der Synapsen
im "cell assembly"

bachtung verschlossen. Jedoch kann deren Signatur, etwa in Form von Oszillationen im Frequenzbereich bis 100 Hz, beobachtet werden (z.B. Singer et al. 1998; Müller et al. 1996).

63.2 Gebrauchsabhängige kortikale Reorganisation beim Menschen

Kortikale Reorganisation bedeutet eine Veränderung in der Strukturierung, Form oder Lage einer Kortexregion, die einer bestimmten sensorischen oder motorischen Funktion zugeordnet ist. Die Prinzipien kortikaler Reorganisation sind im Folgenden zusammengestellt. Sie sind für alle untersuchten Modalitäten (somatosensorisch, auditorisch, visuell, motorisch) nachgewiesen worden und gelten vermutlich in ähnlicher Form nicht nur für die primären Repräsentationsareale, sondern auch für die funktionelle Organisation nachgeschalteter Bereiche.

❗ Prinzipien kortikaler Reorganisation
— **Vermehrter Gebrauch eines Gliedes oder vermehrte verhaltensrelevante Stimulation eines sensorischen Bereichs führt zu einer Expansion der zugehörigen kortikalen Repräsentation und zu einer Schärfung der rezeptiven Felder der entsprechenden Neurone.**
— **Deafferenzierung oder verminderter Gebrauch bedingt Invasion von Repräsentationsbereichen, die auf der Karte dazu benachbart liegen.**
— **Zeitsynchrone, verhaltensrelevante Stimulation von zwei Regionen (z.B. zwei Fingern) bedingt eine Fusion der Repräsentationen, d.h. zeitliche korrelierte Aktivitäten formen kortikale Repräsentationen.**
— **Häufige asynchrone Reizung zweier Rezeptorengebiete bedingt Trennung der zugehörigen Repräsentationen (es entstehen z. B. getrennte Fingerareale oder der »Barrel«-Kortex der Ratte).**
— **Veränderungen in den kortikalen Karten erfolgen nur, wenn die Reizverarbeitung mit hoher Motivation erfolgt.**
— **Kortikale Reorganisation kann durch intensive Übung erreicht werden, bei der über mehrere Stunden am Tag an aufeinanderfolgenden Tagen trainiert wird.**
— **Eine Hirnverletzung kann kortikale Reorganisation in eng benachbarten Gebieten zur Läsion hervorrufen.**

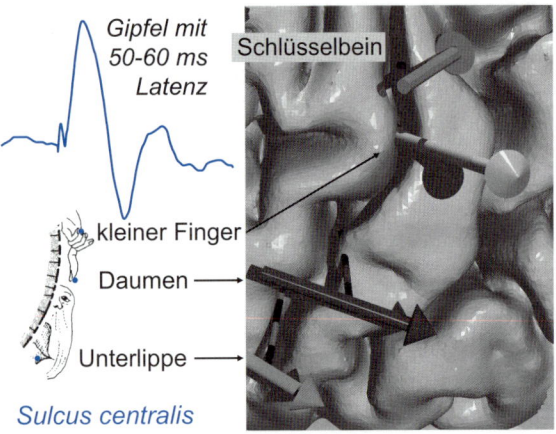

◻ Abb. 63.3. Homunkulus. In der Hinterwand der Zentralfurche (rechts anhand einer Rekonstruktion aus einem MR dargestellt) ist die Körperoberfläche in Form einer geordneten Karte repräsentiert. Mechanische Stimulationen verschiedener Hautregionen (Schlüsselbein, Finger, Lippe) führen nach etwa 50–60 ms zu einer deutlichen neuronalen Aktivierung von in der Zentralfurche liegenden Kortexregionen. Diese kann mittels MEG gemessen (evoziertes Feld *links oben*) und dann in der dargestellten Region lokalisiert werden. Die Pfeile, die dem aus dem MRT konstruierten Kortexausschnitt überlagert sind, geben die Richtung des neuronalen Stroms, ihre Füße den Ort an. (Zur Methodik: Elbert 1998; Daten aus Elbert et al. 1995b und Lütkenhöner et al. 1995)

Am besten untersucht ist die somatosensorische Modalität, da sich in der Zentralregion (Hinterwand der Zentralfurche: Area 3b und Gyrus postcentralis: Area 1) die Repräsentation der Körperoberfläche über die relativ lange Zentralwindung in geordneter Form erstreckt und da Körperregionen kontrolliert selektiv stimulierbar oder deafferenzierbar sind, als dies in anderen Modalitäten der Fall ist. ◻ Abbildung 63.3 veranschaulicht die Lage des sog. Homunkulus und dessen Nachweis mittels nichtinvasiver magnetischer Quellenlokalisation (MEG) beim Menschen.

❗ Deafferenzierung oder verminderter Gebrauch bedingt Invasion von Repräsentationsbereichen die auf der Karte dazu benachbart liegen.

Die Amputation eines Armes bedeutet die Deafferenzierung des entsprechenden kortikaler Repräsentationsareals. Wie bereits in Abschn. 63.1 angedeutet, führt langjährige Deafferenzierung eines Armes bei Affen zur Invasion in die ehemalige Handregion aus den von beiden Seiten angrenzenden Gebieten, also der Arm- wie der Gesichtsregion (Pons et al. 1991; Elbert et al. 1994, 1997; ◻ Abb. 63.4). Das bedeutet, dass taktile Stimulation im Gesicht nicht nur Neurone der Gesichtsregion aktiviert, sondern auch diejenige

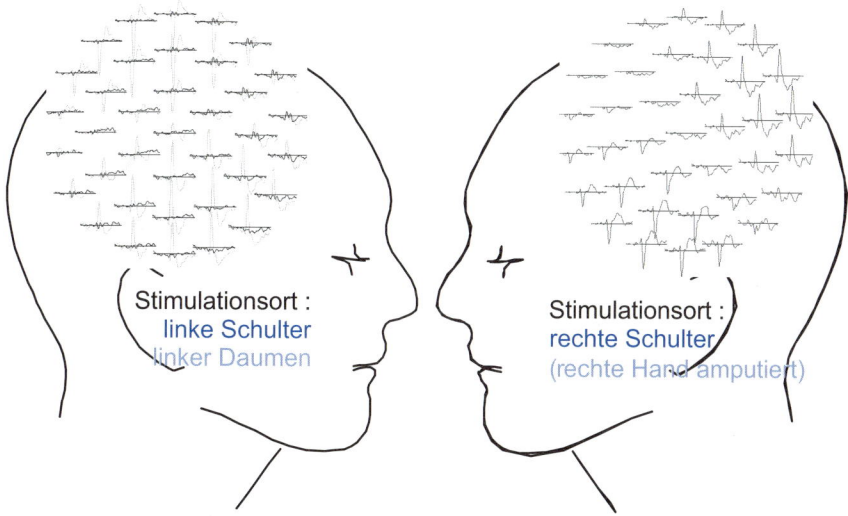

Abb. 63.4. Armamputation. Die Stimulation an der Schulter führt in der Regel zu nur kleinen Ausschlägen im Magnetoenzephalogramm (MEG), die des Daumens dagegen zu hohen Reaktionsamplituden, da der Daumen ein wesentlich größeres Repräsentationsareal besitzt als die gleiche Fläche Haut auf der Schulter. Dies trifft ebenfalls für die hier dargestellten Reaktionen auf der linken Körperhälfte eines Patienten zu, dessen rechte Hand amputiert worden war. Die Reaktionen im rechten Schulterbereich waren in diesem Fall aber abnorm ausgeprägt. Magnetische Quellenlokalisation bestätigt, dass das Oberarm- und Schulterareal nun auch das vormalige Handareal auf der rechten Seite besetzte. (Daten aus Elbert et al. 1997)

kortikale Region, die den nun deafferenzierten Arm repräsentiert. In einer Reihe von Studien am Menschen konnten wir in Zusammenarbeit mit der Gruppe von Herta Flor belegen, dass die Invasion mit dem Ausmaß pathologischer Symptome, insbesondere mit Phantomschmerz (Flor et al. 1995; Knecht et al. 1996) und in der auditorischen Modalität auch mit Tinnitus (Mühlnickel et al. 1998) hoch korreliert (■ Abb. 63.5). Parallele Veränderungen der kortikalen Karte zeigten Karl et al. (2001) mittels transkranieller Magnetstimulation auch für die motorische Hirnrinde.

> ❗ **Vermehrter Gebrauch eines Gliedes oder vermehrte verhaltensrelevante Stimulation eines sensorischen Bereichs führt zu einer Expansion der zugehörigen kortikalen Repräsentation und zu einer Schärfung der rezeptiven Felder der entsprechenden Neurone**

Diese Erkenntnis fußt auf einer Serie von klassischen Arbeiten von Recanzone et al. (1992a–d) und lässt sich in ähnlicher Form beim Menschen belegen. Ein erstes Beispiel für Veränderungen der kortikalen Organisation der somatosensorischen Hirnrinde in der Folge vermehrter und verhaltensrelevanter Stimulation lieferten unsere Untersuchungen an Violin- und Cellospielern (Elbert et al. 1995a). Diesen Musikern ist gemein, dass sie regelmäßig, motiviert und gezielt die Fingerspitzen stimulieren. Dabei

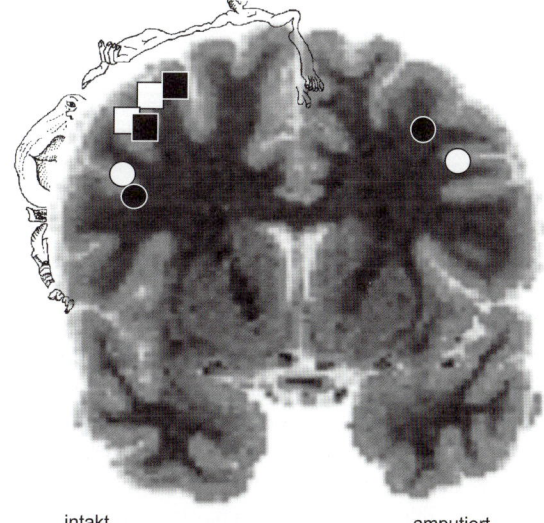

intakt   amputiert

Abb. 63.5. Kortikale Reorganisation nach Deafferenzierung. Überlagert sind die Repräsentationen von Fingern (*Quadrate*) und Lippe (*Kreise*) eines Patienten mit starkem (*schwarze Symbole*) Phantomschmerz und einer armamputierten Person ohne Schmerzen (*weiße Symbole*) Der Schwerpunkt der Lippenrepräsentation derjenigen Körperhälfte, auf der die Amputation erfolgte, ist bei beiden Probanden in Richtung des nun deafferenzierten Handareals verschoben. Beim Patienten mit ausgeprägtem Phantomschmerz ist diese Verschiebung deutlich größer. (Nach Flor et al. 1995)

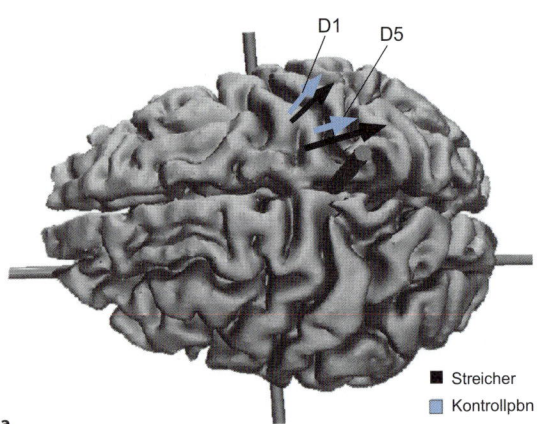

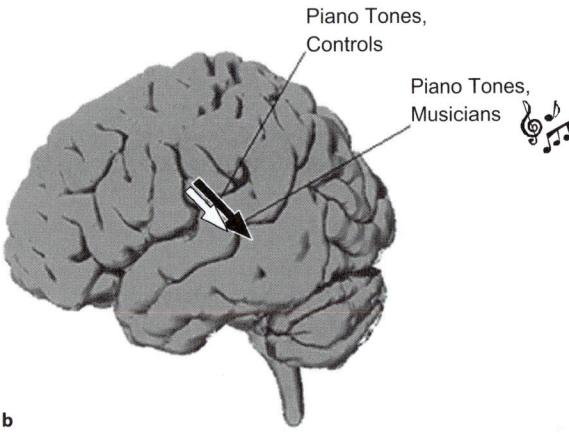

Abb. 63.6a, b. Gebrauchsabhängige Plastizität am Beispiel von Musikern. **a** Bei Streichern ist die Repräsentation der Fingerkuppen der linken Hand vergrößert: stärkere Stromflüsse bei Berührung der Finger von Streichern als von Kontrollpersonen und größere Distanz zwischen den Schwerpunkten der Repräsentation von Daumen und kleinem Finger. (Nach Elbert et al. 1995a) **b** Im Hörkortex führen die Töne des jeweiligen Instruments zu größeren Aktivierungen. (Nach Pantev et al. 1998)

berühren vor allem die Fingerkuppen der linken Hand intensiv die Saiten, während die Finger der rechten Hand, die den Bogen bewegt, weniger Variation in der afferenten Stimulation erfahren. Es bietet sich somit an, die Organisation bzw. Ausdehnung der Repräsentationsareale der Finger der linken Hand bei Personen, die regelmäßig ein Streichinstrument spielen, mit denen der rechten Hand zu vergleichen – zusätzlich zu einem Vergleich der Organisation der Hände bei Personen, die kein Streichinstrument spielen. In der Tat ergibt bei Streichern die Rekonstruktion der Fingerrepräsentationen eine signifikant größere Ausdehnung des Repräsentationsareals der linken Fingerregionen, verglichen sowohl mit der Repräsentation der rechten Hand als auch mit derjenigen der Nichtmusiker (☐ Abb. 63.6a). Musiker stimulieren aber nicht nur ihre Finger vermehrt, sie verarbeiten auch häufiger Töne ihres Instruments und das gleichfalls mit hoher Motivation. Was für die somatosensorische Modalität gilt, die Ausdehnung der häufig stimulierten Areale, gilt auch für die akustische. So konnten Pantev et al. (1998) nachweisen, dass Reaktionen auf Instrumentaltöne dann größer ausfallen, wenn das Instrument von der entsprechenden Person gespielt wird (☐ Abb. 63.6b).

Rockstroh et al. (1996) haben dann erstmals nachweisen können, dass auch beim Menschen kortikale Reorganisation innerhalb von einer Reihe aufeinanderfolgender Trainingstage induzierbar ist, wenn die Übung massiert und verhaltensrelevant erfolgt. Entsprechende Ergebnisse von Braun et al. (2000) lassen allerdings vermuten, dass diese Kurzzeitplastizität kontextabhängig sein kann.

Ein Problem, auf das in diesem Zusammenhang hingewiesen werden muss, stellt die Unterscheidung von Neuroplastizität versus »Pseudoplastizität« dar. Mit der Ersteren sind strukturelle Veränderungen in der Netzwerkarchitektur verbunden. Diese stellen sich – verletzungsbedingt oder übungsbedingt – erst im Verlauf der Zeit ein und sind nicht ohne weiteres umkehrbar. Pseudoplastizität hingegen bezeichnet die Schärfung einer von vielen möglichen Aktivationsmustern in der Karte durch kontextuelle Variablen oder Verschiebungen des Aufmerksamkeitsfokus. In diesem Fall bleibt das anatomische Substrat im Repräsentationsareal unverändert. Es ändert sich nur der modulierende Eingang, und zwar »top-down« (Aufmerksamkeit, Kontext) oder »bottom-up« (Aufgabenvariation). Nicht jede Veränderung im Aktivationsmuster darf daher gleich als Neuroplastizität im oben genannten Sinne interpretiert werden. Häufig handelt es sich bei sog. »Kurzzeitplastizität« um Pseudoplastizität. Erst wenn Veränderungen in der funktionellen Organisation unabhängig von Kontext und Aufgabe belegt werden, sollte man von Neuroplastizität und kortikaler Reorganisation sprechen.

63.2.1   Kreuzmodale Plastizität

Wird eine gesamte modalitätsspezifische Hirnregion von ihren Eingängen abgeschnitten, wie dies etwa bei Blinden für die visuellen Bereiche oder bei Tauben für den Hörkortex gilt, so bleibt auch in diesen Fällen das deprivierte Hirnareal nicht untätig, sondern reagiert nun auf Reize anderer sensorischer Modalitäten. Diese die Modalitätsgrenzen überschreitende Reorganisation wird als kreuzmodale (»crossmodal«) Plastizität bezeichnet. Beim Menschen konnte sie mit MEG- und EEG-basierten (Röder et al. 1996) und in der Folge auch mit hämodynamischen Methoden nachgewiesen werden (zusammenfassend Kujala et al. 2000). Wird etwa von blinden Personen verlangt, subtile Lautveränderungen zu entdecken, so zeigt sich – im Gegensatz zu Sehenden – eine Aktivität auch in okzipitalen Regionen des Kortex, also Bereichen, die bei Sehenden ausschließlich visueller Verarbeitung vorbehalten bleiben. Stört man diese Aktivität über magnetische Impulse, die mittels transkranieller Stimulation (TMS) spezifisch im Okzipitallappen verabreicht werden, so werden bei Blinden Leistungen beeinträchtigt, die bei Sehenden nur durch TMS-Impulse in andere Regionen gestört werden können. Etwa verzerren okzipitale TMS-Impulse bei Blinden das Lesen der Blindenschrift oder führen zu Auslassungen von Buchstaben im Braille-Text (Cohen et al. 1997).

Neuere Untersuchungen demonstrieren dabei, dass kreuzmodale Verschiebungen der Informationsverarbeitung nicht an frühe Entwicklungen gebunden sind, sondern dass kreuzmodale Plastizität auch noch im adulten Gehirn nachgewiesen werden kann. Die genaue Rolle, die dabei das deafferenzierte Areal für die Verarbeitung der intakten Sinne spielt, ist aber noch weitgehend unerforscht. Eine Aufklärung darüber, ob Bereiche der Informationsverarbeitung der intakten Sensorik ausgelagert werden, sich also etwa bei Blinden im visuellen Kortex funktionelle Organisationen der akustischen und der somatosensorischen Modalität (Tonotopie, Homunkulus) wiederfinden lassen, oder ob die von ihrem primären Input deafferenzierten Areale eher nur unspezifisch, aufmerksamkeitsmodulierend an der Verarbeitung beteiligt sind, könnte erheblich zum Verständnis der Funktionsweise und der Art der Selbstorganisation des Gehirns beitragen.

Einen interessanten experimentellen Ansatz haben Sur und Mitarbeiter (Sur et al. 1988; Sharma et al. 2000) im Verlauf des letzten Jahrzehnts perfektioniert. Dieser erlaubt es, die sensorischen Nervenbahnen, die in die verschiedenen Kortexareale verlaufen, bei jungen Frettchen in andere Areale umzuleiten. Genauer gesagt werden die neuronalen Bahnen aus der Retina, die normalerweise über den visuellen Thalamus zum primären visuellen Kortex (V1) verlaufen, umgeleitet, sodass sie nun in den auditorischen Thalamus münden, der seinerseits den primären auditorischen Kortex (A1) innerviert. Der Thalamus bleibt dabei von sei-

nen normalen auditorischen Eingängen depriviert. Damit kann Organisations- und Reaktionsweise kortikalen Gewebes, die Selbstorganisation des Kortex, in Abhängigkeit der korrelierten Feuerungsmuster aus den Eingängen studiert werden. Interessanterweise prägt sich bei diesen Tieren in A1 eine für den visuellen Kortex typische Organisation aus, etwa findet sich die charakteristische »Pinwheel«-Struktur, nach der verschiedene Orientierungen eines visuellen Reizes in Form eines Windrades auf der Kortexoberfläche repräsentiert sind, nun im akustischen Kortex wieder. Von Melchner et al. (2000) belegten, dass diese Tiere auf visuelle Reize adäquate Verhaltensweisen zeigen, d.h., dass sie mit ihrem auditorischen Kortex tatsächlich »sehen« können. Die sensorischen Eigenschaften, die mit einer bestimmten Modalität verknüpft sind, werden also offensichtlich dadurch bestimmt, wie der Eingang die funktionelle Organisation des Kortex ausprägt.

> ❗ **Zeitsynchrone, verhaltensrelevante Stimulation von zwei Rezeptorbereichen (z. B. zwei Fingern) bedingt eine Fusion der zugehörigen Repräsentationen, asynchrone Reizung führt zur Aufspaltung und Differenzierung.**

Das Modell nutzungsbedingter kortikaler Reorganisation wurde mittlerweile in zahlreichen weiteren Humanuntersuchungen belegt. So auch an Lesern der Blindenschrift. »Braille«-Lesen stimuliert die Fingerspitzen bestimmter Finger intensiv und zielgerichtet je nach täglichen Lesegewohnheiten. [Bei der taktilen Schrift Braille sind die Buchstaben durch – auf der Papieroberfläche erhobene – Punktmuster repräsentiert; Dekodierung der Buchstaben erfolgt durch Abtasten der Punktmuster, indem die Fingerspitzen von links nach rechts über die Oberfläche bewegt werden. Blinde Personen entwickeln unterschiedliche Lesegewohnheiten. Entweder erfolgt das Lesen durch das simultane Abtasten mit den Zeigefingern beider Hände (Einfinger-Lesen) oder durch das simultane Abtasten mit jeweils drei Fingern beider Hände (Mehrfinger-Lesen).]

In einer Untersuchung an erblindeten und sehenden Personen rekonstruierten wir (Sterr et al. 1998a, b) die Organisation der Handareale beider Hände aus den gemittelten Magnetfeldern auf repetitive taktile Stimulation für die einzelnen Finger. Erwartet war das erzielte Ergebnis einer größeren Ausdehnung der Repräsentationsareale der Finger beider Hände bei der Gruppe erblindeter im Vergleich zu der Gruppe sehender Kontrollpersonen, dies besagt ja die These der nutzungs- und stimulationsbedingten Ausdehnung der Repräsentationsareale. Interessanterweise war aber auch die Abfolge der Repräsentationsareale der einzelnen Finger bei den Mehrfingerlesern häufig wie durcheinandergewürfelt und verschmiert. Mehrfinger-Lesen bedingt dauerhafte, intensive und synchrone Stimulation der Fingerspitzen der »Lese«-Finger beider Hände und entsprechend synchrone Aktivierung oder afferenten Input in die entsprechenden Repräsentationsareale dieser Finger. Gleichzeitige oder synchrone Aktivierung sollte der in Abschn. 63.2 skizzierten Hebb'schen Regel zufolge die Verbindung von Neuronengruppen (Repräsentationsareale einzelner Finger) zu einem neuronalen Netzwerk fördern. Dieses Netzwerk wird später durch Aktivierung nur eines Teils (etwa die taktile Stimulation nur eines Fingers) insgesamt aktiv. Dieses Prinzip erklärt die desorganisierte oder verschmierte homunkuläre Organisation der Handareale blinder Mehrfinger-Leser, während bei Einfinger-Lesern der ähnlich intensive afferente Input in das Repräsentationsareal nur der Zeigefinger die »normale« homunkuläre Organisation unterstützte.

Diese Veränderung in der homunkulären Organisation ist nicht ohne Konsequenz für die taktile Wahrnehmungsleistung. So wie afferente Stimulation die funktionale Organisation der Repräsentationsareale des somatosensorischen Kortex formt, so beeinflusst diese Organisation die Wahrnehmung peripherer taktiler Reize. Als perzeptives Korrelat der ausgedehnteren Repräsentationsareale der Hand (Distanz der Repräsentationsareale von Daumen und kleinem Finger) bei Blindenschriftlesern fanden wir eine gegenüber sehenden Probanden höhere Sensitivität der Fingerspitzen, quantifizierbar anhand einer niedrigeren Schwelle zur Diskrimination von zwei dicht nebeneinander applizierten taktilen Reizen (Zwei-Punkt-Schwelle). Aber auch die zuvor skizzierte Desorganisation der Repräsentationsareale der Hand bei Mehrfinger-Lesern kommt in einem perzeptiven Korrelat zum Ausdruck, nämlich in einer erhöhten Zahl von Fehllokalisationen: Werden die einzelnen Fingerspitzen in randomisierter Abfolge mit einem leichten, schwellennahen Berührungsreiz (standardisiert mittels des von-Freyhaar-Set) stimuliert, so können sehende Personen auch bei geschlossenen Augen ohne Fehler den jeweils berührten Finger benennen. Blinde Probanden, insbesondere Mehrfingerleser und überzufällig häufig Mehrfingerleser unserer Stichprobe, die eine Desorganisation oder Verschmierung der Repräsentationsareale einzelner Finger aufwiesen, »mislokalisierten« diese Berührungsreize, d.h. sie benannten Finger, die nicht stimuliert worden waren und umgekehrt.

Eine Verschmierung oder Überlagerung der Repräsentationsareale einzelner Finger – bedingt durch massive synchrone afferente Stimulation beim simultanen Abtasten der Punktmuster – mag der getrennten Aktivierung der Repräsentationsareale einzelner Finger beim Lokalisationstest entgegenstehen, sodass eine Diskrimination des jeweils berührten Fingers, dessen Repräsentationsareal zum »Mehr-

---

Kortikale Reorganisation ist verschieden von S-R-Lernen

Wenn bei Lesern der Blindenschrift die Fähigkeit zur Lokalisation schwellennaher Reize getestet wurde, so waren Mehrfingerleser nicht in der Lage, die Reize konsistent der korrekten Fingerkuppe zuzuordnen (◘ Abb. 63.7). Einfingerlesern oder Personen, die keine Braille-Schrift lesen, unterliefen solche Fehler nie. Die Zwei-Punkte-Schwelle erscheint dagegen bei den blinden Personen eher verbessert. Dieses Ergebnis ist in zweifacher Hinsicht bemerkenswert: Zum einen belegt es die Rolle der zeitlichen Reizkonstellation, zum anderen lässt es auch vermuten, dass kortikale Reorganisation nicht im Bereich von operanter oder klassischer Konditionierung erklärbar ist, also nicht Lernen im eigentlichen Sinne bedeutet, denn es gab ja keine Lerndurchgänge, in denen die Lokalisationsfähigkeit oder die Zwei-Punkte-Schwelle trainiert wurde. Vielmehr verändert eine bestimmte Erfahrung oder Übung die kortikale Organisation in diesem Fall derart, dass nun auch andere Reize der gleichen Modalität unterschiedlich verarbeitet und wahrgenommen werden. Mit Generalisierung oder Transfer kann dies nicht ohne weiteres erklärt werden. Damit kann kortikale Reorganisation nicht als Lernen im klassischen Sinne aufgefasst werden, bei der die Wahrscheinlichkeit eines Verhaltens auf eine bestimmte Reizkonstellation hin verändert wird. Auch die bisher für »perzeptuelles« Lernen beschriebenen Gesetzmäßigkeiten reichen für eine Erklärung nicht aus. Kortikale Reorganisation muss demnach als neue Kategorie der Adaptation an die Umwelt verstanden werden. Eine bestimmte Übung und Erfahrung, die wohl in operante oder klassische Konditionierung eingebettet sein kann, verändert sozusagen den Apparat der Reizverarbeitung und die Art des Reaktionsrepertoirs.

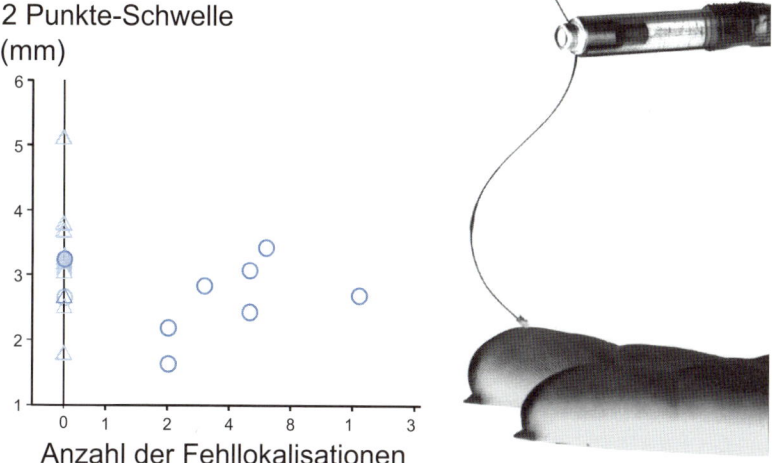

2 Punkte-Schwelle (mm)

Anzahl der Fehllokalisationen

🔹 **Abb. 63.7.** Somatosensorische Fehllokalisationen. Mit einem von-Frey-Haar, dessen Stärke knapp über der sensorischen Schwelle gewählt wird, werden die Fingerkuppen berührt. Sehende und blinde Einfingerleser (*Dreiecke*) werden mit blinden Mehrfingerlesern (*Kreise*) hinsichtlich ihrer Fähigkeit den Teststimulus auf dem entsprechenden Finger zu lokalisieren verglichen. Nur den Mehrfingerlesern unterlaufen dabei häufige Fehllokalisationen, d. h. ein Reiz auf dem Mittelfinger wird beispielsweise dem Zeigefinger zugeordnet und umgekehrt. Die Zwei-Punkte-Schwelle (*Ordinate*) ist dagegen bei diesen Personen eher geringer

finger«-Netzwerk gehört, erschwert wird. Im täglichen Leben wird diese Konsequenz kortikaler Reorganisation kaum auffallen; synchrone Aktivierung der Repräsentationsareale der Lesefinger erscheint vielmehr adaptiv, da gleichzeitiges Dekodieren mehrerer Buchstaben und ganzer Worte durch das simultane Abtasten mit benachbarten Fingern ermöglicht wird, was schnelleres Lesen fördert.

Diese Verschmelzung der Areale durch zeitgleiche Stimulation erscheint umkehrbar. So konnten Mogilner et al. (1993) zeigen, dass, wenn von Geburt an fusionierte Finger (Syndaktilie) durch chirurgische Maßnahmen in voneinander unabhängig stimulierbare Einheiten aufgetrennt werden, die Verschmelzung der Repräsentationsareale, die bei diesen Personen beobachtet wird, gleichfalls in der Folge aufgehoben werden kann. Auch dieser Mechanismus ist tierexperimentell abgesichert (Allard et al. 1991).

❗ **Kortikale Reorganisation kann durch intensive Übung erreicht werden, wenn diese unter hoher Motivation erfolgt.**

Es liegen eine Reihe von Befunden vor, die belegen, dass die Verhaltensrelevanz der sensorischen Erfahrung festlegt, ob kortikale Reorganisation erfolgt oder nicht (Jenkins et al. 1990). Insbesondere werden durch hohe Motivation die azetylcholinergen Projektionen aus dem basalen Vorderhirn und dopaminerge Bahnen aus dem Tegmentum

aktiviert, ohne die kortikale Reorganisation ausbleiben würde (Kilgard u. Merzenich 1998, Bao et al. 2001). Diese Wege vermitteln die notwendige Grunderregung der entsprechenden kortikalen Areale. Die oben dargestellte »Constraint-induced«-Therapie (▶ Unter der Lupe auf S. 641) beinhaltet Übung von mehreren Stunden am Tag an 10–15 aufeinanderfolgenden Werktagen. Sie führt zu massiver kortikaler Reorganisation. Unsere Daten zeigen auch, dass die Wirkung der Therapie deutlich geringer ist, wenn statt 6 nur 3 h am Tag geübt wird (Sterr et al. 2002). Dabei ist wahrscheinlich weniger die Dauer der Therapie in Stunden ausschlaggebend, sondern die Beschäftigung mit den entsprechenden Anforderungen, denn der Umbau des Gehirns erfolgt insbesondere im Nicht-REM-Schlaf, also zwischen den Übungszeiten (Hoffman u. McNaughton 2002).

63.2.2 Kortikale Reorganisation – »top-down« oder »bottom-up«?

Immer wieder wird argumentiert, dass relativ geringfügige Veränderungen auf den ersten Schaltstationen einer sensorischen Bahn im Kortex aufgebläht quasi kortikale Reorganisation vortäuschen würden, dass also Veränderungen in der kortikalen Organisation nicht wirklich stattfinden, son-

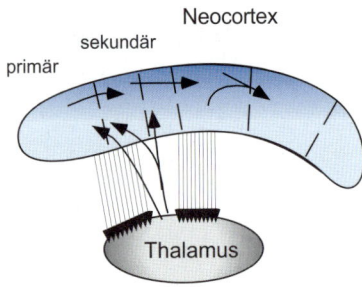
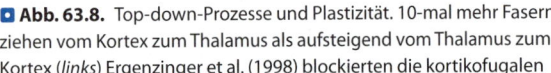
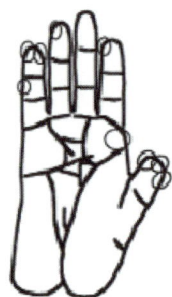
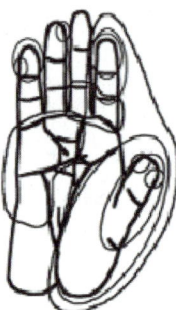

■ **Abb. 63.8.** Top-down-Prozesse und Plastizität. 10-mal mehr Fasern ziehen vom Kortex zum Thalamus als aufsteigend vom Thalamus zum Kortex (*links*) Ergenzinger et al. (1998) blockierten die kortikofugalen Fasern über Gabe von D-APV und registrierten die rezeptiven Felder im VPL des Thalamus. Nach akuter Administration (*rechts*) vergrößerten sich die rezeptiven Felder deutlich

dern dass in der Folge vorgeschalteter neuronaler Umverdrahtungen die gleiche Stimuluskonfiguration über andere »**Bottom-up**«-Wege ein anderes kortikales Gebiet erreiche. Die experimentellen Befunde lassen aber vermuten, dass diese Möglichkeit nicht im Vordergrund steht (Florence et al. 2001). Die sensorischen Bahnen (mit Ausnahme des Geruchs) verlaufen über den Thalamus in den Kortex. Gleichzeitig projizieren 10-mal mehr Bahnen in die Gegenrichtung, vom Kortex zum Thalamus. Dies erscheint zunächst erstaunlich, wird aber erklärbar, wenn man erkennt, dass diese kortikofugalen Projektionen die Feinstruktur der funktionellen Organisation auf thalamischer Ebene vermitteln. Eine experimentelle Bestätigung für diese Sichtweise erreichten Ergenzinger et al. (1998) dadurch, dass sie einen NMDA-Rezeptor-Antagonisten (APV) in den primären somatosensorischen Kortex von Affen im Bereich der Handrepräsentation in diejenigen kortikalen Schichten injizierten, die die Informationen zum Thalamus aussenden. Diese kortikofugalen Bahnen werden damit blockiert. Die Folge auf thalamische Ebene ist in ■ Abb. 63.8 dargestellt: Die rezeptiven Felder der Hand, der Hautbereich also, auf den ein Neuron reagiert, vergrößerten sich dramatisch. Nach einigen Monaten der Behandlung war dieser Verlust des »Fingerspitzengefühls« sogar noch deutlicher ausgeprägt (■ Abb. 63.8).

Plastizität ist also auch ein Top-down-Prozess, bei dem der Kortex die Feinstruktur funktioneller thalamischer Organisation dominiert. Die Vergrößerung der rezeptiven Felder im Thalamus nach APV-Gabe im Kortex kann als Disinhibition der normalerweise hemmenden kortikofugalen Fasern gewertet werden. Der Kortex bestimmt also, was er auf thalamischer Ebene »scharf sehen« möchte; wie und was wir wahrnehmen, hängt nicht nur von den eingehen-

den Reizen, sondern insbesondere von der vorliegenden kortikalen Organisation, der Selbstorganisation des Gehirns ab.

63.3   Neuropsychologische Konsequenzen und therapeutische Nutzung kortikaler Reorganisation

In den bisher angeführten Beispielen legten Messung und Quantifizierung kortikaler Reorganisation neuropsychologische Erklärungen von Wahrnehmung und Verhalten nahe. Die perzeptiven Korrelate kortikaler Reorganisation in der Folge massiver und verhaltensrelevanter afferenter Stimulation und Übung sind in der Regel adaptiv. In einer Reihe außergewöhnlicher Fälle, »die von der Natur nicht vorgesehen waren«, vermag die zugrunde liegende Dynamik jedoch negative Konsequenzen hervorrufen, die ganz erheblich sein können.

63.3.1   Umkehrung kortikaler Reorganisation zur Linderung des Phantomschmerzes

Im vorangehenden Abschnitt haben wir erläutert, dass Deafferenzierung im somatosensorischen System Phantomschmerz, im akustischen Bereich Tinnitus hervorrufen kann. Kann diese maladaptive funktionelle Organisation vermindert werden? Dafür sprechen eine Reihe von Befunden (Flor u. Elbert 1998; Flor 2000). Weiss et al. (1999) verglichen armamputierte Personen, die eine Prothese nur zu

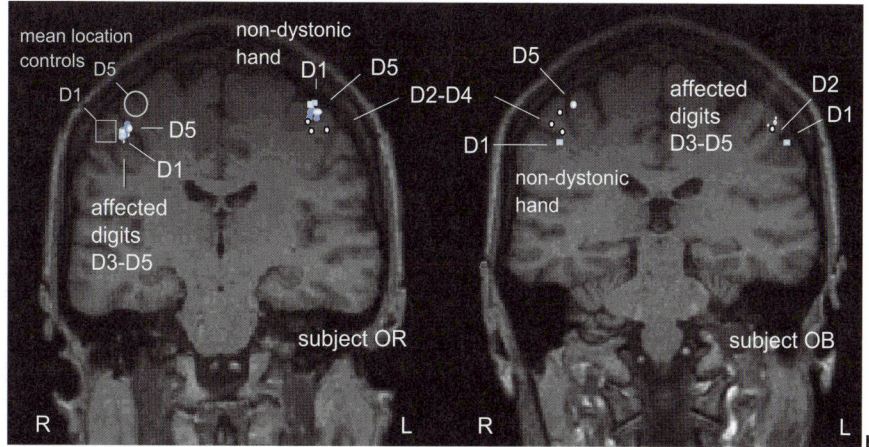

◻ Abb. 63.9a, b. Homunkuläre Organisation bei fokaler Dystonie der Hand. Auf das koronale Magentresonanztomogramm sind die Schwerpunkte neuronaler Fingeraktivierung eines Organisten (*OR*, **a**) und einer Oboistin (*OB*, **b**) mit fokaler Dystonie der Hand überlagert. In beiden Fällen sind die Fingerrepräsentationen der betroffenen Finger verschmiert, deren Ordnung verlorengegangen. Bei *OR* ist diese Verschmierung allerdings in beiden Hemisphären zu beobachten. In der Tat führt Dystonie einer Hand auch zu Problemen in der anderen Hand. (Aus Elbert et al. 1998)

kosmetischen Zwecken trugen, mit solchen, die mittels einer Sauerbruch-Prothese einen funktionellen Gebrauch und damit einhergehend verhaltensrelevante Bewegung und Stimulation des Stumpfes häufig induzierten. Die Sauerbruch-Prothese ist ein mechanisches Hilfsmittel, das über Kabel und Gestänge durch die Muskeln am Stumpf gesteuert wird und eine wirksame motorische Kontrolle der Prothese erlaubt. Diese gibt somatosensorische Rückmeldung aus der prothetischen Hand an die Muskeln im Stumpf. Im Einklang mit den Vorhersagen aus den Erkenntnissen zur kortikalen Reorganisation verschwand bei 9 der 11 Patienten, die die Sauerbruch-Prothese trugen, der Phantomschmerz vollständig, bei den beiden verbleibenden Patienten nahm er deutlich ab. Bei der Gruppe mit kosmetischer Prothese nahmen die Phantomschmerzen dagegen eher noch weiter zu. Es ist also denkbar, dass der vermehrte Gebrauch des verbleibenden Gliedes, der durch das Tragen der funktionell effektiven Prothese erzielt wird, die verletzungsbedingte kortikale Reorganisation reduziert und damit Phantomschmerz vermindert hat.

63.3.2   Das Modell der fokalen Dystonie der Hand

Fokale Dystonie der Hand ist eine Erkrankung, die zu fehlender Koordination der Hand- und Fingermuskulatur führt. Sie tritt bei Personen auf, die häufig kräftige Fingerbewegungen durchführen. Eine bekannte Form ist der Schreibkrampf, eine andere erleiden Konzert- und Berufsmusiker, die immer wieder vielstündige Fingerübungen über Tage hinweg durchführen. Nicht selten steht am Beginn der Erkrankung eine deutlich Überbeanspruchung oder Verletzung der Hand. Häufig versuchen Musiker in frühen Stadien der Problematik, diese durch intensiveres Üben zu überwinden, was dann aber zu einer Verschlimmerung des Zustandes und zu kompensatorischen Bewegungen anderer Finger führt. Die meisten der bisher erprobten und eingesetzten Behandlungen der fokalen Dystonie der Hand erwiesen sich langfristig als nicht wirksam.

Das Üben und Spielen bei Konzert- und Berufsmusikern umfasst intensives Üben mit verhaltensrelevanten kraftvollen und schnellen Bewegungs- und Wahrnehmungssequenzen, also Bedingungen, die geeignet sind, kortikale Reorganisation hervorzurufen. Dabei sollte die intensive und simultane afferente Stimulation – ähnlich wie bei den im vorhergehenden Abschnitt geschilderten Mehrfinger-Blindenschriftleser – in einer Verschmierung der homunkulären Organisation der Hand bzw. einer Überlagerung der Repräsentationsareale einzelner Finger resultieren können. Genau dies konnten wir mittels neuromagnetischer Quelllokalisation bestätigen (◻ Abb. 63.9). Dieser Befund, der bei gesunden Musikern nicht zu beobachten ist, ließ sich mittels hochauflösendem EEG und mittels fMRT in einer Reihe von Laboratorien bestätigen. Byl et al. (1997) konnten dazu ein Tiermodell ausarbeiten, wobei allerdings Affen – im Gegensatz zu Musikern – selbst unter Nahrungsentzug die extensiven Übungen einstellen, wenn sie bis in den Bereich des Handkrampfes führen. Das Tiermodell belegt aber, dass exzessiver Hand- und Fingergebrauch dann zur Dystonie führen kann, wenn häufig die Neuronenverbände der einzelnen Finger zeitgleich stimuliert werden. Bei schnellem Klavier- oder Gitarrenspiel ist der Neuronenverband des einen Fingers noch aktiv, wenn schon der nächste Finger in Bewegung gesetzt wird. Das kritische Zeitintervall ist nicht genau bekannt, dürfte aber etwa bei nur wenigen Hertz liegen.

Wenn eine entsprechende Verhaltensweise sowohl die kortikale Abnormalität als auch die Handdystonie bedingt, sollte es möglich sein, durch geeignetes Verhaltenstraining auch beide Entwicklungen wieder umzukehren. Genau dies konnten wir bei professionellen Musikern mit lange bestehender fokaler Dystonie der Hand belegen, die alle zuvor eine Reihe von erfolglosen Therapieversuchen hinter sich hatten (Candia et al. 1999, 2003; ◻ Abb. 63.10). Unsere Therapie beinhaltete ein Trainingsprotokoll, in dem Bewegungssequenzen mit den betroffenen Fingern wiederholt ausgeführt werden und distinkte und getrennte afferente Stimulation über die Fixierung kompensatorischer Finger mittels einer Schiene erreicht wird. Die betroffenen Musiker führten die Übungen unter Supervision des Therapeuten über mehrere Stunden am Tag an 8 aufeinanderfolgenden Tagen durch. Danach wurden die Übungen unter weiterer Fixierung eines jeweils einzelnen (kompensatorischen, aber nichtdystonen) Fingers zuhause für etwa 1 h am Tag fortgesetzt. Der Behandlungserfolg, gemessen anhand subjektiver Einschätzung der Performanz sowie anhand objektiver Messung der koordinierten Bewegung benachbarter Finger, bestätigt für 9 von 12 trainierten Musikern das The-

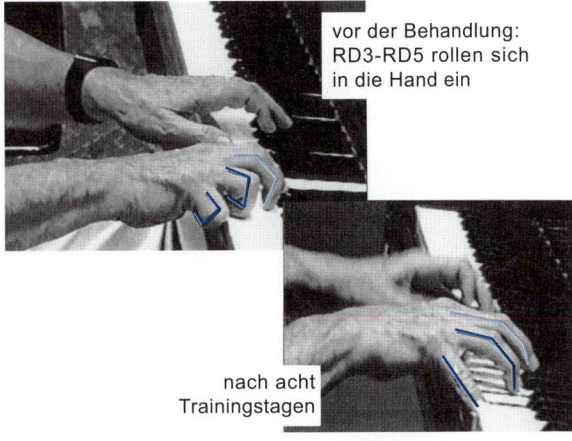

vor der Behandlung: RD3-RD5 rollen sich in die Hand ein

nach acht Trainingstagen

◻ **Abb. 63.10.** Fokale Dystonie der Hand. Beispiel eines professionellen Pianisten mit fokaler Dystonie der Hand (*oben links*): Beim Spiel mit der rechten Hand verkrampft sich der Mittelfinger, Ring- und kleiner Finger rollen sich unwillkürlich so stark ein, dass nur noch auf den Knöcheln gespielt werden kann. Diese Problematik, die bei diesem Musiker für 34 Jahre bestanden hat, ließ sich innerhalb von 8 Trainingstagen fast in den Normbereich hinein reduzieren (*rechts*)

rapierationale funktionaler kortikaler Reorganisation. Darüber hinaus legen Veränderungen in Topographie und Generatorstruktur des Bereitschaftspotentials vor repetitiven Willkürbewegungen des von der Dystonie betroffenen Fingers nach dem Training kortikale Reorganisation nahe. Verbesserungen waren mitunter so deutlich, dass Musiker das berufliche Konzertieren wieder aufnahmen, das sie zuvor hatten aufgeben müssen. Bei 3 Musikern war jedoch keinerlei Erfolg sichtbar. In allen Fällen handelte es sich um Spieler eines Blasinstruments. Denkbar ist, dass in diesem Fall die Hand-Mund-Koordination zu einer Verschmelzung über die Handregion hinaus führt und damit ein entsprechendes Training diese Element berücksichtigen müsste (Candia et al. 2003).

> **Zusammenfassung**
>
> Lange Zeit war man der Meinung, dass die Verbindungen zwischen den Nervenzellen des Gehirns in der frühen Kindheit geformt werden und – mit Ausnahme derjenigen, die in Gedächtnis involviert wären – sodann fest »verdrahtet« bleiben. In den 80er und 90er-Jahren des 20. Jahrhunderts konnte jedoch nachgewiesen werden, dass sich das Gehirn kontinuierlich selbst umorganisiert,
>
> und zwar auf mikroskopischer Ebene – es ändern sich die Verbindungsstärken zwischen Neuronen – wie makroskopisch: Die kortikalen Repräsentationen sind plastisch. Auch noch im Gehirn des Erwachsenen formen sich ständig neue Verknüpfungen zwischen Neuronen, ja sogar neue Nervenzellen, während alte Schaltstellen ihre Verbindungskraft verlieren oder gar vollständig zerfallen können. Solche Pro-
>
> ▼

zesse erfolgen in Abhängigkeit von der jeweiligen Gehirnaktivität, also insbesondere in Abhängigkeit von Erfahrung.

Die Entdeckungen der Neurowissenschaft über die Art und Weise, wie das ZNS auf Verletzungen reagiert und wie es Verhaltensweisen erhalten oder wiedergewinnen kann, haben zur Entwicklung neuer Therapievorschläge für die Rehabilitation nach überdauernden neurologischen Ausfällen oder Verletzungen geführt. Neuere Verfahren setzen ergänzend einerseits auf die Verhinderung kompensatorischer Reaktionen und andererseits auf Training wiederzuerlangender Fertigkeiten in kleinen Schritten, nach dem Shaping-Prinzip. Wichtig dabei ist die Verhaltensrelevanz der Trainingsschritte, ohne die kortikale Reorganisation nicht induziert wird und ohne die jeglicher Erfolg ausbleibt. Mittels EEG und bildgebender Verfahren konnte gezeigt werden, dass sich in der Folge die dem Training zugeordneten Hirnregionen reorganisieren.

64 Funktionsanpassung im motorischen und im sprachlichen System

Michel Rijntjes, Cornelius Weiller

Seit ca. 30 Jahren ist bekannt, dass Repräsentationen auch im erwachsenen Gehirn bei Tieren und Menschen unter veränderten Bedingungen anpassungsfähig sind. Dabei wird in der Regel unterschieden, ob das intakte Gehirn eine neue Aufgabe bewältigt (d.h. Lernprozesse) oder ob es versucht, nach einer peripheren oder zentralen Schädigung die funktionelle Behinderung zu überwinden. Wahrscheinlich werden für beide Prozesse ähnliche Mechanismen benutzt. Einer der ersten, der eine Änderung der Repräsentationen im Gehirn beobachtete war Merzenich, der bei Affen die Repräsentation der 5 Finger der Hand vermaß. Drei Monate nach Amputation des Mittelfingers hatten die Repräsentationen der benachbarten Finger sich in das brachliegende Feld des Mittelfingers ausgedehnt (Merzenich et al. 1984). Repräsentationen sind auch bei intakten anatomischen Verhältnissen gebrauchsabhängig. Blinde, die Blindenschrift lesen, haben eine vergrößerte Zeigefingerrepräsentation (Pascual-Leone u. Torres 1993). Andererseits verkleinert sich das entsprechende kortikale

Areal für den Unterschenkel, wenn dieser 6 Wochen wegen einer Knöchelfraktur immobilisiert war (Liepert et al. 1995).

Eine Interaktion tritt auch zwischen zwei Extremitäten auf, deren kortikale Repräsentationen im primären motorischen Kortex keine direkten Verbindungen haben: Nach 120 synchronen Bewegungen von Daumen und gleichseitigem Fuß über 90 min verschiebt sich der Schwerpunkt der Erregbarkeit über dem vermuteten Handareal, mit der transkraniellen Magnetstimulation bestimmt, signifikant nach medial (Liepert u. Weiller 1998). Diese und viele andere Studien belegen, dass sich Repräsentationen im primären sensomotorischen Kortex laufend den ändernden Umständen und Anforderungen anpassen, ihre »Normallage« aber genetisch und durch frühe Einflüsse bestimmt ist.

Ebenso können Patienten sich von einem Schlaganfall erholen, obwohl ein dauerhafter morphologischer Defekt bestehen bleibt. Das ist nur dadurch erklärbar, dass andere, intakte Hirnareale die Funktion des verlorengegangenen Gebietes übernehmen. Viele Studien, sowohl tierexperimentelle als auch beim Menschen, haben sich in den letzten Jahren damit beschäftigt, die Prozesse, die für diese Reorganisation verantwortlich sind, zu verstehen.

Das Ziel dieser Bestrebungen ist, die zugrundeliegenden Mechanismen zu klären, zu ermitteln, ob die beobachtete Reorganisation auch für die klinische Besserung verantwortlich ist und ob aus dem Muster der Aktivierung eine Prognose abzuleiten ist. Für die Therapie ist es wichtig zu wissen, ob es möglich ist, die Reorganisation gezielt zu beeinflussen.

64.1 Das Muster der Reorganisation

64.1.1 Motorisches System

Was bei der Reorganisation passiert ist, kann untersucht werden, indem man Patienten, die sich vollständig erholt haben, mit gesunden Probanden vergleicht. Die ersten

PET-Studien von Weiller et al. (1992) haben alle bis heute bekannten Muster beschrieben.

Zehn Patienten hatten sich gut von einer Hemiparese nach subkortikaler, ischämischer Läsion in der inneren Kapsel erholt. ◘ Abbildung 64.1 zeigt, wo die Patienten stärker aktivieren als eine Gruppe von gesunden Probanden, wenn sie mit der rechten Hand eine sequentielle Fingeropposition ausführen. Vier Punkte sind hierbei wichtig:

- Obwohl die direkt aus dem primären Handfeld entspringenden Fasern unterbrochen sind, ist es trotzdem möglich, das Handfeld im primären sensomotorischen Kortex zu aktivieren.
- Die Aktivierung im Handfeld dehnt sich nach lateral aus in das Gesichtsfeld, möglicherweise um über kortikobulbäre Fasern wieder Anschluss an das pyramidale System zu bekommen.
- Bei Patienten, die sich vollständig erholt haben, ist das ganze bilaterale sensomotorische System stärker aktiviert als bei gesunden Probanden, einschließlich des Parietallappens und sekundär-motorischer Areale wie des prämotorischen Kortex und der SMA.
- Die Reorganisation beschränkt sich nicht auf eine Hemisphäre, sondern ähnliche Änderungen treten auch auf der primär nicht betroffenen Seite auf.

Aber insgesamt gibt es kein einziges Areal, das für die Besserung der Funktion zuständig ist, sondern die verbliebe-nen Areale bilden neue Vernetzungen mit neuen Schwerpunkten.

Eine zweite Analyse (Weiller et al. 1993a) und spätere Studien haben gezeigt, dass es zwischen Patienten erhebliche individuelle Unterschiede gibt. Die Ursachen hierfür sind vielfältig:

- Keine zwei Läsionen sind identisch.
- Ähnliche Läsionen können unterschiedliche Symptome hervorrufen.
- Patienten mit gleichen Symptomen können Läsionen an unterschiedlicher Stelle haben.
- Es ist unbekannt, wie das Muster der Aktivierung vor dem Schlaganfall ausgesehen hat.
- Viele Patienten haben mehr als eine Parese des Armes. Läsionen, die sich in tertiäre Areale (▶ Infobox »Prinzipien der Organisation des motorischen Systems«) ausdehnen, können zusätzliche neuropsychologische Symptome wie Apraxie, Neglect, Aphasie und Störungen der Konzentration verursachen, die sich auf das Muster der Aktivierung auswirken.
- Unterschiedliche Patienten benutzen unterschiedliche Strategien.
- Eine Reorganisation gibt es nicht nur auf kortikaler Ebene, die mit der funktionellen Bildgebung am besten sichtbar gemacht wird, sondern auch in tiefer gelegenen Strukturen wie Thalamus und Hirnstamm.
- In den meisten Studien wird eine einfache Aufgabe benutzt, z.B. sequentielle Fingeropposition. Es ist jedoch

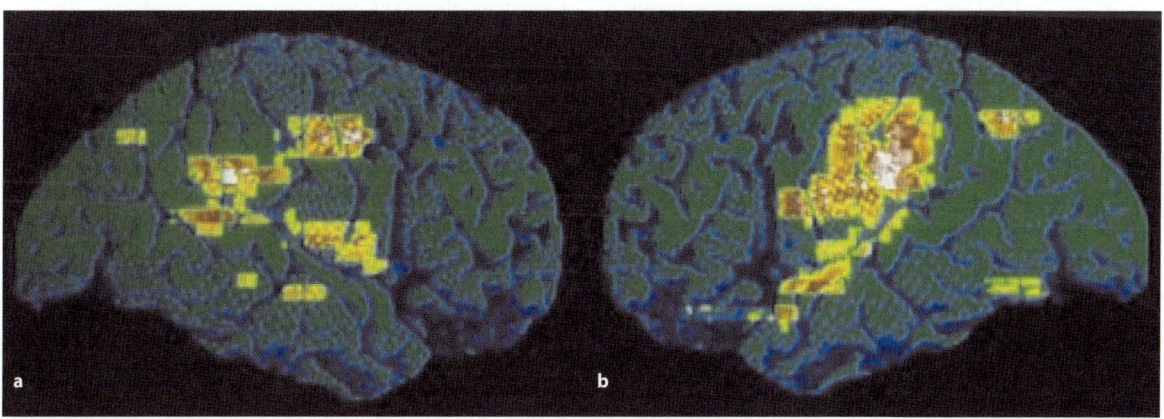

a   b

◘ **Abb. 64.1a, b.** Mit Positronenemissionstomographie durchgeführte Studie. Die Aktivierung ist projiziert auf die laterale Ansicht der rechten Hemisphäre (**a**) und der linken Hemisphäre (**b**). Gezeigt wird, was ein Patient, der sich von einer linksseitigen Hemiparese nach subkortikaler, ischämischer Läsion gut erholt hat, mehr aktiviert als eine Gruppe von 10 gesunden Probanden, wenn fraktionierte Bewegungen mit der rechten Hand gemacht werden. Der gebesserte Patient zeigt eine Mehraktivierung in der linken Hemisphäre, im diskonnektierten Handfeld, eine laterale Extension in das Gesichtsfeld und in andere sekundär sensomotorische Areale. Ähnliche Mehraktiverungen finden sich auch in der nicht betroffenen rechten Hemisphäre

möglich, dass diese Bewegung für den einen Patienten gerade das maximal mögliche ist und für einen anderen Patienten, der sich besser erholt hat, sehr leicht durchzuführen ist.

— Es wird in der Regel nicht beschrieben, welche Therapien die Patienten bekommen haben.

Aufgrund dieser individuellen Unterschiede ist der Vergleich zwischen Patienten nur bedingt möglich und die Ergebnisse von Studien mit funktioneller Bildgebung, die wegen des hohen Aufwandes in der Regel 6–10 Patienten umfassen, sind nicht automatisch auf alle Patienten zu übertragen.

Unter der Lupe

Prinzipien der Organisation des motorischen Systems

Das erste Prinzip ist die »Somatotopie«. Im primär motorischen und sensiblen Kortex sind die Körperteile in einer ordentlichen Reihenfolge repräsentiert, wobei Körperteile die häufig benutzt werden (Finger, Zunge) eine größere Repräsentation haben als andere. Bildgebende Verfahren schienen zunächst das Bild der klassischen Zeichnungen, wonach es keine Überlappungen zwischen den Körperteilen gibt, zu bestätigen (Fink et al. 1997b). Andererseits hatten elektrophysiologische Methoden schon vor 60 Jahren und erneut vor kürzerer Zeit (Sanes et al. 1995) darauf hingewiesen, dass Repräsentationen sich im primären motorischen Kortex überlappen (Schieber 1999). Ebenso bestätigen dies inzwischen Studien, die mit funktioneller Bildgebung durchgeführt wurden (Kleinschmidt et al. 1997). Nur die Gipfel der Aktivierung, die mit PET und fMRT gemessen werden, oder die Schwerpunkte der Areale, die mit transkranieller Magnetstimulation (MEP) gemessen werden, sind somatotop getrennt angeordnet. Auch in den sekundär motorischen Arealen ist eine Somatotopie nachweisbar. Sie weist eine größere Überlappung als in den primären Arealen auf (Rijntjes et al. 1999a).

Das zweite Prinzip ist die »Hierarchie«. In einer funktionellen Gliederung des Gehirns kann der Kortex in 3 Teile aufgeteilt werden. Die primären Areale haben die meisten direkten aufsteigenden und absteigenden Verbindungen zu den Sinnesorganen und zu den Extremitäten. In den sekundären Arealen wird Information für die primären Gebiete vorbereitet oder Information aus den primären Arealen weiterverarbeitet, aber sie sind definitionsgemäß noch modalitätsspezifisch, d. h. im sekundär motorischen Kortex werden nur motorische Signale für den primär motorischen Kortex vorbereitet. In den tertiären Arealen kommen die verschiedenen Modalitäten zusammen, sie sind modalitätsunspezifisch. Zum Beispiel

werden in parietofrontalen Netzen Parameter für eine automatisierte Bewegung unabhängig von der ausführenden Extremität gespeichert. Wenn gesunde Rechtshänder unterschreiben, werden dadurch parietale Areale im intraparietalen Sulcus und anteriore, prämotorische Areale auf der Höhe der primären Handrepräsentation aktiviert. Aber die gleichen Handareale werden auch aktiviert, wenn die Personen mit dem rechten Fuß ihre Unterschrift in die Luft malen (Rijntjes et al. 1999a). Daher sind diese Gebiete um das primäre Handfeld herum zwar somatotop für die Hand angeordnet, aber die Parameter für eine automatisierte Bewegung, die in diesen Arealen kodiert werden, sind funktionell unabhängig. Zwischen sekundären und primären Arealen werden diese Parameter dann in extremitätenspezifische Kommandos umgesetzt.

Eine andere funktionelle Gliederung wurde vor mehr als 100 Jahren von dem englischen Neurologen Hughlings Jackson vorgeschlagen. Er postulierte, dass das zentrale Nervensystem beim Menschen ein Abbild der evolutionären Entwicklung darstellt und dadurch in hierarchischen Ebenen organisiert ist. Jede Ebene erhält eine komplette Repräsentation der Information der nächst tiefer gelegenen Ebene und übt darüber Kontrolle aus. Er vermutete, dass bei Patienten, die sich von einer zentralen Läsion erholt hatten, die anderen Ebenen dazu beigetragen hätten (York u. Steinberg 1995). Dieses Modell kann hervorragend dazu benutzt werden, moderne Forschungsergebnisse und bewährte Therapien, die später behandelt werden, zu erklären.

Das dritte Prinzip ist, dass jedes der primären und sekundären motorischen Areale seine eigenen Verbindungen zum Rückenmark hat. Anatomische Experimente bei Affen zeigen, dass die Pyramidenbahn zusammengesetzt ist aus Fasern, die aus verschiedenen motorischen und auch sensiblen Arealen stammen, wobei der Hauptteil (ca. 80%) aus dem primär motorischen Kortex stammt. Auf Höhe der inneren Kapsel sind die Fasern noch nach Herkunft zu tren-

▼

nen. Die Fasern aus der supplementärmotorischen Area (SMA) ziehen durch den vorderen Teil der inneren Kapsel, die Fasern aus dem prämotorischen Kortex durch das Knie der inneren Kapsel und Fasern aus dem primär motorischen Kortex durch den hinteren Teil (Fries et al. 1993).

Das vierte Prinzip besagt, dass das ganze motorische System als ein bilaterales, parallel arbeitendes Netz funktioniert. Areale, die zusammen eine Funktion ausüben, zeigen koordinierte Aktivität, z.B. im Sinne von Synchronisation (Singer 1993). Funktionen können daher als die zeitliche Interaktion zwischen Teilen des Systems definiert werden. In letzter Zeit wird mit EEG und MEG auch beim

Menschen untersucht, wie die elektrischen (und die damit verbundenen magnetischen) Signale, die aus den verschiedenen Arealen der Hirnoberfläche kommen, miteinander zusammenhängen. Erste Studien deuten darauf hin, dass die zeitliche Kohärenz der Signale aus getrennten motorischen Arealen die Zusammenarbeit widerspiegelt (Andres u. Gerloff 1999). Es gibt also Schwerpunkte der Spezialisierung, aber bei jeder Bewegung wird das gesamte motorische Systems aktiviert. Die Knoten im Netz, die für eine bestimmte Bewegung hauptsächlich benutzt werden, weisen die stärkste Aktivierung auf, aber jeder Teil des Netzes braucht die anderen Teile, um eine Funktion zu ermöglichen.

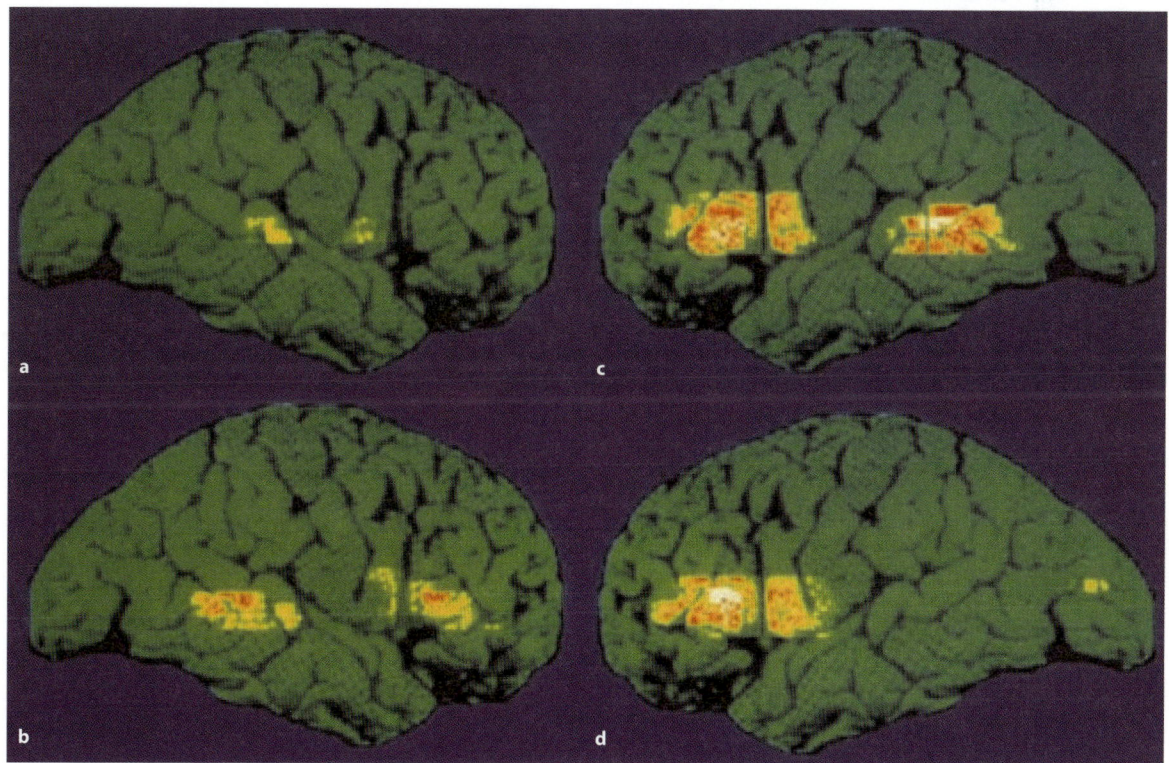

Abb. 64.2a–d. Mit Positronenemissionstomographie durchgeführte Studie. Die Aktivierung ist projiziert auf die laterale Ansicht von der rechten Hemisphäre (**a**, **b**) und der linken Hemisphäre (**c**, **d**). Gezeigt ist die Aktivierung von 6 gesunden rechtshändigen Probanden (**a**, **c**) und 6 rechtshändigen Patienten (**b**, **d**), die sich von einer Wernicke-Aphasie durch eine Läsion in der hinteren temporalen Sprachregion gut erholt hatten. Die Aufgabe war eine Verbgenerierung, wobei alle Personen zu einem vorgegebenen Substantiv passende Verben finden sollten. Gesunde Probanden aktivieren dabei die hintere und vordere Sprachregion und in geringerem Ausmaß homotope Areale der linken Hemisphäre. Gebesserte Patienten haben keine Aktivierung in den hinteren Spracharealen, die durch den Schlaganfall lädiert waren. Trotzdem aktivieren sie die vorderen Sprachareale. Homotope Areale in der rechten Hemisphäre sind bei den Patienten stärker aktiviert als bei den gesunden Probanden

64.1.2   Sprachliches System

Wie im motorischen System geht die Funktionsrestitution im sprachlichen System mit einer Zunahme der Aktivität in den erhalten gebliebenen Teilen des Netzes einher. Bei Patienten, die sich von einer Wernicke-Aphasie nach einer Läsion in den linken hinteren Spracharealen erholt haben, ist eine erhöhte Aktivität im Broca-Areal und in homologen rechtshemisphärischen Arealen zu finden (Weiller et al. 1995; ◘ Abb. 64.2).

Es gibt nur einzelne Berichte über das Verteilungsmuster bei Patienten mit Broca-Aphasie, welche Aktivierungen im Wernicke-Areal und homologen rechtshemisphärischen Arealen aufweisen. Ein üblicher Einwand gegen die Rolle der rechtshemisphärischen Areale bei der Funktionsrestitution ist, dass nur die Patienten sich bessern, die schon vor dem Schlaganfall eine deutlich bilaterale Repräsentation hatten. Auch bei gesunden Rechtshändern ist die Aktivierung in den rechtshemisphärischen Arealen sehr unterschiedlich. Das Muster der Aktivierung bei den Patienten, die sich von einer Wernicke-Aphasie erholt haben ähnelt zudem stark dem von Linkshändern (Krams et al. 1995).

Die meisten Studien berichten über Patienten, die sich erholt haben. Es gibt kaum Informationen über das Muster der Aktivierung bei Patienten, die sich nicht oder nicht wesentlich gebessert haben. Nur ein Vergleich zwischen diesen beiden Gruppen kann Hinweise geben, welche Aktivierungen wirklich zur Funktionsbesserung beitragen. Da beide Systeme von Interaktionen zwischen Hirnarealen abhängig sind, ist es durchaus vorstellbar, dass es auch Reorganisationen gibt, die einer Funktionsbesserung entgegenwirken. Bei Patienten mit chronischem Schmerz nach Armamputation sind solche Muster beschrieben worden (Flor et al. 1995). Nur wenig ist über den zeitlichen Ablauf von Hirnaktivität bei Schlaganfallpatienten bekannt. Untersuchungen mit evozierten Potentialen oder »event-related« fMRT haben bisher nur Einblicke in diese temporalen Aspekte der Informationsverarbeitung bei gesunden Probanden gegeben.

> ❗ Bei der Reorganisation nach einer Läsion im motorischen oder sprachlichen System findet eine Umverteilung von Aktivität zu intakten Teilen der jeweiligen Systeme statt. Dabei kann unterschieden werden zwischen Aktivitätsänderung in direkter Umgebung der Läsion, Aktivitätsänderungen in anatomisch verbundenen, entfernten Arealen und homotopen Arealen in der anderen Hemisphäre. Es gibt jedoch große individuelle Unterschiede. Die Frage, inwieweit die Umverteilung mit der Besserung der Funktion zusammenhängt, ist noch nicht endgültig geklärt.

Unter der Lupe

Unterschiede zwischen dem sprachlichen und dem motorischen System

Es gibt einige wichtige Unterschiede zwischen dem sprachlichen und dem motorischen System, die für das Verständnis von Studien zur Reorganisation nach zentraler Läsion wichtig sind:

- Tierversuche haben entscheidende Beiträge zum Verständnis des motorischen Systems bei Menschen geliefert. Obwohl kommunikative Fähigkeiten nicht für den Menschen spezifisch sind, gibt es kein gutes Tiermodell um die Störungen der Sprache, wie sie beim Menschen vorkommen, zu untersuchen.
- Im motorischen System sind die anatomischen Grenzen ziemlich gut abzugrenzen; anders im sprachlichen System, wo es unverändert Diskussionen über Lage und Grenzen, z. B. des Broca-Areals, gibt.
- Sprache ist eine supramodale Funktion und daher nicht in primären Hirnarealen repräsentiert. Bei der

Funktionsverbesserung nach einer Läsion im motorischen System, die den primären motorischen Kortex einbezieht, geht man davon aus, dass höhere oder tiefere Repräsentationsebenen zur Restitution beitragen. Im sprachlichen System sind jedoch außer den betroffenen Arealen selbst keine Repräsentationen anderer Ebenen bekannt.

- Wie im motorischen System gibt es auch im sprachlichen System hierarchische Modelle. Im Gegensatz zum motorischen System ist es im sprachlichen System jedoch viel weniger klar, wie der Bezug dieser Modelle zu Funktionen in kortikalen Arealen oder kortikalen Verbindungen steht. Während im motorischen System von einer Läsion einigermaßen ge nau vorhergesagt werden kann, welches Defizit sie verursachen wird, ist im sprachlichen System die Beziehung zwischen Lokalisation der Läsion und dem resultierenden Aphasiesyndrom vergleichsweise schwach (Wilmes u. Poeck 1993).

Repräsentation der Sprachfunktion

Bei Rechtshändern wird die Sprachfunktion klassischerweise im Wernicke-und im Broca-Gebiet der linken Hemisphäre lokalisiert. Aber auch andere Strukturen spielen bei der Sprache eine Rolle, z. B. der inferiore Temporallappen, der anteriore Gyrus cinguli und das supplementärmotorische Areal. Schon die ersten Aktivierungsstudien mit funktioneller Bildgebung haben auch bei einfachen semantischen Aufgaben Aktivierungen in diesen Strukturen nachgewiesen (Warburton et al. 1996). Ihre Rolle bei der Sprache ist jedoch nicht klar, da eine Läsion dieser Areale keine klassischen Aphasiesyndrome verursacht.

Fast alle Studien mit funktioneller Bildgebung zeigen häufig auch kleinere Aktivierungen in rechtshemisphärischen Arealen, homolog zu den linkshemisphärischen Wernicke- und Broca-Regionen. Die Rolle der rechten Hemisphäre ist unklar, wobei sicher zu sein scheint, dass die rechte Hemisphäre einen Beitrag zur Sprache leistet, aber bezweifelt wird, dass die rechte Hemisphäre alleine eine normale Sprache produzieren kann. Manche Autoren vermuten eine Rolle bei emotionalen Aspekten der Sprache und es gibt Beschreibungen von Patienten, bei denen die Sprachmelodie bei rechtshemisphärischen Läsionen gestört war, ohne dass eine Aphasie im klassischen Sinne vorlag (Ross 1985).

Die Repräsentation der Sprache ist individuell sehr variabel. Manche Rechtshänder zeigen eine fast bilaterale Aktivierung der Sprachregionen, andere eine strikte Lateralisierung (Finklestein et al. 1982). Eine andere Erklärung basiert auf der Hypothese, dass die rechte und linke Hemisphäre an unterschiedlichen Aspekten der Sprache beteiligt sind. Das würde auch die getrennte links- oder rechtshemisphärische Aktivierung bei Sprachen erklären, die sowohl komplexe Zeichen als phonetische Symbole umfassen, wie z. B. japanisch (Tokunaga et al. 1999).

64.2 Die Mechanismen der Reorganisation

Die Mechanismen, die nach zentraler Läsion in Gang gesetzt werden, spielen sich auf unterschiedlichen Ebenen ab, z. B. auf neuronaler Ebene, auf der Ebene kortikalen Areale und auf der Verhaltensebene. Diese Ebenen sind nicht unabhängig voneinander: Neue Verbindungen zwischen Synapsen (neuronale Ebene), die z. B. durch wiederholte passive Bewegung der gelähmten Hand entstehen mögen (Verhaltensebene), können in der funktionellen Bildgebung zu einem Anstieg der Aktivität in kortikalen Arealen führen (Ebene der kortikalen Areale). Es gibt viele Tierexperimente, die neuronale Plastizität nach experimentellem Schlaganfall nachgewiesen haben. Invasive Untersuchungen auf neuronaler Ebene sind bei Menschen nur unzureichend untersucht worden. Die Erkenntnisse über Plastizität und Reorganisation stammen bei Menschen vor allem aus Studien mit funktioneller Bildgebung. Die Ebene der kortikalen Areale ist diejenige, die mit der funktionellen Bildgebung untersucht wird. Änderungen der Aktivierung in kortikalen Arealen nach einer zentralen Läsion können in der direkten Umgebung des Infarktes, in entfernten, anatomisch verbundenen Arealen und in der anderen Hemisphäre auftreten.

Erhaltene Teile des betroffenen Gebietes (z. B. des Wernicke-Areals oder des motorischen Kortex) stellen das bevorzugte Substrat für die Funktionsrestitution dar (Rijntjes et al. 1994; Cramer u. Bastings 2000; Warburton et al. 1999). Die Frage ist, wieviel des originalen Areals erhalten geblieben sein muss, um die Funktion noch ausüben zu können. Für das sprachliche System wird vermutet, dass das Ausmaß der Schädigung des Wernicke-Areals darüber entscheidet, inwieweit die rechte Hemisphäre bei der Reorganisation involviert wird. So ist das Ausmaß der rechtshemisphärischen Aktivierung ausgeprägter, wenn die Läsion im linkshemisphärischen Wernicke-Areal größer ist (Heiss et al. 1999).

Die ischämische Läsion hat nicht nur Konsequenzen in der unmittelbaren Nachbarschaft: Der Begriff »Diaschisis« wurde durch von Monakow (1914) geprägt und bedeutet, dass weiter entfernte Gebiete, die anatomisch und funktionell eng mit dem betroffenen Areal verbunden sind, durch den »Schock« in ihrer Funktion gestört sind, was zu einer Abnahme des lokalen Metabolismus (und damit des Blutflusses und des BOLD-Effektes) führt. Am bekanntesten ist die gekreuzte zerebelläre Diaschisis, bei der die Kleinhirnhemisphäre kontralateral zum Infarkt im Großhirn in Ruhe weniger Aktivität zeigt als unter normalen Bedingungen (Pantano et al. 1986). Im sprachlichen System ist in der Akutphase eine Minderaktivierung in allen Teilen des Netzes nachzuweisen (Cappa et al. 1997), die bei Sprachaufgaben normalerweise beteiligt sind. Man geht davon aus, dass sich diese Diaschisis in den meisten Fällen nach einigen Monaten spontan zurückbildet. Das könnte schon ein wichtiger Grund dafür sein, dass Schlaganfallpatienten die größte Besserung in den ersten Monaten nach dem Ereignis aufweisen und dass erfahrungsgemäß erst 4 Wochen nach dem Schlaganfall eine verlässliche Aussage zur Art des vorliegenden Aphasiesyndroms gemacht werden kann.

Nach einem Schlaganfall im motorischen System finden auch in der nicht betroffenen Hemisphäre komplexe Änderungen statt. Als bekanntes Argument dafür gilt ein Patient von Miller Fisher, der sich gut von einem Schlaganfall erholt hatte, jedoch nach ischämischer Läsion der anderen Hemisphäre eine beidseitige Lähmung entwickelte (Miller Fisher 1992), was dafür spricht, dass die vorher nicht betroffene Hemisphäre die Funktion übernommen hatte. Eine andere Beobachtung, die eine Rolle der nicht betroffenen Hemisphäre nahelegt, ist die, dass Patienten, die fraktionierte Bewegungen mit den Fingern der gebesserten Hand machen, Mitbewegungen der Gegenseite aufweisen (Nelles et al. 1998). Dieses Phänomen geht auch mit einer Aktivierung des primär motorischen Kortex der ipsilateralen Hemisphäre einher (Rijntjes et al. 1999b).

Da zwar etwa 90% der Pyramidenbahn kreuzt (aber ein Teil rückkreuzt, sodass wahrscheinlich nur ein kleiner Teil wirklich ipsilateral projiziert), wurde immer wieder vermutet, dass diese ipsilateralen Fasern bei der Besserung der Funktion eine wichtige Rolle spielen. Viele Untersuchungen mit magnetevozierten Potentialen konnten jedoch für diese Vorstellung keine harten Beweise liefern. Zwei Studien fanden sogar eine negative Beziehung zwischen ipsilateral evozierbaren Potentialen und Funktionsbesserung (Netz et al. 1997; Turton et al. 1996). Darüber hinaus haben anatomische Studien bei Rhesusaffen gezeigt, dass ein Großteil der ipsilateralen Pyramidenbahnfasern im weiteren Verlauf im Rückenmark doch noch kreuzt (Darian-Smith et al. 1999), sodass der Anteil ungekreuzter Fasern auch bei Menschen minimal sein dürfte. Bei einem geringen Teil der Schlaganfallpatienten (etwa 7%) kommt es zu echten Spiegelbewegungen der gelähmten Hand, wenn sie die gesunde Hand bewegen (Nelles et al. 1998). Vielleicht stellt diese kleine Subgruppe von Patienten wirklich eine Rekrutierung ipsilateraler Bahnen dar, die nicht mehr selektiv »abgeschaltet« werden, wenn die gesunde Hand bewegt wird. Die ipsilateralen Gebiete mögen nicht direkt durch absteigende Bahnen zur Besserung der Funktion beitragen, könnten aber

ihre Information der geschädigten Hemisphäre zur Verfügung stellen. Eine dritte Möglichkeit ist, dass die stärkere Aktivierung der nicht betroffenen Hemisphäre nur ein Epiphänomen ist. Durch inhärente Mechanismen werden die intakten Strukturen des gesamten verbleibenden intakten Netzes, einschließlich ipsilateraler Systeme hochreguliert, und dazu gehören auch Areale, die zur Besserung der Funktion nicht wesentlich beitragen. So betrachtet, würden die Mitbewegungen der Gegenseite nur eine Art »Überlauf« darstellen.

> **❶ Funktionelle Bildgebung untersucht Änderungen der zerebralen Organisation auf der Ebene der kortikalen Areale. Es macht für die Reorganisation einen großen Unterschied, ob ein kortikales Areal komplett oder nur teilweise lädiert ist. Entfernte, aber anatomisch verbundene Areale in beiden Hemisphären sind in der Akutphase in ihrer Funktion gestört. Es ist sehr wohl möglich, aber noch nicht gesichert, dass die Änderungen in der nicht betroffenen Hemisphäre eine Rolle spielen bei der Besserung der Funktion.**

64.3   Reorganisation = Rehabilitation?

Eine wichtige Frage ist, ob die Reorganisation, die mit PET oder fMRT gemessen wird, auch für die klinische Besserung der Patienten verantwortlich zu machen ist. Nicht jede Reorganisation ist funktionell nützlich. Zum Beispiel dehnt sich bei Patienten mit einer peripheren Fazialislähmung, einer rein motorischen Deefferentierung, das motorische Handfeld in das brachliegende, benachbarte Gesichtsfeld aus (Rijntjes et al. 1997). Hieraus wird jedoch kaum ein Gewinn für die Gesichtsbeweglichkeit resultieren. Die Erklärung für diese Art von Reorganisation muss vielmehr ein dem Gehirn inhärentes, kompetitives Gleichgewicht zwischen seinen Arealen sein, das durch Läsionen (wie z. B. die beschriebene periphere Fazialisläsion) aus der Balance gerät.

Es ist daher die Frage zu stellen, inwieweit Areale, die in der funktionellen Bildgebung wie PET oder fRMI eine Mehraktivierung bei Patienten im Vergleich zu Normalpersonen zeigen, zur Funktionsbesserung beitragen. Eine mögliche Lösung der Frage besteht in einer Korrelation zwischen Funktionsbesserung und Muster der Aktivierung. So scheint z. B. die mit der funktionellen Bildgebung gemessene Aktivität im intakten prämotorischen Kortex der betroffenen Seite mit der Funktionsverbesserung der gelähmten Hand zu korrelieren (Seitz et al. 1998).

❗ **Nicht jede Reorganisation ist funktionell sinnvoll. Einige Studien haben gezeigt, dass nur ein Teil der Reorganisation mit der Besserung der Funktion zusammenhängt.**

64.4   Prognose

Mehrere Studien haben gezeigt, dass Patienten, bei denen evozierte Potentiale zu und vom primären Kortex intakt sind, eine relativ bessere Prognose haben. Das Problem ist jedoch, dass man in einer Gruppe von Schlaganfallpatienten zwar einigermaßen genau die Prognose vorhersagen kann (Duncan et al. 2000; Giaquinto et al. 1999), dies jedoch für den individuellen Patienten nur sehr ungenau möglich ist. Die funktionelle Bildgebung könnte hier vielleicht zur Verbesserung der Situation beitragen. Ein praktisches Problem ist, dass Aktivierungsstudien, die Eigenaktivität verlangen, kurz nach dem Schlaganfall, wenn der Arm hochgradig paretisch oder plegisch ist oder eine globale Aphasie vorliegt, kaum möglich sind. Es ist aber möglich den Arm passiv zu bewegen. Eine passive Bewegung des Armes im Ellenbogengelenk führt bei Gesunden zu einer Aktivierung eines Großteils des sensomotorischen Systems, vergleichbar mit einer aktiven Bewegung, unter Aussparung vom Gyrus cinguli und den Basalganglien (Weiller et al. 1996). Erste Studien bei Patienten bestätigen, dass dieses Vorgehen praktikabel ist und eine prognostische Einordnung zulässt.

❗ **Es ist z. Z. noch nicht möglich, für den einzelnen Patienten eine zuverlässige Prognose über die Entwicklung seines Defizites zu geben. Möglicherweise können hier zukünftig funktionell-bildgebende Studien helfen, in denen den Patienten Reize passiv angeboten werden (z. B. passive Bewegung, Vorspielen von Wörtern). Diese könnten vielleicht zeigen, inwieweit Teile des lädierten Systems noch aktivierbar sind.**

64.5   Beeinflussung der Reorganisation

Der Erfolg einer Therapie kann nur eingeschätzt werden, wenn bekannt ist, wie der natürliche Verlauf der Lähmung oder der Aphasie ohne diese Therapie gewesen wäre. Da Physiotherapie und Sprachtherapie heute breit etabliert sind, ist eine kontrollierte Studie, wobei in einer Gruppe von Patienten der Spontanverlauf und in einer anderen Gruppe der Effekt der Therapie beobachtet wird, natürlich nicht durchführbar.

Insbesondere bei der Aphasie ist die Effektivität einer Therapie Thema von langjährigen Diskussionen. Obwohl Linguisten und Logopäden mit standardisierten Testverfahren eine Aphasie gut charakterisieren und die Therapie auf die Defizite des individuellen Patienten abstimmen können, zeigen größere Studien zur Effektivität der Sprachtherapie widersprüchliche Ergebnisse (Greener et al. 2000; Robey 1998; Lincoln et al. 1984). Ein Faktor, der zur Besserung von Aphasie beiträgt, ist die Häufigkeit von alltäglichen Kontakten. Möglicherweise wurde diese Rolle von Umgebungsfaktoren bisher unzureichend berücksichtigt. Auch im motorischen System spielen Umgebungsfaktoren eine große Rolle: Ratten mit Hemiparese nach experimentellem Schlaganfall hatten eine deutlich bessere Restitution der Funktion, wenn sie in einer stimulierenden Umgebung waren, im Gegensatz zu jenen, die in einem langweiligen Käfig gehalten wurden (Johansson et al. 1999).

Es gibt unterschiedliche Therapien für Patienten mit Aphasie, aber der Zusammenhang von Intervention und Änderungen von kortikalen Aktivierungen ist bis jetzt unzureichend untersucht worden. Ein Beispiel ist eine Studie, die direkt den Zusammenhang zwischen Funktionsbesserung und Art und Ausmaß der Reorganisation nachgewiesen hat: Die Besserung während eines sprachlichen Trainings korrelierte nur mit einer ansteigenden Aktivität im rechten posterioren Temporallappen, homolog zum Wernicke-Areal (Musso et al. 1999). Wie oben dargestellt (▶ Unter der Lupe »Repräsentation der Sprachfunktion«) ist die Beziehung von linguistischen Modellen zu den kortikalen Arealen nicht eindeutig, was die Überprüfung von Hypothesen mit funktioneller Bildgebung erschwert.

Im motorischen System lassen sich die verschiedenen Modelle, die oben (▶ Unter der Lupe »Prinzipien der Organisation des motorischen Systems«) dargelegt wurden, besser mit der funktionellen Bildgebung überprüfen. Aber auch hier gilt, dass die meisten eingebürgerten Therapieverfahren nicht in kontrollierten Studien untersucht worden sind und der Effekt auf die kortikale Reorganisation bis jetzt nicht untersucht wurde.

Das motorische System ist aufzufassen als ein Netz von Arealen, in dem motorische Abläufe repräsentiert sind. Wenn eine Läsion einen Teil dieses Netzes zerstört, können andere Komponenten des Netzes im Laufe der Zeit die ausgefallenen Funktion kompensieren. Sowohl altbewährte empirische Therapien als auch Erkenntnisse aus der Grundlagenforschung können dazu führen, die verbleibenden Teile des Netzes in effektiver Weise wieder miteinander zu verbinden. Entsprechend der hierarchischen Einteilung des motorischen Nervensystems können Therapien auf verschiedenen Ebenen wirksam sein: auf der Ebene der direkten Schädigung, auf tieferer und auf höherer Ebene.

64.5.1 Einflussnahme auf der betroffenen Ebene durch Nutzung der unmittelbaren Läsionsumgebung

Bei einer kortikalen Läsion, die zu einer Hemiparese führt, ist die einfachste aktive Therapie die repetitive Aufforderung an den Patienten, die betroffene Extremität zu bewegen. Mit einer passiven Bewegung soll erreicht werden, dass der propriozeptive Input dieser Extremität wahrgenommen wird. Wie oben beschrieben, wird passive Bewegung allein ein Großteil des sensomotoroischen Systems aktivieren. Auch eine rein passive, repetitive Bewegung bei Gesunden über 4 Wochen führt zu einer kortikalen Reorganisation (Carel et al. 2000). Ein anderer Ansatz, der sich auf der gleichen Ebene befindet, versucht, die motorischen Programme der kontralateralen, intakten Hemisphäre zu benutzen. Neuere Studien zeigen, dass bilaterale Bewegungen zu einem signifikant besseren Ergebnis führen können (Mudie u. Matyas 2000), wie auch der »Trick«, dem Patienten durch einen Spiegel eine Bewegung der betroffenen Extremität während Bewegung der gesunden Extremität zu suggerieren (Altschuler et al. 1999).

64.5.2 Einflussnahme auf einer tieferen hierarchischen Ebene

Die meisten Physiotherapien auf neurophysiologischer Basis (z.B. Bobath, Vojta, progressive neuromusluläre Faszilitation) benutzen alle ontogenetisch angelegtes Reflexverhalten oder Koordinationskomplexe, um einen Zugang zur Einflussnahme auf die gestörte Sensomotorik zu bekommen. Diese Methoden gehen davon aus, dass bei der Spastik durch Aufhebung der kortikalen Kontrolle angelegte Reflexe enthemmt sind und versuchen durch Aktivierung von Haltungsprogrammen und Reflexverhalten eine kompensatorische Hemmung zu erzielen. Diese Therapien sind weit verbreitet und werden mit Erfolg eingesetzt, sie sind jedoch weder pathophysiologisch validiert, noch sind ihre Effekte auf das Gehirn untersucht, noch gibt es ausreichend kontrollierte Studien, die ihren Nutzen belegen würden.

64.5.3 Einflussnahme auf einer höheren Ebene durch Rekrutierung entfernter Teile des Kortex

Wenn gesunde Probanden sich eine Bewegung vorstellen, werden im sekundär-sensorischen und sekundär-motorischen Kortex die gleichen Strukturen benutzt wie bei der Ausführung dieser Bewegung (Stephan et al. 1995). Es ist bekannt, dass Gesunde in etwa die gleiche Zeit benötigen, sich eine komplizierte Bewegung vorzustellen, wie sie tatsächlich durchzuführen (Sirigu et al. 1996a). Viele Patienten mit einer Parese oder Lähmung können sich die Bewegungen mit der betroffenen Extremität noch gut vorstellen (Johnson 2000), was darauf hinweist, dass die motorischen Programme für eine Bewegung, die unabhängig von den extremitätenspezifischen Parametern gespeichert werden (Rijntjes et al. 1999a), noch intakt sein könnten. Auf diesem Hintergrund wurden Therapien entwickelt, die darauf abzielen diejenigen Areale, in denen die Programme für die Vorstellung von Bewegung lokalisiert sind, wieder an die noch intakten Teile des Gehirns anzuschließen, die bei der Ausführung dieser Bewegung eine Rolle spielen. Erste Versuche mit solchen Therapien, bei denen Patienten sich konsequent Bewegungen vorstellen sollen, haben vielversprechende Ergebnisse gezeigt (Miltner et al. 1998).

Zu dieser Gruppe von »motorisch-kognitiven« Therapien gehören auch andere Therapieverfahren. Dabei wird versucht, den Patienten stufenweise jeden Schritt der Bewegung mit allen Sinnen bewusst werden zu lassen. Hierbei erhält der Patient nicht nur über somatosensible Bahnen Information über die durchzuführende Bewegung, sondern auch über visuelle Informationen, die über tertiäre Areale die sekundären und primären Areale des motorsichen Systems beeinflussen sollen. Auch werden in hohem Maß Aufmerksamkeit und Konzentration gefordert. Auch Biofeedback benutzt den Zugang über eine andere Modalität (Schleenbaker u. Mainous 1993). Hierbei wird dem Patienten über akustische Signale vermittelt, wie die Spannung der Muskulatur durch die Willkürinnervation war.

Im Gegensatz zu den bis jetzt erwähnten Therapien ist die Effektivität und die dadurch hervorgerufene kortikale Reorganisation von der sog. »Constraint-induced therapy« (► auch Unter der Lupe »Constraint-induced movement therapy« in Kap. 63) für Patienten mit Hemiparese ausführlich untersucht worden. Diese Therapie geht von der Hypothese aus, dass die Behinderung nach Schlaganfall nicht nur durch die anatomische Läsion bedingt wird, sondern auch abhängig ist vom Einsatz der Extremität im täglichen Leben. Es gibt zunehmend Hinweise, dass Patienten sowohl im täglichen Leben außerhalb der Rehabilitation und der anschließenden häuslichen Physiotherapie, als auch direkt nach dem Schlaganfall aufgrund negativer Erfahrungen, die mit dem Gebrauch der betroffenen Extremität verbunden sind, die betroffene Extremität weniger benutzen, als dies wünschenswert wäre. Da Bewegungen mit der nicht betroffenen Extremität schneller und leichter auszuführen sind (Taub et al. 1999), bildet sich so ein Teufelskreis. Die »Constrained-induced«- oder »Forced-use«-Therapie versucht diesem negativen Lerneffekt entgegenzuwirken (Taub et al. 1999). Dabei wird über 2 Wochen das Handgelenk der nicht betroffenen Seite mit einer Schiene immobilisiert und es wird unter Anleitung 6 h pro Tag intensiv mit der betroffenen Seite repetitiv geübt. Diese Therapie ist jedoch nur bei Patienten durchführbar, die eine gewisse Restfunktion der betroffenen Hand haben, genügend posturale Stabilität besitzen und motiviert sind, diese anstrengende Therapie zu absolvieren. Die Effektivität dieser Therapie wurde in ausführlichen Studien gut belegt, auch bei Patienten, die viele Jahre zuvor einen Schlaganfall erlitten hatten. Mit MEP wurde gezeigt, dass intensives Üben mit der betroffenen Hand mit einer Vergrößerung des zunächst stark geschrumpften Handareals einhergeht, obwohl Letzteres über Jahre nicht für diese Funktion genutzt wurde, also »brachlag«. Interessant ist jedoch, dass die Besserung der Funktion auch noch 6 Monate nach Beendigung des Trainings anhält, während sich die Größe des Handareals der betroffenen Hand fast wieder auf eine normale Größe verkleinert (Liepert et al. 2000). Die Erklärung dafür könnte sein, dass die vorübergehende Vergrößerung zu einer größeren Effektivität der Verbindungen geführt hat, was analog zu den Lernstudien mit fMRT darauf hinweist, dass hier tatsächlich ein Lernprozess stattgefunden hat.

❶ Therapien zur Verbesserung der nach einer Läsion des motorischen Systems eingetretenen Behinderung können nach der hierarchischen Ebene unterschieden werden, in der die Therapie versucht einzugreifen. Die meisten Therapien sind jedoch nicht mit kontrollierten Studien validiert worden. Es gibt bis jetzt so gut wie keine Studien, die die Besserung der Aphasie mit dem Muster der Reorganisation im sprachlichen System untersucht haben.

Zusammenfassung

Verschiedene bildgebende Techniken haben in den letzten Jahren gezeigt, dass auch im erwachsenen Gehirn nach einer Schädigung plastische Veränderungen auftreten können. Nach einer peripheren oder zentralen Schädigung tritt eine Umverteilung von Aktivität über noch intakte Teile des motorischen bzw. sprachlichen Systems auf. Nur manche dieser Änderungen sind für die Funktionsbesserung verantwortlich. Mit der funktionellen Bildgebung können altbewährte Therapien in vivo überprüft werden und Änderung der Organisation in Beziehung zur klinischen Besserung gesetzt werden. Das Ziel zukünftiger Studien ist es, für jeden Patienten eine Prognose zu stellen und die für ihn individuell am besten geeignete Rehabilitation zukommen zu lassen.

XVI Altern und Demenz

65 Normales kognitives Altern

Ulrich Mayr

Die einfache Frage nach Veränderungen der geistigen Leistungsfähigkeit mit dem chronologischen Alter ist aus methodischer Sicht äußerst komplex und hat über die letzten Jahrzehnte eine Reihe hitziger Debatten, aber auch die Entwicklung wichtiger Forschungsstrategien ausgelöst (z. B. Baltes et al. 1977). Alter ist kein frei variierbarer Faktor des Untersuchungsdesigns, sondern eine quasiexperimentelle Variable, mit der wichtige Faktoren in schwer zu kontrollierender Weise kovariieren (◻ Tabelle 65.1).

Trotz der methodischen Problematik, lässt sich jedoch inzwischen mit großer Sicherheit feststellen, dass wichtige

▼

Aspekte unserer intellektuellen Leistungsfähigkeit einen kontinuierlichen Abbau über unser ganzes Erwachsenenalter hinweg erleben. Zumindest in querschnittlichen Analysen zeigt sich, dass kognitiver Abbau im 3. Lebensjahrzehnt beginnt und sich, möglicherweise leicht beschleunigt, bis ins hohe Alter kontinuierlich fortsetzt. Leistungsunterschiede zwischen jungen Erwachsenen und 60- bis 70-Jährigen können dabei in bestimmten Bereichen die Größenordnung von 1–1,5 Standardabweichungen erreichen. Wie im nächsten Abschnitt besprochen, ist dieses negative Alternsszenario allerdings nur eine Hälfte der Geschichte.

65.1   Was ist kognitives Altern?

Sowohl das Alltagsverständnis als auch theoretische Überlegungen (Baltes 1987) legen eine Unterscheidung zwischen zumindest 2 breiten Leistungsbereichen nahe, die mit 2 gegensätzlichen »Alternsprozessen« korrespondieren. Leistungsbereiche, die vor allem auf »basalen« kognitiven Operationen beruhen, sollten in relativ direkter Weise den negativen Effekt biologischen Alterns auf das zentrale Nervensystem widerspiegeln. Idealerweise sind hierbei Leistungen gemeint, die weitgehend unabhängig von Vorwissen, Geschwindigkeit und Genauigkeit kognitive Prozesse erfassen und die von Horn u. Cattell (1967) als »fluide« In-

---

◻ **Tabelle 65.1.** Faktoren, die mit Alter kovariieren, und Forschungsstrategien, die bei der Isolierung der verschiedenen Faktoren helfen können

Wichtige Faktoren, die mit chronologischem Alter kovariieren	Forschungsmethodische »Gegenmaßnahmen«
– Veränderungen in den biologischen Grundlagen kognitiver Funktionen	– Gleichzeitiges Betrachten von querschnittlichen (verschiedene Altersgruppen und Kohorten zu einem Zeitpunkt) und längsschnittlichen Untersuchungen (eine, oder besser mehrere, Kohorten werden über mehrere Messzeitpunkte verfolgt)
– Ausmaß an lebenslanger Erfahrung	
– Zeit seit »akademischen« Anforderungen (»Disuse«)	
– Kohortenabhängige Veränderungen in Lebens- und Bildungserfahrungen (bei querschnittlicher Betrachtung des Alters)	– Erfassung von Plastizität und »asymptotische Maximalleistung« nach massivem Training. Die Maximalleistung sollte vor allem von biologischen Basisparametern (und nicht von Erfahrung) determiniert sein.
– Unentdeckte pathologische Erscheinungen (z. B. beginnende Demenz)	
– Selektionseffekte (z. B. Tod, Krankheit)	– Sorgfältiges Screening nach pathologischen Alterserscheinungen

telligenz bezeichnet wurden (z.B. psychometrische Aufgaben zur Wahrnehmungsgeschwindigkeit oder zum schlussfolgerndes Denken).

Ein zweiter »Alterungsprozess«, der biologischem Abbau entgegenwirken sollte, ist die lebenslange Akkumulation von Wissen und Erfahrung (»kristalline« Intelligenz nach Horn u. Cattell 1967). In der Tat zeigt sich, dass man vor allem in Tests, die verbalisierbares Wissen erheben, oftmals einen Zuwachs bis ins hohe Erwachsenenalter findet und erst in sehr hohem Alter einen moderaten Abbau.

Aber nicht nur die Produkte früherer Lernerfahrungen, auch relativ komplexe und geschwindigkeitsabhängige Operationen profitieren von lebenslanger Erfahrung. So zeigten z. B. Krampe u. Ericsson (1996), dass professionelle Pianisten auch im höheren Alter in komplexeren, bimanuellen Koordinationsaufgaben mit jungen Pianisten mithalten konnten. Auch die neuroanatomischen Grundlagen massiver bereichsspezifischer Erfahrung lassen sich z. B. in Form einer Vergrößerung des handmotorischen Areals im Motorkortex nachweisen (Elbert et al. 1995c). Eine bislang noch offene Frage ist, inwiefern neuroanatomische **Plastizität** als Folge von Übung und Erfahrung auch **im Erwachsenenalter** nachgewiesen werden kann und inwiefern das Ausmaß dieser neuroanatomischen Plastizität selbst sich mit dem Alter verändert. Auf der psychologischen Ebene ist bei sehr alten Menschen die kognitive Plastizität, also das Ausmaß in dem Menschen in einem bestimmten Bereich ihre Leistungsfähigkeit erhöhen können, zwar eingeschränkt, aber durchaus noch nachweisbar (Singer et al. 2003).

Eine besonders wichtige Frage ist schließlich, inwiefern geistige Aktivität generell gegen negative Alterseffekte schützt. Aus tierexperimentellen Arbeiten ist immerhin bekannt, dass extreme Deprivation von kognitiver und sozialer Stimulation negative Effekte auf funktionelle Parameter im alternden Rattenhirn hat (Diamond et al. 1985). Beim Menschen ist die Befundlage gemischt. So erhöhten sich z. B. die von Krampe u. Ericsson (1996) untersuchten Pianisten nicht ihre generelle Reaktionsgeschwindigkeit und entgegen landläufiger Annahme verbessert häufiges Kreuzworträtseln zwar die Fähigkeit, Kreuzworträtsel zu lösen, hat darüber hinaus aber keine Auswirkungen auf die generellere geistige Leistungsfähigkeit (Hambrick et al. 1999). Auf der anderen Seite zeigt sich, dass Erfahrung in komplexen Arbeitstätigkeiten kognitivem Altersabbau entgegenwirkt (Schooler u. Mulatu 1999). Ingesamt scheinen sich in letzter Zeit Hinweise zu verstärken, dass basale (und daher über Bereiche hinweg genaralisierbare) Aufmerksamkeits- und Arbeitsgedächtnisprozesse durch intensive Beanspru-

chung verbessert werden können (Green u. Bavelier 2003), möglicherweise sogar mit positiven Auswirkungen auf kognitive Altersveränderungen (Bialystok et al. 2004).

> ❗ Kognitive Leistungen, die in hohem Maße auf lebenslang akkumuliertem Wissen und geübten Fertigkeiten beruhen, sind relativ alterungsresistent. Hingegen zeigen wissensunabhängige basale kognitive Funktionen einen deutlichen Altersabbau. Die »intellektuelle Gesamtleistungsfähigkeit« über die Lebensspanne ist nur über das (zum Teil kompensatorische) Zusammenwirken beider Faktoren zu begreifen.

65.2 Gibt es einen »Generalfaktor« des kognitiven Alterns?

Kann der kognitive Abbau auf eine Art unspezifischen »Generalfaktor« reduziert werden oder finden sich eher Defizite in einer oder einigen spezifischen Funktionen? Dieses aus neuropsychologischer Perspektive wichtigste Problem manifestiert sich in dem sog. »Alter × Komplexität-Effekt«. Bei dem Versuch, prozessspezifische Alterseffekte nachzuweisen, gilt es zu bedenken, dass man es fast immer mit einer Situation zu tun hat, in der Altersunterschiede schon in den einfachsten Kontrollbedingungen zu sehen sind. Eine idealisierte, aber typische, Konstellation ist in ◘ Abb. 65.1a zu sehen: Die traditionelle »varianzanalytische« Betrachtung würde hier eine Alter × Bedingung-Interaktion zeigen (den Alter × Komplexität-Effekt), und man könnte geneigt sein, diese im Sinne eines spezifischen Alterseffekts (etwa in der Effizienz der visuellen Aufmerksamkeit) zu interpretieren. ◘ Abbildung 65.1b zeigt die gleichen Daten als sog. Alt-Jung-Funktion, in der die Mittelwerte der alten Erwachsenen gegen die entsprechenden Werte der jungen Erwachsenen aufgetragen werden. Wie zu sehen, fallen nun alle Datenpunkte auf eine Gerade, deren Steigung(in diesem Fall 1,5) angibt, um welchen proportionalen »Verlangsamungsfaktor« alte Erwachsene langsamer als junge Erwachsene in jeder Bedingung sind. Tatsächlich zeigt eine Reihe von Metaanalysen, dass ein großes Teil der Alterseffekte in Reaktionszeitaufgaben über viele Aufgabenbereiche hinweg, durch einen derartigen, einheitlichen Verlangsamungsfaktor erklärt werden kann. Theoretisch wurde dies als ein starker Hinweis auf eine im Alter reduzierte Verarbeitungsressource interpretiert, die sich sozusagen auf unspezifische Weise durch das ganze kognitive System zieht. Hierin liegt die Brisanz dieser Befund-

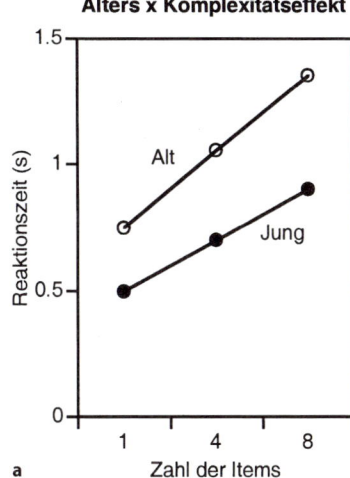

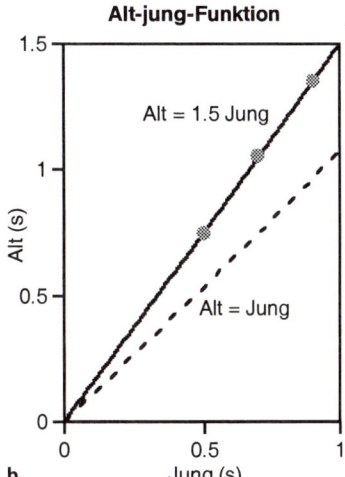

◨ Abb. 65.1. a Typisches Ergebnis eines Experimentes mit den Faktoren Alter und einer experimentellen Bedingungsvariation (z. B. Anzahl der Items in einer visuellen Suchaufgabe). Bedingungseffekte wirken sich bei alten Erwachsenen stärker aus als bei jungen Erwachsenen. **b** Die gleichen Daten sind hier in Form einer »Alt-jung-Funktion« aufgetragen. Wenn, wie hier, alle Datenpunkte durch eine Gerade zu erklären sind, dann ist dies ein Hinweis darauf, dass ein prozessunspezifischer Alterseffekt am Werk ist. Die diagonale, *gestrichelte Linie* gibt die Funktion unter der Bedingung an, dass alte und junge Probanden gleich schnell wären. (▶ auch ◨ Abb. 62.2 für ein reales Beispiel, in dem ein funktionsspezifisches Altersdefizit mit Hilfe der gleichen Darstellungsform nachgewiesen werden kann)

lage: Ist dies nämlich »die ganze Wahrheit«, dann wäre eine traditionell kognitions- oder neuropsychologische Betrachtung kognitiven Alterns, bei der es um die Identifikation spezifischer Defizite in bestimmten neurokognitiven Komponenten geht, unnötig. In jedem Fall steht mit dem Generalfaktormodell eine »Baselinehypothese« im Raum, gegen die Hypothesen prozessspezifischer Altersdefizite zu testen sind.

❶ Eine Vielzahl spezifischer Alterseffekte in bestimmten Funktionen kann durch die Annahme eines generellen Verlangsamungsfaktors beschrieben werden. Eine mögliche Erklärung für dieses Muster ist, dass alte Erwachsene eine um den Faktor 1,5–2,0 langsamere »Grundgeschwindigkeit« als junge Erwachsene haben. Als wichtige methodische Konsequenz ergibt sich, dass als Ausdruck funktionsspezifischer Defizite nur Datenpunkte akzeptiert werden können, die nicht auf eine einheitliche Verlangsamungsfunktion fallen. Diese Analyseform kann auch im neuropsychologischen Kontext immer dann hilfreich sein, wenn es um den Nachweis funktionsspezifischer Unterschiede zwischen Gruppen geht, die sich möglicherweise auch in unspezifischer Weise unterscheiden (also schon in Kontrollbedingungen verschieden sind).

65.3   Jenseits des »Generalfaktormodells«

Der ursprüngliche Befund einer generellen, altersabhängigen Verlangsamung mit einem Faktor um 1,5–2,0 beruhte zwar auf einer großen, aber nicht unbedingt auf einer repräsentativen Auswahl von Aufgabenbereichen. Es fehlte, was nicht ohne Weiteres in das Format einfacher Wahlreaktionszeitaufgaben passte, also alle komplexeren Aufgaben, die exekutive Funktionen, Arbeitsgedächtnisfunktionen oder Gedächtnis erfassten. Um einen direkten Vergleich zwischen solchen Aufgaben zu ermöglichen, die typischerweise das Verlangsamungsmuster einerseits und komplexeren Aufgaben andererseits zeigen, entwickelten Kliegl et al. (1994) eine Methode, in der statt Reaktionszeiten der Zeitbedarf gemessen wurde, um eine festgesetzte Genauigkeit zu erreichen (Zeitgenaugkeitsfunktionen; ◨ Abb. 65.2). Bei der Anwendung dieser Methode über verschiedene Aufgabendomänen hinweg ergaben sich in den Alt-Jung Funktionen klare Verletzungen des Verlangsamungsmodells. Aufgaben, die entweder Koordination von einzelnen Aufgabenschritten (d. h. exekutive Kontrolle) erfordern oder den Neuerwerb von Gedächtnisinhalten, zeigten besonders große Alterseffekte (etwa doppelt so groß wie vom allgemeinen Verlangsa-

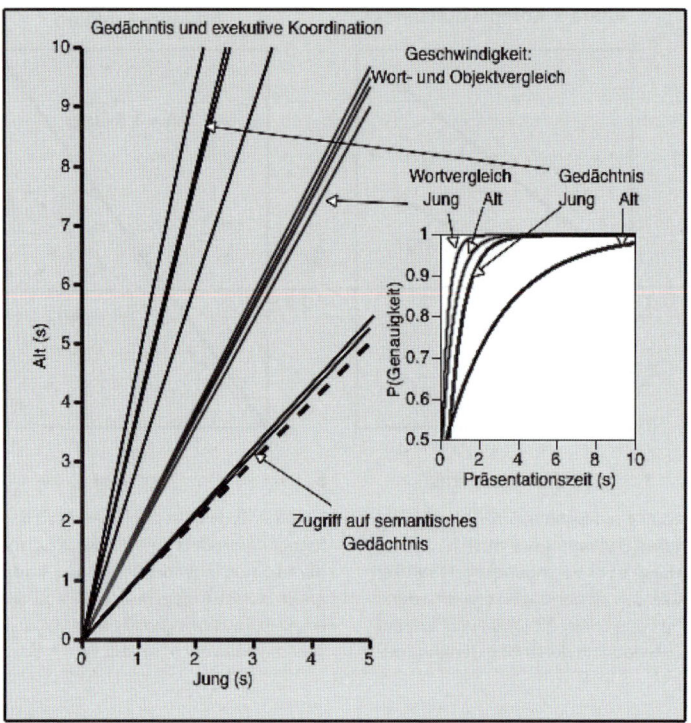

▫ Abb. 65.2. Zusammenfassende Darstellung der Struktur kognitiver Alterseffekte über verschiedene Studien hinweg (Kliegl et al. 1994; Mayr u. Kliegl 1993; Mayr et al. 1996; Verhaeghen et al. 1997) in Form von Alt-Jung-Funktionen. Leistungsäquivalenz zwischen alten und jungen Erwachsenen wäre bei der *gestrichelten Linie* (der Diagonale) gegeben. Mit besonders hohen Verlangsamungsfaktoren zwischen 3,0 und 4,7 stechen Aufgaben mit hohen episodischen Gedächtnis- und exekutiven Kontrollanforderungen hervor. Der typische »allgemeine Verlangsamungsbefund« zeigt sich in Aufgaben zur Erfassung der Geschwindigkeit in einfachen Wort- und Objektvergleichen (Kliegl et al. 1994; Mayr et al. 1996). Schließlich ergibt sich in Aufgaben, bei denen es v. a. um den schnellen Zugriff auf semantisches Gedächtnis geht (in diesem Fall auf Zahlen; Verhaeghen et al. 1997; siehe aber

auch Mayr u. Kliegl 2000) ein Verlangsamungsfaktor um 1,0. Die kleine Abbildung zeigt beispielhaft für die Gedächtnis- und die Wortvergleichsaufgabe die Datenbasis für die Alt-Jung-Funktionen. Über viele Sitzungen Training (um die »asymptotische Maximalleistung« zu erfassen) wird dabei für jede Aufgabenbedingung die Beziehung zwischen Genauigkeit und der vorgegebenen Präsentationszeit gemessen und durch Exponentialfunktionen repräsentiert. Damit können Aufgaben unabhängig davon, ob sie üblicherweise Reaktionszeit oder Genauigkeit als abhängige Variable haben, im gleichen Messraum dargestellt und miteinander verglichen werden. Die Alt-Jung-Funktionen ergeben sich, indem der Zeitbedarf junger und alter Erwachsener entlang den Punkten gleicher Genauigkeit gegeneinander aufgetragen wird

mungsmodell vorhergesagt). Gleichzeitig zeigten sich die alten Erwachsenen in Aufgaben, die vor allem schnellen Zugriff auf semantische Gedächtnisinhalte erforderten, genauso effizient wie junge Erwachsene. Im Folgenden wenden wir uns nun den verschiedenen Bereichen zu, die durch deutlich unterschiedliche Altersfunktionen charakterisiert sind. Dabei wollen wir uns nun auch mit der Beziehung zwischen Befunden auf der Verhaltensebene und der neuronalen Ebene beschäftigen. In der Infobox ▶ »Unter der Lupe« sind wichtige Methoden und zentrale Befunde zu neuronalen Altersveränderungen beschrieben.

65.3.1   Was ist die neurobiologische Grundlage der allgemeinen Verlangsamung?

Salthouse (1992) hat vorgeschlagen, insbesondere »kognitive Geschwindigkeit« als altersrelevantes, disziplinäres Basiskonstrukt (»disciplinary primitive«) zu betrachten, das an die neurowissenschanftliche Ebene als zu erklärendes Konstrukt zur Bestimmung der neurobiologischen Ursachen »übergeben« werden könnte. Allerdings erweist sich die Suche nach neurobiologischen Grundlagen einer Verlangsamung auf der Verhaltensebene als ein unterdetermi-

**Wichtige Methoden zur Erfassung neuroanatomi-
scher Altersveränderungen**

Morphometrie. Manuelle und automatische, voxelbasierte Morphometrie (VBM) erlaubt die In-vivo-Erfassung des
Volumens wichtiger neuroanatomischer Strukturen auf
der Basis hochauflösender MRT-Bilder (näheres zur Methode ▶ Abschn. 2.2.2). Manuelle Analysen erfordern
das Ausmessen der Hirnstrukturen an Hand prominenter,
interindividuell invarianter Merkmale durch geübte Betrachter, während VBM durch die Intensität der Grauwerte
jedes dreidimensionalen Bildpunktes (Voxels) die lokale
»Gewebedichte« über das gesamte Gehirn hinweg ermittelt. Das manuelle Verfahren ist anfällig gegenüber
»kontextuellen« Variablen (Fähigkeit und Erfahrung des
Betrachters, Definition von prominenten anatomischen
Merkmalen), erlaubt aber optimalerweise die genaue
Analyse bestimmter Strukturen. VBM ist sehr viel weniger
arbeitsintensiv und erlaubt daher Analysen des gesamten
Gehirns und es ist ein objektives Verfahren; es kann jedoch durch lokale, neuroanatomische Besonderheiten
in die Irre geleitet werden (s. Raz 2005). Über einzelne
Studien hinweg gibt es große Schwankungen, was die
Alterseffekte in bestimmen Regionen anbelangt. Als ein
über Studien hinweg relativ stabiles Muster ergibt sich
jedoch eine lineare Volumenreduktionen in frontalen
Hirnbereichen und bestimmten Kernen in den Basalganglien über das gesamte Lebensalter hinweg sowie
deutliche Reduktionen im medial-temporalen Bereich
(Hippocampus), die aber erst in späteren Lebensjahren
manifest wird. Die Interpretation derartiger Verlaufsmuster verkompliziert sich, wenn man Veränderungen über
die Kindheit und Jugend hinweg sowie das Verhältnis
zwischen grauer Gehirnmasse (hauptsächlich Neuronen)
und weißer Gehirnmasse (hauptsächlich myelinisierte
Axone) berücksichtigt (Sowell et al. 2003). So zeigt sich
z. B. eine deutliche Reduktion der grauen Gehirnmasse im
frontalen Kortex von Geburt an, was in diesem Fall wohl
kaum als eine »Abbauerscheinung« interpretiert werden
kann. Auch gibt es Regionen, vornehmlich im Temporallappen, in denen die Myelinisierung bis ins mittlere Erwachsenenalter zunimmt, eine Tatsache, auf die wir bei
der Besprechung relativ altersresistenter Funktionen zurückkommen werden.

Funktionelle Bildgebung. Hier werden bildgebende
Verfahren wie PET und vor allem MRT verwendet, um die
lokale Blutzufuhr in Reaktion auf sensorische oder kognitive Stimulation zu registrieren (Näheres zur Methode
▶ Abschn. 2.1.2). Die Interpretation funktioneller Daten im
Kontext von altersvergleichenden Studien ist dadurch
erschwert, dass wenig darüber bekannt ist, in welchem Ausmaß Unterschiede in den Aktivierungsmustern auf altersabhängige Veränderungen in der Responsivität des kardiovaskulären Systems zurückzuführen sind. Auch scheint es
keine allgemeingültige Antwort auf die Frage zu geben,
ob die Effizienz einer neurokognitiven Funktion mit dem
Aktivierungsausmaß in der entsprechenden Region positiv
oder negativ korrelieren sollte. Über verschiedene Studien
hinweg zeigt sich manchmal, dass ein bei jüngeren Erwachsenen vorhandener Aktivierungsherd in älteren Erwachsenen nicht zu finden ist (was für den Ausfall einer bestimmten Funktion sprechen würde). Oft zeigt sich aber auch,
dass bei älteren Erwachsenen Aktivierungsherde vergrößert sind. Dies könnte bedeuten, dass im alternden Gehirn
eine Funktion »härter« arbeiten muss, um die gleiche Leistung wie in jungen Jahren zu erreichen. Schließlich zeichnet
sich als ein häufiges Befundmuster ab, dass Funktionen,
die bei jüngeren Erwachsenen hemisphärenspezifisch
lokalisiert sind (z. B. linksfrontale Aktivierung für verbales
Arbeitsgedächtnis) bei älteren Erwachsenen mit bilateralen
Aktivierungen einhergehen. Dies kann entweder positiv
als Kompensation interpretiert werden oder im Sinne einer
weniger effizienten Inhibition »irrelevanter« Hirnregionen
(s. Daselaar u. Cabeza 2005).

Biochemische PET und SPECT Analysen. Durch Positronenemissionstomographie (PET) und Single-Photon-Emissions-
tomographie (SPECT) kann über radioaktive Marker mit
kurzer Verfallszeit die Verfügbarkeit spezifischer Neurotransmitter registriert werden (Näheres zur Methode ▶ Abschn. 2.1.1). Auf diese Weise lässt sich z. B. zeigen, dass die
Bindung von Dopamin an D1- und D2-Rezeptoren im Striatum eine sehr hohe negative Alterskorrelation aufweist
(Volkow et al. 1998). Weiterhin zeigt sich in Analysen, die
der Logik des Mediatoransatzes folgen (◘ Abb. 65.4),
dass Altersunterschiede in exekutiven Funktionen und im
episodischen Gedächtnis fast vollständig durch die Altersunterschiede in der Dopaminbindung aufgeklärt werden
können.

niertes Problem. Es gibt eine Vielzahl von dokumentierten, altersabhängigen Veränderungen, die zumindest im Prinzip zu einer langsameren Informationsverarbeitung führen könnten. Zu den wichtigsten Faktoren gehören eine langsamere Leitgeschwindigkeit durch eine mögliche Reduktion der »isolierenden« Myelinschicht, Verzögerungen an Synapsen wegen Reduktion kritischer Neurotransmitter (oder anderer Faktoren), Zunahme an »neural noise« (d. h. Spontanaktivität) oder der Verlust ganzer Nervenzellen (Woorduff-Pak 1997). In komplexeren Aufgaben sollte eine größere »Strecke« an Nervenleitungen, eine größere Zahl synaptischer Übergänge und Nervenzellen beteiligt sind, so dass jeder dieser Faktoren im Prinzip auch die Erklärung für den Alter × Komplexität-Effekt liefern könnte. Empirische Evidenz, die erlaubt, zwischen diesen verschiedenen Hypothesen zu unterscheiden, gibt es derzeit nicht. Eine interessante Hypothese ergibt sich allerdings, wenn man Verhaltensdaten, elektrophysiologische, neuroanatomische und biochemische Befunde zusammen betrachtet.

Erstens zeigen Analysen der Latenz verschiedener evozierter EEG-Komponenten, dass altersabhängige Verlangsamung vor allem späte Komponenten betrifft, die mit der Reaktionsauswahl zu haben (jenseits der P300), nicht aber frühere Komponenten, die mit der Stimulusevaluation zu tun haben (siehe Bashore et al. 1989).

Zweites zeigen neuroanatomische Befunde, dass das Striatum in den Basalganglien relativ starke altersabhängige Volumenreduktionen aufweist (◘ Abb. 65.3). Zusammen mit motorischen und prämotorischen frontalen Gehirnbereichen ist das Striatum für die Reaktionsselektion entscheidend.

Drittens zeigt Dopamin, der wichtigste Neurotransmitter im Striatum, eine sehr deutliche altersabhängige Reduktion, die unter anderem mit Geschwindigkeitsaufgaben stark korreliert (Bäckman u. Lars 2005; ▶ Unter der Lupe, S. 671). Insofern ist es nahe liegend zu spekulieren, dass neurochemische und anatomische Veränderungen in Gebieten, die bei der Selektion zwischen einfachen Handlungsalternativen entscheidend sind, die treibende Kraft hinter der »allgemeinen« Verlangsamung darstellen (s. Prull et al. 2000).

65.3.2   Arbeitsgedächtnis und exekutive Kontrolle

Die üblicherweise dem Arbeitsgedächtnis zugeschriebene Rolle ist es, handlungsrelevante Information aktiv zu halten, während andere Operationen ausgeführt werden.

An einer klaren Definition exekutiver Kontrollfunktionen mangelt es zwar, aber Einigkeit besteht darüber, dass sie daran beteiligt sind, untergeordnete, automatische Prozesse durch die Auswahl handlungsleitender Repräsentationen (Ziele oder mentale Sets) zu koordinieren, diese Repräsentationen (im Arbeitsgedächtnis) aufrechtzuerhalten und dabei gegen Einflüsse irrelevanter interner oder externer Information zu schützen (▶ hierzu ausführlicher Kap. 44 u. 45). Im Kontext kognitiven Alterns sind Arbeitsgedächtnisprozesse und exekutive Prozesse insofern von besonderem Interesse, als ihre »Funktionstüchtigkeit« systemweite Auswirkungen haben sollte und daher generelle Alterseffekte (z. B. in Geschwindigkeitsaufgaben) erklären könnte.

Alterseffekte in Arbeitsgedächtnisaufgaben sind meist groß, und zumeist durch Varianz in Geschwindigkeitsmaßen nicht ganz »wegzuerklären« (Verhaeghen u. Salthouse 1997; ◘ Abb. 65.4). Zu altersabhängigen Defiziten in exekutiven Aufgaben gibt es klare empirische Hinweise (s. Mayr et al. 1996; West 1996); insbesondere die Inhibition irrelevanter Information ist möglicherweise gestört (Hasher et al. 2000). Es gibt aber auch einige Inkonsistenzen. So zeigen zwar neuropsychologische Tests exekutiver Funktionen (z. B. der »Wisconsin Card Sorting Test« (WCST) oder der »Trailmaking Test«) häufig große Alterseffekte, die aber nicht unbedingt über Alterseffekte in Geschwindigkeitsaufgaben hinausgehen. Vor allem zeigen sich aber in einigen, eigentlich prototypischen exekutiven Aufgaben keine klaren Belege für Altersdefizite. Dies gilt z. B. für das sog. Aufgabenwechselparadigma, das erlaubt die Dauer intern kontrollierter Wechsel zwischen mentalen Sets zu erfassen (z. B. Brinley 1965). Das Bild ändert sich allerdings, wenn Situationen geschaffen werden, in denen das Aufrechterhalten der momentan relevanten handlungsleitenden Repräsentation erschwert wird (Mayr 2001). Exekutive Funktionen sind zwar nicht unbedingt generell einem Abbau unterworfen; jedoch könnte eine exekutive Hauptfunktion betroffen sein, nämlich das Aufrechterhalten handlungsleitender Zielvorgaben, wenn Interferenz durch konkurrierende Repräsentationen droht.

Vor allem aufgrund von Läsionsergebnissen kommt als generelles neurobiologisches Substrat exekutiver Funktionen und auch der Kontrolle über das Arbeitsgedächtnis zwar nicht ausschließlich, aber doch maßgeblich der präfrontale Kortex in Frage (▶ Kap. 45). Interessanterweise zeigen sich in volumetrischen Analysen die größten Altersunterschiede im präfronto-striatalen System (d. h. im präfrontalen Kortex und den assoziierten Regionen in den Basalgan-

◘ **Abb. 65.3.a,b.** Altersabhängige Volumenveränderungen in verschiedenen Gehirnregionen (ausgedrückt in Korrelationen). Die Werte basieren auf Raz (2000, 2005) und beruhen auf der Integration von Hand ausgemessener volumetrischer Studien (▶ »Unter der Lupe«). Der Hippokampus, Nucleus cuadatus, Globus pallidus, die Amygdala und das Putamen sind in der Abbildung nur ihrer ungefähren Lage nach angegeben. (▶ »Unter der Lupe«)

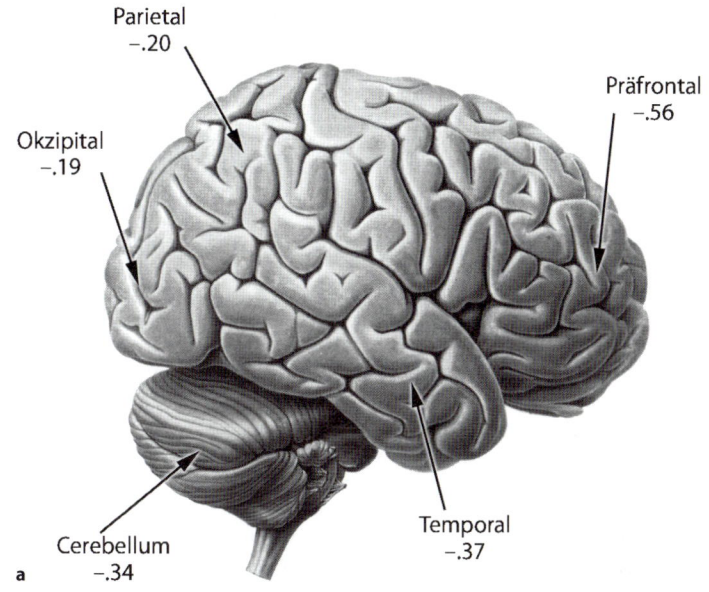

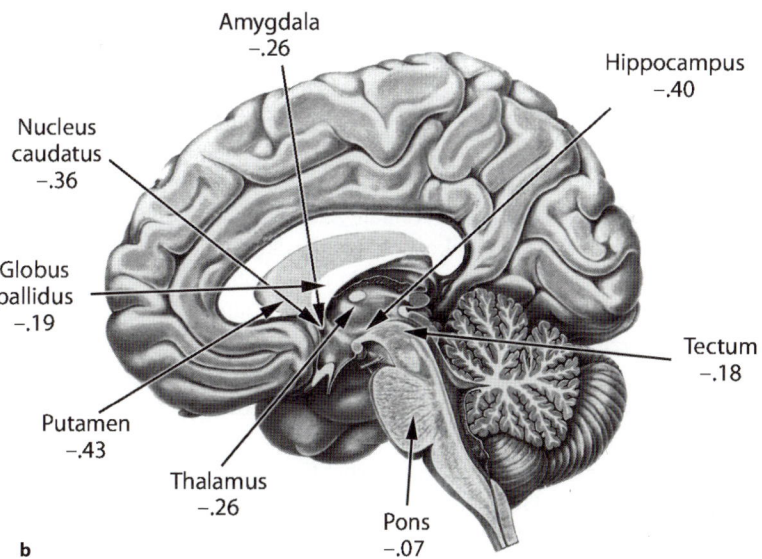

glien; ◘ Abb. 65.3). Wie von Raz (2005) berichtet, korreliert etwa das Volumen der grauen Gehirnmasse des präfrontalen Kortex einerseits zu -.56 mit dem Alter und zu -.42 mit der Performanz im WCST. Interessant ist zusätzlich, dass der im vorangegangenen Abschnitt besprochene Abbau an Dopamin auch im präfrontalen Kortex deutlich nachweisbar ist. In theoretischen Modellen wird präfrontales Dopamin häufig als wichtigste neurochemische Grundlage inter-

ferenzresistenter Repräsentationen angesehen. Eine Reihe von biologisch plausiblen, komputationalen Modellen zeigt demnach auch, wie eine altersabhängige Abnahme von Dopmain zu weniger reliablen handlungsleitenden Räpresentationen und damit zu aufgabenübergreifenden, negativen Alterseffekten führt (Li et al. 2001).

Der alleinige Fokus auf Altersabbau in frontalen, exekutiven Funktionen wird wahrscheinlich der komplexen Re-

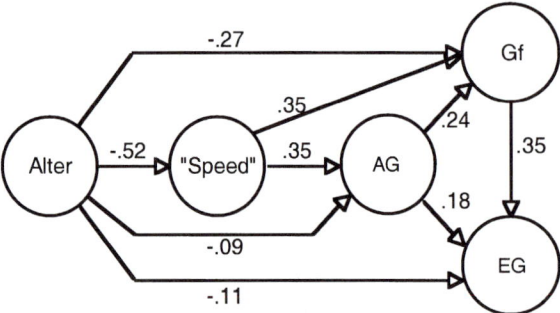

◘ **Abb. 65.4.** Beim Mediatoransatz wird durch regressionsanalytische Methoden ermittelt, welche basalen Komponenten (z. B. Geschwindigkeit, Arbeitsgedächtnis, aber z. B. auch peripher-sensorische Verarbeitung; Lindenberger u. Baltes 1994) als Mediator der Korrelation zwischen Alter und komplexeren Funktionen (z. B. episodisches Gedächtnis) fungieren. Die Abbildung zeigt in vereinfachter Weise das Ergebnis einer Metaanalyse von 91 Studien zum Zusammenhang zwischen Alter, Verarbeitungsgeschwindigkeit (»Speed«), Arbeits- und Kurzzeitgedächtnis (*AG*), fluider Intelligenz (*Gf*) und episodischem Gedächtnis (*EG*) von Verhaeghen u. Salthouse (1997). Im Einklang mit dem Verlangsamungsmodell ist Geschwindigkeit ein sehr prominenter Faktor. Darüber hinaus zeigen aber Arbeitsgedächtnis, episodisches Gedächtnis und fluide Intelligenz auch Altersdefizite, die von Altersunterschieden in der Geschwindigkeit unabhängig sind (für eine Kritik des Mediatoransatzes s. Lindenberger u. Pötter 1998)

alität kognitiver Altersveränderungen nicht gerecht. In funktionellen, bildgebenden Analysen zeigen sich z. B. vermehrt Hinweise, dass bestimmte frontale Areale in kompensatorischer Weise hinzurekrutiert werden können, wenn die primär zuständigen Areale nicht mehr optimal funktionieren (▶ »Unter der Lupe«; Daselaar u. Cabeza 2005). Auch zeigt sich, dass sowohl exekutive Funktionen auf der Verhaltensebene als auch entsprechende präfrontale Areale andererseits nicht nur die größten negativen Altersveränderungen aufweisen, sondern auch die größte Sensitivität für positive Auswirkungen aerobischer Fitness (Colcombe u. Kramer 2003). Daher gehören Kompensation und Plastizität im frontalen Kortex sicherlich zu den wichtigsten Themen der neurokognitiven Altersforschung in den nächsten Jahren.

> ❶ Bei bestimmten exekutiven Anforderungen ergeben sich besonders große Altersunterschiede, die möglicherweise auf Probleme beim Aufrechterhalten und bei der Auswahl von internen Handlungsanweisungen hindeuten. Gleichzeitig zeigen sich die größten neuroanatomischen Altersveränderungen im frontostriatalen System.

65.3.3   Gedächtnisprobleme im Alter

»Nachlassendes Gedächtnis« ist möglicherweise die subjektiv am stärksten empfundene, kognitive Alterserscheinung. Bei der neuropsychologischen Analyse dieser Alterserscheinung ist allerdings zu beachten, dass zwischen dem bewussten Erinnern an Fakten und Ereignisse (deklaratives Gedächtnis) einerseits und automatischen oder »impliziten« Lern- und Gedächtniseinflüssen andererseits zu unterscheiden ist (▶ Kap. 40).

Defizite im Wiedererkennen, vor allem aber in der Reproduktion neu gelernter, episodischer Information gehören zu den herausstechendsten Merkmalen normalen Alterns. Dagegen ist der Zugriff auf semantisches Wissen über die Welt, wenn überhaupt, erst im sehr hohen Alter negativ betroffen. Kritisch scheint jedoch weniger die semantisch-episodische Unterscheidung zu sein, als die Tatsache, dass episodische Information in der Regel neu gelernt wird, während semantische Tests sich meist auf weit zurückliegende Lernerfahrungen beziehen. In der Tat zeigt sich, dass alte Probanden auch Probleme bei dem Erlernen und Erinnern neuen Faktenwissens haben, sich aber andererseits an frühe, autobiographische Ereignisse gut erinnern können. Interessanterweise zeigt der Befund, dass die Neuheit der zu lernenden Information für das Entstehen von Alterseffekten kritisch ist, eine gewisse Ähnlichkeit mit der retrograden Amnesie, die Patienten mit Schädigungen im hippocampalen System zeigen. Je zeitlich näher ein Ereignis vor der Schädigung stattfand, desto geringer ist die Wahrscheinlichkeit es nach der Schädigung zu erinnern. Somit liegt die Hypothese nahe, dass man Beeinträchtigungen des medial-temporalen Systems für Alterseffekte in »episodischen« Gedächtnisaufgaben verantwortlich machen kann (z. B. Prull et al. 2000).

Dies ist insofern von besonderer Bedeutung, als die beginnende Alzheimer-Krankheit sich auf der Verhaltensebene mit Defiziten in episodischen Gedächnisdefiziten zeigt und auf der neuronalen Ebene mit pathologischen Erscheinungen im Hippokampus (▶ Kap. 66). Befunde zu volumetrischen Altersveränderungen im Hippokampus zeigen große Schwankungen über Studien hinweg auf (Raz 2000, 2005). Zwei Faktoren spielen hier wohl eine Rolle. Erstens sollte das Ausmaß, in dem alte Erwachsene in der jeweiligen Stichprobe repräsentiert sind, kritisch sein. Es gibt nämlich eine Reihe von Hinweisen darauf, dass sich negative Effekte v. a. im späten Erwacsenenalter zeigen. So berichtet Raz (2000) nennenswerte trivariate Beziehungen zwischen Alter, hippokampalem Volumen und Gedächtnisleistung nur für die

Subgruppe der 60- bis 77-Jährigen, aber nicht für die gesamte Stichprobe. Ein zweiter möglicher Faktor ist, dass Veränderungen im Hippokampus weniger interindividuell regelhaft über die Lebensspanne hinweg sind, als es sich z. B. für die dopaminergen Alterseffekte zeigt. In hippokampalen Regionen akkumulieren sich negative Wirkungen hormoneller Stressauswirkungen, was die Möglichkeit eröffnet, dass Alterungserscheinungen hier in besonderer Weise von individuellen Gegebenheiten und weniger von einem normativen Altersfakfor abhängen (Prull et al. 2000).

Der Hippokampus wird in der Regel für das »Zusammenbinden« verschiedener Aspekte eines Ereignisses in eine gemeinsame Gedächtnisspur verantwortlich gemacht. Interessanterweise zeigen neuere behaviorale Arbeiten, dass genau dieser Aspekt ganz besonders alterssensitiv ist (Naveh-Benjamin 2000). Typischerweise lernen dabei die Probanden Wortpaare (z. B. Hund–Börse, Teller–Schere, etc.). Dann werden zwei verschiedene Tests absolviert. Im sog. »Item-Test« wird eine Liste mit einzelnen Wörtern präsentiert, die zur Hälfte den Wortpaaren entstammt (z. B. Teller), zur anderen Hälfte aus neuen Wörtern besteht (z. B. Garten). Die Versuchspersonen müssen jeweils angeben, ob sie das Wort in der Lernliste gesehen hatten oder nicht, Erwachsene zeigen hier üblicherweise nur sehr geringe Einbußen. Im »Assoziationstest« hingegen werden Paare vorgegeben, die ausschließlich aus Wörtern der Lernliste bestehen, zur Hälfte identisch mit gelernten Paaren, zur anderen Hälfte rekombinierte Paare (z. B. Teller–Börse). Hier müssen Versuchspersonen die gelernten von den rekombinierten Paaren unterscheiden, was voraussetzt, dass in der Lernphase die Worte eines Paares tatsächlich »zusammengebunden« wurden. In dieser Situation zeigt sich ein durchaus dramatischer Leistungseinbruch im höheren Erwachsenenalter.

In Lichte dieser Befundlage scheint es nahe liegend, Veränderungen im Hippokampus direkt für episodische Alterseffekte verantwortlich zu machen. Allerdings gilt es zu bedenken, dass Alterseffekte in exekutiven Prozessen Probleme in verschiedensten Bereichen, so auch in Gedächtnisaufgaben produzieren können. Verschiedene Autoren weisen darauf hin, dass der Erfolg von Enkodier- und Zugriffsprozessen gleichermaßen von selbstinitiierten, strategischen Prozessen abhängt und von der reliablen Aktivierung und Reaktivierung des relevanten Erinnerungskontextes – alles Aspekte, die in den Bereich präfrontaler Funktionen gehören (Craik et al. 2000; Prull et al. 2000). Derartige strategische Prozesse könnten gerade dann besonders kritisch sein, wenn es darum geht, neue Verbindungen zwischen zwei Gedächtnisinhalten zu stiften.

Sowohl behaviorale als auch neuronale Befunde zeigen tatsächlich, dass Gedächtnisaufgaben mit hohen, »frontalen«, aufmerksamkeitssensitiven Anforderungen besonders altersanfällig sind. Studien, die funktionelle Gerhirnaktivierungen während der Enkodier- oder der Erinnerungsphase erhoben, dokumentieren die Bedeutung frontaler Regionen für diese Gedächtnisprozesse (wobei vor allem Enkodierprozesse eher linksfrontal angesiedelt sind), vor allem aber auch eine Reduktion dieser Aktiverungen im höheren Alter (Craik u. Anderson 2000; zusammengefasst in Prull et al. 2000). Interessant ist auch, dass man junge Erwachsene in alte Erwachsene »verwandeln« kann, wenn man während der Enkodierphase eine (wahrscheinlich vor allem frontal wirksame) Doppelaufgabe präsentiert. In dieser Situation verschlechtert sich nicht nur die Erinnerungsleistung, es bleibt auch die ansonsten sichtbare linksfrontale Aktivierung aus.

Es stellt sich nun die wichtige Frage, inwiefern das altersabhängige Assoziationsdefizit nur eine Folgeerscheinung weniger effizienter, frontaler, strategischer Prozesse ist oder ob es außerdem ein eigentliches »Bindungsdefizit« gibt, das möglicherweise mit Alterserscheinungen im medial-temporalen Bereich zusammenhängt. Eine zumindest vorläufige Antwort liefern Experimente, in denen das zuvor beschriebene Paradigma zur Erfassung des Assoziationsdefizits mit einer Doppelaufgabe gepaart wird. Falls frontale, strategische Prozesse kritisch sind, dann sollte eine Doppelaufgabe auch bei jungen Erwachsenen zu einem Assoziationsdefizit führen. Es zeigt sich jedoch, dass Doppelaufgaben zwar die Leistung insgesamt beeinflussen (also auch im Itemtest), aber keine spezifische Auswirkung auf das Assoziationsgedächtnis haben (Naveh-Benjamin et al. 2003).

❶ **Insgesamt scheinen also zwei neurokognitive Komponenten für Alterseffekte im Gedächtnis verantwortlich zu sein. Altersabbau in der medial-temporalen Region, der möglicherweise eher spät im Lebenslauf einsetzt, könnte für Probleme beim Zusammenbinden von Ereigniskomponenten zu dauerhaften Gedächtnisspuren sorgen. Der Abbau in frontalen Bereichen hingegen sollte zu Defiziten in Funktionen führen, die zwar nicht mnemonisch im engeren Sinne sind, die aber, den richtigen Kontext für das erfolgreiche Ablaufen primärer Gedächtnisprozesse liefern. Hierzu gehört etwa das Aufrechterhalten eines komplexeren Ereignisses im Arbeitsgedächtnis, damit es für das »Zusammenbinden« zur Verfügung steht oder die Auswahl einer adäquaten Zugriffsstrategie (z. B. Henkel et al. 1998).**

65.3.4 Relativ »alterungsresistente« Funktionsbereiche

In einer Reihe von Domänen sind Alterseffekte sehr viel kleiner als vom Generalfaktormodell vorhergesagt oder bleiben sogar ganz aus. Wie im ersten Abschnitt dargestellt, ist schon relativ lange bekannt, dass alte Erwachsene oft genauso viel Wissen in kristallinen Intelligenztestaufgaben demonstrieren wie junge Erwachsene. Interessanterweise sprechen neuere Befunde jedoch dafür, dass nicht nur der Umfang des semantischen Wissens, sondern auch die Zugriffsgeschwindigkeit auf das Wissen altersinvariant ist, ein Umstand, der mit der Annahme einer generellen Verlangsamung nur schwer vereinbar scheint (Mayr u. Kliegl 2000).

Eine mögliche Interpretation der Befundlage zum Zugriff auf überlerntes, verbales/semantisches Wissen oder zum automatischen Einfluss neu gelernter Information ist, dass hier Funktionen involviert sind, die von biologischen Altersprozessen relativ wenig betroffen sind. Ein Blick auf die neurobiologische Datenlage liefert auch durchaus eine gewisse Bestätigung für diese These. Generell zeigen posteriore Regionen eine etwas geringere altersabhängige Volumenreduktion als frontale Areale. Zusätzlich zeigen volumetrische Analysen des Anteils weißer und grauer Gehirnmasse, dass gerade im oberen Temporallappen und im unteren Parietallappen, die zumindest linksseitig vor allem mit semantischen und sprachlichen Funktionen assoziiert werden, die Myelinisierung bis in das höhere Erwachsenenalter fortschreitet (Sowell et al. 2003). Solange in einer Region die Myelinisierung nicht abgeschlossen ist, sind in ihr noch größere erfahrungsabhängige Veränderungen möglich (neuronaler Plastizität). Somit könnte diese späte Myelinisierung tatsächlich ein Hinweis auf die neuronale Entsprechung der geringen Alterseffekte im semantischen (»kristallisierten«) Gedächtnis darstellen.

Zu beachten ist jedoch, dass Wissenszugriff nicht generell altersresistent ist. Im Gegensatz zum Zugriff auf Bedeutungen (etwa von Wörtern), der nicht alterssensitiv zu sein scheint, gibt es deutliche Probleme beim Zugriff auf Wortformen oder z. B. auch auf die genaue Orthographie eines bekannten Wortes (Burke u. MacKay 1997). Von besonderem Interesse sind in diesem Zusammenhang auch episodische Gedächtnisaufgaben, die implizite oder automatische Gedächtniseinflüsse widerspiegeln (vor allem Aufgaben, die Wiederholungspriming erfassen; ▶ Kap. 40). Diese Gedächtniseinflüsse beruhen weder auf frontalen noch medial-temporalen Regionen, sondern haben ihre Basis im posterioren Kortex (visuelle Information in okzipitalen und konzeptuelle Information in temporalen Regionen; Prull et al. 2000). Auf der Grundlage einer Metaanalyse der zu dem Zeitpunkt relevanten Literatur, kamen LaVoie u. Light (1994) zu dem Schluss, dass die Effektstärke für Alterseffekte in Primingaufgaben bei .30 lag (Cohen's *d*), im Gegensatz zu .50 für Rekognitions- und .97 für Reproduktionsaufgaben. Daher scheint es, dass Alterseffekte im Wiederholungspriming zwar kleiner sind als in expliziten Gedächtnisanforderungen, aber durchaus nachgewiesen werden können.

Die Tatsache, dass bestimmte »posteriore« Funktionen relativ alterssensitiv sind, während andere Altersresistenz zeigen, deutet auf einen nicht rein neuroanatomisch begründbaren Erklärungsfaktor hin. Eine mögliche Erklärung dafür, dass sowohl lexikalischer Zugriff als auch der automatische Zugriff auf neues Wissen im Gegensatz zu semantischem Wissen altersensitiv ist, könnte darin liegen, dass Letzteres redundant kodiert wird (d. h. im semantischen Netzwerk gibt es in der Regel multiple direkte und indirekte Pfade zwischen assoziierten Konzepten). Hingegen fehlt diese Redundanz bei der Verbindung zwischen einer Wortbedeutung und der entsprechenden Wortform oder bei neuen Gedächtniseinträgen, die die Grundlage von Wiederholungspriming bilden (s. Burke u. MacKay 1997).

❶ Auch im posterioren Kortex repräsentierte Gedächtnisleistungen sind von Alterungserscheinungen betroffen, bleiben aber im Bereich semantischen Wissens relativ lange »latent« und werden nur in sensitiven Bereichen (Zugriff auf lexikalische Information oder neue Gedächtniseinträge) manifest. Das Gesamtbefundmuster zu Alterseffekten in verschiedenen Gedächtnisanforderungen ist in ◻ Tabelle 65.2 zusammenfassend dargestellt.

65.3.5 Warum »altern« manche Gehirnregionen mehr als andere?

Wie in den vergangenen Abschnitten deutlich wurde, zeigen nicht alle Regionen das gleiche Ausmaß an Altersabbau (◻ Abb. 65.3). Die Frage stellt sich also, warum manche Regionen mehr als andere dem Alterungsprozess ausgesetzt sind. Eine Antwort auf diese Frage könnte entscheidend sein, um der Ursache neurobiologischer Alterungserscheinungen näherzukommen. Hinweise auf eine Reduktion von Nervenzellen oder von bestimmten Neurotransmittern

◻ **Tabelle 65.2.** Alterseffekte unter verschiedenen Gedächtnisanforderungen und ihre neuroanatomischen Grundlagen

Gedächtnisanforderungen	Alterseffekte	Neuroanatomische Grundlage
Zugriff auf semantische Information	Abwesend oder sehr gering, in sehr hohem Alter moderat	Moderate Effekte im Kortex werden möglicherweise durch redundante Kodierung kompensiert
Zugriff auf lexikalische Information und Wiederholungs-Priming	Gering bis moderat	Moderate Alterseffekte in kortikalen Regionen, redundante Kodierung ist hier nicht möglich
»Reines« Enkodieren und Zugreifen auf deklarative Information (z. B. Rekognition)	Moderat	Moderate Alterseffekte in kortikalen und medial-temporalen Regionen
Enkodieren und Zugreifen auf deklarative Information unter hohen exekutiven Anforderungen	Groß	Moderate Alterseffekte in kortikalen und medial-temporalen Regionen sowie große Effekte in präfrontalen Regionen

mögen zwar Alterseffekte auf der psychologischen Ebene erklären, warum es aber diese neurobiologische Veränderungen gibt, bleibt offen. Interessant in diesem Zusammenhang ist jedoch eine bemerkenswerte Regelmäßigkeit bezüglich des »Alterungsverhaltens« verschiedener Gehirnregionen. Regionen, die ontogenetisch spät reifen (was gleichzeitig auch Regionen sind, die phylogenetisch spät entstanden sind), zeigen mehr Abbau als ontogenetisch und phylogenetisch ältere Regionen. So berichtet Raz (2000) eine Korrelation von .60 zwischen der Rangreihe, in der die Myelinisierung einer Region abgeschlossen ist (ontogenetisch betrachtet) und dem Ausmaß von volumet-

rischen Alterseffekten in der gleichen Region. Funktional sind »späte« Regionen besonders wichtig für flexibles Neulernen, für das Aufrechterhalten von »Entwicklungskapazität« (Baltes 1987). Eine interessante These in diesem Zusammenhang ist, dass das Ausmaß an Alterungserscheinungen von dem Ausmaß an neuronaler Plastizität in einer Region abhängt. Möglicherweise haben permanentes »Neulernen« und die damit einhergehenden neuronalen Veränderungen »Verschleiß« und damit letztendlich Alterung als negativen Nebeneffekt (Raz 2000). Ohne weitere Untersuchungen bleibt diese Annahme allerdings nur wenig mehr als eine interessante, abschließende Spekulation.

Zusammenfassung

Bei der Erfassung »wissensunabhängiger«, kognitiver Leistungsfähigkeit zeigt sich in der Regel ab 20 Jahren ein deutlicher und kontinuierlicher Altersabbau, dem allerdings relative Leistungsinvarianz in erfahrungsabhängigen Bereichen gegenübersteht. Ein wichtiges und nicht immer leicht zu lösendes methodisches Problem bei dem Versuch, negative Altersveränderungen auf der psychologischen Ebene zu charakterisieren, besteht darin, zwischen generellen und funktionsspezifischen Altersdefiziten zu unterscheiden. Die dabei entwickelten Analysetechniken (z. B. die »Alt-jung-Funktion«) könnten über die Altersforschung hinaus für die Dissoziation von generellen und spezifischen neuropsychologischen Defiziten nützlich sein. Betrachtet man die psychologische und die neuronale Ebene zusammen, dann ergeben sich wichtige Hinweise auf eine funktionale Ausdifferenzierung neurokognitiven Alterns. Während präfrontale Gerhinregionen (sowie assoziierte subkortikale Regionen) einen besonders starken Altersabbau zeigen, sind posteriore Regionen weniger betroffen. Wie hier vor allem am Beispiel des Gedächtnisses dargestellt wird, zeigen sich je nach Beteiligung von Gehirnregionen an verschiedenen Aufgaben (präfrontaler Kortex, Hippocampus oder posteriorer Kortex) sowie der Art der Informationskodierung (redundant versus nichtredundant) unterschiedliche Altersgradienten.

66 Demenz

Friedel M. Reischies

Bei Hirnschädigungen und Hirnerkrankungen treten nicht nur isolierte Störungen einzelner neuropsychologischer Funktionen wie der Sprache, der Praxie, des Erkennens von Objekten etc. auf, sondern auch komplexe Syndrome, welche die Störungen in mehreren Leistungsdimensionen umfassen. Demenzsyndrome sind definitionsgemäß komplexe neuropsychiatrische Krankheitsbilder. In den meisten Fällen sind die Störungen progredient und betreffen im Verlauf in einer gewissen Regelhaftigkeit alle mentalen Funktionen.

Bei Demenzsyndromen ist die Informationsverarbeitung des Gehirns zunächst in den Bereichen Gedächtnis, später auch in Sprachverständnis und Wortfindung, im Werkzeuggebrauch, in der Urteilsfähigkeit etc. derart gestört, dass Funktionen des täglichen Lebens nicht mehr befriedigend gelingen. Im Unterschied zur geistigen Behinderung bzw. mentalen Retardierung handelt es sich um die Verminderung der bereits erworbenen kognitiven Funktionen bei einem erwachsenen bzw. alten Menschen. Die Störung muss auf eine degenerative oder andere Hirnerkrankung zurückzuführen und nicht nur vorübergehender Natur sein. Die degenerative Demenz der Alzheimer-Erkrankung ist nur eine von über 100 Erkrankungen, die zu einem Demenzsyndrom führen können. Auf die Neuropathologie und Pathophysiologie der vielen Demenzkrankheiten kann hier nicht eingegangen werden.

66.1   Demenzsyndrome

Kognitives Syndrom

Bei den zur Demenz führenden Erkrankungen findet eine Zerstörung oder Degeneration von bestimmten kritischen Hirnarealen statt. Da nicht alle Hirnstrukturen gleichermaßen betroffen sind, resultieren charakteristische Profile von Defiziten einerseits und weitgehend erhaltenen Hirnfunktionen andererseits.

Im Wesentlichen wird sich dieses Kapitel auf die neuropsychologische Symptomatik des Demenzsyndroms vom Alzheimer-Typ konzentrieren. Weitere Demenzsyndrome, wie z.B. das Demenzsyndrom vom frontotemporalen Typ mit zunächst vorherrschenden Veränderungen der Persönlichkeit und der Sprache sowie das Demenzsyndrom vom subkortikalen Typ, bei dem Verlangsamung und Störung des Abrufs aus dem Gedächtnis im Vordergrund stehen, können nur erwähnt werden. Progressive neuropsychologische Defizite einer einzigen Dimension, wie z.B. progressive Aphasie oder progressive Störungen visuokonstruktiver oder mnestischer Funktionen (s. Mesulam 2000), stellen kein komplexes kognitives Syndrom dar und werden daher hier nicht besprochen.

Nach dem weithin anerkannten Modell von Braak (Braak u. Braak 1991) kommt es bei der Alzheimer-Erkrankung zu einer neuropathologischen Veränderung, die sich, von mediotemporalen Strukturen ausgehend, auf den übrigen Temporal-, den Parietal- und Frontallappen ausbreitet, wobei die primären sensorischen Hirnareale und der Motorkortex ausgespart bleiben.

Diesem Modell steht das der primären Degeneration verschiedener subkortikaler, speziell cholinerger Kerngebiete gegenüber. Danach degenerieren cholinerge Neurone des Nucleus basalis Meynert früh und in besonderem Ausmaß. Von diesen Neuronen geht eine vermutlich aktivierende Wirkung auf alle Hirnareale, speziell auch des Hippocampus aus. In letzter Zeit ist auch eine Involvierung cholinerger Innervation bei der Plastizität kortikaler Funktionen nachgewiesen worden. Inwieweit die Defizite des episodischen Gedächtnisses (▶ Kap. 40) in der frühen Demenz auch auf die cholinerge Störung oder mediotemporale Degeneration zurückzuführen sind oder auf noch andere Faktoren, bleibt z. Z. noch ungeklärt. Das cholinerge Defizit ist Grundlage einer ersten spezifischen Medikation gegen die Alzheimer-Demenz geworden.

Für die Beschreibung der neuropsychologischen Symptomatik bei der Alzheimer-Erkrankung sind Studien am aussagekräftigsten, bei denen die Symptomatik im Verlauf erfasst wurde und die Befunde derjenigen Patienten beschrieben wurden, bei denen die endgültige Diagnose der Alzheimer-Erkrankung mittels neuropathologischer Untersuchung der Hirnveränderungen gesichert wurde (Rubin et al. 1987; Storandt et al. 1992).

Nichtkognitives Syndrom

Hirnschädigungen führen einerseits zu Störungen kognitiver Leistungen, haben aber andererseits auch Auswirkungen auf weitere Bereiche, wie z. B. Affekte und Affektkontrolle sowie Intentionalität etc., also Domänen, die üblicherweise in der Psychopathologie beschrieben werden. Depression, Störung der Impulskontrolle oder Wahn werden vielfach bei Personen mit Demenz beobachtet. Besonders steht dabei die Frage im Vordergrund, inwieweit eine derartige nichtkognitive Symptomatik die Störung kognitiver Leistungen modifizieren kann bzw. zu »Exzess-Defiziten« führt. Dies wird in den folgenden Abschnitten jeweils gesondert behandelt.

> ❶ Demenzsyndrome sind von Demenzerkrankungen zu unterscheiden. Eine lange Liste unterschiedlicher Erkrankungen des Gehirns (oder des übrigen Körpers mit Auswirkungen auf das Gehirn) können zu einem Demenzsyndrom führen. Die häufigste Demenzkrankheit ist die Alzheimer-Erkrankung und dementsprechend das häufigste Krankheitsbild das Demenzsyndrom vom Alzheimer-Typ, das allerdings auch bei vaskulärer Demenz und Demenz vom »Lewy-body«-Typ u. a. zu beobachten ist. Eine verlässliche neuropsychologische Differentialdiagnose zu den verschiedenen Demenzursachen gelingt zz. noch nicht. Diagnostisch entscheidend ist letztendlich immer noch die mikroskopische Untersuchung des Gehirns durch den Neuropathologen.

66.2 Neuropsychologische Symptomatik des Demenzsyndroms vom Alzheimer-Typ

66.2.1 Besonderheiten neuropsychologischer Symptomatik bei Demenz

Störungen des Gedächtnisses, der Sprache bzw. der visuell-räumlichen Funktionen nach umschriebenen Hirnschädigungen wie z. B. durch einen Schlaganfall sind bereits in den vorhergehenden Kapiteln beschrieben worden. Was unterscheidet beispielsweise die Störung des episodischen Gedächtnisses bei einem amnestischen Syndrom (▶ Kap. 41) von der bei einer Demenz?

Gibt es qualitativ andersartige, der Demenz eigene Symptome und warum wäre so etwas anzunehmen? Einige Demenzerkrankungen gehen mit andersartigen Schädigungsmechanismen einher als es bei Läsionen der Fall ist, die zu den klassischen neuropsychologischen Syndromen führen. Für die Alzheimer-Demenz ist beispielsweise eine Minderung der cholinergen Innervation des Kortex bzw. eine langsam progrediente Degeneration kortikaler Neurone bereits erwähnt worden. Auf Besonderheiten der neuropsychologischen Symptomatik wird im Folgenden jeweils eingegangen.

Dazu kommt eine weitere Besonderheit: Sie besteht darin, dass beim Demenzsyndrom vom Alzheimer-Typ immer Störungen in mehreren Leistungsdimensionen bestehen, d. h. in der von der Demenzdefinition geforderten Multiplizität der neuropsychologischen Defizite (◻ Abb. 66.1). Gibt es Interaktionen zwischen den Störungen verschiedener Leistungen? Gehen die Interaktionen so weit, dass ein drittes kognitives System dekompensiert, wenn primär zwei Teilfunktionen geschädigt sind (Reischies 1998)?

Eine weitere Besonderheit stellt die Progredienz der Demenzkrankheiten dar. Anfänglich bestehen Schwierigkeiten, die leichten Defizite durch Tests, die in der Normalbevölkerung angewandt werden, überhaupt sichern zu können. Innerhalb von Monaten bis Jahren ist das Syndrom dann durch einfache Demenztests erfassbar, die lediglich die Orientierung und elementare Sprach- und visuell-räumliche Funktionen abprüfen (z. B. »Mini-Mental-State Examination«; Folstein et al. 1975; Reischies et al. 1997). Durch die rasche Verschlechterung der neuropsychologischen Leistung bei Alzheimer-Demenz gelangen die Patienten in kurzer Zeit in einen Bereich aufgehobener

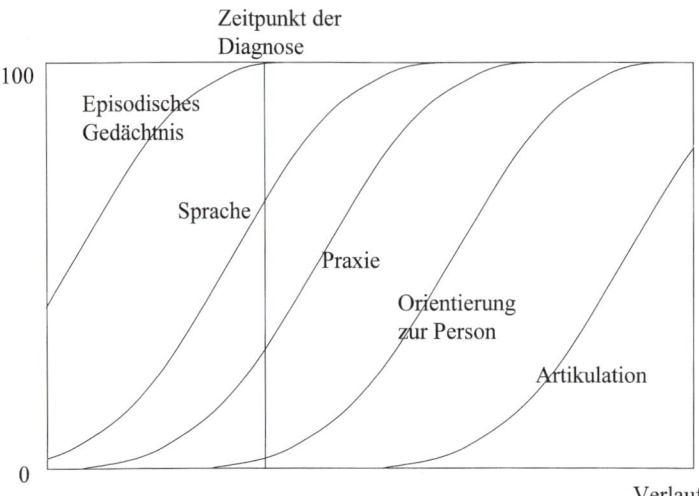

⬛ **Abb. 66.1.** Prozent der Alzheimer-Patienten mit einer Störung in verschiedenen neuropsychologischen Bereichen. Im Verlauf der Alzheimer-Demenz sind progrediente Defizite in verschiedenen neuropsychologischen Dimensionen zu beobachten. Die Störung des episodischen Gedächtnisses tritt zuerst auf; später meist eine Störung der Sprache und im Objektgebrauch. Erst in fortgeschrittenen Stadien geht die Orientierung zur Person und die Fähigkeit, artikuliert zu spre-

chen, verloren. Im Zeitverlauf ist schematisch der Anteil der Patienten gezeigt, bei denen die betreffende Störung festgestellt wird. Man kann erkennen, dass zum Zeitpunkt der Diagnosefindung alle Patienten eine Gedächtnisstörung aufweisen und bereits sehr viele an einer Störung der Sprache oder des Objektgebrauches leiden. (Aus Gründen der Übersichtlichkeit ist hier nur der Zeitverlauf der wichtigsten neuropsychologischen Defizite wiedergegeben.)

Testbarkeit. Zuletzt befinden sich die Patienten in einen Zustand, in dem nur noch klinische Beobachtungen sinnvoll sind.

Kein Test kann alle Stadien der Demenz angemessen erfassen, d. h. sowohl auf der einen Seite die geringfügige Minderung des Abrufs aus dem episodischen Gedächtnis einer Person mit beginnender Demenz als auch auf der anderen Seite die globale Störung der Informationsverarbeitung eines schwer dementen Patienten. Bei einem Test, der leichte Demenzstadien entdecken kann, käme es zu massiven sog. »Bodeneffekten«, weil er bereits für die mittelgradigen Demenzsyndrome zu schwer ist. Beim anderen Test, der den Schweregrad mittlerer und schwerer Demenzsyndrome einzuschätzen hilft, käme es hingegen zu extremen »Deckeneffekten«, weil er für frühe Demenzstadien zu leicht ist.

Im Verlauf der Verschlechterung der Informationsverarbeitung tritt eine Vielzahl von Störungen in praktisch allen neuropsychologischen Dimensionen auf. Wir werden uns auf die Frühsymptome und die mittelgradig ausgeprägten Demenzsyndrome konzentrieren, denn diese werden weit mehr Gegenstand neuropsychologischer Untersuchung sein als Endzustände, bei denen meist keine oder nur noch geringfügige Kommunikation gelingt.

66.2.2   Amnestische Symptomatik

Episodisches Gedächtnis

Die Störung des episodischen Gedächtnisses gehört zu den Initialsymptomen des Demenzsyndroms vom Alzheimer-Typ (Storandt et al. 1992; Reischies et al. 1997). Der Patient versagt beispielsweise beim Versuch, Wortlisten wiederzugeben. Dies ist insbesondere der Fall, wenn zwischendurch eine Ablenkung – beispielsweise durch Hinlenkung der Aufmerksamkeit auf ein anderes Thema – stattgefunden hat. Die unmittelbare Wiedergabe ohne Ablenkung – bzw. die Zahlenspanne – ist noch lange Zeit ungestört. Mit diesem Befundmuster hängt eine Beobachtung aus der Sequenzanalyse von Wortlistentests zusammen: Die letzten Wörter der Wortliste können noch aus dem »sensorischen Register« (▶ Abschn. 40.3) wiederholt werden, wohingegen die ersten Wörter der Wortliste vergessen sind; anders ausgedrückt, die Wiedergabe der letzten Wörter, der sog. »Recency-Effekt« ist wenig beeinträchtigt. Dies führt zu der diagnostischen Überlegenheit von Wortlistentests, bei denen nicht die unmittelbare Wiedergabe, sondern die postdistraktionale Wiedergabe oder die durch längere Intervalle verzögerte Wiedergabe (»delayed recall«) geprüft wird (Thierney et al. 1996).

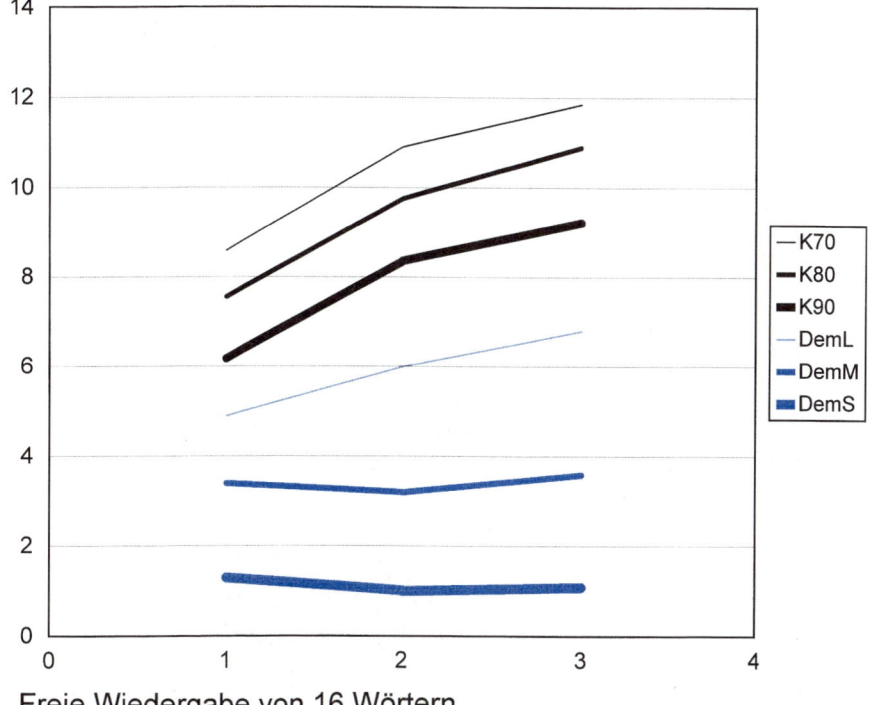

Freie Wiedergabe von 16 Wörtern

□ Abb. 66.2. Alterseffekt und Demenzeffekt auf die Wiedergabe nach Ablenkung im »Free and cued Selective Reminding (FCSRT) Test« in 3 Lerndurchgängen. Die Wiedergabe von intensiv gelernten Wörtern des FCSRT steigt im Verlauf der Lerndurchgänge bei nicht dementen, alten Menschen (*K70*: 70–79 Jahre, *K80*: 80–89 Jahre, *K90*: 90–99 Jahre) an. Allerdings wird mit steigendem Alter eine globale Minderung der Wiedergabeleistung beobachtet. Im Gegensatz zu den nicht dementen, alten Menschen geben mittelschwer (*DemM*) und schwer demente Personen (*DemS*) nur noch wenige Wörter wieder und zeigen keinen Lernfortschritt mehr; DemL leicht demente Personen

Werden Wortlisten mehrfach dargeboten, kommt es zu einem Lerneffekt, d. h. zunehmend mehr Wörter können wiedergegeben werden. Dieser Lerneffekt bei gesunden, auch alten Personen ist in frühen bis mittleren Stadien der Demenz gestört (Reischies et al. 1996). Die Lernkurve verläuft abgeflacht und später ist kein Lerneffekt mehr nachzuweisen. Der Verlust des Lerneffektes scheint spezifisch für das amnestische Syndrom zu sein, tritt bei hippocampaler bzw. entorhinaler Läsion auf und ist mit einer Schädigung der mediotemporalen Hirnstrukturen nach dem Braak-Modell (Braak u. Braak 1991) vereinbar.

Personen mit beginnender Demenz zeigen noch keine Beeinträchtigung des Lernzuwachses (□ Abb. 66.2), obwohl bereits eine Minderung der Menge wiedergebender Wörter deutlich wird. Eine Störung der Wiedergabe ohne Beeinträchtigung des Lerneffektes ist unspezifisch und wird bei vielen Erkrankungen gefunden. Bei subkortikaler Demenz, bei Depression, bei anticholinerger Medikation und Enzephalopathien zeigt sich dieser Befund und ist auch für das Alter typisch (Reischies et al. 1996).

Obwohl vielfach als gesichert angenommen wird, dass Patienten mit Alzheimer-Demenz schneller vergessen, spricht die Befundlage einer Reihe von neuropsychologischen Untersuchungen jedoch nicht für eine gesteigerte Geschwindigkeit des Vergessens. Offenbar sind sowohl Enkodier- als auch Abruffunktionen mehr gestört als die Funktionen der Speicherung selbst (Almquist et al. 1999; □ Abb. 66.3).

Gibt es Spezifika bei der Störung des episodischen Gedächtnisses? Übereinstimmend ist berichtet worden, dass Alzheimer-Patienten verstärkt Intrusionsfehler aufweisen. So sagen sie bei der Wiedergabe von Wortlisten Wörter, die vorher nicht genannt worden waren. Dies ist u. a. eine Charakteristik amnestischer Syndrome mit Frontalhirnbeteiligung (► Abschn. 44.1.5).

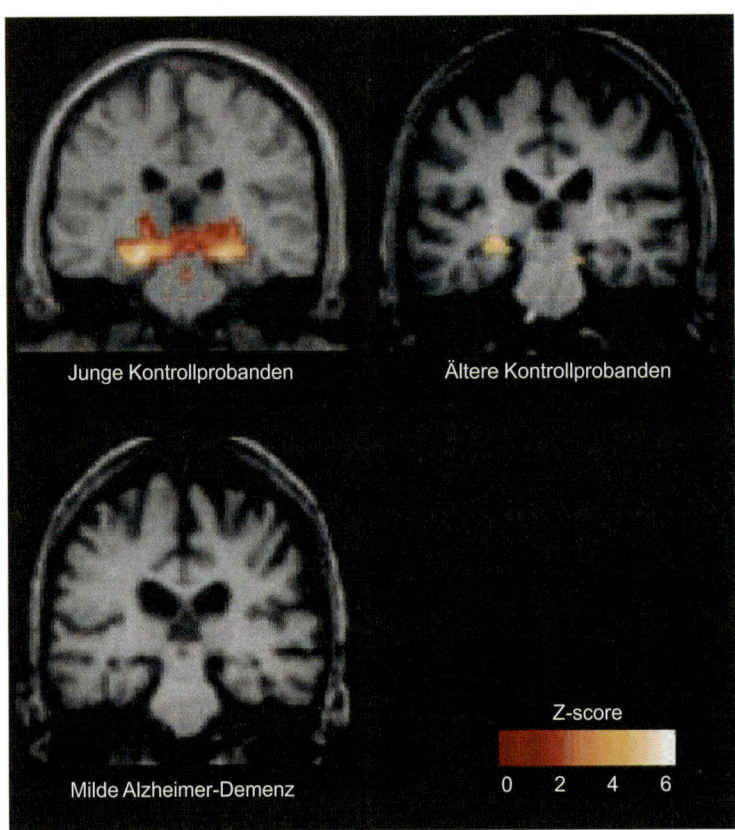

Junge Kontrollprobanden   Ältere Kontrollprobanden

Z-score

0   2   4   6

Milde Alzheimer-Demenz

⬛ **Abb. 66.3.** Enkodierung neuer Gesichter-Namen-Kombinationen. Bei der Aufgabe, neue Gesichter-Namen-Kombinationen zu lernen, wird der Kontrast von neuen vs. wiederholt präsentierten, bekannten Gesichter-Namen-Kobinationen dargestellt: Junge Probanden zeigen im Vergleich zu älteren gesunden Probanden ausgeprägtere Aktivie- rung im Hippokampus, die auch symmetrischer ist als bei den älteren Probanden. Die Personen mit milder Alzheimer-Demenz (MMSE 20-26/30 Punkten) hatten keine nachweisbaren Aktivierung im Hippo- kampus. (Sperling et al. 2003)

Retrograde Amnesie

Wenn ein Gedächtnisinhalt zunächst verfügbar, d. h. zunächst abgerufen werden konnte, nach einer Schädigung aber nicht mehr abrufbar ist, spricht man von einer retrograden Amnesie (▶ hierzu Kap. 41). Beispielsweise kann sich ein Patient an Episoden eines Familienfests, die er zuvor berichten konnte, nicht mehr erinnern. Er weiß beispielsweise nicht mehr, mit wem er bei dem Fest zusammengetroffen ist etc. Die retrograde Amnesie bezieht sich streng genommen nur auf die Ereignisse vor dem Beginn der Erkrankung; die Demenzerkrankungen haben jedoch meist einen Vorlauf von vielen Jahren, in der die Erkrankung noch nicht erkannt werden kann. Deshalb ist die Antwort auf die Frage, ob ein Ereignis wegen einer retrograden Amnesie nicht mehr erinnert werden kann, im Beginn der Erkrankung erschwert. Im Verlauf der Progression der Alzheimer-Demenz kommt es jedoch zu einer sich deutlich ausweitenden retrograden Amnesie, sodass die Patienten sich später nur noch an Ereignisse ihrer Adoleszenz- oder Jugendzeit erinnern (Beatty et al. 1988). Der zeitliche Gradient ist vermutlich flacher als bei reinen amnestischen Syndromen. Können demente Patienten unterschiedslos weder Ereignisse aus der Jugend noch aus den letzten Jahren erinnern, ist eher eine Abrufstörung zu vermuten. Für die retrograde Amnesie wird z. Z. die Störung neokortikaler, sowohl temporaler als auch frontaler Hirnareale verantwortlich gemacht (▶ Abschn. 41.4).

Unter der Lupe

Störung der Orientierung zu Zeit und Ort

Fehler in der zeitlichen Orientierung sind frühe Symptome des Demenzsyndroms vom Alzheimer-Typ. Dies betrifft meist zuerst das Datum oder den Wochentag, später den Monat und das Jahr. Zunächst trägt die anterograde Amnesie zu einem Vergessen zeitlicher Marker bei, zum anderen bringt eine verminderte Aufmerksamkeit auf die Umgebung Fehler in der zeitlichen Orientierung mit sich.

Die Desorientierung zum Ort ist vermutlich noch spezifischer für die Alzheimer-Demenz als die zeitliche Desorientierung. Die Patienten verlaufen sich in fremder, spä-

ter auch in bekannter Umgebung. Die Patienten vergessen Ortsmarker und die relative räumliche Lage von Objekten zueinander. Dies ist u. U. mit einer Schädigung der Neurone des Hippocampus und der parahippocampalen mediotemporalen Hirnareale zu erklären und dürfte, nach dem Braak-Modell (Braak u. Braak 1991), der Grund sein, warum in eindeutigen Fällen von Alzheimer-Demenz die örtliche Desorientierung charakteristisch ist. Eine Störung der zeitlichen Orientierung um mehr als ca. eine Woche (bei Personen älter als 80 Jahre mehr als ca. zwei Wochen) sollte als Zeichen einer Störung angesehen werden und Anlass zu Nachuntersuchung geben.

❶ In frühesten Stadien eines Demenzsyndroms vom Alzheimer-Typ ist die Wiedergabe von Wortlisten vermindert. In mittleren Stadien wird eine Einspeicher- und Lernstörung im Alltag deutlich sowie eine retrograde Amnesie. Die Orientierung zu Zeit und Ort ist gestört. In späten Stadien ist der Patient nicht einmal zur Auffassung und unmittelbaren Wiedergabe der zu merkenden Items in der Lage. Eine formale Gedächtnisprüfung ist nicht mehr möglich.

Erhaltene Gedächtnisfunktionen

Das Demenzsyndrom vom Alzheimer-Typ weist ein charakteristisches Profil von Gedächtnisstörungen auf. Im Gegensatz zu den geschilderten Problemen in verschiedenen Gedächtnisbereichen steht die relativ ungestörte Leistung »sensorischer Register« (▸ Abschn. 40.3), beispielsweise der Fähigkeit, Zahlen und Wörter unmittelbar nachzusprechen. Dies gilt zumindest für die leichte und mittelgradige Ausprägung der Alzheimer-Demenz. Dazu kommt, dass Patienten mit einem derartigen Demenzsyndrom in gewissem Umfang motorische Fertigkeiten lernen können.

Interaktionen

Außer der Störung von Gedächtnisfunktionen muss, nach den gängigen Kriterien des Demenzsyndroms vom Alzheimer-Typ (z. B. ICD-10 der WHO) mindestens noch eine weitere Dimension gestörter kognitiver Leistungen hinzukommen, damit von einem Demenzsyndrom gesprochen werden kann. Besteht eine progressive amnestische Symptomatik verbleibt der Patient zunächst im Stadium eines amnestischen Syndroms, das

diagnostisch z. Z. noch nicht anders zugeordnet werden kann.

❶ Von einem Demenzsyndrom kann erst gesprochen werden, wenn zu der Gedächtnisstörung Defizite in weiteren neuropsychologischen Leistungsdimensionen getreten sind, wie eine aphasische, apraktische Symtomatik, exekutive Störungen bzw. Störungen der Urteilsfähigkeit.

Eine Interaktion von verbalen Gedächtnisstörungen mit Störungen der Sprachfunktionen ist zu vermuten, wenn diese beiden Störungen gemeinsam vorliegen. Bei der Wiedergabe von Lernlisten können normalerweise zunächst nur wenige Wörter wiedergegeben werden. Wird jedoch eine Hilfestellung gegeben, schränkt dies die möglichen Alternativen ein und erleichtert die Wiedergabe. Bei der Hilfestellung durch semantische Kategorien profitieren Patienten mit Alzheimer-Demenz in geringerem Maße von der Nennung der Hinweisreize. Der Grund dafür könnte in den bei Demenz zusätzlich früh gestörten Sprachfunktionen zu suchen sein. Ein Test, der auf diesem »cued recall« basiert, stellt möglicherweise deshalb eine gutes diagnostisches Untersuchungsverfahren dar (Grober et al. 1988).

❶ Früheste Veränderungen des Gehirns bei Alzheimer-Demenz betreffen speziell Bereiche des Hippocampus und den angrenzenden entorhinalen Kortex. Beim normalen Altern treten dort bereits, allerdings leichtergradig, Veränderungen auf. Diese mediotemporale Pathologie kann den Beginn der neuropsychologischen Symptomatik der Demenz vom Alzheimer-Typ im Bereich des episodischen Gedächtnisses erklären.

66.2.3   Aphasische Symptomatik

Bei einer Alzheimer-Demenz treten häufig Sprachstörungen als zweite Dimension neuropsychologischer Störungen auf. Nach dem Braak-Modell (Braak u. Braak 1991) wird dies mit der progredienten Ausbreitung der Alzheimer-Pathologie, d.h. von Neurofibrillen und Plaques, auf den Temporallappen erklärt.

Wortfindungsstörung

Zunächst fällt eine Störung der Wortfindung auf. Man hat hier auch von der anomischen Phase der Alzheimer-Demenz gesprochen. Ein Umstand muss dabei berücksichtigt werden: Das Finden des passenden Wortes, d.h. der Abruf aus dem semantischen Lexikon, ist normalerweise schon eine relativ schwierige Aufgabe, wobei es, vermutlich wegen des großen Umfangs des semantischen Lexikons, bisweilen bereits im Alltag zu Problemen wie Stocken oder Umschreiben des Zielworts kommt. Bei Patienten mit Demenz ist diese Schwierigkeit deutlich verstärkt. Sie kommen im Verlauf immer häufiger nicht auf das intendierte Wort und versagen bei Bildbeschreibungsaufgaben oder dem Erklären von Sprichwörtern. Tests, die das einfache Benennen von Objekten verlangen, zeigen zwar ein Defizit von Patienten mit Alzheimer-Demenz, jedoch zumeist erst in mittleren und späteren Stadien.

Eine zentrale These zur aphasischen Symptomatik beim Demenzsyndrom vom Alzheimer-Typ ist, dass es sich zunächst primär um eine Störung des semantischen Systems handelt (Hodges et al. 1996). Dafür sprechen einige Befunde die im Folgenden dargestellt werden. Die Syntax und die Spontansprache ist zunächst unauffällig, wenn man von den Wortfindungsproblemen absieht. Wird der Patient aber gebeten, Wörter einer semantischen Kategorie zu finden (beispielsweise Möbel oder Tiere), zeigt sich ein markantes Defizit. Nun muss einschränkend erwähnt werden, dass ein derartiger Test der »semantischen Fluency« nicht allein von der Wortfindung abhängt, sondern auch von anderen Funktionen: Die Organisation des Abrufs aus dem semantischen Lexikon wird als eine der exekutiven Funktion des frontalen Kortex angesehen (▶ Abschn. 44.1.5). Auch kann eine allgemeine Verlangsamung zur Erniedrigung der Testleistung beitragen. Möglicherweise sind eben aus mehreren Gründen »Fluency-Tests« besonders für die neuropsychologische Demenzdiagnostik geeignet.

Ein weiterer Befund spricht für eine herausragende Beeinträchtigung des semantischen Systems bei Alzheimer-Demenz: Die »Fluency« ist stärker gemindert, wenn Wörter nach semantischen Kategorien gesucht werden müssen, als wenn Wörter nach anderen Merkmalen, wie z.B. nach einem bestimmten Anfangsbuchstaben (Monsch et al. 1992), produziert werden müssen.

Sprachverständnisstörung

Wenn das semantische System betroffen ist, ist eine Störung des Sprachverständnisses zu erwarten. Tatsächlich tritt sie regelmäßig zur Symptomatik gestörter Wortfindung hinzu. Die Patienten verstehen beispielsweise Fragen nicht; im Interview antworten sie ausweichend oder völlig abwegig. Im Token-Test, einem Aphasietest, bei dem verbale Instruktionen, unterschiedlich geformte und farbige Plättchen zu zeigen, verstanden werden sollen, wird ein Defizit gefunden. Von einem Stadium der transkortikal sensorischen Aphasie ist gesprochen worden (Cummings et al. 1985). Dazu passt u. a. auch, dass das Nachsprechen lange Zeit ungestört bleibt. Charakteristischerweise sprechen Patienten nach, ohne den Inhalt zu erfassen (in Extremfällen spricht man von Echolalie).

Interaktionen

Die Prüfung des Leseinnverständnisses involviert jeweils auch nichtsprachliche Leistungen: Einige Tests verlangen das Zeigen von entsprechenden Bildern und setzten somit das Erfassen der Bildinhalte voraus. Andere Tests verlangen die Ausführung von Handlungen und somit praktische Fähigkeiten. Die Höhe der Leistung in diesen Tests hängt also von der Integrität anderer Funktionssysteme ab. Das Leseinnverständnis ist möglicherweise besonders ausgeprägt betroffen, was gerade mit den oben angeführten Abhängigkeiten von gleichzeitig bereits vorliegenden anderen neuropsychologischen Defiziten zu erklären wäre.

Die Störung der Schriftsprache mit Alexie und Agraphie ist im späteren Verlauf der Demenzprogredienz üblich. Vermutlich ist sie jedoch nicht regelhaft Frühsymptom der Alzheimer-Demenz. Vor dem Hintergrund der Progredienz und der interindividuellen Verlaufsvarianz ist es naturgemäss schwierig, ein charakteristisches Profil der Sprachstörung bei Alzheimer-Demenz herauszuarbeiten. Irgendwann im Verlauf treten praktisch alle Phänomene der Aphasie auf. Von der Alzheimer-Demenz weitgehend verschont bleiben nur wenige Symptome. Die Spontansprache bleibt lange Zeit flüssig; das Auftreten einer mühsamen Sprache im Telegrammstil ist unüblich. Übereinstimmend ist hervorgehoben worden, dass Syntax und Phonologie erst spät gestört werden. Phonematische Paraphasien treten, wenn überhaupt, erst in späteren Stadien auf.

66

66.2.4 Störung exekutiver Funktionen und des Planens

Exekutive Störungen sind noch unvollständig verstanden und daher wird der Begriff mit unterschiedlichen Bedeutungen belegt. Von einigen Forschern wird darunter die exekutive Kontrolle verstanden (Benson 1994), d.h. die Planung von Antwortaktionen mit Antizipation der möglichen Auswirkungen, sowie die Auswahl der Antwortaktion und das Monitoring der Auswirkungen (▶ hierzu ausführlicher Abschn. 44.1 und 45.2). Diese Funktionen, speziell Planungsaufgaben, sind bei Demenz bereits früh deutlich beeinträchtigt.

Von anderen Forschern wird zu den exekutiven Funktionen eine Anzahl von Prozessen hinzugerechnet, die für die Steuerung der Antwortmotorik notwendig sind. Dazu zählen unter anderem das Implementieren von intendierten Stimulus-Response-Kanälen, die Unterdrückung von irrelevanten mentalen Prozessen und irrelevanten Stimulus-Response-Kanälen und ein Halten der Aktivität zur Vorbereitung auf motorische Aktionen bzw. von antwortrelevanten mentalen Inhalten im Arbeitsgedächtnis. Derartige Störungen fallen beispielsweise schon bei einfachen Aufgaben auf, wie beim Kopfrechnen, wenn Zwischenergebnisse oder der Subtrahend bei seriellen Subtraktionen vergessen werden. Zwar sind in frühen Stadien der Alzheimer-Demenz im präfrontalen Kortex nur sehr geringe neuropathologische Veränderungen zu beobachten, aber möglicherweise spielen bei der Störung von exekutiven Funktionen metabolische Veränderungen und die Auswirkungen der Störung von Hirnstammkernen eine Rolle. Neue Erkenntnisse zu frontaler Ablagerung von A-β-Peptiden können evtl. auch die frühen exekutiven Störungen in der Entwicklung der Alzheimer-Demenz erklären.

Eine Verlangsamung aller motorischer aber auch anderer mentaler Prozesse ist für den Alterseffekt typisch (▶ Kap. 65) und kennzeichnet das Demenzsyndrom vom subkortikalen Typ, aber nicht das Demenzsyndrom vom Alzheimer-Typ.

66.2.5 Störung der Urteilsfähigkeit

Angehörige von Patienten mit einem Demenzsyndrom vom Alzheimer-Typ beklagen, dass der Patient bei Finanz- oder Familienentscheidungen fehlende Übersicht beweist, falsche Einschätzungen liefert und letztlich fehlerhafte Entscheidungen fällt. Die Störung der Urteilsfähigkeit bezieht sich auch auf die eigene Person, besonders die Beurteilung des Schweregrades der Krankheit oder der Prognose.

Forschungsergebnisse über die Störung der Urteilsfähigkeit bei der Demenz existieren wenige und für die Diagnostik dieses Teilsyndroms bestehen keine einheitlichen Kriterien. Es ist vermutet worden, dass es sich bei der Störung der Urteilsfähigkeit um die Interaktion verschiedener Funktionsstörungen handelt.

Die bei der Demenz auftretenden Sprachstörungen, Störungen des Arbeitsgedächtnisses und das amnestische Syndrom führen zu Störungen der Urteilsfähigkeit: Sprachstörungen wirken sich zunächst vor allem beim Verstehen des Sachverhalts aus sowie beim Abruf von Alternativen und Argumenten, die normalerweise weitgehend sprachlich ablaufen. Störungen des Arbeitsgedächtnisses und exekutiver Funktionen haben weiterhin zur Folge, dass aus dem Sachverhalt sich ergebende einschränkende Bedingungen, die für die mentale Bearbeitung aktiviert werden, nicht aktiv gehalten werden können. Diese Bedingungen und Zwischenergebnisse sind nach kurzer Zeit nicht mehr verfügbar. Das amnestische Syndrom kann sich auf die Entscheidungsfähigkeit auswirken, indem im Verlauf einer Evaluation vor der Ausführung der logischen Entscheidungsregel die Alternativen oder zumindest Aspekte der Argumente vergessen werden.

Dazu kommt noch eine Interaktion mit nichtkognitiver Symptomatik. Beispielsweise wird im Rahmen apathisch-depressiver Symptome eine allgemeine Entschlusslosigkeit, aber auch eine Verzögerung beobachtet, die eine angemessene Beurteilung, insbesondere bei vorhandenen Gedächtnisstörungen behindert. Andererseit stört auch ein Enthemmungssyndrom mit impulsiven Verhaltensweisen die Beurteilung komplexer Sachverhalte, weil der Patient quasi »instinktiv« schnell urteilt, noch bevor er den Entscheidungsraum angemessen gewürdigt hat. Nicht unerwähnt bleiben kann die Auswirkung von inhaltlichen Denkstörungen der Psychopathologie, besonders der Wahn. Patienten mit Demenz leiden in hohem Prozentsatz an flüchtiger Wahnsymptomatik. Ein häufiger Wahninhalt ist beispielsweise bestohlen worden zu sein; dabei spielt einerseits das Verlegen von Gegenständen eine Rolle und andererseits die Unfähigkeit zu verstehen bzw. einzusehen, dass der Sachverhalt sich anders verhält.

❗ Bei der Störung der Urteilsfähigkeit handelt es sich um ein komplexes, allerdings für die Demenz zentrales Merkmal. Die Auswirkungen von Störungen der ▼

Urteilsfähigkeit sind schwerwiegend. Häufig sind sie Gründe für Pflegebedürftigkeit und insbesondere Heimaufnahmen. Dazu kommt wegen der Aufhebung der Geschäftsfähigkeit in vielen Fällen die Notwendigkeit juristischer Betreuung.

66.2.6   Störung visuell-räumlicher Funktionen

Die Wahrnehmung von Objekten, auch wenn sie unvollständig abgebildet sind, bereitet Patienten mit einem Demenzsyndrom vom Alzheimer-Typ im Frühstadium wenig Schwierigkeiten. Fehler in der perzeptuellen Analyse der räumlichen Aspekte tragen jedoch zu den Problemen der Patienten bei, Figuren (z. B. einfache Objekte oder räumliche Figuren wie ein Drahtmodell eines Würfels) zu kopieren. Bereits die Kopie zweier Fünfecke bereitet den Patienten Schwierigkeiten, wie es in der »Mini-Mental-State Examination« (Folstein et al. 1975; Reischies et al. 1997) verlangt wird. Unzweifelhaft ist neben einer perzeptuellen Störung vor allem die visuell-räumliche Koordination der Handbewegung für zielgerichtete Handlungen gestört. Oft wird von konstruktiver Apraxie gesprochen, ohne auf die Fehler in den speziellen räumlichen Aspekten von Zeichnungen einzugehen. Fehler in der Imitation von Hand-Faust-Sequenzen sind früh in der Entwicklung von Alzheimer-Demenzen zu beobachten.

Patienten mit einem Demenzsyndrom vom Alzheimer-Typ versagen bereits früh bei der Aufgabe, ein Objekt wie z. B. eine Uhr, die alle Ziffern und Zeiger aufweist und eine bestimmte Zeit anzeigt (Rouleau et al. 1996), aus der Vorstellung heraus zu zeichnen. Dabei spielen auch wiederum vielfältige Störungen eine Rolle. Zu den bereits oben genannten Komponenten dieses Defizits kommt eine Störung des Abrufs des mentalen Bildes, der visuellen Vorstellung. Eventuell spielt die Störung eines speziellen Speichers, eines Thesaurus visueller Bilder, zusätzlich eine Rolle.

Zusammenfassung

Die Demenzsyndrome zählen zu den häufigsten neuropsychiatrischen Krankheitsbildern, wobei das Demenzsyndrom vom Alzheimer-Typ die weiteste Verbreitung hat. Beim Demenzsyndrom vom Alzheimer-Typ treten zunächst Störungen des episodischen Gedächtnisses auf. In der Folge kommen Störungen in weiteren neuropsychologischen Dimensionen hinzu. Man hat dabei von »verwaschenen Herdsymptomen« gesprochen, womit gemeint ist, dass diese neuropsychologischen Symptome der Aphasie, der Apraxie etc. nicht in der reinen Form, wie bei lokalisierten Hirnläsionen jüngerer Erwachsener, beobachtet werden. Dies hängt erstens mit dem meist höheren Alter der dementen Personen zusammen, d. h. den gleichzeitig vorliegenden Alterseffekten auf die kognitiven Funktionen (► Kap. 65). Ein zweiter Grund findet sich in der Natur der Hirnschädigung, die sich bei der Alzheimer-Demenz von mediotemporalen Hirnarealen über den übrigen Assoziationskortex ausbreitet und früh auch subkortikale Kerngebiete beeinträchtigt, die zusätzlich die gesamten Hirnfunktionen beeinflussen. Ein dritter Grund besteht darin, dass bereits die diagnostischen Kriterien verlangen, dass mehrere Funktionsstörungen gleichzeitig vorliegen müssen. Die Interaktionen dieser Störungen sowie die Interaktion kognitiver Funktionen mit psychopathologischer Begleitsymptomatik wie Depression, Affektkontrolle, Antriebsstörung, Impulskontrollstörung oder Wahn ist eine Besonderheit der neuropsychologischen Symptomatik bei Demenz. Die Störung der Urteilsfähigkeit mit unangemessenen Beurteilungen und Entscheidungen stellt ein spezielles neuropsychologisches Defizit des Demenzsyndroms dar und führt in vielen Fällen zu Betreuung und Heimeinweisung. Die Störung der Urteilsfähigkeit ist noch wenig neuropsychologisch untersucht worden. Unklar ist insbesondere, inwieweit es sich dabei um ein qualitativ eigenständiges Teilsyndrom handelt. Möglich wäre auch, dass es sich nur um die Addition von Sprachverständnisstörungen, semantischen Schwierigkeiten, Störungen des Arbeitsgedächtnisses, des episodischen Gedächtnisses und exekutiver Defizite handelt. Diagnostisch sind in den letzten Jahren Fortschritte erzielt worden, wobei jedoch die neuropsychologische Frühdiagnose weiterhin sehr unsicher ist. So ist die diagnostische Differenzierung der Alzheimer-Demenz von der vaskulären Demenz mit neuropsychologischen Verfahren noch nicht einmal ansatzweise gelungen.

Anhang

Glossar

Absolutes Gehör. Die Fähigkeit, Tonhöhen ohne einen zuvor gehörten und benannten Referenzton korrekt zu benennen. Frühes musikalisches Training vor dem Alter von 9 Jahren scheint die Ausbildung des absoluten Gehörs zu fördern. Darüber hinaus ist eine genetische Komponente für den Erwerb des absoluten Gehörs von Bedeutung.

Achromatopsie. Seltene Störung der visuellen Wahrnehmung, bei der es zu völliger Farbenblindheit kommt. Ursache: entweder Ausfall der Zapfen-Photorezeptoren in der Netzhaut (Stäbchenmonochromasie) oder Läsionen des visuellen Kortex (zerebrale Achromatopsie).

Adaptation oder motorisches Lernen. Optimierung einer spezifischen visuomotorischen Transformation. Wichtige Beispiele sind die Adaptation der Sakkadenamplitude oder des Verstärkungsfaktors des vestibulo-okulären Reflex.

Afferenzen. Alle Zuflüsse neuronaler Information zum zentralen Nervensystem (ZNS). Im engeren Sinne: alle Erregungen, die aus der Peripherie dem ZNS zugeleitet werden.

Agnosie. Durch Hirnschädigung bedingte Störung des Erkennens bei erhaltener primärer Wahrnehmung. In Abhängigkeit von der Sinnesmodalität der betroffenen Wahrnehmungen werden visuelle, akustische, taktile, olfaktorische etc. Agnosien unterschieden.

Agnosie von Objektorientierungen. Durch Hirnschädigung bedingtes Unvermögen, die Orientierung von Objekten zu bestimmen, obwohl diese Objekte einwandfrei identifiziert werden können.

Akinetopsie. Beeinträchtigung oder Unfähigkeit, visuelle Bewegung wahrzunehmen (visuelle Bewegungsblindheit).

Aktionspotential. Kurzzeitige Umpolarisation des Membranpotentials von Neuronen, die entlang des Axons fortgeleitet wird, in der Axonterminale die Freisetzung von Neurotransmitter nach sich zieht und damit die Grundlage für die Beeinflussung benachbarter Neurone schafft. Die Umpolarisation ist im Wesentlichen Folge der vorübergehenden Öffnung eines Natriumskanals, über den positiv geladene Natrium-Ionen in das Innere des Neurons einströmen können.

Allozentrisch. Beobachter-unabhängig; außerhalb des egozentrischen Raumes.

Amusie. Störungen der Musikverarbeitung meist nach Hirnläsionen, selten angeboren als »kongenitale Amusie«. *Rezeptive Amusie* bezeichnet eine Störung der Musikwahrnehmung, *expressive Amusie* eine Störung der musikalischen Produktion.

Anopie, Anopsie. → zerebrale Blindheit

Anosognosie. Das mit einer umschriebenen Hirnschädigung einhergehende, pathologische *Nichterkennen* einer offensichtlich bestehenden Halbseitenlähmung, kortikalen Blindheit, Hemianopsie oder Taubheit. Es scheint, als ob den Patienten das Bewusstsein für ihre Erkrankung fehlen würde.

Anton-Syndrom. Historischer, nur noch selten gebrauchter Begriff für eine → Anosognosie für kortikale Blindheit.

Apperzeptive Agnosie. Variante der Agnosie, bei der zwar elementare perzeptive Leistungen erhalten sind, aber ihre Integration zu einem kohärenten Bild des Objekts misslingt.

Apraxie. Motorische Fehlhandlungen bei bestimmten Aufgaben kontrastieren mit normaler Geschicklichkeit in anderen Handlungen. Der Kernbereich des Apraxiebegriffs sind Störungen des Imitierens, der Ausführung von bedeutungsvollen Gesten auf Aufforderung und des Werkzeug- und Objektgebrauchs.

Arbeitsgedächtnis (engl. working memory). Das Modell des Kurzzeitgedächtnisses wurde durch das Modell des Arbeitsgedächtnisses abgelöst. Prozesse des Arbeitsgedächtnisses machen Information kurzfristig für weitere Verarbeitung verfügbar. Das Arbeitsgedächtnis stellt eine hochgradig generelle Ressource des kognitiven Systems dar, die für zahlreiche verschiedene Aufgaben erforderlich ist. Die Information geht verloren, wenn sie nicht innerhalb von 1–2 Sekunden erneut durch Verwendung aktiviert wird, und muss dann aus dem Langzeitgedächtnis rekonstruiert werden. Vieles spricht dafür, dass im Arbeitsgedächtnis nicht mehr als 4 »Einheiten« gleichzeitig aktiv gehalten werden können. Die begrenzte Kapazität des Arbeitsgedächtnisses wird verantwortlich gemacht für die Grenzen kognitiver Leistungen, insbesondere bei komplexen Denkaufgaben.

Asomatognosie. Anosognosie für Halbseitenlähmung (→ Anosognosie), bei der die Patienten leugnen, dass die betroffene Extremität zu ihnen gehört. Solche Patienten versuchen manchmal, die gelähmte Extremität aus dem Bett zu schieben.

Assembly. Neuronenverband, der durch seine kohärente Aktivität die Grundlage für eine (Objekt)repräsentation bildet.

Assoziative Agnosie. Variante der Agnosie, bei der die perzeptive Verarbeitung intakt ist, aber keinen Anschluss an das im semantischen Gedächtnis gespeicherte Wissen über die Dinge der Welt findet.

Asymbolie. Auffassung, dass bei Patienten mit Aphasie nicht bloß die Sprache, sondern allgemein die Fähigkeit, Zeichen zu bilden und zu verwenden, beeinträchtigt ist.

Auditive Agnosie. Unfähigkeit, Geräusche oder Sprachlaute zu erkennen, obwohl die Hörfähigkeit nicht erloschen ist.

Aufrufbedingungen. Wenn eine Bewegung häufig nach bestimmten Reizen ausgeführt wird, können die Reize als Aufrufbedingungen in die Repräsentation der Bewegung integriert werden. Sobald wahrgenommene Reize mit den Aufrufbedingungen übereinstimmen, wird der Handlungsplan als Ganzes ausgelöst.

Automatismen, sprachliche (engl. recurring utterances). Nicht kommunikationsadäquate Produktion stereotypen sprachlichen Materials bei globaler Aphasie.

Bálint-Holmes Syndrom. Die nach beidseitigen Läsionen des parieto-okzipitalen Kortex auftretende Kombination von → Simultanagnosie, Blickbewegungsstörungen, Störung der räumlichen Orientierung und → optischen Ataxie.

Bálint-Syndrom. → Bálint-Holmes-Syndrom

Basalganglien. Mit dem Begriff werden Striatum, das aus Nucleus caudatus und Putamen besteht, und das Pallidum, das in ein äußeres und in ein inneres Segment unterteilt werden kann, zusammengefasst. Funktionell werden auch die Substantia nigra und der Nucleus subthalamicus dazugezählt. Funktionell stehen sie in engem Zusammenhang mit dem präfrontalen Kortex.

Belohnungssystem. War eine spezifische Verhaltensleistung nützlich oder eher abträglich für den Organismus? Eine Verhaltensleistung ist dann nützlich, wenn sie den Organismus belohnt, indem sie Bedürfnisse wie etwa Hunger oder Durst befriedigt. Unter dem Begriff des Belohnungssystems werden die Schaltkreise zusammengefasst, deren Aufgabe die Beurteilung des Belohnungswertes von Verhaltensleistungen ist.

Bewegungskontrolle. An der Kontrolle von Bewegungen sind zwei Mechanismen beteiligt: Die »open-loop control« ermöglicht die schnelle Ausführung von Bewegungen unabhängig von Feedback, und die »closed-loop control« ermöglicht die adaptive Steuerung von Bewegungen anhand des eintreffenden Feedbacks. Meist arbeiten die Mechanismen bei der Bewegungssteuerung zusammen.

Bewegungszeit (engl. movement time, MT). Zeit, die zwischen dem Beginn und dem Ende einer Bewegung verstreicht. Indikator für die Information, die eine Person verarbeiten muss, um eine Bewegung auszuführen.

Bindungsproblem (engl. binding problem). Problem der Integration von Information, die verteilt in einem neuronalen System bearbeitet wird.

Binokulärer Wettstreit. Widersprüchliche Wahrnehmungssituation, die dann auftritt, wenn den beiden Augen sehr unterschiedliche Reize dargeboten werden. In diesem Fall erfolgt die Wahrnehmung alternierend jeweils nur durch eines der beiden Augen.

Blindsehen (engl. blindsight). Nichtreflexive Sehleistungen, die sich in absolut rindenblinden Gesichtsfeldanteilen nachweisen lassen.

BOLD-Kontrast. Blood Oxygenation Level Dependent Contrast. Ein Kontrast, der auf den unterschiedlichen magnetischen Eigenschaften von Oxy- und Deoxyhämoglobin beruht. Der BOLD-Kontrast ist ein guter indirekter Marker für neuronale Aktivität in einer Gehirnregion und wird bei der funktionellen Magnetresonanztomographie (fMRT) genutzt.

Bottom-up-Effekte. Der Einfluss, den Stimulusparameter auf das Aktivitätsniveau sensorischer Neurone in der Großhirnrinde haben. So bewirkt z. B. steigender Kontrast eines visuellen Reizes i. Allg. eine erhöhte Aktivierung kortikaler Neurone (→ Top-down-Modulation).

Closed-loop control. → Bewegungskontrolle

Corpus geniculate laterale. An der Hinterseite des Thalamus gelegener Teil des Zwischenhirns. Erste Umschaltstation für visuelle Signale aus der Netzhaut (Retina). Filterung und Modifikation der Signale, u. a. in Abhängigkeit vom Wachheitszustand.

Deafferentierung. Durch Operationen, Verletzungen oder Erkrankungen ausgelöste starke Beeinträchtigung der afferenten, somatosensorischen Leitungsbahnen. Zustand, in dem keine oder nur noch wenige somatosensorische Informationen in das Gehirn gelangen.

Delir. Kombination von Bewusstseins- und Aufmerksamkeitsstörungen sowie Defiziten kognitiver Funktionen und/oder der Sinneswahrnehmung durch eine diffuse Hirnfunktionsstörung. Im deutschen Sprachraum häufig als »Verwirrtheitszustand« bezeichnet, wobei dann der Begriff »Delir« auf Kombinationen mit vegetativer Entgleisung bei Substanzmissbrauch und endokrinen Krisen beschränkt verwendet wird.

Deuteranopie. Genetisch bedingte Störung des Farbensehens, bei der ein Teil der Zapfen in der Netzhaut (die Grün-Zapfen) ausfällt. Es sind dann nur Rot- und Blau-Zapfen vorhanden. Es kann auch zu einer verringerten Anzahl an Grün-Zapfen kommen, was sich als Rot-Grün-Schwäche manifestiert und als **Deuteranomalie** bezeichnet wird.

Diaschisis. Auf von Monakow (1914) zurückgehendes Konzept, das besagt, dass die Schädigung eines Hirnteils die Funktion anderer, z. T. weit entfernt liegender, Hirnteile beeinträchtigt. Grundlage des Diaschisis-Effekts sind nach dieser Vorstellung die exzitatorischen oder inhibitorischen Projektionen zwischen den Arealen.

Diffusionstensorbildgebung (DTI). Kernspintomographische Technik, mit der die Hauptrichtung der Diffusion in verschiedenen Gehirnarealen geschätzt werden kann. Diese Hauptdiffusion ist eine gute Näherung für die Hauptrichtung des Faserverlaufs in der weißen Substanz des Gehirns.

Disparität, stereoptische. Disparität und horizontale Disparität/Querdisparität werden oft synonym gebraucht. Der (horizontale) Abstand zwischen den retinalen Orten der beiden Augen, auf welche die zwei Bilder eines Objekts projiziert werden. Retinale Disparität stellt ein wichtiges Maß für räumliche Tiefe dar.

Dopamin. Neurotransmitter aus der Gruppe der Katecholamine, der von Neuronen des Mittelhirns (Substantia nigra) eingesetzt wird. Dopamin vermittelt als Teil des (→) »Belohnungssystems« Informationen über den erwarteten und erfahrenen Nutzen von Verhaltensleistungen.

Dorsales und ventrales visuelles System. Zwei funktional und anatomisch spezialisierte Verarbeitungssysteme im menschlichen Gehirn, die auf räumliche und visuomotorische (parietale Route) bzw. objekt- und gesichterspezifische Merkmale (temporale Route) der visuellen Informationsverarbeitung spezialisiert sind.

Duplex-Theorie des Richtungshörens. Zur Bestimmung der horizontalen Position einer Schallquelle nutzt das auditive System → interaurale Zeitdifferenzen und → interaurale Pegeldifferenzen innerhalb unterschiedlicher Frequenzbereiche. Interaurale Zeitdifferenzen in der Feinstruktur der Schallwellen kann das Hörsystem nur bei tiefen Frequenzen genau genug analysieren, während der Schallschatten des Kopfes nur im hochfrequenten Hörbereich ausreichend große Pegeldifferenzen produziert.

Dysarthrie. Durch eine Schädigung des zentralen oder des peripheren Nervensystems verursachte Störung der Ausführung von Sprechbewegungen. Die wichtigsten Pathomechanismen der Dysarthrien sind Parese (schlaff, spastisch), Hypokinesie und Rigidität, Ataxie, Dyskinesie/Dystonie und Tremor. Patienten mit Dysarthrie sprechen meist verlangsamt und sind meist schwer verständlich.

Dysgraphie. Erworbene Störung des Schreibens bei prämorbid routinierten Schreibern.

Dyslexie. Erworbene Störung des Lesens bei prämorbid geübten Lesern.

Echo Planar Imaging (EPI). Sehr schnelle Methode der Bildaufnahme bei der funktionellen Kernspintomographie (fMRT). Mit dieser Technik ist es möglich, Aufnahmen des ganzen Kopfes in ca. 2 s anzufertigen.

EEG. Elektroenzephalographie.

Egozentrisch. Beobachter-zentriert. Mittelpunkt/Anker eines *egozentrischen Koordinatensystems* ist der (Standpunkt des) Beobachter(s).

Einfache visuelle Reizerscheinungen. Sehen von einfachen (unbunten oder bunten) Formen oder Mustern ohne externen Reiz, die durch pathologische neuronale Entladungen in den frühen visuellen kortikalen Arealen hervorgerufen werden.

Elektroenzephalographie (EEG). Methode, mit der geringe Gehirnströme von der Kopfhaut abgeleitet werden können.

Ereigniskorrelierte Potentiale (EKP). Auf der Kopfoberfläche ableitbare Potentialschwankungen (Amplitude: einige Mikrovolt), die zeitlich an ein sensorisches, motorisches oder kognitives Ereignis gekoppelt sind. Bei dieser Technik werden Stimuli zu präzise definierten Zeitpunkten präsentiert und die an jeder Elektrode mit Elektroenzephalographie (EEG) oder Magnetenzephalographie (MEG) gemessenen Signale für ein bestimmtes Intervall um diesen Zeitpunkt herum extrahiert. Danach werden diese Signalabschnitte für einzelne Stimulusklassen über alle Wiederholungen gemittelt, um ein repräsentatives Mittelwertsignal zu erhalten.

Event-related fMRT (efMRT). Verfahren der funktionellen Kernspintomographie (fMRT) analog zu den evozierten Potentialen in der Elektroenzephalographie (EEG) oder Magnetenzephalographie (MEG). Stimuli werden zu definierten Zeitpunkten präsentiert und die Daten danach in Bezug auf diesen Zeitpunkt analysiert.

Exekutive Prozesse. Exekutive Funktionen beschreiben einen Sammelbegriff für höhere kognitive Kontrollprozesse, die primär mit den Funktionen des Frontalhirns zusammenhängen. Folgende Prozesse werden zu den exekutiven Funktionen gezählt: Aufmerksamkeit und Inhibition, Aufgaben-Management, Handlungsplanung und Handlungsüberwachung. Sie dienen dazu, Handlungen über mehrere Teilschritte hinweg auf ein übergeordnetes Ziel zu planen, Aufmerksamkeit auf hierfür relevante Informationen zu fokussieren und ungeeignete Handlungen zu unterdrücken.

Feedback. Sensorische Information, die während der Ausführung einer Bewegung oder unmittelbar danach auftritt. Dazu gehört propriozeptive, visuelle, taktile oder auditive Information und auch von außen gegebene Information über den Verlauf und das Ergebnis der Bewegung.

Fehlermaße zur Erfassung von Bewegungen. Resultieren aus dem Vergleich des Ergebnisses einer Handlung mit einem vorher festgelegten Ziel. *Absoluter Fehler:* Absolute Differenz zwischen der aktuellen Leistung und dem Ziel in jedem Durchgang. Allgemeines Maß für die Genauigkeit. *Konstanter Fehler:* Summe der Differenzen zwischen Leistung und Ziel über mehrere Durchgänge (Über- vs. Unterschießen wird mit +/-Zeichen bewertet). Allgemeines Maß für die Tendenz, in eine Richtung abzuweichen (bias). *Variabler Fehler:* Standardabweichung der konstanten Fehler über mehrere Durchgänge. Allgemeines Maß für die Konsistenz der Leistung.

Feldpotentiale (lokale Feldpotentiale). Potentialveränderungen, die sich mit invasiven Mikroelektroden mit hoher zeitlicher und räumlicher Auflösung ableiten lassen, die die Resultierende der Stromflüsse im Extrazellulärraum sind, die synaptische Aktivität, aber auch die Wanderung des → Aktionspotentials entlang des Neurons nach sich zieht. Die mit Oberflächensensoren abgeleiteten → EEG- bzw. → MEG-Signale können als räumlich gemittelte und zeitlich tiefpassgefilterte Resultierende der lokalen Feldpotentialaktivität verstanden werden.

Filehne-Illusion. Während der Ausführung von → glatten Augenfolgebewegungen wird die Verschiebung des Bildes auf der Netzhaut (Retina) mit Information über die momentan ausgeführte Augenbewegung verrechnet (→ Reafferenzprinzip). Diese Verrechnung ist nicht fehlerlos, die resultierende Scheinbewegung der stationären Umwelt wird Filehne-Illusion genannt.

Fitts' Gesetz. Mathematische Regel, die die Beziehung zwischen zunehmender Geschwindigkeit und abnehmender Genauigkeit bei der Bewegungsausführung beschreibt (→ »speed-accuracy trade-off«).

Flimmerskotom. Charakteristische visuelle Reizerscheinung bei Migräne, die typischerweise aus Punkten oder einfachen Linien besteht und sich vom Gesichtsfeldzentrum langsam zur Peripherie bewegt.

fMRT. → Funktionelle Magnetresonanztomographie

Fokale Dystonie, aufgabenspezifische Dystonie, Beschäftigungskrampf. Auf einen Ort/eine Extremität beschränkter Verlust des muskulären Grundtonus. Die motorische Dysfunktion ist vermutlich durch ständiges, intensivstes Wiederholen von stereotypen Bewegungsabfolgen begründet. Sie bezieht, z. B. bei der Hand den Verlust der Kontrolle über die Motorik individueller Finger ein. Beim *Musikerkrampf* etwa verkrampfen sich beim Spielen des Instruments ein oder mehrere Finger, rollen sich in die Handfläche und lassen keine unabhängigen Bewegungen mehr zu. Ähnliches gilt für den *Typistenkrampf*, der Computeranwender heimsuchen kann. Fokale Dystonien beginnen meist im Erwachsenenalter, behindern die Berufsausübung oder führen zur Berufsunfähigkeit.

Funktionelle Bildgebung. Im engeren Sinne wird damit meist bezeichnet: die Positronenemissionstomographie (PET), funktionelle Kernspintomographie (fMRT) und die Magnetenzephalographie (MEG). Aber auch die transkranielle Magnetstimulation (TMS) und z. B. die EEG-Kohärenzanalyse werden manchmal dazu gerechnet.

Funktionelle Kernspintomographie = Funktionelle Magnetresonanztomographie (fMRT). Bildgebendes Verfahren in den kognitiven Neurowissenschaften. Diese Technik beruht auf dem Prinzip, dass durch neuronale Aktivität lokale Änderungen in der Blutsauerstoffkonzentration auftreten. Mit geeigneten Untersuchungsparadigmen und Kontrollbedingungen kann in einer Messung nachgewiesen werden, dass ein bestimmtes Hirnareal (oder mehrer Areale) an einer Aufgabe beteiligt sind.

Gain-Modulation. Die Entladungsrate eines Neurons wird durch zwei Eingänge bestimmt. Der erste Eingang kann das Neuron zu einer Entladung veranlassen, deren Stärke in einer Beziehung zur Größe des Eingangsignals steht. Der zweite Eingang ist für sich allein unwirksam. Er vermag aber die Antwort auf den ersten Eingang zu modulieren, wenn beide gemeinsam einwirken können. Gain-Modulation ist ein neuronales Kodierungsprinzip, das wichtigen Anteil an der Transformation von räumlichen Koordinaten hat (→ Koordinatentransformationen) und Neuronen die gleichzeitige Beteiligung an mehr als einer Leistung ermöglicht.

Generalisierte auditive Agnosie. Unfähigkeit, sowohl Geräusche als auch Sprachlaute zu erkennen, obwohl die Hörfähigkeit nicht erloschen ist.

Geräuschagnosie. → Reine Geräuschagnosie.

Gestaltkriterien. Von den Gestaltpsychologen entdeckte Gesetzmäßigkeiten, die die Integration von Sinneseindrücken bestimmen.

Glatte Augenfolgebewegung. Augenbewegung, die vor allem in der Anwesenheit eines bewegten Objekts ausgeführt wird. Dabei ist die Geschwindigkeit der Augenbewegung exakt an die Geschwindigkeit des Objekts angepasst, so dass das retinale Bild des bewegten Objekts stationär ist.

Handlungsplan. Wird vor dem Beginn einer Bewegung erstellt und spezifiziert die Merkmale der auszuführenden Bewegung. Alternative Bezeichnung: Motorprogramm.

Handlungsüberwachung. Mit der Ausführung einer zielgerichteten Handlung verknüpfte Evaluationsprozesse, die der Erkennung und Vermeidung potentieller und realer negativer Handlungsausgänge und ihrer Kompensation dienen. Der posteriore frontomediane Kortex nimmt eine zentrale Rolle bei der Handlungsüberwachung ein.

Hemianope Lesestörung. Sammelbegriff für die Beeinträchtigung des Lesens aufgrund eines halbseitigen Gesichtsfeldausfalls, der das ganzheitliche Erfassen von Wörtern behindert. Die hemianope Lesestörung findet sich typischerweise in Fällen mit weniger als 3 Grad Restgesichtsgesichtsfeld links und weniger als 6 Grad rechts vom Ort des schärfsten Sehens (Fovea).

Hemianopsie. Durch eine einseitige Hirnschädigung (z. B. Schlaganfall) hervorgerufener Ausfall einer Gesichtsfeldhälfte (jeweils kontralateral zur Hirnschädigung).

Hemineglect. Nur noch selten gebräuchlicher Ausdruck für einen → Neglect.

Hemiparese. Durch eine einseitige Hirnschädigung (z. B. Schlaganfall) hervorgerufene teilweise Lähmung des Armes und Beines kontralateral zur Hirnschädigung.

Hemiplegie. Durch eine einseitige Hirnschädigung (z. B. Schlaganfall) hervorgerufene vollständige Lähmung des Armes und Beines kontralateral zur Hirnschädigung.

Hicks Gesetz. Mathematische Regel, die die Vorhersage des Anstiegs der Reaktionszeit ermöglicht, sobald die Anzahl der Reaktionsalternativen bekannt ist.

Ideatorische und ideomotorische Apraxie. Einteilung der Apraxien nach einem hierarchischen Modell der Handlungskontrolle. Bei der ideatorischen Apraxie soll der Handlungsplan, bei der ideomotorischen seine Umsetzung in motorische Programme gestört sein. Die Berechtigung dieser Unterteilung ist fraglich. In der Literatur wird *ideatorische Apraxie* vielfach mit gestörtem Werkzeug- und Objektgebrauch und *ideomotorische Apraxie* mit gestörten Handlungen ohne Objekt (Imitation und bedeutungsvolle Gesten auf Aufforderung) gleich gesetzt.

Ikonisches Gedächtnis. Sensorisches Gedächtnis.

Indirekte Verfahren. Die Verarbeitung, die ein Sinnesreiz erfährt, wird erschlossen aus dem Einfluss, den seine Darbietung auf die Antwort auf einen als Zielreiz fungierenden zweiten Reiz ausübt.

Intentionen. Repräsentationen von Zielzuständen, die ausgeführte Bewegungen steuern. Intentionen bestimmen das Ziel der Handlung und beeinflussen die Auswahl und die Ausführung der Bewegung, die zur Zielerreichung eingesetzt werden soll.

Interaurale Pegeldifferenz. Unterschied im Schalldruckpegel seitlich einfallender Schallwellen am schallzugewandten und am schallabgewandten Ohr. Die durch den Schallschatten des Kopfes bedingte interaurale Pegeldifferenz ist zusammen mit der → interauralen Zeitdifferenz ein wichtiger Richtungsparameter für die Lokalisation von Schallquellen in der Horizontalebene.

Interaurale Zeitdifferenz. Unterschied in der Laufzeit seitlich einfallender Schallwellen zum schallzugewandten und zum schallabgewandten Ohr. Zusammen mit der → interauralen Pegeldifferenz ist die interaurale Zeitdifferenz ein wichtiger Richtungsparameter für die Lokalisation von Schallquellen in der Horizontalebene.

Internes Modell. Begriff stammt ursprünglich aus den Ingenieurswissenschaften. In der Neurobiologie wird damit i. Allg. gemeint, dass in bestimmten Teilen des Gehirns Abbilder der wesentlichen physikalischen Eigenschaften eines Objekts oder anderer Teile der Welt oder auch der physikalischen Eigenschaften von Körperteilen des Handelnden erzeugt werden.

Ipsiläsional. Auf derselben Seite wie die Hirnschädigung.

Kardinalzahl. Bezeichnet quantitative Zahlzuweisungen und bezieht sich auf die Anzahl von Elementen einer Menge (Kardinalität, »Numerosität«).

Kleinhirn (Zerebellum). Das Kleinhirn funktioniert als Modulator für Muskelbewegungen. Es bewirkt präzise Veränderungen der Muskelspannung und koordiniert feine Bewegungen, die von anderen Gehirnteilen initiiert wurden. Es wirkt vor allem hemmend auf Größe, Umfang und Weite von Bewegungen. Neben den motorischen Funktionen wird auch die Beteiligung an kognitiven Prozessen diskutiert, da viele kortikale Strukturen zum Kleinhirn projizieren.

Klüver-Bucy-Syndrom. Eine Reihe von Verhaltensauffälligkeiten, die 1939 von Klüver und Bucy nach bilateraler Entfernung vorderer Anteile des Temporallappens von Affen beschrieben wurden (abnorme Zahmheit, undifferenziertes Fressverhalten, visuelle Agnosie, Hypersexualität etc.). Diese Konstellation an Symptomen kann auch bei Menschen, z. B. in Verbindung mit einer Herpes-Enzephalitis (durch bestimmte Herpesviren verursachte Entzündung des Gehirns), auftreten.

Kognitive Karte. Teil des Langzeit- oder Referenzgedächtnisses für Wissen über Orte und räumliche Beziehungen im Distanzbereich von Navigationsaufgaben. Kognitive Karten gehen über Routengedächtnisse hinaus, indem sie die zielabhängige Neukombination von Routensegmenten, d. h. eine Routenplanung, erlauben. Im Gegensatz zu Routen sind kognitive Karten Teil des deklarativen

Gedächtnisses, wobei allerdings die Abgrenzung zum episodischen Gedächtnis problematisch wird. Ein alternativer Definitionsversuch benutzt die Frage der Repräsentation metrischer Information (Distanzen, Winkel, Koordinaten). Kognitive Karten sind danach solche Ortsgedächtnisse, in denen die metrischen Koordinaten der Orte bekannt sind.

Komplexe visuelle Reizerscheinungen. Sehen von komplexen visuellen Reizen (z. B. Objekte, Gesichter, Tiere, belebte und unbelebte Szenen), die durch krankhafte Erregung neuronaler Strukturen vor allem in temporo-okzipitalen Hirnarealen hervorgerufen werden.

Konfabulationen. Fehlerhafte – meist ungewollte – Produktionen aus dem Gedächtnis.

Konstanter Fehler. → Fehlermaße zur Erfassung von Bewegungen.

Kontraläsional. Der Seite der Hirnschädigung gegenüberliegend.

Koordinatentransformationen. Die Position von Körperteilen und Objekten kann in einer Vielzahl prinzipiell gleichwertiger Koordinatensysteme abgebildet werden. *Beispiel*: Lage eines Bildes auf der Netzhaut in einem zweidimensionalen Koordinatensystem, das durch eine vertikale und eine horizontale Achse durch die Fovea definiert wird. Genausogut könnte die Bildposition relativ zum Kopf oder zum Rumpf usw. definiert werden. Unterschiedliche Teile des Gehirns verwenden unterschiedliche Koordinatensysteme. Der Austausch von Informationen zwischen ihnen erfordert die Transformation der Positionsinformationen von einem Koordinatensystem in ein anderes.

Kortikale Reorganisation. Veränderungen in kortikalen Repräsentationsarealen, die für bestimmte sensorische oder motorische Funktionen verantwortlich sind. Afferenter Einstrom und damit die Aktivierungsmuster wird durch intensive, verhaltensrelevante Übung moduliert oder durch mangelnden afferenten Einstrom oder Schädigung der Rezeptoren reduziert. In einer Kompetition für kortikale Repräsentation gewinnen stärker aktivierte Bereiche gegenüber denjenigen, die keine eigenen Afferenzen mehr erhalten. »Repräsentationskarten« werden somit zum Abbild der Bedeutung der Reizkonstellationen in der Peripherie (→ Plastizität).

Langzeitgedächtnis. Langfristiges Gedächtnis enormer Kapazität. Informationen werden nicht einfach im Langzeitgedächtnis »gespeichert« und bei Bedarf aus diesem wieder »abgerufen« oder »ausgelesen«. Vielmehr spielen neben Vergessensprozessen auch rekonstruktive Prozesse eine wesentliche Rolle, wodurch es zu zahlreichen Verzerrungen beim Erinnerten im Vergleich zur Originalinformation kommen kann. Neben dem sog. Nachinformationseffekt gibt es zahlreiche weitere bekannte Gedächtnistäuschungen, die inzwischen gut untersucht sind.

Lexikon. Gesamtheit der Wörter einer Sprache.

Limbisches System. Mehrere stammesgeschichtlich ältere kortikale und subkortikale Strukturen (Gyrus cinguli, Hippokampus, Corpora amygdaloidea, Septum, Teile des Hypothalamus, Fornix etc.), die wie ein »Saum« (limbus) den Balken (Corpus callosum) und den Hirnstamm umgeben. Ursprünglich wurden diese Areale als eine funtionelle Einheit betrachtet, die insbesondere der Kontrolle vegetativer und emotionaler Reaktionen dienen soll (»visceral/emotional brain«). Neueren Befunden zufolge ist das »limbische System« aber z. B. auch an Leistungen des deklarativen Gedächtnisses beteiligt.

Linguistik. Fachbegriff für Sprachwissenschaft. Untersucht die menschliche Sprache, sucht die Regeln, die dem intuitiven Wissen des Sprechers entsprechen.

Listing'sches Gesetz. Ein Sonderfall des generellen Probems der Freiheitsgrade. Augen verfügen über 3 Freiheitsgrade der Bewegung (horizontal, vertikal und torsional). Das Listing'sche Gesetz besagt, dass im Falle zielgerichteter Augenbewegungen die torsionalen Bewegungskomponenten minimiert werden.

Logische Form. Syntaktische Repräsentationsebene, die alle und nur Informationen für die semantische Interpretation eines sprachlichen Ausdrucks enthält. In der generativen Grammatik (Chomsky) Input in das konzeptuell-intentionale Performanzsystem.

Magnetenzephalographie (MEG). Methode, mit der geringe Magnetfeldänderungen innerhalb des Kopfes gemessen werden können. Diese Magnetfeldänderungen entstehen durch Aktivierung von Nervenzellen im Gehirn.

Mentale Rotation. Fähigkeit zur Drehung eines Reizes oder Objekts in der Vorstellung entlang verschiedener Raumebenen (links/rechts; vorn/hinten; oben/unten). Diese Leistung wird zu den räumlich-kognitiven Fähigkeiten gezählt.

MEG. Magnetenzephalographie.

Migräne-Aura. Auftreten einfacher visueller Reizerscheinungen (z. B. Flimmerskotom) vor Einsetzen der Kopfschmerzattacken.

Mikrostimulation. Künstliche Erregung kleiner Gruppen von Neuronen durch winzige Ströme im Bereich von einigen Mikroampere, die über eine invasive Mikroelektrode appliziert werden.

Mirror-Neurons (Spiegel-Neurone). Neurone im präfrontalen und im parietalen Kortex, die entladen, wenn das Subjekt eine spezifische Aktion ausführt, und gleichmaßen entladen, wenn das Subjekt eine andere Person dieselbe Aktion ausführen sieht. Spiegel-Neurone sind als Grundlage von Imitation und Verstehen der Absichten anderer diskutiert worden.

Monaurale Richtungsparameter. Der direkt an der Ohröffnung eintreffende Schall ist mit dem am Kopf und an der Ohrmuschel reflektierten Schall überlagert. Die daraus resultierenden von der Schallrichtung abhängigen Verzerrungen in der spektralen Zusammensetzung (monaurale Richtungsparameter) liefern vor allem eine Information über die vertikale Position der Schallquelle.

Morphologie der Sprache. Untersucht die kleinsten bedeutungstragenden Einheiten einer Sprache (Morpheme) und die Regeln, die ihrer Kombination zu Wörtern zugrunde liegen.

Morphometrie. Eine Gruppe von auf der Kernspintomographie beruhenden technischen Verfahren. Mit der Morphometrie können eine Vergrößerung bestimmter Hirnbezirke, die neuronale Dichte und der Faserverlauf sowie die Faserdichte in zentralnervösen Strukturen bestimmt werden. Zukunftsträchtige Technik, die neue Einblicke in die Dynamik von Anpassungsvorgängen im Gehirn und von pathologischen Veränderungen z. B. bei neurodegenerativen Erkrankungen verspricht.

Musik. Bewusst gestaltete, zeitlich strukturierte Ordnung von akustischen Ereignissen in sozialen Kontexten. Musik kann als zweites menschspezifisches, innerartliches lautliches Kommunikationssystem verstanden werden. Die Funktion von Musik wird in der Organisation und Festigung sozialer Bindungen und im Erzeugen meist positiver Emotionen gesehen.

Mutismus. Komplette Unfähigkeit zur willkürlichen Produktion sprachlicher Lautäußerungen, einschließlich der Unfähigkeit, willkürlich zu phonieren. Ein transienter Mutismus kann als Konversionsstörung unmittelbar nach einer Hirnschädigung auftreten, aber auch als schwere Ausprägung einer → Dysarthrie oder einer → Sprechapraxie.

Nachinformationseffekt. Informationen, die im Anschluss an eine Lernsituation wahrgenommen und behalten werden, können die Erinnerung an die Originalsituation verzerren. Forschungen zur Zuverlässigkeit von Zeugenaussagen haben z. B. klar gezeigt, dass falsche Informationen, die in eine »Befragung« zum Hergang der Ereignisse eingebaut waren, Erinnerungen an das Originalereignis in eine bestimmte Richtung verzerren und sogar »Erinnerungen« an gar nicht vorgekommene Elemente des Hergangs der Ereignisse erzeugen können.

Navon-Reize/-Buchstaben. Von Navon (1977) entwickelte hierarchisch strukturierte Buchstaben, bei dem jeder große, globale Buchstabe sich aus mehreren einzelnen, kleinen Buchstaben zusammensetzt. Patienten mit → Simultanagnosie, können nur den lokalen Buchstaben benennen, während sie außerstande sind, den globalen Buchstaben zu erkennen.

Neglect. Durch (in den meisten Fällen) rechtsseitige Hirnschädigung hervorgerufene Störung der Raumorientierung. Die Augen und der Kopf der Kranken weichen deutlich zur Seite der Hirnschädigung ab. Obwohl keine Gesichtsfeldstörung besteht, werden Personen, Gegenstände etc. nicht beachtet, wenn sich diese auf der gegenüberliegenden, linken Seite befinden.

Neurolinguistik. Sprachwissenschaft, die sich mit pathologischer Sprache beschäftigt und die Beziehungen zwischen sprachlichen Funktionen und Gehirnarealen erforscht.

Neuromagnetische Quellenlokalisation (engl. magnetic source imaging). Bereits Helmholtz, 1885, war bekannt, dass die Messung elektrischer und magnetischer Aktivität außerhalb eines Volumenleiters keinen eindeutigen Schluss auf Lage und Stärke der Quellen dieser Aktivität zulässt. Bildlich gesprochen liefert die Aktivität an der Schädeloberfläche nur den zweidimensionalen Schatten einer dreidimensionalen Aktivität. Die Lösung, welche Quellen im Gehirn in einer bestimmten Millisekunde aktiv waren, wird eindeutig bei Berücksichtigung physiologisch-anatomischer Einschränkungen zu möglichen Quellenkonfigurationen, etwa dass die weiße Substanz keine wesentlichen Quellen elektrischer und magnetischer Aktivität außerhalb des Schädels hervorrufen kann und dass in der grauen Substanz Stromdipole senkrecht zur Oberfläche ausgerichtet sein müssen. Erfasst man die räumliche Anordnung vor allem der Hirnrinde aus dem Magnetresonanztomogramm, so kann man zu jedem Zeitpunkt eine Information über Ausdehnung, Lage und Stärke kortikaler Quellen erhalten.

Numerischer Distanzeffekt. Die Unterscheidbarkeit zweier Anzahlen verbessert sich mit zunehmender numerischer Distanz zwischen diesen.

Numerischer Größeneffekt. Die Unterscheidbarkeit zweier Anzahlen konstanter numerischer Distanz verschlechtert sich mit Zunahme der Beträge der Anzahlen.

Numerosität. Kognitionspsychologisches Äquivalent des mathematischen Begriffs »Kardinalität«, d. h. der abstrakten Anzahl der Objekte in einer Menge unabhängig von deren physikalischen oder gedachten, vorgestellten Eigenschaften. So können etwa die bekannten Rechenoperationen – Addition, Subtraktion, Multiplikation und Division – anhand von Mengenoperationen und den Numerositäten der beteiligten Mengen definiert werden.

Objektorientierungsagnosie. → Agnosie von Objektorientierungen.

Open-loop control. → Bewegungskontrolle.

Operator. Bezeichnung für sprachliche Ausdrücke wie → Quantoren, Fragepronomen usw.

Optische Aphasie. Fehler beim Benennen von gesehenen Gegenständen kontrastieren mit weit besserem oder sogar gänzlich ungestörtem Benennen bei Wahrnehmung über andere Sinneskanäle und mit intakten visuoperzeptiven Leistungen.

Optische Ataxie. Fehlerhafte Ausführung zielgerichteter Bewegungen beim Ergreifen eines Objekts oder beim Zeigen auf ein Ziel nach einseitiger, parieto-okzipitaler Hirnschädigung. Bei erhaltener Kraft und ungestörter Koordination der Bewegungen kommt es zu einem deutlichen Abweichen der Hand vom Ziel.

Optischer Fluss. Bewegt man sich durch eine strukturierte Umwelt, so entsteht auf der Netzhaut ein charakteristisches Muster von Eigenbewegungen. Bei Translationen verlaufen die Objektbewegungen auf Linien, die aus einem sog. Expansionspunkt entspringen. Die Bewegung des Beobachters ist auf diesen Expansionpunkt gerichtet. Bei Rotationsbewegungen ist die Interpretation etwaiger Expansionspunkte schwieriger. Der optische Fluss spielt für die Schätzung der Eigenbewegung und auch für die Tiefenwahrnehmung eine große Rolle.

Ordinalzahl. Bezeichnet die Position eines Elements in einer Folge von geordneten Elementen.

Palilalie. Unwillkürliche Wiederholung von Silben, Wörtern oder Wortverbindungen innerhalb einer Äußerung als hinweisendes sprechmotorisches Symptom für eine Parkinson-Krankheit.

Paragraphie. Fehlreaktion beim Schreiben.

Paralexie. Fehlreaktion beim Lesen.

Periaquäduktales Grau. Ein Kerngebiet im Bereich des Mittelhirns, das bei subhumanen Primaten, wahrscheinlich aber auch beim Menschen an der Koordination emotionaler Lautäußerungen (Warnrufe, Angstschreie etc.) beteiligt ist.

Perseveration. Wiederholung einer initial adäquaten oder inadäquaten motorischen oder sprachlichen Handlung oder von Teilen einer Handlung in unpassendem Kontext. Der Inhalt von Perseverationen ist anders als beim Automatismus nicht über längere Zeiträume (z. B. Tage) konstant.

PET. → Positronenemissionstomographie.

Phantomschmerz. Gravierende, andauernde Schmerzen nach Amputation von Gliedmaßen; können in Häufigkeit und Intensität zunehmen; sind durch »Bewegung« des Phantoms in der Vorstellung auslösbar und unterscheiden sich von denjenigen im Stumpf. Phantomschmerz ist mit einer Verzerrung der kortikalen Karte der Körperrepräsentation verknüpft, die durch die Deafferenzierung ausgelöst worden ist.

Phonem. Kleinste lautliche Einheit der Sprache, die keine Bedeutung trägt, aber bedeutungsunterscheidend ist (z. B. Bein/Pein).

Phonologie. Untersucht die Eigenschaften der bedeutungsunterscheidenden Sprachlaute (→ Phoneme) sowie die Regeln, die ihrer Kombination zugrunde liegen (→ Morphologie).

Phonologische Enkodierung. In psycholinguistischen Modellen der Sprachproduktion bezeichnet dieser Begriff die Prozesse, die eine aus einem Langzeitspeicher abgerufene Wortform in einen durch die Sprechmuskulatur ausführbaren Code, also in ein Bewegungsprogramm, transformieren.

Photorezeptoren. Lichtempfindliche Sensoren in der Netzhaut des Auges, die Lichtenergie in nervöse Erregungen umwandeln. In der Netzhaut des Menschen gibt es *Stäbchenphotorezeptoren*, die wegen ihrer hohen Empfindlichkeit für das Dunkelsehen geeignet sind, und *Zapfenphotorezeptoren*, die für das Tagessehen wichtig sind. Es gibt drei verschiedene Klassen von Zapfen mit unterschiedlicher spektraler Empfindlichkeit, auf denen das Farbensehen beruht.

Plastizität. Ein unscharfer Begriff. Im Prinzip ist damit gemeint, dass unter veränderten Bedingungen (z. B. Schlaganfall, nach Lernen einer Aufgabe oder durch Inaktivität) sich die Aktivierung im Gehirn ändert. In wie weit diese Änderung der Aktivierung dann auch notwendig und ausreichend für die klinisch messbare Anpassung ist, wird immer wieder diskutiert. – Auch durch Aktivität oder Inaktivität induzierte anatomische Änderungen werden manchmal Plastizität genannt (→ Kortikale Reorganisation).

Positronenemissionstomographie (PET). Nuklearmedizinische Technik, bei der mit Hilfe von radioaktiven Liganden der regionale zerebrale Blutfluss (rCBF) gemessen werden kann. Dieser erlaubt Rückschlüsse auf lokale Gehirnaktivität.

Präfrontaler Kortex. Die vorderen Teile des Frontallappens, die nicht wie seine hinteren Teile (mit primärem Kortex und prämotorischen Kortex) der Motorik dienen.

Problem der Freiheitsgrade. Biologische Bewegungseffektoren wie etwa der menschliche Arm verfügen über mehr Freiheitsgrade als nötig wären, um Objekte zu erreichen und zu manipulieren. Wie gehen wir mit dieser Redundanz an Möglichkeiten um? Was sind die Gesetzmäßigkeiten, die es uns erlauben, bestimmten Bewegungsformen den Vorzug zu geben? Das sind die Fragen, die das Problem der Freiheitsgrade ausmachen.

Problem der inversen Dynamik. In der Newton'schen Mechanik werden die Bewegungen berechnet, die durch bekannte Kräfte ausgelöst werden. Die inverse Dynamik stellt umgekehrt die Frage, welche Kräfte erforderlich sind, um vorgegebene Bewegungsprofile zu realisieren. Ein Problem resultiert, weil die zu lösenden Gleichungen im Falle biologischer Systeme (z. B. Arm) äußert komplex sind und keine schnelle und präzise rechnerische Lösung erlauben.

Propriozeption. Über Sensoren (Propriorezeptoren oder kurz: Propriozeptoren) vermittelte Eigenwahrnehmung des Körpers. Diese in den Gelenken und Muskeln befindlichen Sensoren liefern dem Gehirn ständig Informationen über die Lage unseres Körpers im Raum, so dass wir auch bei geschlossenen Augen einen sehr guten Eindruck von unserer Körperposition, von der Position unserer Arme und Hände haben.

Prosodie. Akustische Eigenschaften von sprachlichen Einheiten, die größer sind als ein einzelner Laut, z. B. Betonungsmuster. Neben einer Abfolge von Konsonanten und Vokalen weisen lautsprachliche Äußerungen auch eine distinkte Intonation und einen distinkten Rhythmus auf. Diese sog. prosodischen Merkmale tragen zur Spezifizierung der linguistischen Struktur bei (linguistische Prosodie), z. B. die Differenzierung von Aussage und Frage, vermitteln aber auch den stimmlichen Ausdruck der Befindlichkeit eines Sprechers (affektive/emotive Prosodie). Beeinträchtigungen der Expression oder Perzeption dieser Komponenten lautsprachlicher Äußerungen werden als Dys- oder Aprosodie bezeichnet.

Prosopagnosie. Durch Hirnschädigung bedingte Störung des Gesichtererkennens.

Protanopie. Genetisch bedingte Störung des Farbensehens, bei der ein Teil der Zapfen in der Netzhaut, die Rot-Zapfen, ausfallen. Es sind dann nur Grün- und Blau-Zapfen vorhanden. Es kann auch zu einer verringerten Anzahl an Rot-Zapfen kommen, die sich als Rot-Grün-Schwäche manifestiert und als Protanomalie bezeichnet wird.

Provozierte Konfabulationen. Fehlerhafte Produktionen aus dem Gedächtnis beim Versuch, Informationen detaillierter aus dem Gedächtnis abzurufen, als sie tatsächlich gespeichert sind. Sie kommen auch bei Gesunden vor.

Psycholinguistik. Untersucht die Vorgänge, die den Sprachgebrauch (*Rezeption*: das Verstehen von sprachlichen Äußerungen und *Produktion*: das Erzeugen von sprachlichen Äußerungen) ermöglichen.

Pulvinar. Kernkomplex, der Teil des Thalamus ist und durch Beeinflussung der Aufmerksamkeitszuwendung zur visuellen Analyse beiträgt.

Pusher-Symptomatik. → Pusher-Syndrom.

Pusher-Syndrom. Durch eine einseitige Hirnschädigung hervorgerufenes Verhalten, bei dem sich der Patient aktiv mit den nichtgelähmten Extremitäten zur Seite der → Hemiparese drückt. Die Kranken drücken sich häufig in eine solche laterale Neigung, dass sie zu dieser Seite fallen.

Quantor. Sprachlicher Ausdruck (jeder, alle, einige, kein, usw.) der angibt, wie viele Dinge einer bestimmten Art eine bestimmte Eigenschaft haben, z. B. »Alle Menschen sind sterblich«.

Reaktionsauswahl. Aus einer Menge von Reaktionsmöglichkeiten wird die auszuführende Bewegung bestimmt.

Reaktionsprogrammierung. Festlegen der Merkmale einer auszuführenden Bewegung und Kodierung in einem Handlungsplan.

Reaktionstypen, akute exogene. Für das Verständnis der Bewusstseinsstörungen wegweisende Theorie Bonhoeffers (1910), dass unterschiedliche Funktionsstörungen zu weni-

gen stereotypen psychopathologischen Ausprägungen akuter organischer Psychosyndrome führen.

Reaktionszeit (engl. reaction time, RT). Zeit, die zwischen dem Beginn eines Startsignals und dem Beginn einer Bewegung, sprachlichen Äußerung etc. verstreicht. Indikator für die Information, die eine Person verarbeiten muss, um eine Bewegung zu initiieren.

Reine Geräuschagnosie. Durch Hirnschädigung bedingte Unfähigkeit, Geräusche zu erkennen, wohingegen gesprochene Sprache verstanden wird.

Reine Worttaubheit. Durch Hirnschädigung bedingte Unfähigkeit, gesprochene Sprache zu verstehen, wohingegen nichtverbale sinntragende Geräusche erkannt werden.

Reiz-Reaktions-Kompatibilität. Ähnlichkeit zwischen den Merkmalen eines Reizes und den Merkmalen einer Bewegung. Üblicherweise ist die Reaktionszeit für kompatible Reaktionen (hohe Ähnlichkeit zwischen Reiz und Bewegung) kürzer als für inkompatible Reaktionen.

Rule-breaking. Nach Hirnschädigung auftretendes Auseinanderfallen der Fähigkeiten, Instruktionen zu verstehen und sie dann auszuführen. Die Instruktionen des Untersuchers werden verbal wiederholt, gleichzeitig wird jedoch den Instruktionen zuwiderlaufendes Verhalten gezeigt.

Sakkade. Schnelle, ballistische Augenbewegung zwischen zwei Fixationsphasen. Sakkaden bringen die Bilder von Objekten in der Peripherie in das zentrale Gesichtsfeld (Fovea centralis).

Sakkadische Suppression. Durch unser Gehirn geleistete Vermeidung der Wahrnehmung einer Bildverschmierung während einer schnellen Augenbewegung (=Sakkade) durch Unterdrückung des Seheindrucks.

Salienz. Aus dem Englischen übernommener Ausdruck (salience, salient); eng mit dem deutschen Ausdruck »*der springende Punkt*« verbunden (the salient [or crucial] point). Ein visuelles Objekt ist auffällig (salient) wenn es sich in elementaren Merkmalsdimensionen (Form, Farbe, Größe, Orientierung, Helligkeit, Kontrast, Bewegung) von der Umgebung unterscheidet.

Schielamblyopie. Kortikal bedingte Sehschwäche, die oft bei Schielern auftritt und mit herabgesetzter Sehschärfe und Störungen der Gestaltwahrnehmung einhergeht.

Segmentierung. Perzeptive Unterteilung einer Szene in Bereiche, die eigenständige Bedeutung besitzen oder unterschiedlichen Objekten entsprechen.

Semantik. Die Lehre von der Bedeutung von Sprache, d. h. von Wörtern sowie von größeren Einheiten wie etwa Sätzen.

Sensorisches Gedächtnis oder sensorisches Register. Sehr kurzlebiges Gedächtnis (bis maximal 500 ms), in dem wahrgenommene Informationen »reizspezifisch« gespeichert werden. Bei visuell wahrgenommener Information spricht man daher auch von ikonischem Gedächtnis, bei akustisch wahrgenommener Information von Echogedächtnis. Für andere Sinnesmodalitäten wird die Existenz sensorischer Register üblicherweise angenommen, aber diese sind kaum untersucht.

Simultanagnosie. Durch eine (meist beidseitige) Hirnschädigung hervorgerufene Schwierigkeit, mehr als ein Objekt oder mehr als ein Detail eines einzelnen, komplex zusammengesetzten Objekts gleichzeitig wahrzunehmen.

Somatoparaphrenie. Anosognosie für Halbseitenlähmung (→ Anosognosie), bei der die Patienten die betroffene Extremität anderen Personen zuschreiben.

Spatialer Neglect. Nur noch selten gebräuchlicher Ausdruck für einen → Neglect.

Speed-accuracy trade-off. Bezeichnung für die gegenläufige Beziehung zwischen Geschwindigkeit und Genauigkeit bei der Bewegungsausführung. Je genauer man eine Bewegung ausführt, desto langsamer wird man. Je schneller man eine Bewegung ausführt, desto ungenauer wird man.

Spontane Konfabulationen. Resultieren aus einer Realitätsverkennung, bei der Gedächtnisspuren früherer Erlebnisse das Denken und Handeln leiten. Sie sind Folge einer Schädigung des orbitofrontalen Kortex oder damit direkt verbundener, vorderer limbischer Strukturen.

Sprechapraxie. Durch eine Schädigung sprechmotorischer Zentren der sprachdominanten Hemisphäre verursachte Störung der Planung oder Programmierung von Sprechbewegungen. Im Unterschied zu den → Dysarthrien ist das Störungsbild durch eine hohe Variabilität der Symptomatik gekennzeichnet. Patienten mit Sprechapraxie haben meist zusätzlich eine Aphasie.

Stereopsis. Räumliches Sehen/Tiefensehen, das auf der Auswertung der visuellen Signale beider Augen basiert.

Stroop-Effekt. Stroop beschrieb 1935, dass die Identifikation der zum Schreiben eines Farbnamens verwendeten Farbe langsamer verlief, wenn die verwendete Farbe von der des Farbnamens abwich. Dieser Stroop-Effekt ist ein Beispiel einer Interferenz zwischen zwei Leistungen.

Subjektive Hauptraumachsen. Oberbegriff für die subjektive Vertikale und Horizontale (in der visuellen oder taktilen Modalität). Darunter wird die Fähigkeit zur subjektiven Einschätzung einer Leuchtlinie (visuell) oder eines Stabes (taktil) in die vertikale oder horizontale Orientierung verstanden. Die Abweichungen in diesen *subjektiven* Einstellungen von den objektiv richtigen (90°, 180°) Einstellungen wird als Maß für die Leistung verwendet.

Superiorer Colliculus. Oberer Teil der Vierhügelregion im Dach des Mittelhirns. Entwicklungsgeschichtlich alte Struktur, die wesentliche Grundlage unserer Fähigkeit ist, uns neu im peripersonalen Raum erscheinenden Objekten zuzuwenden, um uns rasch über deren Bedeutung informieren zu können.

Supervisory Attentional System (SAS). Bestandteil des von Shallice und Norman entwickelten Modells der Informationsverarbeitung. Das SAS bezeichnet ein generelles und hierarchisch übergeordnetes Planungsprogramm, das immer dann aktiviert, wenn für ein bestimmtes Problem keine bekannte Lösung bzw. kein geeignetes Schema vorhanden ist. In diesem Fall übernimmt das SAS die Steuerung der Handlungen.

Syntax. Gesamtheit der grammatikalischen Regeln, nach denen Sätze gebildet werden.

Thalamus (wörtlich: innere Kammer, Schlafgemach). Zentrales Kerngebiet des Dienzephalons. Er besteht aus zwei taubeneigroßen Kerngebieten, die beidseitig im Gehirn angelegt sind. Er bildet die Umschaltstation fast aller sensorischen Afferenzen, bevor sie in den Kortex weitergeleitet werden. Daher wird er auch als »Tor zum Bewusstsein« bezeichnet.

Theory of Mind (»Theorie des Geistes«). Vermögen, sich und anderen Menschen geistige Zustände zu unterstellen. Andere werden als Wesen verstanden, deren Verhalten von Zuständen wie Glauben und Wünschen geleitet wird. Die Fähigkeit, Schlussfolgerungen zu ziehen, woran andere Menschen in gegebenen Situationen glauben, erlaubt einem vorauszusagen, was sie tun werden.

TMS. Transkranielle Magnetstimulation.

Top-down-Modulation. Der Einfluss, den nichtsensorische Aspekte auf das Aktivitätsniveau sensorischer Neurone in der Großhirnrinde haben. So bewirkt z. B. die Ausrichtung von Aufmerksamkeit oft eine erhöhte Aktivierung kortikaler Neurone (→ »Bottom-up-Effekte«).

Top-down-Prozesse. Durch höhere Verarbeitungszentren oder innere Faktoren (wie Aufmerksamkeit, Erwartung oder Gedächtnisinhalte) geprägte kognitive Verarbeitung.

Tracer. 1) Tracer (vom englischen »to trace« = ausfindig machen). Zur Darstellung der Gehirndurchblutung, der Aufnahme eines bestimmten Stoffes in eine Nervenzelle oder z. B. der Darstellung der Dopaminausschüttung bei komplexen kognitiven Aufgaben werden chemisch veränderte Formen eines natürlich vorkommenden Stoffes (z. B. Glukose oder Wasser) eingesetzt. Die Glukose oder das Wasser werden mit einer leicht radioaktiven Substanz gekoppelt. Diese Moleküle verteilen sich im Körper wie normale Glukose oder Wasser und zerfallen nach kurzer Zeit unter Freisetzung eines Positrons. Diesen Vorgang kann man in einem speziellen Untersuchungsgerät sichtbar machen (→ Positronenemissionstomographie, PET). 2) Anatomische Tracer. Auf das Tierexperiment beschränkte Substanzen (Farbstoffe, Enzyme usw.), die die Darstellungen neuronaler Verbindungen mit höchster Auflösung erlauben. Aufnahme durch Axonterminalien und Transport zum Zellkörper (retrogrades Tracing) oder umgekehrt Aufnahme durch den Zellkörper und Transport in Richtung Axonterminalien (anterograd). Die meisten anatomischen Tracer sind nicht in der Lage, Synapsen zu passieren. Eine wichtige Ausnahme stellen verschiedene Viren dar, die transsynaptisch transportiert werden und Darstellung polysynaptischer Verbindungen erlauben.

Transkranielle Magnetstimulation (TMS). Methode, um Gehirnareale nichtinvasiv zu stimulieren oder zu stören. Durch einen sehr hohen Strom in einer geeigneten Spule wird kurzzeitig ein starkes Magnetfeld erzeugt, wodurch ein geringer Strom an der Gehirnoberfläche induziert wird, der wiederum zu einer Reizung von Neuronenverbänden auf der Kortexoberfläche führt.

Transneuronale retinale Degeneration. Eine Läsion der primären Sehrinde verursacht eine absteigende Degeneration, die über das Corpus geniculatum laterale hinaus die Ganglienzellen der Netzhaut angreift.

Tuningkurven. Die Funktion, die das Aktivitätsniveau sensorischer Neurone in Abhängigkeit eines Stimulusparameters (wie z. B. Orientierung eines visuellen Stimulus oder Frequenz eines auditorischen Reizes) ausdrückt.

Variabler Fehler. → Fehlermaße zur Erfassung von Bewegungen.

Verwirrtheit(szustand). → Delir und → Reaktionstypen.

Vestibulär. Den Gleichgewichtssinn betreffend.

Vigilanz. Beschreibt den Grad des allgemeinen »Wachheitszustands« einer Person. Wird im Wesentlichen durch das Aktivitätsniveau der Formatio reticularis im Hirnstamm bestimmt.

Virtuelle Realität. Kernstück einer virtuellen Umgebung ist ein Weltmodell, aus dem in einem Computer Bilder, Schallereignisse, oder andere Reize berechnet werden können, die von einer Versuchsperson unter bestimmten Bedingungen aufgenommen werden können. Man misst dann die Bewegungen der Versuchsperson (Tracking) und spielt ihr mittels geeigneter Schnittstellen (Datenbrille, Datenhandschuh, Bewegungsplattform etc.) für jede Position und Orientierung ihrer Sinnesorgane die entsprechenden Sinnesreize zu. Durch die virtuelle Realität kann der Kreislauf von Wahrnehmung und Verhalten geöffnet und in anderer, kontrollierter Weise wieder zusammengefügt werden.

Visuelle Flussfelder. Optischer Fluss.

Voxel. Abkürzung für »Volumenelement«; bezeichnet den kleinsten definierbaren Punkt innerhalb eines Volumens. Der Begriff setzt sich zusammen aus den Wörtern *Volume* und *Pixel* (=kleinster Bestandteil eines zweidimensionalen digitalen Bildes) und beschreibt so das dreidimensionale Äquivalent eines Pixels. Bei einem räumlichen Datensatz, wie z. B. einem kernspintomographischen Datensatz von einem Gehirn, bezeichnet Voxel den diskreten Wert an einer XYZ-Koordinate des Datensatzes.

Voxel-basierte Läsionsanalyse. Methode zum Vergleich der Läsionslokalisationen von Patienten mit Hirnschädigungen, die eine bestimmte Verhaltensstörung zeigen, mit solchen, die ebenfalls eine Hirnschädigung erlitten haben, diese Störung aber nicht zeigen. Für jedes → Voxel wird geprüft, ob die Anzahl der Schädigungen dieses Voxels in der Gruppe der Patienten mit der Funktionsstörung statistisch signifikant größer ist als in der Kontrollgruppe. So erhält man eine Signifikanzkarte für das gesamte Gehirn, die es erlaubt, Unterschiede in der Läsionslokalisation zwischen den beiden Gruppen zu ermitteln.

Voxel-basierte Morphometrie (VBM). Methode zum Vergleich der Gehirnstruktur basierend auf hochauflösenden Kernspintomographiebildern. Mit dieser Methode können geringe strukturelle Unterschiede, z. B. zwischen verschiedenen Probanden- oder Patientengruppen, untersucht werden (→ Morphometrie).

Wegintegration. Ein einfacher Mechanismus der Navigation besteht darin, Eigenbewegungen zu messen (z. B. aus dem → optischen Fluss, aus vestibulären Signalen oder aus der → Proprizeption) und diese Eigenbewegung über einen Weg aufzuintegrieren. Ergebnis ist eine Schätzung der Position des Ausgangspunkts relativ zum aktuellen Standpunkt. Im Heimvektormodell nimmt man an, dass nur das Ergebnis der Integration gespeichert wird. Alternativ könnte der zurückgelegte Weg z. B. als Bewegungsprogramm gespeichert sein und daraus bei Bedarf der Vektor zu einem Zielpunkt bestimmt werden.

Working memory. → Arbeitsgedächtnis.

Worttaubheit. → Reine Worttaubheit.

Zahlenbisektion. Aufgabenstellung in der neueren Forschung zur Zahlenverarbeitung in zwei Varianten. *Rezeptiv*: visuelle Vorgabe eines Zahlentripels mit in Leserichtung aufsteigender numerischer Größe; Entscheidung durch Tastendruck, ob die in der Mitte platzierte Zahl auch die numerische Mittel ist. *Produktiv*: visuelle oder akustische Vorgabe der beiden »äußeren« Bezugszahlen, dann Produktion (i. Allg. mündlich, aber auch schriftlich) der numerischen Mitte.

Zerebrale Blindheit. Bezeichnung für den durch Hirnschädigung bedingten Verlust aller Sehfunktionen im gesamten Gesichtsfeld (vollständige Blindheit) bzw. in einem Teil des Gesichtsfeldes (partielle Blindheit, z. B. → Hemianopsie oder Quadrantenanopsie).

Die wichtigsten anatomischen Strukturen des Gehirns

Lateralansicht

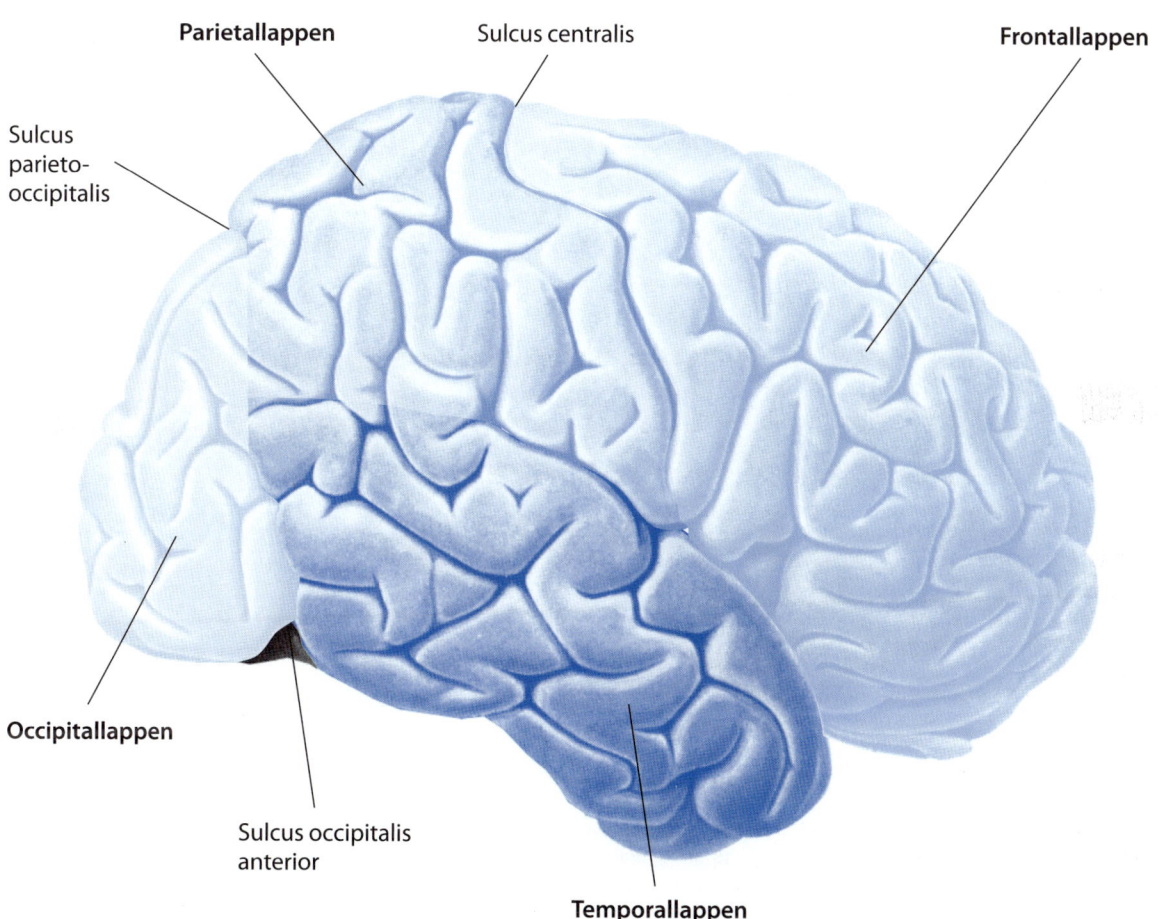

Parietallappen

Sulcus centralis

Frontallappen

Sulcus parieto-occipitalis

Occipitallappen

Sulcus occipitalis anterior

Temporallappen

Lateralansicht

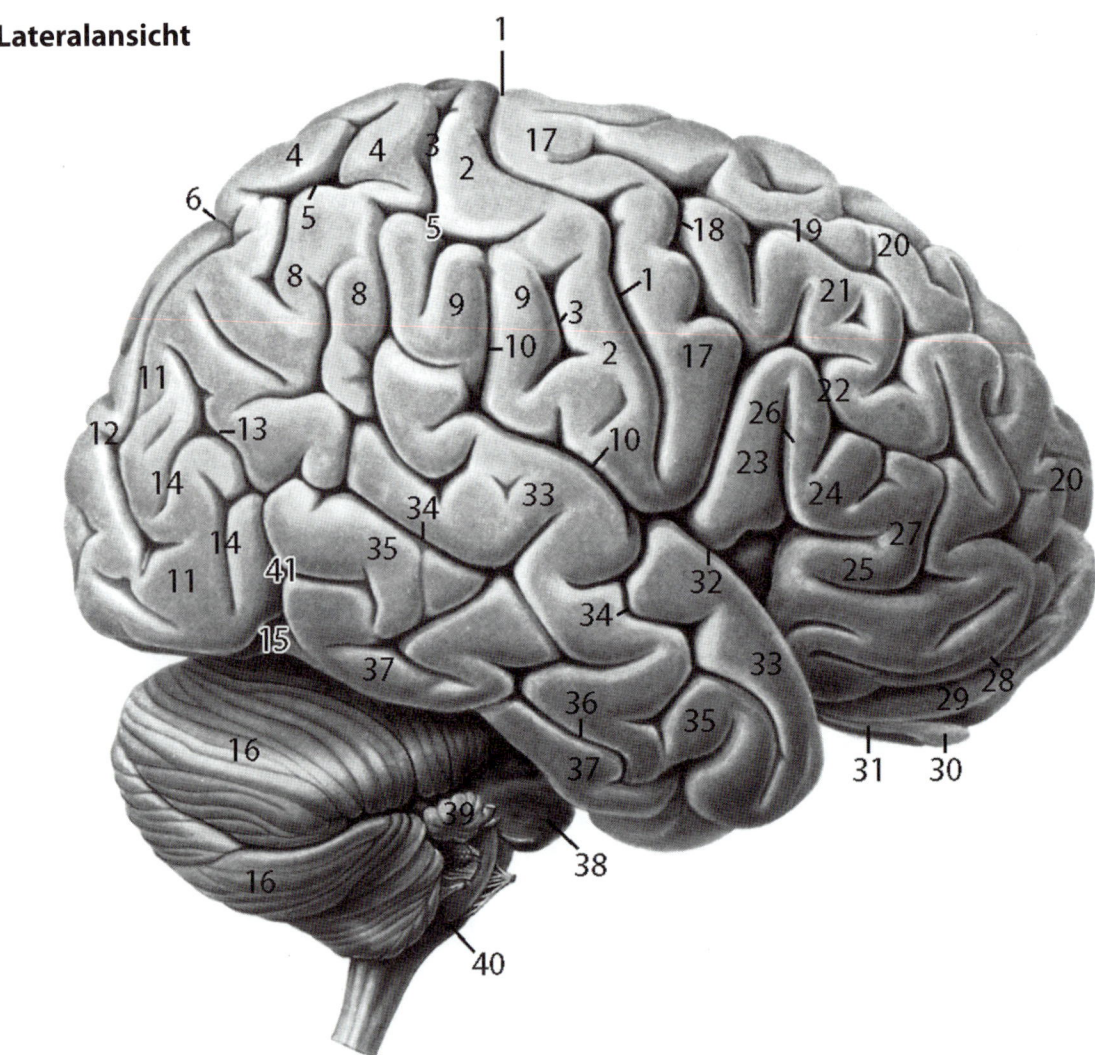

1 Sulus centralis	17 Gyrus praecentralis	30 Bulbus olfactorius
2 Gyrus postcentralis	18 Sulcus praecentralis	31 Tractus olfactorius
3 Sulcus postcentralis	19 Sulcus frontalis superior	32 Sulcus lateralis
4 Lobulus parietalis superior	20 Gyrus frontalis superior	33 Gyrus temporalis superior
5 Sulcus intraparietalis	21 Gyrus frontalis medius	34 Sulcus temporalis superior
6 Sulcus parieto-occipitalis	22 Sulcus frontalis inferior	35 Gyrus temporalis medius
8 Gyrus angularis ⎫ Lobulus parietalis	23 Pars opercularis ⎫ Gyrus frontalis	36 Sulcus temporalis inferior
9 Gyrus supramarginalis ⎭ inferior	24 Pars triangularis ⎬ inferior	37 Gyrus temporalis inferior
10 Sulcus lateralis, ramus posterior	25 Pars orbitalis ⎭	38 Pons
11 Gyri occipitales	26 Sulcus lateralis,	39 Flocculus
12 Sulcus lunatus	ramus ascendens	40 Medulla oblongata
13 Sulcus occipitalis anterior	27 Sulcus lateralis,	41 Sulcus occipitalis anterior
14 Sulci occipitales	ramus anterior	
15 Incisura praeoccipitalis	28 Sulci orbitales	(Aus Nieuwenhuys et al. 1988)
16 Hemispherium cerebelli	29 Gyri orbitales	

Medialansicht

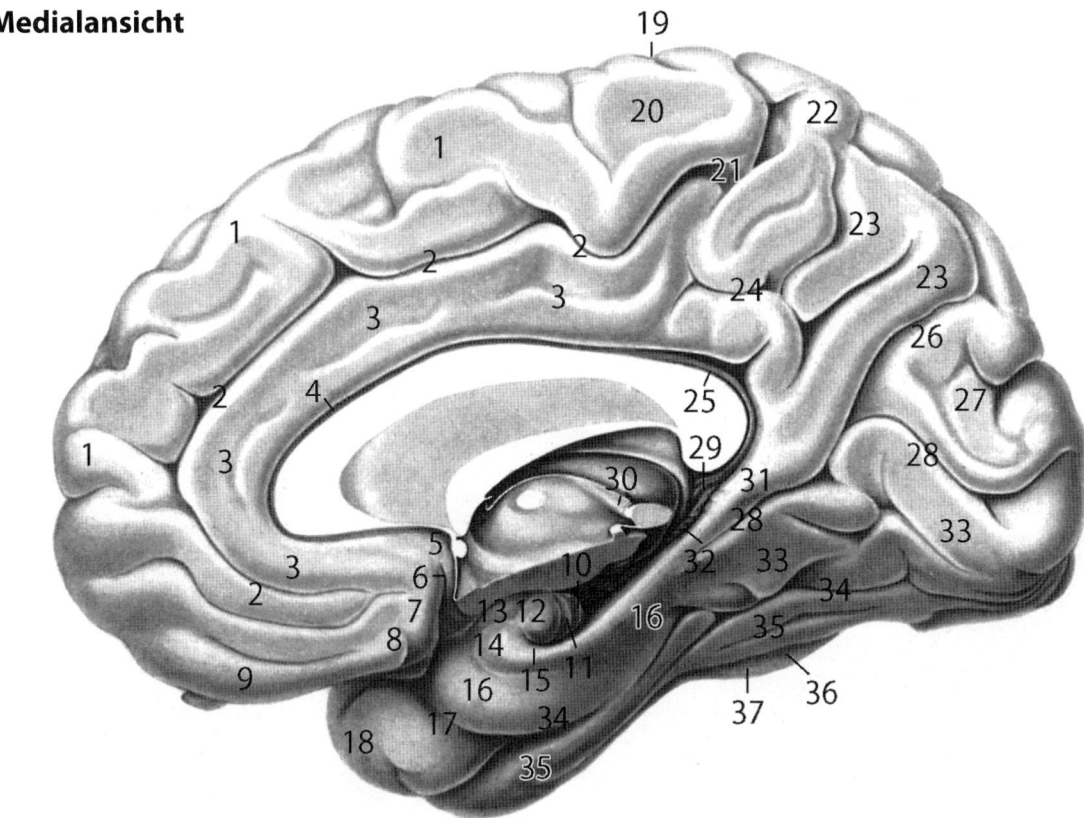

1 Gyrus frontalis superior
2 Sulcus cinguli
3 Gyrus cinguli
4 Sulcus corporis callosi
5 Gyrus paraterminalis
6 Sulcus parolfactorius posterior
7 Area subcallosa
8 Sulcus parolfactorius anterior
9 Gyrus rectus
10 Gyrus intralimbicus ⎫
11 Limbus Giacomini ⎬ Uncus
12 Gyrus uncinatus ⎭
13 Gyrus semilunaris
14 Gyrus ambiens

15 Incisura unci
16 Gyrus parahippocampalis
17 Sulcus rhinalis
18 Gyrus temporalis superior
19 Sulcus centralis
20 Lobulus paracentralis
21 Sulcus cinguli, pars marginalis
22 Lobulus parietalis
   superior
23 Precuneus
24 Sulcus subparietalis
25 Indusium griseum
26 Sulcus parieto-occipitalis
27 Cuneus

28 Sulcus calcarinus
29 Gyrus fasciolaris
30 Taenia thalami
31 Isthmus gyri cinguli
32 Gyrus dentatus
33 Gyrus occipitotemporalis
   medialis
34 Sulcus collateralis
35 Gyrus occipitotemporalis
   lateralis (Gyrus fusiformis)
36 Sulcus occipitotemporalis
37 Gyrus temporalis inferior

(Aus Niewenhuys et al. 1988)

Medialansicht

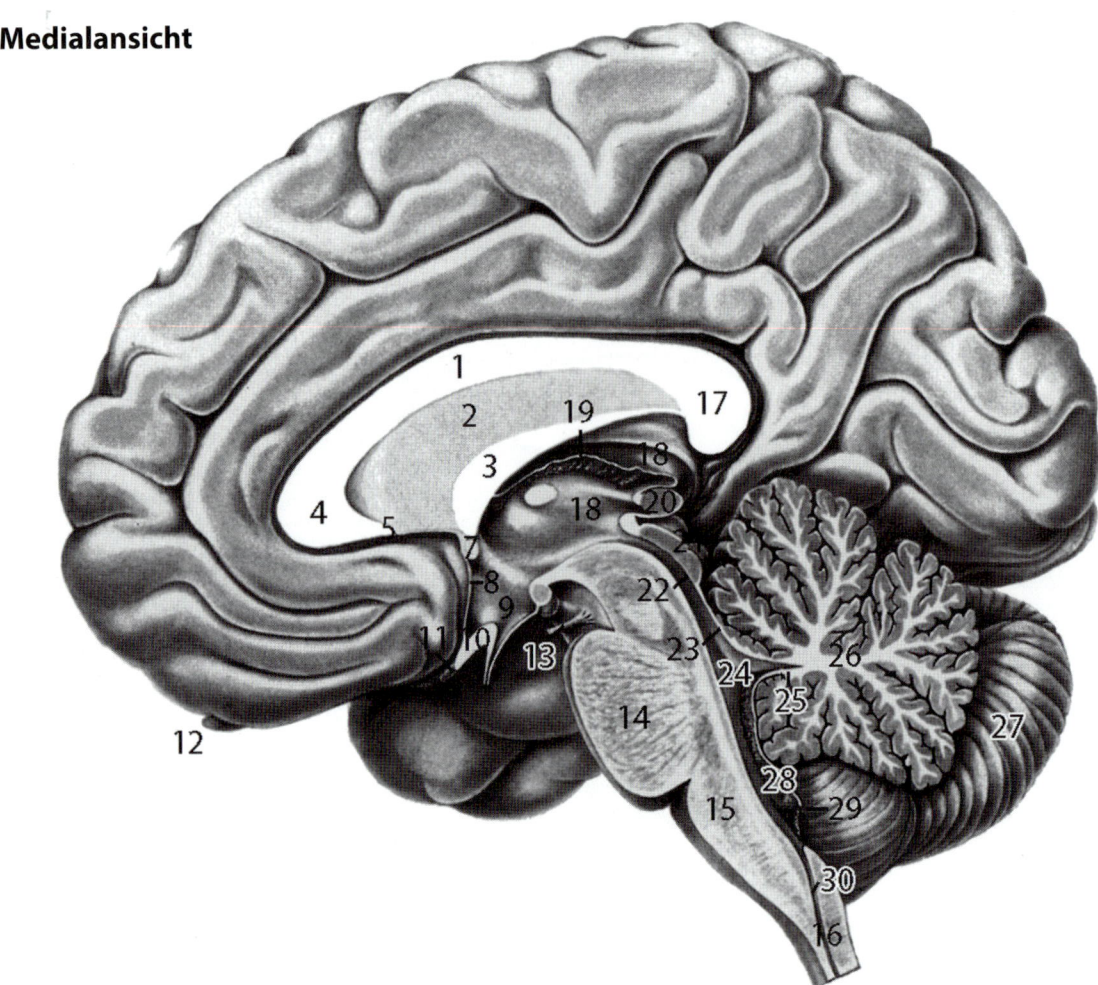

1 Truncus corporis callosi
2 Septum pellucidum
3 Fornix
4 Genu corporis callosi
5 Rostrum corporis callosi
6 Foramen interventriculare
7 Commissura anterior
8 Lamina terminalis
9 Hypothalamus
10 Chiasma opticum
11 Nervus opticus

12 Bulbus olfactorius
13 Nervus oculomotorius
14 Pons
15 Medulla oblongata
16 Medulla spinalis
17 Splenium corporis callosi
18 Thalamus
19 Tela choroidea ventriculi tertii
20 Corpus pineale
21 Lamina quadrigemina
22 Aqueductus cerebri

23 Velum medullare superius
24 Ventriculus quartus
25 Velum medullare inferius
26 Vermis cerebelli
27 Hemispherium cerebelli
28 Tela choroidea ventriculi quarti
29 Apertura mediana ventriculi quarti
30 Canalis centralis

(Aus Niewenhuys et al. 1988)

Literatur

Abdullaey YG, Melnichuk KV (1997) Cognitive operations in the human caudate nucleus. Neurosci Lett 234:151–155

Ackermann H, Daum I (1995) Kleinhirn und Kognition: Psychopathologische, neuropsychologische und neuroradiologische Befunde. Fortschr Neurol Psychiatr 63:30–37

Ackermann H, Daum I (in press) Neuropsychological deficits in cerebellar syndromes. In: Bedard MA, Agid Y, Chouinard S et al. (eds) Mental and behavioral dysfunction in movement disorders. Humana, Totowa/NJ

Ackermann H, Hertrich I (2000) The contribution of the cerebellum to speech processing. J Neuroling 13:95–116

Ackermann H, Mathiak K (1999) Symptomatology, neuroanatomical correlates and pathomechanisms of central hearing disorders (pure word deafness, verbal/nonverbal auditory agnosia, cortical-deafness) – a review. Fortschr Neurol Psychiatr 67:509–523

Ackermann H, Riecker A (2004) The contribution of the insula to motor aspects of speech production: A review and a hypothesis. Brain Language 89:320–328

Ackermann H, Wildgruber D (1997) Der Beitrag des Stirnhirns zur Sprachproduktion. Neurolinguistik: Zeitschrift für Aphasieforschung und -therapie 11:77–119

Ackermann H, Ziegler W (1992) Die zerebelläre Dysarthrie – eine Literaturübersicht. Fortschr Neurol Psychiatr 60:28–40

Ackermann H, Ziegler W (1994) Mutismus bei zentralmotorischen Störungen: eine Literaturübersicht. Fortschr Neurol Psychiatr 62: 337–344

Ackermann H, Ziegler W (1995) Akinetischer Mutismus: eine Literaturübersicht. Fortschr Neurol Psychiatr 63:59–67

Ackermann H, Hertrich I, Ziegler W (1993) Prosodische Störungen bei neurologischen Erkrankungen: eine Literaturübersicht. Fortschr Neurol Psychiatr 61:241–253

Ackermann H, Konczak J, Hertrich I (1997) The temporal control of repetitive articulatory movements in Parkinson's disease. Brain Lang 56:312–319

Ackermann H, Wildgruber D, Daum I, Grodd W (1998) Does the cerebellum contribute to cognitive aspects of speech production? A functional magnetic resonance imaging (fMRI) study in humans. Neurosci Lett 247:187–190

Ackermann H, Gräber S, Hertrich I, Daum I (1999a) Phonemic vowel length contrsat in cerebellar disorders. Brain Lang 67:95–109

Ackermann H, Gräber S, Hertrich I, Daum I (1999b) Cerebellar contributions to the perception of temporal cues within the speech and nonspeech domain. Brain Lang 67:228–241

Ackermann H, Riecker A, Wildgruber D (2004) Functional brain imaging of motor aspects of speech production. In: Maassen B, Kent RD, Peters HFM et al. (eds) Speech motor control in normal and disordered speech. Oxford Univ Press, Oxford, pp 85–111

Adams HF (1912) Autocinetic sensation(s). Psychol Rev Monogr [Suppl XIV] 59

Adams JA (1971) A closed-loop theory of motor learning. J Motor Behav 3:111–150

Adelson EH (2000) Lightness perception and lightness illusions. In: Gazzaniga M (ed) The new cognitive neurosciences. MIT, Cambridge/MA, pp 339–351

Adelson EH, Movshon JA (1982) Phenomenal coherence of moving visual patterns. Nature 300:523–525

Adolphs R (1999) The human amygdala and emotion. Neuroscientist 5:125–137

Adolphs R, Tranel D, Damasio H, Damasio AR (1995) Fear and the human amygdala. J Neurosci 15:5879–5892

Adolphs R, Tranel D, Hamann S et al. (1999) Recognition of facial emotion in nine subjects with bilateral amygdala damage. Neuropsychologia 37:1111–1117

Adolphs R, Damasio H, Tranel D et al. (2000) A role for somatosensory cortices in the visual recognition of emotion as revealed by 3-D lesion mapping. J Neurosci 20:2683–2690

Aggleton JP, Brown MW (1999) Episodic memory, amnesia, and the hippocampal-anterior thalamic axis. Behav Brain Sci 22:425–489

Aggleton JP, Desimone R, Mishkin M (1986) The origin, course, and termination of the hippocampothalamic projections in the macaque. J Comp Neurol 243:409–421

Aginsky V, Harris C, Rensink R, Beusmans J (1997) Two strategies for learning a route in a driving simulator. J Environment Psychol 17:317–331

Aguirre GK, D'Esposito M (1999) Topographical disorientation: a synthesis and taxonomy. Brain 122:1613–1628

Ahissar M, Hochstein S (1997) Task difficulty and learning specificity: Reverse hierarchies in sensory processing and perceptual learning. Nature 387:401–406

Aitchison J (1994) Wörter im Kopf. Eine Einführung in das mentale Lexikon. Niemeyer, Tübingen

Alain C, Arnott SR, Hevenor S et al. (2001) »What« and »where« in the human auditory system. Proc Natl Acad Sci USA 98:12301–12306

Albright TD, Stoner GR (1995) Visual motion perception. Proc Natl Acad Sci USA 92:2433–2440

Albus JS (1971) A theory of cerebellar function. Math Biosci 10:25–61

Alegret M, Junque C, Pueyo R et al. (2001) MRI atrophy parameters related to cognitive and motor impairment in Parkinson's disease. Neurologia 16:63–69

Alexander GE, DeLong MR, Strick PL (1986) Parallel organization of functionally segregated circuits linking basal ganglia and cortex. Annu Rev Neurosci 9:357–381

Allard T, Clark SA, Jenkins WM, Merzenich MM (1991) Reorganization of somatosensory area 3b representations in adult owl monkeys after digital syndactyly. J Neurophysiol 66:1048–1058

Allen G, Buxton RB, Wong EC, Courchesne E (1997) Attention activation of the cerebellum independent of motor involvement. Science 275:1940–1943

Allison T, McCarthy G, Nobre A et al. (1994) Human extrastriate visual cortex and the perception of faces, words, numbers, and colors. Cereb Cortex 4:544–554

Allman JM, Kaas J (1972) A representation of the visual field in the caudal third of the temporal gyrus of the owl monkey (Aotus trivirgatus). Brain Res 31:84–105

Almkvist O, Fratiglioni L, Aguero-Torres H et al. (1999) Cognitive support at episodic encoding and retrieval: similar patterns of utilization in community-based samples of Alzheimer's disease and vascular dementia patients. J Clin Exp Neuropsychol 21:816–830

Altenmüller E (1986) Hirnelektrische Korrelate der cerebralen Musikverarbeitung beim Menschen. Eur Arch Psychiatr Neurol Sci 235:342–354

Altenmüller E (2001) How many music centers are in the brain? Ann N Y Acad Sci 930:273–280

Altenmüller E (2003) How many music centers are in the brain. In: Zatorre R, Peretz I (eds) The biological foundations of music. Oxford Univ Press, Oxford, pp 267–279

Altenmüller E, Gruhn W, Parlitz D, Kahrs J (1997a) Music learning produces changes in brain activation patterns: a longitudinal DC-EEG-Study. Int J Arts Med 5:28–34

Altenmüller E, Schürmann K, Parlitz, D, Behne KE (1997b) Brain activation patterns during music processing reveal emotion-related hemispheric differences. In: Gabrielsson A (ed) Proceedings of the third triennial ESCOM conference. Uppsala Univ Press, Uppsala, pp 675–680

Altenmüller E, Schuppert M, Kuck H et al. (2000) Neuronale Grundlagen der Verarbeitung musikalischer Zeitstrukturen. In: Müller K, Aschersleben G (Hrsg) Rhythmus. Ein interdisziplinäres Handbuch. Huber, Bern, S 59–78

Altenmüller E, Schürmann K, Lim V, Parlitz D (2002) Hits to the left – flops to the right. Different emotions during music listening are reflected in cortical lateralisation patterns. Neuropsychologia 40:2242–2256

Altmann CF, Grodd W, Kourtzi Z et al. (2005) Similar cortical correlates underlie visual object identification and orientation judgment. Neuropsychologia 43:2101–2108

Altschuler EL, Wisdom SB, Stone L et al. (1999) Rehabilitation of hemiparesis after stroke with a mirror. Lancet 353: 2035–2036

Amador N, Schlag-Rey M, Schlag J (1998) Primate antisaccades I Behavioral characteristics. J Neurophysiol 80: 1775–1786

Amaral DG, Price JL, Pitkanen A, Carmichael ST (1992) Anatomical organization of the primate amygdaloid complex. In: Aggleton JP (ed) The amygdala: neurobiological aspects of emotion, memory, and mental dysfunction. Wiley-Liss, New York, pp 1–66

Amassian VE, Cracco RQ, Maccabee PJ et al. (1989) Suppression of visual-perception by magnetic coil stimulation of human occipital cortex. Electroencephal Clin Neurophysiol 74:458–462

Ames A (1951) Visual perception and the rotating trapezoidal window. Psychol Monogr 65:1–32

Amunts K, Schlaug G, Jäncke L et al. (1997) Hand skills covary with the size of motor cortex: a macrostructural adaptation. Hum Brain Mapp 5:206–215

Amunts K, Jäncke L, Schlaug G et al. (2000) Handedness and hemispheric left-right differences of human motor cortex. Neuropsychologia 38:304–312

Andersen RA, Essick GK, Siegel RM (1985) Encoding of spatial location by posterior parietal neurons. Science 230:456–458

Andersen RA, Bracewell RM, Barash S et al. (1990) Eye position effects on visual, memory, and saccade-related activity in areas LIP and 7a of macaque. J Neurosci 10:1176–1196

Andersen RA, Snyder LH, Li CS, Stricanne B (1993) Coordinate transformations in the representation of spatial information. Curr Opin Neurobiol 3:171–176

Andersen RA, Snyder LH, Bradley DC, Xing J (1997) Multimodal representation of space in the posterior parietal cortex and its use in planning movements. Annu Rev Neurosci 20:303–330

Anderson JR, Lebiere C (1998) The atomic components of thought. Lawrence Erlbaum, Mahwah/NJ

Anderson SW, Bechara A, Damasio H et al. (1999) Impairment of social and moral behavior related to early damage in human prefrontal cortex. Nat Neurosci 2:1032–1037

Andres FG, Gerloff C (1999) Coherence of sequential movements and motor learning. J Clin Neurophysiol 16:520–527

Andres P (2001) Supervisory attentional system in patients with focal frontal lesions. J Clin Exp Neuropsychol 23:225–239

Annett M (1992) Five tests of hand skill. Cortex 28:538–600

Annett M (1996a) In defence of the right shift theory. Percept Motor Skills 82:115–137

Annett M (1996b) The right shift theory of a genetic balanced polymorphism for cerebral dominance and cognitive processing. CPC 14:427–480

Anton G (1893) Beiträge zur klinischen Beurtheilung und zur Localisation der Muskelsinnstörungen im Grosshirne. Z Heilkd 14:313–348

Anton G (1896) Blindheit nach beiderseitiger Gehirnerkrankung mit Verlust der Orientierung im Raume. Mittheilungen des Vereines der Ärzte in der Steiermark 33:41–46

Appollonio IM, Grafman J, Schwartz V et al. (1993) Memory in patients with cerebellar degeneration. Neurology 43: 1536–1544

Aram D, Ekelman B, Whitaker H (1986) Spoken syntax in children with acquired unilateral hemisphere lesions. Brain Lang 27:75–100

Aram D, Ekelman B, Whitaker H (1987) Lexical retrieval in left- and right-brain-lesioned children. Brain Lang 28: 61–87

Asanuma H, Keller A (1991) Neural mechanisms of motor learning in mammals. Neuroreport 2:217–224

Ashburner J, Friston KJ (2000) Voxel-based morphometry – the methods. Neuroimage 11:805–821

Ashcraft MH (1992) Cognitive arithmetic: a review of data and theory. Cognition 44:75–106

Assal G, Favre C, Anderes JP (1984) Non-reconnaissance d'animaux familiers chez un paysan. Rev Neurol 140: 580–584

Baars BJ (1988) A cognitive theory of consciousness. Cambridge Univ Press, Cambridge

Baars BJ (2001) Essential sources in the scientific studies of consciousness. MIT, Cambridge/MA

Baas D, Aleman A, Kahn RS (2004) Lateralization of amygdala activation: a systematic review of functional neuroimaging studies. Brain Res Brain Res Rev 45:96–103

Babinski MJ (1914) Contribution à l'étude des troubles mentaux dans l'hémiplégie organique cérébrale (anosognosie). Rev Neurol 27: 845–847

Babinski MJ (1918) Anosognosie. Rev Neurol (Paris) 31: 365–367

Badal J (1888) Contribution à l'étude des cécités psychiques: alexie, agraphie, hémianopsie inférieure, trouble du sens de l'espace. Arch Ophthalmol 140:97–117

Baddeley A (1998) Recent developments in working memory. Curr Opin Neurobiol 8:234–238

Baddeley AD (1986) Working memory. Clarendon, Oxford

Bäckman L, Lars F (2005) The role of dopamine systems in cognitive aging. In: Cabeza R, Nyberg L, Park D (eds) Cognitive Neuroscience of aging: Linking cognitive and cerebral aging. Oxford Univ Press, New York/NY

Bahrick HP, Phelps E (1987) Retention of Spanish vocabulary over 8 years. J Exp Psychol Learn Mem Cogn 13:344–349

Baier B, Karnath HO (2005) Incidence and diagnosis of anosognosia for hemiparesis revisited. J Neurol Neurosurg Psychiatry 76: 358–361

Bakchine S, Crassard I, Seilhan D (1997) Anosognosia for hemiplegia after a brainstem haematoma: a pathological case. J Neurol Neurosurg Psychiatry 63:686–687

Baker SC, Rogers RD, Owen AM et al. (1996) Neural systems engaged by planning: a PET study of the Tower of London task. Neuropsychologia 34:515–526

Balaban MT (1995) Affective influences on startle in five-month-old infants: reactions to facial expressions of emotion. Child Dev 66:28–36

Bálint R (1909) Seelenlähmung des »Schauens«, optische Ataxie, räumliche Störung der Aufmerksamkeit. Monatsschr Psychiatr Neurol 25:57–81

Baltes PB (1987) Theoretical propositions of life-span developmental psychology: On the dynamics between growth and decline. Dev Psychol 23:61–626

Baltes PB, Reese HW, Nesselroade JR (1977) Life-span developmental psychology: Introduction to research methods. Brooks Cole, Monterey/CA

Bandler R, Shipley MT (1994) Columnar organization in the midbrain periaqueductal gray: modules for emotional expression? Trends Neurosci 17:379–389

Bangert M, Peschel T, Rotte M et al. (2006) Shared networks for auditory and motor processing in professional pianists: Evidence from fMRI conjunction. Neuroimage (im Druck)

Bao S, Chan VT, Merzenich MM (2001) Cortical remodeling induced by activity of ventral tegmental dopamine neurons. Nature 412:79–83

Barash S, Melikyan A, Sivakov A et al. (1999) Saccadic dysmetria and adaptation after lesions of the cerebellar cortex. J Neurosci 19:10931–10939

Barbieri C, De Renzi E (1988) The executive and ideational components of apraxia. Cortex 24:535–544

Barbur JL, Watson JD, Frackwiak RSJ, Zeki S (1993) Conscious visual perception without v1. Brain 116:1293–1302

Barcelo F, Suwazono S, Knight RT (2000) Prefrontal modulation of visual processing in humans. Nat Neurosci 3:399–403

Barlow HB, Hill RM (1963) Selective sensitivity to direction of motion in the ganglion cells of the rabbit's retina. Science 139:412–414

Barnes GR, Asselman PT (1991) The mechanism of prediction in human smooth pursuit eye movements. J Physiol 439:439–461

Baron JC, D'Antona R, Pantano P et al. (1986) Effects of thalamic stroke on energy metabolism of the cerebral cortex. Brain 109:1243–1259

Baron-Cohen S (1995) Mindblindness: an essay on autism and theory of mind. MIT, Cambridge/MA

Basser PJ, Mattiello J, LeBihan D (1994) Estimation of the effective self-diffusion tensor from the NMR spin echo. J Magn Reson B 103:247–254

Basso A (1992) Prognostic factors in aphasia. Aphasiology 6:337–348

Basso A, Scarpa MT (1990) Traumatic aphasia in children and adults: A comparison of clinical features and evolution. Cortex 26:501–514

Basso A, Lecours AR, Moraschini S, Vanier M (1985) Anatomo-clinical correlations of the aphasias as defined through computerized tomography: Exceptions. Brain Lang 26: 201–229

Basso A, Bracchi M, Capitani E et al. (1987a) Age and evolution of language area functions: a study on adult stroke patients. Cortex 23:475–483

Basso A, Capitani E, Della Sala S et al. (1987b) Recovery from ideomotor apraxia – a study on acute stroke patients. Brain 110:747–760

Bastian HC (1869) On the various forms of loss of speech in cerebral disease. Br Foreign Med Chir Rev 43:209–236

Bastian HC (1880) The brain as an organ of mind. Kegan Paul, London

Bates E, Thal D, Trauner D et al. (1997) From first words to grammar in children with focal brain injury. Dev Neuropsychol 13:275–343

Bates E, Wilson SM, Pinar Saygin A et al. (2003) Voxel-based lesion-symptom mapping. Nat Neurosci 6:48–450

Bauer RM, Verfaellie M (1988) Electrodermal discrimination of familiar but not unfamiliar faces in prosopagnosia. Brain Cogn 8:240–252

Bauer RM, Zawacki T (1997) Auditory agnosia and amusia. In: Feinberg TE, Farah MJ (eds) Behavioral neurology and neuropsychology. McGrawHill, New York

Baumgartner G (1977) Neuronal mechanisms of the migrainous visual aura. In: Clifford Rose F (ed) Physiological aspects of clinical neurology. Blackwell, Oxford, pp 111–121

Bay E (1951) Ueber den Begriff der Agnosie. Nervenarzt 22:179–187

Baylis GC, Driver J (1993) Visual attention and objects: Evidence for hierarchical coding of location. J Exp Psychol Hum Percep Perform 19:451–470

Baylis GC, Rolls ET, Leonard CM (1987) Functional subdivisions of the temporal lobe neocortex. J Neurosci 7:330–342

Beard BL, Levi DM, Reich LN (1995) Perceptual learning in parafoveal vision. Vis Res 35:1679–1690

Beatty WW, Salmon DP, Butters N et al. (1988) Retrograde amnesia in patients with Alzheimer's disease or Huntington's disease. Neurobiol Aging 9:181–186

Beauvois MF, Dérousné J (1981) Lexical or orthographic agraphia. Brain 104:21–49

Bechara A, Tranel D, Damasio H et al. (1995) Double dissociation of conditioning and declarative knowledge relative to the amygdala and hippocampus in humans. Science 269:1115–1118

Bechara A, Tranel D, Damasio H, Damasio AR (1996) Failure to respond autonomically to anticipated future outcomes following damage to prefrontal cortex. Cereb Cortex 6:215–225

Bechara A, Damasio H, Tranel D, Damasio AR (1997) Deciding advantageously before knowing the advantageous strategy. Science 275:1293–1295

Beckers G, Zeki S (1995) The consequences of inactivating areas V1 and V5 on visual-motion perception. Brain 118:49–60

Behrmann M, Bub D (1992) Surface dyslexia and dysgraphia: Dual routes, single lexicon. Cogn Neuropsychol 9:209–251

Behrmann M, Tipper SP (1999) Attention accesses multiple reference frames: evidence from visual neglect. J Exp Psychol Hum Percept Perform 25:83–101

Beisteiner R, Altenmüller E, Lang W et al. (1994) Watching the musicians brain. Eur J Cogn Psychol 6:311–327

Bejjani BP, Damier P, Arnulf I et al. (1999) Transient acute depression induced by high-frequency deep-brain stimulation. N Engl J Med 340:1476–1480

Belin P, McAdams S, Smith B et al. (1998) The functional anatomy of sound intensity discrimination. J Neurosci 18: 6388–6394

Bender MB (1952) Disorders in perception. Thomas, Springfield/IL

Bengtsson S, Nagy Z, Skare S et al. (2005) Extensive Piano practicing has regionally specific effects on white matter development. Nat Neurosci 8:1148–1150

Ben-Shachar M, Hendler T, Kahn I et al. (2003) The neural reality of syntactic transformations: Evidence from functional magnetic resonance imaging. Psychol Sci 14:433–440

Benson DF (1994) The neurology of thinking. Oxford Univ Press, New York

Benson DF, Geschwind N (1969) The alexias. In: Vinken PJ, Bruyn GW (eds) Handbook of clinical neurology, vol 4. North Holland, Amsterdam, pp 112–140

Benson DF, Greenberg JP (1969) Visual form agnosia – a specific defect in visual discrimination. Arch Neurol 20:82–89

Bentivoglio M, Aggleton JP, Mishkin M (1997) The thalamus and memory formation. In: Steriade M, Jones EG, McCormick DA (eds) Thalamus. Elsevier, Amsterdam Lausanne New York Oxford Shannon Tokyo, pp 689–720

Benton AL (1959) Right-left discrimination and finger localization. Developmment and pathology. Hoeber-Harper, New York

Berger H (1926) Über Rechenstörungen bei Herderkrankungen des Großhirns. Arch Psychiatr Nervenkrankh 78: 238–263

Berlyne N (1972) Confabulation. Br J Psychiatry 120:31–39

Bermudez P, Zatorre R (2005) Conditional associative memory for musical stimuli in nonmusicians: Implications for absolute pitch. J Neurosci 25:7718–7723

Berndt RS, Haendiges AN (2000) Grammatical class in word and sentence production: Evidence from an aphasic patient. J Mem Lang 43:249–273

Berndt RS, Mitchum CC, Haendiges AN, Sandson J (1997) Verb retrieval in aphasia. 1. Characterizing single word impairments. Brain Lang 56:68–106

Bernstein N (1935) The problem of the interrelation of coordination and localization. Arch Biol Sci 38:15–59. Reprinted in: Bernstein N (1967) The coordination and regulation of movements. Pergamon, Oxford

Berthier M (1999) Transcortical aphasias. Psychology Press, Hove

Berthoz A, Israel I, Georges-Fracois P et al. (1995) Spatial memory of body linear displacement: what is being stored. Science 269:95–98

Best F (1917) Hemianopsie und Seelenblindheit bei Hirnverletzungen. Graefes Arch Ophthalmol 93:49–150

Bialystok E, Craik FIM, Klein R, Viswanathan M (2006) Bilingualism, aging, and cognitive control: Evidence from the Simon task. Psychology Aging (im Druck)

Biederman I (1987) Recognition by components: a theory of human image understanding. Psychol Rev 94:115–147

Biederman-Thorson M, Thorson J (1973) Rotation-compensating reflexes independent of the labyrinth and the eye. Neuromuscular correlates in the pigeon. J Comp Physiol 83:103–122

Binder JR, Frost JA, Hammeke TA et al. (1997) Human brain language areas identified by functional magnetic resonance imaging. J Neurosci 17:353–362

Binkofski F, Dohle C, Posse S et al. (1998) Human anterior intraparietal area subserves prehension: a combined lesion and functional MRI activation study. Neurology 50:1253–1259

Binkofski F, Buccino G, Posse S et al. (1999) A fronto-parietal circuit for object manipulation in man: evidence from an fMRI-study. Eur J Neurosci 11:3276–3286

Bird CM, Castelli F, Malik O et al. (2004) The impact of extensive medial frontal lobe damage on ›Theory of Mind‹ and cognition. Brain 127:914–928

Bisdorff AR, Wolsley CJ, Anastasopoulos D et al. (1996) The perception of body verticality (subjective postural vertical) in peripheral and central vestibular disorders. Brain 119:1523–1534

Bishop DVM (1990) On the futility of using familial sinistrality to subclassify handedness groups. Cortex 26:153–155

Bisiach E, Geminiani G (1991) Anosognosia related to hemiplegia and hemianopia. In: Prigatano GP, Schacter DL (eds) Awareness of deficit after brain injury. Oxford Univ Press, New York, pp 17–39

Bisiach E, Luzzatti C (1978) Unilateral neglect of representational space. Cortex 14:129–133

Bisiach E, Capitani E, Luzzatti C, Perani D (1981) Brain and conscious representation of outside reality. Neuropsychologia 19:543–551

Bisiach E, Cornacchia L, Sterzi R, Vallar G (1984) Disorders of perceived auditory lateralization after lesions of the right hemisphere. Brain 107:37–52

Bisiach E, Vallar G, Perani D et al. (1986) Unawareness of disease following lesions of the right hemisphere: anosognosia for hemiplegia and anosognosia for hemianopia. Neuropsychologia 24:471–482

Bisiach E, Rusconi ML, Vallar G (1991) Remission of somatoparaphrenic delusion trough vestibular stimulation. Neuropsychologia 29:1029–1031

Bisiach E, Pizzamiglio L, Nico D, Antonucci G (1996) Beyond unilateral neglect. Brain 119:851–857

Bizzi E, Accornero N, Chapple W, Hogan N (1984) Posture control and trajectory formation during arm movement. J Neurosci 4:2738–2745

Bizzi E, Mussa-Ivaldi F, Giszter S (1991) Computations underlying the execution of movement: a biological perspective. Science 253:287–291

Bizzi E, Hogan N, Mussa-Ivaldi FA, Giszter S (1992). Does the nervous system use equilbrium-point control to guide single and multiple joint movements? Behav Brain Sci 15: 603–613

Bjorneby ER, Reinvang ER (1985) Acquiring and maintaining selfcare skills after stroke. The predictive value of apraxia. Scand J Rehabil Med 17:75–80

Blakemore CB, Sutton P (1969) Size adaptation: A new aftereffect. Science 166:245–247

Blanken G, Dorn M, Sinn H (1997) Inversion errors in arabic number reading: Is there a nonsemantic route? Brain Cogn 34:404–423

Blauert J (1974) Räumliches Hören. Hirzel, Stuttgart

Blaxton TA (1989) Investigating dissociations among memory measures: Support for a transfer appropriate processing framework. J Exp Psychol Learn Mem Cogn 15:657–668

Blinkov SM, Glezer II (1968) Das Zentralnervensystem in Zahlen und Tabellen. VEB Gustav Fischer, Jena

Bloedel JR (1992) Functional heterogeneity with structural homogeneity: how does the cerebellum operate? Behav Brain Sci 15:666–678

Blood A, Zatorre R (2001) Intensely pleasurable responses to music correlate with activity in brain regions implicated in reward and emotion. Proc Nat Acad Sci 98:11818–11823

Blumstein SE, Cooper WE, Zurif, EB, Caramazza A (1977) The perception and production of voice-onset time in aphasia. Neuropsychologia 15:371–383

Blythe IM, Kennard C, Ruddock KH (1987) Residual function in patients with retrogeniculate lesions of the visual pathways. Brain 110:887–905

Bock K, Levelt WJM (1994) Language production: grammatical encoding. In: Gernsbacher MA (ed) Handbook of psycholinguistics. Academic Press, New York, p 946

Bodamer J (1947) Die Prosop-Agnosie (Die Agnosie des Physiognomieerkennens). Arch Psychiatr Nervenkrankh 179:6–53

Bogousslavsky J, Regli F, Uske A. (1988) Thalamic infarcts: Clinical syndrome, etiology, and prognosis. Neurology 38:837–848

Bonhoeffer K (1901) Die akuten Geisteskrankheiten der Gewohnheitstrinker. Fischer, Jena

Bonhoeffer K (1910) Die symptomatischen Psychosen. Deuticke, Leipzig

Bonin G von, Bailey P (1947) The neocortex of macaca mulatta. University of Illinois Press, Urbana

Bontempi B, Laurent-Demir C, Destrade C et al. (1999) Time-dependent reorganization of brain circuitry underlying long-term memory storage. Nature 400:671–675

Bornstein MH (1985) On the development of color naming in young children: data and theory. Brain Language 26:72–93

Borsley RD (1997) Syntax-Theorie: Ein zusammengefasster Zugang. Niemeyer, Tübingen

Bouillaud J (1925) Recherches cliniques propres à démontrer que la perte de la parole correspond à la lésion des lobules antérieurs du cerveau et à confirmer l'opinion de M.-Gall sur le siège de l'organ du language articulé. Arch Gen Med 8:25–95

Braak H, Braak E (1991) Neuropathological stageing of Alzheimer-related changes. Acta Neuropathol 82:239–259

Bracke-Tolkmitt R, Linden A et al. (1989) The cerebellum contributes to mental skill. Behav Neurosci 103:442–446

Bradley MM, Lang PJ (2000) Affective reactions to acoustic stimuli. Psychophysiology 37:204–215

Bradley MM, Cuthbert BN, Lang PJ (1990) Startle reflex modification: Attention or emotion. Psychophysiology 27: 513–522

Brandt J, Folstein SE, Folstein MF (1988) Differential cognitive impairment in Alzheimer's disease and Huntington's disease. Ann Neurol 23:555–561

Brandt T (1997) Cortical matching of visual and vestibular 3-D coordinate maps. Ann Neurol 42:983–984

Brandt T, Dieterich M, Danek A (1994) Vestibular cortex lesions affect the perception of verticality. Ann Neurol 35:403–412

Brandt T, Bartenstein P, Janek A, Dieterich M (1998a) Reciprocal inhibitory visual-vestibular interaction: visual motion stimulation deactivates the parieto-insular vestibular cortex. Brain 121:1749–1758

Brandt T, Dichgans J, Diener HC (1998b) Therapie und Verlauf neurologischer Erkrankungen. Kohlhammer, Stuttgart

Brannon EM, Terrace HS (1998) Ordering of the numerosities 1 to 9 by monkeys. Science 282:746–749

Brass M, Ullsperger M, Knösche TR et al. (2005) Who comes first? The role of prefrontal and parietal cortex in cognitive control. J Cogn Neurosci 17:1367–1375

Braun C, Schweizer R, Elbert T et al. (2000) Differential activation in somatosensory cortex for different discrimination tasks. J Neurosci 20:446–450

Brefczynski JA, De Yoe EA (1999) A physiological correlate of the ›spotlight‹ of attention. Nat Neurosci 2:370–374

Breier JI, Adair JC, Gold M et al. (1995) Dissociation of anosognosia for hemiplegia and aphasia during left-hemisphere anesthesia. Neurology 45:65–67

Breitenstein C, Daum I, Ackermann H (1998) Emotional processing following cortical and subcortical brain damage: contribution of the fronto-striatal circuitry. Behav Neurol 11:1–14

Bremmer F, Schlack A, Shah NJ et al. (2001) Polymodal motion processing in posterior parietal and premotor cortex: a human fMRI study strongly implies equivalencies between humans and monkeys. Neuron 29:287–296

Brett M, Leff AP, Rorden C, Ashburner J (2001) Spatial normalization of brain images with focal lesions using cost function masking. Neuroimage 14:486–500

Bridgeman B, Staggs D (1982) Plasticity in human blindsight. Vision Res 22:1199–1203

Brinley JF (1965) Cognitive sets, speed and accuracy of performance in the elderly. In: Welford AT, Birren JE (eds) Behavior, aging, and the nervous system. Mason, Springfield, pp 114–149

Broadbent DE (1954) The role of auditory localization in attention and memory span. J Exp Psychol 47:191–196

Broadbent DE (1958) Perception and communication. Pergamon, London

Broca P (1861) Remarques sur le siège de la faculté du langage articulé suivies d'une observation d'aphémie (perte de la parole). Bull Soc Anat 6:330–357

Broca P (1878) Anatomie comparée des circonvolutions cérébrales. Le grand lobe limbique et la scissure limbique dans la série des mammifères. Rev Anthropol Ser 2: 384–498

Broca P (1896) Remarques sur le siège de la faculté du langage articulé, suivi d'une observation d'aphémie (perte de la parole). Bull Soc Anatom 6:330–357, 398–407

Brodal P (1981) Neurological anatomy in relation to clinical medicine, 3rd edn. Oxford Univ Press, Oxford

Brothers L, Ring B (1993) Mesial temporal neurons in the macaque monkey with responses selective for aspects of social stimuli. Behav Brain Res 57:53–61

Brown JS, Kalish HI, Farber IE (1951) Conditioned fear as revealed by magnitude of startle response to an auditory stimulus. J Exp Psychol 41:317–328

Brown RG, Marsden CD (1991) Cognitive function in Parkinson's disease: From description to theory. Trends Neurosci 13:21–24

Bruce D (1985) On the origin of the term »neuropsychology«. Neuropsychologia 23:813–814

Bruce V (1988) Recognising faces. Lawrence Erlbaum, Hove London Hillsdale

Bruck A, Portin R, Lindell A et al. (2001) Positron emission tomography shows that impaired frontal lobe functioning in Parkinson's disease is related to dopaminergic hypofunction in the caudate nucleus. Neurosci Lett 311:81–84

Bryden MP (1988) An overview of the dichotic listening procedure and its relation to cerebral organization. In: Hugdahl K (ed) Handbook of dichotic listening: theory, methods and research. Wiley, Chichester, pp 1–44

Bryden MP, Bulman Fleming MB, MacDonald V (1996) The measurement of handedness and its relation to neuropsychological issues. In: Digby E, Roy EA (eds) Manual asymmetries in motor performance. CRC, Boca Raton, pp 57–81

Bub D, Kertesz A (1982) Deep agraphia. Brain Lang 17: 146–165

Buccino R, Vogt S, Ritzl A et al. G (2004) Neural circuits underlying imitation learning of hand actions: an event-related fMRI study. Neuron, 42:323–334

Buchanan TW, Lutz K, Mirzazade S et al. (2000) Recognition of emotional prosody and verbal components of spoken language: an fMRI study. Brain Res Cogn Brain Res 9: 227–238

Bucher SF, Dieterich M, Wiesmann M et al. (1998) Cerebral functional magnetic resonance imaging of vestibular, auditory, and nociceptive areas during galvanic stimulation. Ann Neurol 44: 120–125

Buckner RL (2000) Neuroimaging of memory. In: Gazzaniga MS (ed) The new cognitive neurosciences, 2nd edn. MIT, Cambridge/MA, pp 817–828

Buckner RL, Bandettini PA, O'Craven KM et al. (1996) Detection of cortical activation during averaged single trials of a cognitive task using functional magnetic-resonance-imaging. Proc Natl Acad Sci USA 93:14878–14883

Büchel C, Friston KJ (1997) Modulation of connectivity in visual pathways by attention: Cortical interactions evaluated with structural equation modelling and fMRI. Cerebr Cortex 7:768–778

Büchel C, Bornhovd K, Quante M et al. (2002) Dissociable neural responses related to pain intensity, stimulus intensity, and stimulus awareness within the anterior cingulate cortex: a parametric single-trial laser functional magnetic resonance imaging study. J Neurosci 22:970–976

Büchel C, Price C, Frackowiak RSJ, Friston K (1998a) Different activation patterns in the visual cortex of late and congenitally blind subjects. Brain 121:409–419

Büchel C, Price C, Friston K (1998b) A multimodal language region in the ventral visual pathway. Nature 394:274–277

Büchel C, Price CJ, Frackowiak RSJ, Friston KJ (1998c) Different activation patterns in the occipital cortex of late and congenitally blind subjects. Brain 121:409–419

Büchel C, Morris J, Dolan RJ, Friston KJ (1998d) Brain systems mediating aversive conditioning: an event-related fMRI study. Neuron 20:947–957

Bullier J, Girard P, Salin P-A (1993) The role of area 17 in the transfer of information to extrastriate visual cortex. In: Peters A, Rockland KS (eds) Cerebral cortex, vol 10. Plenum, New York, pp 301–330

Bulman Fleming MB, Bryden MP (1994) Simultaneous verbal and affective laterality effects. Neuropsychologia 32: 787–797

Bülthoff HH, Edelman S (1992) Psychophysical support for a 2-D view interpolation theory of object recognition. Proc Natl Acad Sci U S A 89:60–64

Bülthoff HH, Edelman S, Tarr MJ (1995) How are three-dimensional objects represented in the brain? Cereb Cortex 5:247–260

Burgess PW, Shallice T (1996a) Bizarre responses, rule detection and frontal lobe lesions. Cortex 32:241–259

Burgess PW, Shallice T (1996b) Confabulation and the control of recollection. Memory 4:359–411

Burgess PW, Veitch E, de Lacy Costello A, Shallice T (2000) The cognitive and neuroanatomical correlates of multitasking. Neuropsychologia 38:848–863

Burgess PW, Simons JS, Dumontheil I, Gilbert SJ (2005) The gateway hypothesis of rostral PFC function. In: Duncan J, McLeod P, Phillips L (eds) Measuring the mind: speed, control and age. Oxford Univ Press, Oxford, pp 215–246

Bürk K, Globas C, Bosch S et al. (1999) Cognitive deficits in spinocerebellar ataxia 2. Brain 122:769–777

Burke D, MacKay DG (1997) Memory, language, and ageing. Phil Trans R Soc London B362:1845–1856

Burr DC, Ross J (1979) How does binocular delay give information about depth? Vision Res 19:523–532

Burr DC, Morrone MC, Ross J (1994) Selective suppression of the magnocellular visual pathway during saccadic eye movements. Nature 371:511–513

Burton MW, Small SL, Blumstein SH (2000) The role of segmentation in phonological processing: An fMRI investigation. J Cogn Neurosci 12:679–690

Bushara KO, Weeks RA, Ishii K et al. (1999) Modality-specific frontal and parietal areas for auditory and visual spatial localization in humans. Nat Neurosci 2:759–766

Butter CM, Kosslyn S, Mijovic-Prelec D et al. (1997) Field-specific deficits in visual imagery following hemianopia due to unilateral occipital infarcts. Brain 120:217–228

Butterworth B (1992) Disorders of phonological encoding. Cognition 42:261–286

Butterworth B (1999) The mathematical brain. Macmillan, London

Butterworth B (2005) The development of arithmetical abilities. J Child Psychol Psychiat 46:3–18

Buxbaum LJ, Coslett HB (1997) Subtypes of optic ataxia: reframing the disconnexion account. Neurocase 3:159–166

Buxbaum LJ, Schwartz MF, Carew TG (1997) The role of semantic memory in object use. Cogn Neuropsychol 14:219–254

Bychowski Z (1920) Über das Fehlen der Wahrnehmung der eigenen Blindheit bei zwei Kriegsverletzten. Neurol Centralbl 39:354–357

Bykov KM (1924) Versuche an Hunden mit Durchschneiden des Corpus callosum. Z Neurol Psychiatr 39:199

Byl NN, Merzenich MM, Cheung S et al. (1997) A primate model for studying focal dystonia and repetitive strain injury: effects on the primary somatosensory cortex. Phys Ther 77:269–284

Byng S, Black M (1989) Some aspects of sentence production in aphasia. Aphasiology 3:241–263

Cabeza R, Nyberg L (2000) Imaging condition II: An empirical review of 275 PET and fMRI studies. J Cogn Neurosci 12:1–47

Cabeza R, Mangels J, Nyberg L et al. (1997) Brain regions differentially involved in remembering what and when: a PET study. Neuron 19:863–870

Cacioppo JT, Gardner WL, Berntson GG (1999) The affect system has parallel and integrative processing components: Form follows function. J Pers Soc Psychol 76: 839–855

Cahill L, Babinsky R, Markowitsch HJ et al. (1995) Involvement of the amygdaloid complex in emotional memory. Nature 377:295–296

Calvert GA, Brammer MJ, Morris RG et al. (2000) Using fMRI to study recovery from acquired dysphasia. Brain Lang 71:391–399

Caminiti R, Ferraina S, Johnson PB (1996) The sources of visual information to the primate frontal lobe: a novel role for the superior parietal lobule. Cereb Cortex 6:319–328

Campbell BA, Wood G, McBride T (1997) Origins of orienting and defensive responses: An evolutionary perspective. In: Lang PJ, Simons RF, Balaban M (eds) Attention and orienting. Erlbaum, Mahwah/NJ, pp 41–67

Campbell FW, Robson JG (1968) Application of Fourier analysis to the visibility of gratings. J Physiol 197: 551–566

Campbell JID (ed) (1992) The nature and origins of mathematical skills. North-Holland, Amsterdam

Campbell JID (1994) Architectures for numerical cognition. Cognition 53:1–44

Campbell JID (1997) On the relation between skilled performance of simple division and multiplication. J Exp Psychol Learn Mem Cogn 23:1140–1159

Campbell R (1983) Writing nonwords to dication. Brain Lang 19:153–178

Campenhausen, C von (1981) Die Sinne des Menschen, Bd 1. Thieme, Stuttgart

Campion J, Latto R, Smith YM (1983) Is blindsight an effect of scattered light, spared cortex, and near-threshold vision? Behav Brain Sci 6:423–486

Candia V, Elbert T, Altenmüller E et al. (1999) A constraint-induced movement therapy for focal hand dystonia in musicians. Lancet 353:1–2

Candia V, Wienbruch C, Elbert T, Rockstroh B (2003) Effective behavioral treatment of focal handdyslonia in musicians alters. Somatosens Cort Org 100:7942–7946

Candia V, Schäfer T, Taub E et al. (in press) Sensorimotor Retuning (SMR). A behavioral treatment for focal hand dystonia of pianists and guitarists. Arch Phys Rehabil Med

Cannon WB (1932) The wisdom of the body. Norton, New York

Cao Y, Vikingstad EM, George KP et al. (1999) Cortical language activation in stroke patients recovering from aphasia with functional MRI. Stroke 30:2331–2340

Caplan D (1992) Language: structure, processing and disorders. MIT, Boston

Cappa S, Sterzi R, Vallar G, Bisiach E (1987) Remission of hemineglect and anosognosia during vestibular stimulation. Neuropsychologia 25:775–782

Cappa SF, Perani D, Grassi F et al. (1997) A PET follow-up study of recovery after stroke in acute aphasics. Brain Lang 56:55–67

Caramazza A (1997) How many levels of processing are there in lexical access? Cogn Neuropsychol 14:177–208

Caramazza A, Hillis AE (1990) Where do semantic errors come from? Cortex 26:95–122

Caramazza A, Shelton JR (1998) Domain-specific knowledge systems in the brain: the animate-inanimate distinction. J Cogn Neurosci 10:1–34

Caramazza A, Zurif EB (1976) Dissociation of algorithmic and heuristic processes in language comprehension: Evidence from aphasia. Brain Lang 3:572–582

Caramazza A, Papagno C, Ruml W (2000) The selective impairment of phonological processing in speech production. Brain Lang 75:428–450

Carel C, Loubinoux I, Boulanouar K et al. (2000) Neural substrate for the effects of passive training on sensorimotor cortical representation: a study with functional magnetic resonance imaging in healthy subjects. J Cereb Blood Flow Metab 20:478–484

Carey S (1998) Knowledge of number: its evolution and ontogeny. Science 282:641–642

Carlin D, Bonerba J, Phipps M et al. (2000) Planning impairments in frontal lobe dementia and frontal lobe lesion patients. Neuropsychologia 38:655–665

Carrasco M, Ling S, Read S (2004) Attention alters appearance. Nat Neurosci 7:308–313

Cartwright BA, Collett TS (1982) How honey bees use landmarks to guide their return to a food source. Nature 295: 560–564

Castaigne P, Rondot P, Ribadeau Dumas JL, Tempier P (1975) Ataxie optique localisée au côté gauche dans les deux hémichamps visuels homonymes gauches. Rev Neurol 131:23–28

Castellanos FX, Giedd JN, Hamburger SD et al. (1996a) Brain morphometry in Tourette's syndrome: the influence of comorbid attention-deficit/hyperactivity disorder. Neurology 47:1581–1583

Castellanos FX, Giedd JN, Marsh WL et al. (1996b) Quantitative brain magnetic resonance imaging in attention-deficit hyperactivity disorder. Arch Gen Psychiatry 53: 607–616

Caterini F, Della Sala S, Spinnler H et al. (2002) Object recognition and object orientation in Alzheimer's disease. Neuropsychology 16: 146–155

Cavanagh P, Mather G (1989) Motion: The long and the short of it. Spatial Vision 4:103–129

Celesia GG, Brigell MG, Vaphiades MS (1997) Hemianopic anosognosia. Neurology 49:88–97

Cereda C, Ghika J, Maeder P et al. (2002) Strokes restriced to the insular cortex. Neurology 59:1950–1955

Cerella J (1990) Aging and information-processing rate. In: Birren JE, Schaie KW (eds) Handbook of the psychology-of aging, 3rd edn. Academic Press, San Diego/CA, pp 201–221

Cermak LS, Talbot N, Chandler K, Wolbarst LR (1985) The perceptual priming phenomenon in amnesia. Neuropsychologia 23:615–622

Chapman LJ, Chapman JP (1987) The measurement of handedness. Brain Cogn 6:175 –283

Chatterjee A, Southwood MH (1995) Cortical blindness and visual imagery. Neurology 45:2189–2195

Cheal M, Lyon DR, Gottlob LR (1994) A framework for understanding the allocation of attention in location-precued discrimination. Q J Exp Psychol 47A:699–739

Cheng K (1986) A purely geometric module in the rat's spatial representation. Cognition 23:149–178

Chen S, Swartz KB, Terrace HS (1997) Knowledge of the ordinal position of list items in rhesus monkeys. Psychol Sci 8:80–86

Cherry EC (1953) Some experiments on the recognition of speech with one and two ears. J Acoust Soc Am 25:975–979

Chochon F, Cohen L, van de Moortele PF, Dehaene S (1999) Differential contributions of the left and right inferior parietal lobules to number processing. J Cogn Neurosci 11:617–630

Chwilla DJ, Brown CM, Hagoort P (1995) The N400 as a function of the level of processing. Psychophysiology 32:274–285

Cipolotti L, Butterworth B (1995) Toward a multiroute model of number processing: impaired number transcoding with preserved calculation skills. J Exp Psychol Gen 124:375–390

Cipolotti L, McNeil JE, Warrington EK (1993) Spared written naming of proper nouns: a case report. Memory 1:289–311

Clahsen H (1988) Normale und gestörte Kindersprache. Benjamins, Amsterdam

Clark SA, Allard T, Jenkins WM, Merzenich MM (1988) Receptive fields in the body-surface map in adult cortex defined by temporally correlated inputs. Nature 332: 444–445

Clarke S, Walsh V, Schoppig A et al. (1998) Colour constancy impairments in patients with lesions of the prestriate cortex. Exp Brain Res 123:154–158

Claros Salinas D, Willmes K (2000) Störungen der Zahlenverarbeitung. In: Sturm W, Herrmann M, Wallesch CW (Hrsg) Lehrbuch der Klinischen Neuropsychologie. Swets & Zeitlinger, Lisse, S 521–536

Clavagnier S, Fruhmann Berger M, Klockgether T et al. (eingereicht) Involvement of posterior parietal cortex in visual gestalt perception.

Clavagnier S, Paulignan Y, Vighetto A, Perenin MT (2000) Two systems of spatial representations: evidences from parietal lesions in humans. Eur J Neurosci Suppl 11:12

Cohen A, Rafal RD (1991) Attention and visual feature integration in a patient with a parietal lobe lesion. Psychol Sci 2:106–110

Cohen JD, Dunbar K, McClelland JL (1990) On the control of automatic processes: a parallel distributed processing-account of the Stroop effect. Psychol Rev 97:332–361

Cohen L, Dehaene S (1996) Cerebral networks for number processing: Evidence from a case of posterior callosal lesion. Neurocase 2:155–174

Cohen L, Dehaene S, Verstichel P (1994) Number words and number non-words: A case of deep dyslexia extending to Arabic numerals. Brain 117:267–279

Cohen L, Dehaene S, Chochon F et al. (2000) Language and calculation within the parietal lobe: A combined cognitive, anatomical and fMRI study. Neuropsychologia 38:1426–1440

Cohen LG, Bandinelli S, Findley TW, Hallet M (1991) Motor reorganization after upper limb amputation in man: A study with focal magnetic stimulation. Brain 114:615–627

Cohen LG, Celnik P, Pascual-Leone A et al. (1997) Functional relevance of cross-modal plasticity in blind humans. Nature 389:180–183

Cohen MS, Kosslyn SM, Breiter HC et al. (1996) Changes in cortical activity during mental rotation. A mapping study using functional MRI. Brain 119:89–100

Cohen NJ, Squire LR (1980) Preserved learning and retention-of pattern-analyzing skill in amnesia: dissociation of knowing how and knowing that. Science 210:207–210

Colby CL, Duhamel JR (1996). Spatial representations for action in parietal cortex. Brain Res Cogn Brain Res 5:105–115

Colcombe S, Kramer AF (2003) Fitness effects on the cognitive function of older adults: A meta-analytic study. Psychol Sci 14:125–130

Coleman J (1998) Cognitive reality and the phonological lexicon: A review. J Neurolinguist 11:295–320

Coltheart M (1980) Deep dyslexia: A right-hemisphere hypothesis. In: Coltheart M, Patterson KE, Marshall J (eds) Deep dyslexia. Routledge & Kegan Paul, London, pp 326–380

Cooper ACG, Humphreys GW (2000) Coding space within but not between objects: evidence from Balint's syndrome. Neuropsychologia 38:723–733

Cooper JA, Sagar HJ, Jordan N et al. (1991) Cognitive impairment in early, untreated Parkinson's disease and its relationship to motor disability. Brain 114:2095–2122

Cooper R, Shallice T (2000) Contention scheduling and the control of routine activities. Cogn Neuropsychol 17: 297–338

Corballis MC (1988) Recognition of disoriented shapes. Psychol Rev 95:115–123

Corballis MC (1991) The lopsided ape. Oxford Univ Press, New York Oxford, p 260

Corbetta M (1998) Frontoparietal cortical networks for directing attention and the eye to visual locations: identical, independent, or overlapping neural systems? Proc Natl Acad Sci U S A 95:831–838

Corbetta M, Miezin FM, Dobmeyer S et al. (1990) Attentional modulation of neural processing of shape, color, and velocity in humans. Science 248:1556–1559

Corina DP, Poizner H, Bellugi U et al. (1992) Dissociation between linguistic and nonlinguistic gestural systems: A case for compositionality. Brain Lang 43:414–447

Corkin S (1968) Acquisition of motor skill after bilateral medial temporal-lobe excision. Neuropsychologia 6:255–265

Coslett HB, Saffran E (1991) Simultanagnosia. To see but not two see. Brain 114:1523–1545

Coslett HB, Saffran EM (1992) Optic aphasia and the right hemisphere: A replication and extension. Brain Lang 43: 148–161

Cowey A (1994) Cortical visual areas and the neurobiology of higher visual processes. In: Farah MF, Ratcliff R (eds) The neuropsychology of high-level vision. Erlbaum, Hillsdale/NJ Hove UK, pp 3–31

Craighero L, Fadiga L, Rizzolatti G, Umiltà C (1998) Visuomotor priming. Vis Cogn 5:109–125

Craik FIM, Anderson N (2000) Applying cognitive research to problems of aging. In: Gopher D, Koriat A (eds) Attention and performance, XVII. Cognitive regulation of performance: Interaction of theory and application. MIT, Cambridge/MA, pp 583–615

Cramer SC, EP Bastings (2000) Mapping clinically relevant-plasticity after stroke. Neuropharmacology 39: 842–851

Cramon D von, Kerkhoff G (1993) On the cerebral organization of elementary visuo–spatial perception. In: Gulyas B, Ottoson D, Roland P (eds) Functional organisation of the human visual cortex. Pergamon, Oxford, pp 211–231

Cramon D von, Hebel N, Schuri U (1985) A contribution to the anatomical basis of thalamic amnesia. Brain 108:993–1008

Crick F, Koch C (1990) Towards a neurobiological theory of consciousness. Sem Neurosci 2:263–275

Crick F, Koch C (1995) Are we aware of neural activity in primary visual cortex? Nature 375:121–123

Crick F, Koch C (2003) A framework for consciousness. Nat Neurosci 6:119–126

Croisile B, Trillet M, Laurent B et al. (1989) Agraphie lexicale par hématome temporo-pariétal gauche. Rev Neurol 145: 287–292

Crow TJ (1990) Temporal lobe asymmetries as the key to the-etiology of schizophrenia. Schizophr Bull 16:433–443

Crozier S, Sirigu A, Lehéricy S et al. (1999) Distinct prefrontal activations in processing sequence at the sentence and script level: an fMRI study. Neuropsychologia 37:1469–1476

Cummings JL (1993) Frontal-subcortical circuits and human behavior. Arch Neurol 50:873–880

Cummings JL, Cunningham K (1992) Obsessive-compulsive disorder in Huntington's disease. Biol Psychiatry 31: 263–270

Cummings JL, Benson F, Hill MA, Read S (1985) Aphasia in-dementia of the Alzheimer type. Neurology 35:394–397

Cutting J (1978) Study of anosognosia. J Neurol Neurosurg Psychiatry 41:548–555

Daffner KR, Mesulam MM, Scinto LF et al. (2000) The central role of the prefrontal cortex in directing attention to novel events. Brain 123:927–939

Dagher A, Owen AM, Boecker H, Brooks DJ (1999) Mapping the network for planning: a correlational PET activation study with the Tower of London task. Brain 122:1973–1987

Dalla Barba G (1993) Different patterns of confabulation. Cortex 29:567–581

Damasio AR (1985) Prosopagnosia. Trends Neurosci 8:132–135

Damasio AR (1994) Descartes' Irrtum: Fühlen, Denken und das menschliche Gehirn. List, München

Damasio AR (1999) The feeling of what happens: body and emotion in the making of consciousness. Hartcourt Brace, New York

Damasio AR, Tranel D, Damasio H (1991) Somatic markers and the guidance of behavior. In: Levin H, Eisenberg H, Benton A (eds) Frontal lobe function and dysfunction. Oxford Univ Press, New York, pp 217–228

Damasio AR, Grabowski TJ, Bechara A et al. (2000) Feeling emotions: subcortical and cortical brain activity during the experience of self-generated emotions. Nat Neurosci 3:1049–1056

Damasio H, Damasio AR (1989) Lesion analysis in neuropsychology. Oxford Univ Press, New York

Damasio H, Grabowski T, Frank R et al. (1994) The return of Phineas Gage: clues about the brain from the skull of a famous patient. Science 264:1102–1105

Danckert J, Maruff P, Kinsella G et al. (1998) Investigating form and colour perception on blindsight using an interference task. Neuroreport 9:1919–1925

Dapretto M, Brookheimer SY (1999) Form and content: Dissociating syntax and semantics in sentence comprehension. Neuron 24:427–432

Darian-Smith I, Burman K, Darian SC (1999) Parallel pathways mediating manual dexterity in the macaque. Exp Brain Res 128:101–108

Darley FL, Aronson AE, Brown JR (1975) Motor speech disorders. Saunders, Philadelphia

Daselaar S, Cabeya R (2005) Age-related changes in hemispheric organization. In: Cabeza R, Nyberg L, Park D (eds) Cognitive Neuroscience of aging: Linking cognitive and cerebral aging. Oxford Univ Press, New York/NY

Daum I, Ackermann H (1994) Dissociation of declarative and nondeclarative memory after bilateral thalamic lesions: a case report. Int J Neurosci 75:153–165

Daum I, Ackermann H (1997a) Neuropsychological abnormalities in cerebellar syndromes-fact or fiction? Int Rev Neurobiol 41:455–471

Daum I, Ackermann H (1997b) Non-deklaratives Gedächtnis – Neuropsychologische Befunde und neuroanatomische Grundlagen. Fortschr Neurol Psychiatr 65:122–132

Daum I, Schugens MM (1996) On the cerebellum and classical conditioning. Curr Direct Psychol Sci 5:58–61

Daum I, Ackermann H, Schugens MM et al. (1993a) The cerebellum and cognitive functions in humans. Behav Neurosci 107:411–419

Daum I, Schugens MM, Ackermann H et al. (1993b) Classical conditioning after cerebellar lesions in humans. Behav Neurosci 107:748–756

Daum I, Schugens MM, Spieker S et al. (1995) Memory and skill acquisition in Parkinson's disease and frontal lobe dysfunction. Cortex 31:413–432

Davidoff J, De Bleser R (1993) Optic aphasia: a review of past studies and reappraisal. Aphasiology 7:135–154

Davidson RJ (1992) Anterior cerebral asymmetry and the nature of emotion. Brain Cogn 20:125–151

Davidson RJ, Hugdahl K (1995) Brain asymmetry. MIT, Cambridge/MA

Davidson RJ, Irwin W (1999) The functional neuroanatomy of emotion and affective style. Trends Cogn Sci 3:11–22

Davidson RJ, Abercrombie H, Nitschke JB, Putnam K (1999) Regional brain function, emotion and disorders of emotion. Curr Opin Neurobiol 9:228–234

Davies PM (1985) Steps to follow. A guide to the treatment of adult hemiplegia. Springer, New York

Davis M (1998) Are different parts of the extended amygdala involved in fear versus anxiety. Biol Psychiatry 44:1239–1247

Davis M, Walker DL, Lee Y (1997) Amygdala and bed nucleus of the stria terminalis: differential roles in fear and anxiety measured with the acoustic startle reflex. Phil Trans R Soc London B 352:1675–1687

Dax M (1865) Lésions de la moitiée gauche de l'encéphale coincidant avec l'oubli des signes de la pensée. Gaz Hebd Med Chir 2:259–260

De Bleser R, Luzzatti C (1989) Models of reading and writing and their disorders in classical German aphasiology. Cogn Neuropsychol 6:501–513

De Bleser R, Bayer J, Luzzatti C (1987) Die kognitive Neuropsychologie der Schriftsprache – Ein Überblick mit zwei deutschen Fallbeschreibungen. Linguist Berichte [Sonderheft 1]:118–162

De Renzi E, Barbieri C (1992) The incidence of the grasp reflex following hemispheric lesion and its relation to frontal damage. Brain 115:293–313

De Renzi E, Di Pellegrino G (1998) Prosopagnosia and alexia without object agnosia. Cortex 34:403–416

De Renzi E, Lucchelli F (1988) Ideational apraxia. Brain 111:1173–1185

De Renzi E, Saetti MC (1997) Associative agnosia and optic aphasia: qualitative or quantitative difference? Cortex 33: 115–130

De Renzi E, Faglioni P, Lodesani M, Vecci A (1983) Performance of left brain-damaged patients on imitation of single movements and motor sequences. Frontal and parietal- injured patients compared. Cortex 19:333–344

De Silva R, Duncan R, Patterson J et al. (1999) Regional cerebral perfusion and amytal distribution during the Wada test. J Nucl Med 40:747–752

Deacon TW (1997) The symbolic species. Norton, New York

DeAngelis GC, Cumming BG, Newsome WT (1998) Cortical area MT and the perception of stereoscopic depth. Nature 394:677–680

Decety J, Sjoholm H, Ryding E et al. (1990) The cerebellum participates in mental activity: Tomographic measurements of regional blood flow. Brain Res 535:313–317

Dehaene S (1992) Varieties of numerical abilities. Cognition 44:1–42

Dehaene S (1996) The organization of brain activations in number comparison: Event-related potentials and the additive-factors method. J Cogn Neurosci 8:47–68

Dehaene S (1997) The number sense: How the mind creates mathematics. Oxford Univ Press, New York

Dehaene S (2001) Précis of the number sense. Mind Lang 16:16–36

Dehaene S, Akhavein R (1995) Attention, automaticity, and levels of representation in number processing. J Exp Psychol Learn Mem Cogn 21:314–326

Dehaene S, Cohen L (1991) Two mental calculation systems: a case study of severe acalculia with preserved approximation. Neuropsychologia 29:1045–1074

Dehaene S, Cohen L (1995) Towards an anatomical and functional model of number processing. Math Cogn 1:83–120

Dehaene S, Cohen L (1997) Cerebral pathways for calculation: double dissociation between rote verbal and quantitative knowledge of arithmetic. Cortex 33:219–250

Dehaene S, Naccache L (2001) Towards a cognitive neuroscience of consciousness: basic evidence and a workspace framework. Cognition 79:1–37

Dehaene S, Dupoux E, Mehler J (1990) Is numerical comparison digital? Analogical and symbolic effects in two-digit number comparison. J Exp Psychol Hum Percept Perform 16:626–641

Dehaene S, Bossini S, Giraux P (1993) The mental representation of parity and numerical magnitude. J Exp Psychol Gen 122:371–396

Dehaene S, Tzourio N, Frak V et al. (1996) Cerebral activations during number multiplikation and comparison: A PET study. Neuropsychologia 34:1097–1106

Dehaene S, Dehaene-Lambertz G, Cohen L (1998a) Abstract representations of numbers in the animal and human brain. Trends Neurosci 21:355–361

Dehaene S, Kerszberg M, Changeux JP (1998b) A neuronal model of a global workspace in effortful cognitive tasks. Proc Natl Acad Sci USA 95:14529–14534

Dehaene S, Piazza M, Pinel P, Cohen L (2003a) Three parietal circuits for number processing. Cogn Neuropsychol 20:487–506

Dehaene S, Piazza M, Pinel P, Cohen L (2003b) Three parietal circuits for number processing. Cogn Neuropsychol 20: 487–506

Dehaene S et al. (2003c) A neuronal network model linking subjective reports and objective physiological data during conscious perception. Proc Natl Acad Sci USA 100:8520–8525

Dehaene-Lambertz G (2000) Cerebral specification for speech and non-speech stimuli in infants. J Cogn Neurosci 12:449–460

Dejerine J (1892) Contribution à l'étude anatomo-pathologique et clinique des différentes variétés de cécité verbale. Mem Soc Biol 4:61–90

Delazer M, Girelli L (1997) When ›Alfa Romeo‹ facilitates 164: semantic effects in verbal number production. Neurocase 3:461–475

Delazer M, Domahs F, Bartha L et al. (2003) Learning complex arithmetic – a fMRI study. Cogn Brain Res 18:76–88

Delius JD, Vollrath F (1973) Rotation compensating reflexes independent of the labyrinth. J Comp Physiol 83:123–143

Dell G, Schwartz MF, Martin N et al. (1997) Lexical access in aphasic and nonaphasic speakers. Psychol Rev 104:801–838

Della Sala S, Gentileschi V, Gray C, Spinnler H (2000) Intrusion errors in numerical transcoding by Alzheimer patients. Neuropsychologia 38: 768–777

Deloche G, Seron X (eds) (1987) Mathematical disabilities: a cognitive neuropsychological perspective. Lawrence Erlbaum, Hillsdale/NJ

Deloche G, Willmes K (2000) Cognitive neuropsychological models of adult calculation and number processing: the role of the surface format of numbers. Eur Child Adoles Psychiat 9 (Suppl. 2):27–40

DeLuca J, Cicerone KD (1991) Confabulation following aneurysm of the anterior communicating artery. Cortex 27: 417–423

Demeurisse G, Hublet C, Paternot J et al. (1997) Pathogenesis of subcortical visuo-spatial neglect. A HMPAO SPECT study. Neuropsychologia 35:731–735

Démonet JF, Chollet F, Ramsay S et al. (1992) The anatomy of phonological and semantic processing in normal subjects. Brain 115: 1753–1768

Démonet JF, Celsis P, Agniel A et al. (1994) Activation of cerebral blood flow by a memorization task in early Parkinson's disease patients and normal subjects. J Cereb Blood Flow Metabol 14:431–438

Dennis M (1980) Capacity and strategy for syntactic comprehension after left or right hemidecortication. Brain Lang 10:287–317

Dennis M, Whitaker HA (1976) Language acquisition following hemidecortication: Linguistic superiority of the left over the right hemisphere. Brain Lang 3:404–433

Derrfuss J, Brass M, Cramon DY von (2004) Cognitive control in the posterior frontolateral cortex: evidence from common activations in task coordination, interference control, and working memory. Neuroimage 23:604–612

Derrfuss J, Brass M, Neumann J, Cramon DY von (2005) Involvement of the inferior frontal junction in cognitive control: meta-analyses of switching and Stroop studies. Human Brain Mapping 25:22–34

Desimone R, Duncan J (1995) Neural mechanisms of selective visual attention. Annu Rev Neuroscience 18:193–222

Desimone R, Wessinger M, Thomas L, Schneider W (1990) Attentional control of visual perception: cortical and subcortical mechanisms. Cold Spring Harb Symp Quant Biol 55963–55971

Desmond JE, Fiez JA (1998) Neuroimaging studies of the cerebellum: language, learning and memory. Trends Cogn Sci 2:355–362

D'Esposito M, Postle BR, Rypma B (2000) Prefrontal cortical contributions to working memory: evidence from event-related fMRI studies. Exp Brain Res 133:3–11

Deubel H, Bridgeman B, Schneider WX (1998) Immediate post-saccadic information mediates space constancy. Vision Res 38:3147–3159

Deutsch JA, Deutsch D (1963) Attention: some theoretical considerations. Psychol Rev 70:80–90

Devlin JT, Moore CJ, Mummery CJ et al. (2002) Anatomic constraints on cognitive theories of category specificity. Neuroimage 15:675–685

Diamond MC, Domenici RE, Protti AM et al. (1985) Plasticity in the 904-day-old male rat cerebral cortex. Exp Neurol 87:107–110

Diamond R, Carey S (1977) Developmental changes of representation of faces. J Exp Psychol 23:1–22

Dicke P, Thier P, Barash S, Ilg U (1998) Single-unit evidence for a contribution of the dorsolateral pontine nucleus to goal-directed saccades (unveröffentlichtes Manuskript)

Diener HC, Dichgans J (1992) Pathophysiology of cerebellar ataxia. Movement Disord 7:95–109

Diener HC, Limmroth V (2003) Migräne. In Brandt T, Dichgans J, Diener HC (Hrsg) Therapie und Verlauf neurologischer Erkrankungen. Kohlhammer, Stuttgart, S 3–21

Dierks T, Linden DE, Jandl M et al. (1999) Activation of Heschl's gyrus during auditory hallucinations. Neuron 22:615–621

Dieterich M, Brandt T (1993a) Ocular torsion and tilt of subjective visual vertical are sensitive brainstem signs. Ann Neurol 33:292–299

Dieterich M, Brandt T (1993b) Thalamic infarctions: Differential effects on vestibular function in the roll plane (35 patients). Neurology 43:1732–1740

Dieterich M, Bense S, Lutz S et al. (2003) Dominance for vestibular cortical function in the non-dominant hemisphere. Cerebral Cortex 13:994–1007

Dieterich M, Bartenstein P, Spiegel S et al. (2005) Thalamic infarctions cause side-specific suppression of vestibular cortex activations. Brain 128:2052–2067

Dijkstra T, Kempen G (1993) Einführung in die Psycholinguistik. Huber, Bern

Dimitrov M, Grafman J, Kosseff P et al. (1996) Preserved cognitive processes in cerebellar degeneration. Behav Brain Res 79:131–135

Dimitrov V, Phipps M, Zahn TP, Grafman J (1999) A thoroughly modern Gage. Neurocase 5:345–354

Donchin O, Cardoso de Oliveira S, Vaadia E (1999) Who tells one hand what the other is doing? The neurophysiology of bimanual movments. Neuron 23:15–18

Donders FC (1868/1969) On the speed of mental processes. Acta Psychol 30:412–431

Doricchi F, Angelelli P (1999) Misinterpretation of horizontal space in left unilateral neglect. Role of hemianopia. Neurology 52:1845–1852

Downing CJ (1988) Expectancy and visual-spatial attention: effects on perceptual quality. J Exp Psychol Hum Percept Perform 14:188–202

Doyon J, Owen AM, Petrides M et al. (1996) Functional anatomy of visuomotor skill learning in human subjects examined with positron emission tomography. Eur J Neurosci 8: 637–648

Driver J (1996) What can visual neglect and extinction reveal about the extent of ›preattentive‹ processing? In: Kramer AF, Coles MGH, Logan GD (eds) Convergent methods in the study of visual selective attention. APA, Washington, pp 193–224

Driver J (1999) Egocentric and object-based visual neglect. In: Burgess N, Jeffery KJ, O'Keefe JO (eds) The hippocampal and parietal foundations of spatial cognition. Oxford Univ Press, Oxford, pp 67–89

Driver J, Baylis GC (1998) Attention and visual object segmentation. In: Parasuraman R (ed) The attentive brain. MIT, Cambridge/MA, pp 299–326

Driver J, Frith C (2000) Shifting baselines in attention research. Nat Rev Neurosci 1:147–148

Driver J, Vuilleumier P (2001) Perceptual awareness and its loss in unilateral neglect and extinction. Cognition 79: 39–88

DSM-IV (1996) Diagnostisches und statistisches Manual psychischer Störungen. Hogrefe,Göttingen

Dudai Y (1996) Consolidation: fragility on the road to the engram. Neuron 17:367–370

Duffy CJ, Wurtz RH (1991) Sensitivity of MST neurons to optic flow stimuli. I. A continuum of response selectivity to large-field stimuli. J Neurophysiol 65:1329–1345

Duhamel J-R, Colby CL, Goldberg ME (1998) Ventral intraparietal area of the macaque: congruent visual and somatic response properties. J Neurophysiol 79:126–136

Dujardin K, Degreef JF, Rogelet P et al. (1999) Impairment of the supervisory attentional system in early untreated patients with Parkinson's disease. J Neurol 246:783–788

Duncan J (1984) Selective attention and the organization of visual information. J Exp Psychol Gen 114:501–517

Duncan J (1995) Attention, intelligence, and the frontal lobes. In: Gazzaniga MS (ed) The cognitive neurosciences. MIT, Cambridge/ MA, pp 721–733

Duncan J (2001) An adaptive coding model of neural function in prefrontal cortex. Nat Rev Neurosci 2:820–829

Duncan J, Humphreys GWH (1989) Visual search and stimulus similarity. Psychol Rev 96:433–458

Duncan J, Bundesen C, Olson A et al. (2003) Attentional functions in dorsal and ventral simultanagnosia. Cogn Neuropsychology 20: 675–701

Duncan P (1997) Synthesis of intervention trials to improve motor recovery following stroke. Topics Stroke Rehab 3: 1–20

Duncan PW, Lai S M, Keighley J (2000) Defining post-stroke recovery: implications for design and interpretation of drug trials. Neuropharmacology 39:835–841

Dürsteler MR, Wurtz RH, Newsome WT (1987) Directional pursuit deficits following lesions of the foveal representation within the superior temporal sulcus of the macaque monkey. J Neurophysiol 57:1262–1287

Duus P (1980) Neurologisch-topische Diagnostik. Thieme, Stuttgart New York

Ebbinghaus H (1885, 1966) Über das Gedächtnis. Bonset, Amsterdam

Ebbinghaus H (1904) Die geometrisch-optischen Täuschungen. Bericht über den ersten Kongress für experimentelle Psychologie. Leipzig, Barth

Economou E, Annan V, Gilchrist A (1998) Contrast depends on anchoring in perceptual groups. Invest Ophthalmol Vis Sci 39:857

Edelman GM, Tononi G (2000a) Rentry and the cynamic core: neural correlates of conscious experience. In: Metzinger T (ed) Neural correlates of conscious experience. MIT, Cambridge/MA, pp 139–151

Edelman GM, Tononi G (2000b) A universe of consciousness. Basic Books, New York

Eger E, Sterzer P, Russ MO et al. A (2003) A supramodal number representation in human intraparietal cortex. Neuron 37:719–725

Eglin M, Robertson LC, Knight RT (1991) Visual search performance in the neglect syndrome. J Cogn Neurosci 1: 372–385

Eich JE (1980) The cue-dependent nature of state-dependent retrieval. Mem Cogn 8:157–173

Elbert T (1998) Neuromagnetism. In: Andrä W, Novak H (eds) Magnetism in medicine. Wiley, New York, pp 190–262

Elbert T, Flor H, Birbaumer N et al. (1994) Extensive reorganization of the somatosensory cortex in adult humans after nervous system injury. Neuroreport 5:2593–2597

Elbert T, Pantev C, Wienbruch C et al. (1995a) Increased use of the left hand in string players associated with increased cortical representation of the fingers. Science 220:21–23

Elbert T, Junghöfer M, Scholz B, Schneider S (1995b) Separation of overlapping neuronal sources in the first and second somatosensory cortices. Brain Topogr 7:275–282

Elbert T, Pantev C, Wienbruch C et al. (1995c) Increased cortical representation of the fingers of the left hand in string players. Science 270:305–307

Elbert T, Sterr A, Flor H et al. (1997) Input-increase and input-decrease types of cortical reorganization after upper extremity amputation. Exp Brain Res 117:161–164

Elbert T, Candia C, Altenmüller E et al. (1998) Alterations of digital representations in somatosensory cortex in focal hand dystonia. Neuroreport 9:3571–3575

Ellis NC, Hennelly RA (1980) A bilingual word-length effect: implications for intelligence testing and the relative ease of mental calculation in Welsh and English. Br J Psychol 71:43–51

Ellis S, Small M (1997) Localization of lesion in denial of hemiplegia after acute stroke. Stroke 28:67–71

Ellison A, Schindler I, Pattison LL, Milner AD (2004) An exploration of the role of the superior temporal gyrus in visual search and spatial perception using TMS. Brain 127:2307–2315

Elsner B, Hommel B (2001) Effect anticipation and action control. J Exp Psychol Hum Percep Perform 27:229–240

Emery NJ, Amaral DG (1999) The role of the amygdala in primate social cognition. In: Lane RD, Nadel L (eds) Cognitive neuroscience of emotion. Oxford Univ Press, Oxford, pp 156–191

Emmert E (1881) Größenverhältnisse der Nachbilder. Klin Monatsbl Augenheilkd 19:443

Engel AK, Singer W (2001) Temporal binding and the neural correlates of sensory awareness. Trends Cogn Sci 5:16–25

Engel AK, Roelfsema PR, Fries P et al. (1997a) Role of the temporal domain for response selection and perceptual binding. Cereb Cortex 7:571–582

Engel AK, Fries P, Singer W (2001) Dynamic predictions: oscillations and synchrony in top-down processing. Nat Rev Neurosci 2:704–716

Engel S, Zhang X, Wandell BA (1997b) Color tuning in human visual cortex measured using functional magnetic resonance imaging. Nature 388:68–71

Engelien A (2001) Central auditory deficits. Two case reports including PET activation studies on recovery phenomena. Lit-Verlag, Münster

Engelien A, Silbersweig D, Stern E et al. (1995) The functional anatomy of recovery from auditory agnosia. A PET study of sound categorization in a neurological patient and normal controls. Brain 118: 1395–1409

Engelien A, Huber W, Silbersweig D et al. (2000) The neural correlates of ›deaf-hearing‹ in man – Conscious sensory awareness enabled by attentional modulation. Brain 123: 532–545

Engelien A, Stern E, Silbersweig D (2001) Functional neuroimaging of human central auditory processing in normal subjects and patients with neurological and (neuro-)psychiatric disorders. J Clin Exp Neuropsychol 23:94–120

Engelien A, Tüscher O, Hermans W et al. D (2006) Functional neuroanatomy of non-verbal semantic sound processing in humans. J Neural Transm (im Druck)

Erben J (1993) Einführung in die deutsche Wortbildungslehre, 3. Aufl. Schmidt, Berlin

Ergenzinger ER, Glasier MM, Hahm JO, Pons TP (1998) Cortically induced thalamic plasticity in the primate somatosensory system. Nat Neurosci 1:226–229

Eriksen BA, Eriksen CW (1974) Effects of noise letters upon the identification of a target in a nonsearch task. Percept Psychophys 16:143–149

Eslinger PJ, Damasio AR (1985) Severe disturbance of higher cognition after bilateral frontal lobe ablation: patient EVR. Neurology 35: 1731–1741

Eslinger PJ, Grattan LM (1993) Frontal lobe and fronto-striatal substrates for different forms of human cognitive flexibility. Neuropsychologia 31:17–28

Eustache F, Lechevalier B, Viader F, Lambert J (1990) Identification and discrimination disorders in auditory perception: a report on two cases. Neuropsychologia 28:257–270

Evarts EV (1968) A technique for recording activity of subcortical neurons in moving animals. Electroencephalography Clin Neurophysiol 24:83–86

Everitt BJ, Robbins TW (1992) Amygdala-ventral striatal interactions and reward-related processes. In: Aggleton JP (ed) The amygdala: neurobiological aspects of emotion, memory, and mental dysfunction. Wiley-Liss, New York, pp 401–430

Everitt BJ, Parkinson JA, Olmstead MC et al. (1999) Associative processes in addiction and reward. The role of amygdala-ventral striatal subsystems. Ann NY Acad Sci 877: 412–438

Evyapan D, Kumral E (1999) Pontine anosognosia for hemiplegia. Neurology 53:647–649

Eysel U (1998) Zentrale Anteile der Sehbahn. In: Huber A, Kömpf D (Hrsg) Klinische Neuroophthalmologie. Thieme, Stuttgart New York, S 10–22

Eysel U (2001) Electrophysiological correlates of perceptual learning. In: Fahle M, Poggio T (eds) Perceptual learning. MIT, Cambridge/MA, pp 43–65

Fahle M (1991) Psychophysical measurement of eye drifts and tremor by dichoptic or monocular vernier acuity. Vis Res 31:209–222

Fahle M, Morgan M (1996) No transfer of perceptual learning between similar stimuli in the same retinal position. Curr Biol 6:292–297

Fahle M, Poggio T (1981) Visual hyperacuity: spatio-temporal interpolation in human vision. Proc R Soc London B 213:451–477

Fahle M, Edelman S, Poggio T (1995) Fast perceptual learning in hyperacuity. Vis Res 35:3003–3013

Fahle M, Biester A, Morrone Z (2001) Spatio-temporal interpolation and quality of apparent motion. J Opt Soc Am 18:2668–2678

Faillenot I, Toni I, Decety J et al. (1997) Visual pathways for object-oriented action and object recognition: functional anatomy with PET. Cereb Cortex 7:77–85

Falkenstein M, Hohnsbein J, Hoormann J, Blanke L (1990) Effects of error in choice reaction tasks on the ERP under focused and divided attention. In: Brunia CHM, Gaillard AWK, Kok A (eds) Psychophysiological brain research. Tilburg Univ Press, Tilburg, pp 192–195

Farah MJ (1990) Visual agnosia. Disorders of object recognition and what they tell us about normal vision. MIT Press, Cambridge

Farah MJ, Levinson KL, Klein KL (1995) Face perception and within-category discrimination in prosopagnosia. Neuropsychologia 33:661–674

Farrer C, Franck N, Georgieff N et al. (2003) Modulating the experience of agency: a positron emission tomography study. Neuroimage 18:324–333

Faugier-Grimaud S, Frenois C, Stein DG (1978) Effects of posterior parietal lesions on visually guided behavior in monkeys. Neuropsychologia 16:151–168

Fehr B, Russell JA (1984) Concept of emotion viewed from a prototype perspective. J Exp Psychol Gen 113:464–486

Feigenson L, Dehaene S, Spelke E (2004) Core systems of number. Trends Cogn Sci 8:307–314

Feldmann AG (1966a) Functional tuning of the nervous system during control of movement or maintenance of a steady posture. II. Controllable parameters of the muscles. Biophysics 11:565–578

Feldmann AG (1966b) Functional tuning of the nervous system during control of movement or maintenance of a steady posture. III. Mechanographic analysis of the execution by man of the simplest motor task. Biophysics 11:766–775

Felleman DJ, Van Essen DC (1991) Distributed hierarchical processing in the primate cerebral cortex. Cereb Cortex 1:1–47

Fellows LK, Heberlein AS, Morales DA et al. (2005) Method matters: an empirical study of impact in cognitive neuroscience. J Cog Neurosci 17:850–858

Fendrich R, Wessinger CM, Gazzaniga MS (1992) Residual vision in a scotoma. Implications for blindsight. Science 258:1489–1491

Fenson D, Dale PS, Reznick JS et al. (1993) The MacArthur Communicative Development Inventories. Singular Publishing Group, San Diego/CA

Ferber S, Karnath HO (1999) Parietal and occipital lobe contributions to perception of straight ahead orientation. J Neurol Neurosurg Psychiatr 67:572–578

Ferber S, Karnath HO (2001) Size perception in hemianopia and neglect. Brain 124:527–536

Ferber S, Karnath HO (2003) Friedrich Best's case Z. with misidentification of object orientation. In: Code C, Wallesch CW, Joanette Y, Lecours AR (eds) Classic cases in neuropsychology, vol II. Taylor & Francis, East Sussex, pp 191–198

Ferrier D (1876) The functions of the brain. Smith Elder, London

Ferro JM, Botelho MAS (1980) Alexia for arithmetical signs. A case of disturbed calculation. Cortex 16:175–180

Ffytche DH, Howard RJ (1999) The perceptual consequences of visual loss: ›positive‹ pathologies of vision. Brain 122: 1247–1260

Ffytche DH, Zeki S (1996) Brain activity related to the perception of illusory contours. Neuroimage 3:104–108

Ffytche DH, Howard RJ, Brammer MJ et al. (1998) The anatomy of conscious vision: an fMRI study of visual hallucinations. Nat Neurosci 1:738–742

Fias W (2001) Two routes for the processing of verbal numbers: evidence from the SNARC effect. Psychol Res 65:250–259

Fias W, Brybaert M, Geypens F, d'Ydevalle G (1996) The importance of magnitude information in numerical processing: Evidence from the SNARC effect. Math Cogn 2:95–110

Fias W, Lammertyn J, Reynvoet B et al. (2003) Parietal representation of symbolic and nonsymbolic magnitude. J Cogn Neurosci 15:47–56

Fiebach CJ, Schlesewsky M, Lohmann G et al. (2005) Revisiting the role of Broca's area in sentence processing: Syntactic integration vs. syntactic working memory. Hum Brain Mapp 24:79–91

Fiez JA (1996) Cerebellar contributions to cognition. Neuron 16:13–15

Fiez JA (1997) Phonology, semantics, and the role of the left inferior prefrontal cortex. Hum Brain Mapp 5:79–83

Fiez JA, Petersen SE, Cheney MK, Raichle ME (1992) Impaired non-motor learning and error detection associated with cerebellar damage. A single case study. Brain 115: 155–178

Findley LJ, Gresty MA (1988) Head, facial, and voice tremor. In: Jankovic J, Tolosa E (eds) Facial dyskinesias. Raven, New York, pp 239–253

Fink GR, Halligan PW, Marshall JC et al. (1996a) Where in the brain does visual attention select the forest and the trees? Nature 382:626–628

Fink GR, Markowitsch HJ, Reinkemeier M et al. (1996b) A PET-study of autobiographical memory recognition. J Neurosci 16:4275–4282

Fink GR, Dolan RJ, Halligan PW et al. (1997a) Space–based and object–based visual attention: shared and specific neural domains. Brain 120:2013–2028

Fink GR, Frackowiak RSJ, Pietrzyk U et al. (1997b) Multiple non-primary motor areas in the human cortex. J Neurophysiol 67:1264–2174

Finkelnburg FC (1870) Sitzung der Niederrheinischen Gesellschaft in Bonn. Medizinische Section. Berlin Klin Wochenschr 7:449–450, 460–462

Finklestein S, Alpert NM, Ackerman RH et al. (1982) Positron brain-imaging–normal patterns and asymmetries. Brain Cogn 3:286–293

Fiorentini A, Beradi N (1981) Perceptual learning specific for orientation and spatial frequency. Nature 287:43–44

Fischer MH, Warlop N, Hill RL, Fias W (2004) Oculomotor bias induced by number perception. Exp Psychol 51:1–7

Fischer RS, Alexander MP, D'Esposito M et al. (1995) Neuropsychological and neuroanatomical correlates of confabulation. J Clin Exp Neuropsychol 17:20–28

Fitts PM (1954) The information capacity of the human motor system in controlling the amplitude of movement. J Exp Psychol 47:381–391

Flash T, Hogan N (1985) The coordination of arm movements: An experimentally confirmed mathematical model. J Neurosci 5:1788–1703

Fletcher PC, Henson RNA (2001) Frontal lobes and human memory: insights from functional neuroimaging. Brain 124:849–881

Fletcher PC, Shallice T, Frith CD et al. (1998) The functional roles of prefrontal cortex in episodic memory. II. Retrieval. Brain 121:1249–1256

Flitman S, O'Grady J, Cooper V, Grafman J (1997) PET imaging of maze processing. Neuropsychologia 35:409–420

Flor H (2000) Die funktionelle Bedeutung der kortikalen Reorganisation. Neuroforum 3:235–239

Flor H, Elbert T (1998) Maladaptive consequences of cortical reorganization in humans. Neurosci News 1:4–11

Flor H, Elbert T, Knecht S et al. (1995) Phantom-limb pain as a perceptual correlates of cortical reorganization following arm amputation. Nature 375:482–484

Flor H, Braun C, Elbert T, Birbaumer N (1997) Extensive reorganization of primary somatosensory cortex in chronic back pain. Neurosci Lett 224:5–8

Florence SL, Boydston LA, Hackett TA et al. (2001) Sensory enrichment after peripheral nerve injury restores cortical, not thalamic, receptive field organization. Eur J Neurosci 13:1755–1766

Flourens P (1842) Examen de phrénologie. Paulin, Paris

Folstein MF, Folstein SE, McHugh PR (1975) »Mini-mental state«. A practical method for grading the cognitive state of patients for the clinician. J Psychiatr Res 12:189–198

Foo P, Warren WH, Duchon A, Tarr MJ (2005) Do humans integrate routes into a cognitivie map? Map – versus landmark-based navigation of novel shortcuts. J Exp Psychol Learn Mem Cogn 31:195–215

Forstl H, Sahakian B (1991) A psychiatric presentation of abulia-three cases of left frontal lobe ischaemia and atrophy. J R Soc Med 84:89–91

Foundas AL, Leonard CM, Gilmore RL et al. (1996) Pars triangularis asymmetry and language dominance. Proc Natl Acad Sci U S A 93:719–722

Foygel D, Dell GS (2000) Models of impaired lexical access in speech production. J Mem Lang 43:183–216

Frahm J, Merboldt K-D, Hänicke W et al. (1994) Brain or vein – oxygenation or flow? On signal physiology in functional MRI of human brain activation. NMR in Biomedicine 7:45–53

Frank RJ, Damasio H, Grabowski TJ (1997) Brainvox: an interactive, multimodal visualization and analysis system for neuroanatomical imaging. Neuroimage 5:13–30

Frassinetti F, Nichelli P, di Pellegrino G (1999) Selective horizontal dysmetropsia following prestriate lesion. Brain 122:339–350

Frazier L (1987) Theories of sentence processing In: Garfield J (ed) Modularity in knowledge representation and natural language processing. MIT, Cambridge/MA, pp 291–307

Freedman DJ, Riesenhuber M, Poggio T, Miller EK (2001) Categorical representation of visual stimuli in the primate prefrontal cortex. Science 291:312–316

Freedman EG, Sparks DL (1997) Activity of cells in the deeper layers of the superior colliculus of the rhesus monkey: evidence for a gaze displacement command. J Neurophysiol 78:1669–1690

Freksa C, Habel C, Wender KF (eds) (1998) Spatial cognition: an interdisciplinary approach to representing and processing spatial knowledge. Lecture Notes in Computer Science 1404. Springer, Berlin Heidelberg New York Tokyo

Freud S (1891) Zur Auffassung der Aphasien – Eine kritische Studie. Deuticke, Wien Leipzig

Freund CS (1889) Ueber optische Aphasie und Seelenblindheit. Arch Psychiatr Nervenkrankh 20: 276–297, 371–416

Freund HJ (1987) Abnormalities of motor behaviour after cortical lesions in man. In: Mouncastle VBS, Plum FV (eds) Handbook of physiology, section 1: The nervous system, vol V: Higher functions of the brain. Williams & Wilkins, Baltimore, pp 763–810

Fried I, Wilson CL, MacDonald KA, Behnke EJ (1998) Electric current stimulates laughter. Nature 391:650

Friederici AD (1994) Funktionale Organisation und Reorganisation der Sprache während der Sprachentwicklung: Eine Hypothese. Neurolinguistik 8:41–55

Friederici AD (1995) The time course of syntactic activation during language processing: A model based on neuropsychological and neurophysiological data. Brain Lang 50:259–281

Friederici AD (1999) The neurobiology of language comprehension In: Friederici AD (ed) Language comprehension: a biological perspective, 2nd edn. Springer, Berlin Heidelberg New York Tokyo, pp 265–304

Friederici AD, Levelt WJM (1988) Sprache. In: Immelmann K, Scherer KR, Vogel C, Schmoock P (Hrsg) Psychobiologie. Grundlagen des Verhaltens. Fischer, Stuttgart, S 648–671

Friederici AD, Pfeifer E, Hahne A (1993) Event-related brain potentials during natural speech processing: effects of semantic, morphological and syntactic violations. Brain Res Cogn Brain Res 1:183–192

Friederici AD, Meyer M, von Cramon DY (2000) Auditory language comprehension: an event-related fMRI study on the processing of syntactic and lexical information. Brain Lang 74:289–300

Friedman-Hill SR, Robertson LC, Treisman A (1995) Parietal-contributions to visual feature binding: Evidence from a patient with bilateral lesions. Science 269:853–855

Friedrich FJ, Egly R, Rafal RD, Beck D (1998) Spatial attention deficits in humans: A comparison of superior parietal and temporal-parietal junction lesions. Neuropsychology 12:193–207

Fries W, Danek A, Scheidtmann K (1993) Motor recovery following capsular stroke. Brain 116:369–382

Fries P, Roelfsema PR, Engel AK et al. (1997) Synchronization of oscillatory responses in visual cortex correlates with perception in interocular rivalry. Proc Natl Acad Sci USA 94:12699–12704

Fries P, Reynolds JH, Rorie AE, Desimone R (2001) Modulation of oscillatory neuronal synchronization by selective visual attention. Science 291:1560–1563

Friston KJ, Frith CD, Liddle PF, Frackowiak RS (1993) Functional connectivity: the principal component analysis of large (PET) data sets. J Cereb Blood Flow Metabol 13:5–14

Friston KJ, Price CJ, Fletcher P et al. (1996) The trouble with cognitive subtraction. Neuroimage 4:97–104

Friston KJ, Büchel C, Fink GR et al. (1997) Psychophysiological and modulatory interactions in neuroimaging. Neuroimage 6:218–229

Friston KJ, Zarahn E, Josephs O et al. (1999) Stochastic designs in event-related fMRI. Neuroimage 10:607–619

Friston KJ, Harrison L, Penny W (2003) Dynamic causal modelling. Neuroimage 19:1273–1302

Frith C, Perry R, Lumer E (1999) The neural correlates of conscious experience: an experimental framework. Trends Cog Sci 3:105–114

Frith CD, Blakemore SJ, Wolpert DM (2000) Abnormalities in the awareness and control of action. Philos Trans R Soc Lond B Biol Sci 355:1771–1788

Frith U, Frith CD (2003) Development and neurophysiology of mentalizing. Philos Trans R Soc Lond B Biol Sci 358:459–473

Frost JA, Binder JR, Springer JA et al. (1999) Language processing is strongly left lateralized in both sexes. Evidence from functional MRI. Brain 122:199–208

Fruhmann-Berger M, Karnath HO (2005) Spontaneous eye and head position in patients with spatial neglect. J Neurol 252:1194–1200

Fuchs AF, Kaneko CRS, Scudder CA (1985) Brainstem control of saccadic eye movements. Annu Rev Neurosci 8:307–337

Fujii T, Fukatsu R, Watabe S et al. (1990) Auditory sound agnosia without aphasia following a right temporal lobe lesion [published erratum appears in Cortex 1990 Dec; 26:672]. Cortex 26:263–268

Fujinaga N, Muramatsu T, Ogano M, Kato M (2005) A 3-year follow-up study of »orientation agnosia«. Neuropsychologia 43:1222–1226

Furlan M, Marchal G, Viader F et al. (1996) Spontaneous neurological recovery after stroke and the fate of the ischemic penumbra. Ann Neurol 40:216–226

Fuster JM (1989) The prefrontal cortex. Anatomy, physiology, and neuropsychology of the frontal lobe, 2nd edn. Raven, New York

Fuster JM (1995) Memory in the cerebral cortex: an empirical approach to neural networks in the human and nonhuman primate. MIT, Cambridge/MA

Fuster JM (1997) The prefrontal cortex: anatomy, physiology, and neuropsychology of the frontal lobe. Lippincott Raven, Philadelphia New York

Fuster JM (2000) Executive frontal functions. Exp Brain Res 133:66–70

Gabrieli DE, Poldrack RA, Desmond JE (1998) The role of the left prefrontal cortex in language and memory. Proc Natl Acad Sci U S A 95:906–913

Gaffan D, Murray EA, Fabre-Thorpe M (1993) Interaction of the amygdala with the frontal lobe in reward memory. Eur J Neurosci 5:968–975

Gagnon DA, Schwartz MF, Martin N et al. (1997) The origins of formal paraphasias in aphasics‹ picture naming. Brain Lang 59:450–472

Gainotti G (1969) Réactions »catastrophiques« et manifestations d'indifférence au cours des atteintes cérébrales. Neuropsychologoia 7:195–204

Gainotti G (1972) Emotional behavior and hemispheric side of the lesion. Cortex 8:41–55

Gainotti G (1989) Disorders of emotions and affect in patients with unilateral brain damage. In: Boller F, Grafman J (eds) Handbook of neuropsychology, vol 3. Elsevier, Amsterdam, pp 345–361

Gainotti G (2000) What the locus of brain lesion tells us about the nature of the cognitive defect underlying category-specific disorders: a review. Cortex 36:539–559

Gainotti G (2004) A metanalysis of impaired and spared naming for different categories of knowledge in patients with a visuo-verbal disconnection. Neuropsychologia 42:299–319

Gainotti G, Silveri MC, Villa G, Caltagirone C (1983) Drawing objects from memory in aphasia. Brain 106:613–622

Galambos RJ, Schwartzkopff J, Rupert A (1959) Microelectrode study of superior olivary nuclei. Am J Physiol 197:527–536

Gall FJ (1825) Sur les fonctions du cerveau. Ballière, Paris

Gallagher HL, Frith CD (2003) Functional imaging of ›theory of mind‹. Trends Cognit Sci 7:77–83

Gallese V, Goldman A (1998) Mirror neurons and the simulation theory of mind-reading. Trends Cogn Sci 2:493–501

Gallese V, Fadiga L, Fogassi L, Rizzolatti G (1996) Action recognition in the premotor cortex. Brain 119:593–609

Gallese V, Fadiga L, Fogassi L et al. (1997) A parietal-frontal circuit for hand grasping movements in the monkey: evidence from reversible inactivation experiments. In: Thier P, Karnath HO (eds) Parietal lobe contributions to orientation in 3D space. Springer, Berlin Heidelberg New York Tokyo, pp 255–270

Galletti C, Battaglini PP, Fattori P (1993) Cortical mechanisms of visual space representation. Biomed Res 14: 47–54

Galletti C, Fattori P, Kutz DF, Battaglini PP (1997) Arm movement-related neurons in the visual area V6-A of the macaque superior parietal lobule. Eur J Neurosci 9:410–413

Gallistel CR, Gelman R (1992) Preverbal and verbal counting and computation. Cognition 44:43–74

Galton F (1880) Visualised numerals. Nature 21:252–256

Gandhi SP, Heeger DJ, Boynton GM (1999) Spatial attention affects brain activity in human primary visual cortex. Proc Natl Acad Sci U S A 96:3314–3319

Gandolfo F, Mussa-Ivaldi FA, Bizzi E (1996) Motor learning by field approximation. Proc Natl Acad Sci USA 93:3843–3846

Garcia-Orza J, León-Carrión J, Vega O (2003) Dissociating arabic numeral reading and basic calculation: a case study. Neurocase 9:129–139

Garcin R, Rondot P, De Recondo J (1967) Ataxie optique localisée aux deux hémichamps homonymes gauches (étude clinique avec présentation d'un film). Rev Neurol 116: 707–714

Garrett MF (1982) Production of speech: Observation from normal and pathological language use. In: Ellis AW (ed) Normality and pathology in cognitive functions. Academic Press, London, pp 19–76

Gaser C, Schlaug G (2003) Brain structures differ between musicians and non-musicians. J Neurosci 23:9240–9245

Gaser C, Nenadic I, Buchsbaum BR et al. (2001) Deformation-based morphometry and its relation to conventional volumetry of brain lateral ventricles in MRI. Neuroimage 13:1140–1145

Gaupp E (1909) Über die Rechtshändigkeit der Menschen. Fischer, Jena

Gauthier I, Behrmann M, Tarr MJ (1999) Can face recognition really be dissociated from object recognition? J Cogn Neurosci 11:349–370

Gauthier I, Skudlarski P, Gore JC, Anderson AW (2000) Expertise for cars and birds recruits brain areas involved in face recognition. Nat Neurosci 3:191–197

Gazzaley A, Cooney JW, McEvoy K et al. (2005) Top-down enhancement and suppression of the magnitude and speed of neural activity. J Cogn Neurosci 17:507–517

Gazzaniga MS (1995) Consciousness and the cerebral hemispheres. In: Gazzaniga MS (ed) The cognitive neurosciences. MIT, Cambridge/MA, pp 1391–1400

Gegenfurtner KR (2001) Color in the cortex revisited. Nat Neurosci 4:339–340

Gegenfurtner KR (2003) Cortical mechanisms of colour vision. Nat Rev Neuroscience 4: 563–572

Gegenfurtner KR, Rieger J (2000) Sensory and cognitive contributions of color to teh recognition of natural scenes. Curr Biol 10:805–808

Gegenfurtner KR, Sharpe LT (1999) Color vision: from genes to perception. Cambridge Univ Press, New York

Gehring WJ, Goss B, Coles MGH et al. (1993) A neural system for error detection and compensation. Psychol Sci 4: 385–390

Gentilucci M, Daprati E, Gangitano M (1998) Right-handers and left-handers have different representions of their own hand. Brain Res Cogn Brain Res 6:185–192

Georgopoulos AP, Schwartz AB, Kettner RE (1986) Neuronal population coding of movement direction. Science 233: 1416–1419

Georgopoulos AP, Lurito JT, Petrides M et al. (1989) Mental rotation of the neuronal population vector. Science 243: 234–236

Geschwind N (1965) Disconnexion syndromes in animals and man. Brain 88:217–294

Geschwind N, Behan P (1982) Left-handedness: Association with immune disease, migraine and developmental learning disorder. Proc Natl Acad Sci USA 79:5097–5100

Geschwind N, Galaburda AM (1985) Cerebral lateralization. Biological mechanisms, associations, and pathology: I. A hypothesis and a program for research. Arch Neurol 42: 428–521

Geschwind N, Galaburda AM (1987) Cerebral lateralization: Biological mechanisms, associations and pathology. MIT, Cambridge/MA

Geschwind N, Kaplan EA (1962) A human deconnection syndrome: a preliminary report. Neurology 12:675–685

Geschwind N, Levitsky W (1968) Human brain: left-right asymmetries in temporal speech region. Science 161:186–187

Giaquinto S, Buzzelli S, Di Francesco L et al. (1999) On the prognosis of outcome after stroke. Acta Neurol Scand 100:202–208

Gibson JJ (1950) The perception of the visual world. Houghton Miffin, Boston

Gibson JJ (1963) Perceptual learning. Annu Rev Psychol 14:29–56

Gilbert CD, Wiesel TN (1992) Receptive field dynamics in adult primary visual cortex. Nature 356:150–152

Gillner S, Mallot HA (1998) Navigation and acquisition of spatial knowledge in a virtual maze. J Cogn Neurosci 10: 445–463

Glickstein M (1985) Ferrier's mistake. Trends Neurosci 8: 341–344

Gloning I, Gloning K, Hoff H (1968) Neuropsychological symptoms and syndromes in lesions of the occipital lobe and the adjacent areas. Gauthier-Villars, Paris

Glover S (2003) Optic ataxia as a deficit specific to the on-line control of actions. Neurosci Biobehav Rev 27:447–456

Gnadt JW, Bracewell RM, Andersen RA (1991) Sensorimotor transformation during eye movements to remembered visual targets. Vision Res 31:693–715

Godbout L, Doyon J (1995) Mental representation of knowledge following frontal-lobe or postrolandic lesions. Neuropsychologia 33:1671–1696

Godden DR, Baddeley AD (1975) Context-dependent memory in two natural environments: on land and underwater. Br J Psychol 66:325–331

Godefroy O, Duhamel A, Leclerc X et al. (1998) Brain-behaviour relationships. Some models and related statistical procedures for the study of brain-damaged patients. Brain 121:1545–1556

Goebel R, Muckli L, Zanella FE et al. (2001) Images of natural objects presented in cortically blind visual field activate ipsilesional ventral extrastriate cortex. Vision Res 41: 1459-1474

Gold M, Adair JC, Jacobs DH, Heilman KM (1994) Anosognosia for hemiplegia: an electrophysiologic investigation of the feed-forward hypothesis. Neurology 44:1804–1808

Goldberg E, Bilder RM (1987) The frontal lobes and hierarchical organization of cognitive control. In: Perecman E (ed) The frontal lobes revisited. IRBN, New York, pp 159–187

Goldenberg G (1992) Loss of visual imagery and loss of visual knowledge – a case study. Neuropsychologia 30:1081–1099

Goldenberg G (1995) Imitating gestures and manipulating a mannikin – the representation of the human body in ideomotor apraxia. Neuropsychologia 33:63–72

Goldenberg G (1996) Defective imitation of gestures in patients with damage in the left or right hemisphere. J Neurol Neurosurg Psychiatry 61:176–180

Goldenberg G (1999a) Agnosie. In: Sturm W, Herrmann M, Wallesch CW (Hrsg) Lehrbuch der klinischen Neuropsychologie. Swets Zeitlinger, Lisse, S 444–451

Goldenberg G (1999b) Matching and imitation of hand and finger postures in patients with damage in the left or right hemisphere. Neuropsychologia 37:559–566

Goldenberg G, Hagmann S (1997) The meaning of meaningless gestures: A study of visuo-imitative apraxia. Neuropsychologia 35:333–341

Goldenberg G, Hagmann S (1998a) Therapy of activities of daily living in patients with apraxia. Neuropsychological Rehabilitation 8:123–142

Goldenberg G, Hagmann S (1998b) Tool use and mechanical problem solving in apraxia. Neuropsychologia 36:581–589

Goldenberg G, Karlbauer F (1998) The more you know the less you can tell: Inhibitory effects of visuo-semantic activation on modality specific visual misnaming. Cortex 34: 471–492

Goldenberg G, Strauss S (2002) Hemisphere asymmetries for imitation of novel gestures. Neurology 59:893–897

Goldenberg G, Mamoli B, Binder H (1985) Die Simultanagnosie als Symptom der Schaedigung extrastriaerer visueller Rindenfelder – eine Fallstudie. Nervenarzt 56:682–690

Goldenberg G, Hartmann K, Schlott I (2003) Defective pantomime of object use in left brain damage: apraxia or asymbolia? Neuropsychologia 41:1565–1573

Goldman-Rakic PS (1995) Cellular basis of working memory. Neuron 14:477–485

Goldman-Rakic PS (1996) Regional and cellular fractionation of working memory. Proc Natl Acad Sci USA 93: 13473–13480

Goldstein K, Gelb A (1918) Psychologische Analysen hirnpathologischer Fälle aufgrund von Untersuchungen Hirnverletzter – I. Abhandlung. Zur Psychologie des optischen Wahrnehmungs- und Erkennungsvorganges. Z Ges Neurol Psychiatr 41:1–142

Gomes G (1998) The timing of conscious experience: a critical review and reinterpretation of Libet's research. Consciousness Cogn 7:559–595

Gomez-Beldarrain M, Harries C, Garcia-Monco JC et al. (2004) Patients with right frontal lesions are unable to assess and use advice to make predictive judgments. J Cogn Neurosci 16:74–89

Good CD, Johnsrude IS, Ashburner J et al. (2001) A voxel-based morphometric study of ageing in 465 normal adult human brains. Neuroimage 14:21–36

Goodale MA, Milner AD (1992) Seperate visual pathways for perception and action. Trends Neurosci 15:20–25

Goodale MA, Jakobson LS, Keillor JM (1994) Differences in the visual control of pantomimed and natural grasping movements. Neuropsychologia 32:1159–1178

Goodman RA, Caramazza A (1986) Aspects of the spelling process: Evidence from a case of acquired dysgraphia. Lang Cogn Proc 1:263–296

Gordon AM, Westling G, Cole KJ, Johansson RS (1993) Memory representations underlying motor commands used during manipulation of common and novel objects. J Neurophysiol 69:1789–1796

Gordon P (2004) Numerical cognition without words: evidence from Amazonia. Science 306:496–499

Goschke T, Walter H (2005) Bewusstsein. Philosophie, Neurowissenschaften, Ethik. In: Herrmann C, Pauen M, Rieger J, Schicktanz S (Hrsg) Bewusstsein. Fink, Paderborn, S 81–109

Gott PS (1973) Language after dominant hemispherectomy. J Neurol Neurosurg Psychiatry 36:1082–1088

Gottwald B, Mihajlovic Z, Wilde B, Mehdorn HM (2003) Does the cerebellum contribute to specific aspects of attention? Neuropsychologia 41:1452–1460

Grabowski TJ, Damasio H, Tranel D et al. (2001) A role for left temporal pole in the retrieval of words for unique entities. Hum Brain Mapping 13:199–212

Graf M, Nuerk H-C, Willmes K (2003) Zahlenverarbeitungs- und Rechenschwierigkeiten bei Aphasie. Aphasie verwandte Gebiete 2:2–28

Graff-Radford NR, Tranel D, Van Hoesen GW, Brandt JP (1990) Diencephalic amnesia. Brain 113:1–25

Grafman J (1988) Acalculia. In: Boller F, Grafman J (eds) Handbook of neuropsychology, vol 1. Elsevier, Amsterdam, pp 414–430

Grafman J (1994) Neuropsychology of the prefrontal cortex. In: Zaidel DW (ed) Neuropsychology. Academic Press, San Diego, pp 159–181

Grafman J, Litvan I, Massaquoi S et al. (1992) Cognitive planning deficit in patients with cerebellar atrophy. Neurology 42:1493–1496

Grafton ST, Mazziotta JC, Presty S et al. (1992a) Functional anatomy of human procedural learning determined with regional cerebral blood flow and PET. J Neurosci 12: 2542–2548

Grafton ST, Mazziotta JC, Woods RP, Phelps ME (1992b) Human functional anatomy of visually guided finger movements. Brain 115: 565–587

Grafton ST, Fagg AH, Woods RP, Arbib MA (1996) Functional anatomy of pointing and grasping in humans. Cereb Cortex 6:226–237

Gray CM, König P, Engel AK, Singer W (1989) Oscillatory responses in cat visual cortex exhibit inter-columnar synchronization which reflects global stimulus properties. Nature 338:334–337

Gray JA (1995) The contents of consciousness: A neuropsychological conjecture (with commentary). Behav Brain Sci 18:659–722

Graziano MS, Cooke DF, Taylor CS (2000) Coding the location of the arm by sight. Science 290:1782–1786

Graziano MS, Taylor CSR, Moore T (2002) Complex movements evoked by microstimulation of precentral cortex. Neuron 34:841–851

Gréa H, Pisella L, Rossetti Y et al. (2002) A lesion of the posterior parietal cortex disrupts on-line adjustments during aiming movements. Neuropsychologia 40:2471–2480

Green CS, Bavelier D (2003) Action video game modifies visual attention. Nature 423: 534–537

Greener J, Enderby P, Whurr R (2000) Speech and language therapy for aphasia after stroke. Cochrane Database Syst Rev 2:CD000425

Gregory RL (1968) Perceptual illusion and brain models. Proc R Soc London B 171:279–296

Gregory RL (1974) Concepts and mechanisms of perception. Duckworth, London

Griffiths TD (2001) The neural processing of complex sounds. Ann NY Acad Sci 930:133–142

Griffiths TD, Büchel C, Frackowiak RS, Patterson RD (1998) Analysis of temporal structure in sound by the human brain. Nat Neurosci 1:422–427

Griffiths TD, Rees A, Green GGR (1999) Disorders of human complex sound processing. Neurocase 5:365–378

Grober E, Buschke H, Crystal H et al. (1988) Screening for dementia by memory testing. Neurology 38:900–903

Gross CG (1994) How inferior temporal cortex became a visual area. Cereb Cortex 4:455–469

Gross CG, Desimone R, Albright TD, Schwartz EL (1984) Inferior temporal cortex as a visual integration area. Cort Integ 11:291–315

Grüsser OJ, Landis T (1991) Visual agnosias and other disturbances of visual perception and cognition. Macmillan, Houndsmill

Grüsser OJ, Rickmeyer O (1981) A simple electronic device to elicit Sigma-movement perception, Sigma-eye movements, Phi-movement perception and Phi-eye movements in man. J Physiol 320: 9–10

Grüsser OJ, Pause M, Schreiter U (1990a) Localization and responses of neurons in the parieto-insular vestibular cortex of the awake monkeys (Macaca fascicularis). J Physiol 430:537–557

Grüsser OJ, Pause M, Schreiter U (1990b) Vestibular neurons in the parieto-insular cortex of monkeys (Macaca fascicularis): visual and neck receptor responses. J Physiol 430: 559–583

Guenther FH, Hampson M, Johnson D (1998) A theoretical investigation of reference frames for the planning of speech movements. Psychol Rev 105:611–633

Guldin WO, Grüsser OJ (1996) The anatomy of the vestibular cortices of primates. In: Collard M, Jeannerod M, Christen Y (eds) Le cortex vestibulaire. Ipsen, Paris, pp 17–26

Guldin WO, Grüsser OJ (1998) Is there a vestibular cortex? Trends Neurosci 21:254–259

Gunter TC, Friederici AD, Hahne A (1999) Brain responses during sentence reading: visual input affects central processes. Neuroreport 10:3175–3178

Gurvits TV, Shenton ME, Hokama H et al. (1996) Magnetic resonance imaging study of hippocampal volume in chronic, combat-related posttraumatic stress disorder. Biol Psychiatry 40:1091–1099

Gutfreund Y, Flash T, Yarom Y et al. (1996) Organization of octopus arm movements: a model system for studying-the control of flexible arms. J Neurosci 16:7297–7307

Guthrie TC, Grossman EM (1952) A study of the syndromes of denial. Arch Neurol Psychiatry 68:362–371

Haaland KY, Harrington DL, Knight RT (2000) Neural representations of skilled movement. Brain 123:2306–2313

Haarmeier T, Thier P, Repnow M, Petersen D (1997) False perception of motion in a patient who cannot compensate for eye movements. Nature 389:849–852

Haase A, Matthaei D, Hanicke W, Frahm J (1986) Dynamic digital subtraction imaging using fast low-angle shot MR movie sequence. Radiology 160:537–541

Haaxma R, Kuypers HGJM (1975) Intrahemispheric cortical connexions and visual guidance of hand and finger movements in the rhesus monkey. Brain 98:239–260

Hadjikani N, Liu AK, Dale AM et al. (1998) Retinotopy and color sensitivity in human visual cortical area V8. Nat Neurosci 1:235–241

Hadziselimovic H, Cus M (1966) The appearance of internal structures of the brain in relation to configuration of human skull. Acta Anat 63:289–299

Hafter ER (1984) Spatial hearing and the duplex theory: how viable is the model? In: Edelman G, Gall WE, Cowan WM (eds) Dynamic Aspects of Neocortical Function. Wiley, New York, pp 425–448

Haggard P, Eimer M (1999) On the relation between brain potentials and the awareness of voluntary movements. Exp Brain Res 126:128–133

Hagoort P, Brown C, Indefrey P et al. (1999) The neural circuitry involved in the reading of German words and pseudowords: A PET study. J Cogn Neurosci 11:383–398

Hahne A (1998) Charakteristika syntaktischer und semantischer Prozesse bei der auditiven Sprachverarbeitung. Risse, Leipzig

Halligan PW, Marshall JC (1991) Spatial compression in visual neglect: a case study. Cortex 27:623–629

Hambrick D Z, Salthouse TA., Meinz E (1999) Predictors of crossword puzzle proficiency and moderators of age-cognition relations. J Exp Psychol General 128:131–164

Hamm AO (1997) Furcht und Phobien. Hogrefe, Göttingen

Hamm AO, Greenwald MK, Bradley MM, Lang PJ (1993) Emotional learning, hedonic change, and the startle probe. J Abnorm Psychol 102:453–465

Hamm AO, Cuthbert BN, Globisch J, Vaitl D (1997) Fear and the startle reflex: Blink modulation and autonomic response patterns in animal and mutilation fearful subjects. Psychophysiology 34:97–107

Hardin CL, Maffi L (1997) Color categories in thought and language. Cambridge Univ Press, New York

Harlow JM (1868) Recovery from the passage of an iron bar through the head. Publ Massachusetts Med Soc 2:327–347

Harrington DL, Haaland KY, Yeo RA, Marder E (1990) Procedural memory in Parkinson's disease: impaired motor but not visuoperceptual learning. J Clin Exp Neuropsychol 12:323–339

Harris IM, Harris JA, Caine D (2001) Object orientation agnosia: a failure to find the axis? J Cogn Neurosci 13:800–812

Hartline HK, Ratliff F (1957) Inhibitory interaction of receptor units in the eye of limulus. J Gen Physiol 40:357–376

Hartmann K, Goldenberg G, Daumüller M, Hermsdörfer J (2005) It takes the whole brain to make a cup of coffee: The neuropsychology of naturalistic actions involving technical devices. Neuropsychologia 43: 625–637

Hasher L, Zacks RT, May CP (2000) Inhibitory control, circadian arousal, and age. In: Gopher D, Koriat A (eds) Attention and performance, XVII: Cognitive regulation of performance: interaction of theory and application. MIT, Cambridge/MA, pp 653–675

Hashiba M, Matsuoka T, Baba S, Watanabe S (1996) Non-visually induced smooth pursuit eye movements using sinusoidal target motion. Acta Otolaryngol 525:158–162

Haslinger B, Erhard P, Altenmüller E et al. (2005) Transmodal sensorimotor networks during action observation in professional pianists J Cogn Neurosci 17:282–293

Hassenstein B, Reichardt W (1956) Systemtheoretische Analyse der Zeitreihenfolgen- und Vorzeichenauswertung bei der Bewegungsperzeption des Rüsselkäfers Chlorophanus. Z Naturwiss 11:513–524

Hatfield MF, Pattterson KE (1983) Phonological spelling. Q J Exp Psychol 35:451–468

Hauser MD (1996) The evolution of communication. MIT, Cambridge/MA

Hauser MD, Konishi M (eds) (1999) The design of animal communication. MIT, Cambridge/MA

Hauser MD, Carey S, Hauser LB (2000) Spontaneous number representation in semi-free-ranging rhesus monkeys. Proc Royal Soc London Biol Sci 267:829–833

Hausmann M, Güntürkün O (2000) Steroid fluctuations modify functional cerebral asymmetries: the hypothesis of progesterone-mediated interhemispheric decoupling. Neuropsychologia 38:1362–1374

Haxby JV, Grady CL, Horwitz B et al. (1991) Dissociation of object and spatial visual processing pathways in human extrastriate cortex. Proc Natl Acad Sci USA 88:1621–1625

Haymaker W, Schiller F (1970) The founders of neurology, 2nd edn. Thomas, Springfield/IL

Healey JM, Liederman J, Geschwind N (1986) Handedness is not a unidimensional trait. Cortex 22:33–53

Hebb DO (1949) The organization of behavior. A neuropsychological theory. Wiley, New York

Hécaen H, de Ajuriaguerra J (1949) Le cortex cerebral. Etude neuropsycho-pathologique. Masson, Paris

Hécaen H, Angelergues R, Houillier S (1961) Les variétés cliniques des acalculies au cours des lésions rétrorolandiques: approche statistique du probleme. Rev Neurol 105: 85–103

Heffner HE, Heffner RS (1990) Effect of bilateral auditory cortex lesions on sound localization in Japanese macaques. J Neurophysiol 64:915–931

Heider B (2000) Visual form agnosia: neural mechanisms and anatomical foundations. Neurocase 6:1–12

Heilman KM (1991) Anosognosia: possible neuropsychological mechanisms. In: Prigatano GP, Schacter DL (eds) Awareness of deficit after brain injury. Oxford University Press, New York, pp 53–62

Heilman KM, Scholes R, Wason RT (1975) Auditory affective agnosia: Disturbed comprehension of affective speech. J Neurol Neurosurg Psychiatry 38:69–72

Heilman KM, Rothie LJ, Valenstein E (1982) Two forms of ideomotor apraxia. Neurology 32:342–346

Heilman KM, Bowers D, Valenstein E (1993) Emotional disorders associated with neurological diseases. In: Heilman KM, Valenstein E (eds) Clinical neuropsychology, 3rd edn. Oxford Univ Press, New York, pp 461–497

Heilman KM, Maher LM, Greenwald ML, Rothi LJG (1997) Conceptual apraxia from lateralized lesions. Neurology 49:457–464

Heindel WC, Salmon DP, Shults CW et al. (1989) Neuro psychological evidence for multiple implicit memory systems: a comparison of Alzheimer's, Huntington's, and Parkinson's disease patients. J Neurosci 9:582–587

Heinze HJ, Mangun GR, Burchert W et al. (1994) Combined spatial and temporal imaging of brain activity during visual selective attention in humans. Nature 372:543–546

Heiss WD (2000) Ischemic penumbra: evidence from functional imaging in man. J Cereb Blood Flow Metabolism 20:1276–1293

Heiss WD, Karbe H, Weber-Luxenburger G et al. (1997) Speech-induced cerebral metabolic activation reflects recovery from aphasia. J Neurol Sci 145:213–217

Heiss WD, Kessler J, Thiel A et al. (1999) Differential capacity of left and right hemispheric areas for compensation of poststroke aphasia. Ann Neurol 45:430–438

Helmholtz H von (1867) Handbuch der physiologischen Optik. Voss, Hamburg

Helmuth LL, Mayr U, Daum I (2000) Sequence learning in Parkinson's disease: a comparison of spatial-attention and number-response sequences. Neuropsychologia 38:1443–1451

Henderson L (1982) Orthography and word recognition in reading. Academic Press, London

Henke K, Schweinberger SR, Grigo A et al. (1998) Specifity of face recognition: recognition of exemplars of non-face objects in prosopagnosia. Cortex 34:289–296

Henry FM, Rogers DE (1960) Increased response latency for complicated movements and a »memory drum« theory of neuromotor reaction. Res Q 31:448–458

Henschen SE (1919) Über Sprach-, Musik- und Rechenmechanismen und ihre Lokalisation im Großhirn. Z Ges Neurol Psychiatr 52:273–298

Hering E (1861) Zur Lehre vom Ortsinne der Netzhaut. Beiträge zur Physiologie. Verlag von Wilhelm Engelmann, Leipzig

Hermer L, Spelke ES (1994) A geometric process for spatial reorientation in young children. Nature 370:57–59

Herrmann C, Pauen M, Rieger J, Schicktanz S (Hrsg) (2005) Bewusstsein. Philosophie, Neurowissenschaften, Ethik. Fink, Paderborn

Herrmann CS, Munk MH, Engel AK (2004) Cognitive functions of gamma-band activity: memory match and utilization. Trends Cogn Sci 8:347–355

Hertrich I, Ackermann H (1995) Gender-specific vocal dysfunctions in Parkinson's disease: electroglottographic and acoustic analyses. Ann Otol Rhinol Laryngol 104: 197–202

Herzog MH, Fahle M (1998) Modelling perceptual learning: difficulties and how they can be overcome. Biol Cybernetics 78:107–117

Herzog MH, Fahle M (2002) Effects of grouping in contextual modulation. Nature 415:433–436

Heuer H (1990) Psychomotorik. In: Spada H (Hrsg) Lehrbuch Allgemeine Psychologie. Huber, Bern

Heuvel OA van den, Groenewegen HJ, Barkhof F et al. (2003) Frontostriatal system in planning complexity: a parmetric functional magnetic resonance version of Tower of London task. Neuroimage 18:367–394

Heyder K, Suchan B, Daum I(2004) Cortico-subcortical contributions to executive control. Acta Psychol (Amst). 115:271–289

Heydt R von der, Peterhans E, Baumgartner G (1984) Illusory contours and cortical neuron responses. Science 224: 1260–1262

Heywood CA, Cowey A (1992) The role of the ›face-cell‹ area in the discrimination and recognition of faces by monkeys. Philos Trans R Soc Lond B Biol Sci 335:31–37

Hick WE (1952) On the rate of gain in information. Q J Exp Psychol 4:11–26

Hickok G, Poeppel D (2004) Dorsal and ventral streams: a framework for understanding aspects of the functional anatomy of language. Cognition 92:67–99

Hier DB, Mondlock J, Caplan LR (1983) Recovery of behavioral abnormalities after right hemisphere stroke. Neurology 33:345–350

Highley JR, Esiri MM, McDonald B et al. (1999) The size and fibre composition of the corpus callosum with respect to gender and schizophrenia: a post-mortem study. Brain 122:99–110

Higuchi S, Miyashita Y (1996) Formation of mnemonic neuronal responses to visual paired associates in inferotemporal cortex is impaired by perirhinal and entorhinal lesions. Proc Natl Acad Sci U S A 93:739–743

Hikosaka O, Wurtz RH (1983) Effects on eye movement of a GABA agonist and antagonist injected into monkey superior colliculus. Brain Res 272:368–372

Hikosaka O, Takikawa Y, Kawagoe R (2000) Role of the basal ganglia in the control of purposive saccadic eye movements. Physiol Rev 80:953–978

Hildebrandt H, Zieger A (1995) Unconscious activation of motor responses in a hemiplegic patient with anosognosia and neglect. Eur Arch Psychiatry Clin Neurosci 246:53–59

Hildreth E (1984) The measurement of visual motion (ACM Distinguished Dissertation Series). MIT, Cambridge/MA

Hill H, Schyns PG, Akamatsu S (1997) Information and viewpoint dependence in face recognition. Cognition 62: 201–222

Hillis AE, Caramazza A (1995) Cognitive and neural mechanisms underlying visual and semantic processing: Implications from »optic aphasia«. J Cogn Neurosci 7:457–478

Hillis AE, Heidler J (2002) Mechanisms of early aphasia recovery. Aphasiology 16:885–895

Hillis AE, Work M, Barker PB et al. (2004) Re-examining the brain regions crucial for orchestrating speech articulation. Brain 127:1479–1487

Himmelbach M, Karnath HO (2003) Goal-directed hand movements are not affected by the biased space representation in spatial neglect. J Cogn Neurosci 15:972–980

Himmelbach M, Erb M, Karnath HO (eingereicht) Exploring the visual world: the neural substrate of spatial orienting.

Hirata Y, Kuriki S, Pantev C (1999) Musicians with absolute pitch show distinct neural activities in the auditory cortex. Neuroreport 10: 999–1002

Hirsh-Pasek K, Golinkoff RM (1996) The origins of grammar. Evidence from eraly language comprehension. MIT, Cambridge/MA

Hittmair-Delazer M, Semenza C, Denes G (1994) Concepts and facts in calculation. Brain 117:715–728

Hochstein S, Ahissar M (2002) View from the Top: hierarchies and reverse hierarchies in the visual system. Neuron 36:791–804

Hodges JR, Patterson K (1996) Nonfluent progressive aphasia and semantic dementia: A comparative neuropsychological study. J Int Neuropsychol Soc 2:511–524

Hodges JR, Patterson K, Graham N, Dawson K (1996) Naming and knowing in dementia of Alzheimer's type. Brain Lang 54:302–325

Hodges JR, Spatt J, Patterson K (1999) »What« and »how«: Evidence for the dissociation of object knowledge and mechanical problem-solving skills in the human brain. Proc Natl Acad Sci U S A 96:9444–9448

Hoff H, Pötzl O (1937) Über eine optisch-agnostische Störung des »Physiognomie-Gedächtnisses« (Beziehungen zur Rückbildung einer Wortblindheit). Z Ges Neurol Psychiatr 159:367–395

Hoffman KL, McNaughton B (2002) Sleep on it: cortical reorganization after-the-fact. Trends Neurosci 25: 1–2

Hofmann G, Mürbe D, Kuhlisch E, Pabst F (1997) Unterschiede des auditiven Frequenzdiskriminationsvermögens bei Musikern verschiedener Fachbereiche. Folia Phoniatr Logopaed 49:21–25

Hogan N (1984) An organizing principle for a class of voluntary movements. J Neurosci 4:2745–2754

Höhle B, Weissenborn J (1999) Discovering grammar: prosodic and morphosyntactic aspects of rule formation in first language acquisition. In: Friederici A, Menzel R (eds) Learning: rule abstraction and representation. de Gruyter, Berlin, pp 38–69

Höhle B, Weissenborn J (2000) The origins of syntactic knowledge: Recognition of determiners in one year old German children (Proceedings of the 24th Annual Boston Conference on Language Development). Cascadilla, Somerville/MA

Höhle B, Weissenborn J (2003) German-learning infants' ability to detect unstressed closed-class elements in continuous speech. Developmental Science 6:154–159

Höhle B, Weissenborn J, Kiefer D et al. (2004) Functional elements in infants' speech processing: The role of determiners in the syntactic categorization of lexical elements. Infancy 5:341–353

Holcomb HH, Medoff DR, Caudill PJ et al. (1998) Cerebral blood flow relationships associated with a difficult tone recognition task in trained normal volunteers. Cereb Cortex 8:534–542

Holmes G (1918) Disturbances of visual orientation. Br J Ophthalmol 2:449–468, 506–516

Holmes G, Horax G (1919) Disturbances of spatial orientation and visual attention with loss of stereoscopic vision. Arch Neurol Psychiatr 1:385–407

Holst E von, Mittelstaedt H (1950) Das Reafferenzprinzip. Naturwissenschaften 37:464

Hopfinger JB, Buonocore MH, Mangun GR (2000) The neural mechanisms of topdown attentional control. Nat Neurosci 3:284–291

Horn JL, Cattell RB (1967) Age differences in fluid and crystallized intelligence. Acta Psychol 26:107–129

Hornak J (1992) Ocular exploration in the dark by patients-with visual neglect. Neuropsychologia 30:547–552

Houk JC, Wise SP (1995) Distributed modular architectures linking basal ganglia, cerebellum, and cerebral cortex: their role in planning and controlling action. Cereb Cortex 5:95–110

Howard D, Patterson K, Wise RJS et al. (1992) The cortical localisation of the lexicons: positron emission tomography evidence. Brain 115:1769–1782

Hubbard EM, Piazza M, Pinel P, Dehaene S (2005) Interactions between number and space in parietal cortex. Nat Rev Neurosci 6:435–448

Hubel DH, Wiesel TN (1968) Receptive fields and functional architecture of monkey striate cortex. J Physiol 195:215–243

Huber A (1998) Retrochiasmale Läsionen. In: Huber A, Kömpf D (Hrsg) Klinische Neuroophthalmologie. Thieme, Stuttgart New York, S 350–366

Huber W, Schlenck KJ (1988) Satzverschränkungen bei Wernicke-Aphasie. In: Blanken G, Dittmann J, Wallesch CW (Hrsg) Sprachproduktionsmodelle. Hochschulverlag, Freiburg, S 111–149

Huber W, Poeck K, Weniger D, Willmes K (1983) Der Aachener Aphasie-Test. Hogrefe, Göttingen

Huberle E, Karnath HO (2006) Global shape recognition is modulated by the spatial distance of local elements – evidence from simultanagnosia. Neuropsychologia (im Druck)

Huch R, Bauer C (2003) Mensch, Körper, Krankheit, 3. Aufl. Urban & Fischer, München

Hugdahl K (1995) Dichotic listening: Probing temporal lobe functional integrity. In: Davidson RJ, Hugdahl K (eds) Brain asymmetry. MIT, Cambridge/MA, pp 123–156

Hugdahl K, Andersson L, Asbjornsen A, Dalen K (1990) Dichotic listening, forced attention, and brain asymmetry in righthanded and lefthanded children. J Clin Exp Neuropsychol 12:539–548

Hull CL (1943) Principles of behavior. Appleton Century Crofts, New York

Humphrey NK (1974) Vision in a monkey without striate cortex: a case study. Perception 3:241–255

Humphreys GW, Evett LJ (1985) Are there independent lexical and non-lexical routes in word processing? An evaluation of the dual route theory of reading. Behav Brain Sci 8:689–740

Humphreys GW, Price CJ (1994) Visual feature discrimination in simultanagnosia: a study of two cases. Cogn Neuropsychol 11:393–434

Humphreys GW, Riddoch MG (1987) To see but not to see – a case study of visual agnosia. Lawrence Erlbaum, London Hillsdale/NJ

Humphreys GW, Riddoch MJ (1993) Interaction between space-based and object-based systems revealed through neuropsychology. In: Meyer DE, Kornblum S (eds) Attention and performance, vol XIV. Erlbaum, Hillsdale/NJ, pp 143–162

Humphreys GW, Riddoch GW, Quinlan PT (1988) Cascade processing in picture identification. Cogn Neuropsychol 5:67–104

Humphreys P, Kaufmann WE, Galaburda AM (1990) Developmental dyslexia in women: neuropathological findings in three patients. Ann Neurol 28:727–738

Humphreys GW, Romani C, Olson A et al. (1994) Nonspatial extinction following lesions of the parietal lobes in humans. Nature 372:357–359

Humphreys GW, Watson DG, Jolicoeur P (2002) Fractionating the preview benefit in search: Dual-task decomposition of visual marking by timing and modality. J Exp Psychol Hum Percept Perform 28:640–660

Hurford JR (1987) Language and number. The emergence of a cognitive system. Blackwell, New York

Husain M, Kennard C (1996) Visual neglect associated with frontal lobe infarction. J Neurol 243:652–657

Husain M, Shapiro K, Martin J, Kennard C (1997) Abnormal temporal dynamics of visual attention in spatial neglect patients. Nature 385:154–156

Hutchison WD, Davis KD, Lozano AM et al. (1999) Pain-related neurons in the human cingulate cortex. Nat Neurosci 2:403–405

Iacoboni M, Woods RP, Brass M et al. (1999) Cortical mechanisms of human imitation. Science 286:2526–2528

Ide A, Rodriguez E, Zaidel E, Aboitiz F (1996) Bifurcation patterns in the human sylvian fissure: hemispheric and sex differences. Cereb Cortex 6:717–725

Ide A, Dolezal C, Fernandez M et al. (1999) Hemispheric differences in variability of fissural patterns in parasylvian and cingulate regions of human brains. J Comp Neurol 410:235–242

Ifrah G (1985) From one to zero: A universal history of numbers. Viking, New York

Ilg U, Rommel J, Thier P (1999) Parietal neurons are activated by smooth pursuit of imaginary targets. In: Becker W, Deubel H, Mergner T (eds) Current oculomotor research: physiological and psychological aspects. Plenum, New York, pp 37–44

Ilmoniemi RJ, Virtanen J, Ruohonen J et al. (1997) Neuronal responses to magnetic stimulation reveal cortical reactivity and connectivity. Neuroreport 8:3537–3540

Inhoff AW, Diener HC, Rafal RD, Ivry R (1989) The role of cerebellar structures in the execution of serial movements. Brain 112:565–581

Irle E, Markowitsch HJ (1982) Connections of the hippocampal formation, mamillary bodies, anterior thalamus and cingulate cortex. A retrograde study using horseradish peroxidase in the cat. Exp Brain Res 47:79–94

Ito M (1993) Movement and thought: identical controlmechanisms by the cerebellum. Trends Neurosci 16:448–454

Ivry R (1993) Cerebellum involvement in the explicit representation of temporal information. Ann NY Acad Sci 682:214–230

Ivry RB, Diener HC (1991) Impaired velocity perception in patients with lesions of the cerebellum. J Cogn Neurosci 3:355–366

Iwai E, Mishkin M (1969) Further evidence on the locus of the visual area in the temporal lobe of the monkey. Exp Neurol 25:585–594

Izquierdo I, Medina J H (1997) Memory formation: The sequence of biochemical events in the hippocampus and its connection to activity in other brain structures. Neurobiol Learn Mem 68:285–316

Jackson GM, Jackson SR, Harrison J et al. (1995) Serial reaction time learning and Parkinson's disease: evidence for a procedural learning deficit. Neuropsychologia 33:577–593

Jacobs BL, Azmitia EC (1992) Structure and function of the brain serotonin system. Physiol Rev 72:165–229

Jacoby LL, Witherspoon D (1982) Remembering without awareness. Can J Psychol 36:300–324

Jacoby LL, Woloshyn V, Kelley CM (1989) Becoming famous without being recognized: unconscious influences of memory produced by dividing attention. J Exp Psychol Gen 118:115–125

Jahanshahi M, Ardouin CM, Brown RG et al. (2000) The impact of deep brain stimulation on executive function in Parkinson's disease. Brain 123:1142–1154

Jakobson LS, Archibald YM, Carey DP, Goodale MA (1991) A kinematic analysis of reaching and grasping movements in a patient recovering from optic ataxia. Neuropsychologia 29:803–809

James TW, Culham J, Humphrey GK et al. (2003) Ventral occipital lesions impair object recognition but not object-directed grasping: an fMRI study. Brain 126:2463–2475

James W (1890) The principles of psychology. Holt, New York

James W (1894) The physical basis of emotion. Psychol Rev 1:516–529

Jäncke L (1998) Anatomische Rechts-Links-Asymmetrien perisylvischer Hirnareale und Lese-Rechtschreib-Schwächen (LRS). Sprache Stimme Gehör 22:153–162

Jäncke L, Steinmetz H (1994) Auditory lateralization in monozygotic twins. Int J Neurosci 75:57–64

Jäncke L, Steinmetz H (1995) Hand motor performance and degree of asymmetry in monozygotic twins. Cortex 31: 779–785

Jäncke L, Staiger JF, Schlaug G et al. (1997a) The relationship between corpus callosum size and forebrain volume. Cereb Cortex 7:48–56

Jäncke L, Wunderlich G, Schlaug G, Steinmetz H (1997b) A case of callosal agenesis with strong anatomical and functional asymmetries. Neuropsychologia 35:1389–1394

Jäncke L, Schlaug G, Steinmetz H (1997c) Hand skill asymmetry in professional musicians. Brain Cogn 34:424–432

Jäncke L, Shah NJ, Posse S et al. (1998) Intensity coding of auditory stimuli: an fMRI study. Neuropsychologia 36:875–883

Jäncke L, Buchanan RW, Lutz K, Shah NJ (2001) Focussed and non-focussed attention in verbal and emotional dichotic listening: An fMRI Study. Brain Lang 78:349–363

Jänke L, Wustenberg T, Scheich H, Heinze HJ (2002) Phonetic perception and the temporal cortex. Neuroimage 15:733–746

Jay MF, Sparks DL (1984) Auditory receptive fields in primate superior colliculus shift with changes in eye position. Nature 309:345–347

Jeannerod M (1981) Intersegmental coordination during reaching at natural visual objects. In: Long J, Baddeley A (eds) Attention and performance IX. Erlbaum, Hillsdale/NJ, pp 153–168

Jeannerod M (1986a) The formation of finger grip during prehension. A cortically mediated visuomotor pattern. Behav Brain Res 19:99–116

Jeannerod M (1986b) Mechanisms of visuomotor coordination: a study in normal and brain-damaged subjects. Neuropsychologia 24:41–78

Jeannerod M (1988) Neural and behavioural organization of goal-directed movements. Oxford Univ Press, Oxford

Jeannerod M (1997) The cognitive neuroscience of action. Blackwell, Oxford

Jeannerod M, Decety J, Michel F (1994) Impairment of grasping movements following a bilateral posterior parietal lesion. Neuropsychologia 32:369–380

Jellinek A (1933) Zur Phänomenologie der Amusie (Expressive Amusie und Aphasie eines Lautensängers). Jahrb Psychiatr Neurol 50:115–141

Jenkins WM, Merzenich MM, Ochs MT et al. (1990) Functional reorganization of primary somatosensory cortex in adult owl monkeys after behaviorally controlled tactile stimulation. J Neurophysiol 63:82–104

Jescheniak JD, Levelt WJM (1994) Word frequency effects in speech production: Retrieval of syntactic information and of phonological form. J Exp Psychol Learn Mem Cogn 20:824–843

Jetter W, Poser U, Freeman RB Jr et al. (1986) A verbal long term memory deficit in frontal lobe damaged patients. Cortex 22:229–242

Johansson BB, Zhao L, Mattsson B (1999) Environmental influence on gene expression and recovery from cerebral ischemia. Acta Neurochir Suppl 73:51–55

Johansson G (1973) Visual perception of biological motion and a model for its analysis. Perception Psychophys 14: 201–211

Johnson MK, Raye CL (1998) False memories and confabulation. Trends Cogn Sci 2:137–145

Johannsen L, Broetz D, Naegele T, Karnath HO (2006) »Pusher syndrome« following cortical lesions that spare the thalamus. J Neurol (im Druck)

Johnson MK, O'Connor M, Cantor J (1997) Confabulation, memory deficits, and frontal dysfunction. Brain Cogn 34:189–206

Johnson SH (2000) Imagining the impossible: intact motor representations in hemiplegics. Neuroreport 11:729–732

Johnston WA, Heinz SP (1979) Depth of nontarget processing in an attention task. J Exp Psychol 5:168–175

Jones GV (1984) Deep dyslexia, imageability, and ease of predication. Brain Lang 24:1–19

Jonides J (1980) Voluntary versus automatic control over the mind's eye's movement. In: Long JB, Baddeley AD (eds) Attention and performance IX. Lawrence Erlbaum, Hillsdale/NJ, pp 187–203

Josse G, Tzourio-Mazoyer N (2004) Hemispheric specialization for language. Brain Res Brain Res Rev 44:1–12

Jung R (1975) Neurophysiologie von Bewusstsein, Schlaf und Traum. In: Klement HW (Hrsg) Bewusstsein: Ein Zentralproblem der Wissenschaften. Agis, Baden-Baden, S 165–218

Jürgens U, Ploog D (1988) On the motor control of monkey calls. In: Newman JD (ed) The physiological control of mammalian vocalization. Plenum, New York, pp 7–19

Jusczyk P (1997) The discovery of spoken language. MIT, Cambridge/MA

Just MA, Carpenter PA, Keller TA et al. (1996) Brain activation modulated by sentence comprehension. Science 274:114–116

Kaga K, Shindo M, Tanaka Y (1997) Central auditory information processing in patients with bilateral auditory cortex lesions. Acta Otolaryngol (Suppl) 532:77–782

Kahane P, Hoffmann D, Minotti L, Berthoz A (2003) Reappraisal of the human vestibular cortex by cortical electrical stimulation study. Ann Neurol 54:615–624

Kang DH, Davidson RJ, Coe CL et al. (1991) Frontal brain asymmetry and immune function. Behav Neurosci 105: 860–869

Kaniza G (1955) Margini quasi-percettivi in campi con stimulazione omogenea. Rivista di Psicologia 49:7–30

Kaniza G (1976) Subjective contours. Sci Am 234:48–52

Kaniza G (1979) Organization in vision. Praeger, New York

Kapur S, Craik FIM, Tulving E et al. (1994) Neuroanatomical-correlates of encoding in episodic memory: levels of processing effect. Proc Natl Acad Sci USA 91:2008–2011

Karl A, Lutzenberger W, Cohen L, Flor H (2001) Reorganization of motor and somatosensory cortex in upper extremity amputees with phantom limb pain. J Neurosci 21:3609–3618

Karnath HO (1988) Deficits of attention in acute and recovered visual hemi-neglect. Neuropsychologia 26:27–43

Karnath HO (1994a) Disturbed coordinate transformation in the neural representation of space as the crucial mechanism leading to neglect. Neuropsychol Rehabil 4:147–150

Karnath HO (1994b) Subjective body orientation in neglect and the interactive contribution of neck muscle proprioception and vestibular stimulation. Brain 117:1001–1012

Karnath HO (1997) Spatial orientation and the representation of space with parietal lobe lesions. Philos Trans R Soc B 352:1411–1419

Karnath HO (2001) New insights into the functions of the superior temporal cortex. Nat Rev Neurosci 2:568–576

Karnath HO, Broetz D (2003) Understanding and treating »pusher syndrome«. Phys Ther 83:1119–1125

Karnath HO, Ferber S (1999) Is space representation distorted in neglect? Neuropsychologia 37:7–15

Karnath HO, Fetter M (1995) Ocular space exploration in the dark and its relation to subjective and objective body orientation in neglect patients with parietal lesions. Neuropsychologia 33:371–377

Karnath HO, Niemeier M (2002) Task-dependent differences in the exploratory behaviour of patients with spatial neglect. Neuropsychologia 40:1577–1585

Karnath HO, Perenin MT (1998) Tactile exploration of peripersonal space in patients with neglect. Neuroreport 9:2273–2277

Karnath HO, Perenin MT (2005) Cortical control of visually guided reaching: evidence from patients with optic ataxia. Cereb Cortex 15:1561–1569

Karnath HO, Wallesch CW (1992) Inflexibility of mental planning: a characteristic disorder with prefrontal lobe lesions? Neuropsychologia 30:1011–1016

Karnath HO, Schumacher M, Wallesch CW (1991a) Limitations of interhemispheric extracallosal transfer of visual information in callosal agenesis. Cortex 27:345–350

Karnath HO, Wallesch CW, Zimmermann P (1991b) Mental planning and anticipatory processes with acute and chronic frontal lobe lesions: a comparison of maze performance in routine and non-routine situations. Neuropsychologia 29:271–290

Karnath HO, Christ K, Hartje W (1993) Decrease of contralateral neglect by neck muscle vibration and spatial orientation of trunk midline. Brain 116:383–396

Karnath HO, Dick H, Konczak J (1997) Kinematics of goal-directed arm movements in neglect: control of hand in space. Neuropsychologia 35:435–444

Karnath HO, Niemeier M, Dichgans J (1998) Space exploration in neglect. Brain 121:2357–2367

Karnath HO, Ferber S, Bülthoff HH (2000a) Neuronal representation of object orientation. Neuropsychologia 38: 1235–1241

Karnath HO, Ferber S, Dichgans J (2000b) The origin of contraversive pushing: Evidence for a second graviceptive system in humans. Neurology 55:1298–1304

Karnath HO, Ferber S, Dichgans J (2000c) The neural representation of postural control in humans. Proc Natl Acad Sci U S A 97:13931–13936

Karnath HO, Ferber S, Rorden C, Driver J (2000d) The fate of global information in dorsal simultanagnosia. Neurocase 6:295–306

Karnath HO, Ferber S, Himmelbach M (2001) Spatial awareness is a function of the temporal not the posterior parietal lobe. Nature 411:950–953

Karnath HO, Himmelbach M, Rorden C (2002) The subcortical anatomy of human spatial neglect: putamen, caudate nucleus, and pulvinar. Brain 125:350–360

Karnath HO, Fruhmann Berger M, Küker W, Rorden C (2004) The anatomy of spatial neglect based on voxelwise statistical analysis: a study of 140 patients. Cereb Cortex 14:1164–1172

Karnath HO, Baier B, Nägele T (2005a) Awareness of the functioning of one's own limbs mediated by the insular cortex? J Neurosci 25:7134–7138

Karnath HO, Johannsen I, Broetz D, Küker W (2005b) Posterior thalamic hemorrhage induces »pusher syndrome«. Neurology 64:1014–1019

Karnath HO, Zopf R, Johannsen L, Fruhmann Berger M, Nägele T, Klose U (2005c) Normalised perfusion MRI to identify common areas of dysfunction: patients with basal ganglia neglect. Brain 128:2462–2469

Karni A, Sagi D (1991) Where practice makes perfect in texture discrimination: evidence for primary visual cortex plasticity. Proc Natl Acad Sci U S A 88:4966–4970

Kase CS, Troncoso JF, Court JE et al. (1977) Global spatial disorientation. Clinico-pathological correlations. J Neurol Sci 34:267–278

Kaufmann AM, Firlik AD, Fukui MB et al. (1999) Ischemic core and penumbra in human stroke. Stroke 30:93–99

Kawai N, Matsuzawa T (2000) Numerical memory span in a chimpanzee. Nature 403:39–40

Keele SW (1968) Movement control in skilled motor performance. Psychol Bull 70:387–403

Keele SW, Ivry R (1990) Does the cerebellum provide a common computation for diverse tasks? A timing hypothesis. Ann N Y Acad Sci 608:179–211

Keenan JP, Gallupp GG, Falk D (2005) Das Gesicht im Spiegel. reinhardt, München

Kelly SJ, Ostrowski NL, Wilson MA (1999) Gender differences in brain and behavior. Hormonal and neual bases. Pharmacol Biochem Behav 64:655–665

Kent RD (1998) The speech sciences. Singular, San Diego/CA

Keri S, Beniczky S, Voros E et al. (2002) Dissociation between attentional set shifting and habit learning: a longitudinal case study. Neurocase 8:219–225

Kerkhoff G (1993) Displacement of the egocentric visual midline in altitudinal postchiasmatic scotomata. Neuropsychologia 31:261–265

Kerkhoff G (1999a) Räumlich-perzeptive, räumlich-kognitive, räumlich-konstruktive und räumlich-topographische Störungen. In: Sturm W, Hermann M, Wallesch CW (Hrsg) Lehrbuch Klinische Neuropsychologie. Swets & Zeitlinger, Frankfurt, S 411–429

Kerkhoff G (1999b) Multimodal spatial orientation deficits in left-sided visual neglect. Neuropsychologia 37:1387–1405

Kerkhoff G (2000) Multiple perceptual distortions and their modulation in patients with left visual neglect. Neuropsychologia 38:1073–86

Kerns JG, Cohen JD, MacDonald AW et al. (2004) Anterior cingulate conflict monitoring and adjustments in control. Science 303:1023–1026

Kersten D, Mamassian P, Knill DC (1997) Moving cast shadows induce apparent motion in depth. Perception 26:171–192

Kertesz A, Ferro JM (1984) Lesion size and location in ideomotor apraxia. Brain 107:921–933

Kessler J, Kalbe E (1996) Written numeral transcoding in patients with Alzheimer's disease. Cortex 32:755–761

Kiefer M (2002) Bewusstsein. In: Müsseler J, Prinz W (Hrsg) Allgemeine Psychologie. Spektrum, Heidelberg, S 179–222

Kiefer M (2002) The N400 is modulated by unconsciously perceived masked words at a very short SOA: Further evidence for an automatic spreading activation account of N400 priming effects. Brain Res Cogn Brain Res 13:27–39

Kiefer M, Dehaene S (1997) The time course of parietal activation in single-digit multiplication: Evidence from event-related potentials. Math Cogn 3:1–30

Kilgard M, Merzenich MM (1998) Cortical map reorganization enabled by nucleus basalis activity. Science 279: 1715–1718

Kimura D (1961) Cerebral dominance and the perception of verbal stimuli. Can J Psychol 15:166–171

King SM, Azzopardi P, Cowey A et al. (1996) The role of light scatter in the residual visual sensitivity of patients with complete cerebral hemispherectomy. Vis Neurosci 13: 1–13

Kinsbourne M (1970) A model for the mechanism of unilateral neglect of space. Trans Am Neurol Assoc 95:143–146

Kinsbourne M (1993) Orientational bias model of unilateral neglect: evidence from attentional gradients within hemispace. In: Robertson IH, Marshall JC (eds) Unilateral neglect: clinical and experimental studies. Lawrence Erlbaum, Hillsdale, pp 63–86

Kinsbourne M, Warrington EK (1963) The localizing significance of limited simultaneous visual form perception. Brain 86:697–702

Kircher T, David A (eds) (2003) The self in neuroscience and psychiatry. Cambridge Univ Press, pp 436–444

Klatzky RL, Beall AC, Loomis JM et al. (1999) Human navigation ability: tests of the encoding-error model of path integration. Spatial Cogn Comp 1:31–65

Kleinschmidt A, Nitschke M, Frahm J (1997) Somatotopy in the human motor cortex hand area. A high-resolution functional MRI study. Eur J Neurosci 9:2178–2186

Kleinschmidt A, Buchel C, Zeki S, Frackowiak RS (1998) Human brain activity during spontaneously reversing perception of ambiguous figures. Proc R Soc Lond B Biol Sci 265:2427–2433

Kleist K (1934) Gehirnpathologie. Barth, Leipzig

Klemmer ET (1956) Time uncertainty in simple reaction time. J Exp Psychol 51:179–184

Kliegl R, Mayr U, Krampe RT (1994) Time-accuracy functions for determining process and person differences: An application to cognitive aging. Cogn Psychol 26:134–164

Klingberg T, Hedehus M, Temple E et al. (2000) Microstructure of temporo-parietal white matter as a basis for reading ability: evidence from diffusion tensor magnetic resonance imaging. Neuron 25: 493–500

Kluender R, Kutas M (1993) Subjacency as a processing phenomenon. Lang Cogn Proc 8:573–633

Klumpp RG, Eady HR (1956) Some measurements of interaural time difference thresholds. J Acoust Soc Am 28:859–860

Klüver H, Bucy PC (1937) »Psychic blindness« and other symptoms following bilateral lobectomy in rhesus monkeys. Am J Physiol 119:352–353

Klüver H, Bucy PC (1939) Preliminary analysis of functions of the temporal lobes in monkeys. Arch Neurol Psychiatry 42:979–1000

Knecht S, Henningsen H, Elbert T et al. (1996) Reorganizational and perceptual changes after amputation. Brain 119:1213–1219

Knecht S, Deppe M, Drager B et al. (2000) Language lateralization in healthy right-handers. Brain 123:74–81

Knight RT (1984) Decreased response to novel stimuli after prefrontal lesions in man. Electroencephalogr Clin Neurophysiol 59:9–20

Knight RT, Staines WR, Swick D, Chao L (1999) Prefrontal cortex regulates inhibition and excitation in distributed neura networks. Acta Psychol 101:159–178

Knowlton BJ, Mangels JA, Squire LR (1996) A neostriatal-habit learning system in humans. Science 273:1399–1402

Koch C (2005) Bewusstsein – ein neurobiologisches Rätsel. Elsevier, München

Koch M (1999) The neurobiology of startle. Progr Neurobiol 59:107–128

Koechlin E, Corrado G, Pietrini P, Grafman J (2000) Dissociating the role of the medial and lateral anterior prefrontal cortex in human planning. Proc Natl Acad Sci USA 97:7651–7656

Koechlin E, Ody C, Kouneiher F (2003) The architecture of cognitive control in the human prefrontal cortex. Science 302:1181–1185

Köhler W, Wallach H (1944) Figural after-effects. Proc Am Phil Soc 88:269–357

Koelsch S (2005) Neural substrates of processing syntax and semantics in music. Curr Opin Neurobiol 15:207–212

Koepp MJ, Gunn RN, Lawrence AD et al. (1998) Evidence for striatal dopamine release during a video game. Nature 393:266–268

Kohlmetz C, Müller SV, Nager W et al. (2003) Selective loss of timbre perception for keyboard and percussion instruments following a right temporal lesion. Neurocase 9: 86–93

Kohn SE, Smith KL (1995) Serial effects of phonemic planning during word production. Aphasiology 3:209–222

Kolb B, Milner B (1981) Performance of complex arm and facial movements after focal brain lesions. Neuropsychologia 19:491–503

Kolb B, Wishaw IQ (1998) Brain plasticity and behavior. Annu Rev Psychol 49:43–64

Kolers PA (1976) Reading a year later. J Exp Psychol Hum Learn Mem 3:554–565

Kolk H, Heeschen C (1990) Adaption symptoms and impairment symptoms in Broca's aphasia. Aphasiology 4:221–231

Kölmel HW (1984) Visuelle Halluzinationen im hemianopen Feld. Springer, Berlin Heidelberg New York

Komatsu H, Wurtz RH (1988) Relation of cortical areas MT and MST to pursuit eye movements. I. Localization and visual properties of neurons. J Neurophysiol 60:580–603

Kömpf D (1998) Visuelle Halluzinationen. In: Huber A, Kömpf D (Hrsg) Klinische Neuroophthalmologie. Thieme, Stuttgart, S 401–408

Konczak J, Himmelbach M, Perenin M-T, Karnath HO (1999) Do patients with neglect show abnormal hand velocity profiles during tactile exploration of peripersonal space? Exp Brain Res 128:219–223

Konishi S, Hayashi T, Uchida I et al. (2002) Hemispheric asymmetry in human lateral prefrontal cortex during cognitive set shifting. Proc Nat Acad Sci 99:7803–7808

Kopelman MD (1987) Two types of confabulation. J Neurol Neurosurg Psychiatry 50:1482–1487

Kornblum S (1992) Dimensional overlap and dimensional relevance in stimulus-response and stimulus-stimulus compatibility. In: Stelmach GE, Requin J (eds) Tutorials in motor behavior II. Elsevier, Amsterdam

Korsakow SS (1892) Erinnerungstäuschungen (Pseudoreminiscenzen) bei polyneuritischer Psychose. Allg Z Psychiat Psych Med 47:390–410

Kotrla K, Ardaman MF, Meyers CA et al. (1994) Unsuspected obsessive compulsive disorder in a patient with bilateral mineralizations. Neuropsychiatry Neuropsychol Behav Neurol 2:130–135

Kraft JM, Brainard DH (1999) Mechanisms of color constancy under nearly natural viewing. Proc Natl Acad Sci USA 96:307–312

Kramer AF, Weber TA, Watson SE (1997) Object-based attentional selection – Grouped arrays or spatially invariant representations? Comment on Vecera and Farah (1994). J Exp Psychol Gen 50:267–284

Krampe RT, Ericsson KA (1996) Maintaining excellence: Deliberate practice and elite perofrmance in young and old pianists. J Exp Psychol Gen 125:331–359

Krams M, Rijntjes M, Müller SP, Weiller C (1995) Language representation and handedness in normal subjects: a PET study. In: Siegenthaler W, Haas R (eds) Publikationen der Jung-Stiftung für Wissenschaft und Forschung, Bd 7: The decade of the brain. Hirnfunktion und Bildgebung – Ein Symposion. Thieme, Stuttgart, p 134

Kreiman G, Koch C, Fried I (2000) Imagery neurons in the human brain. Nature 408:357–361

Kreisler A, Godefrey O, Delmaire C et al. (2000) The anatomy of aphasia revisited. Neurology 54:1117–1123

Kroll N, Markowitsch HJ, Knight RK et al. (1997) Retrieval of old memories – the temporo-frontal hypothesis. Brain 120:1377–1399

Kuffler SW (1953) Discharge patterns and functional organization of mammalian retina. J Neurophysiol 16:37–68

Kuhn GF (1977) Model for the interaural time differences in the azimuthal plane. J Acoust Soc Am 62:157–167

Kuipers B (2000) The spatial semantic hierarchy. Artif Intell 119:191–233

Kujala T, Alho K, Näätänen R (2000) Cross-modal reorganization of human cortical functions. Trends Neurosci 23: 115–120

Kuriki S, Murase M (1989) Neuromagnetic study of the auditory responses in right and left hemispheres of the human brain evoked by pure tones and speech sounds. Exp Brain Res 77:127–134

Kurthen M, Grunwald T, Elger CE (1998) Will there be a neuroscientific theory of consciousness? Trends Cogn Sci 2: 229–234

Kußmaul A (1877) Die Störungen der Sprache. Versuch einer Pathologie der Sprache. Barth, Leipzig

Kutas M, Hillyard SA (1983) Event-related potentials to grammatical errors and semantic anomalies. Mem Cogn 11:539–550

Kutas M, Van Petten C (1988) Event-related potential studies of language. In: Ackles PK, Jennings JR, Coles MGH (eds) Advances in psychophysiology, vol 3. JAI, Greenwich, pp 139–187

Kwong KK, Belliveau JW, Chesler DA et al. (1992) Dynamic magnetic resonance imaging of human brain activity during primary sensory stimulation. Proc Natl Acad Sci USA 89:5675–5679

LaBar KS, LeDoux JE, Spencer DD, Phelps EA (1995) Impaired fear conditioning following unilateral temporal lobectomy in human. J Neurosci 15:6846–6855

Lacritz LH, Cullum CM, Frol AB et al. (2000) Neuropsychological outcome following unilateral stereotactic pallidotomy in intractable Parkinson's disease. Brain Cognition 42:364–378

LaMantia AS, Rakic P (1990) Cytological and quantitative characteristics of four cerebral commissures in the rhesus monkey. J Comp Neurol 291:520–537

Lamme V (2003) Why visual attention and awareness are different. Trends Cogn Sci 7:12–18

Lamotte RH, Acuna C (1978) Deficits in accuracy of reaching after removal of posterior parietal cortex in monkey. Brain Res 139:309–326

Lance JW (1976) Simple formed hallucinations confined to the area of a specific field defect. Brain 99:719–734

Lance JW (1986) Visual hallucinations and their possible pathophysiology. In: Pettigrew JD, Sanderson KJ, Levick WR (eds) Visual Neuroscience. Cambridge Univ Press, Cambridge, pp 374–380

Landau B (1994) Where's what and what's where: the language of objects in space. In: Gleitman L, Landau B (eds) The acquisition of the lexicon. MIT, Cambridge/MA, pp 259–296

Landis C, Hunt WA (1939) The startle pattern. Farrar, New York

Landis T, Cummings JL, Benson DF, Palmer EP (1986a) Loss of topographic familiarity. An environmental agnosia. Arch Neurol 43:132–136

Landis T, Cummings JL, Christen L et al. (1986b) Are unilateral right posterior cerebral lesions sufficient to cause prosopagnosia? Clinical and radiological findings in six additional patients. Cortex 22:243–252

Lang PJ (1995) The emotion probe. Am Psychol 50:372–385

Lang PJ, Bradley MM, Cuthbert BN (1990) Emotion, attention, and the startle reflex. Psychol Rev 97:377–395

Lang PJ, Greenwald MK, Bradley MM, Hamm AO (1993) Looking at pictures: affective, facial, visceral, and behavioral reactions. Psychophysiology 30:261–273

Lang PJ, Bradley MM, Cuthbert BN (1998) Emotion, motivation, and anxiety: brain mechanisms and psychophysiology. Biol Psychiatry 44:1248–1263

Lausberg H, Davis M, Rothenhäusler A (2000) Hemispheric specialization in spontaneous gesticulation in a patient with callosal disconnection. Neuropsychologia 38:1654–1663

Lavie N (1995) Perceptual load as a necessary condition for selective attention. J Exp Psychol Hum Percept Perform 21:451–468

LaVoie D, Light LL (1994) Adult age differences in repetition priming: A meta-analysis. Psychol Aging 9:539–553

Lawrence AD, Sahakian BJ, Hodges JR et al. (1996) Executive and mnemonic functions in early Huntington's disease. Brain 119:1633–1645

LeDoux J (1996) The emotional brain. Simon & Schuster, New York

LeDoux J (1998) Das Netz der Gefühle: Wie Emotionen entstehen. Hanser, München

LeDoux JE, Cicchetti P, Xagoraris A, Romanski LM (1990) The lateral amygdaloid nucleus: sensory interface of the amygdala in fear conditioning. J Neurosci 10:1062–1069

Leggio MG, Silveri MC, Petrosini L, Molinari M (2000) Phonological groupng is specifically affected in cerebellar patients: a verbal fluency study. J Neurol Neurosurg Psychiatry 69:102–106

Leibovitch FS, Black SE, Caldwell CB et al. (1998) Brain-behavior correlations in hemispatial neglect using CT and SPECT. The Sunnybrook stroke study. Neurology 50: 901–908

Leiner HC, Leiner AL, Dow RS (1986) Does the cerebellum contribute to mental skills? Behav Neurosci 100:443–454

Leiner HC, Leiner AL, Dow RS (1993) Cognitive and language functions of the human cerebellum. Trends Neurosci 16: 444–447

Lennie P (1998) Single units and visual cortical organization. Perception 27:889–935

Lerdahl F, Jackendoff R (1983) A generative theory of tonal music. MIT, Cambridge/MA

Levelt WJM (1989) Speaking: from intention to articulation. MIT, Cambridge/MA

Levelt WJM (2001) Spoken word production: A theory of lexical access. Proc N Y Acad Sci 98:13464–13471

Levelt WJM, Roelofs A, Meyer AS (1999) A theory of lexical access in speech production. Behav Brain Sci 22:1–38

Levine B, Black SE, Cabeza R et al. (1998) Episodic memory and the self in a case of isolated retrograde amnesia. Brain 121:1951–1973

Levine DN (1990) Unawareness of visual and sensorimotor defects: a hypothesis. Brain Cogn 13:233–281

Levine DN, Calvanio R (1978) A study of the visual defect in verbal alexia-simultanagnosia. Brain 101:65–81

Levine DN, Calvanio R, Rinn WE (1991) The pathogenesis of anosognosia for hemiplegia. Neurology 41:1770–1781

Levy J, Nagylaki T (1972) A model for the genetics of handedness. Genetics 72:117–128

Levy R, Goldman-Rakic PS (2000) Segragation of working memory functions within the dorsolateral prefrontal cortex. Exp Brain Res 133:23–32

Lewald J (1998) The effect of gaze eccentricity on perceived sound direction and its relation to visual localization. Hear Res 115:206–216

Lewald J (2002) Rapid adaptation to auditory-visual spatial disparity. Learn Memory 9:268–278

Lewald J, Karnath HO (2000) Vestibular influence on human auditory space perception. J Neurophysiol 84:1107–1111

Lewald J, Karnath HO (2001) Sound lateralization during passive whole-body rotation. Eur J Neurosci 13:2268–2272

Lewald J, Karnath HO (2002) The effect of whole-body tilt on sound lateralization. Eur J Neurosci 16:761–766

Lewald J, Karnath HO, Ehrenstein WH (1999) Neck-proprioceptive influence on auditory lateralization. Exp Brain Res 125:389–396

Lewald J, Dörrscheidt GJ, Ehrenstein WH (2000) Sound localization with eccentric head position. Behav Brain Res 108: 105–125

Lewald J, Foltys H, Töpper R (2002) Role of the posterior parietal cortex in spatial hearing. J Neurosci 22:RC207 (1–5)

Lewald J, Meister IG, Weidemann J, Töpper R (2004) Involvement of the superior temporal cortex and the occipital cortex in spatial hearing: evidence from repetitive transcranial magnetic stimulation. J Cog Neurosci 16:828–838

Lewis SJ, Dove A, Robbins TW et al. (2003) Cognitive impairments in early Parkinson's disease are accompanied by reductions in activity in frontostriatal neural circuitry. J Neurosci 16:6351–6356

Lhermitte F, Beauvois MF (1973) A visual-speech disconnection syndrome. Report of a case with optic aphasia, agnosic alexia and colour agnosia. Brain 96:695–714

Lhermitte F, Pillon B (1975) La prosopagnosie. Role de l'hémisphère droit dans la perception visuelle. Rev Neurol 131:791–812

Lhermitte F, Pillon B, Serdaru M (1986) Human autonomy and the frontal lobes. Part I: Imitation and utilization behavior: a neuropsychological study of 75 patients. Ann Neurol 19:326–334

Li C, Mazzoni P, Andersen RA (1999) Effect of reversible inactivation of macaque lateral intraparietal area on visual-and memory saccades. Am Physiol Soc 22:1827–1838

Li S-C, Lindenberger U, Baltes PB (2001) Aging cognition: From neuromodulation to representation. Trends Cogn Sci 5:479–486

Liberman AM (1996) Speech: a special code. MIT, Cambridge/MA

Libet B, Wright EW Jr, Feinstein B, Pearl DK (1979) Subjective referral of the timing for a conscious sensory experience: a functional role for the somatosensory specific projection system in man. Brain 102:193–224

Liepert J, Weiller C (1998) Learning induced across limb plasticity in the motor cortex. Neuroimage 6:956

Liepert J, Tegenthoff M, Malin J (1995) Changes of cortical motor area size during immobilisation. Electroencephalogr Clin Neurophysiol 97:382–386

Liepert J, Bauder H, Miltner WHR et al. (2000) Treatment-induced cortical reorganization after stroke in humans. Stroke 31:1210–1216

Liepmann H (1905) Störungen des Handelns bei Gehirnkranken. Karger, Berlin

Liepmann H (1908a) Drei Aufsätze aus dem Apraxiegebiet. Karger, Berlin

Liepmann H (1908b) Ueber die agnostischen Stoerungen. Neurol Centralbl 27:609–617, 664–675

Lincoln NB, McGuirk E, Mulley GP et al. (1984) Effectiveness of speech therapy for aphasic stroke patients. A randomised controlled trial. Lancet 1:1197–1200

Lindenberger U, Baltes PB (1994) Sensory functioning and intelligence in old age: A strong connection. Psychol Aging 9:339–355

Lindenberger U, Poetter U (1998) The complex nature of unique and shared effects in hierarchical linear regression: Implications for developmental psychology. Psychol Methods 3:218–230

Linebarger MC, Schwartz MF, Saffran EM (1983) Sensitivity to grammatical structure in so-called agrammatic aphasics. Cognition 13:361–392

Lissauer H (1890) Ein Fall von Seelenblindheit nebst einem Beitrag zur Theorie derselben. Arch Psychiatr Nervenkrankh 21:222–270

Liu GT, Schatz NJ, Galetta SL et al. (1995) Persistent positive visual phenomena in migraine. J Neurol 45:664–668

Livingstone MS, Hubel D (1988) Segregation of form, color, movement, and depth: anatomy, physiology, and perception. Science 240:740–749

Llinas R (2001) Iz of the cortex. MIT, Cambridge/MA

Locke JL (1994) Gradual emergence of developmental language disorders. J Speech Hear Res 37:608–616

Loftus EF, Palmer JC (1974) Reconstruction of automobile destruction: an example of the interaction between language and memory. J Verb Learn Verb Behav 13:585–589

Loftus EF, Miller DG, Burns HJ (1978) Semantic integration of verbal information into a visual memory. J Exp Psychol Hum Learn Mem 4:19–31

Logie RH, Gilhooly KJ, Wynn V (1994) Counting on working memory in arithmetic problem solving. Mem Cogn 22: 395–410

Logothetis NK (1998) Object vision and visual awareness. Curr Opin Neurobiol 8:536–544

Logothetis NK, Pauls J (1995) Psychophysical and physiological evidence for viewer-centered object representations in the primate. Cereb Cortex 5:270–288

Logothetis NK, Pauls J, Buelthoff HH, Poggio T (1994) View-dependent object recognition by monkeys. Curr Biol 4: 401–414

Logothetis NK, Pauls J, Poggio T (1995) Shape representation in the inferior temporal cortex of monkeys. Curr Biol 5: 552–563

Logothetis NK, Pauls J, Augath M et al. (2001) Neurophysiological investigation of the basis of the fMRI signal. Nature 412:150–157

Lomber SG, Payne BR, Horel JA (1999) The cryoloop: an adaptable reversible cooling deactivation method for behavioral or electrophysiological assessment of neural function. J Neurosci Methods 86:179–194

Louie K, Wilson MA (2001) Temporally structured replay of awake hippocampal ensemble activity during rapid eye movement sleep. Neuron 29:145–56

Ludlow CL (1993) Speech tics in Tourette's syndrome. In: Blanken G, Dittmann J, Grimm H et al. (eds) Linguistic disorders and pathologies. De Gruyter, Berlin, pp 505–509

Lüders E, Gaser C, Jancke L, Schlaug G (2004) A voxel-based approach to gray matter asymmetries. Neuroimage 22:656–664

Luh KE, Butter CM, Buchtel HA (1986) Impairments in orienting to visual stimuli in monkeys follwing unilateral lesions of the superior sulcal polysensory cortex. Neuropsychologia 24:461–470

Lumer ED, Edelman GM, Tononi G (1997) Neural dynamics in a model of the thalamocortical system. Part I: Layers, loops and the emergence of fast synchronous rhythms. Part II: The role of neural synchrony tested through perturbations of spike timing. Cereb Cortex 7:207–227, 228–236

Lumer ED, Friston KJ, Rees G (1998) Neural correlates of perceptual rivalry in the human brain. Science 280: 1930–1934

Lupien SJ, Nair NPV, Brière S et al. (1999) Increased cortisol levels and impaired cognition in human aging: Implication for depression and dementia in later life. Rev Neurosci 10:117–139

Luria AR (1959) Disorders of »simultaneous perception« in a case of bilateral occipito-parietal brain injury. Brain 82:437–449

Luria AR (1980) Higher cortical functions in man. Basic Books, New York

Luria AR, Pravdina-Vinarskaya EN, Yarbuss AL (1963) Disorders of ocular movement in a case of simultanagnosia. Brain 86:219–228

Luria AR, Naydin VL, Tsvetkova LS, Vinarskaya EN (1969) Restoration of higher cortical functions following local brain damage. In: Vinken PJ, Bruyn GW (eds) Handbook of clinical neurology, vol 3. North Holland, Amsterdam, pp 368–433

Lüscher C, Nicoll RA, Malenka RC, Müller D (2000) Synaptic plasticity and dynamic modulation of the postsynaptic membrane. Nat Neurosci 3:545–550

Lütkenhöner B, Menninghaus E, Steinsträter O et al. (1995) Neuromagnetic source analysis using magnetic resonance images for the construction of source and volume conductor model. Brain Topography 7:291–299

Lynch JC (1980) The functional organization of posterior parietal cortex. Behav Brain Sci 3:485–499

Macchi G, Bentivoglio M (1994) Principles of organisation of the thalamus and thalamo-cortical connections. In: Guilleminault C (ed) Fatal familial insomnia: Inherited prion diseases, sleep and the thalamus. Raven, New York, pp 37–44

Mach E (1903) Analyse der Sinnesempfindungen. Fischer, Jena

Mach JR, Kabat V, Olson D, Kuskowski M (1996) Delirium and right-hemisphere dysfunction in cognitively impaired older persons. Int Psychogeriatr 8:373–382

Mack A, Rock I (1998) Inattentional blindness. MIT Press, Cambridge/MA

MacKay WA (1992) Properties of reach-related neuronal activity in cortical area 7-A. J Neurophysiol 67:1335–1345

MacLean CD (1949) Psychosomatic disease and the visceral brain: Recent developments bearing on the Papez theory of emotion. Psychosom Med 11:338–353

MacLean CD (1952) Some psychiatric implications of physiological studies on frontotempoal portion of limbic system (visceral brain). Electroencephalogr Clin Neurophysiol 4:407–418

MacLean CD (1955) The limbic system (»visceral brain«) and emotional behavior. Arch Neurol Psychiatry 73:130–134

MacLusky NJ, Naftolin F (1981) Sexual differentiation of the central nervous system. Science 211:1294–1304

Macmillan M (1996) Phineas Gage: a case for all reasons. In: Code C, Wallesch CW, Joanette Y, Lecours AR (eds) Classic cases in neuropsychology. Psychology Press, Hove, pp 243–262

Maeshima S, Dohi N, Funahashi K et al. (1997) Rehabilitation of patients with anosognosia for hemiplegia due to intracerebral haemorrhage. Brain Injury 11:691–697

Magill RA (1998) Motor learning. Concepts and applications, 5th edn. WCB/McGraw-Hill, Boston/MA

Maguire EA (1999) Hippocampal and parietal involvement in human topographical memory: evidence from functional neuroimaging. In: Burgess N, Jefferey KJ, O'Keefe J (eds) The hippocampal and parietal foundations of spatial cognition. Oxford Univ Press, Oxford, pp 404–15

Maguire EA, Frith CD (2003) Lateral asymmetry in the hippocampal response to the remoteness of autobiographical memories. J Neurosci 23:5302–5307

Maguire EA, Büchel C, Mummery CJ (1999) The role of parahippocampal-hippocampal connectivity in memory retrieval. Neuroimage 9:34

Maguire EA, Gadian DG, Johnsrude IS et al. (2000) Navigation-related structural change in the hippocampi of taxi drivers. Proc Natl Acad Sci USA 97:4398–4403

Maier SF, Watkins LR (1998) Cytokines for psychologist: Implications of bidirectional immune-to-brain communication for understanding behavior, mood, and cognition. Psychol Rev 105:83–107

Maia TV, Cleeremanns A (2005) Consciousness: converging insights from connectionist modeling and neuroscience. Trends Cog Sci 9:397–404

Maia TV, McClelland JL (2004) A reexamination of the evidence for the somatic marker hypothesis: what participants really know in the Iowa gambling task. Proc Natl Acad Sci USA 101:16075–80

Makram H, Lübke J, Frotscher M, Sakmann B (1997) Regulation of synaptic efficacy by coincidence of postsynaptic APs and EPSPs. Science 275:213–215

Malach R, Reppas JB, Benson RR et al. (1995) Object-related activity revealed by functional magnetic-resonance-imaging in human occipital cortex. Proc Natl Acad Sci USA 92:8135–8139

Mallot HA (2000) Sehen und die Verarbeitung visueller Information. Eine Einführung, 2. Aufl. Vieweg, Wiesbaden

Mallot HA, Gillner S (2000) Route navigation without place recognition: what is recognized in recognition-triggered responses? Perception 29:43–55

Malpass RS, Devine PG (1981) Guided memory in eyewitness identification. J Appl Psychol 66:343–350

Manes F, Shaakian B, Clark L et al. (2002) Decision-making processes following damage to the prefrontal cortex. Brain 125:624–639

Manford M, Andermann F (1998) Complex visual hallucinations. Clinical and neurobiological insights. Brain 121: 1819–1840

Mansfield P, Maudsley AA (1977) Medical imaging by NMR. Br J Radiol 50:188–194

Marcel AJ (1998) Blindsight and shape perception: Deficit of visual consciousness or of visual function? Brain 121: 1565–1588

Marcel T (1980) Surface dyslexia and beginning reading: a revised hypothesis of the pronunciation of print and ist impairments. In: Coltheart M, Patterson K, Marshall JC (eds) Deep dyslexia. Routledge, London, pp 227–258

Marcel T, Patterson K (1978) Word recognition and production: Reciprocity in clinical and normal research. In: Requin J (ed) Attention and performance VII. Lawrence Erlbaum, Hillsdale, pp 209–226

Marie P (1906) Révision de la question de l'aphasie I. La troisième circonvolution frontale gauche ne joue aucun rôle dans la fonction de language. Sem Med Paris 26: 241–247

Mark VW, Kooistra CA, Heilman KM (1988) Hemispatial neglect affected by non-neglected stimuli. Neurology 38:1207–1211

Markman E (1994) Constraints on word meaning in early language acquisition. In: Gleitman L, Landau B (eds) The acquisition of the lexicon. MIT, Cambridge/MA, pp 199–228

Markowitsch HJ (1985) Der Fall H.M. im Dienste der Hirnforschung. Naturwiss Rundsch 38:410–416

Markowitsch HJ (1988) Diencephalic amnesia: a reorientation towards tracts? Brain Res Brain Res Rev 13:351–370

Markowitsch HJ (1992) Intellectual functions and the brain. Hogrefe & Huber, Toronto

Markowitsch HJ (1994) Effects of emotion and arousal on memory processing by the brain. In: Delacour J (ed) Memory, learning and the brain. World Scientific, Singapore, pp 210–240

Markowitsch HJ (1996) Organic and psychogenic retrograde amnesia: two sides of the same coin? Neurocase 2:357–371

Markowitsch HJ (1998a) The mnestic block syndrome: Environmentally induced amnesia. Neurol Psychiatr Brain Res 6:73–80

Markowitsch HJ (1998b) Differential contribution of the right and left amygdala to affective information processing. Behav Neurol 11:233-244

Markowitsch HJ (1999a) Gedächtnisstörungen. Kohlhammer, Stuttgart

Markowitsch HJ (1999b) Neuroimaging and mechanisms of brain function in psychiatric disorders. Curr Opin Psychiatry 12:331–337

Markowitsch HJ (1999c) Functional neuroimaging correlates of functional amnesia. Memory 7:561–583

Markowitsch HJ (2001) Mnestische Blockaden als Stress- und Traumafolgen. Z Klin Psychol Psychother 30:204–211

Markowitsch HJ, Calabrese P, Liess J et al. (1993) Retrograde amnesia after traumatic injury of the temporo-frontal cortex. J Neurol Neurosurg Psychiatry 56:988–992

Markowitsch HJ, Weber-Luxenburger G, Ewald K et al. (1997a) Patients with heart attacks are not valid models for medial temporal lobe amnesia. A neuropsychological and FDG-PET study with consequences for memory research. Eur J Neurol 4:178–184

Markowitsch HJ, Fink GR, Thöne AIM et al. (1997b) Persistent psychogenic amnesia with a PET-proven organic basis. Cogn Neuropsychiatr 2:135–158

Markowitsch HJ, Kessler J, Van der Ven C et al. (1998) Psychic trauma causing grossly reduced brain metabolism and cognitive deterioration. Neuropsychologia 36:77–82

Markowitsch HJ, Kalbe E, Kessler J et al. (1999a) Short-term memory deficit after focal parietal damage. J Clin Exp Neuropsychol 21:784–796

Markowitsch HJ, Kessler J, Kalbe E et al. (1999b) Functional amnesia and memory consolidation. A case of persistent anterograde amnesia with rapid forgetting following whiplash injury. Neurocase 5:189–200

Markowitsch HJ, Kessler J, Russ MO et al. (1999c) Mnestic block syndrome. Cortex 35:219–230

Markowitsch HJ, Calabrese P, Neufeld H et al. (1999d) Retrograde amnesia for famous events and faces after left fronto-temporal brain damage. Cortex 35:243–252

Markowitsch HJ, Kessler J, Schramm U et al. (2000a) Severe degenerative cortikal and cerebellar atrophy and progressive dementia in a young adult. Neurocase 6:357–364

Markowitsch HJ, Kessler J, Weber-Luxenburger G et al. (2000b) Neuroimaging and behavioral correlates of recovery from ›mnestic block syndrome‹ and other cognitive deteriorations. Neuropsychiatr Neuropsychol Behav Neurol 13:60–66

Marr D (1969) A theory of cerebellar cortex. J Physiol 202:437–470

Marr D (1982) Vision. Freeman, San Francisco

Marr D, Nishihara H (1978) Representation and recognition of the spatial organization of three-dimensional shapes. Proc R Soc London Series B 200:269–291

Marshall JC, Newcombe F (1973) Patterns of paralexia: a psycholinguistic approach. J Psycholinguist Res 2:175–199

Marteniuk RG, MacKenzie CL, Jeannerod M et al. (1987) Constraints on human arm movement trajectories. Can J Psychol 41:365–378

Martin A, Ungerleider LG, Haxby JV (2000) Category-specificity and the brain: The sensory-motor model of semantic representations of objects. In: Gazzaniga MS (ed) The cognitive neurosciences. MIT, Cambridge/MA, pp 1023–1036

Martin E (1965) Transfer of verbal paired associates. Psychol Rev 72:327–343

Martin JP (1927) Hemichorea resulting from a local lesion of the brain (the syndrome of the body of Luys). Brain 50:637–651

Martin TA, Keating JG, Goodkin HP et al. (1996) Throwing while looking through prisms. I. Focal olivocerebellar lesions impair adaptation. Brain 119:1183–1198

Martinez-Trujillo JC, Treue S (2002) Attentional modulation strength in cortical area MT depends on stimulus contrast. Neuron 35:365–370

Maruff P, Wilson PH, De Fazio J et al. (1999) Asymmetries between dominant hands in reals and imagined motor task performance. Neuropsychologia 37:379–384

Marzi CA, Tassinari G, Aglioti S, Luzemberger L (1986) Spatial summation across the vertical meridian in hemiaopics. A test of blindsight. Neuropsychologia 24:749–758

Marzi CA, Smania N, Martini MC et al. (1996) Implicit redundant-targets effect in visual extinction. Neuropsychologia 34:9–22

Maschke M, Drepper J, Burgerhoff K et al. (2002) Differences in trace and delay visuomotor associative learning in cerebellar patients. Exp Brain Res 147:538–548

Maschke M, Gomez CM, Ebner TJ, Konczak J (2004) Hereditary cerebellar ataxia progressively impairs force adaptation during goal-directed arm movements. J Neurophysiol 91:230–238

Masdeu JC, Gorelick PB (1988) Thalamic astasia: inability to stand after unilateral thalamic lesions. Ann Neurol 23: 596–603

Masterman DL, Cummings JL (1997) Frontal-subcortical circuits: the anatomic basis of executive, social and motivated behaviors. J Psychopharmacol 11:107–114

Mattingley JB, Davis G, Driver J (1997) Preattentive filling-in of visual surfaces in parietal extinction. Science 275: 671–674

Mayr U (2001) Age differences in the selection of mental sets: the role of inhibition, stimulus ambiguity, and response overlap. Psychol Aging 16:96–109

Mayr U, Kliegl R (2000) Complex semantic processing in old age: Does it stay or does it go? Psychol Aging 15:29–43

Mayr U, Kliegl R, Krampe RT (1996) Sequential and coordinative processing dynamics in figural transformations across the life span. Cognition 59:61–90

Mayr U, Spieler DM, Kliegl R (eds) (2001) Aging and Executive Control. Psychology Press, Howe, UK

Mazoyer BM, Tzourio N, Frak V et al. (1993) The cortical representation of speech. J Cogn Neurosci 5:467–479

Mazzoni P, Bracewell RM, Barash S, Andersen RA (1996) Spatially tuned auditory responses in area LIP of macaques performing delayed memory saccades to acoustic targets. J Neurophysiol 75:1233–1241

McAdams CJ, Maunsell JHR (1999) Effects of attention on orientation-tuning functions of single neurons in Macaque cortical area V4. J Neurosci 19:431–441

McCloskey M, Caramazza A, Basili A (1985) Cognitive mechanisms in number processing and calculation: Evidence from dyscalculia. Brain Cogn 4:171–196

McCloskey M, Sokol SM, Goodman RA (1986) Cognitive processes in verbal-number production: Inferences from the performance of brain-damaged subjects. J Exp Psychol Gen 115:307–330

McCloskey M, Aliminosa D, Sokol SM (1991) Facts, rules, and procedures in normal calculation: Evidence from multiple single-patient studies of impaired arithmetic fact retrieval. Brain Cogn 17:154–203

McCollough C (1965) Color adaptation of edge-detectors in the human visual system. Science 149:1115–1116

McCrink K, Wynn K (2004) Large-number addition and subtraction by 9-month-old infants. Psychol Sci 15:776–781

McGaugh JL (2000) Memory – a century of consolidation. Science 287:248–251

McGlinchey-Berroth R, Milberg WP, Verfaiellie M et al. (1993) Semantic procesing in the neglected visual field: Evidence from a lexical decision task. Cogn Neuropsychol 10:79–108

McGlynn SM, Schacter DL (1989) Unawareness of deficits in neuropsychological syndromes. J Clin Exp Neuropsychol 11:143–205

McKee SP, Westheimer G (1978) Improvement in vernier acuity with practice. Percept Psychophys 24:258–262

McKeever WF, Seitz KS, Krutsch AJ, Van Eys PL (1995) On language laterality in normal dextrals and sinistrals: results from the bilateral object naming latency task. Neuropsychologia 33:1627–1635

McMains SA, Somers DC (2004) Multiple spotlights of attentional selection in human visual cortex. Neuron 42:677–686

McManus IC (1985) Handedness, language dominance and aphasia: a genetic model. Psychol Med Monogr Suppl 8

McNeill D (1992) Hand and mind. Univ Chicago Press, Chicago London

Mecklinger A, Schriefers H, Steinhauer K, Friederici AD (1995) Processing relative clauses varying on syntactic and semantic dimensions: an analysis with event-related potentials. Mem Cogn 23:477–494

Mehler MF (1987) Visuo-imitative apraxia. Neurology 37 [Suppl 1]:129

Meiser T, Klauer KC (1999) Working memory and changing-state hypothesis. J Exp Psychol Learn Mem Cogn 25:1272–1299

Melchner L von, Pallas SL, Sur M (2000) Visual behaviour mediated by retinal projections directed to the auditory pathway. Nature 404:871–876

Melsbach G, Wohlschlager A, Spiess M, Güntürkün O (1996) Morphological asymmetries of motoneurons innervating upper extremities: clues to the anatomical foundations of handedness? Int J Neurosci 86:217–224

Menon RS, Luknowsky DC, Gati JS (1998) Mental chronometry using latency-resolved functional MRI. Proc Natl Acad Sci USA 95:10901–10907

Mercer B, Wapner W, Gardner H, Benson DF (1977) A study of confabulation. Arch Neurol 34:429–433

Merzenich MM, Jenkins WM (1993) Reorganization of cortical representations of the hand following alterations of skin inputs induced by nerve injury, skin island transfer and experience. J Hand Ther 6:89–103

Merzenich MM, Nelson RJ, Stryker MP et al. (1984) Somatosensory cortical map changes following digit amputation in adult monkeys. J Comp Neurol 224:591–605

Mesulam MM (2000) Principles of behavioral and cognitive neurology, 2nd edn. Oxford Univ Press, New York

Metzger W (1975) Gesetze des Sehens. Kramer, Frankfurt am Main

Metzinger T (1993) Subjekt und Selbstmodell. Schöningh, Paderborn [Vgl. auch die englische Neubearbeitung: Derss. (2002) Being no one – the self-model theory of consciousness. MIT, Cambridge/MA]

Metzinger T (2000) Neural correlates of consciousness. Empirical and conceptual questions. MIT, Cambridge/MA

Metzinger T (2001) Die Selbstmodell-Theorie der Subjektivität: Eine Kurzdarstellung in sechs Schritten. In: Greve W (Hrsg) Psychologie des Selbst. Psychologie Verlagsunion, Weinheim

Metzinger T (2003) Being no one: The self-model theory of subjectivity. MA MIT Press, Cambridge

Metzler C, Parkin AJ (2000) Reversed negative priming following frontal lobe lesions. Neuropsychologia 38:363–379

Meyer M, Friederici AD, von Cramon DY (2000) Neurocognition of auditory sentence comprehension: event-related fMRI reveals sensitivity to syntactic violations and task demands. Brain Res Cogn Brain Res 9:19–33

Miceli G, Silveri MC, Nocentini U, Caramazza A (1988) Patterns of dissociation in comprehension and production of nouns and verbs. Aphasiology 2:351–358

Middleton FA, Strick PL (2000) Basal ganglia output and cognition: evidence from anatomical, behavioral and clinical studies. Brain Cogn 42:183–200

Miller EK, Cohen JD (2001) An integrative theory of prefrontal cortex function. Ann Rev Neurosci 24:167–202

Miller-Fisher C (1992) Concerning the mechanism of recovery in stroke hemiplegia. Can J Neurol Sci 19:57–63

Mills AW (1958) On the minimum audible angle. J Acoust Soc Am 30:237–246

Mills AW (1960) Lateralization of high-frequency tones. J Acoust Soc Am 32:132–134

Milner AD (1987) Animal models for the syndrome of spatial neglect. In: Jeannerod M (ed) Neurophysiological and neuropsychological aspects of spatial neglect. Elsevier, Amsterdam, pp 259–288

Milner AD (1995) Cerebral correlates of visual awareness. Neuropsychologia 33:1117–1130

Milner AD, Goodale MA (1995) The visual brain in action. Oxford Univ Press, Oxford New York Tokio

Milner AD, Harvey M (1995) Distortion of size perception in visuospatial neglect. Curr Biol 5:85–89

Milner AD, Perrett DI, Johnston RS et al. (1991) Perception and action in »visual form agnosia«. Brain 114:405–428

Milner AD, Harvey M, Pritchard CL (1998) Visual size processing in spatial neglect. Exp Brain Res 123:192–200

Milner AD, Paulignan Y, Dijkerman HC et al. (1999) A paradoxical improvement of misreaching in optic ataxia: new evidence for two separate neural systems for visual localization. Philos Trans R Soc Lond B 266:2225–2229

Milner AD, Dijkerman HC, McIntosh RD et al. (2003) Delayed reaching and grasping in patients with optic ataxia. Prog Brain Res 142: 25–242

Milner B (1963) Effects of different brain lesions on card sorting. Arch Neurol 9:90

Milner B (1965) Visually-guided maze learning in man: effects of bilateral hippocampal, bilateral frontal and unilateral cerebral lesions. Neuropsychologia 3:317–338

Milner B, Petrides M (1984) Behavioural effects of frontal-lobe lesions in man. Trends Neurosci 7:403–407

Miltner R, Simon U, Netz J, Hömberg V (1998) Bewegungsvorstellung in der Therapie von Patienten mit Hirninfarkt. In: Dettmers C, Rijntjes M, Weiller C (Hrsg) Funktionelle-Bildgebung und Physiotherapie. Hippocampus, Bad Honnef, S 181–198

Mimura M, Kato M, Kato M et al. (1998) Prospective and retrospective studies of recovery in aphasia. Changes in cerebral blow and language functions. Brain 121: 2083–2094

Mishkin M, Ungerleider LG, Macko KA (1983) Object vision and spatial vision: two cortical pathways. Trends Neurosci 6:414–417

Mittelstaedt H (1992) Somatic versus vestibular gravity reception in man. Ann NY Acad Sci 656:124–139

Mittelstaedt H (1998) Origin and processing of postural information. Neurosci Biobehav Rev 22:473–478

Mogilner A, Grossman JAI, Ribary U et al. (1993) Somatosensory cortical plasticity in adult humans revealed by magnetoencephalography. Proc Natl Acad Sci USA 90: 3593–3597

Mollon JD, Jordan G (1988) Eine evolutionäre Interpretation des menschlichen Farbensehens. Farbe 35:139–170

Monakow A von (1885) Experimentelle und pathologisch-anatomische Untersuchungen über die Beziehungen der sog. Sehsphäre zu den infracorticalen Opticuscentren und zum N. opticus. Arch Psychiatr 16:151–199

Monakow A von (1914) Die Lokalisation im Grosshirn und der Abbau der Funktion durch kortikale Herde. Bergmann, Wiesbaden

Monsch AU, Bondi MW, Butters N et al. (1992) Comparisons of verbal fluency tasks in the detection of dementia of the Alzheimer type. Arch Neurol 49:1253–1258

Moore BCJ (1997) An introduction to the psychology of hearing. Academic Press, San Diego

Moran J, Desimone R (1985) Selective attention gates visual processing in the extrastriate cortex. Science 229:782–784

Morasso P (1981) Spatial control of arm movements. Exp Brain Res 42:223–227

Morgan MJ (1979) Perception of continuity in stroboscopic motion: A temporal frequency analysis. Vision Res 19: 491–500

Morlaas J (1928) Contribution à l'étude de l'apraxie. Amédée Legrand, Paris

Morrell F (1972) Visual system's view of acoustic space. Nature 238:44–46

Morton J (1980) The logogen model and orthographic structure. In: Frith U (ed) Cognitive processes in spelling. Academic Press, London, pp 117–133

Morton J, Patterson KE (1980) A new attempt at an interpretation or an attempt at a new interpretation. In: Coltheart M, Patterson K, Marshall JC (eds) Deep dyslexia. Routledge, London, pp 91–118

Moscovitch M, Melo B (1997) Strategic retrieval and the frontal lobes: evidence from confabulation and amnesia. Neuropsychologia 35:1017–1034

Moscovitch M, Winocur G, Behrmann M (1997) What is special about face recognition? Nineteen experiments on a person with visual object agnosia and dyslexia but normal face recognition. J Cogn Neurosci 9:555–604

Motomura N, Yamadori A, Mori E, Tamaru F (1986) Auditory agnosia. Analysis of a case with bilateral subcortical lesions [published erratum appears in Brain 1986; 109:1322]. Brain 109:379–391

Motter BC, Mountcastle VB (1981) The functional properties of the light-senstive neurons of the posterior parietal cortex studied in waking monkeys: foveal sparing and opponent vector organization. J Neurosci 1:3–36

Mountcastle VB (1997) The columnar organization of the neocortex. Brain 120:701–722

Mountcastle VB, Lynch JC, Georgopoulos A et al. (1974) Posterior parietal association cortex of the monkey: command functions for operations within extrapersonal space. J Neurophysiol 38:871–908

Mountcastle VB, Georgopoulos LA, Sakata H, Acuna C (1975) Posterior parietal association cortex of the monkey: command functions for operations within extrapersonal space. J Neurophysiol 38:871–908

Mudie MH, Matyas TA (2000) Can simultaneous bilateral movement involve the undamaged hemisphere in reconstruction of neural networks damaged by stroke? J Disabil Rehabil 22:23–37

Mühlnickel W, Elbert T, Taub E, Flor H (1998) Reorganization of auditory cortex in tinnitus. Proc Natl Acad Sci USA 95:10340–10343

Müller GE, Pilzecker A (1900) Experimentelle Beiträge zur Lehre vom Gedächtnis. Z Psychol Physiol Sinnesorg (Ergänzungsband 1):1–300

Müller HJ, Rabbitt PMA (1989) Reflexive and voluntary orienting of visual attention: time course of activation and resistance to interruption. J Exp Psychol Hum Percept Perform 15:315–330

Müller HJ, Heller D, Ziegler J (1995) Visual search for singleton feature targets within and across feature dimensions. Perception Psychophysics 57:1–17

Müller HJ, Reimann B, Krummenacher J (2003) Visual search for singleton feature targets across dimensions: Stimulus and expectancy-driven effects in dimensional weighting. J Exp Psychol Hum Percept Perform 29:1021–1035

Müller MM, Bosch J, Elbert T et al. (1996) Visually induced gamma band responses in human EEG. A link to animal studies. Exp Brain Res 112:96–112

Müller NG, Machado L, Knight RT (2002) Contributions of subregions of the prefrontal cortex to working memory: evidence from brain lesions in humans. J Cogn Neurosci 14:673–686

Müller-Lyer FC (1889) Optische Urteilstäuschungen. Du Bois-Reymonds Arch Anat Physiol [Suppl]: 263–270

Münte TF, Heinze HJ, Mangun GR (1993) Dissociation of brain activity related to syntactic and semantic aspects of language. J Cogn Neurosci 5:335–344

Münte TF, Kohlmetz C, Nager W, Altenmüller E (2001) Superior auditory spatial tuning in professional conductors. Nature 409:580

Münte TF, Altenmüller E, Jäncke L (2002) The musician's brain as a model of neuroplasticity. Nat Rev Neurosci 3:473–478

Muggleton NG, Juan CH, Cowey A, Walsh V (2003) Human frontal eye fields and visual search. J Neurophysiol 89:3340–3343

Murata A, Gallese V, Luppino G et al. (2000) Selectivity for the shape, size, and orientation of objects fo grasping in neurons of monkey parietal area AIP. J Neurophysiol 83:2580–2601

Murphy FC, Nimmo-Smith I, Lawrence AD (2003) Functional neuroanatomy of emotions: a meta-analysis. Cogn Affect Behav Neurosci 3:207–233

Murray EA, Bussey TJ (1999) Perceptual-mnemonic functions of the perirhinal cortex. Trends Cogn Sci 3:142–151

Musso M, Weiller C, Kiebel S et al. (1999) Training-induced plasticity in aphasia. Brain 122:1781–1790

Naccache L, Dehaene S (2001) The priming methods: Imaging unconscious repetition priming reveals an abstract representation of number in the parietal lobes. Cereb Cortex 11:966–974

Näätänen R, Picton TW (1987) The N1 ware of the human electric and magnetic response to sound: a review and an analysis of the component structure. Psychophysiology 24:375–425

Nadeau SE, Crosson B (1997) Subcortical aphasia. Brain Lang 58:335–402, 436–458

Nadel L (1991) The hippocampus and space revisited. Hippocampus 1:221–229

Nadel L (1994) Multiple memory systems: What and why. An update. In: Schacter D, Tulving E (eds) Memory systems. MIT, Cambridge/MA, pp 39–63

Nadel L (1999) Neural mechanisms of spatial orientation and wayfinding. In: Golledge RG (ed) Wayfinding behavior. Johns Hopkins Univ Press, Baltimore, pp 313–327

Nakayama K (1985) Biological image motion processing: a review. Vision Res 25:625–660

Narr KL, Bilder RM, Klim S et al. (2004) Abnormal gyral complexity in first-episode schizophrenia. Biol Psychiatry 55:859–867

Nathans J (1992) Die Gene für das Farbensehen. In: Singer W (Hrsg) Gehirn und Kognition. Spektrum, Heidelberg

Nathanson M, Berman PS, Gordon GG (1952) Denial of illness. Its occurrence in one hundred consecutive cases of hemiplegia. Arch Neurol Psychiatry 68:380–387

Natsoulas T (1995) A rediscovery of Sigmund Freud. Consciousness Cogn 4:300–322

Navon D (1977) Forest before trees: the precedence of global features in visual perception. Cogn Psychol 9:353–383

Neff WD, Diamond IT, Casseday JH (1975) Behavioral studies of auditory discrimination: central nervous system. In: Keidel WD, Neff WD (eds) Handbook of sensory physiology, vol V, part 2. Springer, Berlin Heidelberg New York, pp 307–400

Nelles G, Cramer SC, Schaechter JD et al. (1998) Quantitative assessment of mirror movements after stroke. Stroke 6:1182–1187

Nelson WL (1983) Physical principles for economies of skilled movements. Biol Cybernetics 46:135–147

Netz J, Lammers T, Hömberg V (1997) Reorganization of motor ouput in the non-affected hemisphere after stroke. Brain 120:1579–1586

Neumann O, Klotz W (1994) Motor responses to nonreportable, masked stimuli: Where is the limit of direct parameter specification? In: Umiltà C, Moscovitch M (eds) Attention, Performance. MIT-Press, Cambridge/MA, pp 124–150

Neville HJ, Bavalier D (2000) Specificity and plasticity in neurocognitive development in humans. In: Gazzaniga MS (ed) The new cognitive neuroscience, 2nd edn. MIT, Cambridge/MA, pp 83–98

Neville HJ, Nicol J, Barss A et al. (1991) syntactically based sentence processing classes: evidence from evet-related brain potentials. J Cogn Neurosci 3:151–165

Neville HJ, Mills DL, Lawson DS (1992) Fractionating language: Different neural subsystems with different sensitive periods. Cereb Cortex 2:244–258

Newen A, Vogeley K (2000) Selbst und Gehirn. Mentis, Paderborn

Newman J (1997) Putting the puzzle together: Toward a general theory of the neural correlates of consciousness, Part I & II. J Consciousness Stud 4:47–66, 100–121

Newman J (ed) (1999) Temporal binding and consciousness. Consciousness Cogn 8:123–268

Newman SD, Carpenter PA, Varma S, Just MA (2003) Frontal and parietal participation in problem solving in the Tower of London: fMRI and computational modeling of planning and high-level perception. Neuropsychologia 41:1668–1682

Newsome WT, Wurtz RH (1988) Probing visual cortical function with discrete chemical lesions. Trends Neurosci 11: 394–399

Newsome WT, Wurtz RH, Komatsu H (1988) Relation of cortical areas Mt and MST to pursuit eye movements. II. Differentiation of retinal from extraretinal inputs. J Neurophysiol 60:604–620

Nichelli P, Bahmanian-Behbahani G, Gentilini M, Vecchi A (1988) Perserved memory abilities in thalamic amnesia. Brain 11:1337–1353

Nickels L, Howard D (1995) Aphasic naming: What matters? Neuropsychologia 33:1281–1303

Nickels L, Howard D (2000) When the words won't come: Relating impairments and models of word production. In: Wheeldon L (ed) Aspects of language production. Psychology Press, London, pp 115–142

Nieder A (2005) Counting on neurons: the neurobiology of numerical competence. Nat Rev Neurosci 6:177–90

Nieder A, Miller EK (2003) Coding of cognitive magnitude: Compressed scaling of numerical information in the primate prefrontal cortex. Neuron 37:149–157

Nieder A, Miller EK (2004) A parieto-frontal network for visual numerical information in the monkey. Proc Natl Acad Sci USA 101:7457–7462

Nieder A, Freedman DJ, Miller EK (2002) Representation of the quantity of visual items in the primate prefrontal cortex. Science 297:1708–1711

Niemeier M, Karnath HO (2000) Exploratory saccades show no direction-specific deficit in neglect. Neurology 54: 515–518

Nikolaenko NN, Egorov AY (1996) Types of interhemispheric relations in man. J Evol Biochem Physiol 32:278 –286

Ninokura Y, Mushiake H, Tanji J (2003) Representation of the temporal order of visual objects in the primate lateral prefrontal cortex. J Neurophysiol 89:2868–2873

Ninokura Y, Mushiake H, Tanji J (2004) Integration of temporal order and object information in the monkey lateral prefrontal cortex. J Neurophysiol 91:555–560

Nissen MJ, Bullemer P (1987) Attentional requirements of learning: Evidence from performance measures. Cogn Psychol 19:1–32

Noël M-P, Seron X (1992) Notational constraints and number processing: reappraisal of Gonzalez and Kolers (1982) study. Q J Exp Psychol 45:451–478

Noël M-P, Seron X (1993) Arabic number reading deficit: A single case study or when 236 is read (2306) and judged-superior to 1258. Cogn Neuropsychol 10:317–339

Noesselt T, Shah NJ, Jänke L (2003) Top-down and bottom-up modulation of language related areas – an fMRI study. BMC Neurosci 4:13

Nolte UG, Finsterbusch J, Frahm J (2000) Rapid isotropic diffusion mapping without susceptibility artifacts: whole brain studies using diffusion-weighted single-shot STEAM MR imaging. Magn Reson Med 44:731–736

Nordby K (1990) Vision in a complete achromat: a personal account. In: Hess RF, Sharpe LT, Nordby K (eds) Night vision: basic, clinical and applied aspects. Cambridge Univ Press, Cambridge, pp 290–315

Nuerk HC, Weger U, Willmes K (2001) Decade breaks in the mental number line? Putting tens and units back in different bins. Cognition 82:B25–B33

Nuerk HC, Wood G, Willmes K (2005) The universal SNARC effect: The association between number magnitude and space is amodal. Exp Psychol 52:1–8

Nyffeler T, Pflugshaupt T, Hofer H et al. (2005) Oculomotor behaviour in simultanagnosia: a longitudinal case study. Neuropsychologia 43:1591–1597

Ochipa C, Rapcsak SZ, Maher LM et al. (1997) Selective deficit of praxis imagery in ideomotor apraxia. Neurology 49:474–480

O'Connor DH, Fukui MM, Pinsk MA, Kastner S (2002) Attention modulates responses in the human lateral geniculate nucleus. Nat Neurosci 5:1203–1209

O'Craven KM, Downing PE, Kanwisher N (1999) fMRI evidence for objects as the units of attentional selection. Nature 401:584–587

Oepen G, Berthold H, Thoden U (1989) Amusien bei unterschiedlichen Hirnläsionen. In: Petsche H (Hrsg) Musik – Gehirn – Spiel. Birkhäuser, Basel, S 179–190

Ojeman GA, Whitaker HW (1978) Language localization and variability. Brain Lang 6:239–260

Ojemann JG, Buckner RL, Akbudak E et al. (1998) Functional MRI studies of word-stem completion: reliability across laboratories and comparison to blood flow imaging with PET. Hum Brain Mapp 6:203–215

O'Keefe J, Nadel L (1978) The hippocampus as a cognitive map. Clarendon, Oxford

Oldfield RC (1971) The assessment and analysis of handedness: The Edinburgh inventory. Neuropsychologia 9:97–113

Olesen J, Friberg C, Olsen TS et al.(1990) Timing and topography of cerebral blodd flow, aura and headache during migraine attacks. Ann Neurol 28:791–798

Oller DK (1986) Metaphonology and Infant vocalization. In: Lindblom B, Zetterström R (eds) Precursors of early speech. Stockson, New York, pp 21–35

Olson CR, Gettner SN (1998) Impairment of object-centered vision following lesions of macaque posterior parietal cortex. Soc Neurosci Abstr 24:1140

Oppel JJ (1854–1855) Über geometrisch-optische Täuschungen. Jahresber Frankf Verein 55:37–47

Oppenheim H (1885) Ueber eine durch eine klinisch bisher-nicht verwerthete Untersuchungsmethode ermittelte-Form der Sensibilitatsstoerung bei einseitigen Erkrankungen des Großhirns. Neurol Centralbl 4:529–533

Oppenheimer DR, Newcombe F (1978) Clinical and anatomic findings in a case of auditory agnosia. Arch Neurol 35:712–719

O'Regan JK (1992) Solving the »real« mysteries of visual perception: The world as an outside memory. Special Issue: Object perception and scene analysis. Can J Psychol 46:461–488

O'Regan K, Deubel H, Clark JJ, Rensink RA (2000) Picture changes during blinks: Looking without seeing and seeing without looking. Visual Cognition 7:191–211

Osterhout L, Holcomb PJ (1992) Event-related potentials and syntactic anomaly. J Mem Lang 31:785–804

Osterhout L, Holcomb PJ, Swinney D (1994) Brain potentials elicited by garden-path sentences: evidence of the application of verb information during parsing. J Exp Psychol Learn Mem Cogn 20:786–803

Owen AM, Morris RG, Sahakian BJ et al. (1996) Double dissociations of memory and executive functions in working memory tasks following frontal lobe excisions, temporal lobe excisions or amygdalo-hippocampectomy in man. Brain 119:1597–1615

Owen AM, Stern CE, Look RB et al. (1998) Functional organisation of spatial and non-spatial working memory processes within the human lateral frontal cortex. Proc Natl Acad Sci U S A 95:7721–7726

Ozimek A, Richter S, Hein-Kropp C et al. (2004) Cerebellar mutism: report of four cases. J Neurol 251:963–972

Pakkenberg B, Gundersen HJ (1997) Neocortical neuron number in humans: effect of sex and age. J Comp Neurol 384:312–320

Pandya DN (1995) Anatomy of the auditory cortex. Rev Neurol 151:486–494

Panksepp J (1985) Mood changes. In: Vinken PJ, Bruyn GW, Klawans HL (eds) Handbook of clinical neurology, vol-1: Clinical neuropsychology. Elsevier, Amsterdam, pp 271–285

Panksepp J (1998) Affective neuroscience. Oxford Univ Press, New York

Pantano P, Baron JC, Samson Y et al. (1986) Crossed cerebellar diaschisis. Further studies. Brain 109:677–694

Pantev C, Hoke M, Lehnertz K, Lütkenhöner B (1989) Neuromagnetic evidence of an amplitopic organization of the human auditory cortex. Electroencephalogr Clin Neurophysiol 72:225–231

Pantev C, Oostenveld R, Engelien A et al. (1998) Increased auditory cortical representation in musicians. Nature 392: 811–814

Pantev C, Wollbrink A, Roberts LE et al. (1999) Short-term plasticity of the human auditory cortex. Brain Res 842: 192–199

Pantev C, Roberts LE, Schulz M et al. (2001) Timbre-specific enhancement of auditory cortical representations in musicians. Neuroreport 12:169–74

Parent A, Hazrati L-N (1995) Functional anatomy of the basal ganglia. I. The cortico-basal ganglia-thalamo-cortical loop. Brain Res Brain Res Rev 20:91–127

Parker A, Eacott MJ, Gaffan D (1997) The recognition memory deficit caused by mediodorsal thalamic lesion in non-human primates: A comparison with rhinal cortex lesion. Eur J Neurosci 9:2423–2431

Parkin AJ, Rees JE, Hunkin NM, Rose PE (1994) Impairment of memory following discrete thalamic infarction. Neuropsychologia 32:39–51

Partiot A, Grafman J, Sadato N et al. (1996) Brain activation during script event processing. Neuroreport 7:761–766

Pascual-Leone A, Gates JR, Dhuna A (1991) Induction of speech arrest and counting errors with rapid-rate transcranial magnetic stimulation. Neurology 41:697–702

Pascual-Leone A, Torres F (1993) Plasticity of the sensorimotor cortex representation of the reading fingers in Braille readers. Brain 116:39–52

Pascual-Leone A, Grafman J, Clark K et al. (1993) Procedural learning in Parkinson's disease and cerebellar degeneration. Ann Neurol 34:594–602

Pasquier F, Lebert F, Petit H (1995) Dementia, apathy, and thalamic infarcts. Neuropsychiatry Neuropsychol Behav Neurol 8:208–214

Patrick CJ (1994) Emotion and psychopathy: Startling new insights. Psychophysiology 31:319–330

Patterson K (1986) Lexical but nonsemantic spelling? Cogn Neuropsychol 3:341–367

Patterson K, Besner D (1984) Is the right hemisphere literate? Cogn Neuropsychol 1:315–341

Paulignan Y, Jeannerod M (1996) Prehension movements. The visuomotor channels hypothesis revisited. In: Wing AM, Haggard P, Flanagan JR (eds) Hand and brain. The neurophysiology and psychology of hand movements. Academic Press, San Diego, pp 265–282

Pause M, Kunesch E, Binkofski F, Freund HJ (1989) Sensorimotor disturbances in patients with lesions of the parietal cortex. Brain 112: 1599–1625

Pavese A, Coslett HB, Saffran E, Buxbaum L (2002) Limitations of attentional orienting. Effects of abrupt visual onsets and offsetson naming two objects in a patient with simaltanagnosia. Neuropsychologia 40:1097–1103

Pedersen PM, Wandel A, Jorgensen HS et al. (1996) Ipsilateral-pushing in stroke: incidence, relation to neuropsychological symptoms, and impact on rehabilitation. The Copenhagen stroke study. Arch Phys Med Rehabil 77:25–28

Pedersen PM, Jorgensen HS, Nakayama H et al. (1997) Hemineglect in acute stroke – incidence and prognostic implications. Am J Phys Med Rehabil 76:122–127

Pellegrino Gd, Fadiga L, Fogassi L et al. (1992) Understanding motor events: a neurophysiological study. Exp Brain Res 91:176–180

Penfield W (1957) Vestibular sensation and the cerebral cortex. Ann Otol 66:691–698

Penfield W, Evans J (1935) The frontal lobe in man: a clinical study of maximum removals. Brain 58:115–133

Penner Z, Fischer A (2000) Continuity in early phonology: the prosody of canonical babbling (Vortrag gehalten im Rahmen des Workshops »Development and Interaction of Linguistic and Non-Linguistic Cognition in Infants«, Wissenschaftskolleg, Berlin)

Penner Z, Weissenborn J (1996) Strong continuity, parameter setting, and the trigger hierarchy. In: Clahsen H (ed) Generative perspectives on language acquisition. Benjamins, Amsterdam, pp 161–200

Penner Z, Wymann K, Dietz C (1998) From verbal particles to complex object-verb constructions in early german. In: Penner Z, Wymann K. (eds) Normal and impaired language acquisition. Studies in lexical, syntactic and phonological development (Fachgruppe Sprachwissenschaft, Universität Konstanz, Arbeitspapiere Nr. 89.4–109)

Penner Z, Tracy R, Weissenborn J (2000) Where scrambling begins: triggering object scrambling at the early stage in german and bernese swiss german. In: Powers S, Hamann C (eds) The L1- and L2-acquisition of clause-internal rules: scrambling and cliticization. Kluwer, Dordrecht, pp 127–164

Penrose LS, Penrose R (1958) Impossible objects: a special type of visual illusion. Br J Psychol 49:31–33

Penrose R (2001) Consciousness, the brain, and spacetime geometry: an addendum. Some new developments on the Orch OR model for consciousness. Ann NY Acad Sci 929:105–110

Perani D, Cappa SF, Schnur T et al. (1999) The neural correlates of verb and noun processing: A PET study. Brain 122:2337–2344

Perenin MT (1991) Discrimination of motion in perimetrically blind fields. Neuroreport 2:397–400

Perenin MT (1997) Optic ataxia and unilateral neglect: clinical evidence for dissociable spatial functions in posterior parietal cortex. In: Thier P, Karnath HO (eds) Parietal lobe contribution to orientation in 3D space. Springer, Berlin Heidelberg New York Tokyo, pp 289–308

Perenin MT, Vighetto A (1983) Optic ataxia: a specific disorder in visuomotor coordination. In: Hein AJM (ed) Visually oriented behavior. Springer, Berlin Heidelberg New York, pp 305–326

Perenin MT, Vighetto A (1988) Optic ataxia: a specific disruption in visuomotor mechanisms. I. Different aspects of the deficit in reaching for objects. Brain 111:643–674

Perenin MT, Revol P, Rode G (1998) Goal-direted and exploratory movements: opposite deficits in optic ataxia and unilateral neglect. Eur J Neurosci [Suppl] 10:256

Peretz I (1990) Processing of local and global musical information by unilateral brain-damaged patients. Brain 113: 1185–1205

Peretz I (1993) Auditory agnosia: a functional analysis. In: McAdams S, Bigand E (eds) Thinking in sound. Oxford Univ Press, New York, pp 199–230

Peretz I, Kolinsky R, Tramo M et al. (1994) Functional dissociations following bilateral lesions of auditory cortex. Brain 117:1283–1301

Peretz I, Ayotte J, Zatorre R et al. (2002) Congenital Amusia: A disorder of fine-grained pitch discrimination. Neuron 33:185–191

Perrett DI, Smith PA, Potter DD et al. (1985) Visual cells in the temporal cortex sensitive to face view and gaze direction. Proc R Soc Lond B Biol Sci 223:293–317

Perrett DI, Oram MW, Ashbridge E (1998) Evidence accumulation in cell populations responsive to faces: an account of generalisation of recognition without mental transformations. Cognition 67:111–145

Perry E, Walker M, Grace J, Perry R (1999) Acetylcholine in mind: a neurotransmitter correlate of consciousness? Trends Neurosci 22:273–280

Péruch P, Gaunet F (1998) Virtual environments as a promising tool for investigating human spatial cognition. Cahiers Psychol Cogn 17:881–899

Pesenti M, Seron X, Samson D, Duroux B (1999) Basic and exceptional calculation abilities in a calculation prodigy: A case study. Math Cogn 5:97–148

Pesenti M, Zago L, Crivello F et al. (2001) Mental calculation in a prodigy is sustained by right prefrontal and medial temporal areas. Nat Neurosci 4:103–107

Peters M, McGrory J (1987) The writing performance of inverted and noninverted right – and left-handers. Can J Psychol 41:20–32

Petersen SE, Robinson DL, Morris JD (1987) Contributions of the pulvinar to visual spatial attention. Neuropsychologia 25:97–105

Petersen SE, Fox PT, Posner MI et al. (1989) Positron emission tomographic studies of the processing of single words. J Cogn Neurosci 1:153–170

Petersen SE, Fox PT, Snyder AZ, Raichle ME (1990) Activation of extrastriate and frontal cortical areas by visual words and word-like stimuli. Science 249:1041–1044

Petrides M (1995) Impairments on nonspatial self-ordered and externally ordered working memory tasks after lesions of the mid-dorsal part of the lateral frontal cortex in the monkey. J Neurosci 15:359–375

Petrides M (1996) Specialized systems for the processing of mnemonic information within the primate frontal cortex. Philos Trans R Soc Lond B 351:1455–1462

Petrides M, Milner B (1982) Deficits on subject-ordered tasks after frontal- and temporal-lobe lesions in man. Neuropsychologia 20: 249–262

Piazza M, Izard V, Pinel P et al. (2004) Tuning curves for approximate numerosity in the human intraparietal sulcus. Neuron 44:547–555

Pick A (1913) Die agrammatischen Sprachstörungen. Studien zur psychologischen Grundlegung der Aphasielehre. Springer, Berlin (Monographien aus dem Gesamtgebiete der Neurologie und Psychiatrie)

Pick A (1923) Sprachpsychologie und andere Studien zur Aphasielehre. 1. Zur Psychologie der »Not«-Sprachen. Schweiz Arch Neurol Psychiatr 12:105–135

Pierrot-Deseilligny C, Gray F, Brunet P (1986) Infarcts of both inferior parietal lobules with impairment of visually guided eye movements, peripheral visual inattention and optic ataxia. Brain 109:81–97

Pierrot-Deseilligny, C, Rivaud S, Gaymard B et al. (1995) Corticol control of saccades. Ann Neurol 37:557–567

Pihan H, Altenmüller E, Ackermann H (1997) The cortical processing of perceived emotion: a DC-potential study on affective speech prosody. Neuroreport 8:623–627

Pihan H, Altenmüller E, Hertrich I, Ackermann H (2000) Cortical activation patterns of affective speech processing depend on concurrent demands on the subvocal rehearsal system: a DC-potential study. Brain 123:2338–2349

Pinek B, Brouchon M (1992) Head turning versus manual pointing to auditory targets in normal subjects and in subjects with right parietal damage. Brain Cogn 18:1–11

Pinek B, Duhamel J-R, Cavé C, Brouchon M (1989) Audio-spatial deficits in humans: differential effects associated with left versus right hemisphere parietal damage. Cortex 25:175–186

Pinel P, Le Clec'H G, van de Moortele XX et al. (1999) Event-related fMRI analysis of the cerebral circuit for number comparison. Neuroreport 10:1473–1479

Pinel P, Piazza M, Le Bihan D, Dehaene S (2004) Distributed and overlapping cerebral representations of number, size, and luminance during comparative judgments. Neuron 41:1–20, 983–993

Pisella L, Grea H, Tilikete C et al. (2000) An ›automatic pilot‹ for the hand in human posterior parietal cortex: toward reinterpreting optic ataxia. Nat Neurosci 3:729–736

Pitkanen A, Savander V, LeDoux JE (1997) Organization of intra-amygdaloid circuitries in the rat: an emerging framework for understanding functions of the amygdala. Trends Neurosci 20: 517–523

Pitzalis S, Di Russo F, Figliozzi F, Spinelli D (2004) Underestimation of contralateral space in neglect: a deficit in the »where« task. Exp Brain Res 159:319–328

Pizzamiglio L, Frasca R, Guariglia C et al. (1990) Effect of optokinetic stimulation in patients with visual neglect. Cortex 26:535–540

Plaut DC, Shallice T (1993) Perseverative and semantic influences on visual object naming errors in optic aphasia: A connectionist account. J Cogn Neurosci 5:89–117

Poeck K (1968) Hat der Mensch zwei Gehirne? Dtsch Med Wochenschr 93:185–187

Poeck K (1983a) Ideatorische Apraxie. J Neurol 230:1–5

Poeck K (1983b) What do we mean by aphasic syndromes. A neurologists view. Brain Lang 20:79–89

Poeck K (1985a) Pathological laughter and crying. In: Vinken PJ, Bruyn GW, Klawans HL (eds) Handbook of clinical neurology, vol 1: Clinical neuropsychology. Elsevier, Amsterdam, pp 219–225

Poeck K (1985b) The Klüver-Bucy syndrome in man. In: Vinken PJ, Bruyn GW, Klawans HL (eds) Handbook of clinical neurology, vol 1: Clinical neuropsychology. Elsevier, Amsterdam, pp 257–263

Poeck K, De Bleser R, Keyserlingk D von (1984a) Computed tomography localization of standard aphasic syndromes. In: Rose FC (ed) Advances in neurology, vol 42: Progress in aphasiology. Raven, New York, pp 71–89

Poeck K, DeBleser R, Keyserlingk D von (1984b) Neurolinguistic status and localization of lesion in aphasic patients with exclusively consonant-vowel recurring utterances. Brain 107:199–217

Poeppel D, Yellin E, Phillips C et al. (1996) Task-induced asymmetry of the auditory evoked M100 neuromagnetic field elicited by speech sounds. Brain Res Cogn Brain Res 4:231–242

Poggio T, Edelman S (1990) A network that learns to recognize three-dimensional objects. Nature 343:263–266

Poggio T, Torre V, Koch C (1985) Computational vision and regularization theory. Nature 317:314–319

Poggio T, Fahle M, Edelman S (1992) Fast percpetual learning in visual hyperacuity. Science 256:1018–1021

Poirier P, Lassonde M, Villemure JG et al. (1994) Sound localization in hemispherectomized patients. Neuropsychologia 32:541–553

Poldrack RA, Wagner AD, Prull MW et al. (1999) Functional specialization for semantic and phonological processing in the left inferior prefrontal cortex. Neuroimage 10:15–35

Pollux PM, Robertson C (2002) Reduced task-set inertia in Parkinson's disease. J Clin Exp Neuropsychol 24:1046–1056

Pons TP, Garraghty PE, Ommaya AK et al. (1991) Massive cortical reorganization after sensory deafferentation in adult macaques. Science 252:1857–1860

Ponzo M (1912) Rapporto fra alcune illusioni visive di contrasto angolare e apprezzamento di grandezza degli astri all‹ orizzonte. Rivista di Psicologia 54:304–306

Pöppel E, Held R, Frost D (1973) Residual visual function after brain wounds involving the central visual pathways in man. Nature 243:295–296

Poppelreuter W (1917, 1990) Disturbances of lower and higer visual capacities caused by occipital damage (translation by J Zihl and L Weiskrantz). Clarendon, Oxford

Posner MI (1980) Orienting of attention. Q J Exp Psychol 32: 3–25

Posner MI, Cohen Y (1984) Components of visual orienting. In: Bouma H, Bouwhuis DG (eds) Attention and performance X. Lawrence Erlbaum, Hillsdale/NJ, pp 531–556

Posner MI, Petersen SE (1990) The attention system of the human brain. Annu Rev Neurosci 13:25–42

Posner MI, Snyder CRR, Davidson BJ (1980) Attention and the detection of signals. J Exp Psychol Gen 109:160–174

Posner MI, Walker JA, Friedrich FJ, Rafal RD (1984) Effects of parietal injury on covert orienting of attention. J Neurosci 4:1863–1874

Posner MI, Walker JA, Friedrich FA, Rafal RD (1987) How do the parietal lobes direct covert attention? Neuropsychologia 25:135–145

Posner MI, Peterson SE, Fox PT, Raichle ME (1988) Localization of cognitive operations in the human brain. Science 240:1627–1631

Pötzl O (1924) Über Störungen der Selbstwahrnehmung bei linksseitiger Hemiplegie. Z Ges Neurol Psychiatr 93:117–168

Pouget A, Driver J (2000) Relating unilateral neglect to the neural coding of space. Curr Opin Neurobiol 10:242–249

Preis S, Jäncke L, Schmitz-Hillebrecht J, Steinmetz H (1999) Child age and planum temporale asymmetry. Brain Cogn 40:441–452

Premack D, Woodruff G (1978) Does the chimpanzee have a theory of mind? Behav Brain Sci 1:515–526

Previc FH (1991) A general theory concerning the prenatal origins of cerebral lateralization in humans. Psychol Rev 98:299–334

Price CJ (2000) The anatomy of language: contributions from functional neuroimaging. J Anatom 197:335–359

Price CJ, Howard D, Patterson K et al. (1998) A functional neuroimaging description of two deep dyslexic patients. J Cogn Neurosci 10:303–315

Price CJ, Indefrey P, van Turennout M (1999) The neural architecture underlying the processing of written and spoken word forms. In: Brown CM, Hagoort P (eds) The neurocognition of language. Oxford Univ Press, Oxford, pp 211–240

Prinz W (1990) A common coding approach to perception and action. In: Neumann O, Prinz W (eds) Relationships between perception and action: current approaches. Springer, Berlin Heidelberg New York, pp 167–201

Prinz W (1998) Die Reaktion als Willenshandlung. Psychol Rundsch 49:10–20

Prinzmetal W, Presti D, Posner MI (1986) Does attention affect visual feature integration? J Exp Psychol Hum Percep Perform 12:361–370

Pritzel M (1997) Lateralisierung des Zentralnervensystems und Verhalten: Eine Übersicht unter besonderer Berücksichtigung der Linkshändigkeit. In: Markowitsch M (Hrsg) Enzyklopädie der Psychologie, Bd 2: Neuropsychologie. Hogrefe, Göttingen, S 155–208

Proctor RW, Reeve TG (eds) (1990) Stimulus-response compatibility: an integrated perspective. Elsevier, Amsterdam

Proust M (1979) Auf der Suche nach der verlorenen Zeit (Übers.: Eva Rechel-Mertens). Suhrkamp, Frankfurt/Main, S 3096–3097

Provins KA (1997a) Handedness and speech: a critical reappraisal of the role of genetic and environmental factors in the cerebral lateralization of function. Psychol Rev 104:554–571

Provins KA (1997b) The specifity of motor skill and manual asymmetry: a review of the evidence and its implications. J Motor Behav 29:183–192

Prull MW, Gabrieli JDE, Bunge SA (2000) Age-related changes in memory: A cognitive neuroscience perspective. In: Craik FIM, Salthouse TA (eds) The handbook of aging and cognition, 2nd edn. Erlbaum, Mawah, pp 91–153

Ptak R, Birtoli B, Imboden H et al. (2001) Hypothalamic amnesia with spontaneous confabulations: A clinicopathologic study. Neurology 56:1597–1600

Puce A, Allison T, Bentin S et al. (1998) Temporal cortex activation in humans viewing eye and mouth movements. J Neurosci 18:2188–2199

Pulvermüller F, Genkinger B, Elbert T et al. (2001) Constraint-induced therapy of chronic aphasia following stroke. Stroke 32:1621–1626

Rafal RD (1997) Balint syndrome. In: Feinberg TE, Farah MJ (eds) Behavioral neurology and neuropsychology. McGraw-Hill, New York, pp 337–356

Rafal RD, Posner MI (1987) Deficits in human visual spatial attention following thalamic lesions. Proc Natl Acad Sci USA 84:7349–7353

Rafal R, Robertson L (1995) The neurology of visual attention. In: Gazzaniga MS (ed) The cognitive neurosciences. MIT, Cambridge/MA, pp 625–648

Ramachandran VS (1988) Perception of shape from shading. Nature 331:163–166

Ramachandran VS (1995) Anosognosia in parietal lobe syndrome. Consciousness Cogn 4:22–51

Ramachandran VS, Braddick O (1973) Orientation-specific learning in stereopsis. Perception 2:371–376

Ramachandran VS, Rogers-Ramachandran D (1996) Denial of disabilities in anosognosia. Nature 382:501

Ramers KH (1998) Einführung in die Phonologie. Fink, München

Ramnani N, Owen AM (2004) Anterior prefrontal cortex: insights into function from anatomy and neuroimaging. Nat Rev Neurosci 5:184–194

Ranck JB Jr (1984) Head direction cells in the deep cell layer of dorsal presubiculum in freely moving rats. Soc Neurosci Abstr 10:599

Rao SC, Rainer G, Miller EK (1997) Integration of what and where in the primate prefrontal cortex. Science 276: 821–824

Ratcliff G, Davies-Jones GAB (1972) Defective localization in focal brain wounds. Brain 95:49–60

Rauschecker JP (1998) Cortical processing of complex sounds. Curr Opin Neurobiol 8:516–521

Rauschecker JP, Tian B (2000) Mechanisms and streams for processing of »what« and »where« in auditory cortex. Proc Natl Acad Sci USA 97:11800–11806

Raymond JE, Shapiro KL, Arnell KM (1992) Temporary suppression of visual processing in an RSVP task: An attentional blink? J Exp Psychol Hum Percept Perform 18:849–860

Rayner K, Bertera JH (1979) Reading without a fovea. Science 206:468–469

Raz N (2000) Aging of the brain and its impact on cognitive performance: An integration of structural and functional findings. In: Craik FIM, Salthouse TA (eds) The handbook-of aging and cognition, 2nd edn. Erlbaum, Mawah, pp 1–90

Raz N (2005) The aging brain observed in vivo. In: Cabeza R, Nyberg L, Park D (eds) Cognitive Neuroscience of aging: Linking cognitive and cerebral aging. Oxford Univ Press, New York/NY

Recanzone GH, Jenkins WM, Hradek GT, Merzenich MM (1992a) Progressive improvement in diskriminative abilities in adult owl monkeys performing a tactile diskrimination task. J Neurophysiol 67:1015–1030

Recanzone GH, Merzenich MM, Jenkins WM et al. (1992b) Topographic reorganisation of the hand representation in cortical area 3b of owl monkeys trained in a frequency-discrimination task. J Neurophysiol 67:1031–1056

Recanzone GH, Merzenich MM, Jenkins WM (1992c) Frequency diskrimination training engaging a restricted skin surface results in an emergence of cutaneous response zone in cortical area 3b. J Neurophysiol 67:1057–1070

Recanzone GH, Merzenich MM, Schreiner CE (1992d) Changes in the distributed temporal properties of S1 cortical neurons refelect improvements in performance an a temporally based tactile discrimination task. J Neurophysiol 67:1071–1091

Redlich FC, Dorsey JF (1945) Denial of blindness by patients-with cerebral disease. Arch Neurol Psychiatry 53:407–417

Rees G, Wojciulik E, Clarke K et al. (2000) Unconscious activation of visual cortex in the damaged right-hemisphere of a parietal patient with extinction. Brain 123:1624–1633

Reischies FM (1998) Age related cognitive decline and the dementia threshold. In: Lomranz J (ed) Handbook of aging and mental health. An integrative approach. Plenum, New York, pp 435–448

Reischies FM, Geiselmann B (1997) Age related cognitive decline and vision impairment affecting the detection of dementia syndrome in old age. Br J Psychiatry 171:449–451

Reischies FM, Lindenberger U (1996) Grenzen und Potentiale kognitiver Leistungen im hohen Alter. In: Mayer KU, Baltes PB (Hrsg) Die Berliner Altersstudie. Akademie Verlag, Berlin, S 351–377

Reischies FM, Geiselmann B, Geßner R et al. (1997) Demenz bei Hochbetagten – Ergebnisse der Berliner Altersstudie. Nervenarzt 68:719–729

Rensink RA, O'Regan JK, Clark JJ (1995) Image flicker is as good as saccades in making large scene changes invisible. Perception 24:26–27

Rensink RA., O'Regan JK, Clark JJ (1997) To see or not to see: The need for attention to perceive changes in scenes. Psychol Sci 8:368–373

Reverberi C, Lavaroni A, Gigli GL et al. (2005) Specific impairments of rule induction in different frontal lobe subgroups. Neuropsychologia 43:460–472

Revonsuo A (2000) Can functional brain imaging discover consciousness in the brain? J Consciousness Stud 8:3–23

Reynolds JH, Pasternak T, Desimone R (2000) Attention increases sensitivity of V4 neurons. Neuron 26:703–714

Ribary U, Ioannides AA, Singh KD et al. (1991) Magnetic field tomography of coherent thalamocortical 40-Hz oscillations in humans. Proc Natl Acad Sci USA 88:11037–11041

Richards W (1971) The fortification illusions of migraine. Sci Am 224: 89–96

Rickard TC (2005) A revised identical elements model of arithmetic fact representation. J Exp Psychol Learn Mem Cogn 31:250–257

Rickard TC, Bourne LE Jr (1996) Some tests of an identical elements model of basic arithmetic skills. J Exp Psychol Learn Mem Cogn 22:1281–1295

Ridderinkhof KR, Ullsperger M, Crone EA, Nieuwenhuis S (2004) The role of the medial frontal cortex in cognitive control. Science 306:443–447

Riddoch G (1917) Dissociation of visual perceptions due to occipital injuries, with especial reference to appreciation of movement. Brain 40:15–57

Riddoch MJ, Humphreys GW (1987a) Perceptual and action systems in unilateral visual neglect. In: Jeannerod M (ed) Neurophysiological and neuropsychological aspects of spatial neglect. Elsevier, Amsterdam, pp 151–182

Riddoch MJ, Humphreys GW (1987b) Visual object processing in optic aphasia: a case of semantic access agnosia. Cogn Neuropsychol 4:131–185

Riecker A, Ackermann H, Wildgruber D et al. (2000) Opposite hemispheric lateralization effects during speaking and singing at motor cortex, insula and cerebellum. Neuroreport 11:1997–2000

Riecker A, Wildgruber D, Grodd W, Ackermann H (2002) Reorganization of speech production at the motor cortex and cerebellum following capsular infarction: A follow-up functional magnetic resonance imaging study. Neurocase 8:417–423

Riecker A, Wildgruber D, Mathiak K et al. (2003) Parametric analysis of rate-dependent hemodynamic response functions of cortical and subcortical brain structures during auditorily cued finger tapping: A fMRI study. Neuroimage 18:731–739

Riecker A, Mathiak K, Wildgruber D et al. (2005) Functional MRI reveals two distinct cerebral networks subserving speech motor control. Neurology 64:700–706

Riedel G, Micheau J, Lam AGM et al. (1999) Reversible neural inactivation reveals hippocampal participation in several memory processes. Nat Neurosci 2:898–905

Rijntjes M, Weiller C, Krams M (1994) Functional magnetic resonance imaging in recovery from stroke. Stroke 25:256

Rijntjes M, Tegenthoff M, Liepert J et al. (1997) Cortical reorganization in patients with facial palsy. Ann Neurol 41:621–630

Rijntjes M, Dettmers C, Büchel C et al. (1999a) A blueprint for movement: functional and anatomical representations in the human motor system. J Neurosci 19:8043–8048

Rijntjes M, Krams M, Müller S, Weiller C (1999b) Mitbewegungen der Gegenseite nach Schlaganfall. Neurol Rehabil 5:15–18

Rilling JK, Insel TR (1999) Differential expansion of neural projection systems in primate brain evolution. Neuroreport 10:1453–1459

Ringo JL, Doty RW, Demeter S, Simard PY (1994) Time is of the essence: a conjecture that hemispheric specialization arises from interhemispheric conduction delay. Cereb Cortex 4:331–343

Riva D (1995) Le lesioni cerebrali focali [Cerebral focal lesions]. In: Sabbadini G (ed) Manuale di neuropsicologia dell età evolutiva [Handbook of developmental neuropsychology]. Zanichelli, Bologna, pp 484–504

Rivier F, Clarke S (1997) Cytochrome oxidase, acetylcholinesterase, and NADPH-diaphorase staining in human supratemporal and insular cortex: evidence for multiple auditory areas. Neuroimage 6:288–304

Rizzolatti G, Matelli M (2003) Two different streams form the dorsal visual system: anatomy and functions. Exp Brain Res 153:146–157

Rizzolatti G, Fogassi L, Gallese V (2001) Neurophysiological mechanisms underlying the understanding and imitation of action. Nat Rev Neurosci 2:661–670

Robbins TW, James M, Owen AM et al. (1994) Cognitive deficits in progressive supranuclear palsy, Parkinson's disease, and multiple system atrophy in tests sensitive to frontal lobe dysfunction. J Neurol Neurosurg Psychiatry 57:79–88

Robertson I (1989) Anomalies in the laterality of omissions in unilateral left visual neglect: implications for an attentional theory of neglect. Neuropsychologia 27:157–165

Robertson L, Eglin M (1993) Attentional search in unilateral visual neglect. In: Robertson IH, Marshall JC (eds) Unilateral neglect: clinical and experimental findings. Erlbaum, Hove, pp 169–191

Robertson L, Treisman A, Friedman-Hill, S, Grabowecky M (1997) The interaction of spatial and object pathways: evidence from Balint's syndrome. J Cogn Neurosci 9:295–317

Robertson LC (2003) Binding, spatial attention and perceptual awareness. Nat Rev Neurosci 4:93–102

Robertson MM (2000) Tourette syndrome, associated conditions and the complexities of treatment. Brain 123:425–462

Robey RR (1998) A meta-analysis of clinical outcomes in the treatment of aphasia. J Speech Lang Hear Res 41:172–87

Robinson DL, Goldberg ME, Stanton GB (1978) Parietal association cortex in the primate: sensory mechanisms and behavioral modulations. J Neurophysiol 41:910–932

Robinson RG (1995) Psychiatric syndromes following stroke. In: Bogouslavsky J, Caplan L (eds) Stroke syndromes. Cambridge Univ Press, Cambridge, pp 188–199

Rock I, DiVita J (1987) A case of viewer-centered object perception. Cogn Psychol 19:280–293

Rock I, Palmer S (1991) Das Vermächtnis der Gestaltpsychologie. Spektrum Wissenschaft 91:68–75

Rockstroh B, Vanni S, Elbert T, Hari R (1996) Extensive somatosensory stimulation alters somatosensory evoked fields. In: Aine C, Okada Y, Stroink G et al. (eds) Advances in biomagnetism research: Biomag96. Springer, Berlin Heidelberg New York Tokyo, pp 848–851

Röder B, Rösler F, Henninghausen E, Nacker F (1996) Event-related potentials during auditory and somatosensory discrimination in sighted and blind human subjects. Brain Res Cogn Brain Res 4:77–93

Röder B, Stock O, Neville H et al. (2002) Brain activation modulated by the comprehension of normal and pseudo-word sentences of different processing demands: a functional magnetic resonance imaging study. Neuroimage 15:1003–1014

Roelfsema PR, König P, Engel AK et al. (1994) Reduced synchronization in the visual cortex of cats with strabismic amblyopia. Eur J Neurosci 6:1645–1655

Roelfsema PR, Engel AK, König P, Singer W (1997) Visuomotor integration is associated with zero time-lag synchronization among cortical areas. Nature 385:157–161

Roeltgen DP, Heilman KM (1984) Lexical agraphia. Brain 107:811–827

Rolls ET (1994) Brain mechanisms for invariant visual recognition and learning. Behav Proc 33:113–138

Rolls ET (1999a) The brain and emotion. Oxford Univ Press, New York

Rolls ET (1999b) The representation of space in the hippocampus and ist role in memory. In: Burgess N, Jefferey KJ, O'Keefe J (eds) The hippocampal and parietal foundations of spatial cognition. Oxford Univ Press, Oxford, pp 320–344

Rondot P, De Recondo J, Ribadeau-Dumas JL (1977) Visuomotor ataxia. Brain 100:355–376

Roorda A, Williams DR (1999) The arrangement of the three cone classes in the living human eye. Nature 397:520–522

Rorden C, Brett M (2000) Stereotaxic display of brain lesions. Behav Neurology 12:191–200

Rorden C, Karnath HO (2004) Using human brain lesions to infer function: a relic from a past era in the fMRI age? Nat Rev Neurosci 5:813–819

Rosch E, Mervis C, Gray W et al. (1976) Basic objects in natural categories. Cogn Psychol 8:382–439

Rose M, Schmid C, Winzen A et al. (2005) The functional and temporal characteristics of top-down modulation in visual selection. Cerebr Cortex 15:1290–1298

Rosen HJ, Petersen SE, Linenweber MR et al. (2000) Neural correlates of recovery from aphasia after damage to left inferior frontal cortex. Neurology 55:1883–1894

Rosenbaum DA (1980) Human movement initiation: specification of arm, direction, and extent. J Exp Psychol Gen 109:444–474

Rosenbaum DA, Jorgensen MJ (1992) Planning macroscopic aspects of manual control. Hum Movem Sci 11:61–69

Rosenbaum DA, Meulenbroek RGJ, Vaughan J (1996) Three approaches to the degrees of freedom problem in reaching. In: Wing AM, Haggard P, Flanagan JR (eds) Hand and brain. The neurophysiology and psychology of hand movements. Academic Press, London, pp 169–185

Ross ED (1981) The aprosodias: functional-anatomic organization of the affective components of language in the right hemisphere. Arch Neurol 38:561–569

Ross ED (1985) Modulation of affect and nonverbal communication by the right hemisphere. In: Mesulam MM (ed) Principles of behavioral neurolgy. Davis, Philadelphia, pp 239–258

Ross ED, Mesulam MM (1979) Dominant language functions of the right hemisphere? Prosody and emotional gesturing. Arch Neurol 36:144–148

Rossetti Y, Pisella L, Vighetto A (2003) Optic ataxia revisited: visually guided action versus immediate visuomotor control. Exp Brain Res 153:171–179

Rossetti Y, Revol P, McIntosh R et al. (2005) Visually guided reaching: bilateral posterior parietal lesions cause a switch from fast visuomotor to slow cognitive control. Neuropsychologia 43:162–177

Roth G (1995) Das Gehirn und seine Wirklichkeit. Suhrkamp, Frankfurt a. M., S 111–112

Rothi LJG, Ochipa C, Heilman KM (1997) A cognitive neuropsychological model of limb praxis and apraxia. In: Rothi LJG, Heilman KM (eds) Apraxia – the neuropsychology of action. Psychology Press, Hove, pp 29–50

Rouleau I, Salmon DP, Butters N (1996) Longitudinal analysis of clock drawing in Alzheimer's disease patients. Brain Cogn 31:17–34

Rowan A, Liegeois F, Vargha-Khadem F et al. (2004) Cortical lateralization during verb generation: a combined ERP and fMRI study. Neuroimage 22:665–675

Rowe JB, Owen AM, Johnsrude IS, Passingham RE (2001a) Imaging the mental components of a planning task. Neuropsychologia 39:315–327

Rowe AD, Bullock PR, Polkey CE, Morris RG (2001b) ›Theory of mind‹ impairments and their relationship to executive functioning following frontal lobe excisions. Brain 124:600–616

Rubens AB (1985) Caloric stimulation and unilateral visual neglect. Neurology 35:1019–1024

Rubin E (1921) Visuell wahrgenommene Figuren. Gyldendal, Kopenhagen

Rubin EH, Morris JC, Grant EA, Vendegna T (1989) Very mild senile dementia of the Alzheimer type. I. Clinical assessment. Arch Neurol 46:379–382

Rugg MD, Wilding E (2000) Retrieval processing and episodic memory. Trends Cogn Sci 4:108–115

Ruml W, Caramazza A, Shelton JR, Chialant D (2000) Testing assumptions in computational theories of aphasia. J Mem Lang 43:217–248

Rushworth MFS, Walton ME, Kennerley SW, Bannerman DM (2004) Action sets and decisions in the medial frontal cortex. Trends Cogn Sci 8:410–417

Rüttiger L, Braun DI, Gegenfurtner KR et al. (1999) Selective colour constancy deficits after circumscribed unilateral brain lesions. J Neurosci 19:3094–3106

Sack AT, Sperling JM, Prvulovic D et al. (2002) Tracking the mind's image in the brain II: Transcranial magnetic stimulation reveals parietal asymmetry in visuospatial imagery. Neuron 35:195–204

Sacks O (1985) The man who mistook his wife for a hat. Summit Books, New York

Sacks O (1997) The island of the colorblind. Knopf, New York

Sadato N, Pascual-Leone A, Grafman J et al. (1996) Activation of the primary visual cortex by Braille reading in blind subjects. Nature 380:526–528

Saint-Cyr JA (2003) Frontal-striatal circuit functions: context, sequence, and consequence. J Int Neuropsychol Soc 9:1003–1027

Saj A, Honore J, Bernati T et al. (2005) Subjective visual vertical in pitch and roll in right hemispheric stroke. Stroke 36: 588–591

Sakai K, Hikosaka O, Miyauchi S et al. (1999) Neural representation of rhythm depends on ist interval ratio. J Neurosci 19:10074–10081

Sakata H, Shibutani H, Ito Y et al. (1994) Functional properties of rotation–sensitive neurons in the posterior parietal cortex of the monkey. Exp Brain Res 101:183–202

Sakata H, Taira M, Kusunoki M et al. (1997a) The parietal association cortex in depth perception and visual control of hand action. Trends Neurosci 20:350–357

Sakata H, Taira M, Murata A et al. (1997b) Parietal visual neurons coding three-dimensional characteristics of objects and their relation to hand action. In: Thier P, Karnath HO (eds) Parietal lobe contributions to orientation in 3D space. Springer, Berlin Heidelberg New York Tokyo, pp 237–254

Salinas E, Thier P (2000) Gain modulation: a major computational principle of the cental nervous system. Neuron 27:15–21

Salthouse TA (1992) Mechanisms of age-cognition relations in adulthood. Erlbaum, Hillsdale/NJ

Salthouse TA (1996) A processing-speed theory of adult age differences in cognition. Psychol Rev 103:403–428

Salthouse TA, Babcock RL, Skovronek E, Mitchell DR (1990) Age and experience effects in spatial visualization. Dev Psychol 26:128–136

Salzman CD, Britten KH, Newsome WT (1990) Cortical microstimulation influences perceptual judgements of motion direction. Nature 346:174–177

Samuelsson H, Jensen C, Ekholm S et al. (1997) Anatomical and neuro-logical correlates of acute and chronic visuospatial neglect follow-ing right hemisphere stroke. Cortex 33:271–285

Sandson J, Albert ML (1984) Varieties of perseveration. Neuropsychologia 22:715–732

Sanes JN, Dimitrov B, Hallett M (1990) Motor learning in patients with cerebellar dysfunction. Brain 113:103–120

Sanes JN, Wang J, Donaghue JP (1992) Immediate and delayed changes of rat motor cortical output representation with new forelimb con-figurations. Cereb Cortex 2:141–152

Sanes JN, Donoghue JP, Thangaraj V et al. (1995) Shared neural sub-strates controlling hand movements in human motor cortex. Sci-ence 268:1775–1777

Sasanuma S, Monoi H (1975) The syndrome of Gogi (word meaning) aphasia. Selective impairment of Kanji processing. Neurology 25:627–632

Saver JL, Damasio AR (1991) Preserved access and processing of social knowledge in a patient with acquired sociopathy due to ventrome-dial frontal damage. Neuropsychologia 29:121–1249

Schacter DL, Tulving E (1994) What are the memory systems of 1994? In: Schacter DL, Tulving E (eds) Memory systems. MIT, Cambridge/MA, pp 1–38

Schärli H, Harman AM, Hogben JH (1999) Blindsight in subjects with homonymous visual field defects. J Cogn Neurosci 11:52–66

Schall U, Johnston P, Lagopoulos J et al. (2003) Functional brain maps of Tower of London performance: a positron emission tomography and functional magnetic resonance imaging study. Neuroimage 20:1154–1161

Schenk T, Zihl J (1997) Visual motion perception after brain damage: I. Deficits in global motion perception. Neuropsychologia 35:1289–1297

Scherg M, von Cramon DY (1986) Evoked dipole source potentials of the human auditory cortex. Neurophysiology 65:344–360

Schieber MH (1999) Somatotopic gradients in the distributed organiza-tion of teh human primary motor cortex hand area: evidence from small infarcts. Exp Brain Res 128:139–148

Schlag-Rey M, Amador N, Sanchez H, Schlag J (1997) Antisaccade per-formance predicted by neuronal activity in the supplentary eye field. Nature 390:398–400

Schlaug G, Jäncke L, Huang Y, Steinmetz H (1995) In vivo evidence of structural brain asymmetry in musicians. Science 267:699–701

Schleenbaker RE, Mainous AG (1993) Electromyographic biofeedback for neuromuscular reeducation in the hemiplegic stroke patient: a meta-analysis. Arch Phys Med Rehabil 12:1301–1904

Schmahmann JD (1991) An emerging concept. The cerebellar contribu-tion to higher function. Arch Neurol 48:1178–1187

Schmahmann JD (1997) Rediscovery of an early concept. Int Rev Neuro-biol 41:3–27

Schmahmann JD (2003) Vascular syndromes of the thalamus. Stroke 34:2264–2278

Schmahmann JD, Pandya DN (1997) The cerebrocerebellar system. Int Rev Neurobiol 41:31–60

Schmahmann JD, Sherman JC (1997) Cerebellar cognitive affective syn-drome. Int Rev Neurobiol 41:433–440

Schmidt RA (1975) A schema theory of discrete motor skill learning. Psychol Rev 82:225–260

Schmidt RA, Lee TD (1999) Motor control and learning: a behavioral emphasis, 3rd edn. Human Kinetics, Champaign/IL

Schneider P, Scherg M, Dosch HG et al. (2002) Morphology of Heschl's gyrus reflects enhanced activation in the auditory cortex of musi-cians. Nat Neurosci 5:688–694

Schneirla TC (1959) An evolutionary and developmental theory of bi-phasic processes underlying approach and withdrawal. In: Jones MR (ed) Nebraska Symposium on Motivation. University of Nebras-ka Press, Lincoln, pp 1–42

Schnider A (2000) Spontaneous confabulations, disorientation, and the processing of ›now‹. Neuropsychologia 38: 175–185

Schnider A (2003) Spontaneous confabulation and the adaptation of thought to ongoing reality. Nat Rev Neurosci 4:662–671

Schnider A (2004) Verhaltensneurologie. Die neurologische Seite der Neuropsychologie. Eine Einführung für Ärzte und Psychologen, 2. Aufl. Thieme, Stuttgart

Schnider A, Ptak R (1999) Spontaneous confabulators fail to suppress currently irrelevant memory traces. Nat Neurosci 2:677–681

Schnider A, Benson DF, Alexander DN, Schniderklaus A (1994) Non ver-bal environ-mental sound recognition after unilateral hemispheric stroke. Brain 117:281–287

Schnider A, Däniken C von, Gutbrod K (1996a) Disorientation in amne-sia: a confusion of memory traces. Brain 119:1627–1632

Schnider A, Gutbrod K, Hess CW et al. (1996b) Memory without context. Amnesia with confabulations following right capsular genu infarc-tion. J Neurol Neurosurg Psychiatry 61:186–193

Schnider A, Däniken C von, Gutbrod K (1996c) The mechanisms of spon-taneous and provoked confabulations. Brain 119:1365–1375

Schnider A, Ptak R, Däniken C, Remonda L (2000a) Recovery from spon-taneous confabulations parallels recovery of temporal confusion in memory. Neurology 55:74–83

Schnider A, Treyer V, Buck A (2000b) Selection of currently relevant memories by the orbitofrontal cortex. J Neurosci 20:5880–5884

Schnider A, Valenza N, Morand S, Michel CM (2002) Early cortical distinc-tion between memories that pertain to ongoing reality and memo-ries that don't. Cereb Cortex 12:54–61

Schoenbaum G, Chiba AA, Gallagher M (1998) Orbitofrontal cortex and basolateral amygdala encode expected outcomes during learning. Nat Neurosci 1:155–159

Schöner G, Kelso JAS (1988) Dynamic pattern generation in behavioral and neural systems. Science 239:1513–1520

Schönpflug W, Schönpflug U (1995) Psychologie, 3. Aufl. Beltz PVU, Weinheim

Schoffelen JM, Oostenveld R, Fries P (2005) Neuronal coherence as a mechanism of effective corticospinal interaction. Science 308:111–113

Schooler C, Mulatu MS, Oates G (1999) The continuing effects of sub-stantively complex work on the intellectual functioning of older. Psychology Aging 14:483–506

Schrauf M, Lingelbach B, Lingelbach E, Wist ER (1995) The Hermann grid and the scintillation effect. Perception 24:88–89

Schubotz R, von Cramon DY (2006) Funktionelle Neuroanatomie und Pathologie der Exekutivfunktionen. In: Goschke T (Hrsg) Enzyklo-pädie der Psychologie. Hogrefe, Göttingen

Schulman S (1957) Bilateral symmetrical degeneration of the thala-mus. A clinic pathological study. J Neuropathol Exp Neurol 16:446–470

Schulz P, Wymann K, Penner Z (2001) The early acquisition-of verb meaning in German by normally developing-and language im-paired children. Brain Lang 77:407–418

Schultz W, Dayan P, Montague PR (1997) A neural substrate of prediction and reward. Science 275:1593–1599

Schultz W, Tremblay L, Hollerman JR (2000) Reward processing in primate orbitofrontal cortex and basal ganglia. Cereb Cortex 10:272–283

Schuppert M, Altenmüller E (2001) Test zur Überprüfung der Musikwahrnehmung. IMPF, Hannover

Schuppert M, Münte TF, Wieringa BM, Altenmüller E (2000) Receptive amusia: Evidence for cross-hemispheric neural networks underlying music processing strategies. Brain 123:546–559

Schuppert M, Münte F, Altenmüller E (2003) Recovery from receptive amusia reveals functional reorganisation of music-processing networks. Z Neuropsychologie 14:113–122

Schüz A, Preißl H (1996) Basic connectivity of the cerebral cortex and some considerations on the corpus callosum. Neurosci Biobehav Rev 20:567–570

Schwartz MF, Marin OSM, Saffran EM (1979) Dissociations of language function in dementia: a case study. Brain Lang 7:277–306

Schwartz MF, Lee SS, Coslett HB et al. (1998) Naturalistic action impairment in closed head injury. Neuropsychology 12:13–28

Schwartz MF, Buxbaum LJ, Montgomery MW et al. (1999) Naturalistic action production following right hemisphere stroke. Neuropsychologia 37:51–66

Schwartz ML, Goldman-Rakic PS (1982) Single cortical neurones have axon collaterals to ipsilateral and contralateral cortex in fetal and adult primates. Nature 299:154–155

Schwarz M, Chur J (1993) Semantik: Ein Arbeitsbuch. Narr, Tübingen

Scoville WB, Milner B (1957) Loss of recent memory after bilateral hippocampal lesions. J Neurol Neurosurg Psychiatry 20:11–21

Searle JR (1990) Consciousness, explanatory inversion, and cognitive science (with commentary). Behav Brain Sci 13:585–642

Seitz RJ, Hoflich P, Binkofski F et al. (1998) Role of the premotor cortex in recovery from middle cerebral artery infarction. Ann Neurol 55:1081–1088

Seltzer B, Mesulam MM (1988) Confusional states and delirium as disorders of attention. In: Boller F, Grafman J (eds) Handbook of Neuropsychology, vol 1. Elsevier, Amsterdam, pp 165–174

Seltzer JB, Pandya DN (1994) Parietal, temporal, and occipital projections to cortex of the superior temporal sulcus in the rhesus monkey: A retrograde tracer study. J Comp Neurol 343:445–463

Semenza C, Sgaramella TM (1993) Production of proper names: A clinical case study of the effects oh phonemic cueing. Memory 1:265–280

Sergent J, Poncet M (1990) From covert to overt recognition-of-faces in a prosopagnosic patient. Brain 113:989–1004

Sérieux P (1893) Sur un cas de surdité verbale pure. Rev Med 13:733–750

Seymour SE, Reuter-Lorenz PA, Gazzaniga MS (1994) The disconnection syndrome: basic findings reaffirmed. Brain 117:105–115

Shallice T (1988) From neuropsychology to mental structure. Cambridge Univ Press, Cambridge/MA

Shallice T, Burgess PW (1991) Deficits in strategy application following frontal lobe damage in man. Brain 114:727–741

Shallice T, Burgess PW, Schon F, Baxter DM (1989) The origins of utilization behaviour. Brain 112:1587–1598

Shapiro LP, Gordon B, Hack N, Killackey J (1993) Verb-argument structure processing in complex sentences in Broca's and Wernicke's aphasia. Brain Lang 45:423–447

Shapleske J, Rossell SL, Woodruff PW, David AS (1999) The planum temporale: a systematic, quantitative review of its structural, functional and clinical significance. Brain Res Brain Res Rev 29:26–49

Shapley R (1990) Visual sensitivity and parallel retinocortical channels. Annu Rev Psychology 41:635–658

Sharma J, Angelucci A, Sur M (2000) Induction of visual orientation modules in auditory cortex. Nature 404:841–847

Sharpe LT, Stockman A, Jägle H, Nathans J (1999) Opsin genes, cone photopigments, color vision, and color blindness. In: Gegenfurtner KR, Sharpe LT (eds) Color vision: from genes to perception. Cambridge Univ Press, New York, pp 3–51

Shaywitz BE, Shaywitz SE, Pugh KR et al. (1995) Sex differences in the functional organization of the brain for language. Nature 373:607–609

Sheinberg DL, Logothetis NK (1997) The role of temporal cortical areas in perceptual organization. Proc Natl Acad Sci U S A 94:3408–3413

Sheinberg DL, Logothetis NK (2001) Noticing familiar objects in real world scenes: the role of temporal cortical neurons in natural vision. J Neurosci 21:1340–1350

Shepard RN, Cooper LA (1992) Mental images and their transformations. MIT, Cambridge/MA

Shimamura AP, Squire LR (1984) Paired-associate learning and priming effects in amnesia: a neuropsychological study. J Exp Psychol Gen 113:556–570

Shimamura AP, Janowsky JS, Squire LR (1990) Memory for the temporal order of events in patients with frontal lobe lesions and amnesic patients. Neuropsychologia 28:803–813

Shimojo S, Silverman GH, Nakayama K (1989) Occlusion and the solution to the aperture problem for motion. Vision Res 29:619–626

Shohamy D, Myers CE, Onlaor S, Gluck MA (2004) Role of the basal ganglia in category learning: how do patients with Parkinson's disease learn? Behav Neurosci 118:676–686

Shohamy D, Myers CE, Grossman S, Sage J, Gluck MA (2005) The role of dopamine in cognitive sequence learning: evidence from Parkinson's disease. Behav Brain Res 30:191–199

Shuman M, Kanwisher N (2004) Numerical magnitude in the human parietal lobe: Tests of representational generality and domain specificity. Neuron 44:557–569

Sidaway B, Sekiya H, Fairweather M (1995) Movement variability as a function of accuracy demand in programmed serial aiming responses. J Motor Behav 27:67–76

Signoret J L (1980) Commémoration du centenaire de la mort de Paul Broca (1824–1880). (Société de Neuropsychologie de Langue Francaise, Société Francaise de Neurologie. Paris le 19 juin 1980)

Silveri M, Leggio MG, Molinari M (1994) The cerebellum contributes to linguistic production: a case of agrammatism of speech following reighzt hemicerebellar lesion. Neurology 44:2047–2050

Simons DJ (2000) Attentional capture and inattentional blindness. Trends Cogn Sci 4:147–155

Simons DJ, Chabris CF (1999) Gorillas in our midst: sustained inattentional blindness for dynamic events. Perception 28:1059–1074

Singer T, Lindenberger U, Baltes PB (2003) Plasticity of memory for new learning in very old age: A story of major loss? Psychology Aging 18:306–317

Singer W (1977) Control of thalamic transmission by corticofugal and ascending reticular pathways in the visual system. Physiol Rev 57:386–420

Singer W (1993) Synchronization of cortical activity and its putative role in information processing and learning. Annu Rev Physiol 55:349–374

Singer W (2000) Phenomenal awareness and consciousness from a neurobiological perspective. In: Metzinger T (ed) Neural correlates of consciousness. MIT, Cambridge/MA, pp 121–137

Singer W, Engel A, König P (1997) Neuronal assemblies: necessity, signature and detectability. Trends Cogn Sci 1:252–261

Sinha P, Poggio T (1996) Role of learning in three-dimensional form perception. Nature 384:460–463

Sirigu A, Duhamel JR, Poncet M (1991) The role of sensorimotor experience in object recognition – a case of multimodal agnosia. Brain 114:2555–2573

Sirigu A, Cohen L, Duhamel JR et al. (1995) A selective impairment of hand posture for object utilization in apraxia. Cortex 31:41–56

Sirigu A, Duhamel JR, Cohen L et al. (1996a) The mental representation of hand movements after parietal cortex damage. Science 273:1564–1568

Sirigu A, Zalla T, Pillon B et al. (1996b) Encoding of sequence and boundaries of script following prefrontal lesions. Cortex 32:297–310

Sitton M, Mozer MC, Farah MJ (2001) Superadditive effects of multiple lesions in a connectionist architecture: Implications for the neuropsychology of optic aphasia. Psychol Rev 107:709–734

Slater-Hammel AT (1960) Reliability, accuracy, and refractoriness of a transit reaction. Res Q 31:217–228

Sloboda J (1985) The musical mind. Clarendon, Oxford

Sloboda JA, Rogers D (eds) (1987) Cognitive processes in mathematics. Clarendon, Oxford

Small M, Ellis S (1996) Denial of hemiplegia: an investigation-into the theories of causation. Eur Neurol 36:353–363

Small SL, Hofman GE (1994) Neuroanatomical lateralization-of language. Sexual dimorphism and the ethology of neural computation. Brain Cogn 26:300–311

Smith AT, Snowden RJ (eds) (1994) Visual detection of motion. Academic Press, London

Smith AT, Singh KD, Greenlee MW (2000) Attentional suppression of activity in the human visual cortex. Neuroreport 11:271–277

Smith EE, Jonides J (1997) Working memory: a view from neuroimaging. Cogn Psychol 33:5–42

Smith EE, Jonides J (1999) Storage and executive processes in the frontal lobe. Science 283:1657–1661

Smith SM (1979) Remembering in and out of context. J Exp Psychol Hum Learn Mem 5:460–471

Snyder LH, Batista AP, Andersen RA (1997) Coding of intention in the posterior parietal cortex. Nature 386:167–170

Snyder LH, Grieve KL, Brotchie P, Andersen RA (1998) Separate body- and world-referenced representations of visual space in parietal cortex. Nature 394:887–891

Snyder PJ, Bilder RM, Wu H et al. (1995) Cerebellar volume asymmetries are related to handedness: a quantitative MRI study. Neuropsychologia 33:407–419

Sokol SM, McCloskey M, Cohen NJ, Aliminosa D (1991) Cognitive representations and processes in arithmetic: Inferences from the performance of brain-damaged subjects. J Exp Psychol Learn Mem Cogn 17:355–376

Solms M, Kaplan-Solms K, Saling M, Miller P (1988) Inverted vision after frontal lobe disease. Cortex 24:499–509

Sommer M, Koch M, Paulus W et al. (2002) A disconnection of speech-relevant brain areas in developmental stuttering. Lancet 360:380–383

Sonderheft BBS (2000) Sleep and dreaming (mit Beiträgen von Hobson JA et al., Solms M; Nielsen TA; Vertes RP; Revonsuo A sowie Kommentaren und Antworten der Autoren). Behav Brain Sci 23:793–1121

Sowell ER, Peterson BS, Thompson PM et al. (2003) Mapping cortical change across the human life span. Nat Neurosci 6:309–315

Speedie LJ, Heilman KM (1983) Anterograde memory deficits for visuospatial material after infarction of the right thalamus. Arch Neurol 40:183–186

Sperling G (1960) The information available in brief visual presentations. Psychol Monogr 74 (11, whole no 498)

Sperling RA, Bates JF, Chua EF et al. (2003) fMRI studies of associative encoding in young and elderly controls and mild Alzheimer's disease. J Neurol Neurosurg Psychiatry 74:44–50

Sperry RW (1964) The great cerebral commisure. Sci Am 210:42–52

Sperry RW (1974) Lateral specialization in the surgically separated hemispheres. In: Schmitt FO, Warden FG (eds) The neurosciences: third study program. MIT, Cambridge/ MA, pp 5–19

Sperry RW (1982) Some effects of disconnecting the cerebral hemispheres (Nobel Lecture, 8 December 1981). Biosci Rep 2:265–276

Spreen O, Benton AL, Finchman RW (1965) Auditory agnosia without aphasia. Arch Neurol 13:84–92

Sprengelmeyer R, Young AW, Calder AJ et al. (1996) Loss of disgust: perception of faces and emotions in Huntington's disease. Brain 119:1647–1665

Squire LR (1987) Memory and brain. Oxford Univ Press, New York

Squire LR, Cohen NJ (1984) Human memory and amnesia. In: Lynch G, McCaugh JL, Weinberger NM (eds) Neurobiology of learning and memory. Guilford Press, New York, pp 3–64

Squire LR, Knowlton BJ (1999) The medial temporal lobe, the hippicampus, and the memory systems of the brain. In: Gazzagnia MS (ed) The new cognitive neurosciences. MIT, Cambridge/MA, pp 765–779

Squire LR, Zola SM (1998) Episodic memory, semantic memory, and amnesia. Hippocampus 8:205–211

Srinivasan R, Russell DP, Edelman GM, Tononi G (1999) Increased synchronization of neuromagnetic responses during conscious perception. J Neurosci 19:5435–5448

Stanescu-Cosson R, Pinel P, van de Morteleere P-F et al. (2000) Understanding dissociations in dyscalculia: A brain imaging study of the impact of number size on the cerebral networks for exact and approximate calculation. Brain 123:2240–2255

Starkstein SE, Robinson RG (1997) Mechanism of disinhibition after brain lesions. J Nerv Ment Dis 185:108–114

Starkstein SE, Fedoroff JP, Price TR et al. (1992) Anosognosia in patients with cerebrovascular lesions. A study of causative factors. Stroke 23:1446–1453

Starkstein SE, Mayberg HS, Berthier ML et al. (1999) Mania after brain injury: neuroradiological and metabolic findings. Ann Neurol 27:652–659

Steck SD, Mallot HA (2000) The role of global and local landmarks in virtual environment navigation. Presence Teleoperat Virtual Environment 9:69–83

Steeves JKE, Humphrey GK, Culham JC et al. (2004) Behavioral and neuroimaging evidence for a contribution of color and texture information to scene classification in a patient with visual form agnosia. J Cogn Neurosci 16:955–965

Stein BE, Meredith MA (1993) The merging of the senses. MIT, Cambridge/MA

Stein JF (1992) The representation of the egocentric space in the posterior parietal cortex. Behav Brain Sci 15:691–700

Steinmetz H (1996) Structure, function, and cerebral asymmetry: in vivo morphometry of the planum temporale. Neurosci Biobehav Rev 20:587–591

Steinmetz H, Herzog A, Schlaug G et al. (1995) Brain (A) symmetry in monozygotic twins. Cereb Cortex 5:296–300

Stephan KM, Fink GR, Passingham RE et al. (1995) Functional anatomy of the mental representation of upper extremity movements in healthy subjects. J Neurophysiol 73: 373–386

Stephan T, Deutschländer A, Nolte A et al. (2005) fMRI of galvanic vestibular stimulation with alternating currents at different frequencies. Neuroimage 26:721–723

Sterr A, Müller MM, Elbert T et al. (1998a) Changed perception in Braillereaders. Nature 381:134–135

Sterr A, Müller MM, Elbert T et al. (1998b) Perceptual correlates of changes in cortical representation of fingers in blind multi-finger readers. J Neurosci 18:4417–4423

Sterr A, Elbert T, Berthold I et al. (2002) Longer vs shorter daily constraint induced movement therapy of chronic hemiparesis: an exploratory study. Arch Phys Med Rehabil 83:1374–1377

Stoerig P, Cowey A (1997) Blindsight in man and monkey. Brain 120:535–559

Stoerig P, Hübner M, Pöppel E (1985) Signal detection analysis of residual vision in a field defect due to a post-geniculate lesion. Neuropsychologia 23:589–599

Stoerig P, Faubert J, Ptito M et al. (1996) No blindsight following hemidecortication in human subjects? Neuroreport 7:1990–1994

Stone VE, Baron-Cohen S, Knight RT (1998) Frontal lobe contributions to theory of mind. J Cogn Neurosci 10:640–656

Storandt M, Morris JC, Rubin EH et al. (1992) Progression of senile dementia of the Alzheimer type on a battery of psychometric tests. In: Bäckman L (ed) Memory functioning in dementia. North Holland, Amsterdam, pp 207–26

Stowe LA, Haverkort M, Zwarts F (2005) Rethinking the neurological basis of langauge. Lingua 115:997–1042

Stromswold K, Caplan D, Alpert N, Rauch S (1996) Localization of syntacitc comprehension by positron emission tomography. Brain Lang 52:452–473

Stroop JR (1935) Studies of interference in serial verbal reactions. J Exp Psychol 18:643–662

Stuphorn V, Hoffmann KP, Miller LE (1999) Correlation of primate superior colliculus and reticular formation discharge with proximal limb muscle activity. J Neurophysiol 81:1978–1982

Sturm W, Longoni F, Fimm B et al. (2004) Network for auditory intrinsic alertness: a PET study. Neuropsychologia 42:563–568

Stuss DT, Alexander MP (2000) Affectively burnt in: A proposed role of the right frontal lobe. In: Tulving E (ed) Memory, consciousness, and the brain. Psychology Press, Philadelphia/PA, pp 215–227

Stuss DT, Guberman A, Nelson R, Larochelle S (1988) The neuropsychology of paramedian thalamic infarction. Brain Cogn 8:348–378

Stuss DT, Gallup GG, Alexander MP (2001) The frontal lobes are necessary for ›theory of mind‹. Brain 124:279–286

Sunaert S, Van Hecke P, Marchal G, Orban GA (1999) Motion-responsive regions of the human brain. Exp Brain Res 127:355–370

Sur M, Garraghty PE, Roe AW (1988) Experimentally induced visual projections into auditory thalamus and cortex. Science 242:1437–1441

Talairach J, Tournoux P (1988) Co-planar stereotaxic atlas of the human brain: 3-dimensional proportional system – an approach to cerebral imaging. Thieme, New York

Tallon-Baudry C, Bertrand O (1999) Oscillatory gamma activity in humans and its role in object representation. Trends Cogn Sci 3:151–162

Tallon-Baudry C, Bertrand O, Delpuech C, Permier J (1997) Oscillatory gamma-band (30-70 Hz) activity induced by a visual search task in humans. J Neurosci 17:722–734

Tallon-Baudry C, Bertrand O, Peronnet F, Pernier J (1998) Induced gamma-band activity during the delay of a visual short-term memory task in humans. J Neurosci 18:4244–4254

Tanaka H, Hachisuka K, Ogata H (1999) Sound lateralisation in patients with left or right cerebral hemispheric lesions: relations with unilateral visuospatial neglegt. J Neurol Neurosurg Psychiatry 67:481–486

Tanaka K (1996) Inferotemporal cortex and object vision. Annu Rev Neurosci 19:109–139

Tanaka Y, Kamo T, Yoshida M, Yamadori A (1991) So-called cortical deafness – clinical, neurophysiological and radiological observations. Brain 114:2385–2401

Tang-Wai DF, Graff-Radford NR, Boeve BF et al. (2004) Clinical, genetic, and neuropathologic characteristics of posterior cortical atrophy. Neurology 63: 1168–1174

Taniwaki T, Tagawa K, Sato F, Iino K (2000) Auditory agnosia restricted to environmental sounds following cortical deafness and generalized auditory agnosia. Clin Neurol Neurosurg 102:156–162

Tarpley RJ, Ridgway SH (1994) Corpus callosum size in delphinid cetaceans. Brain Behav Evol 44:156–165

Tarr MJ (1995) Rotating objects to recognize them: a case study on the role of viewpoint dependency in the recognition of three-dimensional objects. Psychonom Bull Rev 2:55–82

Tarr MJ, Cheng YD (2003) Learning to see faces and objects. Trends Cogn Sci 7:23–30

Tartaglione A, Cocito L, Bino G et al. (1983) Further evidence for asymmetry of point localisation in normals and unilateral brain damaged patients. Neuropsychologia 21: 407–412

Taub E, Berman AJ (1968) Movement and learning in the absence of sensory feedback. In: Freedman SJ (ed) The neuropsychology of spatially oriented behavior. Dorsey, Homewood/IL, pp 173–191

Taub E, Miller NE, Novack TA et al. (1993) Technique to improve chronic motor deficit after stroke. Arch Phys Med Rehabil 74:347–354

Taub E, Uswatte G, Pidikiti R (1999) Constraint-induced movement therapy: a new family of techniques with broad application to physical rehabilitation - a clinical review. J Rehabil Res Dev 36:237–251

Taub E, Urswatte G, Elbert T (2002) New treatments in neurorehabilitation founded on basic research. Nat Rev Neurosci 3:228–236

Tausch R (1954) Optische Täuschungen als artifizielle Effekte der Gestaltungsprozesse von Größen- und Formenkonstanz in der natürlichen Raumwahrnehmung. Psychol Forsch 24:299–348

Taylor AE, Saint-Cyr JA, Lang AE (1990) Memory and learning in early Parkinson's disease: evidence for a »frontal lobe syndrome«. Brain Cogn 13:211–232

Teixeira-Ferreira C, Giusiano B, Ceccaldi M, Poncet M (1997) Optic aphasia: Evidence of the contribution of different neural systems to object and action naming. Cortex 33:499–514

Temple CM (1989) Digit dyslexia: A category specific disorder in developmental dyscalculia. Cogn Neuropsychol 6:93–116

Temple CM (1991) Procedural dyscalculia and number fact dyscalculia: Double dissociation in developmental dyscalculia. Cogn Neuropsychol 8:155–176

Terrace HS, Son L, Brannon E (2003) Serial expertise by rhesus macaques. Psychol Sci 14:66–73

Teuber HL (1969) Wahrnehmung, Willkürbewegung und Gedächtnis. Grundfragen der Neuropsychologie. Studium Generale 22:1153–1178

Teuber HL, Battersby W, Bender MB (1960) Visual field defects after penetrating missile wounds of the brain. MIT, Cambridge/MA

Thal D, Marchman V, Stilles J et al. (1991) Early lexical development in children with focal brain injury. Brain Lang 40:491–527

Thier P, Andersen RA (1998) Electrical microstimulation distinguishes distinct saccade-related areas in the posterior parietal cortex. J Neurophysiol 80:1713–1735

Thier P, Erickson RG (1992) Responses of visual-tracking neurons from cortical area MSTl to visual, eye and head motion. Eur J Neurosci 4:539–553

Thier P, Karnath HO (1997) Parietal lobe contributions to orientation in 3D space. Springer, Berlin Heidelberg New York Tokyo

Thier P, Haarmeier T, Treue S, Barash S (1999) Absence of a common functional denominator of visual disturbances in cerebellar disease. Brain 122:2133–2146

Thier P, Haarmeier T, Chakraborty S et al. (2001) Cortical substrates of perceptual stability during eye movements. Neuroimage 14:S33–S39

Thierry G, Giraud AL, Price C (2003) Hemispheric dissociation in access to the human semantic system. Neuron 38:499–506

Thompson CK, Lange KL, Schneider SL, Shapiro LP (1997) Agrammatic and non-brain-damaged subjects‹ verb and verb argument structure production. Aphasiology 11: 473–490

Thompson P (1980) Margaret Thatcher: a new illusion. Perception 9:483–484

Thompson RF, Thompson JK, Kim JJ et al. (1998) The nature of reinforcement in cerebellar learning. Neurobiol Learning Memory 70:150–176

Thompson-Schill SL, D'Esposito M, Aguirre GK, Farah MJ (1997) Role of left inferior prefrontal cortex in retrieval of semantic knowledge: A reevaluation. Proc Natl Acad Sci USA 94:14792–14797

Thrower NJW (1996) Maps and civilization: cartography in culture and society. Univ Chicago Press, Chicago London

Tierney MC, Szalai JP, Snow WG et al. (1996) Prediction of probable Alzheimer's disease in memory-impaired patients: A prospective longitudinal study. Neurology 46: 661–665

Tiling T (1892) Ueber die amnestische Geistesstörung. Allg Z Psychiat Psych Med 48:549–565

Timmann D, Drepper J, Calabrese S et al. (2004) Use of sequence information in associative learning in control subjects and cerebellar patients. Cerebellum 3:75–82

Tisch S, Silberstein P, Limousin-Dowsey P, Jahanshahi M (2004) The basal ganglia: anatomy, physiology, and pharmacology. Psychiat Clin NA 27:757–799

Tokunaga H, Nishikawa T, Ikejiri Y et al. (1999) Different neural substrates for Kanji and Kana writing: a PET study. Neuroreport 10:3315–3319

Tomaiuolo F, Ptito M, Marzi CA et al. (1997) Blindsight in hemispherectomized patients as revealed by spatial summation across the vertical meridian. Brain 120:795–803

Tomer R, Levin BE, Weiner WJ (1993) Obsessive-compulsive symptoms and motor asymmetries in Parkinson's disease. Neuropsychiatry Neuropsychol Behav Neurol 6:26–30

Tong F, Nakayama K, Vaughan JT, Kanwisher N (1998) Binocular rivalry and visual awareness in human extrastriate cortex. Neuron 21:753–759

Tononi G, Sporns O, Edelman GM (1992) Reentry and the problem of integrating multiple cortical areas: simulation of dynamic integration in the visual system. Cereb Cortex 2:310–335

Tononi G, Srinivasan R, Russell DP, Edelman GM (1998) Investigating neural correlates of conscious perception by frequency-tagged neuromagnetic responses. Proc Natl Acad Sci USA 95:3198–3203

Toraldo A, Shallice T (2004) Error analysis at the level of single moves in block design. Cogn Neuropsychol 21:645–659

Tranel D, Adolphs R, Damasio H, Damasio AR (2001) A neural basis for the retrieval of words for actions. Cogn Neuropsychol 18:655–670

Treisman AM (1960) Contextual cues in selective listening. Q J Exp Psychol 12:242–248

Treisman AM, Gelade G (1980) A feature-integration theory of attention. Cogn Psychol 12:97–126

Treisman AM, Gormican S (1988) Feature analysis in early vision: Evidence from search asymmetries. Psychol Rev 95:15–48

Treisman AM, Schmidt H (1982) Illusory conjunction in the perception of objects. Cogn Psychol 14:107–141

Treue S (2001) Neural correlates of attention in primate visual cortex. Trends Neurosci 24:294–300

Treue S, Martinez Trujillo JC (1999) Feature-based attention influences motion processing gain in macaque visual cortex. Nature 399:575–579

Treyer V, Buck A, Schnider A (2003) Orbitofrontal-subcortical loop activation during suppression of memories that do not pertain to ongoing reality. J Cogn Neurosci 1510–618

Trousseau M (1864) De l'aphasie, maladie décrite récemment-sous le nom impropre d'aphémie. Gaz Hop Paris 37:13–14

Trullier O, Wiener SI, Berthoz A, Meyer JA (1997) Biologically based artificial navigation systems: Review and prospects. Progr Neurobiol 51:483–544

Trzepacz PT (1994) The neuropathogenesis of delirium. Psychosomatics 35:374–391

Trzepacz PT (1999) Update on the neuropathogenesis of delirium. Dement Geriatr Cogn Disord 10:330–334

Tulving E (1972) Episodic and semantic memory. In: Tulving E, Donaldson W (eds) Organization of memory. Academic Press, New York, pp 382–403

Tulving E (1983) Elements of episodic memory. Clarendon, Oxford

Tulving E (1995) Organization of memory: Quo vadis. In: Gazzaniga MS (ed) The cognitive neurosciences. MIT, Cambridge/MA, pp 839–847

Tulving E (1999) Study of memory: processes and systems. In: Foster JK, Jelicic M (eds) Memory: systems, process, or function? Oxford Univ Press, Oxford, pp 11–30

Tulving E, Markowitsch HJ (1998) Episodic and declarative memory: Role of the hippocampus. Hippocampus 8:198–204

Turnbull OH, Laws KR, McCarthy RA (1995) Object recognition without knowledge of object orientation. Cortex 31:387–395

Turnbull OH, Beschin N, Della Sala S (1997) Agnosia for object orientation: implications for theories of object recognition. Neuropsychologia 35:153–163

Turnbull OH, Driver J, McCarthy R (2004) 2D but not 3D: Pictorial-depth deficits in a case of visual agnosia. Cortex 40:723–738

Turton A, Wroe S, Trepte N et al. (1996) Contralateral and ipsilateral EMG responses to transcranial magnetic stimulation during recovery of arm and hand function after stroke. Electroencephalogr Clin Neurophysiol 101:316–328

Tyler HR (1968) Abnormalities of perception with defective eye movements (Bálint's syndrome). Cortex 3:154–171

Tyler LK, Moss HE, Durrant-Peatfield MR, Levy JP (2000) Conceptual structure and the structure of concepts: A distributed account of category-specific deficits. Brain Lang 75:195–231

Tyler LK, Russell R, Fadili J, Moss HE (2001) The neural representation of nouns and verbs: PET studies. Brain 124: 1619–1634

Tzavaras A, Masure MC (1976) Aspects différents de l'ataxie optique selon la latéralisation hémisphérique de la lésion. Lyon Med 236:673–683

Ullman S (1989) Aligning pictorial descriptions, an approach to object recognition. Cognition 32:193–254

Ullman S (1996) High level vision. MIT, Cambridge/MA

Ullman S, Basri R (1991) Recognition by linear combinations of models. IEEE Transactions on Pattern Analysis and Machine Intelligence 13:992–1005

Ullsperger M, Cramon DY von (2001) Subprocesses of performance monitoring: a dissociation of error processing and response competition revealed by event-related fMRI and ERPs. Neuroimage 14:1387–1401

Ungerleider LG, Haxby JV (1994) »What« and »where« in the human brain. Curr Opin Neurobiol 4:157–165

Ungerleider LG, Mishkin M (1982) Two cortical visual systems. In: Ingle DJ, Goodale MA, Mansfield RJM (eds) Analysis of visual behavior. MIT, Cambridge/MA, pp 549–586

Uno Y, Kawato M, Suzuki R (1989) Formation and control of optimal trajectory in human multijoint arm movement: minimum torque-change model. Biol Cybernet 61:89–101

Vaadia E (1989) Single-unit activity related to active localization of acoustic and visual stimuli in the frontal cortex of the rhesus monkey. Brain Behav Evol 33:127–131

Vaina LM, Jaulent MC (1991) Object structure and action requirements: A compatibility model for functional recognition. Int J Intellig Sys 6:313–336

Vallar G, Perani D (1986) The anatomy of unilateral neglect after right-hemisphere stroke lesions. A clinical/CT-scan correlation study in man. Neuropsychologia 24:609–622

Vallar G, Rusconi ML, Bignamini L et al. (1994) Anatomical correlates of visual and tactile extinction in humans: a clinical and CT scan study. J Neurol Neurosurg Psychiatr 57:464–470

Vallar G, Guariglia C, Nico D, Bisiach E (1995) Spatial hemineglect in back space. Brain 118:467–472

Van der Horst L (1932) Über die Psychologie des Korsakowsyndroms. Monatsschr Psychiatr Neurol 83:65–84

Van der Werf YD, Witter MP, Uylings HBM, Jolles J (2000) Neuropsychology of infarctions in the thalamus: a review. Neuropsychologia 38:613–627

Van der Werf YD, Scheltens P, Lindeboom J et al. (2003) Deficits of memory, executive functioning and attention following infarction in the thalamus: a study of 22 cases with localised lesions. Neuropsychologia 41:1330–1344

Van Essen DC, De Yoe EA (1995) Concurrent processing in the primate visual cortex. In: Gazzaniga MS (ed) The cognitive neurosciences. MIT, Cambridge/MA, pp 383–400

Van Lancker DR, Canter GJ (1982) Impairment of voice and face recognition in patients with hemispheric damage. Brain Cogn 1:185–195

Vandenberghe R, Dupont P, De Bruyn B et al. (1996) The influence of stimulus location on the brain activation pattern in detection and orientation discrimination. A PET study of visual attention. Brain 119:1263–1276

Vanduffel W, Fize D, Mandeville JB et al. (2001) Visual motion processing investigated using contrast agent-enhanced fMRI in awake behaving monkeys. Neuron 32:565–577

Vaphiades MS, Celesia GG, Brigell MG (1996) Positive spontaneous visual phenomena limited to the hemianopic field in lesions of the central visual pathways. Neurology 47:408–417

Vargha-Khadem F, Gadian DG, Watkins KE et al. (1997) Differential effects of early hippocampal pathology on episodic and semantic memory. Science 277:376–380

Varley RA, Whiteside SP (2000) What is the underlying impairment in acquired apraxia of speech? Aphasiology 15: 39–49

Varley RA, Klessinger NJ, Romanowski CA, Siegal M (2005) Aggramatic but numerate. Proc Natl Acad Sci USA 102:3519–3524

Velmans M (1991) Is human information processing conscious? Behav Brain Sci 14:651–726

Ventre J, Flandrin JM, Jeannerod M (1984) In search for the egocentric reference. A neurophysiological hypothesis. Neuropsychologia 22:797–806

Verhaegen P, Salthouse TA (1997) Meta-analyses of age-cognition relations in adulthood: Estimates of linear and nonlinear age effects and structural models. Psychol Bull 122:231–249

Verleger R, Jaskowski P, Wauschkuhn B (1994) Suspense and surprise: on the relationship between expectancies and P3. Psychophysiology 31:359–369

Vignolo LA (1969) Auditory agnosia: a review and report of recent evidence. In: Benton AL (ed) Contributions to clinical neuropsychology. Aldine, Chicago, pp 172–208

Vignolo LA (1982) Auditory agnosia. Philos Trans R Soc Lond B 298:49–57

Visch-Brink EG, Van de Sandt-Koenderman M (1984) The occurrence of paraphasias in the spontaneous speech of children with an acquired aphasia. Brain Lang 23:258–271

Vivani P, Perani D, Grassi F et al. (1998) Hemispheric asymmetries and bimanual asynchrony in left- and right-handers. Exp Brain Res 120:531–536

Vogeley K, Curio G (1998) Pictorial pseudohallucinations with an aperture effect in a patient with quadrantanopia. J Neurol Neurosurg Psychiatr 65:275–277

Vogels R, Orban GA (1985) The effect of practice on the oblique effect in line orientation judgements. Vision Res 25:1679–1687

Volz KG, Schubotz RI, Raab M et al. (2005) Recognition heuristic and the brain. Poster präsentiert bei Control in Attention and Action: Neurocognitive Systems and Mechanisms. Amsterdam

Vorberg D, Mettler U, Heinecke A et al. (2003) Different time courses for visual perception and action priming. Proc Natl Acad Sci USA 100:6275–6280

Vorberg D, Mattler U, Heinecke A et al. (in press) Invariant time-course of priming with and without awareness. In: Kaernbach C, Schröger E, Müller H (eds) Psychophysics beyond sensation: laws and invariants of human cognition. Erlbaum, Hillsdale/NJ

Voyer D (1996) On the magnitude of laterality effects and sex differences in functional lateralities. Laterality 1:51–83

Vuilleumier P, Valenza N, Landis T (2001a) Explicit and implicit perception of illusory contours in unilateral spatial neglect: behavioural and anatomical correlates of preattentive grouping mechanisms. Neuropsychologia 39:597–610

Vuilleumier P, Sagiv N, Hazeltine E et al. (2001b) Neural fate of seen and unseen faces in visuospatial neglect: a combined event-related fMRI and ERP study. Proc Natl Acad Sci USA 98:3495–3500

Wager TD, Smith EE (2003) Neuroimaging studies of working memory: a meta-analysis. Cogn Aff Behav Neurosci 3:255–274

Walker AE (1940) A cytoarchitectural study of prefrontal area of the macaque monkey. J Comp Neurol 73:59–86

Wallesch CW (1990) Repetitive verbal behaviour: functional and anatomical considerations. Aphasiology 4:133–154

Wallesch CW (1999) Klinik der Bewusstseinsstörungen: Somnolenz und Koma. In: Hopf HC, Deuschl G, Diener HC, Reichmann H (Hrsg) Neurologie in Klinik und Praxis, Bd 1. Thieme, Stuttgart, S 65–75

Wallesch CW, Blanken G (2000) Recurring utterances – how, where, and why are they generated? Brain Lang 71:255–257

Wallesch CW, Hundsalz A (1994) Language function in delirium: a comparsion of single word processing in acute confusional states and probable Alzheimer's disease. Brain Lang 46:592–606

Wallesch CW, Papagno C (1988) Subcortical aphasia. In: Clifford Rose F, Whurr R, Wyke MA (eds) Aphasia. Whurr, London, pp 256–287

Walsh V (2003) A theory of magnitude: common cortical metrics of time, space and quantity. Trends Cogn Sci 7:483–488

Walsh V, Ellison A, Cowey A (1998) Possible interactions between the posterior parietal cortex and area V5: A magnetic stimulation study. Eur J Neurosci 10:9317

Walter H (1998) Emergence and the cognitive neuroscience of psychiatry. Z Naturforsch 53:723–737

Walter H (1999) Neurophilosophie der Willensfreiheit. Mentis, Paderborn

Walter H (2005) Funktionelle Bildgebung in Psychiatrie und Psychotherapie. Schattauer, Stuttgart

Walter H, Spitzer M (2003) The cognitive neuroscience of agency. In: Kircher T, David A (eds) The self in neuroscience and psychiatry. Cambridge Univ Press, Cambridge, pp 436–444

Walzer T, Herrmann M, Wallesch CW (1997) Neuropsychological disorders after coronary bypass surgery. J Neurol Neurosurg Psychiatry 62:644–648

Wandell BA (1995) Foundations of vision. Sinauer, Sunderland/MA

Warburton E, Wise RJS, Price CJ et al. (1996) Noun and verb retrieval by normal subjects: studies with PET. Brain 119:159–179

Warburton E, Price CJ, Swinburn K, Wise RJ (1999) Mechanisms of recovery from aphasia: evidence from positron emission tomography studies. J Neurol Neurosurg Psychiatry 66:155–161

Ward JP, Cantalupo C (1997) Origins and functions of laterality: interactions of motoric systems. Laterality 2:279–303

Warren WH Jr., Kay BA, Zosh WD et al. (2001) Optic flow is used to control human walking. Nat Neurosci 4:213–216

Warrington EK (1982) The fractionation of arithmetical skills: A single case study. Q J Exp Psychol 34:31–51

Warrington EK, McCarthy RA (1987) Categories of knowledge. Further fractionations and an attempted integration. Brain 110:1273–1296

Warrington EK, Shallice T (1969) The selective impairment of auditory verbal short-term memory. Brain 92: 885–896

Warrington EK, Shallice T (1984) Category specific semantic impairments. Brain 107:829–854

Watanabe M (1996) Reward expectancy in primate prefrontal neurons. Nature 382:629–632

Watson DG, Humphreys GW (1997) Visual marking: Prioritizing selection for new objects by top-down attentional inhibition. Psychol Rev 104:90–122

Watson DG, Humphreys GW (2000) Visual marking: Evidence for inhibition using a probe-dot detection paradigm. Perception Psychophysics 62:471–481

Watson RT, Valenstein E, Day A, Heilman KM (1994) Posterior neocortical systems subserving awareness and neglect. Arch Neurol 51:1014–1021

Webster J, Franklin S, Howard D (2001) An investigation of the interaction between thematic and phrasal structure in nonfluent agrammatic subjects. Brain Lang 78:197–211

Weddell RA, Davidoff JB (1991) A dyscalculic patient with selectively impaired processing of the numbers 7, 9, and 0. Brain Cogn 17:240–271

Weekes B, Coltheart M (1996) Surface dyslexia and surface dysgraphia: Treatment studies and their theoretical implications. Cogn Neuropsychol 13:277–315

Weeks RA, Aziz-Sultan A, Bushara KO et al. (1999) A PET study of human auditory spatial processing. Neurosci Lett 262:155–158

Weiller C, Chollet F, Friston KJ et al. (1992) Functional reorganization of the brain in recovery from striatocapsular infarction in man. Ann Neurol 31:463–472

Weiller C, Ramsay SC, Wise RJ et al. (1993a) Individual patterns of functional reorganization in the human cerebral cortex after capsular infarction. Ann Neurol 33:181–189

Weiller C, Willmes K, Reiche W et al. (1993b) The case of aphasia or neglect after striatocapsular infarction. Brain 116:1509–1525

Weiller C, Isensee C, Rijntjes M et al. (1995) Recovery from Wernicke's aphasia: a positron emission tomography study. Ann Neurol 37:723–732

Weiller C, Juptner M, Fellows S et al. (1996) Brain representation of active and passive movements. Neuroimage 4:105–110

Weinberger NM, Bakin JS (1998) Learning-induced physiological memory in adult primary auditory cortex: receptive field plasticity, model, and mechanisms. Audiol Neurootol 3:145–167

Weinstein EA, Kahn RL (1955) Denial of illness: symbolic and physiological aspects. Thomas, Springfield/IL

Weis S, Klaver P, Reul J et al. (2004) Temporal and cerebellar brain regions that support both declarative memory formation and retrieval. Cereb Cortex 14:256–267

Weiskrantz L (1986) Blindsight. A case study and implications. Oxford Univ Press, Oxford

Weiskrantz L, Warrington EK, Sanders MD, Marshall J (1974) Visual capacity in the hemianopic field following-a-restricted occipital ablation. Brain 97:709–728

Weiss AP, Heckers S (1999) Neuroimaging of hallucinations: a review of the literature. Psychiatr Res 92:61–74

Weiss T, Miltner WHR, Adler T et al. (1999) Decrease in phantom limb pain associated with prosthesis-induced increased use of an amputation stump in humans. Neurosci Lett 272:131–134

Weiss Y, Edelman S, Fahle M (1993) Models of perceptual learning in vernier hyperacuity. Neural Comp 5:695–718

Weissenborn J (1994) Constraining the child's grammar: Local well-formedness in the development of verb movement in German and French. In: Lust B, Whitman J, Kornfilt J (eds) Syntactic theory and language acquisition: Crosslinguistic perspectives, vol 1: Phrase structure. Lawrence Erlbaum, Hillsdale/ NJ, pp 215–247

Weissenborn J (2000) Der Erwerb von Morphologie und Syntax. In: Grimm H (Hrsg) Sprachentwicklung (Enzyklopädie der Psychologie). Hogrefe, Göttingen, S 139–167

Welford AT (1952) The »psychological refractory period« and the timing of high speed performance – A review and a theory. Br J Psychol 43:2–19

Wermke K, Mende W, Borschberg H, Ruppert R (1996) Voice characteristics of prespeech vocalizations of twins during the first year of life. In: Powell T (ed) Pathologies of speech, language: contributions of clinical phonetics, linguistics. ICPLA, New Orleans, pp 1–8

Wernicke C (1874) Der aphasische Symptomenkomplex: Eine psychologische Studie auf anatomischer Basis. Max Cohn & Weigert, Breslau

Wernicke C (1886) Die neueren Arbeiten über Aphasie (3). Fortschr Med 4:463–482

Wernicke C, Friedländer C (1883) Ein Fall von Taubheit in Folge von doppelseitiger Läsion des Schläfenlappens. Fortschr Med 1:177–185

Wertheim N, Botez M (1961) Receptive amusia: A clinical analysis. Brain 84:18–30

West RL (1996) An application of prefrontal cortex functioning theory to cognitive aging. Psychol Bull 120:272–292

Whalen J, McCloskey M, Lesser RP, Gordon B (1997) Localizing arithmetic processes in the brain: Evidence from a transient deficit during cortical stimulation. J Cogn Neurosci 9:409–417

Whalen PJ, Rauch SL, Etcoff NL et al. (1998) Masked presentations of emotional facial expressions modulate amygdala activity without explicit knowledge. J Neurosci 18:411–418

Wiese H (2003) Numbers, Language, and the Human Mind. Cambridge Univ Press, Cambridge

Wiesel T, Hubel DH (1965) Binocular interaction in striate cortex of kittens reared with artificial squint. J Neurophysiol 28:1041–1059

Wiggs CL, Weisberg J, Martin A (1999) Neural correlates of semantic and episodic memory retrieval. Neuropsychologia 37:103–118

Wildgruber D, Pihan H, Ackermann H et al. (2002) Dynamic brain activation during processing of emotional intonation: influence of acoustic parameters, emotional valence, and sex. Neuroimage 15:856–869

Wildgruber D, Riecker A, Hertrich I et al. (2005) Identification of emotional intonation evaluated by fMRI. Neuroimage 24:1233–1241

Willmes K, Poeck K (1984) Ergebnisse einer multizentrischen Untersuchung über die Spontanprognose von Aphasien vaskulärer Ätiologie. Nervenarzt 55:62–71

Willmes K, Poeck K (1993) To what extent can aphasic syndromes be localized? Brain 116:1527–1540

Wilshire CE, McCarthy RA (1996) Experimental investigations of an impairment in phonological encoding. Cogn Neuropsychol 13:1059–1098

Wilson FR (2000) Die Hand – Geniestreich der Evolution. Ihr Einfluss auf Gehirn, Sprache und Kultur des Menschen. Stuttgart: Klett-Cotta

Wilson SAK (1912) Progressive lenticular degeneration. Brain 34:295–509

Wilson SAK (1924) Some problems in neurology: II. Pathological laughing and crying. J Neurol Psychopathol 16: 299–333

Wilson KD, Woldorff MG, Mangun GR (2005) Control networks and hemispheric asymmetries in parietal cortex during attentional orienting in different spatial reference frames. Neuroimage 25: 668–683

Winstein CJ, Schmidt RA (1989) Sensorimotor feedback. In: Holding D (eds) Human skills, 2nd edn. Wiley, London, pp 17–47

Wise R, Chollet F, Hadar U et al. (1991) Distribution of cortical neural networks involved in word comprehension and word retrieval. Brain 114:1803–1817

Witelson SF (1989) Hand and sex differences in the isthmus and genu of the human corpus callosum. A postmortem morphological study. Brain 112:799–835

Witelson SF, Kigar DL (1992) Sylvian fissure morphology and asymmetry in men and women: bilateral differences in relation to handedness in men. J Comp Neurol 323:326–340

Wolfe JM (1983) Hidden visual processes. Sci Am 248:94–103

Wolfe JM (1994) Guided search 2.0: A revised model of visual search. Psychonom Bull Rev 1:202–238

Wolfe JM (1999) Inattentional amnesia. In: Coltheart V (ed) Fleeting memories: Cognition of brief visual stimuli. MIT Press, Cambridge/ MA, pp 71–94

Wolpert DM, Ghahramani Z, Jordan MI (1995) An internal model of sensorimotor integration. Science 269:1880–1882

Wolpert DM, Miall RC, Kawato M (1998) Internal models in the cerebellum. Trends Cogn Sci 2(9): 338–347

Wolpert I (1924) Die Simultanagnosie – Störung der Gesamtauffassung. Z Ges Neurol Psychiatr 93:397–415

Wood JN, Grafman J (2003) Human prefrontal cortex: processing and representational perspectives. Nat Rev Neurosci 4:139–147

Woodruff-Pak DS (1997) The neuropsychology of aging. Blackwell, Malden/MA

Woods BT (1980) The restricted effects of right-hemisphere lesions after age one: Wechsler test data. Neuropsychologia 18:65–70

Woods BT, Carey S (1979) Language deficits after apparent clinical recovery from childhood aphasia. Ann Neurol 6:405–409

Woods BT, Teuber HL (1978) Changing pattern of childhood aphasia. Ann Neurol 3:273–280

Wunderlich G, Suchan B, Volkmann J et al. (2000) Visual hallucinations in recovery from cortical blindness – Imaging correlates. Arch Neurol 57:561–565

Wundt W (1898) Die geometrisch-optischen Täuschungen. Akademie der sächsischen Wissenschaften Leipzig. Abhandlungen 24:53–178

Wurtz RH (1969) Comparison of effects of eye movements and stimulus movements on striate cortex neurons of the monkey. J Neurophysiol 32:987–994

Wynn K (1998) Psychological foundations of number: Numerical competence in human infants. Trends Cogn Sci 2:296–303

Wyszecki G, Stiles WS (1967) Color science. Wiley, New York

Yamada K, Kaga K, Uno A, Shindo M (1996) Sound lateralization in patients with lesions including the auditory cortex: comparison of interaural time difference (ITD) discrimination and interaural intensity difference (IID) discrimination. Hear Res 101:173–180

Yamaguchi S, Hale LA, D'Esposito M, Knight RT (2004) Rapid prefrontal-hippocampal habituation to novel events. J Neurosci 24:5356–5363

Yantis S, Jonides J (1990) Abrupt visual onsets and selective attention: Voluntary versus automatic allocation. J Exp Psychol Hum Percept Perform 16:121–134

York G, Steinberg D (1995) Hughlings Jackson's theory of recovery. Neurology 45:834–838

Zaehle T, Wustenberg T, Meyer M, Jänke L (2004) Evidence for rapid perception as the foundation of speech processing: a sparse temporal sampling fMRI study. Eur J Neurosci 20:2447–2456

Zaidel E (1982) Reading by the disconnected right hemisphere: An aphasiological perspective. In: Zotterman Y (ed) Dyslexia. Neuronal, cognitive and linguistic aspects. Pergamon, Oxford, pp 67–91

Zangemeister WH, Oechner V, Freska C (1995) Short-term adaptation of eye movements in patients with visual hemifield defects indicates high level control of human scanpath. Optometry Vis Sci 72:467–477

Zanker JM (1993) Theta motion: a paradoxical stimulus to explore highter order motion extraction. Vision Res 33: 553–569

Zanker JM (1994) Illusionen als Schlüssel zur Wirklichkeit. Naturwiss Rundschau 47:295–305

Zatorre RJ (2000) The neural basis of musical processes. In: Nakada T (ed) Integrated human brain science: theory, method and application (music). Elsevier, Amsterdam, pp 345–355

Zatorre RJ (2001) Neural specialization for tonal processing. Ann N Y Acad Sci 930:193–210

Zatorre RJ (2003) Absolute pitch: a model for understanding the influence of genes and development on neural and cognitive function. Nat Neurosci Rev 6:692–695

Zatorre RJ, Evans AC, Meyer E, Gjedde A (1992) Lateralization of phonetic and pitch discrimination in speech processing. Science 256: 846–849

Zatorre RJ, Evans AC, Meyer E (1994) Neural mechanism underlying melodic perception and memory for pitch. J Neurosci 14:1908–1919

Zeki S (1980) The representation of colours in the cerebral cortex. Nature 284:412–418

Zeki S (1990) A century of cerebral achromatopsia. Brain 113:1721–1777

Zeki S (1993) A vision of the brain. Blackwell, Oxford

Zeki SM (1974) Functional organization of a visual area in the posterior bank of the superior temporal sulcus of the rhesus monkey. J Physiol 236:549–573

Zentall TR (2004) Action imitation in birds. Learning Behavior 328: 15–23

Zhang da R, Li ZH, Chen XC et al. (2003) Functional comparison of primacy, middle and recency retrieval in human auditory short-term memory: an event-related fMRI study. Brain Res Cogn Brain Res 16:91–98

Zhang J, Norman DA (1995) A representational analysis of numeration systems. Cognition 57:271–295

Zhang M, Barash S (2000) Neuronal switching of sensorimotor transformations for antisaccades. Nature 408:971–921

Ziegler W (1997) Die Bedeutung der Stammganglien für die Sprachproduktion. Neurolinguistik 12:133–166

Ziegler W (1998) Grundlagen der Dysarthrien. In: Ziegler W, Vogel M, Gröne B, Schröter-Morasch H (Hrsg) Dysarthrie. Grundlagen, Diagnostik, Behandlungsverfahren. Thieme, Stuttgart, S 73–98

Ziegler W (2000) Apraxia of speech is not a lexical disorder. Aphasiology 15:74–77

Ziegler W (2002a) Grundlagen der Dysarthrien. In: Ziegler W, Vogel M, Gröne B, Schröter-Morasch H (Hrsg) Dysarthrie. Grundlagen, Diagnostik, Behandlungsverfahren, 2. Aufl. Thieme, Stuttgart, S 1–25

Ziegler W (2002b) Psycholinguistic and motor theories of apraxia of speech. Sem Speech Language 23:231–243

Ziegler W (2002c) Task-related factors in oral motor control: speech and oral diadochokinesis in dysarthria and apraxia of speech. Brain Language 80:556–575

Ziegler W (2003) Speech motor control is task-specific. Evidence from dysarthria and apraxia of speech. Aphasiology 17:3–36

Ziegler W, Vogel M (1998) Diagnostik der Dysarthrien. In: Ziegler W, Vogel M, Gröne B, Schröter-Morasch H (Hrsg) Dysarthrie. Grundlagen, Diagnostik, Behandlungsverfahren. Thieme, Stuttgart, S 99-132

Ziegler W, Vogel M (2002) Diagnostik der Dysarthrien. In: Ziegler W, Vogel M, Gröne B, Schröter-Morasch H (Hrsg) Dysarthrie. Grundlagen, Diagnostik, Behandlungsverfahren, 2. Aufl. Thieme, Stuttgart

Ziegler W, Wessel K (1996) Speech timing in ataxic disorders: Sentence production and rapid repetitive articulation. Neurology 47:208–214

Zihl J (1995a) Eye movements in hemianopic dyslexia. Brain 118:891–912

Zihl J (1995b) Visual scanning behavior in patients with homonymous hemianopia. Neuropsychologia 33:287–303

Zihl J (1998) Gesichtsfeldausfälle, zerebrale Amblyopie, zerebrale Blindheit und Anton-Syndrom. In: Huber A, Kömpf D (Hrsg) Klinische Neuroophthalmologie. Thieme, Stuttgart New York, S 367–375

Zihl J (2000) Rehabilitation of cerebral visual deficits. Psychology Press, Hove

Zihl J, Cramon D von (1986) Zerebrale Sehstörungen. Stuttgart, Kohlhammer

Zihl J, Hebel N (1997) Patterns of oculomotor scanning in patients with unilateral posterior parietal or frontal lobe damage. Neuropsychologia 35:893–906

Zihl J, Cramon D von, Mai N (1983) Selective disturbance of movement vision after bilateral brain damage. Brain 106: 313–340

Zimmer U, Lewald J, Karnath HO (2003) Disturbed sound lateralization in patients with spatial neglect. J Cog Neurosci 15:694–703

Zimmer U, Lewald J, Erb M et al. (2004) Is there a role of visual cortex in spatial hearing? Eur J Neurosci 20:3148–3156

Zingeser LB, Berndt RS (1990) Retrieval of verbs and nouns in agrammatism and anomia. Brain Lang 39:14–32

Zola-Morgan SM, Squire LR (1990) The primate hippocampal formation: evidence for a time-limited role in memory storage. Science 250:288–290

Zöllner F (1861) Ueber die Abhängigkeit der pseudoskopischen Ablenkung paralleler Linien von dem Neigungswinkel der sie durchschneidenden Querlinien. Poggendorfs Ann Phys 114:587–591

Zoppelt D, Koch B, Schwarz M, Daum I (2003) Involvement of the mediodorsal thalamic nucleus in mediating recollection and familiarity. Neuropsychologia 41:1160–1170

Zorzi M, Priftis K, Umilta C (2002) Brain damage: neglect disrupts the mental number line. Nature 417:138–139

Zurif EB, Caramazza A, Myerson R, Galvin J (1974) Semantic feature representation for normal and aphasic language. Brain Lang 1:167–187

Zysset S, Huber O, Samson A et al. (2003) Functional specialization within the anterior medial prefrontal cortex: a functional magnetic resonance imaging study with human subjects. Neurosci Lett 335:183–186

Sachverzeichnis

A

T

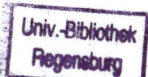